甲状腺和甲状旁腺外科学

Surgery of the Thyroid and Parathyroid Glands

（第3版）

甲状腺和甲状旁腺外科学

Surgery of the Thyroid and Parathyroid Glands

（第3版）

原　著　Gregory W. Randolph

主　译　田　文　姜可伟　葛明华

副主译　张福星　王　平　张　浩

北京大学医学出版社

JIAZHUANGXIAN HE JIAZHUANGPANGXIAN WAIKEXUE (DI 3 BAN)

图书在版编目（CIP）数据

甲状腺和甲状旁腺外科学：第 3 版 /（美）格雷戈里 · W. 伦道夫（Gregory W. Randolph）原著主编；田文，姜可伟，葛明华主译 . —北京：北京大学医学出版社，2025.8

书名原文：Surgery of the Thyoid and Parathyroid Glands，3rd edition

ISBN 978-7-5659-3013-3

Ⅰ . ①甲…　Ⅱ . ①格… ②田… ③姜… ④葛…　Ⅲ . ①甲状腺疾病－外科学　Ⅳ . ① R653

中国国家版本馆 CIP 数据核字（2023）第 192904 号

北京市版权局著作权合同登记号：图字：01-2023-5448

Elsevier (Singapore) Pte Ltd.
3 Killiney Road, #08-01 Winsland House I, Singapore 239519
Tel: (65) 6349-0200; Fax: (65) 6733-1817

甲状腺和甲状旁腺外科学（第 3 版）

主　　译：田　文　姜可伟　葛明华
出版发行：北京大学医学出版社
地　　址：（100191）北京市海淀区学院路 38 号　北京大学医学部院内
电　　话：发行部 010-82802230；图书邮购 010-82802495
网　　址：http://www.pumpress.com.cn
E-mail：booksale@bjmu.edu.cn
印　　刷：北京信彩瑞禾印刷厂
经　　销：新华书店
策划编辑：王智敏
责任编辑：袁帅军　　**责任校对：**靳新强　　**责任印制：**李　啸
开　　本：889 mm×1194 mm　1/16　　**印张：**44　　**字数：**1449 千字
版　　次：2025 年 8 月第 1 版　2025 年 8 月第 1 次印刷
书　　号：ISBN 978-7-5659-3013-3
定　　价：398.00 元

译校者名单

主　译　田　文（中国人民解放军总医院）
姜可伟（北京大学人民医院）
葛明华（浙江省人民医院）

副主译　王　平（浙江大学医学院附属第二医院）
张福星（厦门大学附属第一医院）
张　浩（中国医科大学附属第一医院）

翻译委员会秘书：
王晨一（中日友好医院）
贺晨宇（首都医科大学附属北京安贞医院）

审校者（按姓名汉语拼音排序）：
樊友本（上海市第六人民医院）
葛明华（浙江省人民医院）
郭伯敏（上海市第六人民医院）
江　翰（厦门大学附属第一医院）
李　晨（中国人民解放军总医院）
苏安平（四川大学华西医院）
孙　威（中国医科大学附属第一医院）
田　文（中国人民解放军总医院）
王　波（福建医科大学附属协和医院）
张福星（厦门大学附属第一医院）
张　浩（中国医科大学附属第一医院）
赵文新（福建医科大学附属协和医院）
郑传铭（浙江省人民医院）
朱精强（四川大学华西医院）

译　者（按姓名汉语拼音排序）：
蔡晶昇（江苏省人民医院）
陈海珍（上海交通大学医学院附属瑞金医院）
陈敏琦（中山大学附属第一医院）
陈　强（四川大学华西医院）
陈　曦（上海交通大学医学院附属瑞金医院）
程若川（昆明医科大学第一附属医院）
代文杰（哈尔滨医科大学附属第一医院）
刁　畅（昆明医科大学第一附属医院）
董慧蕾（辽宁省肿瘤医院）
董令仪（厦门大学附属第一医院）
冯冬冬（浙江省人民医院）
付荣湛（山东第一医科大学第一附属医院）
高庆军（贵州医科大学附属医院）
高云飞（中山大学附属第七医院）
葛明华（浙江省人民医院）
古　晨（中山大学附属第一医院）
郭朱明（中山大学肿瘤防治中心）
贺晨宇（首都医科大学附属北京安贞医院）
黄海燕（中山大学肿瘤防治中心）
黄晶晶（河南中医药大学第一附属医院）
黄　韬（华中科技大学同济医学院附属协和医院）
贾　勐（郑州大学第一附属医院）
江　翰（厦门大学附属第一医院）
江弘毅（浙江省人民医院）
姜可伟（北京大学人民医院）
孔梓任（中国医学科学院肿瘤医院）
匡　洁（上海交通大学医学院附属瑞金医院）
李　晨（北京大学人民医院）
李传乐（哈尔滨医科大学附属第二医院）
李晓曦（中山大学附属第一医院）已逝世

李兴睿（华中科技大学同济医学院附属同济医院）
李　茵（中山大学肿瘤防治中心）
李振东（辽宁省肿瘤医院）
李　治（华中科技大学同济医学院附属协和医院）
廖　天（复旦大学附属肿瘤医院）
梁巨勇（浙江省人民医院）
林少建（中山大学肿瘤防治中心）
卢秀波（郑州大学第一附属医院）
明　洁（华中科技大学同济医学院附属协和医院）
秦华东（哈尔滨医科大学附属第二医院）
秦建武（河南省肿瘤医院）
秦立楠（中国医学科学院肿瘤医院）
邵　毅（山东大学齐鲁医院）
沈岑楷（复旦大学附属肿瘤医院）
沈美萍（江苏省人民医院）
苏安平（四川大学华西医院）
苏艳军（昆明医科大学第一附属医院）
孙　辉（吉林大学中日联谊医院）
孙　威（中国医科大学附属第一医院）
王　波（福建医科大学附属协和医院）
王晨一（中日友好医院）
王　平（浙江大学医学院附属第二医院）
王　铁（吉林大学中日联谊医院）
王　宇（复旦大学附属肿瘤医院）
王　越（上海交通大学医学院附属瑞金医院）
武子镇（首都医科大学附属北京友谊医院）
席子涵（华中科技大学同济医学院附属协和医院）
辛精卫（吉林大学中日联谊医院）
杨建桥（北京大学第一医院）
叶雨芊（中国医学科学院肿瘤医院）
曾庆东（山东大学齐鲁医院）
翟翼飞（河南省肿瘤医院）
张冬晨（北京大学人民医院）
张福星（厦门大学附属第一医院）
张　浩（中国医科大学附属第一医院）
张　琨（四川大学华西医院）
赵代伟（贵州省第二人民医院）
赵群仔（浙江大学医学院附属第二医院）
赵文新（福建医科大学附属协和医院）
赵　雨（贵州省黔西南州人民医院）
周东升（山东第一医科大学第一附属医院）
朱精强（四川大学华西医院）
朱一鸣（中国医学科学院肿瘤医院）

主译简介

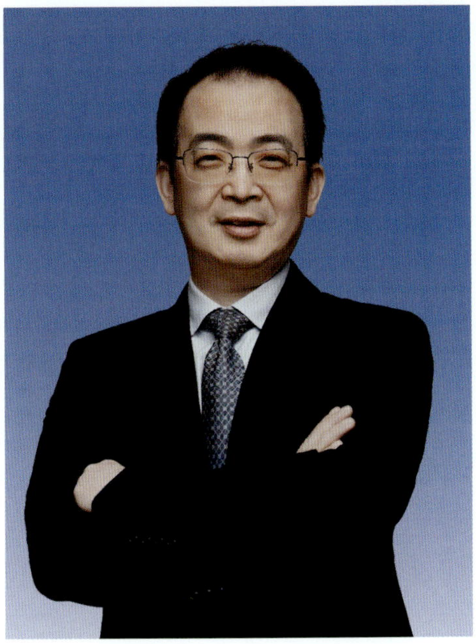

田文

中国人民解放军总医院普通外科医学部甲状腺（疝）外科主任，主任医师，教授，研究生导师。现任中国医师协会医学科普分会副会长及甲状腺疝科普学组组长、中国医师协会外科医师分会甲状腺外科专家工作组组长、中国研究型医院学会甲状腺疾病专业委员会主任委员，中华医学会外科学分会疝与腹壁外科学组副组长。

中国甲状腺疝外科领域学术带头人，牵头制定甲状腺领域相关临床指南和专家共识30余篇，填补国内空白。成功开展甲状腺手术术中神经监测技术、甲状旁腺保护等技术，大大提高了手术安全性和精准性，并在全国范围内实现技术规范化普及与推广；创新腔镜及机器人甲状腺手术入路及术式，依托5G通信及智能手术机器人平台成功完成国际首例远程机器人甲状腺及食管裂孔疝修补手术，实现了高难度手术的远程精准操作，为解决偏远地区优质手术资源可及性难题提供了创新性方案。带领甲状腺团队倡导和推广以甲状腺外科为主导的多学科协作模式和甲状腺癌诊疗全程化管理体系的建设，为我国甲状腺癌5年生存率从67.5%提高至92.9%做出了成绩和贡献。

承担军队“十一五”“十二五”课题、国家科技支撑项目、北京市科技计划课题等多项课题，以第一作者和通讯作者发表文章100余篇。牵头编写及录制原国家卫计委甲状腺系列教学录像：《甲状腺手术系列之一：甲状腺癌根治术（中央区淋巴清扫术）》《甲状腺手术系列之二：完全腔镜下甲状腺全切除术（全乳晕入路）》《甲状腺手术系列之三：神经监测技术在甲状腺手术中的应用》。主编、主译专著10部。担任学术期刊 *Annals of Thyroid* 主编，《中华内分泌外科杂志》副总编辑，《中华疝和腹壁外科杂志》副总编辑，《中华外科杂志》《中国实用外科杂志》编委。

获军队、省部级科学技术进步一、二、三等奖多项。2017年获中国研究型医院学会“中青年杰出人才奖”。2020年获首届人民网、中国研究型医院学会举办的“人民好医生”特别贡献者称号。2022年获人民名医·优秀风范奖。

主译简介

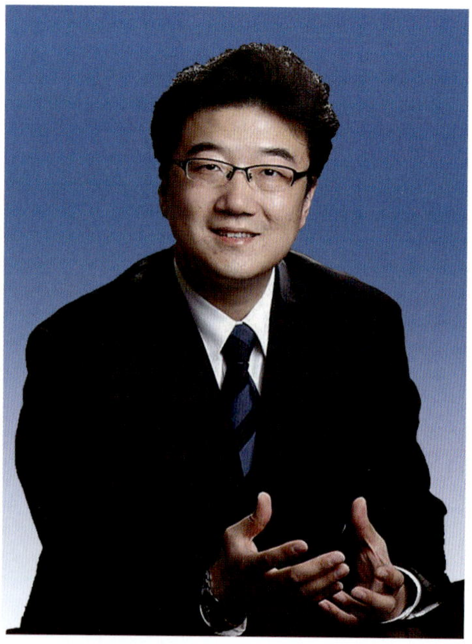

姜可伟

北京大学人民医院外科教授、博士研究生导师、主任医师、科副主任。

目前兼任国家卫生健康委员会能力建设和继续教育中心外科学专家委员会副主任委员、甲状腺外科专业委员会主任委员、中国医师协会毕业后医学教育外科专业委员会总干事、中国医师协会外科医师分会常务委员、中国医疗保健国际交流促进会外科分会常委兼秘书长、中华医学会外科学分会甲状腺和代谢外科学组委员、北京医师协会常务理事、北京医师协会外科专科医师分会常务理事、中国抗癌协会甲状腺癌专业委员会委员等。任《中华内分泌外科杂志》副总编辑，《中国实用外科杂志》特约编委，《中华外科杂志》通讯编委，《中华普通外科杂志》《中华实验外科杂志》《中华消化杂志杂志》《中华胃肠外科杂志》等期刊编委。

主要业务专长为甲状腺和甲状旁腺疾病等各种普通外科常见疾病的诊断、外科手术以及综合治疗。主要研究方向包括甲状腺癌外科手术及循证医学研究，甲状腺癌相关纳米材料的设计、制备与应用，以及甲状腺癌演进过程中的关键分子机制等。近 5 年以通讯作者在 *J Am Chem Soc.*, *Cancer Res.*, *Int J Surg*, *Genome Med.* 等知名杂志发表论文 40 余篇，获批国家自然科学基金项目 2 项。参加了普通高等教育“十四五”规划教材、全国高等医药院校研究生规划教材等 8 种教材的编写工作。参与编写或翻译学术专著 20 部，其中包括副主编英文论著 *Thyroid Surgery*（Springer 出版社，2017 年），主译《内分泌外科学（第 5 版）》《甲状腺和甲状旁腺外科学（第 2 版）》（北京大学医学出版社）。参与的研究工作中有 4 项通过了教育部组织的科技成果鉴定；先后获得国家级教学成果一等奖 2 项、北京市教学成果一等奖和二等奖各 1 项、北京大学教学成果一等奖 2 项。

主译简介

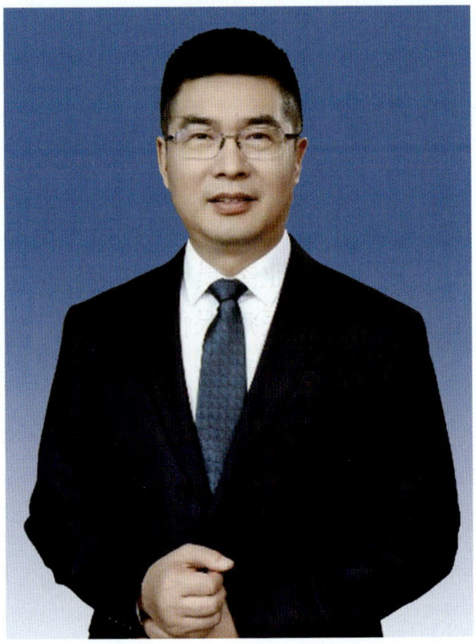

葛明华

浙江省人民医院院长，博士，主任医师，教授，博士生导师。

首届“国家杰出医师”，国家卫生计生突出贡献中青年专家，享受国务院政府特殊津贴；省“万人计划”杰出人才，省卫生领军人才。肿瘤科国家临床重点专科学科带头人。兼任国家癌症中心甲状腺癌质控专家委员会主委，第二届中国抗癌协会甲状腺癌专委会主委，中国抗癌协会肿瘤整形专委会候任主委、头颈肿瘤专委会副主委，浙江省医学会肿瘤学分会候任主委，浙江省医师协会肿瘤医师分会主委，浙江省抗癌协会头颈肿瘤专委会主委、甲状腺肿瘤专委会前任主委。荣获第十三届“中国医师奖”、全国第三届“白求恩式好医生”称号。

领衔制定国家行业规范《国家卫生健康委甲状腺结节（手术治疗）病种质量管理与控制监测重点》及《甲状腺癌单病种质量控制指标（2022版）》，领衔制订CMBA团体标准《甲状腺肿瘤患者样本采集、处理、储存和信息采集规范》，领衔编撰《中国肿瘤整合诊治指南（CACA）——甲状腺癌诊治指南（2022版）》《无充气腋窝入路腔镜甲状腺手术专家共识（2022版）》《甲状腺良性结节、微小癌及颈部转移性淋巴结热消融治疗专家共识（2018版）》及《甲状腺日间手术中国专家共识（2021版）》。独立或合作主编出版《颈淋巴清扫术》《甲状腺癌的临床诊治》《唾液腺癌的临床诊治》《肿瘤微创手术学》《甲状腺肿瘤学》《甲状腺肿瘤消融治疗》《无充气腋窝入路腔镜/机器人甲状腺外科学》等学术专著7部。

领衔团队持续创新甲状腺肿瘤诊治技术，创建以“葛–郑氏七步法”和“三推进悬吊建腔法”为核心的无充气腋窝入路腔镜甲状腺新术式，并在全国广泛推广，获益患者已达4万余。积极开展难治性甲状腺癌创新治疗策略及机制研究，领衔国际、全国多中心临床研究10余项。主持国家级及省部级课题16项，其中国家自然科学基金6项（区创重点1项），省部级重点/重大项目3项。以第一作者或通讯作者发表学术论文150余篇，其中SCI收录60余篇。获得国家发明专利17项。领衔获省科学技术进步奖一、二、三等奖各1项。

副主译简介

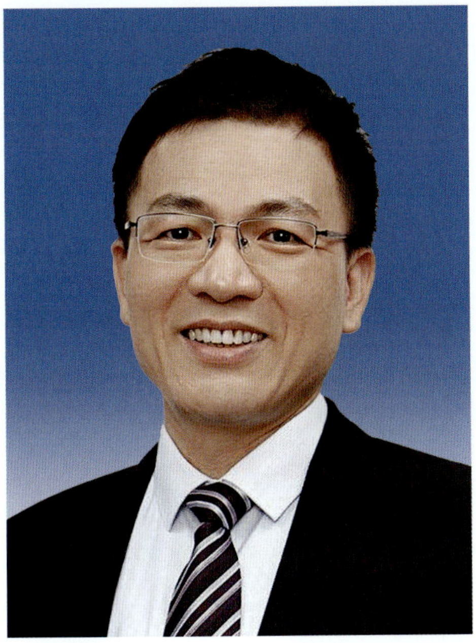

张福星

厦门大学附属第一医院院长、博士、教授、博士研究生导师、厦门市本土领军人才。

现任中国医师协会外科医师分会委员，中国医疗保健国际交流促进会（中国医促会）理事、外科学分会常委兼副秘书长，全国卫生产业企业管理协会疝和腹壁外科产业及临床研究分会常务理事兼第 26 专家组组长，中国研究型医院学会甲状腺疾病专业委员会委员，福建省海峡肿瘤防治科技交流协会甲状腺肿瘤分会会长，福建省医学会外科学分会常委，福建省医师协会普通外科医师分会腔镜甲状腺学组副组长，福建省海峡肿瘤防治科技交流协会常务理事，厦门市医学会甲状腺外科分会主任委员。

承担福建省自然科学基金、吴阶平医学基金会课题、厦门市自然科学基金等多项课题。近五年发表 SCI 文章 14 篇，其中 JCR1 区文章 5 篇。参与制定《无充气腋窝入路腔镜甲状腺手术专家共识（2022 版）》，参与编写《腹外疝手术学》等著作。担任《中华疝与腹壁外科杂志》和《中华内分泌外科杂志》等核心期刊编委。

近年来，成功开展机器人辅助手术及腔镜甲状腺手术。推动甲状腺肿瘤多学科综合治疗，每年举办国家级学习班，在疑难甲状腺肿瘤的诊治方面为患者提供了更精准、更微创的治疗选择，实现“根治”与“微痕”的双重目标。

副主译简介

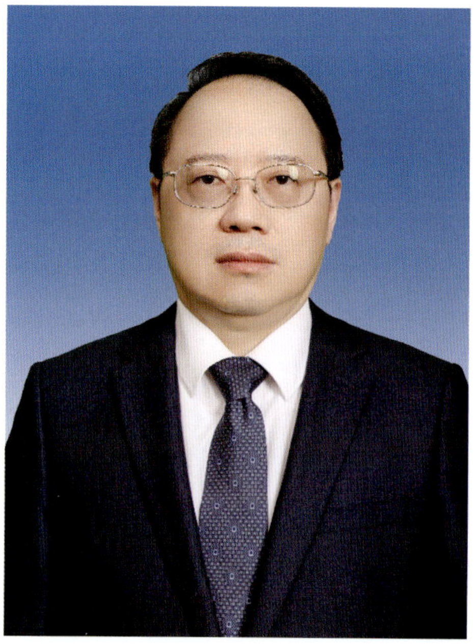

王平

浙江大学医学院附属第二医院普外科副主任，甲状腺外科主任，主任医师。

现任中华医学会外科学分会甲状腺与代谢学组委员，中国医师协会外科医师分会甲状腺外科学组（CTA）副组长兼秘书，中国研究型医院学会甲状腺疾病专业委员会副主任委员，中国研究型医院学会甲状腺疾病专业委员会腔镜手术学组组长，中国研究型医院学会甲状腺疾病专业委员会神经监测学组副组长，海峡两岸医药卫生交流协会台海医学会常务委员，海峡两岸医药交流协会甲状腺微创美容外科专业委员会主任委员，浙江省医学会外科分会甲状腺学组副组长，浙江省抗癌协会甲状腺肿瘤专业委员会主任委员，浙江省抗癌协会头颈肿瘤专业委员会副主任委员，浙江省医师协会甲状腺专业委员会名誉主任委员，国际内分泌肿瘤美容整复外科协会理事，香港甲状腺协会荣誉会员。

致力于普外科工作 35 余年，擅长甲状腺与甲状旁腺疾病诊治，在促进甲状腺疾病外科诊治的规范化、精准化及新理念、新技术推广方面做出了突出贡献。2014 年以来，作为骨干参与制定《甲状腺及甲状旁腺手术中神经电生理监测临床指南（中国版）》《甲状腺手术中甲状旁腺保护专家共识》《慢性肾功能衰竭继发甲状旁腺功能亢进外科临床实践专家共识》《机器人手术系统辅助甲状腺和甲状旁腺手术专家共识》《分化型甲状腺癌颈侧区淋巴结清扫专家共识》等 5 项临床指南和专家共识，执笔并牵头制定《经胸前入路腔镜甲状腺手术专家共识（2017 版）》及《经口腔前庭入路腔镜甲状腺手术专家共识（2018 版）》。参与编写录制原国家卫计委甲状腺系列视听教材《甲状腺癌根治术（中央区淋巴清扫术）》《完全腔镜下甲状腺全切除术（全乳晕入路）》《神经监测技术在甲状腺手术中的应用》。参与主编专著《颈部内镜外科学》《图解腔镜手术学》，参与组织编写专著《甲状腺外科学》和 *Thyroid Surgery*（Springer 出版社，2017 年），参与组织翻译国际顶级甲状腺外科专著《甲状腺和甲状旁腺外科学（第 2 版）》和《甲状腺外科领域的争议》。

在腔镜甲状腺手术技术方面造诣颇高，在国内率先开展完全腔镜手术下治疗甲状腺疾病（癌）的技术，成为该技术在国内的学术带头人，科室月平均接收来自全国各地的进修医师 30 余人。目前承担国家级的继续教育学习班（完全腔镜手术治疗甲状腺疾病），同时定期开展腔镜技术的动物实验，学员来自国内各省市知名医院，向全国推广腔镜甲状腺手术。多次受邀在国内多个省市及韩国、新加坡、波兰等国家做学术报告及手术演示；曾在亚洲内镜与腹腔镜外科学会（ELSA）、亚洲内分泌外科医师协会年会（AsAES）、CTA 等重大会议上做关于“经胸前入路腔镜甲状腺手术治疗”相关的主题报告。

获得发明专利 1 项，获得浙江省科技进步奖二等奖 2 项、浙江省医药卫生科技奖二等奖 1 项。截至目前发表文章 50 余篇，其中 SCI 收录文章 20 余篇。浙江省教育工会授予“五好文明家庭（1999 年）”及浙江大学授予“第十八届事业家庭兼顾型”先进个人。

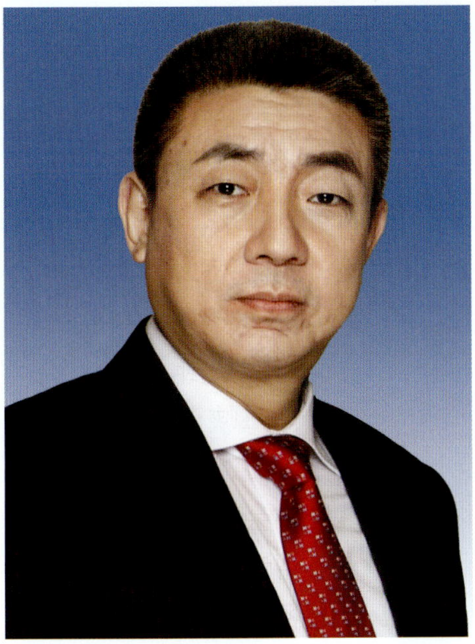

张浩

中国医科大学附属第一医院副院长，外科教研室主任，教授，主任医师，博士生导师。

现任中华医学会外科学分会甲状腺及代谢外科学组副组长，中国医师协会外科医师分会甲状腺外科医师委员会副主任委员，中国研究型医院学会甲状腺疾病专业委员会副主任委员兼秘书长，中国研究型医院学会甲状旁腺及骨代谢疾病专业委员会副主任委员，中国医疗保健国际交流促进会普通外科分会副主任委员，中国老年医学学会普外分会副会长，辽宁省医学会外科学分会候任主任委员等学术要职。

牵头制定《甲状腺外科能量器械应用专家共识（2017 版）》《分化型甲状腺癌术后管理中国专家共识（2020 版）》，参与制定《甲状腺髓样癌诊断与治疗中国专家共识（2020 版）》《甲状腺手术切口入路、缝合技术与缝合材料选择中国专家共识（2018 版）》《超声引导下甲状腺结节和颈部淋巴结细针穿刺活检中国专家共识及操作指南（2025 版）》《腔镜和机器人甲状旁腺手术中国专家共识（2024 版）》《机器人手术系统辅助甲状腺和甲状旁腺手术临床实践指南（2024 版）》《甲状腺结节和分化型甲状腺癌诊治指南（2023 年版）》等十余项指南与共识，参与编写人民卫生出版社《外科学》第 10 版的颈部疾病章节。

承担国家自然科学基金、教育部留学回国人员科研启动基金、辽宁省教育厅高校基本科研项目计划、辽宁省科学技术厅辽宁省应用基础研究计划等国家及省部级课题 20 项，以第一作者或通讯作者身份发表论文 225 篇，其中 SCI 论文 110 篇，IF 488.604。获得 1 项国家专利。以第一完成人获辽宁省科技进步一等奖 1 项、二等奖 2 项，中华医学科技奖二等奖 1 项。荣获第六届“国之名医”、全国医德标兵、辽宁省医德楷模、辽宁省教育厅“特聘教授”、辽宁省“百千万人才工程”百人层次人选、辽宁省教学名师等荣誉称号。担任《中国实用外科》《中华外科杂志》等期刊编委。

中文版译者前言

非常荣幸以主译的身份为您呈现《甲状腺和甲状旁腺外科学》第 3 版的中文版。这本书的主编是美国麻省总医院著名的甲状腺外科专家 Gregory W. Randolph，现任美国耳鼻喉外科学会会长、国际甲状腺肿瘤组织（ITOG）主席。相较于第 2 版，第 3 版对原先的章节做了删减与合并，并引入了新的内容，比如射频消融、激光消融和乙醇消融等非手术治疗甲状腺结节技术，还全面介绍了新的甲状腺微创手术技术：达芬奇机器人手术以及经口腔镜治疗甲状腺疾病等。另外，对神经监测、甲状旁腺的探查新方法也进行了更新。

此书是一部全面探讨甲状腺与甲状旁腺疾病的权威性著作，内容不仅科学、前沿，还涵盖了外科学、影像学、内分泌学、核医学、病理学等多个甲状腺疾病相关领域。这本书的特色在于不仅为外科医生提供深入的知识，也为其他专业的医生和研究人员提供了丰富的参考资料，使他们能更好地理解和治疗甲状腺和甲状旁腺疾病。

第 3 版增加了大量的视频和图片等网络线上资源，以便读者可以更直观地理解书中复杂的概念和技术。同时，也汇集了国内外专家学者的智慧和经验，为读者呈现了最新的研究成果和临床实践。

此外，本书的译者是来自全国各地的一线甲状腺领域专家，阵容强大，确保了内容的准确性和易读性。我们希望这本书能够成为国内医学院和各相关专业的学生和教师的宝贵学习资料，同时也可以为执业医师和研究人员提供新的思路和方法，以应对甲状腺与甲状旁腺疾病诊断和治疗中的挑战。

最后，我们要向所有参与翻译工作的译者表示衷心的感谢，他们的辛勤努力使得这本中文版能够顺利完成。另外，特别要感谢翻译委员会秘书王晨一博士和贺晨宇博士，她们与各位甲状腺外科学界的教授进行了积极的沟通与合作，为本书的面世做出了重要的贡献。同时，还要感谢北京大学医学出版社的王智敏、袁帅军等人，他们为出版这本书提供了宝贵的支持和帮助。

还要向每一位阅读本书的读者表示衷心的感谢，您的支持和关注是我们不断前行的动力。希望本书能够对您的学术和临床工作有所帮助，为甲状腺和甲状旁腺外科学的发展贡献一份力量。

田　文　中国人民解放军总医院
姜可伟　北京大学人民医院
葛明华　浙江省人民医院

第 3 版原著序言

请访问 http://pincode.yiaiwang.com 观看相关视频：
视频 F.1 甲状腺和甲状旁腺外科学（第 3 版）序言

Gregory W. Randolph 博士主编的《甲状腺和甲状旁腺外科学》（第 3 版）是在前两版基础上的及时续作。主编汇聚了全球甲状腺和甲状旁腺疾病的学科带头人，共同为这部最新版的《甲状腺和甲状旁腺外科学》做出贡献。随着学者们对甲状腺疾病发病机制产生了新的见解，还有新的诊断方法、分子 / 遗传学测试、影像学、手术方法以及对低风险甲状腺结节的非手术管理等新概念的不断迭代，头颈内分泌学领域的变化日新月异。为了适应学科知识与概念的发展变化，本书的内容与前几版相比，删除了上一版的一些章节，并由原作者对甲状腺癌的流行病学与遗传学、甲状腺和甲状旁腺疾病的术前准备、AJCC 第 8 版的最新分期，以及 2017 年 Bethesda 系统和 NIFTP 做了详细的补充。另外，第 3 版还新增了关于甲状腺结节的非手术治疗相关内容，包括射频消融、激光消融和乙醇消融。对于神经监测，在原有章节的基础上也做了新的拓展。在新技术方面，手术方法章节对新的微创手术技术及机器人和经口腔镜手术进行了详细的阐述。

值得称赞的是，主编巧妙地处理了各学科领域之间的差异，创造性地编排了一系列高度科学、最前沿的章节，没有遗漏任何专业内的主题。这些经过精心设计并严格校对的章节表述清晰、准确，阐明了给予循证医学的科学、技术、争议和管理方法。Gregory W. Randolph 博士是全球知名的甲状腺和甲状旁腺手术带头人，精力充沛，不知疲惫，出色地完成了本书的编撰任务，书中涵盖了来自全球各地的不同学科领域的专家对本书做出的巨大贡献。这本书将成为医学院图书馆以及外科学、耳鼻喉头颈外科学的必备书籍，对外科实习医学生和住院医师以及内分泌学医师具有重要的阅读价值。对于我们来说，为这部甲状腺和甲状旁腺外科学巨著作序，是我们莫大的荣幸。

Jeremy L. Freeman，MD，FRCSC，FACS
Professor of Otolaryngology—Head and Neck Surgery
Professor of Surgery
Temmy Latner/Dynacare Chair in Head and Neck Oncology
Mount Sinai Hospital
University of Toronto
Toronto，Ontario，Canada

Jatin Shah，MD，MS（Surg），PhD（Hon），DSc（Hon），FACS，FRCS（Hon），FRCSI（Hon），FRACS（Hon），FDSRCS（Hon），FRCSDS（Hon）
Professor of Surgery，E W Strong Chair in Head and Neck Oncology
Memorial Sloan Kettering Cancer Center
New York，New York

第3版原著前言

请访问 http://pincode.yiaiwang.com 观看相关视频：
视频 P.1 甲状腺和甲状旁腺外科学（第3版）前言

《甲状腺和甲状旁腺外科学（第3版）》全面回顾了有关内分泌病理生理理学、外科解剖学和技术、术前及术后评估的前沿内容，以及有关甲状腺和甲状旁腺的最新技术进展，对第2版进行了重要的内容更新和扩展。

甲状腺和甲状旁腺外科在广义上包括头部和颈部手术。因此，本书包含了有关喉部神经、侧颈区域解剖和气道等章节。全书侧重于彻底的术前检查和知情的术中决策制定。第3版对近期领域中最新进展进行了全面综述，包括术前定位、喉返神经监测、术中甲状旁腺激素分析、甲状旁腺自体荧光检测、术前和预后突变检测和微创方法等。全书尝试提出一些有争议的问题，如甲状腺癌的淋巴结手术范围或浸润性甲状腺癌的保守切除手术，并给出了简明扼要的建议。

整体的力量取决于每个部分的质量。本书的每一位作者都是世界上最优秀的精英，他们来自内分泌学、头颈部和胸部外科学、肿瘤学、放射学和病理学等领域，他们均在相关章节领域的临床和学术工作中有突出贡献。作者们为各自的主题提供了全面且独到的见解。能与这样的作者团队合作我感到非常欣慰。许多章节中，作者来自世界不同地区、不同专业，因而使得多种多样的元素相融合。

每一章长度受篇幅所限，因而在许多章节中包含了额外的在线拓展内容。当读者看到页边空白处的在线图标时，即可在《甲状腺和甲状旁腺外科学（第3版）》的线上版本中获取拓展资源。

本书是一本结合了外科图谱的综合性外科学教材。Robert Galla 是一位医学插画师，他在许多章节着重讲解了外科学解剖和演示。Galla 先生在图片中描绘的手术十分真实，令人印象深刻，这也是本书的优势之一。第3版中还有新锐天才画师 Zach Zuffante 和 Sophia D'Abate 绘制的精美图片。

此外，本书目前与视频库相关联，其中包含了大量由该领域专家展示的复杂的手术操作和过程。读者在视频图标对应位置可以找到在线视频资源。此外，本书还为许多重要章节提供了引言视频，作者通过视频向读者介绍和熟悉该章节的内容和关键问题。相关介绍视频由我们的外科教材视频主编 Gregory William Randolph，Jr. 制作、编辑和组织。

本书面向所有外科医生和内分泌科医生，以及对甲状腺和甲状旁腺疾病感兴趣的肿瘤科医生、放射科医生和病理科医生。希望这本书能够成为正在接受培训的外科医生和高年资外科医生的宝贵资源。

祝您阅读愉快！

Gregory W. Randolph，MD

第 2 版原著序言

我有幸在 2004 年完整阅读了 Gregory W. Randolph 博士主编的《甲状腺和甲状旁腺外科学》第 1 版。这本书杰出的作者团队来自多学科专业领域，给我留下了深刻印象。此书不仅内容精彩、与时俱进，由 Robert Galla 绘制的精美插图更是完美地展现了每一个解剖结构和手术操作。显然，是无数的思想结晶和非凡的编著工作铸造了如此出众的一部书。在过去 30 年中，在我浏览的甲状腺和甲状旁腺外科领域的大部分外科书中，这部书是最出色的一部。

如今《甲状腺和甲状旁腺外科学》第 2 版问世了，人们会好奇：第 2 版是否有什么重大更新。Randolph 博士没有让我们失望，第 2 版加入了很多新作者撰写的新内容。作为一名外科医师、科学家和教育家，同时还常常在美国及海外担当特邀嘉宾，Randolph 博士有条件去评判并邀请最优秀的章节作者参与撰写。第 2 版由第 1 版的 46 章增加到了 70 章，没有忽视任何一个发生了新进展的领域。其中两个最值得关注的章节分别是：Angelos 和 Heller 撰写的“甲状腺和甲状旁腺手术中涉及的伦理学和医疗过失”，以及 Scott-Coombes 和 Bergenfelz 撰写的“内分泌诊疗质量记录：外科手术结果评估”。不论是哪个专业的读者，都会对这些主题感兴趣。

铸造一部内分泌学科的综合性著作，包含由各相关领域最优秀的专家撰写的内分泌系统的病理生理学、手术解剖学、操作技术、术前和术后监护以及最新技术进展的前沿知识，Randolph 博士再一次达到了这一目标。尽管这是第 2 版，但其前沿的内容、新加盟的作者以及全新的章节，都让其完全可以称得上是一部全新的书籍。这是一部几乎所有对甲状腺和甲状旁腺外科领域感兴趣的内分泌科、病理科、放射科以及外科医师们都会渴望拥有的权威参考书。Randolph 博士还表示，即便第 1 版已经非常优秀，但永远都还有发展的空间。

Norman W. Thompson，MD
Professor of Surgery Emeritus，University of Michigan，
Ann Arbor，Michigan

在经典教科书《甲状腺和甲状旁腺外科学》第 2 版中，Gregory W. Randolph 博士致力于在第 1 版的基础上有所突破。他恰当地拓展了该书的内容，引入了新的作者和章节，以全面回顾甲状腺和甲状旁腺的疾病与手术相关的知识。所有旧章节在插图、表格以及参考文献方面均进行了全面的更新。如今用于定义患者监护诊疗质量和效果的相关内容也作为一个专门的章节加入。另一个出色的新增章节是关于甲状腺和甲状旁腺疾病的相关医学伦理学。

我坚信，由来自多个专业领域（包括耳鼻喉科、普通外科以及胸外科）的优秀作者们打造出的内容全面的《甲状腺和甲状旁腺外科学（第 2 版）》会是一部综合性的教科书，它是给 Randolph 博士及共同作者们的回馈，对于任何一名从事内分泌外科工作的医生而言都会是一部有价值的收藏品。

Keith D. Lillemoe，MD
W. Gerald Austen Professor of Surgery，
Harvard Medical School，
Surgeon-in-Chief and Chief of Surgery，
Massachusetts General Hospital，Boston，Massachusetts

《甲状腺和甲状旁腺外科学》第 1 版是由包括耳鼻喉科、普通外科、内分泌科和病理科等众多专业领域的专家们共同撰写的，于 2003 年出版，并很快成为该领域的经典教科书。该书的第 2 版不仅是第 1 版的修正和更新，更加入了 24 个全新章节。值得祝贺的是，Randolph 博士邀请了 140 多名国际知名的专家作者。该书第 2 版全面阐述了关于甲状腺和甲状旁腺良恶性疾病的诊疗、外科处理、并发症和术后注意事项。其文字和精美的插图构成了一部关于最佳临床实践和手术技术的综合性专著。

此部书籍第 2 版与第 1 版一样，致力于成为甲状腺和甲状旁腺疾病诊疗的权威资源。

Joseph B. Nadol，MD，Jr
Walter Augustus LeCompte Professor and Chairman，
Department of Otology and Laryngology，Harvard
Medical School，Chief of Otolaryngology，Massachusetts
Eye and Ear Infirmary，Boston，Massachusetts

原著致谢 1

我要感谢许多人。没有他们，这本书将无法成文。书中的每张图片都经过了大量的思考和努力。事实上整本书都是大家共同努力的成果。我和 Robert Galla 浏览了每一位作者的初稿和构思，并对每份稿件进行了反复修改。与 Galla 先生共事是我的荣幸。他的插画作品代表了本书的核心，画面精美且内容丰富。我们也十分荣幸能够展示 Zach Zuffante 和 Sophia D'Abate 的艺术作品。艺术在外科手术中非常重要。

此外，我要感谢我的朋友和同事 Dipti Kamani 博士孜孜不倦地研究协助。我还要感谢 John、Claire Bertucci、Mike 和 Eliz Ruane，感谢他们多年来的支持和友谊。

最后，我想感谢在这本书的发展过程中起到重要作用的医生。感谢 Brad Welling 医生，他是我的主席、良师、益友，他支持了我在波士顿甲状腺手术的起步和发展。感谢 Keith Lillemoe 医生和 Ken Tanabe 医生对协作的信念和对现代内分泌外科的奉献，以及 Lori Wirth 医生的肿瘤学观点和友谊。非常感谢 Gil Daniels 医生，他多年来的指导为我的甲状腺和甲状旁腺手术实践构建了蓝图。Gil，对你的教导和友谊我心存感激。

我最感激的是我的家人，Lorraine、Greg Jr.、Benjamin 和 Madeline，他们每天都在为这份工作和其他许多事情努力。感谢你们对我的耐心。

Gregory W. Randolph，MD

致 Bob Sofferman，朋友、艺术家和胜利者。

我又听见主的声音说："我可以差遣谁呢？谁肯为我们去呢？" 我说："我在这里，请差遣我。"

以赛亚术　第 6 章（Isaiah Chapter 6 Verse 6.）

致 Michael Brauckhoff，他的工作和生活。

那早春的紫丁香成了这个孩子的一部分。青草，白的红的喇叭花，白的红的三叶草，还有美洲绯鹟的歌……都成了他的一部分。

《草叶集》Walt Whitman

原著致谢 2

我的爱人，Lorraine：
你对生活的信念与爱赋予了我力量。
你的信仰、勤劳和无私的奉献精神一直是我前进的方向。
没有你，Lorraine，
一切将会毫无价值。
我永远爱你！

Gregory、Benjamin 和 Madeline：
Gregory，你的敏锐、艺术天赋和勤恳付出完成了这份工作。
Benjamin，我为你感到骄傲，你是一个坚强且关心他人的人。
Madeline，你的智慧、成就与优雅一直在鼓舞着我。
我可爱的孩子，我比任何人都要爱你们！

我的母亲，Frances：
你让我对未来充满信心，是你培养了我的科研探索精神，我爱你！

原著者名单

Devaprabu Abraham, MD, MRCP(UK), ECNU, FACE
Professor of Medicine
Department of Medicine
University of Utah
Salt Lake City, Utah

Nikita R. Abraham, BS
Instructor
Center for Math and Science
University of Utah
Salt Lake City, Utah

Amit Agarwal, MS, FICS, FACS, FAMS
Professor of Endocrine Surgery
Sanjay Gandhi Postgraduate Institute of Medical Sciences
Lucknow, Uttar Pradesh, India

Mahsa S. Ahadi, MD
Department of Anatomical Pathology
Royal North Shore Hospital
Sydney, Australia

Ehab Alameer, MD
Endocrine Surgery Fellow
Department of Surgery
Tulane University
New Orleans, Louisiana

Wilson Alobuia, MD
General Surgery Resident
Department of Surgery
Stanford University
Palo Alto, California

Eran E. Alon, MD, MBA
Chairman
Department of Otolaryngology Head and Neck Surgery
Chaim Sheba Medical Center
Tel Hashomer, Israel

Anuwong Angkoon, MD, FRCST, FACS
Department of Surgery
Minimally Invasive and Endocrine Surgery Division
Police General Hospital
Bangkok, Thailand

Zaid Al-Qurayshi, MBChB, MPH
Resident Physician
Department of Otolaryngology - Head and Neck Surgery
University of Iowa Hospitals and Clinics
Iowa City, Iowa

Trevor E. Angell, MD
Assistant Professor of Clinical Medicine
Department of Endocrinology, Diabetes, and Metabolism
Keck School of Medicine
University of Southern California
Associate Director of the Thyroid Center
Keck Hospital of University of Southern California
Los Angeles, California

Peter Angelos, MD, PhD, FACS
Linda Kohler Anderson Professor of Surgery and Surgical Ethics
Chief
Endocrine Surgery
Associate Director
MacLean Center for Clinical Medical Ethics
The University of Chicago
Chicago, Illinois

Jung Hwan Baek, MD, PhD
Professor
Department of Radiology
Asan Medical Center
Seoul, South Korea

Zubair W. Baloch, MD, PhD
Professor
Department of Pathology & Laboratory Medicine
University of Pennsylvania Medical Center
Philadelphia, Pennsylvania

Marcin Barczyński, MD, PhD, FEBS-ES
Professor
Department of Endocrine Surgery
Third Chair of General Surgery
Jagiellonian University Medical College
Krakow, Poland

Andrew J. Bauer, MD
Director
The Thyroid Center
Department of Endocrinology and Diabetes
The Children's Hospital of Philadelphia
Associate Professor of Pediatrics
Perelman School of Medicine
University of Pennsylvania
Philadelphia, Pennsylvania

Rocco Bellantone, MD
Professor of Surgery
Endocrine and Metabolic Surgery
Agostino Gemelli University Polyclinic
Institute of Surgical Semeiotics
Catholic University of the Sacred Heart
Rome, Italy

Amandine Berdelou, MD
Department of Adult Medicine
Institut Gustave Roussy
Villejuif, France

Anders Bergenfeltz, MD, FEBS
Professor and Consultant Surgeon in Endocrine and Sarcoma Surgery
Skåne University Hospital
Lund, Sweden

Victor J. Bernet, MD
Chair
Division of Endocrinology
Mayo Clinic
Associate Professor of Medicine
Mayo Clinic School of Medicine
Jacksonville, Florida

Keith C. Bible, MD, PhD
Professor
Department of Oncology
Mayo Clinic
Rochester, Minnesota

John Paul Bilezikian, MD
Professor of Medicine and Professor of Pharmacology
Department of Medicine
Columbia University
New York, New York

Juliana Bonilla-Velez, MD
Assistant Professor
Department of Otolaryngology Head and Neck Surgery
University of Washington
Seattle Children's Hospital
Seattle, Washington

Laura Boucai, MD, MSc
Associate Professor
Department of Medicine
Memorial Sloan Kettering Cancer Center
Weill Cornell Medical College
New York, New York

Gregory A. Brent, MD
Professor of Medicine and Physiology
Chief
Division of Endocrinology
David Geffen School of Medicine at UCLA
Chair
Department of Medicine
VA Greater Los Angeles Healthcare System
Los Angeles, California

Ingrid Breuskin, MD, PhD
Département de Cancérologie Cervico-Faciale
Institut Gustave Roussy
Villejuif, France

James Duncan Brierley, MBBS, MRCP, FRCR, FRCP (C)
Radiation Oncologist
Princess Margaret Cancer Centre
Professor
Department of Radiation Oncology
University of Toronto
Toronto, Ontario, Canada

Simon Brisebois, MD, MSc
Associate Professor
Department of Surgery
Université de Sherbrooke
Sherbrooke, Quebec, Canada

Jennifer Brooks, MD
Attending Physician
Department of Pediatric Otolaryngology
Boston Children's Hospital
Boston, Massachusetts

Kevin T. Brumund, MD
Associate Professor
Division of Otolaryngology-Head and Neck Surgery
Department of Surgery
Moores Cancer Center
UC San Diego Health System
San Diego, California

Mijenko Bura, MD, PhD
Ear, Nose, Throat, and Head and Neck Department
University Hospital Center ZAGREB
Zagreb, Croatia

Jean Gabriel Bustamante Alvarez, MD, MS
Fellow
Department of Medical Oncology
The Ohio State University Wexner Medical Center
Columbus, Ohio

Denise Carneiro-Pla, MD, FACS
Professor of Surgery
Department of Surgery
Medical University of South Carolina
Charleston, South Carolina

Claudio R. Cernea, MD, PhD
Professor of Surgery
Head and Neck Service
University of São Paulo School of Medicine
São Paulo, Brazil

Rita Yuk-kwan Chang, FRCS (Edin), FCSHK, FHKAM
Department of Surgery
Queen Mary Hospital
Hong Kong

Amy Chen, MD, FACS
Professor and Vice Chair
Department of Otolaryngology Head and Neck Surgery
Emory University
Atlanta, Georgia

Feng-Yu Chiang, MD
Department of Otolaryngology–Head and Neck Surgery
Kaohsiung Medical University Hospital
Kaohsiung Medical University
Kaohsiung, Taiwan

Ashish V. Chintakuntlawar, MD, PhD
Assistant Professor
Department of Medical Oncology
Mayo Clinic
Rochester, Minnesota

Nancy L. Cho, MD
Associate Surgeon
Department of Surgery
Brigham & Women's Hospital
Boston, Massachusetts

Woong Youn Chung, MD
Department of Surgery
Open NBI Convergence Technology Research Laboratory
Severance Hospital
Yonsei Cancer Center
Yonsei University College of Medicine
Seoul, Korea

Edmund S. Cibas, MD
Director of Cytopathology
Department of Pathology
Brigham and Women's Hospital
Professor of Pathology
Harvard Medical School
Boston, Massachusetts

Carolyn Dacey, MD, MAS
Clinical Instructor
Department of Surgery
University of California, San Francisco
San Francisco, California

Louise Davies, MD, MS, FACS
Associate Professor of Otolaryngology - Head & Neck
Geisel School of Medicine at Dartmouth
Associate Professor
The Dartmouth Institute for Health Policy & Clinical Practice
Dartmouth College
Hanover, New Hampshire
Physician
VA Outcomes Group
White River Junction VA Medical Center
White River Junction, Vermont

Carmela De Crea, MD, PhD
Professor
U.O. Chirurgia Endocrina e Metabolica
Fondazione Policlinico Universitario A. Gemelli IRCCS, Roma – Università Cattolica del Sacro Cuore
Rome, Italy

Leigh Delbridge, MD
Emeritus Professor of Surgery
Department of Surgery
University of Sydney
Sydney, Australia

Gillian Diercks, MD, MPH
Instructor
Department of Otolaryngology-Head & Neck Surgery
Harvard Medical School
Boston, Massachusetts

Gerard M. Doherty, MD
Moseley Professor and Chair of Surgery
Department of Surgery
Harvard Medical School
Surgeon-in-Chief and Crowley Family Chair
Department of Surgery
Brigham and Women's Hospital
Boston, Massachusetts

Henning Dralle, MD, PhD
Professor
Department of General, Visceral and Transplantation Surgery
University Hospital Essen
Essen, Nordrhein-Westfalen, Germany

Quan-Yang Duh, MD
Professor
Chief Section of Endocrine Surgery
University of California San Francisco
Attending Surgeon
Department of Surgery
VA Medical Center
San Francisco, California

Quinn Alexander Dunlap, MD
Resident Physician
Department of Otolaryngology-Head and Neck Surgery
University of Arkansas for Medical Sciences
Little Rock, Arkansas

Cosmio Durante, MD, PhD
Department of Internal Medicine and Medical Specialties
Sapienza University of Rome
Rome, Italy

Ahmad Mohamed Eltelety, MBBCh, MSc, MD-PhD, MRCS(ENT)
Clinical Fellow Endocrine Head and Neck Surgery
Otolaryngology
Medical College of Georgia, Augusta University
Augusta, Georgia
Lecturer in Otolaryngology
Faculty of Medicine, Cairo University
Cairo, Egypt

Douglas B. Evans, MD
Professor and Chair
Department of Surgery
Medical College of Wisconsin
Milwaukee, Wisconsin

Guido Fadda, MD, MIAC
Division of Anatomic Pathology and Histology
Catholic University
Foundation "Agostino Gemelli" University Hospital
Rome, Italy

William C. Faquin, MD, PhD
Professor of Pathology
Harvard Medical School
Director, Head and Neck Pathology
Department of Otolaryngology
Massachusetts Eye and Ear
Pathologist
Department of Pathology
Massachusetts General Hospital
Boston, Massachusetts

Erin Felger, MD
Department of Surgery
Medstar Washington Hospital Center
Washington, DC

Robert L. Ferris, MD, PhD
Director
UPMC Hillman Cancer Center
Hillman Professor of Oncology
Associate Vice-Chancellor for Cancer Research
Co-Director
Tumor Microenvironment Center
Professor of Otolaryngology, Immunology, and Radiation Oncology
University of Pittsburgh Medical Center
Pittsburgh, Pennsylvania

Sebastiano Filetti, MD
Professor of Internal Medicine
Department of Internal Medicine and Medical Specialties
Sapienza University of Rome
Rome, Italy

Jeremy L. Freeman, MD, FRCSC, FACS
Professor
Department of Otolaryngology-Head and Neck Surgery
University of Toronto
Toronto, Ontario, Canada

Christopher Fundakowski, MD
Associate Professor
Department of Otolaryngology Head & Neck Surgery
Thomas Jefferson University
Philadelphia, Pennsylvania

Ian Ganly, BSc, MD, PhD, MS, FRCS, FRCS-ORL
Professor
Department of Head and Neck Service
Memorial Sloan Kettering Cancer Center
Department of Otolaryngology Head and Neck Surgery
Weill Cornell Medical College
New York, New York

Benjamin Joseph Gigliotti, MD
Assistant Professor of Medicine
University of Rochester School of Medicine & Dentistry
Rochester, New York

Anthony J. Gill, MD, FRCPA
Professor
Sydney Medical School
University of Sydney
Sydney, Australia
Staff Specialist
Department Anatomical Pathology, Royal North Shore Hospital
NSW Health Pathology
St. Leonards, Australia

Thomas J. Giordano, MD, PhD
Henry Clay Bryant Professor of Pathology
Department of Pathology
University of Michigan
Ann Arbor, Michigan

Meredith E. Giuliani, MBBS, MEd, FRCP (C)
Radiation Oncologist
Princess Margaret Cancer Centre
Assistant Professor
Department of Radiation Oncology
University of Toronto
Toronto, Ontario, Canada

Zhen Gooi, MBBS
Section of Otolaryngology-Head and Neck Surgery
University of Chicago Medicine
Chicago, Illinois

Raj K. Gopal, MD, PhD
Assistant in Medicine
Departments of Hematology & Oncology
Massachusetts General Hospital
Boston, Massachusetts

Joanne Guerlain, MD
Département de Carcinologie Cervico-Faciale
Institut Gustave Roussy
Villejuif, France

Julien Hadoux, MD, PhD
Department of Endocrine Oncology
Institut Gustave Roussy
Villejuif, France

Nathan Hales, MD
Private Practice, Otolaryngology, Head and Neck Surgery
San Antonio Head and Neck
San Antonio, Texas

Dana Hartl, MD, PhD
Department of Head and Neck Oncology
Institut Gustave Roussy
Villejuif, France

Bryan R. Haugen, MD
Professor of Medicine and Pathology
Head, Division of Endocrinology, Metabolism and Diabetes
University of Colorado School of Medicine
University of Colorado Cancer Center
Aurora, Colorado

Megan R. Haymart, MD
Nancy Wigginton Endocrinology Research Professor of Thyroid Cancer
Associate Professor of Internal Medicine
University of Michigan Medical School
Ann Arbor, Michigan

William B. Inabnet, III, MD, MHA
Johnston-Wright Endowed Professor and Chair
Dept of Surgery
University of Kentucky College of Medicine

Jonathan Irish, MD, MSc, FRCSC, FACS
Professor and Head
Division of Head and Neck Oncology and Reconstructive Surgery
Department of Otolaryngology-Head and Neck Surgery
University of Toronto
Toronto, Ontario, Canada

Ayaka Iwata, MS, MD
Thyroid and Parathyroid Fellow
Massachusetts Eye and Ear Infirmary
Boston, Massachusetts

Dipti Kamani, MD
Research Director
Division of Thyroid and Parathyroid Endocrine Surgery
Massachusetts Eye and Ear
Boston, Massachusetts

Emad Kandil, MD, MBA
Professor of Surgery
Department of Surgery
Tulane University School of Medicine
New Orleans, Louisiana

Edwin L. Kaplan, MD
Professor
Department of Surgery
University of Chicago Pritzker School of Medicine
Chicago, Illinois

Ken Kazahaya, MD, MBA
Associate Director
Department of Pediatric Otolaryngology
Children's Hospital of Philadelphia
Associate Professor of Clinical Otorhinolaryngology Head and Neck Surgery
Department of Otorhinolaryngology Head and Neck Surgery
University of Pennsylvania
Philadelphia, Pennsylvania

Electron Kebebew, MD
Professor and Chief
Department of Surgery
Stanford University
Stanford, California

Matthew I. Kim, MD
Associate Physician
Division of Endocrinology, Diabetes and Hypertension
Brigham and Women's Hospital
Boston, Massachusetts

Kevin J. Kovatch, MD
Resident Physician
Department of Otolaryngology-Head and Neck Surgery
University of Michigan
Ann Arbor, Michigan

Brian H.H. Lang, MS, FRACS
Clinical Professor
Department of Surgery
University of Hong Kong
Hong Kong

Sophie Leboulleux, MD, PhD
Department of Nuclear Medicine and Endocrine Oncology
Institut Gustave Roussy
Villejuif, France

Angela M. Leung, MD, MSc
Associate Professor of Medicine
Division of Endocrinology, Diabetes, and Metabolism
David Geffen School of Medicine at UCLA
VA Greater Los Angeles Healthcare System
Los Angeles, California

Robert A. Levine, MD
Adjunct Assistant Professor of Medicine
Department of Endocrinology
Geisel School of Medicine at Dartmouth College
Hanover, New Hampshire

Whitney Liddy, MD
Assistant Professor
Department of Otolaryngology - Head and Neck Surgery
Northwestern University
Chicago, Illinois

Virginia A. LiVolsi, MD
Professor of Pathology
Department of Pathology & Laboratory Medicine
Perelman School of Medicine
University of Pennsylvania
Philadelphia, Pennsylvania

Celestino Pio Lombardi, MD
Professor of Surgery
Endocrine and Metabolic Surgery
Agostino Gemelli University Polyclinic
Institute of Surgical Semeiotics
Catholic University of the Sacred Heart
Rome, Italy

Carrie C. Lubitz, MD, MPH
Associate Professor of Surgery
Massachusetts General Hospital
Boston, Massachusetts

Andreas Machens, MD
Associate Professor
Department of Visceral, Vascular and Endocrine Surgery
Martin Luther University Halle-Wittenberg
Halle (Saale), Germany

Ellie Maghami, MD, FACS
Clinical Professor and Chief, Division of Head and Neck Surgery
Department of Surgery
City of Hope
Duarte, California

Susan J. Mandel, MD, MPH
Professor of Medicine and Associate Chief
Division of Endocrinology, Diabetes, and Metabolism
Perelman School of Medicine
University of Pennsylvania
Philadelphia, Pennsylvania

Anastasios Maniakas, MD, MSc
Fellow, Head & Neck Surgery
The University of Texas MD Anderson Cancer Center
Houston, Texas

Douglas J. Mathisen, MD
Chief of Thoracic Surgery
Department of Surgery
Massachusetts General Hospital
Boston, Massachusetts

Aarti Mathur, MD
Endocrine Surgery Fellow
Department of Surgery, Division of Endocrine Surgery
The Johns Hopkins Hospital
Baltimore, Maryland

Albert Merati, MD
Professor & Chief
Department of Otolaryngology - Head & Neck Surgery
University of Washington
Seattle, Washington

Mira Milas, MD
Professor of Surgery and Chief of Endocrine Surgery
Division of Endocrine Surgery
University of Arizona College of Medicine
Banner University Medical Center Phoenix
Phoenix, Arizona

Akira Miyauchi, MD, PhD
Department of Surgery
Kuma Hospital
Kobe, Japan

Eric Monteiro, MD, MSc, FRCSC
Assistant Professor
Department of Otolaryngology-Head & Neck Surgery
University of Toronto (Mount Sinai Hospital)
Toronto, Ontario, Canada

James L. Netterville, MD
Mark C. Smith Professor
Head & Neck Surgical Oncology
Executive Vice Chair, Bill Wilkerson Center
Vanderbilt Medical Center
Nashville, Tennessee

Yuri E. Nikiforov, MD, PhD
Professor of Pathology
Director, Division of Molecular & Genomic Pathology
Department of Pathology
University of Pittsburgh Medical Center
Pittsburgh, Pennsylvania

Lisa A. Orloff, MD
Professor of Otolaryngology-Head and Neck Surgery
Stanford University
Director, Thyroid Tumor Program
Stanford Cancer Center
Stanford, California

T.K. Pandian, MD, MPH
Endocrine Surgery Fellow
BWH/MGH Harvard Combined Endocrine Surgery Program
Boston, Massachusetts
Chief Resident of Surgery
Mayo Clinic
Rochester, Minnesota

Sareh Parangi, MD
Professor of Surgery
Department of Surgery
Massachusetts General Hospital
Harvard Medical School
Boston, Massachusetts

Sanjay Parikh, MD, FACS
Associate Professor of Otolaryngology-Head and Neck Surgery
University of Washington
Medical Director
Surgical Services
Bellevue Clinic and Surgery Center
Department of Surgery
Seattle Children's Hospital
Seattle, Washington

Auh Whan Park, MD
Associate Professor
Department of Radiology
University of Virginia
Charlottesville, Virginia

Elizabeth N. Pearce, MD, MSc
Professor of Medicine
Section of Endocrinology, Diabetes, and Nutrition
Boston University School of Medicine
Boston, Massachusetts

Phillip K. Pellitteri, DO, FACS
Chair, Otolaryngology/Head & Neck Surgery
Guthrie Health System
Sayre, Pennsylvania
Clinical Professor of Otolaryngology/Head & Neck Surgery
Temple University School of Medicine
Philadelphia, Pennsylvania
Clinical Professor
Department of Surgery
Geisinger Commonwealth School of Medicine
Scranton, Pennsylvania

Francesco Pennestrì, MD
Endocrine and Metabolic Surgery
Agostino Gemelli University Polyclinic
Institute of Surgical Semeiotics
Catholic University of the Sacred Heart
Rome, Italy

Roma Pradhan, MS, MCh
Department of Endocrine Surgery
Dr. Ram Manohar Lohia Institute of Medical Sciences
Lucknow, Uttar Pradesh, India

Ruth Prichard, MB, BAO, BCh, MCh, FRCSI
Department of Endocrine Surgery
St. Vincent's University Hospital
Dublin, Ireland

Marco Raffaelli, MD
Professor
U.O. Chirurgia Endocrina e Metabolica
Fondazione Policlinico Universitario A. Gemelli
Istituto di Semeiotica chirurgica
Università Cattolica del Sacro Cuore
Rome, Italy

Gregory W. Randolph, MD, FACS, FACE, FEBS (Endocrine)
Professor of Otolaryngology Head and Neck Surgery
The Claire and John Bertucci Endowed Chair in Thyroid Surgical Oncology, Harvard Medical School
Director of the Comprehensive Otolaryngology Division and the Thyroid & Parathyroid Endocrine Surgical Division
Department of Otolaryngology Head and Neck Surgery, Massachusetts Eye and Ear Infirmary
Member Division of Surgical Oncology, Department of Surgery, Massachusetts General Hospital
Boston, Massachusetts

Jeff Rastatter, MD, FAAP, FACS
Associate Professor
Department of Otolaryngology - Head and Neck Surgery
Northwestern University Feinberg School of Medicine
Division of Pediatric Otolaryngology - Head and Neck Surgery
Ann & Robert H. Lurie Children's Hospital of Chicago
Chicago, Illinois

Lisa M. Reid, MD
Associate Professor of Clinical Surgery
Department of Surgery
Cooper University Hospital
Camden, New Jersey

Sara L. Richer, MD, FACS
Otolaryngologist - Head and Neck Surgeon
Department of Surgery
Bridgeport Hospital - Yale New Haven Health
Bridgeport, Connecticut

Jeremy D. Richmon, MD, FACS
Associate Professor
Department of Otolaryngology
Massachusetts Eye and Ear Infirmary
Harvard Medical School
Boston, Massachusetts

Matthew D. Ringel, MD
Professor of Internal Medicine
The Ohio State University
Columbus, Ohio

Benjamin R. Roman, MD, MSHP
Assistant Attending Surgeon
Department of Surgery, Head & Neck Division
Memorial Sloan Kettering Cancer Center
New York, New York

Anatoly F. Romanchishen, MD
Chief of Hospital Surgery
St. Petersburg State Pediatric Medical University
St. Petersburg, Russia

Douglas S. Ross, MD
Professor of Medicine
Harvard Medical School
Co-Director
Thyroid Associates
Massachusetts General Hospital
Boston, Massachusetts

Jonathon O. Russell, MD
Assistant Professor
Director of Endoscopic and Robotic Thyroid and Parathyroid Surgery
Department of Otolaryngology-Head and Neck Surgery
Johns Hopkins University
Baltimore, Maryland

Marika D. Russell, MD, FACS
Associate Professor of Otolaryngology - Head and Neck Surgery
University of California, San Francisco
San Francisco, California

Mabel Ryder, MD, MS
Assistant Professor of Medicine
Division of Endocrinology, Diabetes, Metabolism, Nutrition and Division of Medical Oncology
Mayo Clinic
Rochester, Minnesota

Mona M. Sabra, MD
Professor of Clinical Medicine
Memorial Sloan Kettering Cancer Center
Professor of Clinical Medicine
Weill Cornell School of Medicine
New York, New York

Uma M. Sachdeva, MD, PhD
Fellow in Cardiothoracic Surgery
Division of Thoracic Surgery, Department of Surgery
Massachusetts General Hospital
Boston, Massachusetts

Peter M. Sadow, MD, PhD
Director, Head and Neck Pathology
Massachusetts General Hospital
Massachusetts Eye and Ear
Associate Professor
Department of Pathology
Harvard Medical School
Boston, Massachusetts

Joseph Scharpf, MD
Associate Professor of Surgery
Head and Neck Institute
Cleveland Clinic
Cleveland, Ohio

Martin Schlumberger, MD
Chair
Department of Nuclear Medicine and Endocrine Oncology
Institut Gustave Roussy
Villejuif, France
Professor of Oncology
University Paris-Sud
Orsay, France

Rick Schneider, MD
Department of General, Visceral, and Vascular Surgery
Martin Luther University Halle-Wittenberg
Halle (Saale), Germany

David Scott-Coombes, MS, FRCS, FEBS
Consultant Endocrine Surgeon
Department of Endocrine Surgery
University Hospital of Wales
Cardiff, United Kingdom

Andrew B. Sewell, MD
Surgical Oncology Fellow
Department of Otolaryngology – Head and Neck Surgery
University of Toronto
Toronto, Ontario, Canada

Jatin Shah, MD, PhD, DSc, FACS, FRCS(Hon), FDSRCS(Hon), FRCSI(Hon), FRACS(Hon), FRCSDS(Hon)
Professor of Surgery
E.W. Strong Chair in Head and Neck Oncology
Memorial Sloan Kettering Cancer Center
New York, New York

Manisha H. Shah, MD
Professor of Internal Medicine
The Ohio State University Comprehensive Cancer Center
Columbus, Ohio

Maisie Shindo, MD
Professor
Department of Otolaryngology-Head and Neck Surgery
Oregon Health & Science University
Portland, Oregon

David Shonka, MD
Associate Professor
Department of Otolaryngology-Head and Neck Surgery
University of Virginia
Charlottesville, Virginia

Shonni Joy Silverberg, MD
Professor
Department of Medicine
Columbia University College of Physicians & Surgeons
New York, New York

John Randall Sims, MD
Fellow
Department of Head and Neck Surgery
Mount Sinai Beth Israel
New York, New York

Catherine F. Sinclair, MBBS (Hons), BSc (Biomed), FRACS, FACS
Associate Professor
Icahn School of Medicine at Mount Sinai
Director, Division of Head and Neck Surgery
Mount Sinai West
New York, New York

Michael C. Singer, MD, FACS, FACE
Director, Division of Thyroid & Parathyroid Surgery
Department of Otolaryngology – Head and Neck Surgery
Henry Ford Health System
Detroit, Michigan

Allan E. Siperstein, MD
Professor and Chair
Department of Endocrine Surgery
Cleveland Clinic
Cleveland, Ohio

Jennifer A. Sipos, MD
Professor of Medicine
Division of Endocrinology and Metabolism
Wexner Medical Center, The Ohio State University
Columbus, Ohio

Cristian Martin Slough, MD
Attending Physician
Department of Otolaryngology
Willamette Valley Medical Center
McMinnville, Oregon

Julie A. Sosa, MD, MA
Leon Goldman, MD Distinguished Professor and Chair
Department of Surgery
University of California San Francisco-UCSF
San Francisco, California

Selen Soylu, MD
Cerrahpasa Medical Faculty
Department of General Surgery
Istanbul University-Cerrahpasa
Istanbul, Turkey

Brendan C. Stack, Jr., MD, FACS, FACE
Professor and Chairman
Dept of Otolaryngology Head and Neck Surgery
Southern Illinois University School of Medicine
Springfield, Illinois

Nikolaos Stathatos, MD
Instructor in Medicine
Massachusetts General Hospital
Harvard Medical School
Boston, Massachusetts

Michael James Stechman, MD, FRCS
Department of Endocrine Surgery
University Hospital of Wales
Cardiff, United Kingdom

Antonia E. Stephen, MD
Assistant Professor of Surgery, Dept of Surgery
Massachusetts General Hospital
Boston, Massachusetts

David L. Steward, MD
Professor of Otolaryngology and Neck Surgery
Division of Endocrinology, Departrment of Medicine
University of Cincinnati College of Medicine
Cincinnati, Ohio

Hyun Suh, MD, FACS
Attending Physician
Department of Surgery
Assistant Professor of Surgery
Icahn School of Medicine at Mount Sinai
New York, New York

Mark Sywak, MBBS, MMed Sci (Clin Epi), FRACS
Associate Professor of Surgery
Department of Endocrine Surgery
Royal North Shore Hospital
University of Sydney
Sydney, Australia

Alice Tang, MD
Assistant Professor
Department of Otolaryngology- Head and Neck Surgery
University of Cincinnati College of Medicine
Cincinnati, Ohio

David J. Terris, MD
Regents' Professor
Department of Otolaryngology - Head & Neck Surgery
Augusta University
Augusta, Georgia

Geoffrey Bruce Thompson, MD
Professor of Surgery
Department of Surgery
Mayo Clinic
Rochester, Minnesota

Neil Tolley, MD, FRCS, DLO
Professor
Department of Otolaryngology-Head & Neck Surgery
Imperial College Healthcare NHS Trust
London, United Kingdom

Yoshihiro Tominaga, MD, PhD
Thyroid, Parathyroid, and Bone Division
Noa Imaike Clinic
Director, Division of Endocrine Surgery
Nagoya Second Red Cross Hospital
Nagoya, Japan

Frédéric Triponez, MD
Professor
Department of Thoracic and Endocrine Surgery
University Hospitals of Geneva
Geneva, Switzerland

Richard W. Tsang, MD, FRCP(C)
Radiation Oncologist
Princess Margaret Cancer Centre
Professor
Department of Radiation Oncology
University of Toronto
Toronto, Ontario, Canada

R. Michael Tuttle, MD
Clinical Director
Endocrinology Service
Memorial Sloan Kettering Cancer Center
New York, New York

Mark L. Urken, MD, FACS
Professor
Department of Otolaryngology-Head and Neck Surgery
Albert Einstein College of Medicine
Chief of Head and Neck Surgical Oncology
Beth Israel Medical Center
New York, New York

Kristina V. Vabalayte, PhD
Associate Professor
Hospital Surgical Department
St. Petersburg State Pediatric Medical Department
St. Petersburg, Russia

Andrew M. Vahabzadeh-Hagh, MD
Assistant Professor
Department of Surgery
Division of Otolaryngology
University of California, San Diego
La Jolla, California

Erivelto Martinho Volpi, MD, PhD
Head and Neck Surgeon
Oncology Center at Oswaldo Cruz German Hospital
Professor of Surgery
Medical School of Nove de Julho University
Sao Paulo, Brazil

Tracy S. Wang, MD, MPH, FACS
Professor of Surgery and Chief
Section of Endocrine Surgery
Department of Surgery
Medical College of Wisconsin
Milwaukee, Wisconsin

Che-Wei Wu, MD, PhD
Associated Professor of Otorhinolarygology
Kaohsiung Medical University
Director of Otorhinolarygology
Kaohsiung Municipal Hsiao-Kang Hospital
Kaohsiung Medical University Hospital
Kaohsiung, Taiwan

Lori J. Wirth, MD
Assistant Professor
Department of Medicine
Harvard Medical School
Massachusetts General Hospital
Boston, Massachusetts

Ian Witterick, MD, MSc, FRCSC
Professor and Chair
Department of Otolaryngology-Head & Neck Surgery
University of Toronto
Otolaryngologist-in-Chief
Sinai Health System
Toronto, Ontario, Canada

Richard J. Wong, MD
Head and Neck Service
Department of Surgery
Memorial Sloan Kettering Cancer Center
New York, New York

Gayle E. Woodson, MD
Adjunct Professor
Department of Otolaryngology
Drexel University
Philadelphia, Pennsylvania
Professor
Department of Communication Sciences and Disorders
University of Central Florida
Orlando, Florida

Cameron D. Wright, MD
Professor of Surgery
Massachusetts General Hospital
Harvard Medical School
Boston, Massachusetts

Mark E. Zafereo, MD
Associate Professor
Department of Head and Neck Surgery
MD Anderson Cancer Center
Houston, Texas

Fermin M. Zubiaur, MD
Director, Voice and Swallowing Clinic
Surgical Otolaryngology Group
Professor
Panamerican University School of Medicine
President, Mexico Chapter of the Voice Foundation
Mexico City, Mexico

目 录

第 8 部分 甲状旁腺外科学

视频目录

第 6 部分 术后注意事项

第 7 部分 术后管理

第 8 部分 甲状旁腺外科学

第 1 部分

引　言

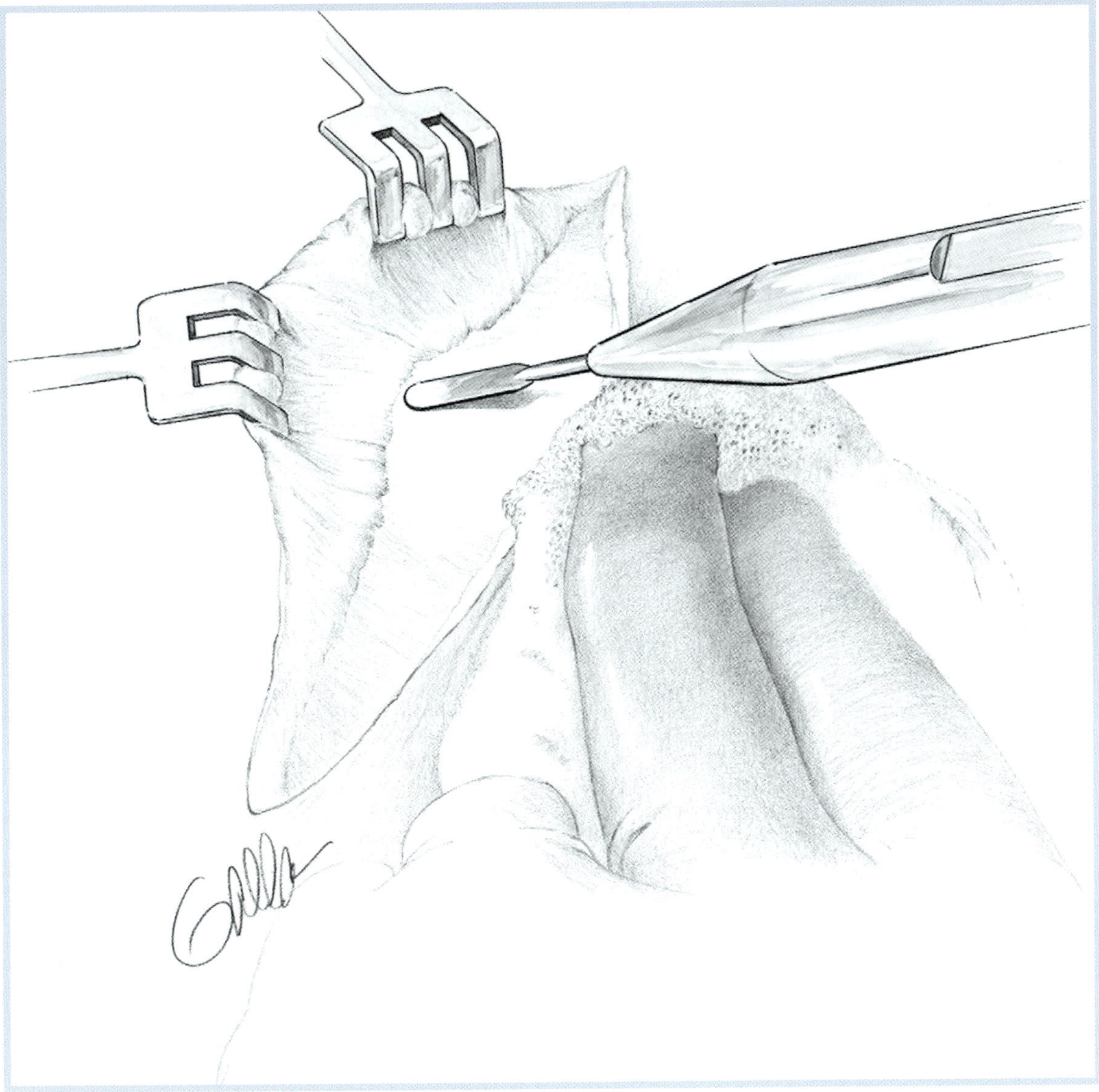

1

甲状腺和甲状旁腺手术的历史

Cristian M. Slough，Whitney Liddy，Jennifer Brooks，Edwin L. Kaplan，Mijenko Bura，Anatoly F. Romanchishen，Kristina Vabalayte，Gregory W. Randolph

姜可伟　张冬晨　译　朱精强　审校

只有熟知艺术和科学历史的人，才有能力推动其未来的发展。

T.BILLROTH，1862[1]

甲状腺手术的历史见证了现代外科学技术的进展，以及与这些技术相伴随的、对解剖学、生理学、内分泌学和病理学的深入探索，这是一条很曲折的道路。即使当甲状腺和甲状旁腺疾病被首次公认为独立病种时，它们仍是被误解的。最初，Graves 病被认为是一种心脏疾病，甲状腺功能减退症被认为是神经系统和皮肤系统疾病，而甲状旁腺功能亢进症则被认为是一种原发性骨骼功能障碍。在 17 世纪初，最早的甲状腺手术曾导致术者被监禁[2]。幸运的是，解剖学家和生理学家接受了最初不成熟的外科尝试，最终使如艺术般的甲状腺手术成为一种安全有效的、经典的治疗方法。正如 Halsted 所述[3]，“治疗甲状腺肿的甲状腺摘除术也许比其他任何手术都更能代表外科医生的艺术水平。”这个外科学的故事起始于碘缺乏的治疗。

早期时代

从最早有记录的历史开始，甲状腺肿就被认为是一个独立病种。对甲状腺肿的最早记载来自公元前 2700 年的中国。纵观历史，即使甲状腺肿作为地方性疾病已在全球数个地区存在，但直到公元 500 年，巴格达的 Abdul Kasan Kelebis Abis 才开始第一次有记录的甲状腺肿切除术。虽然术后大量出血，这位患者仍顽强地存活了下来。其他早期的术后措施包括给颈部输注蟾蜍血和用手有规律地触按甲状腺腺体。

在欧洲，Abu al-Qasim 率先描述并展示了甲状腺肿切除的技术，正如他公元 925 年的手术书籍——*Al-Tasrif* 中记载，这项技术能够使患者免于放血疗法。甲状腺手术的早期进展来自 12 世纪和 13 世纪的意大利萨勒诺大学（图 1.1）。经典手术操作包括将两根烧红的铁线以互相垂直的方向插入异常的甲状腺肿块中，然后每两天再操作一次，直到铁线穿透肿块。当

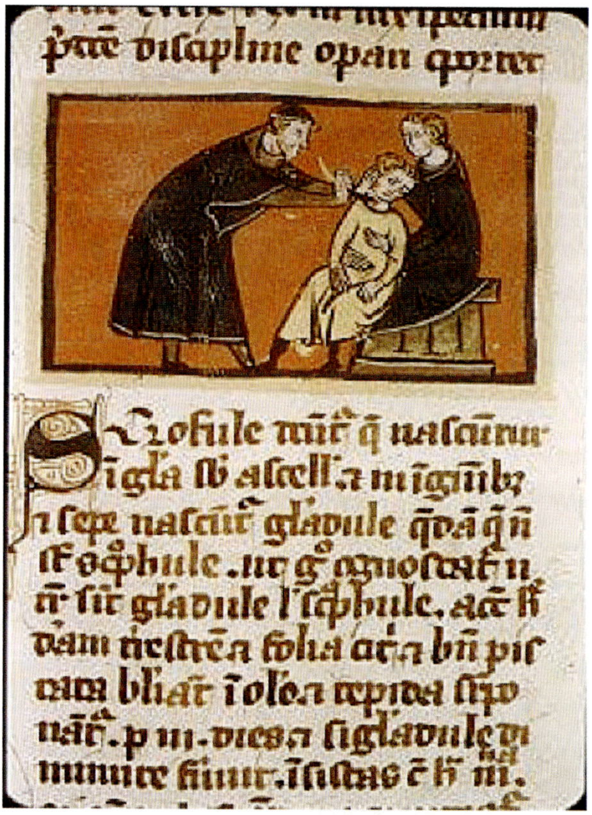

图 1.1　当外科医生从患者脖子上切除肿物（甲状腺肿）时，助手按压住患者。Ruggero Frugardo：《外科学》（1180 年）[From Ignjatović M：The thyroid gland in works of famous old anatomists and great artists. Langenbecks Arch Surg. 2010；395（7）：973-985.]

甲状腺肿的动脉血供减少到一定程度时，外科医生们再将甲状腺肿的表面切开，用钩子勾住肿瘤样组织，把皮肤与之分离开。一旦暴露，外科医生们会用手移除甲状腺肿及其包囊。对于有蒂的甲状腺肿，他们会用鞋带将其整个结扎并切除[4]。在这些操作中，患者被牢靠地固定在一张桌上。尽管这些操作偶尔能够减小甲状腺肿的体积，但患者却经常死于败血症或大出血[4]。

直到文艺复兴时期 Leonardo da Vinci（达·芬奇）的工作开展以后，正常甲状腺的解剖才被普遍理解（图 1.2）。达·芬奇将甲状腺画作两个球状腺体，并且推测它们填补了颈部的空隙（图 1.3）[5]。其他人则思考了甲状腺的功能，推测它的作用是润滑颈部，或者从美学上使脖子看起来更美观。英国巴斯的 Caleb Hillier Parry 认识到了甲状腺腺体的多血管性，并认为它是一个血液缓冲区，可以保护大脑避免因心脏血流的突然增多而受损[6]。在罗马时代，颈部周长的增加被认为预示着青春期的来临[7]，在 16 世纪，罗马的 Bartholomeo Eustachius 将甲状腺描述为“盾形腺体”（拉丁文：glandulam thyroideam）。通过峡部连接的两叶组成[4]。术语甲状腺（拉丁文：glandulae thyroidea）由 Thomas Wharton（在著作 *Adenographia* 中提出）在 1646 年所创造。因为腺体的盾形外观（thyreos，希腊语“盾牌”），或者因为与腺体紧密联系的甲状软骨的形状，他将其命名为甲状腺[8]。

1646 年，Wilhelm Fabricius 报道了首例用解剖刀实施的甲状腺切除术。但是，这名 10 岁女孩患者最终死去，而手术医生则被囚禁[2]。1791 年，Pierre Joseph Desault 在巴黎实施了一个成功的甲状腺部分

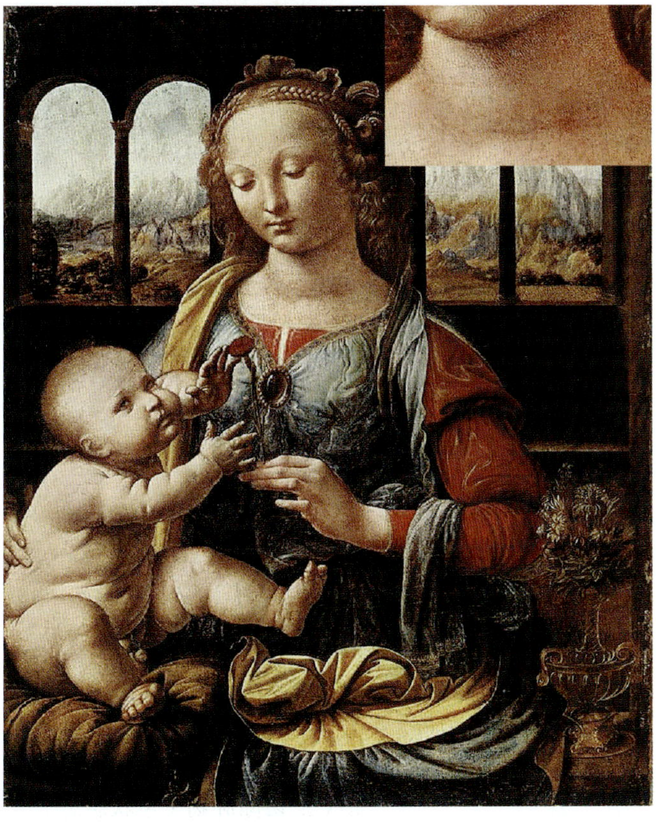

图 1.2 达·芬奇:《圣母的康乃馨》或《圣母与玫瑰》，1478。有甲状腺肿的圣母玛利亚［From Ignjatović M：The thyroid gland in works of famous old anatomists and great artists. Langenbecks Arch Surg. 2010；395（7）：973-985.］

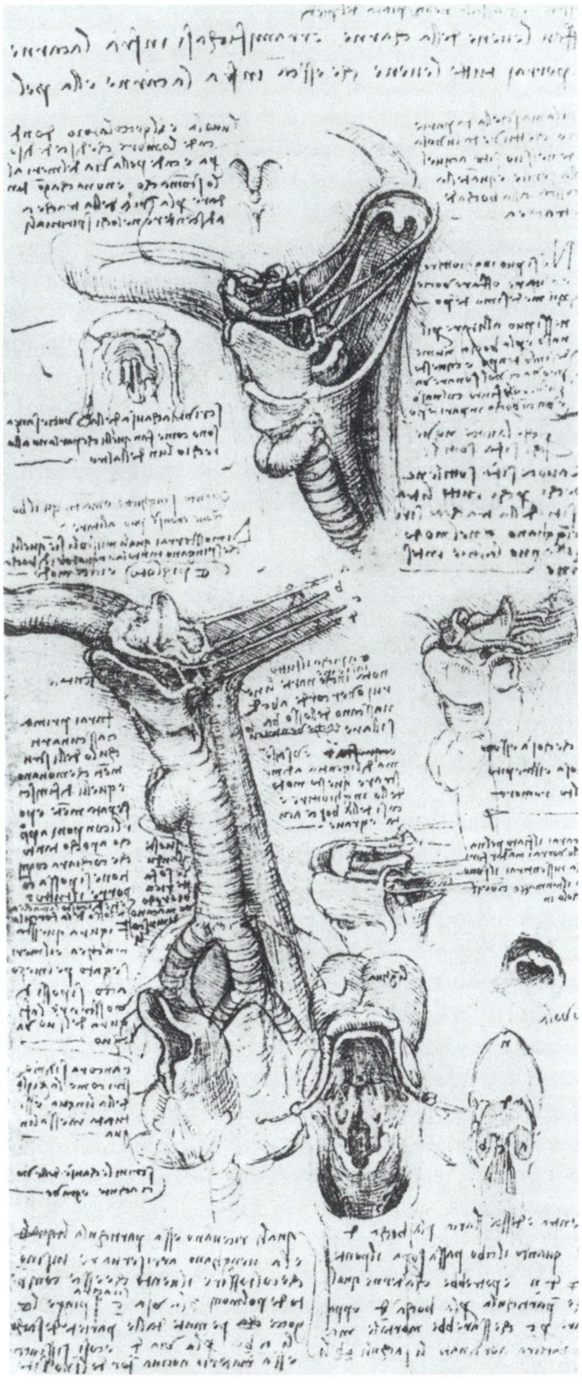

图 1.3 达·芬奇作于 1503 年的第一份甲状腺图解（From O'Malley CD，de CM Saunders JB：Leonardo on the Human Body. New York：Dover Publications；1983：169.）

切除术[2]。随后 Guillaume Dupuytren 追随 Desault 的脚步在 1808 年实施了首例“全”甲状腺切除术。不幸的是，尽管术中出血很少，患者仍死于“休克”[2]。在那个时代最成功的甲状腺外科医生是来自德国德累斯顿的 Johann Hedenus。到 1821 年，他已经报道了 6 例巨大甲状腺肿的成功切除病例。他的卓越工作在此后近 40 年无人能出其右[5]。19 世纪 50 年代，各种各样的切口——纵向的，斜向的，偶尔也有“Y”形的——被用于甲状腺切除术中。在 1880 年，斯特拉斯堡的 Jules Boeckel 提出了领状切口[2]。切开皮肤后，同时代的绝大部分外科医生在术中使用钝性分离。出血一般没有得到充分控制。尽管存在围手术期的血量丢失，医生们仍为术后并发症实施放血治疗。伤口通常是保持开放，手术残腔被填塞或被血液充满。

早期甲状腺手术的进展与最初我们对甲状腺内分泌学的理解进展相互交错。一段时间以来，人们已经凭经验知道海藻和沼泽海水能够减小甲状腺肿的体积。1811 年，Bernard Courtois 在烧焦的海藻中发现了碘[5]。到了 1820 年，同为瑞士人的 Johann Straub 和 Francois Coindet 系统性地研究了用碘来治疗甲状腺肿。随后 Coindet 推荐术前用碘去减小甲状腺肿的体积和充血，以降低手术风险[4]。将碘用于术前准备得到了推广。碘剂有时会被视为有神奇药效而被滥用，从而导致毒副反应[9]。在 19 世纪 30 年代，Robert Graves 和 Karl von Basedow 通过识别“Merseburg 三联征”（甲状腺肿、眼球突出、心动过速），首先描述了毒性弥漫性甲状腺肿[10-11]。有趣的是，尽管甲状腺肿和眼眶疾病的联系被认为是 Graves 和 Basedow 的贡献，但早在 11 世纪已被两位波斯内科医生 Avicenna 和 Aj-Jurjani 所描述[12]。

在 19 世纪 50 年代，甲状腺手术死亡率仍然很高，约为 40%。当时的法国医学科学院谴责对甲状腺的任何手术干预。约在同时代的一位著名美国外科医生 Samuel David Gross 在 1866 年写道[13]：

> 当甲状腺处于肿大状态时，出于挽救患者的合理希望，我们能否切除甲状腺？经验会断然地回答“不行”……如果一位外科医生有勇无谋到去这样做……此路上的每一步都将被困难包围，手术刀每切一刀都伴随着大量出血。如果他的受害者能够活到足够长而让他完成他的可怕屠杀，那他一定非常幸运。没有可靠、明智的外科医生会参与其中！

外科学的革命

19 世纪中期的外科学和医学的里程碑式进展将甲状腺手术从血腥的、被谴责的手术转变成了现代的、安全的外科干预措施。在这些进展中，最重要的是麻醉学、灭菌法以及使用器械进行手术止血的进展。

外科学的革命起始于麻醉学（随后由 Oliver Wendell Holmes 所命名）的探索[14]。1842 年，来自乔治亚州的 Crawford W. Long 在手术中第一次使用乙醚作为麻醉剂[9]。而现代外科麻醉学的真正开端则归于 1846 年 William Morton 在波士顿麻省总医院演示的乙醚麻醉效果[9]。

甲状腺手术同时在世界其他地区蓬勃发展。1831 年，一位 20 岁名叫 Nikolaiy Ivanovich Pirogov 的俄罗斯外科医生在博士答辩时阐述了他对甲状腺结构、功能和形态的理解。Pirogov 这样写道：“在切除前，应进行甲状腺上动脉的结扎，最好两侧都进行。关于甲状腺下动脉，由于其位于腺体下方的深处，不得不在甲状腺下极提起后才能进行结扎……”[1A]

Pirogov 在他结束了乙醚麻醉的实验之后，在全麻下实施了一台甲状腺切除术，而那时离 John Warren 开始在临床上使用乙醚才不到 1 年[15]。患者是一位因甲状腺肿导致气管受压的 17 岁女孩[15]。手术因甲状腺肿大、需要 30 多个结扎以及术后发生感染而变得困难。虽然如此，手术的结果仍然称得上成功。随后 Pirogov 在圣彼得堡实施了另外 3 例甲状腺手术。他因为害怕形成丹毒和“脓肿形成”，从不缝合伤口边缘[16]。

1867 年，Joseph Lister（李斯特）引入的抗菌法则是外科学革命的第二大进步。李斯特的观念在欧洲大陆很快被接受，但在大不列颠和美国却受到一些阻碍[5]。19 世纪 70 年代，现代甲状腺手术之父 Theodor Kocher 和 Albert Theodor Billroth 接受了李斯特的抗菌法观念。1883 年，Gustav Neuber 将手术帽和手术衣带进手术室，并提出了术中无菌操作的概念。1886 年，柏林的 Ernst von Bergmann 提出了手术器械的蒸汽消毒[17]。

现代外科学进展的最后一大步则是改良的止血法，由于 Spencer Wells 发明的新型外科器械而得以实现。1872 年，Wells 设计了一个简单的、自固定的动脉钳（有一个齿），并在 1874 年报道了它的用法[18]。其他有关手术钳的改进，诸如减轻重量、增加钳齿，通过减少术中出血而改进了手术技术，最终降低了死亡率。

随着痛苦和躁动等患者因素被麻醉有效控制以及使用先进的止血钳改善止血，外科医生有更多的时间来处理潜在的解剖结构，使得甲状腺切除术取得安全、非化脓性的术后病程而更加成功。因此，从 1850 年到 1875 年，甲状腺手术的死亡率降低了一半[2]。

现代甲状腺手术的进展

Albert Theodor Billroth（1829—1894 年）

Albert Theodor Billroth 被公认为 19 世纪最杰出的外科医生。他出生于 1829 年，是一位德国牧师的儿子（图 1.4）。在他 31 岁那年，他得到了苏黎世大学临床外科学教授的职位，并开始谨慎地在该地区开展地方性甲状腺肿的手术治疗。在苏黎世的前 6 年，他实施了 20 例甲状腺切除术并勇敢地发表了这个结果，记录下大约 40% 的死亡率。死亡原因主要是术后败血症和术中大出血。Billroth 认为，这个死亡率是灾难性的，然后放弃了这个手术将近 10 年[13]。1877 年，在抗菌法进步（他最初并未很快接受）和手术器械改进后，他对甲状腺手术重拾信心。那时他的手术死亡率降到了 8%。Billroth 手术包括切开胸锁乳突肌，切开并引流所有甲状腺囊肿。他通过动脉结扎、使用动脉瘤针以及一种印度草药止血剂（punghawar djambi），成功地进行了止血。

Billroth 的成就令人印象深刻，当他在 1867 年接受维也纳大学教授的职位时，已经发表了著作《普通外科病理学与治疗学》，建立了临床外科文集，并最终成为当时经验最丰富的甲状腺外科医生。他也是一位著名的教师，因建立了一所外科学学院而影响巨大。多位著名的外科医生曾师从于他，包括 Jan Mikulicz、Anton von Eiselsberg 以及 Anton Wölfler。1880 年，Billroth 曾应邀对一位俄罗斯甲状腺外科学先驱 70 岁的 Nikolai I. Pirogov 进行体检，并诊断其患有无法手术切除的上颌骨肿瘤。Billroth 在头颈外科领域的其他著名成就包括在 1873 年实施了首例成功的喉切除术，以及在 1881 年实施了首例食管切除术。

Theodor Kocher（1841—1917 年）

无论如何，Theodor Kocher 在甲状腺外科学编年史上都占有重要一席。Kocher 的工作（图 1.5）推动了现代甲状腺切除术的发展。1865 年，自伯尔尼大学毕业后，Kocher 花了 1 年时间在国外诊所访问学习。他曾

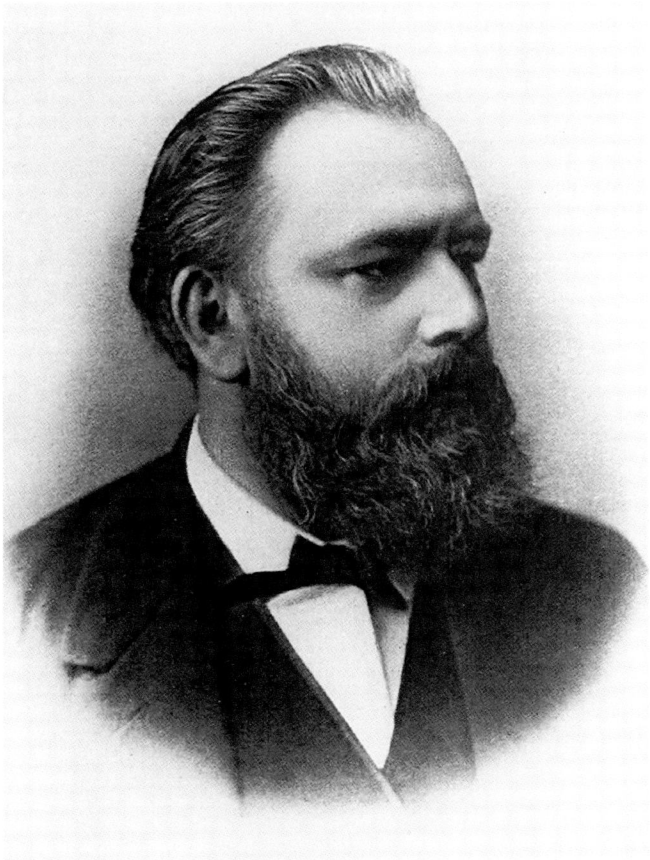

图 1.4 Albert Theodor Billroth，1867 年（Reproduced with permission from Institut für Medizingeschichte，Universität Bern，Buehlstrasse 26，CH 3012 Bern.）

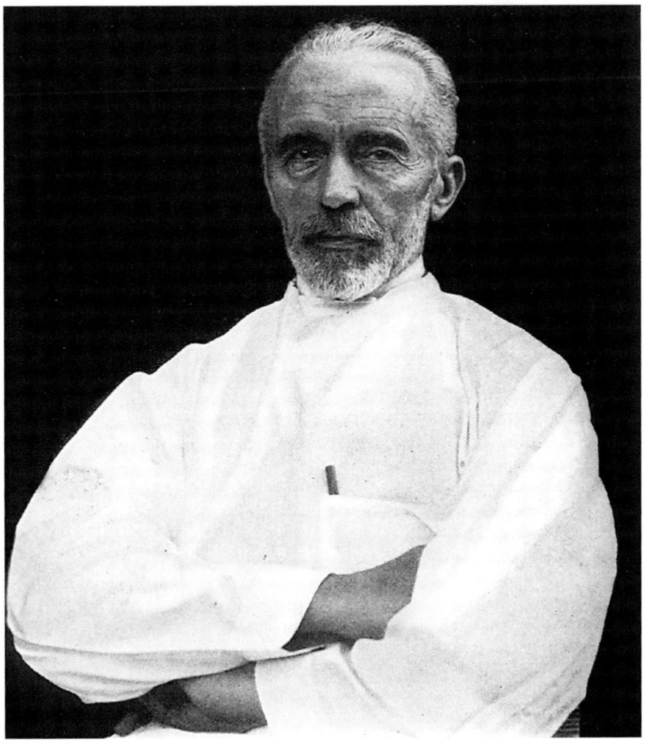

图 1.5 Theodor Kocher，1912 年（Reproduced with permission from Institut für Medizingeschichte，Universität Bern，Buehlstrasse 26，CH 3012 Bern.）

去过格拉斯哥，在那里，他见证了李斯特的革命性抗菌法的工作；他还去过巴黎，结识了 Louis Pasteur 和 Auguste Verneuil；也曾去过苏黎世，结识了 Billroth。他逐渐熟知了外科学的当代进展。1872 年，时年 31 岁的 Kocher 得到了伯尔尼大学外科学教授的职位。Halsted 注意到：在 1873 年至 1883 年这十年间，甲状腺肿的手术治疗取得了巨大进步，远超之前停滞的时代，或者按我说，也超过了之后的所有时代……在那个时期，由 Billroth 和 Kocher 以及他们学院的医生们所进行的甲状腺肿切除手术已经堪称完美，仅剩下相对次要的一些问题等待解决[2]。

当 Kocher 接受职位来到伯尔尼时，甲状腺肿在瑞士是呈地方性分布的。Kocher 注意到在伯尔尼，多达 90% 的学龄儿童受到甲状腺肿的折磨[19]。他很快在甲状腺手术中积累了丰富的经验，最终在其职业生涯中开展了超过 5000 例甲状腺切除术。他是一位对止血非常注意、一丝不苟的外科医生。他提出在最初即结扎甲状腺下动脉，从而大大降低了大出血的风险。他对抗菌法和止血法的提倡，不仅体现在他的外科学教科书中，也反映在他的手术死亡率上。他的手术死亡率从 19 世纪 70 年代的 12.6% 降低到 1898 年的 0.2%[20]。在 Kocher 的任期内，伯尔尼大学成为了甲状腺肿手术的世界中心（图 1.6）。Kocher 的手术技巧与 Billroth 的不同之处在于：前者保留了带状肌群，常使用一种领状切口；后者则使用一种典型的斜向、更加局限的切口[13]。Kocher 对现有的麻醉方法也密切关注。在 Kocher 的极少数死亡案例中，有 1 例继发于氯仿麻醉。从那时起，他仅使用可卡因进行局部麻醉[8]。

1867 年，Kocher 了解到他早年的一位患者，10 岁的 Marie Bischel，在进行双侧的甲状腺切除术后，表现出情感淡漠、生长迟缓、手指增厚以及其他呆小症的表现。他把这种未知的情况称为“甲状腺功能丧失性恶病质（cachexia strumipriva）”。

1882 年，当 Kocher 得知日内瓦医生 Jacques-Louis Reverdin 的工作（描述了甲状腺切除术后的相似的黏液性水肿症状）后，他开始有计划地召回他的所有甲状腺肿患者[21]。在 Kocher 能够重新回顾的 18 位甲状腺切除术后患者中，16 位表现出不同程度的黏液性水肿。Kocher 对这些类 Marie Bischel 样的表现（图 1.7）感到非常震惊，促使他下定决心再也不对良性疾病实行全甲状腺切除术。这份观察报告是证明甲状腺在人体生长和发育中发挥重要作用的第一份证据。

1883 年，Kocher 向第五届德国外科学大会提交了他具有历史意义的论文、报道了全甲状腺切除术的不良反应（命名为“甲状腺功能丧失性恶液质”），证明了甲状腺是有功能的[22]。当时，一位普鲁士的耳鼻喉科专家 Felix Semon 在一次伦敦临床学会会议中，也提出了英国黏液性水肿患者与做过全甲状腺切除术患者的相似之处[23-24]。

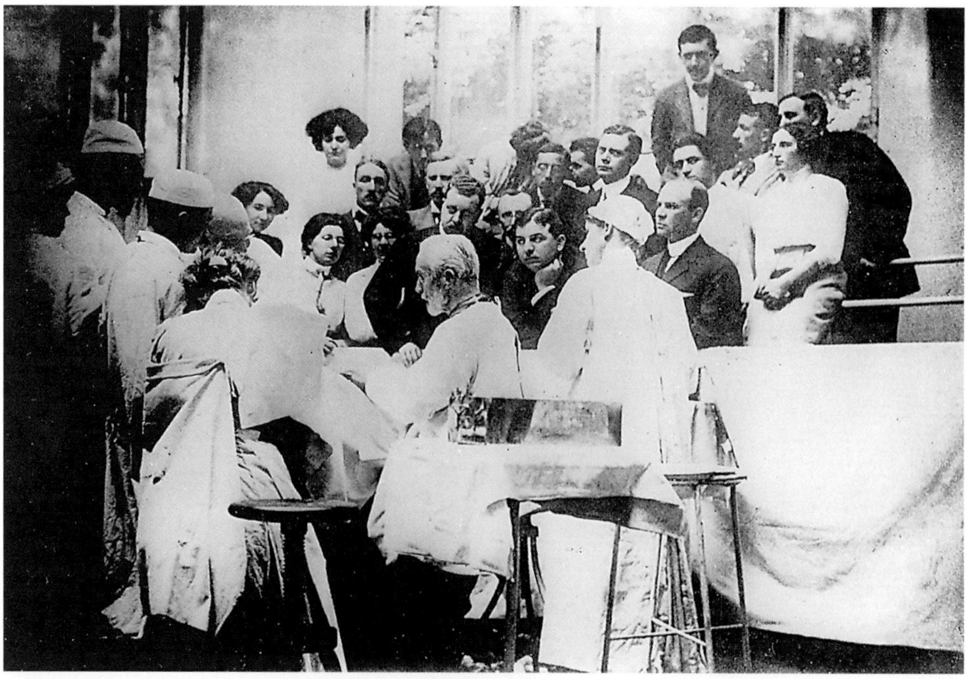

图 1.6 Kocher 医生在手术室。在这张 Kocher 的独一无二的照片中，在观众中也出现了他的学生 William Halsted 医生（面朝 Kocher 桌子左数第 4 位）（Reproduced with permission from Institut für Medizingeschichte，Universität Bern，Buehlstrasse 26，CH 3012 Bern.）

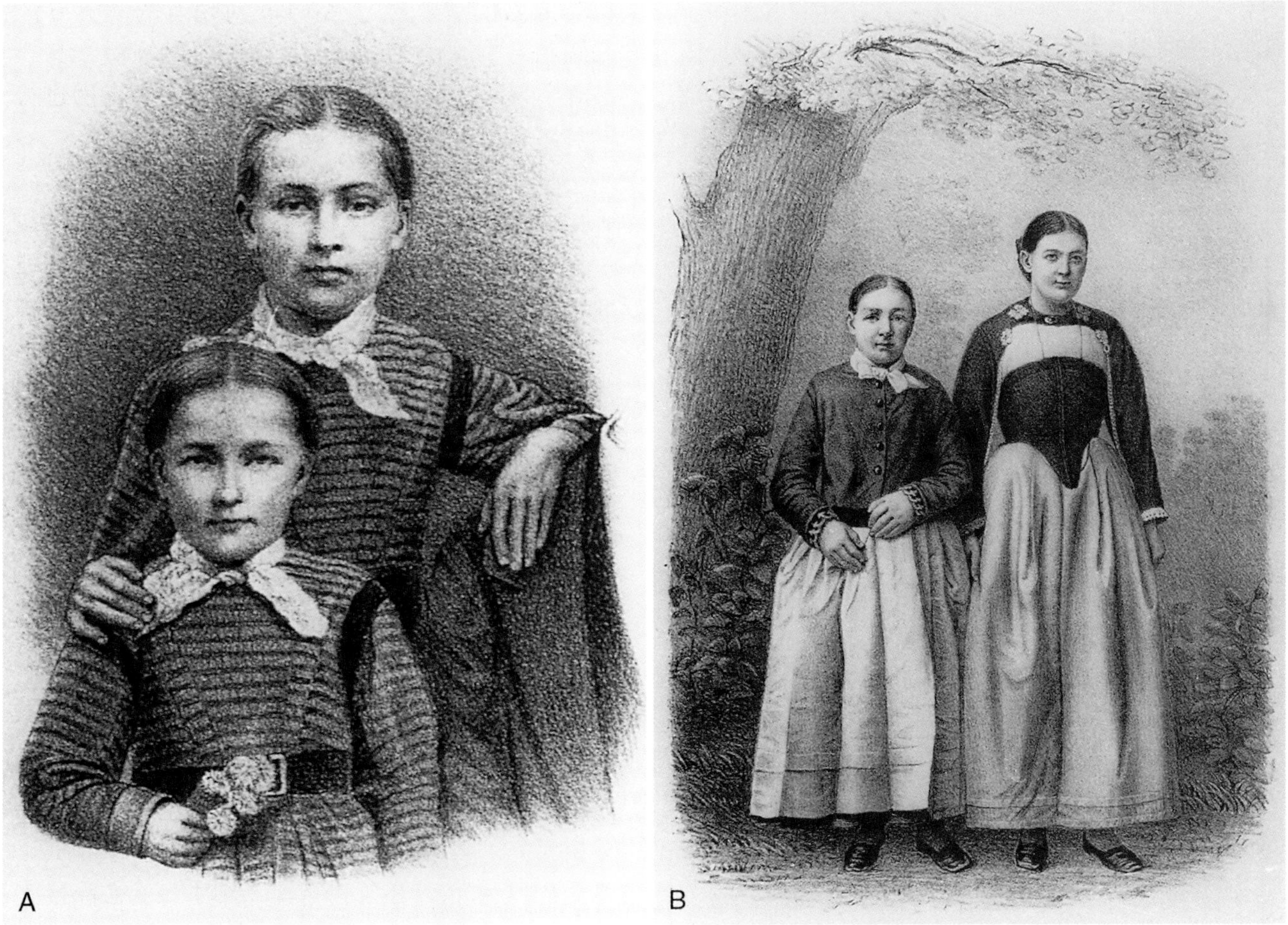

图 1.7 A. 1873 年 11 岁的 Marie Bichsel（右）与她妹妹在一起。B. 20 岁的 Marie Bichsel（左）与她妹妹在一起（Reproduced with permission from Institut für Medizingeschichte，Universität Bern，Buehlstrasse 26，CH 3012 Bern.）

William Halsted（图 1.8；也见图 1.6）作为一名学生曾访问过 Billroth 和 Kocher 两人的诊所，并对两人的手术技巧做了一个有趣的对比观察。Halsled 注意到，Kocher 的绝大多数患者全甲状腺切除术后发生了黏液性水肿，但很少发生手足抽搐；而 Billroth 的患者则恰好相反。Halsted 认为这个现象的源头就在于两人手术技巧的不同。Kocher 因其手术视野很少出血、注意细节、切除绝大部分甲状腺并保留周围组织结构而出名；Billroth 则因其手术快速而出名，因而会导致甲状旁腺损伤并保留更大的甲状腺片段。Kocher 是一位多才多艺、机敏的外科医生，其成就并不局限于内分泌外科学这一领域，还包括：改进了一种肩关节脱位复位术，首创了胆囊切除术的右肋弓下切口，进行与枪击伤和骨髓炎有关的工作，定位脊髓损伤，和一种以他名字命名的十二指肠手术游离方法[13]。1908 年，Kocher 因为在生理学、病理学以及甲状腺手术上的卓越成就获得了诺贝尔奖。他被尊称为“现代甲状腺外科学之父”[3]。

Kocher 和 Billroth 之后

William Halsted（1852—1922 年，见图 1.8），作为 Kocher 的学生和亲密的朋友，将 Kocher 的外科哲学带到了美国外科学界。1879 年，Halsted 于耶鲁大学毕业，之后在德国和奥地利的著名诊所进修了 2 年，在此期间他深受 Billroth 和 Kocher 两人的影响。从欧洲返回后，Halsted 被当时美国的甲状腺外科现状所震惊。事实上，当时在美国几乎没有人实施甲状腺手术。1881 年，Halsted 在纽约罗斯福医院协助 Henry Sands 医生切除了一个右侧甲状腺肿块。患者保持清醒，坐在一张牙科检查椅上，脖子上绑着一个橡皮袋用来接血，把当时医院仅有的两把止血钳都用上了[3]。Halsted 很快将抗菌法和现代止血钳的知识在美国进行了推广[4]。1881 年，他写道[2]：“熟练地控制大出血的自信让外科医生在手术台上得到了非常需要的冷静思考和有序操作”。然而，他的早期工作却并非没有危险。在试验用局部浸润麻醉药物的时候，Halsted 对

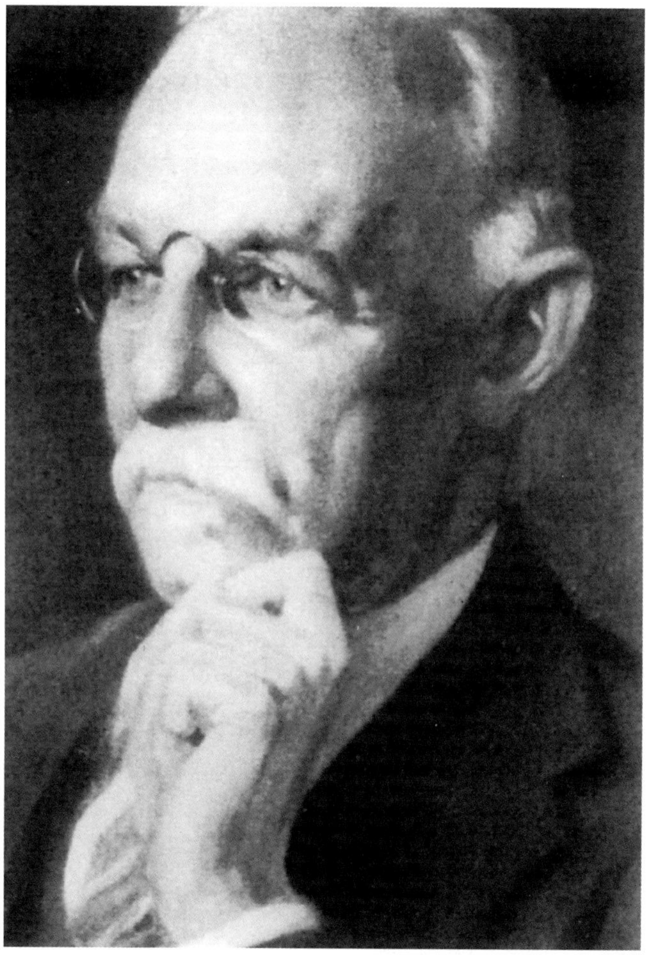

图 1.8 William S. Halsted [From Organ CH Jr. The history of parathyroid surgery，1850-1996：the Excelsior Surgical Society 1998 Edward D Churchill Lecture. J Am Coll Surg. 2000；191（3）：284-299，Fig. 11. Used with permission.]

可卡因上瘾了[25]。他发表于 1920 年的著作《甲状腺肿的手术历史》，记载了从甲状腺手术的早期时代，到他推崇备至的 Billroth 和 Kocher 的革命性手术进展。

Halsted 协助建立了约翰 · 霍普金斯医院，并被任命为该院首位外科学教授。在那里，他引进了住院医生培训制度，并且训练了许多外科医生，包括 Harvey Cushing、Walter Dandy 和 Walter Reed，以及许多著名的甲状腺外科医生，包括 Charles Horace、Frank Lahey 和 George Crile[25]。Crile 的贡献从休克的早期研究延伸到甲状腺功能亢进症的手术治疗。Roswell Park 曾使用一件 Crile 设计的充气抗休克衣来防止进行甲状腺手术的甲状腺功能亢进症患者出现休克（图 1.9）。

Charles Mayo 采用 Kocher 的部分甲状腺切除术来治疗患 Graves 病的患者。1913 年，他的医学同道 Henry Plummer 确立了在 Graves 病术前使用碘剂治疗的价值。在 Mayo 采用了这些措施后，Graves 病手术死亡率从 3% ～ 4% 降到了 1% 以下[3]。

Thomas Peel Dunhill 采用了一侧全切、一侧次全切的方法治疗毒性甲状腺肿患者。他通过包膜内分离的技术实施全甲状腺切除术。Dunhill 也报道了通过胸骨切开术来治疗胸骨后甲状腺肿[8]。

Jan Mikulicz 第一次证实了部分甲状腺切除术的可行性和价值；他也证明了甲状腺实质能够被挤压、分离以及结扎，而不用担心出现不可控制的大出血或影响伤口愈合，由此形成了现代单侧和双侧次全叶切除术的基础[3]。

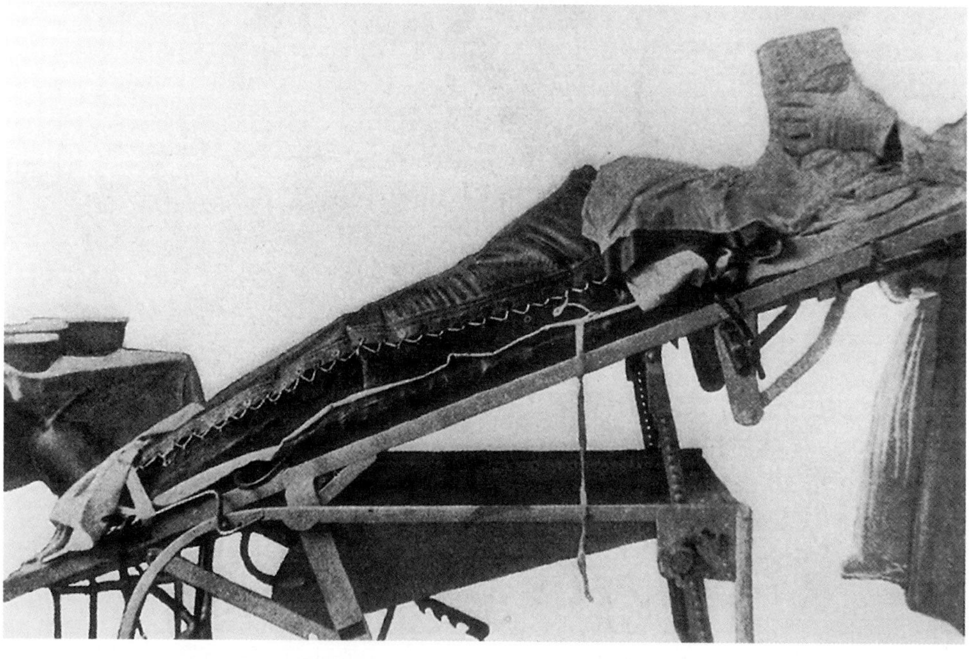

图 1.9 Crile 设计的充气抗休克衣，在甲状腺手术中用于防止休克（From Park R. Principles and Practice of Modern Surgery，Philadelphia：Lea and Brothers；1907. Used with permission.）

在大出血和感染这些主要的障碍被扫除后，甲状腺外科医生们意识到并开始探究甲状腺切除术后手足抽搐这个异常情况。Billroth 的学生 Anton Wölfler 和 Jan Mikulicz Radecki 最早找到该问题的解决办法。Wölfler 在受聘作为 Billroth 的第一助手时，于 1879 年首先描述了术后手足抽搐[26]。Eiselsberg 接替 Wölfler 作为第一助手，并在 Billroth 诊所延续关于术后手足抽搐的研究。1886 年，即将担任格拉茨外科主任的 Wölfler 进一步详细描述了手足抽搐。然而，正是几年前的 1882 年，Radecki 设计了一种新的甲状腺切除术方法，通过保留两个腺叶的背侧来预防手足抽搐。

但是，术后手足抽搐的病因一直未能明白，直到 1891 年，Eugéne Gley 报道病因可能是切除了甲状旁腺或影响了它们的血供[3]。然而，直到 20 世纪 20 年代，人们才发现，手足抽搐的病因是低钙血症。

Harold Foss 也值得我们关注，他采用了电影教学来教授外科技巧，并且在一次全国会议上首次进行了彩色电影放映，内容为 1935 年的一台甲状腺手术[27]。

我们对于甲状腺癌手术治疗的理解也随着时代的进步而进步。治疗不足与过度治疗的错误均有发生。举例来说，甲状腺转移性乳头状癌曾被认为是胚胎迁移错误而被命名为**侧方异位甲状腺**。这样的患者曾被认为不需要甲状腺手术。随着乳头状癌颈部淋巴结的高转移率最终被重视，医生们才开始实施根治性颈清扫术[28]。随着时间的推移，更为合适的保守性颈部治疗才流行起来。

内分泌外科的进一步发展

微型化和内镜检查的进一步发展使甲状腺外科医生能够突破一切可能的范围。微创手术技术已经引入到甲状腺手术领域，包括视频辅助技术、内镜技术以及机器人技术。

第一位尝试内镜入路颈部内分泌外科手术的医生是来自克利夫兰诊所的 Michel Gagner，他在 1995 年切除了患有原发性甲状旁腺亢进症患者的 3 个半甲状旁腺。他使用 4 个直径 5 mm 的套管针通过锁骨和胸骨角上 1 cm 长的切口，将二氧化碳吹进，使内部压力达到 15 mmHg，从而在带状肌群上形成操作空间。采用 5 mm 内窥镜剪刀和剖腹板以及 5 mm 30° 内窥镜，解剖气管和甲状腺的前缘和外侧边界。切除 3 个半甲状旁腺，并用 5 mm 钛夹阻断其血液供应。手术共计 5 个小时，患者曾出现心动过速和高碳酸血症，需要过度通气。从眼睑到阴囊都存在皮下气肿，术后 3 天消退。手术后患者最终状态良好，在术后第 4 天出院，血清钙水平降至正常[3A, 4A]。Gagner 和他的团队证明了这种手术入路是可行的、美观的，并且为原发性甲状旁腺亢进症的患者们提供了另一种手术方式。

世界各地的其他一些外科医生进一步扩展了这些技术，一些继续使用二氧化碳充气，另一些开发内镜下无气体技术，还有一些开发开放的、侧向的、无线电引导下和腔镜辅助下微创方法[5A-10A]。这些方法主要针对甲状旁腺功能亢进症的治疗。这些技术受益于术中快速甲状旁腺检测的进步，从而确保目标甲状旁腺的成功切除。

此后不久，关注点从这些仅仅用于甲状旁腺切除术的技术转移到探索这些内镜技术应用到甲状腺手术中的可行性。Hüscher 等首次描述了内镜下甲状腺叶切除术的方法，并使用二氧化碳充气的侧向切口切除了 4 mm 的良性腺瘤[11A]。Hüscher 的工作证明了内镜下甲状腺切除的可行性。这项工作很快被其他人进一步发展，他们采用各种技术以实现内镜下或视频辅助下切除甲状腺[12A-15A]。内镜技术和微创技术也引领了通过前胸部、腋窝、乳房以及口腔（最新研究的）进行内分泌手术的道路[16A-19A]。

这些各式各样的入路最初仅用于治疗小的、良性的甲状腺病灶。Miccoli 和同事将这些技术扩展到能够用于治疗癌症的甲状腺叶切除术[20A]。随后的工作也证实，使用微创、腔镜辅助的方式完成全甲状腺切除，与传统手术方式相当[20A, 21A]。这项技术，尽管最初仅限于治疗低危癌症，目前也成功用于治疗中、高危癌症[22A]。从那以后，Rocco Bellantone 很快确立了经微创入路行中央区淋巴结清扫的可行性和安全性[23A]。

喉神经

自古以来，喉返神经（recurrent laryngeal nerve，RLN）的历史及其与发声的关系都是一个引人入胜的故事。目前发现最早的关于发声与颈部结构的参考文献来自公元前 6 世纪印度记载的《妙闻集》；一处颈部接近下颌角的损伤被认为是危险的，并且导致了声嘶与味觉改变，被认为是因为颈部血管受损造成的[29]。到公元前 1 世纪，以弗所人 Rufus 记载道：是神经而非血管受损导致了发声功能受损[30]。几乎与此同时，Leonides 意识到在头颈外科中避免损伤“发声”神经的重要性。他警告，若是这些神经被切断，患者将无法发声[4]。

然而，首次详细描述喉返神经的人是公元 2 世纪的 Galen，当时希腊哲学和医学认为心脏是最重要的——智慧与学习的所在，而 Galen 认识到大脑的重要性。当他发现在颈部两侧各有一条神经从大脑发出、走向心脏并上升回喉部时，他异常欣喜。这些神经被认为起到类似收缩肌腱和肌肉的作用。他想到，为了收缩喉部肌肉，收缩力必须从上面下来，而这里恰好就有这样一根来自脑部的神经。他把这两条神经叫作**返回神经**[31]。

他对这个绝妙的发现深感自豪，并声称自己是第一个发现这些神经的人。他认为返回神经通过滑轮作用得到了很大的机械优势，类似于当时流行的一种被称为 glossocomion 用于减少骨折的装置。他在很多动物上解剖过这些神经——包括天鹅、鹤和鸵鸟，因为它们都有长脖子——并对能够开关喉部肌肉的滑轮系统的机械优势感到惊讶不已。

Galen 在活猪上开展的实验发现，“如果一个人用手指或绷带压紧神经”，或将神经切断，猪就会停止嚎叫，同侧的喉部肌肉也会停止工作[32]。

他将罗马的长者们召集起来，并且为了使他们对他的伟大和知识印象深刻，在一头嚎叫的活猪上进行了实验。当他切断猪的喉返神经时，猪停止了嚎叫。这被认为是非常奇妙的。他在活猪上进行的解剖被一幅中世纪的优美绘图描绘了下来（图 1.10）。

Galen 描述了两个儿童病例，均由对解剖学无知的外科医生们开刀手术。一名外科医生用他的指甲从患者颈部扯出了其肿胀的淋巴结，同时显然扯开了周围的神经。这个奴隶变成了哑巴。

同样，另一名外科医生在给另一位儿童做手术时很明显损伤了其一侧的神经，使其变成了“半哑”。“每个人都感到很奇怪，咽喉和气管明明是完整的，发声却受到损害。当我向他们展示这个语音神经（也就是喉返神经）时，他们才恍然大悟[33]”。

归功于 Galen 当时的声誉及其实验的传播，喉返神经得以被其后的许多外科医生和解剖学家所探讨。公元 6 世纪的 Aetius 写道，“在喉部腺体的病例中，一定要很小心地避开发声神经……（否则）患者将不能发声[34]”。公元 7 世纪的 Paulus Aeginetus 又一次强调，在颈部实施手术时，必须训练“特别要避开颈动脉和喉返神经[35]”。

公元 9 世纪至 12 世纪的阿拉伯医学文献同样提到了喉返神经。Abul Kasim（又名 Albucassis，公元 1000 年）因其首例有记载的甲状腺切除术而被载入史册。他重复了同样的关于喉返神经的警告：“千万小心不要切断一根血管或神经[36]”。他也描述了一位刺伤自己颈部的奴隶女孩——她的动脉和静脉并没有被切断，但是却变得声音嘶哑。

在中世纪，Galen 在猪上所做的关于喉返神经的实验在萨勒诺演示中被重复。在文艺复兴期间，1503 年，达·芬奇画了可能是喉返神经（可能来自于猿）

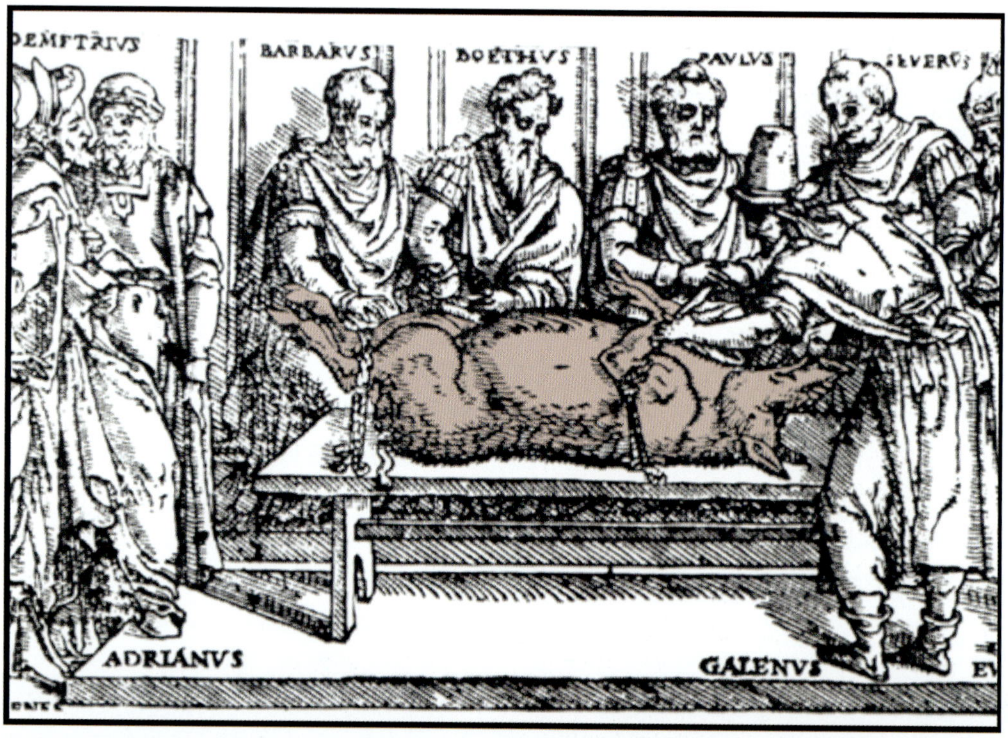

图 1.10 Galen 向罗马的长者们展示了活猪身上的喉返神经，当他把猪的喉返神经离断后，猪立即停止嚎叫，无法出声了（From Galeni Librorum Quinta Classis EAM Medicinae Partem，edited by Fabius Paulinus. Published by Guinta Family of Venice，1625. IM Rutkow. Surgery：An Illustrated History. St. Louis：Mosby；1993：40.）

首份解剖学图谱。甲状腺的第一幅图也是达·芬奇画的（图 1.3）。

1543 年，Vesalius 对喉返神经尤其感兴趣，因为他曾说："没有比注视着这个大自然的杰作（指喉返神经）更令人愉快的事情了。" 他那张丘比特在猪颈上做手术的画是对 Galen 先前做过的手术的缅怀。除此以外，他也创作了许多关于喉返神经的精美的解剖图。

其他一些 16 世纪和 17 世纪的解剖学家也对喉返神经、喉部肌肉做了细致的解剖（图 1.11）。因此，到 17 世纪和 18 世纪，除了关于喉返神经的解剖学知识已被熟知，就连切断一侧或双侧神经所带来的并发症以及如何避免这些并发症，人们也已经有所了解。于是，1724 年，Fulvio Gherli 写道：

> 尽管有其他更糟糕、更可怕的并发症存在，切断喉返神经还是相当危险的，因为当这样的悲剧发生时，患者尽管不是因此不幸地失去生命，但也至少在余生失去了上帝赋予人类的神圣的权力——言语。但这样的惨剧，却可以被那些有相关解剖学基础、知道这些神经位置所在的外科医生轻易地避免[37]。

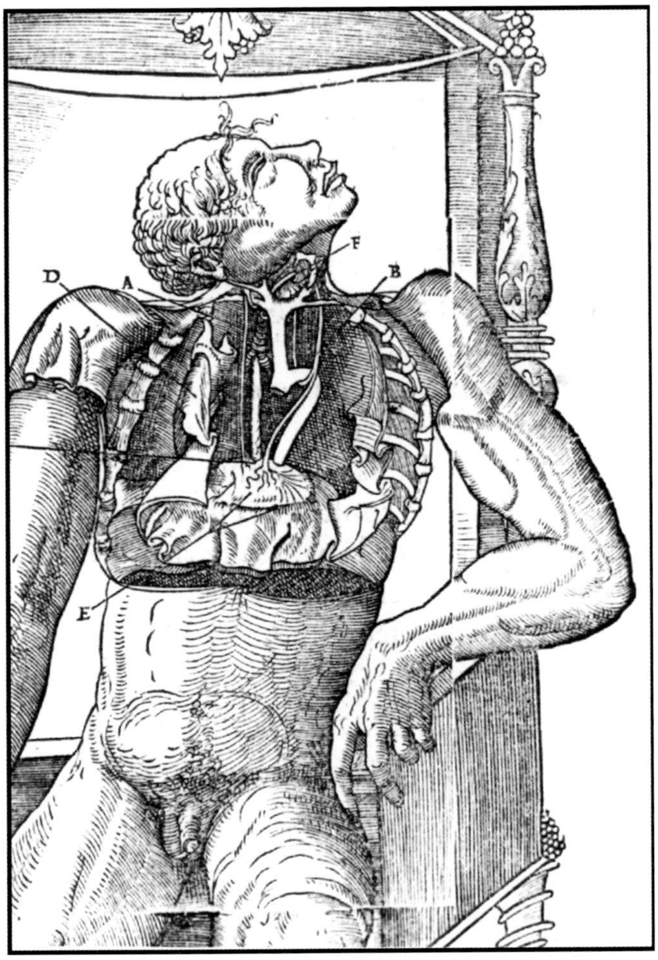

图 1.11 取自精美的 Charles Estienne（1546 年）的解剖体，可见喉返神经（From Estienne C：La dissection des parties du corps humain divisee en trios livres. Paris：Simon Colinaeus；1545. From the Special Collections Research Center，University of Chicago Library.）

虽然 19 世纪迎来了手术质量的普遍提高以及甲状腺手术的进步，杰出的外科大夫不仅对出血、感染、手足抽搐（一些人将此并发症归于癔症）这些困难感到头疼，也对喉返神经的损伤感到头疼。如来自斯图加特的 Karl von Klein 在 1820 年报道了 1 例切除甲状腺肿手术后失声的病例[38]。

1882 年，据 Billroth 团队的首席助手 Wölfler 报道，在 1867 年之前他在苏黎世时，因甲状腺肿行甲状腺切除术的患者病死率为 40%；而在抗生素时期（1877—1881 年），患者死亡率为 8.3%[39]；其中，48 位患者中 5 位进行了气管切开，25%（11/44）的患者单侧喉返神经受损，4.5%（2/44）的患者双侧喉返神经受损。

Jankowsky 报道说，1885 年之前，甲状腺肿手术中喉返神经损伤的发生率为 14%（87/620）[40]。但毋庸置疑的是，实际发生率要远高于此，因为当时喉部检查并非对每一例患者都常规进行。

来自伯尔尼的 Theodor Kocher 成功地将 1882 年的甲状腺切除术的 14.8% 的病死率降至 1898 年的 0.18% 以下水平[41]。他细致的技术手法已使那时喉返神经损伤的发生率接近当今的外科医生。

Billroth、Kocher 和其他人十分强调在甲状腺手术中避免损伤喉返神经的必要性。当时保留神经的普遍操作方法是：先识别出甲状腺下动脉，接着在喉返神经侧面、无供血区分离、结扎血管。1882 年，Mikulicz 推荐保留甲状腺后被膜来覆盖喉返神经的末端[21]。Kocher 还倾向于在甲状腺后部保留一小部分腺体来避免损伤神经。当他完善了这项技术时，术后嘶哑在他的手术病例中便很少发生[38]。

可视化和正确判断喉返神经损伤能力的出现归功于西班牙歌手 Manuel Garcia，他于 1854 年引入了喉部镜检。同年 9 月，在访问巴黎期间，他拜访了一位著名的仪器制造商，寻找一面带有长轴的薄镜，可以用来检查喉部。仪器制造商给了他一面小牙镜后，他将其放在嘴巴背面，用额外的小袖珍镜投射光线，然后在他面前看到自己的喉部[24A]。

在 20 世纪早期，曾有过关于甲状腺切除手术入路的争论。来自萨拉托夫的 Vasiliy I. Razumovsky 教授于 1903 年出版了一本专著，主张保持剩余甲状腺组织完整，以防止造成神经受损和声带双侧麻痹。他还建议在手术前对所有患者的喉部进行可视化检查，以确定喉返神经受损的可能性。在他的文章中，Razumovsky还描述了“用于诊断目的的甲状腺肿局部穿刺和切除”，这代表了一部分甲状腺活检最早期的技术，而现在是标准流程[25A]。1904年，俄国的著名外科医生Alexandr A. Bobrov（1850—1904年）报道了106例显露喉返神经的甲状腺手术[42]。柏林的August Bier（1911年）也倾向于术中暴露喉返神经，但很多外科医生反对这种方法[43]。克利夫兰诊所的创建者George Crile在1932年写道，甲状腺切除术后最大的悲剧是有关这些神经的损伤，不是因为其解剖所致，而是因为其极易受到损伤而造成的[44]。

> 与周围神经相比，喉返神经是极其柔软的，即使是最轻的直接压力甚至是间接压力都会影响到神经的传导功能，而正是这种脆弱的属性，成为造成外展肌瘫痪的首要和最重要的因素。如果喉返神经的神经主干在手术过程中直接暴露，它就会被形成的瘢痕所覆盖。瘢痕组织具有阻断动作电位的作用，于是手术后会造成喉返神经的物理隔离效应[44]。

Crile建议在每一例甲状腺切除中都应保留甲状腺的后被膜。他将靠近神经的这个区域称为“无人区”。喉返神经会被最轻的牵引影响，它不能被触碰，也不要分离周围组织。只有如此谨慎，才能避免一切关于喉返神经的暂时性或永久性损伤。

1933年，Prioleau写道[45]：“喉返神经一旦被看见，就意味着已被损伤”，于是这个“做手术故意不去显露喉返神经”的理论观点影响了整整一代外科医生，甚至于今日仍存在于一些没有经验的外科医生脑中。

1938年，Lahey报道了3000多例由其同事、组员3年内所做的甲状腺切除术[46]。喉返神经在每一例手术中几乎都被仔细分离，而对于这样的分离，他写道：“并没有增加，反而是显著降低了喉返神经受损的概率”。Lahey的工作与对喉返神经解剖学方面的强调，为现代甲状腺手术奠定了方向。

后来在1970年，Riddell写道：“当手术过程中喉返神经被识别出来并被全程显露时，尽管有可能损伤神经，但声带麻痹几乎都是暂时的；但是若喉返神经未被识别，至少1/3的手术都以永久性声带麻痹告终[46]”。

最后，阐释一下William Halsted教授的观点，甲状腺切除术也许是外科医生“艺术”中最伟大的胜利[2]。但是，为了这项“艺术”的安全，我们必须做到最细致入微的观察与训练以保证喉返神经的完整性。很显然，我们对于这条神经的解剖学与生理学上的学习与认识，要追溯到将近2000年前。

尽管人们如此努力以避免喉返神经损伤，但对喉上神经（superior laryngeal nerve，SLN）外支在外科学中的重要性，我们却几乎没有给予关注。多年以来，Kocher的书一直被认为是甲状腺外科学领域的奠基石，但里面甚至没有提到喉上神经外支。直到1935年，当著名歌剧女高音Amelita Galli-Curci做完甲状腺肿手术后，发现自己歌唱的音域降低，喉上神经外支才进入人们的视线。当时媒体报道说：“触人心弦的声音永远消失了，幽灵的悲号声替代了天鹅绒般柔软的声线[47]。”

随着技术的不断进步，对喉返神经的保护也在不断发展。Kunt Flisberg和T. Lindholm首次提出在甲状腺手术中使用电刺激喉返神经[26A]。一些其他作者阐释了这项工作的意义，并且提出很多各式各样刺激神经和术中监测刺激产生动作电位的方法，从而有助于在甲状腺切除术中保护喉返神经。这些方法包括直接触摸、直接或间接放置针状电极、直接可视化或通过喉内/气管内电极[27A-30A]。Torkil Hvidegaard在1984年首次提出气管内连接电极的使用[31A]。1998年，Alberto Echeverri和Phillip Flexon发表了首篇大型系列文章之一，描述了他们对70名患者进行甲状腺切除术的经历，以及两人在该过程中使用电生理神经刺激来识别喉返神经[32A]。然而，正是Brennan等的工作，通过对甲状腺和甲状旁腺手术期间连续术中神经监测的有效性进行前瞻性分析，将术中神经监测带到了甲状腺手术的最前沿[33A]。术中神经监测不断发展，新系统不仅可以对喉返神经进行连续神经监测，还可以在甲状腺手术期间对迷走神经进行连续监测[34A-36A]。Randolph等的大量研究表明，在甲状腺和其他颈部手术期间对喉返神经进行术中神经监测有助于研究神经定位，神经识别和术后声带功能预后的判断，以及影响外科医生进行双侧手术的决策[37A]。这项工作的巩固催生了几个关于在颈部内分泌手术中使用术中神经监测的共识声明和指南，现已被广泛采用[38A-39A]。

甲状旁腺

甲状旁腺的解剖学与生理学

甲状旁腺最初是Richard Owen在1850年伦敦动物区的一头印度犀牛身上发现的，后来他成为英格兰皇家学院亨特利安博物馆的解剖学教授[26]。他于1862年发表了这个发现，但是这个发现却被埋没了很久。

在人类身上发现与认识甲状旁腺的功劳归功于 Ivar Sandström（伊凡·桑德罗）（图 1.12）——当时是瑞典乌普萨拉大学的医学生。1887 年，桑德罗在解剖一只狗的颈部时偶然发现了甲状旁腺，接着他相继在猫、兔、牛、马身上找到了这些腺体。后来，他解剖了 50 具人类尸体，画出了甲状旁腺的解剖位置、血液供应以及腺体位置常见变异。这一系列工作成就了他的论文《人类及其他动物身上的新腺体》（*On a New Gland in Man and Fellow Animals*）[26]。桑德罗也是第一个建议将这些腺体命名为“甲状旁腺”的人。他的原稿刚开始被德国的杂志社拒绝了很久，最终得以在瑞典的医学杂志上发表[26]。1890 年，一位法国的病理学家 Gley 偶然在两篇德国年鉴的摘要中看到了桑德罗的发现，不幸的是，在这项根本性的发现被 Gley 重新推广前，桑德罗自杀了。虽然甲状旁腺曾于 1881 年在英格兰被 Cresswell Baber 独立发现，但是这个腺体及其功能真正被广泛接受却要归功于 19 世纪 90 年代 Gley 的工作[4]。Anton Wölfler 发现 Billroth 的患者在接受甲状腺全切术后发生了手足抽搐，但是将其归因于脑部充血[26]。Gley 发现那些切除了甲状旁腺的动物们相继出现手足抽搐[48]。意大利的 Giulio Vassale 和 Francesco Generali 后来重复他的实验，确认了甲状旁腺切除术后会发生手足抽搐[4]。这些发现使外科医生们意识到，在进行甲状腺切除术时一定要注意保护甲状旁腺。

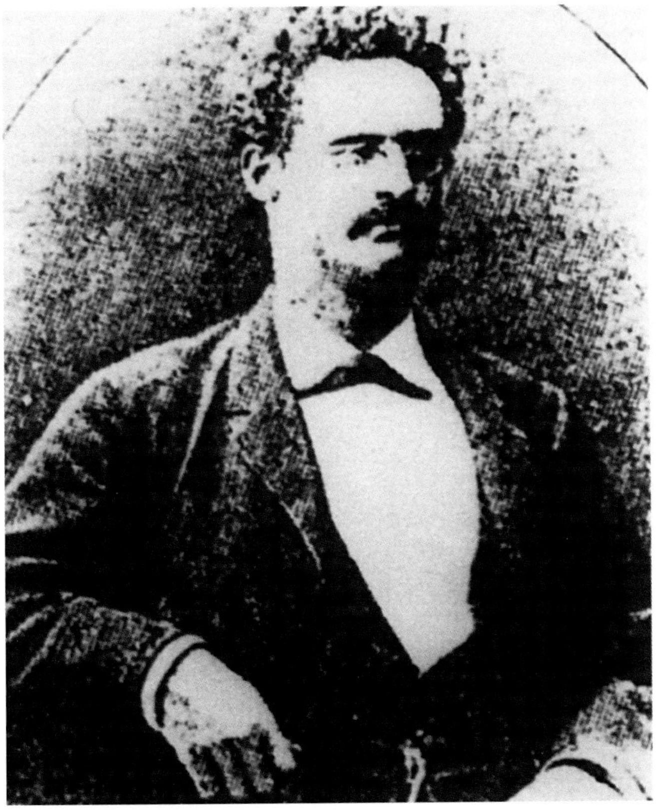

图 1.12 伊凡·桑德罗，乌普萨拉，瑞典［From Organ CH Jr. The history of parathyroid surgery，1850-1996：the Excelsior Surgical Society 1998 Edward D Churchill Lecture. J Am Coll Surg. 2000；191（3）：284-299，Fig. 4. Used with permission.］

1905 年，William George McCallum 发现，通过注射甲状旁腺提取物可以缓解甲状旁腺切除术后的手足抽搐[49]。接着在 1909 年，McCallum 与巴尔的摩的 Carl Voegtlin 合作阐明了甲状旁腺与钙调节的关系。他们发现甲状旁腺切除术后的手足抽搐伴随着组织的钙缺乏，而这种情况通过天然甲状旁腺提取物或钙的注射都可以缓解。他们还进一步确认了手足抽搐的发生是由于甲状旁腺分泌不足引起低钙血症所致[50]。1907 年，Halsted 也报道了用甲状旁腺提取物来治疗甲状腺切除术后的手足抽搐[26]。Halsted 与霍普金斯大学的医学生 Herbert Evans 共同描述了甲状旁腺的血液供应[51]。

Frederick von Recklinghausen，后来成为斯特拉斯堡的病理学教授，于 1891 年在 Virchow 的纪念文集中记录了 7 名骨病患者。然而，直到 1906 年，通过维也纳的 Jakob Erdheim 的工作，甲状旁腺与骨病的联系才被确立。他烧灼破坏大鼠的甲状旁腺后发现，大鼠除了发生手足抽搐以外，牙齿也出现了缺钙的表现[4]。Erdheim 对死于骨病患者的甲状旁腺持续进行了检查并于 1907 年发表文章[26]，认为患上像软骨病、骨炎这样的骨病的患者，他们的甲状旁腺是增大的。Erdheim 认为该腺体增大是继发于骨病的代偿作用，这个观点持续了许久。然而，维也纳的 Friedrich Schlagenhaufer 却是第一个提出“甲状旁腺的增大是原发的，而骨病才是继发的”这一观点的内科医生。后者建议手术切除该腺体以治愈骨病[4]。

Henry Dixon 及其密苏里州圣路易斯的同事创造了“**甲状旁腺功能亢进症**”一词，其表现包括：骨病、肌肉萎缩、尿钙增多、肾结石以及血清钙升高[4]。然而直到 1963 年，Solomon Berson 和 Rosalyn Yalow 通过用免疫分析法测量甲状旁腺激素，才阐释了甲状旁腺激素与钙调节的确切关系[52]。1977 年，Yalow 因为她和 Berson 的工作获得了诺贝尔生理和医学奖，而 Berson 因在 1972 年过世未能获得该奖项（诺贝尔奖只颁发给活着的人）。

甲状旁腺手术

在 20 世纪早期，许多内科医生认为，与甲状腺肿和黏液腺瘤类似，甲状旁腺的增大与甲状旁腺的功能低下有关。他们对患有甲状旁腺功能亢进症的患者给予甲状旁腺提取物来治疗，目的是缓解他们猜想的根本病因——甲状旁腺功能缺乏。前文已提到，在1915年是Schlagenhaufer首先建议切除增大的甲状旁腺来治疗多发性神经纤维瘤病，但直到1925年，维也纳的Felix Mandl（图1.13）才实施了第一例甲状旁腺切除术，患者是Albert Cahne，一位电车售票员[4]。这位患者先前接受了甲状旁腺提取物以及甲状旁腺移植的治疗，这些治疗符合当时的观点。在绝望中，Mandl摘除了患者的一个大小约21 mm×15 mm×12 mm的甲状旁腺腺体，现在回想起来，相信那应该是甲状旁腺癌。而这次手术最初获得了成功并且影响了当时流行的观念与实践。不幸的是，患者之后出现了高钙血症复发且在第二次手术探查后不久就去世了[26]。

在Mandl施行手术后不到半年，E.J.Lewis在芝加哥的库克医院实施了美国的第一例甲状旁腺切除术[53]，4个月后，通过在波士顿麻省总医院对Charles Martell船长进行治疗所获的经验，关于甲状旁腺功能亢进症手术治疗的更多知识被大家了解。1931年，伦敦的James Walton指出在甲状旁腺手术过程中“充分暴露是很重要的，不仅要做到探查到所有甲状旁腺腺体，甚至还要探查到气管后方以及纵隔内[54]”。

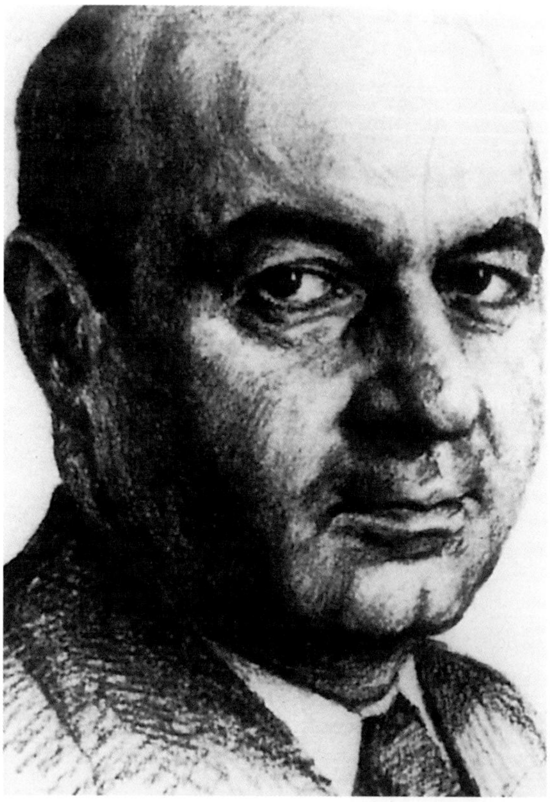

图1.13 Felix Mandl，维也纳［From Organ CH Jr. The history of parathyroid surgery，1850-1996：the Excelsior Surgical Society 1998 Edward D Churchill Lecture. J Am Coll Surg. 2000；191（3）：284-299，Fig. 12. Used with permission.］

甲状旁腺继续进展以及自体移植

1892年，Billroth的学生之一——Eiselsberg是第一个尝试进行甲状旁腺移植的人，大概是在Gley的报道后一年。作为维也纳大学总医院的一名教授，他用猫做了甲状旁腺自体移植手术。他的技术包括将半个甲状腺与几个甲状旁腺腺体移植到有手足抽搐的动物的腹直肌筋膜与腹膜上[26]。1个月后，这些接受治疗的动物便不再有手足抽搐的症状。

1907年，Hermann Pfeiffer和Otto Mayer成为首次在临床成功施行甲状旁腺组织自体移植的人[4]。1909年，Halsted证实，即使移植一个甲状旁腺腺体都能救人一命。他的报告令人吃惊而难以相信——一只狗的生命竟可以被小小的、直径为0.25 mm的腺体组织维持，与移除后出现手足抽搐形成鲜明[55]。他建议在甲状腺切除手术中避免甲状旁腺的损伤，并且在实验中通过静脉注射葡萄糖酸钙来治疗甲状腺切除术后手足抽搐的动物[56]。当认识到甲状旁腺与手足抽搐的关系以后，许多外科医生最后都尝试在甲状腺切除术中做旁腺移植。1926年Lahey报告了将甲状旁腺移植到胸锁乳突肌间。直到1976年才由Sam Wells改进了甲状旁腺切除术后的旁腺移植。与其做甲状旁腺次全切除，不如切除全部腺体后将腺体切片移植到前臂肌肉中。当甲状旁腺功能亢进症再发时，可以再把这些腺体切除[57]。

麻省总医院内分泌外科的历史小插曲

麻省总医院作为哈佛大学的教学医院，在内分泌疾病的手术治疗中一直有很好的声誉。麻省总医院曾罕见地组织外科医生与内分泌学家共同研究甲状旁腺功能亢进症与甲状腺疾病，同时有相关的学会与部门予以支持，致力于甲状腺与钙代谢的实验研究、内分泌临床研究，以及发掘相关问题和治疗对策。其重要的针对甲状腺以及甲状旁腺的贡献包括：1934年，Fuller Albright对透明细胞增生的描述；1958年，Cope发现主细胞的增生；1963年，John Potts发明了人甲状旁腺激素（parathyroid hormone，PTH）的免疫测定技术；1987年，Samuel Nussbaum确定了PTH的最初两个免疫测定位点，并于1988年进行了第一例术中PTH测量。其他有重大意义的发现还包括：PTH选择性静脉导管插入的应用（Potts）；术中甲状旁腺活检脂肪染色（Roth）；人PTH氨基酸测序（Keutman）；人PTH DNA测序（Kronenberg）；《新英格兰医学杂志》报道的卵巢癌异位产生PTH的现象（Gaz）；激光共聚焦显微镜分析甲状旁腺（White）；骨质疏松的PTH冲击治疗（Neer）；PRAD原癌基因的鉴定，腺瘤的单克隆性，增生的多克隆性（Arnold），甲状腺叶消融技术（Daniels）以及神经检测。

甲状旁腺功能亢进症与甲状旁腺生理功能的发现是个相对简短的故事，始于20世纪。1925年，Joseph C. Aub按麻省总医院的传统开始了铅中毒与骨代谢的研究。之后Fuller Albright（1900—1969年）专注于甲状旁腺功能的临床及实验室研究。他写了第一个关于甲状旁腺生理学与病理生理学的重要纲要。麻省总医院发表的关于甲状旁腺论文吸引了许多最初被诊断为骨病（囊性纤维性骨炎）与甲状旁腺功能不全相关的患者。麻省总医院由此获得了最初的一大批来做甲状旁腺切除术的患者，他们均由Oliver Cope医生（1902—1995年）及其助手治疗。后续发表的文章还包括著名的Charles Martell船长的故事（图1.14）：1926年在纽约，Eugene Dubois诊断Martell船长患有甲状旁腺功能亢进症。船长被转诊到各处进行进一步治疗，包括Joseph Aub、Fuller Albright，最后是Benjamin Castleman。医院外科主任Edward Richardson于1927年给船长实施的前2次颈部手术，但并不成功。直到第7次手术，一个3 cm×3 cm的纵隔腺瘤才被Edward Richardson和Oliver Cope切除。有趣的是，坚持要求对纵隔进行探查的是船长Martell本人，因为他在哈佛医学院图书馆读了大量关于甲状旁腺异位的知识。尽管最后一次手术很成功，不幸的是，Martell在6周后死于输尿管结石手术后发生的喉痉挛。

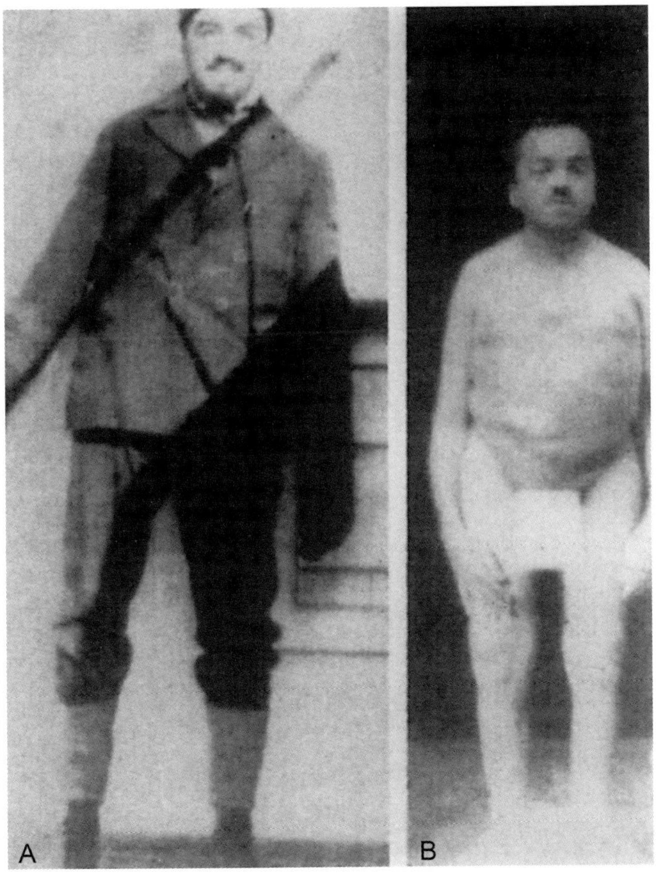

图1.14 年轻时的船长Charles Martell（A），罹患了严重骨病以后（B）［From Organ CH Jr. The history of parathyroid surgery, 1850-1996：the Excelsior Surgical Society 1998 Edward D Churchill Lecture. J Am Coll Surg. 2000；191（3）：284-299, Fig. 14. Used with permission.］

到1936年，Churchill和Cope做了30例手术，都获得了很好的效果。Churchill的经验为当时提出这样的要求："一台成功的甲状旁腺手术依赖于手术医生对甲状旁腺的识别能力、对腺体分布的了解以及足够精细的技术来保证这些知识可以转为实践[37-38]。"

"Delphian淋巴结"这个名字也源自麻省总医院。"Delphian淋巴结"，也被称作喉前淋巴结。其命名来源于德尔菲神谕，因该淋巴结可以预测甲状腺癌的进展。这个名字第一次是由一位哈佛医学院四年级的学生——Raymond V. Randall在1948年向Oliver Cope提出的[58-59]。

Chiu-an Wang（1914—1996年），担任麻省总医院内分泌外科主任多年，是个卓越非凡的人。他来自中国广州，在中国他学习寄生虫学，这开启了他辉煌的职业生涯。他在1943年完成了哈佛医学院的医学教育后，成为麻省总医院的一名普通外科住院医生。之后他回国相继在广州、香港工作，直到1960年又回到麻省。Oliver Cope让他着重于开展甲状旁腺以及甲状腺的手术研究。他花费多年时间在病理实验室解剖数具尸体，来撰写一篇关于甲状旁腺解剖的基础论文，该论文后来成为广泛参考的权威论著，外科医生们借此了解了这个微小而难懂的腺体的定位以及胚胎学关系。Wang的另一个重大贡献是他对甲状腺细针穿刺活检这项技术的介绍，包括他用了一个短片演示他用14号的Vim-Silverman针从大的甲状腺结节上取得一块丰富的组织标本来做病理学诊断。20世纪60年代，甲状腺细针穿刺活检的应用在美国非常罕见，所以他的介绍帮助推广了该诊断方法。Wang医生是早期施行微创性甲状旁腺切除术的巨擘之一。他在1981年做了超声引导下的单侧甲状旁腺颈部探查，摘除了增大的腺瘤以及同侧第二块腺体组织的活检。他还在1978年做了手术台上的无菌甘露醇密度测试来对比两个腺体，如果两者的脂肪含量迥然不同，即说明两者的密度存在显著差异，他便非常确信腺瘤的诊断并结束手术。如果两者密度相近，他便要观察对侧甲状旁腺，来看是否存在四个腺体同时增生。通过这套方法他很少遇到疾病的复发，只有1%～2%的病例需要再次手术。他的另一项贡献是通过肉眼解剖定位喉返神经，即以甲状软骨的下角作为标志。Wang医生将他一贯的细致作风、保留功能的精妙手术技术传授给了许许多多医学生、住院医生及其同事。

内分泌外科的进展源于对先前知识的分析、对新发现的记录及对新猜想的验证。麻省总医院聚集了才华横溢的外科专家、大量患有内分泌疾病的患者、敬业的临床研究单位、基础科学实验室以及辅助设备团队，并将他们的努力汇集。努力的成果就是高质量的患者照护，以及内分泌外科领域的持续进步。

总结

通过理解过去，我们能够理解现在，并推动未来可能的界限。世界各地的外科医生不断扩展甲状腺和甲状旁腺手术技术，推动这些手术的发展。最终，他们的工作起步于前人的原始工作之上，同时也为不断发展的外科领域的后人奠定了基础。

参考文献

如需完整的参考文献列表，请访问 http://pincode.yiaiwang.com。

2

甲状腺和甲状旁腺的应用胚胎学

Roma Pradhan，Amit Agarwal，Celestino P. Lombardi，Marco Raffaelli
张福星　江翰　译　朱精强　审校

本章包含额外的在线拓展内容，详情请访问 http://pincode.yiaiwang.com。

现代的甲状腺或内分泌外科医生应该对甲状腺及甲状旁腺的胚胎发育有全面的了解，同时认识这些腺体可能出现的先天性异常，因为这些都将影响到手术的完整性以及导致术中并发症。甲状腺、甲状旁腺手术医生通过对这些腺体胚胎学发生发展知识的了解，对手术中的解剖将会有更直观的认识。

甲状腺

甲状腺的正常发育

甲状腺有两个起源：原始咽和神经嵴（图 2.1）。

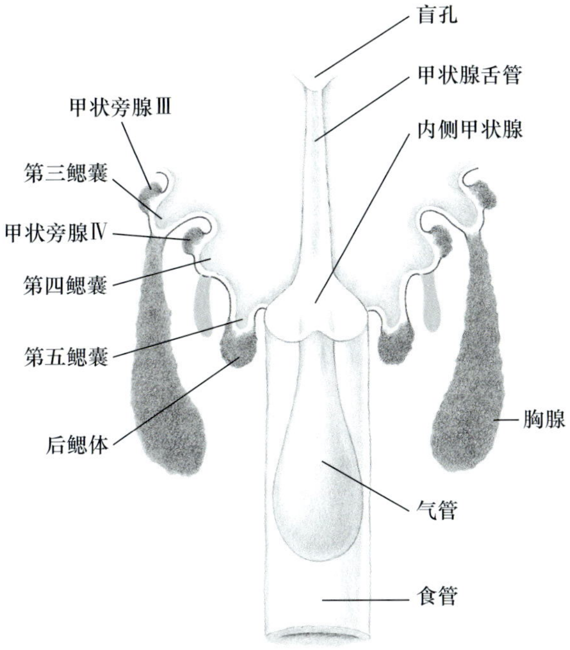

图 2.1　胚胎 8 ～ 10 mm 大小时，原始咽的示意图

原始咽与内侧甲状腺原基的发生有关，而外侧甲状腺原基则起源于神经嵴，即分泌降钙素的滤泡旁细胞（C 细胞）的起源。这些细胞起源于后鳃体[1]。C 细胞起源于后鳃体的证据来自对 DiGeorge 综合征患者的研究，该疾病表现为完全或部分后鳃体的缺失。这类患者中甲状腺含有 C 细胞的人不足 1/3[2]。

原始咽分化出甲状腺组织的主要中央部分，后者大约在胚胎的第 2 ～ 3 周时出现（图 2.2）。内侧甲状腺原基是从腹侧咽壁（**奇结节**）第二鳃弓水平分化而来，表现为单个或成对的憩室。内侧原基形成大部分的甲状腺。由于甲状腺向两侧分化成两个叶的过程发生在胚胎发育刚开始或很早的时期，因此我们无法判断甲状腺到底是单独出现还是以成对器官出现。腺体两叶之间中央柄处通常有一个腔（甲状舌管），它不

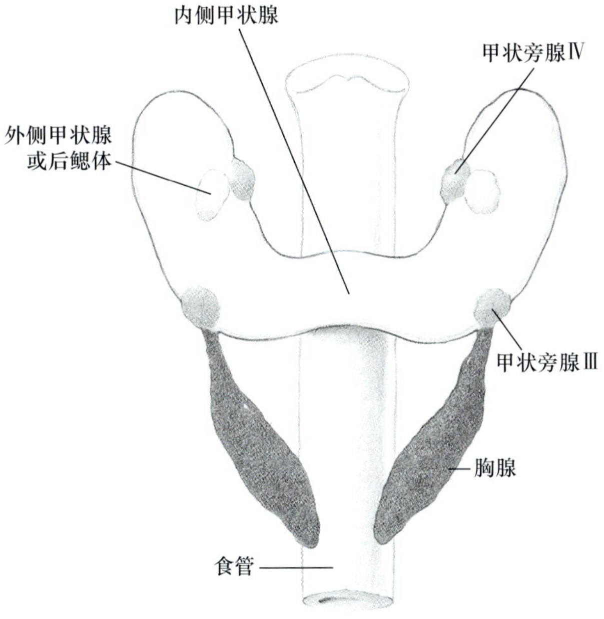

图 2.2　甲状腺、外侧甲状腺、胸腺、甲状旁腺位置的示意图。在胚胎 13 ～ 14 mm 时，甲状旁腺Ⅲ、Ⅳ以及胸腺与后鳃体同时分别开始移动

延伸到两侧叶。这个憩室像尾巴一样紧接原始心脏，成为一个固态细胞索，之后形成滤泡组织。接着，它分成两个部分：近侧部分逐渐萎缩最终消失；而它的咽部连接形成了永久的小凹，即舌背 V 形**界沟**尖端的**舌盲孔**。在胚胎第 5 周早期，甲状舌管逐渐变细，管腔逐渐消失，之后不久散为碎片。管端发育成为两侧有包膜包裹的甲状腺腺体，在第 7 周，在发育中的气管水平到达其最终的成人原位，最终在第 10 ～ 11 周分化为典型滤泡组织，并在第 3 个月含有胶质。

关于该主题的更多讨论，请访问 http://pincode.yiaiwang.com。

外侧甲状腺原基由咽内胚层增殖而来。第四咽囊腹侧在胚胎第 5 周连接到甲状腺的后表面，它占甲状腺重量的 30%。随着胎儿的发育，甲状腺左右两叶像尾巴一样生长，而后到达最终位置——第二到第四气管环水平。正常胚胎发育过程中甲状腺的下降轨迹称为甲状舌管束。内外原基融合的原因仍不明确。这两种结构的融合部位发生在 Zuckerkandl 结节（tubercle of Zuckerkandl，TZ）处[3-4]。Sugiyama 推断后鳃体的移动控制着内原基的生长[5]。来自外侧原基的末端鳃体 C 细胞并不分散在整个甲状腺中，而是局限在沿着假定的中央叶轴的外侧叶中上 1/3 深处的区域[6]。腺体上下极和峡部通常缺少 C 细胞的分布。

关于该主题的更多讨论，请访问 http://pincode.yiaiwang.com。

甲状舌管是一个上皮性质的小管，它连接甲状腺腺体与舌盲孔（见第 5 章，甲状舌管囊肿和异位甲状腺组织）。在妊娠第 5 周早期，甲状舌管逐渐变细，管腔逐渐消失，不久后散为碎片。在妊娠第 5 周到第 7 周，舌骨通过中胚层的缩合及随后的第二、第三鳃弓软骨化而形成。这个演变过程由后向前进行，将甲状舌管分为舌骨上部与舌骨下部[7]。变细的甲状舌管通常在胚胎第 8 周末前逐渐萎缩并消失。这条甲状舌管束会以纤维索或微小的上皮小管的形式残留。

基因调控

关于该主题的更多讨论，请访问 http://pincode.yiaiwang.com。

甲状腺的异常发育

甲状腺的各种发育异常涉及正中或外侧原基（或两者都有）（表 2.1）（见第 5 章，甲状舌管囊肿和异

表 2.1 正中和侧方甲状腺原基的胚胎学异常

正中和侧方原基均有	正中原基	侧方原基	两个原基均无
• 可变的形态、重量和对称性 • 偏侧缺如症	• 发育不全 　• 峡部：厚、薄、缺如 　• 椎体叶 　• 甲状舌管 • 沿甲状腺路线下降异常 　• 舌的 　• 舌下的 　• 喉前 • 次要的异位（即在下降的路径之外） 　• 纵隔 　• 气管内 　• 颈静脉侧方 　• 卵巢 　• 蝶鞍 　• 气管后 　• 主动脉前 　• 心脏 　• 肝门 　• 胆囊 　• 腹股沟 　• 喉内 　• 食管内 　• 在居中位置的淋巴结囊内向侧方突出的甲状腺	• 与正中原基不融合 • 有鳞状上皮层的囊 • 实性细胞残留：C 细胞 • 发育不全：DiGeorge 综合征 • 咽囊残留 　• 胸腺的 　• 甲状旁腺的 　• 后鳃体 • 在居中位置的淋巴结囊内向侧方突出的甲状腺	• 脉管 　• 动脉 　• 静脉 　• 淋巴 • 肌肉 • 神经

位甲状腺组织；第 9 章，甲状腺良性病变的再次手术）。甲状腺的发育异常可归为以下几组：

1. 内侧甲状腺原基异常。

a. 甲状腺异位：甲状腺残体，舌状甲状腺，中线异位甲状腺；

b. 甲状舌管囊肿（thyroglossal duct cyst，TGDC）和瘘管；

c. 锥状叶；

d. 发育不全 / 半发育不全。

2. 外侧甲状腺原基异常。

Zuckerkandl 结节。

3. 异常下降与持续下降。

甲状腺异位

异位甲状腺可见于舌盲孔与正常甲状腺位置之间的任何位置，但最多见的是舌异位（90%）以及颈前部异位甲状腺（10%）（图 2.3 A 和 B）。大多数异位甲状腺常于年幼时被发现，且经常伴有甲状腺功能减退。在促甲状腺激素（thyroid-stimulating hormone，TSH）的持续刺激下，异位甲状腺可以增大并且产生局部症状。颈前位置的异位甲状腺可以表现为中线上的肿块，可能被误诊为 TGDC[11]。对颈前甲状腺和 TGDC 的鉴别是非常重要的，因为前者经常是该个体唯一一处甲状腺组织。

甲状腺残体

甲状腺残体是位于正常腺体下极以下，甲状腺胸腺束之间，或甚至纵隔前上部的正常甲状腺之外的孤立腺体（见第 6 章，颈部和胸骨后甲状腺肿的手术治疗，以及第 9 章，甲状腺良性病变的再次手术）。它们也可能是靠细窄的蒂或者只是一根纤维血管束延伸或延长附着在甲状腺下极的甲状腺组织。这些残体可能是甲状腺在分离成左叶、右叶后正常胚胎下降的延伸部分，其在 50% 以上的患者中存在（图 2.3 C）。了解

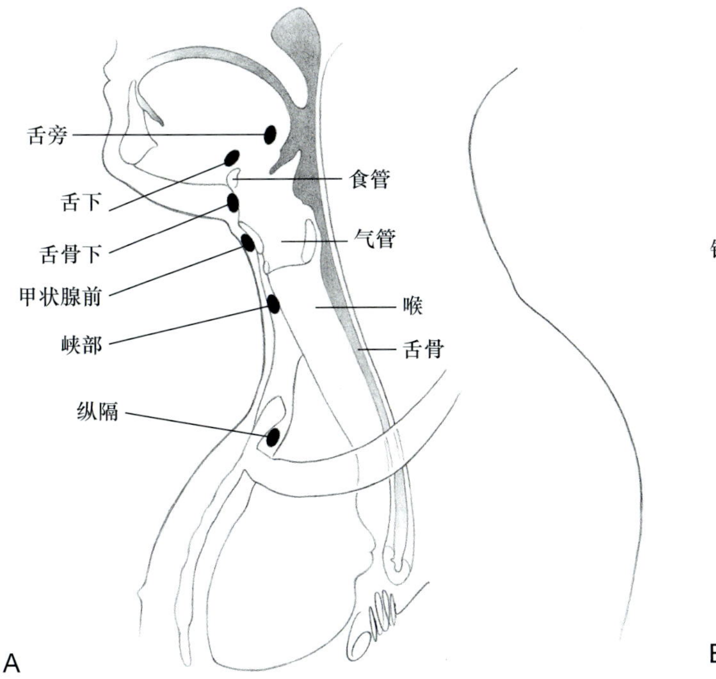

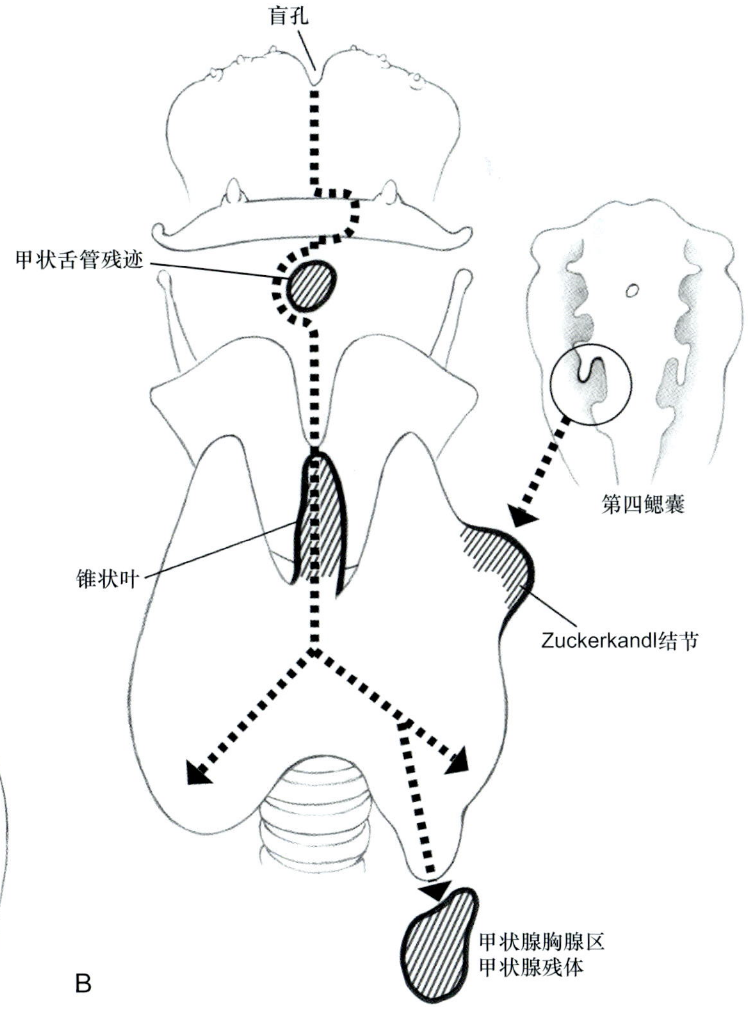

图 2.3 A. 一些常见的中线异位甲状腺团块位置示意图。B. 关于甲状腺主要的正中和侧方胚胎学要点以及它们潜在的成熟后解剖学结果的概要

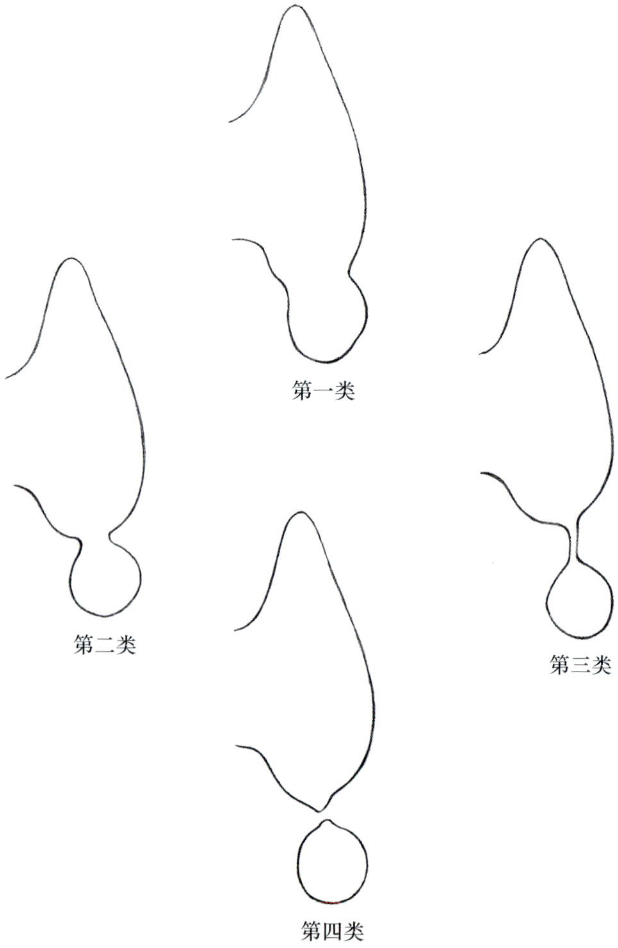

C

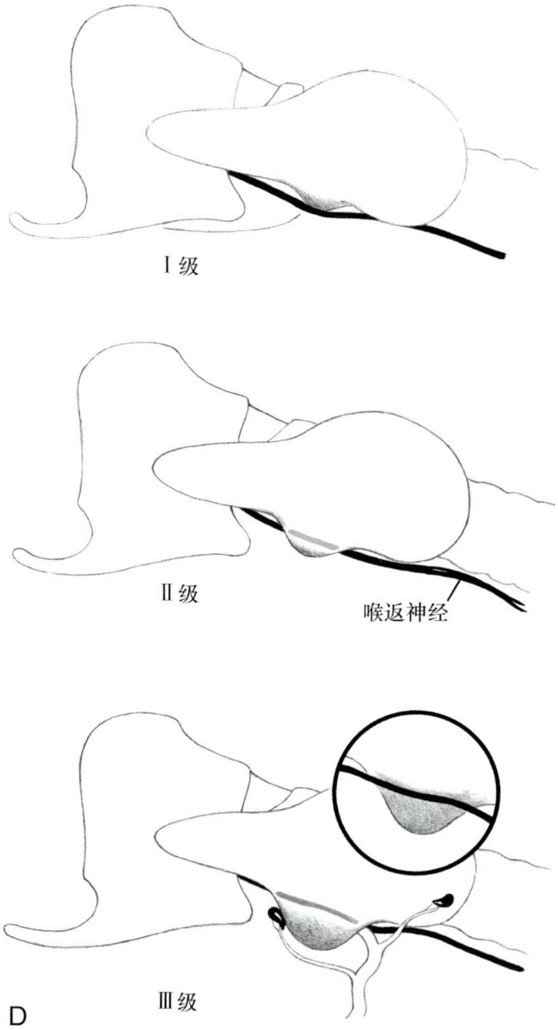

D

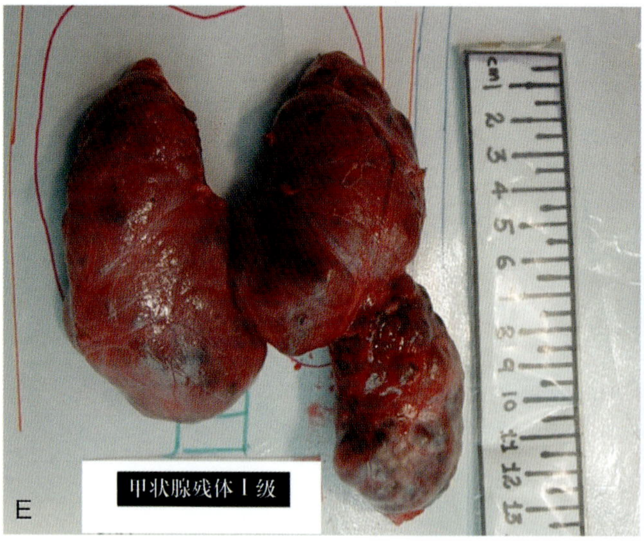

E

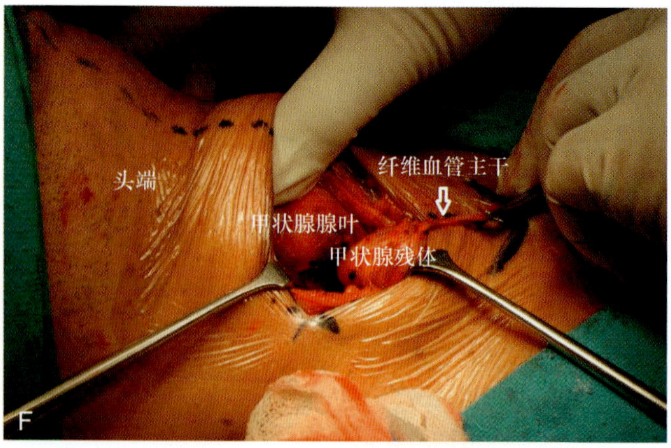

F

图 2.3 续 C. 甲状腺残体从Ⅰ级到Ⅳ级。D. Zuckerkandl 发育的三个级别，也需要注意位于腹侧的喉返神经和位于后方的结节的可能性。E. 产生于甲状腺下部的Ⅰ级甲状腺残留。F. Ⅲ级甲状腺残体并附带有纤维血管主干

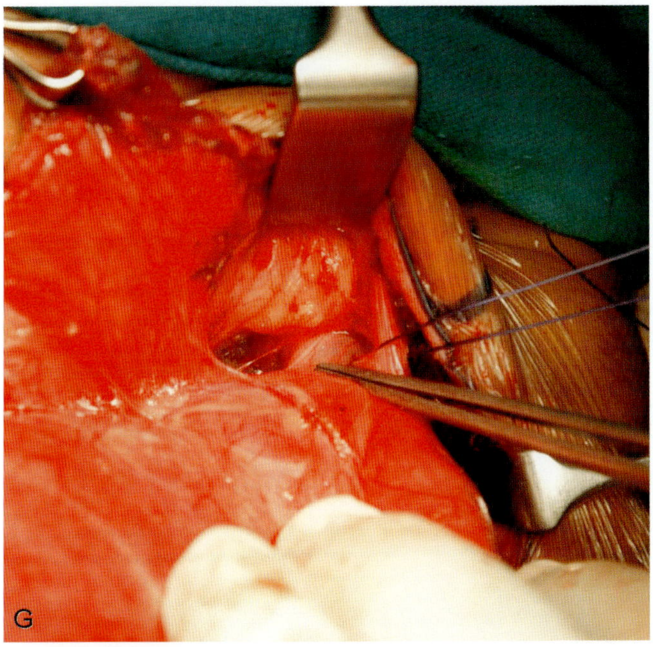

图 2.3 续 G. 喉返神经从 Zuckerkandl 结节前面穿过

甲状腺实质的变异对确保完全切除所有甲状腺组织至关重要。甲状腺残体可位于前纵隔内，有时可能被误认为是小淋巴结甚至是甲状旁腺。在这种残体内出现结节变化可以被认为是一个与甲状腺下极完全分离并位于其尾部的甲状腺结节。如果该结节位于更远的尾部，在前纵隔内，随着心脏与大血管的下降，便可能成为“孤立”的纵隔或“原发”的胸内甲状腺肿（见第 6 章，颈部和胸骨后甲状腺肿的手术治疗）。胸廓内残体一般由胸廓内血管供血。这就解释了为什么原发性胸内甲状腺肿可能需要经胸手术方法（即胸骨切开术）来实现血管阻断。

Sackett 等[12]根据甲状腺残体与甲状腺的关系将之分成以下几类（图 2.3 C）：

第一类：甲状腺残体包括从甲状腺下部突出的组织，并局限在甲状腺胸腺韧带区域，与正常甲状腺叶下极分隔清楚（图 2.3 E）。

第二类：甲状腺残体包括位于甲状腺胸腺束内的甲状腺组织，只通过细窄的由甲状腺组织形成的蒂与正常腺体相连。

第三类：与第二类相似，只是细窄的蒂由纤维血管带代替（图 2.3 F）。

第四类：甲状腺残体与正常腺体没有相连。

甲状腺残体由于附着于甲状腺胸腺韧带，有时会导致术中难以活动甲状腺下极。甲状旁腺偶尔被发现在靠近甲状腺残体和邻近的甲状腺胸腺韧带。下位甲状旁腺随胸腺一起向尾侧迁移[13]。

甲状腺残体具有临床意义，因为它们可能是复发性甲状腺肿的来源，并可能进一步导致压迫症状（见第 9 章，甲状腺良性病变的再次手术）。它们也可能是甲状腺癌患者甲状腺全切除术后放射性碘摄取的来源。因此，甲状腺残体解剖知识对于确保甲状腺全切除术中完全切除所有甲状腺组织是重要的。

关于该主题的更多讨论，请访问 http://pincode.yiaiwang.com。

舌甲状腺

在胚胎形成过程中，甲状腺原基下降失败导致在舌盲孔周围出现舌甲状腺（见第 5 章，甲状舌状管囊肿和异位甲状腺组织），它的应用价值如下：

1. 在大多数这种情况下，舌甲状腺可能是唯一有功能的甲状腺。

2. 位于舌基底部增大的舌甲状腺（图 2.4 A）可能表现出吞咽困难、上呼吸道梗阻甚至出血的症状。

3. 尽管很罕见（迄今为止仅有 43 例报道）[15]，舌

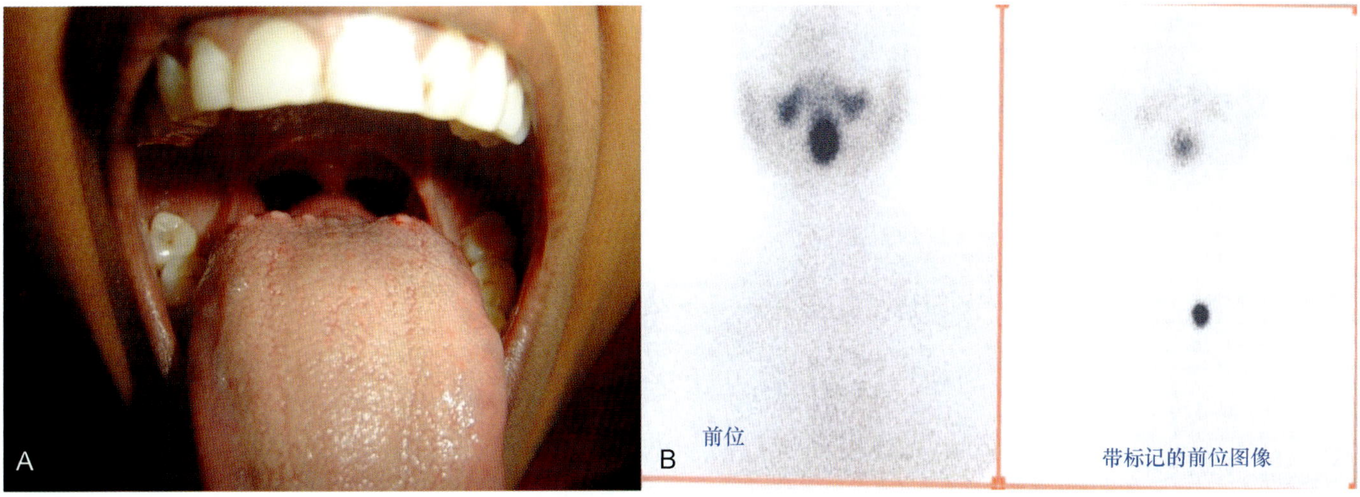

图 2.4 A. 位于舌根的增大的舌甲状腺。B. 放射性碘扫描舌根处摄取浓聚增加，颈部正常的气管前甲状腺位置无明显浓聚

甲状腺组织可能发生恶变。

可以通过放射性碘扫描明确舌甲状腺的诊断（图 2.4 B），典型表现为舌基底部的摄取浓聚，而在颈部甲状腺的正常位置——气管前没有明显的摄取。关于治疗，对于仅有舌甲状腺并且甲状腺功能正常的儿童或年轻成人，这部分患者不需要治疗。然而，常见的是，由于甲状腺功能减退导致的 TSH 持续性刺激，这些患者会出现因舌甲状腺肥大继发性的梗阻症状。在这种情况下，补充甲状腺素或者偶尔抑制会有助于缩小舌甲状腺，可能不需要手术治疗。比较罕见的是，在舌甲状腺持续增大和出现梗阻症状或出血的情况下，手术切除舌状甲状腺可能是必要的。对于老年或不适合手术的患者，建议采用放射性碘治疗。手术入路包括经口入路和外部入路。

甲状舌管囊肿

早在妊娠的第 5 周时，这根细长导管的管腔就消失并在不久之后分解成碎片（见第 5 章，甲状舌管囊肿和异位甲状腺组织）。在妊娠的第 5 ～ 7 周，中胚层压缩以及随后第二和第三鳃弓的软骨化形成舌管束，如前所述，舌骨从后往前生长，将甲状舌管分为舌骨上部和舌骨下部[16-17]。这根细长的导管通常在第 8 周末之前萎缩消失。这根导管也可能以纤维索或微小的上皮细胞管形式存在，这种持续存在管道或条索被称为**甲状舌管**，连接腺体和盲孔。甲状腺到达其正常位置过程中，可能会在这条萌芽之路中的任何地方留下残余细胞，从而导致出生后囊肿的形成；也就是说，其可能会在中线发育途径中的任何水平（舌下、喉前或胸骨上）留下残余细胞。由于甲状舌管在胚胎发育过程中从未到达颈部表面，因此 TGDC 没有主要的外部开口，而外部开口是鳃裂囊肿的特征。

TGDC 是最常见的先天性头颈部异常，是鳃裂残留的 3 倍。囊肿通常表现为无痛、无症状的舌骨下中线肿胀（图 2.5），并且可能出现在任何年龄。约 25% 的 TGDC 在出生时即出现，大多数在儿童时期被注意到，而最后的 1/3 在 30 岁之后变得明显。TGDC 的性别发病率是相等的。TGDC 可以出现在从颏下区到胸骨上凹中线上的任何部位，但最常见的部位主要位于这两极之间的半途区域，在舌骨附近。Ward 等[18]发现 80% 的 TGDC 与舌骨并列（25% 位于颏下区域），2% 位于舌，7% 位于胸骨上位置。只有 1% 的 TGDC 在中线侧边[18]。在检查时，囊肿呈圆形，表面光滑，边界清楚。由于囊肿被固定于舌骨和舌的肌肉上，吞咽或伸舌时囊肿会上升。囊肿通常直径为 1 ～ 2 cm，可轻微移动，除非有合并感染，否则无触痛。口腔细菌可能通过盲孔进入。甲状舌管窦道继发于囊肿感染，由自发或手术引流所致，并且某种程度上与周围皮肤的低级别炎症反应有关。皮肤开口的直径通常为 1 ～ 3 mm，间断引流小滴的稀薄黏液（通常为透明或呈淡黄色）。

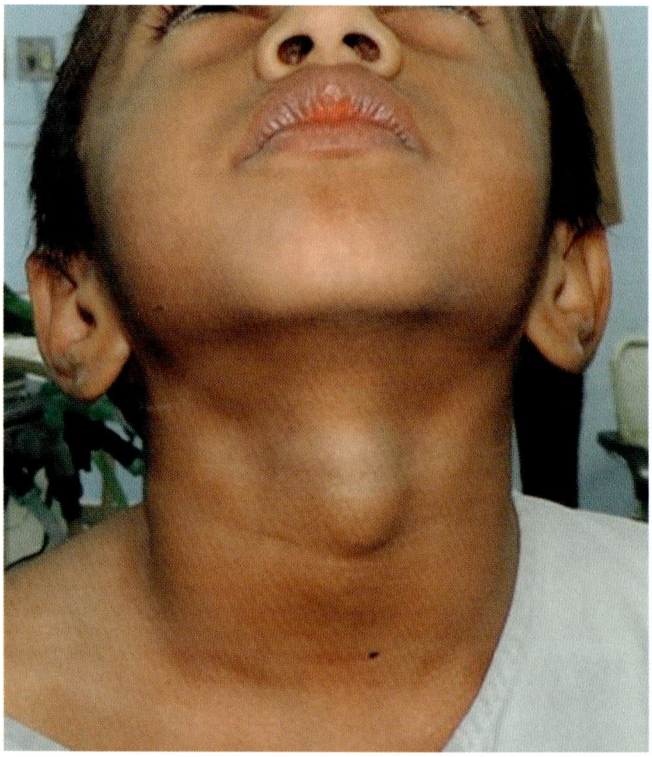

图 2.5 甲状舌管囊肿

对所有 TGDC 患者均应进行术前甲状腺显像及甲状腺功能评估，以便观察正常甲状腺。对于可疑 TGDC 的患者可以进行甲状腺显像，以描述正常甲状腺的存在并且排除异位甲状腺的可能性。术前高分辨率的超声检查也能确定正常的甲状腺的存在并排除异位甲状腺组织。

关于该主题的更多讨论，请访问 http://pincode.yiaiwang.com。

锥状叶

锥状叶是甲状舌管的胚胎残余。它是甲状腺组织从甲状腺峡部向舌骨的一个可变延伸。在手术标本中，锥状叶出现的比例从 55% ～ 76% 不等[22]。当它出现时，它与峡部的左侧更为相关。锥状叶含有甲状腺滤泡细胞，必须予以充分定位、没有任何纤维残余地切除。如果在手术中被忽视，它可能造成良性结节性甲状腺肿、甲状腺功能亢进症或恶性疾病的复发，表现为颈部中线或左侧的肿胀。

Zuckerkandl 结节

Zuckerkandl 结节（tubercle of Zuckerkandl，TZ）被认为是甲状腺外侧突（后鳃体）的残余。这些双侧结构是由第四咽囊的腹侧部和残余的第五咽囊的咽内胚层增殖而来。后鳃体将上位甲状旁腺和滤泡旁细胞带至甲状腺。

最终，通常在胚胎的第 5 周，外侧后鳃体与甲状腺正中突融合，并与咽分离。残余部分向咽部的后外侧突出（如果存在）构成了 TZ。因此，TZ 是甲状腺叶后侧缘的突出，位于甲状腺外侧和内侧原基融合的位置（图 2.3 D）[4，23-24]。尽管右侧 TZ 多见，但通常表现于双侧[25]。

应用价值。TZ 按大小分为三级：Ⅰ级，＜ 0.5 cm；Ⅱ级，0.5 ～ 1.0 cm；Ⅲ级，＞ 1 cm。最常见的是Ⅱ级结节，占 60% ～ 70%。

1. Ⅲ级结节可能与明显的压迫症状有关，并且可能是甲状腺次全切除术后症状持续的原因。

2. TZ 与喉返神经和上位甲状旁腺关系密切。结节的增大通常发生在喉返神经侧面——喉返神经穿进增大的结节中间的裂隙。一种不常见但是高危的变异是喉返神经走行在增大的结节腹侧（图 2.3 G）。

3. 当喉返神经从中间穿过裂隙的时候，抬高 TZ 能够安全地分离喉返神经。

4. 颈部侧位 X 线片可见变宽的椎前间隙，提示增大的 TZ（Ⅱ / Ⅲ级）[26]。

喉返神经

喉返神经的解剖走行变异非常大。在大多数情形下，其变异性与甲状腺结节和甲状腺下动脉之间的关系有关，也与过早发育和多变的分支有关。这些变异是第 36 章（喉返神经的外科解剖和监测）将要讨论的主题。对于甲状腺外科医生来说，意识到非返性喉下神经（nonrecurrent inferior laryngeal nerve，NRILN）存在的可能性非常重要，因为在甲状腺切除术中可能稍不留意就损伤到它，造成永久性声带麻痹。几项已经发表的报道称 NRILN 的发生率右侧为 0.21% ～ 1.6%，而左侧则非常低[25，27-29]。

喉返神经的正常胚胎学

喉下神经来源于第 6 鳃弓。它们在第 6 主动脉弓下由迷走神经发出。随后，左右两侧第 5 主动脉弓和第 6 主动脉弓的远端部分逆行，两根喉下神经仍然固定于第 4 主动脉弓来源的结构（即右侧锁骨下动脉和左侧主动脉弓）。当心脏下降至胸腔时，这些动脉与神经一起下行，造成它们正常的折返走行（图 2.6）。

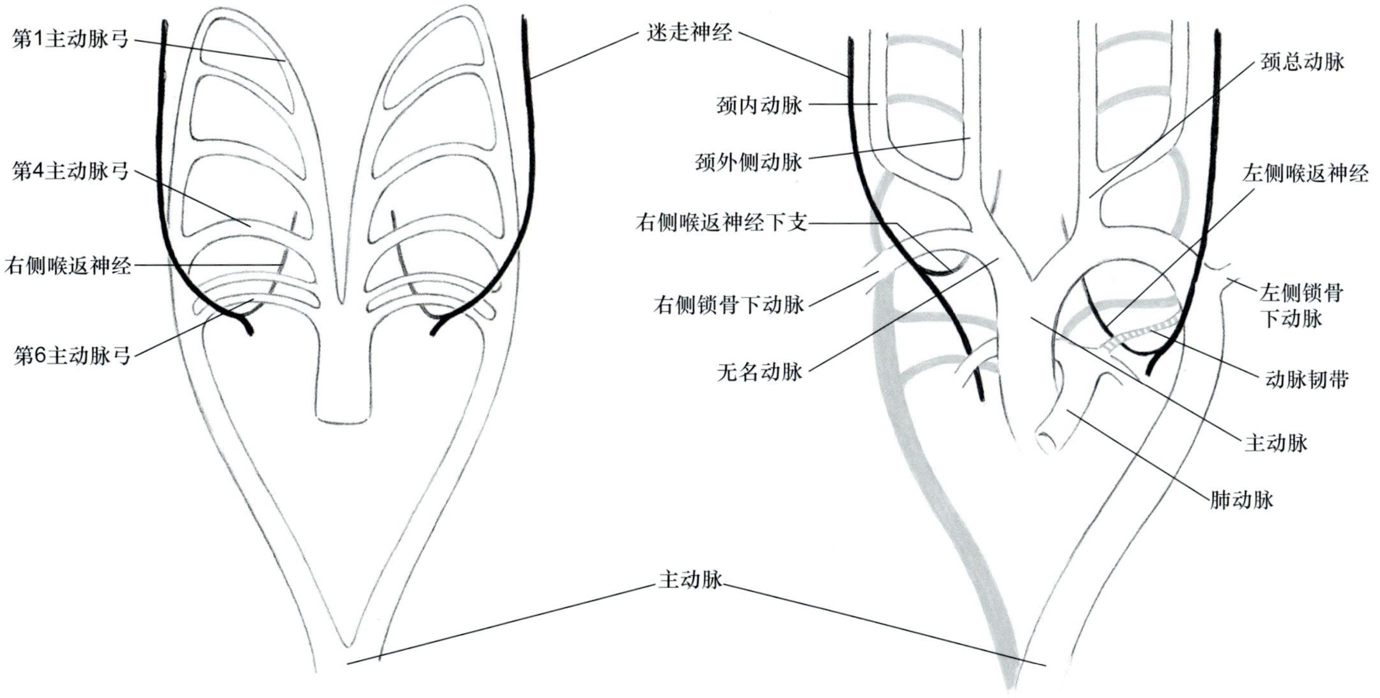

图 2.6 主动脉的正常胚胎发育。最低位的主动脉弓将喉下神经向下牵拉。在右侧，喉下神经在第 4 主动脉弓——锁骨下动脉周围折返；在左侧，喉下神经在第 6 主动脉弓——动脉韧带周围折返

喉返神经的异常发育

当右颈总动脉与右锁骨下动脉的起源之间的第四右主动脉弓段消失时，由此产生的原始动脉环的断裂导致了一个左主动脉弓的产生，其中右锁骨下动脉成为最后的分支（图 2.7）。因此，右锁骨下动脉取代背主动脉和第 7 节段间动脉，并斜行（压迫食管走行）至右侧腋窝区。背主动脉和第 7 节间动脉的闭锁使血管系统产生另外两种后果：无名动脉及其下右侧喉返神经正常形成环的动脉节段缺如。结果是，在颈部胚胎延长的过程中，神经分支不再附着下降至胸腔水平，右侧喉返神经在颈部水平从迷走神经发出（图 2.8）。因此，非返性喉下神经通常由主动脉弓胚胎发育过程中的血管异常所致[27, 30]。

异常发育的含义

关于该主题的更多讨论，请访问 http://pincode.yiaiwang.com。

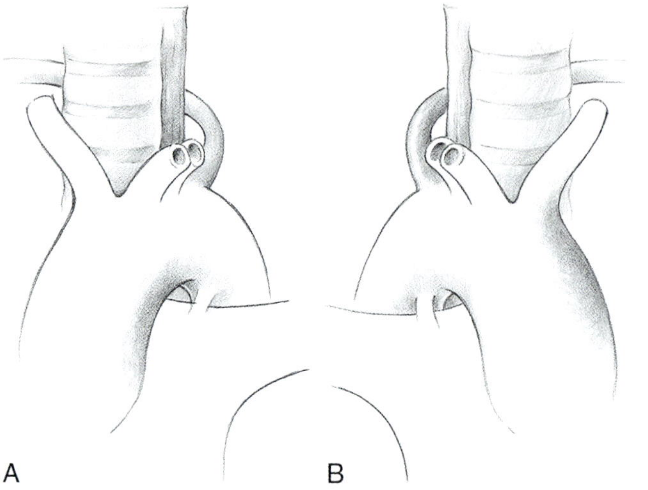

图 2.7 要观察到非返性喉下神经所需要的血管异常。A. 在右侧，右食管后锁骨下动脉，在右侧和左侧的颈总动脉以及左侧锁骨下动脉之后，起自主动脉弓的第 4 个分支，无名动脉缺如。B. 在左侧：①右主动脉弓；②左侧食管后锁骨下动脉，在左侧和右侧颈总动脉以及右侧锁骨下动脉之后，起自主动脉弓的第 4 个分支；③动脉韧带在右侧

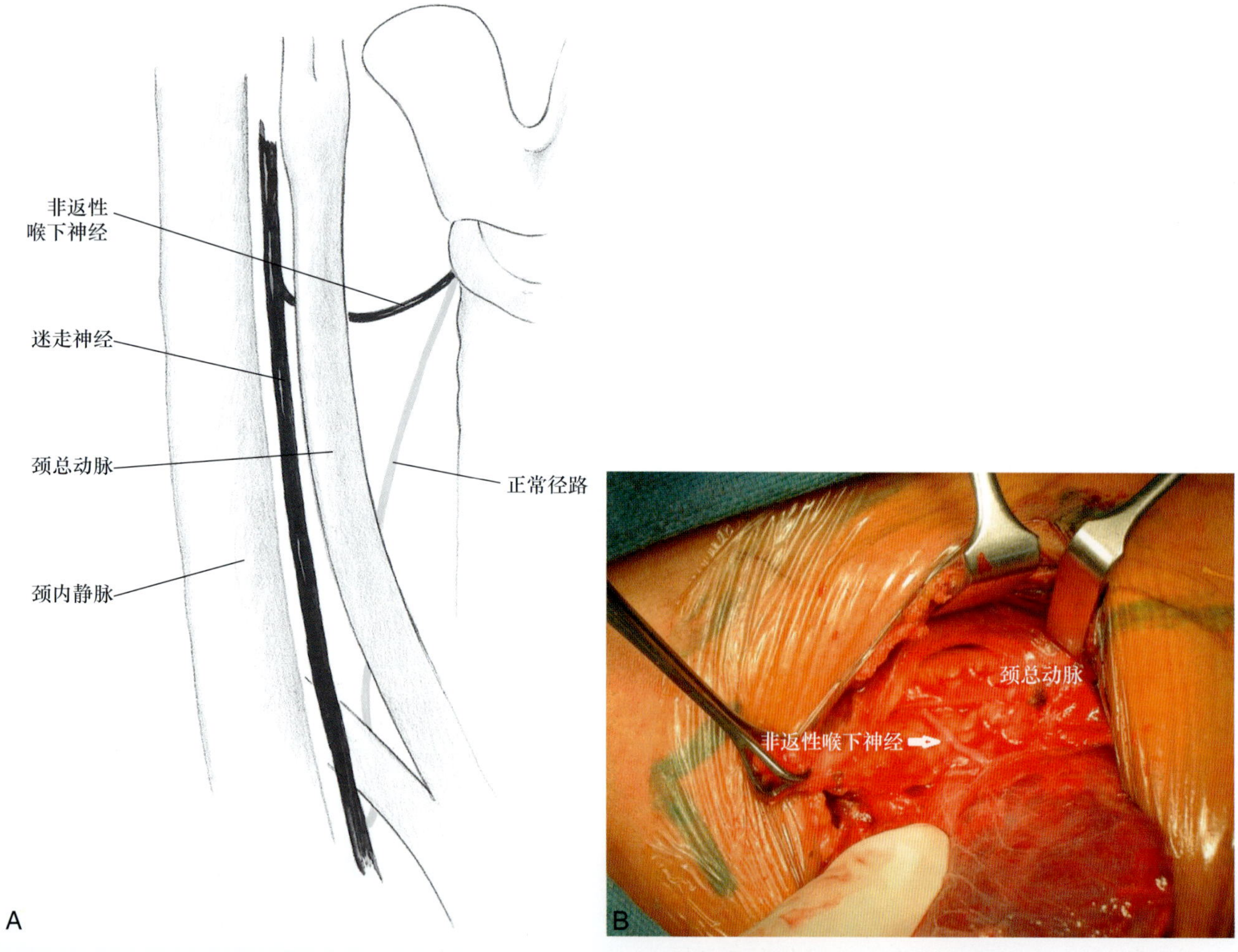

图 2.8 A. 右侧非返性喉下神经。神经从颈总动脉后方横过，穿过颈静脉动脉凹，划出一条向下的曲线，然后在通常的水平进入喉。B. 右侧非返性喉下神经

喉上神经

喉上神经从迷走神经结状神经节的下半部分分出。它分为内支和外支。内支穿过甲状腺舌骨膜，为声门上的喉部提供感觉神经支配，而外支为运动神经，穿过并支配环甲肌，环甲肌的功能是使甲状软骨倾斜和拉紧声带。在手术中我们经常遇到外支。它在神经发育过程中发生的变异，尤其是与甲状腺上血管之间的关系，最初由 Cernea 提出（见第 35 章，喉上神经的外科解剖和监测）[29]。

甲状旁腺的应用胚胎学

甲状旁腺在大小、形状、数量和位置方面相当多变。对于治疗甲状旁腺疾病的外科医生而言，这种广泛的可变性是一个独特的挑战。有关成年人甲状旁腺的位置信息存在于它们的胚胎学发育中。的确，甲状旁腺的胚胎发育与其外科解剖密切相关。对胚胎发育以及甲状旁腺可能的解剖学变异的详细理解和认识，是为甲状旁腺功能亢进症患者设计一个成功的手术方案以及在术中保留甲状旁腺的先决条件。

概述

甲状旁腺在妊娠第 5 ～ 12 周起源于第三和第四咽囊[36]。

下位甲状旁腺起源于第三咽囊（见图 2.1），为了便于记忆它们的起源，称为**甲状旁腺Ⅲ**（parathyroid Ⅲ，PⅢ）[37]。胸腺起源于同一咽囊的腹侧部分。这种共同的起源证明了称 PⅢ 为**胸腺甲状旁腺**是合理的[38]。PⅢ 和胸腺复合体也被称为**旁胸腺**[37]。**旁胸腺复合体**最后要经历相对较长的下降才能到达其最终的解剖学位置。

上位甲状旁腺起源于第四咽囊的背侧部分（图 2.1），因此称之为**甲状旁腺Ⅳ**（parathyroid Ⅳ，PⅣ）[37]。PⅣ 以及第四咽囊衍生物的转归与第五咽囊的转归相关[37]。第五咽囊通常退化或萎缩，被并入第四咽囊，促进后鳃体（甲状腺侧叶）的形成。第四和第五咽囊的残留有时被称为**后鳃复合体**。它包括 PⅣ（背侧部分）原基、一个**腹侧的支囊**（与第三咽囊的胸腺部分位置相当）以及一个主要来源于第五咽囊的后鳃体。尽管人类腹侧支囊的最终转归是不确定的，但它能够产生一小部分胸腺组织（退化胸腺Ⅳ），这部分胸腺组织形成后不久就消失了[39-40]。正常位置很少与 PⅣ 结合的脂肪小叶可以构成没有完全消失的胸腺组织的残余部分[41]。因为与甲状腺侧叶的起源相同，PⅣ 有时被称为**甲状腺甲状旁腺**，与 PⅢ 的胸腺甲状旁腺类似[42]。

关于该主题的更多讨论，请访问 http://pincode.yiaiwang.com。

遗传学控制和进化模型

关于该主题的更多讨论，请访问 http://pincode.yiaiwang.com。

组织发生

第三和第四咽囊背侧部分的上皮在第 5 周时增殖并在每个囊的背侧产生小的结节。在这些结节中，血管中胚层增殖开始并产生毛细血管网。

主细胞在胚胎发育过程中首先分化。通常认为，为了调节胎儿时期的钙稳态它们变得功能活跃。嗜酸细胞在 5 ～ 7 岁时分化（见第 65 章，甲状旁腺的外科病理学）[56]。

关于该主题的更多讨论，请访问 http://pincode.yiaiwang.com。

发育进程

关于该主题的更多讨论，请访问 http://pincode.yiaiwang.com。

正常甲状旁腺的位置，胚胎迁移的异常以及先天性异位

因为有限的胚胎迁移，PⅣ 的位置是相对恒定的。在超过 80% 的情况下，PⅣ 都位于甲状腺叶的后方，在一个以甲状腺下动脉和喉返神经交叉点上方 1 cm 处为中心，直径 2 cm 的区域内[60-62]，非常接近环甲交界处（即环状软骨和甲状软骨交界处）[63]（图 2.9）。PⅣ 周围常常围绕一圈脂肪，并且在甲状腺被膜里可以自由移动。周围的脂肪组织可能是起源于腹侧支囊的萎缩胸腺组织[39-40]。偶尔，PⅣ 与甲状腺被膜关系紧密[62]。约 15% 的病例中，PⅣ 位于甲状腺上极的后外侧表面[41, 61-64]，隐藏在甲状腺周围筋膜层之间。在这种情况下，它固定于甲状腺叶的后外侧，因而活动度较差[63]。PⅣ 也可能位于尾部更远的位置，有时被喉返神经、甲状腺下动脉或 TZ 部分遮挡[62]，甚至可以在更低的位置，在甲状腺下极后方一个相当远的距离发现它们[62]。

在不到 1% 的病例中，PⅣ 的位置可能更高，在甲状腺上极之上[62]。在颈部更后的位置——咽后或食管后发现正常的 PⅣ 很罕见（高达 3% ～ 4% 的病例）[61-62]，而高达 1/3 的咽后或食管后甲状旁腺可能存在病理性增

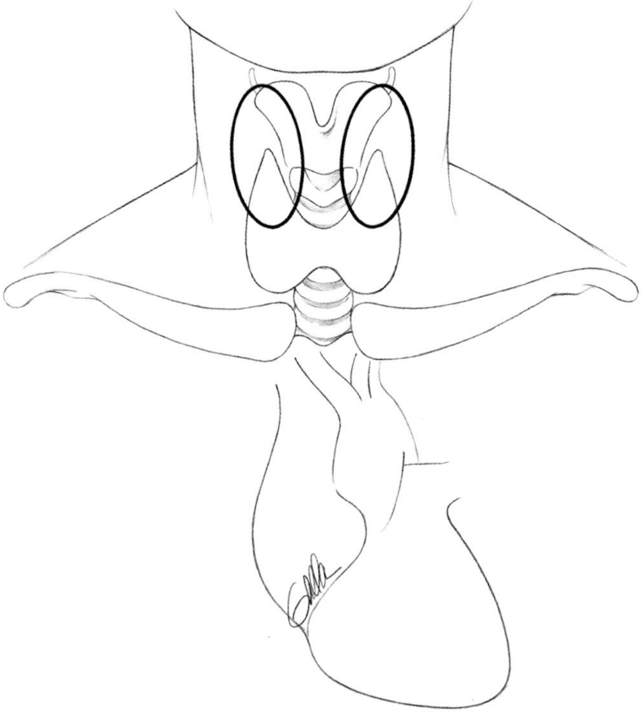

图 2.9 PⅣ播散的区域被其短的胚胎学进程所限制

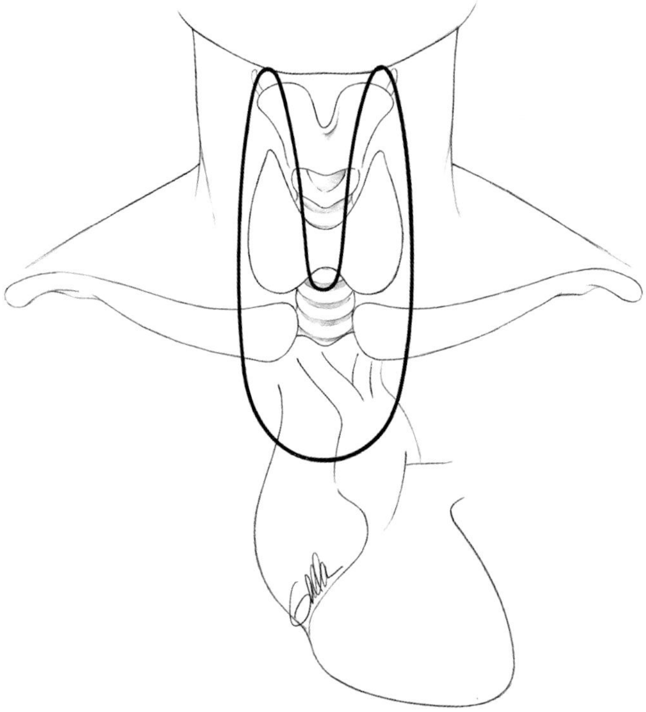

图 2.10 PⅢ播散的区域从下颌角延伸至心包

大，这是与甲状旁腺重量相关的迁移结果[64]（见稍后给出的关于获得性异位定位的讨论）。PⅣ的主要异位位置很少见，可能是由于下降失败或侧向定向下降所致，并且可能导致一个毗邻颈总动脉的上位甲状旁腺的产生[63]。一个额外的位于颈动脉侧面斜角肌脂肪垫内的上位甲状旁腺腺瘤已被描述过[64]。这些位置在所有病例中不到 1%[63]。有时能在被膜下位置发现上位甲状旁腺，或者隐藏在甲状腺被膜的一个裂隙里。真正的甲状腺内的上位甲状旁腺罕见，发生率比 PⅢ还低，尽管在后鳃体和中甲状腺原基融合的时候 PⅣ可能被包在甲状腺内（见稍后给出的关于甲状腺内甲状旁腺的讨论）[61, 63-64]。如果上位甲状旁腺原基不能从第四咽囊的剩余内胚层中分离出来，它可能和梨状窝原基一起迁移至咽后位置[65]。已经有报道关于位于梨状窝的病理性甲状旁腺的几个案例[66]。

随着胚胎迁移过程较长，PⅢ的正常位置范围分布会更为广泛，也比 PⅣ更有可能异位（图 2.10）。在约一半（42% ～ 61%）的情况下，它们位于甲状腺叶下极水平的前方、侧面或后方[62, 67]。腺体通常位于下极水平或靠近下极的脂肪小叶上。在某些情况下，PⅢ位置可能很高，位于甲状腺叶的后表面，紧密附着于甲状腺被膜。在这样一个位置，它们可能会与 PⅣ混淆[38, 41]。一些腺体可能更深地隐藏在甲状腺叶的折痕里，模仿甲状腺内的甲状旁腺[61-62]。在大约 1/4 的情况下，PⅢ位于甲状腺胸腺韧带内或胸腺的颈部舌叶中[62]。

由于胸腺胚胎学的下降路径是从下颌角延伸至心包，旁胸腺复合体的迁移异常，无论是过度或不足，都可能造成 PⅢ的高位或低位异位[38, 41]。当旁胸腺复合体未能充分下降，下位甲状旁腺可能会滞留在颈部高处位，通常沿颈动脉鞘滞留。因此，在甲状旁腺探查中，如果下位甲状旁腺缺失，它通常会在高于甲状腺的位置在 PⅣ上方和胸腺组织碎片一起被找到[62, 67]。腺体常位于毗邻颈动脉分叉、甲状腺上极侧方 2 ～ 3 cm 的地方[61, 63]。甚至能在颈部更高的位置发现未下降的 PⅢ，高于颈动脉分叉，毗邻下颌角，靠近舌骨。在所有这些情况下，血供均来自甲状腺上极血管。这种由旁胸腺胚胎下降缺陷所导致的高位异位的发生率似乎不超过 1% ～ 2%[41, 61, 67]。另外，如果胸腺分离延迟，PⅢ可能不同程度被下拉至前纵隔（图 2.10）。在 4% ～ 5% 的情况下，下位甲状旁腺位于胸部，在胸骨后的胸腺内，或在其被膜的后方，或与纵隔大血管（无名静脉和升主动脉）相接触。只有少数位于胸腺外，毗邻主动脉弓和大血管的根部。甚至还可能出现在更低的位置，导致下位甲状旁腺与胸膜或心包接触[68]。大多数下降到低于无名静脉和主动脉弓水平的异位 PⅢ都会形成一套异位动脉血供。一般来源于内乳动脉，偶尔血供也可能来自胸腺动脉或主动脉的直接分支[69]。

在 1% ～ 3% 的个体中，下位甲状旁腺是真正意义上位于甲状腺下极的甲状腺内甲状旁腺（见稍后给出的关于甲状腺内甲状旁腺的讨论）。

甲状旁腺的对称性

尽管单个腺体位置可以有很大的不同，但甲状旁腺常常存在明显的对称性[66]。约 80% 的 PⅣ 是对称的，而只有 70% 的下位甲状旁腺是对称的。在 60% 的案例中报道了 PⅣ 和 PⅢ 两者均相对对称[62]。当腺体位于一个不寻常的位置时，对称性则没那么明显。对甲状旁腺对称性的认识可能有助在于外科颈部探查过程中对甲状旁腺的识别，在进行甲状腺和甲状旁腺手术时外科医生应该牢记这一点。

最常见的非对称位置是只有一个 PⅢ 位于胸腺内。另一种非对称位置是一侧的两个腺体都在喉返神经和甲状腺下动脉交叉点的上方或下方[62]。的确，在 PⅢ 下降过程中会与 PⅣ 交叉。胚胎学的这种交叉解释了为何 PⅢ 和 PⅣ 在甲状腺下动脉水平、在甲状腺叶的中下 1/3 交界处能够有非常紧密的关系，而紧密程度取决于 PⅢ 迁移的程度。因为这种交叉，在某些情况下，同侧甲状旁腺可能在相同水平上，与 Grisoli 的中间位置甲状旁腺一致[38, 41]。在这种情况下，有时几乎不可能区分 PⅢ 和 PⅣ[38, 41, 62]。在极少数情况下，这两个腺体之间相互黏附，而且看起来是融合的[38, 41, 59]。这种情况就是所说的**接吻对**[59, 61]。由于在接吻对中会出现分裂线，并且两个腺体有着各自的血管蒂，因此将这种情况与一个两叶腺体区分开是可能的。在甲状旁腺手术中，仔细辨认这些蒂非常重要，以免混淆一个两叶腺体和相邻的两个甲状旁腺。这种混淆可能成为评估手术探查发现过程中出现错误的根源，因为外科医生可能会错误地得出结论：他已经确定了所有的 4 个腺体。

甲状腺内甲状旁腺

甲状旁腺可能位于甲状腺内。一个真正的甲状腺内的甲状旁腺定义为完全被甲状腺组织所包围，并且应该与被膜下甲状旁腺和埋在甲状腺被膜折痕中的甲状旁腺相鉴别[61-62, 64]。

甲状腺内甲状旁腺的发生率为 0.5% ～ 4%[61-62, 66, 70]，在腺体功能亢进的病例中，发生率似乎更高。最近的报道已经阐述了它们在右侧甲状腺和甲状腺下部出现的频率[71]。

这种存在的起源尚未得到完全阐明。事实上，基于甲状旁腺的胚胎学，我们应该预料到，当后鳃体和中甲状腺原基融合时，甲状腺内腺体将被 PⅣ 取代并包裹在甲状腺内[61]。然而，一些作者发现甲状腺内甲状旁腺主要是下位甲状旁腺[64, 70, 72]。特别是 Thompson 等[64]在 10 年里对所有甲状腺叶切除标本仔细进行切片，发现真正的甲状腺内甲状旁腺在所有标本中占 3%。因为所有这些腺体都位于甲状腺叶的下 1/3，所以它们都被认为是下位甲状旁腺，尽管最近的发现已经对这一观点提出质疑——位于甲状腺叶的下 1/3 的甲状旁腺按照定义应该总是被考虑为 PⅢ 腺体，与之不同的是，它也可以代表过度迁移的 PⅣ[71]。根据 Gilmour 的发现[39]，甲状腺内包入起源于第三咽囊的甲状旁腺组织和包入胸腺组织的发生率相同。的确，尽管胸腺的主要部分迅速到达它在胸腔的最终位置，但其尾部变薄并最终分解成小的碎片，这些碎片有时嵌入甲状腺而得以保存。

现在大家都认为甲状腺内的甲状旁腺可以是 PⅢ 或 PⅣ，甚至是额外的腺体[71-73]。术前[71]甚至术中超声检查[41]可能有助于病理的甲状腺内甲状旁腺的确定。术中仔细触诊甲状腺叶后查 PTH 可能显示 PTH 水平升高，如此则预示一个病理状态的甲状腺内的甲状旁腺。一般来说，包膜下甲状旁腺腺瘤就隐藏在甲状腺被膜内，可以通过甲状腺实质表面的局部变色来显示。在这个位置切开甲状腺被膜（切口在解剖过程中逐渐变黑）以移除腺瘤。真正的甲状腺内高功能甲状旁腺需要进行甲状腺切开术。由于在甲状腺和甲状旁腺之间往往存在一层裂隙，因此从中摘除甲状旁腺是可能的。尽管最近的报告表明这类患者行甲状腺叶切除后，甲状旁腺功能亢进症复发的概率更低[71]，但仍然应该拒绝进行盲目的甲状腺腺叶切除术[41, 63-64]。虽然如此，当仍然高度可疑并且切开术不能定位病变时，在合适的一侧进行甲状腺腺叶切除无疑是适应证。

甲状旁腺数量异常：缺额或多余的腺体

关于该主题的更多讨论，请访问 http://pincode.yiaiwang.com。

获得性异位的定位

关于该主题的更多讨论，请访问 http://pincode.yiaiwang.com。

致谢

作者对 Anand K. Mishra 博士对本章前一版的贡献致以谢意。

参考文献

如需完整的参考文献列表，请访问 http://pincode.yiaiwang.com。

3

甲状腺生理学与甲状腺功能检测

Angela M. Leung，Gregory A. Brent
张福星　江翰　译　朱精强　审校

甲状腺生理学

甲状腺激素的合成与调节

甲状腺滤泡是甲状腺的基本功能单位。滤泡是一个由单层甲状腺滤泡细胞形成的带有滤泡管腔的球形单位。滤泡管腔中包裹的主要成分是胶质蛋白质。甲状腺滤泡细胞是有极性的，与滤泡管腔接触的一侧为顶端膜，另一侧为与毛细血管和循环系统相接触的基底膜（图 3.1）[1]。随着促甲状腺激素（thyroid-stimulating hormone，TSH）与基底膜表面的 TSH 受体结合，甲状腺激素的合成过程开始进行，与受体结合的 TSH 激活腺苷酸环化酶，并增加细胞内的环磷酸腺苷（cyclic adenosine monophosphate，cAMP）。TSH 启动甲状腺激素合成和释放的一系列步骤，包括碘化物的转运、合成并碘化甲状腺球蛋白及甲状腺激素的分泌（图 3.1）[1-2]。

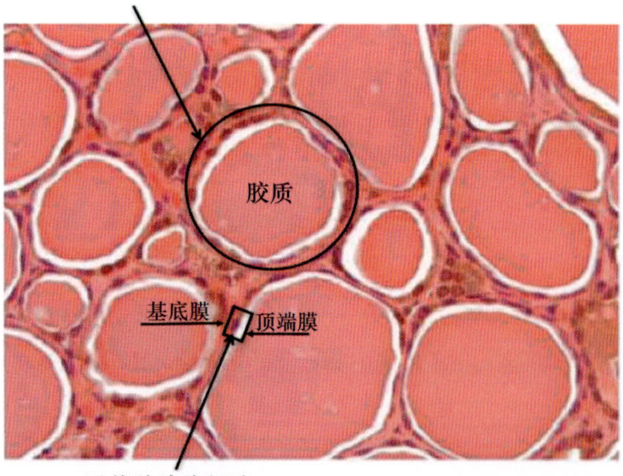

图 3.1　甲状腺滤泡细胞示意图。滤泡细胞排列在甲状腺滤泡，含有胶质，由甲状腺球蛋白底物组成，用于甲状腺激素合成。滤泡细胞是有极性的，顶端膜与滤泡腔中的胶质接触，基底膜与血液循环相连

TSH 与受体结合之后，甲状腺激素合成途径的初始步骤是通过钠 / 碘转运体（Na^+/I，NIS）[3] 介导基底膜进行碘化物的转运。NIS 是一个钠依赖性转运体，所以碘化物只能与内流的钠离子共转运，而细胞内钠离子浓度的维持由钠 - 钾 - ATP 酶（Na^+K^+/ATPase）介导。在甲状腺过氧化物酶（thyroperoxidase，TPO）的作用下，碘化物在滤泡管腔与顶端膜之间的界面上与甲状腺激素糖蛋白的前体，即甲状腺球蛋白共价结合。碘化物与甲状腺球蛋白的酪氨酸残基结合形成一碘酪氨酸（monoiodotyrosine，MIT）和二碘酪氨酸（diiodotyrosine，DIT）（图 3.2）。碘与蛋白质共价结合的过程称为**有机化**。TPO 再催化两个碘化酪氨酸缩合形成具有生物活性的甲状腺激素，即左甲状腺素（L-thyroxine，T4）和三碘甲状腺原氨酸（triiodothyronine，T3）（图 3.2），T4 是有 2 个 DIT 形成，T3 是由 1 个 MIT 和 1 个 DIT 形成。T3 和 T4 仍然和甲状腺球蛋白结合，以胶质形式储存在滤泡之中，受 TSH 刺激时释放。在健康并且碘化物供应充足的人体中，大部分甲状腺激素以 T4 的形式储存，而不到 20% 的部分以 T3 的形式储存。TSH 受体受到刺激后，胶质将通过胞饮作用进入细胞质并形成胞质小泡（图 3.2）。胞质小泡与溶酶体和蛋白酶融合后将甲状腺球蛋白的肽键水解，从而将 T3 与 T4 释放到胞质中。甲状腺激素转运体，单羧酸转运蛋白 8（monocarboxylate transporter 8，MCT8），在甲状腺中表达，对 T3 和 T4 从甲状腺运输到循环中具有重要的作用[4]。甲状腺激素的日产生量在 75 ～ 250 μg 范围波动[5]。

循环血液中，分别有 99.97% 和 99.7% 的 T4 和 T3 与肝合成的甲状腺激素结合蛋白结合，这些结合蛋白包括甲状腺素结合球蛋白（thyroxine binding globulin，TBG）、甲状腺素运载蛋白（也称甲状腺素**结合前白蛋白**）和白蛋白[6]。在这些蛋白质中，TBG 与甲状腺激素的亲和力最高（结合循环中大约 75% 的 T3 和

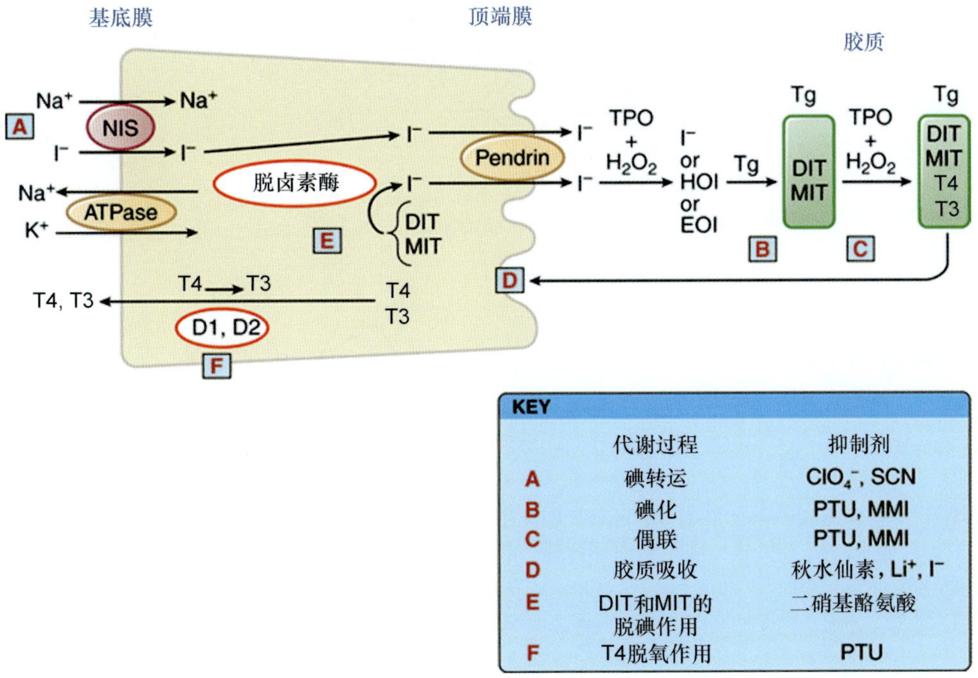

图 3.2 甲状腺滤泡细胞内甲状腺激素合成。当促甲状腺激素（TSH）与基底膜上的 TSH 受体结合时，甲状腺激素的合成和分泌被激活。碘离子通过 Na^+/I^- 共转运体（NIS）进入细胞，并沿着钠−钾 ATP 酶的电梯度流动。碘通过甲状腺过氧化物酶（TPO）与甲状腺激素前体糖蛋白、甲状腺球蛋白的酪氨酸残基共价连接，形成一碘酪氨酸（MIT）和二碘酪氨酸（DIT）。随后，它们通过 TPO 的作用偶联形成碘甲状腺原氨酸激素，即四碘甲状腺原氨酸（T4）和三碘甲状腺原氨酸（T3）。在甲状腺激素分泌过程中，甲状腺球蛋白（Tg）通过胞饮作用进入细胞，形成胶质小滴。这些胶质小滴与溶酶体融合，形成吞噬溶酶体，Tg 在蛋白质水解作用下分解，T4、T3 释放并扩散到血液循环中。MIT 和 DIT 是由甲状腺球蛋白分子上的酪氨酸氨基酸碘化形成的。在后续步骤中，2 个 DIT 偶联形成 T4，或者 1 个 DIT 和 1 个 MIT 偶联形成 T3［From Brent GA，Koenig RJ. Thyroid and antithyroid drugs. In：Brunton L（ed）. Goodman and Gilman's The Pharmacological Basis of Therapeutics. 13th ed. New York：McGraw-Hill；2017.］

T4）[6]，并且是结合蛋白中与临床相关性最高的蛋白质。甲状腺素运载蛋白，之前称为**前白蛋白**，结合循环中 20% 左右的 T4 和＜ 5% 的 T3[6]。白蛋白与甲状腺激素的亲和力最低，但却是最丰富的蛋白质，与循环中 5% 的 T4 和 20% 的 T3 结合[5]。总之，循环中大部分的甲状腺激素都是以结合的状态存在的，没有生物学活性。没有与蛋白质结合的甲状腺激素，即游离的 T4、T3，能够进入细胞并具有生物活性。在一些组织中，比如来自大脑和脑垂体的一些组织，甲状腺激素的摄取需要特定的甲状腺激素膜转运，如 MCT8。与 T4 相比，T3 与甲状激素受体有较高的亲和力和较长的持续时间，被认为是主要的活性甲状腺激素。

T4 完全由甲状腺合成，而 T3 主要在外周组织由脱碘酶催化循环中的 T4 脱碘而产生。每日所需量的 T3 仅 20% 是直接由甲状腺合成的[7]。T4 转化为 T3 是由 1 型 5′ 端脱碘酶（5′-deiodinase enzymes type 1，Dio1）和 2 型 5′ 端脱碘酶（5′-deiodinase enzymes type 2，Dio2）催化的。这些酶的表达存在差异，Dio1 主要在肝组织中表达，Dio2 在局部产生 T3 的组织表达，如脑、脑垂体、肌肉和棕色脂肪。在 T4 水平波动的情况下，脱碘酶的活性会被严密调控以维持正常循环和靶组织中 T3 水平（图 3.3）[8]。当血清中 T4 的浓度下降时，如在甲状腺功能减退个体中，Dio2 通过去泛素化过程被局部激活从而降低 Dio2 的降解，提高 Dio2 的活性并促进更多的 T4 转化为生物活性的 T3。正常血清中 T3 水平会被维持在一个稳定的水平，除非血清中 T4 浓度变得特别低。

甲状腺代谢会被药物和疾病所影响。Dio1 的活性和相应 T3 的水平可能因为营养不良、严重疾病和使用药物（如 β 受体阻滞剂、碘泊酸盐、胺碘酮、地塞米松、丙硫氧嘧啶）而降低。在饥饿和急性疾病的情况下，3 型 5′ 端脱碘酶（5′-deiodinase enzymes type 3，Dio3）的表达量会增加，将具有生物活性的 T4 和 T3 转化为没有生物活性的分子，即反 T3（reverse T3，rT3）和 3,3′ - 二碘甲状腺原氨酸（3,3′-diiodothyronine，T2）[9]。

可利用的游离 T3 与目标组织细胞核内甲状腺激素受体结合，调节基因表达和细胞功能（图 3.4）。甲状腺激素核受体（thyroid hormone nuclear receptor，THR）是一个与类固醇和类固醇激素结合的受体超家

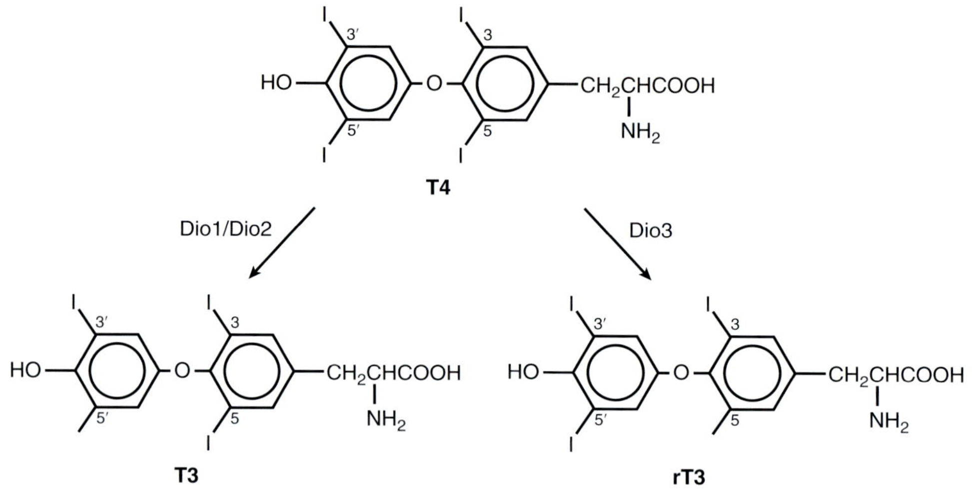

图 3.3 脱碘酶。Ⅰ型和 2 型 5′端脱碘酶（Dio1 和 Dio2）催化甲状腺素（T4）外环上 5′端脱碘，从而产生具有代谢活性的三碘甲状腺原氨酸（T3）。3 型 5′端脱碘酶（Dio3）催化从内环脱碘，将 T4 和 T3 转化为代谢不活跃的反三碘甲状腺原氨酸（反 T3）

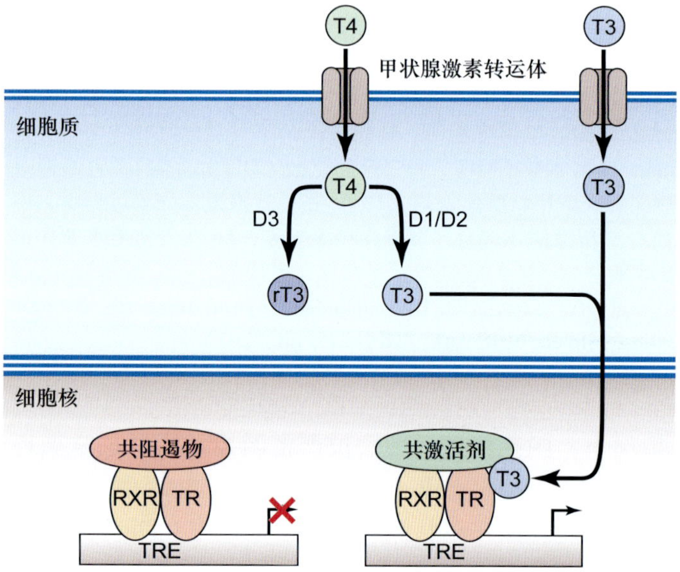

图 3.4 T3 在细胞内的作用。T4 和 T3 被转运进入细胞后，T4 被 5′端脱碘酶转化为更具有生物活性的 T3。进入细胞核后，T3 与甲状腺激素受体（TR）结合，而该甲状腺受体与类视黄醇 X 受体（RXR）形成二聚体。这些二聚体在甲状腺激素应答基因的启动子序列与甲状腺激素反应元件（TRE）相互作用，进而启动或抑制转录，调节信使 RNA（mRNA）的生成和蛋白质合成 [Redrawn from Brent GA. Mechanisms of thyroid hormone action. J Clin Invest. 2012；122（9）：3035-3043.]

族中的一员，这类类固醇激素包括维 A 酸、维生素 D 和雌激素等。甲状腺激素细胞核受体介导 T3 的大部分生物学活性。两个 THR 基因——α 和 β——编码四种 THR 亚型（α1、β1、β2、β2）。THR 的转录活动受 T3 的结合调控，T3 位于 T3 调节基因启动子上的甲状腺激素反应元件类型，THR 亚型的发育和组织依赖性表达以及很多核辅助因子或协同调节蛋白的调节。

也有一些碘甲状腺原氨酸（iodothyronine，T4）的非基因组作用不通过核内的 THR 介导。胞膜起始的活动由整合素 α-vβ3 受体介导，整合素 α-vβ3 受体结合 T4，并激活 ERK1/2，导致膜上离子转运改变，如 Na^+/H^+交换通道的改变，同时也参与其他重要细胞活动如细胞增殖[10-11]。

甲状腺生理学与妊娠

在妊娠期间，甲状腺的生理功能会发生明显改变，这使得如何解释甲状腺功能检测的结果变得具有挑战性[12]。在妊娠的前 3 个月，由于雌激素诱导的糖基化改变，血清 TBG 的浓度增加高达 50%，从而延长了 TBG 的半衰期[13]。升高的 TBG 水平增加了与蛋白结合的 T4 和 T3 的量，最终导致血清中 T4 和 T3 的浓度明显升高。然而，在甲状腺功能正常的个体中，游离 T4 和 T3 的水平和活性仍保持正常。

在妊娠的前 3 个月中，胎盘人绒毛膜促性腺激素（human chorionic gonadotropin，hCG）水平稳步上升。由于 hCG 有较弱的 TSH 受体激动剂，导致游离 T4 水平轻微上升，但仍保持在正常水平，TSH 水平同时也会随之下降，15% 的正常女性的 TSH 水平在妊娠前 3 个月会低于参考范围的下限[14]。血清 TSH 浓度应使用孕期特定范围进行评估[15]。在妊娠期，TSH 降低和 FT4 升高的变化在 hCG 水平较高的妊娠中更为明显，比如多胎妊娠和妊娠剧吐，在葡萄胎中最为严重[16]。TSH 的生理抑制不需要医疗干预并且通常多在孕期前 3 个月后恢复正常。

非甲状腺疾病的甲状腺生理学（正常甲状腺性病态综合征）

对慢性疾病或住院患者血清甲状腺功能的评估往

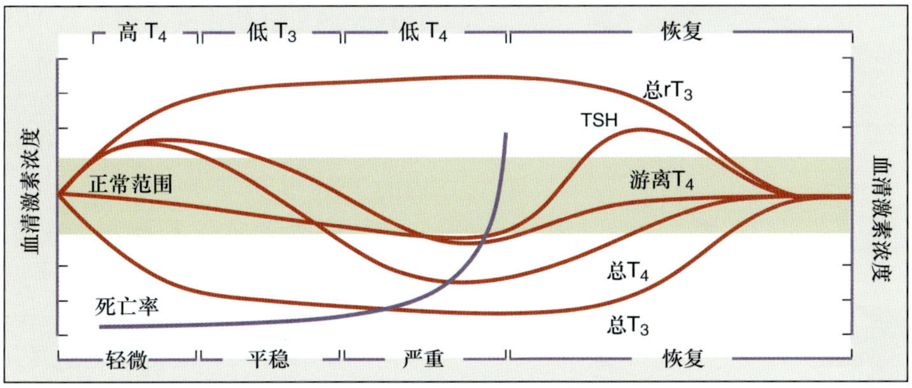

图 3.5 急性非甲状腺疾病综合征中患病及恢复期间血清甲状腺激素浓度交替变化过程。激素浓度的变化程度与疾病的严重程度及病程长短相关。促甲状腺激素（TSH）可能在疾病严重时被抑制，并可能在一段时间内适度高于参考值，继而在疾病恢复期回归正常水平。死亡率则与总 T4 浓度降低的程度呈负相关（From Farwell AF. Sick euthyroid syndrome in the intensive care unit. In：Irwin RS，Rippe JM，eds. Intensive Care Medicine. 5th ed. Philadelphia：Lippincott Williams & Wilkins；2003.）

往具有挑战性。非甲状腺疾病不被认为是原发性甲状腺疾病，其病理生理机制尚不完全清楚，尽管已知细胞因子的升高和缺氧起着重要作用。通常建议在急性疾病期间避免测量血清甲状腺功能的测试，除非甲状腺功能异常被认为是该疾病发生的一个重要因素。

患有严重非甲状腺疾病时会伴随出现甲状腺生理的明显改变[17-18]。由于各种甲状腺激素结合蛋白均减少，故而血清总 T4 和总 T3 的水平下降，然而游离的 T3 和 T4 水平通常正常或轻微下降（图 3.5）[19]。总 T3 水平则因 5′端脱碘酶的功能下降后进一步降低，并导致 T4 转化为 T3 的量减少。相对较多的 T4 在 Dio3 的作用下被代谢为无活性的反 T3（reverse T3，rT3），通过检测 rT3 的浓度并不能可靠地将非甲状腺疾病与甲减区分开来[20]。血清 rT3 升高程度[21]，T3/rT3 比值下降，FT3 和 FT4 浓度下降与重症监护室患者的高死亡率相关[22]。然而，通过 T4 或 T3 治疗并不能持续改善预后，是否有其他 T4 的代谢物，如 3,3′ - 二碘甲状腺原氨酸（3,3′ -T2）；3,5- 二碘甲状腺原氨酸（3,5-T2）；3- 碘甲状腺原氨酸（3-iodothyronamine，3-T1AM）在非甲状腺疾病中的功能角色尚不清楚[23]。

对于重症患者，不能仅凭血清 TSH 的异常而诊断为原发性甲状腺功能障碍。对非甲状腺疾病患者而言，其血清 TSH 水平可能升高、降低，也可能正常[18, 24]，血清 TSH 降低常常继发于服用药物（如糖皮质激素、多巴胺）治疗非甲状腺疾病或严重非甲状腺疾病中出现的下丘脑的中枢抑制[25-26]。在恢复阶段，随着 TSH 的抑制减轻，TSH 可能会短暂上升到高于参考范围的上限之上，然后恢复正常[18]。在可能的情况下，建议对怀疑有甲状腺疾病的患者在急性疾病康复后进行甲状腺评估。

诊断性甲状腺检查

血清 TSH

TSH 是垂体受到促甲状腺激素释放激素（thyrotropin-releasing hormone，TRH）刺激后产生的，后者是一种由下丘脑室旁核的神经元产生修饰过的三氨基酸肽。来自下丘脑的 TRH 信号是通过垂体柄漏斗部的门静脉系统实现的。TRH 和 TSH 的基因表达都会在甲状腺激素过多时受到负反馈抑制（图 3.6）。下丘脑和垂体都有高水平的 Dio2，所以 T4 水平是主要的反馈。T4 在局部转化为 T3，T3 抑制 TRH 和 TSH 的基因表达。

垂体脉冲式地分泌 TSH——夜间水平较高，白天水平较低，与皮质醇周期相反[27]。虽然夜间脉冲频率增加，导致 TSH 浓度的日变化，但水平仍在参考范围内[28]。一般来说，白天血清 TSH 浓度的实验室检查不会受到 TSH 分泌的昼夜变化的显著影响，但如果在这些时间之外绘制，甲状腺功能正常个体可能会出现超出参考范围的结果。

TSH 刺激甲状腺合成与释放甲状腺激素。垂体前叶产生的 TSH 受到血清甲状腺激素浓度的反向对数线性调节；当循环中甲状腺激素水平小幅下降时，血清中 TSH 的大量增加会刺激甲状腺合成甲状腺激素。血清 TSH 和无血清甲状腺激素之间的这种负反馈回路能够将循环甲状腺水平维持在一个狭窄的范围内。

对门诊患者而言，无论其是否服用甲状腺激素替代药物，血清 TSH 检测都是首选的甲状腺功能筛查[29-30]。在门诊的健康患者中，这种检查对甲状腺功能减退（甲减）或甲状腺功能亢进（甲亢）的诊断敏感性约

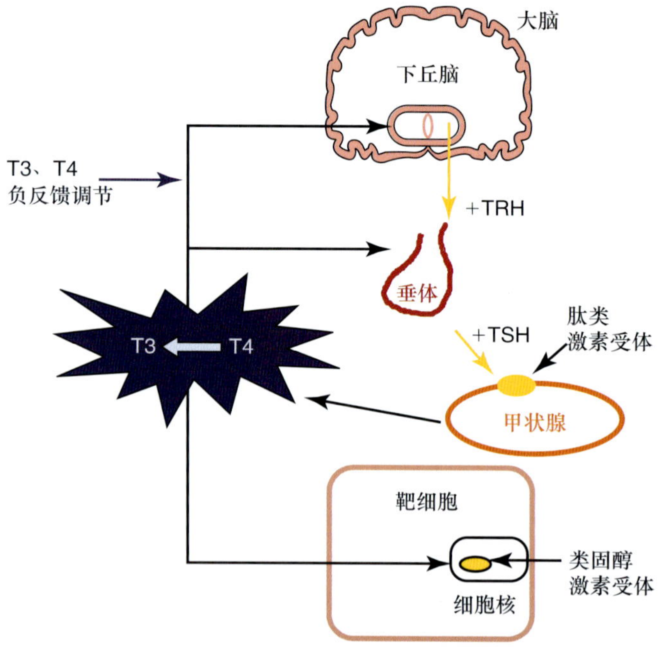

图 3.6 垂体前叶促甲状腺细胞控制促甲状腺激素（TSH）分泌示意图。高浓度的 T3 抑制 TSH 的释放，而低浓度的 T3 促进 TSH 的释放。促甲状腺激素释放激素（TRH）也能刺激 TSH 的释放，其缺失会导致促甲状腺激素细胞释放 TSH 失败，进而导致甲状腺功能减退症。TRH 由下丘脑室旁核细胞分泌，并经由下丘脑垂体门静脉系统到达腺垂体。促甲状腺激素通过血液循环到达甲状腺，刺激甲状腺合成甲状腺激素 T4 和 T3。通过负反馈调节，循环中的甲状腺激素抑制 TRH 和 TSH 的合成与分泌，使系统恢复平衡并对循环中的甲状腺激素水平严格控制

为 98%，特异性约为 92%[31]。另一个原因是个体中 TSH 水平变化均在 ±0.5 mIU/L 这一狭小的区间[32]，所以如果个体内的 TSH 水平长期处于比较大的变化，即使其 TSH 水平还处于参考范围中，也提示甲状腺功能异常。但在某些情况下，如确诊或怀疑垂体或下丘脑功能障碍、甲亢、危重病、饥饿、使用某些药物（多巴胺或大剂量糖皮质激素治疗）、自身抗体干扰以及甲状腺激素抵抗综合征等，TSH 水平会因为此时甲状腺的状态而不准确，所以不应只依靠 TSH 水平来判断甲状腺功能[33]。此外，有干扰性的异质性抗体，即化学发光免疫法中抗动物源性抗体的二抗，在少数情况下可能造成 TSH 检测水平偏高或偏低[34]。当 TSH 水平与临床表现不相关时，或者当外周血血清激素水平没有随着血清 TSH 浓度的升高或抑制而发生预期的变化时，就应该怀疑这些情况。

自 20 世纪 60 年代首次被描述后，血清 TSH 的测定已经有了很大的发展。当时功能敏感性是 1 ～ 2 mIU/L[35]。常用的第二代 TSH 检测的功能下限为 0.10 ～ 0.20 mIU/L[36]，能够区分正常甲状腺功能和甲亢状态，但不能提示甲亢的程度。相比之下，第三代 TSH 检测可以检测的范围低至 0.01 ～ 0.02 mIU/L，当在甲状腺功能检测具有挑战性时，比如 TSH 极度抑制情况下，这是有帮助的。在罕见的情况下，第四代免疫化学发光测定法能够检测 0.001 ～ 0.01 mIU/L 范围内的 TSH 水平[37]。

门诊患者血清 TSH 水平在参考范围内通常被认为是甲状腺功能正常的证据，不需要额外检测[29]（图 3.7 和图 3.8）。不同的商业实验室之间血清 TSH 的参考范围略有不同。值得注意的是，正常范围（基于健康人群血清 TSH 浓度的流行病学分布）可能是可变的，因为血清甲状腺自身抗体阳性和碘状态都会影响 TSH 的浓度。如果 TSH 筛检结果异常，应评估循环甲状腺激素水平（图 3.7 和图 3.8）。特定的检测模式有助于进一步了解是否应怀疑临床甲状腺功能异常。

甲状腺激素

血清 TSH 应作为筛查甲状腺功能异常的首选。如前所述，当认为单纯 TSH 不足以诊断时，应评估血清甲状腺激素水平[29]。

总 T4 与总 T3

血清总 T4（TT4）和总 T3（TT3）浓度是衡量这两种激素的结合和游离水平的标准。由于许多临床条件和药物会改变甲状腺激素结合蛋白的浓度和（或）与甲状腺激素与结合蛋白的结合过程相竞争，所以 TT4 或 TT3 水平应根据临床情况进行解释。即使生物活性游离水平和甲状腺状态保持不变，检测到的 TT4 和 TT3 水平可能会受到影响。

T3 是具有生物活性的甲状腺激素，主要用于诊断和治疗甲状腺功能亢进[38]，有时可帮助鉴别 Graves 病（TT3/TT4 比值＞20）与亚急性甲状腺炎（TT3/TT4 比值＜12）[39-40]。如果怀疑甲状腺功能减退，血清 TT3 的检测通常没有帮助，因为 Dio2 的活性会增加，将 T4 转化为具有生物活性的 T3，以保证 T3 水平正常，直到总体甲状腺激素水平变得非常低。rT3 在非甲状腺疾病中可能升高，但是没有生物学活性。因此，在评估甲状腺状态时，测量它和其他形式的非活性碘甲状腺原氨酸的效用有限。最后，人抗小鼠抗体（human anti-mouse antibodies，HAMA）同样也会干扰甲状腺激素的检测。HAMA 阳性可能会人为造成 TT4、TT3、FT4 和 FT3 的水平升高或降低[41]。接受单克隆抗体治疗的患者似乎更容易出现 HAMA 的干扰[42]。

血清游离 T4

生物活性游离 T4 浓度可以用多种间接（模拟、

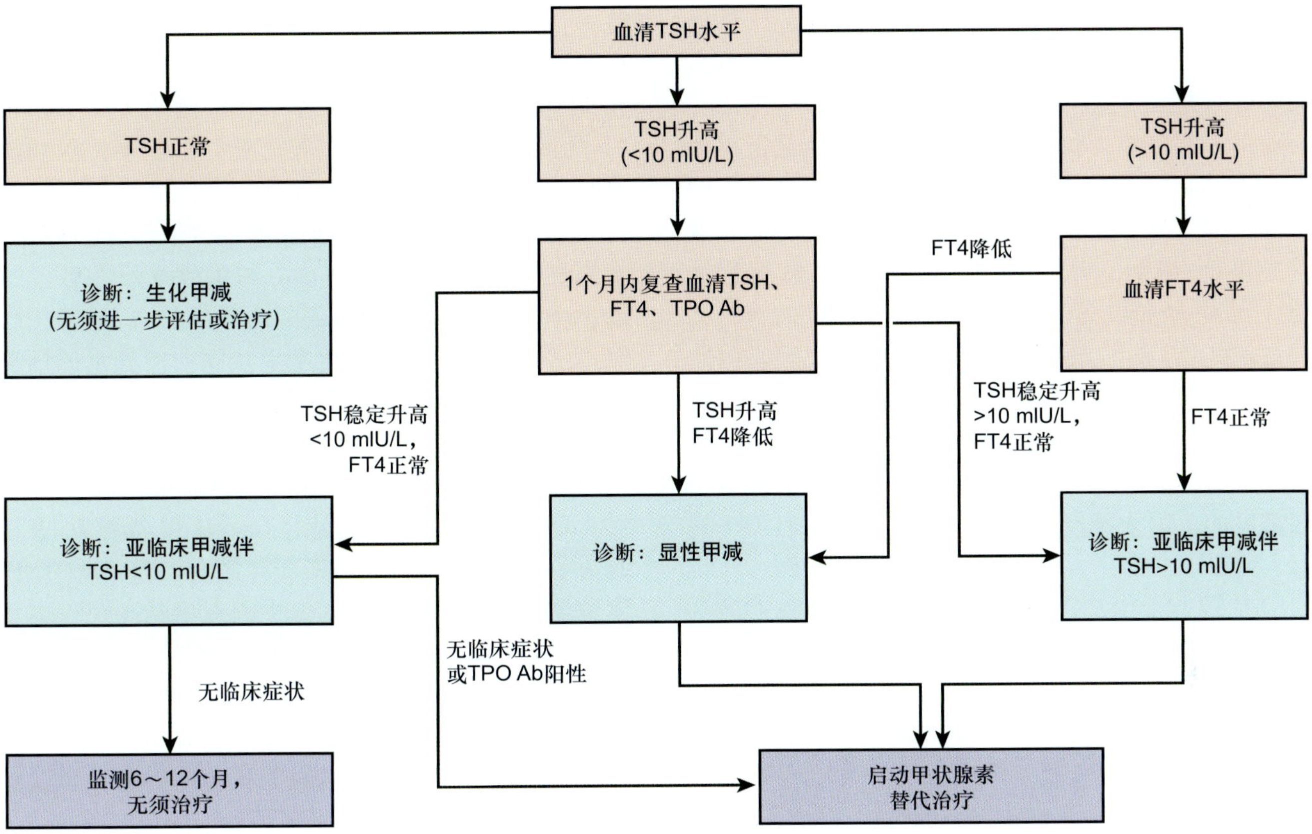

图 3.7 具有相应的体征和症状的甲减个体化评估和管理

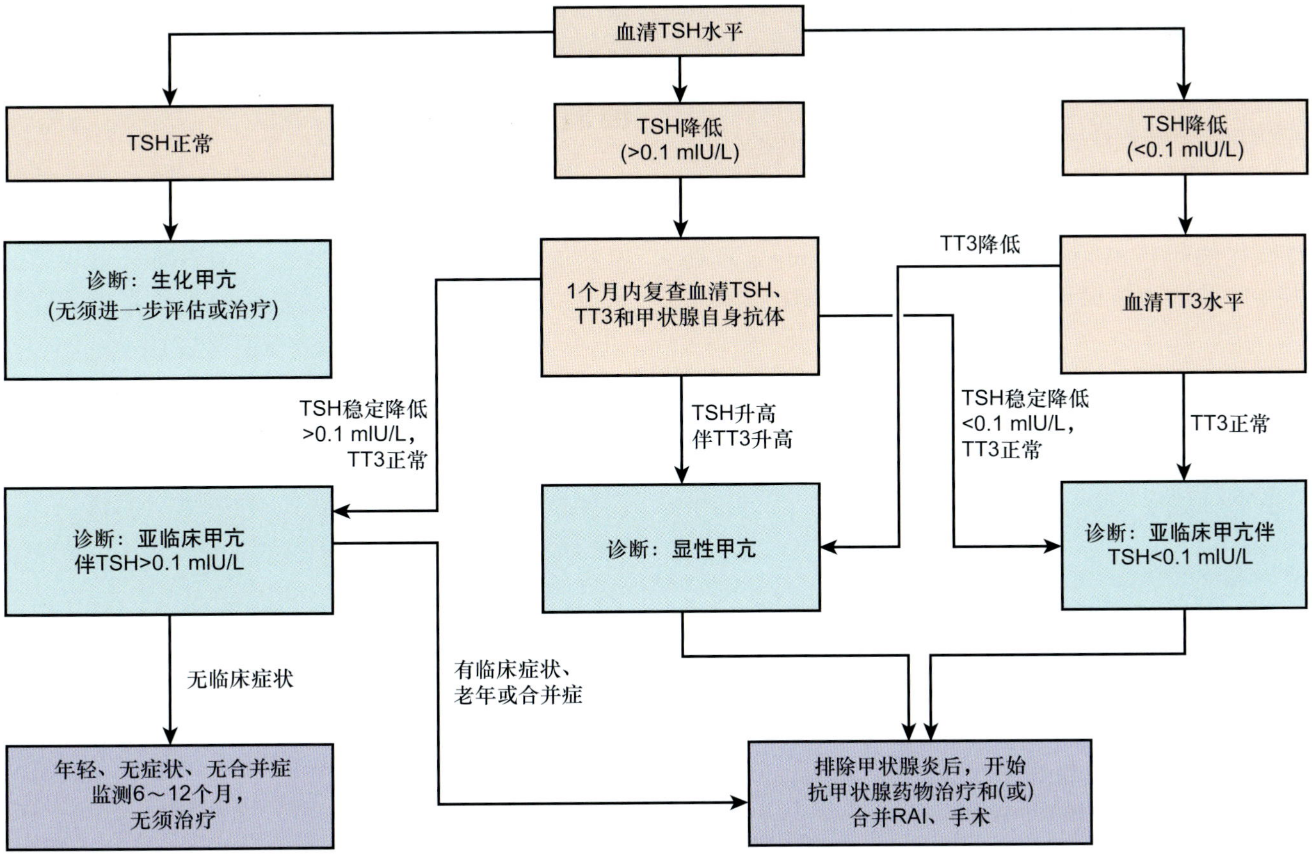

图 3.8 具有相应的体征和症状的甲亢个体化评估和管理

免疫测定和两步标记激素测定）或直接方法（平衡透析、超滤）进行估计，以上是测定循环甲状腺激素水平最常用的方法[43]。

通常，大多数实验室通过模拟免疫分析或根据甲状腺激素结合能力校正的计算的FT4I来估计游离T4的浓度。前者易于获得，而且结果迅速。它不能直接测量游离T4浓度，但基于一步法、两步法或标记抗体法，可对大多数患者FT4水平进行可靠估计[37]。这种游离T4检测对白蛋白水平异常尤其敏感，因此不应用于家族性异常白蛋白高甲状腺素血症[44]、妊娠[45]或严重非甲状腺疾病综合征[46]。例如，对甲状腺功能正常的妊娠女性而言，FT4水平低于参考范围是很常见的，因为妊娠期的高雌激素状态使血清中的TBG浓度明显增加，从而导致FT4测量不准确。

FT4I是一个由总T4和基于游离甲状腺激素结合位点数的校正因子而计算出来的值（表3.1）。这个校正因子称为THBR，也称为T3胶体摄取率（T3RU）或T3摄取（T3U）[39]。T3RU则与游离甲状腺结合位点负相关，仅在少数实验室中使用。

平衡透析法是测定FT4的金标准，可测定0.03%的具有生物活性且未与蛋白质结合的T4。本方法仅供参考实验室使用，当其他检测方法不能提供明确结果时，可用于直接测定FT4水平。

血清甲状腺自身抗体

甲亢和甲减常常是自身免疫性疾病造成的。在这些疾病中，可以发现一些针对甲状腺蛋白的免疫球蛋白G（immunoglobulin G，IgG）抗体，如抗甲状腺球蛋白抗体（thyroglobulin antibody，Tg Ab）、抗甲状腺过氧化酶抗体（thyroid peroxidase antibody，TPO Ab），（曾被称为**抗微粒体抗体**）以及抗TSH受体抗体（TSHR Ab）[47]。

超过90%的自身免疫性甲状腺疾病（Graves病和桥本甲状腺炎）患者在第二代检测中TPO Ab和Tg Ab的滴度会升高[48-49]。当发现生化型甲状腺功能减退时，测量TPO Ab可能会有帮助，其结果可以提供有关甲状腺功能异常病因的额外信息。与TPO Ab滴度阴性的患者相比，TPO Ab和Tg Ab阳性患者的血清TSH中位浓度在参考范围内升高[47]，是甲状腺功能正常的个体中发生生化型甲状腺功能异常的预测因子[2, 50]。在亚临床甲状腺功能减退的个体中，提示慢性甲状腺炎的血清TPO Ab阳性和超声特征均与进展为明显甲状腺功能减退的可能性增加相关[51-52]。

TSHR抗体是一组引起Graves甲状腺功能亢进的免疫球蛋白，通过TSH受体结合、TRAb（TSH受体抗体）或功能性生物测定中的促甲状腺免疫球蛋白（thyroid stimulating immunoglobulin，TSI）进行测量。TSH受体抗体越来越多地被推荐用于监测疾病活动，以评估Graves患者对治疗的反应。不太常见的情况是，TSH受体结合抗体可以阻断TSH受体并导致甲状腺功能减退。甲状腺功能正常时不需要检测甲状腺抗体，除非有妊娠期甲亢或反复流产等病史[15]。在这些情况下，刺激性和抑制性TSHR Ab都可以穿过胎盘影响胎儿甲状腺功能并可能诱发胎儿甲状腺肿。尽管妊娠期间血清甲状腺抗体阳性与产后亚急性甲状腺炎发生风险较高相关，但目前不建议对孕妇进行抗体筛查[15]。

血清甲状腺球蛋白

甲状腺球蛋白（thyroglobulin，Tg）是一种大糖蛋白，以胶体形式储存于各个甲状腺滤泡中，胶体是甲状腺激素的主要储存形式。Tg不断从甲状腺分泌至血液循环中，血清Tg浓度反映了正常甲状腺和恶

表3.1 甲状腺疾病患者的血清甲状腺功能检测及抗体模式

临床症状	游离甲状腺素	游离T3	TSH	甲状腺自身抗体
亚临床甲状腺功能减退	正常	正常	轻度升高，通常升高范围为5～10 mIU/L	TPO阳性或阴性
桥本病引起的甲状腺功能减退	低	正常或低	升高，通常为＞10 mIU/L	通常TPO阳性
中枢性甲状腺功能减退	低	正常或低	“不适当的”正常或低	阴性
亚临床甲状腺功能亢进	正常	正常	低	TRAb或TSI可能为阳性
Graves病引起的甲状腺功能亢进	高	高	低	TRAb或TSI阳性
分泌TSH的垂体腺瘤	高	高	“不适当的”正常的或升高的	阴性
甲状腺激素受体突变引起的甲状腺激素抵抗	高	高	“不适当的”正常的或升高的	阴性

* TSH、促甲状腺激素、TPO-抗甲状腺过氧化物酶抗体、TRAb-TSH受体抗体、TSI-促甲状腺免疫球蛋白。

性甲状腺组织的总量。较高的血清 Tg 浓度由 TSH 刺激和（或）甲状腺组织的损伤引起的。然而，对于甲状腺完整的个体，在现代甲状腺功能检测与影像学检查十分完备的时代，其评估甲状腺功能异常或者甲状腺肿的临床价值有限。然而，血清 Tg 水平受到抑制可用于鉴别人为的甲状腺毒症（源于摄取外源性甲状腺激素）与任何原因引起的内源性甲状腺激素过度释放[53]。在这种情况下，当甲状腺毒症是由于摄入外源性甲状腺激素所致时，正常的甲状腺激素生成则会受抑制，血清甲状腺球蛋白水平会变得非常低。相反，如果甲状腺分泌过多的甲状腺激素，血清中甲状腺球蛋白的水平则是升高的。

在目前的临床实践中，血清 Tg 浓度主要作为分化型甲状腺癌患者的肿瘤标记物，用于监测在甲状腺全切术和放射性碘消融后（^{131}I）的持续性和（或）复发性疾病[54]。大多数 Tg 检测的第一代的功能敏感度仅在 0.5 ～ 1 ng/ml，但第二代 Tg 检测正在迅速成为标准，其敏感度改善至 0.05 ～ 0.1 ng/ml[55]。Tg 检测可以更敏感地检测 TSH 刺激后的持续性或复发性肿瘤，无论是通过对无甲状腺患者停止甲状腺素治疗或通过给予重组人 TSH（rhTSH）(引起基础血清 Tg 浓度升高大约 10 倍）[56]。

甲状腺癌的持续性和（或）复发性疾病的检测取决于 Tg 免疫测定法的性能，该测定法的敏感性欠佳，且具有高组间变异型。几乎所有的免疫测定方法都会报告在甲状腺功能正常的 Tg Ab 阳性对照中检测不到 Tg 水平[57]，大约 25% 的分化型甲状腺癌患者血清 Tg Ab 滴度为阳性[58]。因此，在行甲状腺全切除术的个体中检测到可疑淋巴结或颈部肿块时，在血清 Tg Ab 水平为阳性的情况下，无法测量的基础 Tg 或 rhTSH 刺激下 Tg 并不能排除甲状腺肿瘤复发的情况[55]。在这种相对不常见的情况下，有必要让他们去专业内分泌实验室利用抗 Tg Ab 的放射免疫测定（radioimmunoassay，RIA）或液相色谱串联质谱法来测定 Tg 水平[59]。

当血清 Tg Ab 滴度为阳性时，甲状腺球蛋白抗体也作为肿瘤持续 / 复发的替代标记物[58]。在一项研究中，在所有研究的患者中，甲状腺全切除术后第一年内 Tg Ab 水平下降＞ 50% 与没有肿瘤复发 / 持续存在相关；37% 的患者存在肿瘤复发 / 持续存在伴有同期 Tg Ab 水平升高[60]。甲状腺球蛋白抗体水平上升的甲状腺癌患者存在疾病持续 / 复发的高风险，因此需及时检测抗体水平。此外，用于检测 Tg 和 Tg Ab 的方法不同，其敏感性和绝对值会有很大差别。因此，在长期监测肿瘤的复发时，应当使用同一种检测方法[58]。

最后，干扰性异嗜性抗体（免疫测定中使用的动物源性抗体的抗体）的存在，有时会造成血清 Tg 的异常升高或降低[61]。其中，最常见的干扰抗体是 HAMA。临床工作中，如果血清 Tg 的升高水平与临床情况不符或者在 TSH 刺激时没有反应性增高时，应怀疑到这种情况。如果产生怀疑，临床医生应该使用商用异嗜性封闭管（heterophile-blocking tube，HBT）或放射免疫测定进行复测[61]。

甲状腺显像

放射性核素的甲状腺成像研究提供了结构和功能信息，对于明确生化型甲状腺功能亢进的病因非常有用。相反，甲状腺核素显像并不推荐用于甲减的评估。对于核成像，最优选使用放射性碘同位素进行扫描，因为可以直接反映甲状腺滤泡细胞对碘的摄取作用（捕获）以及碘与甲状腺球蛋白的共价结合作用（有机化）。

^{123}I 是诊断良性甲状腺的首选显像，因为此同位素仅发射可穿透组织的 γ 射线，不会对细胞产生严重损伤。^{131}I 除发射 γ 射线外，还可发射 β 成分造成组织损伤。因此更常用于甲亢和甲状腺癌的治疗，以破坏摄碘的甲状腺组织。对于诊断成像，口服 ^{123}I 并测量碘摄取和 4 h 和（或）24 h 后获得 γ 闪烁显像图像。甲状腺摄碘的测量取决于 Na^+/I^- 协同转运体的活性和循环中非放射性碘的含量。当非放射性碘过量时，由于放射性碘和非放射性碘在甲状腺滤泡细胞的摄取中存在竞争机制，测得的放射性碘摄取会减少。过量非放射性碘的来源包括含海带、海藻、海鲜、富含碘的药物和制剂（如胺碘酮、碘化钾饱和液、浓碘溶液、聚维酮碘、碘酊、碘仿）和计算机断层扫描（computed tomography，CT）扫描及胆囊研究中常用的造影剂。

另一种放射性核素是 ^{99m} 锝（^{99m}Tc）- 高锝酸盐，可经静脉注射。获得图像的速度比 ^{123}I 快得多，通常在施用放射性核素示踪剂后 30 ～ 60 min。虽然 ^{99m}Tc 可被甲状腺滤泡细胞摄取，但不能和甲状腺球蛋白结合，因此并不能完全模拟甲状腺对碘的吸收过程。这种差别导致 ^{123}I 显像的假阴性率比 ^{99m}Tc 显像低 5% ～ 8%[62-63]。但因 ^{99m}Tc 显像具有简单、快速、易获得、便宜等优点，目前某些机构已用此逐渐取代 ^{123}I 显像。放射性碘和 ^{99m}Tc 甲状腺扫描的直接比较研究表明，在无结节或者有冷结节的患者中，两者的结果一致。参与研究的 273 例患者中，仅 2 例在高锝酸盐摄取增加，而没有摄取放射性碘[63]。但是，如果 ^{99m}Tc 扫描结果和临床表现不一致，则应进行 ^{123}I 显像。

尽管核素扫描可用于生化型甲亢的鉴别诊断，但其他放射学方法（如超声、CT、MRI）更倾向于结构成像而不能提供甲状腺的功能信息。根据美国甲状腺协会[54]和临床内分泌医师协会[64]的建议，甲状腺超声的主要作用是对甲状腺结节进行初步评估。尽管甲状腺超声在甲状腺功能异常的初始评估中不起作用，但它可能显示出一些疾病的变化，但不足以诊断慢性淋巴细胞性甲状腺炎、亚急性肉芽肿性甲状腺炎和产后甲状腺炎[65-67]。当亚临床甲状腺功能减退的患者出现超声改变时，提示患者有很大的风险转变为明显的临床甲减，需要甲状腺激素替代治疗[52]。

甲状腺功能减退的评估

甲状腺功能减退的症状和体征

甲减的症状和体征如框 3.1 所示。这些症状是非特异性的，并不是所有患者都会出现所有的症状和体征。症状可能是隐匿的，在老年和中年女性中，这些非特异性症状可能被误以为正常衰老或抑郁的表现。甲减症状的严重程度取决于甲状腺功能损害的程度和时间，但最常见的症状是体重增加、乏力、便秘和月经不调 / 不孕。

甲状腺功能减退的病因

血清甲状腺激素浓度下降最常见的病因与原发性甲减有关，定义为甲状腺激素分泌不足（框 3.2）。除术后和消融后甲减外，世界范围内成人甲减最常见的原因是桥本甲状腺炎。而继发性和第三类疾病相关的甲减的原因（分别由垂体和下丘脑损伤引起）则少见得多。

重要的是，桥本甲状腺炎引起的甲减应与短暂的甲减区别开来，如过量碘暴露和亚急性甲状腺炎的甲状腺功能减退期。桥本甲状腺炎引起的甲减是终生甲状腺激素替代治疗的一种指征，但暂时性的甲减不一定需要这种治疗。亚急性甲状腺炎最常见的形式是产后甲状腺炎、疼痛性亚急性甲状腺炎和无痛亚急性或无症状甲状腺炎。所有类型的亚急性甲状腺炎的特点是三阶段模式：短暂性甲状腺毒症（1 ～ 3 个月），随后短暂性甲减（持续 6 个月），最终恢复甲状腺功能正常，但不是所有患者都会经历所有阶段[68]。产后甲状腺炎发生在流产、治疗性流产或分娩后的几个月内。亚急性疼痛性甲状腺炎表现为甲状腺肿大伴疼痛，可出现不同程度的流感样症状、高热、肌痛和高血清红细胞沉降率。无痛性或静息性淋巴细胞亚急性甲状腺炎表现为甲状腺肿大。这三种类型的亚急性甲状腺炎都可以通过摄取少量的放射性碘进行诊断（见甲状腺成像部分）。在大多数情况下，亚急性甲状腺炎的甲减期不需要甲状腺激素替代治疗，除非患者出现严重的临床症状。

甲状腺功能减退的甲状腺功能检测

如果患者出现框 3.1 中所列的症状或体征，或者有框 3.3 中所列的危险因素，首选的检测指标为血清 TSH。TSH 测定是诊断甲减十分敏感和特异的方法。TSH 几乎在原发性甲状腺功能减退症中升高，且升高时间早于 T4、T3 的水平降低之前。但该检测不是继发性甲减的首选检查，也不能对患有或可疑有下丘

框 3.1 甲状腺功能减退的症状和体征

一般情况	肌肉痉挛
体重增加	Carpel tunnel 综合征
疲劳	肌酸磷酸激酶升高
寒冷耐受不良和低体温	**神经系统**
低钠血症	抑郁
皮肤	注意力下降
皮肤干燥粗糙	痴呆
胫前黏液性水肿（非可凹形水肿）	**心血管系统**
毛发干燥	心动过缓
脱发	舒张性高血压
头和颈	高胆固醇血症
声音嘶哑	心包积液
舌头肿大	充血性心力衰竭
眶周水肿	**生殖系统**
甲状腺肿	月经不调 / 闭经
胃肠道	月经过多
便秘	溢乳伴催乳素水平升高
肌肉骨骼	不孕
肌痛	流产风险提高

框 3.2 甲状腺功能减退症的病因

桥本甲状腺炎（慢性淋巴细胞性甲状腺炎）
痛性亚急性甲状腺炎的甲减期（假性-肉芽肿性 -De Quervain 甲状腺炎）
无痛性淋巴细胞性甲状腺炎的甲减期
产后甲状腺炎的甲减期
放射性碘消融术
甲状腺切除术
头面部放射
药物：锂、胺碘酮、白介素、干扰素、丙硫氧嘧啶 / 甲巯咪唑、甲状腺炎患者所致的碘过量
碘缺乏（美国不常见）
生物合成缺陷（少见，通常发生于儿童）
先天性甲减（少见，通常发生于儿童）
垂体功能障碍［肿瘤、手术和（或）发射导致的垂体损伤］
肿瘤或放射导致的下丘脑损伤

框 3.3 甲状腺功能减退的危险因素

老年
有自身免疫病家族史，包括甲状腺炎
不孕、流产
有甲状腺病史
甲状腺肿
其他自身免疫病（1 型糖尿病，风湿性关节炎，白癜风，原发性慢性肾上腺皮质功能减退，恶性贫血）
头颈部放射接触史
药物：锂，胺碘酮，含有海藻的药物，含碘祛痰剂

脑、垂体、严重非甲状腺疾病综合征的患者进行甲状腺功能评估。当甲状腺激素水平不稳定时，血清 TSH 也很难使用。若甲状腺切除术后患者未开始激素替代，95% 以上的患者血清 TSH 水平在术后 22 天内将会上升至＞ 30 mIU/L[69]。

图 3.7 给出了一种评估甲减的方法，这些体征或症状提示该疾病[7]。当 TSH 在正常的参考范围内，则患者为生化甲状腺功能正常，无须进一步评估。当患者 TSH ＞ 10 mlU/L，应开始甲状腺素替代治疗。但在急性或亚急性甲状腺炎的恢复期，TSH 可能降至正常前有短暂性升高的现象，此时不需要特殊治疗。如果 TSH 高于参考范围，但仍＜ 10 mIU/L，建议在 1 个月内重复 TSH 检测，并估计 FT4 和血清 TPO Ab 的水平。如果再次评估时 TSH 升高，FT4（或 FT4I）下降时，建议开始甲状腺素替代疗法以治疗甲减。甲减的评估中不需要测量总 T3 水平或 FT3 水平，因为在轻、中度甲减患者中，体内的 5′ 端脱碘酶活性升高，进而增加 T4 向 T3 的转换，使 T3 水平维持在正常范围内。

亚临床甲状腺功能减退症

亚临床甲状腺功能减退症的定义是血清 TSH 升高而游离 T4（FT4 或 FT4I）正常。在美国，80 岁以上的人口中，大约 15% 的人血清 TSH 水平＞ 4.5 mIU/L，特别是在血清甲状腺抗体阳性的人群中[70]。亚临床甲减的最佳治疗方法一直存在争议。由于大约 1/3 的成年人在 3 ～ 4 年内 TSH 将恢复正常[52]，识别那些将患有持续性疾病和（或）那些可能受益于甲状腺激素替代疗法的人是很重要的。

一些小型的、对照良好的研究表明，接受甲状腺激素治疗的亚临床甲减患者的健康状况得到改善、胆固醇水平降低[72]。降低心血管风险的益处主要见于中年患者，老年患者改善减少。一般来说，亚临床甲减患者的治疗决策取决于甲减的症状和体征，或取决于临床甲减的风险增加，如以下风险因素：甲状腺炎的超声证据，血清抗甲状腺抗体滴度的升高，心血管疾病、怀孕或不孕。

如果患者无症状，最保守的方法是临床随访患者，6 ～ 12 个月或更早根据体征或症状指示重复 TSH 检测（图 3.7）。获得额外的数据以确定发展为临床甲减的风险也是合理的，包括询问自身免疫性甲状腺疾病的家族史，进行甲状腺超声评估甲状腺炎，以及获得血清 TPO Ab 滴度。在一项研究中，对轻度亚临床甲减和血清甲状腺自身免疫的女性随访 4 年，每年有 5% 的风险发展为生化型甲减[73]。

甲状腺自身抗体与甲状腺功能减退

原发性甲减的鉴别诊断中，甲状腺自身抗体检测占有重要地位，且常常和病史密切相关。TPO Ab 或 Tg Ab 在自身免疫性甲状腺炎（桥本甲状腺炎）患者中常表现为阳性，但不须作为常规检测，但可以确认诊断，那些抗体高滴度的人可能会更快发展为临床甲减。无症状亚急性甲状腺炎患者，如产后甲状腺炎，在甲状腺抗原释放后可检测到血清 TPO Ab 和 Tg Ab 的升高。

甲状腺功能减退的甲状腺显像

桥本甲状腺炎的超声表现为特征性不规则纹理，通常伴有腺体弥漫性增大。经多普勒评估，亚急性甲状腺炎患者血流量减少，但很难区分血流量减少与正常血流量[74]。甲状腺的核素成像对甲减的诊断几乎没有帮助。因此甲状腺超声和（或）核素显像可用于评估可疑的结构异常，例如甲减患者的甲状腺结节。尽管存在争议，仍有流行病学统计显示：甲状腺炎 TSH 水平升高与甲状腺恶性肿瘤的风险增加有关，因此建议临床医生使用超声检查对甲状腺炎、桥本甲状腺炎和 Graves 病的患者进行检查，以评估可疑结节并进行穿刺活检[75-76]。

甲状腺功能减退的治疗

甲状腺功能减退症通常通过口服 T4（左甲状腺素）进行甲状腺激素替代治疗。对于很少或没有内源性甲状腺激素产生的个体，通常的剂量要求是 1.6 μg/（kg · d）[77]。由于 80% 的循环 T3 来自 T4，因此在大多数患者中，T4 单药治疗足以替代甲状腺激素。然而，一些患者在进行生化充足左甲状腺素替代治疗时仍有持续的甲减症状，这时更偏向于使用 T4/T3 联合产品，如干甲状腺提取物[78]。美国甲状腺协会指南指出：缺乏高质量的长期对照结果数据，以支持常规使用干甲状腺提取物、合成 T4/T3 联合疗法或 T3 单药治疗优于左甲状腺素疗法[79]。

原发性甲减患者，由于左甲状腺素半衰期较长，

一般为7～10天，因此应根据开始用药后4～6周测定的血清TSH值来调整左甲状腺素的剂量。治疗的目标是使原发性甲减患者的血清TSH水平在正常范围内，而大多数分化型甲状腺癌患者的治疗目标是TSH抑制或TSH水平在正常范围的下限[54]。

甲状腺功能亢进的评估

甲状腺功能亢进的症状和体征

甲状腺功能亢进（甲亢）的常见症状和体征包括体重减轻、不耐热、震颤、心悸、焦虑、月经异常和心房颤动（框3.4）。老年甲亢患者心脏症状较多，但系统性甲亢表现较少。

甲状腺功能亢进的病因

游离生物活性甲状腺激素水平升高（甲亢）几乎总是与血清TSH浓度降低有关。在碘充足的地区，甲亢最常见的原因是Graves病[4]，这是一种由血清促甲状腺抗体升高引起的自身免疫性疾病。甲亢的其他常见原因包括毒性多结节性甲状腺肿（multinodular goiter，MNG）、毒性腺瘤和亚急性甲状腺炎的甲状腺毒性期（框3.5）。因为甲亢的诊断和治疗要比甲减复杂得多，所以将甲亢患者转诊给内分泌科医生是有益的。

如果确诊生化型甲亢，应在开始治疗前确定甲亢的病因。临床资料足以鉴别Graves病和甲亢的其他病因，因为患者有弥漫性甲状腺肿、眼球突出和生化型甲亢则不需要进一步的实验室检查以诊断Graves病。然而，患者常常不伴有眼球突出，甲状腺肿大也不明显，尤其是在没有典型症状的老年患者。如果甲亢的病因不明，甲状腺放射性核素扫描和摄取将有助于做出诊断。此外，测定血清Tg有助于区分人为甲状腺毒症和其他病因的甲亢，因为摄入外源性甲状腺激素引起的甲状腺毒症会抑制正常甲状腺的功能，导致循环Tg水平极低[53]。

框3.4 甲状腺功能亢进的症状和体征

一般情况	**皮肤**
体重下降	多汗
不耐热	手掌红斑
焦虑/紧张	**神经系统**
失眠	颤动
肌无力	焦虑/紧张
心血管系统	运动功能亢进
心动过速	**胃肠道**
心悸	大便增多/腹泻
活动时呼吸困难	**生殖系统**
洪脉	月经周期不规律/闭经
房颤	经血浅淡
头颈部	不孕
眼病（Graves病特有：眼球突出、球结膜肿）	男乳女化
凝视	
甲状腺肿	

甲状腺功能亢进的甲状腺功能检测

对于甲亢应考虑生化评价有相关体征和症状的患者。对于那些甲亢风险增加者，也应该定期进行检测，包括有甲状腺功能异常家族史（甲减或甲亢），其他自身免疫性疾病，以及接受碘造影剂给药或胺碘酮治疗的甲状腺肿患者。不推荐对无症状患者和无甲亢危险因素的患者进行常规筛查。

血清TSH的测定是筛查甲亢最敏感的方法，因为它在原发性甲亢（定义为甲状腺自身分泌过量的甲状腺激素）中会被抑制。然而，由于某些疾病（例如：严重的非甲状腺疾病、急性饥饿、早期妊娠）和药物（例如：糖皮质激素、多巴胺）也可能导致血清TSH低，一旦发现异常抑制的TSH，就需要进行额外的检查。此外，由分泌TSH的垂体腺瘤引起的继发性甲亢是极其罕见的，但当患者出现提示甲亢的症状，而血清TSH却正常或升高时，应怀疑此病。

一种推荐的用于门诊评估甲亢诊断的方法见图3.8。如果血清TSH在正常范围内，患者为甲状腺功能正常，无须进一步检查。甲状腺功能检查应根据临床表现进行重复检测。如果TSH降低，除重复测定TSH外，还应测定外周血清甲状腺激素水平。由于这些参数之间的反向对数线性关系，血清T3和T4水平的小幅度升高会导致TSH的不成比例抑制。因此，第二代TSH检测法无法评估甲亢的程度，因为即使是非常轻微的甲亢也会将TSH抑制到非常低的水平。虽

框3.5 甲状腺功能亢进的病因

- Graves病
- 高功能多结节性甲状腺肿
- 甲状腺高功能腺瘤
- 痛性亚急性甲状腺炎（假性-肉芽肿性-De Quervain）的甲状腺功能亢进症期
- 无痛性淋巴细胞性甲状腺炎的甲状腺功能亢进症期
- 产后甲状腺炎的甲状腺功能亢进症期
- 过量摄入甲状腺激素
- 转移性甲状腺癌
- 卵巢甲状腺瘤
- 碘诱导（有慢性甲状腺炎病史）
- TSH诱导的垂体腺瘤
- 甲状腺激素抵抗综合征

然第三代检测法能更好地区分甲亢的程度，血清 FT4 和总 T3 浓度的常规实验室测定也可轻松准确地评估甲亢程度。评估甲亢时建议测量总 T3，因为 Graves 病导致的 T3/T4 的比例相对高于亚急性甲状腺炎[80]或其他病因的甲亢（Graves 病以 T3 为主）[81]。该算法还建议，如果血清 TSH 低于下限，且血清 FT4I 和总 T3 浓度较低，应考虑继发性（如下丘脑或垂体）疾病。

总 T4 和（或）总 T3 浓度不进行常规测量，虽然游离 T4 和 TSH 水平正常，但由于甲状腺激素结合蛋白的增加，它们也可能升高。这类高甲状腺素血症患者的临床和生化方面甲状腺功能正常。

亚临床甲状腺功能亢进症

血清 TSH 的降低与参考范围 T3 和 T4 浓度被称为亚临床甲亢。亚临床甲亢患者可能没有症状。通过评估系统回顾和进行体格检查，必须将其他可能抑制 TSH 的因素（包括使用补充剂和药物）区分开来。

亚临床甲亢的临床重要性在于轻微的甲状腺激素过量与骨骼和心脏的潜在不良影响相关。亚临床甲状腺激素过量与骨皮质丢失[82]、心房颤动[83]、和过高的心血管特异性死亡率[84]相关。一种有效的方法已经被用来治疗患有甲亢症状、骨质疏松、心脏病、房速和结节性甲状腺肿增大患者的亚临床甲亢患者，尤其是在年龄＞65 岁的老年人中。在一项对 102 名老年妇女的研究中，那些基线血清 TSH 在 0.2 ～ 0.4 mIU/L 的妇女在中位时间 41 个月以上很少发展为明显的甲亢（1%/ 年），部分患者 TSH 恢复正常，多数仍为亚临床甲亢[85]。

甲状腺自身抗体与甲状腺功能亢进

血清 TSH 受体抗体的测定有助于评估甲亢，但在诊断时并不需要，特别是甲状腺摄取和扫描与 Graves 病相一致时[47]。TSH 受体抗体（TSH receptor antibody，TRAb）和功能测定促甲状腺免疫球蛋白（thyroid stimulating immunoglobulin，TSI）水平与疾病的严重程度相关。超过 80% 以上的 Graves 病患者中 TPO Ab 呈阳性[86]，在桥本甲状腺炎中也呈阳性，因此在诊断上不具有特异性[87]。

甲状腺功能亢进的甲状腺显像

甲状腺毒症的病因通常是在详细的病史、家族史以及体格检查后确定的。如果病因不明，甲状腺超声检查确认甲状腺炎或放射性核素甲状腺摄取和扫描可用于明确 Graves 病。^{123}I 摄取扫描和带捕获的 ^{99m}Tc 甲状腺闪烁扫描是确定生化型甲亢病因的首选诊断研究（表 3.2）。然而，重要的是要记住，核摄取不仅取决于甲状腺的自主摄取，也取决于患者的非放射性碘的储存。这些非放射性碘的储存可以与放射性碘示踪剂竞争，从而减少放射性碘的摄取。因此，在饮食碘摄入量或碘暴露量非常高的患者中，即使甲亢，放射性碘摄取可能正常甚至低。尿碘浓度可用于确认碘过量状态。甲状腺核素的摄取和扫描在妊娠和哺乳期是禁忌证。

甲状腺功能亢进的治疗

建议甲亢患者与内分泌科医生协商共同治疗。原发性甲亢治疗方案包括抗甲状腺药物、放射性碘消融术和甲状腺手术[86]。甲巯咪唑和丙硫氧嘧啶都是口服药物，可以阻断甲状腺激素的合成，在美国被批准用于治疗甲亢。2009 年，美国食品和药品管理局（FDA）发布了与丙硫氧嘧啶相关的严重肝毒性的黑框警告，这导致其仅限于在妊娠前 3 个月的甲亢患者和（或）甲状腺危象患者使用[88]。β 受体阻滞剂最初也可用于改善甲亢患者的心血管和神经肌肉症状。在抗甲状腺药物治疗过程中，血清甲状腺激素水平往往由于药物的影响和甲状腺疾病的内在可变性而频繁

表 3.2 不同类型甲状腺功能亢进与放射性碘甲状腺扫描和摄取的关系

甲状腺状态	甲状腺功能亢进程度	TPO Ab	放射性碘摄取	甲状腺扫描
Graves 病	＋＋＋＋	＋＋＋	＋＋＋＋	甲状腺增大，高摄取率
高功能多结节性甲状腺肿	＋ / ＋＋	－	正常 / ＋	甲状腺增大，热（高摄取）或冷（低摄取）结节
亚急性甲状腺炎的甲状腺功能亢进期	＋＋＋＋	－ / ＋	4 ～ 24 小时内摄取＜ 1%	无摄取
甲状腺高功能腺癌	＋ / ＋＋ / ＋＋＋	－	正常 / ＋	“热”结节，但周围正常组织低或无摄取
转移性甲状腺癌	＋ / ＋＋	－	低	甲状腺无摄取，甲状腺癌浸润的滤泡组织摄取率升高

* 过量外源性甲状腺激素、卵巢异位甲状腺激素合成、转移性甲状腺癌或暴露于过量的非放射性碘时，可见甲状腺摄取减少或缺失。TPO 抗体，甲状腺过氧化物酶。

波动。在药物治疗期间，通过每1～2个月测量血清TSH、总T4和（或）估计游离T4和T3浓度来监测甲状腺状态，直到甲状腺正常以调整抗甲状腺药物的剂量。尽管血清TSH在T4和T3恢复正常后4～6周仍可能低于正常水平，但抗甲状腺药物治疗不足以为自主高功能甲状腺结节提供明确的治疗。

对于患有自主性高功能甲状腺结节的患者以及经抗甲状腺药物治疗18～24个月后仍未获得缓解的Graves病患者，应考虑放射性消融或甲状腺手术[86]。如果考虑手术治疗，Graves病患者建议行甲状腺全切除术，单发的毒性甲状腺结节患者行甲状腺叶切除术或切除甲状腺叶受影响部分即可。

妊娠期甲状腺功能检测

妊娠与甲状腺功能减退

孕妇血清TSH升高幅度在2%～3%[89-90]。因为甲减与月经不调和不孕有关，在怀孕期间诊断为严重明显的甲减是不常见的。诊断时，甲减几乎总是轻微的。早期诊断是非常重要的，因为产妇甲减与不良产科结局和胎儿发病率有关[91]。大多数指南不推荐对妊娠期甲减进行常规筛查[92]，但建议对有甲状腺功能异常或妊娠失败史、年龄较大（如＞30岁）和已知的甲状腺自身免疫等（框3.3）危险因素的患者进行血清TSH检测[15，93]。

对既往存在甲减的女性进行甲状腺激素替代治疗，由于多种因素在怀孕期间剂量要求增加到50%。特别是在妊娠的前半程，TBG水平由于雌二醇水平的升高而升高，从而导致母体对甲状腺激素的需求相应增加[94]。胎盘、绒毛膜和羊膜中大量表达的3型内环脱碘酶也增加了T4和T3的降解；在怀孕期间，T4的分布体积增加，还有一个额外小部分T4从母亲通过胎盘转移到胎儿为了满足增加的甲状腺激素需求[94]，一种实用的方法是增加每日口服左甲状腺素的剂量，在通常的孕前剂量上每周增加2片[95]。

在接受甲状腺激素替代治疗的女性中，建议每月检测一次血清TSH，直到妊娠中期。然后在妊娠30周左右至少检测一次[15]。美国甲状腺协会建议：在整个妊娠期间，甲状腺激素的剂量应该调整，以保持TSH在妊娠期特异性参考范围内，如果没有，则将TSH维持在＜2.5 mIU/L[15]。

甲状腺功能正常孕妇的血清甲状腺抗体阳性与流产风险增加独立相关[96]。由于TPO Ab滴度与甲减的风险较高相关，建议桥本甲状腺炎患者在妊娠确认时和妊娠期间每4周进行血清TSH检测[15]；TSH水平升高的患者应按照之前总结的目标进行治疗。然而，不建议在妊娠期间对没有危险因素的妇女常规筛查血清抗甲状腺抗体[15]。

妊娠与甲状腺功能亢进

妊娠期甲亢的发生率为0.2%～0.7%[97]。与未怀孕的个体一样，妊娠期甲状腺毒症的鉴别诊断包括Graves病、毒性结节性甲状腺肿、毒性腺瘤、甲状腺炎和使用外源性甲状腺激素，但也可能包括滋养层疾病[12]。因为β人绒毛膜促性腺激素（beta human chorionic gonadotropin，β-HCG）有轻微的促甲状腺作用，患有妊娠期甲状腺毒症的妇女应该在妊娠中期开始每4周进行一次血清甲状腺功能检测，直到TSH恢复正常。如果血清游离甲状腺激素浓度在妊娠前3个月后仍显著升高，这与内源性甲亢一致，应考虑治疗。任何同位素的放射性核素显像在妊娠期间都是禁忌的。

建议正在考虑怀孕的女性，在怀孕前通过抗甲状腺药物、放射性碘或甲状腺手术使甲状腺功能正常[15]。如果在确认怀孕后诊断出甲亢，或者孕妇在先前的诊断中仍然是甲亢，那么在怀孕期间对甲亢的治疗有特殊的考虑。放射性碘是禁忌的，如果需要的话，甲状腺手术应延迟到妊娠中期。如果在妊娠期间使用抗甲状腺药物，考虑到甲巯咪唑治疗导致出生缺陷的风险较大，应首选在妊娠16周之前使用丙硫氧嘧啶[15]；妊娠16周后，尚不清楚丙硫氧嘧啶或甲巯咪唑是否仍是首选的抗甲状腺药物，怀孕期间应尽可能使用两种药物的最低剂量。由于母亲过量使用抗甲状腺药物与胎儿甲减有关，所以目标是FT4在上限参考范围内，TSH应保持低于正常值。在整个妊娠过程中，血清甲状腺功能检测应每4周监测一次，目标是保持血清FT4和（或）TT4浓度在其正常范围的上限。

结论

本章中，在甲状腺生理和检测方面对甲状腺功能异常的评估进行了综述。基于对正常个体、孕妇和非甲状腺疾病状态下的甲状腺生理学的认识，我们对甲状腺功能减退和甲状腺功能亢进的诊治有了系统性的方法。

参考文献

如需完整的参考文献列表，请访问 http://pincode.yiaiwang.com。

第 2 部分

甲状腺良性疾病

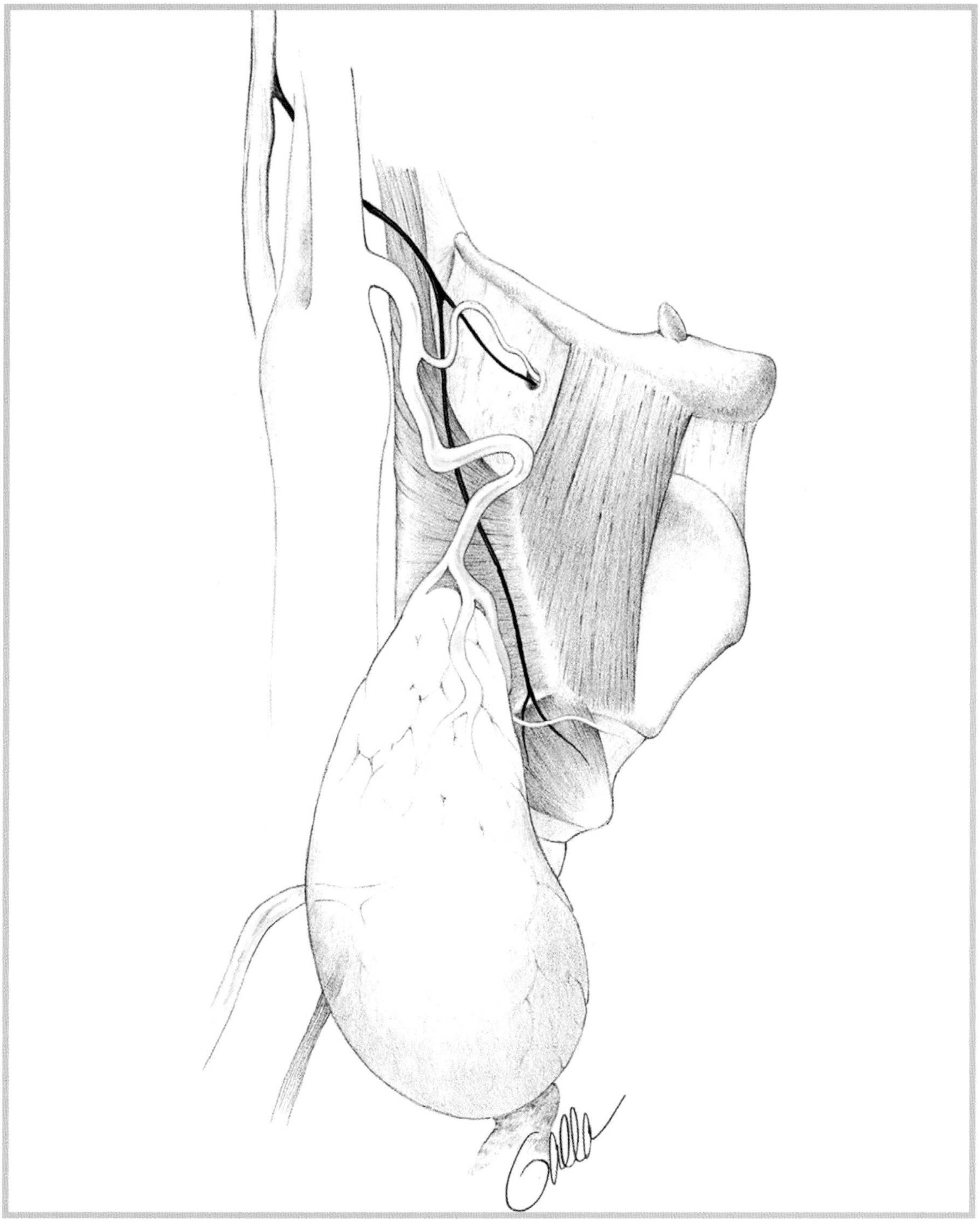

4

甲状腺炎

Trevor E. Angell，Matthew I. Kim，Victor J. Bernet

李晓曦 古晨 译 田文 审校

引言

甲状腺炎包含的疾病种类繁多，甲状腺炎在临床实践中相当常见。**甲状腺炎**一词指明其是炎症反应，尽管某些种类的甲状腺炎中存在着甲状腺的炎症，但甲状腺炎的某些种类，其病因在事实上并不是炎症反应本身。不同种类的甲状腺炎既有一些共同的表现，也各有其独特的基础病因（框 4.1），例如自身免疫性的、传染性的、与药物或辐射相关的、由外伤导致的、与侵袭性纤维性甲状腺炎（Riedel 甲状腺炎）相关的等。在临床上，甲状腺炎的疾病持续时间不同，可以是慢性经过，也可以是突然起病，临床症状的严重程度也有差别，既可以很温和，也可能危及生命。采用条理清晰和缜密的方法进行甲状腺炎患者的评估和管理至关重要。临床医生应该对患者的完整病史、既往的药物使用清单以及深入细致的体格检查进行梳理整合，以发现重要的证据（表 4.1）。多种诊断手段的联合应用有助于正确评估特定的甲状腺炎，也有利于正确管理甲状腺炎患者，诊断方法包括实验室的检验结果、甲状腺的超声成像、甲状腺放射性核素成像、细针穿刺抽吸（fine-needle aspiration，FNA）检查等。本章讨论了甲状腺炎涉及的关键基础，并逐一针对各种甲状腺炎的病因、基本的发病机制、评估和治疗等方面进行了回顾。

框 4.1 甲状腺炎的原因

- 慢性淋巴细胞性甲状腺炎（桥本甲状腺炎）
- 亚急性肉芽肿性甲状腺炎（De Quervain 甲状腺炎）
- 散发静息性甲状腺炎
- 产后甲状腺炎
- 急性化脓性 / 感染性甲状腺炎
- 药物性甲状腺炎
- 放射性甲状腺炎
- Riedel 甲状腺炎
- 其他甲状腺炎：外伤性 / 触诊诱发甲状腺炎，慢性感染性甲状腺炎，浸润性甲状腺炎（淀粉样变性，结节病）

桥本甲状腺炎（慢性淋巴细胞性甲状腺炎）

慢性淋巴细胞性甲状腺炎也称**桥本甲状腺炎**。在所有的自身免疫性疾病中，最常见的是桥本甲状腺炎[1]。桥本甲状腺炎（Hashimoto's thyroiditis，HT）得名于日本的桥本医生，1912 年桥本医生首次报告时，将甲状腺肿与甲状腺内的淋巴细胞性炎症联系起来，并称之为“淋巴瘤性甲状腺肿”[2]。HT 现在被认为是一种自身免疫性疾病，机制可能是机体的免疫系统被甲状腺激活，甲状腺抗原呈递增加导致 ICAM-1 介导 $CD8^+$细胞引起 Th-1 T 细胞的细胞毒作用加强，从而造成甲状腺滤泡的破坏和细胞凋亡[3-4]。在典型的活动性 HT 患者血清中，可以检测到甲状腺过氧化物酶抗体（TPO Ab）和（或）甲状腺球蛋白抗体（Tg Ab）[5]。在普通人群中，多达 20% 的成年人可检测到甲状腺抗体，这在老年人和女性中更常见[6]。

发病机制

HT 病例中，大约 75% 有明显的遗传易感性。一些 HLA Ⅱ类抗原，例如 DR3 中的 ARG74 等增加了自身免疫性疾病的发病风险，也包括了 HT 在内，细胞毒性 T 淋巴细胞相关抗原 4（cytotoxic T-lymphocyte-associated antigen-4，CTLA-4）在其中发挥了作用[7]。HT 的病因越来越多地涉及环境因素[8]。在缺碘地区实施补碘计划后，令人意外地出现 HT 和甲状腺功能减退的发病率上升[9]。元素硒（Se^{++}）是硒蛋白脱碘酶不可或缺的部分。在甲状腺以及各种外周组织存在的脱碘酶，用于调节甲状腺素（thyroxine，T4）和三碘甲状腺原氨酸（triiodothyronine，T3）的脱碘。

表 4.1 不同甲状腺炎类型间的比较

	甲状腺炎类型				
	桥本甲状腺炎	亚急性甲状腺炎	静息性 / 产后甲状腺炎	急性化脓性甲状腺炎	Riedel 甲状腺炎
发病高峰年龄	30 ～ 50 岁	20 ～ 60 岁	30 ～ 40 岁（无痛性）	儿童，20 ～ 40 岁	30 ～ 60 岁
性别比（女：男）	（8 ～ 9）：1	5：1	2：1	1：1	（3 ～ 4）：1
发病率	很常见	常见	常见	罕见	极罕见
病因	自身免疫	病毒（？）	自身免疫	感染	未知
病理	淋巴细胞浸润，生发中心，纤维化	巨细胞，肉芽肿	淋巴细胞浸润	脓肿形成	致密纤维化
甲状腺肿	不定的	是	否	否	是
甲状腺痛	否	是	否	是	否
发热和不适	否	是	否	是	否
ESR	正常	升高	正常	升高	正常
短暂性甲状腺毒症	可能	是	是	通常否	否
甲状腺抗体	增高	可增高（短暂降低）	增高	否	增高
24 h 摄碘率	不定的	非常低	非常低	正常	低 / 正常
永久性甲减	很常见	偶尔	常见	罕见	偶尔

有研究注意到 HT 病例与血清 Se^{++}的水平降低相关。虽然有报告表明硒的替代治疗有益，可减少 HT 和甲状腺功能减退的发生，但尚未被充分证实[10]。在撰写本章时，有一项临床试验正在进行中，该研究旨在评估自身免疫导致甲状腺炎的患者中联合应用硒和左甲状腺素（LT4），是否改善生活质量和（或）降低免疫活性标志物的水平[11]。吸烟和饮酒可能有其他负面影响，但吸烟和适度饮酒明显降低了自身免疫相关的甲状腺功能减退的风险[7，12]。有报道认为，一些自身免疫性疾病是由从前的感染诱发的，但没有发现感染诱发 HT 的证据。辐射暴露虽然有可能增加了罹患甲状腺恶性肿瘤的风险，但其是否诱发甲状腺自身免疫疾病还有待证实[13]。有研究表明，维生素 D 缺乏可增加自身免疫疾病的风险，而给 LT4 替代治疗的 HT 患者补充维生素 D 可以减少 TPO Ab[14]。精神压力可能是 Graves 病等自身免疫性疾病的促进因素，但尚没有数据表明，精神压力可能影响 TPO Ab 的生成和甲状腺功能减退。增加罹患 HT 风险的内源性因素还有性别（男女比例约 1：7）、雌激素等性激素、产后甲状腺炎（postpartum thyroiditis，PPT）、妊娠和存在胎儿微嵌合体等[7，15]。唐氏和特纳综合征患者更容易发生自身免疫性甲状腺功能减退[16-17]。

临床表现

HT 患者可表现为正常的甲状腺功能状态，即血清促甲状腺激素（thyroid-stimulating hormone，TSH）和游离甲状腺素（free thyroxine，FT4）水平正常，也可以表现为没有症状但 TSH 轻度升高（5 ～ 10 μIU/ml）的亚临床甲状腺功能减退，或明显的甲状腺功能减退（TSH ＞ 10 μIU/ml）。体检时可见到甲状腺肿，HT 的甲状腺形态变化的范围较大，可以是萎缩、几乎摸不到的腺体、略微增大的腺体，或者是很大的甲状腺肿。甲状腺的质地可能如同单纯性甲状腺肿一样光滑，也可能如同多结节性甲状腺肿一样含有许多结节。甲状腺功能正常的状态可以持续多年，但在原先甲状腺功能正常的 HT 患者中，每年有 4% ～ 5% 会出现甲状腺功能减退[18]。甲状腺功能减退的进展速度取决于炎症反应强度和与之伴随的甲状腺滤泡的破坏程度。HT 通常没有颈部症状，但偶尔也会有颈前的疼痛或压痛，故对于颈部不适患者的鉴别诊断应包括 HT。**桥本甲状腺毒症**（Hashitoxicosis）也有报道，是过于急性发作的甲状腺炎伴随一过性的甲状腺毒症的临床病理类别。

在能够测量患者血清中的甲状腺抗体前，HT 在甲状腺超声检查时表现的声像图变化，例如甲状腺实质回声不均匀等已经很明显[19]。尽管 HT 中通常存在甲状腺结节，但 HT 的局灶性炎症改变可能造成甲状腺结节的假象。**假性结节**作为术语，指的是至少在一个超声视图中出现的甲状腺结节，却未在其他角度的补充视图中再次出现[20]。这些病变在以后某时的成像中也可能不再明显存在。故而在为 HT 患者进行 FNA 检查之前，不应忽略假性结节的可能性。

HT 导致的甲状腺肿大可随 LT4 治疗而消退，在诊断 HT 时 TSH 升高的病例中可能特别明显。但无论是否实施 LT4 抑制治疗，一些 HT 导致的甲状腺肿会持续存在，甚至增大。若甲状腺肿进行性生长或出现压迫型症状，可能需要切除甲状腺。如果甲状腺肿得很大，特别是存在气管移位或向胸骨下延伸，应该进行术前颈部 CT 扫描成像以明确解剖结构，计划手术入路[21]。典型的组织病理学表现是显著的淋巴细胞浸润、淋巴生发中心病灶和滤泡破坏[22]。存在争议的还有，是否 HT 患者增加罹患甲状腺癌的风险，是否 HT 将表现更具侵袭性的疾病模式等[23-25]。

临床处理

甲状腺抗体阳性而甲状腺功能正常的患者应该常规监控 HT，通常不需要甲状腺激素替代治疗[26]。但也有数据表明，LT4 替代治疗可以改善抗体阳性孕妇的妊娠结局并减少并发症。建议常规治疗和监测非妊娠的甲状腺功能减退患者[27]，包括使用 LT4 治疗，每 6 周检测 TSH 和 FT4，并调整 LT4 的剂量，直至 TSH 达到目标范围（1 ～ 3 μIU/ml）。另外，也有研究认为适当放宽老年人的 TSH 目标范围是可以接受的[28-29]。

亚急性甲状腺炎（de Quervain 甲状腺炎）

亚急性甲状腺炎（subacute thyroiditis，SAT）是甲状腺的一种炎症状态。SAT 的典型病程与 HT 不同，其特点是在数天到数月内，甲状腺细胞发生迅速破坏，出现一过性的甲状腺激素释放，随后出现甲状腺功能减退，继而大多数患者进入恢复期（图 4.1）。有很多其他名称用于描述 SAT，包括疼痛性甲状腺炎、巨细胞性甲状腺炎、de Quervain 甲状腺炎、亚急性肉芽肿性甲状腺炎、迁移性甲状腺炎、病毒性甲状腺炎和非感染性甲状腺炎[30]。1904 年 Fritz de Quervain 首先描述了 SAT 特有的组织学改变，即甲状腺中存在巨细胞和肉芽肿性变化，但由于 SAT 的典型临床表现，很少需要组织学确认诊断。与许多甲状腺疾病一样，女性比男性更容易患 SAT，且常见于 50 ～ 60 岁的成年人。由于甲状腺疼痛可能有多种潜在原因，对颈部疼痛进行鉴别诊断时，应包括 SAT（框 4.2）。评估不明原因的发热时应包括 SAT[31-32]，由于 SAT 占了高达 5% 的临床甲状腺异常的病例，任何甲状腺激素检测结果异常的人都应该想到 SAT[33]。

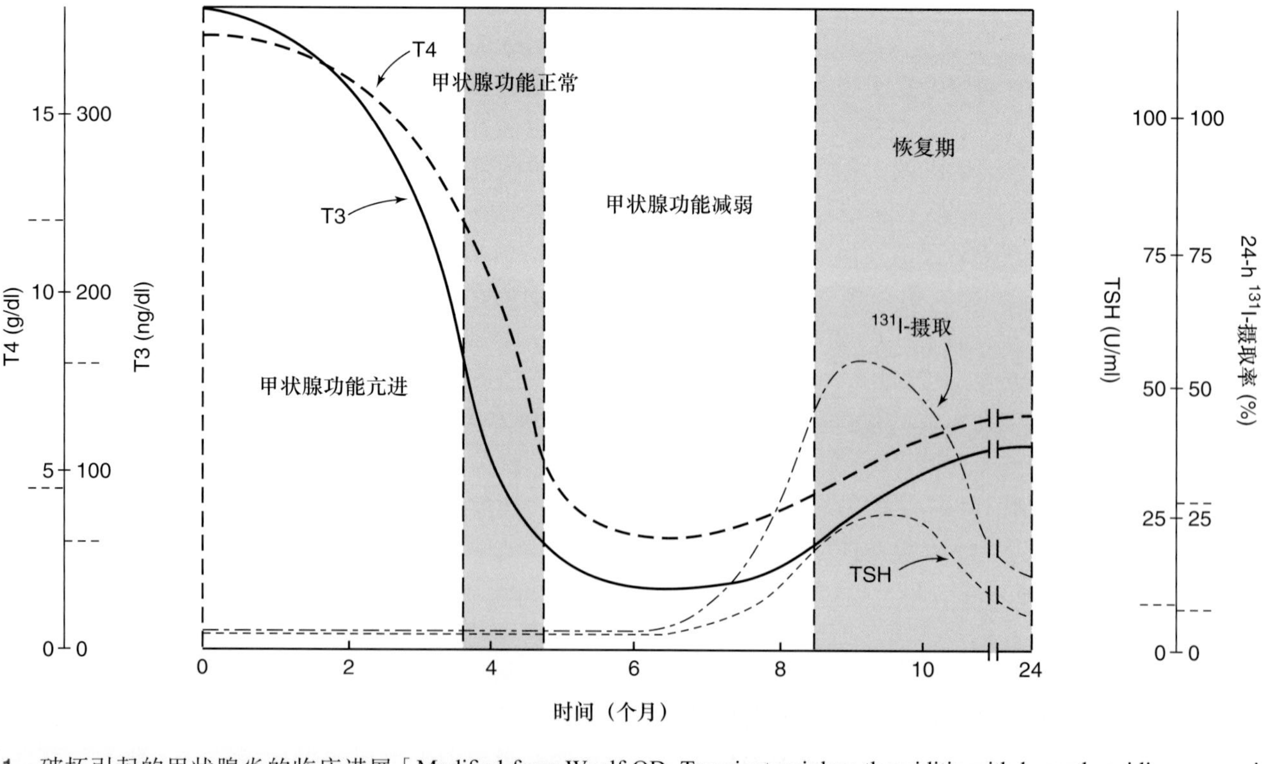

图 4.1　破坏引起的甲状腺炎的临床进展［Modified from Woolf OD. Transient painless thyroiditis with hyperthyroidism：a variant of lymphocytic thyroiditis? Endocr Rev. 1980；1（4）：411-420.］

框 4.2 甲状腺疼痛的鉴别诊断

亚急性甲状腺炎
急性化脓性甲状腺炎
甲状腺囊肿或结节（良性或恶性）急性出血
快速生长的甲状腺癌
痛性桥本甲状腺炎
放射性甲状腺炎
甲状舌管囊肿感染
癔球症

发病机制

SAT 的发病机制涉及许多潜在的原因。易感基因位点、自身免疫和病毒病因可能相互作用，最终导致 SAT。特定人类白细胞抗原（HLA）单倍型（例如 HLA-Bw35、HLA-B15/62、HLA-DRw8）增加 SAT 风险，但归因于此的相对风险尚不明确[30，34-35]。SAT 的发生与甲状腺自身免疫没有明显的关联。在 SAT 恢复期可检测到甲状腺自身抗体，如 TPOAb 或 TgAb，但通常这些抗体不会升高。相比之下，在 SAT 患者可检测到 TSH 受体抗体（TRAb）[36-37]。随访期中 TRAb 滴度降低或完全消退。目前尚不清楚这是否与病理生理、风险预测或自然病程相关，但免疫系统产生的 TRAb，可能是应对于 SAT 的初始甲状腺细胞损伤后释放甲状腺抗原[37-38]。

遗传和自身免疫因素与 SAT 的关联相当有限，反而是病毒感染的直接或间接后遗症与 SAT 的发病机制有关证据更多[39-41]，这是支持这一点的观察证据。在地球温带和夏季的月份，某些病毒感染的高峰期也是 SAT 发病率的峰值[41]。SAT 的前驱症状如不适、肌痛和（或）低热提示与病毒病因的情况相吻合，已经有了一些相关的病毒病原体[39]。SAT 也有一些非感染性的病因[42-44]。

临床表现

SAT 可表现为逐步进展的甲状腺区的颈部疼痛。颈部疼痛通常是中度至重度，可能累及整个甲状腺，也可能是逐渐加重的过程，初起疼痛发生在甲状腺的一个侧叶，继而出现在另一侧叶。疼痛可能局限于甲状腺，也可能向单侧或双侧的耳上放射。病毒感染相关的前驱症状，例如低热、不适、肌痛、上呼吸道症状等可能存在，也可能不存在。除此而外，许多患者会出现甲状腺毒症的典型症状[33]，例如怕热、手抖、心悸、体重下降、大便次数增加、焦虑，失眠或呼吸急促。但没有 Graves 病特有的表现，如眼球突出、其他的眼征、甲状腺杂音或胫前黏液性水肿等。高热是 SAT 的一个显著特征，可能高达 40℃（104℉）。仅仅只有甲状腺疼痛，而几乎完全没有其他症状的 SAT 很罕见。疼痛和甲状腺毒症通常在 4 ～ 6 周内自行消退。各种类型甲状腺炎的鉴别诊断可参见表 4.1。虽然患者在甲状腺毒症后的 SAT 恢复阶段没有临床症状，但常可能有甲状腺功能减退。少数患者在 SAT 后，会出现永久性甲状腺功能减退。

体检时，患者可能有非特异性甲状腺毒症的体征。仔细检查甲状腺对诊断的帮助更大。甲状腺的触诊“相当”疼痛，严重时患者甚至不能忍受，并有耳部牵扯痛。触痛也同样可能是整个腺体或局部的疼痛。SAT 的局灶性炎症硬结可能与甲状腺的孤立结节混淆，导致患者担忧其可能是甲状腺恶性肿瘤。但与浸润性甲状腺癌比较，SAT 没有可疑的颈部淋巴结肿大。这时应进行超声检查评估，表明与 SAT 相符（图 4.2）。

没有特异性实验室检查结果帮助 SAT 的诊断，有一些结果可有助于诊断存疑而不确定的病例。例如，红细胞沉降率（erythrocyte sedimentation rate，ESR）和 C 反应蛋白（C-reactive protein，CRP）水平显著升高。如 ESR 或 CRP 结果正常，就几乎不可能是活动性 SAT。白细胞计数和铁蛋白等炎症标志物也常常升高。应评估甲状腺激素状态，了解 SAT 活动期甲状腺毒症是否存在及其程度。在 SAT 的早期，TSH 受抑制而水平低，但仍可以检测到 TSH。应测定 TT4 和 TT3 浓度，并计算 TT3/TT4 比值。在 Graves 病等内源性甲状腺功能亢进状态，TSH 受体刺激下 T3 生成增加，T3 水平会更高，而在甲状腺炎则是破坏导致甲状腺激素释放，T3 相对较低。虽然临界值的精确度尚不确定，但 TT3/TT4 比值＜ 20 提示甲状腺炎[45]。类似关于 FT3/FT4 比值的评估已有报告，但需要进一步研究[46]。

影像学检查有助于诊断 SAT，如果在临床上诊断已经很明显时，通常就没有必要。超声检查可显示甲状腺特征性的弥漫性增大和低回声，不对称或局灶性图像（图 4.2）[47]。放射性碘 ^{123}I 摄取可用于区分甲状腺炎和甲状腺功能亢进，在 SAT 的甲状腺毒症阶段，碘摄取非常低，通常＜ 2% ～ 5%，并常常不能检测。甲状腺不能摄取 ^{99m}Tc 也提示甲状腺炎，且获得结果更快，特别适用于近期有碘接触的患者。在 SAT 恢复期 TSH 升高，摄取也会相应升高，故应谨慎选择评估的时间。

临床处理

SAT 的临床处理主要是支持治疗，包括针对疼痛和甲状腺毒症的治疗。通常不需要特别的处理以

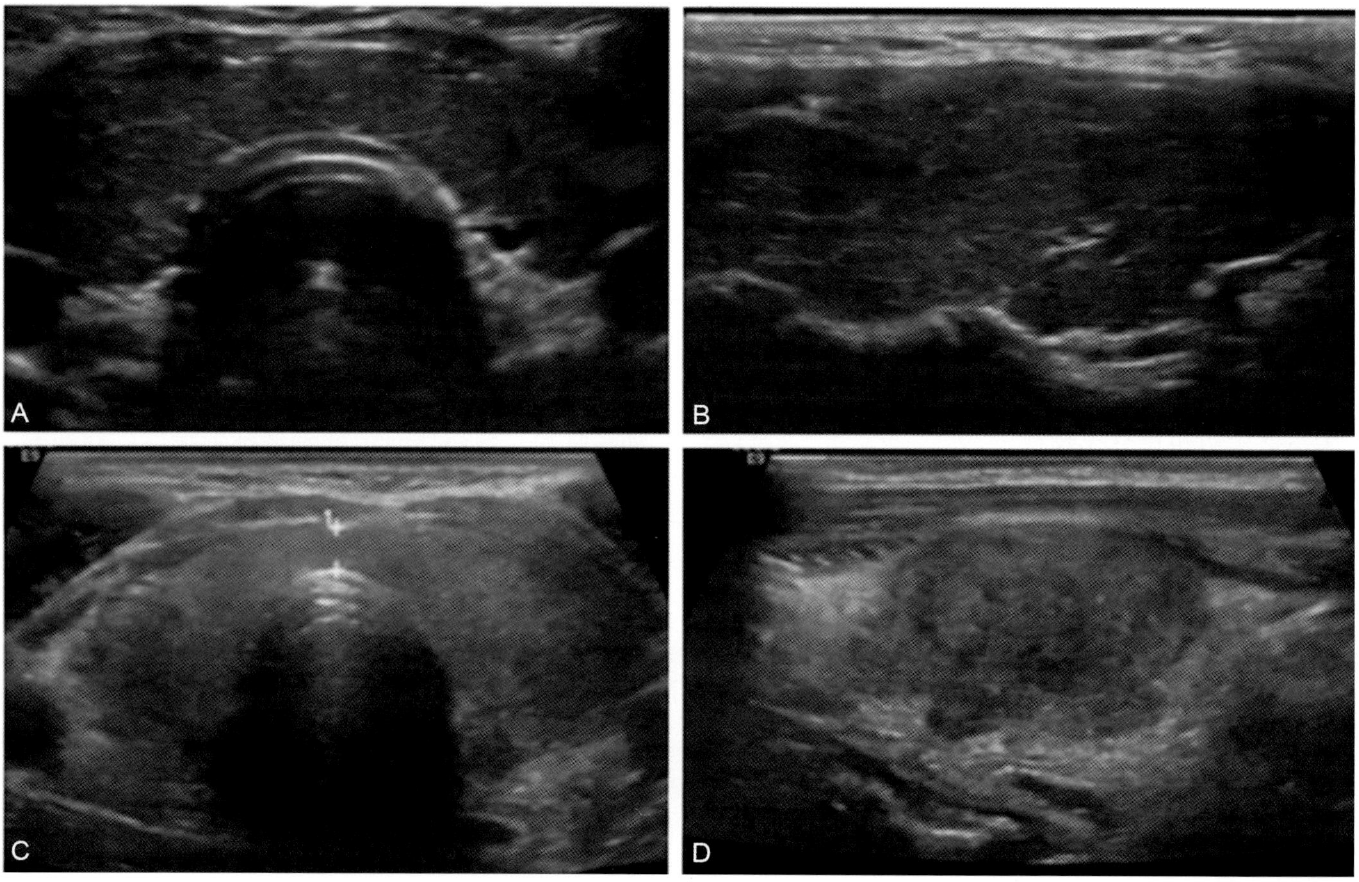

图 4.2 亚急性甲状腺炎的超声表现。(A)甲状腺的横向和(B)矢状二维灰阶图像显示弥漫性低回声。(C)横向和(D)矢状二维甲状腺的灰阶图像显示不对称低回声的假性结节性病灶区

降低甲状腺激素水平，除非并发了甲状腺功能亢进危象。SAT 的甲状腺毒症，是甲状腺内的破坏导致甲状腺激素泄漏进入循环。因此，减少甲状腺产生甲状腺激素的抗甲状腺药物，如甲巯咪唑或丙硫氧嘧啶(propylthiouracil，PTU)等没有治疗作用[45]。β-肾上腺素受体阻滞剂，如普萘洛尔、美托洛尔等药物可用于甲状腺毒症的症状自限持续时期的治疗。在治疗开始后不久就可以看到症状的改善，而且这些药物并不干扰炎症的根本情形。

抗炎药物可以缓解甲状腺疼痛。非甾体抗炎药(nonsteroidal antiinflammatory drugs，NSAIDs)对轻度至中度病例有效，但药物对胃肠道或肾脏有副作用，可能会限制药物使用的有效剂量。水杨酸盐不太受欢迎，因其可能会导致游离甲状腺激素浓度升高[48]。如果患者的疼痛剧烈、或 NSAIDs 无效时，应使用口服泼尼松，初始剂量为 20 ~ 40 ml/d，维持 1 周。这将显著缓解疼痛和肿胀。如在泼尼松治疗 24 ~ 48 h 后，疼痛未能完全或几乎消失，就确实应该重新审视 SAT 的诊断。在 4 ~ 6 周内缓慢减少强的松的用量，如果减量过快可能会导致颈部疼痛复发。有一些罕见的病例，例如 SAT 病程延长或复发等，可能需要甲状腺切除术或放射性碘治疗(radioactive iodine ablation)。

在早期的症状后，甲状腺破坏导致甲状腺激素的产生下降。随后甲状腺功能减退时期通常持续 4 ~ 6 周，也可以持续长达 6 ~ 9 个月直至甲状腺功能恢复。一些患者可能有一段时期的甲状腺功能减退症轻微且无症状，不需要补充 LT4。但对于有症状、甲状腺功能减退病程长的患者，应该进行 LT4 的替代治疗。由于只有少数 SAT 患者会出现永久性甲状腺功能减退，稍后应该停用 LT4，评估甲状腺功能的恢复情况。

散发静息性甲状腺炎和产后甲状腺炎

散发静息性甲状腺炎(sporadic silent thyroiditis，ST)和产后甲状腺炎(PPT)被认为是与破坏性甲状腺炎相关的疾病，标志性特征是初期的高甲状腺激素水平和低放射性碘摄取，随后是甲状腺功能减退和恢复正常功能[49-50]。它们也是由甲状腺的明显损伤引起的，也释放预先已经存在的甲状腺激素，但不会出现 SAT 时的甲状腺疼痛(表 4.1)。PPT 的特点是妊娠后的特殊发病率，是产后甲状腺毒症最常见的原因[51]。

PPT 发病率在报告中差异很大，TPOAb 阳性的产后妇女中常为 33% ～ 50%，但在女性中可低至 2%[52]。相比之下 ST 的真实发病率较难评估，在诊断为甲状腺毒症的患者中 ST ＜ 1%[53]。尽管自然病程和临床表现可能都相似，但 ST 和 PPT 的根本病因和流行病学与 SAT 不同，治疗也不同。

发病机制

ST 和 PPT 是自身免疫性疾病。PPT 的自身免疫性疾病证据是其与其他自身免疫性疾病的关联，特别是 1 型糖尿病和自身免疫性甲状腺疾病[54-55]。而且，PPT 与 TPOAb 水平升高有关，TPOAb 水平高的女性风险最高[49，51-52]。TPOAb 阳性也与 ST 相关。吸烟是一个额外的风险因素，免疫效应也有关。有研究表明了主要组织相容性复合体Ⅱ类单倍型的遗传易感性与 PPT 的关联[56]。妊娠期免疫系统耐受的潜在机制的逆转可能在 PPT 中发挥作用，ST 的相关性尚不明了。此外，碘水平过高和硒水平过低都与 PPT 的高发病率有关[57-59]。

临床表现

妊娠后发生 PPT 的时间不定，但分娩后 2 ～ 6 个月最常见。ST 只是偶尔发生，女性比男性多。PPT 和 ST 的甲状腺毒症都会自行消退，随后可出现短暂或永久性的甲状腺功能减退。PPT 的甲状腺功能减退发生在产后 3 ～ 12 个月，有研究发现，PPT 的妇女中有 50% 在产后 1 年可继续患有甲状腺功能减退[60-61]。ST 和 PPT 的临床表现与 SAT 相似，包括轻度到重度的症状，以及甲状腺毒症的生化证据，不同之处是没有甲状腺肿大，也没有甲状腺压痛。甲状腺毒症或甲状腺功能减退的轻微症状，如疲劳、焦虑、抑郁、体重变化或脱发等，可能与产后常见的非病理症状相混淆。因此，对 PPT 的可能性保持警惕是很重要的。

TSH 和甲状腺激素浓度的生化表现，表明甲状腺激素过多，但不能揭示特定的原因。较低的 TT3/TT4 比值（＜ 20）有助于区分 ST 和 PPT 与 Graves 病。但妊娠后的 Graves 病发病增加，可能导致区分 PPT 与 Graves 病的困难。而且放射性碘摄取评估是哺乳期母亲的禁忌证，应用受到限制。甲状腺刺激性免疫球蛋白（thyroid-stimulating immunoglobulin，TSI）具有高灵敏度和特异性，检测 TSI 可有助于发现或除外 Graves 病[45，62]。超声检查可以见到弥漫性低回声，或更明显的局灶性低回声[63]，但大多数患者不必进行超声检查。ST 的确认还可以行放射性碘摄取评估，但产后的病例不适合。甲状腺炎的甲状腺毒症阶段与甲亢相比，放射性碘的摄入量非常低。由于患者从急性甲状腺毒症阶段恢复后，放射性碘摄取可能正常或升高，在进行放射性同位素测试时，了解血清 TSH 很重要。无痛性甲状腺毒症和放射性碘甲状腺摄取低至无法检测的情形也可以在一些罕见的情况下发生，包括外源性甲状腺激素过多（例如，人为性的甲状腺毒症）、甲状腺转移癌和**卵巢甲状腺肿**等[64]。

临床处理

ST 或 PPT 患者出现中度至重度甲状腺毒症的症状时，可使用 β- 肾上腺素受体阻滞剂治疗。ST 或 PPT 患者如同 SAT 一样没有甲状腺功能亢进，可减少甲状腺产生甲状腺激素的甲巯咪唑或 PTU 等抗甲状腺药物，对治疗没有帮助。可减轻 SAT 肿胀和疼痛的抗炎药物，也不适用于 PPT 或 ST。

在后续的甲状腺功能减退阶段，可根据症状的严重程度和其他临床因素，选择是否需要 LT4 补充甲状腺激素。如果患者的甲状腺功能减退症状为中度至重度，或甲状腺功能减退时间延长，则需要补充 LT4；但对于甲状腺功能减退时间延长、无症状、生化性甲状腺功能减退在恢复中的患者，应该观察而不是补充 LT4。如果女性试图再次怀孕而 TSH 持续升高，恢复到足够的甲状腺激素水平，有利于生育和（或）妊娠结局[65]。LT4 治疗 6 ～ 12 个月后应该停药，了解甲状腺功能是否已正常化。PPT 后出现永久性甲状腺功能减退的女性高达 20%[53-54，65-66]，而 TPOAb 高表达的女性通常会出现更严重的甲状腺功能减退。

PPT 和 ST 的复发很常见。有 PPT 病史的女性在后续怀孕时复发者超过 50%。由于严重程度的影响，ST 可能复发却未被发现，值得患者与相关的医务工作者注意。此外有甲状腺炎病史的患者，以后将会有甲状腺功能减退的风险，急性碘负荷也会导致甲状腺功能减退[67-68]。

药物性甲状腺炎

有越来越多的药物被报道与药物性甲状腺炎相关（表 4.2），包括干扰素 -α 、白介素 -2、胺碘酮、锂、酪氨酸激酶抑制剂、检查点抑制剂、沙利度胺和米诺环素。药物性甲状腺炎患者的病程通常与无痛性甲状腺炎相似。

胺碘酮是抗心律失常的药物，其碘含量高达 37%，可以多种方式影响甲状腺功能[69]。甲状腺激素的生成过量导致的是 1 型胺碘酮诱发的甲状腺毒症（amiodarone-induced thyrotoxicosis，AIT），破坏性甲

表 4.2 药物性甲状腺炎的原因

药物类型	药物名称
免疫调节剂	干扰素 -α 白介素 -2（细胞因子阿地白介素 沙利度胺 来那度胺
含碘剂	胺碘酮 碘造影剂
碱金属	锂盐
酪氨酸激酶抑制剂	卡博替尼 达沙替尼 尼罗替尼 索拉非尼 舒尼替尼
检查点抑制剂（CTLA-4 和 PD-1）	伊匹木单抗 纳武单抗 派姆单抗
抗生素	米诺环素

状腺炎导致 T4 和 T3 释放失控的是 2 型 AIT[70]。临床上鉴别 AIT 的这两种形式常具有挑战性。1 型 AIT 患者大多有甲状腺疾病，而 2 型 AIT 患者则缺乏甲状腺病史[71]。胺碘酮的半衰期为 100 天，AIT 多在用药后较快出现，也可以是停药后多个月才出现[72]。放射性碘摄取检查也常常无法准确区分两类 AIT。甲状腺的彩色血流多普勒超声成像显示 2 型 AIT 的血流减弱，而 1 型 AIT 常表现血流丰富。抗甲状腺药物可成功治疗 1 型 AIT，而 2 型 AIT 需要 60 mg/d 的大剂量泼尼松治疗[73-75]。但一些患者表现为 1 型与 2 型 AIT 杂交的混合状态，这些患者应使用抗甲状腺药物，如甲巯咪唑和泼尼松联合治疗，以成功控制甲状腺毒症[76]。许多服用胺碘酮的患者有严重的心脏病，因此必须积极治疗，迅速控制甲状腺毒症[77]。

锂也通过多种方式影响甲状腺功能，导致甲状腺功能减退或甲状腺毒症[78]。在进行锂治疗的患者中发生甲状腺毒症的风险高于一般人群。但对于老年人、有慢性自身免疫性甲状腺炎基础病的人，锂治疗增加了甲状腺功能减退的风险[79]。锂也能增强自身免疫性甲状腺基础疾病的活性[80]。在 Graves 病、毒性结节 / 多结节性甲状腺肿或无痛性甲状腺炎等发生锂相关甲状腺毒症的病例都有报道[81-82]。锂治疗导致甲状腺炎的临床过程与其他破坏性甲状腺炎相似[82]。如锂治疗引起的甲状腺炎出现严重甲状腺毒症时可用糖皮质激素治疗，心动过速时可使用 β- 受体阻滞剂治疗[83]。

在很多临床病症中，都会应用免疫调节剂干扰素 -α（interferon-alpha，IFN-α）。在既往没有甲状腺自身免疫病史的患者中，使用 IFN-α 可导致高达 6% 的甲状腺功能障碍和高达 70% 甲状腺抗体浓度阳性的风险[84-85]。临床上可见两种形式的干扰素诱导甲状腺毒症，一种是类似于 Graves 病的甲状腺毒症，另一种与破坏性甲状腺炎一致[86]。因为通常 IFN-α 的治疗时间有限，且甲状腺毒症的病程可能较轻，通常可以在完成 IFN-α 治疗的同时，对甲状腺毒症进行对症治疗。甲状腺功能在治疗停止后趋于恢复到基线水平，但将来这些患者发展为自身免疫性甲状腺功能障碍的风险会增加。细胞因子阿地白介素［白细胞介素 -2（interleukin-2，IL-2）］是一种自然杀伤细胞和 T 细胞活性的刺激剂，可引起自身反应性淋巴细胞的活化，从而促进自身免疫性甲状腺炎的发展。IL-2 治疗的患者中，有 10% ～ 50% 发生甲状腺疾病[87-88]，并且甲状腺功能减退、甲状腺功能亢进和甲状腺炎的病例都可见于文献。

应用酪氨酸激酶抑制剂（tyrosine kinase inhibitor，TKI）越来越普遍，特别是用于治疗种类繁多的恶性肿瘤，包括肾细胞癌、胃肠道间质瘤以及晚期髓样和分化型甲状腺癌等。在 TKI 治疗的患者中，甲状腺功能减退的发生率可高达 50% ～ 70%。如卡博替尼、达沙替尼、尼罗替尼、索拉非尼以及最常见的舒尼替尼等 TKI 与破坏性甲状腺炎病例相关[89-91]。另一类常用于治疗恶性肿瘤的药物，例如检查点抑制剂、细胞毒性 T 淋巴细胞相关抗原 4（cytotoxic T lymphocyte-associated antigen 4，CTLA-4）和程序性细胞死亡 -1（program cell death-1，PD-1）受体药物等，与内分泌不良副作用有关，包括垂体炎、自身免疫性糖尿病、肾上腺功能不全和破坏性甲状腺炎[92-93]。例如伊匹木单抗与纳武单抗等的联合治疗，增加了发生内分泌疾病的风险。

免疫调节剂沙利度胺及其分子类似物来那度胺也与药物性甲状腺炎的发生有关[94-95]。甲状腺是高度血管化的腺体，可能是这些药物的抗血管生成作用减少了血流而导致破坏性甲状腺炎。沙利度胺也与甲状腺毒症有关，伴随的辐射对自身免疫性甲状腺疾病的发生也起到作用[96]。

临床处理

在开始使用上述任何药物之前，建议筛查甲状腺疾病的家族史，进行甲状腺检查，并完成包括 TSH 和 FT4 在内的甲状腺功能检测。因为甲状腺自身抗体阳性的患者发生药物性甲状腺功能障碍的风险更高，如果有甲状腺疾病的家族史、潜在自身免疫性甲状腺疾病或怀疑其存在，就应检测甲状腺抗体（TPOAb 和 TgAb）。患者服用违规药物也可能发展为亚急性甲状腺炎、散发性甲状腺炎或化脓性甲状腺炎，在将甲状腺炎归因于任何药物之前，应想到这些诊断相当重要。β-受体阻滞剂等支持治疗可用于甲状腺毒症相关的心脏症状。药物引起的甲状腺异常通常随着停用有问题的药物而恢复。

急性化脓性/感染性甲状腺炎

甲状腺的腺体有抗感染的特性，通常对连续性和血源性感染的传播具有抵抗力，包括颈部的筋膜隔离不同的组织结构、纤维囊的包裹、密集的血管和淋巴网的引流、储聚可杀菌的浓缩碘等。甲状腺感染导致的急性化脓性甲状腺炎是不常见的事件，文献中仅有约 300 例成人和约 100 例儿童的急性化脓性甲状腺炎[97]。在 20 世纪初认识本病时的死亡率为 20% ～ 25%，但得益于现代成像技术和经验性广谱抗生素的使用，诊断和治疗手段更高效，现在已经很少致命。

发病机制

在大多数的成人病例和几乎所有的儿科病例中，特定的解剖因素导致甲状腺的细菌感染。通常认为从左侧梨状窦延伸到甲状腺的瘘管是最常见的传播途径，也有从鳃裂和甲状舌管囊肿传播的感染，以及进行甲状腺结节活检的针头和针道所致的感染[98-99]。许多病例是先有上呼吸道感染，引起瘘管炎症，导致病菌侵入。先前存在的肿瘤和自身免疫性甲状腺疾病，也会使细菌感染的易感性增加。大多数成人急性化脓性甲状腺炎病例的唯一或主要病原体是金黄色葡萄球菌和化脓性链球菌。儿童更容易感染 α-溶血性链球菌、β-溶血性链球菌和厌氧菌。对疑似病例进行经验性抗生素治疗，通常应针对这些细菌生物体，而不是在特定情况下发现的其他病原体，包括寄生虫、真菌和分枝杆菌感染等[30]。

临床表现

感染部位的疼痛和压痛是大多数急性化脓性甲状腺炎病例的表现，疼痛可向外放射到颈部其他组织结构，如患侧的下颌和耳朵。脓肿形成引起的肿胀可致食管或喉返神经受压，从而导致吞咽困难、发声困难。随着疾病进展，大多数患者会出现急性细菌感染的全身症状，包括发烧、寒战和不适。

有时鉴别急性化脓性甲状腺炎和 SAT 是困难的，这两种疾病初期的表现都是近期的呼吸道感染，然后甲状腺局灶性肿痛和压痛。体格检查很有帮助。甲状腺的细菌感染在病灶表面有红斑和发热，可触及颈部淋巴结肿大。2 ～ 3 天后甲状腺的脓肿形成，感染区域出现波动感。

实验室检查显示白细胞计数升高、明显的核左移，而 SAT 是白细胞轻度增多。包括 ESR 和 CRP 等炎症标志物，在急性化脓性甲状腺炎和 SAT 都可能显著升高。在先前没有甲状腺疾病的患者中，通常甲状腺激素水平正常。

疼痛和压痛部位的超声检查，可显示低回声肿块，低回声肿块可向受累的腺叶延伸[100]。急性化脓性甲状腺炎如未能及时处理而进展，病变会向邻近的软组织扩散，包裹甲状腺叶。放射性核素成像，可显示未受累的甲状腺区域功能正常，但通常没有必要进行放射性核素成像，因为超声成像已经提供了足够的图像信息，以指导标本采集和治疗干预。对于感染严重的急性化脓性甲状腺炎或反复发作的急性化脓性甲状腺炎，MRI 和 CT 扫描可能有助于定位需要手术处理的梨状窦瘘和鳃裂囊肿等先天性异常。无论何种成像检查中发现气泡，都有可能是厌氧菌感染。

对 FNA 的细胞学检查样本进行革兰氏染色和培养，是甲状腺细菌感染的终极确认。超声检查有助于识别和鉴别病变部位[101]。类似的临床表现也可以在囊性的恶性肿瘤发生急性出血时出现，应该重视细胞学检查结果。

临床处理

如果穿刺标本的革兰氏染色不能确认主要的病原菌，则开始经验性抗生素治疗。如疑似耐甲氧西林金黄色葡萄球菌，可使用耐青霉素酶的青霉素和 β-内酰胺酶抑制剂加万古霉素治疗成年患者[102]。儿童使用二代头孢菌素或克林霉素治疗。有了确定的细菌培养和药敏结果后，可缩小抗生素的覆盖范围。如抗生素治疗效果不理想，有脓肿形成时，需要脓肿切开并引流。在特别严重的病例，或反复发生感染并与菌血症相关的病例，可能需要甲状腺叶部分切除手术。绝大多数手术患者康复，没有并发症。

侵袭性纤维性甲状腺炎（RIEDEL 甲状腺炎）

Riedel 甲状腺炎（Riedel’s thyroiditis，RT）在临床

实践中很少遇到，是甲状腺的纤维化炎症性疾病[103]。RT由Semple在1864年首次报道，然后A.A. Bowlby在1888年再次报道，最著名的是1894年Bernhard Riedel在国际外科大会上报道[104-106]。纤维化炎症不仅破坏甲状腺，还会扩散进入甲状腺周围的颈部组织。RT在历史上有不同的得名，例如慢性侵袭性纤维性或慢性硬化性甲状腺炎、**纤维性甲状腺肿**和Riedel甲状腺肿[107]。1985年，梅奥诊所（Mayo Clinic）报告了64年间诊断的37例侵袭性纤维性甲状腺炎[108]。发病率为1.06/10万人。RT大多在30～50岁时诊断，与许多甲状腺疾病一样，女性多见，女性与男性之比为3∶1[107，109]。至今没有发现特定的遗传易感性。先前接触Epstein-Barr病毒可能是RT发展的潜在刺激因素，但仍未能证实[110]。不同于其他形式的甲状腺炎，药物诱导的RT未见报道[103]。

发病机制

RT的纤维化炎症过程可能仅限于甲状腺，也可能影响邻近的颈部组织结构，如骨骼肌、血管、神经、甲状旁腺和气管等，结局是僵硬、白色、缺乏组织结构层次的粘连团块[111-112]。显微镜下可见包含嗜酸性粒细胞、淋巴细胞和浆细胞的炎症细胞的混合物。RT也可以见到与严重肉芽肿过程或恶性肿瘤一致的病理变化，包括少细胞类型的甲状腺未分化癌。

虽然RT的病因有多种假设，但其确切的起因仍未能确定。它有可能是桥本甲状腺炎（HT）或进展性SAT的一种相当极端的形式[113]。嗜酸性粒细胞和单核细胞等炎症细胞的存在，表明可能的自身免疫过程[114]。在一些RT病例中发现了抗甲状腺抗体，尽管其在本质上可能不过是被动反应，却也或多或少地支持了RT是自身免疫相关的假设，就像是其他自身免疫性疾病一样，例如1型糖尿病、原发性慢性肾上腺皮质功能减退症（Addison病）和恶性贫血[115]。最近有假说宣称HT与IgG4相关的全身性纤维化和RT发展之间的联系，在RT相关的炎症浸润区域内，免疫组化染色显示了高浓度的IgG4+浆细胞[116-118]。IgG4相关全身性疾病与闭塞性静脉炎类型反应有关。血清IgG4水平升高被用于确认IgG4相关全身性疾病，也有潜在的、未被证实的诊断RT用途，因为有RT患者显示高水平，而其他患者则没有。这可能是由于RT中IgG4+细胞数量与病程持续时间呈负相关[119]。在颈部以外其他区域的破坏性纤维化很可能与RT同时发生，而腹膜后纤维化患者后来被诊断为RT的情况很少见[107，120-121]。

临床表现

RT的患者常表现与纤维化相关的压迫症状，包括声音嘶哑、失音、吞咽困难和（或）呼吸困难[122-123]。反复多次的体检发现甲状腺固定而坚硬，以至于怀疑是恶性肿瘤。如果施行颈部外科手术，可见到的是累及甲状腺和甲状腺周围组织、没有确切组织层次的巨大的纤维块。

由于纤维炎症反应的进展，甲状腺和甲状旁腺受累导致甲状腺功能减退和（或）甲状旁腺功能减退[124]。随着时间的迁移，RT患者的甲状腺功能减退发生率是25%～80%。发生甲状腺功能减退与甲状腺内的纤维化程度以及是否伴随HT有关。在Mayo Clinic的报告中，74%的RT患者有甲状腺功能减退、抗甲状腺抗体阳性率很高[123]。如侵袭性纤维化区域涉及甲状旁腺，可发生甲状旁腺功能减退。临床表现可是轻微的低钙血症、极低的血钙浓度、低甲状旁腺激素水平、包括手足抽搐在内的严重症状[125]。甲状旁腺功能减退可以在RT的颈部手术后发生，也在甲状腺功能减退诊断后自行发生[126]。Mayo Clinic的病例中，14%的甲状旁腺功能减退患者未接受过外科手术[123]。RT相关的其他实验室检查变化还有ESR升高，有时还有白细胞升高[127]。

甲状腺超声检查显示弥漫性低回声，彩色血流多普勒显示低血流。RT可见到软组织包绕颈动脉，但在其他类型的甲状腺炎中不会出现如此的改变[128]。超声检查时弹性成像可见明显的组织僵硬，这与RT的纤维化相关。CT扫描可见颈部肿大，低密度、无碘造影剂强化的颈部致密肿块[129]，也可以见到与超声检查一样的，被纤维组织块包裹的颈动、静脉，以及侵入甲状腺周围组织的证据。MRI的T1和T2加权图像显示低信号肿块，钆对比剂可能增强或不增强[130]。在^{18}氟-氟代脱氧葡萄糖正电子发射体层成像（positron emission tomography，PET）成像时，反而是RT的纤维化区域显示出显著的摄取，可鉴别颈部以外的受影响区域[131]。RT时不常使用的锝（^{99}Tc）和碘（^{123}I或^{131}I）闪烁成像，可以显示不均质的低放射性碘亲和力图像[132]。患者有与Graves病或毒性结节性甲状腺肿相关的甲状腺持续过度活跃的区域，则摄取更强烈。

RT表现甲状腺肿块时可以进行FNA。细胞学检查的结果跨度较大，可以分别是无法诊断、有炎症的证据、有梭形细胞的纤维型图像，甚至是滤泡性肿瘤[133]。由于FNA的细胞学检查不能确定诊断，组织学诊断要在手术减张或开放活检时收集组织标本。RT的组织病理学标准包括：①存在向颈部邻近组织延伸的炎症；

②缺乏巨细胞、肉芽肿、肿瘤细胞和淋巴滤泡；③存在闭塞性静脉炎；④没有癌细胞[134-135]。该标准目前不评估IgG-4状态，包括免疫组化染色或血浆水平。诊断RT时特别重要的是要排除甲状腺淋巴瘤、甲状腺未分化癌、甲状腺肉瘤，以及HT的纤维化变体，这在HT的老年患者中可能高达10%[136-139]。

有研究发现，RT患者在最初出现颈部/甲状腺肿大等症状后的1～2年内不能被识别[123]。有的患者可能只有轻微症状，但有的在病程中表现出进行性和显著的症状，而有的患者病程似乎趋于稳定，也会有颈部的紧绷感增加、压力、窒息感，甚至出现喘鸣。体检时，患者可能有喉返神经受累的声音嘶哑、Horners综合征、痛性眼肌麻痹综合征（Tolosa-Hunt综合征）[126，140]，也可有类似于Graves病眼眶型变化的眼外肌功能障碍或眼球突出[141]。头和颈部的纤维化病变还包括腮腺的纤维炎[142]。如果纤维炎症向下发展进入纵隔区域，可发生气管食管瘘或上腔静脉综合征[143]。心包积液、冠状动脉狭窄和闭塞等心脏问题也可能发生[123]。肝受累时可能有硬化性胆管炎[144]。腹膜后的纤维化可导致输尿管肾盂积水而肾衰竭，累积胰腺而胆汁淤积[145]。

临床处理

仅限于切除甲状腺峡部的手术抉择可以减少颈部组织结构的张力、缓解相关症状，有时也可行甲状腺全切除手术[33]。因为不能清晰判别组织的层次结构，RT患者的甲状腺切除术风险很大，甲状旁腺功能减退、喉返神经损伤致声音嘶哑的发生率高。即使是保守的手术，并发症的发生率也高达39%（7/18例）[123]。基于数据和普遍的经验，不建议对RT患者进行广泛性的甲状腺切除术。

药物治疗一向是追求的焦点，因为手术效果不是最佳。糖皮质激素和他莫昔芬两者都是潜在的治疗选择，但由于RT病例不多，缺乏前瞻性对照研究的验证。糖皮质激素治疗可使肿块收缩、改变肿块的稠密度，明显改善声音嘶哑、上呼吸道压迫症状等。有RT患者接受了间隔2年分期甲状腺切除术，初次手术标本的组织学检查显示广泛的纤维化，淋巴细胞、IgG4+显著的浆细胞和嗜酸性粒细胞浸润。而糖皮质激素治疗后的手术标本显示玻璃样、无细胞，没有IgG4+细胞，没有炎症反应的表现[146]。没有糖皮质激素治疗RT的系统化剂量比较研究是经验性的，临床报告治疗有效的初始泼尼松剂量，可低至15 mg/d或高达100 mg/d[147-148]。RT在糖皮质激素治疗后，既可以是没有明显变化，也可以是症状显著改善。有报道，糖皮质激素撤药效果仍持续很长时间；但也有报道，长时间的糖皮质激素治疗后RT迅速复发[149]。有研究发现，与经常吸烟的人相比，糖皮质激素治疗非吸烟者的RT效果更好[123]。

他莫昔芬也是RT的治疗选择之一[150]。在多灶性纤维化时有一定疗效[151]，机制可能是抑制转化生长因子（transforming growth factor，TGF）-β1介导的成纤维细胞活性[152]。他莫昔芬的推荐剂量是10～20 mg/d，可单独使用或与糖皮质激素治疗联合使用[153-154]。治疗效果与泼尼松一样，会因患者而有所不同，有些患者在治疗后减少了肿块大小和相关的症状[126]。他莫昔芬撤药后的疗效持续时间仍不清楚。

还有其他一些研究得不多的治疗方法。例如有使用低剂量放射治疗RT的报道，至今尚没有系统评估[112]。有限的数据表明，放射治疗非Riedel的炎症性纤维化患者有一定反应。但根据极其有限的数据，很难将放射治疗推荐为治疗选择，尤其不能是一线选择。免疫抑制剂吗替麦考酚酯（mycophenolate mofetil）可与糖皮质激素治疗联合使用。霉酚酸是霉酚酸酯的活性代谢物，可抑制T和B淋巴细胞的产生而降低抗体水平。Levy等报道了一名患者，对他莫昔芬和泼尼松联合治疗没有反应，改用吗替麦考酚酯（1 g，bid）和泼尼松（100 mg，qd）后有效，压迫症状显著改善，并成功进行了甲状腺次全切除术[155]。有报道称利妥昔单抗对IgG4相关的全身性疾病和一些RT病例具有良好的效果，利妥昔单抗通过与细胞表面CD20蛋白相互作用破坏B细胞[156]。有两份独立的报告，描述了在糖皮质激素和他莫昔芬治疗失败后，利妥昔单抗治疗有显著疗效的病例，利妥昔单抗每月静脉注射1 g，持续3个月，同时使用甲泼尼龙100 mg或他莫昔芬。报告中有效的持续时间分别为14个月和30个月。利妥昔单抗使用10个月后，炎症活性标志物激活素A（activin A）从218 pg/ml下降到122 pg/ml。

慢性感染性甲状腺炎

人类免疫缺陷病毒（human immunodeficiency virus，HIV）、器官移植后免疫抑制以及抑制骨髓的化疗可导致免疫功能低下，进而发生真菌、分枝杆菌和寄生虫等的血源性扩散，发生甲状腺慢性感染。侵入性曲霉属的播散性真菌感染使甲状腺受累[157]。有研究在播散性或粟粒性结核分枝杆菌感染患者的甲状腺肉芽肿组织中发现抗酸杆菌[158]。蛔虫弥散导致播散性粪类圆线虫感染，如累及甲状腺可能增加慢性感染性甲状腺炎的发病率和死亡率[159]。甲状腺慢性感染的临床表现通常不太严重，适当的全身治疗对大多数病例有效，切开引流或手术干预大都不需要。

放射性甲状腺炎

以治疗剂量的放射性碘治疗 Graves 病的甲状腺功能亢进，或对分化型甲状腺癌手术的残留组织进行消融治疗，可能出现放射性甲状腺炎的风险较低，但却是可以确定的[160]。^{131}I 治疗剂量后的 Graves 病患者中，约 5% 可能显示甲状腺炎的生化证据，即特征性的一过性甲状腺毒症增强。少数患者可能出现甲状腺相关的疼痛和压痛，常常在 ^{131}I 治疗后的 2 ～ 10 天内较明显，但通常是无痛的。Graves 病患者发生疼痛的放射性甲状腺炎风险，与辐射剂量的吸收有关，甲状腺功能亢进腺体组织的体积较小，风险较高[161]。放射性碘治疗分化型甲状腺癌的患者中，发生疼痛的放射性甲状腺炎的风险，与残余甲状腺组织的摄取水平有关。术后残留大量正常甲状腺组织、^{131}I 治疗剂量高的患者中，有高水平的碘摄取[162]。放射性甲状腺炎的发展并不影响外科手术后消融的有效性。

如果进行超声检查，比较放射性碘治疗 Graves 病前与症状出现后的成像，可显示甲状腺肿大，弥漫性回声增强，甲状腺与周围组织的边界模糊[163]。轻度不适可以用 NSAIDs 治疗。疼痛和压痛严重时需要泼尼松治疗，可从 20 ～ 40 mg/d 开始，逐渐减量，实现持续缓解。如果伴随的甲状腺毒症的症状产生搅扰时，可以使用心脏选择性 β - 受体阻滞剂治疗。

触摸性甲状腺炎

由直接触诊甲状腺或甲状腺器械检查引起的甲状腺炎症已成为一种重要的临床疾病，虽然最初的特征不过是病理检查时的偶然组织学发现。触摸性甲状腺炎可能促发甲状腺毒症的症状，严重时出现房性心律失常[164]。对甲状旁腺探查的前瞻性研究发现，发生术后甲状腺毒症的患者占 31%，其中一半出现了相应的症状，但仍不清楚触摸性甲状腺炎的发生率[165]。在喉切除术、因头颈部癌和黑色素瘤进行颈清扫术的患者中也有类似发现[166]。

如果术前患者 TSH 水平正常，就能够在适当的情况下立即发现触摸性甲状腺炎。如果没有术前 TSH 水平的检查结果，就需要排除 Graves 病或功能自主性甲状腺结节引起的甲状腺功能亢进。这就要预定长期监测甲状腺激素水平，确保甲状腺毒症是一种暂时性状况。有搅扰性的甲状腺毒性症状时，可用心脏选择性 β - 受体阻滞剂治疗，直到甲状腺激素水平恢复正常。

参考文献

如需完整的参考文献列表，请访问 http://pincode.yiaiwang.com。

5

甲状舌管囊肿和异位甲状腺组织

Christopher Fundakowski，Erin Felger，Ellie Maghami

李晓曦　陈敏琦　译　田文　审校

胚胎学

甲状腺的正中原基起源于舌前 2/3（第一鳃弓衍生）与舌后 1/3（第三鳃弓衍生）交界处，中线盲孔处的原始咽底的内胚层段（见第 2 章，甲状腺和甲状旁腺的应用胚胎学）。孕 5 ～ 7 周时，这个将成为甲状腺的中心部分，从盲孔向身体的尾部迁移到达甲状软骨下方的正常位置。下降径路紧贴舌骨，多在舌骨前方，但也可在后方或舌骨中通过。侧方的甲状腺原基源自后鳃体，即第四至第五咽囊的下行憩室。后鳃体将源自神经嵴的 C 细胞带到甲状腺。孕 7 ～ 10 周甲状舌管上皮道消失。甲状舌管闭塞失败可导致甲状舌管囊肿（thyroglossal duct cyst，TGDC）的形成。

甲状舌管囊肿

尸检研究发现，甲状舌管残留在正常人群中大约为 7%[1]。TGDC 是最常见的先天性中线肿块，多见于儿童和青少年，但 20 岁以上的患者占总病例数的 1/3（图 5.1 和图 5.2）。大多数 TGDC 位于舌骨和甲状软骨之间（约为 2/3）[2-3]，位于舌骨 / 舌骨上的接近 1/3[2-3]，其次为不太常见的胸骨上[3]和舌根部。

Sistrunk 手术是外科治疗 TGDC 的标准术式，包括切除囊肿、切除甲状舌管和舌骨的中央部分，并在盲孔处切除舌根部周围组织。该术式复发率低（＜ 4%）[2-4]。

微创手术方法

微创手术治疗 TGDC 的经验在过去 10 年中不断增多，包括不同的微创和远程入路，例如内窥镜、带机器人辅助的内窥镜、带内窥镜辅助的颈部小切口、改良的去皱整容入路和双侧腋窝入路（bilateral axillobreast approach，BABA）[5-8]。并发症包括出血、感染、神经损伤、瘢痕粘连导致的舌束缚、吞咽困难和发音障碍[5-6]。吞咽困难和发音困难通常是暂时性的，语言治疗师可行有效的治疗。大多数的微创手术时间与开放式 Sistrunk 手术相等[7, 9]。手术的复发率低，不同年龄组的结果有可比性[5, 9-12]。

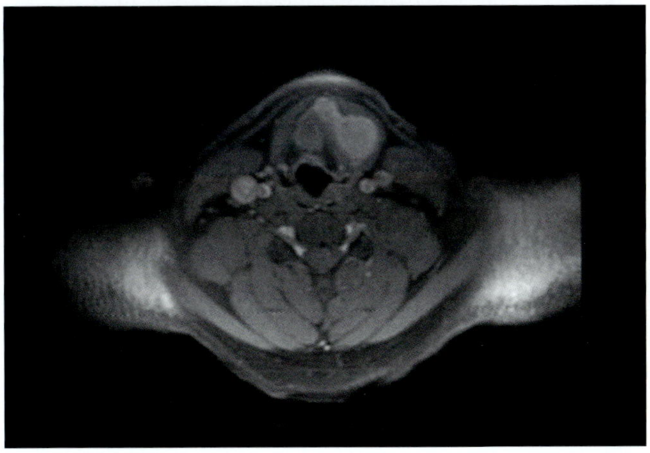

图 5.1　表现为吞咽困难和上颈部肿块的 37 岁男性患者的喉前异位甲状腺组织。磁共振成像（MRI）显示沿着喉左侧至带状肌深部的实性成分并有对比增强，在会厌前脂肪间隙内有非增强的囊性成分

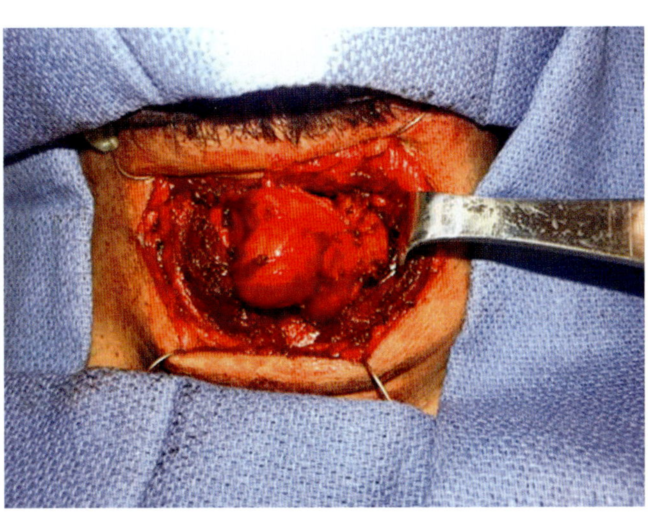

图 5.2　术中暴露带状肌深面的喉前肿块

内窥镜入路是通过口底完成的。由于手术瘢痕的不可见和病理的合理直观性，这些外科手术相当令人感兴趣[8-9]。TGDC的分支和到舌根的延伸经内窥镜放大后更容易识别，可以更完整地切除。儿科患者的咽部工作空间狭小，更常转为开放手术[10-12]。

应在手术前后检查甲状腺功能，确认保留了甲状腺功能很重要。患者术后的管理与TGDC开放手术相似并监测复发情况。总之，微创手术治疗TGDC有良好的耐受性、结果有可比性和出色的患者满意度[5, 9, 11]。

TGDC癌

对于TGDC切除标本中意外发现的恶性肿瘤，临床处理比较复杂。TGDC的恶性肿瘤发生率约为1%[13-14]。临床上很难鉴别良性与恶性的TGDC，故极少在术前怀疑。如果超声检查提示局部浸润、淋巴结转移性、或存在微钙化时，应怀疑恶性肿瘤。大多数（90%）是TGDC恶性肿瘤；鳞状细胞癌很少见[13-15]。30%的TGDC恶性肿瘤可能存在局部软组织浸润。

TGDC癌患者中有11%～56%同时存在原位甲状腺乳头状癌（papillary thyroid cancer，PTC）[16-19]。甲状腺癌的大多数（80%）是微小癌，其中约50%为多灶性。同时有甲状腺癌和TGDC癌的患者年龄比仅有TGDC癌的患者更大（44.9岁 *vs.* 32岁，$P=0.006$），并且更可能发生转移[20]。在Pellegriti等人报告的26例TGDC癌中，PTC仅限于TGDC的患者没有中央区淋巴结转移，而同时有原位甲状腺PTC和TGDC癌的患者都有淋巴结转移。因此单独性的TGDC PTC不大可能发生中央区淋巴结转移。Zizic等人针对命名术语不一致的问题，专门回顾复习了28例TGDC癌，发现很难鉴别真正的TGDC癌与锥状叶PTC、PTC喉前淋巴结（Delphian）转移和不确定的起源等，关于治疗的争议由此引发。作者继而建议用上颈部甲状腺乳头状癌（upper neck papillary thyroid carcinoma，UPTC）的新术语来分组。作者指出，诊断为真正的TGDC癌者仅占14%，尽管术前的临床诊断很困难，但大多数UPTC的次分类可以经由适当的病理学检查而实现。次分类的临床意义是帮助决定是否需要再次进行原位甲状腺手术[21]。

大多数作者认为，如果临床和超声检查都没有提示原位甲状腺病变或颈部淋巴结肿大，Sistrunk手术已经足以充分切除意外的TGDC PTC[13-14, 21-22]。手术治愈率为95%[13-14, 22]。也有人提倡更积极的甲状腺全切除术加上Sistrunk手术[17, 23-24]。主张积极手术的论据包括了甲状腺体中PTC的隐匿性、多灶性，和中央区淋巴结转移等。在同时有TGDC癌和多灶性原位PTC的病例中，淋巴结转移可能高达75%，其中转移发生在中央区为40%、颈侧区为60%[9]。这时同时行甲状腺全切除术就将有利于可能的辅助性放射性碘治疗、甲状腺抑制治疗和检测甲状腺球蛋白随访评估[18, 24]。

Sistrunk手术能给予TGDC PTC充分治疗的条件是：年轻（＜55岁）、没有放疗史、肿瘤小（＜1～1.5 cm）、甲状腺的超声检查正常、没有中央区/颈侧区淋巴结肿大的证据、没有软组织受侵犯的证据[25]。当肿瘤大于1～1.5 cm、怀疑软组织受侵犯、怀疑同时存在甲状腺结节、淋巴结肿大时，手术范围扩大到包括甲状腺全切除术，加或不加上中央区淋巴结清扫术[18]。Zizic等的研究表明，如果甲状腺超声检查没有特别的发现，真正的TGDC通常不需要附加原位甲状腺手术[21]。

在Sistrunk手术治疗的低复发风险的患者中，没有数据支持甲状腺抑制治疗的作用。TGDC中的PTC预后很好，10年的总生存率为95.6%[13, 16]。对于Sistrunk手术治疗的低复发风险的患者，术后随访的内容是每年的临床检查和颈部的超声检查。甲状腺全切除术的患者如果没有甲状腺球蛋白抗体，可以测量血清甲状腺球蛋白水平，进行癌症监测。

异位甲状腺组织

异位甲状腺组织（ectopic thyroid tissue，ETT）是指任何异常位置的甲状腺组织，是甲状腺发育不全的一种形式。甲状腺发育不全多是偶然发生的，可能由表观遗传因素引起；也受一些在甲状腺形态发生过程中的基因突变影响，包括*NKX2-1*（*TTF-1*）、*PAX8*、*FOXE1*（*TTF-2*）、*NKX2-5*、*HHEX*、*TSHR*和*JAG1*等[26-27]。发病率尚未与任何环境因素相关。

尸检资料表明，ETT的发生率约为10%，多为女性。ETT可以在2个甚至3个部位发生[28-29]。70%的ETT患者缺乏正常颈部气管前位置的甲状腺。大多数ETT病例早在身体代谢需求增加时就被诊断出来，例如在青春期、怀孕期。ETT分泌的激素低于正常，促甲状腺激素增加，造成ETT增大并出现临床症状[30]。在超声检查无法识别原位甲状腺时，^{99m}Tc或^{123}I核素成像很有帮助[31]。虽然三维（3D）的SPECT/CT可以增加ETT原位的立体分辨，但平面闪烁显像已经足以诊断ETT。

ETT最常见的部位是从舌根向下到纵隔的身体中线，但可以发生在任何地方（表5.1）。大约90%的ETT是舌甲状腺，位于舌根[30, 32-34]。舌下ETT很少见。膈下ETT更为罕见。Ma等报告了1例胰腺ETT，

表 5.1　异位甲状腺的位置

罕见部位	垂体、扁桃体、虹膜
舌根	舌甲状腺
颈前部	舌下、舌骨下、喉前、喉、气管
颈侧区	淋巴结、软组织、颈动脉分叉、下颌下间隙、咽旁间隙
纵隔	胸腺、主动脉壁、心包、心脏
腹部	肾上腺、胆囊、肝、胰腺、十二指肠
盆腔	卵巢甲状腺肿、输卵管、子宫、阴道

并回顾了 2006—2017 年报道的 34 例腹腔内 ETT，其中大部分发生在肾上腺[35]。

大约 10% 的 ETT 位于颈部外侧，俗称"侧方迷走甲状腺"[36]。侧方迷走甲状腺可发生在颈部淋巴结内或存在于淋巴结构之外，常常与甲状腺功能正常者的原位甲状腺同时出现[37-39]。关于这些罕见且细小的侧颈 ETT 良恶性的争议，一直持续存在。有人通过尸检和外科病例研究，认为侧颈部淋巴结内包膜下发现的少许外观正常的甲状腺组织，更可能是淋巴结内的胚胎异位残留，而不是隐匿性甲状腺原发灶的转移[40-41]。一些人认为 ETT 缺乏淋巴结的结构，可能源于胚胎发育过程中的异常生长，组织与主要甲状腺原基的分离，而不是原位的甲状腺癌原发灶的转移[42]。有人主张即使侧方迷走甲状腺在病理组织学上是良性，至少也要进行同侧甲状腺叶切除术和密切临床随访[43]。现在免疫组化检测和癌基因分析（*BRAF V600E* 突变）可能有助于区分颈侧区的良性和恶性 ETT[44]。

ETT 的临床表现取决于患者的甲状腺激素状态、ETT 的位置、大小和组织病理学。对于甲状腺功能正常且没有症状的患者，ETT 可能只是影像学或体格检查时的意外发现。ETT 增大后可能导致各种临床症状，这取决于 ETT 的位置。例如气管内 ETT 可引起进行性呼吸困难、咯血和喘鸣。盆腔 ETT 可表现为腹痛或阴道出血。舌侧甲状腺肿大可能导致癔球症、咳嗽、吞咽困难、发音困难、出血、疼痛、呼吸困难和睡眠呼吸暂停[39, 45]。Kansal 等建议，即使舌甲状腺很小的舌甲状腺的患者，为防止将来的 ETT 增大，甲状腺素替代治疗也应终身进行[46]。

ETT 可以发生任何甲状腺疾病，包括桥本甲状腺炎、Graves 病和癌症。舌甲状腺大都是良性的，很少有恶性肿瘤。ETT 可以发生在卵巢甲状腺肿（struma ovarii），这是一种甲状腺组织占 50% 以上的卵巢内的生殖细胞瘤[47-48]。等同于 ETT 的卵巢甲状腺肿既不是经由胚胎碎裂，也不是异常迁移，而是来源于原始卵巢胚胎的直接分化形成的甲状腺组织。卵巢甲状腺肿有大约 5% 是恶性的[47-50]。最常见的恶性 ETT 病理学亚型是乳头状癌，其次是滤泡性癌[51-53]。

甲状腺的实验室检查和细针抽吸活检常用于指导治疗任何部位的 ETT。对于甲状腺功能正常、没有症状且组织病理学良性的患者，建议密切观察。激素替代治疗可纠正甲状腺功能减退症。抑制 TSH 的甲状腺激素替代治疗，也可用于有功能和（或）美容方面担心的有症状的患者。有压迫症状、溃疡、出血或疑似恶性肿瘤的患者，应进行手术切除或靶向消融治疗[54-55]。治疗后的大多数患者出现甲状腺功能减退，需要终生甲状腺激素替代治疗。在 75% 的舌甲状腺患者中，舌甲状腺是唯一的甲状腺组织，也是甲状腺激素的唯一来源[34]。

二氧化碳（CO_2）激光和（或）机器人的微创外科手术技术常用于切除有症状的 ETT、担心恶性肿瘤和（或）进展以及对重要的组织结构可能有影响的 ETT[56-57]。对于大的肿瘤，可能需要更为传统的开放式方法切除 ETT。舌甲状腺组织较大时，可能需要进行外侧或舌骨上咽切开，下颌骨切开术可能有利于暴露。有时需要暂时性气管切开以支持气道通畅。Peng 等报道了 36 例心包内 ETT，主要累及右心室间隔。为了明确诊断和缓解右心室流入和流出道的阻塞，大多数病例切除了 ETT[58]。

参考文献

如需完整的参考文献列表，请访问 http://pincode.yiaiwang.com。

6

颈部和胸骨后甲状腺肿的手术治疗

Whitney Liddy，James L. Netterville，Selen Soylu，Gregory W. Randolph
郭朱明　林少建　译　朱精强　审校

喉头水肿只发生在男性和猪，这多数是由他们所喝的水所引起的。

——Pliny the Elder，1st century ad[1]

请访问 http://pincode.yiaiwang.com 查看相关视频：

视频 6.1　颈部和胸骨后甲状腺肿的手术。

本章包含额外的在线拓展内容，包括独家"颈部和胸骨后甲状腺肿手术视频"，详情请访问 http://pincode.yiaiwang.com。

"甲状腺肿"这个词来自"guttur"——拉丁语"喉咙"的意思[2]。甲状腺肿手术复杂，但效果是令人满意的。甲状腺肿常常能以可预见 / 不可预见的方式让复杂的颈部结构变形。甲状腺的尺寸、血供、解剖变形、胸骨后延伸、胸廓入口的骨性结构限制使得喉返神经和甲状旁腺的识别及保留存在挑战性。William Halsted 曾说过："相比其他手术，甲状腺切除术更能代表外科医生的最高艺术"[3]。

关于该主题的更多讨论，请访问 http://pincode.yiaiwang.com。

本章将回顾颈部和胸骨后甲状腺肿所致解剖变形的几种情况。作为颈部甲状腺肿的一个特殊亚型，胸骨后甲状腺肿由于其具有特殊的挑战将被单独讨论。在回顾了甲状腺肿的定义及临床评估要点后，我们将侧重讨论外科方面的治疗方案。本章着重介绍甲状腺肿患者上呼吸道受损的评估，手术范围与甲状腺肿复发之间的关系，以及预测手术并发症的危险因素。您也可查看第 7 章，纵隔肿物手术入路：经颈部、经胸骨及视频辅助；第 8 章，甲状腺功能亢进的手术治疗；第 9 章，甲状腺良性病变的再次手术。

总论

甲状腺肿的定义

首先如何定义"甲状腺肿"及何谓"大"是很重要的。当你查阅文献时会发现这并不容易。肿物最大直径和重量已经被用来定义甲状腺肿大。在现有研究中，用于测量甲状腺肿大小的方法有：体格检查用厘米度量，用克估算；手术标本用厘米或克计算。术前影像学检查的直径也可使用。

不同报道中甲状腺肿的定义差异很大。McHenry 建议 80 g，Russell 建议 100 g，而 Clark 提出 200 g 作为阈值[5-9]。放射性碘治疗多结节性甲状腺肿的调查研究常定义显著甲状腺肿为大于 100 g。Hegedus、Nygaard 和 Hansen 发现甲状腺肿手术切除标本中，单侧切除平均重 30 g，双侧切除平均重 64 g[10]。在 Katlic、Grillo 和 Wang 的研究里，胸骨后甲状腺肿的平均重量为 104 g（介于 25 ～ 357 g），最大直径平均 9 cm（介于 5 ～ 19 cm）[11]。在美国马萨诸塞州眼耳医院和麻省总医院治疗的 200 多名颈部和胸骨后甲状腺肿患者中，肿物平均重量为 143 g，尺寸为 10.5 cm[12]。

关于该主题的更多讨论，请访问 http://pincode.yiaiwang.com。

胸骨后甲状腺肿的定义

胸骨后甲状腺肿及其亚型已经被广泛地定义为**胸骨后、锁骨下、胸腔内、纵隔内、异位、迷走、有活力的甲状腺肿**，包括可移动的以及下垂的甲状腺肿。胸骨后甲状腺肿已经有多种定义和分类方法。

关于该主题的更多讨论，请访问 http://pincode.yiaiwang.com。

当考虑到胸骨后甲状腺肿的特征时，胸骨后甲状腺肿的分类系统是最有用的，必须了解这些特征才能安全取出胸骨后甲状腺肿。我们将**胸骨后甲状腺肿**简单定义为向胸骨后延伸的甲状腺肿，胸廓部分的组织需要解剖纵隔才便于取出。我们认为所有胸骨后甲状腺肿都需要 CT 扫描以区分各种亚型。这种差异提供了非常有用的手术信息。我们提出胸骨后甲状腺肿的分类方案见表 6.1。

前纵隔甲状腺肿（胸骨后甲状腺肿Ⅰ型）

大多数手术和影像学检查提示约 85% 患者胸骨后甲状腺肿位于前纵隔，约 15% 的患者在后纵隔（表 6.1）[26-29]。胸骨后甲状腺肿延伸到前纵隔使肿块位于锁骨下和无名血管的前方，并位于喉返神经的前方。前纵隔甲状腺肿与喉返神经的关系与正常颈部腺体相同，即神经位置较深。

后纵隔甲状腺肿（胸骨后甲状腺肿Ⅱ型）

当胸骨后甲状腺肿延伸到后纵隔时，它会扩展到气管后面的区域，向前推动气管并向前推开大血管。然后肿块就占据在一个位于无名静脉、颈动脉鞘、无名和锁骨下动脉、喉返神经和甲状腺下动脉的后方空间[26-27，30]。一个重要的知识点是，与正常颈部腺体——喉返神经的位置关系不同，后纵隔甲状腺肿与喉返神经的关系是相反的。喉返神经位于肿块下半部分的腹侧，如果一开始未被识别，可能会被牵拉甚至切断，哪怕是最细致的甲状腺外科医生。神经也可以夹在后纵隔甲状腺肿的各个结节之间；即使在这种情况下，一部分甲状腺肿也会深达喉返神经。因此，胸骨后甲状腺肿可占据这样一个空间：下界为奇静脉，后界为脊柱，外界为第一肋，内界为气管、食管，前界为颈动脉鞘及锁骨下、无名血管，上腔静脉、膈神经及喉返神经[26-27]。

后纵隔甲状腺肿（ⅡA 型）可来源于同侧颈部原位甲状腺，也可能来源于对侧胸部通过气管后延伸的后纵隔甲状腺肿（胸骨后甲状腺肿ⅡB 型）（表 6.1）。延伸到右侧胸腔更多被认为是主动脉弓及相关分支血管阻塞了左后纵隔下降通道的结果[31-32]。后纵隔的对侧胸腔延伸可能会发生两种情况：气管和食管后面（ⅡB1 型）或气管和食管（ⅡB2 型）之间。CT 和钡餐有助于确定这种类型。通常，右胸腔向下延伸被限制在奇静脉弓的水平（图 6.1）[33]。

孤立的纵隔甲状腺肿（胸骨后甲状腺肿Ⅲ型）

虽然罕见，纵隔内甲状腺肿仍然存在与正常颈部原位甲状腺没有连接的可能，这种完全孤立的纵隔甲状腺肿仅占所有需要手术处理甲状腺肿的 0.2% ～ 3%[11，24，34-35]。不像其他类型的胸骨后甲状腺肿，孤立的纵隔甲状腺肿可仅通过纵隔动脉（包括主动脉、锁骨下动脉、内乳动脉、甲状颈干和无名动脉）和静脉完成血供，尤其在计划手术的时候认识到这种纵隔甲状腺肿的这个特点很重要[11，24，36-40]。这种类型最好称为**孤立的纵隔甲状腺肿**，其他名称曾被使用过，包括**异常纵隔**及**纵隔异位甲状腺肿**。

表 6.1　胸骨后甲状腺肿的分类

类型	位置	解剖	发病率	手术方法
Ⅰ	前纵隔	大血管、气管和喉返神经前方	85%	经颈入路（仅当胸骨后甲状腺肿直径>胸廓入口直径时行胸骨劈开）
Ⅱ	后纵隔	大血管后、气管和喉返神经后方	15%	同上；Ⅱ B 型可考虑胸骨劈开或右后外侧开胸术
ⅡA	同侧叶延伸			
ⅡB	对侧叶延伸			
B1	在气管食管后延伸			
B2	在气管食管之间延伸			
Ⅲ	孤立的纵隔甲状腺肿	与正常位置腺体无联系；可能有纵隔血供	＜ 1%	经颈入路或胸骨劈开

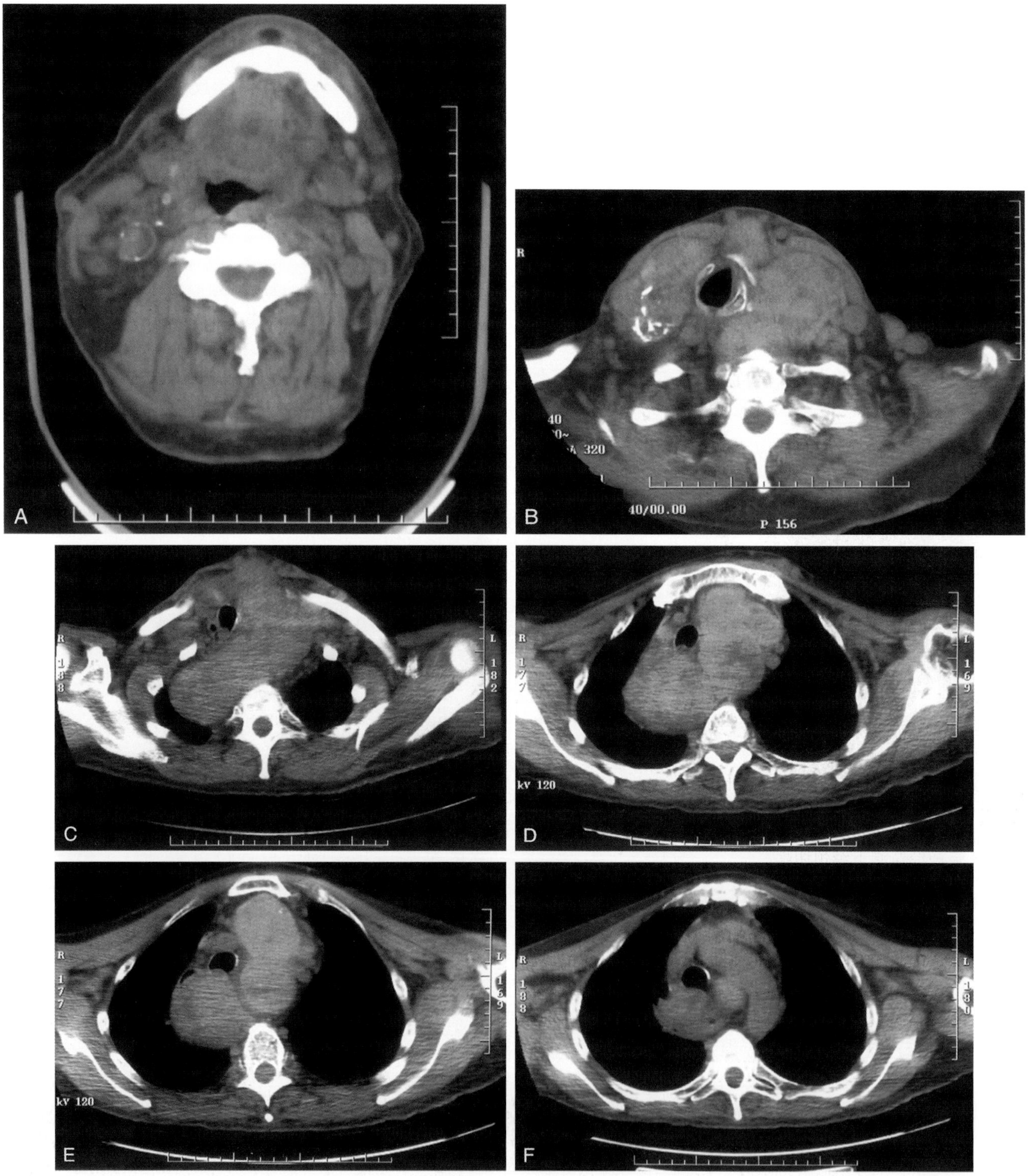

图 6.1 巨大颈部及胸骨后甲状腺肿的患者。胸骨后甲状腺肿延伸到左胸，然后穿过气管后方进入右胸部，在气管和食管之间延伸（胸骨后甲状腺肿 Ⅱ B2 型）。A. 右上极沿胸锁乳突肌下面延伸至下颌骨。B. 在环状软骨水平，肿物在双侧颈部均可见。C. 在胸廓入口水平，左叶扩张并延伸到左胸和气管后进入右胸腔。D. 肿块沿着左外侧气管和气管后，紧邻左右肺，穿过大血管，在胸骨后延伸。E. 胸骨后甲状腺肿远端部分有数个分叶，气管前可见无名动脉，支气管紧邻肿物最下段的外侧面，肿块后界毗邻脊柱。F. 胸骨后甲状腺肿的最下端沿气管后延伸到主动脉弓，可以看到肿块侵犯前方的气管和后方的食管之间的区域

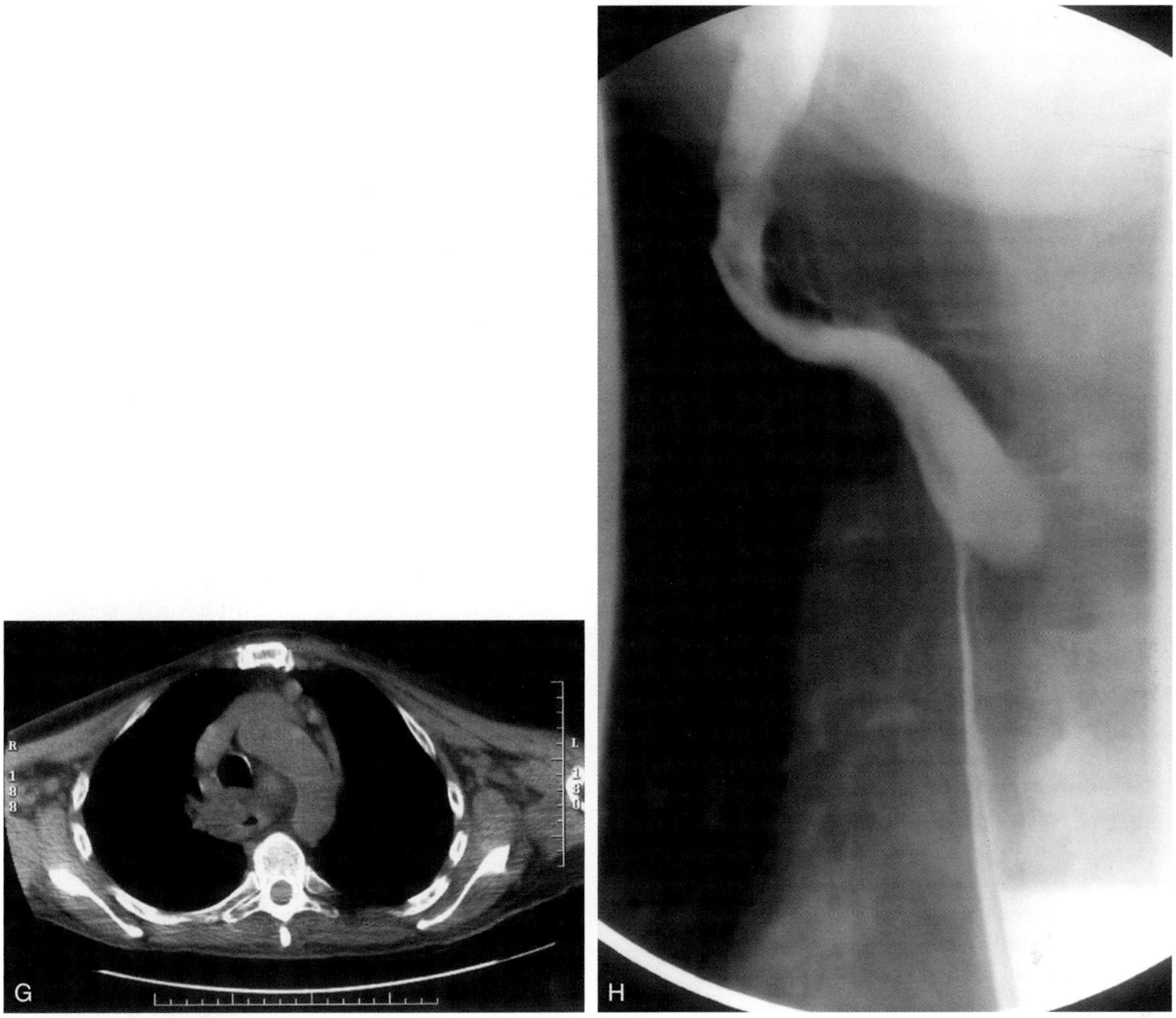

图 6.1 续 G. 肿块在气管和食管之间延伸，止于奇静脉和右主支气管处上方。H. 钡餐显示明显的颈部和纵隔食管偏移。肿块在喉返神经和迷走神经监测下经颈切除，未行胸骨劈开，术后声带活动正常。标本重 450 g，最大直径 15 cm

关于该主题的更多讨论，请访问 http://pincode.yiaiwang.com。

患病率、发病机制及自然病史

患病率

多结节性甲状腺肿影响 4% 的美国人口和高达 10% 的英国人口[45-46]。新发甲状腺结节病的发病率占每年总人口的 0.1% ～ 1.5%[47-48]。全球范围内，碘缺乏导致了绝大多数的多结节性甲状腺肿病例，据估计影响了 15 亿人，或 1990 年世界人口的近 30%[49]。此外，据估计，118 个国家大约有 6.55 亿人患有地方性甲状腺肿。地方性甲状腺肿区域定义为至少 5% ～ 10% 的人口患有甲状腺肿的缺碘地区。在一些缺碘地区，甲状腺肿发生率更高。1994 年，孟加拉国全国约 47% 的人口患有地方性甲状腺肿[50]。大部分天然碘的供应以碘化物的形式存在世界海洋中。因此，在非靠海山区和低洼地区，洪水、暴雨和毁林将碘从土壤冲出，这些地区就是患地方性甲状腺肿的危险地区。多结节性甲状腺肿以散发形式发生在富碘地区且发病率较低[16, 49]。散发性甲状腺肿的患病率估计值因作者而异，从低于 4%（临床评估研究）到 16% ～ 67%（超声研究）不等[51-52]。

关于该主题的更多讨论，请访问 http://pincode.yiaiwang.com。

发病机制

关于该主题的更多讨论，请访问 http://pincode.yiaiwang.com。

自然史

未治疗、散发、非毒性的甲状腺肿的自然史尚不完全清楚，但普遍的看法认为，其增长缓慢。Berghout

等认为其体积以每年高达 10% ～ 20% 增加[75]。妊娠、碘缺乏，补充甲状腺激素，改变抑制性或抗甲状腺药物治疗方案可能会导致甲状腺肿的进展。结节内出血也可导致急性、局部进展和呼吸道症状[76]。弥漫性甲状腺肿的患者存在结节形成和自发进展的总体趋势，最终高达 10% 的患者发展为甲状腺功能亢进（见第 8 章，甲状腺功能亢进的手术治疗）[77]。

关于该主题的更多讨论，请访问 http://pincode.yiaiwang.com。

临床表现

颈部甲状腺肿

病史

甲状腺肿的生长史及其伴随症状，是决定手术与否的关键。病史不仅要从患者处了解，也应从他 / 她的家人处了解。与呼吸、发声、吞咽以及异物感相关的局部症状应当加以解决。正如 Pemberton 在 1921 年强调的，甲状腺肿伴发的症状可能是由所在位置诱发的[38]。有些姿势可能会引起甲状腺肿的局部症状，包括：仰卧，双臂抬起（如碰到高处的柜子），极度的颈部后仰，极度的颈部前屈（如在床上看书），及极左或极右转动头部。因此，先要问患者有无体位诱发局部症状，还要问家人有无相关夜间症状，因为症状可能在睡眠中患者处于平卧和上气道松弛的时首先表现出来。症状也可以与锻炼和氧需求增加有关。因甲状腺肿导致气道长期梗阻的患者，因先前的上呼吸道感染史可能导致新的喉气管黏膜水肿产生呼吸困难。颈部或胸骨后甲状腺肿患者患者可出现咳嗽、呼吸困难、异物感、颈部僵硬、领口尺寸的改变和喘息，可能导致颈外科医生时误诊为哮喘或慢性阻塞性肺疾病。我们发现，在一系列颈部大甲状腺肿和胸骨后甲状腺肿患者中，25% 的患者术前无症状[12]。

甲状腺功能减退和甲状腺功能亢进的症状应予评估。甲状腺功能亢进可能在多结节性甲状腺肿患者中缓慢进展，或可因显著的碘负荷而急剧发展，例如 CT 增强扫描（Jod-Basedow 现象）或地方性甲状腺肿地区引进加碘盐[82]。应获知有无从地方性甲状腺肿地区迁移的过去史，以及暴露于已知的甲状腺激素的暴露史，尤其是碘和锂。应清楚有无甲状腺疾病的家族史。

体格检查

检查完甲状腺大小后，检查者应注意肿物的质地与活动度，尤其是与喉及气管的关系。通过体检估计甲状腺肿的大小显然是不精确的评估方法。Jarlov 等发现甲状腺大小的临床评估与超声评估比较存在重大误差[83]。根据体检估计的多结节性甲状腺肿的重量通常偏低，25 ～ 50 g[47]。应检查喉部（标志物包括甲状腺切迹和环状软骨前弓）和气管是否偏离中线。通常情况下，颈部甲状腺肿会使喉和气管偏向对侧。甲状腺下极边缘无法触及时，应怀疑有胸骨后延伸的可能，并进一步评估。必须检查颈部淋巴结有无肿大，以及过去的甲状腺及其他颈部手术留下的瘢痕。应注意颈内静脉怒张和皮下静脉再分流的情况。虽然这可能是颈部良性大甲状腺肿或胸骨后甲状腺肿导致的，但真正的上腔静脉综合征通常由恶性甲状腺疾病引起，需要仔细扫描和评估[11]。

所有甲状腺肿患者都应进行喉部检查。在我们系列研究中，2% 的良性、未行颈部手术的甲状腺肿患者出现声带麻痹，而总体上有 3.5% 的患者术前合并甲状腺肿[12]。无甲状腺手术史而出现声带麻痹意味着甲状腺恶性肿瘤侵犯，除非有别的原因。应该指出的是，良性甲状腺肿也与声带麻痹有关，可能与神经拉伸有关，术后是可能恢复的（见第 36 章，喉返神经的外科解剖学与监测）[84]。显然，这样的术前发现使外科医生的注意力集中在对侧喉返神经的保留这一极其重要的事情上。如果有水肿的或过剩的声门上黏膜、喉压迫和偏移，或甲状腺肿外源性压迫致下咽部肿胀，对颈部大甲状腺肿患者进行喉检查是很困难的。声音症状的评估，如呼吸道症状的评估一样，并不能预测甲状腺肿患者的客观检查发现，也不能取代喉部检查。我们的系列研究中，术前有 12.8% 的患者出现声音变化，但声带麻痹只占 3.5%，与 Michel 的研究相一致，突出了声门功能无法通过声音的评估来预测[85-86]。Michel 在他胸骨后甲状腺肿系列研究中指出，尽管 26% 患者有声音嘶哑，但仅 3% 存在声带麻痹[87]。因此，我们再次对所有甲状腺肿患者进行术前进行喉部检查。

胸骨后甲状腺肿

关于该主题的更多讨论，请访问 http://pincode.yiaiwang.com。

甲状腺肿的检查处理

在对甲状腺肿患者的检查处理时，临床医生应该明确以下三个重要问题：①存在或潜在发生的气道压迫，②恶性肿瘤的风险，以及③存在甲状腺功能亢进（框 6.1 和框 6.2）。

框 6.1　气道成像、流量循环和甲状腺肿症状：总结

- 术前呼吸急促与甲状腺肿大小相关，但它作为筛选气管异常的价值是有限的。
- 吞咽困难与影像学上食管偏移和压迫的表现相关。无吞咽困难的患者不需要进一步行食管造影。
- 声音的症状评估并不能预测甲状腺肿患者的客观检查结果，不应取代喉部检查。
- 流量循环研究能最为准确地记录气道压迫时的气道阻塞情况，但它不能很好地将甲状腺肿的重量与上呼吸道症状相关联。我们不建议将流量循环作为甲状腺肿患者的常规检查部分。
- 对于巨大的颈部和胸骨后甲状腺肿，推荐使用轴位 CT 扫描，因为它提供了比患者症状、流量循环和平片更敏感的气道评估。在轴位 CT 扫描发现的气管压迫与呼吸短促的情况显著相关，因此，我们认为 CT 扫描发现气管压迫并与呼吸道症状相关联是恰当的手术适应证。

框 6.2　良性甲状腺肿的检查处理

病史和体格检查
有症状的 *
巨大甲状腺肿 *
双侧环形甲状腺肿 *
可疑胸骨后甲状腺肿 *
可疑癌（声带麻痹，淋巴结肿大）*
超声评估可疑结节
甲状腺功能检查

* CT 或 MRI 检查发现。
注：CT，计算机断层扫描；MRI，磁共振成像。

甲状腺疾病的气道评估

甲状腺肿评估最重要的是气道评估。气道评估的基本组成部分包括呼吸速率和呼吸模式的确定，呼吸声音的表现（如喘鸣声），以及声音的质量。对患有明显气道阻塞的甲状腺疾病患者，初步评估需要整合有针对性但完整的病史和体格检查，以迅速确定梗阻的部位和严重程度。必须始终牢记患者呼吸费力和呼吸困难症状的整体状况，缺氧的环境可发生乏力、烦躁不安或恐惧，昏睡的患者可能是高碳酸血症。体位作为呼吸舒适度、氧合外围体征和发绀的指示性指标应仔细评估，生命体征的采集和脉搏血氧仪的使用也应该纳入评估。必须警惕脉搏血氧仪读数良好的患者——或者换个说法，动脉血气水平良好——可能在片刻之后便经历完全的呼吸道梗阻。呼吸的声音（即喘鸣的存在）为气道阻塞的程度和位置提供了重要线索，喘鸣意味着湍流气流通过狭窄的气道段。明显胸腔外梗阻（最常见是喉部、声门下、上颈段气管）的典型表现为吸气性喘鸣音，并且在吸气相变平的流量循环分析中被视为可变的胸腔外梗阻。孤立的呼气性喘鸣音出现在胸腔内（下气管）阻塞，此时吸气是安静的，声音是正常的。

急性气道压迫

关于该主题的更多讨论（包括图 6.2），请访问 http://pincode.yiaiwang.com。

上呼吸道压迫与其他局部症状的评估

局部症状评估

上气道阻塞是甲状腺肿患者的常见症状，强调了最佳气道评估重要性。我们的系列研究中，甲状腺肿患者中常见的症状包括呼吸急促（约 50%）及吞咽困难（约 50%），突出了颈部和胸骨后甲状腺肿对颈部相邻脏器的影响。虽然对甲状腺肿患者进行认真的症状评估很重要，但是临床经验表明甲状腺肿患者对上呼吸消化道压迫症状做出的主观症状评估是有问题的。尽管我们发现呼吸急促与甲状腺肿的大小有关，但把呼吸急促作为气管偏移或压迫的筛选工具价值有限。尽管呼吸急促与气管压迫的成像结果显著相关，与 Mackle 的研究相一致[108]。Stang 等也报道了体位性呼吸困难与胸骨后甲状腺肿（75.5%）之间的强相关性，与轴向 CT 成像中的气管压迫显著相关[109]。然而，针对气道单独进行症状评估对甲状腺肿患者来说可能是不够的。对颈部或胸骨后大甲状腺肿，在没有常规轴向 CT 扫描评估气管受压情况下，不能只是单纯依靠有无呼吸急促来评估真正的气管压迫情况。在我们的系列病例中，单纯颈部甲状腺肿和胸骨后甲状腺肿患者有呼吸道症状者所占百分比之间无显著差异。然而，胸骨后甲状腺肿与气管偏移和气管压迫高度相关[12]。

我们的系列病例还证明了甲状腺大小、癔球症及甲亢症状之间存在正相关关系。甲状腺肿大小与吞咽困难、局部不适、声音改变、咯血或甲状腺功能减退不存在相关性。术前吞咽困难与食管压迫、偏移之间存在显著的正相关关系[12]。Hedayati 和 McHenry 报道，接 116 例胸骨后甲状腺需要手术患者中约有 1/3 在初次就诊时主诉有吞咽困难[110]。

流速–容量曲线分析

关于该主题的更多讨论，请访问 http://pincode.yiaiwang.com。

影像学

影像学评估及局部症状学

许多研究质疑局部症状和影像学检查结果之间相

关性的强度，特别是通过 CT 扫描判断气道狭窄的功能效应仍存在争议。Alfonso 等发现 2/3 的甲状腺肿手术患者术前有压迫的影像学证据。几乎一半有压迫证据的患者是没有症状的，而那些能提供旧影像学资料并有呼吸道症状的患者在症状出现前已压迫了长达 3～4 个月[102]。Jauregui 在一组无症状甲状腺功能正常的甲状腺肿病例研究中发现，25% 的患者存在气管梗阻的影像学证据，60% 的患者存在呼吸道梗阻的流速-容量曲线证据[114]。Cooper 等发现气管内径和呼吸道症状是弱相关的[115]。Melissant 和其他人发现肺功能和 CT 扫描的气管阻塞之间的关联程度不大[111, 116]。

我们的系列研究得出的结论与先前提到的文献形成对比，正如前面提到的，我们发现呼吸急促和气管压迫的客观 CT 影像表现显著相关[12]。Stang 等发现体位性呼吸困难患者的气管压迫成像与位置高度相关，并进一步显示 82.4% 的病例术后症状有改善[109]。Barker 等同样指出，如果 CT 扫描显示≥ 50% 的气管内径变窄的话，呼吸道梗阻症状应该是可预料到的[117]。因此，我们认为气管压迫是这些患者的重要影像学发现和适当的手术指征（框 6.1 和框 6.2）。

关于该主题的更多讨论，请访问 http://pincode.yiaiwang.com。

胸部 X 线片和钡餐检查

关于该主题的更多讨论，请访问 http://pincode.yiaiwang.com。

轴位 CT 扫描

我们发现常规 CT 扫描对颈部或胸骨后大甲状腺肿的术前评估是非常有帮助的[12, 121]。如果 TSH 未被抑制，CT 增强扫描可安全地适用于甲状腺疾病患者（没有 Jod-Basedow 现象时）。CT 扫描显示良性甲状腺肿的边缘是平滑的，经常描述为粗大钙化（可以是点状、线状、蛋壳状、无定形或结节状），相比之下砂砾样微钙化可能存在于乳头状癌或髓样癌（见第 13 章，甲状腺和甲状旁腺的超声学）。在胸骨后甲状腺肿患者中，纵隔肿块和颈部原位腺体的连续性是可以被识别的。甲状腺组织比相邻颈部肌肉在增强前衰减至少超过 15 HU 或更多，而在增强后超过 25 HU。胸骨后甲状腺肿患者的这种高衰减可以帮助诊断，这在其他类型的纵隔疾病（如淋巴瘤或胸腺瘤）是不典型的[33, 122]。通过 CT 检查可以准确确定颈部和胸骨后延伸的范围，以及甲状腺肿与气管、食管、大血管的确切关系。淋巴结病变也可通过轴向扫描确定。一般来说，良性甲状腺肿显示为不均匀的密度与离散的非增强低密度区。有以下影像学表现的应考虑为恶性肿瘤：不规则 / 浸润边缘、声带麻痹和淋巴结肿大，尤其是淋巴结有钙化、囊性变或强化[123-125]。不同于 McHenry 的看法，即术前影像学评估不会改变术中处理，我们认为 CT 扫描是所有颈部和胸骨后大甲状腺肿患者必不可少的[7]。如果临床检查提示巨大的、有症状的、双侧的或胸骨后甲状腺肿，或是基于声带麻痹、区域淋巴结肿大怀疑是恶性肿瘤的（框 6.2），我们更有可能需要行 CT 检查。CT 扫描能理想地显示了甲状腺肿与周围颈部脏器（包括气道）的关系，这些关系不仅会影响手术，也会影响插管的入路。轴位 CT 提供了气管口径的客观、可重复的测量。患者考虑手术时可从轴位 CT 扫描获得信息，尤其是考虑到缺乏对症状、流速-容量曲线分析和平片评估的敏感性。在我们机构，CT 显示胸骨后延伸或气管压迫是甲状腺肿适当的手术适应证[12]。CT 扫描还提供了有用的信息以排除恶性肿瘤侵犯。确实 CT 扫描不能很好地区分纤维化和肿瘤，尽管这种区别对于常规甲状腺肿患者来说通常不是一个重要的临床问题。最后，增强 CT 在确定纵隔关系是必不可少的，能保证后纵隔巨大甲状腺肿手术的安全处理。识别颈部或胸骨后甲状腺肿明显气管后延伸有助于术前预测喉返神经是否在腹侧位置。腹侧神经移位的术前信息对于在颈部和胸骨后甲状腺肿手术安全上是极其有用的（框 6.3）。

MRI 扫描

关于该主题的更多讨论，请访问 http://pincode.yiaiwang.com。

框 6.3 影像学：摘要

- 胸部 X 线片可以检测甲状腺肿患者出现的大的转移结节，但有关气管的信息有限。在胸部 X 线片上气道压迫被低估了，且双侧甲状腺肿伴环形气管受压，在平片上可能看不到。
- 我们建议所有颈部、胸骨后甲状腺肿大的患者都应行 CT 扫描。轴位 CT 扫描有容易获取且易于被外科医生解读的优势。CT 扫描通过准确地界定气管影响的程度来判断患者的手术指征。在胸骨后甲状腺肿患者中，CT 扫描为有关胸骨劈开和潜在的胸外科手术计划提供信息。CT 扫描在识别恶性肿瘤的影像学相关因素有帮助，其能准确定义解剖关系也是极其重要的，尤其是在预测喉返神经可能通过气管后和后纵隔延伸移位到腹侧时。如果患者的甲状腺功能状态未知或患者存在亚临床甲状腺功能亢进时应避免行增强扫描。
- MRI 扫描的优点是优异的软组织描绘，甲状腺肿与纵隔血管的清晰关系，矢状面和冠状面显示。MRI 扫描的缺点包括成本高，在非开放的 MRI 装置中患者有幽闭恐惧症，以及钙化模式显示不清。

超声和核素显像

关于该主题的更多讨论，请访问 http://pincode.yiaiwang.com。

甲状腺功能检查和细针穿刺

所有甲状腺肿患者都需进行甲状腺功能检查。在我们的系列研究中，只有 8% 的患者甲状腺功能异常是非医源性原因，再次证实了大多数甲状腺肿患者未行抑制治疗时，甲状腺功能是正常的[12]。然而，甲状腺肿患者的甲状腺功能异常发生率是不容忽视的，临床医生必须评估任何异常情况。甲状腺功能亢进是甲状腺肿患者最关注的问题。据报道，多达 30% 的多结节甲状腺肿患者存在典型的甲状腺功能亢进[77, 128]。胸骨后甲状腺肿患者的甲亢发生率介于 1.3% ～ 7%，尽管已经描述了高达 44% 概率[11, 57, 129]。自主性结节可引起独立于 TSH 水平外的甲状腺激素缓慢进行性增加[130]。另外，甲状腺肿患者暴露于高碘时可以急性表现出甲亢，例如增强 CT 扫描造影剂或胺碘酮[131-132]。老年患者是普遍不会表现出典型的甲亢体征和症状，但更容易出现心脏并发症。老年人群亚临床甲亢的筛查（TSH 低，T3 和 T4 正常）尤为关键，因为出现心房颤动和骨头加速脱钙的风险增加。亚临床甲亢也可能涉及手术范围的问题，如果存在，可能更倾向于行甲状腺全切除术。亚临床甲亢的老年患者应避免医源性碘暴露，以避免增加向临床性甲亢发展的风险[133-134]。最后，甲状腺肿患者也必须排除甲状腺功能减退（通常是桥本氏病），因桥本氏病的纤维化变可能会导致巨大硬实的甲状腺肿。

我们认为，如果甲状腺肿患者的病史、体格检查以及 CT 扫描评估提示良性甲状腺肿需要手术和建立在此基础上的手术候选者，则细针穿刺不再是必需的[2]。当然，如果病史、体格检查或影像学评估有任何怀疑为恶性肿瘤的，则应予考虑细针穿刺。2015 年美国甲状腺协会指南建议，超声检查发现中度或高度怀疑恶性的≥ 1 cm 的甲状腺结节应进行细针穿刺抽吸（fine-needle aspiration，FNA）检查；FNA 在低度可疑结节及热结节中应避免进行[135]。FNA 后的结节内出血可使稳定受损的气道变为急性气道梗阻。FNA 信息很少对颈部和胸骨后大甲状腺肿的术前处理有实质的帮助。

治疗方法的选择

抑制疗法

关于该主题的更多讨论，请访问 http://pincode.yiaiwang.com。

放射性碘治疗

关于该主题的更多讨论，请访问 http://pincode.yiaiwang.com。

手术

基本原理和适应证

对许多颈部甲状腺肿和大多数胸骨后甲状腺肿患者来说，手术是一种合理的治疗选择。局部压迫症状在术后会解除，比抑制治疗或放射性碘治疗来得更快。并发症的发生率很低，亚临床甲亢能解除，气道并发症得以避免，还能提供病理报告。如果不是无故拖延，甲状腺肿手术是最安全的，等变成巨大甲状腺肿可能会增加手术并发症的发生率。手术不会带来放射碘引起的直接气道并发症、恶性肿瘤或 Graves 病的风险，也不会带来甲状腺激素诱发的心房颤动或骨质疏松症的风险。患者不会对手术没有反应（框 6.4）。建议对伴有甲亢的多结节性甲状腺肿患者进行手术，因为他们通常对抗甲状腺药物（包括高氯酸盐和碘酸）反应不佳[164]。此外，对于甲状腺肿和（亚）临床甲亢老年患者，手术可能优于放射性碘治疗，能防止放射性碘对这些心脏虚弱的人群诱发 Graves 病的风险（框 6.4）。

根据我们的经验，患者在以下几种情况下可以合理地考虑行颈部甲状腺肿手术：①如果患者有明确的局部上消化呼吸道症状且无其他原因，例如这些症状可能首先表现体位激惹或夜间诱发；②如果 CT 影像学评估显示有气管压迫；③对于引起严重美容问题的肿块或大于 5 cm 的肿块，通常肿块超过 5 cm 局部

框 6.4 颈部和胸骨后手术理论基础

- 甲状腺肿的自然进程是逐渐增长的
- 治疗是为了解决局部症状 / 压迫症状
- 避免了不可预测的甲状腺肿大小及气道压迫的迅速增加
- 提供病理报告：防止了恶变出现
- 治疗了甲亢和亚临床甲亢
- 具有较少的手术并发症
- 甲状腺激素（抑制）治疗与高的治疗无效率有关，需要终身治疗；如果 TSH 水平＜ 1，有心房颤动和骨质疏松症的风险时是不能提供该种治疗的，而且对大的结节性甲状腺肿是不太可能有效的
- 放射性碘治疗甲状腺肿有急性放射性甲状腺炎及气道压迫的风险，并在约 10% 的患者诱发 Graves 病

注：TSH，促甲状腺激素。

症状风险增加，而FNA排除恶性肿瘤的准确性是不高的；④甲状腺肿患者伴有亚临床甲亢；⑤怀疑或证实患癌的患者；⑥所有肿块向胸骨后延伸的患者。在我们的实践中，一般来说，胸骨后甲状腺肿存在是手术指征，因为气管压迫和胸骨后生长有很强的关联性，而且纵隔部分难以通过体格检查或FNA予以诊断（框6.5）[12]。在我们的系列研究中，大多数病例（78%）的手术适应证胸骨后内容，这个因素就足以满足我们单位的手术指征。其他的手术适应证如下：压迫症状（49.5%），疑为癌症（17%），患者愿望/美容要求（3%），非甲状腺局部肿瘤（1%），以及其他/非特定情况（1%）[85]。

甲状腺肿：恶性肿瘤的风险

关于该主题的更多讨论，请访问 http://pincode.yiaiwang.com。

胸骨后甲状腺肿手术

关于该主题的更多讨论，请访问 http://pincode.yiaiwang.com。

甲状腺肿患者的插管：喉头水肿

颈部和胸骨后大甲状腺肿患者的插管一般能顺利进行，但偶尔也可能会很困难。当困难的时候，麻醉诱导及插管可以是一个突然危及生命的过程，考虑到气管表明遮盖甲状腺肿块，通常不会选择行紧急或“局部的”气管切开术。甲状腺肿患者在插管时可能会发现有喉的大幅偏移或者可能还有声带麻痹。执行术前喉镜检查的医生应该向麻醉人员转告有关喉外观、偏移、声带麻痹的情况，手术医生和麻醉科医师术前应讨论CT扫描并在插管前一起检查患者。上极明显肿大的颈部甲状腺肿可缩小声门上下咽区域，导致喉部检查困难和插管困难。

插管方法、管径大小和应急预案可以进行讨论并据此做出决定。通常情况下是执行经口的直接插管。喉偏移一般不是问题，气管受压通常需使用尺寸合理的气管插管。我们赞成的另一种安全方法是，在清醒、坐姿状态下，在纤支镜引导下经鼻气管插管。如果对镇静麻醉面罩气道的充分性有任何疑问，特别是当喉被甲状腺肿的颈部组织显著推移时，这是一个特别合理的方案。新的可视喉镜对此类患者也是一个很好的辅助插管工具。颈部和胸骨后甲状腺肿最大气管受压处通常在胸廓入口，但可能发生在更远的位置[33]。如前所述，良性甲状腺肿引起的气管压迫常缓解于合理大小的气管插管。唯一例外是当气管被恶性肿瘤浸润，尤其是有腔内病变时。在这种情况下，经口支气管镜插管和支气管镜取芯可取得满意的气道效果。再次强调，术前的CT扫描有助于外科医生。警惕和认识非甲状腺因素，如下颌和舌头的大小，喉前位，头部活动的程度，也都是插管困难的重要决定因素。

我们的经验表明，在颈部或胸骨后大甲状腺肿，特别是双侧环周甲状腺肿的一个显著问题——初次尝试插管麻醉后会发生喉头水肿。喉作为气道的最远端延伸到下咽部，可能由于大的、双侧性的甲状腺肿的压迫，导致长期减少静脉和淋巴的回流。这样的喉在多次插管尝试不成功后容易发生水肿。这种水肿术后可以持续数周，有时需要行气管切开术，通常在水肿恢复后可关闭气管切开口。因此，最好是一次性插管成功。插管的问题虽然罕见，却能迅速带来灾难。Hassard的病例报告已强调了因甲状腺肿插管尝试引起喉头水肿的倾向[172]。我们200例甲状腺肿病例中，只遇到4例（2%）困难插管。困难插管没有显著预测因素，包括大小、胸骨后延伸、术前压迫症状、气管偏移或受压的影像学表现等。只有3%的患者做了气管切开术，并是在甲状腺切除术时选择行做的。气管切开术可在以下情况进行：多次插管尝试后担心发生喉头水肿，或在未使用神经监测时不排除声带功能障碍情况下，尤其是当声带术前就已瘫痪。通过神经监测，手术过程中双侧神经的功能状态有着更大的确定性（见第36章，喉返神经的外科解剖和监测）[85]。

框6.5 结节性甲状腺肿的手术适应证

1. 无其他原因的显著局部呼吸消化道症状
2. CT显示气管受压
3. 肿块在5 cm以上
4. 伴有（亚）临床甲亢的甲状腺肿
5. 被怀疑或证明是恶性肿瘤的患者
6. 胸骨后甲状腺肿患者

甲状腺肿手术

手术范围

关于手术范围的决策涉及手术并发症和复发危险性之间的平衡。一些人建议甲状腺肿行甲状腺全切除术[173-175]，而另一些人则建议采用更保守的初次手术方案[11]，而有些人（如Kraimps）则支持基于病变范围进行选择性积极的手术治疗方案[176]。2015年Cochrane数据库对甲状腺全切除术与甲状腺次全切除术的系统评价显示，甲状腺全切除术的复发率降低（尽管证据有限），并建议进行额外的长期随机对照试验（randomized controlled trial，RCT），以解决再次手术率，不良反应事件和甲状腺癌的发病率等问题[177]。并发症的发生率在治疗良性甲状腺疾病时必须保持在极低水平。因此，我们建议采取保守的理念，根据最初的疾病调整手术范围，最小术式是单侧腺叶切除术，对明显的双侧甲状腺肿保留双侧手术的选择。在我们的系列病例中，这种手术理念带来 63% 的单侧手术患者和 37% 的双侧手术患者。在我们中心接受初次手术的患者的复发率为 1.5%[85]。

关于该主题的更多讨论，请访问 http://pincode.yiaiwang.com。

类似于 Berghout 等的研究，我们的经验认为女性和有甲状腺疾病家族史的患者更加可能出现复发[85, 184]。总体而言，女性有多 3 倍可能性需要再次手术，以及那些有甲状腺疾病家族史的患者有多 6 倍可能性需要再次手术[85]。在这些人群中的其他人并没有发现像这种风险增加[176]。现在我们倾向于对女性和那些有阳性家族史的患者处理得更为积极，特别是如果他们还年轻。此外，我们已经治疗了许多复发的患者，并意识到这些病例的困难以及在这些再次手术的病例至少需要留下一个小的甲状腺组织残留。然而，与文献报道相反，在我们的甲状腺肿病例回顾中，无论是单侧或双侧手术病例，经历第二、第三或第四次手术都与术后并发症相关的可能性不大[85]。我们对复杂多次治疗的病例术后使用放射性碘治疗，以避免在这些情况下需要额外的再次手术（框 6.6）。

桥本甲状腺炎

关于该主题的更多讨论，请访问 http://pincode.yiaiwang.com。

框 6.6 甲状腺肿的手术范围：总结

- 我们认为，良性甲状腺疾病手术治疗的并发症发生率必须很低。
- 小于单侧叶切除术导致非常高的复发率和增加再次手术难度是要受到指责的。
- 手术范围应根据原发病灶的范围进行合理调整。对于明显增大的甲状腺肿，应将该侧腺叶全切除。术前的影像学评估有助于界定对侧叶手术的范围。
- 对于明确的单侧病灶，以单侧腺叶全切除术为宜。
- 对于有双侧甲状腺肿证据的，以双侧手术为宜。
- 应考虑对年轻女性和有甲状腺疾病阳性家族史且复发率较高的患者进行更积极的手术。
- 对于因良性复发需要多次甲状腺手术治疗且最后一次手术后仍有一些残余组织的患者，可以考虑行放射性碘消融。

甲状腺肿的手术技巧

患者的体位很重要，我们更喜欢在肩下垫一个甲状腺手术用充气袋，外科医生和麻醉科医师必须满足头部支撑的程度。患者被置于半坐卧位，以降低静脉压。

切口

一个足够长的领式切口是强制要求的，内镜或小切口的方法在这里是不恰当的。当单侧腺体肿大导致颈前显著畸形时，切口的一侧曲线可略高，因为肿物切除后皮肤会有一定程度的下垂。双侧颈部巨大甲状腺肿的切口要延伸到胸锁乳突肌的外侧边缘，以保证双侧颈动脉鞘的暴露。向上的颈阔肌下皮瓣要充分分离，向下分离的皮瓣通常没有要求。皮瓣可以适当地缝合牵拉，或者使用 Gelpi 拉钩或 Beckman 甲状腺拉钩。

带状肌

常有推荐甲状腺肿手术要常规切断带状肌。当然，如果切断带状肌有助于暴露的话就应该毫不犹豫地进行。在初次手术已行带状肌分离，在再次手术中切断带状肌是最需要的，这种情况下肌肉跟甲状腺肿表面形成明显瘢痕。在第一次手术中，当上极暴露有难度时，我们建议在胸骨甲状肌的头侧做一“微小带状肌切除术”。虽然伴随带状肌分离可能有微妙和短暂的声音改变，但跟暴露差的情况下可能切断喉返神经或喉上神经外支的风险比较，这个问题是微不足道的。在一些巨大的颈部甲状腺肿，胸锁乳突肌跟带状肌一样都可以切开，虽然这并不常见，在完成手术时可以缝合肌肉且几乎没有不良影响。如果带状肌切开，那手术过程中缝合或在断端上钳很重要，因为肌肉有回缩的倾向，否则将会失去原来确定的甲状腺周围平面。如果带状肌完全切开，最好先确定其外侧边缘，它可与相邻的颈静脉和其他颈动脉鞘内容物融合。在我们已行的大多数甲状腺肿手术，带状肌得以保留和回位。某些情况下这比切开肌肉更好地保留了甲状腺周围平面，有利于更好地保护颈根部的解剖组织，后者可以因为甲状腺肿而发生大幅改变。

颈动脉鞘的重要性

颈动脉鞘（包括颈总动脉、颈内静脉和迷走神经）对于甲状腺肿手术的初始步骤，就像甲状腺外侧区域（有喉返神经与甲状腺下动脉）对于正常大小甲状腺手术一样（图 6.3）。在手术中早期就仔细解剖出颈总动脉、颈内静脉并识别出迷走神经是非常有帮助的。开始可从外侧或下方探查神经，而从上方分

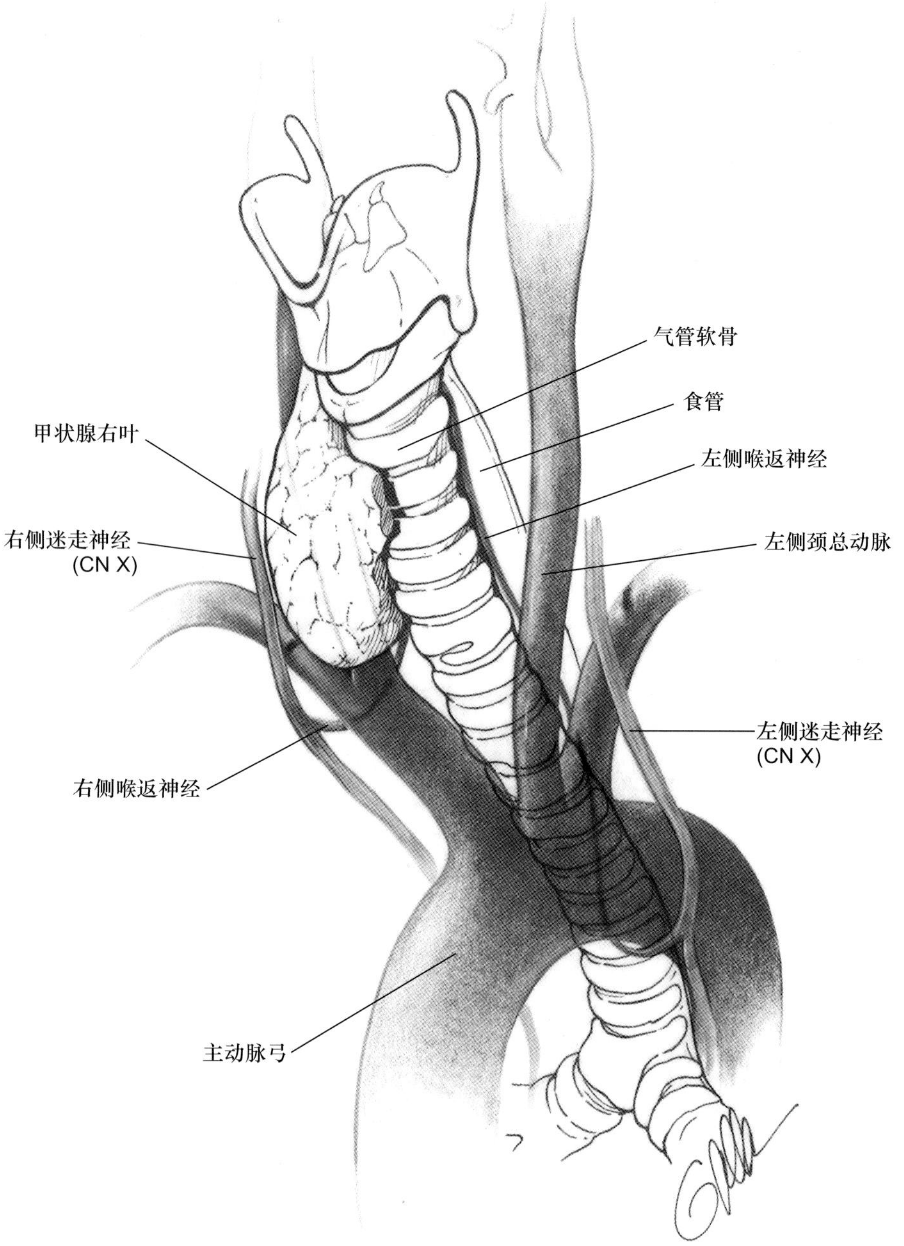

图 6.3 颈根部神经和血管解剖（From Janfaza P，et al，eds. Surgical Anatomy of the Head and Neck. Philadelphia：Lippincott Williams & Wilkins；2001. With permission.）

离的方法只有当甲状腺肿大小和位置阻碍了标准的方法（图 6.4）时才使用。颈部巨大甲状腺肿经常延伸到颈动脉鞘，因此需要这样的解剖，才能保证颈内静脉，有时是颈总动脉和迷走神经从甲状腺肿的外侧表面分离。迷走神经的识别可以采用间歇性行迷走神经刺激，这是胸骨后甲状腺肿手术中一个非常有用的技术（见本章下文甲状腺肿手术中的迷走神经监测的讨论）。如果医生想了解胸骨后甲状腺肿与纵隔及主动脉弓的关系，识别和解剖颈总动脉是必要的，因为它延伸到颈部，更重要的是它延伸到纵隔（图 6.3）。一旦带状肌和颈动脉鞘处理完，接下来的步骤与典型的常规甲状腺切除术一样，包括甲状腺中静脉分离，甲状腺下静脉分离，确定甲状腺下动脉。由于甲状腺肿太大，甲状腺下动脉可能无法在这部分手术过程中识别，但随后在甲状腺肿被牵拉出后可予确定。甲状腺下动脉的分支在甲状腺包膜内直接被结扎，以保护甲状旁腺组织及其血供。

甲状腺肿和喉返神经

探查喉返神经的入路有外侧、下方或上方（见第 36 章，喉返神经的外科解剖和监测），甲状腺肿可能明显改变喉返神经的位置。在我们治疗颈部和胸骨后巨大甲状腺肿的经验中发现，近 16% 病例的喉返神经被筋膜带包裹在肿物表面或以这样的方式在其表面

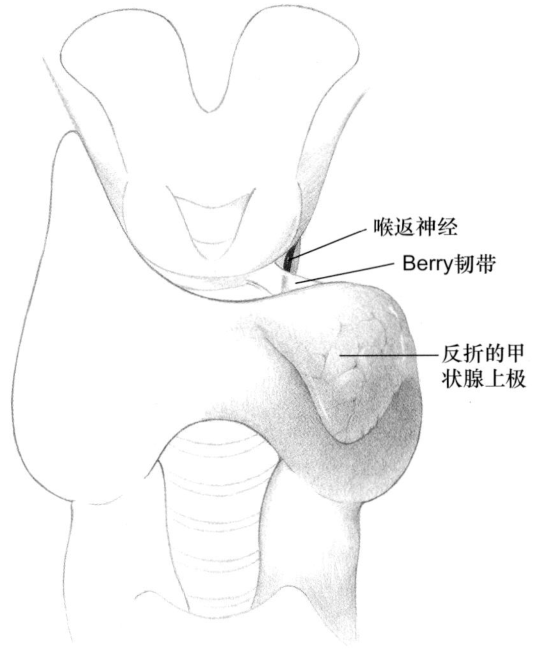

图 6.4 上路方法探查喉返神经

展开，在没有识别喉返神经情况下而牵拉或提出的方式切除甲状腺肿必定会损伤神经（拉伸或撕裂）（图 6.5）[85]。我们发现，左叶、右叶同样会受此影响。神经固定和牵开的情况更可能发生在甲状腺肿增大、胸骨后延伸、气管明显受压和插管困难的情况下。在我们未发表的 184 例不涉及甲状腺肿的甲状腺切除术病例中，除恶性肿瘤浸润外，我们没有发现神经固定或牵开病例。有趣的是，Sinclair 的研究显示，未识别喉返神经盲目进行钝行分离甲状腺肿的胸骨后甲状腺肿患者中，术后喉返神经麻痹的发生率为 17.5%。

Sinclair 在几个案例中写道：

> 神经和甲状腺相关，胸骨后肿块被移动到颈部时，通过手指从下方和后方的抠动使得肿物分离过程中，神经处于高度危险中。我认为，这种危险必须被所有的甲状腺外科医生都认识到，从胸骨后甲状腺肿牵拉出的每一束组织都应假定为神经，直到解剖学上能证明并非如此[192]。

Sinclair 的神经瘫痪率和我们的发生率是相似的。

我们相信，由于神经固定和牵开在甲状腺肿表面，未行神经探查的钝性分离将冒着神经被牵拉损伤的风险。在这样的情况下识别喉返神经是必要的第一步。固定或牵开在甲状腺肿表面的神经应在腺体提出前予以解剖。神经可以通过上极的途径并可在甲状腺肿提出前进行逆行剥离（图 6.4）。该剥离应连同颈动脉鞘侧面的迷走神经的解剖，以便预测迷走神经和喉返神经在纵隔的路径。甲状腺肿切除后剥离的喉返神经可能会出现明显的松弛，但通常能发送正常刺激并在术后恢复功能，即使术中外观是松弛的（图 6.6，可浏览 http://pincode.yiaiwang.com）。在某些情况下，如果甲状腺肿是软的、可压缩的，下极可向头侧缩回，而不用整个从颈部牵出，而且甲状腺肿显著增大，还是可以通过正常的下方入路识别喉返神经。

颈部气管后和后纵隔甲状腺肿的特殊情况：腹侧喉返神经

颈部气管后和后纵隔甲状腺肿（胸骨后甲状腺肿 ⅡA, B 型）代表了特别独特的手术挑战（图 6.7）。9% ～

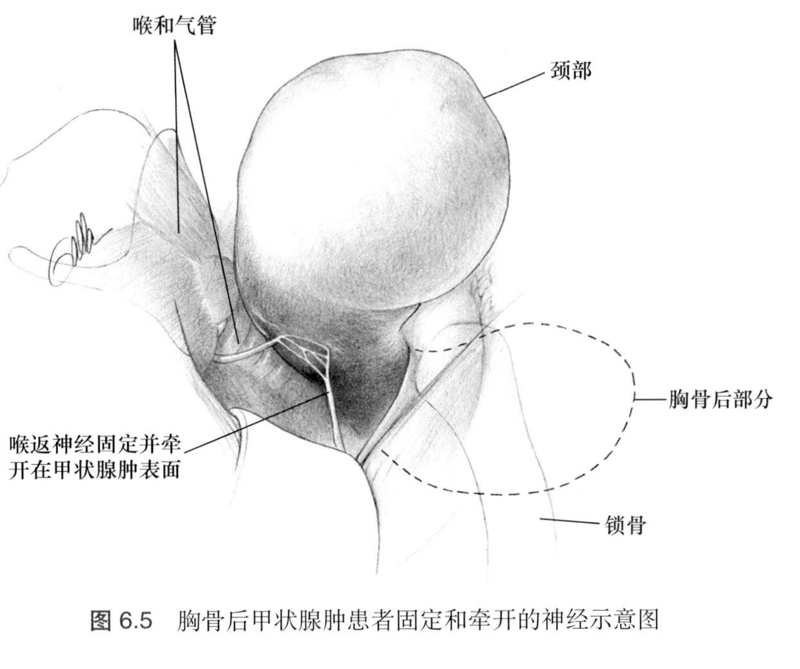

图 6.5 胸骨后甲状腺肿患者固定和牵开的神经示意图

15% 的胸骨后甲状腺肿会延伸到后纵隔[11, 22, 29-30, 86]。主要的困难是，在这些情况下，甲状腺组织已从喉返神经的后方和深入长入（即喉返神经在甲状腺组织的腹侧）。根据国际喉返神经解剖分类系统，这会导致喉返神经移位到甲状腺组织的腹侧，将其定义为 L2b（左）或 R2b（右）型喉返神经[193]。随着后纵隔甲状腺肿下降，它会把气管往前推并将大血管摊开[26-27, 194]。对于外科医生来说，腹侧喉返神经使人迷惑并处于高

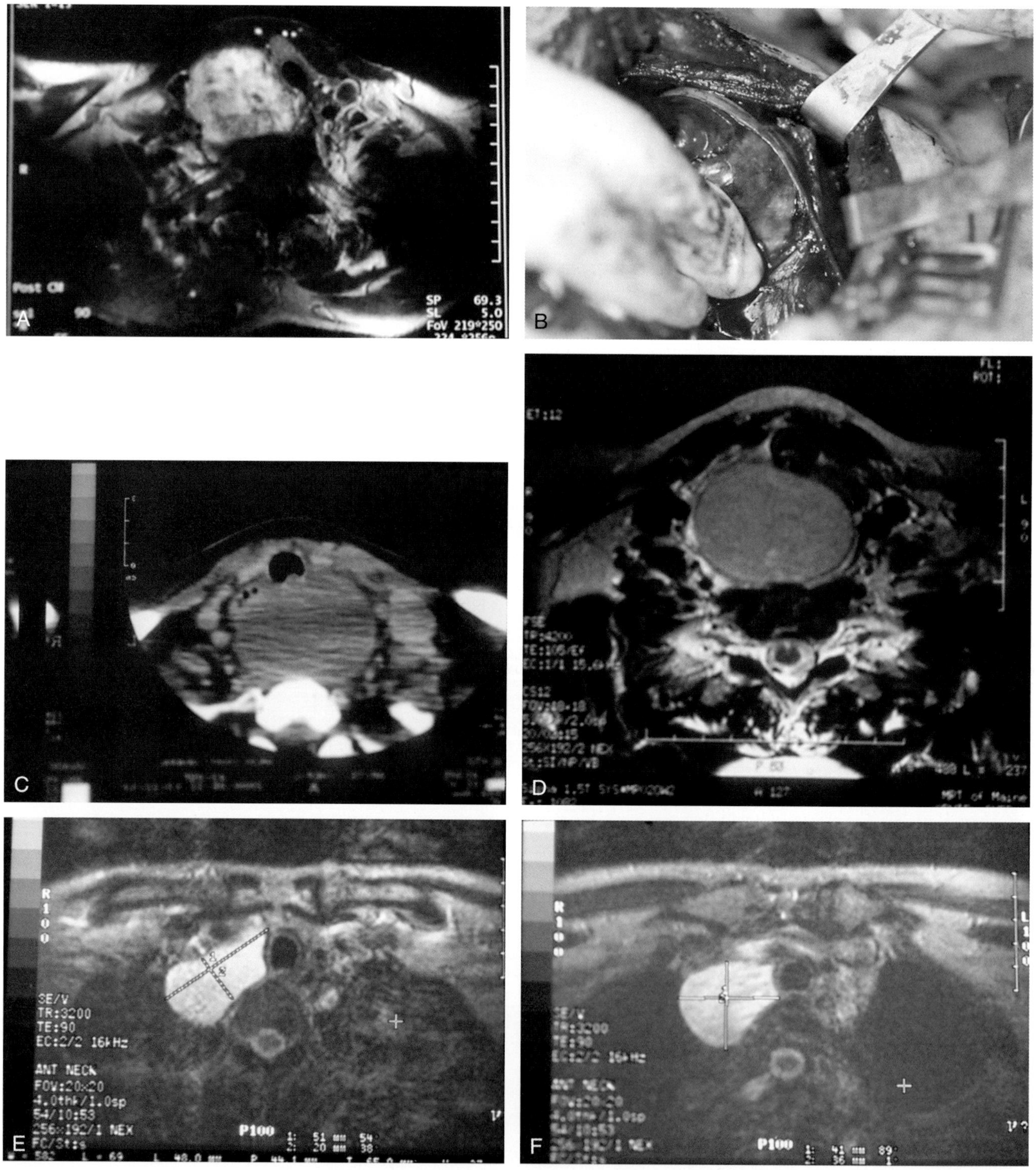

图 6.7　胸骨后肿块伸延到气管后区域，将神经推到了病灶的腹侧。A. 颈部甲状腺肿向气管后生长。B. 术中发现喉返神经向前移位，黏附在肿块的腹侧表面。神经是通过神经监测发现并解剖分离，术后功能保持正常。C. 女性患者，CT 显示气管后巨大肿块。D. 磁共振成像显示喉返神经位于肿块的腹侧，术中经神经监测仪识别并解剖分离，术后功能保持正常。E 和 F. 淋巴管瘤是从甲状腺下极长出的，向下延伸进入纵隔约 13 cm。E 和 F. 颈部基底和上胸部横轴位。完整切除肿块并将与它紧密粘连的喉返神经解剖分离，术中经神经监测仪识别，术后其功能保持正常。淋巴管瘤被完整切除

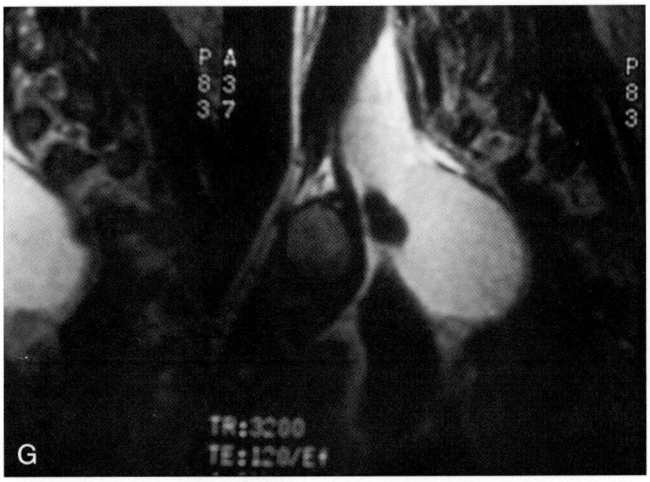

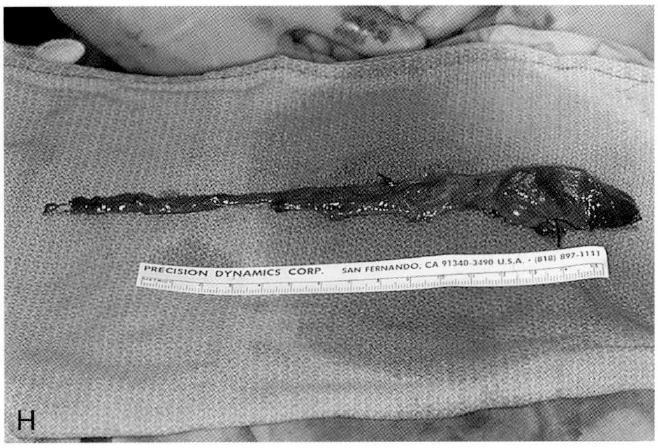

图 6.7 续 G. 不对称的甲状腺肿可导致喉部扭转。因为喉部扭转，喉返神经入喉处也被扭转，以致神经从中线入喉。H. 与喉返神经紧密相连的颈部甲状腺肿穿过左下方的交叉血管底部。该喉返神经被解剖分离并保留下来。如上所示，这样的血管能通过术前 CT 预测评估

风险的喉返神经位置。喉返神经在甲状腺切除术的所有其他情况下总在甲状腺的深面。最复杂的后纵隔甲状腺肿是指那些从左叶下降，然后被主动脉弓及其分支推压并跨越到右边胸部（胸骨后甲状腺肿ⅡB 型）。这些跨越可能要么会出现在气管和食管的后面（ⅡB1 型）或气管和食管之间（ⅡB2 型）（见表 6.1，也可见图 6.1 A-H）[26-27, 30]。有些人建议胸骨切开术[30, 194]，一些人主张经右后外侧的胸廓切开术[22, 195-196]联合颈部的手术入路。必要时，可通过右侧第四和第五肋进行右侧开胸。肺牵开后，甲状腺肿可以在上腔静脉后方、奇静脉上方和脊柱前方。切除甲状腺肿上面的胸膜，在上方牵引的帮助下将甲状腺肿牵拉进胸廓入口[60]。Katlic、Grillo 和 Wang 发现 80 例患者中，7 例胸骨后甲状腺肿扩展到后纵隔，并可通过常规的颈部入路予以切除[11]。DeAndrade 在丰富的后纵隔甲状腺肿治疗经验发现，几乎所有病灶都可以通过颈部切口取出，其供血血管是甲状腺下动脉[29]。当然，这些情况都需要术前影像学的明确评估和由经验丰富的外科团队负责手术（见第 7 章，纵隔肿物手术入路：经颈、经胸和腔镜辅助）。

甲状腺肿向上生长

关于该主题的更多讨论（包括图 6.8），请访问 http://pincode.yiaiwang.com。

甲状腺肿手术中的甲状旁腺保护

甲状腺下动脉远端在喉返神经被识别后结扎或在甲状腺肿切除之前、之后结扎。动脉直接在甲状腺包膜表面结扎，以减少甲状旁腺缺血的风险。上极的甲状旁腺的位置较为恒定，在甲状腺肿的甲状腺切除手术中较经常可见到，因此，它们更容易保留。在 Katlic、Grillo 和 Wang 的 80 例胸骨后甲状腺肿病例的系列研究中提到，上位旁腺的发现率是下极旁腺的 2 倍[11]。下位的甲状旁腺分布范围较广，更容易因下极甲状腺肿变化而明显移位。因此，我们甲状腺肿手术的重点应该是对上位甲状旁腺的保留，处理下极时我们必须紧贴包膜解剖，以防止切除下位甲状旁腺。需要强调的是甲状腺肿手术，包括所有的甲状腺手术，任何切除的甲状腺标本在送去病理检查之前仔细都必须仔细检查是否有包裹甲状旁腺。任何被发现的包膜内甲状旁腺应该被分离出来，经活检证实为甲状旁腺组织后，行自体移植。这些甲状旁腺可以在甲状腺肿表面的褶皱和缝隙中找到。

胸骨后甲状腺肿切除的手术技巧

如前所述，在喉返神经被识别并从甲状腺肿完全解剖分离（通常允许它下垂到后外侧），在严格包膜平面上进行手指解剖操作以及对该甲状腺肿 / 纵隔解剖的了解，可以确保甲状腺肿的安全切除（图 6.9 和图 6.10）——如图所示，一个手指在紧贴包膜内侧相邻的气管上而另一根手指外侧靠近颈动脉鞘。甲状腺肿被慢慢逐步推动上行。然后，用手指牵拉出筋膜带附属物用神经刺激仪刺激，并用电刀烧灼或钳夹。缓慢但循序渐进地将胸骨后甲状腺肿从纵隔分离出来或将颈部甲状腺肿从甲状腺床分离出来。如前所述，识别喉返神经并在切除肿块前解剖分离是必需的。迷走神经可因甲状腺肿移动而受到间歇性刺激，或可以使用连续迷走神经监测（见第 36 章，喉返神经的外科解剖和监测）。对于一些胸骨后大甲状腺肿与对侧腺叶相连的患者，首先在对侧进行手术可以增加喉气

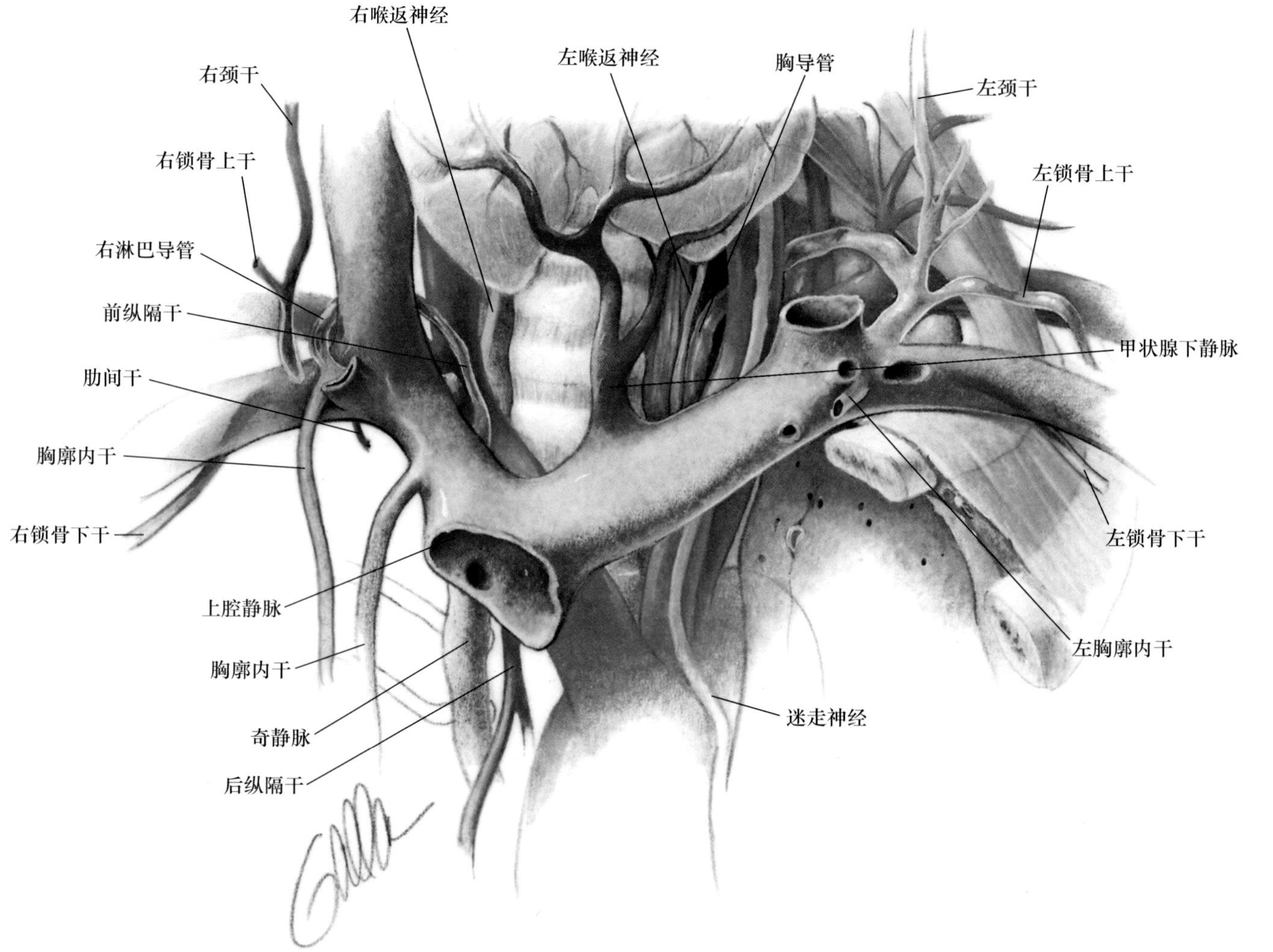

图 6.9 颈根部及上纵隔的血管解剖图（From Janfaza P，et al，eds. Surgical Anatomy of the Head and Neck. Philadelphia：Lippincott Williams & Wilkins；2001. With permission.）

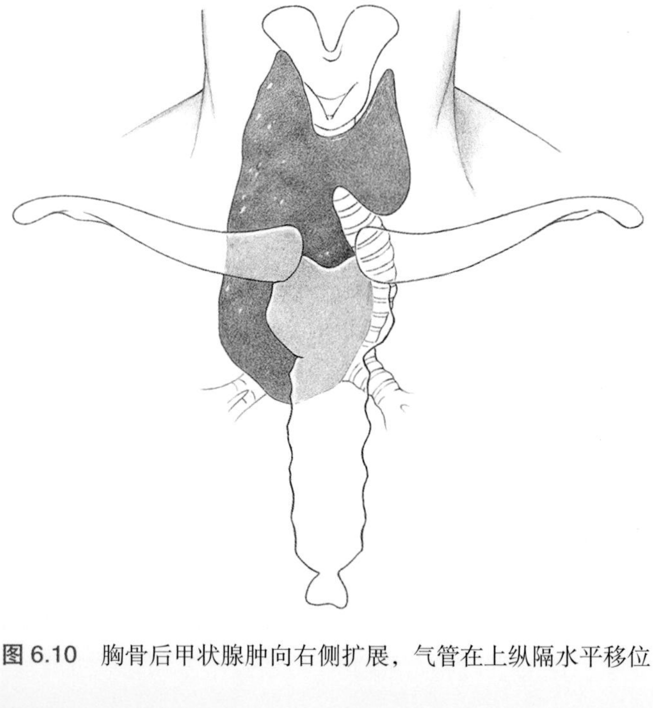

图 6.10 胸骨后甲状腺肿向右侧扩展，气管在上纵隔水平移位

管的移动度，有助于完整切除胸骨后甲状腺肿。如果所有这些操作都失败，可以考虑胸骨切开。尽管有近 80% 胸骨后延伸的甲状腺肿患者，但在我们甲状腺肿患者系列病例中胸骨切开率只有 1%[85]，这与文献报道的一致[197-199]。重要的是，任何不常规进行胸骨切开术的医生都应与胸外科的同事一同审阅胸骨后甲状腺肿患者的 CT 片，如果需要的话应该与胸外科医生一同安排手术日期。

胸骨后甲状腺肿是颈部甲状腺肿的产物。胸骨后甲状腺肿的血供几乎总是来源于颈部（如：甲状腺下动脉）。我们必须记住，虽然颈部甲状腺肿和大多数胸骨后甲状腺肿的血供来自甲状腺下动脉，但也有少数病例的胸骨后甚至颈部甲状腺肿来自胸腔内的异常血供[22, 82]。胸骨后甲状腺肿的血供很少来自纵隔血管，比如甲状腺最下动脉，锁骨下动脉，内乳动脉或主动脉[25, 34, 36, 86]。在我们的 200 例行甲状腺切除的甲状腺肿病例中，只有 2 例的甲状腺肿块血供起源于胸腔内血管[85]。鉴于这种情况，在胸骨后甲状腺肿的解剖分离时，当筋膜为透明时才宜进行烧灼剥离。较厚的组织带只有在喉返神经和迷走神经的位置被是被并全程完全显露后再进行钳夹和结扎。

分块切除以前曾被用于减少甲状腺肿大小以便于切除。它最早是在 1889 年由 Kocher 描述，1945 年由 Lahey 普及，目前仍有支持者[20, 78, 188, 200]。我们认为摒弃这种技术，因为它显著增加手术风险可能导致无法控制的出血，如果最终病理结果为恶性，还会导致肿瘤的播散[11]。Johnson 和 Swente 报道 1 例巨大后纵隔甲状腺肿分块切除后出现纵隔血肿而死亡的病例[22]。Allo 和 Thompson 描述一种分块切除的形式，切开甲状腺包膜并插入吸引器吸除[56]。最近，一种最初设计用于膝关节内窥镜手术过程中软骨切除，后来改装用于窥镜鼻窦手术的动力内窥镜清创器械，被用于甲状腺肿的分块切除。考虑到出血和癌症播散的风险，这项新技术使分块切除不再有吸引力[201]。甲状腺内囊肿，如果是良性的，可以用针吸解除压迫，尽管这样的技术很少需要。已有各种仪器已被用于协助胸骨后甲状腺肿的切除。Kocher 介绍了一种纵隔甲状腺肿刮勺，方便胸骨后甲状腺肿的切除。这种钝性工具可使胸腔内的负压失效，还能比外科医生的手指占用更少的空间[188, 202]。Sanders 在不劈开胸骨的情况下将导尿管置入纵隔并充气以帮助切除胸骨后甲状腺肿[20]。

胸骨后甲状腺肿的胸骨切开术

多个胸骨后甲状腺肿系列研究显示胸骨切开率在 1% ～ 8%（见第 7 章，纵隔肿物手术入路：经颈、经胸和腔镜辅助）[11, 20, 56, 58, 86, 90-91, 101, 203-204]。锁骨内侧 1/3 的切除也可用于增加胸廓入口的骨性边界（图 6.10）[205]。在所有情况下，必须在术前与患者和胸外科的同事讨论胸骨切开。显然，经胸入路的死亡率将会增加。国家外科手术质量改进计划（National Surgical Quality Improvement Program，NSQIP）数据库对一项 2716 例胸骨后甲状腺肿患者的分析中，Khan 等表明，计划外的插管率、输血需求率和住院时间均有增加或延长[206]。进行胸骨切开术的决定应慎重考虑，在以下情况下可能需要：

- 已知或怀疑恶性肿瘤延伸至纵隔；
- 与对侧腺叶相连的后纵隔甲状腺肿（ⅡB 型胸骨后甲状腺肿）；
- 甲状腺肿血供来自纵隔。这些信息术前可能难以获得。孤立型纵隔甲状腺肿（Ⅲ型胸骨后甲状腺肿）很有可能非颈部血管供血；
- 术前确定为真正的上腔静脉综合征，意味着颈根部 / 纵隔的大静脉回流受阻。真正的上腔静脉综合征应高度怀疑是纵隔恶性肿瘤，而不是良性的胸骨后甲状腺肿；
- 复发的胸骨后甲状腺肿；
- 在切除过程中遇到难以移动的胸骨后部分或甲状腺肿与周围纵隔血管和胸膜粘连；先前的放射或颈、胸部手术可能会导致纤维化或瘢痕增加；
- 胸骨后甲状腺肿切除时出现纵隔大量出血病例；
- 甲状腺肿胸腔内部分的直径远大于胸廓入口直径；
- 甲状腺肿从颈部到胸骨后部分有一条细长的蒂。该蒂部可以显著回缩，特别是当纵隔的部分宽且呈球形时。

胸骨切开术或开胸手术，并不推荐其作为处理胸骨后甲状腺肿的一个独立方式，因为有术中损伤喉返神经的极高风险，并且不能有效控制甲状腺下动脉的出血[91, 96]。

甲状腺肿手术中的迷走神经监测

我们已在颈部和胸骨后大甲状腺肿手术中使用间歇性迷走神经刺激来帮助保护迷走神经和喉返神经。最初，迷走神经可在颈动脉鞘的解剖中被识别出来。甲状腺肿手术中可以间歇性刺激迷走神经来测试整个“通路”（即整个同侧迷走神经和喉返神经），并确保它在术中是完好无损的，由于甲状腺肿的体积增大或向胸骨后延伸，神经受到牵拉风险。正在进行迷走神经被动监测和间歇性迷走神经刺激期间，此类操作过程在甲状腺切除中应缓慢进行。如果检测到神经刺激的任何变化，应该重新评估迷走神经和喉返神经的保护过程和手术操作，以确保神经没有发生牵拉损伤。

在 1 ～ 2 mA 范围内、每秒 4 次脉冲、每次脉冲持续时间 100 μs 的重复、恒流脉冲刺激下，我们未观察到刺激左或右迷走神经对神经、心肺、神经或心血管的不良作用。正如预期的那样，与甲状腺切除术期间的喉返神经刺激相比，其潜伏期更长（平均 6 ～ 8 ms）（见第 36 章，喉返神经的外科解剖和监测；图 6.11）。迷走神经刺激的安全性与 Friedman 等、Leonetti 等及 Eisele 的工作一致[207-209]。Satoh 采用穿透电极，在下颈部经皮刺激迷走神经，发现同侧甲杓肌电图（electromyogram，EMG）活动呈双相或三相，潜伏期为 6 ～ 8 ms（右侧短 2 ～ 3 ms）延时，幅度为 0.4 ～ 0.7 mV，以及响应时间为 4 ～ 5 ms[210]。Friedman 等记录到犬的迷走神经刺激下心脏安全性刺激在 1 ～ 10 mA 范围内，10 ～ 100 Hz 的持续时间为 0.4 ms[207]。1990 年引入了通过植入迷走神经线圈电极进行间歇性的迷走神经刺激治疗某些形式的屈光

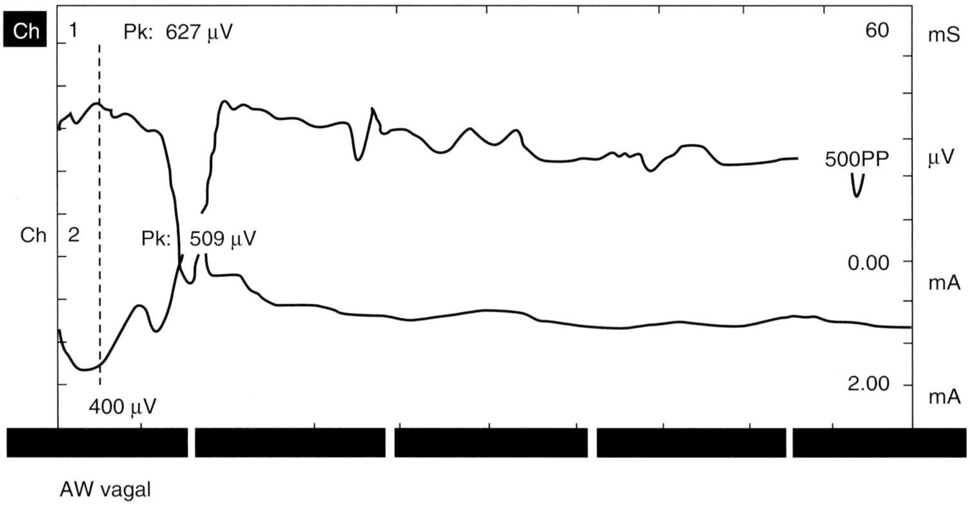

图 6.11 同侧迷走神经刺激在 2 mA 时记录到的喉甲杓肌 / 声带肌肉的肌电活动。注意，与喉返神经刺激曲线相比，其诱发反应的潜伏期延长（刺激曲线如左边的虚线所示）

性癫痫。这种刺激已被证明具有良好的耐受性和安全性[211-212]。Lundy 研究了刺激迷走神经对癫痫患者喉的影响。声带诱发位置的感觉依赖于电刺激的幅度和频率（详见第 36 章，喉返神经的外科解剖和监测）。频率小于 40 Hz 的刺激对心肺没有不良作用。在 3 mA，小于 10 Hz 的刺激导致声带的振动与刺激的速率相同。当刺激在 10 ～ 30 Hz 时导致声带外展。刺激在 40 Hz 或更高时导致声带内收，以及发展为手足搐搦。其他学者也有记载人类迷走神经刺激的安全性[203，213-215]。

迷走神经刺激也可用于诊断非返性喉返神经病例。在这种情况下，迷走神经在颈部的刺激会引起喉肌电活动，但在颈部下方以及喉返神经分支点下方的刺激则没有电活动。在直接观察到神经之前，我们已经使用这种刺激诊断非返性右喉返神经。

甲状腺肿术后并发症

喉返神经

不同研究之间的喉返神经麻痹发生率差异很大，但与常规甲状腺切除术相比，甲状腺肿手术的喉返神经麻痹始终保持较高的发生率。令人鼓舞的是，正如澳大利亚研究人员所指出的那样，高度熟练的外科操作技术下，即使是复发的胸骨后甲状腺肿，术后并发症发生率也可以很低[180]。在我们的系列研究中，永久性喉返神经瘫痪的发生率为零，手术致暂时性麻痹的发生率为 2.5%，高风险的神经为 1.8%，所有病例 7 个月内完全康复[85]。Sinclair 指出，在他的 767 例甲状腺手术病例中，永久性喉返神经麻痹率为 1.1%，其中 17.5% 为胸骨后甲状腺肿病例，这与切除甲状腺肿前不解剖分离喉返神经有关[192]。Hockauf 和 Saylor 在治疗 1713 例甲状腺肿患者后，注意到甲状腺肿的永久性喉返神经麻痹率为 6.8% 及胸骨后甲状腺肿的喉返神经麻痹的发生率为 27%[216]。MacIntosh 描述胸骨后甲状腺肿的喉返神经麻痹发生率为 10%[217]。德国一项 7266 例良性甲状腺肿多中心研究中，Thomusch 发现暂时性喉返神经麻痹为及永久性喉返神经麻痹的发生率分别为 1.1%、2.1%。双侧喉返神经暂时性麻痹永久性麻痹发生率分别为 0.002%、0.001%[218]。Shen 在 60 例胸骨后甲状腺肿的手术中，发现 12% 术后出现呼吸道并发症，但没有提供这些患者术后喉镜检查的信息[219]。Rios-Zambudio 在 301 例由经验丰富的内分泌外科医生施行的甲状腺肿手术中，发现喉返神经损伤发生率为 8.6%，更有可能发生在甲状腺功能亢进患者以及较大和胸骨后甲状腺肿的患者中。此外，没有进行常规的喉镜检查[220]。在我们的系列研究中，喉返神经监测使相关的喉返神经麻痹风险显著降低了 87%。我们的甲状腺肿手术喉返神经麻痹风险因素系列分析研究发现，双侧颈部甲状腺肿的存在预示着喉返神经损伤风险增加，与其大小、再次手术、是否有胸骨后延伸或术前压迫症状无关。我们还证实，术前 CT 检查发现的气管后甲状腺肿和后纵隔甲状腺肿，有助于预测腹侧移位的喉返神经，这在手术过程中具有极高风险[85]。

甲状旁腺

甲状旁腺功能减退的发生率在不同甲状腺肿手术之间存在显著差异。据报道，在专家施行的手术中发生率低至 1% ～ 1.5%[88, 218]。Thomusch 在良性甲状腺肿多中心临床研究中发现，6.4% 的患者出现暂时性的甲状旁腺功能减退，1.5% 的患者出现永久性甲状旁腺功能低下。长期甲状旁腺功能减退症与甲状腺切除的范围之间相关[218]。我们发现永久性甲状旁腺功能低下的患者中，8% 进行了双侧手术，而整体发生率为 3%，包括接受再次手术的患者[85]。甲状腺功能减退可根据甲状腺切除程度、膳食碘营养状况和甲状腺自身免疫性抗体的情况进行预测。

甲状腺肿手术并发症的危险因素

几个系列研究都表明胸骨后甲状腺肿与颈部甲状腺肿相比，喉返神经和甲状旁腺并发症发生的风险增加[192, 216]。Lo、Kwok 和 Yuen 发现甲状腺肿手术时间延长与失血增加的病例其喉返神经损伤风险增加[221]。Torre 等发现如果胸骨后甲状腺肿有“复杂的胸内”关系，或进行全甲状腺切除，术后并发症风险增加[8]。Agerback 等发现喉返神经损伤的风险随着甲状腺肿大小的增加而增加[209]。Calik 等发现复发性甲状腺肿、伴有甲状腺癌淋巴结切除术和甲状腺炎的病例，喉返神经和甲状旁腺损伤风险增加[222]。Judd、Beahrs 和 Bowes 发现在需要行胸骨切开术患者的总体并发症的发生率增加[96]。在我们的系列研究中，发现了许多其他对手术实施很重要的因素，包括甲状腺包膜血管充血和和脆性程度，甲状腺肿的粘连度和可压缩性等[85]。

Thomusch 在德国的一项多中心研究，对 7266 例良性甲状腺肿手术过程中发生的并发症进行多变量分析[218]。Logistic 回归分析结果显示，喉返神经损伤被认为与以下三个方面有关：①手术的范围；②复发性甲状腺肿；③无法找到喉返神经。有趣的是，无法识别神经使得接受甲状腺全切除术的患者神经麻痹的风险增加 9.9 倍。甲状旁腺功能减退的发生与以下六个方面有关：①切除的范围，②复发性甲状腺肿，③年龄，④性别（女性比男性多），⑤医院行甲状腺切除术的例数，⑥合并 Graves 病。同样有趣的是，Thomusch 发现，与喉返神经的识别不同，甲状腺肿手术期间至少识别一个甲状旁腺不会影响术后甲状旁腺功能减退的发生率[218]。

其他并发症

关于该主题的更多讨论，请访问 http://pincode.yiaiwang.com。

气管软化

气管软化极为罕见，我们对其知之甚少，它显然是可逆的。Geelhoed 和 Green 等有报道甲状腺肿术后出现气管软化[230-231]。气管软化的发生率估计从 0.001% ～ 1.5%[95, 231-232]。值得注意的是，Sitges-Serra 和 Sancho，在回顾分析六个主要研究后，发现 2 例有他们认为是气管软化的病例[95]。Rodriguez 还指出，在 72 例胸骨后甲状腺肿的病例中，无一例发生气管软化[88]。McHenry、Protrowski、Mellière 等和 Shaha 等，以及 Wade 在他们的系列研究中没有发现一例发生气管软化[5, 56, 105, 233]。在我们与美国麻省医院眼耳科和麻省总医院治疗的 200 例颈部大甲状腺肿和胸骨后甲状腺肿病例中，没有一例良性甲状腺肿病例发生气管软化，即使有显著的慢性气管偏斜、有压迫和重新形成的巨大复发甲状腺肿病例。只有 3% 的患者需要进行气管切开术，其中无一例是针对气管软化症进行[85]。所有病例都可直接通过伤口评估气管，以确定是否存在气管完整性差或伴随呼吸周期的动态变化。我们已经看到一些初步诊断为气管软化的病例最终被发现是双侧声带麻痹。我们的强烈临床印象是，甲状腺肿引起的气管软化是罕见的，很可能作为潜在双侧声带麻痹的误诊而出现。我们不主张常规进行术后支气管镜检查或预防性气管切开术。如将气管软化的存在看作慢性甲状腺肿压迫的诊断证据，目前还不清楚慢性甲状腺肿压迫导致明显的结构完整性不良（如松软）的气管如何通过短期插管而在结构上保持完整。有关气管软化的治疗已给出各种建议，包括气管插管、气管切开、Marlex 气管网补片、气管固定及各种类型的气管移植术。

复发甲状腺肿：预防与治疗

关于该主题的更多讨论，请访问 http://pincode.yiaiwang.com。

参考文献

如需完整的参考文献列表，请访问 http://pincode.yiaiwang.com。

7

纵隔肿物手术入路：经颈、经胸和腔镜辅助

Uma M. Sachdeva，Cameron D. Wright，Douglas J. Mathisen
郭朱明　高云飞　译　朱精强　审校

需要通过进入和探查纵隔来完成甲状腺切除或甲状旁腺切除以获取病理的情况并不少见。虽然甲状腺及甲状旁腺疾病的手术治疗通常能够通过经颈入路达到切除肿物的目的，但专科医生仍需熟悉纵隔的经胸入路，并了然邀请心胸外科医生介入的恰当时机（术前或术中）。在本章中，我们将回顾经颈外入路到达纵隔的适应证，并对各类胸部切口及其用途进行概述（详见第 6 章，颈部和胸骨后甲状腺肿的手术治疗）。

适应证

经胸廓到达纵隔的手术入路是治疗胸骨后良性和恶性疾病的必经之路。有不少研究团队曾经发表了他们经纵隔入路切除甲状腺或甲状旁腺病灶的治疗经验。Monchik 等报道，有 29% 的纵隔甲状腺肿物患者需要经胸廓入路切除肿物，其术式种类包括全胸骨切开术、部分胸骨切开术以及后外侧胸廓切开术，而其余患者都接受了经颈纵隔入路肿物切除术[1]。从我们自己的经验来看，这个经胸纵隔入路肿物切除的比例似乎高估了。事实上仅有不超过 10% 的人需要接受经胸纵隔入路的手术方式。其适应证包括：良性甲状腺肿、异位甲状腺、甲状腺乳头状癌、胸骨后甲状腺肿、甲状腺滤泡癌以及良性或恶性疾病的再次手术[1]。

胸骨后甲状腺肿

胸骨后甲状腺肿是需要纵隔术野暴露最常见的手术指征（图 7.1）。胸骨后或胸廓内甲状腺肿被普遍定义为：大于 50% 的肿块位于胸骨上切迹以下。文献中使用的其他定义包括：甲状腺位于胸廓入口下 3 cm 或第四胸椎下[2-5]。据报道胸骨后甲状腺肿在人群中的发病率为 0.2% ～ 0.5%，而在接受甲状腺切除患者群体中发病率为 0.2% ～ 45%[6]。胸骨后甲状腺肿组织可能是由颈段甲状腺延伸而来，与甲状腺共享其血供（继发性纵隔甲状腺肿），也可能在胚胎时期异位甲状腺组织迁移至纵隔而独立于颈段甲状腺（原发性纵隔甲状腺肿）。原发性纵隔甲状腺肿的动脉血供由胸廓内血管发出，与颈部甲状腺互相独立。绝大多数纵隔甲状腺肿都是继发性的，而原发性甲状腺肿大约只占纵隔甲状腺肿的 1%。大多数继发性甲状腺肿位于前纵隔，仅有 10% ～ 15% 位于后纵隔[7]。

在进行体格检查时若颈部无法触及甲状腺下缘，则应考虑胸骨后甲状腺肿。另外，还应该在胸骨后肿块压迫邻近结构引起的相关症状时（呼吸困难、吞咽困难、失眠、声音嘶哑和上腔静脉综合征引起的面部肿胀）考虑该诊断。考虑胸骨后甲状腺肿的患者应行胸部 CT 检查（图 7.1）。胸部 CT 可以为胸骨后肿块的位置及其与纵隔结构（包括主动脉弓、上腔静脉、无名静脉、食管和纵隔气管）之间的关系提供重要信息。磁共振成像（magnetic resonance imaging，MRI）可以更进一步提供软组织结构之间的关系信息，但术前检查通常不需要。虽然术前通常无法确保手术是否需要经胸入路，但术前胸部 CT 可以合理评估经颈纵隔入路是否能够完整切除肿物。胸骨后甲状腺肿手术成功的最常见因素是在术前 CT 扫描上提示腺体周围包膜完整，这表明腺体可以轻轻地从胸腔入口取出，并通过标准的低领切口将腺体从下位甲状旁腺和双侧喉返神经中分离出来。然而，当腺体在胸骨后粘连紧密，轻柔的牵引不能将其从纵隔提起时盲目解剖，是非常容易导致出血或损伤喉返神经及邻近结构的。在这种情况下，不建议采用经胸廓入路手术。其他有助于经颈入路的器械包括使用刮勺[8]、Foley 气囊导管[9]，以及很少使用的碎屑化切除法[10]。

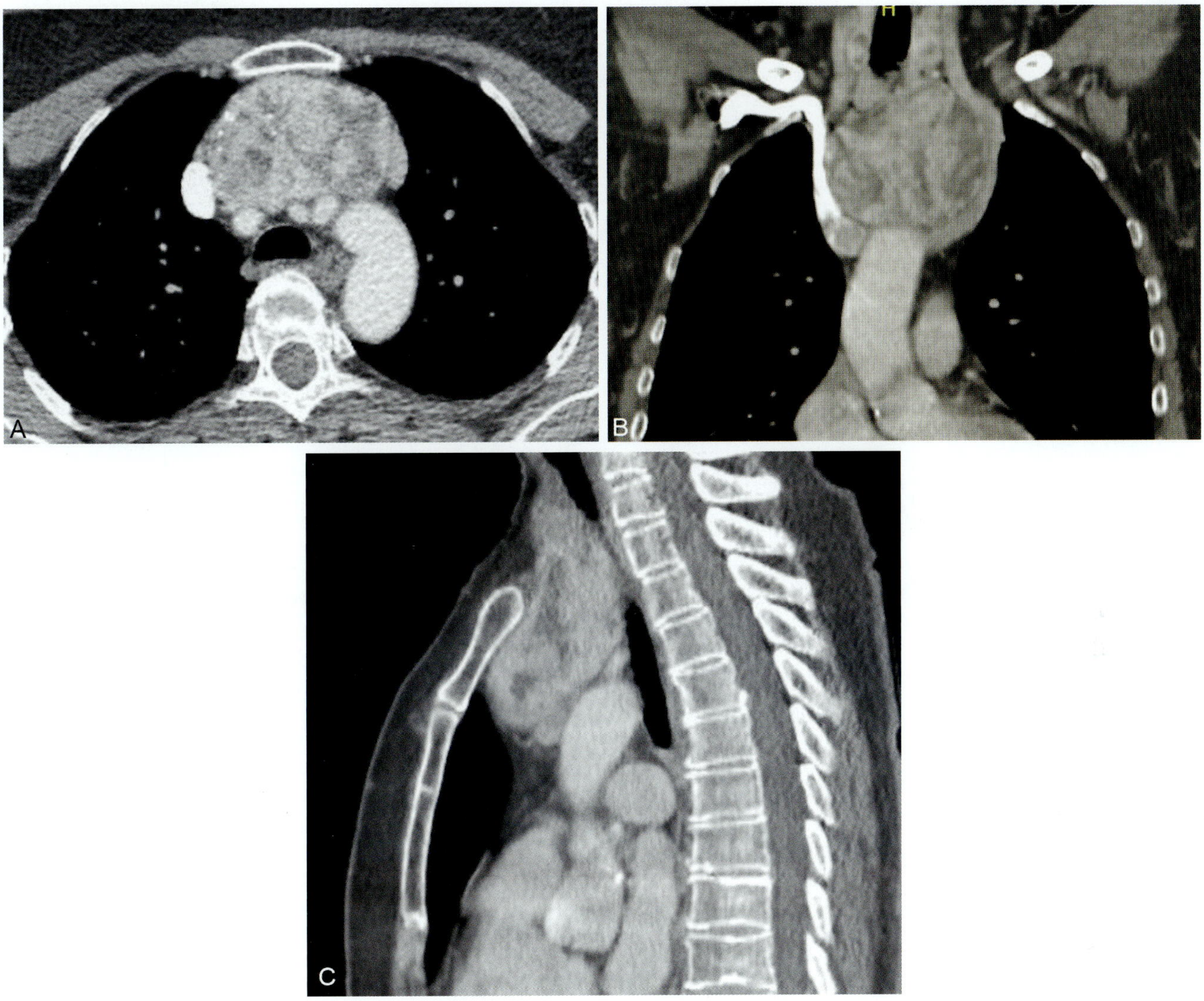

图 7.1　胸部 CT 扫描，轴位（A），冠状位（B）和矢状位（C）显示胸骨后甲状腺肿，位于胸骨柄深后方，主动脉浅前方。此病例是通过颈部切口切除肿物，并延伸至胸骨部分切开术

据报道，有几种情况可能需要经胸廓入路手术，包括：肿块尺寸大于胸廓入口，肿块位于后纵隔，肿块靠近气管分叉或主动脉弓，肿块压迫上腔静脉、气管或食管，复发性甲状腺肿，再次手术，或者恶性肿瘤考虑邻近结构受累[7]。笔者所在机构的临床经验认为，3% 的患者在接受胸骨后甲状腺肿切除术时需要行部分或完全胸骨切开术[11-12]。其中唯一需要全胸骨切开术的病例是一位之前通过后外侧胸骨切开术切除甲状腺肿的患者。在这种情况下，由于肿物的大小、位置和手术史，需要全胸骨切开术才能安全地切除复发的甲状腺肿。

甲状腺恶性肿瘤

延伸至纵隔的甲状腺恶性肿物比甲状腺良性肿物少见得多，但由于局部粘连或周围组织侵入临近结构也可能需要经胸入路手术。其经胸入路指征与前述胸骨后甲状腺肿类似：包括术前影像学提示肿物大小、临近或压迫关键纵隔结构、甲状腺包膜完整性消失。Monchik 等报道，需要经胸入路手术的病例中 56% 为恶性肿瘤[1]，而 Nervi 等报道，需要纵隔术野暴露的病例中只有 20% 为恶性肿瘤[13]。虽然任何甲状腺恶性肿瘤都可能延伸到胸部，但最常见的病理类型是乳头状癌和滤泡癌。

后纵隔甲状腺

后纵隔甲状腺肿约占胸骨后甲状腺肿的 10%，多发于 50 岁以上的女性患者。后纵隔甲状腺肿会导致血管和神经解剖关系复杂化，尤其是神经解剖关系。这是无论选择何种手术入路都必须了解清楚的；这些解剖改变将在本书的其他章节进行详细讨论（见第 6 章，颈部和胸骨后甲状腺肿的手术治疗）。虽然后纵隔良性甲状腺肿物的可能性较小，但它们比前纵隔甲状腺肿物更容易出现症状。在进行体格检查时，患者可能表现为可触及或可见的颈部肿块，并发现因邻近结构受压（包括气管和食管）引起的症状。这些症状包括活动时或仰卧时的呼吸困难、喘鸣、声音嘶哑和吞咽困难。肿物坠至胸腔入口可引起 Pemberton 征，双臂抬起时面部潮红或有窒息感，仰卧位时也可发生。患者可因交感神经受压而出现 Horner 综合征，或颈静脉怒张、血栓形成、脑动脉盗血综合征，或因肿块压迫纵隔静脉结构而出现上腔静脉综合征。一旦发现肿块，即使没有症状，也应常规切除，因为随着肿块的持续增长，可能会出现压迫症状。它们通常与颈部甲状腺相连，通常可以通过颈部切口切除。DeAndrade 等报道，在迄今为止发表的最大的病例研究中，在 9100 例甲状腺肿患者中，1300 例（14.2%）有胸内病变，仅有 128 例位于后纵隔[10]。在这个研究中，所有这些甲状腺肿物均经颈部入路切除，无一暴露胸腔。然而，无论是为了完整切除肿物，还是防止损伤邻近血管、神经或呼吸消化道结构，熟悉经胸入路以满足术中增加术野暴露的需求，仍是有益处的。

纵隔淋巴结转移

在甲状腺和甲状旁腺癌的病例中，纵隔淋巴结转移是非常罕见的，更多见的是转移到中央区或颈侧区的淋巴结。在 Zhang 等的研究中，17 745 例因癌症而行甲状腺切除术的患者中，只有 73 例通过颈部或胸部入路行纵隔淋巴结清扫术[14]。在这 73 例患者中，大多数患者接受了经颈部切口入路手术，只有 3 例患者需要胸骨切开术。在这些患者中，82.2% 为甲状腺乳头状癌，16.4% 为甲状腺髓样癌，1.4% 为未分化癌。绝大多数患者的中央区或侧颈区淋巴结也呈阳性，只有 2.7% 的患者的纵隔淋巴结呈阳性。需要经胸入路进行切除的患者接受了胸骨全切开术以进行完整的淋巴结清扫术，这与其他报道一致，在甲状腺癌病例中，胸骨全切开术或部分切开术似乎是切除转移纵隔淋巴结的首选方法[14]。纵隔淋巴结受累的预测因素仍有争议，但明确的是包括低分化肿瘤、双侧颈部转移和远处转移。

增大的Ⅳ区淋巴结延伸至锁骨水平以下，可能累及颈静脉、锁骨下静脉或无名静脉，因此需要经胸廓入路完整切除（图 7.2）。这可通过部分胸骨切开术完成，可以切除或不切除锁骨头，或者通过活瓣式切口抬高锁骨和第一和第二根肋骨，使其远离胸壁。术前通常需要行 CT 或正电子发射体层成像（positron emission tomography，PET）来明确纵隔受累情况，用于评估是否需要进行经胸入路手术，但术中评估仍是最终决定因素。

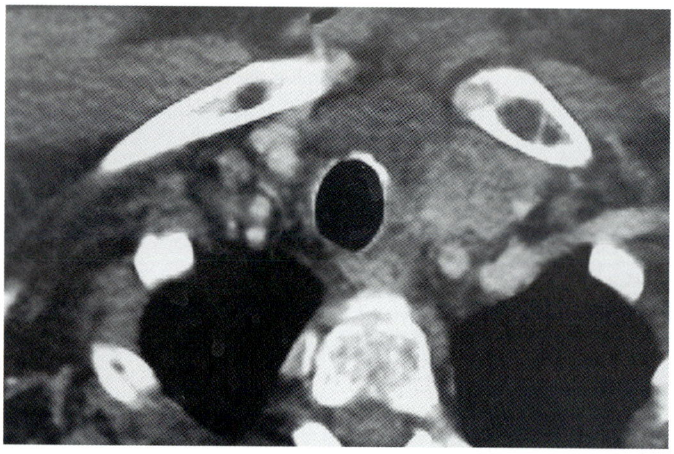

图 7.2 CT 显示转移性甲状腺乳头状癌淋巴结延伸至前纵隔淋巴结。肿块延伸至左锁骨头后方，毗邻颈内静脉。这是通过颈部低领切口合并部分胸骨切开和活瓣式延伸的方式切除的

纵隔甲状旁腺

纵隔甲状旁腺的发生是由于胚胎发生过程中甲状旁腺的异常迁移，其机制与原发性胸骨后甲状腺肿类似（见第 2 章，甲状腺和甲状旁腺的应用胚胎学）。这种情况多发生于下甲状腺旁腺而不是上甲状旁腺。纵隔下甲状旁腺最常见的位置在胸腺内（图 7.3），而异位上甲状旁腺最常见的位置在气管食管沟内。其他异位纵隔位置包括主动脉肺动脉窗和沿着心包。切除这些腺体最常见的指征是伴有甲状旁腺功能亢进的甲状旁腺腺瘤。这些异位腺体常经颈部入路切除，1% ～ 2% 的病例需要经胸廓入路切除[15]。是否需要经胸廓入路手术通常可以通过异位甲状旁腺在主动脉弓水平或以下的位置来预测。在这种情况下，纵隔甲状旁腺可以通过胸骨切开术、胸廓切开术、纵隔镜、视频胸腔镜或机器人辅助胸腔镜手术途径切除，所有这些都将在本章后面讨论。最佳切除方法可在术前与胸外科医生讨论确定，并由术前影像学研究定位决定，包括 CT、MRI、PET 或锝（^{99m}Tc）MIBI 显像。

纵隔的手术入路

部分胸骨切开术（胸骨劈开）

部分胸骨切开术是切除前纵隔肿物的有效方法，尤其是肿物延伸至主动脉弓水平，但不明显延伸至隆突水平以下。如果拟行部分胸骨切开术，患者在全麻后应放置可充气的甲状腺袋或肩胛骨后的腋窝肩卷设

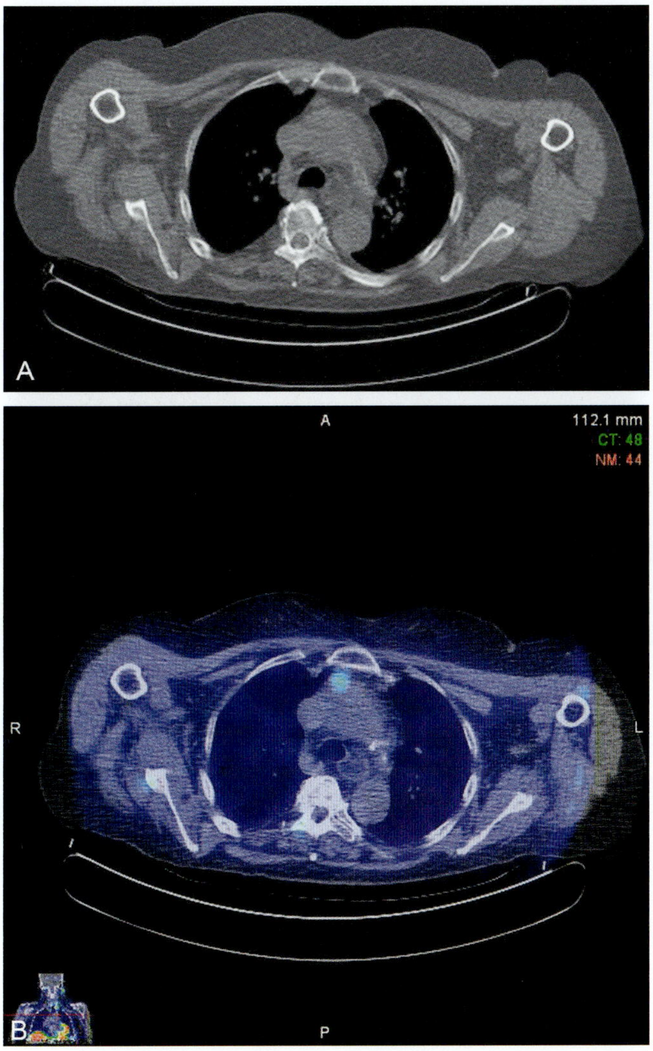

图 7.3 胸部 CT 扫描（图 A）静脉注射锝（^{99m}Tc）MIBI（图 B）显示位于前纵隔的异位甲状旁腺腺瘤。肿块位于右前纵隔上腔静脉和主动脉弓前方。经 VATS 入路全胸腺切除术以确保完全切除

计手术体位，以延伸颈部并使隆突达到路易斯角水平。胸骨柄的分割线刚好超出路易斯角，至此暴露上纵隔，通常足以切除胸骨前下甲状腺肿或纵隔甲状旁腺。标准领式切口在中点向下延伸至路易斯角下方（图 7.4）。该切口位于中线，可通过使用游离丝线在皮肤上从胸骨切迹中部到剑突刻印一个线性印记来确保。切开皮肤和皮下脂肪及软组织暴露至胸骨水平，用电灼法将胸骨切迹与后筋膜附着物分离，直至外科医生能够将他 / 她的手指钩在切迹后方并清除任何残余附着物。这样可以确保胸骨完全游离，无名静脉和胸膜从胸骨柄的后部分离，并且在胸骨后面有足够的空间来接触胸骨锯。然后沿着胸骨中线向下直到预期劈开胸骨的下半部分做标记，通常是胸骨柄的下半部分，以此来划定胸骨劈开的路径。然后用骨锯或 Lebsche 刀切开胸骨（图 7.5）。一旦胸骨柄被分开，

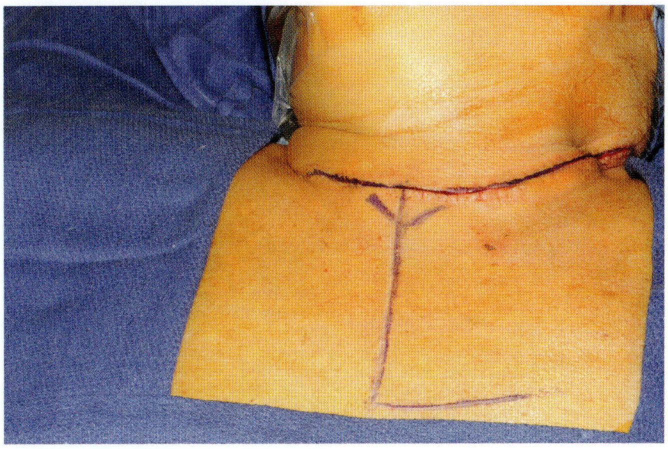

图 7.4 颈部切口术前计划胸骨劈开左侧活瓣式切口穿过第二肋间隙。该患者有转移性甲状腺乳头状癌，之前经领式切口切除病灶，但需要再次手术用活瓣切口切除延伸至左侧锁骨下间隙的转移性淋巴结病

放置一个小儿胸骨扩张器以暴露纵隔（图 7.6 A）。通过胸骨柄切口，外科医生可以进入上纵隔暴露气管、食管、无名静脉和无名动脉（图 7.6 B）。也可能暴露气管食管沟及由主动脉弓和无名动脉形成的角。向下延伸切开胸骨可进一步暴露纵隔。一旦纵隔病变被切除，将胸骨钢丝穿过骨折两侧的骨头，重新固定胸骨柄和胸骨。

部分胸骨切开术的并发症包括无名静脉的破裂；胸膜开放引起的气胸以及从软组织、切开的骨头或者暴露的骨髓处渗血。利用钝指剥离术形成胸骨切迹下的游离空间对于防止胸骨部分切开术中无名静脉的意外破裂很重要。如果发生这种情况，可以通过直接压迫胸骨后部的血管来暂时控制出血，直到进行最终修复。这通常需要完成胸骨全切开术或活瓣式延伸，以清晰直接地暴露血管。如果可以控制近端和远端血管，可以根据缺损的大小，使用 5-0 Prolene 缝线以 8 字或连续缝合的方式修复小的撕裂。如果静脉完全被切断或无法修复，完全结扎无名静脉是可以接受的。在无名静脉损伤的情况下，与麻醉科医师的密切沟通是至关重要的，因为任何通过左臂的静脉输液都应该停止，并转移到右臂或下肢，术后应向所有护理人员明确说明避免左上肢静脉通路。无名静脉结扎的主要并发症是左上肢肿胀，可以通过姿势动作如抬臂来改善。

在部分胸骨切开术中，如果无意中进入两侧胸膜间隙，就可能发生气胸。为了减少胸膜开放的风险，在使用锯子或 Lebsche 刀进行胸骨切开术时保持呼吸机辅助通气。在手术过程中如果进入胸膜通常会有明显的漏气提示。在这种情况下，可以在术中使用抽吸导管将气体抽离胸膜腔，或者在体外放置小的胸

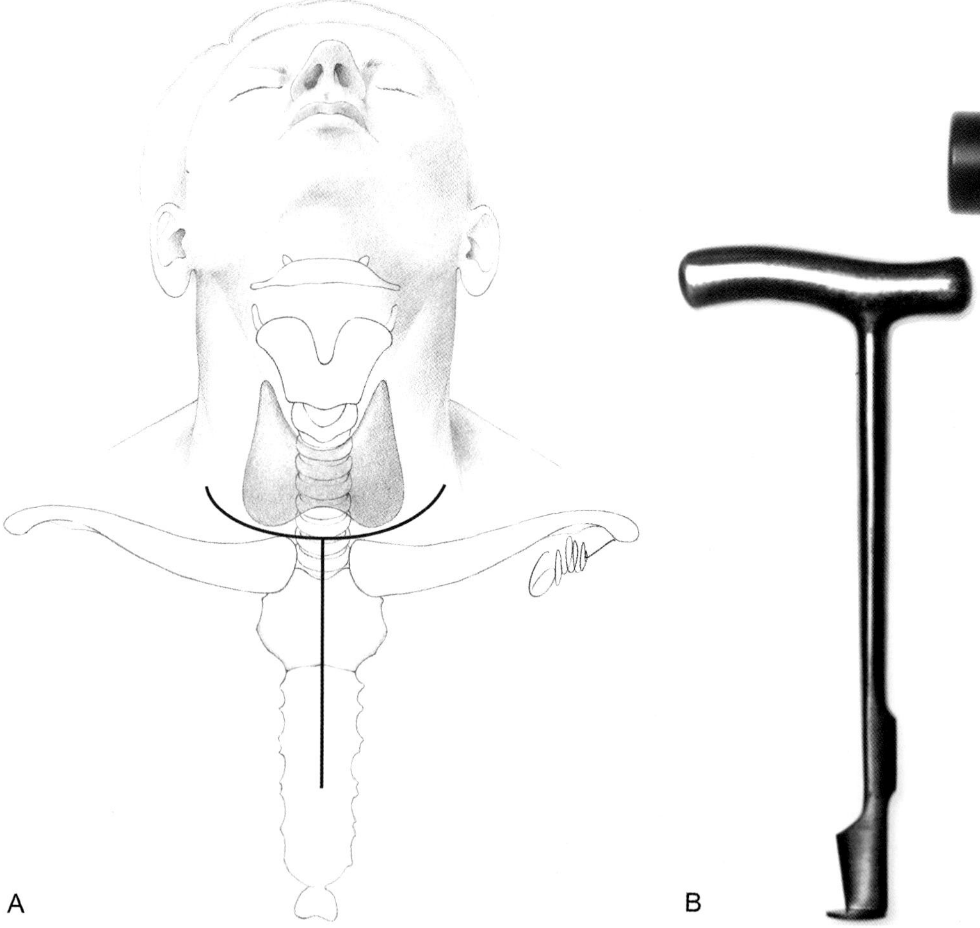

图 7.5　胸骨部分切开术的定位包括在肩胛骨后放置一个腋窝卷以延伸颈部并使隆突达到路易斯角（**图 A**）。实线表示拟进行部分胸骨切开术的中线位置。Lebsche 刀（**图 B**，左）和木槌（**图 B**，右）用于部分胸骨切开术。顶部的把手用来握住刀，刀钩在胸骨后面以抬高刀。底部可见的踏板是插入胸骨切迹下的。木槌在踏板上方和后方的平面上击打刀

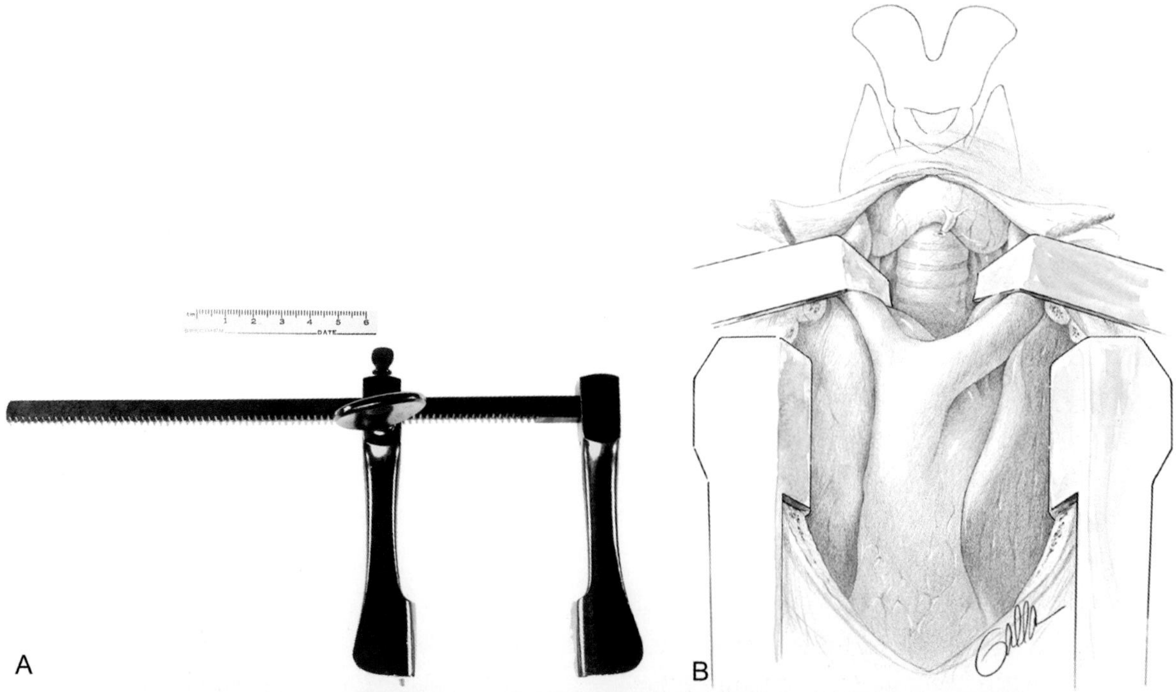

图 7.6　可将小型小儿胸骨撑开器（**图 A**）插入分离的胸骨柄，以广泛暴露纵隔（**图 B**）

腔引流管。通过在胸膜入口周围进行荷包缝合，将吸引管通过这个开口置入胸膜腔，使用临时吸引管进行抽吸。麻醉医师将肺部充气后，对胸膜内导管进行抽吸，在助手将荷包缝线系紧关闭胸膜间隙的同时，将导管移除。

所有进行了胸骨裂开的患者都应在麻醉恢复病房进行胸部 X 线检查，以评估胸腔是否有积液或气胸。小容量的胸腔内空气或液体可以密切跟踪观察，但中等大小的气胸或积液应用胸腔造口管引流。如果存在大量胸腔积液应该关注是否存在术后出血，除了用胸管引流胸腔外，还应进行完整的血细胞计数和凝血功能检查。如果胸管内存在大量血性分泌物，则应考虑为术后出血，应立即返回手术室探查。

部分或完全胸骨切开术后出血的来源包括无名静脉损伤、解剖时小静脉分支撕裂、胸骨切开术或放置胸骨金属丝闭合时无意中损伤内乳动脉，或从骨表面或骨髓渗血。仔细检查纵隔间隙、胸壁后部和胸骨切开术的骨缘，以确保止血彻底。一旦用金属丝重新缝接胸骨，大多数骨髓出血就会停止。

完全胸骨切开术

如果需要完全暴露前纵隔以切除肿物，则可能需要行从胸骨切迹延伸到剑突尖端的完全胸骨切开术，例如非常大的甲状腺肿，肿瘤与主要纵隔结构相邻或附着，淋巴结受累或异位甲状旁腺沿心包或横膈膜降入主动脉肺动脉窗。患者的体位与胸骨部分切开术所述相符。皮肤切口再次从衣领切口中线向下延伸，但是在完全胸骨切开术中需要延伸到剑突。同部分胸骨切开术一样，切开皮肤及皮下脂肪软组织至胸骨水平，向后游离胸骨切迹，用钝指解剖分离无名静脉及胸膜。以类似的方式切开剑突尖端，将膈纤维和心包附件从剑突后方和下方分离。用电灼法从胸骨切迹到剑突尖端划开胸骨中线，用手持电动胸骨锯打开胸骨。必须在胸骨中线处进行切割，以保证胸骨的正常愈合和稳定性，并尽量减少术后裂开导致纵隔炎的风险。在做胸骨切开术时肺部会再次放气以避免损伤胸膜或肺部。剑突可以用胸骨锯或大剪刀切开。切开的骨头边缘烧灼止血，骨髓可根据需要用骨蜡或其他止血剂治疗。胸骨切开术的风险与部分胸骨切开术相同，但增加了心包或心脏本身损伤的风险。这在初次手术中是不常见的，但在再次手术中可能更常见，并危及生命。在这些情况下，使用电动震荡锯而不是标准胸骨锯打开胸骨。同样用胸骨钢丝缝合胸骨，穿过胸骨柄放置 2 或 3 根钢丝，在胸骨周围的肋间隙放置另外 5 根钢丝。关闭膈肌下方的腹筋膜以防止腹内内容物疝入间隙是很重要的。在胸骨闭合之前，胸腔内至少放置一个纵隔或胸膜引流管，以排出任何气体或液体，并防止纵隔血肿积聚使心脏和纵隔结构受压。其他术后并发症如部分胸骨切开术所讨论的，包括静脉结构或内乳动脉损伤引起的出血、伤口感染、胸骨裂开和纵隔炎。

活瓣式切口

活瓣式切口是通过第二肋间隙向外侧部分胸骨切开术的延伸，以暴露锁骨下的区域（图 7.7）。锁骨头可以切除，以便更好地暴露锁骨下血管，尽管这一步骤通常是不必要的。这个切口可能需要切除涉及锁骨下或颈静脉的肿物，通常是由于胸骨后甲状腺肿物的扩展或转移性淋巴结延伸到这个空间。完成胸骨部分切开术后，在患侧横切胸骨，将胸内血管结扎并分离。然后将切口延伸至第二个肋间隙。打开胸膜腔以便进入锁骨后面。调整合适的位置放入自动固定胸骨牵开器，使胸壁向外侧向前伸展，远离胸骨，或使用 Rultract 牵开器将胸壁抬离胸骨。Rultract 牵开器通过可调节的横向和前部牵引提供了良好的暴露，同时在手术区域内占用最小的空间（图 7.8）。使用这个切口，颈静脉和锁骨下静脉可以被圆周状切开，必要时甚至结扎，这取决于血管受累的程度（图 7.9）。如前所述，放置胸膜引流后，肋骨用 2 号 Vicryl 骨周缝合线重新缝合，胸骨用金属丝缝合。在胸骨半横切点对角放置另一根金属丝。术后并发症与先前描述的相似。

胸廓切开术

后外侧胸廓切开术不常用于甲状腺或甲状旁腺疾病，但偶尔可用于切除后纵隔肿物，最常见的是位于此位置的胸骨后甲状腺肿。后纵隔内有异位甲状旁腺是很少见的，因为异位甲状旁腺通常位于前纵隔，可通过开放或微创的前入路进入前纵隔。然而，10% ～ 15% 的纵隔甲状腺位于后纵隔，这种方法已被几个医疗组描述用于甲状腺肿切除术[1, 13, 16-17]。患者在非手术侧插入双腔气管插管并选择性通气。然后将患者置于侧卧位，手术一侧朝上。这种体位将在微创入路的讨论中进一步阐述。然后在肩胛骨下约 2 cm 处做一个后外侧切口，切口的长度由切除肿物所需的暴露程度决定。切口可根据需要向棘旁肌后方和前方伸展，但通常切口长度约为 15 cm。背阔肌被分开，前锯肌被向前拉。放置肩胛骨牵开器以抬高肩胛骨并暴露胸壁，并适当地选择合适的肋间隙进入胸腔，最常见的是第五或第六肋间隙，从肋骨上方进入胸腔以避免损伤下侧的神经血管束。然后放置胸壁牵开器进行

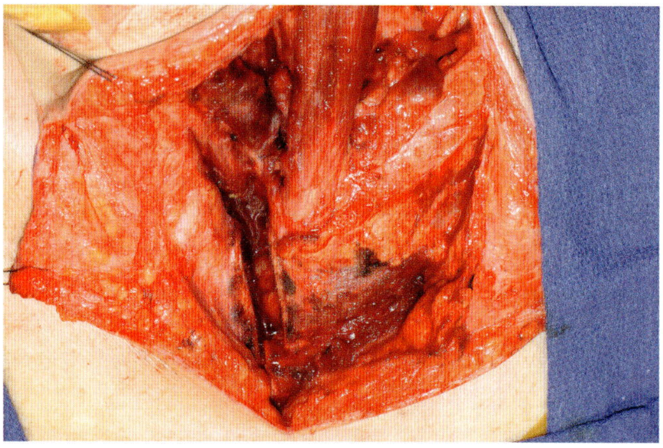

图 7.7 部分胸骨切开术伴左侧活瓣式切口延伸至左侧第二肋间隙切除甲状腺乳头状癌转移淋巴结

胸腔内暴露。如有必要，可以向后切除一小段的下肋骨，使胸壁进一步扩张。肺充气后，探查后纵隔病变，分离并切除。放置胸膜引流后，肋骨用 2 号 Vicryl 骨周缝合线重新缝合，前锯肌重新缝到邻近的筋膜。背阔肌的切缘以一层或两层重新拉拢缝合，皮下脂肪和软组织逐层缝合，然后缝合皮肤。虽然这种方法可以很好地暴露后纵隔，但由于切口大且阔肌分离，术后疼痛控制是必不可少的。实施积极的疼痛管理以促进术后最佳呼吸力学是很重要的，如果计划采用这种入路，通常在术前使用胸段硬膜外麻醉。积极的胸部理疗是预防术后肺炎的关键。患者在硬膜外镇痛时可能会出现尿潴留，在此期间可能需要使用

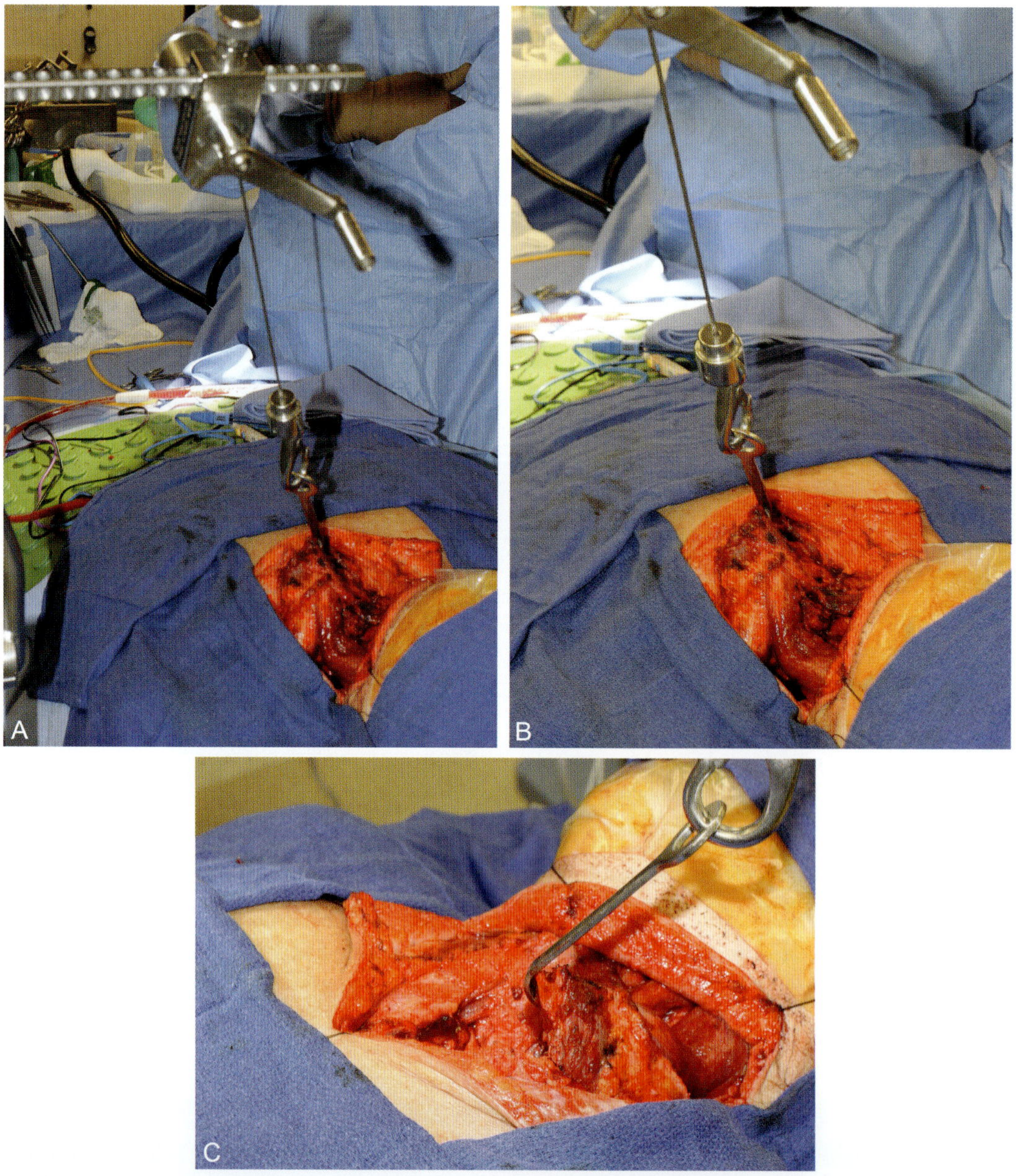

图 7.8 固定在手术室的手术台上（A）的 Rultract 牵开器，在活瓣式切口后可钩住分割的第二肋骨以抬高上胸壁（B）。抬高胸壁上部并向前方和外侧收缩可以暴露前纵隔、锁骨下和颈静脉，而不需要分割和切除锁骨头（C）

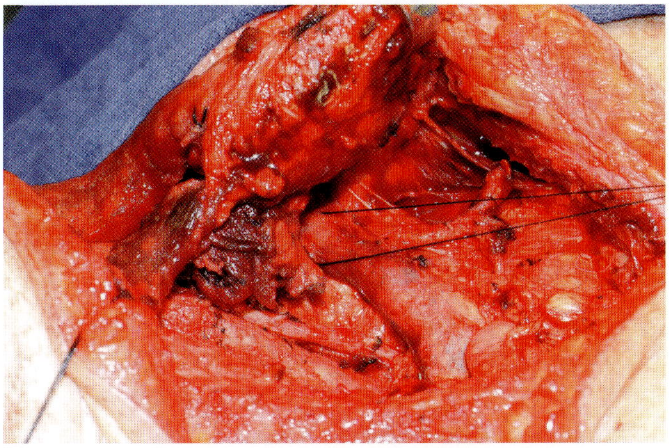

图 7.9 通过活瓣切口暴露无名静脉，丝线缝合左颈内静脉与左锁骨下静脉汇合处。这是在甲状腺乳头状癌伴转移淋巴结黏附于左颈内静脉壁的情况下进行的。在这种情况下，颈内静脉被连同转移性淋巴结疾病一起被切除

Foley 导尿管。在可能的情况下，微创手术通常比开胸手术更适合切除胸骨后甲状腺肿，因为疼痛更小，恢复更快。

微创切口

在过去的几年里，微创纵隔入路已经成为切除前、后纵隔肿物的标准技术。与标准的开放式手术相比，这些方法可以使纵隔结构可视化，疼痛更少，恢复更快，美容效果更好。然而，详细评估肿物是否适合微创切除是很重要的，微创切除不能在剥离过程中损伤大血管。因此，更适合微创切除的病灶包括：边界清晰、筋膜完整、易于与周围组织分离，但位于主动脉弓以下，不易经颈部入路切除的病灶。术前 CT 扫描对评估胸部病变的位置和外观至关重要。如前面所述，涉及大血管、膈神经或其他关键结构的病变通常最好通过胸骨部分、全部切开或活瓣式切口进入。

纵隔镜手术

纵隔镜手术通过在气管前平面插入胸部的纵隔镜进入前纵隔。患者取仰卧位，颈部过伸，在肩胛骨之间放置一个可充气的甲状腺袋或腋窝卷。在胸骨切迹上方 1 ～ 2 cm 处做一个小切口。分离颈阔肌，沿中线分离颈前带状肌。对于单独的纵隔镜检查，虽然切开甲状腺峡部通常是不必要的，但在为切除胸骨后甲状腺肿或甲状腺癌淋巴结受累而进行的纵隔镜检查中，甲状腺峡部可能已经被切除了。在中线切开气管前筋膜，直到进入气管前。然后将手指沿着气管前沿下方用手指钝性分离打开气管前间隙，这样可分离至刚好低于无名动脉的水平。然后将纵隔镜插入这个空间使前纵隔暴露在隆突之上。电视纵隔镜可以将视图投影到监视器上，这样外科医生和助手都可以看到从镜中投射的图像。可以通过内镜插入电刀、活检钳、抽吸器等器械，以便切除目标病变。通过这种方法，可以切除转移淋巴结和前异位甲状腺组织或胸骨后甲状腺肿。前纵隔异位甲状旁腺也可以用纵隔镜切除。此入路已用于切除位于主动脉弓上方[18]、气管支气管角内[19]、胸腺内的甲状旁腺[20]。Venissac 等报告他们使用电视纵隔镜手术治疗 23 位患者的经验，发现该技术可以有效切除甲状腺癌纵隔淋巴结转移，以及异位高功能的甲状旁腺切除、纵隔囊肿切除、纵隔血肿清除、支气管胸膜瘘闭合[20]。

电视胸腔镜外科手术

电视胸腔镜外科手术（video-assisted thoracoscopic surgery，VATS）是一种非常常见的以微创方式进入前纵隔或后纵隔的胸外科手术方法。它特别适用于异位纵隔甲状旁腺或胸骨后甲状腺肿延伸至主动脉弓水平以下的情况。相对于开放式手术，VATS 的主要优点包括减少术后疼痛、缩短住院时间、改善术后肺功能和提高美容效果。通过胸腔镜入路可以从右侧或左侧或者偶尔双侧入路进入纵隔。通常使用三个孔道，一个孔道用于 5 mm 或 10 mm 的 VATS 摄像机，还有两个额外的孔道进行手术解剖操作。因此，术前成像对目标病灶的精确定位对于确定手术入口的方向至关重要。胸廓内异位甲状旁腺瘤手术时，术前应用锝（^{99m}Tc）MIBI 定位或 4D CT 扫描也有帮助。

一旦确定了手术侧别，在全身麻醉诱导下放置双腔气管内导管内管，选择性地对非手术侧进行肺通气。因此，在吸烟者和已知肺部疾病或有明显心血管合并症的患者中，术前应进行肺功能检测，以预测他们对术中单肺通气的耐受性。患者可采取侧卧位，手术侧胸部下放置枕头，但最常用的是单纯侧卧位。患者翻身侧卧后，弯曲床以扩大肋间空间，为胸腔镜套管针腾出空间。对于中线病变，手术入路的偏侧性不仅取决于病变的位置，还取决于术者的选择。在胸腺切除术中，主张右侧手术的人认为，从右侧胸部进行手术对操作者来说更符合人体工程学，可在较宽的右胸膜腔内灵活操作，并且以上腔静脉为标志，更容易识别无名静脉[21]。主张左侧入路者则认为，在左侧入路解剖操作更安全，因为上腔静脉位于术野之外，从而减少医源性损伤的风险，并且它提供了进入左心膈角和主动脉肺动脉窗的通道[22]。另外，患者可置于仰卧位，必要时可同时双侧入路。

最常用的是 30° 胸腔镜，通过腋窝中线 5～10 mm 的切口放置，其他两个套管针位置相对于病变呈三角形。然后在前腋窝中线和胸骨之间的前方做一个小切口，切口的大小可以变化，但通常只有几厘米长。该切口用于解剖，经常通过同一个孔道同时插入多个器械，并用于取出标本。第三个孔道位于摄像口的后部，以协助回缩和解剖。虽然 VATS 入路可以很好地显示纵隔，但由于侧方入路，对中心病变、非常前或高的纵隔病变或非常后和下的病变，由于需要剥离角度限制，或与邻近的血管或神经结构黏附的病变，手术更具挑战性。如果怀疑局部粘连或侵犯血管、神经或其他邻近结构，则应转成开放入路，以确保切除的安全性和完整性。VATS 手术结束时，将一根胸管插入胸膜腔，并连接到一个三腔闭式吸引系统，如胸膜抽吸系统，将空气和液体从胸膜腔中抽离，并协助肺的再扩张。患者经常在术后第一天移除该管出院。

机器人辅助胸腔镜外科手术

在过去的 10 年中，手术机器人在胸外科手术中的应用越来越普遍。机器人辅助手术治疗的病灶与 VATS 治疗的病灶相似，由于机器人手臂提供了更大的自由度，因此器械的活动范围更大。该机器人的其他优势包括增强了三维可视化的光学，以及外科医生控制摄像机的驾驭能力，而在 VATS 病例中这些是由助手完成的。外科医生或外科助理将机器人的端口放在患者床边，然后外科医生离开床边，坐在机器人控制台上，而外科助理在手术台上保持无菌状态。至于 VATS 入路，术前定位对于确定手术的侧边至关重要。通过放置双腔气管内管或支气管阻滞剂，再次使用单肺通气进行该手术。机器人辅助入路可用于初次切除或通过经颈部入路辅助切除。早在 2009 年，Podgaetz 等就描述了一种颈-纵隔机器人联合入路用于后纵隔甲状腺肿切除术[23]。该肿块的血液供应来源于内乳动脉，手术机器人通过右胸将其从周围结构中分离出来。一旦它在纵隔内完全游离，然后就可以通过颈部切口取出肿物。机器人的帮助对于下纵隔和后纵隔的病变尤其有用，而传统的 VATS 入路很难到达这些病变区域。Cerfolio 等回顾了他们使用机器人辅助切除纵隔肿物的经验，在 30 个月的时间内完成了 153 例该类患者的手术，其中包括 75 例下纵隔或后纵隔肿物，78 例前纵隔肿物[24]。后侧或下侧病变患者中，41 例为转移性淋巴结。在改善术后疼痛控制和缩短住院时间方面，机器人辅助入路的优势与 VATS 相似，在 Cerfolio 的研究中，有 7 名患者可以在手术当天出院回家。

对于 VATS 入路，患者保持侧卧位，手术台屈曲。4 个孔道的机械臂是最常用。同样，术前定位是至关重要的，无论是对侧位性，还是对机器人本身相对于患者和手术台的最佳端口放置和定位。如果目标病灶位于下肺静脉下方或后下，建议所有套管针放置在腋中线前方或腋中线处，机器人放置在患者背部[24]。对于前纵隔病变，机器人通常位于头侧，手臂停靠在患者头部上方[25]。二氧化碳充气常被用来增强肺收缩和增加视野。

机器人辅助胸腔镜外科手术有一个显著的学习曲线，但结果与 VATS 方法相同。术后护理相似，术后疼痛评分和住院时间相似。与 VATS 一样，在手术结束时放置胸管并且通常是在术后第一天出院前取出。

总结

总的来说，需要经胸入路纵隔切除甲状腺或甲状旁腺肿物是罕见的。术前影像学通常可以提示是否需要经胸入路，但术中评估可能发现，虽然影像学显示可经颈入路切除病灶，但增加纵隔视野暴露对于进一步切除病灶可能是有益的。经胸部纵隔入路可包括部分或全部胸骨切开术、活瓣式切口、后外侧胸骨切开术或微创 VATS 或机器人辅助方式。通过精心的术前规划和多学科合作的手术方法，可以实现完整的纵隔病灶切除，具有低发病率、良好的功能结果和最佳的美容效果。

参考文献

如需完整的参考文献列表，请访问 http://pincode.yiaiwang.com。

8

甲状腺功能亢进的手术治疗

Lisa A. Orloff，Maisie L. Shindo
郭朱明　黄海燕　译　朱精强　审校

概述

原发性甲状腺功能亢进（甲亢）是由甲状腺过度合成、分泌甲状腺激素引起人体高代谢和交感神经系统过度活跃等为特征的综合征。**甲亢**与甲状腺毒症的区别在于：甲亢患者的甲状腺激素在组织中发挥了超出正常的生物学功能。甲状腺毒症可由甲亢以及其他病因引起。患者因患有亚急性甲状腺炎、无痛性或放射性甲状腺炎、甲状腺素摄入过量、卵巢甲状腺肿、功能性甲状腺癌转移病灶等引起的以甲状腺功能亢进为表现的甲状腺毒症不属于甲亢。甲亢的病因包括 Graves'病、多发毒性甲状腺肿、单发毒性甲状腺肿、病毒感染、自身免疫（桥本氏）甲状腺炎、自身免疫（桥本氏）、胺碘酮诱导的甲状腺毒症，以及非常罕见的促甲状腺激素（thyroid-stimulating hormone，TSH）介导的垂体瘤。美国人群的甲亢总体发病率为 1.3%，女性发病率为 2%，男性发病率为 0.5%，老年女性的发病率高达 5%[1]。本章重点介绍甲亢的临床表现、诊断和治疗。

甲亢患者过度合成、分泌进入血液的甲状腺激素能导致各种临床症状及体征（表 8.1 和表 8.2）。老年患者容易表现为**淡漠型甲亢**，表现为轻微的甲状腺毒症症状，如：无力、疲劳和虚弱等。老年患者更可能出现甲亢引起的心血管并发症，如：心房颤动、缺血性心脏病、充血性心力衰竭。

甲亢最好的筛选方法是血清 TSH 水平测定（见第 3 章，甲状腺生理学与甲状腺功能检测）。排除少数促甲状腺激素分泌的垂体肿瘤外，甲亢患者的 TSH 水平下降。TSH 下降的患者应该进一步检测血清游离 T4（FT4）和血清游离 T3（FT3）水平来评估甲亢的程度。TSH 水平下降而 FT4 和 FT3 水平正常被定义为亚临床甲亢。在血清 TSH 受到抑制而 FT4 水平正常的患者中，FT3 水平是诊断"T3 型甲状腺毒症"的重要指标。T3 型甲亢属于早期 Graves 病的一种。

一旦从生化上确诊原发性甲状腺介导的甲亢（TSH 低，T4、T3 正常或升高），应确定甲亢的病因[2]。如

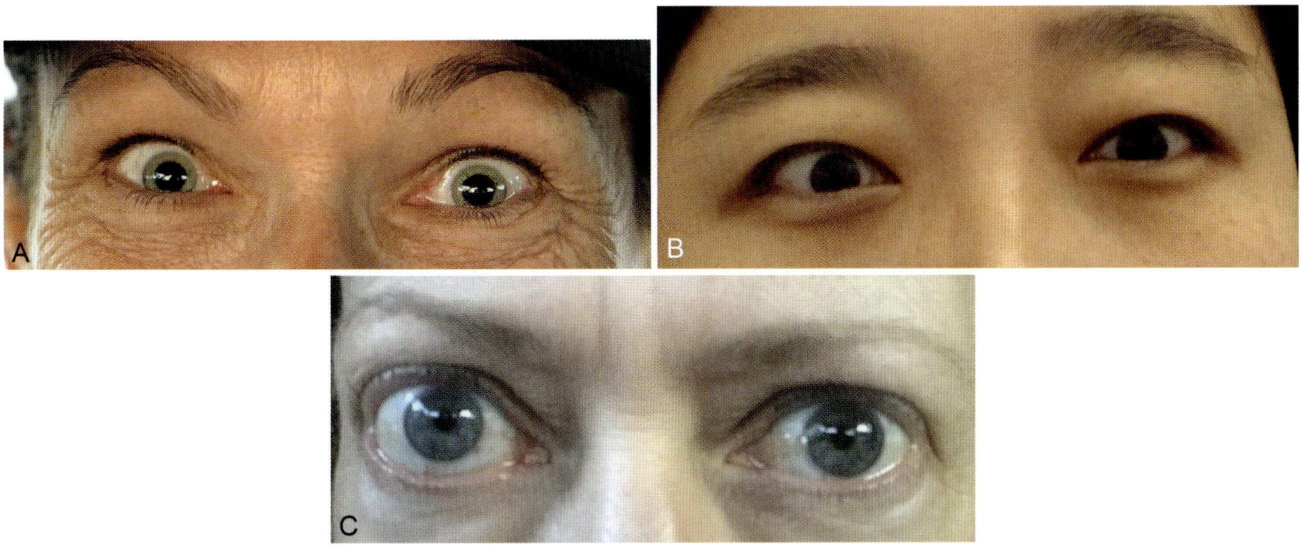

图 8.1　甲状腺眼病。患者可能出现上睑挛缩（**图 A**）或单侧（**图 B 和图 C**）或双侧眼球突出 / 眼病

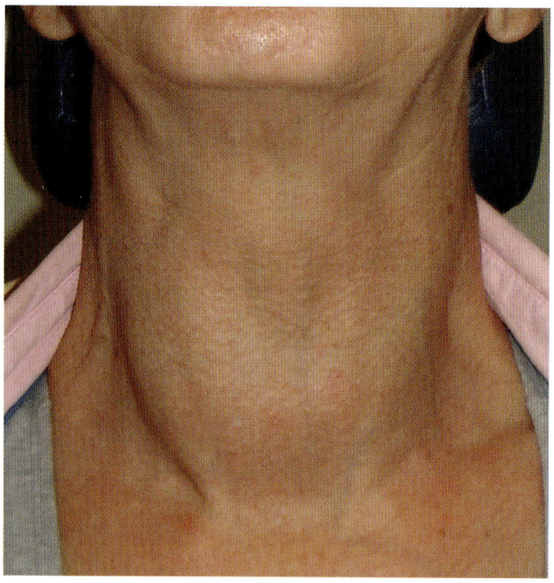

图 8.2 Graves 病的特征示可见和可触及的甲状腺弥漫性肿大

果临床检查不能很容易地揭示病因，如 Graves 病相关的眼病，碘 -123（^{123}I）或锝 -99m（^{99m}Tc）甲状腺摄取闪烁显像可以帮助确定甲亢的原因。甲状腺摄取在 Graves 病患者中升高，在多发毒性结节性甲状腺肿或单发毒性结节患者中可能升高或正常[2]，在由甲状腺炎引起的甲状腺毒症患者中很低或检测不到。甲状腺扫描中 Graves 病表现为弥漫性均匀摄取碘，而多发性甲状腺肿表现为不均匀摄取（功能性扫描的闪烁成像区域不一定与超声上的粗大的结节区域对应），单发毒性甲状腺肿表现为单个区域高摄取，其余区域摄取受到不同程度的抑制（图 8.3）。对于近期接受了碘造影剂计算机断层扫描（CT）或正在服用抗甲状腺药物治疗甲亢不能采用核素扫描的患者，可检测促甲状腺免疫球蛋白（thyroid-stimulating immunoglobulin，TSI）或 TSH 受体抗体（TSH receptor antibody，TRAb）来诊断 Graves 病。甲状腺过氧化物酶抗体（thyroid peroxidase antibody，TPOAb）测定可能支持桥本甲状腺炎所致甲状腺毒症的诊断。

Graves 病

发病机制

Graves 病是具有家族遗传倾向的自身免疫性疾病。伴随甲亢相关的眼病和伴有抗 TRAb 直接刺激作用于 TSH 受体引起的皮肤病为临床表现[3]。TRAb 激活甲状腺滤泡上皮细胞膜上的 TSH 受体，导致甲状腺激素的过度合成和分泌以及甲状腺的生长。

流行病学

在富碘地区导致甲亢的最常见的原因是 Graves 病，其每年的发病率预估在（30 ～ 38）/10 万，女性高于男性[4-5]。发病的高峰年龄在 30 ～ 60 岁，并且非洲裔美国人的发病率较高[6]。它可能与其他自身免疫性发病有关，如类风湿性关节炎、系统性红斑狼疮、慢性淋巴细胞甲状腺炎、干燥综合征、白癜风、恶性贫血、1 型糖尿病、Addison 病、重症肌无力、特发性血小板减少性紫癜。在术前应考虑相关疾病和潜在的并发症。

临床表现

Graves 病的临床表现包括甲状腺毒症的症状和体征（框 8.1 和框 8.2），表现为均匀的弥漫性甲状腺肿，体查可扪及震颤或听诊杂音以及不同程度的甲状腺腺外表现如突眼（图 8.1）、胫前黏液性水肿和杵状指。甲状腺腺外表现是由于细胞浸润和黏多糖沉积在软组织而引起，如在眼外肌、眶周脂肪、结缔组织中出现与甲状腺内 TSH 受体交叉反应引起的抗原抗体反应。

Graves 病患者中有 20% ～ 30% 可在临床上表现为突眼，3% ～ 5% 的患者出现视力受损[7]。这种情况在吸烟患者和甲状腺抗原抗体高表达的患者中常见。这是由在眼外肌、眶周脂肪、结缔组织和视神经中出现由抗体介导的炎症反应引起[8]。甲亢患者中出现眼球固定、闭眼不全、上睑挛缩等可能与上睑提肌的交感神经系统受到过度刺激有关（图 8.1），但只有 Graves 病患者才有眼病。Graves 眼病的特异性体征包括眶周肿胀、结膜水肿、眼球突出、眼外肌无力。患者可能出现眼内异物感、眼痛、畏光、流泪、复视、视力下降。可在患者既往病史的问诊中发现这些症状。患者甚至出现因眼球突出、上睑挛缩引起的角膜溃疡。严重的眼球突出可能导致视神经疾病甚至失明。

胫前黏液性水肿在 Graves 病患者中的发生率是 0.5% ～ 4.3%[9]，是一种最常累及小腿皮肤的浸润性皮肤病变，表现为疼痛、瘙痒、色素沉着或橘皮样的斑块状皮损。Graves 病患者中杵状指的发病率低于 1%，表现为掌骨和指骨呈杵状以及骨膜新骨形成。

诊断和评估

Graves 病的诊断标准是患者出现甲亢、甲状腺弥漫性肿大和突眼或早期出现的甲亢皮肤病变。在不伴随突眼和甲亢皮肤病情况下，异常水平的 TRAb 或 TSI 也可确诊。然而，TRAb 或 TSI 并不一定总是升高的。放射性核素扫描有助于诊断该病（图 8.3），其表现为弥漫性摄取增加；但是当实验室检查可做出诊断时，甲状腺扫描则不是必要的。测量放射性碘摄取和甲状腺扫描有助于鉴别 Graves 病、毒性多结节性甲状腺肿、单发毒性甲状腺肿或者甲状腺炎引起的甲亢。鉴别甲亢的病因在治疗中是必要时，尤其是在制订手术方案时。甲状腺超声检查可用于进一步鉴别甲亢病因，可用于鉴别 Graves 病患者合并甲状腺恶性肿瘤。

治疗

治疗 Graves 病的目标是快速改善症状和防止甲亢的复发。有 3 种方法用于治疗该病：①抗甲状腺药物（antithyroid drug，ATD）；②放射性碘（radioactive iodine，RAI）治疗；③甲状腺手术。每种治疗方法都存在优点及不足之处。患者、医生、医院、地域的差异往往会影响治疗方案的选择。在美国，首选放射性

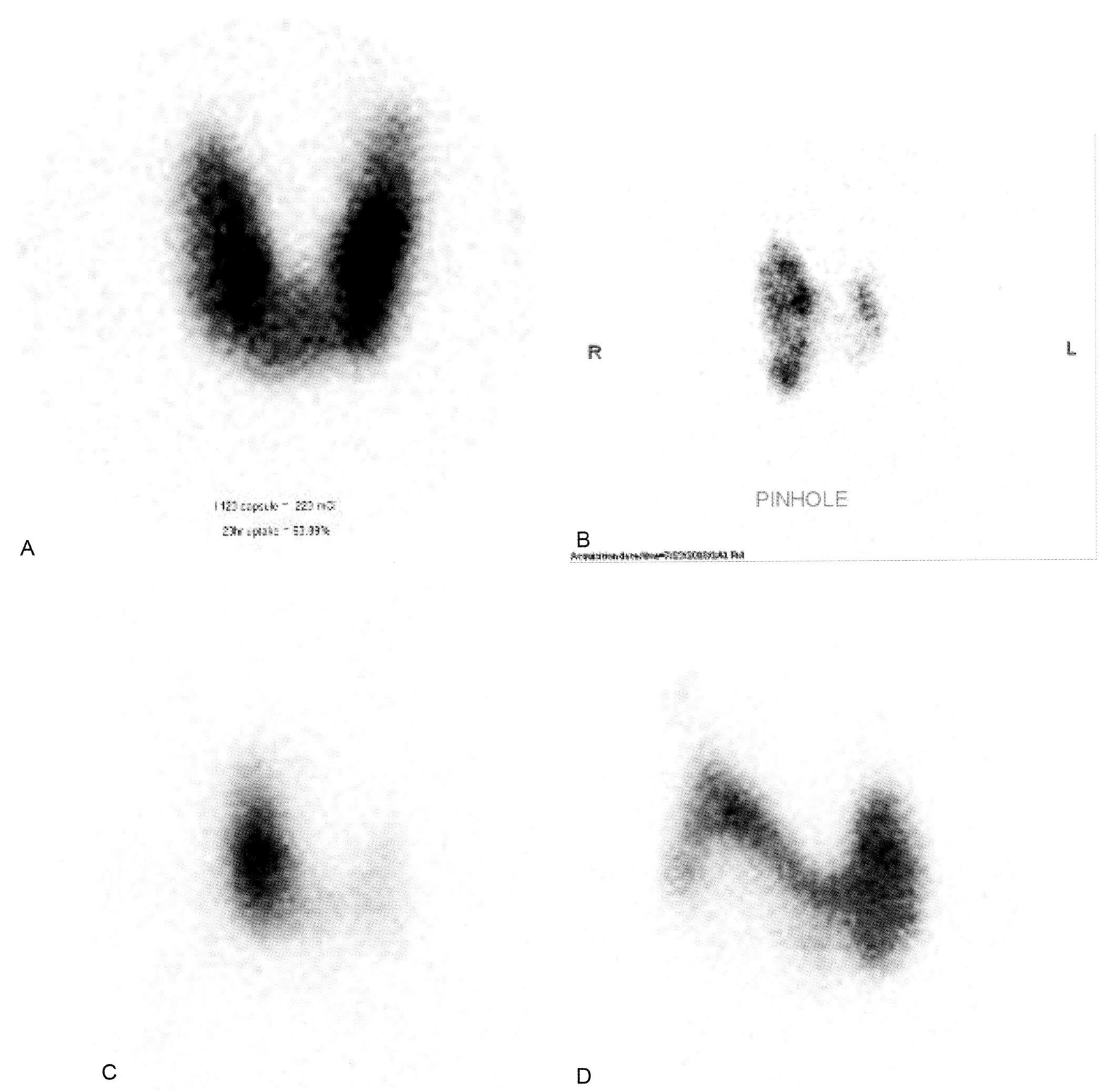

图 8.3　甲状腺摄取显像。A. Graves 病典型的均匀摄取增高的表现。B. 毒性多结节性甲状腺肿摄取不均匀，但是总体摄取增加。C. “热”（有毒）腺瘤样结节的单侧局灶性摄取增高。D. 患者整体弥漫性摄取增高，Graves 病（65%，正常为 10% ～ 30%），右甲状腺叶下极有一个大的冷结节

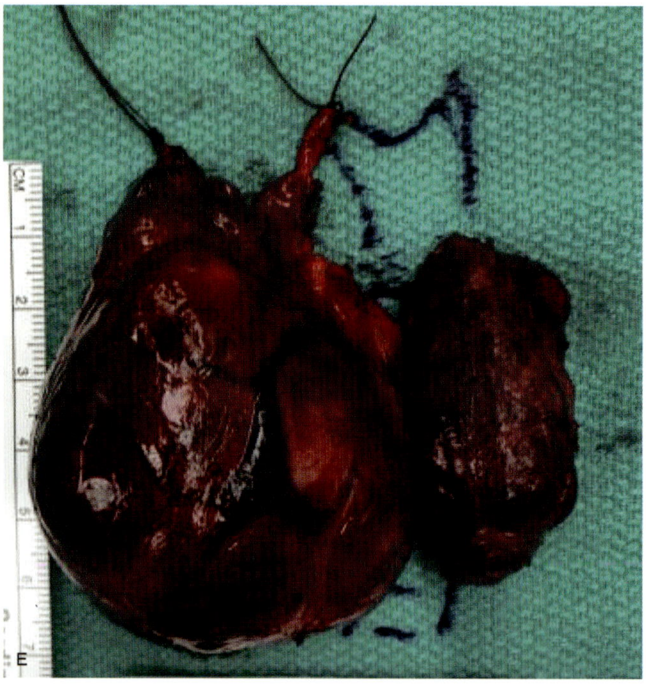

图 8.3 续 E.（图 D）患者右下极显性结节为良性的甲状腺全切除术手术标本

碘治疗。然而，一项 2011 年的研究提示长期服用抗甲状腺药物有替代放射性碘治疗的倾向[10]。欧洲、日本和南美首选长期服用抗甲状腺药物治疗[11-13]。

抗甲状腺药物

Graves 病引起显性甲亢的初始治疗包括立即使用抗甲状腺药物。抗甲状腺药物是硫脲类药物，如丙基硫尿嘧啶，甲巯基咪唑，两种药物可减少甲状腺激素合成，并且需要 3 ～ 8 周的时间恢复正常的甲状腺功能。增加服用 β 受体阻滞剂用于迅速改善交感神经系统过度兴奋引起的心悸、心动过速、震颤、怕热、多汗和焦虑症状。有 20% ～ 50% 的患者经过 12 ～ 18 个月的治疗后 Graves 病可得到长期缓解，尤其是在较小的甲状腺肿和轻度甲亢的患者中[14]。复发风险随着病情的严重程度而增加，据报道复发率达到 48%[15]。

Graves 病患者停用抗甲状腺药后再次复发可选择长期服用抗甲状腺药物治疗。然而，在美国很少选择终身服用抗甲状腺药物来治疗 Graves 病。抗甲状腺药物通常用于术前准备[2, 16]。大约有 5% 的患者在服药的过程中出现轻微不良反应包括：皮疹、荨麻疹、关节疼痛、发热、食欲减退、恶心、味觉和嗅觉异常等。0.1% ～ 0.3% 的患者可能出现严重不良反应，如：粒细胞缺乏症、肝毒性，甚至一些罕见的致命性的不良反应。甲巯咪唑是首选药物，因为给药更方便，而丙硫氧嘧啶相关的肝毒性和致死性肝坏死引起的肝衰竭发病率较高[17-19]。然而，因为甲巯咪唑与出生缺陷有关，孕期 Graves 病的治疗首选丙硫氧嘧啶[20-21]。

放射性碘治疗

从 20 世纪 40 年代开始，放射性碘用于甲亢的治疗[22]。在这之前，Graves 病的标准治疗方案是行甲状腺次全切除术。在美国碘 -131（^{131}I）放射治疗逐渐成为 Graves 病的一线治疗方案。^{131}I 释放出的 β 射线破坏甲状腺滤泡细胞。在大多数中心，放射性碘治疗的最终目标是诱导甲状腺功能减退从而防止 Graves 病复发。不论是通过计算的还是固定剂量的方案中，大约有 80% 的患者有效[23]。

框 8.1 甲状腺功能亢进的临床症状和表现

心悸
神经紧张
情绪烦躁
体重下降
食欲增加
焦虑
易怒
情绪不稳定
怕热
多汗
易疲劳
肌无力
失眠
毛发稀少、脱落
脆甲症
肠蠕动增加
月经不调
营养不良
骨质酥松、易骨折
心房颤动或其他室上性心率失常
充血性心力衰竭
男性乳腺发育和勃起功能障碍

框 8.2 甲状腺功能亢进的体征

突眼
眼睑后退
心动过速
脉率不齐
收缩期高血压
近端肌无力
反射亢进
静止性震颤
皮肤潮湿、温暖
毛发稀少
甲剥离

放射性碘消融治疗中位时间为 3 个月，有时需要多次调整[24]。在孕妇或计划怀孕或哺乳期妇女中不能采用放射性碘治疗[2, 12]。所有育龄期女性在接受放射性碘治疗之前都应该进行妊娠试验。放射性碘随尿液排出体外，可使盆腔脏器受到辐射。放射性碘可通过胎盘由胎儿甲状腺摄取。一般建议女性不要在接受放射性碘治疗后 6 ～ 12 个月内怀孕[2, 12]。放射性碘消融的副作用包括颈部疼痛和放射性甲状腺炎压痛、甲状腺激素水平暂时性升高和 Graves 眼病恶化[2, 12]。

外科手术治疗

外科手术治疗 Graves 病适用于：①伴有恶性或可疑的甲状腺结节的患者；② RAI 治疗失败；③巨大甲状腺肿（图 8.2）伴随压迫症状；④严重 Graves 眼病；⑤患者要求；⑥需要服用大剂量抗甲状腺药物或不能耐受抗甲状腺药物的怀孕患者。患者选择治疗方案的偏好往往是希望迅速改善甲亢症状（放射性碘治疗需要几个月的时间使患者甲状腺功能减退），或是有年幼的小孩、渴望怀孕、恐惧暴露于辐射而不愿意接受放射性碘治疗。手术治疗的优点是甲状腺全切除术后可以立即改善症状，没有复发的风险。手术治疗也适用于甲亢合并甲状腺结节和甲状腺癌的治疗。据报道，Graves 病并发甲状腺结节和甲状腺癌的发病率分别为 44% 和 6%[25-26]。此外，甲状腺全切除术在针对改善多余肾上腺素引起的眼部症状有效[27]。

手术治疗 Graves 病的缺点是甲状腺切除术后的并发症，包括喉返和（或）喉上神经损伤、甲状旁腺功能低下、颈部出血及甲亢危象。甲状腺全切除术后导致甲状腺功能低下需要终生服用甲状腺激素替代治疗。经验丰富的外科医生行甲状腺全切除术出现喉返神经损伤和甲状腺旁腺功能低下的风险是 1% ～ 2%，出现颈部出血的概率等于或低于 1%[28-32]。

甲亢危象是在患者甲状腺功能亢进处理不足的情况下行手术治疗引起的一种危及生命的疾病。它的特点是严重的甲亢症状伴随发热、恶心、呕吐、腹泻、心律失常、心力衰竭、烦躁和谵妄。甲亢危象可通过充分的术前准备避免[33-35]。术前服用抗甲状腺药物可使 FT4 和 FT3 降到正常范围。服用 β 受体阻滞剂对症处理肾上腺素能症状性心动过速等。当患者 FT4 和 FT3 水平正常或接近正常后，可在手术前 5 ～ 10 天开始服用碘化钾饱和溶液（saturated solution of potassium iodide，SSKI）或卢戈氏 Lugol 溶液（表 8.3）。必须注意的是，即使 FT4 和 FT3 水平正常化，TSH 抑制也可能持续很长时间。研究表明，术前碘治疗可减少血流量、甲状腺血管，从而降低识别喉神经和甲状旁腺的难度，并减少 Graves 病患者的甲状腺切除术中失血量[34-35]。美国甲状腺协会和欧洲甲状腺协会推荐术前用碘治疗[2, 12]；然而，这方面的必要性最近受到了挑战[36]。对于抗甲状腺药物不适应或不耐受的患者，仍然可以通过使用糖皮质激素和某些情况下使用碘化钾联合考来烯酸来降低 T4 和 T3 后进行甲状腺切除术。在术前不能耐受抗甲状腺药物或有症状的甲亢患者中，确保在术前和术中有足够的 β 受体阻滞剂普萘洛尔（20 ～ 40 mg 每隔 6 h）或是更长作用时间 β 受体阻滞剂（如阿替洛尔）[2, 12, 37]。大剂量普萘洛尔的另外一个优势是阻断了外周 T4 到 T3 的转换；然而，因其为非选择性受体阻滞剂，所以不能用于哮喘患者。术前应检测并补充维生素 D 水平来降低甲状旁腺功能减退的风险。

框 8.3 Graves 病患者术前准备的两种方案

1. 碘化钾饱和溶液 50 mg 碘 / 滴
   1 ～ 2 滴（0.05 ～ 0.1 ml）
   –术前 5 ～ 10 天溶于饮用水或果汁中，每日服用 3 次
2. Lugol 溶液
   8 mg 碘 / 滴
   5 ～ 7 mg/ 滴（0.25 ～ 0.35 ml）
   –术前 5 ～ 10 天溶于饮用水或果汁中，每日服用 3 次

过去，治疗 Graves 病的甲状腺切除范围是存在争议的，但目前的趋势是强烈强调大多数患者行甲状腺全切除术。手术的目的是避免并发症的发生，如喉神经的损伤及甲状旁腺功能低下，但是同时也要降低甲亢持续和复发风险。在过去，一些外科医生主张行甲状腺次全切除术留下双侧或单侧 6 ～ 7 g 甲状腺组织。这种术式中存在的问题是，难以确定一个保留组织的大小标准及保留的组织量与术后正常甲状腺功能的关系[38]。40% ～ 60% 的 Graves 病患者在行双侧甲状腺次全切除术后 20 年出现甲状腺功能减退。因此，为了防止延误诊断和治疗甲状腺功能减退这一并发症，有必要对患者进行长期随访。甲状腺双叶次全切除术后残留甲状腺组织量导致 8% ～ 28% 的患者术后出现甲亢复发，这其中甲亢的复发率取决于残留的甲状腺组织量的多少[40-41]。对于 Graves 病，甲状腺全切除术的远期疗效优于甲状腺次全切除术[31]（图 8.4）。在可以应用甲状腺激素替代治疗的前提下，首选甲状腺全切除术治疗 Graves 病。切除全部甲状腺组织后消除了持续或复发性甲状腺功能亢进症的可能性。持续性或复发性甲状腺功能亢进症是一种特别不理想的情况，因为这样会使患者接受 RAI 治疗，而他们最初可能会拒绝接受 RAI 治疗，或者接受手术，这会增加发

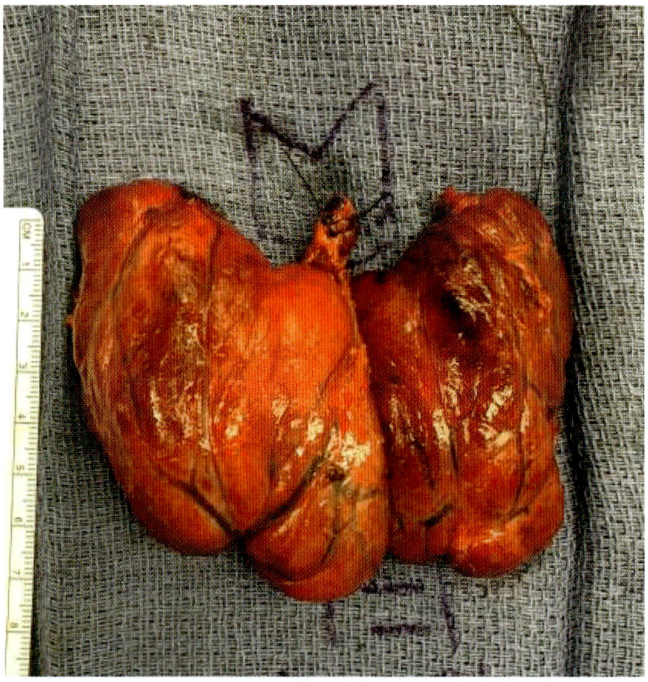

图 8.4 Graves 病甲状腺全切除术后标本

病风险。如果有经验的外科医生给患者实施的甲状腺全切除术治疗 Graves 病的术后并发症发生率低，同时因甲状腺全切除术后患者都需要开始服用替代剂量的甲状腺素，简化术后随访。此外，甲状腺全切除术消除了在眼外肌、眶周结缔组织、视神经内与 TSH 抗体或其他抗体形成交叉反应的抗原[42]。

毒性结节性甲状腺肿

毒性结节性甲状腺肿（toxic nodular goiter，TNG），又称 Plummer 病，是指不受 TSH 调节的自主功能甲状腺结节引起的甲亢。自主功能性结节是甲状腺毒症的第二大常见病因，占 5% ～ 15%[43]。TNG 随年龄增长而增加[44-47]，使其成为老年人甲状腺毒症的最常见原因[48]，而单发毒性腺瘤多见于年轻人。

毒性多结节性甲状腺肿

发病机制

多结节性甲状腺肿形成的病因包括甲状腺滤泡遗传异质性、生长因子和甲状腺肿的因素、碘过剩或碘缺乏和遗传缺陷（包括激活调节甲状腺生长和激素合成的细胞基因突变）[44-45, 49]。与 Graves 病相反，自主性甲状腺结节通过甲状腺滤泡细胞的复制和生长而发展为功能亢进，Graves 病中甲状腺滤泡细胞由于结合并激活 TSH 受体的抗甲状腺免疫球蛋白而变得功能亢进。据推测，长期的碘缺乏引起慢性的 TSH 刺激释放增加了甲状腺滤泡细胞的复制和 TSH 受体基因突变的表达[50-51]。

结节性甲状腺肿的发生是由于少许甲状腺滤泡细胞异常增殖最后在甲状腺内形成多发病灶。毒性甲状腺肿是无毒性甲状腺肿逐渐演变成毒性自主性甲状腺肿的最后阶段，不再依赖 TSH 和甲状腺激素抑制。TSH 水平被抑制，FT4 和 FT3 水平升高。随着 ^{123}I 甲状腺显像摄取的增加，高功能性结节可被识别为“热”结节。无毒性多结节性甲状腺肿需 17 年演变为毒性甲状腺肿[52]。在这一演变过程中，非毒性甲状腺肿患者患亚临床甲亢的患病率高（即甲状腺素水平正常而 TSH 受到抑制）[53-55]。

毒性多结节性甲状腺肿在碘缺乏地区发病率显著高于其他区。如前所述，受毒性多结节性甲状腺肿影响的老年人通常有长期的无毒性甲状腺肿的病史[56]。无毒性结节性甲状腺肿患者可通过含碘药物或碘造影剂诱发急性甲状腺毒症或 Jod-Basedow 现象[57]。碘诱发甲状腺毒症是一种自限性疾病，这表明即使患者现在不是毒性甲状腺肿，将来也有可能发展成该病[49]。

临床表现

毒性多结节性甲状腺肿多发生于 50 岁以上，女性高发，以及既往有多年非毒性多结节性甲状腺肿病史的患者[43, 58]。患者表现为甲亢（框 8.1 和框 8.2）和伴有多发结节的甲状腺肿大；不伴有 Graves 病的浸润性凸眼和皮肤病[57-58]。甲亢的症状比 Graves 病患者轻。甲亢的严重程度与甲状腺肿的发展程度和腺体自主分泌功能密切相关。该病甲亢发病隐匿，往往存在长时间的亚临床甲状腺功能亢进期。老年患者甲状腺毒症的明显表现往往被掩盖，而心脏表现，如心房颤动、心动过速、充血性心力衰竭和加速性心绞痛更为常见。不明原因的体重下降、焦虑、失眠、肌肉萎缩等也更容易发生在老年甲亢患者中。

有甲状腺明显肿大的患者可能出现因肿物压迫引起的相应症状（图 8.5），特别是胸骨后甲状腺肿，患者可能主诉出现了吞咽困难（图 8.6）、呼吸困难、运动耐量下降、咳嗽、窒息感等（图 8.7）。喉返神经或喉上神经的拉伸或压迫可能引起声嘶或声音的其他改变。

诊断和评估

患者存在甲亢症状、巨大的结节性甲状腺肿、TSH 值降低以及伴或不伴 FT3、FT4 值升高可诊断毒

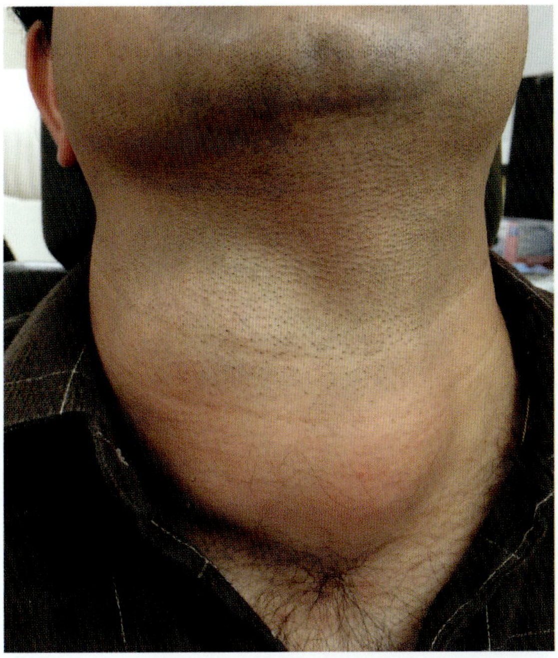

图 8.5 毒性多发性甲状腺肿患者明显肿大的甲状腺

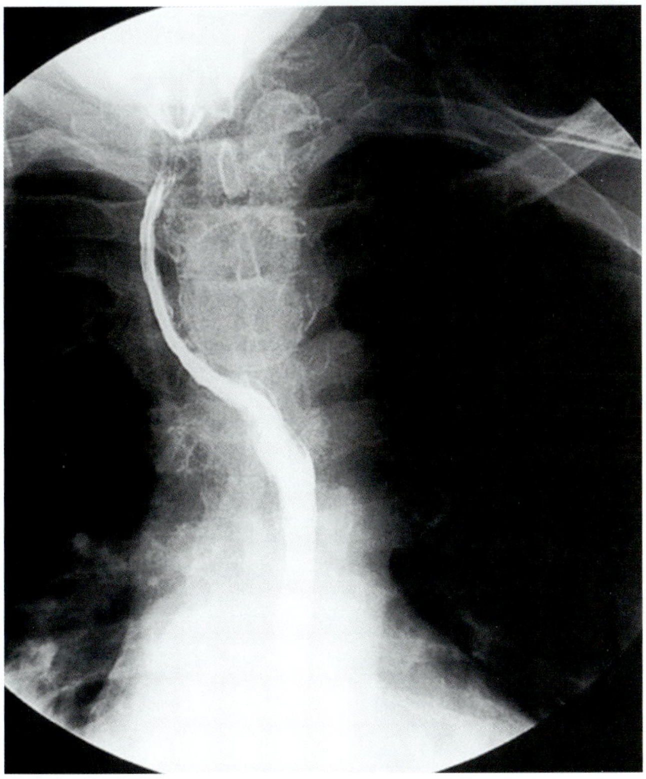

图 8.6 胸骨后甲状腺肿引起食管受压和移位

性多结节性甲状腺肿。然而，一定比例的毒性多结节性甲状腺肿是摸不到的，特别是老年患者和那些有脊柱后凸或胸骨后甲状腺的患者（图 8.8）。超声显像和放射性碘扫描难以确诊，但有助于确定甲状腺毒症的病因。超声可以显示甲状腺结节的大小和数量（图 8.9）。超声怀疑或确定有甲状腺结节可选择细针穿刺

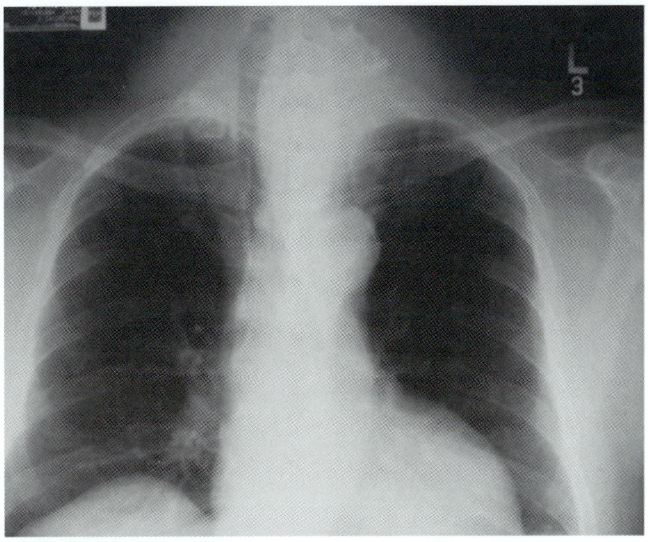

图 8.7 胸片示一多发毒性甲状腺肿坠入胸骨后引起的气管狭窄和向右侧移位

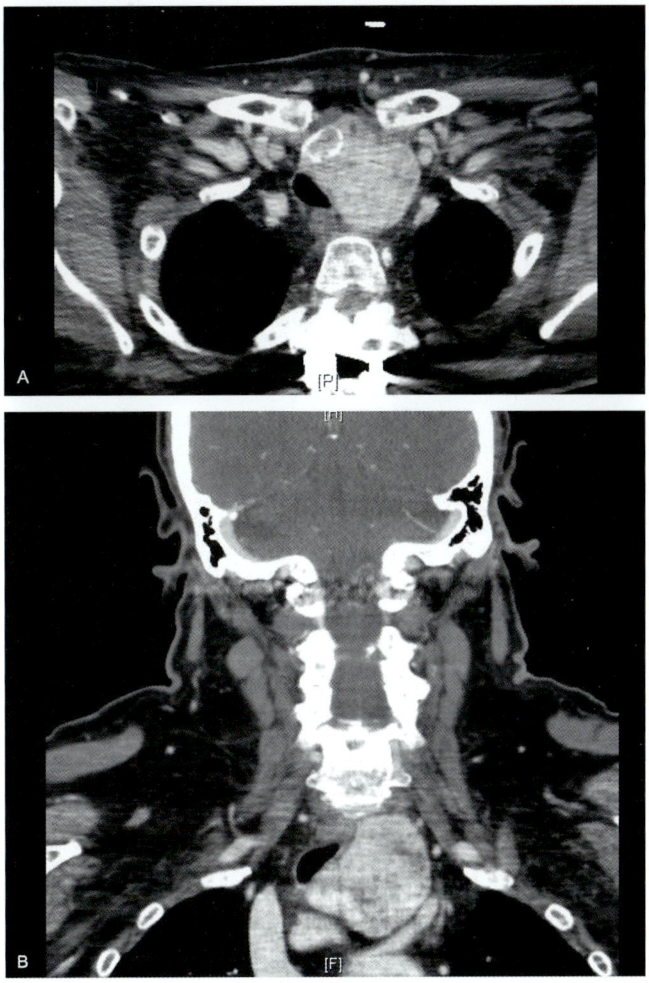

图 8.8 毒性多结节性甲状腺肿通常是不对称的，胸骨后甲状腺可能使其在体格检查不明显（A. 轴位；B. 冠状位 CT）

抽吸检查。有轻微上升或是在正常范围上限的放射性碘扫描提示甲状腺碘摄取的异常，对应局部区域碘摄取甲状腺高功能结节[58]（图 8.3）。CT 扫描可能是

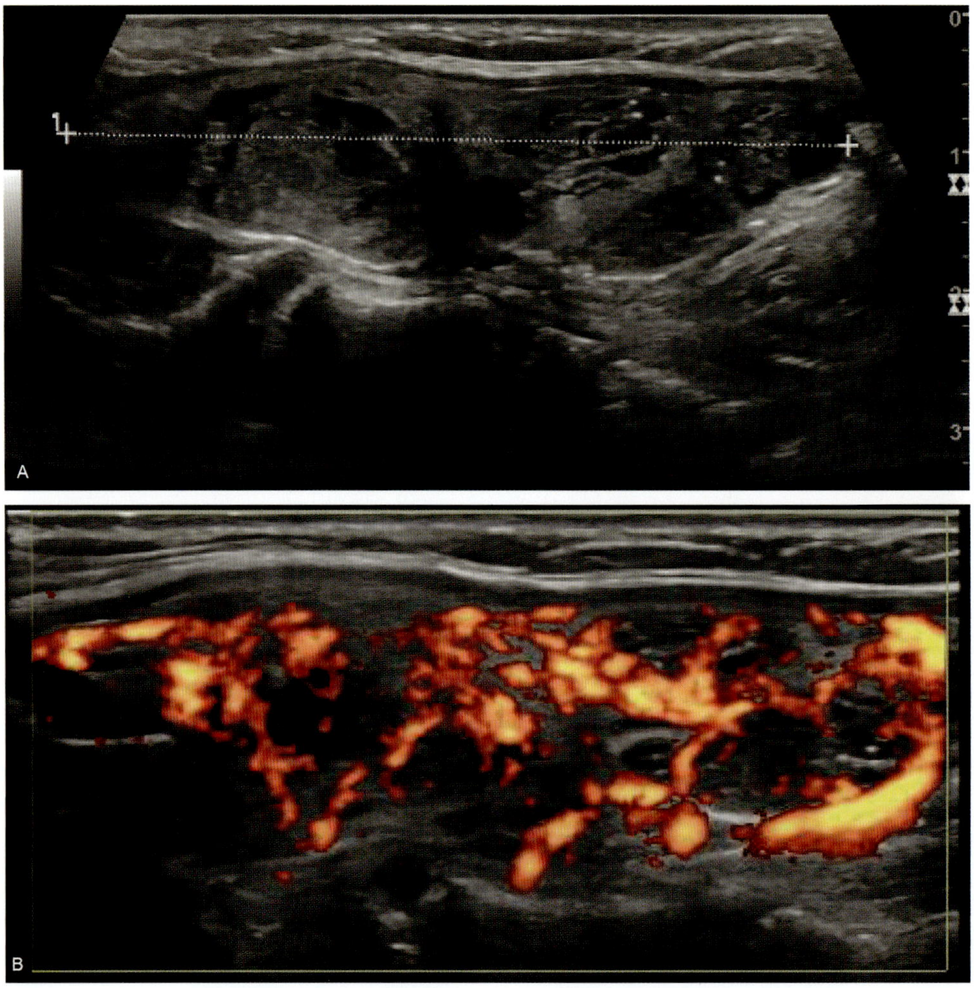

图 8.9 毒性多结节性甲状腺肿矢状面超声图像。B 型超声显示（图 A）和多普勒显示（图 B）

评估胸骨后甲状腺肿物必要检查，但应谨慎使用碘造影剂。

治疗

毒性多结节性甲状腺肿患者的治疗目标是消除自主性功能性甲状腺组织和减轻压迫症状。彻底治疗的方法包括放射性碘消融和甲状腺全切除术[2, 43, 49, 58]。使用抗甲状腺药物（丙硫氧嘧啶或甲巯咪唑）只是暂时性的，而不是有效的治疗方案。服用抗甲状腺药物治疗至少 1 年后，检测血液甲状腺功能正常的患者，2 年后的随访显示毒性多结节性甲状腺患者复发率为 95%，Graves 病患者复发率为 34%[59-60]。

放射性碘治疗（RAI）

放射性碘治疗毒性多结节性甲状腺肿用于自身有基础疾病而不能行手术治疗的老年患者，放射性碘治疗的目标是全甲状腺消融以防复发，因此其结果是永久性甲状腺功能低下[58]。根据甲状腺大小及碘摄取情况，^{131}I 常用的剂量介于 15 ～ 30 mCi。与 Graves 病患者相比，巨大甲状腺肿和 ^{131}I 摄取率低的患者需要服用更大剂量（＞ 50 mCi）的 ^{131}I 来控制甲亢。在患者服用 ^{131}I 之后的 8 周内或是更长时间甲状腺功能正常[43]，之后通常会出现甲状腺功能低下，需要左甲状腺素替代治疗。^{131}I 服用后甲状腺功能亢进的复发率大约是 20%[43, 58, 61]。因为毒性多结节性甲状腺肿包含无功能结节、纤维化和钙化区域，^{131}I 治疗在缩小结节体积和缓解压迫症状方面有显著的效果。然而，在 ^{131}I 治疗毒性和非毒性多结节性甲状腺肿后，磁共振成像（MRI）显示甲状腺体积减小和气管腔横截面积增加[62-63]。

外科手术治疗

除了存在禁忌证，手术切除是大多数毒性多结节性甲状腺肿患者的首选治疗方法，因为甲状腺肿通常较大且存在压迫症状[59]（图 8.10）。胸骨后甲状腺肿和气道阻塞是 ^{131}I 放射治疗的相对禁忌证。因为放射性碘治疗引起的放射性甲状腺炎可使甲状腺体积增大造成气道阻塞加重。手术切除应切除所

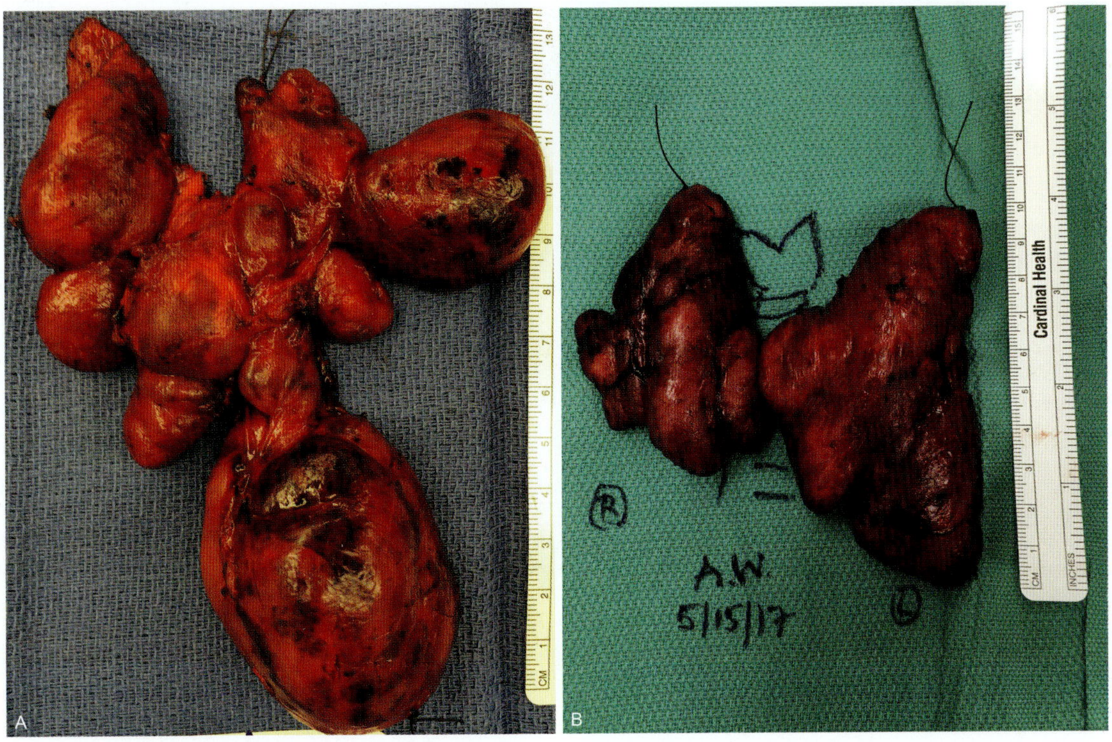

图 8.10 毒性多结节性甲状腺肿的甲状腺全切除术标本。A. 胸骨后标本。B. 桥本甲状腺炎合并结节性甲状腺肿

有异常组织，所以最好的手术方式是甲状腺近全切除术或是全切除术。当第一次行主要腺叶切除时出现喉返神经监测信号丢失，甲状腺次全切除术也是一种谨慎的治疗方式。甲状腺次全切除术的潜在优点是在保留足够的正常甲状腺组织后，患者可能不会出现甲状腺功能低下。对于是否行甲状腺次全切除术，我们必须认识到核扫描区域与超声显示的结节不一定重复。然而，结节性甲状腺肿不完全切除术后的复发率可达 50% ～ 78%[64-66]。当有经验的外科医生实施甲状腺全切除术后，既消除了术后复发的风险，也未增加术后甲状旁腺功能低下和喉返神经损伤的风险[67]。饱和碘化钾溶液会加重甲状腺功能亢进，所以术前不需服用。幸运的是，与 Graves 病患者相比，毒性多结节性甲状腺肿患者甲状腺相内血管少。尽管很难将 ^{131}I 放射治疗和手术进行比较，但一个衡量每种治疗方法的生存质量和生存成本的模型表明，在年龄低于 62 岁的老年患者中，经验丰富的外科医生实施手术，其术后并发症少，与 ^{131}I 治疗相比更符合成本效益[68]。手术还有确认切除甲状腺结节组织类型排除合并甲状腺癌的好处。多结节性甲状腺肿患者中有 3% ～ 9% 存在偶发或伴发的分化型甲状腺癌[69-71]。高龄（> 50 岁）和冷结节是恶性病变的高危因素[71]。

单发毒性甲状腺肿

发病机制

单发毒性甲状腺肿是存在于正常甲状腺中可引起甲亢的自主高功能结节。5% ～ 15% 的甲状腺结节是“热结节”或者高功能结节（在甲状腺中比周围正常甲状腺组织吸收更多放射性碘的结节）。只有 25% 的高功能结节是导致甲状腺功能亢进的真正毒性结节。尽管如此，随着患者年龄的增加，毒性风险也增加，大约有 20% 高功能结节直径≥ 3 cm 的患者会发展成甲状腺毒症，而直径< 3 cm 的患者有 2% ～ 5% 发展成甲状腺毒症[72]。

大多数单发毒性甲状腺肿是功能性滤泡性腺瘤，少数为单纯腺瘤样结节。这些滤泡性腺瘤往往会发生伴随 TSH 受体基因突变率高发的甲状腺滤泡细胞单克隆扩增[49-50]。单发毒性甲状腺肿的发生与毒性多结节性甲状腺肿的发病机制相似。在疾病发展的早期阶段，当一个单独的无毒高功能结节的大小和功能逐渐增加，逃脱 TSH 的调节控制，成为功能自主性结节。血清低 TSH 水平抑制了剩余正常甲状腺对放射性碘的摄取。甲状腺扫描显示在寒冷背景下的热结节，剩余的甲状腺组织摄取减少或缺乏。

甲状腺功能亢进症通常发生在直径≥ 3 cm 的高功

能结节。有 20% 直径≥ 3 cm 的无毒性自主功能结节在随诊 6 年后可发展成甲状腺毒症。甲状腺激素急剧增加，且患者在接受碘剂后进展为甲亢。结节内出血或囊肿变性可导致甲状腺毒症的自发缓解，导致自主功能丧失和结节体积减小[73]。

临床表现与评估

单发毒性甲状腺肿可发生于任何年龄阶段，更常见于 30 ～ 50 岁年轻患者。其甲亢症状（框 8.1 和框 8.2）较 Graves 病患者的症状轻微。大多数患者体格检查可触及明显单发甲状腺结节。高功能性甲状腺结节在甲亢发病前已存在较大的甲状腺结节。因此，大多数患者是以发现颈部肿物而非甲状腺毒症就诊。患者可表现为血清 TSH 水平较低而血清 FT4 和血清 FT3 水平正常或较高。有时会出现血清 FT3 升高而血清 FT4 水平正常的情况（T3 型甲状腺毒症）。尽管 FNA 活检通常被应用于较大的单发非毒性甲状腺结节的诊断，但血清 TSH 水平低下的甲状腺结节诊断应首选放射性核素显像[43, 49, 58, 74]。患者存在甲状腺结节和血清 TSH 水平低下的情况时，甲状腺核素扫描是鉴别高功能性甲状腺结节和 Graves 病患者的低功能性结节的重要方法。单发毒性甲状腺肿根据病情发展的不同阶段可出现 ^{123}I 或 ^{99m}Tc 浓聚为“温结节”或“热结节”[2]。根据不同发展阶段整体 RAI 摄取正常或高的结节对周围甲状腺组织有不同程度的抑制（图 8.3）。临床中，在实验室研究结果出来之前，通常对可触及甲状腺结节的患者进行超声检查，其表现是在均匀的甲状腺实质背景中有一个实性、边界清晰的结节（图 8.11）。多普勒超声可用于测量甲状腺血流，甲状腺功能活跃（血流增加）可与坏死性甲状腺炎（血流减少）区分开来[75]。毒性甲状腺肿并非必须做 FNA 检查，但如果超声表现可疑，则通常需要活检。否则，穿刺结果可显示不同程度的核异型性和细胞增多的滤泡性肿瘤的特点[76]，但它存在不确定性。非毒性自主功能性结节为恶性肿瘤的风险是 2% ～ 6%，而在毒性结节中恶性肿瘤的风险低于 1%[77]。

单发毒性甲状腺肿的治疗

外科手术治疗

患者的高功能甲状腺结节不伴甲亢症状，可选择不做治疗的定期随诊。定期随诊包括病史记录、体格检查和血清 TSH 监测。单发毒性甲状腺结节的治疗方式主要是放射性碘治疗或甲状腺部分切除。服用抗甲状腺药物不能治愈该病，因此不能作为主要治疗方案。硫脲嘧啶类药物不是使甲状腺结节消失，甲亢在停止服用药物后复发。自主功能性甲状腺结节会继续生长及分泌甲状腺激素，因此通常建议患者接受治疗。

单发毒性甲状腺肿首选手术治疗方法为甲状腺腺叶切除（图 8.12）。手术治疗的优点是切除甲状腺结节，立即减轻了甲亢症状及解决压迫症状，也避免了甲状腺正常组织的射线暴露，并可确诊某些罕见的可疑癌变组织，同时也保留了残留腺叶的甲状腺功能，可能避免术后服用左甲状腺素。持续性或复发性甲亢并不常见（^{99m}Tc）[68, 78-79]。据报道单侧甲状腺叶切除后甲状腺功能减退的发生率为 14%，放射性碘治疗后为 22%[63, 68, 78-80]。甲状腺单侧叶切除术后可能发生的并发症为出血、喉返神经损伤。

单发毒性甲状腺肿患者的术前准备与毒性多结节性甲状腺肿患者相同。为了降低甲亢危象的风险，患者应在术前服用硫尿嘧啶类药物以控制 FT4 和 FT3 在正常范围内。患者不能服用硫脲嘧啶类药物时，可服

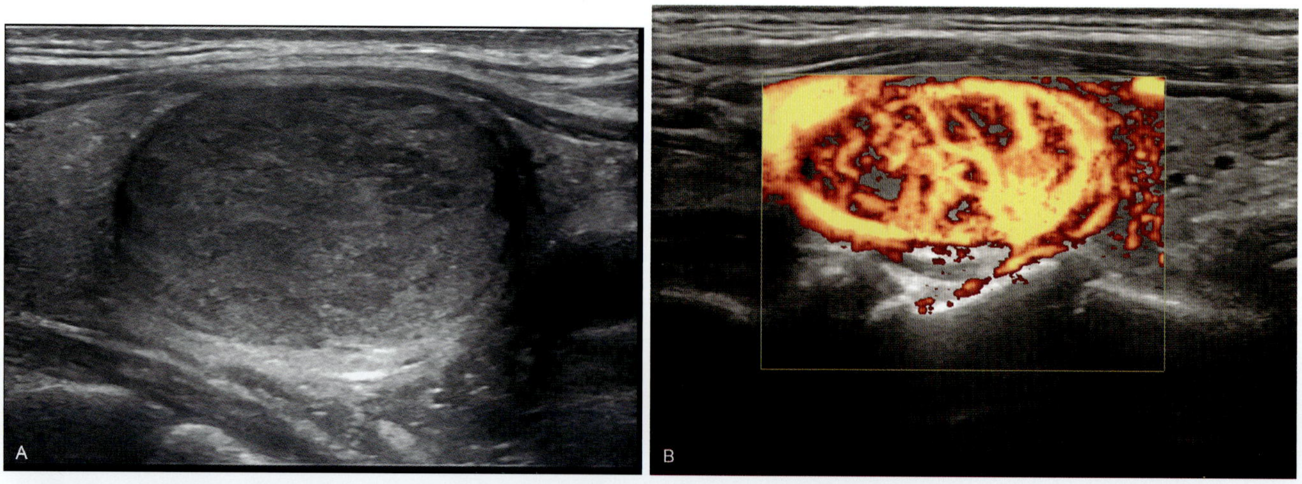

图 8.11　毒性结节的超声图像。A. B 型超声，矢状视图。B. 另一个矢状面显示血管密集的毒性结节的多普勒超声

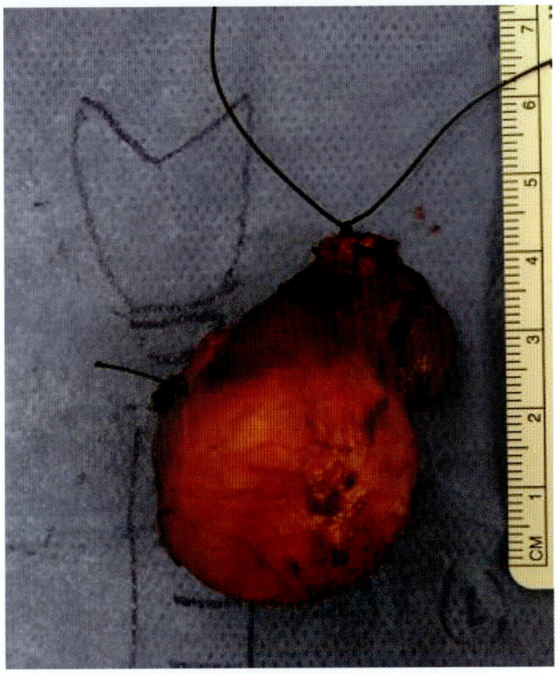

图 8.12 甲状腺一侧腺叶切除术后标本，毒性结节（腺瘤）

用 1～2 周 β 受体阻滞作为术前准备。术前不需要服用碘剂。

放射性碘治疗

^{131}I 治疗对于单发毒性甲状腺肿来讲也是有效的治疗方式，但靶向性较差。放射性碘治疗单发毒性甲状腺肿的 ^{131}I 剂量（25～40 mCi）要高于 Graves 病的治疗剂量。虽然 Ross 报道的 ^{131}I 的治疗剂量平均为 10 mCi 的治愈率为 90%[81]，但 Eyre-Brook 和 Talbot 发现 1.2～15 mCi 的复发率为 73%[82]。O'Brien 发现服用中等剂量 29 mCi，难治性甲亢的发生率为 4.4%，复发率为 0%[83]，高剂量 ^{131}I 降低甲亢的复发率，但同时也增加了甲状腺功能减退的发生率。2.2%～56.3% 的病例结节在 ^{131}I 治疗后消退，并呈剂量依赖性[81, 83]。难治性甲状腺结节需密切随访[49]。放射性碘治疗的缺点是甲状腺结节持久性存在，甲亢症状缓解慢，并且将毒性甲状腺肿周围的正常甲状腺组织暴露在放射线中，使 36% 的患者可能出现甲状腺功能减退症[81]。

无水乙醇注射治疗

经皮注射无水乙醇是治疗单发毒性甲状腺肿的另一种治疗方法（见第 16 章，激光消融和射频消融在甲状腺结节和甲状旁腺腺瘤中的应用）。在实时超声引导下将 95% 乙醇注入甲状腺结节。完整的治疗疗程是注射 4～8 次无水乙醇，并且注射总量为甲状腺结节体积的 50% 以上[84-86]。治疗目标是阻断甲状腺结节的血供。意大利一项前瞻性、非随机性、多中心研究评估了 429 例单发毒性甲状腺肿或高功能性甲状腺结节的患者采取 2～12 次乙醇注射治疗[87]。报告的并发症包括颈部疼痛（90%）、发热（8%）、暂时性发音困难（4%）、颈部血肿（4%）和颈内静脉血栓形成（0.2%），在 1 年的随访中，在患有毒性甲状腺肿和即将发展为毒性甲状腺肿的患者中有 67% 和 83% 的患者治疗成功。经皮注射无水乙醇治疗是单发毒性甲状腺肿患者拒绝或有手术和 ^{131}I 治疗禁忌证时采用的三线治疗方案。当不考虑手术治疗后，无水乙醇可与放射性碘联合治疗直径＞ 4 cm 的单发毒性甲状腺结节。这两种方法联合治疗甲状腺结节比单独使用 ^{131}I 治疗能更好地缩小甲状腺结节的体积及降低持续性甲亢的症状[88]。

参考文献

如需完整的参考文献列表，请访问 http://pincode.yiaiwang.com。

9

甲状腺良性病变的再次手术

Mark Sywak，Ruth Prichard，Leigh Delbridge

郭朱明　李茵　译　朱精强　审校

本章包含额外的在线拓展内容，详情请访问 http://pincode.yiaiwang.com。

引言

甲状腺疾病大致可分为甲状腺功能减退症、甲状腺功能亢进症、甲状腺结构异常和甲状腺肿瘤（见第 6 章，颈部和胸骨后甲状腺肿的手术治疗）。在大多数国家，甲状腺癌是一种相对少见的恶性肿瘤，仅占英国所有癌症的 1%，是澳大利亚第 11 位最常见的诊断癌症。相比之下，甲状腺良性疾病，无论是良性结节性甲状腺肿还是 Graves 病，都是世界范围内极为常见的内分泌疾病，影响至少 5% ～ 7% 的世界人口[1-2]。其中 10% ～ 12% 需要手术干预[3]。虽然手术的目标始终是一次手术即达到治愈甲状腺疾病的效果，但对于高达 13% 的初次甲状腺手术患者而言，可能需要再次手术治疗复发性的良性疾病。复发性甲状腺良性疾病的手术治疗需要仔细的术前计划和大量的专业知识，以尽量减少手术并发症。

关于该主题的更多讨论，请访问 http://pincode.yiaiwang.com。

本章阐述了相关临床表现、围手术期管理和手术策略，以帮助外科医生在复发性结节性甲状腺肿和 Graves 病患者的手术中取得成功。

流行病学

在全球范围内，虽然各个国家都在努力增加碘摄入量，但估计至少有 20 亿人仍处于碘缺乏状态。尽管这个问题的严重性早已在发展中国家得到认可，但在欧洲大陆、英国，以及既往被认为碘充足的地区，如澳大利亚和新西兰，碘缺乏仍然是一个普遍问题[5]。碘缺乏与非毒性结节性甲状腺肿的风险增加密切相关。

关于该主题的更多讨论，请访问 http://pincode.yiaiwang.com。

复发的手术干预占甲状腺手术总量的 5% ～ 25%[9-10]。甲状腺次全切除术以前被认为是多结节性甲状腺肿手术治疗的标准术式，目的是减少对喉返神经（recurrent laryngeal nerve，RLN）的损伤，避免甲状旁腺功能减退，并减少甲状腺激素替代治疗的需要。这种较为保守的治疗方法的缺点是，以这种方式治疗的患者中有 2% ～ 39% 会出现临床上显著的复发性疾病[11]。然而，自 20 世纪 90 年代初以来，已经从保守的初次手术（如甲状腺双叶次全切除术）发生转变，从而使复发率表现为降低。不出所料，初次手术后的复发时间出现了延长的趋势。在我们单位记录的初次手术为甲状腺全切除术的术后复发率为 0.32%[12]。

复发性结节性甲状腺肿的临床表现

根据初次手术切除的范围，在进行少于甲状腺全切除的手术后，结节性甲状腺肿的复发率为 13% ～ 60%[13]。复发性结节性甲状腺肿可以通过以下方式出现：

- 影像学检查显示无症状的复发；
- 可触及的颈部肿块；
- 压迫症状、吞咽困难、气道阻塞或发音困难；
- 纵隔肿块；
- 甲状腺激素替代治疗需求的减少；
- 甲状腺毒症。

复发性良性结节性甲状腺肿的临床表现从无症状到伴或不伴有进行性甲状腺功能亢进的严重压迫症状。无症状的复发可在常规体格检查中发现，或在因其他原因进行的影像学检查中发现。患者复发性疾病的表现方式通常取决于初次手术的随访类型。接受定期检查的患者往往会出现无症状的、在超声上检测到的无法触及的肿块。这种类型的复发很少需要手术干预[14]。然而，失访的患者可能会出现可触及的巨大的、导致压迫症状和隔室综合征的颈胸部肿块。根据我们的经验，一个常见的表现是既往接受稳定剂量甲状腺激素治疗的患者，出现对甲状腺激素替代药物需求的逐渐减少，导致甲状腺毒症的发生。图 9.1 显示了一名 65 岁女性的病例，她在大约 8 年前因压迫性多结节性甲状腺肿进行了甲状腺全切除术，出现了呼吸困难，检查发现在纵隔内有巨大的复发性结节性甲状腺肿。

关于该主题的更多讨论，请访问 http://pincode.yiaiwang.com。

结节性甲状腺肿复发的临床背景

外科医生面临的复发性良性甲状腺疾病有 5 种典型的临床类型，包括以下内容：

1. 既往曾接受甲状腺一侧腺叶切除术出现对侧腺叶疾病复发；
2. 既往曾接受甲状腺结节切除术或多结节性甲状腺肿的主要结节摘除术；
3. 甲状腺双叶次全切除术后复发；
4. 在初次全甲状腺切除术中无法辨认的残余胚胎组织出现复发；
5. 甲状腺全切除术后复发的侵袭性良性甲状腺结节。

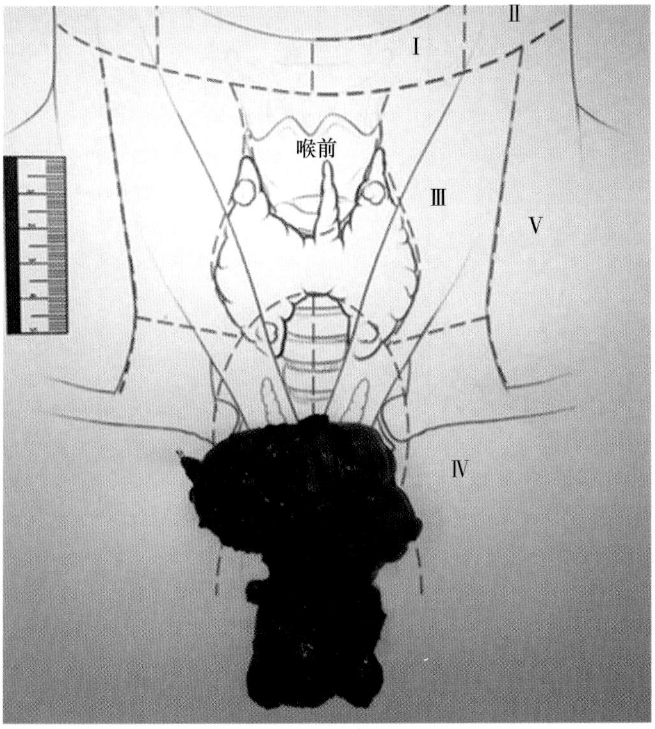

图 9.1 甲状腺全切除术后数年出现复发性的良性纵隔甲状腺肿

复发性甲状腺疾病的病因是多因素的，但其发病机制仍然知之甚少。然而，了解复发的 5 种临床类型对于获得良好预后至关重要。这些临床类型将在以下部分中深入研究。

关于该主题的更多讨论，请访问 http://pincode.yiaiwang.com。

腺叶切除术后对侧复发

在因单侧非毒性结节性甲状腺肿接受腺叶切除术的患者中，7.4% ～ 12% 的患者最终将因对侧腺叶复发需要行再次手术[20]。临床上孤立性结节中最常见的病理类型实际上是多发性结节性甲状腺肿中的最突显的胶体结节。其他病理类型可能包括良性滤泡性腺瘤、甲状腺囊肿或呈结节状改变的桥本甲状腺炎。对于无症状孤立性结节的患者，标准术式是正规的甲状腺一侧腺叶切除术并保留正常的对侧腺叶完整。当然，谨慎选择合适的患者会最大限度地降低复发率。选择的患者应以单侧腺叶结节为主，而对侧腺叶病变不明显。对侧腺叶常出现微小亚临床病变，这种常见的情况需要与患者仔细讨论初次甲状腺切除术的范围。根据我们的经验，大多数患者倾向于在初次一侧腺叶切除术和全甲状腺切除术之间做出明确的个人选择。

关于该主题的更多讨论，请访问 http://pincode.yiaiwang.com。

当复发性结节性甲状腺肿确实发生时，最重要的是通过超声和（或）计算机断层扫描（computed tomography，CT）获得双侧颈部准确的影像学资料。如果初次手术操作熟练且仔细，则手术一侧的复发应该非常少见。在进行对侧腺叶手术之前，外科医生必须排除初次手术一侧甲状腺床的复发性疾病。应考虑对可疑结节进行细针穿刺抽吸活检。完成包括切除复发结节改变的一侧腺叶在内的再次甲状腺切除术能将并发症风险降到最低。然而，对所有复发性结节性甲状腺肿患者术前进行纤维喉镜检查至关重要。初次手术时未确诊的、代偿良好的喉返神经损伤可能导致双侧喉返神经麻痹的严重并发症，需要行气管切开术。必须识别预先存在的喉返神经麻痹，并仔细讨论进一步手术的影响。同样，甲状旁腺的处理也需要仔细的考虑和熟练的手术技巧，通常我们假设手术一侧没有功能性的甲状旁腺组织。再次手术一侧永久性喉返神经损伤的风险在专家手中通常较低，为 0.77%；而永久性甲状旁腺功能减退的发生率为 1.5%，与初次手术的发生率相近[23]。

结节性甲状腺肿首次部分切除或摘除不充分术后复发

即使是孤立的甲状腺结节，不充分或部分切除的初次手术，如峡部切除术、结节摘除术或一侧腺叶次全切除术，已被证实会增加复发的风险[20, 24-25]。这些不完整或非典型的初次手术通常是在几十年前进行的，当时许多外科医生的主要动机是通过避免解剖喉返神经或甲状旁腺附近的后包膜来避免并发症的发生。对于出现孤立性毒性结节（未位于甲状腺腺叶后包膜）的患者，我们对其进行了微创的甲状腺结节切除术，并显示术后甲状腺功能减退症发生率降低。这类病例需要谨慎选择，但这种方法的远期效果还有待证明[26]。

关于该主题的更多讨论，请访问 http://pincode.yiaiwang.com。

多结节性甲状腺肿初次甲状腺双叶次全切术后复发

直到 20 世纪 90 年代初，双侧叶多发的结节性甲状腺肿的首选手术方式是次全切除术，一是甲状腺双叶次全切除术，留下两侧甲状腺的后包膜残余；二是一侧甲状腺腺叶切除术和另一侧甲状腺次全切除术，只留下一侧甲状腺的后包膜残余。完整切除一侧甲状腺腺叶并在对侧叶行次全切除术称为 Dunhill 术式[27]。通常在 Berry 韧带或甲状腺上极区域保留 3 ～ 5 g 甲状腺组织，以接近正常甲状腺叶的体积。这种方法的基本原理是降低喉返神经和甲状旁腺受损的风险并保留甲状腺的功能。虽然甲状腺次全切除术的一过性甲状旁腺功能减退的发生率较低，但复发性结节性甲状腺肿的发生率要高得多，永久性喉返神经麻痹和永久性低钙血症的发生率与甲状腺全切除术相比没有差异。此外，很少有患者在甲状腺次全切除术后甲状腺功能正常，高达 84% 的患者会出现甲状腺功能减退并需要接受甲状腺激素替代治疗[28]。这一经验促使大多数高手术量的医疗中心在良性结节性甲状腺肿的手术处理中放弃了甲状腺次全切除术。

关于该主题的更多讨论，请访问 http://pincode.yiaiwang.com。

既往甲状腺次全切除术后双侧叶结节复发的再次手术可能是甲状腺外科医生最具技术挑战性的手术之一。如果初次手术是由经验丰富的甲状腺外科医生施行的，则难度可能更大。在这种情况下，两侧喉返神经很可能至少在其颈部病变范围内部分暴露，并且很可能被瘢痕包裹。既往的甲状腺双叶次全切除术通常涉及甲状腺上极和下极的解剖。因此，甲状旁腺的血液供应很可能受到严重干扰，甲状旁腺本身很可能被瘢痕组织包围。保留甲状旁腺的困难在于，无法预测在初次手术中可能有多少枚甲状旁腺被无意切除或去血管化。患者很可能仅靠唯一一枚残留的甲状旁腺维持其正常甲状旁腺激素（parathyroid hormone，PTH）水平，这枚脆弱的甲状旁腺可能位于残留腺叶表面瘢痕组织的浅面，并伴有复发性结节的变化。因此，回顾既往的手术记录和组织病理学报告非常重要；但即使有这些信息也无法确定哪些甲状旁腺可能存活。图 9.2 所示的手术方法演示了精细的包膜解剖，保留甲状腺下动脉的分支，以保留右下甲状旁腺（A）和右上甲状旁腺（B），维持甲状旁腺的正常功能。尽管存在挑战，但通过谨慎和适当的技术，仍然可以安全地进行双侧腺叶的再次手术。在悉尼大学内分泌外科，我们对复发性结节性甲状腺肿双侧腺叶行再次手术的经验表明，通过精细的手术技术可以使术后并发症发生率降低。我们的数据表明，即使是再次手术的情况

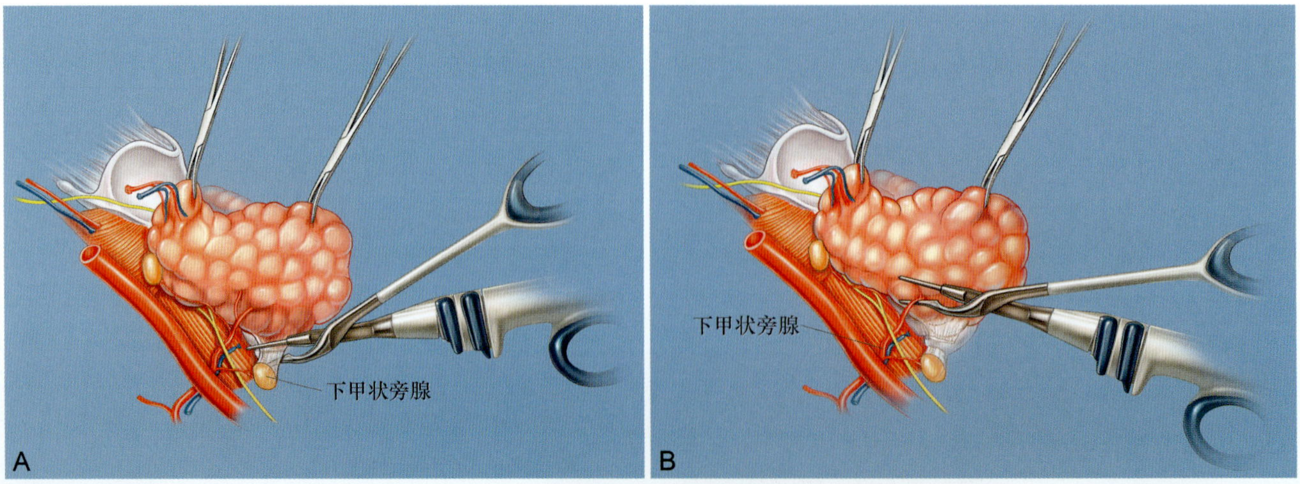

图 9.2 保留甲状腺下动脉分支的包膜剥离技术示意图。A. 保留右下甲状旁腺。B. 保留右上甲状旁腺

下，永久性喉返神经损伤和永久性甲状旁腺功能减退的并发症发生率也低于 1%[8]。

首次甲状腺全切除术后胚胎残余的复发

残余的甲状腺原始胚胎残余是相对常见的复发性结节性甲状腺肿的来源。这些残余的甲状腺组织要么在初次手术中未被发现，要么在甲状腺全切除术后从亚临床或显微镜下残余的组织发展为临床上明显的病变。

关于该主题的更多讨论（包括图 9.3），请访问 http://pincode.yiaiwang.com。

我们认为，这些胚胎残余的存在具有相当大的临床意义，尤其是在复发性结节性甲状腺肿的发展中。以下是 4 个常见的胚胎残余复发或结节性甲状腺肿持续存在的部位：

1. 甲状舌管；
2. 甲状腺锥体叶；
3. 甲状腺组织位于胸腺中；
4. 与 Zuckerkandl 结节相关的后部残余物。

关于甲状舌管和甲状腺锥体叶的更多讨论（包括图 9.4），请访问 http://pincode.yiaiwang.com。

甲状腺残余物是正常甲状腺组织的沉积物，位于甲状腺下极或下方的甲状腺胸腺隧道内。这种情况很常见，在接受甲状腺手术的个体中发生率超过 50%，并且在胚胎甲状腺下降过程中被发现。57% 的甲状腺残留的患者发生在双侧腺叶[43]。大多数甲状腺残余物都很小，88% 的最大直径小于 1 cm。根据它与甲状腺的关系，甲状腺残余分为四个等级（Ⅰ到Ⅳ）。Ⅰ级残余物由在甲状腺胸腺隧道区域下方突出部分的甲状腺组织组成。它可以从甲状腺腺叶下缘清楚地识别出来，但仍保持与甲状腺下极有直接连接。Ⅱ级残余物包括位于甲状腺胸腺隧道内的甲状腺组织，并通过一个狭窄的甲状腺组织蒂附着在甲状腺上。Ⅲ级残余物与Ⅱ级类似，但仅由薄的纤维血管组织连接。Ⅳ级残余物与甲状腺无连接，可向下延伸至前纵隔（图 9.5）。

关于甲状腺残余物的更多讨论（包括图 9.6），请访问 http://pincode.yiaiwang.com。

Zuckerkandl 结节是甲状腺后部的延伸，可能导致疾病持续或复发。Zuckerkandl 结节于 1902 年首次被 Zuckerkandl 描述为“后突的甲状腺腺体”[44]。这是甲状腺常见的解剖特征，超过 50% 的甲状腺切除术中都显而易见，并在右侧腺叶更明显[45]。其意义在于该小结的结节增大和变化可能主要是位于食管后方，

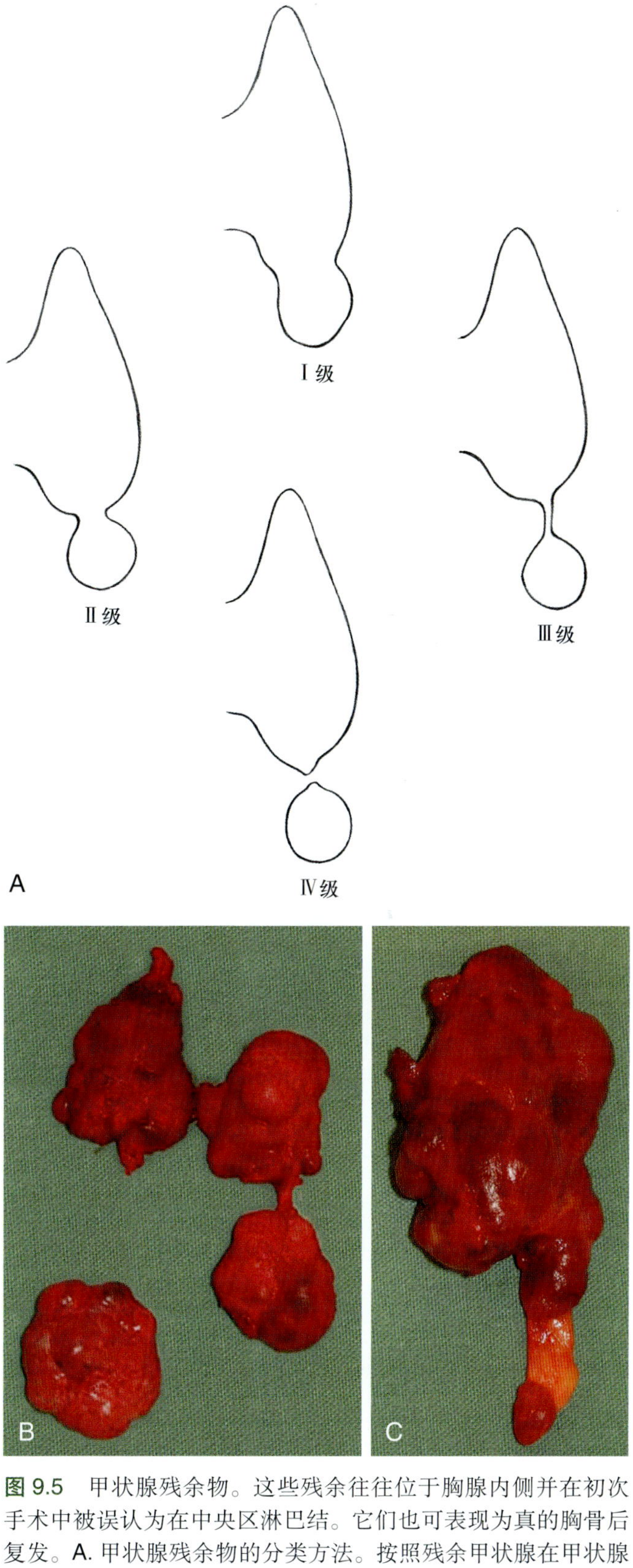

图 9.5 甲状腺残余物。这些残余往往位于胸腺内侧并在初次手术中被误认为在中央区淋巴结。它们也可表现为真的胸骨后复发。A. 甲状腺残余物的分类方法。按照残余甲状腺在甲状腺胸腺不同区域的分类方法分为：Ⅰ级——从甲状腺下界突起的显而易见的甲状腺组织；Ⅱ级——通过狭窄的组织蒂与腺体相连的甲状腺组织；Ⅲ级——通过薄纤维血管束与腺体相连的甲状腺组织；Ⅳ级——与甲状腺不相连。B. 甲状腺右叶下面一个Ⅳ级甲状腺残余物（左）以及与甲状腺左叶相连的Ⅲ级甲状腺残余（右）。C. 与胸腺相连的Ⅳ级甲状腺残余

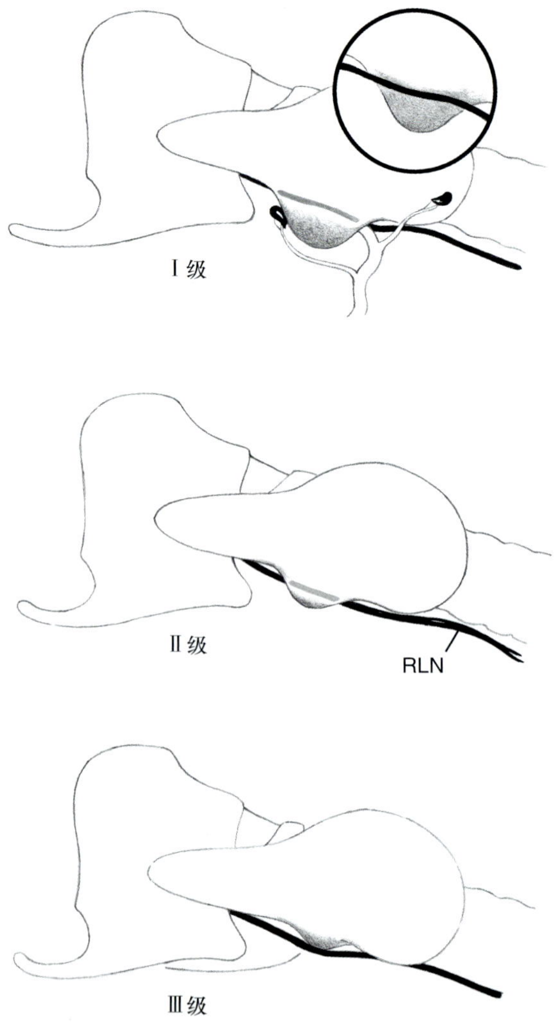

图 9.6 Zuckerkandl 小结后部组织的复发，这可能位于食管后或气管和食管之间；RLN，喉返神经

在初次手术中未予处理。因此，在行初次甲状腺切除术时，可能会无意中保留后部甲状腺组织，导致后来的持续性存在或复发（图 9.6）。

关于 Zuckerkandl 结节的更多讨论，请访问 http://pincode.yiaiwang.com。

具有潜在侵袭性的良性结节性病变术后复发

有时尽管初次甲状腺全切术已经非常小心，但仍有细小的残余甲状腺组织可以生长并出现临床复发。这种情况最常见于之前行甲状腺"近全"切除术时，留下不足 1 g 的小残留物以保护甲状旁腺或喉返神经。虽然补充了甲状腺激素，但这种小的甲状腺残余物仍然可以再生并表现为临床复发，例如良性的但具有侵袭性的病程比如内分泌功能障碍[12]。这种病理过程不同于良性多结节性甲状腺肿（benign multinodular goiter，BMNG）。BMNG 是由促甲状腺激素（thyroid-stimulating hormone，TSH）受体产生异质性引起结节状改变与局部变性。另外，由于甲状腺激素合成的反馈系统受到干扰，TSH 受体受到慢性刺激，导致产生异常生长的甲状腺肿[47]。内分泌功能障碍甲状腺肿的特征是实性伴有微小滤泡的多细胞结节，其细胞核可能增大、形状不规则，而且往往这种异常很难与甲状腺癌相区别[48]。

关于该主题的更多讨论，请访问 http://pincode.yiaiwang.com。

导致结节性甲状腺肿复发的因素

许多因素可能导致复发性结节性甲状腺肿的发展，包括患者的年龄和家族史以及外科医生的经验。可能与结节性甲状腺肿复发风险增加相关的因素包括：

- 甲状腺肿家族史；
- 外科医生的经验水平；
- 患者的年龄；
- 多发结节或双叶病变；
- 初次手术的范围。

家族史

即便有家族史的存在，细致的甲状腺全切术可以将复发的风险减少到几乎为零。在引入更确切的手术方法之前，有阳性家族史被认为会增加复发的风险，有部分学者建议对这些患者进行术后甲状腺激素抑制治疗。Berghout 等研究表明，有阳性家族史的患者出现复发性疾病的比例是正常的 2 倍（65% *vs.* 37%），而 Kraimps 等的研究则表明有阳性家族史的患者并未增加复发的风险[8, 51]。阳性家族史作为复发风险因素的争论仍待进一步研究；然而，我们倾向于对这些患者采取更积极的手术计划，并在大多数情况下施行甲状腺全切除术。

外科医生的经验水平

有不少研究观察外科医生的经验、住院患者的数量与临床结局之间的关系[52-54]。有研究已经非常清楚地表明，在甲状腺切除术中，外科医生的个体经验与较低的并发症发生率和较短的住院时间密切相关[53]。然而，复发和医生经验之间的关系尚无明确记载。手术量多的外科医生可能更倾向于进行甲状腺全切除术并遗留下相对更小的甲状腺组织，但与手术量少的医生相比术后并发症发生率相近，因此可能与复发率较低相关[52-53]。

患者的年龄

年龄较小的患者甲状腺肿复发的风险显著增加，需要再次手术。在 Gibelin 的一项病例对照研究中，接受再次手术的患者比接受非复发性甲状腺肿手术的对照组患者平均年轻 8 岁[7]。Rios 等的一项研究把初次手术年龄在 30 岁以下的患者的复发率与超过 30 岁的患者进行对比[31]。他们的结果表明不同手术类型中接受了甲状腺部分切除术的年轻患者中有 40% 的总复发率。有 11% Dunhill 手术患者、20% 甲状腺双叶次全切除术患者、17% 一侧腺叶切除术患者以及 50% 甲状腺单叶次全切除术后 5 年出现了复发。术后 10 年随访中，这些数据分别为 25%、50%、44% 和 60%。鉴于年轻患者更有复发的倾向，我们特别提倡对其进行甲状腺全切除术，特别是如果术前超声证实有双侧腺叶结节的。与预期寿命较短的老年患者相比，随着时间的推移，年轻患者复发率不断增加。这一事实往往会引导我们对年轻患者进行范围更广的甲状腺切除术。

双侧腺叶多发结节病变

出现甲状腺肿的多发结节变化是未来复发的有力预测因素，尤其是在初次手术是甲状腺部分切除术或甲状腺次全切除术情况下。在初次手术中是否为患者行甲状腺全切除术或甲状腺一侧腺叶切除术在很大程度上取决于非优势甲状腺叶的病灶大小。对于有症状的结节性甲状腺肿患者，当对侧腺叶较小、结节小于 1 cm 且没有任何相关的超声特征时，将甲状腺一侧腺叶切除术作为初次手术方式是合理的。根据我们的经验，这种情况最终将导致 12% 的患者在其生命中的某个时间需要完成甲状腺腺叶切除术。如果非优势腺叶已经有明显的结节病且结节> 1 cm，建议进行甲状腺全切除术。

初次手术的范围

良性甲状腺肿的复发率与初次手术的范围密切相关。Barczynski 进行的一项前瞻性研究很好地阐释了这一观察结果，该研究记录了甲状腺全切除术、Dunhill 手术和双叶次全切除术术后 5 年随访的复发率。甲状腺全切除术的复发率为 0.5%，Dunhill 手术的复发率为 5%，双叶次全切除术的复发率为 12%[55]。这些数据允许每位患者就他们的期望进行公开和知情的讨论，并平衡手术风险与复发的可能性。鉴于甲状腺次全切除术的复发率较高，我们认为应当终止次全切除术，而将甲状腺全切除术取而代之成为首选的手术方法。

术前评估

复发性疾病患者的术前评估遵循调查发现的途径，这与原发性疾病患者的评估途径相似，但有一些重要的补充。这些补充内容包括仔细阅读以前的手术记录和病理学报告、常规纤维喉镜检查结果以及对增加的手术风险的彻底讨论。必须完整记录临床病史，包括以前手术的类型以及手术的时间范围。何时进行初次手术以及外科医生的经验水平很重要，因为这将提供有关原始解剖范围的信息。既往的辐射暴露史和阳性家族史的存在也是需要注意的重要方面。体格检查可能是正常的，或者可能显示存在坚硬、固定的颈部肿块，因为它固定在致密的瘢痕组织中，可能类似于癌。有症状的结节复发常导致气管移位至颈部对侧。检查时应仔细留意气管的位置。在有明显的胸骨后甲状腺肿的情况下，Pemberton 征可能阳性，患者举起他或她的手臂长达 1 min 后面部明显肿胀。在胸廓入口阻塞的情况下可能会观察到呼吸窘迫或吸气性喘鸣和颈静脉怒张。我们并未发现胸骨柄叩击痛阳性是胸骨后甲状腺肿的可靠迹象。如果以前曾行甲状腺腺叶切除术，患者可能会在对侧腺叶出现新发结节。在可能的情况下，不仅要获得之前的手术记录，还要获得之前手术的最终病理报告。特别要注意是否有任何甲状旁腺组织在初次手术中被无意切除。

手术前必须评估甲状腺功能。甲亢的患者应接受适当的抗甲状腺药物治疗，并在可能的情况下在手术前使甲状腺功能降至正常。术前常规检测血清钙、PTH 和维生素 D 水平。然而，大多数患者的血钙正常，并且如前所述，术前难以确定所有 4 个剩余甲状旁腺的状态。在初次手术中，多达 3 个甲状旁腺可能被无意切除或去血管化，而患者的血钙水平由仅剩的一个甲状旁腺维持。一些学者主张使用术前和术中 PTH 检测，从两侧颈内静脉的最低点提取样本，以确定该侧甲状旁腺是否缺失或无功能[56-57]。然而，几乎没有证据支持这种做法，我们单位也没有常规使用。最好和最安全的做法是确保在手术过程中识别和保留所有剩余的甲状旁腺。将来，对正常甲状旁腺进行术中光动力检测可能会被证明是有好处的。5- 氨基乙酰丙酸已被证实可用于术中定位正常的甲状旁腺；然而，这尚未纳入常规手术实践之中[58]。适当的甲状旁腺功能检测最好在手术后约 4 h 通过血清 PTH 水平来确认。我们使用该方法来识别和治疗有术后低钙血症风险的患者[59]。

所有复发的患者都应进行全面的影像学检查。例如，标明既往外科医生进行了“甲状腺腺叶切除术”的手术记录可能无法反映实际情况，并且可能需要行双侧复发性手术，而不是计划的单侧复发性手术。颈部超声检查是非常实用的初始成像方式，在我们单位目前由手术医生作为常规程序进行。在甲状腺肿的再次手术中，我们对大多数患者进行 CT 检查以排除胸骨后复发。颈胸部对比增强 CT 扫描可评估复发病灶的位置以及气管偏移和受压的程度。该信息对于麻醉科医师在插管时评估尤为重要。怀疑有癌变的地方可以进行细针穿刺活检；然而大多数细针抽吸细胞学（fine-needle aspiration cytology，FNAC）检查只是确认一个良性甲状腺肿的存在。应评估复发性胸骨后甲状腺肿患者的呼吸功能以确定其气道受压程度。最好通过流量——容积环评估，这将显示气管受压患者的阻塞模式。对于出现甲状腺毒症的患者，甲状腺闪烁显像可提供有关甲状腺功能和解剖结构的有用信息，我们对所有甲状腺功能亢进病例都采用这种成像方式。我们首选的成像方法是使用 99m 高锝酸盐单光子发射计算机体层摄影（SPECT）/CT 获取图像。我们还发现闪烁显像对于评估肿块性质不确定的纵隔肿块特别有用。

所有接受甲状腺再次手术的患者都必须进行术前纤维喉镜检查。声音正常的患者也应进行该检查，因为 32% 的喉返神经功能障碍患者表现为无症状[10]。既往一侧声带损伤可以通过对侧声带代偿来掩盖症状。在初次甲状腺手术中，我们发现超声是评估声带功能的准确方式；但我们不提倡对再次手术的患者使用这种方法[60]。复发的患者中，高达 20% 可能存在不明原因的永久性喉返神经麻痹[61-62]。

手术策略

手术治疗的目的是减轻患者的压迫症状，防止将来复发，治疗甲状腺毒症患者的甲状腺功能亢进，排除恶性肿瘤。所有复发性结节性甲状腺肿的患者应该行完整的甲状腺全切除术。近来，为患者提供无瘢痕手术的动力已经使我们看到了经口甲状腺手术和经腋下机器人甲状腺切除术的发展（见第 32 章，甲状腺和甲状旁腺手术的机器人辅助和颈外入路模式和第 33 章，经口甲状腺切除术）[63-65]。在这两种新方法中，再次手术都被认为是禁忌证，传统的开放性甲状腺切除术仍然是复发性甲状腺肿手术的金标准。在大多数情况下，我们能够使用已有且通常愈合良好的颈部切口。大多数患者在第一次手术后经历了出色的切口美容效果，并且通常乐于在随后的再次手术中继续进行常规的开放手术。进行再次手术的外科医生应具有初次甲状腺手术的经验，并且能够随时调整他们的手术技术，以免因瘢痕组织粘连难以进一步分离。外科医生要识别和避免可能的危险，并在甲状腺完整切除与喉返神经损伤和甲状旁腺功能减退症的风险之间取得平衡。在某些再次手术情况下，保留少量良性甲状腺组织以保留喉返神经可能比在神经损伤的情况下进行完全切除更为可取。一些学者主张对双叶复发的患者采用分阶段切除的方法，先从有症状的一侧开始手术[19]。其主要原因是分阶段的方法可避免双侧喉返神经麻痹，这可能需要气管切开。当然，我们的惯例是，如果在先行手术的一侧发生喉返神经损伤，一旦完成手术就停止操作，并推迟对侧手术的进行。在这种情况下，术中神经监测（intraoperative neuromonitoring，IONM）的使用非常有效，我们的做法是在所有再次手术过程中间歇性使用 IONM。

如前所述，再次手术的方法取决于初次手术的范围以及复发性甲状腺肿的大小和位置。在以前曾行保守手术的情况下，例如简单的峡部切除术或结节切除术，再次手术类似于在保留的手术区域进行初次手术，因为甲状腺的后外侧部分基本不会受到干扰。对于既往曾接受过甲状腺腺叶切除术的患者，大多数情况下对侧腺叶没有涉及，因此喉返神经损伤的风险一般不会增加。这些手术可以在切开原来颈部切口后采用与初次手术类似的方法进行。附着在甲状腺包膜前面的颈前带状肌，一旦仔细解剖游离，侧向和后向解剖可如常进行。

甲状腺全切除术或次全切除术后再次手术是比较危险的，需要一个有条理的和标准化的手术方法。虽然任何甲状腺手术的一般并发症同样可以发生在甲状腺再次手术中，但永久性喉返神经损伤和永久性甲状旁腺功能减退症的风险明显较大，特别值得注意。

以下是进行再次手术的关键步骤：

- 切除部分或全部既往的颈部切口瘢痕并从颈前带状肌中分离残余甲状腺组织；
- 识别原来手术视野之外的解剖标志，以便于手术定位及随后解剖识别；
- 在原来手术未经处理的地方识别喉返神经；
- 包膜内切除残余甲状腺组织以保留甲状旁腺功能；
- 在切除对侧腺叶之前使用 IONM 确认喉返神经功能。

再次手术的第一步是要以标准方式切除瘢痕，翻开皮瓣。暴露胸锁乳突肌前缘，最好的方法是通过将带状肌向两侧松解，以进入远离瘢痕组织的解剖区域。暴露颈动脉鞘并向两侧回缩。保留颈袢，将带状肌从残余甲状腺组织中分离出来，切记喉返神经可能黏附在肌肉的后面。根据我们的经验，安全的手术入路是通过横断颈前带状肌来改善暴露的。然而，颈动脉鞘可能向内侧移位并紧靠纤维组织和残余甲状腺。在这一点上，我们通过刺激颈动脉鞘内的迷走神经来确认喉返神经的功能。继续向后解剖到椎前筋膜然后到食管内侧，其中会遇到甲状腺腺叶的外侧。最重要的是确保喉返神经没有向内侧移位也没有包裹在颈前带状肌之间。接下来的步骤是通过直接解剖在中线处识别气管，这是一个保护气管的安全手术策略，因为它涉及无名动脉和头臂静脉。这为再次手术的范围提供了明确的内侧和外侧解剖标志，并缩小了喉返神经的位置，大多位于气管食管沟中。然而，大约 1% 位于气管前外侧，另外 1/3 位于气管侧面[66-67]。此外，尽管大多数外科医生认为甲状腺下动脉前方的平面是安全的，但大约有 1/3 的神经被发现位于动脉分支前方或与动脉分支相交[66]。

对于再次手术，在未处理过的地方寻找喉返神经有 3 个主要方法，每个人都可以根据所遇到的具体情况予以选择。第一个首选的技术是“外侧入路”或“后方入路”，其中涉及如前所述的解剖出来的胸锁乳突肌的内侧缘，然后穿过颈总动脉到椎前筋膜。继续朝内侧解剖到达食管和气管食管沟。仔细的渐进式解剖以及在再次手术区域触诊的协助下，往往会在进入瘢痕覆盖的术野前显露喉返神经（图 9.7 A）。一旦喉返神经暴露，使用间歇性 IONM 的刺激将验证其解剖结构。如果由于广泛的外侧瘢痕组织无法识别神经，另一种策略是“下方入路”，即从前面接近气管食管沟，在颈部尽可能低地穿过胸腺和外侧进行解剖。喉返神经可被识别出来是因为它从上纵隔发起并在左侧绕过主动脉弓折返或在右侧锁骨下动脉折返（图 9.7 B）。除初次手术涉及切除胸骨后甲状腺肿外，这个区域一般未受初次手术干扰，喉返神经通常很容易被识别出来并穿过瘢痕组织继续解剖。如果做不到这一点，最后的策略是“上极内侧入路”。如果上极之前没有被解剖出来，上极和环甲肌之间的无血管平面扩大，上极横向回缩。沿着喉部向下到环状软骨下缘的渐进性解剖可以找到喉返神经，因为它穿过环咽肌下方（图 9.7 C）。喉返神经可以逐步向下解剖出来并将其从瘢痕组织中游离出来。甲状腺上极区域的解剖还应包括喉上神经外支（external branch of superior laryngeal nerve，EBSLN）的识别。刺激 EBSLN 时环甲肌抽动是确认该神经完整性的有效方法[68]。

尽管间歇性 IONM 在初次手术中的优势仍有争议，但大多数学者都同意它在甲状腺再次手术中非常有用[67, 69-71]。尽管经验、常规解剖暴露神经和细致的手术技术均无法替代，但在再次手术中常规使用 IONM 可以让外科医生区分纵向瘢痕组织和喉返神经，或从无法穿透的瘢痕组织之下识别喉返神经[72]。

保留所有剩余的甲状旁腺最好通过对甲状腺包膜表面的解剖实现，提高警惕搜索任何甲状旁腺组织，这往往在瘢痕组织之中难以找到。我们不会对残留甲状腺解剖过程中未立即遇到的甲状旁腺进行详尽的搜索。我们需要理解的是，由于之前手术的血管解剖，保留甲状旁腺组织完整的血管蒂在再次手术中往往难以实现。出于这个原因，我们更推荐“自体移植准备”，也就是说，任何甲状旁腺组织自体移植的要求非常低，在不能保证完整血供的情况下仍然能够存活。在任何出现受损的甲状旁腺表面做一个小切口，是缓解静脉充血和确认动脉血流的有用技术。切除手术标本后，必须仔细检查包膜表面，以避免无意中切除甲状旁腺。正常的甲状旁腺很容易保留在瘢痕组织内并附着在甲状腺包膜上。我们的甲状旁腺自体移植的方法[70]是把切碎的甲状旁腺放到 2 ml 的平衡盐溶液中并注入胸锁乳突肌。这是确保自体移植甲状旁腺细胞活力的一种安全和有效的技术。

胸骨后甲状腺肿

关于该主题的更多讨论，请访问 http://pincode.yiaiwang.com。

术后并发症

甲状腺再次手术可能与术后并发症发生率显著相关。这是由于纤维化的存在和解剖结构的改变使手术解剖更具挑战性。Beahrs 和 Vandertoll 早期发表的研究评估了 1952—1961 年的 548 例甲状腺二次切除术，发现喉返神经损伤和甲状旁腺功能减退的发生率明显更高[75]。

最近，Moalem 等发表了一篇相关方面的循证医学综述[19]。他们研究了自 20 世纪 90 年代初以来发表的 10 篇对比复发性和原发性良性甲状腺手术并发症发生率的文章，发现再次手术与初次手术相比有较高的喉返神经损伤率，无论是一过性的（0 ～ 22% *vs.* 0.5% ～ 18%）还是永久性的（0 ～ 13% *vs.* 0 ～ 4%）。在甲状旁腺功能减退方面，一过性低钙血症的发生率无明显差异（0 ～ 25% *vs.* 1% ～ 27%）。然而，在永久性甲状旁腺功能减退发生率方面有显著差异（0 ～ 22% *vs.* 0 ～ 4%），与首次手术的患者相比，再次手术患者的术后并发症发生率较高。多次甲状腺手术后可能出现术后血肿；但是，该比例似乎并不高于初次手术的比例。罕见的并发症，包括气管和食管损伤以及乳糜漏，有被描述但很少发生[76]。一般来说，我们避免

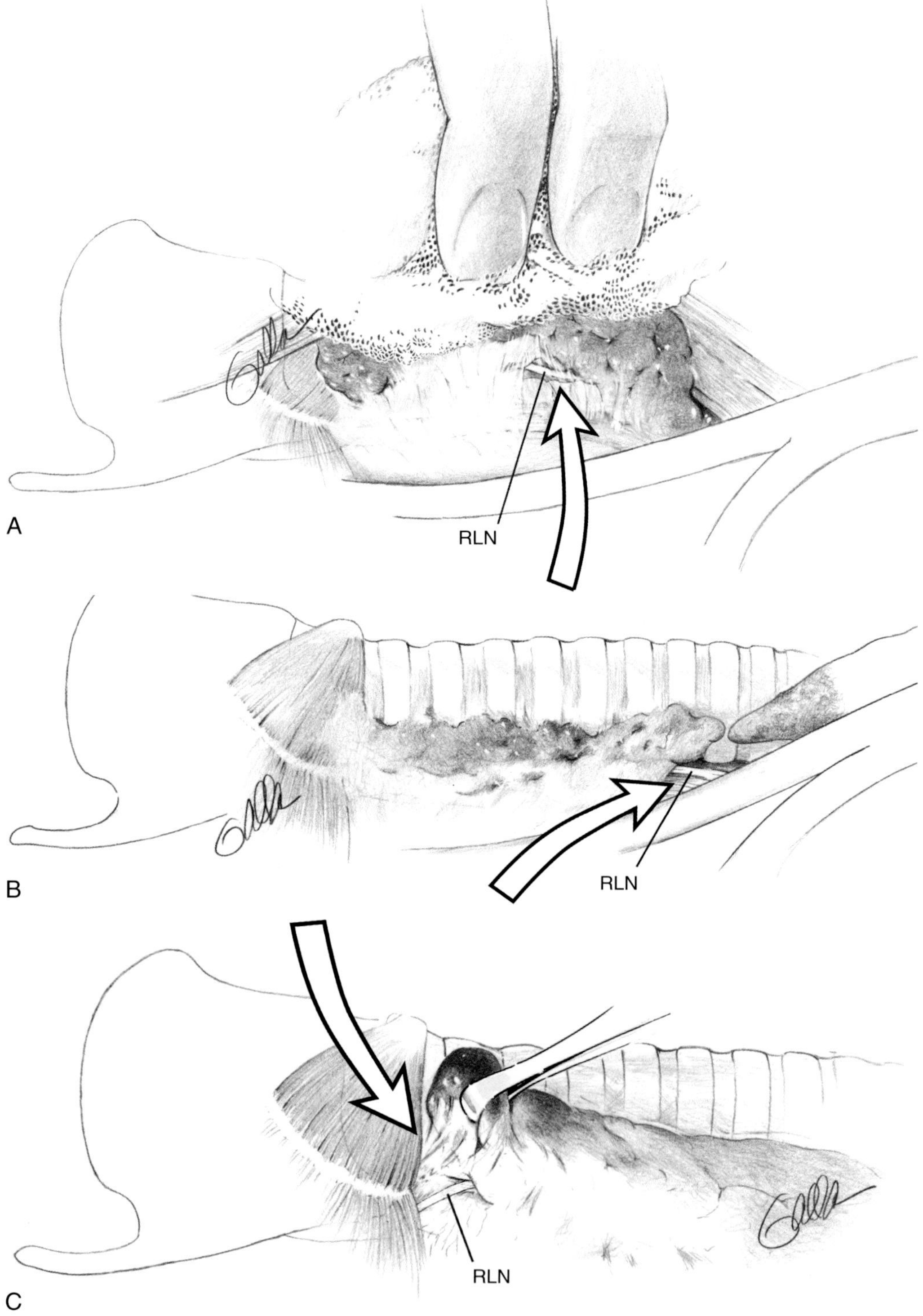

图 9.7 A.“外侧”或“后方”入路沿胸锁乳突肌内侧缘切开，穿过整个颈总动脉至椎前筋膜，然后在内侧找到喉返神经（RLN）。B. 下方入路跨越胸腺解剖找到 RLN，因为它自纵隔发出并在左侧主动脉弓后方折返或在右侧锁骨下动脉折返。C. 上极内侧入路寻找环甲肌侧面的无血管区域，沿喉气管沟朝下解剖找到 RLN

在甲状腺再次手术后使用引流管，除非甲状腺肿特别大并且在手术结束时存在明显的死腔。

根据我们的经验，再次手术后永久性喉返神经功能障碍的发生率为 1.5%，高于我们对初次手术的可比发生率（0.3%）[8]。与 20 年前二次手术相比，永久性甲状旁腺功能低下在本单位的发生率已经从 3.5% 下降到 1.6%，主要是由于“自体移植准备”的策略。其他手术量大的单位也有类似的结果[23]。

术后管理和预防复发

随着越来越多的医生把甲状腺全切除术作为良性甲状腺疾病首选的手术方式，预期的复发率在未来几年将大幅下降。这些患者需要甲状腺激素替代治疗，以确保维持甲状腺功能的正常，使 TSH 目标值约为 1.0 mIU/L。我们甲状腺激素替代治疗的起始剂量为每日 1.6 μg/kg。对于未接受甲状腺全切除术的患者，有学者建议术后实行单独甲状腺激素抑制治疗或与碘剂合用以阻止或延缓复发。

TSH 抑制治疗

自 1896 年首次报告甲状腺素可影响甲状腺大小以来，甲状腺素一直被用于非毒性结节性甲状腺肿的治疗[77-78]。其目的是将 TSH 的释放降到最低，产生轻度甲状腺毒性状态，从而抑制甲状腺滤泡细胞的生长。现在有大量证据表明这是一种有效的术前治疗方法，临床上能使结节的体积显著减小，最高达 40%[79]。长期亚临床甲状腺功能亢进症的副作用必须牢记，它可能限制部分患者的使用。

术后使用抑制量的甲状腺素以防止复发，其实际作用并不明确。大多数研究调查其作用主要是不同的小样本量回顾性研究，难以进行互相比较或 Meta 分析。基本上一半的研究肯定术后抑制 TSH 可降低复发率，而另一半则持否定态度[51, 79-84]。总体来说，合并后的数据漏洞百出：手术操作的不规范；一半的研究是在流行地区进行，大多数研究只有短时间的随访（只有 4 个拥有超过 10 年的随访研究），最后发现疾病复发的方法有高度差异（可扪及肿块或超声检测）。

关于该主题的更多讨论，请访问 http://pincode.yiaiwang.com。

因此，抑制剂量的甲状腺素似乎并不普遍防止复发。这一结论背后的原因可能是，在复发性疾病中一些甲状腺结节可能具有自主功能，不再受下丘脑-垂体-甲状腺轴调控。相反，因为复发性疾病的多克隆性质，可能有多个调控途径，包括胰岛素样生长因子及其结合蛋白[3, 50]。由于本单位对良性多结节性甲状腺肿进行甲状腺全切除的做法，术后不常规使用抑制剂量的甲状腺素。事实上，抑制剂量的甲状腺素的使用必须在长期亚临床甲亢的心血管和骨骼不利影响之间取得平衡。

碘剂补充治疗

在缺碘地区，单独使用碘剂或与甲状腺素联合使用以防止复发，用以替代抑制剂量的甲状腺素治疗[82, 86-87]。在缺碘地区，彻底清除自主功能组织术后的正常碘供应是没有问题的。其预期优点是，允许用较低的甲状腺素剂量达到 TSH 抑制效果，从而降低与长期亚临床甲亢相关的并发症。Carella 等的一项研究表明，左甲状腺素和碘盐的合用在减小残余甲状腺体积方面与单纯使用左甲状腺素相比有显著的统计学差异（39.7% *vs.* 10%）[87]。体积的减少与 TSH 抑制程度是相互独立的。含钾的碘盐也被用作单一疗法以减少复发，并已被证明与甲状腺素 1.5 μg/kg 的标准治疗具有同等效果[88]。虽然这些结果是有趣的，但研究的随访时间太短，因此难以提出有意义的建议。在本单位或在碘充足地区，术后使用碘剂目前并不是常规的做法。

Graves 病复发的处理

Graves 病的主要治疗方法在世界各地均有显著差异（见第 8 章，甲状腺功能亢进的外科治疗）。在一些国家，放射性碘消融术是推荐的选择，而在其他国家（如日本），手术切除是主要的处理方式。如果希望避免抗甲状腺药物或辐射暴露的副作用，需要快速纠正甲状腺毒症的患者，手术是比其他方式更好的选择。20 世纪初澳大利亚的外科医生 Dunhill 倡导 Graves 病患者的手术安全和麻醉安全。他在局部麻醉下对 Graves 病患者进行甲状腺次全切除术并具有小于 2% 的死亡率。围绕 Graves 病手术干预范围的争议集中在甲状腺全切除术与保守手术相比并发症发生率更高的问题上。最近一篇循证医学的综述为甲状腺全切除术提供了有力的支持[89]。一个 Meta 分析和三个回顾性病例研究探讨了不同手术类型与并发症及复发相关的风险[90-92]。Palit 进行了一项 Meta 分析，研究了来自 35 个不同研究的 6703 例患者，随访时间为 4 ～ 12 年。其中 538 例患者进行甲状腺全切除术，6165 例接受甲状腺次全切除术。在永久性喉返神经麻痹（0.9% *vs.* 0.7%）或甲状旁腺功能减退（0.9% *vs.* 1.0%）方面的发生率无显著统计学差异。但平均随访为 5.6 年的复发率之间存在显著的差异。无一例甲状腺全切除患者复发（0），而 7.9% 的甲状腺次全切除术患者出现复发[90]。3 个回顾性病例研究也有类似的结果，保守性手术复发率是 5% ～ 20%，而术后并发症发生率没有减少[90, 93-94]。因此，我们提倡对 Graves 病患者采用甲状腺全切除术。甲状腺全切除术与保守手术是一样安全的，但它能显著减少复发率，从而减少了再次手术或放射性碘消融等需要。与甲状腺次全切除术相比，它还能避免留下意外发现的癌灶未处理的风险。这对于 Graves 病患者尤其重要，因为有学者报道在这种情况下相关的甲状腺微小乳头状癌的发生率有所增加（8%）[95]。

与良性多结节性甲状腺肿的手术治疗类似，Graves 病手术治疗后仍可能出现复发性疾病。以下是一些外科医生可能会面临的需要再次手术治疗复发性 Graves 病的情况：

- 患者接受了正式的甲状腺双叶次全切除术，或一侧腺叶全切除、对侧腺叶次全切除的 Dunhill 手术，但残留的甲状腺组织体积过大，导致残叶出现持续性或复发性疾病。
- 患者接受了初次的甲状腺"全"切除术，但术中遗留下无法识别或无法辨认的胚胎性甲状腺组织并出现复发。
- 患者因正常甲状腺结节性疾病接受首次甲状腺手术（如腺叶切除术），现在残叶新出现 Graves 病。

接受首次甲状腺切除术的患者出现 Graves 病复发应首先通过放射性碘消融进行重新评估以确定治疗方案。虽然它很可能是导向手术的选择，而不是把放射性碘作为最终治疗方法，对于一些患者而言再次手术的风险增加可能足以使其权衡通过放射性碘评估复发后的处理。有时用放射性碘消融治疗复发的患者，放射性碘控制甲亢失败，是由于复发的甲状腺肿较大或侵袭性疾病。以前手术的瘢痕加上辐射诱发的纤维化进一步让再次手术异常困难。

关于该主题的更多讨论，请访问 http://pincode.yiaiwang.com。

结论

良性复发性甲状腺疾病的再次手术可能会逐渐减少，因为将甲状腺全切除术作为首选的手术治疗变得越来越广泛。再次手术的方案需要仔细规划，最好由经验丰富的甲状腺外科医生执行。术前必须对喉神经功能进行评估，患者将受益于神经监测技术的常规应用。

参考文献

如需完整的参考文献列表，请访问 http://pincode.yiaiwang.com。

第 3 部分

术前评估

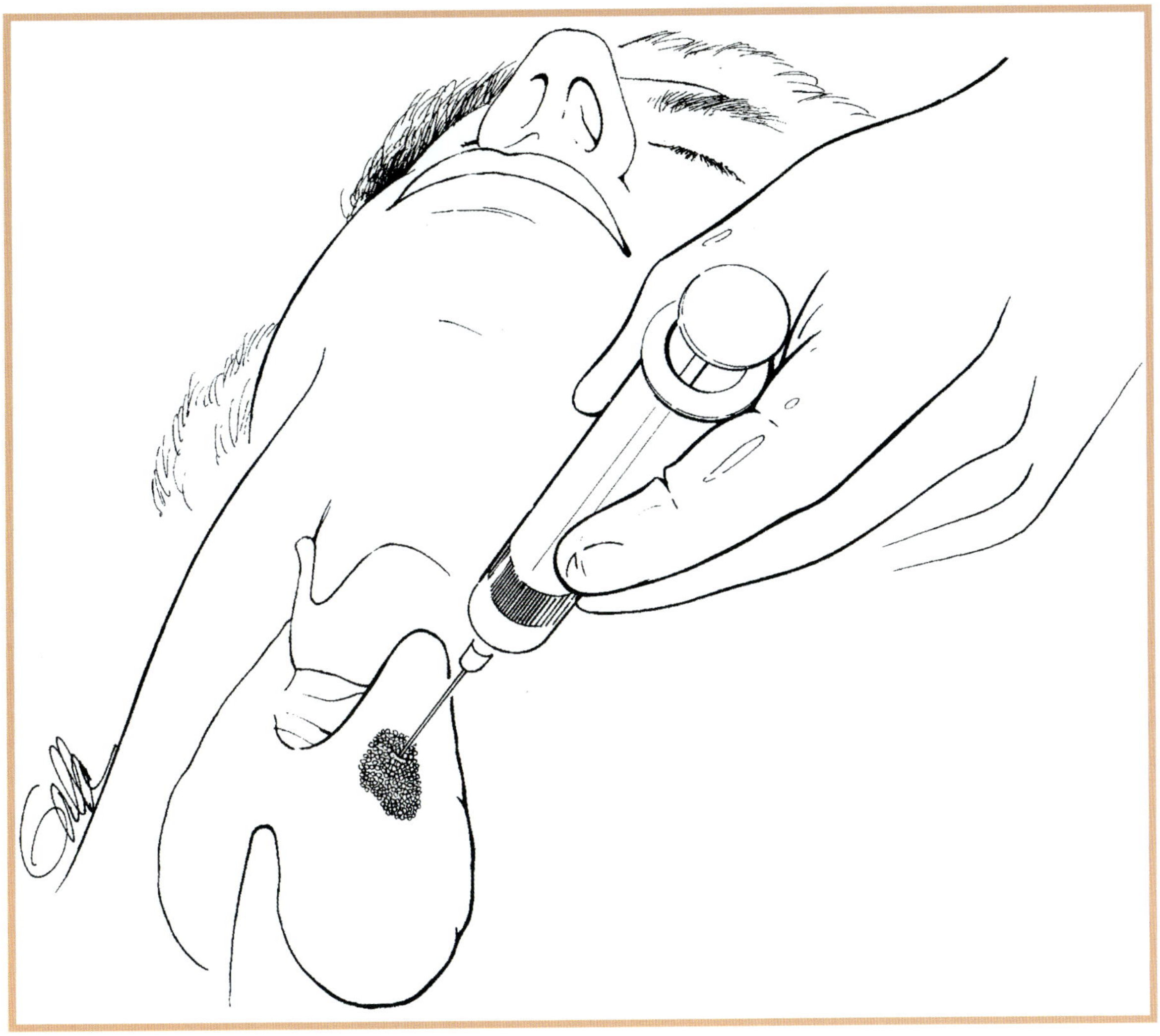

10

甲状腺结节的评估和治疗

Kevin J. Kovatch，Elizabeth N. Pearce，Megan R. Haymart

李晓曦 古晨 译 田文 审校

请访问 http://pincode.yiaiwang.com 查看相关视频：

视频 10.1 第 10 章引言：甲状腺结节的评估和治疗。

引言

甲状腺结节相当常见，可以在多达 2/3 的人中发现[1]。甲状腺结节的定义是，包含在甲状腺实质内的互不相连的病变，但放射学上的定义有所不同[2]。在过去的 30 年中，甲状腺结节的发现和甲状腺癌的发现都出现了大幅度的增加，主要归因于医疗保健的获取和使用的增加，以及医学影像应用的增加[3-4]。尽管甲状腺结节和恶性肿瘤的检出率增加，但甲状腺癌死亡率仍然很低，几乎没有变化[5]。

甲状腺结节的初始检查诊断工作包括临床病史、体格检查、危险因素评估、甲状腺功能检查和颈部超声检查。随后根据结节的大小、超声特征和其他风险因素，通过细针穿刺抽吸（fine-needle aspiration，FNA）进行细胞学评估。或者基于症状，或者依据高风险的 FNA 分类，给予手术治疗的明确建议。当细胞学不确定时，某些病例可能需要进行诊断性手术；分子检测在指导此类病例方面可以发挥更大的作用。有关甲状腺结节检查和处理的很多方面都已经有很好的讨论，但在治疗上仍存在很大差异。

在被识别出来的甲状腺结节越来越多的背景下，临床医生面临的挑战是确定有临床意义的结节，特别是确定需要干预的结节，例如有恶性肿瘤高风险、体积大而产生压迫症状，等等。总体来说，绝大多数（约 90%）的甲状腺结节不会对患者造成任何风险，也不需要干预[2]。我们在此将重点讨论甲状腺结节的评估和治疗，重点关注最近的文献和更新的实践建议。

结节和恶性肿瘤的危险因素

临床危险因素

从病史和体格检查开始评估甲状腺结节，重点是甲状腺和颈部。甲状腺结节的危险因素通常包括年龄增长、女性、肥胖和碘缺乏。不同检查方法对甲状腺结节的识别率可能不同，体格检查的触诊结果与超声检查的结果是不一样的。因而仅仅是完成基本项目还是扩大体检范围，应根据临床症状和恶性肿瘤的风险进行考虑。甲状腺结节中发生恶性肿瘤的病例占 8% ～ 15%，风险也同样受到临床因素的影响，例如性别、年龄、独特的症状、检查结果等[2, 6]。与甲状腺恶性肿瘤相关的病史要点有：儿童时期的头颈部放射性照射史、暴露于放射性尘埃史、一级亲属的甲状腺癌家族史、甲状腺癌相关的遗传综合征家族史，如多发性内分泌肿瘤 2 型（multiple endocrine neoplasia type 2，MEN 2）与遗传性甲状腺髓样癌（medullary thyroid cancer，MTC）[2]。

家族史和辐射暴露

家族史和先前的头颈部辐射暴露是分化型甲状腺癌（differentiated thyroid cancer，DTC）最大的危险因素。DTC 的家族史是已知甲状腺恶性肿瘤的高危因素。流行病学证据表明，5% ～ 10% 的 DTC 的发生有家族性；但有阳性家族史并被诊断为 DTC 的患者代表的是家族性疾病还是散发性疾病，通常并不清楚。有 1 ～ 2 名家庭成员患甲状腺癌的家族谱系并不少见；对家族性非髓样甲状腺癌的研究表明，2 个或更少的家庭成员受累时散发性非髓样 DTC 的机会可能是 62% ～ 69%，有 3 个或更多的家庭成员受累时散发性非髓样 DTC 的机会就低了很多（＜ 6%）[7]。一级亲属中与 DTC 相关的综合征有：磷酸酶和张力蛋白同源物（phosphatase and tensin homolog，PTEN）错构瘤综合征（即 Cowden 病）、家族性腺瘤性息肉病（familial adenomatous polyposis，FAP）和卡尼综合征（Carney complex）[8]。

甲状腺在儿童时期暴露于电离辐射会显著增加恶性肿瘤的风险，因为甲状腺属于对辐射最敏感的器官[9]。更重要的是发生在儿童时期的辐射暴露，主要是增加甲状腺癌的风险。辐射暴露发生在 5 岁以下时的风险最为显著，而当辐射暴露发生在 20 岁以上时，未观察到风险增加[10]。此外，辐射诱发的癌症往往存在突变，而这些突变更具有侵袭性的临床行为，包括高患病率的 RET/PTC 染色体重排，RET/PTC 是转染期间重排 / 甲状腺乳头状癌（rearranged during transfection/papillary thyroid carcinoma）。对于先前接受颈部放射治疗的儿童癌症幸存者，已经有倡议每年进行甲状腺触诊检查，尽管还不是常规超声检查[11]。

1986 年的切尔诺贝利核电站爆炸是广泛辐射暴露的一个显著例子，辐射暴露对甲状腺癌风险的影响已得到充分研究。估计是由于这种暴露，导致 1986—2002 年白俄罗斯、俄罗斯和乌克兰的甲状腺癌新病例超过 4000 例。1986—1996 年，在白俄罗斯污染最严重的地区，甲状腺癌的发病率增加了近 150 倍［每年（0.085 ～ 12.6）/10 万儿童］[12]。2011 年福岛第一核电站事故后也出现了类似的趋势[13]。

年龄和性别

随着年龄的增加，甲状腺结节的患病率也越来越高[14-15]。Kwong 等进行了大型的前瞻性队列分析，包含了 6000 多名患者的 12 000 个甲状腺结节，发现甲状腺结节的平均数量随着年龄的增长而增加，多发结节每年增加的风险是 1.6%；然而，随着年龄的增长，新发现的结节的恶性肿瘤风险较低，20 ～ 60 岁之间恶性肿瘤的相对风险每年下降 2.2%。尽管发现随着年龄增长相对风险逐年下降，但也观察到老年患者具有更高风险的组织学分型。虽然老年患者的高危癌症的风险增加，但患高危癌症的人数很少；患有结节性甲状腺疾病和其他共病的老年患者，更有可能死于共病，例如其他癌症和冠状动脉疾病等[15]。

甲状腺癌在 65 岁及以上人群发病率最高[3]。医治的风险与收益的平衡发生转变，倾向于对老年患者群体进行更保守的医疗处理。高龄患者的甲状腺手术特异性并发症的发生率更高，在＞ 65 岁的患者中手术并发症分别是低钙血症为 13.6%，声带麻痹为 7.1% ～ 9.5%，高于历史文献中的报道[16-17]。赞成手术治疗的争辩理由是，老年患者甲状腺癌复发和疾病特异性死亡率的风险增加，这在最新的美国癌症联合委员会（American Joint Committee on Cancer，AJCC）第 8 版分期系统有所反映，其中 55 岁及以上患者的分期更为复杂[18]。但赞成更保守的治疗或观察也有争辩的理据，包括老年患者的预期寿命有限、有严重的共病和手术并发症。因此，在选择对甲状腺结节进行手术干预时，高龄是一个重要的考虑因素。

女性的甲状腺癌发病率是男性的 3 倍，但在进行甲状腺结节评估的男性中，患甲状腺恶性肿瘤的可能性更大[19]。一项包括了近 2000 名甲状腺结节患者的 3500 多个甲状腺结节的回顾性研究发现，男性甲状腺癌的发病率几乎是女性的 2 倍[20]。目前不清楚该风险增加的生物学机制，但女性甲状腺结节的总体发病率要高很多的事实，可能可以部分解释这种趋势。

体征、症状和体格检查

当甲状腺结节表现出症状时，就与其位置、大小和周围的组织结构受压有关。大的或变大的甲状腺结节的常见症状包括吞咽困难或吞咽疼痛（吞咽困难和吞咽疼痛可见于结节位于后方压迫食管）、咽喉部的异物感（癔球症可见于大的结节位置在中央时）、呼吸困难、声音嘶哑以及疼痛等。结节迅速变大的相关因素有甲状腺结节的囊内出血、如间变性癌等高危恶性肿瘤、甲状腺淋巴瘤或感染等。

甲状腺结节快速生长、颈部存在坚硬的淋巴结、结节与周围组织结构粘连固定等，都与恶性肿瘤的高危风险相关。甲状腺结节和（或）颈部淋巴结的特征可以通过颈部触诊检查粗略估计，包括大小、大致的定位（如右叶、左叶、上极、下极）、触觉特征（如坚硬、柔软、移动、固定）等。小的或位于后方的甲状腺结节大多无法通过体检发现。因而甲状腺 / 颈部超声是评价这些结节特征的金标准，并提供数据帮助风险分层。

实验室检查

已知或者可疑甲状腺结节存在时，初始的检查诊断工作应包括血清促甲状腺激素（thyroid stimulating hormone，TSH）的检测（图 10.1）[2]。TSH 的抑制提示功能亢进的甲状腺结节，此时的恶性肿瘤风险极低。当血清 TSH 低且存在结节时，应进行放射性核素扫描以识别功能亢进的结节，这可以区分孤立性热结节、毒性多结节性甲状腺肿或与 Graves 病并发的闪烁

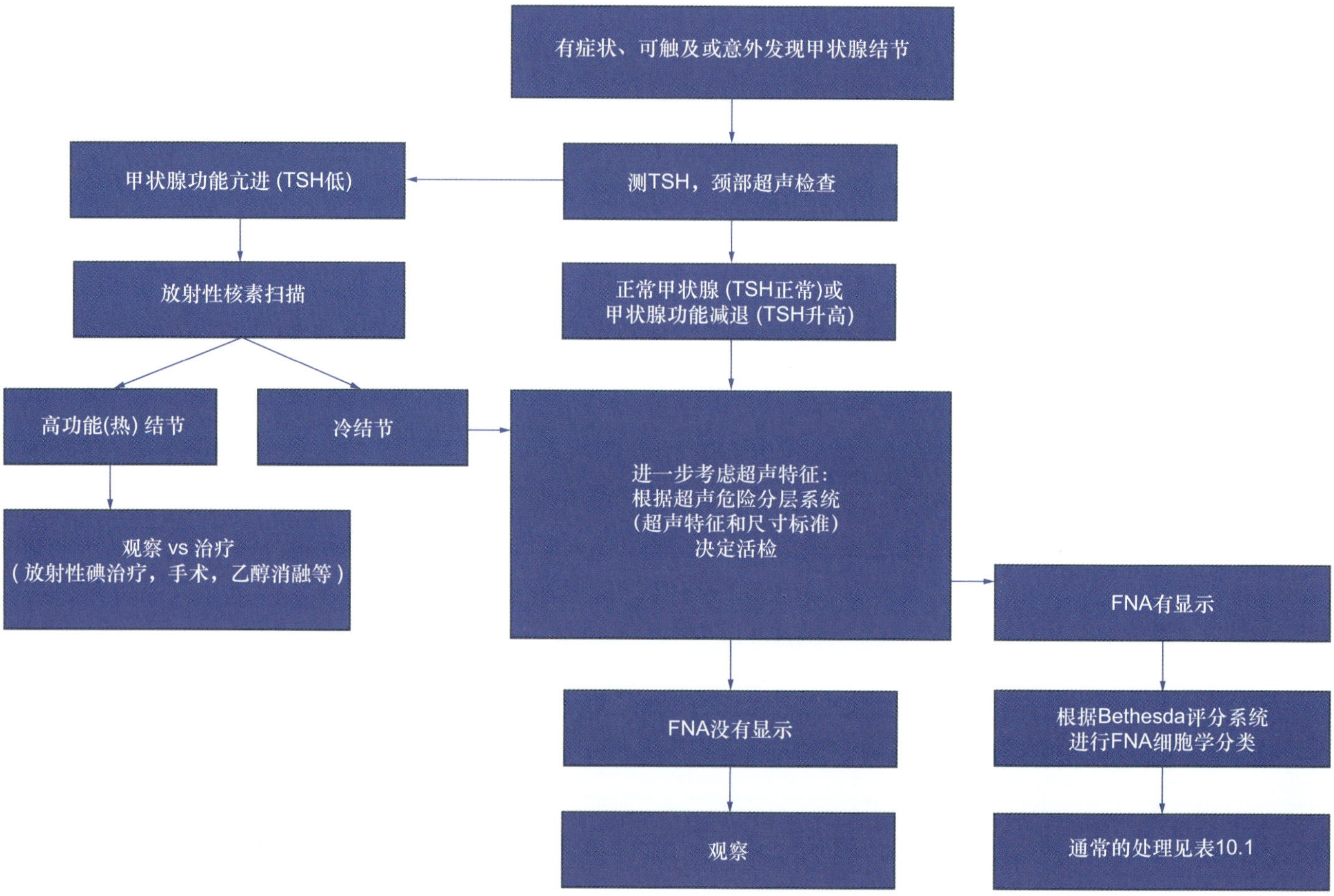

图 10.1 已知甲状腺结节的检查和处理。TSH，促甲状腺激素；FNA，细针穿刺抽吸

扫描冷结节。

甲状腺球蛋白检测常用于甲状腺切除术治疗的甲状腺癌患者的复发情况的监测；不推荐将甲状腺球蛋白检测作为甲状腺结节基线检查的一部分[2]。降钙素同样是一种血清标志物，用于诊断和监测滤泡旁 C 细胞来源的 MTC。在临床没有高度怀疑 MTC 的情况下，不能常规作为评估甲状腺结节的检查。当怀疑 MTC 时，血清降钙素水平> 100 pg/ml 提示 MTC，水平越高，提示转移性疾病可能性越大[21]。其他的实验室检查，例如血清钙或 25-OH 维生素 D 等常常包括在术前评估中，但此类检测不是为了帮助了解甲状腺结节的特征。

筛查甲状腺结节

甲状腺结节的常规筛查一向存在争议，因其高患病率众所周知，但临床重要性较低。公认的常规筛查危害是在识别出无症状的结节后倾向于过度诊断和过度治疗[22]。在这里过度诊断和过度治疗指的是，不会导致症状或死亡的甲状腺结节被诊断和（或）治疗，评估的甲状腺结节中大约 90% 是这种情况[23]。甲状腺癌的过度诊断是在人群层面上备受关注的现象，因为在临床上存在着大量的无足轻重的疾病，而通过定向筛查或者是意外发现的疾病就增加了[23-24]。目前的估计表明，美国的甲状腺癌中有 45% ～ 80% 是过度诊断[25]。

对于没有其他症状或危险因素的患者，不应该常规筛查甲状腺结节，包括颈部触诊、颈部超声或者其他技术。美国预防服务工作组（US Preventative Services Task Force，USPSTF）针对无症状患者的特定预防保健服务的有效性提出了正式的、基于证据的建议。在审查了围绕甲状腺癌筛查的证据后，USPSTF 于 2017 年发布了一份最新声明，建议不要对无症状的个体进行常规甲状腺癌筛查（D 级推荐，“中度或高度确定该服务没有净收益，或危害大于好处”）[26-27]。该建议的主要证据是只有少数甲状腺结节具有恶性肿瘤，而且即使确诊后大多数甲状腺癌也是惰性的。目前没有证据支持低危的甲状腺恶性肿瘤，最常见的是甲状腺乳头状癌的患者在无症状期接受治疗，可降低死亡率或提高生活质量。消除对无症状患者的筛查，旨在最大限度地减少对没有临床意义的结节的不必要的检查、活检、手术和其他治疗。值得注意的是，该推荐不适于有症状或临床危险因素的患者。

关于甲状腺癌筛查实践如何变为过度诊断，韩国可能是最具戏剧性的实例。由一项国家计划提供颈部超声检查，作为对癌症和其他常见疾病的系列常规筛查的低成本补充，甲状腺癌的诊断率从 1993 年到 2011 年增加了 15 倍[28]。随后防范甲状腺癌过度诊断医师联盟（Physician Coalition for Prevention of Overdiagnosis of Thyroid Cancer）发表声明，不鼓励对健康患者进行超声筛查，最终导致甲状腺癌发病率稳定，甲状腺癌的手术到 2015 年减少了 35%。这归功于减少筛查实践，也促成韩国国家癌症筛查指南委员会（Korean Committee for National Cancer Screening Guidelines）的正式建议，反对健康患者的甲状腺超声检查[29]。

意外发现的甲状腺结节

作为 USPSTF 反对常规筛查建议的延伸，还必须警惕无意中发现的甲状腺结节，这是因与颈部无关的主诉而行体检或影像学检查时发现的，尤其是当这些结节很小且无症状时。意外发现的结节通常称为甲状腺“意外瘤”，最常在覆盖脊柱、颈部、胸部或全身的超声，CT，MRI 或 PET 等检查时发现，检查时的适应证与甲状腺疾病并无关联。超声检查报告中的意外发现的甲状腺结节占比最高为 65%，其次是 CT 和 MRI 为 25%，PET 为 1% ～ 2%[30]。已经有了一些基于超声检查结果的风险分层系统。尽管 CT 和 MRI 可轻易地发现甲状腺结节，但这些检查的影像学特征并不能可靠地分辨良性或者是恶性疾病[31]。而在 PET 扫描中具有氟代脱氧葡萄糖（fluorodeoxyglucose，FDG）亲和力的结节，或在其他核医学检查时有放射性示踪剂的局灶摄取，就可能与恶性肿瘤相关，恶性率高达 55%[32-34]。因此，建议对≥ 1 cm 的 PET 亲和力的结节进行 FNA[2]。

对人群中意外发现的结节进行检查和（或）治疗，风险和成本都很巨大[22]。对癌症导致死亡的恐惧、对“漏诊”导致的恐惧，以及不确定性带来的痛苦，迫使对结节进行检查和治疗，即使是在无症状的患者中也是如此，通常导致的是不必要的影像学检查、活检和手术。由于意外发现的结节而进行 FNA 的患者中，高达 41% 可能会因为病理结果为不确定而接受手术，而这些病例中的大多数是良性的病理结果[35]。所有意外发现的甲状腺结节并非都需要专门的甲状腺 / 颈部超声检查或 FNA 的组织学诊断。对于是否有必要进行专门的超声评估，放射影像科医生和转诊医生有专业责任和伦理责任做出最佳的实践判断[36]。

关于对意外发现的甲状腺结节进行专门的超声检查，美国放射学会（American College of Radiology，ACR）发布指南，建议只为＞ 35 岁且结节≥ 1.5 cm 的患者，以及＜ 35 岁、结节≥ 1.0 cm 且没有可疑发现，如局部浸润、异常或肿大的淋巴结、灶性 FDG 亲和力或钙化等可疑特征的患者[37-38]。最终对意外发现的结节进行超声评估、活检应基于风险分层的指导。风险分层是经由综合结节的大小、放射学特征和临床危险因素而得出的。应该对有意外发现的结节的患者提供宣教和咨询，包括没有实施进一步检查的病例。

已知或可疑甲状腺结节的超声评估

已知或可疑甲状腺结节的检查包括超声评估（图 10.1）。诊断性超声是对甲状腺和颈部淋巴结的高分辨率（≥ 12 MHz）的检查。诊断报告应该评论结节的数量、位置、三个维度的大小、超声特征（例如成分、回声、边缘、钙化、形状和血管），颈部淋巴结的位置和影像学特征（例如中央区和颈侧区），以及背景甲状腺实质和腺体大小[2，39]。

甲状腺 / 颈部超声诊断的目的是确定哪些结节符合 FNA 的超声标准。有大量证据支持使用灰阶超声特征进行风险分层。对甲状腺癌具有高特异性（＞ 90%）的特征包括存在微钙化、边缘不规则和垂直位（taller-than-wide）的形状[2]。回声和成分也可预测恶性肿瘤，低回声和实性结节的风险最高。海绵状结节的定义为具有＞ 50% 小的多囊成分的结节，显示出极低的恶性肿瘤可能性。尽管如此，微囊性成分可能类似于微钙化，一些指南建议设定更高的 FNA 临界值尺寸（size cut-offs）[例如美国甲状腺协会（American Thyroid Association，ATA）2015 年的指南中为≥ 2 cm][2，40]。纯囊性的结节总是良性的，不需要诊断性评估。使用一系列超声影像特征做出风险分层系统，用于确定何时需要 FNA。

不断发展的成像方式

已经描述了传统超声检查的辅助手段。目前正在研究超声弹性成像模式作为良性与恶性结节的预测因素，并可能最终被添加为另一个变量，确定哪些结节需要 FNA[41]。影像组学（radiomic）也同样正在发展成为一种模式，通过模式识别和成像数据生成预测模型。已有提议将其作为甲状腺结节的分类工具，可能比放射影像科医师的单独视觉解释更为敏感[42]。

尺寸、生长模式和多结节性

通常只有＞1 cm的结节需要评估，因其临床意义更大。因为即使是恶性肿瘤，例如被世界卫生组织（World Health Organization，WHO）称为“甲状腺微小乳头状癌”（papillary thyroid microcarcinoma，PTMC）为≤1 cm的PTC，局部复发率极低（2%～6%），并且疾病特异性死亡率＜1%[43]。组织学为PTC和甲状腺滤泡状癌（follicular thyroid cancer，FTC）的结节＞2 cm时，远处转移率明显增高[44]。美国国家癌症研究所（National Cancer Institute，NCI）的监测、流行病学和最终结果（Surveillance，Epidemiology，and End Results，SEER）数据库的一项大型研究发现，甲状腺癌＜3 cm的患者10年的相对生存率为99.4%[45]。此类关于结节大小和癌症结局的证据，有助于确定风险分层系统所描述的实施FNA的结节大小的阈值。除了单独的结节大小以外，结节的成分和其他超声特征也可以预测恶性肿瘤。超声测量的影响倾向于超越外科病理学标本的价值，也可能影响术前风险评估、临床分期以及病理分期[46]。

大多数良性结节生长缓慢[47]。先前的研究发现良性与恶性结节通常生长速度不同，恶性结节比良性结节更有可能每年增长＞2 mm，特别是更高风险的恶性结节亚型[48]。现行的ATA指南已经表达了这个趋势。如果在超声监测期间检测到结节的生长，两个维度＞20%且最小的增加为2 mm，或者是体积增加50%，则应该考虑缩短观察间期，或重复活检，或进行诊断性腺叶切除术[2]。除了考虑结节的生长以外，通过超声表现的变化发现在结节随访期间出现的恶性肿瘤，是比生长模式更好的预测模式[47]。

约有半数的甲状腺结节患者有两个或者更多1 cm或者更大的结节，与多结节有关的因素包括女性、肥胖和年龄[14-15，49-50]。对这些患者的初始评估类似于单个结节的患者，应包括TSH检测和超声评估，要留意＞1 cm的每一个结节都有独立的恶性肿瘤风险。与过去的历史建议相反，多结节性甲状腺肿并不能预示恶性肿瘤的风险较低。对每一位患者而言，无论检测到的是单个结节还是大于1 cm的多个结节，研究已经证实其都有相似的恶性肿瘤风险[20]。

出于这种考虑，应基于超声表现和临界值尺寸，选择对多结节性甲状腺肿内的结节进行活检。对TSH抑制的患者应进行放射性核素扫描，进行活检的应该是甲状腺功能正常或甲状腺功能低下的结节[2]。美国放射学会甲状腺成像报告和数据系统（American College of Radiology Thyroid Imaging Reporting and Data System，ACR TI-RADS）委员会建议，在可疑最高的结节中进行FNA的靶向结节不宜多于2个[51]。此外，该委员会不鼓励在报告中使用“显性结节”（即最大的结节）一词，因为这种措辞错误地暗示了结节的大小比结节的结构更加重要。在被证实患有甲状腺癌并有多个结节且结节直径＞1 cm的患者中，恶性肿瘤位于最大结节的占72%，随着腺体中的结节数量增加，FNA在最大结节中对恶性肿瘤的预测价值降低[20]。

大的多结节性甲状腺肿（multinodular goiter，MNG）在体格检查时显而易见，超声检查显示甲状腺的腺体被多个外观相似的结节融合所取代。在超声检查未发现结节有可疑特征时，MNG的手术治疗前无需FNA的诊断。MNG在碘缺乏地区更为常见。手术治疗通常是美容问题，或者出现压迫症状。

颈部淋巴结

在放射影像学上出现可疑的颈部淋巴结，是推荐对同时存在的甲状腺结节进行活检的高风险特征，如果可疑淋巴结将会改变诊治策略，也推荐对可疑淋巴结进行活检[2]。提示淋巴结恶性肿瘤的放射影像学特征包括缺乏淋巴门回声、圆形、囊性成分、不规则边界、高回声和边缘血管[52]。颈部淋巴结FNA显示甲状腺癌，推测是甲状腺原发肿瘤的转移性疾病。甲状腺癌的区域扩散最常累及颈部的中央区淋巴结，其次是颈部外侧（Ⅱ～Ⅳ区）和颈后部（Ⅴ级）[53]。（见第13章，甲状腺和甲状旁腺的超声学，以及第14章，甲状腺乳头状癌术前淋巴结的放射成像学评估）。

甲状腺结节风险分层

过去10年中已经有了几项提议，是基于超声特征的甲状腺结节风险分层指南；指南的目的是确定哪些结节需要进一步的评估，包括活检或者是随访。并非所有的甲状腺结节都需要活检或随访，这些风险分层系统的共同目标是最大限度地识别有临床意义的恶性肿瘤，或者是需要FNA进一步评估的高风险结节，同时最大限度地减少良性结节的活检数量。

针对甲状腺结节和DTC患者，ATA于2015年发布了最新版本的管理指南[2]。指南特别包括了被广泛接受、基于超声特征模式的风险分层系统，该系统使用超声特征来确定推荐的FNA临界尺寸。这里FNA

建议采用的结节临界尺寸为“高度可疑”或“中度可疑”结节，≥ 1.0 cm；“低度可疑”结节≥ 1.5 cm；“极低度可疑”结节≥ 2.0 cm。

其他专业团体，包括韩国甲状腺放射学会（Korean Society of Thyroid Radiology，KSThR，2016）[54-55]、欧洲甲状腺协会（European Thyroid Association，ETA，2017）[56]，美国临床内分泌医师协会（American Association of Clinical Endocrinologists，AACE）、美国内分泌学会（American College of Endocrinology，ACE）和意大利临床内分泌协会（Associazione Medici Endocrinologi，AME，2016）也先后开发并后续更新了类似的分类系统，尽管有不同的临界值尺寸和特定特征的风险描述[57]。

2017 年，ACR 发布了更新的甲状腺癌超声风险分层指南，称为甲状腺成像、报告和数据系统（Thyroid Imaging，Reporting and Data System，TI-RADS），以类似且广为接受的乳腺成像和报告数据系统（Breast Imaging and Reporting Data System，BI-RADS）为模型[51]。ACR TI-RADS 根据超声特征对甲状腺结节进行评分，包括成分、回声性、形状、边缘和回声灶；然后按分数将结节分类为“良性”（TR1）、“不可疑”（TR2）、“低度可疑”（TR3）、“中度可疑”（TR4）或“高度可疑”（TR5）。TR1 和 TR2 类别不需要 FNA 或监测，而 TR3-5 结节应在≥ 2.5 cm（TR3）、≥ 1.5 cm（TR4）和≥ 1.0 cm（TR5）的临界尺寸进行 FNA。还建议对不符合 FNA 标准的 TR3-5 结节进行超声检查随访，阈值分别为≥ 1.5 cm、≥ 1.0 cm 和≥ 0.5 cm。这些额外建议的重要性在于随访而不是立即进行 FNA，对可能患有良性甲状腺结节或惰性癌症者进行较少的活检，同时检测出严重的恶性肿瘤[58-59]。

Middleton 等使用多机构研究中有最终病理结果的 3422 个甲状腺结节，比较 ACR TI-RADS、KSThR TI-RADS 和 ATA 指南的性能[60]。ACR TI-RADS 为结节恶性肿瘤而推荐的 FNA 率最高，为 14.2%。尽管该系统推荐进行活检的结节，最终的恶性发现率为 68.2%（KSThR TI-RADS 为 78.7%，ATA 为 75.9%），但 ACR TI-RADS 建议对 89.2% 的恶性结节进行**活检**或**随访**，进行活检的良性结节百分比最低为 47.1%（KSThR TIRADS 为 79.1%，ATA 为 78.1%）。ACR TI-RADS 的独特之处还在于它能够对所有结节进行分类，而 KSThR TI-RADS 和 ATA 指南无法进行分类的结节比例分别是 3.9% 和 14.2%。Yoon 等的另外一项研究发现，ATA 指南无法进行分类的甲状腺结节占 3.4%，但其中 18.2% 的结节后来被发现为恶性[61]。在甲状腺结节无法进行分类的情况下，是否进行活检的决定必须基于临床判断。这些研究仅包括接受 FNA 或手术的结节，明显存在偏倚。

所有这些分类系统都有一个共同的目标，即减少不必要的 FNA 并且增加 FNA 发现高危癌症的数量。目前没有足够的证据或前瞻性随访研究来确定哪种分类系统是最好的。由于解释的差异，这些系统受到不尽如人意的评分者信度的限制，但这些系统倾向于提供大体相似的建议，指出哪些结节需要进行活检[62-63]。每个系统都平衡了资源过度利用、对临床上无关紧要的结节进行不必要活检的风险，同时最大限度地努力识别需要进一步治疗的恶性肿瘤。无论使用哪种超声分类模式，进行 FNA 的最终决定应该权衡医生的临床判断、医生和患者的偏好以及其他患者因素，例如恶性肿瘤的临床风险因素、合并症、预期寿命和保健目标。

细针穿刺抽吸、Bethesda 分类和分子检测

细针穿刺抽吸

FNA 是区分甲状腺良性结节和甲状腺恶性结节的诊断性检测的选择[2]。FNA 被认为是安全、经济、可靠的操作过程，可由多学科护理团队中的若干成员实施，包括外科医生、内分泌科医生和放射影像科医生。FNA 可以在各种环境中进行，包括诊室、手术室、放射影像室，大多只需要局部麻醉。经典的 FNA 操作使用连接到 5 ml 或 10 ml 注射器的 25 ～ 27 G 针头进行（图 10.2）。用利多卡因局麻后，在超声引导下插入针头，甲状腺结节内可见到针头，针头在甲状腺内沿针道来回移动。用 2 ～ 5 个独立的针头样本组合构成一个结节 FNA 活检的足够样本。包括疼痛、感染和局部伤痕等在内的 FNA 的风险很少见。经过培训的人员在超声引导下进行 FNA 时，穿刺伤及气管、颈动脉或颈静脉的风险也极其低微。需要讨论的 FNA 操作风险和益处的实际事件更可能包括返回的结果无法诊断（占 5% ～ 10%）或结果不确定（占 20% ～ 30%），这可能需要后续的重复活检或诊断性手术[64]。

推荐超声引导下的甲状腺结节 FNA。与简单的触诊引导的 FNA 相比，超声引导下 FNA 的无法诊断的样本率更低、假阴性率更低、诊断准确性更好和癌症检出率更高[65-66]。甲状腺结节在初次 FNA 的细胞学无法诊断时，只要有条件就应该在超声引导下，并且

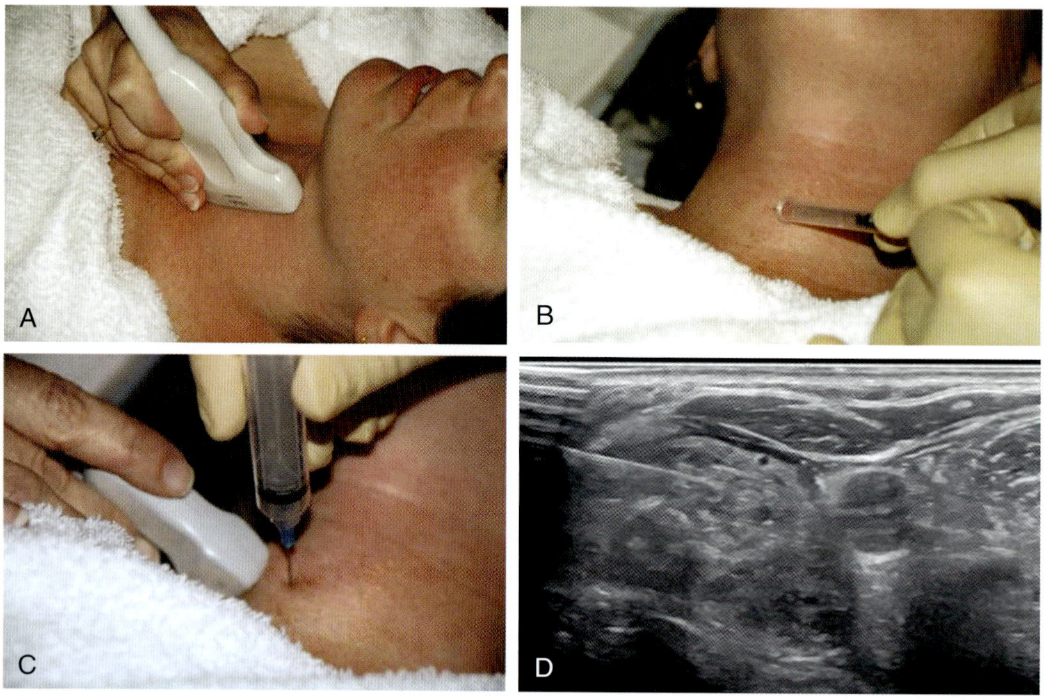

图 10.2 甲状腺结节 FNA 技术。A. 甲状腺结节和浅表皮肤的超声鉴别标记。B. 用 30 G 针头皮下注射利多卡因。C. 用 25 G 针头连接 10 ml 注射器进行细针穿刺抽吸。D. 穿刺过程中针头在甲状腺结节中的超声图像

在有细胞学现场评估的情形下重复检查[2]。现场的显微镜下样本分析可以立即评估样本是否足够进行诊断分类，如果认为起初的样本不充分，医生就可以在患者同一次就诊时进行更多次的穿刺。但是所有实际环境中，在逻辑上可能并不可行。在无法诊断的细胞学检查后重复 FNA，最终有高达 50% 得到了诊断样本[67]。对于重复出现无法诊断的结节，随后可进行观察随访或诊断性腺叶切除术。如果超声检查的特征高度可疑、结节在监测过程中长大、有临床危险因素时，主张腺叶切除以获得组织病理学诊断[2]。

尽管囊液的复发很常见，也可以对纯囊性的结节进行治疗性抽吸，减轻与大小和压迫有关的症状。当结节为纯囊性时，不需要进行细胞学分析。细胞学良性的囊性结节复发时，处理也可以是在抽吸的同时经皮乙醇注射，这已被证明较纯粹简单抽吸的复发率更低[63]。影像引导的治疗操作，例如射频消融、激光消融、微波消融和高强度聚焦超声消融等，最近已成为治疗囊性或实性良性甲状腺结节的微创技术。

细胞学和 Bethesda 分类

2017 年更新的 Bethesda 甲状腺细胞病理学报告系统是最为广泛接受的报告 FNA 细胞学的分类系统[64, 68]。甲状腺结节的细胞学报告应该是 6 个诊断类别之一，每一类别都有确定的恶性肿瘤风险（表 10.1）[69]。

Bethesda Ⅰ类（无法诊断）在前一节中讨论过，需要在超声引导下重复 FNA。Bethesda Ⅱ类病变（良性）通常通过临床随访和（或）超声随访进行管理，随访的具体要素和随访的时间间隔由超声特征确定（见第 11 章，甲状腺细针穿刺抽吸——2017 年 Bethesda 系统）。Bethesda Ⅴ类病变和Ⅵ类病变通常需要手术治疗，手术范围取决于肿瘤的大小、肿瘤甲状腺外扩散的忧虑、淋巴结受累、临床风险因素、外科医生 / 患者的地位，以及个体的知情决策等[2, 70]。Bethesda Ⅲ类意义不明的非典型性病变（atypical of undetermined significance，AUS）或意义不明的滤泡性病变（follicular lesion of undetermined significance，FLUS）和 Bethesda Ⅳ类滤泡性肿瘤（follicular neoplasm，FN）或可疑滤泡性肿瘤（suspicious for follicular neoplasm，SFN）被认为是细胞学不确定。滤泡性和 Hürthle 细胞肿瘤（腺瘤 *vs.* 癌）在传统上，需要诊断性腺叶切除术后的结果进行评估、确诊，包括结构、包膜侵犯和血管侵犯等。此外，对于最近定义的具有乳头状核特征的非浸润性甲状腺滤泡性肿瘤（noninvasive follicular thyroid neoplasm with papillary-like nuclear features，NIFTP），诊断性腺叶切除术是诊断必需的[71]。NIFTP 代表了甲状腺乳头状癌的非浸润性包膜滤泡变异型（包裹型滤泡型甲状腺乳头状癌）（encapsulated follicular variant of papillary thyroid cancer，EFVPTC）的新命名法。在

表 10.1 2017 年 Bethesda 甲状腺细胞病理学报告系统：隐含的恶性肿瘤风险 *

诊断类别	如果发生恶性肿瘤的风险 NIFTP ≠ CA（%）	如果发生恶性肿瘤的风险 NIFTP = CA（%）	通常的处理 *
（Ⅰ）无法诊断或不满意	5 ～ 10	5 ～ 10	超声引导下再次 FNA
（Ⅱ）良性	0 ～ 3	0 ～ 3	临床和超声随访
（Ⅲ）意义不明的非典型性或意义不明的滤泡性病变	6 ～ 18	10 ～ 30	再次 FNA、分子标志物检测或甲状腺腺叶切除
（Ⅳ）滤泡性肿瘤或可疑滤泡性肿瘤	10 ～ 40	25 ～ 40	甲状腺腺叶切除或分子标志物检测
（Ⅴ）可疑恶性肿瘤	45 ～ 60	50 ～ 75	甲状腺近全切除或腺叶切除 †, ‡
（Ⅵ）恶性	94 ～ 96	97 ～ 99	甲状腺近全切除或腺叶切除 ‡

* 除 FNA 解释外，实际处理可能取决于其他因素（例如，临床、超声）。

† 一些研究建议进行分子分析以评估手术类型（腺叶切除术与甲状腺全切除术）。

‡ 如果“可疑转移性肿瘤”或“恶性”表明转移瘤而不是原发性甲状腺恶性肿瘤，可能不需要手术。

NIFTP，具有乳头状核特征的非浸润性甲状腺滤泡性肿瘤；CA，癌；FNA，细针穿刺抽吸。

Adapted from Ali S，Cibas E. The Bethesda System for Reporting Thyroid Cytopathology：Definitions，Criteria，and Explanatory Notes. 2nd ed. New York，NY：Springer；2018.

长期随访中，已证明 EFVPRTC 没有或几乎没有复发或转移的倾向。

更新的 Bethesda 甲状腺细胞病理学报告系统包括根据 2010 年以后的数据重新计算的恶性肿瘤风险，并包括两组恶性肿瘤风险估计，以适应 NIFTP 可分为良性或恶性。同样，PTC 和 FN/SFN 的定义也进行了修订，以反映其中一些可能被证明是 NIFTP。最后，对于不确定类别（Ⅲ类 AUS/FLUS 和Ⅳ类 FN/SFN）的“通常的处理”，现在认可分子检测是选项之一。

分子检测

为减少对不确定的甲状腺结节进行不必要的诊断性腺叶切除，分子检测在过去的十年中努力发展[72]。这些辅助检测利用的事实是甲状腺癌表现出基因突变的共有病理特征（如 PTC 中的 *BRAF* 突变）或重排（如辐射诱导 PTC 中的癌基因 *RET/PTC*）。送出 FNA 采集的细胞学样本进行进一步的检测分析合乎逻辑。分子检测的成本很高，估计为 3000 ～ 5000 美元，取决于具体的检测选择[73]。最常用的检测策略包括突变分析（7 基因突变组合）、基因表达分析（Afirma GSC）或联合检测，即综合方法（ThyroSeq、ThyGenX/ThyraMIR）。分子检测的另一种方法是 microRNA 检测（Rosetta GX Reveal），可作为基因调节而显示甲状腺癌中的差异表达模式[74]。

突变分析包括对 FNA 分离的细胞进行基因测序。突变分析被称为“纳入”（rule-in）检测，具有高阳性预测值（positive predictive value，PPV）和特异性、通常当检测的基因突变和基因融合鉴定为阳性时，甲状腺癌的可能性极高[75]。因此检测的设计是确保和识别需要手术干预的甲状腺结节，可以预先预测甲状腺全切除术的适应证，减少可能需要进行二期手术的患者数量，这是指在诊断性腺叶切除术阳性后，再二期完成甲状腺切除术。但在近些年，这一益处已经相当有限，因为甲状腺腺叶切除术已经成为甲状腺低危恶性肿瘤的根治性手术[2]。据报道，7 基因突变组合的 PPV 和“纳入”检测的特异性分别高达 87% ～ 88% 和 97% ～ 99%[76]。

基因表达分析或基因组测序分类器（genomic sequencing classifier，GSC）检测是使用大量基因组合的快速基因测序，通过适当的算法来预测是良性还是恶性甲状腺结节。GSC 检测被称为“排除”（rule-out）检测，它具有高阴性预测值（negative predictive value，NPV）和高灵敏度。在结节被归类为“良性”而不是“可疑”的情形下，恶性肿瘤的风险非常低[77-78]。GSC 检测的 NPV 接近良性细胞学发现的 NPV。因此，GSC 检测的效用在于确定哪些患者可以避免诊断性手术。在 GSC 为阴性的情况下减少了手术次数和相关并发症，证明了成本效益是检测的主要优势[79]。据报道，分子检测的 NPV 和灵敏度分别高达 96% ～ 97%（ThyroSeq v2.1[80]）和 92% ～ 94%（Afirma GSC[77]，

ThyGenX/ThyraMIR[81])。

在指导甲状腺结节的管理实践中，分子检测越来越多地进入决策过程。检测的提供者希望将分子检测纳入临床实践，但应该清楚地知道检测的目标和检测的局限性，并与患者沟通讨论。这些检测的 PPV 和 NPV 明显取决于恶性肿瘤的患病率，这可能因地域或机构而异。持续改进中的分子检测有着诱人的前景，例如为治疗决策提供预后信息的潜力，确定哪些癌症允许观察、哪些需要手术切除、哪些将在额外的辅助放射性碘治疗中受益，或受益于全身治疗。分子检测的进一步讨论，见第 12 章细针穿刺与分子分析。

甲状腺结节的治疗

观察的策略

细胞学上为良性的结节，或者有超声怀疑的特征但结节大小不能满足活检标准的结节，可以进行观察。观察的策略是可变的，取决于一系列临床、放射影像学和细胞学的因素。根据 2015 年的 ATA 指南，有高度可疑超声特征但细胞学良性的结节，有必要在 12 个月内重复超声检查和 FNA[2]。有超声特征为中度可疑恶性或者低度可疑恶性的良性结节，需要重复超声检查，或者重复 FNA，特别是当结节已经出现生长时。两次超声引导下的 FNA 细胞学结果为良性的甲状腺结节，恶性可能性极低，不需要继续监测[82]。甲状腺结节未进行 FNA 时，应根据超声检查发现的特征确定间隔时间，重复超声检查评估。2015 年 ATA 指南推荐的重复超声检查间隔时间在高度可疑恶性的甲状腺结节为 6 ～ 12 个月，中度可疑恶性 / 低度可疑恶性的结节为 12 ～ 24 个月，极低度可疑恶性的结节为 24 个月[2]。在超声随访中，新发现可疑超声特征的结节，或结节生长时需要考虑重复 FNA，增长可以表现为任何维度增加 20%，或 2 mm，或体积增加 50%。针对细胞学良性的甲状腺结节或没有指征进行 FNA 的结节，Durante 等提出了类似的流程进行随访[83]。也可以观察到没有症状的甲状腺功能亢进结节。目前，对良性甲状腺结节的随访时间尚无清晰的共识。（见第 11 章“甲状腺细针穿刺抽吸——2017 年 Bethesda 系统”中讨论的细胞学良性结节的处理。）

使用 TSH 抑制剂量的甲状腺激素是过去治疗甲状腺结节的主要方法，但由于医源性甲状腺功能亢进的潜在危害，已经不再推荐。尽管已经有此建议，但在最近的报道中有近 1/4 的主治医师继续这种做法[2, 57, 84]。

良性甲状腺结节的治疗和诊断性腺叶切除术的作用

考虑对细胞学良性结节进行手术的情形是：非常大的甲状腺出现压迫症状、担心美容的问题、甲状腺功能亢进的结节，或者极其少见的、尽管细胞学检查为良性但仍强烈怀疑恶性肿瘤时为了诊断目的[2, 57]。

甲状腺毒症时的甲状腺功能亢进结节，可能是孤立性毒性结节或多发性毒性结节。放射性碘（^{131}I）治疗和手术是治疗毒性结节的主要手段。放射性碘治疗旨在消除所有具有自主功能的甲状腺组织，适用于手术条件很差的患者，例如老年人或有严重的医学共病的患者。手术治疗的疗效更明确，包括适应证是毒性结节性甲状腺肿的甲状腺次全切除术或甲状腺全切除术，以及适应证是孤立性毒性结节的甲状腺腺叶切除术；对放射性碘治疗无效的病例、放射性碘治疗胸骨后甲状腺肿和有压迫症状的甲状腺肿时，手术治疗更有利。因放射性碘治疗导致的放射性甲状腺炎，可能使压迫症状一过性加重。当同时存在手术和 ^{131}I 治疗禁忌证时，孤立性毒性结节也可以经皮乙醇注射治疗，或不进行手术时与 ^{131}I 联合治疗。毒性多结节性甲状腺肿和孤立性毒性结节的治疗策略见第 8 章“甲状腺功能亢进症的手术治疗”。

诊断性腺叶切除术的适应证是重复的 FNA 无法诊断或重复的 FNA 不确定性，已如前所述，此类结节也可以根据怀疑程度及患者特异性风险和获益进行观察。根据最终的病理学结果，做出后续完整甲状腺切除的决定。作为一般规则，如果在诊断性腺叶切除术之前已知晓最终的病理结果，最终的手术范围应该能够反映出在该情况下原本的手术范围。与甲状腺全切除术相比，甲状腺腺叶切除术的手术并发症风险显著降低[85]。

恶性甲状腺结节的治疗

恶性甲状腺结节的治疗很复杂，超出了本章节的范围。关于甲状腺癌的决策、主动监测和手术治疗将在以下部分详细讨论：第 4 部分，甲状腺肿瘤；第 5 部分，甲状腺和颈部手术；第 6 部分，术后注意事项；第 7 部分，术后管理。

结论

大多数甲状腺结节是低风险的。因而甲状腺结节评估和管理的方向是努力争取识别有临床意义、需要治疗的结节，尽量减少不必要的患者风险，优化资源利用，包括初级保健、内科、内分泌科、放射影像科、细胞病理学、普通外科、内分泌外科和耳鼻喉科在内的多学科治疗团队对于甲状腺结节的评估和治疗的两方面都是最有效的途径。结节评估和治疗的指导原则是准确的风险分层；随着诊断和预后测试的不断改进，患者的治疗将受益于更加个性化的医疗决策。

参考文献

如需完整的参考文献列表，请访问 http://pincode.yiaiwang.com。

11

甲状腺细针穿刺抽吸——2017 年 Bethesda 系统

William C. Faquin，Guido Fadda，Edmund S. Cibas

李晓曦 古晨 译 田文 张福星 审校

请访问 http://pincode.yiaiwang.com 查看相关视频：
视频 11.1 甲状腺结节细针穿刺抽吸。
视频 11.2 细针穿刺抽吸玻片制备。

引言

细针穿刺抽吸（fine-needle aspiration，FNA）是评估甲状腺结节的一项相当重要的检查。在很大程度上，可以根据 FNA 的检查结果决定患者继续临床随访或进行手术治疗。关于哪些甲状腺结节需行 FNA，已有指南可以参考[1]。选择 FNA 后就应该关注技术细节，从而充分发挥 FNA 的作用和价值。通常是细针头（25 G 和 27 G）优于粗针头；针头停留在病灶中的时间［简称“停留时间”（dwell time）］较短者优于较长者，后者会吸入更多的血液；针头在结节里的快速移动（2 ~ 5 次 / 秒）优于针头的缓慢移动。FNA 的操作者如果不是病理专家，则操作者与病理专家的沟通相当重要。申请表上的重要临床信息，例如甲状腺功能减退病史等，对病理专家解读 FNA 的结果大有裨益。Bethesda 甲状腺细胞病理学报告系统（the Bethesda System for Reporting Thyroid Cytopathology，TBSRTC）已将甲状腺细胞病理学报告标准化，分为六个诊断类别[2-3]。

甲状腺 FNA 的适应证

触诊或影像学检查可以发现甲状腺结节。触诊发现的甲状腺结节应进一步评估，确定 FNA 是否必要[1]。在决定实施 FNA 之前，要完成血清促甲状腺激素（thyroid stimulating hormone，TSH）检测和甲状腺超声（ultrasound，US）检查。血清 TSH 水平正常或升高的患者应进行甲状腺超声检查，以确定是否需要进行 FNA。血清 TSH 降低的患者应进行放射性核素甲状腺扫描，并且将检查结果与超声检查相结合。无明显临床表现的自主功能性甲状腺结节不需要 FNA，因恶性肿瘤的发生率极低[4]。根据美国的研究结果，对于放射性核素扫描显示为功能正常或功能低下的甲状腺结节，应该考虑进行 FNA 检查。

意外发现的甲状腺结节（incidental thyroid nodule，意外瘤）常常是通过 US[5]、^{18}F- 氟代脱氧葡萄糖-正电子发射体层成像（^{18}F-fluorodeoxyglucose-positron emission tomography，^{18}FDG-PET）、^{99m} 锝-甲氧基异丁基异腈（^{99m}Tc-methoxyisobutylisonitrile，MIBI）显像、CT 和 MRI 扫描等影像检查而检测到的。US 发现的偶发性甲状腺结节应进行专门的甲状腺超声评估。最大直径 > 1.0 ~ 1.5 cm 的病灶应考虑 FNA，单纯性囊肿或没有实性成分的分隔囊肿除外。如果甲状腺超声特征强烈提示是细胞学良性的结节且最大径界于 1.0 ~ 1.5 cm，也可选择定期随访而不是 FNA。

具有超声可疑特征的结节，无论大小都应考虑行 FNA。超声检查的可疑特征包括：微钙化、低回声实性结节、不规则 / 分叶状边缘、结节内血管、淋巴结转移（或包膜外扩散迹象）等。关于推荐的 FNA 适应证仍有争议，因为包含了甲状腺微小癌，而甲状腺微小癌在 FNA 诊断后，尚没有证据支持患者会因此有生存获益。如果 FNA 表明结节为恶性，通常建议进行手术治疗，但尚不清楚甲状腺微小乳头状癌的自然病程。大多数甲状腺微小乳头状癌是惰性的，如同美国的尸检资料提示的一样，尸检发现甲状腺微小乳头状癌患病率为 13%[6]。也有少数病例呈现更为激进的病程，包括颈侧区淋巴结转移、肿瘤多灶性、甲状腺外侵犯等超声特征，或提示高度恶性的细胞病理学特征[7]。

^{18}FDG-PET 发现的意外瘤较少，占所有 PET 扫描的 2% ～ 3%，但恶性的风险大，约为 35%[1, 8-16]。即使患者存在甲状腺以外的恶性肿瘤，局灶性 ^{18}FDG-PET 阳性甲状腺结节也更可能是甲状腺原发癌而不是转移癌。因此，^{18}FDG-PET 阳性的局灶性结节是 FNA 的指征。^{18}FDG-PET 的弥漫性摄取增加不是 FNA 的依据，除非甲状腺超声检测发现离散结节。

MIBI 扫描发现到的甲状腺意外瘤，其癌症风险很高，在 22% ～ 66%[5, 17-20]。MIBI 扫描中检测到的局灶性热结节，经 US 确认为离散结节时，应该行 FNA。

CT 或 MRI 发现的甲状腺意外瘤，至少有 16% 的患者是通过颈部 CT 或 MRI 检查的[21]。有研究表明，其癌症的预测风险为 10%，但仅包括了少数接受 FNA 的患者[22]。CT 和 MRI 特征不能确定肿瘤恶性的风险，除非是非常晚期的病例。对于 CT 或 MRI 检查时发现的意外瘤，应进行专门的甲状腺 US 评估，或者是已经有了其他的有效资料。任何具有前述 US 可疑特征的甲状腺结节都应考虑进行 FNA，特别是结节的最大直径＞ 1.0 ～ 1.5 cm。

FNA 技术

空芯针活检（core-needle biopsy，CNB）是利用带弹簧激活装置的大口径针头（18 ～ 21 G）获取一个小组织标本的过程。CNB 的技术优势是获取更多数量的细胞，降低不能充分诊断的发生率，并可应用于辅助研究[23-24]。CNB 的缺点包括并发症的发生率增加，例如出血、局部疼痛以及难以对病灶多次取样等[25-28]。在重复进行常规的细胞学检查仍未能诊断的情况下，已有一些机构赞同使用 CNB[29]。

甲状腺 FNA 的制备包括常规涂片（conventional smears，CS）后风干或乙醇固定，或使用薄层或液基细胞学（liquid-based cytology，LBC）技术制作处理。LBC 最初是为妇科宫颈涂片应用而开发的，CS 是有数十年历史的传统方法。CS 和 LBC 都是可以接受的方法，一些实验室更喜欢结合使用 CS 和 LBC。此外还可以辅助研究为目的，在选定的情形下制作福尔马林固定的细胞块。

LBC 技术基于两步程序：①将 FNA 材料在醇基溶液中固定（甲醇或是乙醇取决于技术，稍后讨论）；②对材料进行自动化处理，获得具有代表性的细胞薄层。LBC 使用创新的计算机辅助设备，可以将固定和部分分解的细胞转移到单个载玻片上。两种处理细胞样本最常用的方法都使用基于乙醇的固定液。第一种方法（ThinPrep™ 系统，Hologic Co.，Marlborough，Massachusetts）是从甲醛溶液（Cytolit™）中吸出细胞，然后过滤并转移到带有温和正压的带正电荷的载玻片上。第二种方法（BD SurePath™ 基于液体的技术，Wokingham Berkshire，UK）是将细胞收集于乙醇溶液（CytoRich™）之后两次离心，再缓慢低沉降到多聚赖氨酸包被载玻片（poly L-lysinated slide）上，最后用特定的苏木素-伊红染色剂（hematoxylin-eosin stain）染色。两种方法制作的每个病变的最后结果都呈现在一张载玻片上，载玻片的中心区域在 ThinPrep 为 20 mm^2，在 SurePath 为 13 mm^2，所有细胞都集中在载玻片的中心区域[28, 30-31]。LBC 方法能够在活检后将细胞储存在防腐溶液中长达 6 个月，并直接从剩余材料中制作细胞块[32]。

如果是病理专家进行 FNA，并且进行快速现场评估（rapid on-site evaluation，ROSE），样本的充分性就会更高，但这需要投入巨大的资源。熟悉临床情况并从事临床治疗的医生也经常进行 FNA。不同的临床医生进行 FNA，其样本不足率各不相同，表明经验是获得足够细胞学样本的必要条件[33-34]。总之，无论 FNA 操作者的专业如何，都应该勤加操练，并与具体治疗患者的临床医生（病理科医生，内分泌医生和外科医生）进行交流[35-38]。

甲状腺 FNA 的准确性

甲状腺 FNA 被广泛认为是成本效益高和准确评估甲状腺结节的方法。有人认为，诊断甲状腺乳头状癌时 FNA 至少与冰冻切片一样准确，这反映了诊断乳头状癌时细胞核学（nuclear cytology）的重要性[37-38]。甲状腺 FNA 诊断的假阴性和假阳性时有发生，但并不常见，分别平均低于 5% 和 1%[39]。采样和诊断两者都可能导致错误的结果。有经验的医生对采样合格的甲状腺 FNA 标本的诊断准确性＞ 95%，阳性预测值为 89% ～ 98%，阴性预测值为 94% ～ 99%[40-41]。当然在统计中这些数值取决于如何定义“意义不明的非典型性 / 意义不明的滤泡性肿瘤”和“可疑滤泡性肿瘤”[42]。恶性肿瘤的风险（risk of malignancy，ROM）可能会因为具有乳头状核特征的非浸润性甲状腺滤泡性肿瘤（noninvasive follicular thyroid neoplasm with papillary-like nuclear features，NIFTP）的计算方式而异[3]。甲状腺 FNA 的敏感性为 43% ～ 98%，特异性为 72% ～ 100%[40-41]。数值的幅度宽泛，部分反映了 FNA 操作人员技能，以及细胞病理专家解读样本的专业知识。FNA 评估甲状腺囊性病变的敏感性较低（40%），因为囊性抽吸物通常只能代表囊肿的内容物，例如，泡沫细胞、含铁血黄素的巨噬细胞和无细胞碎片等，以及罕见的上皮细胞。因为甲状腺囊肿可能是囊性乳头状癌，需要谨慎解读囊性甲状腺抽吸物。

报告术语：BETHESDA 系统

为便于交流沟通，TBSRTC 建议每份报告的开头应该是六个**总体诊断类别**之一（框 11.1）[2-3]。由于美国国家癌症研究所（National Cancer Institute，NCI）会议没有能够就这些类别的单一命名达成共识，TBSRTC 对这些类别提供两个名称，以供选择。每个类别都隐含癌症风险，能够与循证管理指南关联（表 1.1）。不建议使用“不确定”一词来报告甲状腺 FNA 结果，因为它的含义不够具体，而且它的使用也存在很大差异。

在总体类别下，子类别可以提供信息并且通常是适当的；推荐的术语见框 11.1。超出此类子类别的其他描述性评论是可选的，由细胞病理专家自行决定。以下各节将更详细讨论这六个总体诊断类别中的每一个。

无法诊断的甲状腺穿刺抽吸物

细胞病理专家必须有足够的 FNA 标本，才能进行有意义的细胞病理学评估和正确的诊断，确保患者的最大利益。最终的细胞学标本必须有足够的细胞数量，在质量方面，包括厚度、固定和染色等必须令人

框 11.1 2017 年 Bethesda 甲状腺细胞病理学报告系统

Ⅰ. 无法诊断或不满意
- 仅囊肿液
- 几乎无细胞标本
- 其他（模糊血液、凝血伪影等）

Ⅱ. 良性
- 符合良性滤泡结节（包括腺瘤样结节、胶体结节等）
- 符合适当临床背景下的淋巴细胞性（桥本）甲状腺炎
- 符合肉芽肿性（亚急性）甲状腺炎

Ⅲ. 意义不明的非典型性 / 意义不明的滤泡性病变

Ⅳ. 滤泡性肿瘤或可疑滤泡性肿瘤
- 注明是否 Hürthle 细胞（嗜酸性细胞）

Ⅴ. 可疑恶性肿瘤
- 可疑甲状腺乳头状癌
- 可疑甲状腺髓样癌
- 可疑转移癌
- 可疑淋巴瘤
- 其他

Ⅵ. 恶性肿瘤
- 甲状腺乳头状癌
- 低分化癌
- 甲状腺髓样癌
- 未分化（间变性）癌
- 鳞状细胞癌
- 具有混合特征的癌（请注明）
- 转移癌
- 非霍奇金淋巴瘤
- 其他

From Ali SZ，Cibas ES. The Bethesda System for Thyroid Cytopathology：Definitions，Criteria，and Explanatory Notes. 2nd ed. New York，NY：Springer；2018. With kind permission of Springer Science and Business Media.

表 11.1 2017 年 Bethesda 甲状腺细胞病理学报告系统：隐含的恶性肿瘤风险和推荐的临床管理药物类型

诊断类别	如果发生恶性肿瘤的风险 NIFTP = CA（%）	如果发生恶性肿瘤的风险 NIFTP ≠ CA（%）	常见处理 *
无法诊断或不满意	5 ~ 10	5 ~ 10	超声引导下再次 FNA
良性	0 ~ 3	0 ~ 3	临床和超声随访
意义不明的非典型性或意义不明的滤泡性病变	10 ~ 30	6 ~ 18	再次 FNA、分子标志物检测或甲状腺腺叶切除
滤泡性肿瘤或可疑滤泡性肿瘤	25 ~ 40	10 ~ 40	甲状腺腺叶切除或分子标志物检测
可疑恶性肿瘤	50 ~ 75	45 ~ 60	甲状腺近全切除或腺叶切除
恶性肿瘤	97 ~ 99	94 ~ 96	甲状腺近全切除或腺叶切除

* 实际管理可能取决于除 FNA 解读之外的其他因素（例如，临床、超声检查）。

NIFTP，具有乳头状核特征的非浸润性甲状腺滤泡性肿瘤；CA，癌；FNA，细针穿刺抽吸。

Modified from Ali SZ，Cibas ES. The Bethesda System for Thyroid Cytopathology：Definitions，Criteria，and Explanatory Notes. 2nd ed. New York，NY：Springer；2018. With kind permission of Springer Science and Business Media.

满意。

操作者和患者两方面都应该知晓，FNA 并非总是有效的；患者还应该被详尽告知有关操作可能的并发症、无法做出结果诊断的可能性以及知情同意等信息。出现无法诊断样本的两个原因是：①病灶取样获取的材料不足以明确诊断；②抽吸的材料不具代表性。最终的载玻片被固定、涂抹或染色伪影等的影响而干扰判读时，FNA 被定义为无法诊断（图 11.1）。当细胞不能代表病变的真实成分时，例如，滤泡细胞数量不足，制作出来的载玻片则不具有代表性。在第一种情况下，取样不足可能归因于不正确的技术或制片过程中的人为因素[43]。在后者中，病变的特征无法进行明确的细胞学诊断[2, 44-45]。在 CS 和 LBC 中，当观察到至少 6 个细胞簇，每簇 10 个保存完好的细胞时，就满足了充分性的标准[2, 46-48]。

除非滤泡成分的数量合适，否则即使涂片上有少量的胶体也不意味着结节是良性结节。当 LBC 载玻片中没有足够数量的细胞时，可以用剩余材料制作第二张载玻片以满足充分性标准[49]。

在无法诊断的 FNA 病例中，囊性病变是最常见的[50]。甲状腺囊肿通常是滤泡结节的囊性或出血性消退，重复取样后可能是良性或恶性。在超声检查时，甲状腺囊肿可能连接实性区域。在这种情况下，应在超声引导下对这些实性区域进行专门取样，如果细胞学报告为无法诊断（仅红细胞和富含铁血黄素的组织细胞），则应规划仔细的 US 随访，根据不同的指南，随访期为 6 ～ 18 个月[1-2, 29, 51]。

“无法诊断”的 FNA 报告并不表示 FNA 的良性结果，而是必须重复 FNA，以评估病变的性质。当有实性成分的甲状腺囊性结节在重复 FNA 反复无法诊断时，就可以考虑手术切除结节以避免可能的恶性疾病；此类病例的恶性比例是 8% ～ 19%[35, 45, 50, 52-53]。

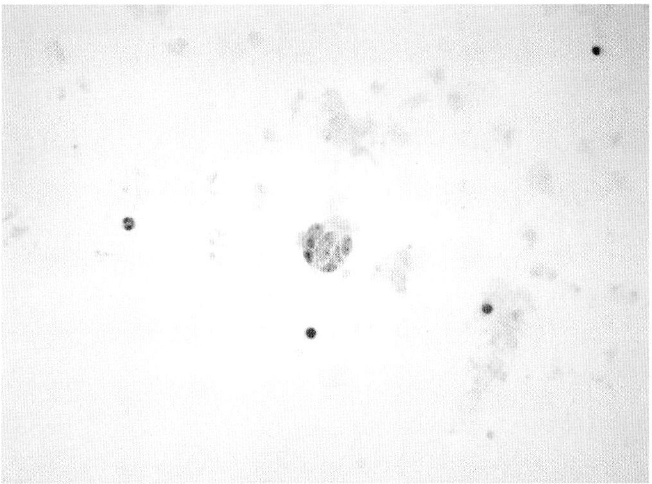

图 11.1 无法诊断。罕见的保存不佳的滤泡细胞簇，由于风干伪影而显示出核增大。不要将此人为改变过度解释为可疑肿瘤（LBC，巴氏染色）

良性情形

甲状腺肿

大约 90% 的甲状腺疾病是良性的，包括广泛的病理生理改变。“甲状腺肿（goiter）”是一个临床术语，意思是甲状腺的体积增大，是甲状腺对促甲状腺激素（TSH）反应而引起的间歇性或持续性的腺体增生。血清 TSH 的升高是与各种不同因素所导致的低甲状腺素血症的代偿（见下文）。甲状腺肿可以表现为甲状腺的弥漫性增大（即弥漫增生性甲状腺肿），也可以是一个或多个结节，即结节性增生性甲状腺肿。

甲状腺肿是世界上最常见的甲状腺疾病，通常表现为腺体满足机体代谢需求的能力下降。肿瘤虽然仅是甲状腺疾病的一个小部分，但在肿瘤疾病中分离出增生就很困难，浩瀚文献中的诸多研究由此产生[33, 35, 38, 52-54]。

甲状腺肿中结节的 FNA 展示了跨度广泛的形态学变化，反映了不同的疾病阶段，包括早期的滤泡增生、退化 / 再生的周期循环、结节的形成等。在全部这些阶段中，可发生的继发性变化包括了嗜酸性组织化生、新鲜和陈旧性出血、囊性退行性变性、坏死、肉芽组织、纤维化和钙化等。“胶质结节”最常见的细胞学图片的特征是细胞量适度，包括小的甲状腺细胞、空泡状（泡沫）的组织细胞、背景中有丰富的胶体、巴氏染色法（Papanicolaou stain）呈双染色性，迈格林华–吉姆萨染色法（May-Grünwald Giemsa stain）呈深蓝色。有时涂片被红细胞污染，出现含铁血黄素的巨噬细胞也不少见，这些巨噬细胞表明先前发生过出血。长期存在甲状腺肿可能会产生由纤维血管组织和小上皮细胞组成的细胞。如果没有足够的胶体和泡沫组织细胞，这些病例可能容易被误诊为“滤泡性肿瘤”。甲状腺肿中的结节显示的细胞学成分可能范围广泛，例如 Hürthle（嗜酸性）细胞、火焰（功能亢进）细胞和淋巴组织细胞[35, 54]。

在细胞学上与 CS 载玻片不同，LB 发生的最重要变化之一是在过滤过程中出现的胶体碎片（图 11.2）。因此，在良性结节的背景下观察到胶体为小液滴；这些胶体液滴的数量越多，良性甲状腺结节的可能性就越高[47, 55-57]。

胶质结节的恶性风险非常低（＜ 5%）。尽管如

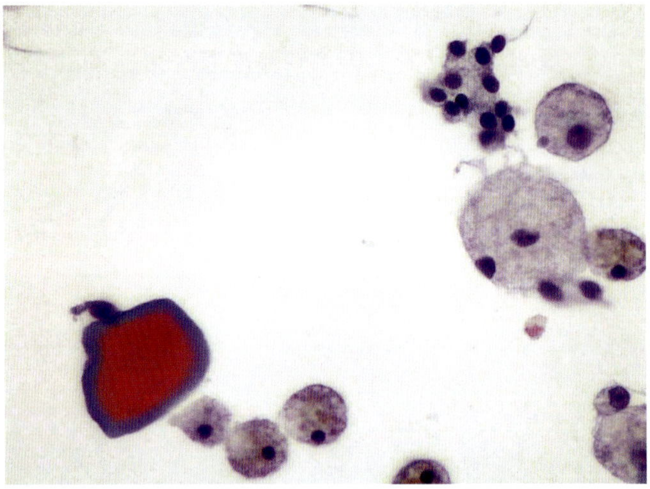

图11.2 良性甲状腺肿。甲状腺肿中的腺瘤样结节。右侧胶体液滴呈双染色性（中心橙色，轮廓蓝色），滤泡细胞有深色规则细胞核，泡沫组织细胞外观与常规涂片相同（LBC，巴氏染色）

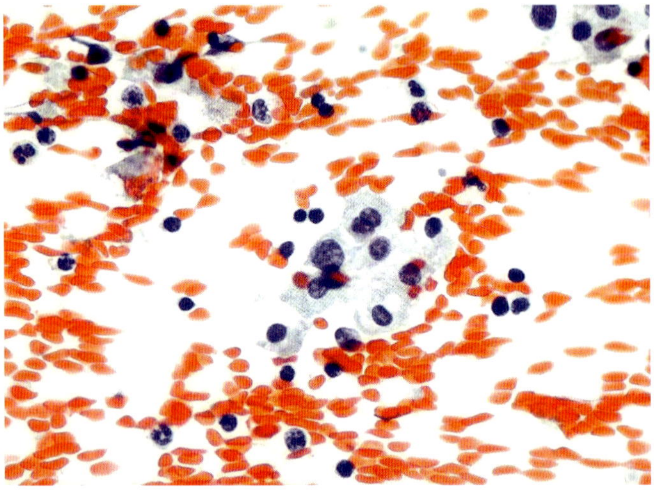

图11.3 良性，慢性淋巴细胞性甲状腺炎。抽吸显示成熟淋巴组织细胞成分的背景，中心的一簇嗜酸性细胞，慢性淋巴细胞性甲状腺炎的特征（巴氏染色）

此，良性结节也应该有至少2年的US检查随访，从而避免假阴性结果，如有必要就重复FNA[1-2, 29, 51]。

甲状腺炎

甲状腺炎的细胞学诊断有时非常具有挑战性；必须结合临床发现和免疫学的检查结果[58-59]。临床表现为甲状腺有触痛，结节小而不明显，可能是肉芽肿性甲状腺炎（De Quervain甲状腺炎），细胞学显示成熟淋巴细胞、浆细胞和散在的巨细胞。甲状腺的腺体肿大，有或无结节，细胞学表现为淋巴细胞、组织细胞簇和着色小体巨噬细胞（tingible body macrophages），以及嗜酸细胞聚集则有利于诊断慢性淋巴细胞性甲状腺炎（chronic lymphocytic thyroiditis，CLT）。CLT的诊断可以由血清抗甲状腺球蛋白和（或）甲状腺过氧化物酶抗体的升高证实。可能有临床、血清学和形态学特征的不同组合。甲状腺炎的LBC与CS图片相似。也有例外的情形，由于LBC自动化处理之前的材料浓聚，CLT在载玻片背景中的淋巴细胞数量可能高于正常。在炎症背景中，检测到淋巴上皮细胞簇是细胞学诊断CLT的关键[47]（图11.3）。

甲状腺炎的细胞学诊断在大多数情况下意味着良性病变。CLT中的嗜酸性增生结节通常不需要手术切除，因为它们是滤泡实质被炎症细胞浸润后的功能替代。与较多见的并且很容易通过细胞学检测发现的乳头状癌相比，在CLT内发生嗜酸性癌极为罕见[60-61]。

毒性甲状腺肿

除非是扫描检测发现甲状腺病变的“冷”结节，FNA很少会用于毒性甲状腺肿的病例。但细胞病理专家也有需要面对的情况，可能出现的诊断是：①亚临床甲亢的结节，TSH水平降低可能是唯一的临床发现；②毒性甲状腺肿内的“冷”结节，取样病变可能是毒性甲状腺肿周围，受抑制的增生性结节；③在抑制治疗期间生长迅速的毒性结节；④CLT中的增生结节。毒性结节在CS和LBC的细胞学图像是滤泡性病变，显示有独特空泡状细胞质、大小中等的甲状腺细胞（“火焰”或“火焰细胞”）的微滤泡层[62]。背景中的胶体少，可见长期甲状腺肿导致的局灶性核多形性。毒性甲状腺肿的涂片中可见散在的淋巴细胞，具有功能亢进特征的细胞可在其他明显的胶质结节或甲状腺炎中出现。

先前描述的功能亢进特征对于决定单个滤泡型甲状腺结节进行临床随访而非手术至关重要[63]。毒性甲状腺结节的恶性风险较低，检测到功能亢进的甲状腺细胞有助于避免不必要的甲状腺切除术。

意义不明的非典型性或意义不明的滤泡性病变

有些甲状腺FNA不容易归类为良性、可疑或恶性的类别。这些少数的甲状腺FNA病例在TBSRTC中被报告为“意义不明的非典型性病变（atypia of undetermined significance，AUS）”或“意义不明的滤泡性病变（follicular lesion of undetermined significance，FLUS）”。AUS和FLUS是同义词，所以实验室应该选择一个喜欢的并专门用于该类别。AUS/FLUS类别仅适用于“含有结构和（或）核异型性（滤泡细胞、淋巴细胞或其他细胞），不足以被归类为可疑滤泡性肿瘤、可疑恶性或恶性；另外，异型性比良性病变更明显”的标本[2]。样本的组成性质是导致诊断不确定的常见原因，例如细胞稀疏、血液模糊等，但这些妥协条件本身不足以将样本归入 AUS 类别。

此类别的异质性导致无法概述 AUS/FLUS 解释的适用所有情形。图 11.4 和图 11.5 是两个实例。Bethesda 系统图谱中描述的最常见情形[2-3]。

在甲状腺 FNA 中，AUS/FLUS 为结果者占 1% ～ 22%[3, 35, 38, 64]。应将此类别作为不得已而为之，并限制其使用，在所有甲状腺 FNA 约 10% 或更少。当其他解读更合适时，此类别的比例过高就代表对其过度使用。

AUS/FLUS 结节的恶性风险很难确定，因为只有少数病例进行了手术随访。一些重复的 AUS 结果或对临床结果担忧或担忧超声检查结果的患者做了手术切除。在这个选定的人群中，AUS/FLUS 在手术后证明为癌症的为 50%，但这毫无疑问是过高地估计了所有 AUS 所能解释的风险[35, 38]。预计真实的恶性肿瘤风险为 10% ～ 30%，如果没有将 NIFTP 视为恶性肿瘤，则应该是 6% ～ 18%。

对大多数初次被解读为 AUS/FLUS 的患者，推荐重复 FNA 和（或）分子检测[1]。重复 FNA 会使大多数病例得到明确的解读，仍然有约 20% 的结节解读是 AUS/FLUS[38, 64-65]。也有医生可能不会选择重复 FNA，而是医生在临床上随访结节，也可能根据临床和（或）US 的特征，转诊患者去进行手术。

可疑滤泡性肿瘤 / 滤泡性肿瘤：滤泡性腺瘤和滤泡性癌

由于 FNA 无法检测侵袭性，因此在评估甲状腺滤泡和嗜酸性细胞（Hürthle 细胞）方面仅作为筛查测试。因此，虽然 FNA 无法给出具体的诊断，但可以将病变分为两组：①几乎肯定是良性的（包括大多数多结节性甲状腺肿和一些腺瘤）；②可疑的滤泡性肿瘤，可能是恶性肿瘤（包括所有癌和一些腺瘤）。子类别确定了大多数良性病变的患者，通常就避免了外科手术。

辨别甲状腺良性与潜在恶性病变的细胞学标准是：滤泡组群的结构、胶体量和细胞学的异型性。这些标准中目前最重要的是滤泡结构，特别是病变的组成：大滤

图 11.4　意义不明的非典型性（AUS）病变。这种主要由微滤泡组成的细胞稀少的标本。对主要由微滤泡组成高细胞量样本的最好解读是“可疑滤泡性肿瘤”。样本细胞稀少时最好解读为 AUS。3 ～ 6 个月重复 FNA 常可澄清诊断的不确定性（巴氏染色）

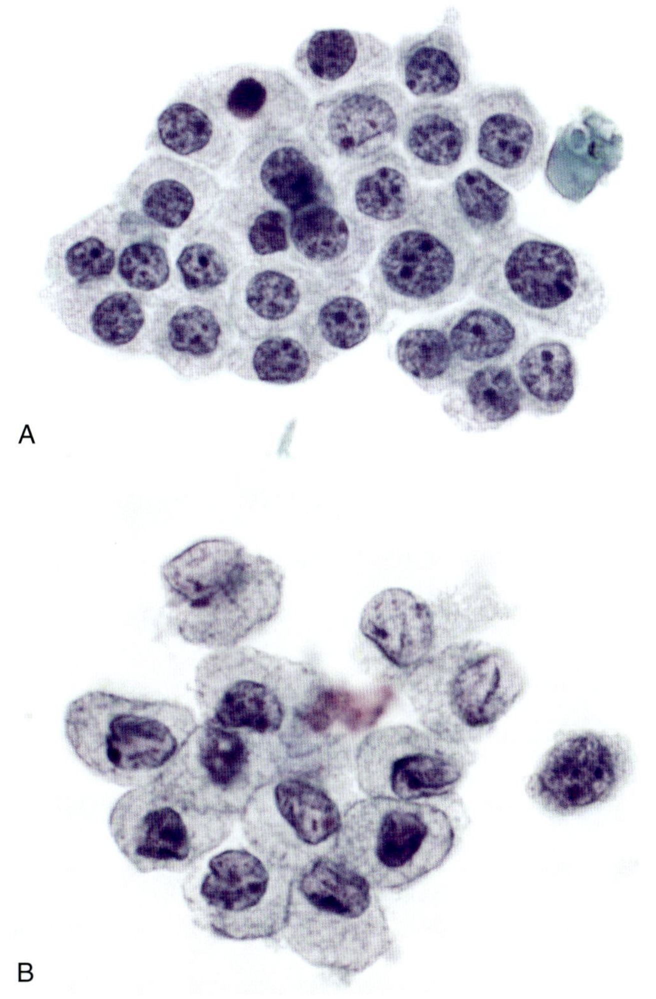

图 11.5　意义不明的非典型性（AUS）病变。A. 样本中的大多数滤泡细胞是良性外观的大滤泡碎片。B. 极小部分的细胞核淡染，可见核沟。当这些细胞数量很少时，解读为 AUS 比“可疑恶性肿瘤”更合适（A 和 B，巴氏染色）

泡、微滤泡、小梁状、滤泡细胞拥挤等（图 11.6 A）。这种辨别方法之所以有效是因为实际上甲状腺滤泡癌从来不是主要由正常大小或大滤泡组成。在甲状腺抽吸涂片上，大滤泡是在胶体背景下，呈平板状均匀分布的大量滤泡细胞。平板状是胶体挤出导致大滤泡塌陷和碎裂的结果。如前所述，以大滤泡和扁平、有序的蜂窝状滤泡细胞片为主时，FNA 诊断为“良性”。而甲状腺抽吸由微滤泡、6～12 个滤泡细胞组成的小滤泡、伴或不伴少量的中央胶体（图 11.6 B），或拥挤的梁状和 3D 重叠滤泡细胞组成时，是滤泡癌以及一些腺瘤的特征[3, 37]。FNA 诊断为“可疑滤泡性肿瘤”或“滤泡性肿瘤”的患者通常需要手术切除病变。当患者 FNA 结果被归类为“可疑滤泡性肿瘤”时，ATA 指南认为辅助性分子检测可以帮助这些患者进行选择是临床随访还是腺叶切除[1]。大多数 FNA 诊断是“可疑滤泡性肿瘤”的滤泡性病变，是具有微滤泡或小梁状结构的腺瘤，少数确实是甲状腺滤泡性癌。在第 2 版 TBSRTC 中，滤泡性肿瘤类别包括了核异型性轻到中度的滤泡样病变[3]。后者是在组织学评估中，被归类为 NIFTP 的甲状腺病变的亚类别。

Hürthle 细胞肿瘤

由嗜酸性细胞组成的滤泡性肿瘤，嗜酸性细胞肿瘤（oxyphilic cell neoplasm，OCN）或 Hürthle 细胞肿瘤（Hürthle cell neoplasm，HCN）显示与非嗜酸性细胞滤泡肿瘤重叠的组织学模式。嗜酸性细胞性病变的细胞学特征是由中等细胞核到大细胞核、核仁突出和大量颗粒状细胞质的细胞组成的细胞群或小滤泡（图 11.7）[2, 29, 51]。胶体不足，陈旧性出血（含铁血黄素的组织细胞）特征可能并存。有时可以在甲亢病变或幼年甲状腺炎可检测到火焰细胞，也可检测到小滤泡细胞，这些都表明是具有嗜酸性细胞成分的良性病变。不同于非嗜酸性细胞滤泡对应物，在良性肿瘤、

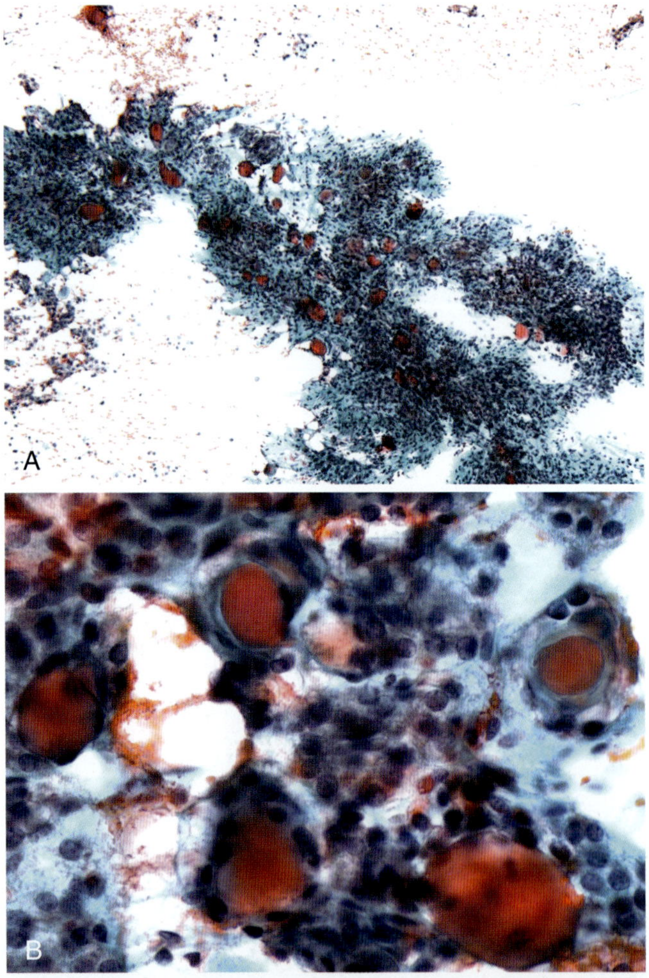

图 11.6 可疑滤泡性肿瘤。A. 抽吸为细胞性，由拥挤的滤泡细胞群和一些微滤泡组成。这种细胞结构模式提示滤泡性肿瘤。B. 高倍镜下可见滤泡细胞排列在微滤泡中，微滤泡是一个小的滤泡群，中心有一滴胶体（巴氏染色）

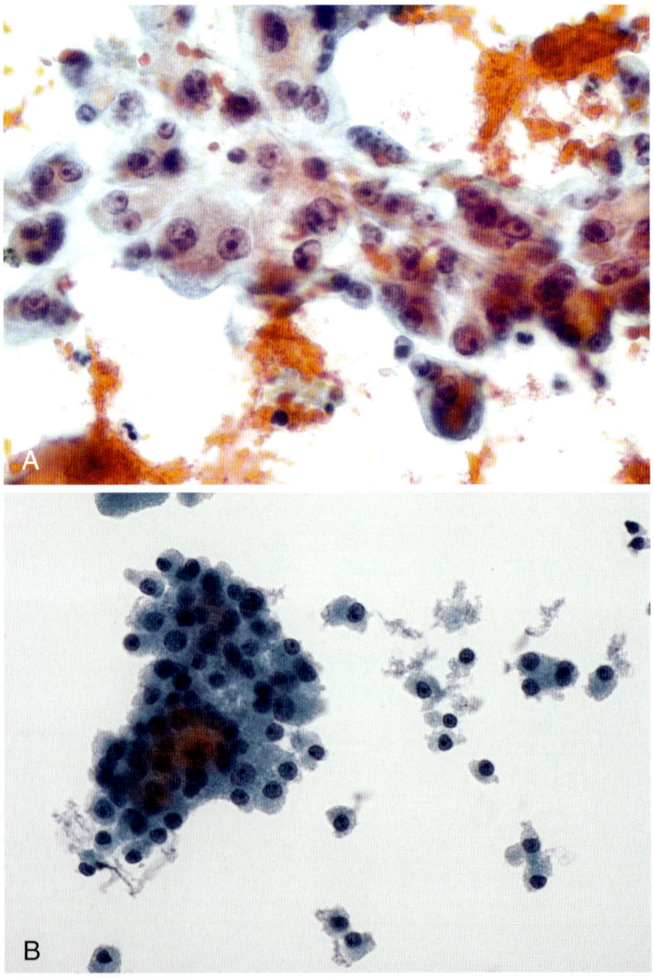

图 11.7 具有嗜酸性细胞特征的可疑滤泡肿瘤。A. 颗粒状细胞质丰富、增大的圆形细胞核和核仁突出的嗜酸性细胞簇，提示为 Hürthle 细胞肿瘤。B. Hürthle 细胞肿瘤的 LBC，Hürthle 细胞呈大量的细胞簇和分散 Hürthle 细胞（巴氏染色）

癌甚至增生性病变中，嗜酸性细胞可能表现为核增大和多形性。CLT 中的增生性嗜酸性细胞结节是最常见的例子，这显示了嗜酸性细胞成分引人注目的核多形性[54, 60-61, 66-67]。有作者试图将嗜酸性细胞的非典型性以及其他一些恶性风险的特征，如逾越血管等与恶性肿瘤风险联系起来，但其结果仍有待商榷[66, 68-69]。

诊断 OCN 的恶性肿瘤相关风险为 15% ～ 40%。因而除非发现炎症背景或甲状腺炎的临床表现或 US 图像，每一个主要由 Hürthle 细胞组成的病变都应诊断为 OCN[60, 69-70]。另外，在 CLT 中的嗜酸性细胞结节应被视为非肿瘤性病变，因为恶性肿瘤的风险与甲状腺肿相似[60]。

恶性肿瘤

甲状腺乳头状癌

甲状腺乳头状癌是迄今为止最常见的甲状腺恶性肿瘤，占所有甲状腺恶性肿瘤的 80%。由于诊断甲状腺乳头状癌的经典标准是细胞学特征，因而 FNA 可以非常准确地诊断甲状腺乳头状癌。甲状腺乳头状癌经 FNA 被正确诊断为恶性或可疑恶性的超过 90%[72]。也有小部分甲状腺乳头状癌的细胞学检查相当具有挑战性，例如存在细胞学的制备的瑕疵、细胞核极小的甲状腺乳头状癌、甲状腺乳头状癌的亚型，例如滤泡性亚型等[68]。FNA 不能将 NIFTP 与甲状腺乳头状癌的滤泡性亚型分开，使得穿刺可疑的甲状腺乳头状癌的细胞学评估复杂化[73]。

典型的甲状腺乳头状癌的细胞学由单层片状分布的多核巨细胞、乳头状团和核拥挤细胞团组成，细胞失去良性滤泡病变中有序的蜂窝状排列。甲状腺乳头状癌的细胞质或少或多，致密的颗粒状或嗜酸性，但诊断甲状腺乳头状癌的细胞学关键是细胞核。典型甲状腺乳头状癌的细胞核有以下特点：①增大呈椭圆形，核仁小有边缘；②苍白淡染、“粉状”的染色质；③纵向核沟；④偶有核内假包涵体（图 11.8）。乳头状甲状腺癌最敏感、最重要的诊断特征是存在广泛的、形状良好的纵向核沟（图 11.9）；然而，核沟并不完全是乳头状癌特有，可见于良性疾病和 NIFTP。几乎所有甲状腺乳头状癌病例中都可见核沟，但在多达 25% 的病例中，核沟可能稀疏。还有许多可用于甲状腺乳头状癌细胞学诊断的其他次要特征，如砂粒体、多核巨细胞、乳头状结构和厚的嗜酸性胶体。甲状腺抽吸物中的砂粒体是圆形的层状钙化，特别是囊性背景下的砂粒体，强烈提示为典型的乳头状癌；然而，沙粒体必须与非特异性钙化以及层压浓缩胶体区分开。

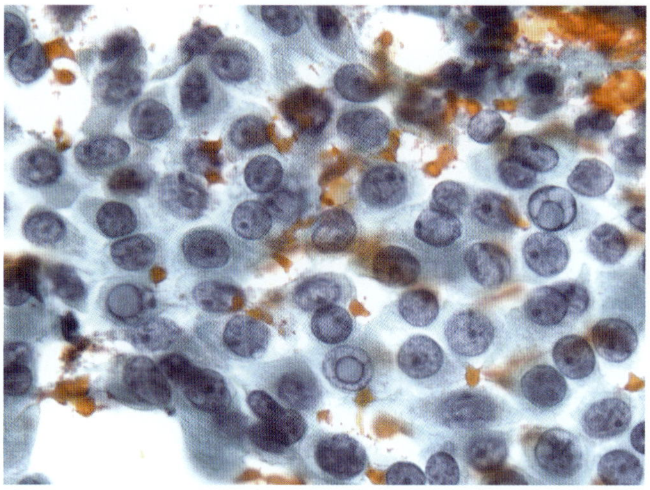

图 11.8　甲状腺乳头状癌。细胞有卵圆形核，核内有几个明显的假包涵体（巴氏染色）

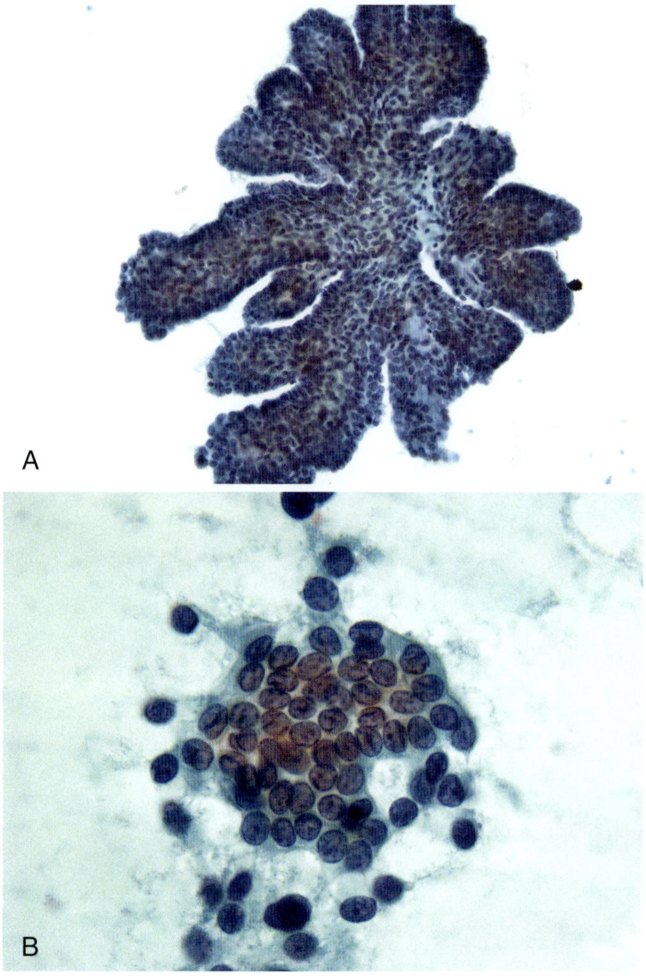

图 11.9　甲状腺乳头状癌。A. 乳头状癌的抽吸物显示纤维血管核心拥挤排列的细胞。B. 多核巨细胞中的细胞有卵圆形核，有较多的纵向核沟（巴氏染色）

FNA 除经典型乳头状癌外，还有滤泡亚型、大滤泡亚型、弥漫硬化亚型、嗜酸性细胞亚型、Warthin 样亚型、高细胞亚型、筛状-桑葚样亚型、柱状细胞亚型等多种变异型。虽然 FNA 识别出特定亚型并不会影响病例的手术治疗，但了解这些可能会遇到的变异很重要，因其可能伪装成其他类型的甲状腺病变，导致错误的细胞学诊断。甲状腺乳头状癌的滤泡性亚型（follicular variant of papillary thyroid carcinoma，FVPTC）占甲状腺乳头状癌的 15%，由于缺乏乳头状结构和大量类似于滤泡性肿瘤的微滤泡，它可能对诊断构成挑战（图 11.10）。NIFTP 在细胞学上与 FVPTC 无法区分；对于那些具有 PTC 细胞核特征，也具有滤泡结构模式的样本，建议避免使用“恶性”诊断。后者可被归类为可疑恶性肿瘤或滤泡性肿瘤[3]。

甲状腺未分化癌

这种高度侵袭性癌的细胞学表现是：成团呈恶性的细胞抽吸物、有时形态奇特、纺锤状、多核的肿瘤巨细胞，或为肿瘤素质（tumor diathesis）背景的单细胞[74]。细胞可以是纺锤状、鳞状、巨细胞，或多种细胞类型的组合（图 11.11）。甲状腺未分化癌的细胞核呈高度多形性，有深色、不规则的染色质聚集、大核仁，偶有核内假包涵体。常见许多核分裂和非典型的核分裂图。甲状腺未分化癌的免疫细胞化学检测通常是角蛋白、PAX-8 和 p53 阳性，但不总是角蛋白、PAX-8 和 p53 阳性，但通常甲状腺球蛋白、TTF-1 和降钙素阴性。鉴别诊断排除转移性疾病时，需要临床和放射学的帮助。

甲状腺髓样癌

甲状腺髓样癌是甲状腺 C 细胞起源的神经内分泌癌。甲状腺髓样癌的细胞学特征是均匀分布的神经内分泌细胞和淀粉样蛋白（图 11.12）[74-75]。可以是浆细胞、梭形细胞和颗粒细胞这三种细胞的不同组合。细胞核常偏心，染色质呈典型的神经内分泌“椒盐”纹理结构，核仁不明显，细胞偶尔会表现出明显的核仁。经常可见大的双核细胞或者多核细胞，与甲状腺乳头状癌相同的核内假包涵体，也可见于 50% 以上的病例。

髓样癌的表现和变异很多，常与其他肿瘤相仿。有的甲状腺髓样癌主要表现为梭形，因而任何头颈部的 FNA 为梭形细胞病变时，鉴别诊断都应该注意到髓样癌。当髓样癌有嗜酸细胞外观时，鉴别诊断时应注意排除 Hürthle 细胞瘤，某些髓样癌病例有形态奇特的巨细胞，类似于间变性癌。幸运的是，髓样癌有独特的免疫细胞化学特征，包括降钙素＋、CEA ＋、嗜铬粒蛋白＋、TTF-1 ＋、甲状腺球蛋白等，可与其他甲状腺肿瘤区分（图 11.12 B）。

恶性淋巴瘤

原发性甲状腺淋巴瘤占甲状腺恶性肿瘤的 1% ～

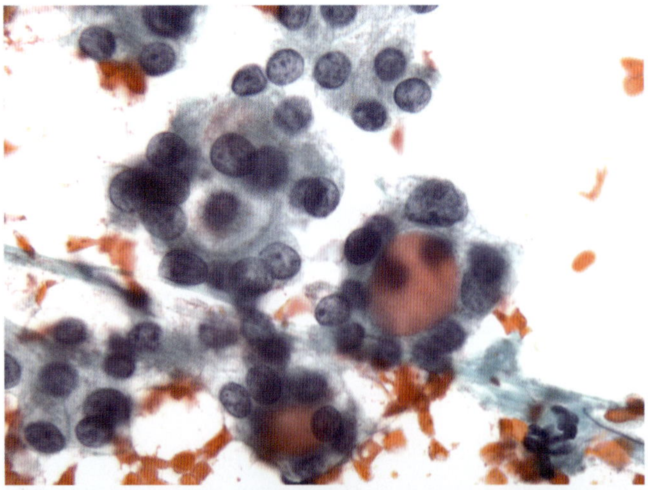

图 11.10　甲状腺乳头状癌滤泡变异。虽然细胞呈滤泡状排列，但细胞核有乳头状癌的特征。需谨慎鉴别诊断，包括具有乳头状核特征的非浸润性甲状腺滤泡性肿瘤（NIFTP）（巴氏染色）

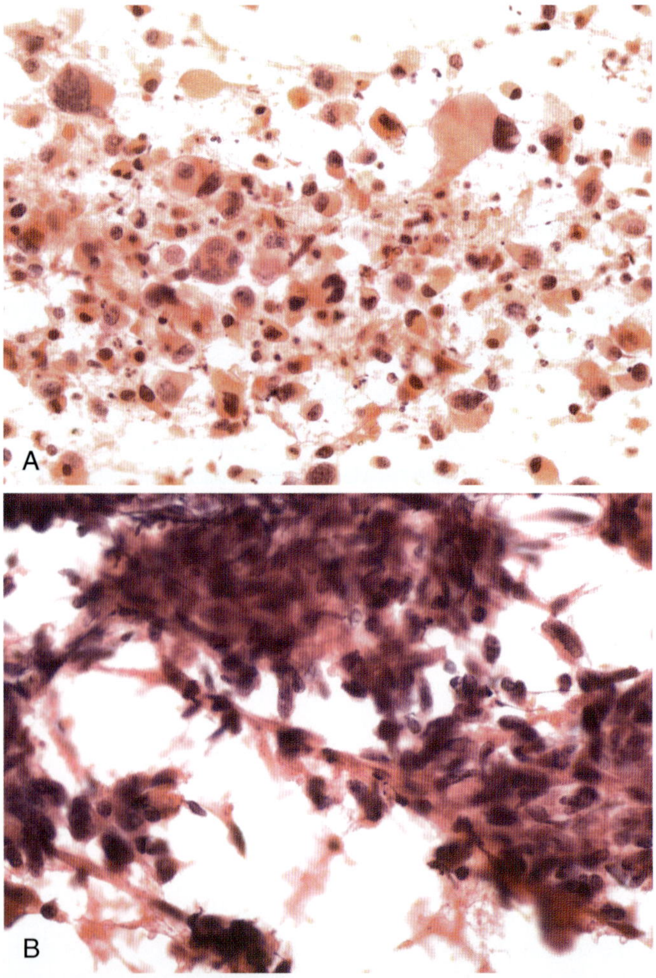

图 11.11　未分化（间变性）癌。A. 恶性细胞具有高度的多形性，形状奇异，在背景肿瘤素质中细胞核深染。B. 未分化癌的梭形细胞类似于高级肉瘤（巴氏染色）

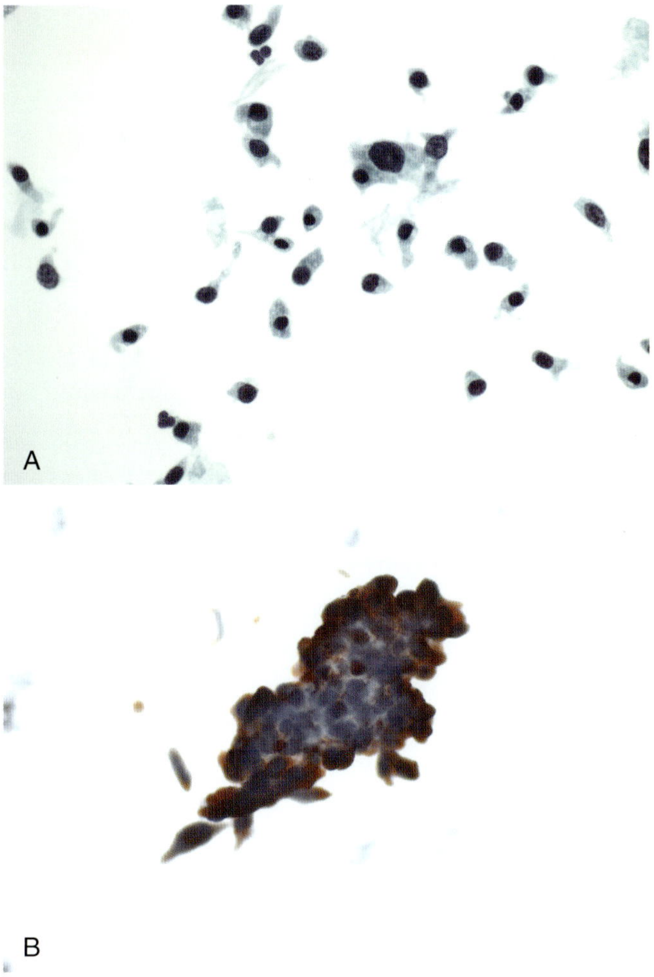

图 11.12 甲状腺髓样癌。A. 肿瘤细胞分散为单个细胞，呈中性浆细胞样外观（巴氏染色）。B. 降钙素的免疫细胞化学染色呈阳性

3%，其特征是在桥本甲状腺炎（Hashimoto's thyroiditis，HT）的环境中发生[76-77]。原发性甲状腺淋巴组织增生性疾病，如甲状腺中的霍奇金淋巴瘤、浆细胞瘤和 T 细胞淋巴瘤已有报道，但非常罕见。恶性淋巴瘤的细胞学诊断通常直截了当，因为弥漫性大 B 细胞淋巴瘤（diffuse large B-cell lymphomas，DLBCL）占了病例的 75%[76-77]。其他原发性甲状腺淋巴瘤主要是黏膜相关的淋巴组织（mucosa-associated lymphoid tissue，MALT）型的结外边缘区淋巴瘤。诊断甲状腺淋巴瘤的关键是使用流式细胞仪技术，证明免疫球蛋白轻链的限制性表达和免疫表型。抽吸 DLBCL 的镜下表现是细胞性的，是大而高度非典型的未成熟 B 淋巴细胞，背景的滤泡细胞稀少甚至缺失。分散的大淋巴细胞核膜不规则并有明显的核仁（图 11.13）；在涂片背景中可以识别出淋巴腺小体，小的细胞质碎片。MALT 型结外边缘区淋巴瘤是一种低度恶性的淋巴瘤，其对诊断构成挑战是因抽吸与 HT 相似。MALT 淋巴瘤的抽吸含有更多的类似于中心细胞的中等大小的淋巴细胞（图 11.14）。甲状腺 FNA 怀疑是淋巴增生性疾病时，应该进行辅助标志物研究，例如流式细胞仪技术或免疫细胞化学（用风干细胞离心涂片或细胞块）。

继发的甲状腺肿瘤

肿瘤转移到甲状腺的表现可能是多灶性结节或孤立性结节，但不常见，在甲状腺 FNA 中检测到的约为 0.1%[78-79]。转移到甲状腺肿瘤中，最常见的有肾、结直肠、肺、乳腺癌、黑色素瘤、淋巴瘤和头颈部鳞状细胞癌[78-79]。当身体有其他部位的原发性癌症的病史时，应考虑转移性肿瘤的可能性，特别是恶性肿瘤细胞的细胞学特征与标准甲状腺肿瘤细胞不能

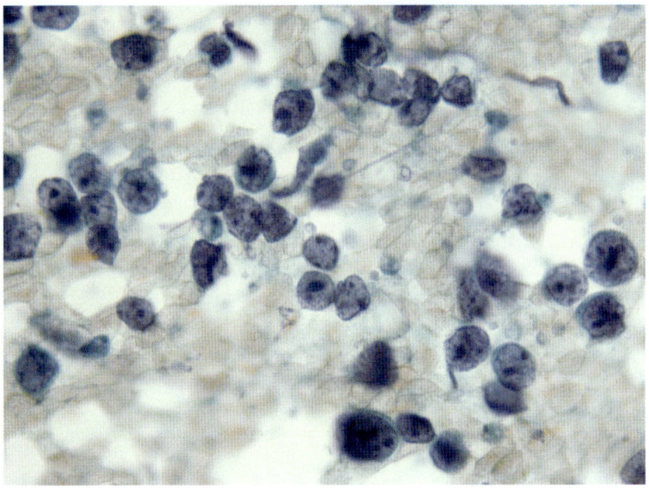

图 11.13 弥漫性大 B 细胞淋巴瘤。恶性淋巴细胞分散，有大的圆形细胞核，核仁突出，核质比高（巴氏染色）

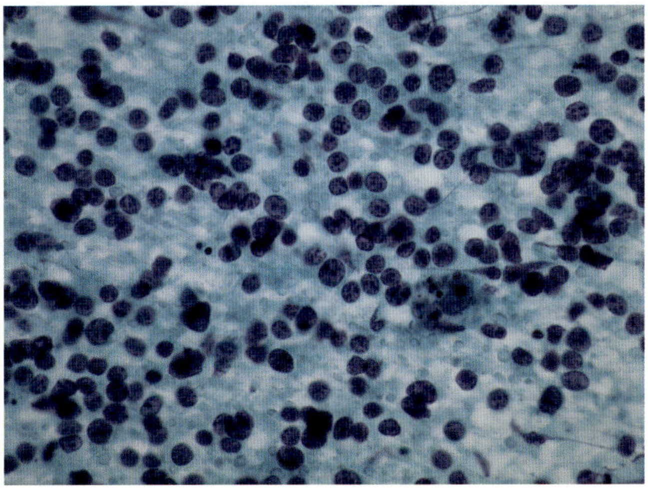

图 11.14 黏膜相关的淋巴组织（MALT）型结外边缘区淋巴瘤。MALT 型淋巴瘤由小到中等大小的淋巴细胞组成。通常需要流式细胞仪技术与慢性淋巴细胞性甲状腺炎区分。背景包括血液和淋巴腺体（巴氏染色）

匹配时，例如乳头状癌、滤泡性癌、髓样癌和未分化癌等。提示转移性疾病可能性的另外两个特征是，平常的滤泡细胞与恶性细胞的混杂，以及肿瘤素质背景（急性炎症与坏死碎片混合）。两种不常见，但最难诊断的甲状腺转移癌是肾细胞癌（图 11.15）和乳腺癌，因为这两种癌都可以模仿滤泡性肿瘤的细胞学特征。转移性黑色素瘤可以模仿髓样癌或间变癌。转移性乳头状肺癌可能被误认为甲状腺乳头状癌。在评估这些有挑战性的病例时，甲状腺球蛋白、TTF-1、PAX-8和降钙素的免疫细胞化学非常有帮助。

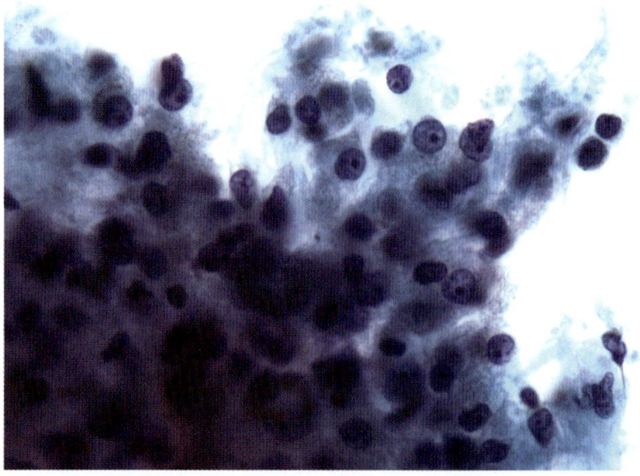

图 11.15 甲状腺转移性肾细胞癌。这组细胞密集，细胞质丰富、细腻，核仁明显，类似 Hürthle 细胞肿瘤（巴氏染色）

甲状腺 FNA 并发症

甲状腺 FNA 后最常见的并发症是血肿，是甲状腺丰富的血管性质而间接引发的[80-81]。因为甲状腺血供丰富，建议 FNA 时将针道局限在狭窄区域而不是“扇形”运动。第二个是在甲状腺 FNA 进行期间的潜在并发症，是血管迷走神经性晕厥型晕针。在这种情况下，应停止 FNA，患者仰卧位，双腿略微抬高。应获取并记录生命体征，并将不良事件通知给转诊医生。甲状腺的解剖位置是在气管前面，在操作过程中，针头有可能会进入气管。这时注射器中通常会失去真空，患者可能会咳嗽或产生少量带血的痰。这种抽吸物可能是含纤毛的呼吸道上皮细胞。

参考文献

如需完整的参考文献列表，请访问 http://pincode.yiaiwang.com。

12

细针穿刺与分子分析

Benjamin J. Gigliotti，Marika D. Russell，David Shonka，Nikolaos Stathatos

李晓曦 古晨 译 田文 张福星 审校

请访问 http://pincode.yiaiwang.com 查看相关视频：
视频 12.1 第 12 章引言：细针穿刺抽吸和分子分析。

引言

超声引导下细针穿刺抽吸（fine-needle aspiration，FNA）活检是诊断评价甲状腺结节的金标准，但细胞学评价有局限性，即使是广泛接受的 Bethesda 分类方案，也有高达 30% 的标本被归类为细胞学未明确（见第 11 章，甲状腺细针穿刺抽吸——2017 年 Bethesda 系统）[1]。结节具有 Bethesda Ⅲ类，即“意义不明的非典型性 / 意义不明的滤泡性病变”（atypia of undetermined significance/follicular lesion of undetermined significance，AUS/FLUS）或 Bethesda Ⅳ类，即“滤泡性肿瘤 / 可疑滤泡性肿瘤”（follicular neoplasm/suspicious for follicular neoplasm，FN/SFN）特征的甲状腺结节中，恶性的风险分别估计为 6% ～ 18% 和 10% ～ 40%，在临床实践中的差异很大[1-4]。尤其是 AUS/FLUS 类别最为显著，文献报道的恶性率范围在 6% ～ 40%[5]。甲状腺结节归为 Bethesda Ⅴ类，即“可疑恶性肿瘤”（suspicious for malignancy，SFM），恶性的风险为 45% ～ 60%[1]。

细胞学的不明确（Bethesda Ⅲ / Ⅳ类）导致诊断的不确定，为临床的诊治带来了挑战。重复活检或诊断性甲状腺腺叶切除是传统的有限选择方案。尽管有研究报告表明，绝大多数的重复 FNA 能获得更明确的诊断，也有研究报告指出不明确的读片可能依然存在。产生差异的原因可能由于医院的因素，包括当地每个 Bethesda 分类恶性肿瘤的发生率等[6-7]。尽管传统观点建议等待 8 ～ 12 周以避免 FNA 相关性不典型，一项研究表明，初次和重复 FNA 的时间间隔与诊断率和准确性无关[8]。等待 4 ～ 6 周或更短时间可能就足够了，尤其是当解释标本的细胞病理专家知道穿刺的时间线时。

结节的不确定导致的是在两个方向上的错误，或者是过度，或者是不足。大多数以 AUS/FLUS 和 FN/SFN 为特征的甲状腺结节术后被证实为良性的，腺叶切除术在回顾性分析中被认为是不必要的。但对于被证实为恶性大于 4 cm 的结节或合并甲状腺全切除术的指征时，腺叶切除术就显得不足，甲状腺全切除术是必要的[9]。因此，对细胞学不明确的结节行腺叶切除术并不是最合适的处理策略，需要改进的诊断方法，从而指导决策。

随着二代测序（next-generation sequencing，NGS）技术的应用和对甲状腺癌发生认识的提高，分子诊断工具已在临床上广泛应用，本章旨在了解分子诊断工具在处理细胞学不明确甲状腺结节时的作用。分子检测技术对良性结节的辨别和术前恶性结节的检出提高，可以避免诊断性手术，并帮助制订恶性肿瘤的手术方案[10-11]。美国甲状腺协会（American Thyroid Association，ATA）甲状腺结节和分化型甲状腺癌的管理指南将分子检测纳入作为对细胞学不明确的结节一项可接受的辅助评估手段，并指出熟悉这些工具的应用是至关重要的[9, 12]。

分子检测原理

甲状腺癌中的分子改变

在过去的 20 年中，对甲状腺癌发病的分子机制研究已经阐明了致癌的许多遗传驱动因素[13]。虽然早就知道甲状腺癌的临床严重程度，是与细胞分化程度平行的，这些表型变化背后的分子变化越来越多地被明确（见第 18 章，甲状腺肿瘤的分子发病机制）。这些发现，加上能够对单个肿瘤进行分子分析的新技术，促使了分子诊断病理学领域的蓬勃发展。分子表达谱在评估细胞学不明确结节中的应用是一个快速发展的领域，它利用了每种甲状腺癌亚型与正常甲状腺组织以及彼此之间的独特生物学特征。

最常见的甲状腺癌统称为“分化型甲状腺癌”（differentiated thyroid cancer，DTC），因为它们通常是惰性的，并与其起源的甲状腺滤泡上皮细胞非常相似。DTC 可再分为甲状腺乳头状癌（papillary thyroid carcinoma，PTC）和甲状腺滤泡状癌（follicular thyroid cancer，FTC），各有其独特表型特征和行为的亚型[14]。PTC 及其变体是迄今为止最常见的甲状腺癌类型（80%），具有相对简单和安静的基因组。大多数突变发生在调节细胞生长和分化的丝裂原活化蛋白激酶（mitogen-activated protein kinase，MAPK）信号通路中[15]。*BRAF* V600E 是最常见的改变，其次是酪氨酸激酶受体（如 *RET* 和 *NTRK*）的信号改变[16]。另一方面，FTC 与 *RAS*、*PTEN* 和 *PIK3CA* 突变以及 *PAX8-PPAR*γ 重排有关。

分子诊断揭示了几种 DTC 亚型所表现出的不同临床行为，并可能会丰富传统病理学并导致分类方案的修订。例如，与 *BRAF* V600E 突变互斥的 *RAS* 突变可以在 FTC 和乳头状癌的滤泡亚型［（follicular variant of papillary thyroid cancer，FVPTC）最常见的 PTC 亚型］中发现，但在经典 PTC 中几乎不会出现。FVPTC 长期以来一直被认为是异质性肿瘤，使用整合遗传学来阐明“*BRAF* 样”和“*RAS* 样”肿瘤的已经揭示了临床行为的多样性[15，17]。事实上，*BRAF* V600E 突变型肿瘤通常有局部侵袭性，表现类似于经典 PTC，而 *RAS* 突变型 FVPTC 倾向于包膜内，临床特征更像滤泡性腺瘤或腺癌[18]。由于 *RAS* 突变型 FVPTC 与滤泡性肿瘤的特点更为相近，因此就应对其重新分类，并采取滤泡性肿瘤的管理方式。另一个例子是 Hürthle 细胞癌（Hürthle cell carcinoma，HCC），传统上被归类为 FTC 亚型。然而，数据表明其有独特的基因组特征，包括染色体拷贝数改变和线粒体 DNA 的新突变[19-20]。

低分化和未分化甲状腺癌（anaplastic thyroid carcinoma，ATC）较为罕见，有着更为复杂和广泛的突变，更具侵袭性[21]。MAPK 信号通路显著激活，再加上 *TERT* 启动子、*EIF1AX*、DNA 修复基因的突变（*CKEK2*、*SWI/SNF* 复合物等），以及 *P53* 突变均参与去分化过程和基因组不稳定性。这些变化对临床的影响包括甲状腺球蛋白的表达缺失、对放射性碘无反应、侵袭性增加等，ATC 的预后很差[22-23]。甲状腺髓样癌是一种生物学独特的恶性肿瘤，起源于神经内分泌的滤泡旁“C”细胞，与滤泡细胞肿瘤相比，具有更高的遗传率[24]。最常见的突变是 *RET* 基因，*RAS* 突变在散发性甲状腺髓样癌中也很常见。

分子技术

分子表达谱分析依赖几种不同的 NGS 和基因表达技术，每种技术都赋予测试平台独特的特征，并影响“纳入（rule-in）”或“排除（rule-out）”测试的性能。从根本上说，技术在于试测的底物是 DNA 还是 RNA，无论它们是否采用基因测序和（或）表达方法[25]。所有方法都依赖某种核酸提取和保存的形式，常使用专有的防腐剂，然后进行扩增和检测。通常使用致癌基因或融合特异性引物通过聚合酶链反应（polymerase chain reaction，PCR；用于 DNA）、逆转录聚合酶链反应（reverse transcription polymerase chain reaction，RT-PCR；用于 RNA），或使用芯片技术（microarrays）进行测序。

最初的基因分型分析旨在检测点突变和基因融合，但随着时间的推移已发展到还可以识别插入 / 缺失，以及拷贝数改变。值得注意的是，虽然 *BRAF* V600E、*TERT* 启动子和 *P53* 突变已被证明与恶性肿瘤有高度的特异性，但 *RAS*、*PTEN* 和其他突变可见于滤泡性腺瘤和其他良性病变中，从而对使用这些特征来区分良性与恶性标本提出了挑战。信使 RNA（messenger RNA，mRNA）的表达分析依赖于 RNA 测序（RNA sequencing，RNA-Seq）和微阵列技术来确定良性和恶性组织之间差异表达基因。最近 microRNA，一种通过修饰 mRNA 间接调节基因表达的非编码小 RNA 也被应用。无论 RNA 底物如何，机器学习算法通常用于执行模式识别将良性和恶性表达特征区分开来。

在撰写本章时，市面上共有 3 种商用工具，它们都使用了上述方法的某种组合：ThyroSeq、Afirma 和 ThyGeNEXT/ThyraMIR（表 12.1）。

临床效用

要了解分子检测的临床效用，有必要简要回顾一下与检测性能相关的统计数据。在细胞学不明确甲状腺结节的分子检测中，手术切除该结节的组织病理学是作为判断结节是良性还是恶性的标准。敏感性和特异性是检测所要考虑的不变特征，两者通过验证研究确定。敏感性表示检测为阳性（真阳性）的恶性结节的比例；特异性表示检测阴性（真阴性）的良性结节的比例。高度敏感检测可用作“排除”检测，因为阴性结果不太可能是假阴性（灵敏性为 100% 的检测将检测到所有患有该疾病的个体）。高度特异性检测可用作“纳入”测试，因为阳性结果不太可能是假阳性（特异性为 100% 的测试对所有没有这种情况的人都是阴性的）。

临床上进行分子检测时，真正的诊断是未知的；

表 12.1 不明确细胞病理学的商业测试概述

公司	Afirma® Veracyte，Inc.	ThyroSeq® UPMC，CBLPath，Inc.	ThyGeNEXT®-ThyraMIR® Interpace Diagnostics，Inc.
检测方法	基因测序分类器（2017） 基于微阵列的基因表达分析（1115 个“核心”基因）；RNA 测序检测单核苷酸变异（*BRAF*）及基因融合（*RET-PTC* 1-3）杂合性缺失 Xpression Atlas：RNA 测序面板包含 511 个基因、761 个基因突变、130 个基因融合	ThyroSeq v3（2017） 对 112 个基因进行 NGS，检测突变（12 135 个 SNV 和插入/缺失）、基因融合（> 120 个）、基因表达改变（90 个基因）、拷贝数变异（FNA 样本检测 10 个区域，组织样本检测 27 个区域）	ThyGeNEXT®-ThyraMIR®（2018） ThyGeNEXT®：检测 10 个基因的 NGS（42 个 SNV）及 28 个基因融合 ThyraMIR®：检测 10 个微小 RNA 的 PCR 表达
版本历史	基因表达分类器（GEC，2011）—167 个基因（25 个用于 MTC/甲状旁腺/转移灶的筛查，142 个用于主分类器）	ThyroSeq v0（2007）：7 个基因 ThyroSeq v1（2013）：15 个基因（引入 NGS） ThyroSeq v2（2014）：56 个基因	ThyGenX（2015）：8 个基因； miR*Inform*：4 个基因，3 个基因融合
样本制备	2 份 FNA 样本（FNAprotect™ 保存，低温运输），2 份细胞学切片样本送细胞病理学中心实验室 *	1 份 FNA 样本（ThyroSeq*Preserve* 保存），也可使用 FFPE 或细胞块	1 份 FNA 样本（RNA *Retain* 保存）；也可以使用细胞学切片样本
细胞病理学	需要细胞病理学中心实验室复核 *	接受本地审阅，可以提供细胞病理学中心实验室复核	接受本地审阅，可以提供细胞病理学中心实验室复核
报告模式	GSC：报告两种结果（“良性”或“可疑”）； Xpression Atlas：特定的基因融合和 SNV	提供有风险分层的特定突变情况	ThyGeNEXT：提供有风险分层的特定突变情况 ThyraMIR：报告两种结果（“阳性/阴性”）
临床验证	Patel et al. JAMA Surg. 2018	Steward et al. JAMA Oncol. 2018	Labourier et al. J Clin Endocrinol Metab. 2015
肿瘤检出率	24%（45/190）	28%（69/247）	32%（35/109）
敏感度	91%	94%	89%
特异度	68%	82%	85%
阳性预测值	47%	66%	74%
阴性预测值	96%	97%	94%

* 一些学术中心除外。

FFPE，福尔马林固定石蜡包埋；FNA，细针穿刺抽吸；GSC，基因测序分类器；NGS，二代测序；SNV，单核苷酸变异、插入/缺失；UPMC，匹兹堡大学医学中心

临床医生和患者在做出临床决策时必须知道的是检测的阳性预测值（positive predictive value，PPV）和阴性预测值（negative predictive value，NPV）。对于细胞学不明确结节的分子检测，PPV 表示结果为阳性而实际患有恶性肿瘤（真阳性）患者的百分比；NPV 表示结果为阴性而真正没有恶性肿瘤（真阴性）患者的百分比。重要的是要认识到 PPV 和 NPV 受测试的敏感性和特异性以及相关疾病流行程度的影响。对于已经确定的敏感性和特异性，随着疾病流行率的升高，PPV 增加而 NPV 降低，从而影响检测的临床效用。相反，疾病流行率降低会降低 PPV 并增加 NPV。鉴于细胞学不明确标本所报道的恶性肿瘤比例差异很大，因此知晓当地恶性肿瘤发生率对于了解检测在特定人群中的性能至关重要。临床医生应知晓每个 Bethesda 类别中恶性肿瘤的局部患病率，当考虑到个人临床环境时其是如何影响检测的 PPV 和 NPV[12]。

应该注意的是，最近将具有乳头状核特征的非浸润性甲状腺滤泡性肿瘤（noninvasive follicular thyroid neoplasm with papillary-like nuclear features，NIFTP）从恶性肿瘤重新分类为肿瘤，这对分子检测的解释产生了影响。术语“NIFTP”于 2015 年引入，用于描述无包膜或血管侵犯且表现为惰性、预后良好的包膜滤泡亚型乳头状甲状腺癌[26-27]。NIFTP 病变的细胞学标本通常不明确（Bethesda Ⅲ / Ⅴ类）；将其重新分类为肿瘤可降低每组患恶性肿瘤的风险[4, 28-29]。在第一代和第二代分子测试的开发和验证过程中，曾认为是恶性的结节现在被诊断为 NIFTP。因此，NIFTP 在分子检测中呈现“可疑”或阳性结果，从而降低了 PPV[30-32]。然而，尽管 NIFTP 在临床上被认为是一种低风险肿瘤，但它是一种组织学诊断，因此需要手术切除，如果不

治疗，其恶性潜能尚不清楚。因此，由“可疑”或阳性结果指导的腺叶切除术符合目前的诊断和治疗建议[9]。出于这个原因，当以二进制方式报告结果时，将 NIFTP 与恶性结节分组可以优化测试的性能和解释。

ThyroSeq®

背景

ThyroSeq 的第一个版本于 2007 年在匹兹堡大学医学中心开发用于临床。最初的 panel（ThyroSeq v0）评估了 7 个基因，包括突变（*BRAF*、*NRAS61*、*HRAS61*、*KRAS12/13*）或重排（*RET/PTC1*、*RET/PTC3*、*PAX8/PPAR*γ）。7 基因组合检测对不明确结节中恶性肿瘤的检测，具有高 PPV 和低 NPV[33]。此后 ThyroSeq 检测进行了多次迭代，使用了 DNA 和 RNA 的 NGS。每一次连续迭代都评估了更多的基因；ThyroSeq v1 是 15 个基因组合，v2 是 56 个基因组合。尽管最初是作为“纳入”检测开发的，但敏感度和 NPV 都随着每个新版本而增加[34]。

ThyroSeq v3 是 2017 年开发的最新版本，分析 112 个基因的四类遗传异常，包括突变、基因融合、基因表达改变和拷贝数变异[35]。对所有检测到的遗传异常行专有算法分析用于生成基因组分类器（genomic classifier，GC）评分；每个检测到的异常都被分配一个 0 ～ 2 的值，该值与其与恶性肿瘤的关联程度相当，并将这些单独的值相加。如 GC 评分≥ 1.5 则检测报告为阳性，如 GC 评分＜ 1.5 则报告为阴性[36]。此外，检测报告还提供了有关检测到的特定遗传异常信息。

临床验证

在一项前瞻、双盲、多中心的研究中，ThyroSeq v3 已得到验证[37]。在这项研究中，ThyroSeq v3 评估了 286 例细胞学不明确结节（Bethesda Ⅲ / Ⅴ类）的 FNA 样本，并与甲状腺切除术后的组织学发现进行了比较。10% 的样本因总核酸含量低或甲状腺细胞不足无法进行充分评估。剩余的 257 份样本中，152 份（59%）检测呈阴性，105 份（41%）呈阳性。152 份检测为阴性的结节中有 147 份的最终病理结果为良性。其余 5 例假阴性结节中，4 例为 PTC，1 例为微浸润性 FTC，均属于 ATA 低风险类别。对细胞病理学 Bethesda Ⅲ或 Bethesda Ⅳ的结节亚分类，通过甲状腺切除标本的组织学评估确定的疾病患病率（癌症 / NIFTP）为 28%。在这 247 个样本中，其敏感性、特异性、NPV 和 PPV 分别为 94%、82%、97% 和 66%[37]。

如前所述，检测效用取决于研究人群的疾病患病率，NPV 随疾病患病率的增加而降低。对于 ThyroSeq v3，在 Bethesda Ⅲ类结节人群患病率高达 40% 和 Bethesda Ⅳ类结节人群患病率高达 60% 时，其 NPV 可达 95% 或更高[37]。由于 Bethesda Ⅴ类结节（SFM）患者的 FNA 结果的癌症患病率较高，ThyroSeq v3 作为“排除”检测的适用性有限。在这些患者中，阴性检测结果有 20% 的恶性肿瘤风险[38]。对于细胞病理学为 Bethesda Ⅲ / Ⅳ类的结节，检测阴性的癌症风险为 3% ～ 5%（以典型的疾病患病率计算），与 FNA 细胞学诊断为 Bethesda Ⅱ类结节的癌症风险相当[37]。

良性检出率（benign call rate，BCR）定义为细胞学不明确的样本随后在分子分析中被发现为良性的百分比，是检测效用的重要衡量标准。在应用具有高 NPV 的分子检测时，BCR 可确定非手术的患者数量。一项研究发现，对于细胞病理学为 Bethesda Ⅲ / Ⅳ类的患者，ThyroSeq v3 的 BCR 为 74.1%[38]。

已经有研究证明 ThyroSeq v3 在评估 Hürthle 细胞甲状腺病变的有效性。值得注意的是，在最初的验证研究中，所有 10 例 HCC 均被正确鉴别为阳性结果[37]。在对 ThyroSeq v3 性能的另一项分析中，42 例 Hürthle 细胞恶性肿瘤中有 39 例（93%）被正确鉴别；在所有嗜酸性细胞结节中，敏感性和特异性分别为 93% 和 69%[36]。ThyroSeq v3 可建议用来帮助确定 Hürthle 细胞肿瘤的手术范围[39]。

关于 NIFTP，ThyroSeq v3 的前瞻性多中心研究将 NIFTP 与癌性结节分组[37]。先前的验证研究在 NIFTP 概念引入之前实施，因此高估了 Bethesda Ⅲ / Ⅳ类结节中的癌症患病率。一项专门评估 NIFTP 分为良性病变的研究表明，当 NIFTP 被分类为良性时，ThyroSeq v2 的 PPV 会降低[31]。

实际问题

要获取 ThyroSeq v3 检测，应申请样本收集组套，包含了检测申请表、ThyroSeq 保存和运输材料。FNA 以经典型方式进行，建议将一次完整的进针样本置入 ThyroSeq 保存液并运送进行评估。将标本置入 ThyroSeq 保存液后，可在冰箱中保存长达 12 个月。FNA 样本的细胞病理学评估可以在当地进行，也可以在 CBLPath 公司的 ThyroSeq v3 检测之外申请，如申请 CBLPath 公司进行细胞病理学解读，鼓励提供额外的穿刺样本。ThyroSeq v3 检测也可以在由细胞块制备的切片上进行，经苏木素和伊红（H&E）染色后检查以证实存在＞ 300 个细胞。由福尔马林固定石蜡包埋的标本制备的切片，也同样可以检测。图 12.1 提供了一个示例报告。

ThyroSeq®
Thyroid Genomic Classifier

患者 出生日期/年龄/性别 客户标识 采集日期 接收日期 报告日期	客户 送检医师 接收医师 T F	收到日期 客户编号

临床病史
细针穿刺细胞学：AUS/FLUS (Bethesda Ⅲ)

甲状腺素® V3气相色谱结果摘要

右叶甲状腺细针穿刺

检测结果	癌症概率	潜在管理
阳性	高 **(>80%)**	外科会诊* *详见下文解释

解释

- 在该样本中发现*RAS*突变，同时存在拷贝数变异和异常基因表达谱。
- 这些分子改变的共同发生与80%的患癌风险有关，或者是典型的乳头状癌滤泡变异。其余肿瘤可能是恶性前NIFTP或良性滤泡状腺瘤。
- 与这些改变相关的癌症复发风险预计是低到中等。
- 患者的管理决策必须基于治疗医师独立的医学判断。分子检测结果应与相关的影像学和临床表现、患者和家族史以及患者的偏好结合考虑。

详细结果

标本细胞数/判读的充分性：**充分**

标记类型	标记结果			AF
基因突变	HRAS	p.Q61R	c.182A>G	36%
基因融合	阴性			
拷贝数变化	阳性			
基因表达谱	阳性			
副甲状腺	阴性			
髓质/C细胞	阴性			

AF=变异等位基因频率

Page 1 of 3

图 12.1 ThyroSeq®v3 示例报告（Molecular and Genomic Pathology，UPMC，Pittsburgh，PA.）

ThyroSeq®
Thyroid Genomic Classifier

背景

分子标记在细胞学不确定的FNA样本中的诊断应用。甲状腺癌具有普遍发生的各种基因改变的特点（1）。基于ThyroSeq v3的多中心前瞻性双盲研究结果（2,3），在检测前癌症患病率为23%～35%的人群中，Bethesda Ⅲ（AUS/FLUS）和Bethesda Ⅳ（FN/SFN）细胞学检查和ThyroSeq v3检测结果阴性的甲状腺结节患癌的概率为2%～3%。
根据我们的验证分析，癌结节伴可疑恶性细胞（Bethesda Ⅴ）细胞学和ThyroSeq阴性检测结果的概率能达到20%（数据见相关文件）。
患者管理
甲状腺结节患者的管理可以通过FNA细胞学和ThyroSeq检测结果来了解。
重要的是，除了检查结果外，在制定医疗或手术治疗方法时，必须考虑结节的临床特征、患者病史以及患者的偏好。
ThyroSeq检测结果阴性：根据国家综合癌症网络（NCCN）临床实践指南（4），如果分子检测结合临床和超声特征，预测癌症的风险与良性FNA细胞学中所见的恶性肿瘤风险相当(约5%或更低），可以考虑观察。因此，在那些Bethesda Ⅲ型和Ⅳ型细胞学检查的结节的癌前检测概率<44%的临床情况下，ThyroSeq检测结果阴性将意味癌的概率为5%或更低（3），因此有理由在适当选择的病例中进行观察而不是手术治疗。由于此类结节的癌变概率与良性FNA细胞学相当，因此患者的管理可遵循良性细胞学结节的建议。
根据2015年美国甲状腺协会（ATA）指南，应根据超声（US）模式确定（5）：对于高度怀疑US模式的结节，应在12个月内复查US和US引导下的FNA；对于低至中度可疑超声模式的结节，在12～24个月时复查超声，如果超声证据显示生长或出现新的可疑超声特征，可以重复FNA或继续观察复查超声。如果继续生长，则重复FNA（参考文献5中的Rec.#23）。在Bethesda Ⅴ细胞学和ThyroSeq阴性的结节中，残留的癌症风险约为20%，不允许避免手术治疗；由于大多数结节是良性的，初次进行甲状腺叶切除术通常是许多患者治疗甲状腺疾病的首选且充分的方案。
ThyroSeq检测结果：目前为阴性：当样品被发现为低风险（LR）基因突变阳性时，检测结果报告为目前为阴性，该基因突变本身不足以导致完全的癌症发展（如PTEN，EIF1AX），也在细胞亚群中发现（6）。尽管在取样时，大多数这些结节是良性的，但其中一些可能经历克隆扩增并获得额外的突变。在没有高度可疑的US型或其他临床危险因素的情况下，这些患者中的许多人能够在观察中获益，其中1年内复查FNA和分子检测。
ThyroSeq检测结果为阳性：对于这些结节，突变的类型和水平提供了癌症可能性的进一步细化，并允许估计癌症的侵袭性/风险。根据甲状腺癌ATA风险分层系统，结构性疾病复发风险可分为低（~1%～5%）、中（～10%～20%）和高（30%～55%）（5）。
在孤立的RAS或RAS样突变中ThyroSeq检测阳性（如*BRAF* K601E, *PPARG*融合）预测低风险癌症（2,3）或癌前肿瘤NIFTP（7）的高概率（达到80%）。许多这类结节可以通过治疗性腺叶切除术来治疗，目前ATA指南推荐用于低风险乳头状和滤泡性癌（参考文献5中的Rec. #35）和NIFTP（8）。
在孤立的*BRAF* V600E或*BRAF* V600E样突变中ThyroSeq检测阳性（如RET/PTC，*BRAF*融合）具有非常高（>95%）的复发风险（9）。根据ATA指南（5），*BRAF* 突变的单灶性甲状腺内癌复发风险低，因此可以单独进行甲状腺叶切除术。而1～4 cm甲状腺BRAF阳性的PTC是一种中等风险肿瘤，应根据临床和超声结果考虑甲状腺全切除术或腺叶切除术。
ThyroSeq检测对多种高风险（HR）突变（如*BRAF* V600E和*TERT*）呈阳性，实际上是癌症的诊断，并根据ATA指南预测疾病复发风险升高（5），并根据几项研究预测肿瘤相关死亡率（10-12）。这些患者中的大多数可能从甲状腺全切除术中获益，如果其中一种突变是*BRAF* V600E，则可能考虑局部淋巴结清扫（13）。

图1 Bethesda Ⅲ-Ⅳ细胞学患者潜在管理（LR-低危；HR-高危；NIFTP-具有乳头状核特征的非浸润性甲状腺滤泡性肿瘤）

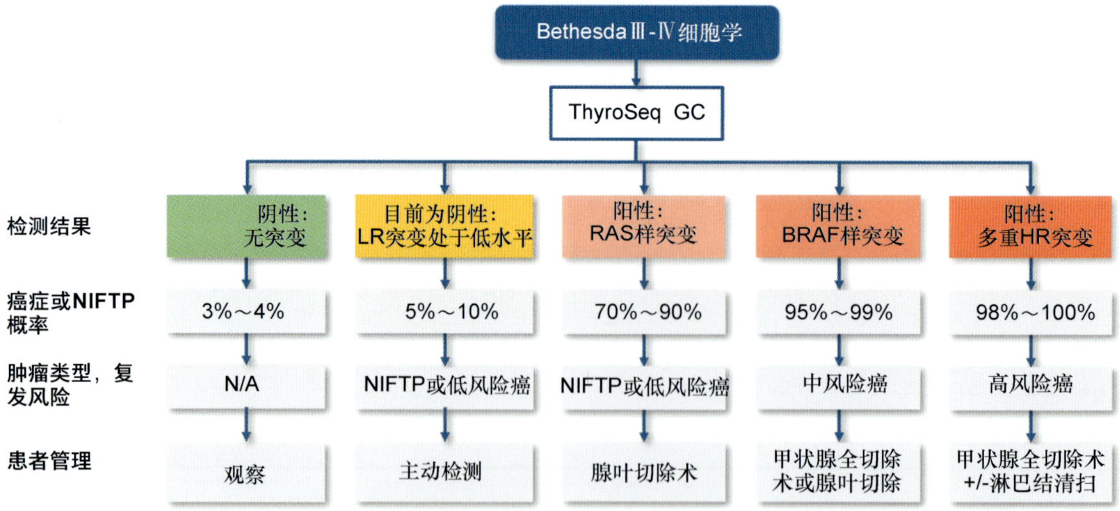

图 12.1 续

ThyroSeq®
Thyroid Genomic Classifier

其他应用

除了主要应用于不确定的FNA细胞学外，ThyroSeq可能在所有良性（Bethesda Ⅱ）或恶性（Bethesda Ⅵ）细胞学的FNA样本亚型中具有临床作用。高达30%的细胞学良性但临床特征可疑的结节可检测到突变，其中大多数在手术后被发现为恶性（14,15）。

一项研究表明，检测*BRAF*和*RAS*突变可将细胞学假阴性率从4.8%降至0.4%，结论是分子检测可能有所帮助，但仅在临床怀疑存在恶性肿瘤的情况下（15）。在恶性肿瘤（Bethesda VI）细胞学阳性的细胞学样本和手术切除的癌症样本中，ThyroSeq检测可能有助于甲状腺癌风险分层和优化患者管理，包括与放射性碘使用相关的决策（16-18）。在晚期甲状腺癌中，突变状态可能影响靶向治疗的选择（19）。

参考文献

1. Agrawal N, et al. Cell. 2014;159:676-90; 2. Steward D, et al. Thyroid. 2017;27:A-168; 3. Nikiforova M, et al. Thyroid. 2017;27:A-181; 4. 2016 National Comprehensive Cancer Network (NCCN) clinical practice guidelines for thyroid carcinoma. https://www.nccn.org/ 5. Haugen BR, et al. Thyroid. 2016;26:1-133; 6. Karunamurthy A, et al. Endocr Relat Cancer. 2016;23:295-301; 7. Nikiforov YE, et al. JAMA Oncol. 2016;2:1023-9; 8. Haugen BR, et al. Thyroid. 2017;27:481-483; 9. Yip L., et al. Ann Surg. ;262:519-25; 10. Xing M, et al. J Clin Oncol. 2014;32:2718-26; 11. Song YS, et al. Cancer. 2016;122:1370-9; 12. Melo M, et al. J Clin Endocrinol Metab. 2014;99:E754-65; 13. Howell GM, et al. Ann Surg Oncol. 2013;20:47-52; 14. Nikiforov YE, et al. J Clin Endocrinol Metab. 2009;94:2092-8; 15. Proietti A, et al. Cancer Cytopathol. 2014;122:751-9; 16. Tufano RP, et al. Medicine (Baltimore). 2012;91:274-86; 17. Xing M, et al. Lancet. 2013;381:1058-69; 18. Xing M, et al. J Clin Oncol. 2009;27:2977-82; 19. Bible KC, et al. Nat Rev Clin Oncol. 2016;13:403-16;

方法

从ThyroseqPreserve溶液中采集的甲状腺FNA样品或固定样品中分离核酸（DNA/mRNA）。

如果需要，在H&E指导下，在显微镜下对未染色的载玻片进行手工显微解剖。NGS分析用于检测SNVs /indels、基因融合(GF)、基因表达改变(GEA)和拷贝数改变(CNA)靶向112个甲状腺癌相关基因（*AGGF1, AGK, AKAP13, AKAP9, AKT1, ALK, APC, BANP, BCL2L11, BRAF, C7orf10, CALCA, CCDC149, CCDC30, CCDC6, CCNY, CHEK2, CHGA, CITED1, CREB3L2, CTNNB1, DICER1, EIF1AX, EML4, EP300, ERBB4, ERC1, ETV6, EZH1, EZR, FAM114A2, FAM193A, FARSB, FGFR2, FKBP15, GFPT1, GLIS3, GNAS, GOLGA5, GORASP2, GTF2IRD1, HOOK3, HRAS, IDH1, IDH2, IGF2BP3, IRF2BP2,KIAA1217, KIAA1598, KIF5B, KLK1, KRAS, KRT20, KRT7, KTN1, LOC389473, LTK, MACF1, MEN1, MET, MKRN1, NCOA4, NF2, NRAS, NTRK1, NTRK3, OFD1, PAX8, PCM1, PGK1, PICALM, PIK3CA, POR, PPARG, PRKAR1A, PTEN, PTH, RAF1, RBPMS, RET, RNF213, ROS1, SLC26A11, SLC5A5, SND1, SPECC1L, SQSTM1, SS18, SSBP2, STK11, STRN, SYN2, TBL1XR1, TERT, TFG, THADA, TP53, TPM3, TPR, TRA2A, TRIM24, TRIM27, TRIM33, TRIM61, TSC2, TSHR, UACA, VCL, VHL, WARS, ZBTB8A, ZC3HAV1*）。使用Torrent Suite v5.2.2, Variant Explorer v2和基因组分类器(GC)算法进行数据分析。检测结果报告为阴性(恶性肿瘤的可能性低)或阳性(恶性肿瘤的可能性高)。样本充分性、突变类型、基因表达和CNA谱在详细结果部分报告。FNA标本中GC的敏感性是93%，特异性是81%(2)。GC检测的局限性(LOD)在甲状腺细胞中是6%～12%(3)。SNVs indels的分析敏感性(PPA)和分析特异性(PPV) > 99% / 99%在3%～5%AF（6%～10%的肿瘤细胞），GF为>99%/99%在1%～3%的肿瘤细胞，GEA为> 99% / 99%在10%的肿瘤细胞，对于CNA的92% / 100% 在FNA标本中20%～25%的肿瘤细胞和FFPE样本中40%～70%的肿瘤细胞。测定所需的最小测序深度为500x。未满足最低测序覆盖要求的遗传区域在报告中被认定为失败。

DNA序列变异的更多细节

基因	转录本	基因位置
NRAS	NM_002524.4	chr1:115256529T

以下基因中观察到低覆盖率热点

无

大体描述

从CBLPATH, INC.收到标有患者姓名和标识符的FNA小瓶。

免责声明

Thyroseq是由UPMC分子和基因组病理学实验室开发的一种诊断测试，其性能特征由UPMC分子和基因组病理学实验室确定。它还没有得到美国食品和药物管理局的批准。美国食品和药物管理局已经确定，这样的许可或批准是不必要的。本试验用于临床目的。它不应被视为调查性或仅用于研究。本实验室经临床实验室改进修订(CLIA)认证，有资格进行高复杂性的临床实验室检测。ThyroSeq测试不能对基因进行完整的测序，在突变热点之外的突变，一些插入和缺失，一些新的基因融合，以及低于灵敏度切断的基因组改变可能无法检测到。该测试不提供有关种系或体细胞检测突变状态的信息。某些样品特性可能导致灵敏度降低，包括样品异质性、样品质量低和其他原因。本报告中的信息必须与所有相关临床信息结合使用，并不能取代临床判断。对病人护理的决定必须基于主治医生独立的临床判断。治疗医生的决定不应仅仅基于此或任何其他单一测试或本报告中的信息。

Electronically signed out by:

01/05/2018 14:41

Page 3 of 3

图 12.1 续

Afirma® 表达分类器

基因表达分类器

Afirma 基因表达分类器（Gene Expression Classifier，GEC，Veracyte，Inc，South San Francisco，CA）是2011年开始临床使用的第一代专有分子分类器。作为识别良性结节的“排除”检测而开发，旨在实现95%的高灵敏度和NPV，与美国国家综合癌症网络（National Comprehensive Cancer Network，NCCN）的指南接受的小于等于5%的良性细胞学假阴性率相当［NCCN 甲状腺指南（NCCN Thyroid Guidelines），https://www.nccn.org/professionals/physician_gls/pdf/thyroid.pdf］。该工具通过微阵列分析甲状腺癌中167个基因的差异表达谱[40]。提交用于 Afirma GEC 检测的样本先进行涵盖甲状腺髓样癌、甲状旁腺组织和转移性肿瘤25个基因筛查；筛查为阴性的样本进一步提交给142个基因分类器，并被报告为“良性”或“可疑”[10]。为了改进 GEC 可疑结果的 PPV，Veracyte 公司还加入了检测 *BRAF* V600E 表达谱的 Afirma BRAF，以丰满该分类器对 PTC 的检测。

临床验证

Alexander 等通过一项前瞻性、双盲、多中心研究对 Afirma GEC 的性能进行临床验证，以组织病理学为参考标准，评估 GEC 对265例细胞学不明确结节（Bethesda Ⅲ、Ⅳ和Ⅴ类）的检测性能。研究发现 Afirma GEC 的总体敏感性为92%，特异性为52%。AUS/FLUS、SFN/FN 和 SFM 的 NPV 分别为95%、94%和85%，三种分类的恶性肿瘤患病率分别为24%、25%和62%。PPV 在 AUS/FLUS 和 SFN/FN 中分别为38%和37%，在归类为 SFM 的结节中为76%。在7例假阴性结果中，6例是由于滤泡上皮取样不足，而不是分类器自身算法的错误。AUS/FLUS 和 SFN/FN 的高 NPV 证实了 GEC 对这些类别的结节进行风险分层的效用，良性结果支持临床观察[41]。

几家机构的验证后研究，评估了“真实世界”的 GEC 性能，并证实了其通常通过高 NPV 影响临床决策[42-49]。值得留意的是，尽管了解这些研究的检测性能很重要，但这种性质的研究本质上是有问题的，因为确定为良性的结节并没有被常规切除（译者注：意思是良性结节没有术后石蜡病理学依据）。没有组织病理学参考标准，就很难确定真阴性和假阴性概率。Duh 等采用定制的 QUADAS-2 工具 GEC 对不明确结节的诊断准确性的研究进行回顾分析，以评估这些研究中的方法学缺陷。作者发现这些研究之间存在显著的方法学异质性，最常见的方法学缺陷是缺乏未切除的 GEC 良性结节的诊断标准[50]。尽管如此，几项研究对 GEC 良性结节的临床随访表明，结果表宁对这些病例进行临床观察是适当的[51-54]。

有几项研究发现，对具有 Hürthle 细胞（嗜酸性细胞）特征的结节，GEC 的诊断准确性存在问题分类器不成比例地将“可疑”结果分给具有嗜酸性细胞类型的结节[41，44-45，49，55]。事实上，2012年 GEC 验证报告就表明，GEC 良性结果在 Hürthle 细胞腺瘤中仅为19%，而无 Hürthle 细胞特征的滤泡性腺瘤中 GEC 良性结果为58%[41]。在一项提交给 Afirma GEC 检测的58例细胞学不明确结节的研究中，Harrell 等报告13例假阳性中有9例组织病理学是良性嗜酸性细胞；21例 Hürthle 细胞结节中19例是 GEC 可疑的[49]。Brauner 等人检查了46例具有 Hürthle 细胞特征的不明确结节（Bethesda Ⅲ / Ⅳ类）的 GEC 性能，并注意到总体特异性仅为7.5%[55]。总之，这些引起了对 Hürthle 细胞样本检测准确性的担忧。

基因测序分类器

2017年，Veracyte 公司发布了 Afirma 基因组测序分类器（genomic sequencing classifier，GSC），旨在保持 GEC 的高灵敏度和 NPV，并提高其特异性和 PPV。GSC 使用 NGS 技术和增强的机器学习策略来评估10 000多个基因的表达谱，其中有1115个核心驱动基因集成分类模型。142个基因中的140个核心基因被纳入 GEC 分类器。GSC 结合 RNA-Seq 来检测点突变和基因融合，以及基因组拷贝数变化，包括杂合性缺失[56-57]。提交用于 GSC 检测的样本会首先筛查是否是甲状旁腺组织，以及 MTC、*BRAF* V600E、*RET/PTC1/3* 融合等等与 PTC 相关的基因组改变。如果样本筛查到“恶性肿瘤分类器”中的任一指标呈阳性时，即照此发出报告，而不再进入主分类器进行评估。

添加了多项功能以提高 GSC 分类器的性能，包括滤泡细胞含量的上游分析以确保质量控制。为提高对 Hürthle 细胞结节的特异性，将 Hürthle 细胞指数和 Hürthle 细胞肿瘤指数分类器纳入主分类器中。Hürthle 细胞指数分类器使用基因表达和线粒体转录分析来检测 Hürthle 细胞的存在。一旦确定，Hürthle 细胞肿瘤指数分类器将确定结节是否是肿瘤，结合拷贝数改变、杂合性缺失的分析以及 Hürthle 细胞肿瘤常见的分子特征[58]。Hürthle 细胞阳性结节被确定为肿瘤后被提交给标准 GSC 分类器，并报告为 GSC 良性或 GSC 可疑。对 Hürthle 细胞阳性但确定为非肿瘤的结节提交给主分类器，并使用调整后的阈值，允许更多样本被赋予 GSC 良性结果。

对于 GSC 可疑结节，Afirma Xpression Atlas（XA）可作为补充测试，以确定与甲状腺癌发生有关的基因改变。XA 也用于 Bethesda Ⅴ类结节和 Bethesda Ⅵ类结节，使用 RNA-Seq 检测 500 多个基因的变异和融合；识别出的基因改变可用于指导临床决策，但对于不明确样本的恶性风险评估尚未确定。值得注意的是，XA 采用的是基因组转录部分的 RNA-Seq，因此发生在 DNA 非编码区域中的遗传改变如 TERT 启动子不能被 XA 评估[57]。

临床验证

GSC 在一项盲法研究中进行了临床验证，该研究以组织病理学为参考标准，并使用了先前 GEC 临床验证研究前瞻性收集的队列样本[41, 56]。GEC 研究纳入的 210 个 Bethesda Ⅲ / Ⅳ类结节中，191 个结节（91.0%）留有足够的 RNA 可用于 GSC 分析。GSC 的灵敏度高，保持在 91%，对于 Bethesda Ⅲ / Ⅳ类样本，特异性则从 GEC 的 48% 提高到 68%。恶性肿瘤患病率为 24%（Bethesda Ⅲ / Ⅳ类）时，GSC 的 NPV 为 96%，PPV 为 47%。在 191 个样本中，26 个（13.6%）组织病理学为 Hürthle 细胞肿瘤。该亚组中 GSC 的敏感性为 88.9%，特异性为 58.8%，较 GEC 特异性（11.8%）相比，性能有所提高。随着良性结果（benign results，BCR）数量的增加，总体特异性改善，这表明为临床观察对结节进行分类的能力有所提高[56]。

验证后观察性研究比较了 GEC 和 GSC 在的性能。Angell 等回顾性分析细胞学不明确结节（Bethesda Ⅲ / Ⅳ类），GEC（$N=486$）和 GSC（$N=114$）检测的 BCR 值。总体上，GSC 的 BCR 高于 GEC（65.8% *vs*. 47.9%，$P<0.001$）[59]。类似地，Endo 等回顾性比较 GEC 检测（$N=343$）和 GSC 检测（$N=164$）的 Bethesda Ⅲ / Ⅳ类结节，以所有未切除的 GEC/GSC 良性结节均为真阴性条件下，结果发现 GSC 较 GEC 的 BCR 更高（76.2% *vs*. 48.1%，$P<0.001$），特异性（94.3% *vs*. 61.4%，$P<0.001$），PPV（60.0% *vs*. 33.3%，$P=0.01$）。这些报告认为用 GSC 作为手术的考量因素，与 GEC 相比，不明确结节相对减少了 66%，其中减少的大部分是 Bethesda Ⅲ类结节[60]。Harrell 等报告了 GSC（$N=139$）与 GEC（$N=481$）相比的，BCR 在统计学上有显著改善（61.2% *vs*. 41.6%），与 GEC 相比，应用 GSC 后的手术量相对减少了 45%[61]。这些研究也一致证明了 GSC 对具有 Hürthle 细胞学结节的诊断性能改善，与 GEC 相比，GSC 的 BCR 更高[59-61]。

实际问题

在初始 FNA 的细胞学是不明确结果后，可以通过重复程序收集样本用于 Afirma 检测，也可以在初次活检时收集样本，如果细胞学结果证明是不明确，则提交进行再次检测。或者，可以在初次活检时，行快速细胞学解读后进行反馈测试（reflex testing）。需要两次专用的穿刺样本置入专有的核酸防腐剂，并用冰冻包装好低温运送到 Veracyte 公司。尽管有几个学术医疗中心不受此要求的限制，但 Veracyte 公司需要同时提供一份细胞学标本，在细胞病理学中心实验室（甲状腺细胞病理学合作伙伴，Austin，TX）进行诊断验证。图 12.2 提供了一个示例报告。

ThyGeNEXT®-THyraMIR®

背景

ThyGeNEXT®-ThyraMIR®（Interpace Diagnostics，Inc，Parsippany，NJ）是 NGS 组合与 microRNA 表达分类器的结合。ThyGeNEXT® 随着时间的推移经历了多次迭代，尽管其基本方法保持一致。该项检测最初被称为 miR*Inform* Thyroid（Asuragen，Inc，Austin，TX），基于多项已发表的报告细胞学不明确高特异遗传改变，包括四种基因（*BRAF*、*KRAS*、*HRAS*、*NRAS*）和三种融合转录本（*RET/PTC1*、*RET/PTC3*、*PAX8/PPAR*γ）的突变分析[62-63]。添加了 *PIK3CA* 基因并将组合（Panel）搬迁至新的平台后，促使了 ThyGenX®（Interpace Diagnostics，Inc，Parsippany，NJ）的开发。基因组合的进一步扩展产生了最新一代的 ThyGeNEXT®，包括 10 个基因和 38 个融合转录本，以及 MTC 和甲状旁腺组织等其他标志物。

ThyraMIR® 是一种 microRNA 表达分类器，可根据 10 种 microRNA 的表达模式生成二元的“低风险”或“高风险”读数。ThyraMIR® 被添加到 ThyGeNEXT® 中以提高临床敏感性和 NPV，这是基于基因型的检测所一向缺乏的。当前的组合平台使用顺次检测，首先是 ThyGeNEXT® 突变分析，如果阴性则对 ThyraMIR® 进行反馈测试。但只能通过 ThyGeNEXT® 提交样品。

临床验证

Labourier 等用上一代 ThyGeNEXT®-ThyraMIR® 平

Afirma
GENOMIC SEQUENCING CLASSIFIER

VJ13423

REPORT STATUS: Final
PAGES: 1 of 1
CLIENT ID:
AFIRMA REQ:

患者报告

患者信息

患者：		出生日期：	性别：	实验室编号：	医疗记录编号：
采集日期	2019	单位名称			
接收日期	2019	送检医生		电话	
报告日期	2019	主治医生		电话	

临床病史：无
备注：疑似嗜酸细胞瘤

结果摘要

结节	细胞病理	Afirma基因组测序	恶性肿瘤分类
A	---	良性（ROM＜4%[1]）	阴性

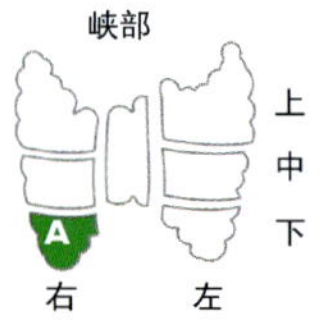

结果

结节A	大小：1.5cm	位置：右叶下部
AFIRMA GSC结果	良性	
恶性肿瘤分类结果	阴性：*BRAF* p.V600E c.1799T＞A,MTC 未检测：*RET/PTC1*, *RET/PTC3*	
恶性肿瘤分类建议	MTC和BRAF是阴性的，RET/PTC1, RET/PTC3未检测。这些结果不能改变AFIRMA GSC良性的恶性风险。	
大体描述	收到一小瓶 FNA保护液，上面标有申购单编号和患者姓名。	

结果解释1

AFIRMA GSC	细胞学诊断未确定*
恶性风险：AFIRMA GSC良性	＜4%
恶性风险：AFIRMA GSC可疑	～50%
敏感性：	91%
特异性：	68%
检测局限性†：	5%

	恶性分类 MTC	恶性分类 *BRAF*‡	恶性分类 *RET/PTC*	甲状旁腺
敏感性/特异性	>99% / >99%			>99% / >99%
PPA/NPA		>99% / >99%		
PPV/NPA			>99% / >99%	
检测局限性†	25%	5%	10%	15%

References: 1. Data on file. 2. Haugen BR, et al. *Thyroid* 2016.

* 未确定包括不明的非典/未明确的滤泡性病变和嗜酸细胞肿瘤。
† 敏感性研究证实了这项实验能够在良性细胞背景中发现恶性细胞。
‡ *BRAF*分类的行为建立于*BRAF* V600E突变分析PCR DNA的比较中。

Afirma 甲状腺细针穿刺分析是由Veracyte公司提供的一项包括细胞学和基因表达检测的用于甲状腺结节的分析。Afirma 基因组测序分类器对BRAF, MTC和RET/PTC检测及性能特征是由Veracyte决定。MTC是识别甲状腺髓样癌（MTC）存在的RNA分类器；*BRAF*是*BRAF* p. V600E，c. 1799T>A RNA分类；*RET/PTC*是RET原癌基因（*RET/PTC1*和*RET/PTC3*）基因重排基因表达的标志物。

E-SIGNED ON 2019 BY:
Veracyte Inc. CLIA # 05D20141206000 Shoreline Ct, Suite 100, South San Francisco, CA 94080

CLIA#05D2014120
CA License CLF340176
Lab Director: Robert J Monroe, MD, PhD

veracyte™

6000 Shoreline Court, Suite 100
South San Francisco, CA 94080
T 888.9AFIRMA (888.923.4762)
T 650.243.6350 (International)
F 650.243.6388
E support@veracyte.com

图 12.2 Afirma®GSC 样本报告（Courtesy Veracyte，Inc.，San Francisco，CA.）

台进行临床验证。检测了来自12个内分泌中心患者，共109个Bethesda Ⅲ/Ⅳ类结节穿刺样本，恶性肿瘤患病率为32%。该平台的临床敏感性为89%，特异性为85%，NPV为94%，PPV为74%；61%的样本被认为良性，恶性风险为6%[64]。验证后研究，以及对新版ThyGeNEXT®组合的验证目前正在计划或进行中。

实际问题

为ThyGeNEXT®-ThyraMIR®收集样本的方式，与ThyroSeq和Afirma类似。检测套件是免费的，包含检测申请表、RNA防腐剂、运输材料和预付回邮费。样品必须包含至少50 ng的总核酸底物，这些底物是从一个专用的FNA穿刺样本中获取（保存在RNA*Retain*中，是一种专有的核酸防腐剂）。储存或运输不需要冷藏，样品在室温下可稳定保存长达6周。Interpace诊断公司（Interpace Diagnostics，Inc.）还提供细胞学检查（需要至少一次额外的穿刺样本置于CytoLyt®防腐剂），如果不确定，则对单独的ThyGeNEXT®或ThyGeNEXT®-ThyraMIR®进行反馈测试。还可以通过专有提取方法使用细胞学载玻片进行测试。图12.3提供了示例报告。

选择分子检测

随着三款商用分子检测进入市场和正在筹划的其他若干检测，更不用说无数的“本土”机构专家小组，选择一个检测平台似乎令人望而却步。尽管选择测试的标准方法是根据“排除”还是“纳入”恶性肿瘤的效能来决定的，但实际上已经让位于现实，因为更新的测试使用了更多的方法或反馈测试，以提高PPV和NPV。患者的临床背景、保险范围和费用、每个Bethesda类别中当地恶性肿瘤发病率（特别是Ⅲ/Ⅳ/Ⅴ类）在当地的恶性肿瘤发生率，是在选择何时、如何明智地使用分子检测诊断时要考虑的因素。值得一提的是，分子检测已在细胞学不明的结节中的价值得到验证；不幸的是，尽管成本过高收益甚微，分子检测用于其他Bethesda类别并不少见[48]。存在下列临床因素情形时，分子检测没有那么有用：如结节大小、影像学特征提示结节或周围淋巴结可疑恶性，或者存在压迫症状需要手术时，或者当患者对于选择手术较随访监测选择意愿更强烈时[65]。明确机构或实际恶性肿瘤率，可以使测算出每次检测自己的PPV/NPV；这种计算在验证研究中存在恶性肿瘤患病率差异情况下尤其重要。

一些研究试图比较现有分子检测的性能。然而，在检测技术快速发展和频繁修订包括组合变更的背景下，比较和成本效益分析研究的实施和解释具有挑战性。Sciacchitano等进行一项比较Afirma® GEC±*BRAF*、ThyGenX®-ThyraMIR®和ThyroSeq® V2的荟萃分析，发现这三者都具有可接受的敏感性和NPV，尽管*BRAF*突变分析和ThyroSeq®的特异性/PPV最高[66]。Livhits等表明，与Afirma® GEC相比，ThyroSeq® v2的特异性更高且导致手术治疗更少[67]。Borowczyk等表明，虽然Afirma® GEC有比ThyroSeq® V2更高的灵敏度，也是更理想的“排除”检测，但ThyroSeq®更高的特异性和准确性加上可接受的灵敏度，使其成为更好的“全方位”检测[68]。然而，这些结果可能与Veracyte公司最近添加Afirma® GSC以提高其特异性和PPV不同。本章的作者不推荐一种检测优于任何另一种检测。

分子检测的成本效益仍然是一个研究课题，特别是对于较新版本的检测平台。Yip等以假设的检测场景表明，分子检测可以节省成本，主要是避免了残余甲状腺切除术的需求[69]。尽管一项小型研究表明，分子检测比诊断性腺叶切除术节省成本，但基于病例的估计表明分子检测的成本更高，主要因检测后的结节需要长期监测[70-71]。正在进行的进一步研究，以确定分子检测对医疗保健成本的影响。

说明性案例

案例1

一名29岁无症状女性，颈部常规体检时发现左侧甲状腺结节。促甲状腺激素水平正常。超声检查发现2.7 cm的实性结节，略低回声，宽大于高，边缘光滑，内部无回声灶（ATA中度可疑，TI-RADS分类4级）。基于诊室的超声引导下FNA，细胞病理学评估显示滤泡性病变，具有Hürthle细胞特征（Bethesda Ⅲ类）。超声检查未发现任何可疑的恶性受累淋巴结。用FNA活检标本制备的细胞块做ThyroSeq v3检测，发现为阳性（图12.1）。基于这些结果，进行了甲状腺腺叶切除术。最终病理显示完全切除的滤泡变异型PTC，有几个包膜浸润灶但没有血管侵犯（ATA低风险）。开始进行积极监测。

案例2

一名53岁的女性因触及右颈前肿块就诊。超声显示一个3.5 cm大小、边界清楚、质地不均匀、等回

ThyGeNEXT® THYROID ONCOGENE PANEL ThyraMIR® THYROID miRNA CLASSIFIER

Test Result Report

患者信息

患者姓名：John Q	注册号：12345678
出生日期：5/11/2018　　性别：男	编号：RP18-0000
采集日期：5/5/2018	送检医师：Jane P. Smith 博士
收到日期：5/7/2018	主治医师：Jane T. Smith 博士
接收日期：5/7/2018	单位名称：当地社区医院
收到标本类型：RNA	细胞学诊断提供者：申请单

结果简要

结节	细胞病理学	ThyGeNEXT	ThyraMIR
甲状腺峡部细针穿刺细胞学	不确定（B-Ⅲ）	*BRAF* (V600E) 突变 *TERT* (C250T) 突变	不需要

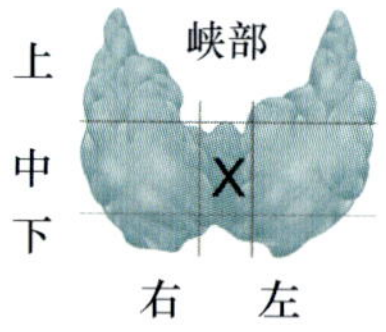

解释和风险评估

甲状腺峡部细针穿刺细胞学 → 细胞学诊断 B-Ⅲ → ThyGeNEXT *BRAF* (V600E) 突变 *TERT* (C250T) 突变 → ThyraMIR 不需要 → 恶性肿瘤风险 >99%*

*风险评估基于相关细胞学诊断相关的疾病患病率、突变变化、微小RNA表达、临床经验、文献相关壁报/演示文稿“联合突变和微小RNA表达分析评估甲状腺结节癌症风险的作用”，2017年10月ATA年会及临床验证（见测试结果解释部分）

检测结果说明

同时显示*BRAF*点突变和*TERT*突变的甲状腺结节是恶性侵袭性甲状腺癌的可能性更大[1]。

*BRAF*癌基因涉及32%的样本DNA拷贝，*TERT*突变涉及54%的样本DNA拷贝。虽然*BRAF*和*TERT*分别与传统的甲状腺乳头状癌高度相关，但突变共存的现象常与甲状腺外侵犯或转移等侵袭性临床病理特征有关[2, 3, 4]。对侵袭性疾病进行管理，可以考虑包括甲状腺全部切除和采集淋巴结。建议结合临床和放射学结果。

虽然分子参数在预测生物学行为方面是有用的，但它们可能还不完善，因此在对患者诊断和管理时，需要考虑包括超声结果、结节大小、细胞学和患者病史等所有的决定因素。

接下页

应用ThyGeNEXT和ThyraMIR分析突变

DNA点突变分析		信使RNA易位分析		微微小RNA
基因	单核苷酸变化	关键基因	融合基因	分类分析
ALK	L1198F, G1201E	*ALK*	*STRN, EML4*	miR-204-5p
BRAF	V600E, K601E, A598V	*BRAF*	*AGK, AKAP9, SPTLC2*	miR-139-5p
GNAS	R201H, L203P, Q227E, R844C	*NTRK1*	*TPM3, TPR, TGF*	miR-375
HRAS	G12V, G13R, Q61R, Q61K	*NTRK2*	*TERT*	miR-29b-1-5p
KRAS	G12D, G12V, G13D, G13R, Q61K, Q61R, Q61H	*NTRK3*	*ETV6, SLC12A6*	miR-155-5p
NRAS	G12D, G13D, G13R, Q61K, Q61R, Q61P	*PPRAg*	*BMS1, PAX8, CREB3L2*	miR-551b-3p
PIK3CA	E542K, E545K, H1047L, H1047R	*RET*	*CCDC6, ELKS, GOLGA5, HOOK3, KTN1, NCO4*	miR-146b-5p
PTEN	C124F, R130X	*RET*	*NCOA4, PCM1, PRKAR1A, RFG9, TRIM*	miR-31-5p
RET	M918T, C630R, D631G, C634W, A883F, E921K	*THADA*	*IGF2BP3, TRA2A, LOC389473*	miR-222-3p
TERT	-124C>T, -146C>T, -138_139CC>TT, -161C>T	看家基因 -*NKX2.1, PAX8, TBP, USP33*		miR-138-1-3p

INTERPACE® DIAGNOSTICS

Page 1 of 3

Interpace诊断，宾夕法尼亚州匹兹堡自由大道2512号，15222
www.interpacediagnostics.com|电话：800.495.9885|传真：888.674.6894|labsupport@interpacedx.com

cap ACCREDITED　CLIA CERTIFIED

图 12.3 ThyGeNEXT®/ThyraMIR® 样本报告（Courtesy Interpace Diagnostics，Inc.，Parsippany，NJ.）

推荐的管理方案*

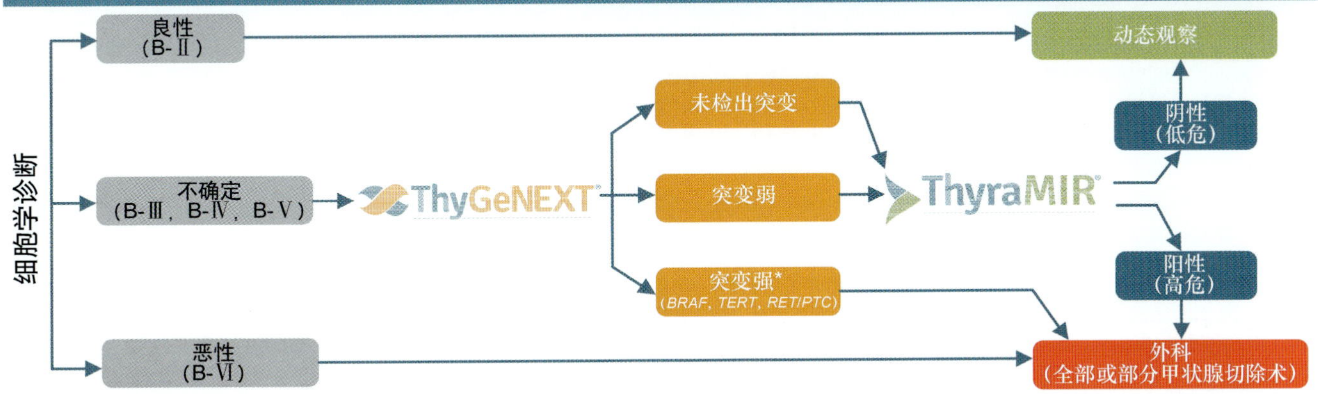

* *BRAF*、*TERT*、*ALK*和RET/PTC呈阳性的ThyGeNEXT样本将收到ThyGeNEXT检测结果。对恶性肿瘤风险较低的标志物检测呈阳性的ThyGeNEXT标本（如RAS）也将收到ThyaMIR检测结果。

**上面显示的患者管理基于细胞学诊断（如果有的话）和分子结果。然而，实际管理可能有所不同，因为临床决策是基于对患者特征、超声检查结果和相关临床因素的全面评估。

***细胞学诊断B3和B4结节管理的NCCN指南包括分子分析。

检测结果说明（续）

1. E. Labourier et al, Multi-categorical testing for miRNA, mRNA and DNA in fine needle aspiration improves the preoperative diagnosis of thyroid nodules with indeterminate cytology, Endocrine Reviews, 86(2), 2015

2. Beaudenon-Huibregtse S, et al, Centralized molecular testing for oncogenic mutation complements the local cytopathology diagnosis of thyroid nodules. Thyroid 2014, 10: 1479-87

3. Liu, R, Xing, M, Diagnostic and Prognostic TERT Promoter Mutations in Thyroid Fine Needle Aspiration Biopsy, Endocrine Related Cancer, 2014, October; 21, 825-830

4. Liu R, Xing M, TERT Promoter Mutations in Thyroid Cancer, Endocrine Related Cancer, 2016; 23, R143-R155

5. NCCN guidelines, Version 1.2018, Thyroid Carcinoma – nodule evaluation, THYR-4

ThyGenX检测部门在美国宾夕法尼亚州匹兹堡自由大道2515号Interpace诊断进行（CAP#7186526; CLIA#39D1024654）。
ThyraMIR检测部门在美国宾夕法尼亚州匹兹堡自由大道2515号Interpace诊断进行（CAP#7186526; CLIA#39D1024654）

监管

ThyGeNEXT™甲状腺基因Panel是通过甲状腺结节的细针穿刺活检和下一代测序（NGS）DNA和RNA分析提供PCR的富集。DNA分析得出与甲状腺癌相关的10个基因，包括*BRAF*、*TERT*、*ALK*、*RET*、*PTEN*、*HRAS*、*KRAS*、*NRAS*、*GNAS*、*PIK3CA*和*38RNA*融合转录物，包括*PAX8/PPARγ*、*RET/PTC*，以及*ALK*、*RET*、*BRAF*、*NTRK*和*THADA*的各种融合伴侣。使用寡核苷酸引物进行PCR的复制和富集，并在MiSeq平台（Illumina）分析。

在野生型基因组DNA的背景下，该检测对DNA突变和RNA易位的分析灵敏度分别至少为3%和5%。有报告DNA种类范围至少为5%，但*BRAF* V600E突变的报告范围至少为3%。总体来说，对于ThyGeNEXT panel的不确定细胞学病例，该分析的临床敏感性为63%，特异性为84%。

ThyraMIR™miRNA分类器是一种基于微小RNA的良恶性疾病鉴别器，使用10个特定微小RNA的数学算法，使用已知结果的甲状腺结节进行训练和验证。对于保存溶液中的细针抽吸物，ThyGenX测定需要最少的RNA量（RNA看家基因的1000个相对荧光单位）。与血液和正常RNA来源物混合会影响鉴别，并且已被证明在甲状腺结节性疾病采样中常遇到的混合范围内是有效的。

对于细胞学诊断不确定的病例，ThvGenX与ThyraMIR的联合检测平台的临床敏感性为89%，特异性为85%。(《临床内分泌与代谢杂志》，第100卷，第7期，2015年7月1日，第2743-2750页)。ThyGeNEXT的实验室分析验证确认了ThyGenX检测的5个基因(BRAF,HRAS,KRAS,NRAS,PIKCA)和6个融合(PAX8-PPARG和RET-PTC)的结果是100%一致(95%CI:99.5%~100%)。基于这一比较，ThyGeNEXT的性能有望与ThyGenX相似；然而，ThyGeNEXT将提供与侵袭性分化型甲状腺癌症和（或）不良预后密切相关的基因改变的额外信息。

根据细胞数和提取核酸的量，对用于显微镜评估(细胞学涂片、细胞块或薄层细胞学)的材料进行的测试，可能具有与上述类似或略低的测试性能特征。

INTERPACE DIAGNOSTICS

Page 2 of 3

Interpace Diagnostics, 2515 Liberty Avenue, Pittsburgh, PA 15222
www.interpacediagnostics.com | TEL: 800.495.9885 | FAX: 888.674.6894 | labsupport@interpacedx.com

cap ACCREDITED CLIA CERTIFIED

图 12.3 续

监管（续）

免责声明：

该测试是由interpace诊断临床实验室开发并决定了性能特点。还未被FDA批准。该实验室在CLIA的监管下有资格进行高度复杂性的测试用于临床。阴性结果并不代表是良性结果。有这些检测只检测上面列出的突变，占甲状腺癌的80%以上。其他罕见的突变，可能是癌症的无法通过这项测试检测出来。此外，大约30%的甲状腺癌没有已知的基因改变和/或突变。

CLIS#39D 1024654，CAP#7186526. Sydney D. Finkelstein，医学博士，主任
依据法律、法规或患者的书面授权，除必要和允许披露，病案应当保密。

解释者：

Sydney Finkelstein, MD
Medical Director

报告日期

INTERPACE® DIAGNOSTICS

Page 3 of 3

Interpace诊断，宾夕法尼亚州匹兹堡自由大道2512号，15222
www.interpacediagnostics.com|电话：800.495.9885|传真：888.674.6894|labsupport@interpacedx.com

cap ACCREDITED CLIA CERTIFIED

图 12.3 续

声为主的右侧甲状腺结节，以及一个 1.1 cm 大小、低回声、内部有微钙化的左侧甲状腺结节。右侧甲状腺结节的超声引导 FNA 活检显示 AUS（Bethesda Ⅲ类）。左侧甲状腺结节活检显示 PTC。右侧甲状腺结节的另一份样本被送去行 Afirma GSC 检测，结果显示为“可疑”，“恶性肿瘤分类器”结果为阴性。虽然“良性”结果得出的建议是，仅为治疗 PTC 而行甲状腺左叶切除术，但“可疑结果”得出的建议是行甲状腺全切除术。组织病理学结果是右侧甲状腺结节为 NIFTP，PTC 为多灶性且 *BRAF* V600E 突变阳性。患者选择不接受放射性碘治疗，并开始进行积极监测。

未来的应用

尽管分子检测无疑已被证明在临床上可用于评估不明确的细胞病理学，但其他应用前景广阔。分子诊断可用于更好地阐明预后，这对与患者的讨论、监测间隔的确定以及治疗的选择具有潜在的影响。人们早就知道 *RET/PTC* 重排往往发生在惰性 PTC 肿瘤中[72]。虽然这两种基因突变，*BRAF* V600E 和 *TERT* 启动子突变都与较高的肿瘤复发率有关，该组合具有明显更高的复发率，表明癌基因的协同作用[73]。在原本可能接受积极检测或保守治疗的小癌症中发现这些突变可能会改变治疗[74]。然而，在调整传统的临床病理危险因素后，分子标志物是否具有独立的预后价值仍不清楚。基因组或综合评价 MAPK 信号通路输出可能是更可靠的生物标志物[15，75]。

随着甲状腺癌发生的通路得到更好的确定以及针对分子改变所开发新疗法变得可行，很明显我们正在进入一个“精准医学”时代[76]。美国食品和药物管理局已经批准了几种多激酶抑制剂用于晚期甲状腺癌，包括用于 DTC 的索拉非尼和乐伐替尼，以及用于 MTC 的凡他尼布和卡博替尼[77-78]。达拉非尼（*BRAF* V600E 抑制剂）和曲美替尼（MEK 抑制剂）的联用已被批准用于 ATC，是第一个获批的针对甲状腺癌的基因型特异性治疗[79]。分子检测可在选择患者和最佳疗法，以及治疗耐药性标志物鉴定方面发挥重要作用[80]。最后，晚期恶性肿瘤患者血液中循环肿瘤细胞和细胞游离肿瘤 DNA 的鉴定提高了通过外周血抽取而不是活检来诊断和表征癌症的可能性[81]。已在晚期甲状腺癌患者的血液中检测到循环肿瘤细胞和（或）细胞游离 DNA，这可能是可获取遗传信息的新来源[82-83]。

结论

对甲状腺癌遗传驱动因素的深入了解以及分子诊断技术的进步，彻底改变了 FNA 细胞病理学不明确的甲状腺结节的术前风险分层。明智地应用这些技术可以帮助对患者分类进行积极监测或手术，还可以告知手术范围，补充传统的临床病理学变量以改善预后，并揭示当前和不断发展的分子疗法的靶点。

参考文献

如需完整的参考文献列表，请访问 http://pincode.yiaiwang.com。

13

甲状腺和甲状旁腺超声学

Kevin T. Brumund，Susan J. Mandel
曾庆东　邵毅　译　朱精强　审校

请访问 http://pincode.yiaiwang.com 查看相关视频：

视频 13.1　甲状腺与甲状旁腺超声学：设备与技术。

本章包含额外的在线拓展内容（包括独家视频），详情请访问 http://pincode.yiaiwang.com。

引言

近年来，超声的临床应用，特别是在头颈部疾病的诊疗应用不断扩大。目前，超声仍然是甲状腺的首选成像工具。超声具有经济、快捷、耐受性好等优势，并可帮助患者避免不必要的辐射暴露。高频探头与强大的图像处理能力的结合使得现在的超声设备可以提供无与伦比的清晰度和解剖细节。即使是小型的便携式系统，现在也能够提供有意义的图像信息。因此，作为体格检查后的进一步延伸，超声设备已经成为临床医生在门诊中不可或缺的工具。当下，随着技术的进步和培训课程的普及，超声设备已经更加经济和便携，技术更易掌握。床旁超声具有非常多的优势，其中最大的便利之处就是可同时进行诊断和有创操作。针对甲状腺及其相关病理，超声已成为初步评估和检查、术前准备、长期随访和监测不可或缺的组成部分。

关于该主题的更多讨论，请访问 http://pincode.yiaiwang.com。

超声工作原理

超声主要由 3 个部分组成：①探头，接收组织的声能信号；②控制器，由精密的计算机软件、换算程序、存储部件及多普勒方法学构成；③显示器，操作者可观察到动态的热点区域。声波能量与组织之间的相互关系使得超声技术得以应用于现实。伪像在其他放射学检查中往往产生负面效果，像口腔修复体造成 CT 信号的散射与降解。而在超声检查中，伪像却可以提供更有价值的临床信息。

关于该主题的更多讨论，请访问 http://pincode.yiaiwang.com。

当声波通过介质时，声波的能量会对分子产生扰动，当分子靠近时，它被称为压缩。另外，当分子移动到比正常位置更远的位置时，称为稀疏。这在数学上可以用正弦曲线来表示。声波的速度等于频率乘以波长，对于同一介质，不管声波的频率如何，声波穿过该介质的速度总是相同的。因此，在同一介质中声波的频率与波长是反比关系，低频波的波长较长，高频波的波长较短。对于不同的介质，声波在其中传播的速度不同，一般来说，介质的密度越大，传播速度越快。声音频率以周期 / 秒或赫兹（Hz）来测量。超声波是指超出人体可听范围的声波，其频率大于 20 千赫兹（kHz）。医用超声频率一般在 3 ～ 18 兆赫兹（MHz）。

当声波经过皮肤进入深部组织时，它会穿过各种不同密度、形状及反射能力的组织。大部分的声波会继续穿透组织直线前行或斜行散射。实际上，仅有约 1% 的声波会反射回探头。

声波有三个基本原理：阻抗、衰减和分辨率。声阻抗是介质对声波传播的阻力，受组织密度的影响。组织界面之间的阻抗差异会导致反射。阻抗的差异越大，声波被反射的越多。当组织类型（如肌肉和脂肪）之间的阻抗差异很小时，声波的反射很小，大部分声波都会通过；反之，当不同组织间（如肌肉和骨骼）阻抗差异较大时，声波反射较大，很少通过。

声波通过组织时逐渐失去振幅。这种衰减是散射和吸收共同作用的结果，并取决于组织密度和目标解剖结构的深度。衰减随着与声源（探头）距离的增加而增加。不同频率的声波在组织中具有不同的衰减特性。3 ～ 5 MHz 范围内的低频声波不容易衰减，因此更适合展示更深层次的结构。相比之下，高频声波衰减迅速，穿透深度较小。因此，低频探头适用于腹部超声，但高频探头（范围在 10 ～ 15 MHz）是观察头部和颈部相对浅表结构的理想选择。

超声探头发出的声波并非线型，而是一种沙漏样的形状。组织分辨率的最佳点位于该声波最窄的部分和指定的对焦区。如果焦点对齐，附近组织反射光波是一种独自的实体而非组合的模糊图像。根据深度可以对检查区域设置焦区，在焦区内组织特性表现出最好的横向分辨率。同样，传输波作用也很大，高频声波较低频声波能更好地在声波的直接路径上分辨附近的组织，声波的这种特性称为“轴向分辨率”。比如一张报纸上的图像，它是由比较少的墨点和亮度构成，当将其放大时就表现得比较粗糙；而数码单反相机拍摄的图片则会产生非常精细的图像，因为单位面积的图像是由更多的点组成。因此，声波的横向穿透和轴向分辨特性相结合能够产生非常理想的图像。如果要更多利用其穿透深度，就应用低频声波，当然其轴向分辨能力就会打折扣。头颈外科学中，大部分器官距离皮肤仅几厘米，因此具有较好横向分辨力的高频声波意义更大。总之，显示器上图像的分辨率与清晰度取决于声波的频率和目标器官，而较少依赖于焦区是否对准。另外，选择多大频率的声波取决于所研究的组织器官是深部的还是表浅的。

回声是一个术语，用于描述超声下物体或解剖结构的外观。不同部位回声的参考点不同，在颈部，正常甲状腺组织通常被称为等回声结构。等回声结构与周围组织（或参考组织）具有几乎相同的回声。无回声结构几乎没有回声，在超声设备上表现为几乎完全是黑色的，这表明声波通过组织时完全无反射，常见于充满液体的结构，如甲状腺囊肿或颈动脉。低回声结构比周围组织回声更少，超声上表现为比周围组织更暗；相反的，高回声结构的回声更多，比周围组织更亮。

关于该主题的更多讨论，请访问 http://pincode.yiaiwang.com。

伪像

在超声影像中，伪像指的是屏幕显示出来但不是代表真正解剖结构的图像，主要表现为声影或回声增强，往往代表不同的临床意义。单纯性囊肿因其囊壁较薄，有液体填充，声波几乎不会衰减便穿过囊肿前壁，而囊内液体不会造成声波反射，以致穿过囊肿后壁，结果大量的声波穿过囊壁，造成其声波能量较周围组织更强，这样在超声学中就形成与实际不相符的现象，表现出较周围组织及囊肿相对强回声的区域，这种伪像称为“后方增强”效应，主要用于临床诊断囊肿（图 13.1）。反之，粗大钙化阻断声波进入更深部的组织，超声影像表现为强回声区深部出现方形的无回声区，这种伪像称为“声影”（图 13.2），主要见于结节性甲状腺肿及部分甲状腺癌。微小钙化主要见于甲状腺乳头状癌（图 13.3），因为钙化点较小，除非紧密聚集，一般不会产生后方声影。这些微小钙化主要表现为点状强回声，组织学上主要是甲状腺原发性或转移性乳头状癌中的砂粒体结构。如果准备行超声引导 FNA，这些点状强回声区将是极有意义的区域。有些伪像可能跟微小钙化不易区分，其中之一就是“彗尾征”（图 13.4）。该伪像的强回声点都有一个不断变细的核心点。仔细观察，这些尾部实际是一种混响伪像。一种可能的解释是胶质结晶部分阻断声波传播及深部混响。Ahuja 等对大量表现为彗尾征的甲状腺患者研究发现，这种表现一般是良性的标志。回响伪像主要见于气管及颈动脉前壁，彗尾征见于小的胶质结晶及穿刺细针长轴（图 13.5）。

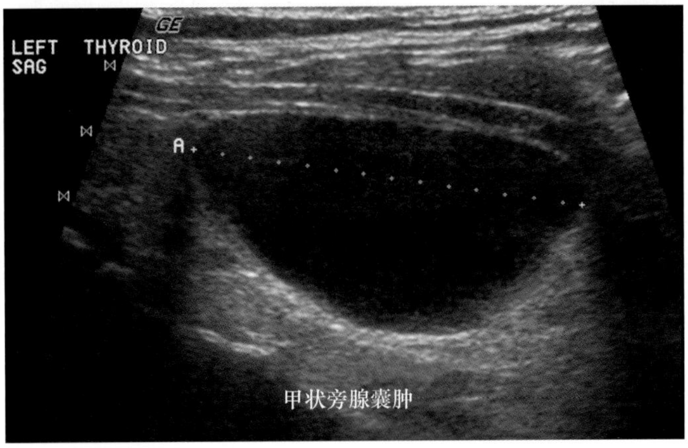

图 13.1 甲状旁腺囊肿产生的后方增强效应

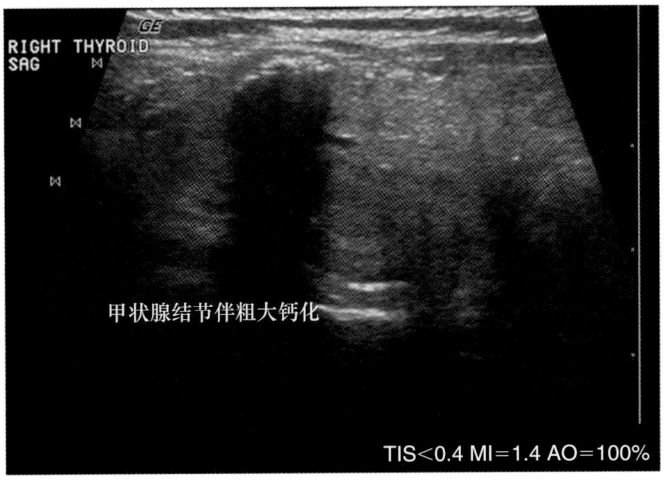

图 13.2 甲状腺结节内强回声的密集钙化妨碍声波穿透而产生的后方声影效应

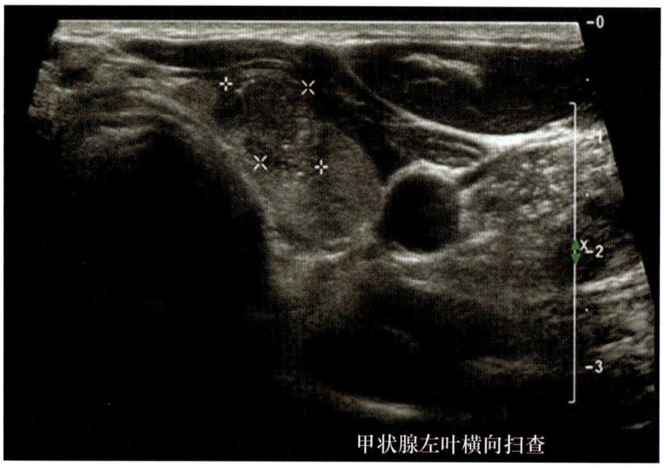

图 13.3 微小钙化没有产生后方声影伪像

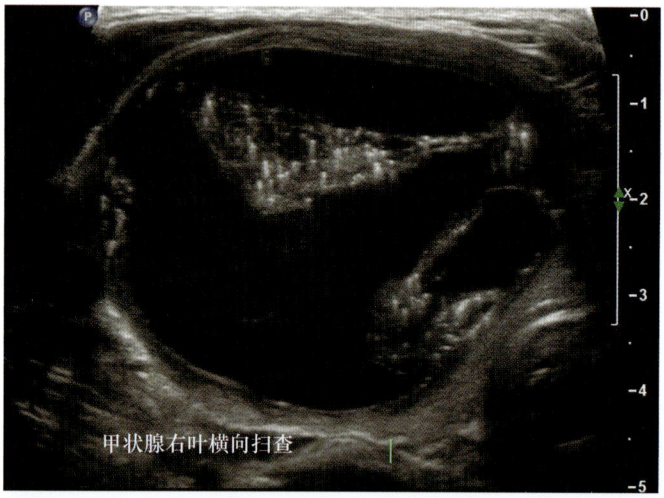

图 13.4 “彗星尾”伪像在表现上与微小钙化相似，但彗星尾部的出现可以与砂粒体相区别

多普勒

多普勒是一种跟普通超声相关但又不同的超声技术，主要用于检测正常解剖及病理状态下组织器官血流的变化[5]。简单来说，当声波以某种角度穿过在血管流动的红细胞时会发生反射，这时会造成声波的多普勒频移。当声波反射回探头时，其反射速度会不同。如果声波反射后远离探头，也就是说血流方向是逆探头时，其速度会降低。还可以计算红细胞流速，并且可以根据流向显示不同的颜色，习惯上当血流向探头时显示为红色，远离探头时显示为蓝色。将多普勒与 B 型超声结合以一种动态变化的形式显示出来，就形成一种彩色视频动态再现血流过程。这种彩色多普勒图像和流量测定主要用来研究颈动脉及外周血管疾病。能量多普勒是一种单独技术，它省去了计算和方向的一些问题。能量多普勒更加敏感，尤其对于像淋巴结及甲状旁腺腺瘤内低流量的血流分辨率更高（图 13.6）。事实上，能量多普勒在临床上多用于诊断上述两种结构的病变。能量多普勒还可以显示头颈部大血管，但不能计算其流量。

甲状腺超声

超声检查是甲状腺结节首选的影像诊断方法，其优点已得到广泛认可，并且适应证也在不断增加[6-7]。外科及内分泌科医生已经在病房内使用超声来检查及评估甲状腺、甲状旁腺及其他头颈外科疾病。这主要归因于其灵活、方便、安全，能够动态显示图像，检查费用较其他放射学方法低，并且高频、高分辨率超

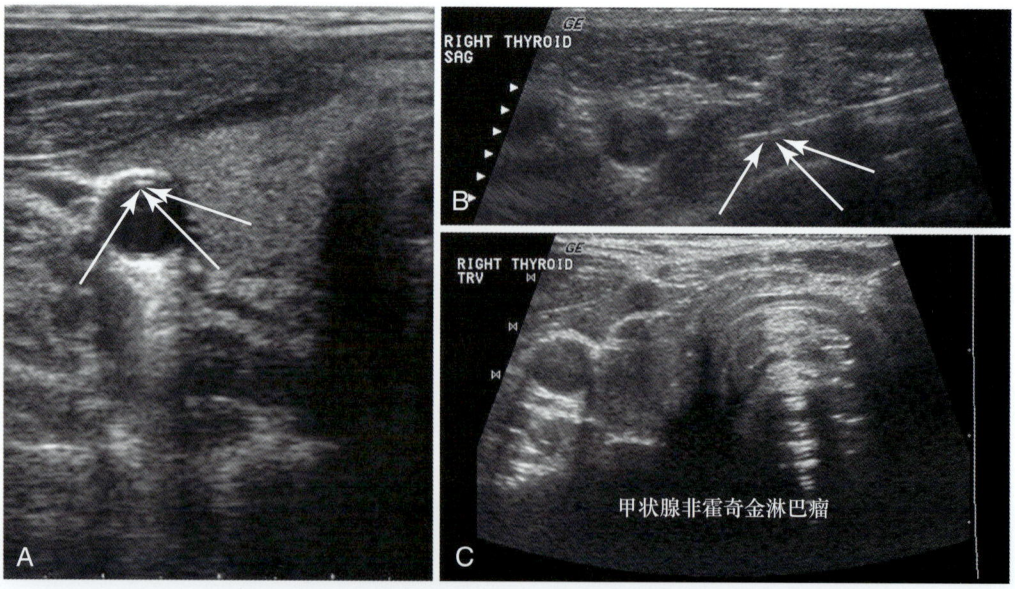

图 13.5 以下情况可以出现混响伪像：A. 颈动脉前壁；B. 活检穿刺针的长轴；C. 气管前壁。箭头示混响伪像

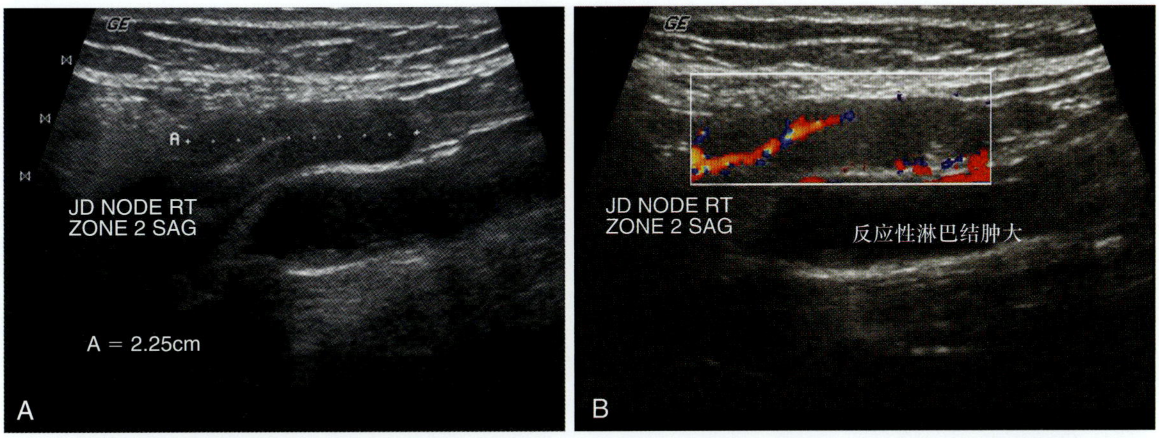

图 13.6 能量多普勒显示增生淋巴结内的小血管及类别（A. 灰阶超声图；B. 能量多普勒组合图）

声能够产生高度清晰的图像。框 13.1 列出了甲状腺超声的主要临床应用。

关于该主题的更多讨论，请访问 http://pincode.yiaiwang.com。

超声在甲状腺结节初步评估中的作用

甲状腺超声适用于所有可疑结节的患者[6-7]，包括可扪及的结节、结节性甲状腺肿及其他影像学检查偶然发现的甲状腺结节。超声诊断的目的在于观察是否有甲状腺结节，评估甲状腺结节的良恶性以及该结节是否需要包括 FNA 等方法在内的进一步检查。

关于该主题的更多讨论，请访问 http://pincode.yiaiwang.com。

超声引导 FNA 较传统针刺大大提高了敏感性、特异性及准确率[17-19]，尤其对无法触及、较小、背侧、多发结节、部分囊性结节或伴发的甲状腺疾病意义较大。它更利于针对结节的某些特别区域穿刺取样，如囊实性结节中的实性部分。然而，Cesur 等研究发现超声引导下对可触及的直径在 1 ～ 1.5 cm 的结节穿刺偏差率较传统触摸穿刺大大增加（37.6% *vs.* 24.4%，$P = 0.009$），但在直径 1.6 cm 或以上的结节中未发现明显差异[17]。当初次细针穿刺无明确细胞学诊断而需要再次穿刺时，超声引导就显得尤为重要[6]。

超声影像技术及检测

关于该主题的更多讨论（包括图 13.7 和图 13.8），请访问 http://pincode.yiaiwang.com。

甲状腺结节超声表现的特征

超声是诊断和治疗甲状腺结节的有力工具。所有确诊或疑似甲状腺结节的患者都应进行整个颈部的超声检查。目前已经总结出许多甲状腺恶性结节的超声特征（表 13.1），虽然这些超声表现具有较高的敏感性，但从来没有哪一种特征能够特异地鉴别良恶性[25]。如果联合应用这些超声特征，其特异性将大大提高。一项大样本的前瞻性研究中将超声表现和细针穿刺结果同术后病理比较发现，对存在微钙化、边缘不清及低回声其中一项以上超声表现的结节进行细针穿刺，仅有 2% 的甲状腺癌会漏诊[26]。Kim 等分析 155 例偶然发现的不能触及的甲状腺实性结节，发现每个结节会

框 13.1 甲状腺超声的目的和适应证

- 评估可触及的甲状腺结节及甲状腺肿
- 评估不能触及的甲状腺结节病变
- 鉴别甲状腺结节的良恶性
- 对甲状腺癌患者术前甲状腺及颈部淋巴转移进行评估
- 监测甲状腺癌患者术后复发情况
- 监测患者甲状腺结节、甲状腺肿及淋巴结病变发展情况
- 监测高风险人群（有甲状腺癌家族史、射线接触史及 PET 检测可疑者）
- 监测存在颈部疾病患者的甲状腺情况（如甲状旁腺功能亢进症患者）
- 引导 FNA 活检及其他介入治疗

表 13.1 恶性结节超声特征表现

边缘	模糊、不清
声晕	无，未见血管
形状	不规则、球形及条状
结构	实性
回声	低回声
钙化	内部微小钙化
血供	结节内血供丰富
弹性成像	低弹性
淋巴结	异常淋巴结

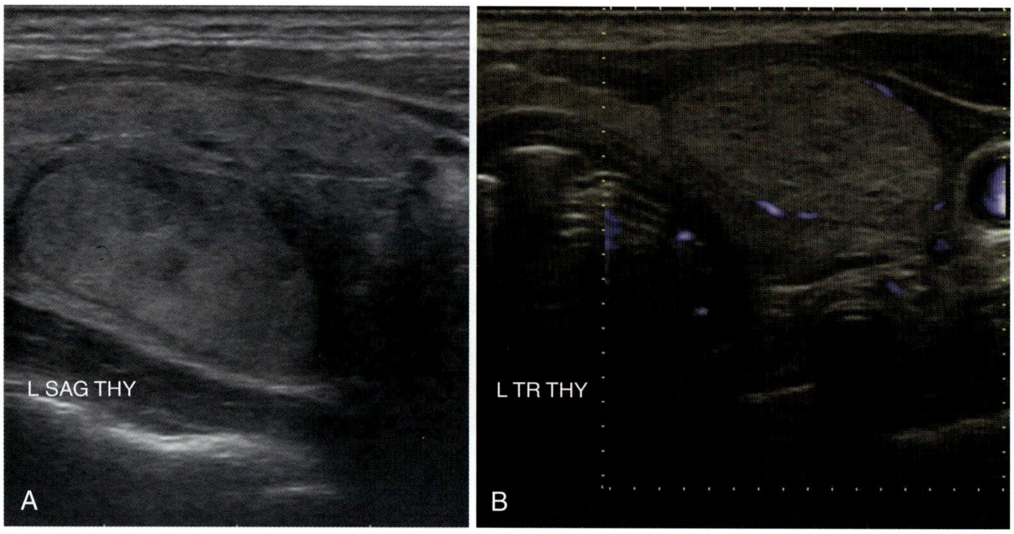

图 13.9 A. 良性甲状腺结节周边薄层低回声晕圈；B. 多普勒显示声晕内血流情况。L SAG THY，左侧甲状腺纵截面；L TR THY，左侧甲状腺横截面

有 2.6 个可疑恶性超声学特征表现，并且其总体敏感性和特异性分别为 94% 和 66%[27]。

以下为能够区分甲状腺结节良恶性的典型超声表现。

大小

结节的大小并不能预测结节的良恶性，因为不同大小的结节有相似的恶性风险。可扪及的甲状腺结节的恶性风险约为 10%，与小于 1 cm 的结节的恶性率相近[28-30]。小于 1 cm 的甲状腺癌生物学表现往往为惰性，因此未经治疗的小于 1 cm 的可疑结节应定期进行超声监测，如果观察到结节生长，可选择 FNA 进一步评估。如果患者有恶性肿瘤的高风险因素［甲状腺癌家族史、外照射或电离辐射史、甲状腺癌史或正电子发射体层成像（positron emission tomography，PET）阳性结节］，可考虑行 FNA 活检；如果超声提示甲状腺外扩散，或伴随可疑淋巴结，应进行淋巴结 FNA[6]。

边界和边缘

良性结节超声表现为低回声的环形血管声晕（图 13.9），主要是结节周围受压的正常甲状腺组织内血管形成[31]。肿瘤周围可能无或仅有部分声晕，但这仅仅是提示而无诊断价值[32-33]。对于典型的恶性病变，其周围声晕是无血管的，这提示病变周围存在一个真正的被膜，虽然该被膜可能已经被肿瘤侵犯。良性结节与周围甲状腺实质之间的界限往往很明确；然而，恶性结节的边界可以是不规则的或浸润性的[26, 32-33]。应注意的是，当超声提示结节突出甲状腺被膜进入甲状腺周围软组织（如带状肌）时，高度提示恶性结节。结节的活动性可以在行超声检查时用手触诊，如果较固定，说明肿瘤可能已经侵及周围组织。

结节形态

结节形态跟预后有关。如果结节在横轴位上纵径大于横径（即前后径大于左右径，图 13.10），则其恶性的可能性较大[27]。在乳腺超声中同样有此特点[34]。然而，某项回顾性研究发现结节越接近球形，其恶性可能就越大[31]。形状不规则或分叶状（图 13.11）也提示恶性可能[27, 33]。

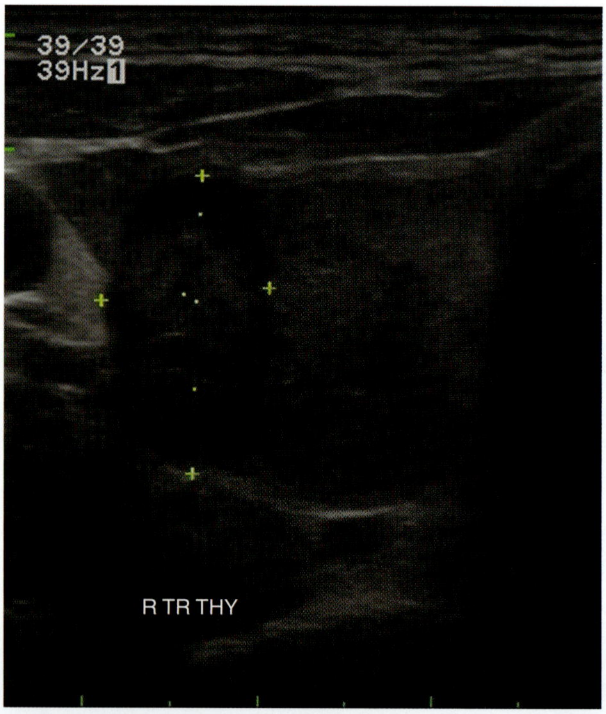

图 13.10 纵径大于横径的明显低回声结节术后病理证实为恶性（R TR THY，右侧甲状腺横截面）

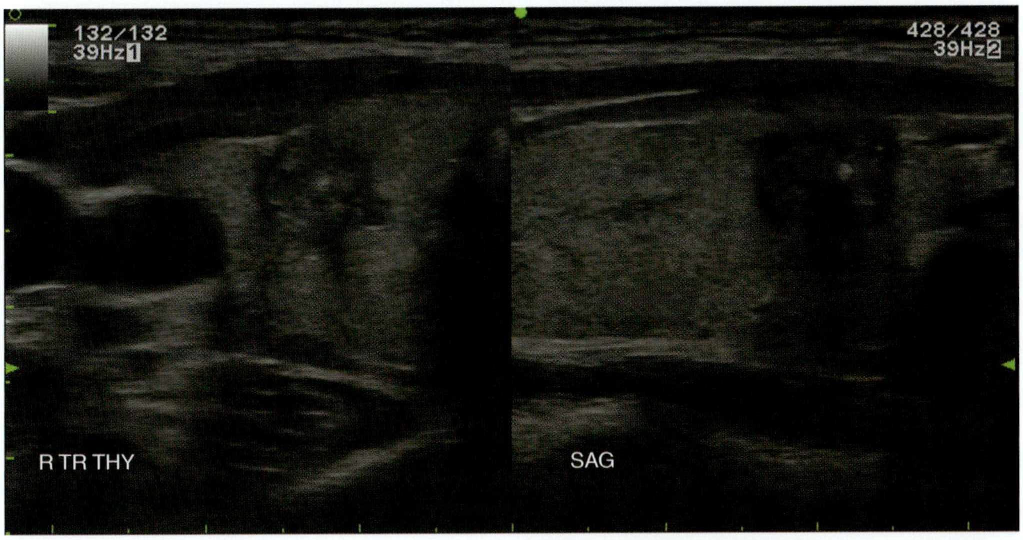

图 13.11 结节不规则，边界分叶状，证实为乳头状癌

回声结构

甲状腺良性结节大多是囊性或含有囊性成分，如滤泡性腺瘤囊性变（图 13.12）或多发结节性甲状腺肿。恶性结节大多是实性成分居多，囊性成分较少，或表现为混合性结节[26, 33]。单纯的囊性结节极少是恶性的[35]，而海绵状囊性结节（囊性成分占结节的 50% 以上）（图 13.13），则 99% 以上是良性的[36-37]。

回声反射性

一般情况下，甲状腺结节的回声反射性主要是与周围的甲状腺组织相比较。需要注意的是，对于弥漫性甲状腺病变，如甲状腺炎，整个甲状腺腺体可能都是低回声的，因此该类患者的甲状腺结节回声反射性应同正常甲状腺结节组织比较。相对于周围正常甲状腺组织，大多数良性腺瘤或腺瘤样结节是略强回声或略低回声（图 13.14），而恶性结节大多是明显低回声（图 13.15）或较周围肌肉组织更低的回声[27, 33]。

钙化

不同的钙化其意义并不相同。结节周边钙化，又称“蛋壳样钙化”，通常认为主要跟既往结节内出血或退行性改变有关，但将其作为一种良性特征仍有争议，当结节周边钙化中断并出现软组织挤压，往往提示恶性结节[6]。粗大钙化（测量值＞ 1 mm）会导致钙化后方出现声晕，因为声波无法穿透粗大钙化并被全部反射回探头。钙化存在并不直接证实结节为恶性结节。但是如果实性低回声结节中心出现粗大钙化，该结节为可疑恶性（图 13.2），微小钙化灶指的是那些测量值小于 1 mm，超声上表现为高回声、透

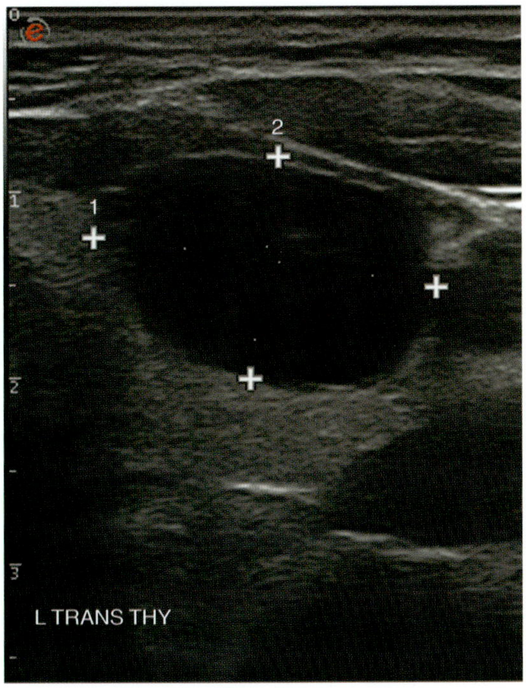

图 13.12 甲状腺良性结节囊性变

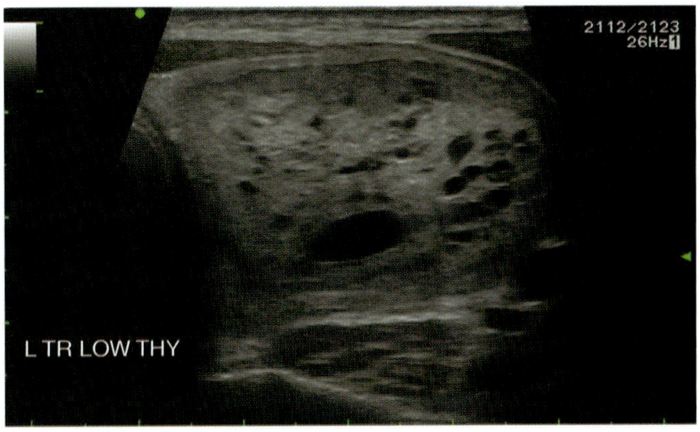

图 13.13 海绵状的甲状腺良性结节伴多发小囊肿

明的钙化，微小钙化点的出现高度提示恶性结节[26]。45% ~ 60% 的恶性结节存在微小钙化灶，而良性结节仅有 7% ~ 14%[27, 38]。约 60% 含有微小钙化点的结节证实是恶性[39]。恶性结节内微小钙化灶主要与甲状腺乳头状癌（papillary thyroid carcinoma, PTC）中的“砂粒体”有关（图 13.16），但甲状腺髓样癌（medullary thyroid cancer，MTC）也经常见到微小钙化灶成分。尽管微小钙化灶提示恶性可能，但有报道微小钙化灶诊断甲状腺癌的特异性为 71% ~ 94%，敏感性为 35% ~ 72%[26, 40-41]，因此也不能完全依靠它来区分良恶性。

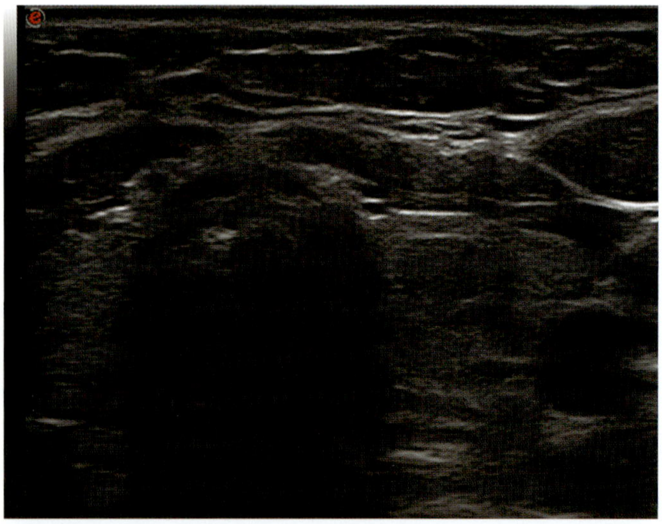

图 13.14 稍低回声的甲状腺良性腺瘤（左侧甲状腺横截面）

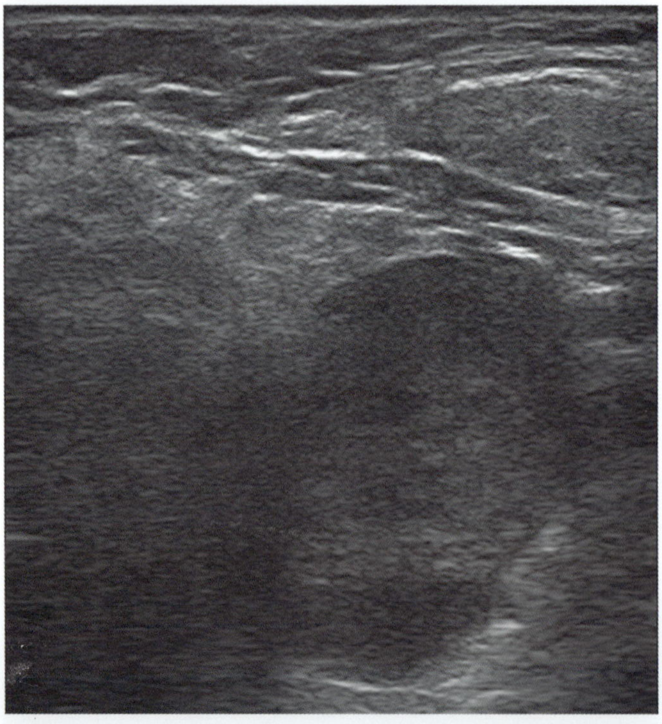

图 13.15 较低回声长条形结节，证实为滤泡状癌（左侧甲状腺横截面）

血供类型

结节周边或内部的血供类型与良恶性也有一定关系。Chammas 等根据能量多普勒超声中的血供情况将结节分为以下 5 种类型：无血供、周边血供、周边血供大于中心血供、主要中心血供和仅有中心血供[42]。如果结节内仅有中心血供或中心血供大于外周血供，其恶性可能性较大（图 13.17）。能量多普勒超声显示，滤泡性腺瘤多为外周血供增加，而与滤泡性腺瘤相比，滤泡性癌也会表现出中心血供增加（图 13.18）[43]。一般来说，甲状腺结节内部的血流分布增加可提示结节为恶性肿瘤，但不应被认为是一种病理特征。有关血供类型与恶性结节相关的证据并不一致，因此它不再被包括在甲状腺结节风险分层的标准中[6-7]。

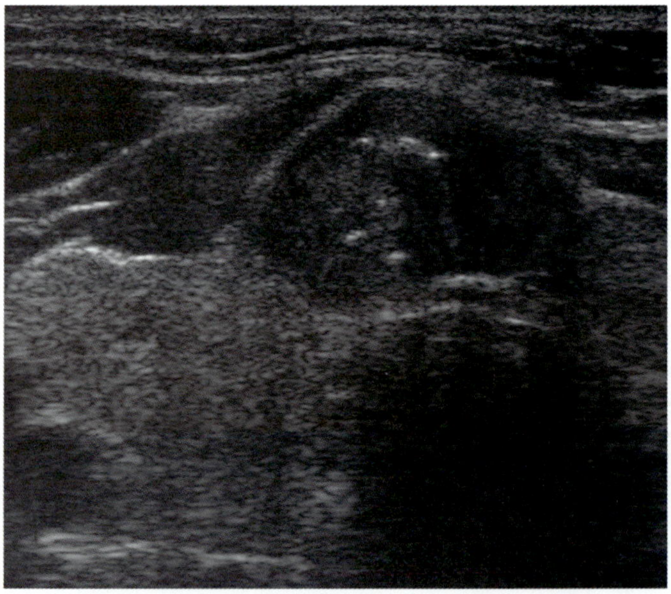

图 13.16 甲状腺乳头状癌结节内微小钙化灶（右侧甲状腺横截面）

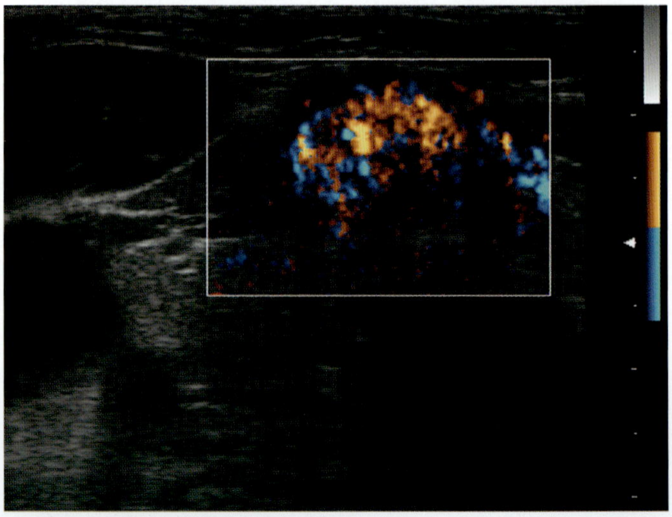

图 13.17 乳头状癌组织内中心血供丰富

被膜侵润

被膜浸润指的是甲状腺结节与相邻的甲状腺包膜之间无甲状腺组织。超声学上结节周围大于 25% 的被膜浸润被认为是甲状腺癌腺外浸润的明显标志（图 13.19）[44]。

弹性成像

关于该主题的更多讨论，请访问 http://pincode.yiaiwang.com。

甲状腺良性结节的超声表现

总的来说，最常见的甲状腺结节类型是良性增生性（胶质结节）结节和良性滤泡性腺瘤（图 13.20，请访问 http://pincode.yiaiwang.com）。胶质结节由胶质和良性滤泡细胞组成，并伴有小的、高回声的内部透光，称为“彗尾”征（图 13.4）[45]。滤泡性腺瘤是最常见的甲状腺肿瘤类型，极少发展成癌[46]。在超声图像上它们通常是圆形的，具有完整包膜的病变，有清晰的边缘或声晕，与周围的正常甲状腺组织界限清晰。结节内可发生自发性或创伤性出血（图 13.21，请访问 http://pincode.yiaiwang.com）。

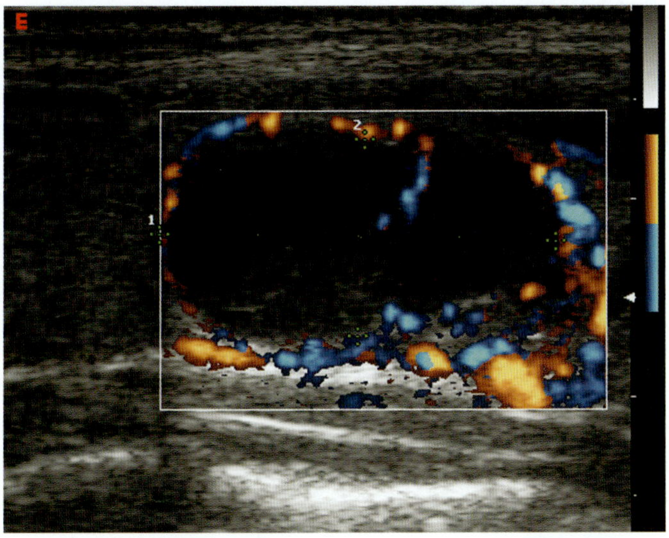

图 13.18 滤泡性腺瘤外周血供丰富（右侧甲状腺纵截面）

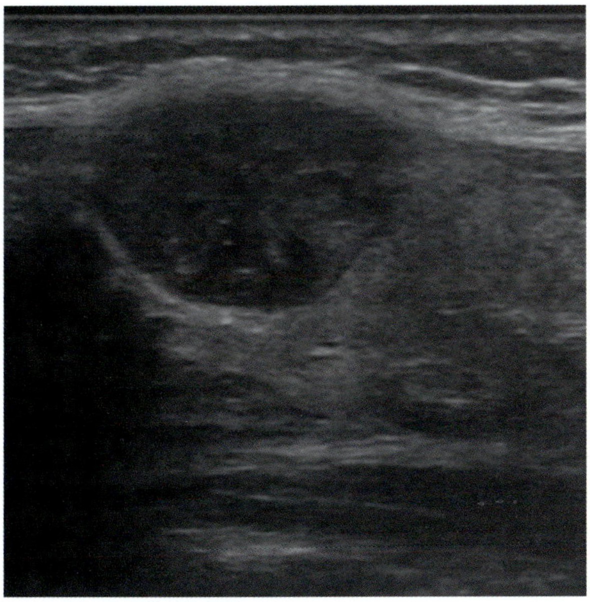

图 13.19 甲状腺结节周围 1/4 以上浸润包膜，证实为乳头状癌侵出腺体（右侧甲状腺肿块纵截面）

甲状腺囊肿

甲状腺结节中约 20% 是囊性的[25]。单纯的囊性结节几乎都是良性的，但它只占良性结节的 2%[35]。大约 15% 的囊性结节是乳头状癌坏死，而约 30% 是囊腺瘤囊内出血[13]。对囊性结节行 FNA 时，不能明确诊断的病例的比例很高，因此超声引导 FNA 被推荐用于对实性部分准确取样[6]。

甲状腺恶性结节的超声表现

尽管大多数甲状腺结节是良性的，但是有约 10% 的结节是恶性的，在甲状腺结节的诊治中，最重要的是识别出这些恶性结节[47]。大多数甲状腺癌起源于滤泡细胞，包括乳头状癌、滤泡状癌和 Hürthle 细胞癌（以上统称为分化型甲状腺癌）。其他恶性肿瘤，包括髓样癌、未分化癌、甲状腺淋巴瘤和转移性甲状腺癌则不太常见。尽管甲状腺结节的超声特征不能为诊断恶性结节提供足够的特异性，但在识别甲状腺病变和确定哪些病变应该通过活检或其他检查来进行进一步评估时，超声是一个非常宝贵的工具。

甲状腺乳头状癌

甲状腺癌 80% 以上为甲状腺乳头状癌（PTC）。PTC 中常见多发和局部淋巴结转移，而较少发生远处转移至骨和肺。肿瘤局部侵及喉返神经、气管、食管、椎骨及颈部软组织，仅见于恶性程度较高的 PTC。

PTC 的典型超声表现为单个低回声实性结节伴微小钙化，还可表现为实性结节内存在囊性成分（图 13.22），不完全的声晕，而更多的还是结节边界不清。多普勒超声可以发现结节内血管紊乱，血流丰富。其中微小钙化点可能是 PTC 最特异的表现，因为砂粒体是乳头状癌最有特异诊断性的组织病理学标志，它由细小点状的钙盐沉积构成，因此可以反射声波，从而表现为细小强回声光点。

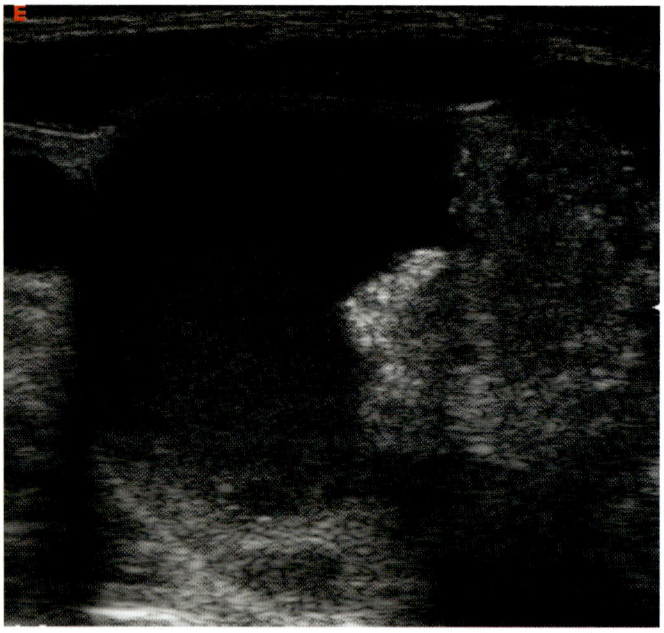

图 13.22 囊性乳头状癌。注意密集的微小钙化灶

滤泡状癌

滤泡状癌约占甲状腺恶性肿瘤的 10%[48]。与乳头状癌不同，滤泡状癌更容易通过血行途径转移，而不是淋巴途径转移，因此转移性淋巴结较少，但远处转移的发生率更高。滤泡状癌的预后较乳头状癌差。滤泡性肿瘤，无论是良性还是恶性，通常表现为实性、等 / 高回声和均质性回声（图 13.23，请访问 http://pincode.yiaiwang.com）。在滤泡状癌中，囊性成分和钙化是罕见的，可能看到也可能看不到声晕。无血管声晕高度提示结节为滤泡状癌而非腺瘤。滤泡状癌内部血供往往十分丰富，因此 FNA 样本中经常有血细胞。滤泡状癌最重要的预后组织学特征是是否存在血管、囊外或局部侵犯。由于滤泡腺瘤在细胞学上不能与滤泡状癌进行区分，分子检测可能有助于区别这两者。在缺乏决定性的基因突变分析的情况下，可能需要进行腺叶切除术以获得明确的组织病理学诊断。

Hürthle 细胞癌

Hürthle 细胞肿瘤是滤泡细胞肿瘤的一种亚型。大约 20% 的 Hürthle 细胞病变是恶性的，仅占所有甲状腺癌的 3%。这些肿瘤的表现可能比 PTC 或滤泡状癌更具侵袭性，具体表现为更高的区域淋巴结及远处转移和碘不亲和的风险。

在超声上，Hürthle 细胞肿瘤是同时伴有低回声和高回声成分的实行结节，边界不规则（图 13.24，请访问 http://pincode.yiaiwang.com）。大多数没有钙化或声晕。

甲状腺髓样癌

髓样癌（MTC）约占甲状腺癌的 5%，源于主要集中在甲状腺上极的滤泡旁 C 细胞[48]。多发性内分泌肿瘤（multiple endocrine neoplasia，MEN）综合征背景下发生的 MTC 通常是多灶性和双侧的。MTC 常见颈部或纵隔的区域淋巴结转移和血行扩散。

MTC 在超声上表现为实性低回声结节，但经常伴有高回声灶，高回声灶代表淀粉样沉积和钙化（图 13.25，请访问 http://pincode.yiaiwang.com）。这些病灶也可能出现在受累淋巴结内。与 PTC 一样，多普勒检查可显示杂乱的高血流信号[4]。

未分化癌

未分化癌是最具侵袭性的甲状腺癌，常见于老年人。虽然罕见，但它是最致命的甲状腺癌类型。大多数未分化癌发生于先前存在或同时存在的甲状腺癌或甲状腺肿，可能代表以前分化良好的癌的恶性转化。大多数患者在诊断时都有淋巴结受累。患者可能表现为颈部肿块迅速增大，并伴有疼痛、呼吸困难、吞咽困难或发音困难等相关症状。

超声显示弥漫性低回声、不规则形状的病变，常浸润整个甲状腺叶并伴有坏死或不明确的钙化灶（图 13.26，请访问 http://pincode.yiaiwang.com）。受累淋巴结也可能有坏死改变。经常可见肿瘤侵犯周围血管或软组织。

淋巴瘤

甲状腺淋巴瘤十分罕见，通常与桥本甲状腺炎的病史有关。事实上，细胞学诊断很容易被误诊为慢性淋巴细胞性甲状腺炎。患者可能表现为颈部肿大，与侵袭性原发性甲状腺恶性肿瘤有关。局部软组织和血管侵犯都很常见。

在超声上，淋巴瘤可表现为叶内的局灶性病变或累及整个腺体的弥漫性病变（图 13.5 C），常伴有区域淋巴结肿大。受累的组织通常表现为不均质和低回声，可能被误认为未分化癌。有时可见后部强化的“假性囊肿”。

其他肿瘤转移至甲状腺

其他肿瘤转移至甲状腺并不常见，原发病多为原发性黑色素瘤、乳腺癌、肺癌或肾细胞癌[4, 48]。转移性甲状腺癌通常累及下极，超声表现为均匀、低回声、不伴钙化。

其他甲状腺疾病的超声表现

甲状腺肿

甲状腺肿是用来描述甲状腺肿大的总称。它可能发生在结节性甲状腺肿、甲状腺炎、甲状腺毒症或碘缺乏病。在对甲状腺肿大患者进行超声检查时，要注意以下几点：甲状腺是弥漫性增大，还是单叶为主；是否存在结节；血管密度是增加了，减少了，还是无变化了。横断面成像（CT 或 MRI）通常能更好地反映甲状腺肿大的整体范围，特别是在超声无法评估的区域，如胸骨后和咽后区域。

Graves 病

Graves 病是甲状腺毒症最常见的病因。它是一种自身免疫性疾病，包括甲状腺功能亢进、弥漫性甲状腺肿大、浸润性眼病伴眼球突出、黏液性水肿引起的皮肤改变等症状。可触及的甲状腺结节在 Graves 病患者中是一般人群的 3 倍；约 17% 的结节为恶性肿瘤[50]。建议对所有 Graves 病患者进行超声检查。

Graves 病的超声特征包括伴有弥漫低回声和高血流信号的异质甲状腺组织。甲状腺下动脉的血流速度明显加快。彩色多普勒可用于选择抗甲状腺药物的最佳剂量以达到甲状腺功能良好的状态[51]，也可以预测抗甲状腺药物停用后复发的可能性[52-53]。

多结节性甲状腺肿

多发结节与单发结节的恶性风险相近[12]。结节的数量没有被证实与恶性肿瘤的风险相关[42]。每个结节应独立评估，应以超声提示可疑恶性结节为根据进行 FNA，而不是以大小为依据[6-7]。如果存在多个肿大结节且在超声检查中无可疑表现，则仅测量最大的结节，以便于定期超声检查进行监测。

甲状腺炎

最常见的甲状腺炎类型是慢性淋巴细胞性甲状腺炎或桥本甲状腺炎（见第 4 章甲状腺炎）。桥本甲状腺炎患者结节内恶性肿瘤的发生率与正常甲状腺相等或大于正常甲状腺[54-55]。美国 ATA 协会推荐所有促甲状腺激素（TSH）升高（可能是甲状腺炎所致）的患者应进行超声检查[6]。桥本甲状腺炎的超声检查结果包括由回声隔分隔的界限不清的低回声区域以及增加（早期）或减少（晚期）的血管声像（图 13.27，请访问 http://pincode.yiaiwang.com）[6]。由于自身免疫过程与甲状腺过氧化物酶抗体相关，甲状腺内淋巴样组织积累[56]，桥本甲状腺炎患者发展为淋巴瘤的风险增加了 60 倍[57-58]。慢性淋巴细胞性甲状腺炎也常伴有中央区炎性淋巴结病，可能难以与小型恶性淋巴结病区分。慢性淋巴细胞性甲状腺炎也常伴有中央区炎性淋巴结增生，可能难以与较小的恶性淋巴结区分。

亚急性甲状腺炎（Quervain 甲状腺炎）的特征是上呼吸道疾病后的急性期颈部疼痛、发热和嗜睡；症状通常伴随甲状腺毒症，约 6 周后消退。有时随后会出现 3 ～ 6 个月的甲状腺功能减退。在急性期，患者有一个柔软的、可触及的甲状腺，它可能是不对称的，因此可能会被误认为甲状腺结节。然而，超声可通过缺乏钙化或声晕而亚急性甲状腺炎与腺瘤性结节区分；周围的甲状腺组织通常是异质的。在亚急性期，受累叶或整个腺体呈低回声和增大。一旦病情好转，甲状腺就会恢复正常[4]。

急性化脓性甲状腺炎是见于儿童的一种罕见的疾病。甲状腺有一个厚的纤维包膜，因此它对感染有一定的抵抗力[4]。在超声检查中，脓肿表现为低回声的液性暗区，其中可能包含气体。

超声引导下甲状腺穿刺

FNA 活检有利于选择行甲状腺结节的手术患者及决定手术范围。超声引导下 FNA 较传统触摸穿刺更加准确，而且用较少的穿刺次数便能获得有诊断价值的标本位[59-61]。穿刺针可以在探头长轴的末端（平行技术）或探头短轴的中点（垂直技术），而且可以在结节内穿刺取样时看到针尖。探头应定位病变最大长径，从而减少穿刺道长度以避免重要结构损伤。更小的针径（24 ～ 27 号）和毛细管的使用可以降低穿刺失败的概率，提高标本细胞含量[62]。细胞病理学专家协同进行穿刺或许会减少所需要的样本，但这不是必需的，因为对大多数的结节取样或穿刺三次足矣[63]。如果未获得诊断性标本，原因也很多，如穿刺不准确、制片或固定不理想以及过多的血液稀释样本。

关于该主题的更多讨论，请访问 http://pincode.yiaiwang.com。

甲状腺弹性成像

弹性成像通过将组织弹性或硬度转换为图像的方式来表征组织的病理过程，目前正在快速发展中。超声弹性成像通过结合高频超声检查，评估组织或病变的硬度，以区分良性和恶性肿块。弹性成像有两种：应变弹性成像和剪切波弹性成像（shear wave elastography，SWE）。应变弹性成像需要探头的外部触诊给予组织位移的机械应力，从而测量组织在应力作用下的变形，进而构造弹性图。弹性图像叠加在 B 型超声图像上，从而显示组织硬度。SWE 提供组织的定量弹性信息，并产生实时弹性图。剪切波是被组织迅速衰减的质点位移的横向分量。SWE 结果更不容易因操作者不同而改变，结果具备可重复性和定量性。由于组织硬度可能与恶性肿瘤相关，弹性成像在常规头颈部超声临床应用的目标是提高诊断能力。不同的弹性成像，组织硬度、图像已被描述和应用于临床[65]。弹性成像的目的是作为常规超声检查的辅助手段，而不是作为一种独立的测试。该成像手段可以增加对组织硬度的客观评估，可以进一步提高对良恶性疾病的鉴别能力。B 型超声附加弹性成像在甲状腺结节和颈部淋巴结的评估中似乎有最大的前景，尽管需要进一步的经验和改进[66-68]。

关于该主题的更多讨论（包括图 13.28 和图 13.29），请访问 http://pincode.yiaiwang.com。

颈部淋巴结评估

甲状腺癌颈部和气管旁淋巴结转移很常见，所以在进行标准的术前超声检查时，检查整个颈部是至关重要的。虽然没有单独的超声特征可以区分良性和恶性淋巴结，但超声特征可以确定是否需要进一步评估。应评估淋巴结的大小、形状、数量、回声、成分、包膜边界、淋巴结门结构和附属特征。彩色多普勒的加入有助于进一步评估和描述淋巴门结构和血流。在超声中，良性淋巴结呈椭圆形或豆状，有清晰的被膜，结节是低回声的，内有高回声的淋巴门。良性、反应性淋巴结可能增大甚至呈圆形；然而，良性反应性淋巴结通常维持正常的淋巴门结构。

原发甲状腺肿瘤的恶性特征也可见于受累淋巴结[72]，如微钙化，囊性变，周围血管增生，肿大，圆形，边缘不规则或模糊，或向外侵犯。其他表现包括颈内静脉癌栓，或侵犯带状肌、食管或气管[72]（图 13.30）。

甲状腺癌手术治疗后，超声监测甲状腺床、中央区和测区淋巴结及软组织有无复发是非常重要的。因为优越的解剖分辨率、易于操作、低成本、无辐射、操作简便，同时无须为此特别停用甲状腺、注射重组 TSH 以及低碘饮食，超声正越来越多地在甲状腺癌患者的持续监测中取代放射性碘扫描。

颈部淋巴结位置表浅，高分辨率的超声可以对其进行精确评估并且可以行超声引导下 FNA 活检。

颈部淋巴结的超声检查主要包括两个方面：

灰阶超声主要是检查淋巴结的形态和性质，如大小、形状和内部结构（囊性变 / 坏死）、结节边缘，有无淋巴结门回声，有无钙化等。

多普勒超声评估结内血管的存在和分布。

没有哪个超声表现能够准确地区分淋巴结的良恶性。如果多个超声表现（灰阶和多普勒超声）都同时趋向于恶性，那么该结节的恶性可能性就会很大[73]。此时如果再加上 FNA 活检，敏感性将会达到 89% ～ 98%，特异性达 95% ～ 98%，整体准确率达 95% ～ 97%[74-75]。

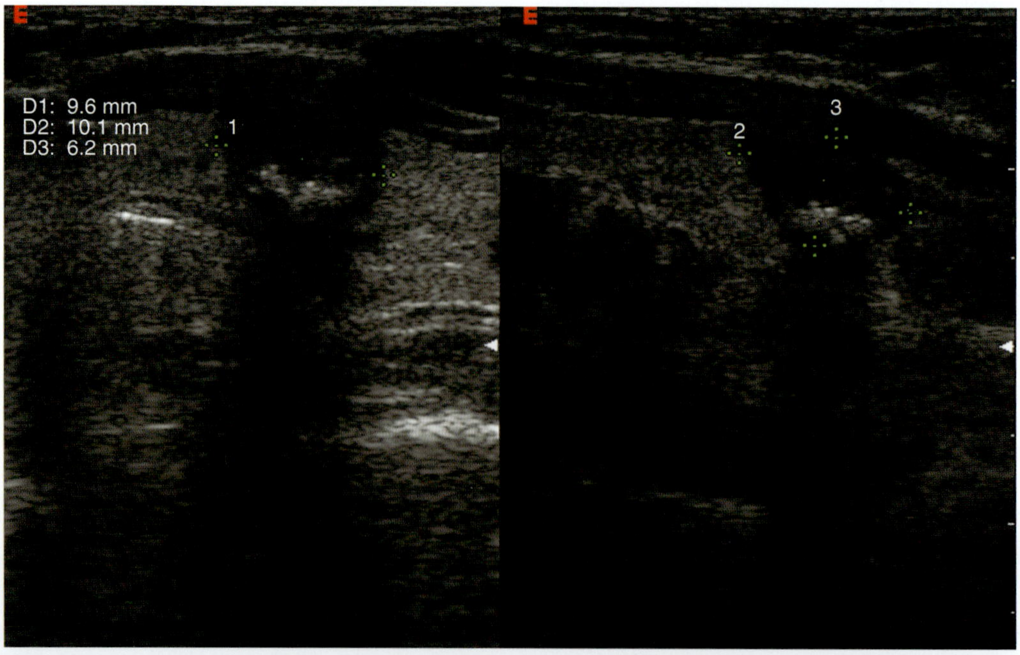

图 13.30 甲状腺外侵犯：甲状腺乳头状癌并侵犯带状肌［左侧甲状腺中级横截面（左图）和纵截面（右图）］

设备与技术

对一侧颈部行超声检查时都要将下巴转向对侧。标准的颈部检查顺序为：起自颏下区的中线，然后为下颌下区、腮腺区，沿着颈静脉到气管旁中央区（包括胸骨切迹），最后到颈后区。对侧颈部也按此顺序进行扫查。颈部各区的检查顺序是不重要的，但详尽有序的方法能够达到对淋巴结彻底高质量的检查。

尽管甲状腺癌常转移到气管旁淋巴结，但对其行超声检查一般并不容易，因为有甲状腺的遮挡及周围其他结构如气管和食管的影响。

关于该主题的更多讨论，请访问 http://pincode.yiaiwang.com。

恶性淋巴结的超声特征（表 13.2）

淋巴结分区

关于该主题的更多讨论（包括图 13.31），请访问 http://pincode.yiaiwang.com。

淋巴结大小

淋巴结的大小不能单独作为恶性结节可靠的特征，因为转移性淋巴结可能很小而反应性淋巴结可能较大。淋巴结最短的横径可以作为预测其恶性最准确的特征[79-80]。二腹肌下方淋巴结横径大于 9 mm 和颈部其他淋巴结大于 8 mm 诊断恶性的准确率可以达到 75%[81]。但是如果原发性肿瘤位于头颈部，其引流

表 13.2 良性和恶性淋巴结的超声表现

淋巴结超声特征	良性	恶性
形状	椭圆形 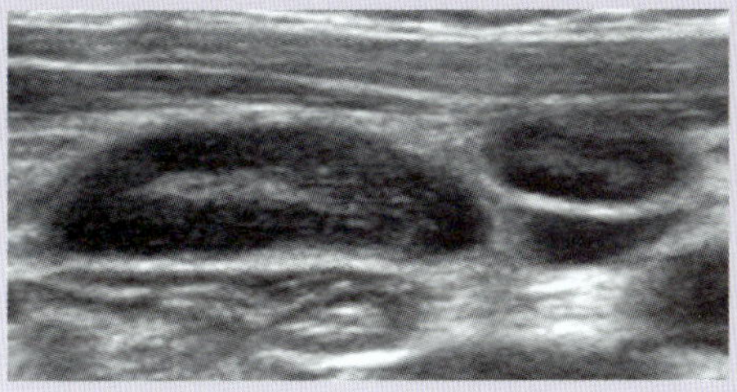	圆形 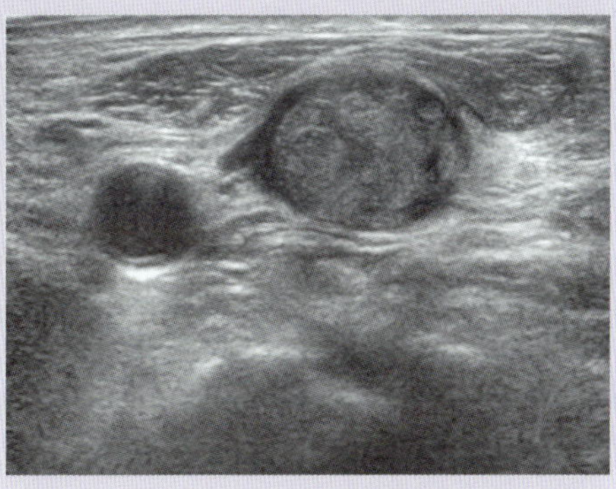
淋巴结门回声	存在 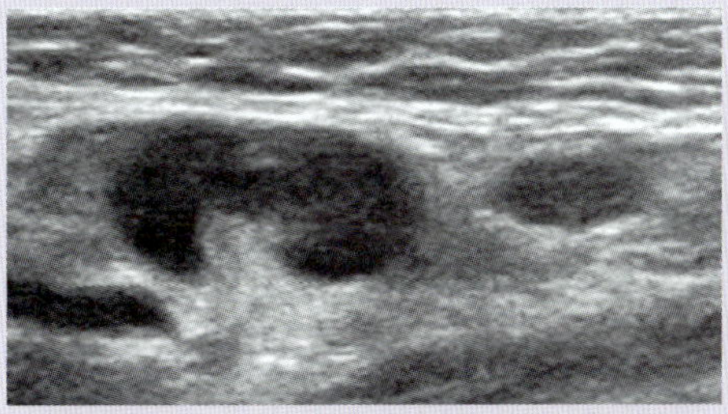	消失 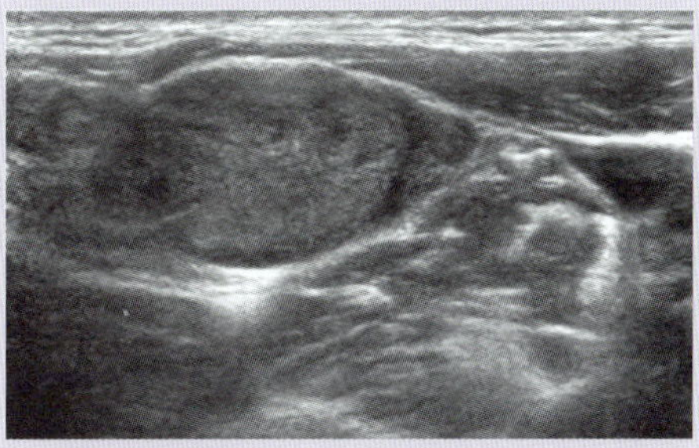
回声反射性	低回声，椭圆形 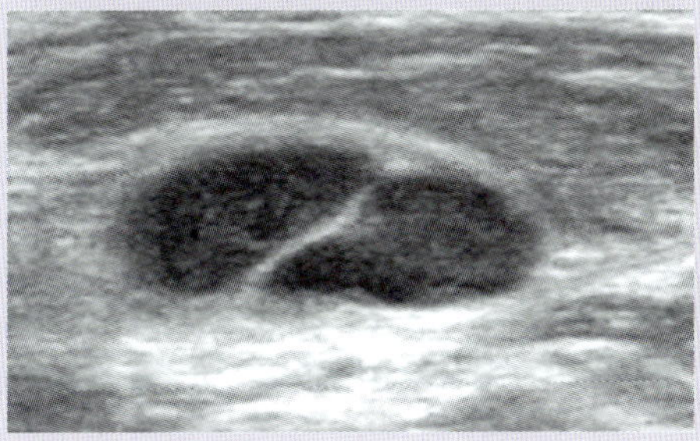	低回声，圆形 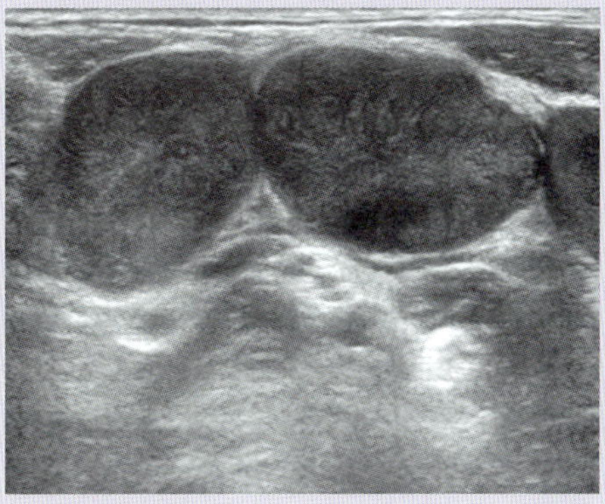

表 13.2 良性和恶性淋巴结的超声表现（续表）

淋巴结超声特征	良性	恶性
		乳头状癌中的低回声 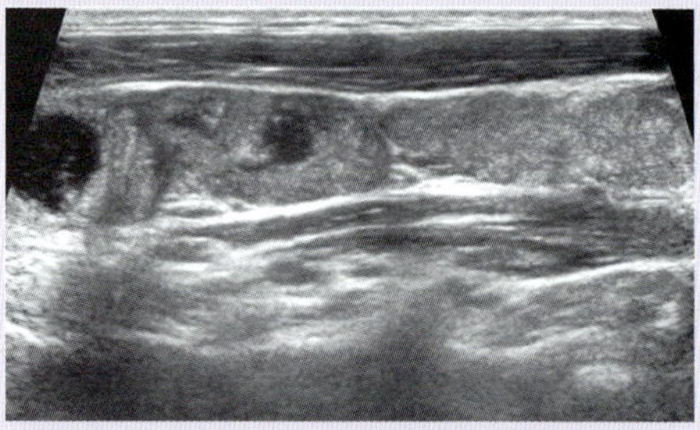
淋巴结内坏死	无 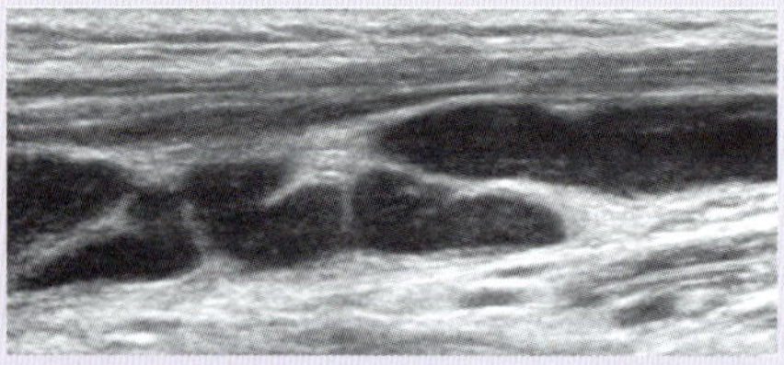	有 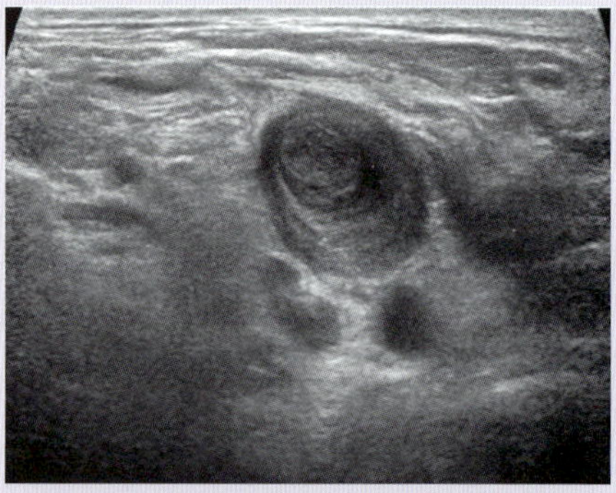
淋巴结内钙化	无	乳头状癌中的点状钙化 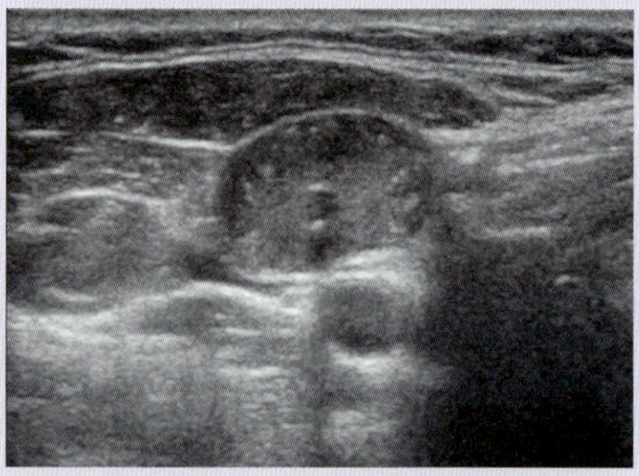
边缘	边界不清	未侵出淋巴结时，边界清楚
供应血管	淋巴结门 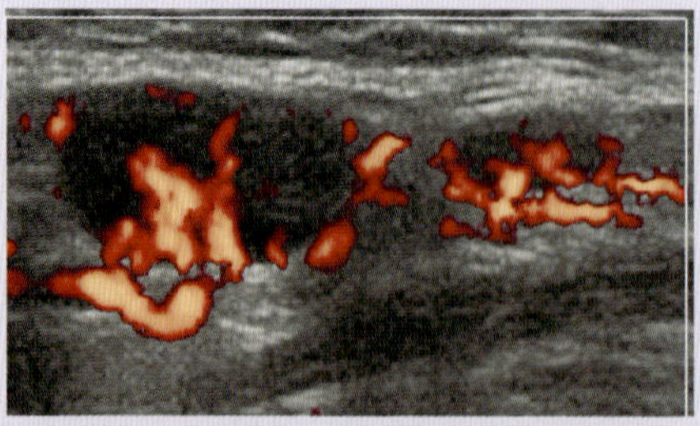	外周 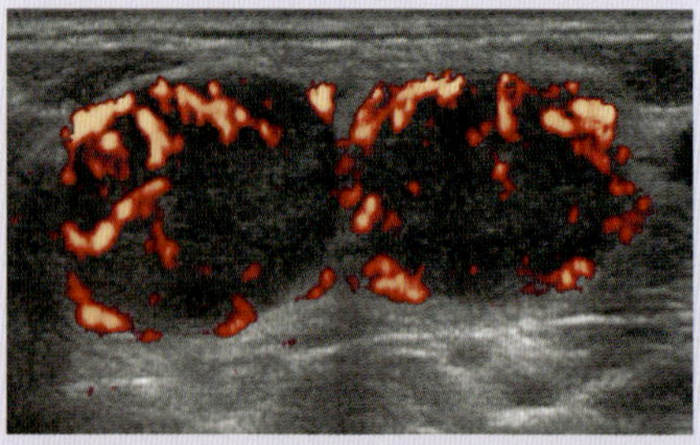 混乱 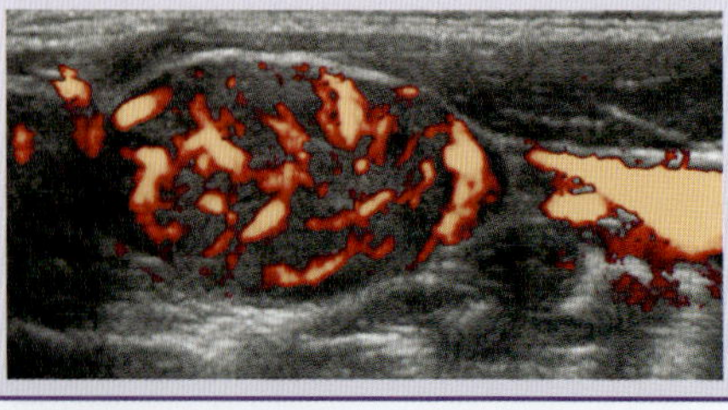

表 13.2 良性和恶性淋巴结的超声表现（续表）

淋巴结超声特征	良性	恶性
弹性成像	软 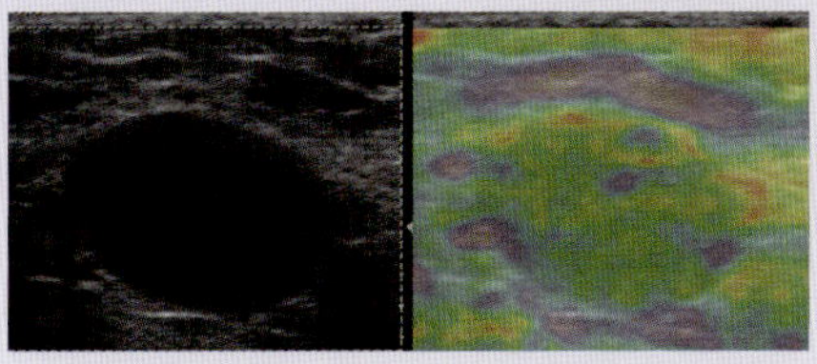	硬 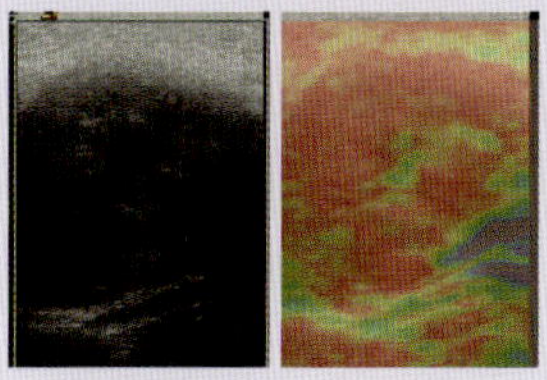

区域的淋巴结诊断标准可以降低到 4 mm，这完全在超声的分辨率之内[82]。对于头颈部恶性肿瘤的患者，如果淋巴结在连续复查中有所增大，应高度怀疑其为淋巴结转移的可能。超声还可以监测淋巴结的变化以评估肿瘤的治疗效果[83-84]。

淋巴结形状

良性淋巴结一般为椭圆形而恶性大多为圆形（图 13.32）[78, 85-87]。然而，腮腺区和下颌下区的正常淋巴结也常为圆形。如果淋巴结短径 / 长径的比值小于 0.5，则提示为椭圆形，而大于 0.5，则多为圆形[88-89]。

淋巴结门回声

淋巴结内髓窦含多个反射声波的界面，从而在超声上表现较亮，这就产生了淋巴结门回声，一直延续到周围的脂肪软组织[90-92]。如果淋巴结再有脂肪堆积就会使淋巴结门回声更加明显[86]。以前多认为出现淋巴结门回声提示为良性病变[86]，因为恶性淋巴结多看不到淋巴结门回声（图 13.32）。但是，随着现在超声分辨率的提高，恶性淋巴结内也可能看到淋巴结门回声，因为在早期淋巴结转移癌中髓窦可能未被完全浸润破坏[91]。

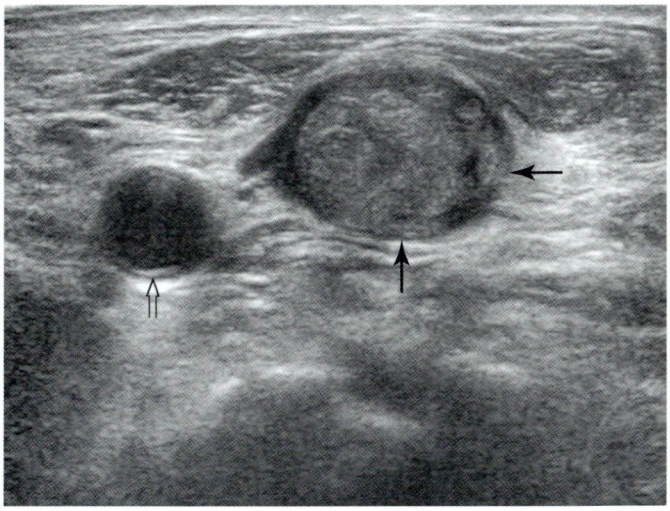

图 13.32 横位灰阶超声示转移淋巴结（有柄箭头），主要表现为实性圆形，边界清楚，淋巴结门回声异常。空心箭头示颈总动脉

淋巴结回声

相对于周围肌肉组织来说，淋巴结转移的超声表现一般是低回声[76, 79, 87]。但也有例外，PTC 的淋巴结转移常常是强回声（图 13.32）[93-94]，如果表现为强回声，往往提示其为 PTC 的淋巴结转移。

淋巴结内钙化

PTC 及 MTC 淋巴结转移往往含有钙化[93-95]。PTC 的淋巴结转移表现为点状强回声（图 13.33），只有当超声探头频率增加时（> 10 MHz）才可以观察到声影。而 MTC 的淋巴结转移的钙化（主要是淀粉样物质内钙盐沉积）往往粗大伴浓密声影。

淋巴结边界

炎性淋巴结周围炎性反应超声表现一般边界不清，而恶性淋巴结一般边界比较清晰（见图 13.31，可在 http://pincode.yiaiwang.com 上获得），因为它与周围正常组织间存在急剧减弱的回声界面。然而，如果淋巴结边界不清，而其他表现都符合恶性的超声特征，应高度怀疑肿瘤是否侵出包膜。淋巴结较大更可能是肿瘤已经侵出淋巴结[96]，如果超声发现肿瘤侵及周围软组织更提示为肿瘤侵出淋巴结包膜（图 13.34）。

淋巴结内坏死

淋巴结内坏死一般为囊性或凝固性坏死，不管大小如何两者都提示淋巴结病变（图 13.34）。囊性坏死表现为淋巴结内囊性或无回声区更多见；而凝固性坏死则表现为低回声区，同周围脂肪组织并不连续（可同淋巴结门回声区分）。囊性坏死主要见于乳头状癌和口咽部鳞状细胞癌的转移淋巴结[93, 96-97]及颈部淋巴结核。

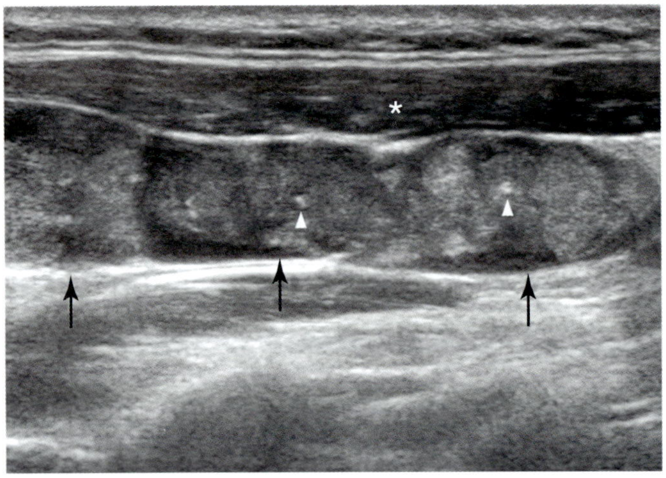

图 13.33 轴向灰阶超声示一串乳头状癌转移的淋巴结（有柄箭头所示）。超声表现为较周围肌肉（星号所示）明显强回声。注意观察小片强回声区（无柄箭头所示）为结节内微小钙化/砂粒体

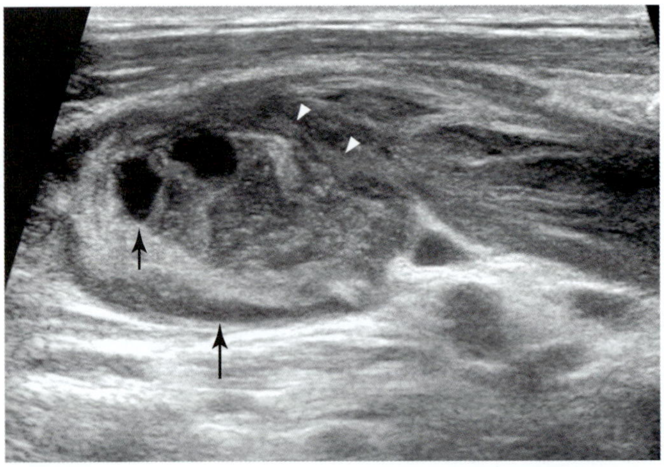

图 13.34 轴向灰阶超声图示伴有包膜外浸润（无柄箭头所示）的转移淋巴结（大箭头所示）。结节前方与周围软组织和肌肉分界不清。结节内还有囊性坏死灶（小箭头所示）

淋巴结血供

恶性淋巴结多是周边血供（图 13-35 A 和 B），而良性结节多是淋巴结门血供[98-101]。转移性淋巴结也可能是混合血供（淋巴结门及外周）。如果淋巴结超声表现同时出现外周血供、圆形、结节内坏死及淋巴结门消失，则诊断为恶性的特异性可达到 100%[102]。

对比增强

关于该主题的更多讨论，请访问 http://pincode.yiaiwang.com。

甲状腺淋巴结转移的弹性成像

关于该主题的更多讨论，请访问 http://pincode.yiaiwang.com。

甲状旁腺超声

在已知的甲状旁腺功能亢进症患者中，超声对检测增大的甲状旁腺非常有用，特别是在原发性甲状旁腺功能亢进症中检测孤立性腺瘤。胚胎学、解剖学和甲状旁腺血管供应的知识有助于超声/临床医生从真正的甲状旁腺病变中鉴别淋巴结疾病和甲状腺疾病。此外，病史和实验室数据会影响临床医生对是否有一个或多个腺体肿大的关注程度。例如，肾衰竭或多发性神经内分泌肿瘤综合征患者可能表现为多甲状旁腺体肿大。由熟练的操作人员进行的即时超声检查可以将甲状旁腺腺瘤定位到正确的一侧和位置（右侧和左侧、上侧和下侧），比 ^{99m}Tc MIBI 扫描的灵敏度更高（超声 90%，^{99m}Tc MIBI 70%[108]），特别是在检测小于 1 cm 以下腺瘤时。在甲状旁腺切除术前，超声可

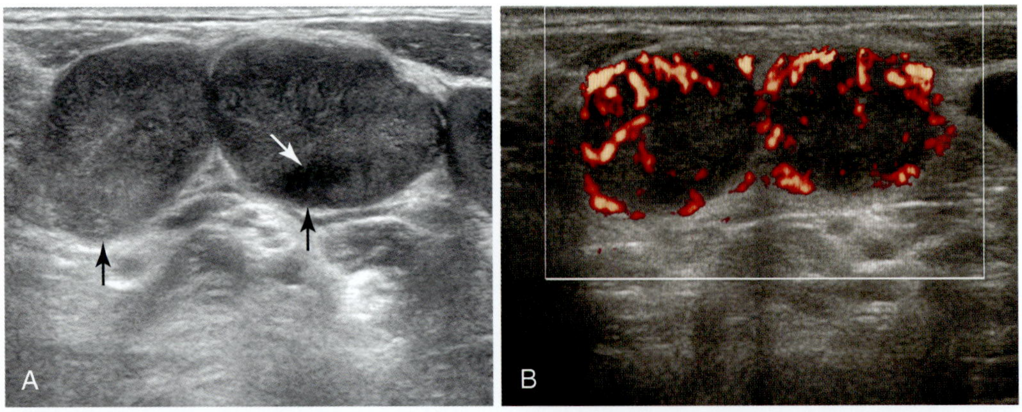

图 13.35 A. 轴位灰阶超声图示多处转移淋巴结（黑色箭头）。主要表现为实性，低回声，圆形，边界清楚，正常淋巴结门消失。其中一个淋巴结内见坏死区（白色箭头）。B. 能量多普勒超声示淋巴结转移典型的多处外周血供，主要靠募集淋巴结周围的血管供应。这些外周血管并不起源于淋巴结门血管

以作为最初的、通常也是唯一的定位检查。利用超声进行甲状旁腺定位的优点是可以发现共存的甲状腺疾病。如上所述，在考虑对颈部中央区病变进行手术之前，可以对任何并发的甲状腺疾病进行适当的检查，并可能进行同时治疗。

胚胎学

关于该主题的更多讨论，请访问 http://pincode.yiaiwang.com。

正常解剖

关于该主题的更多讨论（包括图 13.36），请访问 http://pincode.yiaiwang.com。

异位位置

关于该主题的更多讨论，请访问 http://pincode.yiaiwang.com。

血供类型

甲状旁腺常是双重血供。甲状腺下动脉是上下甲状旁腺的主要供应血管。而上甲状旁腺血供也可以来自甲状腺上动脉。每个甲状旁腺都有各自主要的血管供应。需要注意的是，甲状旁腺的血管较少来自甲状腺包膜或腺体实质。甲状旁腺静脉与动脉相伴行。

技术注意事项

正常甲状旁腺即使用更高分辨率的超声也难以看清。甲状旁腺腺瘤在灰度影像上有明显的表现。典型的甲状旁腺腺瘤的回声均为低回声，呈扁圆形或椭圆形，大小为正常甲状旁腺的 2 ～ 3 倍[109]。彩色多普勒有助于确认该结构是一个甲状旁腺腺瘤。同时彩色多普勒还可以发现血管进入腺瘤，并在进入腺体实质几毫米后直接终止。

虽然超声检查的最初焦点是在颈部中央，但甲状旁腺腺瘤的定位需要对整个颈部进行细致和系统的检查。双侧逐平面扫查可能有助于发现甲状旁腺腺瘤，甚至可以在异位位置找到甲状旁腺腺瘤。

下甲状旁腺腺瘤紧临甲状腺后外侧包膜（图 13.37），上甲状旁腺腺瘤一般为卵圆形，较正常甲状旁腺明显增大，多位于甲状腺上极的后方（图 13.38）。腺瘤包膜相对于腺体本身一般为强回声表现。腺瘤的供应动脉通常紧临并位于其前方。有时上甲状旁腺反而在增大的下甲状旁腺的下方（图 13.39）。位于食管后方的异位甲状旁腺有时很难鉴别，甚至甲状旁腺会异位于胸部，此时超声基本无法发现。Gilmore 进行的一项尸检研究发现[110]，6% 的尸体只有 3 个甲状旁腺，另有 6% 的尸体有 5 个以上。当 ^{99m}Tc- 甲氧基异丁基异腈扫描无法观察到增生的甲状旁腺时，超声有时能提供较好的术前影像资料。当下甲状旁腺异位于胸腔纵隔时，超声探头横位向下扫描或可发现异位甲状旁腺。有时低频超声具有更深的穿透性，能获得较理想的图像。单纯灰阶超声有时很难将甲状腺腺瘤与旁腺腺瘤区分。能量多普勒超声能显示血管门，从而将甲状腺腺瘤与甲状腺内旁腺腺瘤区分。只有腺瘤周围完全被甲状腺包裹才称为真正的甲状腺内旁腺瘤

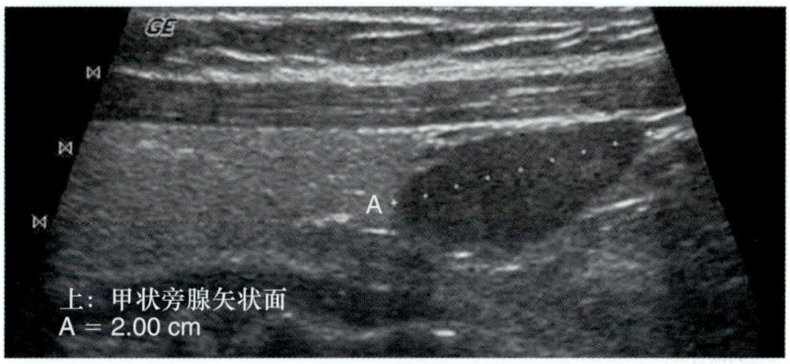

图 13.37 矢状面示典型的下甲状旁腺腺瘤

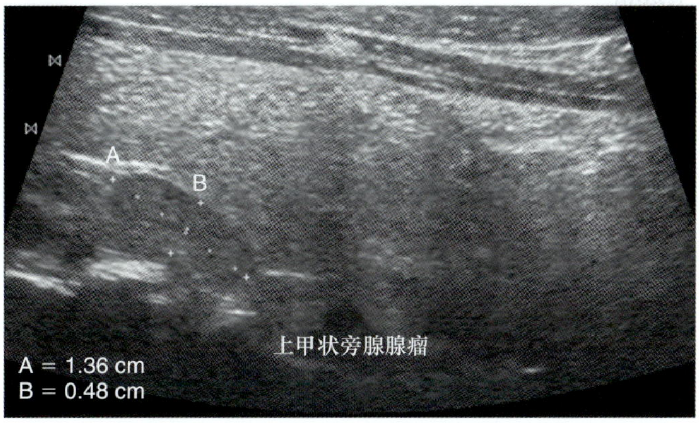

图 13.38 矢状面示典型的上甲状旁腺腺瘤

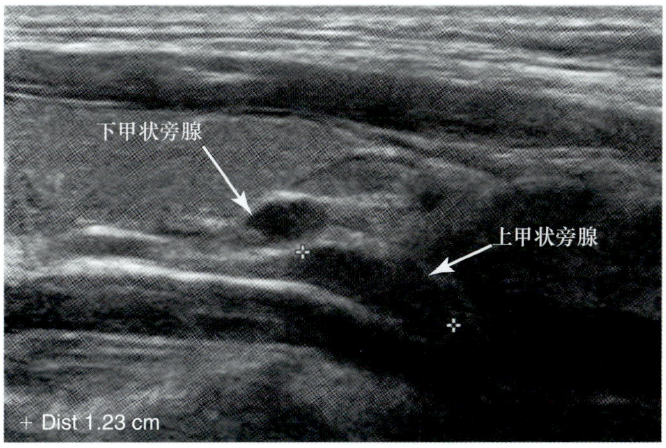

图 13.39 MEN 1 型综合征甲状旁腺增生。该患者矢状面上显示增大的上甲状旁腺实际位于下甲状旁腺的下方

(图13.40)。当在正常位置无法扫描到甲状旁腺腺瘤时，必须进行整个颈部彻底的超声检查，包括颈动脉鞘周围、颈上部、食管旁区域甚至可能异位的上纵隔区。

关于该主题的更多讨论，请访问 http://pincode.yiaiwang.com。

能量多普勒

发现甲状旁腺腺瘤的血流测量有一定的优越性[111]。因为总有一支大的终末动脉从其前方或后方进入腺瘤(图13.41)[112]。在能量多普勒上最明显的表现是在其进入腺瘤实质后几毫米可见一钝性末端(图13.42)[111]。而淋巴结内血管分布则完全不同，其中主干动脉会分支为较小的动脉供应实质，这样就更适用能量多普勒显示其血供。当甲状旁腺腺瘤异位于前纵隔时，此特征在临床上就显得较为重要。因为据此可以与淋巴结相鉴别，尤其是进行甲氧基异丁基异腈扫描无法显示甲状旁腺时。小的腺瘤可能并不摄取甲氧基异丁基异腈，此时唯有超声可以对腺瘤进行术前定位[113]。

甲状旁腺细针穿刺物甲状旁腺激素含量测定

超声引导下 FNA 是对甲状腺结节定性的基本方法。如果甲状旁腺功能亢进症患者在其解剖位置未发现腺瘤，而其同侧存在甲状腺结节，此时应考虑到甲状腺内甲状旁腺腺瘤的可能性[114]。这种情况最适合行超声引导穿刺针吸并用 0.5 ml 的生理盐水稀释来检测针吸液 PTH 含量。即便是针吸液中 PTH 轻度升高，也提示为甲状腺内甲状旁腺腺瘤，但大部分 PTH 升高明显，经常达到几千。同样如果颈部其他位置出现低回声结节考虑为甲状旁腺腺瘤时，也可进行穿刺抽吸检测穿刺物 PTH 含量。细胞学检测可能不能确诊，而测量 PTH 相对更易鉴别是否为甲状旁腺腺瘤。

其他问题

关于该主题的更多讨论(包括图13.43)，请访问 http://pincode.yiaiwang.com。

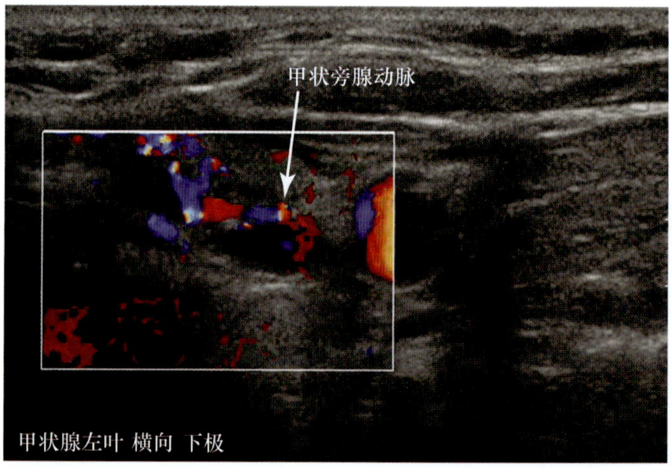

图 13.41 能量多普勒示甲状腺下动脉分出旁腺动脉

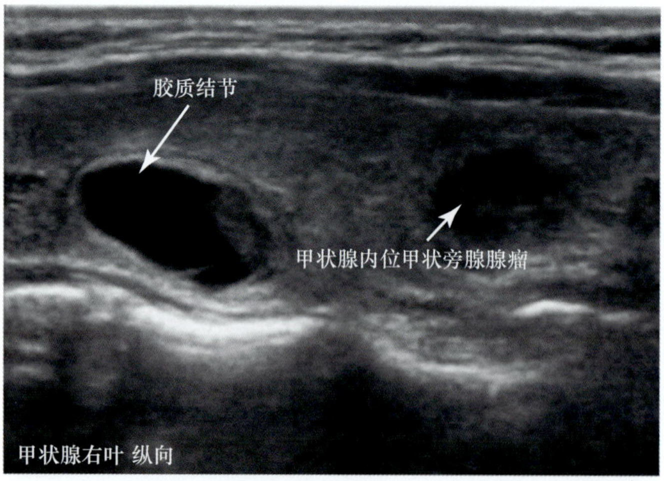

图 13.40 该患者原发性甲状旁腺功能亢进症伴甲状腺内2个结节。其中上方结节为胶质囊肿，下方结节为甲状腺内旁腺腺瘤，经针吸检测 PTH 证实

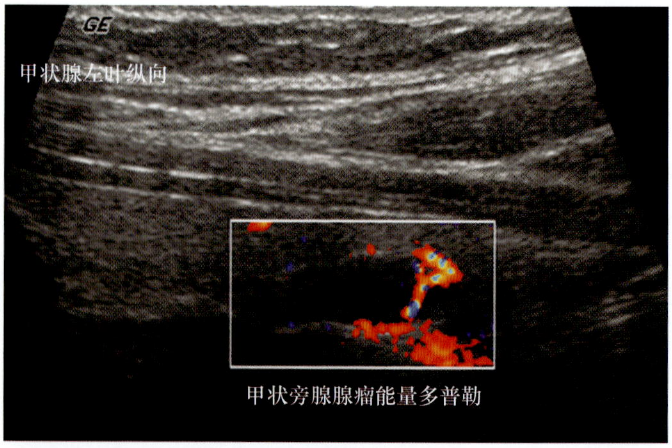

图 13.42 能量多普勒示甲状旁腺终末动脉钝性进入旁腺腺瘤。该血管类型是鉴别旁腺腺瘤的标志

结语

超声常用于头颈部的检查，但应用最普遍也最规范的是对甲状腺、淋巴结以及甲状旁腺肿大的检查。它普遍用于良恶性病变的初诊和随访。不能回顾既往影像是超声检查的显著缺陷，但是现有设备可以通过实时或保存视频剪辑获得的最大限度的诊断信息。大部分超声诊断信息是在检查当时，通过对可疑区域反复、系统地多方向交互式扫查来获取。尽管本章开始时阐述了超声的部分缺陷，但在内分泌外科领域中应用超声检查优势仍然十分明显。

参考文献

如需完整的参考文献列表，请访问 http://pincode.yiaiwang.com。

14

甲状腺乳头状癌术前淋巴结的放射影像学评估

Sara L. Richer，Dipti Kamani，Robert Levine，Zaid Al-Qurayshi，Gregory W. Randolph

曾庆东　邵毅　译　葛明华　审校

甲状腺乳头状癌（papillary thyroid carcinoma，PTC）是甲状腺癌最常见的病理类型。镜下淋巴结（lymph node，LN）转移在大部分 PTC 患者中均有发生[1]。淋巴结转移与局部复发风险增高相关，并且与甲状腺癌尤其是乳头状甲状腺癌患者的预后呈负相关[2-4]。淋巴结转移患者可能需要增加手术范围以及追加术后放射性碘治疗。为了在首次手术时彻底清除临床可发现的病灶，术前对淋巴结进行放射学检查是必要的。

宏观转移的淋巴结与微观转移的淋巴结

目前 PTC 淋巴结转移主要分为两类：肉眼可见的宏观转移淋巴结（或临床诊断的转移淋巴结）与显微镜下的微观转移淋巴结。研究发现，21% ～ 35% 的乳头状癌患者通过术前查体、超声及术中检查存在肉眼可见的淋巴结转移[1-2, 5]。术前检查淋巴结阴性的患者行预防性淋巴结清扫后，其中 23% ～ 81% 患者存在淋巴结微小转移[1, 6-13]。治疗性的淋巴结清扫主要针对肉眼可见的转移淋巴结，而预防性的淋巴结清扫则主要针对阴性或可能存在微转移的淋巴结[14]。

值得注意的是，患者的无复发生存率（recurrence-free survival，RFS）与宏观转移的淋巴结转移有关，而与微转移淋巴结无关[5, 15]。研究发现，存在微小淋巴结转移与无淋巴结转移相比，患者的无复发生存率无明显差异[16-17]。虽然一些学者对微小淋巴结转移与患者 RFS 之间的关系提出了不同观点，但是与超声阴性而病理阳性的淋巴结（即镜下阳性淋巴结）相比，影像学上发现的颈侧区淋巴结转移与显著较低的 RFS 相关[15, 18]。

因此，对于预后而言，并非所有淋巴结都是相同的，只有宏观转移的淋巴结（如临床考虑转移的淋巴结）需要清扫。

术前放射学检查对肉眼可见淋巴结的意义

大约 1/3 的 PTC 患者需清扫肉眼可见的转移淋巴结，如果术前漏诊转移淋巴结，则必定会出现肿瘤复发。由于手术瘢痕等原因，二次手术的难度比初次手术更高，因此为避免患者再次手术的风险，初次手术时清扫所有可见的转移淋巴结是非常重要的。尽管甲状腺外侵犯和肿瘤大小与宏观淋巴结转移存在相关性，但外科医生不能仅从肿瘤特征确定是否存在淋巴结转移[19]。因此，有必要在术前行放射学检查以明确有无淋巴结转移，以此制订更合理的个体化手术方案。

中央区淋巴结

尽管甲状腺癌较易出现颈部淋巴结转移，但 PTC 患者术中清扫的范围及程度一直存在争议。有些外科医生认为需要进行预防性中央区淋巴结清扫（prophylactic central neck dissection，pCND），但这无疑会增加手术的并发症，如手术后甲状旁腺功能减退及喉返神经损伤。虽然 pCND 可以切除正常及微小转移的淋巴结，但我们之前提到微转移淋巴结与预后无关，因此是否行 pCND 对术后肿瘤复发及患者生存没有影响[20-21]。

术中触摸及探查确定是否存在中央区淋巴结转移的敏感性及可靠性都较低。有研究认为，即使有经验的外科医生，仅靠术中触摸也仅能发现不足 50% 明显转移的淋巴结[22-23]。

不同指南对甲状腺癌根治术中央区淋巴结清扫的建议不尽相同。2015 年 ATA 指南建议对有中央区淋巴结转移、进展期乳头状癌以及侧方淋巴结转移的患者进行治疗性 pCND[24]。美国国家综合癌症网络和欧洲内分泌外科医师协会推荐在晚期或高危组患者中实施 pCND，这种情况尤其适用于甲状腺专科中心。英国甲状腺协会表示，预防性 pCND 对高危组患者的获益尚不清楚，建议由具备相关专业知识的手术团队决策，并针对每个病例推荐个体化治疗[25]。相反，日本甲状腺外科医师协会和日本内分泌外科医师协会推荐常规行预防性 pCND，二者均认为这有助于防止淋巴结复发[25]。虽然对预防性颈部淋巴结清扫意见不一，但治疗性颈部淋巴结清扫对中央区淋巴结明确受累者是推荐的。因此，术前进行客观准确的影像学资料是非常重要的。

颈侧区淋巴结

PTC 颈侧区淋巴结转移主要累及Ⅱ区、Ⅲ区和Ⅳ区，通常最开始转移至Ⅳ区[24]。但是否清扫其他区域淋巴结，如Ⅴ区，也存在争议。然而，PTC 并不一定会均匀或按顺序地扩散到所有这些区域，所谓的跳跃性转移也可能发生。异常区域的淋巴结转移也时有发生，最常见转移至咽后。异常区域的淋巴结转移可在高达 9% 的淋巴结复发肿瘤中被发现[19]。

患者一般能耐受颈侧区淋巴结清扫，但手术风险也是存在的。主要风险包括：出血、颈部疼痛、乳糜漏、切除范围过大、大血管损伤、副神经损伤引起的肩部活动障碍，以及面神经、迷走神经和舌下神经损伤等。目前已不主张对 PTC 行预防性颈侧区淋巴结清扫[24]。甲状腺常规手术并不暴露颈侧区，因此必须术前进行放射学检查以明确是否存在颈侧区淋巴结转移。

术前放射学评估：超声与 CT

术后评估颈部淋巴结转移的常用手段包括：超声、全身 ^{131}I 扫描和甲状腺球蛋白检测。因为全身 ^{131}I 扫描和甲状腺球蛋白检测并不常用于术前淋巴结转移的定性检查，所以术前主要依靠体格检查、超声及计算机断层扫描（computed tomography，CT）进行淋巴结评估。

体格检查

内分泌科医生和外科医生都会对患者进行术前体格检查，但仅凭查体来确定淋巴结转移并不可靠。一般认为，外科查体仅能发现较大的转移淋巴结，即便术中进行触摸也仅能检测到 64% 的转移淋巴结。对于乳头状癌，颈部触诊对中央区淋巴结检查的敏感性为 9%，对颈部侧区的敏感性为 24%[26]。鉴于触诊存在诸多限制，外科医生必须依靠术前放射学检查来准确判断是否存在淋巴结转移情况。

超声

2015 年 ATA 指南建议：对所有发现恶性或可疑恶性细胞学或分子学证据的患者皆行术前颈部超声检查。超声具有实时性、花费低且无辐射的优点。甲状腺癌淋巴结转移的特征包括淋巴结门消失、高回声、圆形（长径或短径增加）、钙化、血供紊乱或外周血供增加、囊性变和体积变化等（图 14.1 和图 14.2）[27-31]。虽然淋巴结门结构的大小、形态和缺失是非常敏感的转移表现，但它们对预测转移灶缺乏足够的特异性。最特异的表现是淋巴结的钙化和囊性变，两者的特异性均接近 100%，然而这两者都缺乏敏感性，分别为 46% 和 11%。血供紊乱或外周血供增加可能是平衡敏感性和特异性的最佳组合，分别为 86% 和 82%[30]。当超声检查发现可疑颈部淋巴结时，可以在超声引导下进行细胞学活检和甲状腺球蛋白检查。在发现异常淋巴结时进行活检是超声检查的另一个优势。除了评估淋巴结，术前颈部超声还可以识别原发性甲状腺癌的高危特征，如甲状腺侵犯、多灶性和肿瘤与气管或喉返神经的解剖关系。

尽管超声具有诸多优点且操作简便，但在淋巴结评估中也有一定的局限性。主要包括过于依赖检查者主观判断、对中央区检测不敏感、无法探测可能发生的咽后部及纵隔淋巴结转移等。中央区是最常发生淋巴结转移的区域，但邻近胸骨、锁骨、喉部回声阴影、气管及甲状软骨等都可能限制超声的准确性。在术前，甲状腺会影响中央区的可见度，因此在甲状腺完好的情况下，超声对转移淋巴结的检测敏感性很低。研究发现超声检查中央区淋巴结的敏感性只有 10% ～ 27%[15, 32]。同样，中央区淋巴结的术前 FNA 标本也可能被甲状腺组织污染，因此应谨慎判读。甲状腺外科医师应注意，在术前，颈部中央区超声检查阴性并不排除转移性淋巴结。颈部 CT 扫描是对超声的补充，这在甲状腺处于原位时尤其有用。而且，超声不能精确显示淋巴结与周围组织结构的关系，而这关系到手术方案的选择。即便有这些缺点，超声仍然是甲状腺及淋巴结转移最重要的检查方法之一[30, 33]。

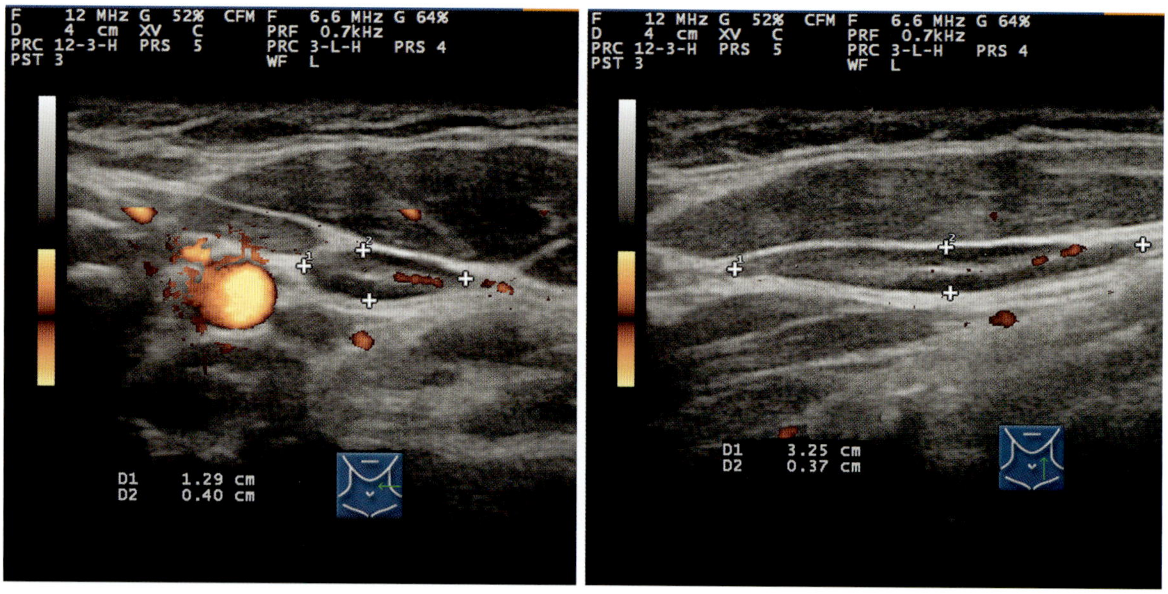

图 14.1 良性淋巴结的超声表现：回声正常，形状细长（短径 / 长径比＜ 0.5），淋巴门结构清晰，多普勒彩超显示血流信号分布局限于淋巴门

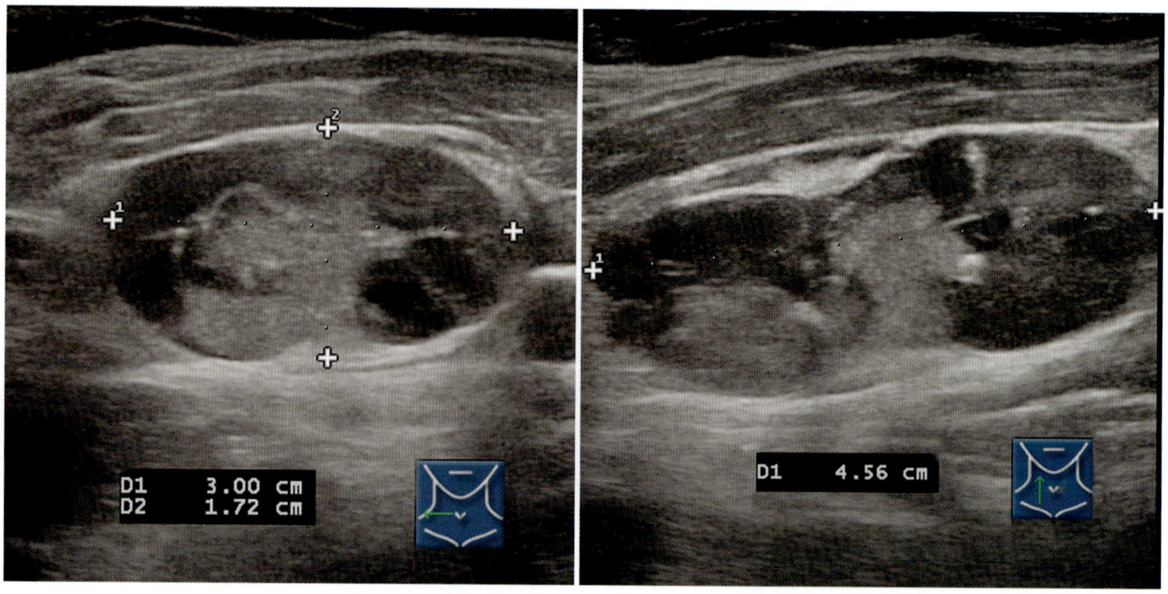

图 14.2 乳头状癌转移淋巴结的超声表现：体积增大，回声不均，伴有囊性变和钙化

床旁超声检查

传统上，头颈部超声检查是由影像科医师操作。但近年来，随着技术的进步和培训课程的普及，由临床医师主导的床旁超声使用显著增加。现在，许多内分泌科医师和甲状腺外科医师都在进行诊断性超声检查和超声引导下的介入性操作。床旁超声优势包括：可以实时将体格检查结果与超声相关联，降低了患者等待时间，并可同时进行即时超声引导的细针穿刺抽吸（US-guided fine-needle aspiration，USgFNA）以获得可疑病变的细胞学证据。然而，超声检查耗时长，且设备昂贵。进行本操作的临床医生必须对正常和异常的头颈部解剖以及相应的超声表现有非常深入的了解。强烈推荐获得床旁超声的资质认证后再进行本操作[34]。

CT 增强扫描

CT 增强扫描是评估头颈部淋巴结转移的常用手段。CT 不依赖于检查者主观操作，并且能够重复扫描。层面可以达到 1.5 mm。外科医生对 CT 影像比较熟悉，因此能够得到更详细的解剖信息。另外，CT 还可评估甲状腺癌是否侵犯喉及气管软骨。CT 较磁共振成像（magnetic resonance imaging，MRI）更易

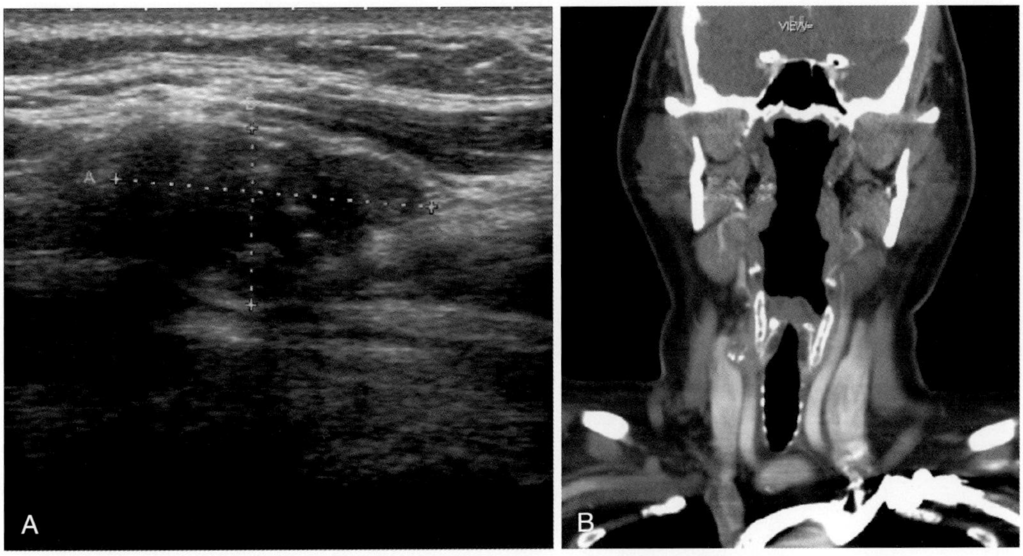

图 14.3 A. 对有甲状腺乳头状癌行甲状腺全切术史且甲状腺球蛋白水平升高的患者进行颈部超声检查。超声能够检测到右颈部的转移淋巴结。B. 同一患者术前 CT 显示伴有钙化的转移淋巴结。淋巴结的准确定位是很重要的，因为复发的位置在右侧迷走神经。患者在其他医院行甲状腺切除术后出现左侧声带麻痹。该患者在 CT 引导下对颈动脉鞘进行了聚焦定向剥离。术后声带功能未见改变

检测转移淋巴结，而且比正电子发射计算机体层成像（positron emission tomography-computed tomography，PET-CT）敏感性更高[28, 35]。转移淋巴结的 CT 表现包括圆形、淋巴门结构消失、囊性变、强化、钙化及体积增大。对于体积较大的病变和（或）淋巴结外侵犯的患者，可能很难通过超声检查全面描述这些淋巴结的特征，因此为了确定疾病的范围，CT 扫描是必要的[31]。当无法进行超声检查时，CT 检查也是必要的[33]。CT 检查的局限性主要是进行碘试剂增强扫描后，患者需要等 2 个月后才能行放射性碘治疗。但最近的研究发现，推迟放射性碘治疗并不显著影响患者预后[36-38]。患者一般术后 6 ～ 8 周才能行碘治疗，因此术前 CT 增强扫描并不会明显延长碘治疗的时间。CT 增强扫描对于转移淋巴结定位的优点明显超过了其稍微延长放射性碘治疗的不足。

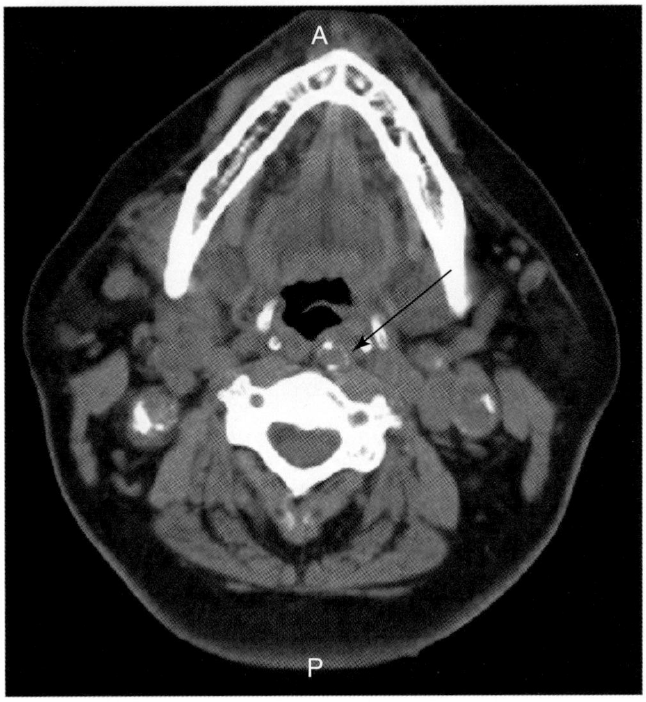

图 14.4 1 例甲状腺乳头状癌患者的 Rouvière 淋巴结（箭头处）。此淋巴结在术前通过 CT 确定，但不能被超声发现。在首次手术中，淋巴结经口被切除。患者有肺转移，随后接受放射性碘治疗

CT 扫描与超声联合诊断

术前 CT 结合超声检查能够最大限度地了解淋巴结转移情况（图 14.3 ～图 14.5）。超声联合 CT 明显优于单纯超声检查[39]。Kim 等发现 CT 结合超声检查对中央区转移淋巴结检出的敏感性明显高于单纯超声。

一项研究比较了外科查体、超声及增强 CT 对转移淋巴结的检查情况，发现超声联合增强 CT 对中央区及侧区转移淋巴结检出率敏感度最高[26]。术后复查颈部淋巴结时，CT 对颈部中央区淋巴结的评估较超声具有更高的敏感性（50% *vs*. 26%）。加用 CT 能够检出单用超声所漏诊的中央区较大的转移淋巴结。研究也发现，25% 的初次手术患者和 27% 的再次手术患者依据 CT 检查发现了转移淋巴结，从而进行了清扫，这些患者如果仅凭超声检查可能不会行淋巴结清扫，许多患者因此避免了再次手术[26]。还有一些较小的

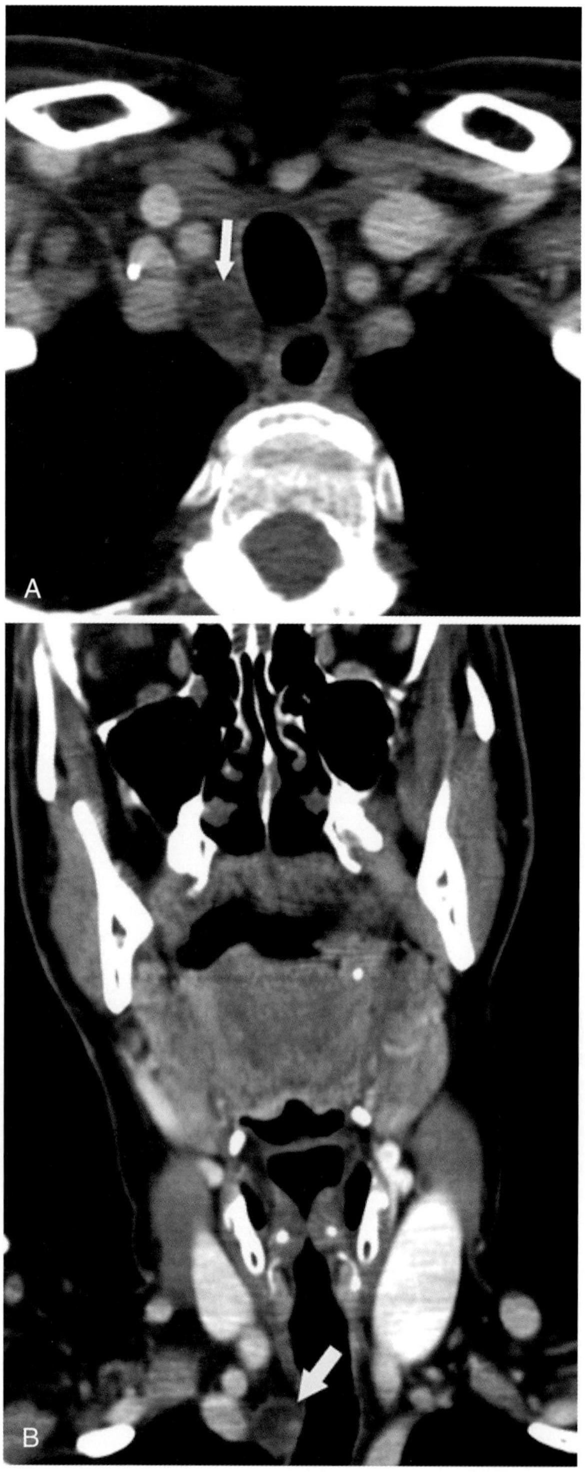

图 14.5 颈部中央区淋巴结仅在 CT 上可见，超声未见：水平位（A），冠状位（B）

研究也证实 CT 联合超声在检测乳头状癌淋巴结转移方面有更大的优越性[39, 49]。还有部分学者使用了 CT 与超声的融合技术，发现了其在淋巴结检测上的优越性。实时颈部 CT 引导下的超声检查显示了比单纯超声更好的敏感性[41]。联合应用超声及增强 CT 能够保证术前彻底检查患者的所有部位，而且两者能够相互补充。超声提供淋巴结转移的特征性表现，如淋巴结门情况、长 / 宽比、钙化及囊性变；而 CT 能够更精确地定位淋巴结与周围结构的关系，这对手术非常重要。CT 还能够评估超声无法探及的淋巴结情况，如中央区、纵隔胸膜及咽后部等。两者联合能更好地指导外科手术。头颈外科影像学专家能够协助外科医生对可疑淋巴结进行精确定位。在术中，CT 凭借能够对颈部解剖结构进行全方位显示的优势，可以引导外科医生精准定位术前显示的转移淋巴结（图 14.6 和图 14.7）。

Cunnane 等提出了一种用于分化型甲状腺癌颈部淋巴结的影像学分类方法。它使用影像和手术中可识别的解剖边界，采用了简单而统一的命名法，从而使不同专业的人都可以使用，同时构建了放射学淋巴结图，以达到手术和随访监测的最佳效果[42]（表 14.1）。

可以预见的是，通过更彻底的首次手术，术后的甲状腺球蛋白水平较低，所需要的复查次数减少，再手术和放射性碘治疗的概率降低，这对患者的生理和心理健康的好处是显著的。对于所有接受甲状腺癌手术的患者来说，术前对中央区和侧区淋巴结进行综合影像学检查是非常重要的。超声对于甲状腺病灶的诊断价值很高，CT 对于评估头颈部淋巴结转移价值很高，因此术前使用这些辅助影像学方法综合评估甲状腺疾病是很必要的。美国内分泌学院和 ATA 指南建议，所有因怀疑或有记录的甲状腺恶性肿瘤而拟行甲状腺切除术的患者，术前都要做颈部超声检查。他们进一步建议临床怀疑疾病进展的患者，包括浸润性原发肿瘤或临床明显的多发、体积较大或广泛的淋巴结转移的患者，应进行增强 CT 检查[24, 33]。术前个体化的影像学评估，如增强 CT 结合超声检查，对于诊断宏观转移的淋巴结是必要的，从而指导淋巴结清扫范围，使每个甲状腺癌患者得到合适的治疗决策。

甲状腺癌的放射影像学图谱

姓名: 编号: 时间:

手术史/声带检查:

FNA: 时间:
结果:

超声: 时间:
结果:

CT: 时间:
结果:

PET: 时间:
结果:

PET/CT: 时间:
结果:

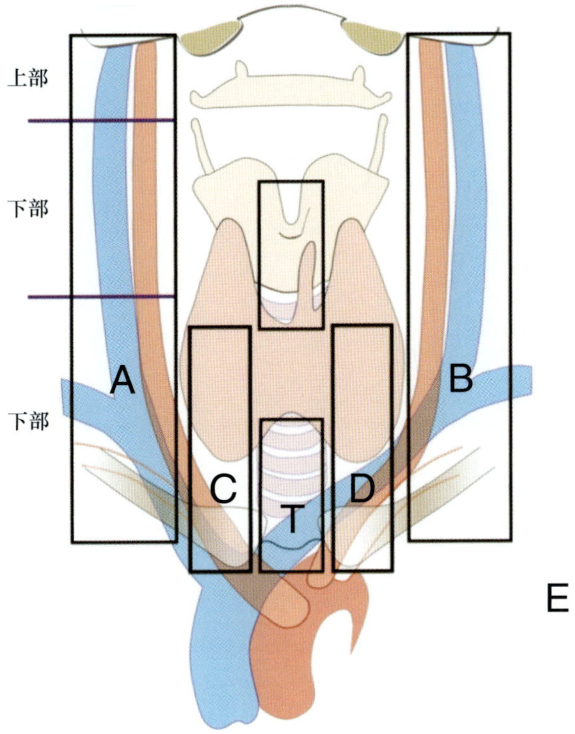

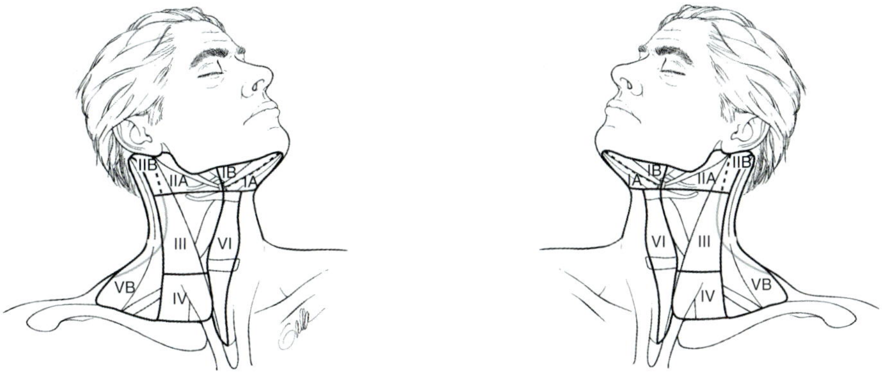

图 14.6 术前根据超声和 CT 联合检查结果绘制的影像学图谱，该图谱在术前访视期间与患者进行讨论，并在手术当天被带到手术室。A，右颈部侧区；B，左颈部侧区；C，右中央区；D，左中央区；T，气管前；L，喉前；E，异位

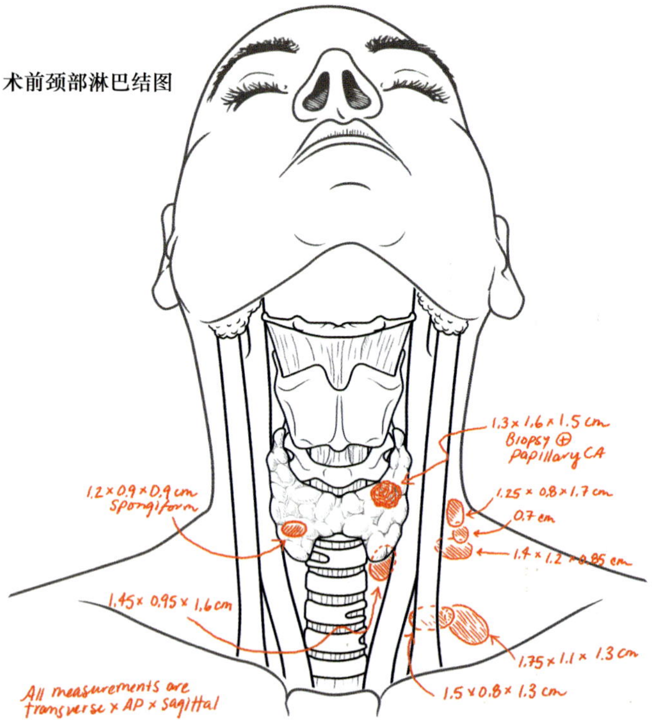

图 14.7 根据 CT 和超声结果所绘制的术前颈部淋巴结图，用于辅助制订手术方案

表 14.1 基于影像的分化型甲状腺癌颈部淋巴结分区

分区	淋巴结分组	特征
A	右颈侧区	在二腹肌下方，在颌下腺后方，在胸锁乳突肌深处。包括位于颈总动脉前或后的淋巴结
B	左颈侧区	在二腹肌下方，在颌下腺后方，在胸锁乳突肌深处。包括位于颈总动脉前或后的淋巴结
C	右中央区	位于颈总动脉内侧与气管之间的淋巴结
D	左中央区	位于颈总动脉内侧与气管之间的淋巴结
T	气管前	位于气管前面的淋巴结
L	喉前	位于甲状软骨或舌骨前面的淋巴结
E	异位	淋巴结位于颈部以外的非典型部位。这些异位部位包括咽后、纵隔和腋窝区域

From Cunnane M，Kyriazidis N，Kamani D，et al. A novel thyroid cancer nodal map classification system to facilitate nodal localization and surgical management：the A to D map. Laryngoscope. 2017；127（10）：2429-2436.

参考文献

如需完整的参考文献列表，请访问 http://pincode.yiaiwang.com。

15

甲状腺和甲状旁腺手术的喉部检查

Neil Tolley，Ian Witterick，Gregory W. Randolph
付荣湛　周东升　译　葛明华　审校

请访问 http://pincode.yiaiwang.com 查看相关视频：
视频 15.1　纤维喉镜检查：喉部解剖与功能评估。

引言

甲状腺和甲状旁腺手术是由来自不同学科背景的外科医生进行的。这类手术对声音的影响是患者经常关注的问题，也是决定手术质量的主要因素。虽然多种神经和非神经因素可以影响声音结局，但喉返神经（recurrent laryngeal nerve，RLN）损伤影响最大。

声带麻痹（vocal cord paralysis，VCP）发生率是手术质量的一个关键指标，需要在手术前和手术后进行金标准的喉镜检查来评估瘫痪率。在 Randolph 于 2010 年提出建议后[3]，许多国家指南和共识建议对所有患者都进行手术前后的声带检查[1-2]。

在 2003 年的一项研究中，Saunders 等发现，在美国 50% 的甲状腺切除术是由每年完成少于五例的外科医生主刀的[4]。大量证据表明，甲状腺切除术的手术量和手术效果之间存在关联[5-6]。VCP 和其他并发症的发生与手术量的增加呈反比。主刀医生每年甲状腺手术量超过 50 例被证明具有减少并发症的保护作用[7]。文献报道，当甲状腺手术量超过 100 例时，并发症会进一步减少[8]。这一数据得到了第五次 BAETS（英国内分泌和甲状腺外科医生协会）国家统计数据的支持，该数据是世界上最大的内分泌外科数据库，包含超过 115 000 例手术[9]。

在获得患者的知情同意后，术前声带评估对手术计划是至关重要且必不可少的。在对只有单侧声带具有功能的患者身上进行手术时，需要与患者进行不同的谈话。患者会更多地询问外科医生他们的手术范围和结果。在国家和国际准则下，如果没有进行术前喉镜检查，一旦发生 RLN 损伤，患者的诉讼可能会得到法庭支持。

声音改变是甲状腺术后最常见的并发症。尽管文献中报道 VCP 的发生率较低，但近年来，患者结局得到越来越多的关注。通常情况下，这些报道来自高手术量的外科医生和疾病中心，可能术后没有常规进行喉部评估，手术后的瘫痪率显著被低估。手术前后不同的、不一致的喉镜检查是 VCP 发生率被低估的主要原因。

RLN 损伤是内分泌外科中最常见的诉讼原因[10]。Abadin 等研究显示，1989—2009 年，RLN 损伤导致了 46% 的甲状腺手术诉讼[11]。在 2003 年的研究中，Lydiatt 发现 67% 的单侧 VCP 诉讼对原告有利，其中 78% 的案件存在知情同意缺陷[10]。

从患者的角度更好地理解 VCP 的意义是很有价值的，关于这个问题的解读可以在 Munch 和 DeKryger 的 2001 年文章中找到[12]。

解剖学和声音

声音对个人来说是独一无二的；它是情感、背景、教育和其他许多个人品质的指示。只有人类具有声音、演说和语言能力。语音的产生是复杂的，它依赖于大脑皮质内指定区域的整合和协调，这些区域指挥着喉部肌肉和上呼吸道空气产生共鸣[13]。通过声带的气流导致声带内部上皮的轻微运动，被称为**黏膜波**。这个过程是由几个因素相互作用共同驱动的（表 15.1 和图 15.1）。

喉部有一个盾形的甲状软骨，由左片、右片组成，位于下位环状软骨的后方，通过软骨性环甲关节连接。真性声带由覆盖细小喉部肌肉组织的鳞状无纤毛的非角化上皮组成。声带深入位于甲状软骨下方一半处的喉腔中，后方的杓状软骨位于环状软骨的后部，构成真性声带的后 1/3。声带在 Broyles 韧带处

表 15.1 正常发音的解剖学因素

软骨	甲状软骨	声带的前端附着点
		环甲肌收缩时甲状软骨向环状软骨前方倾斜，从而紧张声带，使音域增宽，音调更高
	环状软骨	后叶作为左、右杓状软骨支撑结构
	杓状软骨	声带的后方附着点
		外旋使声带外展，内旋使声带内收
肌肉	甲杓肌（声带肌）	声带的主要构成肌肉，是一个外展肌
	声带内收肌	所有的喉内肌
	声带外展肌	环杓后肌
	紧缩肌	胸骨舌骨肌、胸骨甲状肌
神经	喉返神经	包含支配除环甲肌以外的所有喉内肌的运动纤维
	喉上神经外支	支配环甲肌

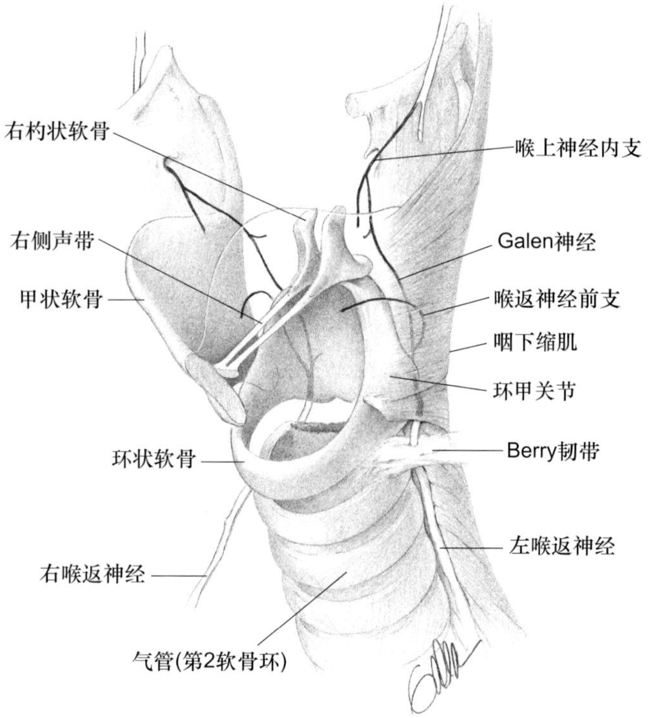

图 15.1 喉部解剖。双侧喉返神经在咽下缩肌下方入喉的三维成像，并显示 RLN 在喉部的前、后分支，左甲状腺叶未显示

从前方插入中线甲状软骨的内表面。杓状软骨的运动是旋转的，但也会沿着环状软骨表面巧妙地滑行。声带外展是由杓状软骨向外旋转引起的，而内侧旋转则导致声带内收。喉部肌肉组织可以分为内收肌或外展肌，它们是由第 4 和第 6 分支派生出来的，并由喉上神经外支（external branch of the superior laryngeal nerve，EBSLN；第 4 弓）和 RLN（第 6 弓）支配。声门上部的感觉来自喉上神经（superior laryngeal nerve，SLN），而声门下感觉则是通过喉返神经。环甲肌是唯一位于喉部外表面的喉部肌肉，因此处于甲状腺切除术的范围内，从而易被损伤。环甲肌使甲状软骨前倾，从而延长并绷紧声带，有利于提高声带并发出高音。环甲肌对歌唱和发声是非常重要的，对于专业歌手而言，严重的损伤可能会导致职业生涯的终结（见第 35 章，喉上神经的外科解剖和监测）。

RLN 是一条混合神经，携带运动、感觉和自主神经纤维。它支配除环甲肌外的所有喉部固有肌肉，环甲肌是由 EBSLN 支配的。RLN 还支配咽下缩肌和环咽肌，并携带来自喉部、上食管和气管的感觉纤维。这些 RLN 感觉纤维可能会在甲状腺切除术中受到损伤，这就是为什么无论是否有 VCP，吞咽问题都会成为甲状腺术后并发症的原因（第 36 章，喉返神经的手术解剖和监测）。

声带上皮的创伤在气管插管后是不可避免的，并可能影响到细微的黏膜声波运动，这可能导致发声改变，一般称为**声音嘶哑**。VCP 引起的声音变化通常具有一种更独特的特征，更准确地描述为**呼吸紧促感**。这是由于声带处于侧向位置，发声过程中因声门无力引起的声音微弱和咳嗽，这是大多数声带瘫痪的典型特征（见第 42 章，喉返神经损伤的病理生理学；第 43 章，喉返神经麻痹的管理）。

医源性 RLN 损伤最常见是由机械性（压迫和拉伸）或热性（电热和能量器械）损伤引起的。对 RLN 髓鞘轻微的损伤会导致暂时性传导阻断（神经麻痹），通常在 6～8 周后完全恢复（见第 36 章，喉返神经的手术解剖和监测）。对 RLN 更严重的创伤，特别是热损伤，可能会损伤髓鞘神经纤维（轴索断伤）。这种情况下，恢复仍然是可能的，但需要更长时间，而且往往恢复不理想，表现为活动能力下降和神经联动能力的缺失，这些症状会对发声有负面影响。更严重的 RLN 损伤（神经离断）会导致内神经、周围神经或外神经鞘的全部离断，这种损伤与神经的不可再生和续接有关[14]。

单侧声带麻痹，尤其是当声带固定在旁侧位置时，是可以耐受的。在 RLN 损伤后，控制声带处于何种静止位置的因素尚不清楚。这种情况和插管引起的水肿往往在术后最初几天就可以使声音接近恢复正常。因此，患者可能在术后数周后才会有声音嘶哑的主诉。在更严重的损伤中，主诉症状通常是由喉部肌肉和声带萎缩造成的，主要为微弱、紧促和嘶哑的声音，喉镜检查通常会发现一个处于侧位的固定声带。EBSLN 的损伤可能极难或不可能通过喉镜检查来发现，即便是由喉科专家使用喉频闪镜来诊断。在单纯 SLN 损伤中，声带可明显变薄和变短，声门后部可能“指向”患侧。诊断环甲肌损伤的金标准是通过肌电图（electromyography，EMG）诊断（见第 35 章，喉上神经的外科解剖和监测）。

瘫痪声带的侧向移位会导致声门出现空隙，发声时空气会逸出（呼吸音）。与正常活动的一侧相比，声带水平也可能不同，这进一步导致了声音质量的降低。由于声门无力，患者可能会有吞咽困难的症状，误吸后出现咳嗽痉挛的风险大大增加。最近的大数据研究揭示了与 VCP 相关的发病率和长期死亡率。VCP 与术后 12 个月内的急诊再入院和肺炎发生有显著相关性，并可将因进食问题而进行胃造口术的风险增加 10 倍。此外，长远来看，VCP 相关支气管肺炎引起的死亡率也会增加[15]。

如前所述，EBSLN 支配着环甲肌。由于环甲肌在发高音时对声带的绷紧很重要，所以环甲肌受损时，发声会受到影响，尤其是唱歌的时候。环甲肌包括两个部分：斜腹和横腹。外部神经从两腹间潜行，沿着甲状软骨的斜行方向，正常位于胸骨甲状肌上头插入处以下 2 mm 的位置[15a]。在可能的情况下，应始终尝试识别该神经。解剖胸骨甲状肌的上端往往有助于暴露甲状腺上极。

SLN 也被称为 *Amelita Galli-Curci* 神经，以著名女高音歌唱家的名字命名。她的职业生涯在 1935 年因为局麻下进行的甲状腺手术而被毁。当时的报纸写道，甲状腺手术后，“令人惊讶的声音永远消失了，悲伤的幽灵取代了天鹅绒般柔软的声音”[16]。

双侧 VCP 通常但不总是在拔管时急性发作。如果术后没有立即发现，呼吸暂停可能会发生（在术后几小时或早期），这种情况更加危险。在严重受伤的情况下，双侧声带通常处于旁正中位，导致可变的气道梗阻。在双侧 VCP 的患者中，50% 的患者将需要某种形式的气道手术，其中一半的手术需要气管切开。患者可能会有双相喘息声，并伴明显的呼吸窘迫。如前所述，患者在术后初期不一定有气道症状。最近插管的声门可能会在一段时间内被撑开，因此术后的数小时和数天内，声门可能会逐渐变窄。因此，患者可能会在门诊随访时出现呼吸急促或呼气相喘鸣的相关主诉。

被报道的喉返神经麻痹发生率

由于未能在所有接受甲状腺和甲状旁腺手术的患者中一贯进行术前和术后金标准的喉镜检查，VCP 的真实发生率尚不可知。但真实发病率肯定被大大低估了，也没有被充分报道。

床边声音评估对声带麻痹的敏感性和特异性都很差[17-18]。虽然有效的甲状腺嗓音调查表已被开发出来，但它们无法达到喉镜检查的准确性，因此不被推荐为一种替代手段[19]。

2009 年 Jeannon 等对 27 篇文章和 25 000 名患者进行了系统回顾，发现基于所使用的喉镜检查方法，声带麻痹情况差异很大。他们研究发现，平均初始瘫痪率为 9.8%（范围为 2.3% ～ 26%）[20]。

国家审计数据库中的匿名报告可能会提供一个更准确的声带瘫痪情况。在瑞典，2008 年的斯堪的纳维亚质量注册系统（SQR）回顾了 12 个月内进行的 3660 例甲状腺切除术。该报告分析了来自瑞典和丹麦的 26 个内分泌外科专科中心的数据，发现即时瘫痪率为 4.3%[21-22]。此外，当患者接受常规喉镜检查时（而非仅在出现持续和严重声嘶的患者进行术后检查），这一比例增加了 1 倍。2009 年第三次 BAETS 国家审计报告统计了 10 814 例甲状腺切除术，发现永久性麻痹率为 2.5%，且 4.9% 的患者出现声音变化。对于首次手术，腺叶切除术后的声带麻痹率为 1.4%，全切术后为 3.7%。对于二次手术患者，声带麻痹率显著升高，腺叶切除术后为 5.4%，全切术后为 6.9%。这是来自甲状腺外科医生主观的和未经验证的数据，而且受访的外科医生并没有统一在所有手术中都进行金标准的喉镜检查，因此，这些数据可能大大低估了真正的瘫痪率。在 2009 年的报告中，只有少数患者（21.5%）进行了术后喉镜检查[22a]。

2012 年第四次 BAETS 国家审计报告显示，首次手术和二次手术的术前喉镜检查率分别为 60.9% 和 86.7%[22b]，不到 20% 的患者进行了术后喉镜检查，并且有高于 20% 的患者数据缺失。正如人们所料，术后瘫痪率会随着喉镜检查率的增加而升高。根据 SQR 报告显示，当术后喉镜检查率分别为低于 30%，30% ～ 80%，以及＞ 80% 时，瘫痪率则分别为 1.7%、2.5% 和 4.2%。最近的 2017 年第五次 BAETS 国家审计报告显示，在初次和二次手术中，术前喉镜检查率分别提高到 73% 和 86%。然而只有 40% 的患者进行了术后喉镜检查，并且有超过 20% 的数据缺失。因此，在 2017 年英国统计报告所分析的 47 493 例甲状腺切除术中，声带麻痹的真实发生率仍然未知，且无法被准确报道。

声带麻痹的早期诊断是很重要的，因为有证据表明，在术后3个月内进行治疗会明显改善患者预后[23-24]。随着经皮注射的安全性和有效性得到了证实，声带麻痹的管理方案已经取得了进展[25-29]。

声带注射是能够处理声带麻痹的若干技术之一（见第42章，喉返神经损伤的病理生理学，以及第43章，喉返神经麻痹的管理）。

开放甲状腺成形术包括皮肤切开和甲状腺软骨部分切除，并将植入物或间隔材料放置在声门旁空间的声带侧面。这种方法可与杓状软骨内收术相结合，这是一种技术上比较困难的手术，需要将杓状软骨通过缝合的方式改变位置，以重新定位声带，这适用于声门后间隙较大的不适合注射甲状腺成形术的患者，尤其是声带与对侧正常声带处于不同水平的情况。

声门检查与声音

术前VCP可由良性和恶性的甲状腺疾病引起，也可以在没有任何声音症状的情况下出现，所以建议对所有患者进行术前喉镜检查，为患者提供统一金标准的照护。喉镜检查中的声带功能与嗓音症状之间的差异是由许多因素造成的。无论瘫痪或麻痹，对侧声带代偿的不确定性和其他机制都在起作用。一般来说，在已知的VCP病例中，症状会随着时间推移而改善，这可能是由于正常功能的回复或声带移动到更有利的内侧位置。只有通过喉镜检查才能区分这两种“表面或真实”的功能性声带恢复。

正常声带活动下的声音症状

甲状腺切除术后没有明显喉返神经损伤的声音异常症状很常见[30]。此外，一些患者表现为吞咽困难和颈部伸展时的拉扯感。

术后主观和客观的声音变化通常发生在声带活动度完整的患者。通常情况下，这些症状是短暂的，包括发声时出现疲劳，难以达到较高的音调，以及声域的缩小[31]。讲话时单音调可能更加明显，而且声调可能会降低两个半音以上。各种甲状腺或甲状旁腺手术后的主观声音异常的发生率，各报道各不相同，它们的比例在30%～87%[22, 32-36]。

在一项纳入42名接受甲状腺全切除术的淋巴结阴性的乳头状癌患者的前瞻性研究中，沟通障碍是术后随访中的主要主诉。在42名患者中，21名患者（50%）的声音症状持续了至少1年[37]。

在法国的一项前瞻性多中心观察研究中，203名接受了甲状腺全切除术且术前没有声音异常的患者使用了自主性问卷调查（嗓音障碍指数）进行了6个月的跟踪随访，术后有RLN瘫痪的患者被排除在研究之外。20%的患者在2个月内出现了声音功能不全，并逐渐恢复到术前水平；但是，6%的患者有持续的声音异常[38]。

客观的早期声音变化在大多数接受甲状腺切除术的患者中是很常见的，但不一定与客观检查结果一致。在一项包含两组患者均接受气管插管的前瞻性系列中，一组是颈部手术，另一组是非颈部手术。在术后1周时，两组的声学和空气动力学参数都相似；在8周时，甲状腺手术组中40岁及以上的患者出现持续的检查结果异常，但没有声带异常的情况，他们的感知水平与术前相似[39]。另一项最近的研究也发现术后声音异常与年龄有关，即便术后RLN功能完整，年龄≥50岁也是甲状腺术后出现声音或吞咽异常的独立风险因素[40]。

在一项有关声学参数的系统回顾和荟萃分析中，纳入了无并发症的甲状腺切除术后患者，在术后3个月以内和3个月以上分别测量了5项声学参数。研究发现，在术后早期（＜3个月），基础声频、颤音和最长发音时间均明显恶化，但术后晚期（＞3个月）无明显差异。基础声频的异常在感知上是显著的；在早期（＜3个月），接受甲状腺全切除术的男性经历了更大的声音损伤[41]。

甲状腺切除术后的声音变化与局部伤口粘连和喉部垂直运动障碍有关[42]。目前还没有发现放射性碘治疗会在主观或客观上影响声音质量[43]。

尽管RLN功能正常，但声音异常的可能机制还不完全清楚（表15.2），直接损伤或伤口渗液的暂时性刺激可能是引起环甲肌功能异常的部分原因。局部软组织异常可能影响喉部，包括水肿、带状肌回缩和去神经化，最终导致喉周瘢痕形成。虽然手术中带状肌的操作可能会影响喉部功能（进而影响术后发声），但一项研究发现，带状肌的分割与术后嗓音结局没有关系[44]。

众所周知，在低音发声时，带状肌会被激活[45]。当然，尽管神经系统功能正常，但与插管有关的声带变化[46]，包括暂时水肿、声带撕裂、杓状软骨脱位或更长期的声带肉芽肿的形成[47]，都可能会引起声音变化（表15.2）。Echternach等报道他们的甲状腺手术患者在术后3～4天接受有经验的耳鼻喉科医师喉镜检查后，竟然有高达42%的人会有插管引起的喉部

表 15.2　可导致术后声音改变的因素

损伤	功能改变	声音改变特点
神经性		
喉返神经损伤（完全性或不完全性，暂时性或永久性）	声带固定和外展障碍 发声和吞咽时声带闭合不全 主要音色和音调丧失 声带卷曲萎缩	发音漏气 声音疲劳 声音嘶哑
喉上神经外支损伤（完全性或不完全性，暂时性或永久性）	声门向患者后旋 患侧声带蜷曲 下移声	声音易疲劳 音调降低 声音调整障碍
非神经性		
环甲肌直接损伤（一过性肌炎或直接损伤）	同喉上神经外支损伤	同喉上神经外支损伤
局部软组织损伤（神经功能完好时）	喉气管区瘢痕固定 紧缩肌损伤或失神经支配	声音疲劳 音域变窄 音调可降低
插管相关损伤	局部血肿或水肿 声带肉芽肿 杓状软骨移位	声音嘶哑 吞咽痛
合并上呼吸道感染导致的声音改变	典型病毒性喉炎表现，与手术无关，极少合并声带麻痹	声音嘶哑 若声带麻痹则出现发音漏气

并发症[48]。大多数研究表明，插管造成的喉部创伤率较低，为 6% ～ 13%[46，49]。插管引起的喉部创伤通常只影响术后 1 周内的发声质量[50]。

手术创伤的程度和声音问题的发生率可能因甲状腺切除术的术式和术者技术及经验不同而不同。不同的报告有不同的研究结论：一些人认为，在接受视频辅助甲状腺切除术的患者中，嗓子和吞咽问题的发生率和严重程度较低[51]。然而，在一项韩国的研究中，由于 RLN 功能正常，术后嗓音变化和吞咽困难在开放、腔镜和机器人入路之间没有显著差异[52]。

也有罕见的报告称，尽管手术没有影响迷走神经或 RLN，但气管插管也可独立引起 VCP。有人提出，袖带压力对神经前支更远端的压迫是导致这种 RLN 麻痹的可能原因[53-54]。然而，完全由气管插管引起的 VCP 是极其罕见的，只影响到 0.04% 的患者[55-56]。偶尔也会出现甲状腺切除术后因并发上呼吸道感染而出现声音嘶哑，这通常会导致暂时性的上呼吸道相关性喉炎。这种病毒性上呼吸道感染可能很少引起 VCP（表 15.2）。

EBSLN 的损伤可引起声带发力减弱，无法达到较高声调。RLN 的损伤可导致神经麻痹或瘫痪，从而影响发声质量。非神经性病因包括直接的环甲肌功能障碍，以及区域性软组织的僵化和（或）纤维化。

无发声异常的声带麻痹

在术后 VCP 的情况下，初始症状通常被术后早期声带水肿抵消。在术后后期，由于多种机制，如部分神经功能残留、麻痹神经位置的变异以及对侧声带代偿的变异性等，VCP 可能无症状。由于对侧声带代偿，永久性 VCP 的症状通常会随着时间推移而改善。这可能会得出 VCP 已解决的错误判断[17，57]。在一项针对 98 名 VCP 患者的研究中，有 20% 的患者被判定为声音正常，另有 8% 的患者被判定为改善至正常，因此，近 1/3 的 VCP 患者是无症状的[58]。无症状患者的发生率仍然是外科医生学习重要的和潜在的来源，他们试图将该病例的手术操作与术后结局对应起来。无症状的 VCP 在吞咽安全方面也很重要，并且如果未来手术会涉及对侧神经，气道安全也有潜在风险。

术前喉镜检查的支持证据

一些指南推荐对接受甲状腺或甲状旁腺手术的患者进行选择性喉镜检查（见喉镜检查指南部分）。一些团队认为，在以前未做过手术的患者中，无症状的声带麻痹或瘫痪的发生率很低；因此，术前常规喉镜检查应保留给那些以前有甲状腺切除术史和（或）有声音或吞咽症状的人群[59]。在接受甲状旁腺手术的患者中常规使用喉镜检查也受到了质疑[60]。一些使用决策树模型的观点认为，在手术治疗低风险的分化型甲状腺癌的过程中，术前喉镜检查并不具有成本效益[61]。

这些研究建议"选择性"应用喉镜检查，表明依赖自我报告的或医生确定的声音症状作为术前喉镜检查的主要标准[59-61]。然而，如前所述，VCP 可以在没有明显声带症状的情况下出现；缺乏这种症状并不是评估 RLN 功能的一个可靠指标。两项调查术前声音变化和 VCP 的研究发现，声音变化预测 VCP 的敏感性在 33% ～ 68%[17-18]。此外，无论术前任何原因导致患者 VCP，通常都会在很多年前发生。患者和他们的家人可能已经适应了声音和发音质量，所以他们可能没有察觉到任何异常。此外，Al-Yahya 等测试了甲状腺外科医生在术前筛查和检测嗓音异常的敏感性；然而，该研究并没有达到作为筛查潜在 VCP 患者的理想灵敏度[62]。

术前识别 VCP 对于手术计划是非常重要的，因为管理术中被侵犯的 RLN 是基于对其术前功能的了解[17]。据报道，RLN 麻痹对侵袭性甲状腺疾病有很好的预测价值（敏感性为 76%，特异性为 100%）[17]。术前了解侵入性疾病可更恰当地进行术前影像评估和患者沟通。例如，在单侧恶性肿瘤和对侧声带瘫痪的患者中，术前谈话应包括气管切开的可能性以及所有相关的后遗症和潜在病症。在这种情况下，许多外科医生会选择在手术中进行神经连续监测，否则医生可能会推迟对侧手术。在手术中，如果术前不知道声带瘫痪的情况，术者可能不知道手术的潜在破坏性后果；这种后果可能导致二次和双侧的 RLN 瘫痪。

由于在承担任何术后声带功能的责任之前，必须了解术前声带功能，因此有重要的质量保证和医疗法律方面的考虑。

喉镜检查指南

越来越多的人意识到甲状腺手术后发声效果的重要性，因此国际组织制定了一系列的指导方针致力于甲状腺疾病患者的护理和管理。这些指南主要针对甲状腺手术，但也适用于甲状旁腺手术。

2011 年 BAETS 共识建议对所有甲状腺和甲状旁腺疾病患者进行术前和术后声带检查。2013 年美国耳鼻喉头颈外科学会（American Academy of Otolaryngology Head and Neck Surgery，AAO/HNS）关于改善甲状腺手术后嗓音效果的临床实践指南建议对所有接受甲状腺手术的患者进行术前喉镜检查，其适应证包括：①异常的声音；②正常的声音，且ⓐ甲状腺癌疑似腺外扩展，ⓑ之前的颈部手术增加了喉部神经损伤的风险，如颈动脉内膜切除术、颈椎前路手术、颈部食管手术及之前的甲状腺或甲状旁腺手术，或ⓒ两者都有[63]。

2013 年德国内分泌外科医师协会建议，在以前的颈部手术后声音被认为异常时，应进行术前喉镜检查。声带功能障碍会显著影响治疗决策，特别是当甲状腺手术是一种选择并且需要计划手术程序时[64]。

2014 年英国甲状腺协会（British Thyroid Association，BTA）的《甲状腺癌管理指南》建议通过内镜检查来评估声带功能并寻找喉部和气管上段直接受累的证据（如果疾病出现在局部且适合手术）[65]。

2015 年美国甲状腺协会（American Thyroid Association，ATA）甲状腺结节和分化型甲状腺癌指南中对喉镜检查的建议类似于 2013 年美国耳鼻喉头颈外科学会（AAO/HNS）指南，即对所有拟接受甲状腺手术的神经损伤高风险患者进行检查，包括术前声音异常、颈部或上胸部手术史、原发性甲状腺癌向后延伸以及广泛的颈部淋巴结转移[66]。后续的 ATA 指南建议内分泌科医生和外科医生应确保声音和喉部的评估在手术前完成[67]。

2016 年美国头颈学会（American Head and Neck Society，AHNS）共识建议对所有接受甲状腺手术的患者进行术前喉镜检查，尤其是与之前建议类似的神经损伤高风险患者[1, 63-64, 66-67]。

2018 年国家综合癌症网络（National Comprehensive Cancer Network，NCCN）甲状腺癌临床实践指南建议对声音异常、有涉及 RLN 或迷走神经的手术史、侵袭性疾病或颈部中央的大块疾病的患者，应考虑进行声带活动度评估（超声、间接喉镜或纤维喉镜）。

术后喉镜检查的支持证据

2014 年 BTA 建议对甲状腺术后出现声音变化的患者进行喉镜检查，还提倡对甲状腺手术患者常规进行术后喉镜检查[65]。AAO/HNS 和 ATA 指南建议对术后发声异常的患者进行喉镜检查[63, 66]。Lang 等通过决策分析模型估计了术后常规喉镜检查和选择性喉镜检查的成本效益，他们中心发现常规喉镜检查并不具有成本效益，他们提倡 3 个月后复查是一个合理和可接受的策略[68]。2016 年 AHNS 指南建议所有患者应考虑进行术后喉镜检查[1]。

术后喉镜检查的时间受到许多因素的影响。声带功能评估得越早，观察到的异常发生率就越高。意大利的一项针对 825 例高风险神经的研究发现，VCP 发生率为 6.4%（在手术当天）、6.7%（术后第 1 天）、

4.8%（术后第 2 天）、2.5%（术后第 14 天）和 0.8%（术后第 6 周）[69]，这提示术后时间对患者的吞咽安全也有重要影响，尤其在术后早期。

术后喉镜检查是了解术后 VCP 真实发生率的唯一可靠方法。鉴于嗓音症状和客观声带功能之间存在明显的差异，因此似乎需要对所有甲状腺术后患者进行常规喉镜检查，这将有助于外科医生获得有关其手术结果的准确信息。

纤维喉镜：一项所有甲状腺外科医生掌握的标准技术

这些论点支持对所有甲状腺术后患者进行常规喉镜检查（框 15.1）。由于甲状腺外科医生接受的专业背景和培训各不相同，一些人可能不愿意采用这种技术，认为有必要将患者转诊到耳鼻喉头颈专科。相反，所有外科医生都应该对该技术充满信心并对自己的患者进行常规检查。

喉镜检查技术包括普通喉镜、灵活的经鼻纤维喉镜、喉频闪镜、喉部超声、横断面成像和 EMG。理想情况下，外科医生希望了解 RLN 和 SLN 的功能、喉部肌肉组织、环喉关节活动度以及喉部的发音功能。然而，为了广泛推广，任何检查技术应该相对价格低廉、无创、可重复、易于操作和传授，并具有良好的患者可耐受性。对于绝大多数接受甲状腺或甲状旁腺手术的患者来说，喉镜检查的主要目标和最重要的信息是两个声带的活动度。

间接喉镜检查仍在实行；然而，医生需要好几个月的时间来学习正确的技术并获得充分观察喉部的能力。此外，一些患者由于局部解剖、强烈的咽喉反射（尽管有局部麻醉和患者配合）以及对操作的低耐受性，声带是无法充分看到的。其中一些问题仍然在灵活的经鼻纤维喉镜中存在。然而，一般来说，纤维喉镜是一项更容易掌握的技能，且能够正确评估声带活动性。学习曲线研究表明新手平均只需要尝试 6 次，就能胜任纤维喉镜的操作[70]。图 15.2 显示了纤维喉镜检查中重要的鼻部解剖标志。熟练的检查者，不管需要局部麻醉与否，他们会尽可能避免黏膜接触。患者应舒适地坐在椅子上，背部有支撑，头部略微伸展。一旦喉镜进入咽部，会厌很明显，然后使喉镜弯曲，以便它可以在会厌前方前进，并要求患者说“e”，声带的内收运动会很明显。说“e”与“吸气”动作交替进行，很容易看到声带的内收运动。

在短时间内可以对检查的许多方面进行评估，包括声带活动度、喉部抬高、喉咽反流的证据、环状体和（或）上气管侵犯，以及任何其他喉部病变。如果条件允许，任何记录异常情况的照片或视频都有助于术后的比较。基于广泛可及性、患者耐受性和同时评估 RLN 和 EBSLN[1]，经鼻纤维喉镜检查被认为是术前和术后最佳的喉部检查方法。单侧缺乏声带运动或不对称运动可诊断为 RLN 瘫痪或麻痹。EBSLN 瘫痪的迹象很难被常规观察。受影响的声带通常有些弯曲，位置更低，并可能向患侧旋转。

喉频闪镜检查是一种很好的检查技术，可以减慢黏膜波的运动和声带振动，通常在患者直立和前倾的情况下用硬质经口喉镜进行。喉频闪镜检查不需要识别明显不动或瘫痪的声带，但它确实有助于识别细微的活动不足或麻痹。它也有助于识别单侧 SLN 麻痹或瘫痪[71]。喉频闪镜检查结果的解读是主观的，缺乏既定的测量工具。此外，如果黏膜波不是周期性的，同步频闪灯可能存在技术上的困难，这可能会限制这种技术的诊断能力。

框 15.1　甲状腺手术进行常规喉镜检查的依据

术前喉镜

- 即便没有声音问题的主诉，声带麻痹也可能存在
- 声带麻痹提示的侵袭性恶性肿瘤需术前规划和完善影像学检查
- 了解术前喉返神经功能状态有助于术中对喉返神经侵犯的处理
- 如果未证实术前存在声带麻痹，将会为术后发现的声带麻痹承担本不应该承担的责任
- 为术后喉的评估提供基线

术后喉镜

- 声门检查是判断喉返神经有无损伤的唯一准确方法。声音改变可出现在大多数没有喉返神经损伤的患者，因此，告知患者没有喉返神经损伤对其功能和心理上的恢复尤为重要
- 术后喉返神经的功能信息，可最大限度地解释术后神经检测的肌电信息
- 声带麻痹可影响吞咽的安全性及将来对侧的手术
- 早期发现声带麻痹可进行早期治疗，提高声音的长期疗效

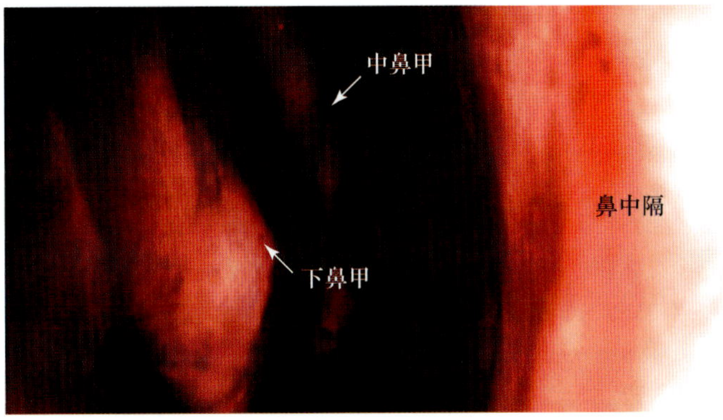

图 15.2　纤维喉镜下的鼻内解剖标志

经皮喉部超声已被用于评估声带运动、声带病变、甲状软骨的侵犯以及围手术期喘鸣和其他上呼吸道疾病等[72-73]。它是一个相对简单的操作，使用 7 ～ 10 MHz 的线性传感器。真性声带通常显示为低回声，且具有一条高回声细线。细微的声带异常无法被可靠地识别。该技术的缺点包括：超声机的成本、观察者之间的巨大差异以及甲状腺软骨钙化。在老年男性患者中，甲状软骨钙化可能无法传输超声信号。

在 VCP 患者中，用计算机断层扫描（computed tomography，CT）或磁共振成像（magnetic resonance imaging，MRI）进行的横断面成像，可显示同侧梨状窝扩张、肌肉萎缩［甲杓软骨肌和（或）环杓软骨］和声带弓影等。这些成像方式最适合对喉部、气管或食管侵犯进行评估，但无法可靠地用于检测声带运动异常。

喉部肌电图是另一个可以用来评估 RLN 和 EBSLN 功能的工具，它通常经皮进行，对甲杓软骨肌和（或）环杓软骨进行取样。这种方法没有得到广泛应用，且需要熟练的临床医生进行穿刺操作和解释检查结果。它是一种对喉部肌肉活力的定性而非定量检查。肌电图信号会因肌肉位置、患者用力程度、神经损伤时间和电极阻抗等不同而有很大差异[74]。这种喉部检查通常只在专业的喉科中心进行。

总结

同行评审的文献一贯报道喉部神经损伤率是很低的，但是真实的神经损伤率很明显被显著低估。本章解释了造成这种情况的因素，并与国家和国际专业组织的指南和共识相一致，并强调了对声带进行术前和术后检查的必要性。

术前和术后声音正常并不能排除严重的喉部神经损伤，术前发现这点对手术计划和知情同意非常重要。在术后，我们允许早期康复和治疗语音及吞咽功能异常。最后，外科医生对结果的记录和反思是评价手术质量的关键指标。这是对所有外科医生进行评估、再确认和资格认证的重要辅助手段。

参考文献

如需完整的参考文献列表，请访问 http://pincode.yiaiwang.com。

16

激光消融和射频消融在甲状腺结节和甲状旁腺腺瘤中的应用

Jung Hwan Baek，Auh Whan Park

付荣湛　周东升　译　葛明华　审校

请访问 http://pincode.yiaiwang.com 查看相关视频：

视频 16.1　甲状腺结节和甲状旁腺腺瘤的激光和射频治疗。

视频 16.2　一例经峡部入路的甲状腺结节移动射频消融技术。

视频 16.3　一例使用水隔离带并治疗甲状腺术后皮下复发肿瘤的移动射频消融技术。

本章包含额外的在线拓展内容（图片和独家视频），详情请访问 http://pincode.yiaiwang.com。

引言

历史上，手术、放射性碘治疗和左甲状腺素药物治疗一直是良性甲状腺结节的主要治疗选择；然而，每种方法都有特定的缺点。手术会产生瘢痕，需要全身麻醉，并使患者面临甲状腺功能减退、出血和声音改变的风险[1-4]。放射性碘治疗可能给患者带来后续麻烦，导致患者可能需要终生甲状腺激素替代治疗。图像引导下的消融技术，如乙醇消融（ethanol ablation，EA）、激光消融（laser ablation，LA）、射频消融（radiofrequency ablation，RFA）、微波消融（microwave ablation，MWA）和高强度聚焦超声消融（high intensity focused ultrasound ablation，HIFU）已被报道用于良性甲状腺结节和复发性甲状腺癌的治疗[5-11]。随着 EA 和 RFA 临床应用的增加，韩国和意大利团队已经发布了 RFA 的相关指南[3-4, 12]。本章依据甲状腺激光消融和射频消融的相关研究，回顾消融相关物理常识、消融技术、临床应用、社会指南等，并简要回顾了其他治疗方式。

射频消融

工作机制

关于图 16.1 的详细内容，请访问 http://pincode.yiaiwang.com。

射频消融术（RFA）使用的是在 200 ～ 1200 kHz 振荡的交流电[13]。具体安装方法及工作原理见图 16.1（详细内容，请浏览 http://pincode.yiaiwang.com 网站）。射频电极探头并不是热源点，而是充当负极，通过在患者大腿上贴附的电极板形成循环电路（图 16.1A）。射频电极尖端附近的离子对交流电的响应迅速振动。由于电极周围离子运动的局部阻力，这种动能将转化为热能（图 16.1B）。热能传导与组织的导热系数相关，因此工作时，探头处的能量沉积与温度以指数级下降（图 16.1C）[13, 15]。在高温下，组织会立即发生凝固性坏死。值得注意的是，组织凝固性坏死仅发生在探针附近几毫米处。

许多因素与 RFA 效率密切相关。第一点为探头处的温度[13, 16-17]。当温度升高到 46℃时，会发生不可逆的细胞损伤。温度在 60 ～ 100℃会诱导组织立即凝固，温度＞ 100℃会导致组织汽化和碳化[13-14, 16]。汽化和碳化将无法达到最佳消融效果。当探针周围的组织变得干燥或烧焦后，它变得像是探针周围的绝缘套管；从而限制了电能或热能的进一步传输。当组织汽化发生时，大量气体（主要是氮气）从细胞中释放出来。这些电极周围形成的气体起到了绝缘体的作用，防止热量的产生和传播。因此，通过将温度保持在 50 ～ 100℃，可以防止这些负面影响。第二个考虑因素为靶组织的异质性。纤维化和钙化会改变射频探头附近组织的导电性和导热性；这降低了消融区大小和形状的可预测性。

第三个需纳入考虑的因素是肿瘤内部或周围的血流。由于热沉效应，血管增生导致灌注介导的组织冷却，从而降低了热消融的效果。为了让相邻的关键组织结构免受热损伤，我们可以通过在消融靶组织周围人工注入液体来予以保护；这个过程叫作**水隔离**。

纳入标准

随着支持甲状腺 RFA 证据的逐步增加，韩国甲状腺放射学学会（Korean Society of Thyroid Radiology，KSThR）于 2012 年推出了第一个指南，并于 2018 年进行了后续修订[3-4]。根据新修订发布的指南，RFA 治疗良性甲状腺结节的纳入标准如下：

1. 有症状的良性甲状腺结节或有美容需求的患者；
2. 自主功能性甲状腺结节（autonomous functioning thyroid nodules，AFTN），无论是否是毒性甲状腺结节。

在进行 RFA 前，应至少通过两次超声（ultrasound，US）引导下的细针穿刺抽吸（fine-needle aspiration，FNA）或空芯针活检（core needle biopsies，CNB）来确认甲状腺结节为良性。

当结节具有典型的超声下良性表现或者具有 AFTN 表现时，实行一次 FNA 或 CNB 对于诊断良性结节就足够了。此外，需要注意的是，在孕妇、有严重心脏问题的患者以及先前存在对侧声带麻痹的患者中使用 RFA 时应格外谨慎[4]。

排除标准如下：

1. FNA 或 CNB 穿刺考虑滤泡性肿瘤或恶性肿瘤；
2. 尽管有 FNA 或 CNB 良性结果，但是超声提示恶性肿瘤的结节[1-2，17-18]；
3. 甲状腺结节为囊性或者以囊性为主，该类结节建议 EA 作为一线治疗[19-20]。

关于该主题的更多讨论，请访问 http://pincode.yiaiwang.com。

治疗前准备

关于该主题的更多讨论（包括图 16.1 和表 16.1），请访问 http://pincode.yiaiwang.com。

仪器

射频发生器系统如图 16.2 所示。射频发生器通过一个电极向组织提供射频能量（图 16.2 A）。其中具有内部冷却的直式电极是甲状腺射频消融的核心设备[11]。为了便于使用，并减少探针穿过时对正常甲状腺组织造成的创伤，改进后的直式内冷电极设计为较短的轴长（7 cm）以及更小的直径（18 G 或 19 G）[7]。另外还有不同有效尖端长度的探针可供选择，包括 3.8 mm、5 mm、7 mm 和 10 mm 等（图 16.2 B）。其中，短尖端长度的活性探针，如 3.8 mm 或 5 mm（直径均为 19 G），已被用于治疗小的复发性甲状腺癌[34，38-39]。

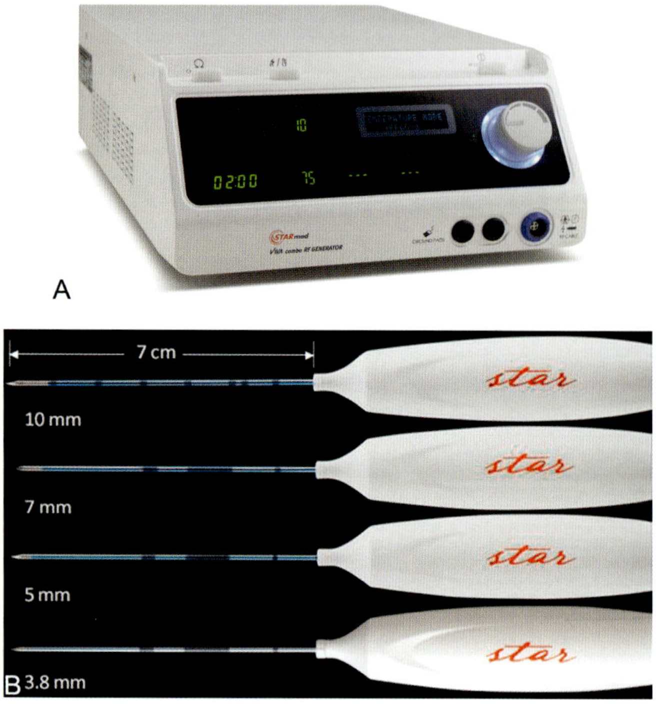

图 16.2 射频（RF）发生器系统。A. STARMed 公司生产的 VIVA combo RF System 机器图（Goyang，韩国）B. 不同有效尖端长度的直式内冷电极图。7 cm 的短轴长度方便术者轻松控制并对甲状腺浅表部位实施移动击发消融技术。根据不同甲状腺结节大小及复发甲状腺癌的位置，可以选择不同有效长度的探针以增加射频效率，并且降低非目标器官损伤的发生率（Images courtesy STARMed Co.，Ltd.，Goyang，South Korea.）

患者准备

术前，患者需仰卧位，颈部伸展以暴露甲状腺（图 16.3）。为防止皮肤灼伤，两个接地垫需牢固贴合于两侧大腿肌肉上。术前常规于肘前静脉建立静脉通道以用于术中所需（例如降压或镇痛）。

操作步骤与技术

大多数操作人员在手术过程中倾向于使用局部麻醉，而不是深度镇静或全身麻醉，这与 2012 年和 2018 年 KSThR 指南推荐的相一致[5，22，28，40-41]。疼痛作为操作过程中甲状腺周围关键结构热损伤的早期预警信号，深度镇静或全身麻醉可能会延迟察觉术中疼痛，从而导致严重并发症[42]。使用局部麻醉操作时，在皮肤穿刺部位和甲状腺包膜周围注射足量的利多卡因对于缓解 RFA 期间的疼痛非常重要（图 16.4）。

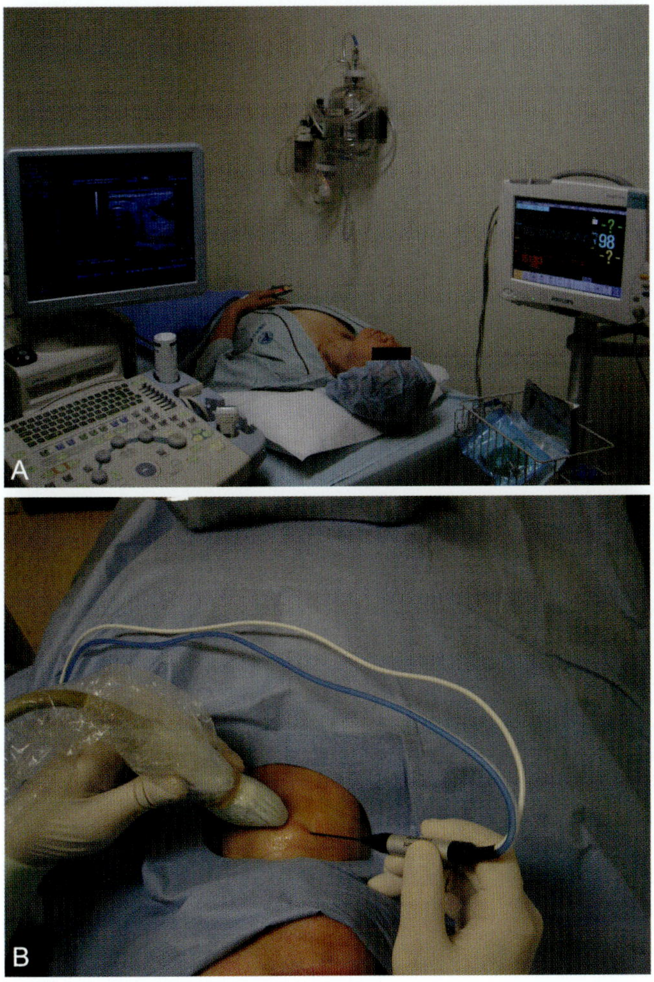

图 16.3 射频消融操作前的患者准备。A. 术前，患者需仰卧位，颈部伸展以暴露甲状腺，操作者站在患者头前的位置。B. 操作者左手手持超声探头，右手手持射频针进行操作

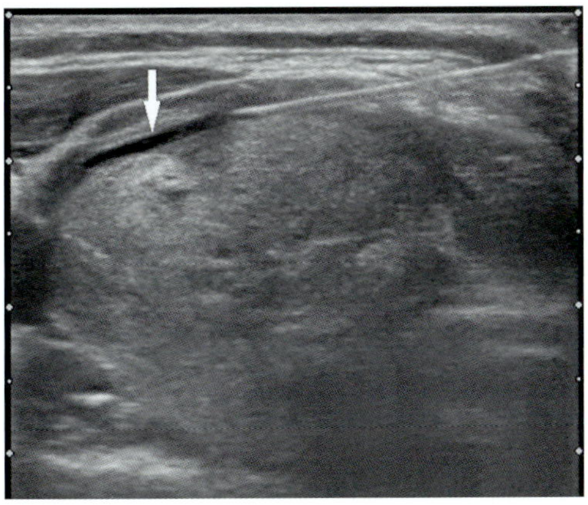

图 16.4 甲状腺周围注射利多卡因。注射的利多卡因表现为隔离带样（箭头所示），将甲状腺和带状肌肉分开

J.H.Baek 博士提出并开发了局麻下 RFA 两项关键技术：①“跨峡部入路方法”（transisthmic approach method）；②“移动击发消融技术”（参见视频）[5, 7, 22, 43-45]。跨峡部入路方法，就是指在超声引导下，消融探针从中间跨过峡部到达对侧甲状腺结节内的技术。这种方法有几个优点[8, 40, 46]。首先，由于探针在甲状腺实质内轨迹长，探针更为稳定，因此可以防止患者吞咽或说话导致电极尖端位置的变化。其次，这种方式可以使超声更加清晰地显示和监测靶结节、电极尖端及其与邻近甲状腺周围结构之间的关系。通过操作过程中持续超声监测，能够最大限度地降低甚至避免术中喉返神经或迷走神经的损伤发生率。

在移动击发消融技术中，靶向甲状腺结节被人为划分为多个概念性的消融单元，通过移动电极尖端逐单元对结节进行消融。这些概念性的消融单元在结节外周时被划分很小，而在结节中心处被划分的较大，此举可显著降低消融过程对结节邻近关键组织（例如喉返神经、迷走神经、食管和气管）造成热损伤的风险（图 16.5）。

具体操作时，探针尖端首先从拟消融结节的最深部分开始，因为消融操作产生的微气泡会模糊超声窗口。消融初始功率具体选择为：20 W（7 mm 激发尖端）或 50 W（10 mm 激发尖端）。当暂时性的超声光团出现在靶向消融单元时，移动电极尖端至此单元临近的且未经治疗的下一个单元。按照由结节远端到近端，从结节的深部到浅部的顺序逐步移动探头，并重复这一操作来进行连续的消融。

消融范围取决于电极周围强回声光团的区域。如果在某一处消融时间在 5 ～ 10 s 后电极尖端仍未形成瞬时高回声区时，可以将射频功率以 10 W 的增量予以增加，最大可至 80 W。如果操作过程中，患者无法忍受消融产生的疼痛，则应降低能量或者终止操作直到疼痛消退。当目标结节的所有概念性消融单位均

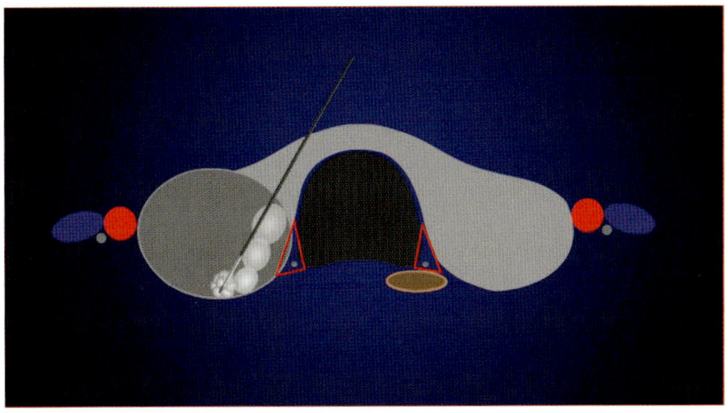

图 16.5 RFA 中的跨峡部入路方法及移动击发射频消融技术。甲状腺结节被人为划分为多个概念性的消融单元，通过移动电极尖端逐单元依次对结节进行消融。这些概念性的消融单元在结节外围时被划分的很小，而在结节中心处被划分的较大，此举可显著降低消融过程对结节邻近关键组织（例如喉返神经、迷走神经、食管和气管）造成热损伤的风险。喉返神经（灰色）位于危险三角内（红色）；颈总动脉（红色）、颈内静脉（蓝色）及迷走神经（灰色）位于每个甲状腺腺叶的外侧

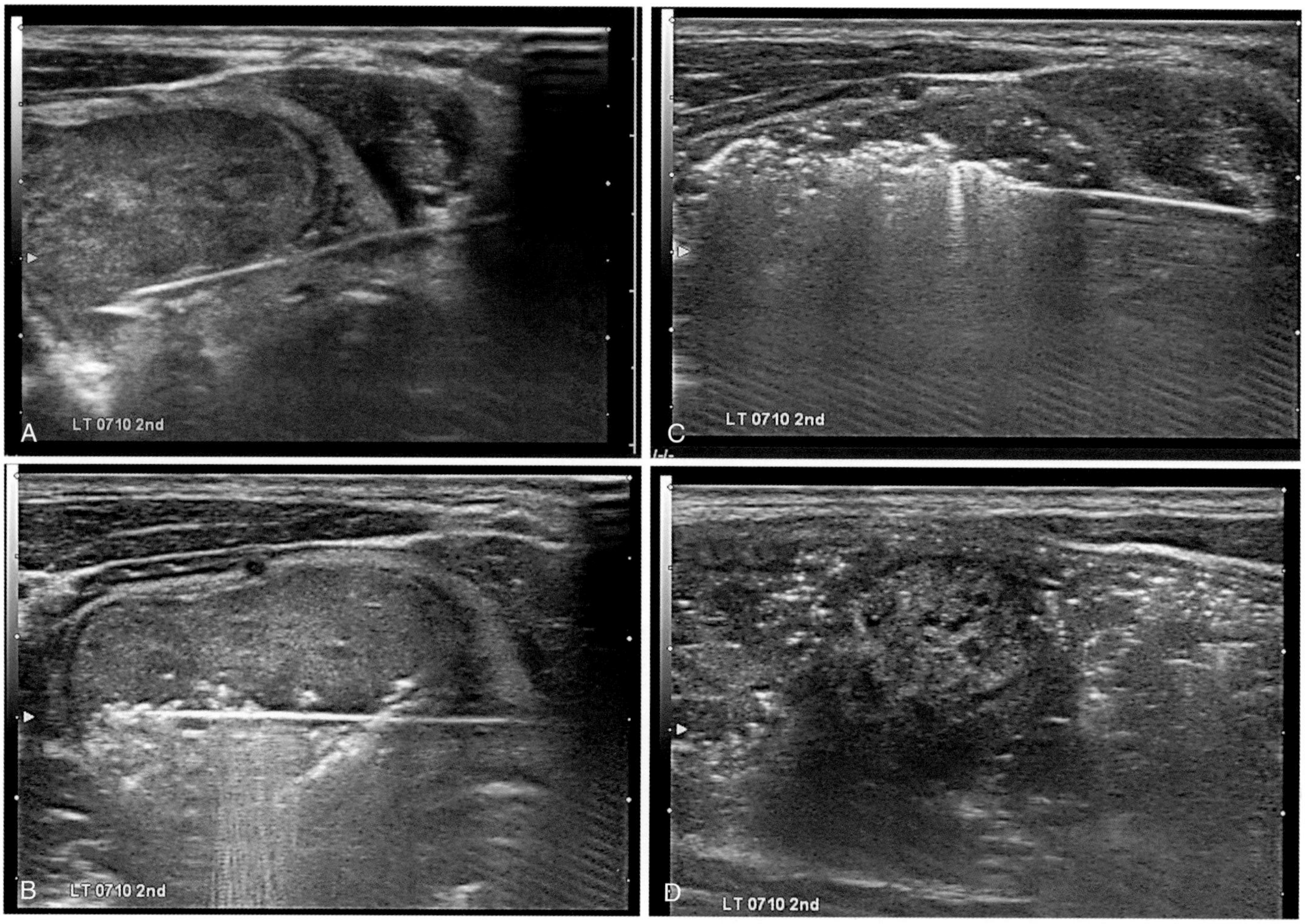

图 16.6 移动击发消融技术的超声图像。甲状腺结节被划分为多个概念性的消融单元，通过移动电极尖端逐单元依次对结节进行射频消融。A. 插入探针。B 和 C. 探针在结节内部按照由远及近、由深及浅的顺序进行移动消融。D. 最终消融后的超声图像

被暂时性的高回声区覆盖时，可以完成射频消融操作（图 16.6）。对于靠近危险三角区域的消融单元，因其接近喉返神经、气管或食管等重要组织，可以选择不予消融处理（图 16.5）。

“水隔离技术”的应用，也使得周围病变的结节的边缘进一步得以完全消融（图 16.7）[39, 47-49]。该技术最初用于治疗肝脏疾病，以避免消融过程中对相邻关键结构造成热损伤。因此，在插入消融电极之前，我们需将 5% 葡萄糖水溶液注射到消融结节与要保护的相邻关键结构之间的组织平面中。然而，对于颈部来说，注入的液体可能会沿着纵向排列的颈部肌肉平面迅速扩散[39]。因此，为了达到更好的水隔离安全效果，在消融过程中应将注射针保留并持续注入液体。同时，我们建议使用葡萄糖水溶液而非生理盐水[49]。这主要是因为葡萄糖水溶液的等渗压（252 mOsmol/L）及无法电解的特性，因此，当葡萄糖水溶液包裹于射频组织周围时，其不导电的特性可以很更好地保护周围结构免受热损伤[49]。

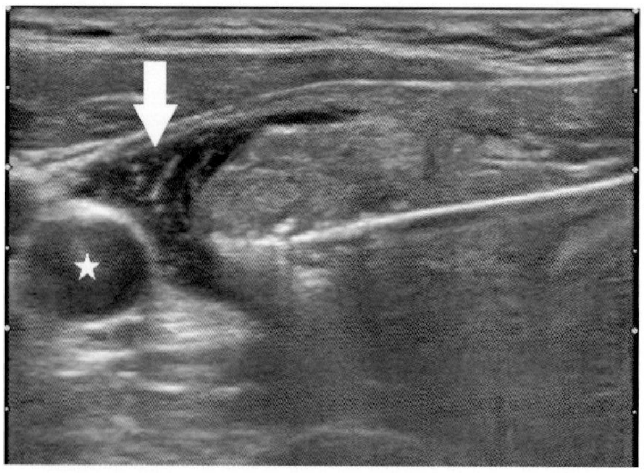

图 16.7 水隔离技术在射频消融开始前，5% 葡萄糖水溶液被注射至消融结节与邻近的组织层面之间以用于保护周围的重要器官。可以清晰地看到注射的葡萄糖水溶液（白色箭头）位于甲状腺结节与右侧颈总动脉（星号）之间

关于该主题的更多讨论（包括图 16.8），请访问 http://pincode.yiaiwang.com。

消融后患者处理

关于该主题的更多讨论，请访问 http://pincode.yiaiwang.com。

患者随访和疗效评估

关于该主题的更多讨论，请访问 http://pincode.yiaiwang.com。

临床转归

良性无功能甲状腺结节

越来越多的证据支持使用 RFA 治疗良性甲状腺结节。2008 年，Jeong 等报告了他们在 236 名患者中对 302 个良性甲状腺结节进行 RFA 的经验[22]。其中，86% 的患者有单发结节。大约 70% 的结节在一次 RFA 中得到治疗。在消融后 1 个月、3 个月和 6 个月时，结节体积分别减小为 58%、74% 和 85%。91% 的病灶体积缩小超过 50%（定义为治疗成功），并且 28% 的结节在超声随访过程中消失。

根据另一个前瞻性、随机的 6 个月随访研究，RFA 组（$n = 15$）与对照组（$n = 15$）相比，治疗组结节体积明显减小，其中 1 个月时平均减小 49%，而 6 个月时平均减小 80%[5]。另一项前瞻性多中心研究是由一组训练有素、经验丰富的医生使用类似的技术与设备完成。研究共入组 276 名患者，包括 276 个结节，结果显示在 12 个月随访时，使用 RFA 治疗后结节的平均体积减小 80%。同时在 5 年的随访中，结节体积减小了 95%[50]。

关于该主题的更多讨论，请访问 http://pincode.yiaiwang.com。

囊性和囊性为主的甲状腺结节

对于囊性甲状腺结节（囊性成分 > 90%），指南建议 EA 作为一线治疗方法。其中两项已发表的研究比较了 EA 和 RFA 两种方法对于良性囊性甲状腺结节治疗的疗效[20, 25]。结果表明，在结节平均体积减小、治疗成功率和临床症状改善方面，EA 和 RFA 的疗效无显著差异。两者均未发生重大并发症[25]。然而，EA 组的治疗次数较 RFA 组少。在一项随机、非劣效性、单疗程治疗临床试验也报告了类似的结果[20]。两项研究都表明，EA 在体积减小和成本效益方面优于 RFA；EA 需要更少的疗程。因此，EA 可被视为囊性甲状腺结节的一线治疗方法。

对于囊性为主的甲状腺结节（90% 囊性成分 > 50%）中，通过一项随机对照试验发现，与 RFA 相比，EA 也被建议作为一线治疗[19]。然而对于这类结节的争论仍在继续；据报道，相较于纯囊性结节，囊性为主的甲状腺结节经治疗后的复发率明显较高，而且其结节内的实体成分是复发的主要原因[53]。因此，治疗囊性为主的甲状腺结节中的实体成分可以明显降低其复发率。

基于此，Lee 等提出了一个分步治疗的策略，即首先实行 EA 后辅以 RFA 治疗。在 137 名行 EA 的患者中，27 名患者进行了额外的 RFA 治疗。结果发现，经二次 RFA 治疗后，患者临床症状得以进一步改善，结节体积均较 RFA 治疗前显著缩小[43]。Jang 等的前瞻性研究报道，对于良性、以囊性为主的甲状腺结节患者 EA 治疗后临床问题未完全解决的，再次行 RFA 仍可达到治疗效果[10]。Park 等建议对囊性为主的甲状腺结节同时采用 EA 和 RFA 联合治疗[38]。

关于该主题的更多讨论，请访问 http://pincode.yiaiwang.com。

自主功能性甲状腺结节（AFTN）

Baek 等首次报道了 RFA 用于治疗 AFTN 的相关研究[7, 28]。RFA 治疗可以有效地减少 AFTN 的体积、改善结节相关症状、解决美容问题和甲状腺功能亢进（甲亢）状态。其中，1 个月时结节体积减小 36%，6 个月时则减小 71%。同时，AFTN 体积的减小略低于甲状腺冷结节。

最近，韩国一项多中心研究表明，使用 RFA 技术可明显缩小 AFTN 体积，并控制甲亢症状，且治疗过程无重大并发症[55]。该研究纳入 44 名不适合手术或放射性碘治疗的患者（23 个毒性甲状腺结节和 21 个非毒性结节）。初始结节平均体积为 18.5±30.1 ml，治疗 1 个月后缩小为 11.8±26.9 ml，最后 1 个月缩小为 4.5±9.8 ml，结节明显缩小。在最后一次随访中，观察到促甲状腺激素（thyroid-stimulating hormone，TSH）、游离甲状腺素（free thyroxine，fT4）和三碘甲状腺原氨酸（triiodothyronine，T3）水平显著改善。在（^{99m}Tc）高氯酸盐核素扫描中，35 个热结节变为冷结节，另有 9 个虽然仍是热结节，但是显示出摄取减少现象。

一项前瞻性、单中心、开放、平行临床试验的结果发现，结节大小可作为 RFA 治疗 AFTN 是否有效的预测因素[56]。29 例 AFTN 患者根据甲状腺结节体积分为两组：A 组 15 例患者结节体积小（< 12 ml），B 组 14 例患者结节体积大（> 12 ml）；同时使用单次 RFA 治疗，分别在治疗前基线水平及治疗后 1 个月、6 个月、12 个月和 24 个月评估患者临床、生化指标和形态学变化。24 个月时，A 组结节的应答率明显高于 B 组（86% *vs.* 45%）。因此，单次 RFA 技术在小甲状腺结节的患者维持甲状腺功能及缩小结节体积方面更为有效。

因此，对于存在放射性碘治疗禁忌的 AFTN 患者，RFA 已被证明是一种安全有效的替代治疗方法。然而，由于其对于单个小型 AFTN 来说是最理想的，具体临床应用需要仔细考量。

复发甲状腺癌

对于复发甲状腺癌，再次外科手术切除辅以 ^{131}I 治疗及甲状腺激素内分泌治疗为标准的治疗方式。KSThR 协会推荐对于再次手术高风险以及拒绝再次手术的患者，可使用 RFA 予以治疗[4]。一些研究结果表明，使用 RFA 平均可缩小 56% ～ 93% 的结节体积，并可改善 64% 患者的肿瘤相关症状，同时大部分患者的血清甲状腺球蛋白（thyroglobulin，Tg）水平得以降低[34, 57-59]。然而，这部分结论目前尚无长时间随访数据报道。对于复发甲状腺癌，RFA 疗效与 EA 相似甚至略好，然而 RFA[34, 58-59] 较 EA[60-63] 需要较少的治疗次数（RFA 平均 1.2 次，范围在 1 ～ 6；EA 平均 2 ～ 2.1 次，范围在 1 ～ 6）。Lewis 等的报道也表明。对于复发甲状腺癌患者，在治疗次数上，使用 RFA 优于 EA[64]。

建议使用超声和计算机断层扫描（computed tomography，CT）评估治疗效果。然而，目前尚未明确公认的随访时间表。

并发症

关于图 16.9 的详细内容，请访问 http://pincode.yiaiwang.com。

RFA 的各种并发症已有报道。了解相关局部解剖（尤其是邻近神经走行）和适当的应用技术对于安全消融非常重要。KSThR 在最近组织的一项针对 1459 名患者的多中心研究中，射频消融后的总体并发症发生率为 3.3%，重大并发症发生率为 1.4%[30]（见图 16.9，请访问 http://pincode.yiaiwang.com）。其中，消融部位的疼痛，以及放射至头、耳朵、肩膀、胸部以及牙齿的疼痛为最常见的并发症[23, 53]。当减小 RF 的功率或者停止 RF 时疼痛即可缓解。迷走神经或喉返神经由于热损伤引起的嗓音改变是射频消融术的严重并发症。可通过使用移动击发消融技术或对邻近神经的甲状腺组织不予消融等方式来减少发生[6]。水隔离也可用于保护神经[38]。术者应熟悉甲状腺超声和甲状腺周围解剖，包括神经的解剖变异[65-67]。

由于血管损伤引起的出血通常可以通过手动按压来控制。在插入探针之前，通过彩色多普勒检查甲状腺周围血管，并使用小直径电极，可以预防严重的甲状腺周围出血[30]。大多数血肿通常在 1 ～ 2 周内消退。电极穿刺处皮肤可能会发生灼伤，通常为一级烧伤，也是经常发生的并发症，尤其是结节较大且紧邻皮肤的时候。没有任何后遗症的肤色变化通常在手术后 1 周内消失[30]。RFA 术后甲状腺结节破裂非常罕见，在 1491 例患者的回顾性分析中只有 6 例发生。这类病例在随访期内可表现出突然的颈部隆起和疼痛，通常是因为迟发性出血或肿瘤壁撕裂[30, 68]。如果没有明显后遗症的情况可采取保守观察方式。但是考虑到继发脓肿形成及继续大范围出血发生的可能，手术治疗也是有必要的。

最近，一项单中心、大人群数量的研究表明，与之前的研究相比，RFA 的并发症发生率更低；然而，也报道出了几种新的并发症（如霍纳综合征、脊髓副神经损伤和利多卡因相关并发症）[69]。

激光（LASER）消融

激光（laser）消融是受激辐射的光放大（*light amplification by stimulated emission of radiation*）的首字母的缩写。激光切除（LA）是指通过纤维直接插入组织而进行光能切除[70-78]。

操作机制

关于图 16.10 的详细内容，请访问 http://pincode.yiaiwang.com。

由于后向散射、前向散射以及反射，激光只能穿透几毫米组织（关于图 16.10 的更多讨论，请访问 http://pincode.yiaiwang.com）。散射可导致吸收的能量在组织中相对均匀地分布，这些能量将以热能的形式传导给组织。远离应用点的组织是通过传导加热的[71, 73-74]。组织主要通过吸收被破坏（约 80%），这是衰减系数（由组织的结构和波长决定）、光纤头形状和能量传递（由暴露时间和输出功率决定）共同作用决定的。由图 16.11 超声图像可见，高功率通过汽化、烧焦被凝固区域包围的光纤头周围组织而引起组织破坏。越靠近热源热沉积越大，能量迅速衰减[79-80]。细胞死亡可因微血管凝固及缺血性损伤而持续至治疗后 72 h[81]。显微镜下可以看到，凝固区域周围环绕着一圈可逆损伤，将坏死组织与正常组织隔开[80, 82]。图 16.12 分别显示了 LA 术后 1 个月及 2 年显微镜下所见甲状腺结节的组织改变。碳化会导致能量传递下降，而它反过来又可限制凝固区域。此外，凝固坏死本身使光学穿透在正常和肿瘤组织中降低了20%[77, 82]。应用一个裸露的纤头，可产生直径约12～16 mm的球形病灶[83]。而应用分束器使多纤维聚集成束包围肿瘤可扩大病灶的治疗范围[76, 84]。这避免了在治疗引起的成像伪影设置中重新定位单个光纤的困难。激光纤维更薄、更有弹性，从而更易于到达肿瘤部位，也更安全，这是与其他热能源相比在实际应用中一个很重要的优势[85]。

操作步骤与技术

关于图16.13与图16.14的详细内容，请访问http://pincode.yiaiwang.com。

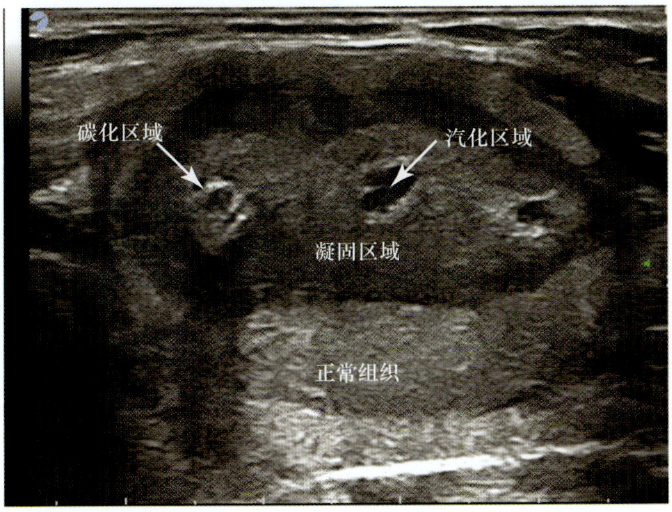

图16.11 三光纤甲状腺结节激光消融的超声横断面图像。激光消融痕迹为被高回声外周包围的无回声斑块环。这些分别是由于组织蒸发和碳化而产生空化形成的。凝固区是至片状低回声的薄壁组织，与正常组织具有明显的界限

LA是作为门诊手术进行的。患者需整夜禁食作为术前准备。由Pacella等提出和改进的平头技术[86]，即将一根300 μm的光纤插入21号的Chiba针鞘，前端暴露部分插入甲状腺组织。根据损伤的大小，插入深度介于5～7 mm（图16.13，请访问http://pincode.yiaiwang.com）。在甲状腺中，可使多个纤维相互平行插入，以获得与大多数甲状腺结节椭圆体形状相匹配的椭圆体式的消融效果（图16.14，请访问http://pincode.yiaiwang.com）[87]。

对门诊患者而言，LA治疗的目标是单次治疗中对组织造成最大限度的消融。患者取仰卧位，颈过伸躺于手术台上。静推咪达唑仑使患者轻度镇静。在超声引导下，通过29～30 G的细针，用2%利多卡因（2～5 ml）皮下浸润局麻，接着21 G的Chiba针（1～4）沿纵向、头尾位摆放。彼此长轴相距10 mm，以尽可能地与解剖结构相匹配（图16.15）。助手利用激光照射进行轴侧位扫描以得到多平面超声图像（图16.16）。每根光纤的初始能量为1200～1800 J，输出功率为2～4 W，从结节底部1 cm处开始传递。由组织加热和汽化引起的高回声区域随时间逐渐增加，直到光纤之间开始结合（图16.17）。

尽管像5 mm这么小的结节用一根光纤就能消融，但通过联合多根光纤、多根针以及高能量，可在单次消融中治疗40～50 mm宽、30～35 mm厚、50～70 mm长的结节（例如，达到30～60 ml）。光纤的数量、针的数量以及总传输能量应视结节大小而定。根据结节的尺寸，激光照明的时间持续6～30 min[87]。在此过程中，激光应是持续的，只有在发生剧烈疼痛/

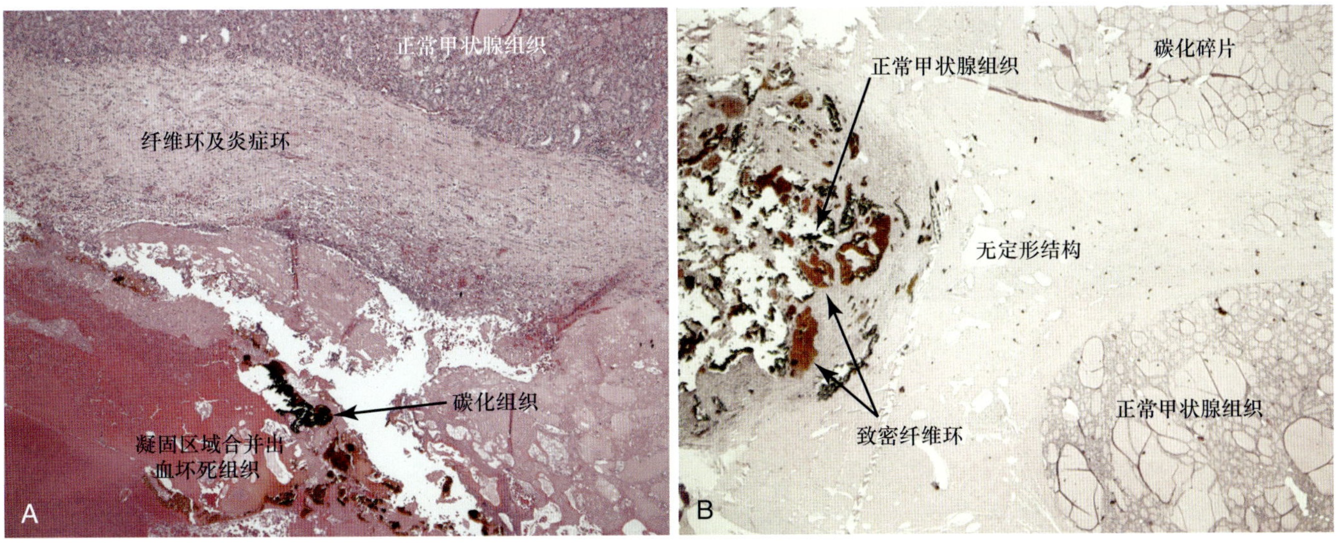

图16.12 良性甲状腺结节激光消融后的镜下改变。A. LA治疗1个月后，切片显示，结节出现凝固区域伴随有出血坏死及组织碳化形成，坏死与出血区域周边被炎症反应形成的纤维结缔组织环所包绕。B. LA治疗2年后，消融区域体积缩小，形成致密纤维环，消融所破坏的区域被非晶体类组织、碳化产物、巨噬细胞及多核巨细胞及淋巴细胞所浸润，无甲状腺细胞成分

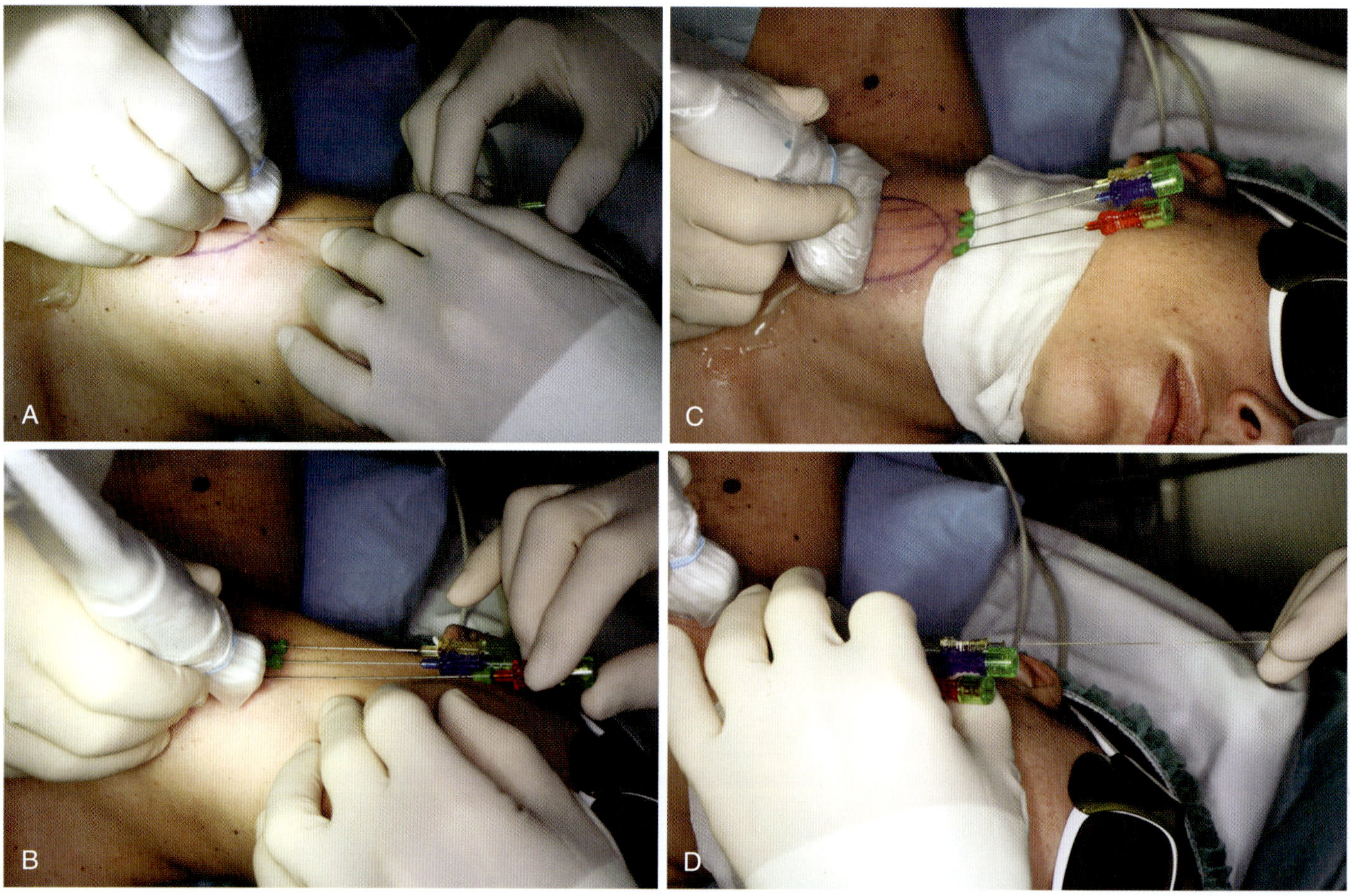

图 16.15 三光纤激光消融技术。3 根 21-G 型号的 Chiba 针沿着纵向、头尾向、主结节轴方向予以手动置入，彼此之间的距离为 10 mm。A. 第一针置入。B. 第三根针置入。C. 3 针定位在目标结节上。D. 光纤插入

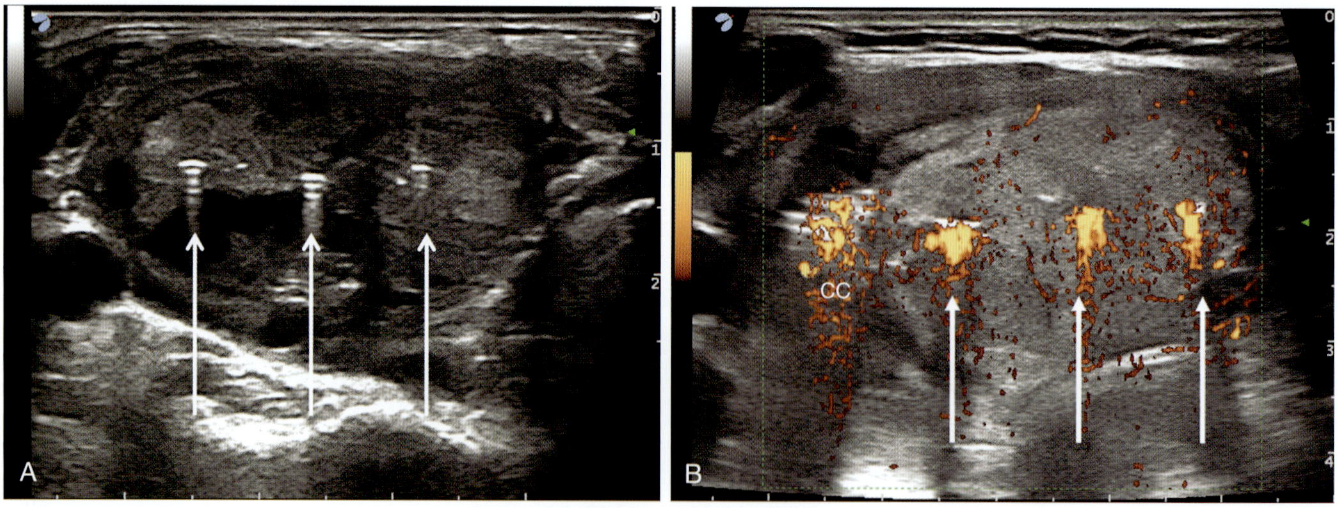

图 16.16 三光纤（箭头所示）置入甲状腺右叶结节行激光消融的超声轴向图像。A. B 模式图像；B. 激光照射的彩色多普勒图像

咳嗽及其他不良反应时才应复位光纤，暂停操作。

临床转归

良性冷结节

根据汇总以往文献，LA 技术对于甲状腺良性冷结节自身体积缩小范围为 36% ～ 82%。在我们研究中心，通过 3 年的随访，我们评估了 LA 的疗效和安全性。122 例（95 例女性，27 例男性，年龄 52.2±123 岁）患有单个甲状腺良性冷结节或非毒性甲状腺肿的患者，接受 Nd:YAG 激光消融。所用能量为（8522±5365）J，输出功率为（3.1±0.5）W。

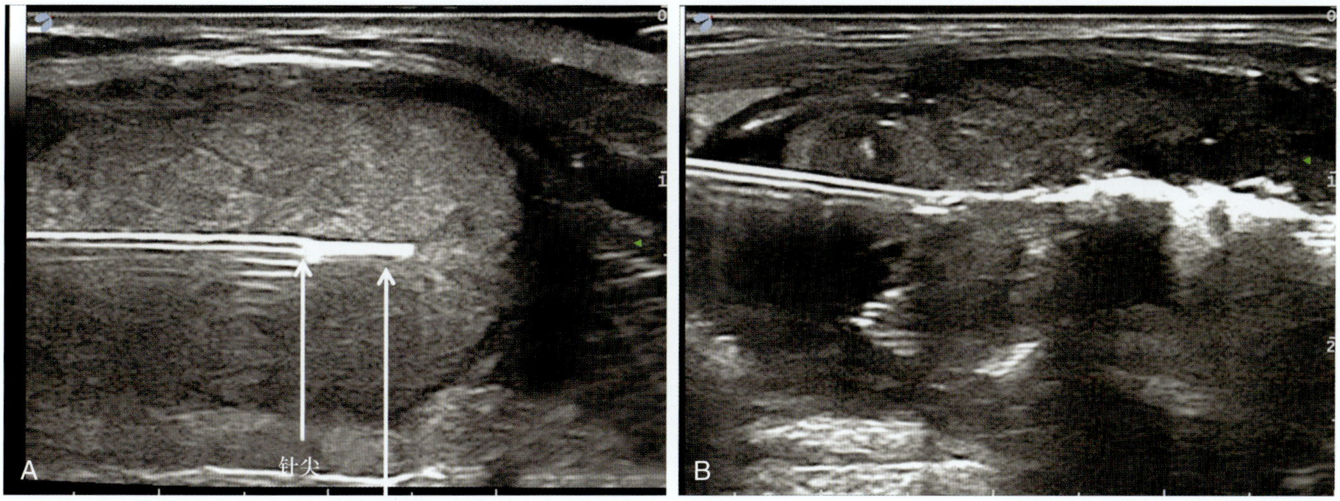

图 16.17 甲状腺结节穿刺的超声针道图像（纵切）。A. 图像左侧为头侧，针道平行于结节的长轴。光纤穿出针尖约 5 mm 距离。B. 激光消融中因加热造成的高回声区、汽化现象

LA 术后 3 年，结节体积由（23.1±21.3）ml 缩小至（12.5±18.8）ml（比初始体积减小 47.8%±33.1%，$P \leq 0.001$）；3 年后，89 名患者（73%）的症状有所改善，28 名患者（22.9%）的症状无明显改变，而 5 名患者（4.1%）的症状有所恶化。美容方面，87 例（71.3%）患者有所改善，29 名患者（23.8%）没有变化，6 名患者（4.9%）差于治疗前。另有 11 例（9%）患者结节复发并高于基线水平。

一项前瞻性、多中心、随机试验研究比较了患有良性实性甲状腺结节的甲状腺功能正常的患者，采用单一 LA 方法治疗（1 组，101 位患者）与单纯连续随访（2 组，99 位患者）两种方式 3 年后患者的治疗效果[88]。结果显示，在 6 个月、12 个月、24 个月和 36 个月随访时，治疗组甲状腺结节的体积分别减少为 49%±22%、59%±22%、60%±24% 和 57%±25%。该结果进一步发现，在实验组 67.3% 的病例甲状腺结节缩小度超过 50%；同时，局部症状出现率由从 38% 降至 8%，美容效果也从 72% 降至 16%。大多数（92%）的患者对 LA 治疗耐受性良好。同时在治疗组患者中未观察到甲状腺功能或自身免疫的变化。然而，对于未经治疗的甲状腺功能正常患者，其自然病程结果为 3 年复查时，平均结节体积增加（25%±42%）；20 例（20.4%）患者出现了局部症状加重；同时，在第 2 年的随访时，有 8 名患者（8.1%）因担心结节生长或局部症状的进展而要求手术治疗。

关于该主题的更多讨论，请访问 http://pincode.yiaiwang.com。

自主功能甲状腺结节

最初将热消融技术应用于具有自主功能的甲状腺结节（无论是毒性结节还是非毒性结节）治疗是为了避免外科手术治疗或放射性碘治疗。因此，热消融技术治疗 AFTN 被认为是一种姑息疗法而不是彻底治疗方式。有报道称对于大的 AFTN 重复 LA 治疗是有效的治疗方式[90]。16 名 AFTN 患者的 57 个结节进行了多次 LA 处理（平均 1 ～ 9 次），分 43 期进行（平均 1 ～ 6 期，中位数 1.5 次，均数 2.7±2 期）[91]。每个结节所使用能量为 1800 ～ 14 900 J（平均 4200 J），结节的总能量蓄积约为 816 J/ml，该数值大概是冷结节平均所耗能量的 2 倍[87, 91]。

并发症

在已经公布的研究数据中，很少有对 LA 并发症或不良反应的报道[9, 54, 87, 90-100]。一项 122 名接受 LA 治疗并随访 3 年的临床研究发现，没有患者在随访期间接受过紧急治疗或急诊手术处理[54]。在治疗过程中通常没有或很少会有疼痛感。如果感到疼痛，应当关闭激光，并将光纤移到更接近结节中心的位置。8% ～ 40% 的患者可能出现持续性疼痛，并需要额外的药物治疗[9, 54, 87, 91-92, 97-99]。穿刺针置入过程中发生的结节内出血可通过快速的光纤插入及激光照射来控制，不应因此妨碍常规射频治疗的完成。可以通过超声下观察甲状腺结节周围无症状低回声层来发现甲状腺结节囊周出血，在一项 3 年随访的研究中发现，2.3% 的患者发生该并发症并在 3 ～ 4 周内消失[54]。

另外，在消融针置入过程中，2% 的患者会出现迷走神经症状，并表现为心动过缓。有 2% 的患者在激光消融期间出现咳嗽；在这一种情况下，最靠近气管的纤维需要向后拉回，LA 操作可顺利完成。此外，没有患者出现术中 / 围手术期的发音困难，虽然有 2.3% 的患者在 LA 术后 12 ～ 24 h 内抱怨声音变化，喉镜检查提示可能与这些患者出现声带运动减弱有关。另外给予皮质类固醇治疗发音困难可在 1 ～ 2 个月内完全恢复。4.9% 的患者在 LA 术后 2 ～ 4 周内出现假性囊肿，主要表现在颈部迅速疼痛肿胀，这种情况可通过 16 G 或 18 G Chiba 针穿刺引流得以缓解。同时，在 122 例患者中，2.5% 的患者出现液体渗入至颈部肌肉筋膜，可在 3 ～ 4 个月内消失，并不会出现永久性损伤。这些并发症均无须手术引流。罕见的并发症包括皮肤烧伤（0.3%）和短暂性喘鸣（0.3%）。在该研究中，LA 术后前 6 个月随访时，有 3.2% 的患者出现甲状腺功能异常，表现为甲亢（1.3%）或者甲减（1.3%）。这种并发症的发生是因为疾病的自然进展还是激光射频诱导产生的目前尚不清楚。应该注意的是，以上所提到的副作用均是使用 Nd:YAG 激光射频治疗的患者，并且包括在实施该技术早期阶段接受治疗的患者。

关于该主题的更多讨论，请访问 http://pincode.yiaiwang.com。

其他替代疗法

微波消融

微波消融通过与水偶极子相互作用产生均匀电磁场从而产生热量，并形成均匀的消融区域。微波消融甚至可以渗透至干燥或脱水的组织。这点不同于其他消融方式，如 RFA，后者效果于局部电阻密切相关。微波消融的一个优点是其持续较高且均匀的瘤内温度，因此适合于大体积结节的消融，同时具备更短的消融时间和更好的对流分布的特点。然而，微波消融增加了损坏相邻结构的可能性。虽然临床上对于甲状腺结节微波消融的有效性和安全性已有报道，但是研究仍旧受限于实验设计、样本量小、技术操作差异和随访时间短[104-105]。

高强度聚焦超声技术（HIFU）

高强度聚焦超声技术（high-intensity focused ultrasound，HIFU）目前已广泛用于治疗子宫肌瘤或前列腺、乳腺、胰腺和肝肿瘤患者。动物实验表明，HIFU 可应用于甲状腺并破坏甲状腺的特定区域，但是同时也观察到皮肤烧伤等并发症[106-107]。在人类中，有报道使用 HIFU 技术成功消融了单个直径为 0.9 cm 的 AFTN，并使得血清 TSH 浓度正常，同时甲状腺扫描图像回归正常[108]。所有与 HIFU 相关的并发症都是一过性的，包括 3 名患者的轻度皮下水肿和 1 名患者的声音改变[109]。最近的研究表明，在 6 个月的随访中，结节总体体积缩小了 48% ～ 78%[110-111]。考虑到无创性和安全性，HIFU 似乎是一种很有前途的热消融技术。然而，需要更多的研究来提供其长期随访的证据。

甲状旁腺肿瘤

对于甲状旁腺功能亢进症（hyperparathyroidism，HPT）患者，单独的药物治疗不能提供持续的、长时间的正常血钙值。当甲状旁腺肿瘤药物治疗无效时，手术是治疗的首选，其治愈率很高[112]。并且在熟练的内分泌或者外科医生手中，甲状旁腺全切除或次全切除加或不加自体移植术式是安全有效的。然而，对于不适合或者不耐受手术的患者，非手术选择已经被开发出来[113]。

甲状旁腺囊肿（parathyroid cyst，PC）分为功能性和非功能性两类。对于 HPT 功能正常的 PC，手术是标准治疗方法。大多数的 PC 为无功能及无症状的，对此无须特殊治疗。但是部分 PC 可引起颈部隆起、语言障碍、气管压迫、喉返神经麻痹和疼痛等症状[114-119]。对于无功能的 PC，简单的抽吸是诊断和治疗的第一选择。而且仅通过简单抽吸，治疗成功率即可达 33% ～ 92%；成功率差异大可能与不同研究在成功定义、随访时间以及其他病变方面的不一致性有关[114，117-118，120-121]。在复发性无功能 PC 中，手术是可以治愈的。然而，考虑到良性的无功能 PC 以及手术治疗的风险，可以采用非手术方法，如四环素硬化治疗或 EA 疗法[113，122]。

通常由甲状旁腺腺瘤或增生引起的有症状的原发性甲状旁腺功能亢进的治疗目标是恢复正常的血钙值，而不是完全破坏所有的甲状旁腺组织，后者将导致永久性甲状旁腺功能减退。对于严重的伴有肾脏疾病的继发性甲状旁腺功能亢进，甲状旁腺切除术仍然是一种有效的治疗选择，尤其是当使用甲状旁腺激素降低疗法失败时[123]。为替代手术治疗，EA、LA、RFA、MWA 和 HIFU 已尝试控制腺瘤或腺体增生，同时保留正常腺体组织的功能[110，124-130]。然而，由于甲状旁腺在解剖结构上接近危险三角（图 16.5），操作过程中神经损伤的风险很高，尽管只有少数研究报告短暂的声音嘶哑，没有任何其他重大并发症发生[124-126，131]。水隔离技术需要仔细应用以避免消融过程中造成的永久性神经损伤。

对于采用不同消融方式治疗 HPT 和继发性 HPT 患者的可行性，有一部分研究指出了可以有效及安全地达到完全或部分缓解血清甲状旁腺激素、钙、磷和降钙素的效果[124-126]。然而，这些研究数量很少并且没有长期疗效的证据。目前看来，只有在收益远远超过手术风险或手术不可行时，才谨慎地将这些非手术消融方式应用于甲状旁腺肿瘤的治疗之中。

未来展望

关于该主题的更多讨论，请访问 http://pincode.yiaiwang.com。

结论

对于良性甲状腺结节、复发性甲状腺癌和甲状旁腺病变患者，非手术治疗方法（如热消融或硬化治疗）是有效且安全的。这些非手术治疗方法可能与手术一样有效。前提是选择合适的患者以及由经验丰富的医生进行处理。因此，执行这些操作的医师必须很好地了解颈部解剖、基本的消融技术，以及图像引导下穿刺治疗的经验。

参考文献

如需完整的参考文献列表，请访问 http://pincode.yiaiwang.com。

第 4 部分

甲状腺肿瘤

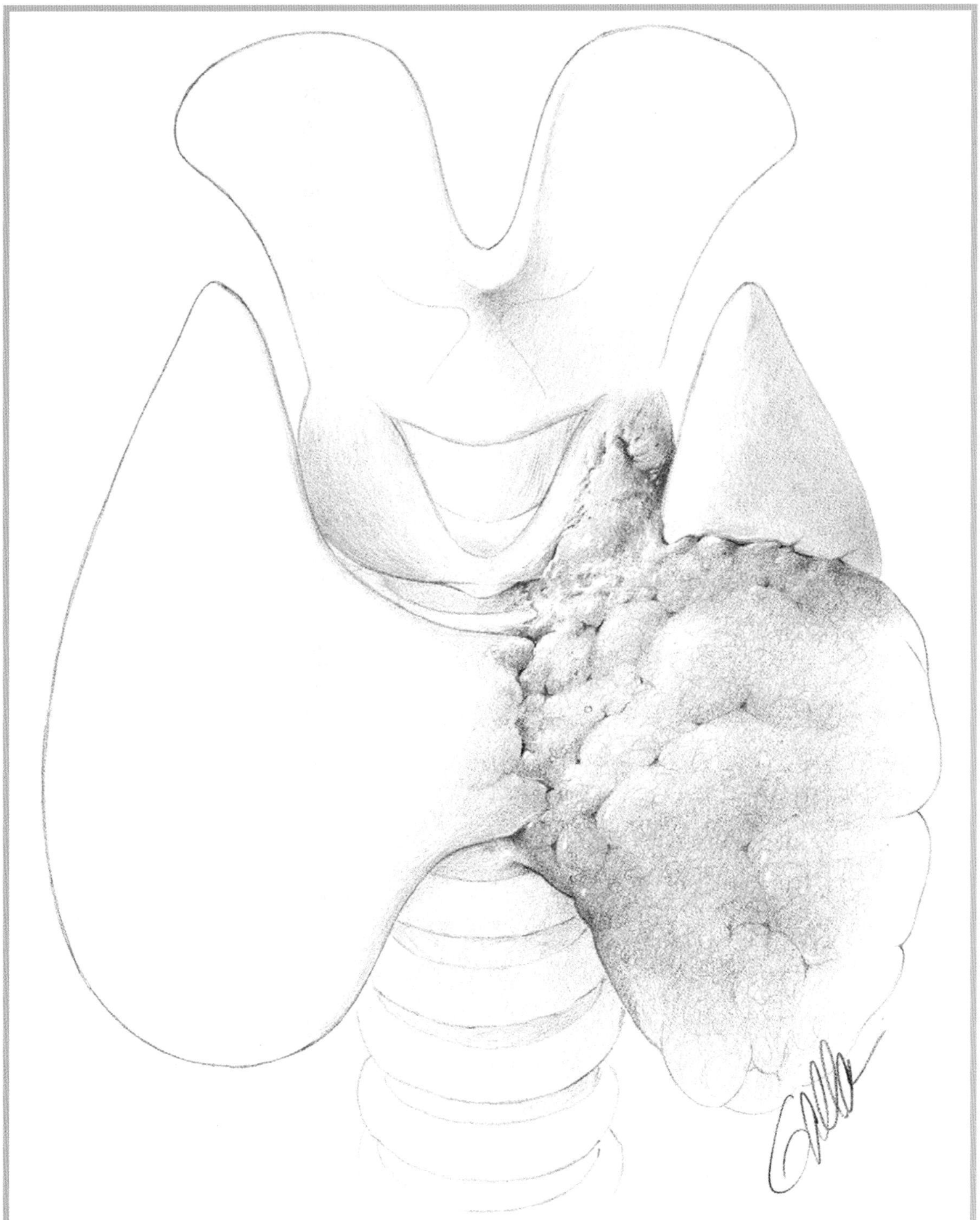

17

分化型甲状腺癌的发病率

Quinn Dunlap，Louise Davies

张福星　董令仪　译　葛明华　审校

请访问 http://pincode.yiaiwang.com 查看相关视频：
视频 17.1　分化型甲状腺癌发病率。

分化型甲状腺癌发病率

引言

分化型甲状腺癌（differentiated thyroid cancer，DTC）是所有起源于甲状腺滤泡上皮细胞的恶性肿瘤的统称，占甲状腺恶性肿瘤总数的 90% 以上，是甲状腺癌的主要形式。DTC 可分为 3 种类型：甲状腺乳头状癌（papillary thyroid cancer，PTC），占所有甲状腺恶性肿瘤的 80% ～ 85%，甲状腺滤泡状癌（follicular thyroid cancer，FTC），占所有甲状腺恶性肿瘤的 10% ～ 15%，以及甲状腺嗜酸细胞癌，占所有甲状腺恶性肿瘤的 3% ～ 4%。各种分型的比例因诊断方法的不同以及碘摄入量的不同而呈现地域差异。总体而言，甲状腺乳头状癌预后良好，10 年生存率普遍较高（90% ～ 99%），相比较而言甲状腺滤泡状癌生存率较低，为 55% ～ 70%，甲状腺嗜酸细胞癌生存率约为 75%[1-2]。

PTC 有几个重要的组织学亚型：经典型、滤泡型（包膜型和非包膜型）、弥漫硬化型、高细胞 / 柱状细胞型、固体型 / 小梁型和嗜酸细胞型，每种亚型在侵袭性和预后上都有所不同。PTC 可造成甲状腺外浸润（extrathyroidal extension，ETE），可累及邻近器官（喉返神经、喉、食管）。它通过淋巴转移到颈部区域淋巴结（中央区和颈侧区）。甲状腺滤泡状癌这一类型占比较小（占所有甲状腺癌的 3%），但具有广泛的侵袭性。其通过血液传播，和 PTC 相比其远处转移率增加，但颈部转移率较少。此外，由于其拥有包膜，FTC 只能通过切除活检来确诊（PTC 可以通过细针穿刺抽吸活检来诊断）[1, 3]。Hurthle 细胞以前被认为是一种变异亚型，但最近的基因分型研究表明它是一个独立的分型[4]。

甲状腺癌是最常见的内分泌恶性肿瘤，占全球所有癌症总数的 2.1%[5]。在 2014 年甲状腺癌占美国新发癌症的 3.8%。成为整体发病率第九的恶性肿瘤[6]。1990—2010 年美国 DTC 的发病率增加了 2 倍，同时其他国家也表现出了类似的发病趋势[6-9]。下面我们将就甲状腺癌发病率的增加幅度、潜在的因果关系以及解决方案来进行阐述。

当前发病率概述

最新数据显示，在美国，2017 年约有 5.7 万例甲状腺癌新发病例，2015 年甲状腺癌约占所有新发癌症的 3.5%[10-11]。按这一趋势，从 2010 年中期到 2030 年，甲状腺癌将上升为美国第四大常见恶性肿瘤[12]。

各国甲状腺癌的发病率差异显著，最高的是韩国（11.3/10 万）[13]。发病率没有准确的预测模型；例如，在一些国家的甲状腺癌发病率很高，但在其邻国的发病率却很低。发病率也在发生变化，巴西和中国等国家的发病率最近也有所上升[8, 10, 12, 14]。详见图 17.1。

在美国，女性 DTC 的发病率（22.3/100 000）大约是男性发病率（7.7/10 万）的 3 倍。从国际上比较也反映了这一比例，全球女性的年龄标准化发病率为 6.1/10 万，男性为 1.90/10 万[12]。与大多数其他主要类型的癌症相比，甲状腺癌的中位数诊断年龄更年轻，目前女性为 49 岁，男性为 54 岁[15]。

在美国，非西班牙裔白种人的 DTC 发病率最高，其次是亚裔、西班牙裔和非西班牙裔非裔美国

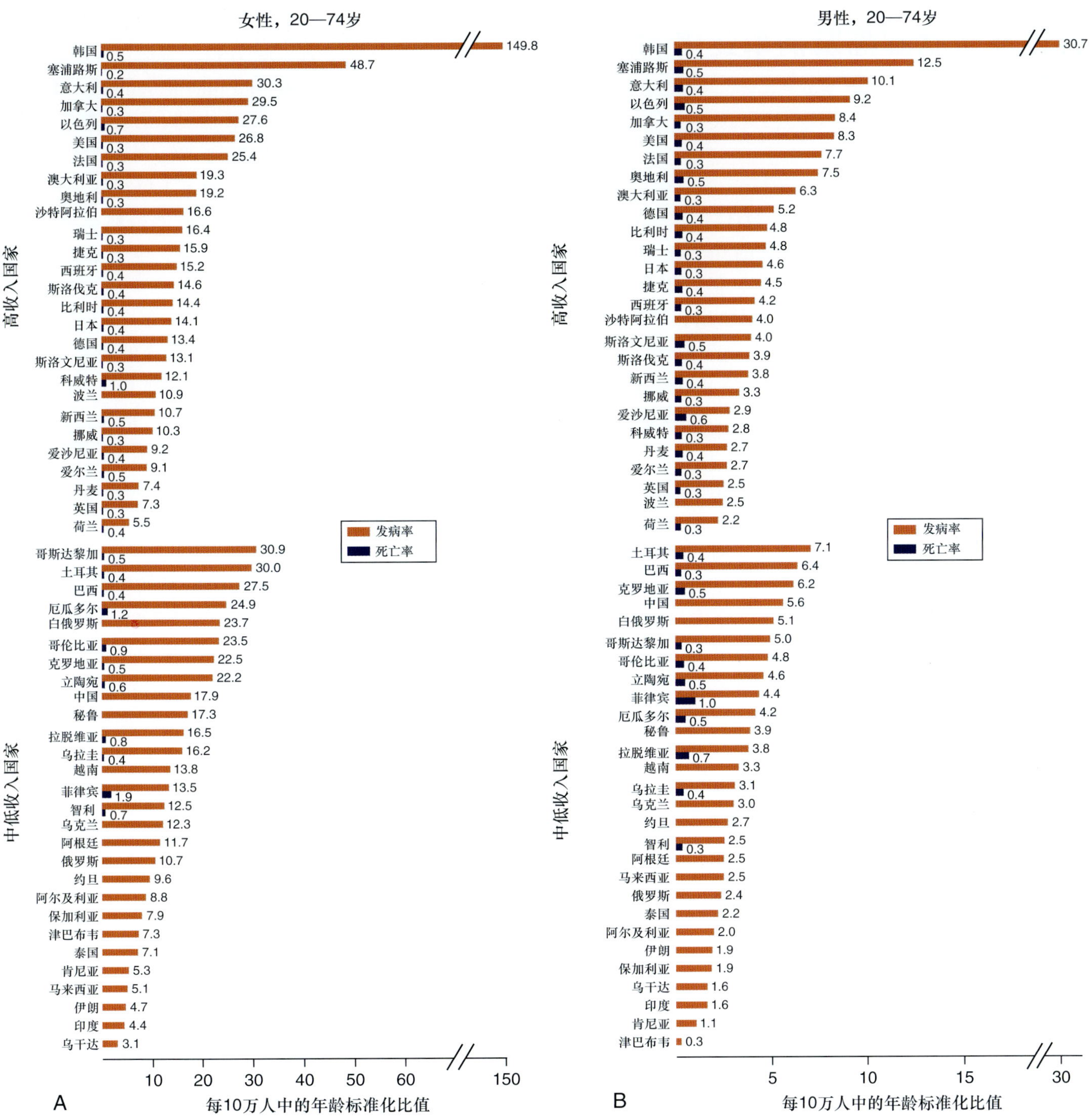

图 17.1 2008—2012 年每 10 万甲状腺癌（20 ～ 74 岁）患者中的年龄标准化发病率及死亡率，女性（A），男性（B）。数据来自于 27 个国家，8 个地区和 20 个联合区域登记处。数据周期基本是从 2008 年到 2012 年，除了斯洛伐克（2008—2010 年）；哥斯达黎加和伊朗戈勒斯坦省（2008—2011 年）；越南胡志明市（2009—2012 年）；拉脱维亚；秘鲁利马和津巴布韦哈拉雷（2010—2012 年）[Reproduced with permission from Bray F，Colombet M，Mery L，Piñeros M，Znaor A，Zanetti R and Ferlay J，editors. Cancer Incidence in Five Continents. Vol. XI（electronic version）. Lyon：International Agency for Research on Cancer. Available at http://ci5.iarc.fr. Accessed 2019.]

人[16]。一级亲属的 DTC 家族史会增加患甲状腺癌的风险［在一项研究中，比值比（OR）4.1，置信区间（CI）1.7 ～ 9.9］[17]，但是，这一观察结果的遗传学基础尚未得到证实。真正的家族性甲状腺非髓样癌十分罕见，通常需要满足 3 个一级亲属同时患病（见第 30 章，家族性甲状腺非髓样癌）[18]。

分化型甲状腺癌发病率变化的最新趋势

美国

20 世纪 90 年代之前的美国，DTC 增长相对稳定，总体速度约为 5/10 万。在接下来的几十年里，发病率逐渐上升——起初增长相当迅速，但近年来有所放缓——到 2015 年，年龄标化的总体年增长率为 15/10 万（图 17.2）[11]。发病率的增加几乎完全是由于 PTC 发病率（> 90%）的变化，从 1975 年的 3/10 万增加到 2009 年的 12.5/10 万[13]。值得注意的是，尽管 FTC 的发病率略有增加[19]，但这种增长并不显著，而且非分化型甲状腺癌（髓样型、未分化型）的发病率也没有显著增加[6, 20]。

虽然甲状腺癌病例数量明显增加，但确诊病例的疾病严重程度却有所下降。例如，自 1983 年以来，无颈部淋巴结转移（N0）的患者百分比从 66% 增加到 73%，而术中发现淋巴转移（N1）的患者百分比也已从 30% 下降到 23%。此外，出现远处转移（M1）的患者比例已从 3.7% 降到 3.1%。同期 10 年相对生存率从 95.4% 提高到 98.6%；有趣的是，当按肿瘤大小和分期分层时，10 年相对生存率没有发生变化[13]。

大小

在过去的 30 年里，各种大小的甲状腺癌的发病率均有增加；无论是从相对还是绝对发病率来看，总

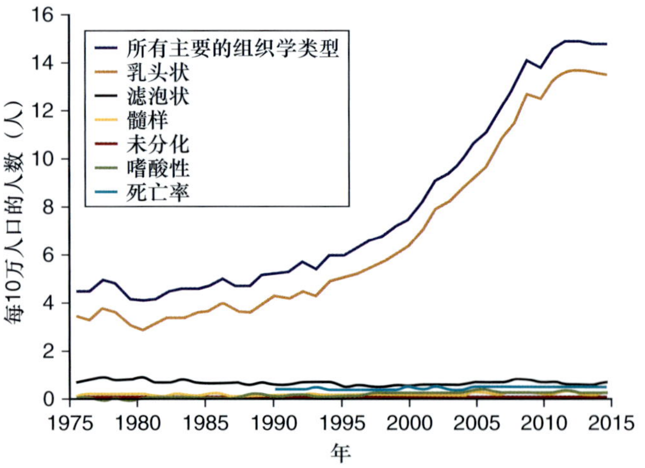

图 17.2 1975—2015 年美国甲状腺癌的主要组织学类型以及整体死亡率的趋势［Data from National Cancer Institute. Surveillance, Epidemiology, and End Results（SEER）Program. SEER 9 Registries（1973—2015）. Available at www.seer.can cer.gov; 2018.］

量增加最多的主要是大小< 2 cm 的病例，其发病率从 2/10 万增长到 9.6/10 万[6]。在这类肿瘤中，甲状腺微小乳头状癌（papillary thyroid microcarcinoma，PMC）（< 1 cm）的比例从 23% 增加到 36%，肿瘤直径以≤ 5 mm 的增幅从 15% 增加到 22%[13]。2.1 ～ 5 cm 大小的甲状腺癌的发病率也增加了 1 倍，从 1.4/10 万增加到 3.7/10 万，> 5 cm 的甲状腺癌虽然非常罕见，其发病率从 0.2/10 万增加到 0.7/10 万，也增加了 2 倍。

年龄分布

自 1975 年以来，包括青少年在内的所有年龄组的每 10 万例甲状腺癌的发病率都急剧上升。65 岁以上人群的发病率增长最快，尽管这只是人口结构中的一小部分。因此病例数最多的仍然是 65 岁以下的人群[6]。

国际趋势

甲状腺癌的发病率在不同国家之间差异很大，通常与发展程度有关，但也有例外。影响发病率差异的两个最主要因素是碘的摄入量和医疗卫生服务的可及性[9, 21-22]。通过详细的比较发现，世界各发达国家的甲状腺癌发病率都有与美国类似的增加规律，包括加拿大、欧洲和亚洲的一些国家、澳大利亚和南美洲的部分地区[8, 23-24]。最极端的例子是韩国，1993—2011 年，DTC 的发病率增加了 15 倍，几乎完全是由于 PTC 的增加，50 ～ 59 岁女性的发病率最高，约为 120/10 万[8, 10]。这一增长始于 1999 年开始的国家癌症筛查计划，在此期间，甲状腺癌虽未列入常规筛查，但患者参加其他筛查项目时，只需支付少量的额外费用就可以进行甲状腺的检查[8]。据估计，在此期间发现的 90% 的癌症都是无症状的。有些国家出现了不完全相同但是类似的发展趋势，例如在意大利、法国和澳大利亚，70% ～ 80% 的新发病例都是小癌灶和无症状的，如果不进行筛查，这些病例很可能都不会被发现，同样在日本，50% 的甲状腺癌也都属于这种情况[10]。

在社会资源不充足或人类发展水平较低的国家，甲状腺癌总体增长幅度要小得多。在这些国家，FTC 与 PTC 的比例也更高，进展期病例也更多[9, 21-22, 25]。多项研究表明，发展中国家的碘缺乏导致 FTC 相对百分比的增加和 PTC 的减少，一些研究报告这些国家的 FTC 与 PTC 的比例接近 1 : 1[9, 21, 26]。FTC 的较高比例可能导致这些国家的进展期肿瘤较多。发达或高收入国家的 DTC 发病率是欠发达或中低收入国家的 2 倍多[9]。

分化型甲状腺癌的死亡率变化趋势

甲状腺乳头状癌是DTC最常见的类型，10年生存率大于90%，被称为最不致命的癌症之一[13]。如前所述，滤泡状癌的预后明显较差，生存率在55%～70%。虽然在美国和全世界的发展中国家，乳头状癌的发病率一直在稳步上升，但死亡率的上升并不明显[27]。目前还不清楚死亡率的这种变化是否有显著意义[28]。

滤泡状癌的死亡率并无明显改变。自20世纪70年代以来，大多数国家的死亡率都保持稳定或有所下降，各国的女性和男子的平均死亡率分别为（0.20～0.40）/10万和（0.20～0.60）/10万[12]。

甲状腺乳头状癌的发病率和死亡率趋势

应当重点关注甲状腺癌发病率上升的特征。发病率的整体增加归因于甲状腺乳头状癌，而且引起增长的主要原因还是微小癌（＜1 cm）。甲状腺微小癌发病率上升，而死亡率没有变化，表明发病率的上升并不是真正意义的增加，而是因为处于亚临床状态的病例被发现[10, 13]。由于较大的甲状腺癌发病率也有所增加，尽管这些大肿瘤也可能从亚临床人群中被发现，但人们担心存在过度诊断的同时，也担心发病率同样真实增加了[8, 27, 29-30]。

关于全球DTC发病率的稳步而显著增加，目前存在两种假说：①医疗技术进步和医疗保健普及性的增加导致之前无法发现的亚临床病例确诊：过度诊断。②由于已知的或新的环境风险因素，DTC发病率确实在上升。这两个假说有可能都是正确的。

过度诊断假说

发病率上升而死亡率没有成比例变化表明了存在过度诊断，但要完全满足这个定义，必须有另外两个要素：众多的亚临床癌症人群和一种发现它的方法[31]。甲状腺癌亚临床人群的存在是众所周知的。最早的研究至少可以追溯到1947年，其研究表明，死于其他原因而不知道自己患有甲状腺癌的人，在死亡时仍有一个或多个甲状腺病灶。尸检患病率约为10%，因甲状腺检查方法以及是否进行整个腺体或单侧腺体检查而不同[32]。一直以来，甲状腺癌尸检的检出率相对保持稳定，这表明甲状腺癌的潜在患病率没有改变。

通过发现医疗可及性的增加会导致DTC发病率不断上升这一现象，我们认为发现亚临床病例人群的方法在于医疗保健体系的水平[33-34]。更详尽的研究揭示了我们是如何通过提供医疗保健措施来检测甲状腺癌的，并为过度诊断是甲状腺癌发病率增加的主因这一假说提供了强有力的支持。

影像学检查的广泛应用

随着医疗技术的不断快速发展，先进的影像学诊断方法的也越来越普及，影像学检查的数量也相应增加。最近一项针对大型医疗保健系统的研究发现，该系统内的患者平均每年接受1.18次影像学检查，其中35%的人接受了计算机断层扫描（computed tomography，CT）、磁共振成像（magnetic resonance imaging，MRI）、核医学成像或超声等检查。这项历时15年的研究还显示CT、MRI、超声和PET检查的年度变化百分比（annual percent change，APC）分别为8%、10%、3.9%和57%（PET数据仅为2004—2010年的数据）[35]。由于影像技术分辨率和使用率的提高，许多患者被转介接受进一步甲状腺结节的评估，有时称为“偶发瘤”，因为最初的目的并不是发现甲状腺结节。

诊断级联

患者最终确诊为微小癌的另一条途径是使用不恰当的检查，但该检查所发现的甲状腺病变并不能解释患者的症状，如让患者首先预约甲状腺超声而非TSH检测来检查肥胖或者脱发的病因[36]。经过对甲状腺进行全面检查后，最终发现一个微小的、无症状的癌灶。与DTC的发生率一样，这种开具全面检查套餐的趋势不仅只在美国发生，国际上其他国家也是如此[37]。

阈值评价

2000—2012年，美国退伍军人医疗保健系统的一项研究显示，细针穿刺抽吸（fine-needle aspiration，FNA）活检和超声引导下的活检率分别增加了7倍和5倍[38]。另一项全美卫生保健系统为期5年的研究发现，同一时期FNA的比例翻了一番，每年增长16%[39]。在法国，1980—2000年，FNA活检率也出现了类似的增长，这表明评估阈值的变化并不仅限于美国[37]。穿刺活检做得越多，意义不明确的癌症或结节就会被发现得更多，手术量也就随之激增。

甲状腺标本的管理

除了送检样本数增加外，样本的病理检查仔细程度也显著增加。病理学家不仅为每份样本检查更多的组织块，而且自20世纪80年代以来，甲状腺手术标本的标准病理报告描述已经从5个方面，增加到14

个方面[6, 40-41]，强调对每个样本的检查都要细致深入。这意味着，甲状腺癌发现率高仅仅是因为甲状腺的检查更细致了。

新增加的危险因素假说

虽然亚临床疾病的过度诊断被普遍认为是 DTC 发病率增加的主要原因，但 DTC 的发病率也可能真实地增加了，因为大体积的肿瘤发病率同样在上升，而且某些分期的甲状腺癌的死亡率也有增高。

暴露于电离辐射

电离辐射是研究最广泛、定义最明确的环境危险因素。与散发病例相比，电离辐射具有更大概率的以转染期间重排（rearranged during transfection，RET）为特征的体细胞突变。暴露于辐射后患甲状腺癌的风险会随着年龄的增长而降低：对于 5 岁以下的暴露人群来说风险最大，20 岁或以上的人群相对来说没有更高的风险[6, 8, 42]。

在过去的 30 年里，美国普通人的电离辐射暴露风险增加了 1 倍；这种增加的暴露主要是由于医学影像学检查的增加[6, 8]。自 20 世纪 60 年代初以后，美国就未曾进行核试验。同时从 20 世纪 50 年代以来，头颈部良性疾病的放疗已不再作为常规。相关研究显示只有一小部分年轻人因接受了较多的影像学检查而被认为增加了患病风险[6, 8, 33]。因此，尽管辐射是甲状腺癌的一个重要危险因素，但在美国，就算电离辐射暴露的增加使得 DTC 的发病率也增加，其影响程度也微乎其微[6, 33]。

碘缺乏和过量的影响

如前所述，已知碘缺乏会降低 PTC/FTC 的比值，从而增加 FTC 的发病率，同时增加甲状腺肿和未分化型甲状腺癌的发病率[9, 21, 26, 43]。碘缺乏引起的慢性促甲状腺激素（thyroid-stimulating hormone，TSH）的刺激是造成这一趋势的一个原因[43]。目前已经有几项针对碘过量是否为 DTC 特别是 PTC 发病的潜在风险因子的研究[44-46]。然而，目前尚未发现碘过量与 PTC 的发展之间存在明确的生物学机制。此外，迄今为止相关研究显示的关联性不足，缺乏统计学意义，和（或）在亚组分析中存在不一致性[6, 44-45]。鉴于 DTC 发病率的增加主要是由于 PTC 的增加，这些趋势在高收入、碘充足的国家中表现最突出。尽管碘缺乏会导致甲状腺癌的比例改变，但不是 DTC 发病率在过去的 30 年增加的主因。

肥胖和糖尿病

在过去 30 年里，肥胖的流行与 DTC 发病率的增加呈同步趋势，全球肥胖成人和儿童的患病率增加了 27.5% 和 47.1%[8]。此外，流行病学研究发现在同一地区内肥胖流行率的上升伴随着 DTC 患病率的上升。肥胖一直与甲状腺癌的风险增加有关[47-49]，对中年人来说尤其如此[8, 50-51]。此外，其他的研究已经证实，肥胖与被膜侵犯（ETE）、肿瘤多样性和颈部转移这些侵袭性强的病理类型相关[52-53]。这些所观察到的相关性的潜在生物学机制是复杂多样的，包括增加体重指数（body mass index，BMI）、体表面积（body surface area，BSA）、腹部 / 中央肥胖、慢性 TSH 升高、胰岛素抵抗（以及糖尿病）、胰岛素样生长因子 1（insulin-like growth factor 1，IGF-1）、脂肪因子、炎症、氧化应激和免疫抑制的协同效应[6, 49-50, 54-55]。然而，导致肥胖的相关性因素与甲状腺癌（如糖尿病和代谢综合征）的发病率增加之间的相关性仍然很弱[8, 55]，肥胖与 DTC 的发病率以及侵袭性类型的增加之间的关系，目前仍存争议[29, 52-53, 56]。因此，肥胖和甲状腺癌之间的因果关系尚未被证实。一些专家推测，我们所观察到的肥胖和甲状腺癌之间的关系可能是由于这两种疾病存在相关的合并症，进而增加了医疗保健和诊断的需求[6, 8, 50]。

雌激素

雌激素历来被认为是甲状腺癌发生的致病机制之一，其理论基础是甲状腺癌在女性人群中更为常见。目前包括细胞系研究在内的很多研究项目均已展开，其中部分研究已证明雌激素通过多种机制促进甲状腺癌的增殖，包括诱导基质金属蛋白酶活性，导致转移表型的增加[57-58]并通过血管内皮生长因子（vascular endothelial growth factor，VEGF）促进甲状腺癌细胞的迁移、侵袭和血管生成[59]。体外和动物实验已经研究了雌激素和雌激素受体（estrogen receptor，ER）对甲状腺细胞增殖的作用。到目前为止，这些研究已经证明，ER 确实在甲状腺癌的发展中发挥了作用，但在甲状腺癌组织中所看到的特异性表达模式却存在显著差异[6, 60-61]。这些生物通路的复杂性还目前还未得到清晰的揭示，也超出了本章的范围。关于雌激素在甲状腺癌发展中的作用的相关临床和流行病学研究主要集中在女性生殖方面，包括月经初潮年龄、绝经年龄、孕期疾病进展、口服避孕药、激素替代治疗和生育[60, 62]。尽管关于这些因素的研究有很多，但它们均未能证实这些因素与甲状腺癌的发生之间的存在紧密联系，所以目前还没有具体的证据证明雌激素是甲状腺癌发生的危险因素[6, 60, 62]。

膳食硝酸盐

硝酸盐是植物的一种天然成分，在多叶蔬菜（如菠菜、生菜）和许多根性蔬菜（甜菜、胡萝卜、青豆和芹菜）中高度富集，[63]。它也是天然饮用水的杂质，当其含量高于 25 ～ 45 mg/L（5 ～ 10 mg/L 的硝酸盐 / 氮）时，可能成为硝酸盐摄入的主要源头[64-65]。硝酸盐诱导的甲状腺癌的发生机制继发于竞争性抑制碘吸收。由于硝酸盐结合碘化钠转运体，从而阻碍三碘甲状腺原氨酸（triiodothyronine，T3）和甲状腺素（thyroxine，T4）的生产和分泌，导致 TSH 水平的长期升高，滤泡细胞的增殖发生变化，甲状腺发生增生或形成肿瘤[6, 64]。其他机制亦有报道，如 N- 亚硝基化合物（NOC）的形成，NOC 在动物研究中被证明是强致癌物[64]。同样，几项流行病学研究正评估膳食中硝酸盐摄入量在甲状腺癌发展中的作用，其中一些研究已经成功地发现了硝酸盐摄入量与 DTC 之间呈正相关[64-65]。然而，并不是所有的研究都一致认为两者存在真正的关联[66]。最终，我们对于膳食硝酸盐和甲状腺癌之间的因果关系仍然存在疑问。为了清晰地阐明这一关系，我们需要进行更大规模的流行病学研究并注意可能的混杂因素。

自身免疫性甲状腺疾病

桥本甲状腺炎（Hashimoto's thyroiditis，HT）是人类最常见的自身免疫性疾病，常导致甲状腺功能减退[67]。最近从接受甲状腺切除术合并 HT 的患者的几项研究中发现，这些样本中 PTC 的发病率增加，这导致一些人认为 HT 可能是 PTC 发展的一个危险因素[67-69]。此外，这两种疾病都表现出一些共同的危险因素（女性发病率更高，碘缺乏地区更普遍以及有颈部放疗史）[68]。这种关联的主要假设机制包括 HT 继发的甲状腺功能减退，导致 TSH 慢性升高，从而导致滤泡上皮细胞增殖和可能的肿瘤化[68, 70]。然而，一些基于人群的 FNA 研究发现 HT 和 PTC 之间没有相关性[69, 71]，许多人认为，在甲状腺切除术研究中普遍看到的正相关受到适应证的混淆（活检结果异常的患者更有可能接受手术）[6, 71]。需要随访时间更长的前瞻性研究来阐明这一关系。

甲状腺癌发病率增加的影响

随着 DTC 的发病率在过去几十年里急剧上升，这些新诊断病例的治疗率也在不断上升。从 20 世纪中期到 2015 年的美国甲状腺协会（American Thyroid Association，ATA）指南，甲状腺全切除术伴或不伴放射性碘（radioactive iodine，RAI）消融是＞ 1 cm 的甲状腺乳头状癌的推荐治疗，得益于美国的医保，2014 年 15 888 例患者接受了腺叶切除术与甲状腺全切除术，占投保人的 60/10 万[72-73]。Black 和 Welch 介绍了一个逐步升级干预的循环，诊断手段（CT、MRI、超声引导下 FNA、核医学成像）的发展导致无症状和亚临床疾病的发现[74]。依照指南，规范治疗往往会取得良好效果（由于疾病本身性质温和，以及时间领先和病程长度偏倚），从而诊断和治疗都增加了。这种现象最终可能导致生存率的虚假增加和对疾病的持续不必要的治疗，就像以前前列腺癌的诊治过程中发生的过度诊断所看到那样[13, 74]

相关成本负担

根据历史发病率趋势，到 2019 年，与甲状腺癌相关的医疗费用预计将达到 180 亿～ 210 亿美元[75]，2013 年，所有美国自 1985 年后诊断的患者的 DTC 相关医疗的社会成本估计为 16 亿美元[76]。与大多数其他癌症不同，大部分的费用花在初始和持续阶段，其中最大比例来自诊断、手术和辅助治疗新发患者（41%），紧随其后的是密切随访的患者（37%），和非手术死亡的甲状腺癌患者费用（22%）[76]。虽然国家卫生保健系统可能能够在一定程度上负担这些开支，但个别患者可能无法承受。华盛顿州的某项癌症研究发现，被诊断为甲状腺癌的患者比没有确诊的人更可能破产，尤其是年轻的女性患者（＜ 35 岁）[77]，不太可能获得高质量的医疗保险，也没有资格获得医疗补助或医疗保险，而且经济能力也很弱。如前所述，这一标准涵盖了大量新发的 DTC，即使没有诊断出甲状腺癌，良性结节诊断过程中所做的检查也会显著增加医疗系统和个人的成本支出。比如，一项研究对 1685 例良性结节患者进行 FNA 活检，其中 800 例患者（47.5%）需要进行随访，总费用为 879 347 美元或 1099 美元 / 人[78]。在这一研究的平均 7.3 年的随访期间，这 1685 人中有 19 人（2.4%）最终被诊断为甲状腺癌，单次诊断的费用为 46 281 美元[78]。

治疗的副作用

本章前面已详细描述了诊断级联反应，它可能始于影像学检查出的“偶发瘤”这类偶然触发事件，并可能最终面临的是甲状腺全切除术和术后需要终身服用甲状腺激素药物。虽然这样一个偶然的发现可能使恶性疾病得到早发现、早治疗，从而延长生存，但对于大量的低风险 DTC 患者，特别是那些 PMC 患者，早发现、早诊断、早治疗的优势可能远不及资金成本的支出、生活质量的提高，以及治疗所带来的副作用。

首先，任何一种手术方式都存在相关风险，当然颈部手术亦是如此。迄今为止，最大样本的研究显示，甲状腺全切除术和甲状腺次全切除术的并发症发生率分别为 20% 和 11%[79]。同一研究中甲状腺全切除术或甲状腺半切除术的并发症及相关发生率分别为：低钙血症（16.1% 和 7.1%）、血肿（1.54% 和 1.24%）、声带麻痹（1.33% 和 0.59%）、呼吸并发症（1.34% 和 0.84%）和气管切开（0.024% 和 0.004%），以及术后死亡 35 例（0.00056%）[79]。此外，即使甲状腺全切除术后没有出现任何并发症的情况下，术后也必须终身补充甲状腺激素，也因此需要监测 TSH。

其次，除了与术后并发症和必要的术后健康管理外，甲状腺癌这一诊断本身已被证明对患者的生活质量产生显著的负面影响[8]。一项报道结肠癌、胶质瘤、乳腺癌、妇科癌和甲状腺癌进行生存研究时发现，甲状腺癌患者的总体生活质量评分（5.56/10）与胶质瘤）(5.56/10)，妇科癌（5.59/10）相似；乳腺癌患者的生活质量评分显著高于其他患者（6.51/10，$P < 0.01$）[80]。我们认为这种生活质量的下降是由于被确诊癌症以及为了评估疾病进展或是否复发而进行的反复多次的生化和影像学检查。以上都对患者生活造成心理负担，即使甲状腺癌实际上是惰性的[8, 80]。

甲状腺癌发病率上升的处理

鉴于甲状腺癌发病率的增加可能主要是或完全是由于过度诊断，为了减少过度治疗，降低患者医疗支出，缓解患者生活质量的影响，我们已经携手努力去重新认识和改变医疗保障体系（表 17.1）。

表 17.1 解决 DTC 过度诊疗的举措

改变	概要
小于 1 cm 的结节不做活检	2015 年 ATA 推荐对结节进行危险分层，一般小于 1 cm 结节不行活检，除非有高危因素。
推荐	
小于 1 cm 的 PTC 行甲状腺腺叶切除术，小于 4 cm 大于 1 cm 的 PTC 也可以选择腺叶切除	2015 年 ATA 指南推荐小于 1 cm 的 PTC 行腺叶切除，小于 4 cm 大于 1 cm 的 PTC 可以行腺叶切除或全切除（之前是无论大小均推荐全切除）
积极监测	2015 年 ATA 指南指出对于小 PTC，积极监测也是一种可能的治疗策略。由于合并症不适宜手术的患者，预期寿命短的患者，存在比甲状腺癌更亟须医疗处理的患者
将一些甲状腺癌重新分类到 NIFTP	2016 年国际上一些病理学家，内分泌学家和外科医生推荐将包裹型滤泡型的甲状腺乳头状癌（EFVPTC）更改为乳头状核特征的非侵袭性滤泡性甲状腺肿瘤（NIFTP），以此来更好地描述这种有惰性特征的病变
分子检测作为超声引导下细针穿刺的补充。	分子检测的发展使得我们可以进一步分析活检样本恶性潜能。这对于 Bethesda Ⅲ级以及Ⅳ级的样本来说至关重要，这使得很多人避免了不必要的手术
指南强调了患者的选择以及以患者为中心的决策制定	2015ATA 指南强调了要确保就手术风险，手术的益处（腺叶切除和全切），医学管理和观察方面进行全面的讨论。鼓励患者和医生一起制定医疗方案。
USPSTF 推荐反对甲状腺癌筛查	2017 年美国预防服务工作组（USPSTF）不建议对健康的无症状人群进行甲状腺癌筛查（D 级）

注：DTC，分化型甲状腺癌；PTC，甲状腺乳头状癌；US，超声；FNA，细针穿刺活检。

指南更改

ATA 在 2009 年和 2015 年分别发布了一套更新的、全面的建议，并对 DTC 的过度诊疗进行了一些改进[81]。在 2015 年 ATA 指南发表之前，任何大小的 PTC 都是甲状腺全切除术的指征[6, 72]，导致一些甲状腺外科医生给 FNA 活检报告为不典型或意义不明的滤泡性病变（AUS/FUS，Bethesda Ⅲ类）的患者行甲状腺全切除术。这些建议可能提高了甲状腺切除术比例，从而增加了可供分析的样本数[6, 41]。2015 年，该指南对 FNA 的推荐也进行了更新，建议大多数病例的活检结节应为 1 cm，而不是 5 mm。此外，其他管理机构以及媒体也采取行动，旨在解决过度诊断的问题。自 2010 年以来收集的临床数据表明，这些改变可能是有效的，因为在 2010—2012 年甲状腺癌发病率稳定，特别是包括亚厘米癌发病率的稳定，之前年百分比变化率 > 9%[7, 11]。

重新命名一个乳头状甲状腺癌变异——NIFTP

作为甲状腺癌发病率增加的一部分，一种称为滤泡型的乳头状癌的发病率有所增加，其有两种亚型——包裹型滤泡型甲状腺乳头状癌（encapsulated follicular variant of papillary thyroid cancer，EFVPTC）

和非包裹型。非包裹型估计占欧洲和北美洲所有诊断的甲状腺癌总数的 10% ～ 20%[82]。滤泡变异型甲状腺乳头状癌，特别是包裹型，表现出明显的惰性和基因上不同于其他 PTC 的行为[83-85]。为了减少对这些惰性病变的过度诊断和过度治疗，一组由病理学家、内分泌学家和外科医生组成的联合小组通过重新命名这一特殊亚型来解决这个问题。他们展现了他们的国际回顾性研究结果，包括 109 名被诊断为非侵入性 EFVPTC 的患者，进行了至少 10 年随访，在这段时间内，EFVPTC 患者的生存率为 100%，没有转移性疾病[82]。因此，该小组建议采用具有乳头状核特征的非浸润性甲状腺滤泡性肿瘤（NIFTP）来代替非侵袭性 EFVPTC，从而将“癌症”一词从诊断中删除。旨在减少与这部分患者群体被诊断为癌症后产生的相关心理和临床影响。

结论与展望

总之，自 20 世纪 90 年代初以来，甲状腺癌发病率的急剧增加主要是由于亚临床患者的发现（过度诊断）。虽然有必要对潜在的新病因或风险因素的变化进行研究，以发现癌症发病率和死亡率的变化，但已经花费了过多的力气来诊断一些不必要处理的小病灶甲状腺癌。最近的数据显示，对甲状腺结节和癌症的识别和管理有很大的差异。在美国，虽然 2014 年有 15 888 例甲状腺切除术，但不同社区的发病率有 6.2 倍差异，这些发病率与医疗保健的可及性、地区社会经济水平或人均外科医生数量并不一致，这表明有关甲状腺结节和甲状腺癌的管理理念和实际情况大相径庭[73]。为了进一步降低过度诊疗，以及研究新的潜在病因，减少甲状腺诊疗中不必要的评价变量将是下一步至关重要的工作。

参考文献

如需完整的参考文献列表，请访问 http://pincode.yiaiwang.com。

18

甲状腺肿瘤的分子发病机制

Matthew D. Ringel，Thomas J. Giordano

孙辉　辛精卫　译　葛明华　审校

引言

在过去的 10 年中，关于甲状腺肿瘤的分子发病机制的知识取得了巨大的爆炸式的进展，并且在临床应用这些知识以提高甲状腺结节的诊断和为进展性甲状腺疾病患者提供临床试验和治疗方面也取得了重大进展[1]。这体现在两个方面：一是体细胞基因组学（即仅在肿瘤细胞中发现的基因变化），二是种系易感基因组学（即出现在所有细胞中的遗传性基因改变）[2]。在本章中，我们重点关注目前在临床实践中使用的和（或）处于临床试验阶段的基因组变化。这些基因组改变可以用于提高术前诊断率、预测癌症的生物学行为、指导制定甲状腺癌患者的治疗方案，甲状腺基因组检测也是临床试验不可或缺的一部分。

甲状腺癌流行病学

全球范围内甲状腺癌发病率正在上升（见第 17 章，分化型甲状腺癌的发病率）[3]。目前，在美国，甲状腺癌在女性常见恶性肿瘤发病率居于第 5 位，在男性中居于第 11 位。它约占经典内分泌器官恶性肿瘤的 95%[4-6]。值得注意的是，在所有非生殖器官癌症中，甲状腺癌发病率女性：男性的比例最高，为 3∶1[6]。毫无疑问，从 21 世纪初开始，甲状腺癌发病率显著增加，这反映了医疗监测的加强、甲状腺超声的使用以及超声引导下细针穿刺抽吸（fine-needle aspiration，FNA）技术的发展[7-10]。这方面的证据包括在美国甲状腺乳头状癌（papillary thyroid cancer，PTC）的诊断率上升得更快[8]。同时在韩国的数据中，由于在癌症筛查中更普遍地使用甲状腺超声使确诊的甲状腺乳头状癌的发病率与尸检中甲状腺乳头状癌的发病率基本一致[11]。有趣的是，随着这些新数据的出现，有证据表明许多患有小甲状腺乳头状癌的患者可以安全地进行数十年的积极监测[12-14]，并且随之而来的是，在临床指南中更多地强调识别大的甲状腺乳头状癌[15]，导致确诊的甲状腺癌的发病率在过去几年中“趋于平缓”，甚至下降[4]。然而，需要重点注意的是，虽然被诊断患有大甲状腺癌的百分比或甲状腺癌的死亡率稳定或减少，但患有较大癌症或死于该疾病的绝对人数正在增加[16]。其原因目前尚不清楚。这可能部分是由于检查的增加，但也可能反映了其他因素的增加，例如环境暴露[17]或人口中的遗传漂变。总之，这些数据表明需要额外的生物标志物来更好地识别注定患有惰性甲状腺癌的患者与可能患有更具侵袭性疾病的患者，以避免过度治疗同时尽量减少治疗不足的影响。

病理学

从临床角度来看，甲状腺由两种生成激素的细胞组成：①生成甲状腺激素的滤泡细胞，占主要部分②滤泡旁细胞（C 细胞），数量少，是产生降钙素和癌胚抗原（carcinoembryonic antigen，CEA）的神经内分泌细胞（见第 2 章，甲状腺和甲状旁腺的应用胚胎学）。这两个细胞群可能来自相同的内胚层祖细胞，这是最近才发现的甲状腺发育的一个特征[18]。虽然罕见的混合性肿瘤可以同时产生甲状腺球蛋白和降钙素[19]，但绝大多数甲状腺癌明显来源于这两种细胞类型（称为滤泡细胞来源的甲状腺癌或甲状腺髓样癌）。源自滤泡细胞的癌症占甲状腺癌病例的 95%，并且可以根据组织病理学特征进一步分为亚组。这些癌症中的大多数是分化良好的，病理类型为甲状腺乳头状癌或甲状腺滤泡状癌（follicular thyroid cancer，FTC），两者统称为分化型甲状腺癌（differentiated thyroid cancer，DTC）（见第 19 章，甲状腺乳头状癌；第 20 章，甲状腺微小乳头状癌；第 21 章，甲状腺乳头状癌的观察；

第 22 章，甲状腺滤泡癌）[20]。这些肿瘤中的癌细胞通常保持促甲状腺激素（thyroid-stimulating hormone，TSH）受体、碘–钠（sodium-iodide，Na/I）同向转运体和甲状腺球蛋白的表达，这些特征具有重要的治疗和监测意义。经典类型的甲状腺乳头状癌在正常甲状腺内发展而来，没有明显的"癌前"病理阶段，肿瘤小于 1 cm 被定义为微小乳头状癌。相比之下，甲状腺滤泡癌被认为部分是从良性滤泡性腺瘤发展而来的[21-22]，因此呈现出类似于其他癌症[23]（如结肠癌[24]）癌前病变到恶变的多步骤模型。最后，重要的是要认识到大多数临床上检测到的甲状腺结节不是肿瘤，而是增生性结节、胶体结节或其他不认为具有恶变潜能的良性病变[25]。自主分泌的甲状腺结节（放射性碘扫描中的"热"结节）很少发展为恶性肿瘤，其特点是特定突变激活蛋白激酶 A 信号传导通路，从而增加甲状腺激素的产生（*TSHR* 和 *GNAS1* 突变）[26-27]。

Hürthle（嗜酸细胞）细胞甲状腺癌已被归类为甲状腺滤泡癌的变体；然而，最新的世界卫生组织（World Health Organization，WHO）分类认为 Hürthle 细胞肿瘤是一种独特的类型（参见第 25 章，甲状腺嗜酸性细胞肿瘤）。这种分类与最近的基因组数据一致，这些数据将 Hürthle 细胞确立为分化型甲状腺癌的一种独特形式[28-29]。由这些细胞组成的癌症通常不能很好地浓聚放射性碘，但会表达 TSH 受体和甲状腺球蛋白。Hürthle 细胞是嗜酸性多角形细胞，其特征是存在大量且具有非典型特征的线粒体[30]。这些细胞不仅见于癌症，还见于良性腺瘤以及与桥本甲状腺炎等良性甲状腺疾病有关[31-32]。

最近分类的一种高度特异性的甲状腺肿瘤被称为**具有乳头状核特征的非浸润性甲状腺滤泡性肿瘤（noninvasive follicular thyroid neoplasm with papillary-like nuclear features，NIFTP）**（见第 23 章，具有乳头状核特征的非浸润性甲状腺滤泡性肿瘤）[33]。这种类型肿瘤曾有多个命名，包括甲状腺乳头状癌的包膜滤泡性变体、具有细胞异型性的滤泡性腺瘤和恶性潜能不确定的滤泡性肿瘤[34]。这种肿瘤位于甲状腺腺内，包膜完整，无血管、包膜浸润或淋巴管转移，并表现出甲状腺乳头状癌的核特征。它们通常具有良性临床过程，并且通常以 *RAS* 基因突变为特征[35-36]。尽管由于需要彻底评估肿瘤包膜的侵袭性，术前难以准确诊断，但 NIFTP 被认为多数可以仅通过手术治愈[37-38]。

基于组织形态学和免疫组化特征，滤泡细胞来源和滤泡旁细胞来源的甲状腺癌均可能变成分化差的甲状腺癌。滤泡细胞来源的低分化型甲状腺癌（poorly differentiated thyroid carcinomas，PDTC）分为两大类。根据 Turin 分类[39]，低分化型甲状腺癌中的岛状和小梁变体通常是甲状腺滤泡癌衍生而来的[40-41]。而其他低分化型甲状腺癌来源于高级别乳头状癌如富含高细胞和柱状细胞变体的甲状腺乳头状癌[42-44]。未分化甲状腺癌（anaplastic thyroid cancer，ATC）似乎主要从分化良好或低分化的甲状腺乳头状癌[45-46]或甲状腺滤泡癌[47]发展而来，有时它可能在发病初期发生[48]，通常包含大量的癌症干细胞[49-50]并且其特征是非常强的可促进其进展的免疫细胞浸润[51-53]。这些肿瘤通常不表达 TSH 受体、Na/I 同向转运体或甲状腺球蛋白，侵袭性强，除非经过诊断并经手术完全切除，否则都是致命的[54]。

甲状腺癌预后

分化型甲状腺癌通常预后良好，并且早期诊断多数能完全治愈。由于这些肿瘤生长缓慢且在大多数情况下通常是惰性的，多项研究表明：对于没有转移证据的非常小的甲状腺乳头状癌患者，积极监测比手术更安全[13-14, 55-57]。然而，重要的是要识别那些有局部转移的分化型甲状腺癌患者，另有一些患者可能有或发展为危及生命的远处转移。正如本书其他章节中详细描述的那样，当前的治疗策略依赖于基于影像学特征、肿瘤和人口统计学以及对初始治疗的反应进行的患者风险分层（见第 24 章，分化型甲状腺癌动态风险评估和分期）。分化型甲状腺癌肿瘤临床行为的巨大差异提示分子标志物在优化和个体化治疗方面重要的潜在作用。

甲状腺未分化癌患者的预后较差，唯一的治愈机会是在出现转移前通过早期、完整手术切除来消灭疾病（见第 28 章，甲状腺未分化癌和原发性甲状腺淋巴瘤）。由于预后不良，大多数可能治愈的局灶性甲状腺未分化癌患者都接受了积极的治疗，除非有严重的合并症，通常采用手术联合放化疗。如果癌症不能通过手术切除或出现了局部转移或远处转移，通常建议使用损伤小的局部治疗方案。最近的数据表明：靶向 $BRAF^{V600E}$ 可能对甲状腺未分化癌患者具有非治愈性治疗益处，新辅助治疗可能使甲状腺未分化癌患者获益[58-60]，本章后面的治疗部分会进行讨论。因此，评估甲状腺未分化癌的体细胞基因组学可能会影响治疗方案。

甲状腺髓样癌（medullary thyroid carcinoma，MTC）分为两类，散发性甲状腺髓样癌（～ 75%）和由于遗传性 *RET*[61] 种系突变导致的遗传性甲状腺髓样癌（～ 25%）（见第 26 章，散发性甲状腺髓样癌，以及

第 27 章，甲状腺髓样癌综合征：MEN 2A 和 MEN 2B）。对于所有甲状腺髓样癌患者，包括中央组淋巴结清扫术的初次手术，是可以治愈的。由于区域淋巴结转移的比例很高，这种方法对早期诊断的患者最有效。因为在一个家族中进行基因筛查可以更早诊断，甚至可以在癌症发生之前进行诊断，他们作为一个群体的预后最好，而患有散发性甲状腺髓样癌的个体或没有进行基因筛查的遗传性甲状腺髓样癌家族的先证者（家庭中的第一个）通常被诊断时肿瘤较大或分期靠后[62]。

对于较大或更具侵袭性的甲状腺乳头状癌或手术后反应不完全或存在已知残留转移的低分化甲状腺癌患者，可以补充进行 TSH 抑制剂量的甲状腺激素治疗、放射性碘治疗、选择性使用激酶抑制剂、临床试验或外放射治疗。这些治疗方法及其适应证在本书相应的章节中着重阐述。

甲状腺癌的种系遗传学

甲状腺髓样癌是与种系易感性最相关的甲状腺癌类型，这一特性也会影响肿瘤的临床管理。如前所述，大约 25% 的甲状腺髓样癌病例是具有遗传性，属于 *RET* 基因突变导致多发性内分泌肿瘤综合征 2 型[63-65]。存在这一基因突变的个体几乎普遍发生甲状腺髓样癌，这可能因特定突变和特定家族而异。基于这些数据推荐行“预防性”甲状腺切除术是可行的，需分别评审，但普遍推荐用于种系遗传更具侵袭性的突变且临床上具有最高甲状腺髓样癌外显率的个体[66-67]。有趣的是，50% 的散发性甲状腺髓样癌患者在密码子 918 处存在体细胞 *RET* 突变，这与肿瘤的侵袭性有关[68]。这种相同的突变，当它发生在种系时，会导致 MEN 2B。体细胞 *RAS* 突变也很常见，但与 *RET* 不重叠[69]。最近研究发现，细胞周期调节因子 RB 和 p18 的表达缺失与甲状腺髓样癌更具侵袭性的过程有关[70-71]。

与甲状腺髓样癌家族性高发病率相比，绝大多数滤泡细胞来源甲状腺癌患者临床上呈现散发性。尽管如此，当考虑整个甲状腺乳头状癌人群（约占所有分化型甲状腺癌的 80%）时，甲状腺乳头状癌具有最高程度的“家族性”[72-75]（见第 30 章，家族性甲状腺非髓样癌）。此外，甲状腺乳头状癌和甲状腺滤泡癌都可以作为少见类型的癌症综合征的一部分发生，例如 Cowden 综合征[76]（*PTEN* 突变）、Carney 综合征[77]（*PRKAR1A* 突变）、DICER 综合征[78]（*DICER1* 突变）、家族性腺瘤性息肉病[79]（*APC* 突变）、Werner 综合征[80]（早衰）等[81]。在所有这些综合征中，良性甲状腺结节也可能出现，因此并非此类患者的所有结节都是甲状腺癌。

对于患有非综合征型甲状腺乳头状癌的个体，由国际联盟进行的大型全基因组关联研究（genome wide associate studies，GWAS）确定了许多与甲状腺乳头状癌诊断相关的单核苷酸多态性（single nucleotide polymorphisms，SNP）[82-85]。其中一些已在功能上进行了表征，并且它们有望成为确定谁有罹患甲状腺乳头状癌风险的新方法，因此可能被推荐用于人群筛查[86-87]。

甲状腺癌的体细胞基因组学

一些基于人群的大规模的基因组研究阐述了几种甲状腺癌的分子特征。这些数据改变了我们对这种疾病的理解，可能会导致病理分类的修订，并已被用于开发甲状腺癌诊断的分子诊断方法和为治疗某些侵袭性疾病提供新的选择。稍后重点介绍其中一些研究，表 18.1 中总结了最常见突变相关研究数据。

甲状腺乳头状癌

癌症基因组图谱（the Cancer Genome Atlas，TCGA）这项重大研究是由 NIH 资助，旨在建立美国人群中最常见类型癌症的基因组图谱[88]。甲状腺乳头状癌是其中分析的肿瘤类型之一[89]。在这项研究中，对 496 例成人甲状腺乳头状癌组织和血液样本（在一些病例中，邻近的正常组织也纳入研究）进行分析，这些肿瘤经过仔细选择以确保样本高质量和富含肿瘤细胞（甲状腺乳头状癌）。所有样品进行全外显子 DNA 测序、全部 RNA 测序、microRNA（miR）测序、甲基化分析和反相蛋白质芯片分析。这项研究提供了大量数据，但只有甲状腺乳头状癌的几个特征被确定为对该领域至关重要：

1. 与大多数癌症相比，分化良好的甲状腺乳头状癌具有“安静”的基因组：没有太多证据表明整体基因组不稳定性、低突变率、低生长率以及更少的遗传和表观遗传变化。

2. 甲状腺乳头状癌主要由两种癌基因 *BRAF* 和 *RAS* 驱动，两者均激活 MAP 激酶通路信号；两种突变是相互排斥的，每种突变都与特异的 RNA 表达谱、miR 表达谱、DNA 甲基化模式以及可分离的蛋白质表达和磷酸化模式相关。

3. *BRAF* 突变与经典的甲状腺乳头状癌相关，而 *RAS* 突变与甲状腺乳头状癌的滤泡亚型最相关。

4. 甲状腺乳头状癌尚存在一些涉及 *RET*（*RET/PTC* 重排），*NTRK 1*、*2* 和 *3* 的各种罕见突变和（或）重排；还有 *ROS1*、*ALK*、*THADA* 等突变或者重排也

表 18.1 与不同类型甲状腺癌相关的常见遗传病变

基因改变	具有乳头状核特征的非侵袭性滤泡性甲状腺肿瘤	甲状腺乳头状癌	甲状腺滤泡癌	Hürthle（嗜酸性细胞）细胞甲状腺癌	甲状腺低分化癌	甲状腺未分化癌	甲状腺髓样癌
BRAF		X			X*	X*	
RAS†	X	X‡	X		X†	X	X
RET 重排		X§					
PPARγ/PAX8 重排†			X				
RET 突变							X
PIK3CA 突变			X		X	X	
PTEN 突变 / 表达缺失†			X		X	X	
TERT 启动子突变		X	X		X	X	
TP53 突变					X	X	
TRK 突变 / 重排		X					
ALK 突变 / 重排		X				X	
ROS 重排		X					
线粒体 DNA 基因突变				X			
ATM 突变				X	X	X	
SWI/SNF 突变					X	X	
ERCC4/5 突变					X	X	

* 表示来源于甲状腺乳头状癌（例如高细胞亚型）或甲状腺未分化癌；
† 也见于滤泡性腺瘤；
‡ 表示来源于甲状腺乳头状癌滤泡亚型；
§ 最常见于放射相关和小儿甲状腺乳头状癌。

被证实，它们的信号传导通路与 *BRAF* 突变的肿瘤不同。其中一些不常见的基因变化具有重要的治疗意义（见下文）。

值得注意的是，TCGA 的甲状腺乳头状癌研究被认为是描述高分化的甲状腺乳头状癌基因组图谱最好的研究，但主要限于相对早期的 T1 或 T2 肿瘤，研究中只有 11 例有远处转移。因此，它为最常见的甲状腺乳头状癌基因组图谱研究奠定了坚实的基础[90]。

重要的是要认识到：与大多数成人甲状腺乳头状癌相比，儿童甲状腺乳头状癌[91-95]和辐射诱导的甲状腺乳头状癌[40, 96-98]似乎具有不同的基因组驱动因素。在这两种情况下，*BRAF* 突变不太常见，*RET/PTC* 和其他基因重排则特别常见（见第 29 章，儿童甲状腺癌）。在儿童中出现这种区别的原因尚不清楚，但对于与辐射相关的肿瘤，例如在 1985 年切尔诺贝利核泄露后发展的肿瘤，有证据表明电离辐射会导致特定基因组位点发生 DNA 断裂[99]，导致这些特别偏爱 *RET/PTC3*［*NCOA4*（*RFG*）*-RET* 融合］融合蛋白的表达[96, 100-101]。

如前所述，TCGA 队列研究[89]与其他一些研究均证实甲状腺乳头状癌与 miR 的表达谱相关[102-105]。尚有一系列 miR 的表达持续增加，包括 miR 221、222、146b 和 181b[105-106]。这些 miR 的表达与 DNA 突变和重排一起，已被用于开发分子诊断方法和潜在的改善预后的方法，这些知识将在下文和本书的其他部分进行介绍（见第 12 章，细针穿刺与分子分析）。

从预后的角度来看，几项大型回顾性病例对照研究发现：具有 *BRAF* 激活突变的甲状腺乳头状癌更可能发生在老年患者中[107]，并且肿瘤多有腺外浸润[108]、复发或残留[109]以及远处转移[109-114]。*BRAF* V600E 表达导致甲状腺分化功能丧失，包括 Na/I 同向转运体和 TSH 受体的表达降低，这预示着对治疗的反应降低[115-117]。然而，目前尚不明确 *BRAF* V600E 能否作为一个预测预后的独立因子，由于这种突变在甲状腺微小乳头状癌中出现频率较高（20% ～ 40%），而甲状腺微小乳头状癌预后较好，故预测能力无法确定[118-119]，仍有一些研究证实存在 *BRAF* V600E 突变的患者复发的风险增加[120]。最近研究认为，*BRAF* V600E 和 *TERT* 启动子突变的共同发生与预后不良密切相关[46, 121-125]，并且它们在机制上存在关联[126]。同样，具有*RAS*和*TERT*启动子突变的甲状腺乳头状癌和甲状腺滤泡癌也更具侵袭性[127-129]，因此，这种具有突变组合的甲状腺癌患者需要更积极的治疗[130]。

甲状腺滤泡癌

如前所述，为保证数据集的统计效能和诊断一致性，经典的甲状腺滤泡癌被排除在TCGA的甲状腺乳头状癌研究之外。一些研究组织对原发性甲状腺滤泡癌进行了小范围的、单位点基因组研究，但其“全局”方式不如TCGA[21, 131-132]。这些研究已将*RAS*基因突变确定为甲状腺滤泡癌和滤泡性腺瘤癌前病变的常见事件。*PPARγ*和*PAX8*的基因重排在滤泡性腺瘤和甲状腺滤泡癌中均被发现，并可在小鼠中诱发甲状腺病变，从而构成真正的甲状腺癌基因[133-138]。此外，体细胞*PTEN*表达缺失和（或）突变和（或）*PIK3CA*或*AKT*基因突变也被证实，并观察到激活磷酸肌醇3（OH）激酶（PI3K）信号通路[139-142]。然而，与*RAS*和*PPARγ/PAX8*基因改变相似，这些突变也发生在良性滤泡性腺瘤中，使它们对术前诊断帮助不大[141]。如前所述，前驱突变与伴随的TERT启动子突变的组合可能被证明具有预后意义，但需要对甲状腺滤泡癌进行进一步研究。甲状腺滤泡癌也有miR谱的研究，并报告了一些预测因子，其中包括一些具有部分临床应用价值，但与甲状腺乳头状癌相比，甲状腺滤泡癌数据相对较少[143-144]。

Hürthle细胞甲状腺癌

在过去的几年里，一些研究评估了Hürthle细胞甲状腺癌人群中大量癌症相关基因的突变和（或）重排[28-29, 145-148]。这些研究包括一些切除的远处转移灶。在这些研究中有证据表明这些肿瘤在基因组水平上与其他形式的分化型甲状腺癌不同。线粒体DNA基因突变、mTOR代谢信号通路基因突变、普遍染色体丢失或获得等在其他类型甲状腺癌中不常见的基因改变被证实[28-29]。这些典型突变在甲状腺乳头状癌和甲状腺滤泡癌中很少见，这些更常出现的基因改变的潜在原因尚不确定，需要进一步研究。尽管如此，在正常甲状腺组织中并未发现已确定的基因变化，因此这些变化很可能在未来被纳入新的分子诊断体系以提高疾病的诊断（见第25章，甲状腺嗜酸性细胞肿瘤）。

低分化型甲状腺癌和甲状腺未分化癌

当滤泡细胞来源的甲状腺癌去分化，它们在基因组水平上变得更加复杂，这已在其他部分进行了综述[90]。一些研究已将大型癌症相关基因的靶向测序基因组芯片应用于这些肿瘤[148-149]。发现一些共同特征：

1. 证实存在基因表达的联合突变或变化，不仅包括MAPK信号通路激活（例如，*BRAF*或*RAS*突变），还包括导致PI3K和mTOR通路激活的继发突变。
2. 导致过表达的人类端粒酶基因的启动子（*TERT*）突变很常见。
3. 在甲状腺未分化癌中，*TP53*突变常见。
4. 调节细胞表观遗传标记的基因（例如SWI/SNF复合物）突变常见。
5. 可能通过改变DNA修复途径从而导致基因组不稳定的突变常见（例如，*ATM*和*ERCC4*和*ERCC5*）[46, 121, 142, 148-155]。

甲状腺髓样癌

如前所述，散发性甲状腺髓样癌患者经常在密码子918处出现RET体细胞突变或在原发性肿瘤中激活*RAS*突变[61, 63, 69, 156]。有趣的是，在多个小鼠模型中，通过视网膜母细胞瘤（retinoblastoma，Rb）表达缺失、P18或P16表达缺失，或p27表达缺失诱发细胞周期激活，从而产生甲状腺髓样癌[70-71, 157-158]。事实上，最近的几项研究表明，RB或P16表达缺失与甲状腺髓样癌预后不良独立相关，这些研究表明这些细胞周期调控因子在甲状腺髓样癌的发展和生物学方面发挥了独特的作用[70]。

体细胞基因组数据的临床意义

分子诊断

目前已有用于甲状腺癌诊断的分子诊断方法，用于提高临床特征、结节影像学特征和FNA细胞学术前诊断精准度[95, 159-178]（见第12章，细针穿刺抽吸与分子分析）。FNA对良恶性诊断高度准确；但是，仍有30%的病例诊断不确定或者不充分。对于不确定的病例，应用分子诊断方法可以将阴性预测值提高到与良性FNA相似的比值，或将阳性预测值提高至恶性FNA相似的水平[168]。这些方法基于mRNA表达谱[159]、miRNA表达谱[179-180]、DNA突变和（或）基因重排[172, 174-175]。

该领域不断进展，方法不断改进，应用也在不断发展。一般来说，适合该检测的患者是那些FNA结果不确定，且临床和影像学特征提示不确定的有癌症风险的患者。具有极低风险影像学或临床特征且 FNA 结果不确定的患者很大程度上可以安全地进行监测，而具有高风险临床或影像学特征的患者可以从手术切除中获益，故不适合分子检测和监测。因此，只有当检测结果会影响临床决策的时候，分子检测才作为一个辅助检测方法应用于 FNA 结果不确定的样本。

预测性生物标志物

分子检测结果作为预测性生物标志物在临床决策方面的作用更加难以确定。在甲状腺髓样癌中，基于特定种系突变的预防性甲状腺切除术已得到公认的推荐。例如，具有遗传性 MEN 2B 突变的个体应该在年轻时接受预防性甲状腺切除术和双侧中央区颈部清扫术，而具有较低毒性遗传性突变（例如，V804M）的患者可能能够进行多年密切监测而无需在儿童早期手术[181-182]。

越来越多的证据表明，在滤泡细胞来源的甲状腺癌中，*BRAF* 或 *RAS* 突变与 *TERT* 启动子[125]或 *TP53* 突变[183]组合与肿瘤预后不良有关[130]。*TERT* 启动子和 *TP53* 突变在具有高风险特征的较大原发性肿瘤患者之外并不常见，而术前特征通常决定手术范围。因此，分子诊断结果的追加信息最适用于临床情况不确定和甲状腺结节 FNA 结果不确定的患者亚群。尽管尚未有临床试验对能否改善预后进行研究，但对于影像学或临床特征提示早期原发性甲状腺癌的患者，如果在手术前进行分子诊断证实存在这些突变，可以审慎地为患者制定甲状腺全切除术的方案。

相比之下，*BRAF* V600E 与结果的关联并不那么强，并且可能不足以在临床和影像学分期之外单独作为为患者制订临床决策的依据[184-185]。罕见突变，如 *ALK* 突变和易位，在甲状腺癌中并不常见，但一旦出现说明它们更具侵袭性[93, 186-188]。值得注意的是，当确定多个驱动因子突变，或者驱动因子和 *TERT* 启动子或 *TP53* 突变同时发生的罕见情况下，临床决策可能会进行修改。

治疗相关的生物标志物

在过去的 10 年中，主要重点是开发针对包括甲状腺癌在内的癌症的“靶向”疗法。而随着我们对分子生物学和结构生物化学的理解不断发展，FDA 正在开发和批准基于靶点而不是基于器官的疗法。其中一些疗法正在甲状腺癌患者身上进行研究，或被批准用于甲状腺或其他类型的癌症。靶向治疗的具体例子包括批准用于甲状腺癌和其他具有高突变负荷、微卫星灶不稳定性或 PD-1 和 PDL-1 过度表达肿瘤的免疫“检查点”疗法[189]。这些生物标志物在甲状腺癌中很少见，而且在大多数情况下作为单一疗法对甲状腺癌患者无效，目前正在评估它们作为甲状腺癌联合治疗一部分的效果[190]。此外，FDA 批准了 BRAF 和 MEK 抑制剂选择性用于具有 *BRAF* V600E 突变的甲状腺未分化癌[191]，和具有 *TRRK1* 或 *ROS1* 重排以及 *ALK* 突变和重排的肿瘤，这些都表明，在筛选的病例中，分子检测可能会影响治疗选择和潜在的改善临床预后，且已在其他地方得到了证实[192]。除了这些 FDA 批准的疗法外，目前正在进行的临床试验证实：第二代 RET 抑制剂在 *RET* 突变的甲状腺髓样癌和 *RET* 重排的甲状腺乳头状癌患者中治疗反应显著[192]。因此，现在许多临床试验需要基因组检查的部分结果来确定研究的可行性。最后，MEK 或 BRAF 抑制剂与 ^{131}I 联合治疗突变肿瘤已经在几项临床试验中进行了研究，最终数据正在总结[193]。这些数据将会为甲状腺未分化癌或低分化型甲状腺癌的分子检测提供新的推荐建议。

最近的数据还证实了“液体活检”的作用，特别是在甲状腺髓样癌中的作用。“液体活检”即在接受靶向治疗的患者中通过循环的游离 DNA 来检测所谓的耐药性看门人突变的发展[194]。随着当前临床试验的完成和数据的发展，预测所有甲状腺癌对特定疗法的治疗反应或耐药性的基因标记物都可能会有相关的推荐建议。

结语

在过去 10 年中，随着技术的发展及知识和可用疗法的飞速发展，分子诊断和预测性分子检测方法被引入甲状腺癌的治疗。对于细胞学和临床上不确定的甲状腺结节患者，分子诊断作为辅助手段可以使这部分患者获益。在临床和影像学检查之外的预测性分子检测是可能的，但其影响尚不清楚。使用分子检测来预测对特定化合物的敏感性已成为最具侵袭性的甲状腺癌患者的推荐治疗方法，并且随着更多特异性化合物的研发，随着时间的推移，这可能取得长足的进展。

参考文献

如需完整的参考文献列表，请访问 http://pincode.yiaiwang.com。

19

甲状腺乳头状癌

Jennifer A. Sipos，Bryan R. Haugen

孙辉　王铁　译　葛明华　审校

引言

一般情况下，甲状腺乳头状癌（papillary thyroid cancer，PTC）是一种惰性肿瘤，发病率和致死率均较低。尽管如此，这种疾病的生物学行为和临床表现差异较大，严重时也会导致肿瘤复发和患者死亡，但这主要取决于患者自身和肿瘤的特性以及初期治疗方案。甲状腺癌的发病率正在逐年升高，虽然原因尚不明确，但新增病例大多数为低风险肿瘤。本章总结了PTC的流行病学特征，并分析了造成这种趋势的潜在病因学要素。尽管多数甲状腺癌风险较低，但仍需警惕高侵袭性甲状腺癌的可能性（见第17章，分化型甲状腺癌的发病率）。因此，本章还探讨了多种与甲状腺癌复发率和致死率有关的预后因素，并着重介绍了初始治疗策略对PTC患者远期预后的影响。最后，本章节讨论了通过长期随访来监测肿瘤复发或残留病灶。

流行病学

甲状腺癌发病率的变化

近30年来美国的甲状腺癌发病率增长了2倍，其中大多数为甲状腺微小乳头状癌[1]，在欧洲、亚洲、大洋洲和南美洲的许多国家也都发现了类似的趋势[2-3]。这种趋势不分性别[4]与年龄[5]，且包括儿童与青少年[6]。幸运的是，在美国的发病率变化呈现稳定趋势，但将长期处于居高不下的平台期[7]（图19.1）。

虽然甲状腺癌的总体发病率正在升高，但PTC仍是一种相对少见的癌症，约占全部新发癌症病例的3.1%。2017年，美国共确诊了56 870例新发甲状腺癌，死亡病例2010例[8]。尽管甲状腺癌的发病率近年来不断升高，而其死亡率仍较为稳定，说明新增病例中存在一定程度的过度诊断[1]。在多个尸检报告中，尸检时发现隐匿性甲状腺癌灶的概率高达36%，

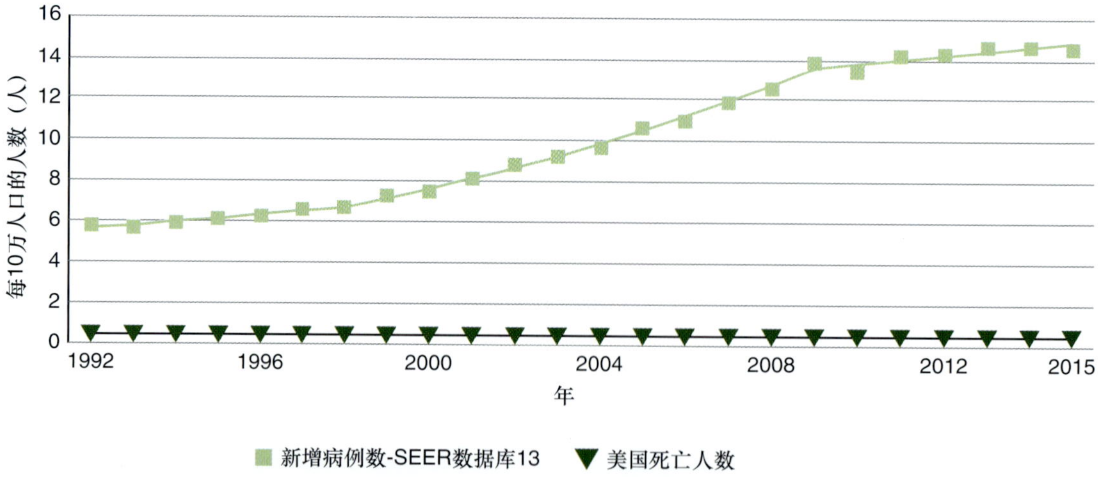

图19.1　美国1992—2015年甲状腺癌发病率不断上升（浅绿色线）；同时期内甲状腺癌死亡人数（深绿色线）（From National Cancer Institute；Surveillance，Epidemiology，and End Results Program. Cancer stat facts：thyroid cancer. Available at Seer.cancer. gov/statfacts/html/thyro.html. Accessed January 24，2019.）

这个概率比在正常人群中查出甲状腺癌的概率高出1000多倍（图19.2）[9]。新增病例中微小结节所占比例也进一步印证了检查手段的逐渐进步对发病率增高的贡献：87%的新确诊甲状腺癌直径小于2 cm，其中小于1 cm的占49%[10]。然而值得注意的是，多项研究也证实了所有直径大小的甲状腺癌的发病率均在升高[11-12]，说明甲状腺癌总发病率的提升并不仅仅是由于检出率提高造成的（见第17章，分化型甲状腺癌的发病率）。

可能导致甲状腺癌的因素

放射线暴露史

童年时期的电离辐射暴露史可以导致甲状腺癌发生的这一观点已经被大量研究所证实。导致接触放射线后罹患PTC风险增高的因素有：女性、童年恶性肿瘤放疗史（而非良性肿瘤）以及甲状腺癌家族史[13-14]。在一项研究中，年龄越小的患者暴露于一定剂量的放射线后罹患癌症的风险增加越显著[15]。

多溴联苯醚

一些研究提出多溴联苯醚（polybrominated diphenyl ether，PBDE）可能会导致甲状腺癌[16]。这种阻燃剂无处不在，塑料、电器、电视机、电脑、建筑材料、海绵、地毯、室内装潢材料等均含有这种化合物[17]。PBDE及它的代谢产物会在人体内蓄积，它们与甲状腺激素具有相似的分子结构[16]。这类化合物已被证实能够扰乱人的内分泌系统，尤其是对甲状腺和雌激素的影响最常见[17]。虽然PBDE与罹患甲状腺癌的风险并无直接联系，但这种物质对人体其他组织具有致癌性[18-19]，这为PBDE在甲状腺癌病因学方面的研究开拓了新的思路[16]。

肥胖

根据2014年的数据，近18%的患癌者和16%的癌症死亡患者与肥胖或超重相关[20]。一些研究也证实了肥胖能够导致甲状腺癌发病风险升高[21-23]。甲状腺癌发病率的拐点出现在19世纪70年代中期，这恰巧处于美国开始广泛出现肥胖问题的数年之后[24]。随着时间的推移，这两种现象的发展趋势几乎保持平行[24]。于是有研究者提出甲状腺癌与肥胖存在一定关联，但其中的具体机制尚未明确。

肥胖会影响脂肪组织分泌脂肪因子，包括促进瘦素分泌与抑制脂联素分泌[26]。通过复杂的分子信号传导，这些脂肪因子参与了癌变过程中的多个环节，包括细胞增殖、血管生成以及抗炎细胞因子等[27-28]。考虑到目前欧洲、北美洲和亚洲诸多国家肥胖率不断增高的背景，需要开展更多研究来揭示肥胖在甲状腺癌发展中的作用。

遗传性综合征

大多数甲状腺癌呈散发趋势，然而约5%的甲状腺非髓样癌呈遗传性发病[29]。这些遗传性甲状腺癌被分为2类：一类是与家族性癌综合征有关的肿瘤，如家族性腺瘤性息肉病、Gardner综合征、Cowden病、Carney综合征Ⅰ型、Werner综合征等，另一类是以甲状腺肿瘤为主要特征的疾病，如家族性甲状腺非髓样癌（见第30章，家族性甲状腺非髓样癌）。

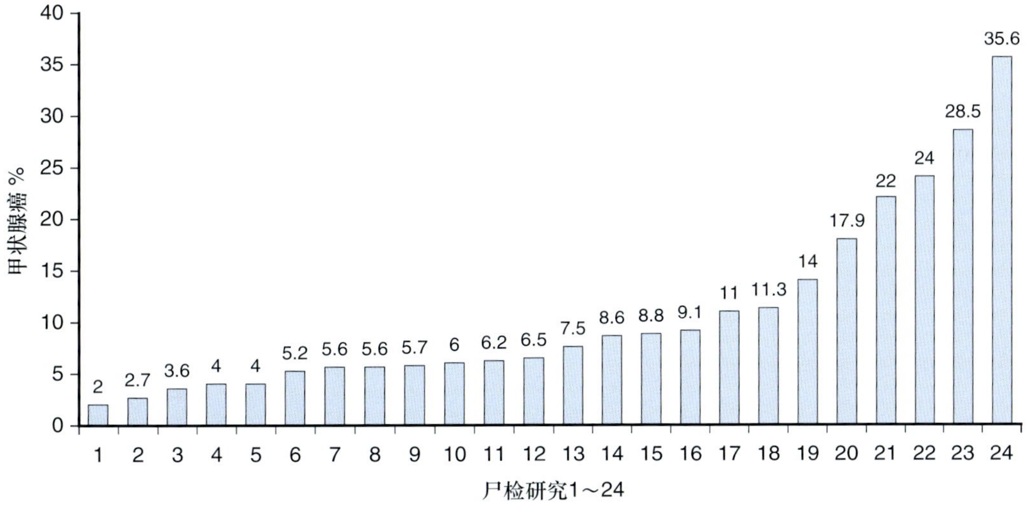

图19.2 24项不同尸检研究中偶发隐匿性甲状腺癌所占比例［Data from Pazaitou-Panayiotou K，Capezzone M，Pacini F. Clinical features and therapeutic implication of papillary thyroid microcarcinoma. Thyroid. 2007；17（11）：1085-1092.］

影响预后的因素

肿瘤组织学类型

根据肿瘤结构和细胞特征，PTC 可分为多个组织学类型，区分这些类型是至关重要的，这直接关系到每种肿瘤的风险分层[30]，例如经典型 PTC 与滤泡型 PTC（follicular variant of PTC，FVPTC）的预后就非常好[31-33]；更多病理分型例如高细胞型[34-35]、靴钉亚型[36]以及较为少见的柱状细胞型[37]，这些亚型相较于传统 PTC 在高龄患者中更为常见（见第 41 章，甲状腺的外科病理学），这些亚型更具有侵袭性，更易复发且生存率更低[37-39]。

肿瘤大小

PTC 肿瘤原发灶的大小与预后密切相关，包括 10 年复发率和生存率[40]。其癌症相关致死率随肿瘤直径递增，肿瘤小于 1 cm 者为 2%，肿瘤大于 8 cm 者可达 19%[40-41]，且肿瘤直径较大者具有更高的局部和远处转移率[41]。

多癌灶

PTC 患者有 32% ～ 45% 的概率在患侧或对侧腺叶存在其他癌灶[42-43]。这种现象在甲状腺微小乳头状癌（papillary thyroid microcarcinoma，PTMC）病例中也很常见。多癌灶 PTC 患者的术后复发风险比较高，尤其是仅行单侧腺叶切除时[43-45]。目前普遍趋向于对大多数低风险的 PTC 仅行患侧叶切除，但其潜在的术后复发风险不可忽视[46]。事实上，一些患者的复发主要是在残留的对侧腺叶上，需要再次手术彻底切除全部甲状腺组织。幸运的是只有少部分患者需要上述处理（10 年随访患者中约占 7%）[47]。一项针对行单侧腺叶切除 PTC 患者的大型长期随访研究显示：多癌灶病例占所有入组病例的 14.6%，在术后的 20 年内 95% 患者的对侧腺叶和 91% 患者的淋巴结未出现复发，疾病相关 20 年生存率为 97.8%[48]。高年龄、原发灶直径 ＞ 4 cm、明显的淋巴结转移等因素则提示高复发风险和不良预后，如果无这些高危因素则预后良好。

多灶性对于 PTC 患者生存率的影响存在争议，一些研究指出多灶性并不会提高肿瘤特异性的致死率[43, 49]。然而也有一些研究显示，双侧多灶性 PTC 的生存率低于单侧多灶性 PTC[50-51]。

腺体外侵犯

约 40% 的 PTC 肿瘤病理切片可见肿瘤突破甲状腺被膜向腺体周围组织与毗邻器官侵犯，这与 PTC 的预后密切相关[52]，因此手术病理报告应当详细描述腺体外侵犯的程度。微小腺体外侵犯的定义是在显微镜下发现肿瘤仅向甲状腺旁软组织扩散，而广泛腺体外侵犯则指肿瘤已侵及皮下软组织、喉、气管、食管以及喉返神经等甲状腺周围器官[30]。PTC 伴腺体外侵犯对预后的影响存在争议，因为肿瘤的扩散范围难以准确判断[53]，通常认为术中肉眼可见以及术前影像学发现的腺体外组织侵犯具有不良的预后[52-54]，而微小腺体外侵犯对预后的影响则不明确。一些回顾性研究指出微小腺体外侵犯与更高的淋巴结转移率有关[55-58]，另有研究则发现微小腺体外侵犯病例的复发率与原发肿瘤灶的大小有关[59]，与之相反也有研究指出微小腺体外侵犯与复发率和死亡率并无关联[60-61]。近期一篇系统性综述指出微小腺体外侵犯对其自身相关死亡率并无影响，但会影响患者肿瘤复发的风险[62]：微小腺体外侵犯使无淋巴结转移组的复发率由 2.2% 上升至 3.5%，使淋巴结转移组的复发率由 6.2% 上升至 7%，说明微小腺体外侵犯对复发率的影响较为轻微。目前第 8 版 AJCC 指南与 TNM 分期已经取消微小腺体外侵犯的概念并将之从肿瘤分级系统中移除[63-64]，这也足以说明微小腺体外侵犯对肿瘤相关生存率的影响是微小的[64]。

淋巴结转移

根据手术探查的方式不同，淋巴结转移率存在较大差异，预防性中央组淋巴结清扫发现的微小转移率比较高（高至 65%）[65-66]，而广泛淋巴结转移（如术前超声或术中探查发现淋巴结转移）发生的概率虽然不到 20%，但也不容忽视[67]。发现淋巴结转移的方式也是一个影响预后的重要因素：术后病理镜下偶然发现的淋巴结转移灶对复发风险并无显著影响[68]，因此并不推荐常规行预防性淋巴结清扫，因为预防性清扫并不能降低无复发生存率，且容易影响患者的 TNM 分期造成不必要的过度治疗[30]。而广泛淋巴结转移则显著具有更低的无复发生存率[69]，切除这些广泛转移的淋巴结是一种积极治疗性手段[30]。

转移淋巴结数量也与复发率有关，即使转移灶微小，多于 5 处淋巴结转移者的复发率为 7% ～ 21%，显著高于不足 5 处淋巴结转移者 3% ～ 8% 的复发率[56, 71]。

淋巴结转移与肿瘤相关生存率之间的关系尚不明确，淋巴结转移对肿瘤相关死亡率的影响目前也存在争议[72-73]。一项对美国国家癌症研究所监测、流行病学和最终结果（Surveillance，Epidemiology，and End Results，SEER）数据库的分析很好地解释了各研究中淋巴结转移对死亡率产生不同影响的原因，分析结果显示只有淋巴结转移患者的年龄大于 45 岁时才会影响患者的生存率[74]。然而另一项更新的对 SEER 数据库和美国国家癌症数据库的研究显示，年龄小于 45 周岁患者的预后随着淋巴结转移数量增多而变差，这个趋势直到淋巴结转移数多至 6 个为止，大于 6 个淋巴结转移数的死亡风险将不再上升[75]。

远端转移

PTC 患者出现远端转移的情况并不多见，约 5% 的患者初次就诊时可发现存在远端转移，另有 2.5% ～ 5% 的患者在初次手术治疗后出现远端转移[76]。最常见的转移部位为肺（50%）、骨（25%），其次是肺和骨同时转移（20%），以及其他部位（5%）[76-77]。存在远端转移预示着较差的预后，一项研究显示远端转移患者的 3.5 年生存率为 50%[78]。然而，一些远端转移的亚型则拥有较好的生存率，尤其是镜下病理可见转移的青少年儿童和摄碘能力强的甲状腺癌[77-78]。^{18}FDG-PET/CT 扫描可以进一步提示患者预后，一项研究发现患者生存率和最活跃病灶的 ^{18}FDG-PET 结合度以及扫描发现的病灶数呈负相关，^{18}FDG-PET 扫描呈阳性的患者其死于甲状腺癌的风险比阴性患者高 7.28 倍[79]。

致癌基因

丝裂原活化蛋白激酶（mitogen-activated protein kinase，MAPK）信号通路是多种信号通路的中心，是接收膜受体转换与传递的信号并将其带入细胞核内的一类重要分子。多数 PTC 发病与 MAPK 通路中某些部分发生突变有关。这些突变通常互相排斥，说明单一分子改变即足够驱动肿瘤形成[80]。可通过细针穿刺抽吸（fine-needle aspiration，FNA）联合基因突变检测来确诊恶性肿瘤，进而判断甲状腺癌预后，以及指导放射性碘抵抗患者的系统用药方案。

BRAF

BRAF 是 MAPK 信号通路中的一种丝氨酸 / 苏氨酸激酶，可调节细胞分化、增殖和存活。*BRAF* V600E 突变是散发性 PTC 最常见的癌基因，占 36% ～ 69%[81]。*BRAF* V600E 常预示着较高风险的临床病理特征，包括淋巴结转移、腺体外侵犯、复发与年龄相关死亡率[82-83]。然而 *BRAF* 突变在决定预后方面仍存在疑问，由于 *BRAF* 突变发生率较高，但多数突变患者的预后较为良好，因此 *BRAF* 对预测预后并不具备足够的特异性。此外由于 *BRAF* 突变通常预示着高风险的临床特征，因此很难辨别哪些不良预后是由 *BRAF* 突变本身而不是其他病理因素造成的[30]。事实上有几项研究试图确定 *BRAF* 能否作为独立预测复发风险的因素，结果却未能达成一致[82, 84-87]。而 *BRAF* 突变则可能为放射性碘难治性甲状腺癌指导治疗方向。近期一项临床试验中，为了区分放射性碘难治甲状腺癌而使用了 BRAF 抑制剂达拉非尼，60% 的患者在诊断性全身扫描中出现重新摄碘，在为期 3 个月的随访过程中使用 5 GBq 的放射性碘治疗后[88]，2 名患者病情部分缓解，4 名患者病情稳定[89]。一项正在进行中的临床试验比较了单独应用达拉非尼与达拉非尼联用 MEK 抑制剂、曲美替尼治疗 *BRAF* 突变的进行性放射性碘难治甲状腺癌的效果（clinicaltrials.gov，NCT01723202）。

TERT

作为甲状腺癌领域的新发现[90-91]，端粒酶逆转录酶（telomerase reverse transcriptase，*TERT*）启动子突变在低风险 PTC 中并不常见（9%），而在中高风险 PTC（51%）、低分化型（40%）和未分化型甲状腺癌（45% ～ 73%）中更为常见[92-94]。端粒酶的功能是将 TTAAGGG 序列的串联重复序列添加到染色体末端以维持基因组稳定性[95]，这种酶在生殖细胞和干细胞中高度表达，而在体细胞中表达很少甚至被抑制。体细胞分裂过程中端粒的丢失导致细胞衰老[96]，端粒酶的重新激活可赋予细胞无限增殖的潜能[97]。尽管目前关于 *TERT* 突变对 PTC 预后影响的研究结论互相矛盾，但最近的一项 Meta 分析表明 *BRAF* 突变联合 *TERT* 启动子突变与高侵袭性肿瘤相关[102]，另一项研究则表明二者联合预示着更高的死亡率[103]。需要开展进一步研究以确定药物治疗 *TERT* 突变的可能性（见第 18 章，甲状腺肿瘤的分子发病机制）。

确诊年龄

肿瘤诊断时的年龄对于癌症的预后有着很大影响[41]，对于大于 60 岁的 PTC 患者，预后水平随着年龄每增加 10 岁而逐步恶化，这个趋势相较于 20 岁以下患者更为明显[104]。近期一项针对美国国家癌症数据库的分析显示从 35 岁开始年龄每增加 5 岁，10 年死亡率在原有基础上增加 30% ～ 50%[105]；另有一项研究显示年龄相关的风险增加与 *BRAF* 突变存在关联性。这些多中心研究均显示对于存在 *BRAF* V600E 基因突变的患者来说，年龄是一个强力、持续且独立的影响预后的因素，但野生型 *BRAF* 突变组则不具有这个趋势[106]。对于存在远端转移的患者，年龄大于 40 岁者的肺转移灶更容易出现碘抵抗[107]。

儿童和青少年往往更易患上恶性程度更高的肿瘤，40% ～ 80% 的儿童青少年甲状腺癌患者存在颈部淋巴结转移，15% ～ 20% 存在肺部转移，这个比例是成年人的近 2 倍[108]。尽管儿童和青少年的肿瘤进展较快，但其总体生存率却很高。一项系统性综述显示存在肺转移的儿童甲状腺癌患者，其放射性碘治疗有效率高达 50%，疾病相关致死率仅为 2.7%[109]。

甲状腺乳头状癌的初期治疗

术前影像学检查

在甲状腺手术前，彻底评估病情是至关重要的。术前影像学检查应包括颈部全面超声检查，包括甲状腺同侧和对侧叶、中央区和侧颈区淋巴结[30]。这些影像学检查结果能影响 40% 的手术决策[110-111]。

颈前可分为 7 个连续的区域，甲状腺癌淋巴结转移就发生在这 7 个区域内（图 19.3）。中央区（Ⅵ区）容易发生手术并发症，对术者来说这是最具挑战性的区域。中央区两侧边界为双侧颈动脉，下至锁骨，上至舌骨，是最常发生淋巴结转移的部位。但由于超声在此区域显示不清、敏感性较差，且甲状腺体掩盖了多数淋巴结转移的位置，因此术前难以用超声探测该区域的淋巴结转移[112]。

Ⅳ区两侧以胸锁乳突肌为界，下至锁骨，上至环

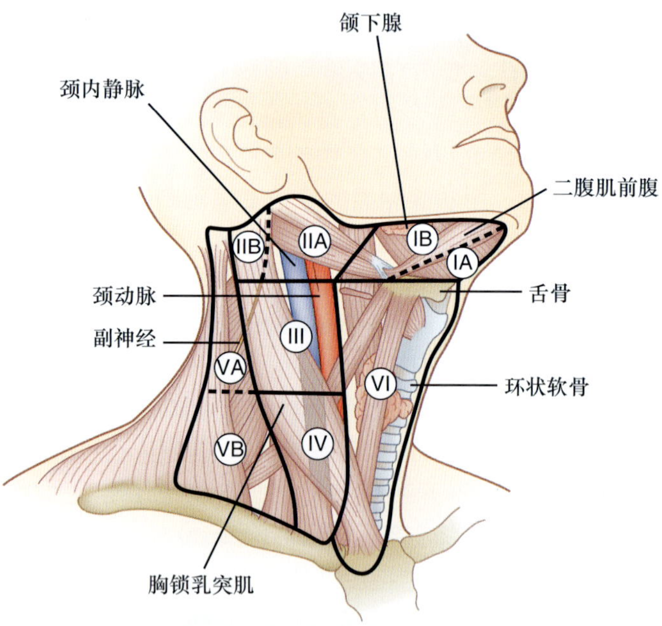

图 19.3 颈部淋巴结分区及次级分区（From Smith PW，Hanks LR，Salomone LJ，Hanks JB. Thyroid. In：Townsend CM，Beauchamp RD，Evers BM，Mattox KL，eds. Sabiston Textbook of Surgery：The Biological Basis of Modern Surgical Practice. 20th ed. Philadelphia：Elsevier；2017：880-922.）

状软骨；Ⅲ区紧邻Ⅳ区上方，上界为颈总动脉分叉处；Ⅱ区位于下颌下方并延伸至舌骨；Ⅴ区位于颈后三角，前界为胸锁乳突肌的后缘。

超声检查发现的可疑恶性结节可通过 FNA 细胞学检查和洗脱液甲状腺球蛋白（thyroglobulin，Tg）检查来确诊[113-114]。如果超声发现晚期、大直径的结节，或患者存在癌症晚期的临床症状体征（如声音嘶哑、咯血、移动性差的甲状腺包块等），则考虑行颈部 CT 或 MRI 来寻找超声无法发现的其他转移灶，包括纵隔、颅底和气管后的转移灶[30]。

初次甲状腺手术

绝大多数甲状腺癌首选手术治疗，手术对于低风险甲状腺癌具有良好的治疗效果。对于肿瘤直径小于 1 cm 的患者，单侧与双侧叶全切除术式选择并不影响患者的复发率和生存率[115]。然而最新的数据对是否有必要进行双侧腺叶全切除提出了质疑，近年来放射性碘治疗使用逐渐减少的趋势也提示对于低风险甲状腺癌是否仍有全切除的必要[30]。由于无论术者水平高低，双侧全切除的手术并发症风险是单侧叶切除的 2 倍。对于是否应当扩大手术范围的争议越来越多[116]。最重要的是，多个回顾性研究显示对于具有相同直径和外侵转移情况的低风险甲状腺癌，无论是进行单侧叶切除还是双侧叶切除，其预后没有明显差别[117-120]。

对于肿瘤直径小于 1 cm 且无转移与腺体外侵犯的低风险甲状腺癌，可仅行单侧叶切除[30]；如果患者存在对侧叶癌灶、头颈部放射线暴露史或明显甲状腺癌家族史等高风险因素，则应考虑行甲状腺全切除术[30]；肿瘤直径在 1 ～ 4 cm 者、无腺体外侵犯与淋巴结转移者，可根据情况选择腺叶切除或全切除。如存在以下情形则需考虑扩大手术范围，包括：不良肿瘤组织学类型、对侧叶恶性结节、需术后放射性碘治疗以及患者自身要求。对于肿瘤直径> 4 cm 以及术前影像学检查提示存在腺体外侵犯和淋巴结转移，无论其外侵范围或转移灶大小均应行甲状腺全切除术[30]。

清除全部甲状腺组织

术中一侧腺叶切除后，对侧叶也有需要继续切除的可能性，尤其对于术前诊断明确的病例[30]。对于多数低风险甲状腺癌，单侧叶切除治疗已经足够，双叶全切除的必要性越来越低[121]。然而对于经验丰富的甲状腺外科医生来说，彻底甲状腺全切除的并发症风险与单侧叶切除和次全切除并无太大差别[122]。不推荐术后常规使用放射性碘治疗来消融残余甲状腺组织，但对于一些手术切除残余甲状腺组织有困难的病

例来说可以考虑使用[30]。

淋巴结清扫

PTC 极易向周围淋巴结转移，在行预防性淋巴结清扫的病例中，高达 40% ～ 90% 的病例存在淋巴结转移癌[68, 123]。虽然如此高的转移率提示预防性淋巴结清扫应当作为常规，但对于术前超声未能发现淋巴结转移而术后病理发现转移癌的病例，是否行颈部清扫对无复发生存率并无明显影响[68, 124]，因此预防性颈部清扫仅适用于 T3 或 T4 期肿瘤以及存在明显的颈部淋巴结转移征象的病例[30]。存在临床可疑淋巴结转移及活检证实的淋巴结转移癌则需要行“治疗性”淋巴结清扫切除转移的淋巴结。“摘樱桃”式淋巴结切除或仅选择性摘除可疑淋巴结的方式并不可取，因为这种不彻底的淋巴结清扫会显著提高复发率，而且和系统性颈部清扫相比并没有降低并发症的概率[30, 125]。

颈部淋巴结清扫术能改善预后，但也伴随着并发症的风险，需要在二者之间权衡利弊。中央组淋巴结清扫有可能导致暂时或永久性喉返神经损伤和甲状旁腺功能低下[126-127]，发生这些并发症的概率和手术医生的经验和技能水平有关：每年行 10 例以下甲状腺手术者并发症概率为 24%，而每年行 100 例以上并发症概率为 14.5%[116, 128]。虽然侧颈部清扫发生并发症的概率更低，但在清扫Ⅱ区或Ⅴ区时仍有损伤副神经的风险[129]，同样在清扫Ⅳ区时也容易并发淋巴漏，且左侧更常见（见第 42 章，喉返神经损伤的病理生理学；第 43 章，喉返神经麻痹的处理；第 44 章，甲状腺和甲状旁腺手术的非神经性并发症）[130-131]。

放射性碘治疗的适应证

术后行放射性碘 -131（^{131}I）治疗的目的主要有 3 个：治疗已知或未知的残余癌灶、降低复发率、清除残余的正常甲状腺腺体。最后一个也被称为**清甲治疗**（remnant ablation），治疗后可提高血清甲状腺球蛋白水平敏感度，也可用于术前未诊断肿瘤的分级评估（见第 48 章，分化型甲状腺癌术后放射性碘治疗）。

放射性碘治疗长期以来缺乏前瞻性随机对照研究，其是否会改善复发率和生存率一直存在较大争议。对于已知甲状腺癌风险分层的患者（表 19.1），放射性碘治疗的收益和疾病后续发展较为明确[30]。多个研究已经证实，依据 ATA 指南，肿瘤直径小于 1 cm、无淋巴结转移和远端转移的低风险甲状腺癌患者无法从放射性碘治疗中获益，不做推荐[30]；此外，对于肿瘤直径在 1 ～ 4 cm、手术彻底切除且不存在腺体周围组织侵犯及远端转移者，放射性碘治疗对改善预后并无益处[88, 132-133]。因此放射性碘治疗不应常规应用，除非存在高侵袭性的组织学类型或出现侵犯血管征象[30]。相反，放射性碘治疗对于高风险肿瘤有较好的改善死亡率和无疾病生存率的作用[132, 134-135]，对于这些高风险患者应推荐术后常规行放射性碘治疗[30]。对于中等复发风险患者，是否应用放射性碘治疗存在较大争议，对于这个类别的患者使用放射性碘治疗应当高度个体化[30]（见第 48 章，分化型甲状腺癌术后放射性碘治疗）。

治疗反应

疗效满意

患者无生化指标［血清抑制性甲状腺球蛋白（thyroglobulin，Tg）＜ 0.2 ng/ml 或刺激性 Tg ＜ 1.0 ng/ml］或影像学检查阴性提示治疗反应良好[30]（见表 19.2 及第 24 章，分化型甲状腺癌动态风险评估和分期）。满足以上条件的中低风险分层的患者推荐每 12 ～ 24 个月复查一次血清 Tg，高风险分层患者推荐每 6 ～ 12 个月复查一次血清 Tg[30]。

血清学疗效不满意

患者行甲状腺全切除术后行放射性碘清甲治疗，完全清除甲状腺残余组织后，血清抑制性 Tg ＞ 1 ng/ml 或刺激性 Tg ＞ 10 ng/ml，或术后影像学检查阴性伴甲状腺球蛋白抗体（anti-thyroglobulin antibody，TgAb）升高，定义为血清学疗效不满意。这类患者应行颈部超声检查，如病灶位置不明确，应行颈胸部断层扫描，血清 Tg 应每 6 ～ 12 个月复查一次。

影像学疗效不满意

此类患者具有持续存在的新增颈部局部或远处转移病灶（通过诊断性全身核素显像或 ^{18}FDG-PET 显像发现）[30]。不幸的是，这类患者大多数无论是否采取进一步治疗，其症状将长期存在[136]。此类型的疾病相关死亡率较高，11% 伴有局部转移，50% 伴有远端转移[137-138]。

疗效不确切

患者无确凿临床证据（需综合考虑患者临床表现、生化指标或新发转移灶证据）证明患者是无瘤或带瘤状态，定义为不确定反应。此类患者需要密切随访，定期进行生化检查。这类患者中 20% 会发展为确诊病例并需要进一步治疗[30]。

表 19.1 放射性碘治疗的适应证

ATA 风险等级（TNM）	肿瘤特征	放射性碘治疗是否改善疾病相关生存率？	放射性碘治疗是否改善无病生存率？	术后是否行放射性碘治疗？
ATA 低风险 T1a N0，Nx，M0，Mx	肿瘤≤ 1 cm	否	否	否
ATA 低风险 T1b，T2，N0，Nx，M0，Mx	肿瘤 1 ～ 4 cm	否	存在争议	不常规推荐 高侵袭性病理类型或侵犯血管者可考虑治疗
ATA 低至中风险 T3，N0，Nx，M0，Mx	肿瘤＞ 4 cm	存在争议	存在争议	如存在其他不良特征，如高龄患者，则考虑治疗
ATA 低至中风险 T3，N0，Nx，M0，Mx	镜下腺体外侵犯任何肿瘤直径	否	存在争议	依据复发风险决定 小直径肿瘤不伴腺体外侵犯可不接受放射性碘治疗
ATA 低至中风险 T1-3，N1a，M0，Mx	中央组淋巴结转移	否 45 岁及以上患者除外	存在争议	疾病持续进展而风险轻度增高，尤其伴淋巴结肿大增多与腺体外侵犯者更适合治疗，高龄患者也推荐治疗
ATA 低至中风险 T1-3，N1b，Nx M0，Mx	侧颈或纵隔转移	否 45 岁及以上患者除外	存在争议	疾病持续进展而风险增高，尤其临床淋巴结肿大数量增多与腺体外侵犯症状明显者均适合治疗，高龄患者也推荐治疗
ATA 高风险 T4，任何 N，任何 M	任何大小 伴广泛腺体外侵犯	是	是	是
ATA 高风险 任何 T，任何 N，M1	伴远端转移	是	是	是

注：ATA，美国甲状腺协会；TNM，肿瘤、淋巴结和转移评分系统。

Modified from Haugen BR，Alexander EK，Bible KC，et al. 2015 American Thyroid Association management guidelines for adult patients with thyroid nodules and differentiated thyroid cancer：the American Thyroid Association Guidelines Task Force on Thyroid Nodules and Differentiated Thyroid Cancer. Thyroid. 2016；26（1）：1-133.

表 19.2 治疗反应分类

分类	临床描述
疗效满意	临床证据、生化指标均无异常且无新发转移灶
血清学疗效不满意	清除甲状腺残余组织后，患者仍表现为血清 Tg 升高或血清 TgAb 异常升高
影像学疗效不满意	持续存在的或出现新增颈部或远处转移病灶
疗效不确切	无确凿临床证据（须综合考虑患者临床表现、生化指标或新发转移灶证据）证明患者是无瘤或带瘤状态

注：Tg，甲状腺球蛋白；TgAb，甲状腺球蛋白抗体。

Modified from Haugen BR，Alexander EK，Bible KC，et al. 2015 American Thyroid Association management guidelines for adult patients with thyroid nodules and differentiated thyroid cancer：the American Thyroid Association Guidelines Task Force on Thyroid Nodules and Differentiated Thyroid Cancer. Thyroid. 2016；26（1）：1-133.

长期管理和随访

促甲状腺激素抑制治疗

回顾过去，几乎所有的甲状腺癌患者术后均进行了促甲状腺激素（thyroid-stimulating hormone，TSH）抑制治疗，该治疗的原理是 TSH 能够刺激甲状腺滤泡细胞生长，同时也能刺激分化的甲状腺癌细胞生长[41]。早期研究显示这种疗法能够对疾病进展起到积极作用，降低复发率和死亡率，尤其对于高风险甲状腺癌[41，132]。然而近期研究显示对于低风险甲状腺肿瘤，TSH 抑制治疗并未显示出益处[139-141]，而事实上 TSH 抑制治疗对低风险患者可能弊大于利。一项长期观察研究显示，TSH 水平每降低 10 倍，发生心血管疾病死亡的风险将上升 3 倍[142]；患有亚临床甲亢的患者也具有更高的心房纤颤、心室肥厚、舒张功能障碍及心脏储备功能受损的风险[143-145]；此外使用 TSH 抑制剂量的左甲状腺素也有影响骨质转换的副作用[146]，甲状腺肿瘤患者的骨质疏松率也更高[147]，接受 TSH 抑制治疗的患者也具有更高的骨折风险[144，148-149]。

因为过量服用左甲状腺激素具有如此多的负面作用，因此 TSH 的抑制目标应高度个体化。值得注意的是，对于低侵袭性的甲状腺癌患者，激进地将 TSH 抑制到测不出的水平，其获益并不多于一般的 0.1 mU/L 水平[140]。理想的 TSH 抑制水平应考虑到每个患者的初始复发风险、治疗反应、甲亢相关并发症（表 19.3）。此外，针对每个患者个体化的 TSH 抑制水平应根据患者当前状况进行动态调节[30]。

血清甲状腺球蛋白

血清甲状腺球蛋白（thyroglobulin，Tg）是一种甲状腺特异性的蛋白，常规应用于甲状腺癌术后监测癌症是否复发。高血清 Tg 水平提示癌症复发正在进展，经过治疗后 Tg 水平降低则提示治疗反应良好[150]。如果能够测到血清 Tg，后续 Tg 监测应尽量在同一中心进行，因为不同中心测得的 Tg 结果可能相差 1 倍之多[151-152]。此外也应同时测量 TgAb 水平，因为血清内的这些抗体会造成 Tg 水平假性降低[150]；血清 TSH 水平也应同时测量，因为 TSH 和 Tg 水平之间存在直接关系。

甲状腺癌术后随访定期复查 Tg 和 TgAb 的时间间隔应根据患者初始复发风险和治疗反应个体化制定[30]，复查频率也应考虑 Tg 倍增时间的影响[153-155]。

随着初始手术治疗策略正趋向保守，使用 Tg 作为检测肿瘤复发的标志物已变得不够可靠。对于未行甲状腺全切除或全切除术后未行放射性碘治疗的患者，随访复查 Tg 的水平目前尚无法准确定义。然而近期研究显示对于甲状腺全切除术后未行放射性碘治疗的患者，抑制性 Tg < 0.2 ng/ml 或刺激性 Tg < 2 ng/ml 水平预示着更好的治疗反应[156-157]。仅行单侧叶切除的患者，其抑制性下 Tg 水平显著增高，对于诊断复发不具有敏感度和特异度，但低于 30 ng/ml 这一阈值则说明不存在复发[156]，此外也有一些研究者质疑 Tg 作为单侧腺叶切除术后的肿瘤标志物的合理性。未发病患者的血清 Tg 浓度每年可上升 10%；而患者无论术后是否复发，二者的血清 Tg 水平并无明显差异[158]。随着单侧腺叶切除甲状腺癌患者数量的增加，更多关于术后 Tg 水平管理方面的研究有待开展。

血清 Tg 检测的另外一个挑战在于甲状腺肿瘤的失分化和其造成的 Tg 分泌水平减少。这些患者的血清 Tg 浓度与疾病发展程度无相关性，只能通过定期影像学检查来确定疾病的进展程度。

20% ～ 25% 的甲状腺癌患者存在 TgAb 水平升高[150]，显著高于健康人群 10% 的概率[159]，TgAb 升高常见于淋巴细胞性甲状腺炎[160]。不同检测方法测得的 TgAb 水平存在很大差异，主要取决于各方法采用的不同抗原表位[161]。由于 TgAb 能够造成血清 Tg 的假性降低，TgAb 阳性的患者常伴有 Tg 水平测不出，这对于检验结果的解读具有一定挑战性。但连续多次复查 TgAb 对于判断疾病进展具有一定临床意义，持续升高的 TgAb 水平提示肿瘤复发正在进展，TgAb 水平降低则提示肿瘤负担降低或肿瘤消失[162]。

刺激性 Tg 水平测试

Tg 水平随着 TSH 水平升高而升高，二者之间的关系提供了一种高敏感度的诊断甲状腺癌复发和残留的手段。如果患者术后行 TSH 抑制治疗期间 Tg 和 TgAb 水平无法测出，可采用升高血液 TSH 水平后测量血清

表 19.3 基于治疗反应和并发症风险的 TSH 抑制目标范围

TSH 抑制治疗增加的风险	疗效满意	血清学疗效不满意	影像学疗效不满意	疗效不确切
无已知风险	0.5 ～ 2 mU/L	0.1 ～ 0.5 mU/L	< 0.1 mU/L	< 0.1 mU/L
绝经	0.5 ～ 2 mU/L	0.1 ～ 0.5 mU/L	0.1 ～ 0.5 mU/L	< 0.1 mU/L
心动过速	0.5 ～ 2 mU/L	0.1 ～ 0.5 mU/L	0.1 ～ 0.5 mU/L	< 0.1 mU/L
骨量减少	0.5 ～ 2 mU/L	0.1 ～ 0.5 mU/L	0.1 ～ 0.5 mU/L	< 0.1 mU/L
年龄> 60 岁	0.5 ～ 2 mU/L	0.5 ～ 2 mU/L	0.1 ～ 0.5 mU/L	< 0.1 mU/L
骨质疏松	0.5 ～ 2 mU/L	0.5 ～ 2 mU/L	0.1 ～ 0.5 mU/L	< 0.1 mU/L
心房纤颤	0.5 ～ 2 mU/L	0.5 ～ 2 mU/L	0.5 ～ 2 mU/L	0.1 ～ 0.5 mU/L

注：TSH，促甲状腺激素。

Data from Haugen BR，Alexander EK，Bible KC，et al. 2015 American Thyroid Association management guidelines for adult patients with thyroid nodules and differentiated thyroid cancer：the American Thyroid Association Guidelines Task Force on Thyroid Nodules and Differentiated Thyroid Cancer. Thyroid. 2016；26（1）：1-133.

Tg 水平的方法，升高 TSH 可采用停用左甲状腺素或注射重组人 TSH（rhTSH）的方法。刺激性 Tg 水平低于 1 ng/ml 且无影像学征象的患者有 98% ～ 99.5% 的概率为完全无肿瘤状态[30, 163-164]。中低风险患者采用高敏感度 Tg 监测方法测得 Tg 水平 0.1 ～ 0.2 ng/ml 者需要进行刺激性 Tg 水平测试，因为这类患者临床确诊肿瘤的概率很低[165]。需要注意刺激性 Tg 检测存在假阳性的风险，这会导致非必要的额外检查和治疗[166]。

影像学检查

超声检查

术后颈部超声诊断是甲状腺癌患者术后随访内容极为重要的部分，因为它对于发现甲状腺床内及侧颈部淋巴结的复发肿瘤具有较高的敏感性。术后一般 6 ～ 12 个月常规行颈部超声复查，这个时间可根据患者的治疗反应和复发风险分层进行调整[30]。关于超声检查可疑结节的具体内容参见第 14 章，甲状腺乳头状癌术前淋巴结的放射影像学评估。

颈部超声发现可疑淋巴结后，如淋巴结较小（中央区小于 8 mm、侧颈区小于 10 mm）且其肿大后并不会对周围组织造成侵袭风险，则进一步行若干检查即可[30]；较大的淋巴结或肿大后会对周围组织造成侵袭风险的小淋巴结，则需要穿刺活检并测定洗脱液 Tg 水平[30]。对于小的可疑淋巴结的持续随访以及随访中发现新病灶是极其重要的，一项研究经过中位数 3.5 年的随访发现，大多数颈部微小淋巴结转移癌灶在此期间并未出现明显的癌灶增长或扩散[167]，且延迟切除这些病情已经发生进展的淋巴结并不会增加局部并发症率和疾病相关死亡率[167]。超声检查的频率需要权衡，合理的检查频率有利于发现癌症复发征象，而检查次数过多则有增加假阳性结果的风险，造成过度诊治。一项研究发现在为期 8 年的随访中，低风险甲状腺癌患者的超声复查过程中有 67% 存在假阳性结果，其中 2 例患者超声显示存在结构性疾病，1 例通过连续的 Tg 检查结果正确确诊。研究者表示对于低风险甲状腺癌患者，超声筛查相较于临床明确的结构性疾病复发更容易出现假阳性结果[168]。因此医生必须根据甲状腺癌患者初始的复发风险和血清 Tg 浓度来制定个体化的超声复查频度。

诊断性全身核素扫描

长久以来诊断性全身核素扫描（DxWBS）一直是随访复发性 / 持续性甲状腺乳头状癌的基石。然而近期的研究数据显示，DxWBS 具有较低的敏感性，此外 DxWBS 也因为假阳性结果而饱受诟病[169]。DxWBS 对于 Tg 和 TgAb 水平阴性、TSH 抑制治疗且颈部超声结果阴性的低风险甲状腺癌患者来说并无必要[30, 170-171]。相反地，对于那些术后全身扫描存在甲状腺床外异位显像、TgAb 升高、手术残余腺体过多导致可能遮盖淋巴结转移病灶核素显像的患者来说，DxWBS 则具有一定益处[30]。当确定需要行 DxWBS 检查时，使用单光子发射计算机体层成像（single-photon emission computed tomography，SPECT）/CT 核素显像比单独应用平面显像更能够提高诊断准确率[172]。

参考文献

如需完整的参考文献列表，请访问 http://pincode.yiaiwang.com。

20

甲状腺微小乳头状癌

Douglas S. Ross

孙辉　王铁　译　葛明华　审校

请访问 http://pincode.yiaiwang.com 查看相关视频：
视频 20.1　第 20 章引言：甲状腺微小乳头状癌。

世界卫生组织将直径小于 10 mm 的甲状腺乳头状癌定义为**甲状腺微小乳头状癌**（papillary thyroid microcarcinoma，PTMC）[1]。PTMC 过去曾被称为**隐匿性乳头状癌**，因为这种病变通常在尸检或二次手术时才被发现。然而随着医学技术的进步，高分辨率超声已经能够发现微小癌变，于是人们逐渐抛弃了“隐匿性”这种称呼。也正因如此，随着微小癌的检出率不断增高，其统计学意义也逐渐凸显出来，在某些研究中心可占所有甲状腺癌的 40% 以上[2-3]。虽然微小癌和非微小癌的治疗原则基本一致，但随着微小癌的检出率和发病率不断提高，需要我们对该疾病的自然病史以及治疗效果加以特殊关注（见第 19 章，甲状腺乳头状癌，以及第 24 章，分化型甲状腺癌动态风险评估和分期）。

发病率：尸检研究与术中偶发结节

微小乳头状癌的发病率在过去 10 年间显著提升，其中很大一部分是在尸检中发现的，另一部分则与高分辨率超声的普及有关。美国的许多研究显示，微小乳头状癌的发病率高达 13%[6]，世界上其他地区的发病率也十分高，比如芬兰的发病率甚至高达 36%。芬兰的研究人员认为“隐匿性甲状腺微小乳头状癌在芬兰十分普遍，以至于发现患有这种疾病被认为是十分正常的”[7]。病理切片上能否发现微小癌和阅片人的技术水平也有关；一项西班牙的研究显示，微小癌在大体标本上的肉眼识别率为 5.3%，而将标本切块后进行仔细组织学检查可将识别率提升至 22%[8]。一些研究显示微小乳头状癌的发病率与患者年龄有关，比如在瑞典 50 岁以下和 80 岁以上患者的发病率均约为 7%[9]，而在美国威斯康星州的一项尸检研究显示年轻人的发病率仅为 3%[10]。微小乳头状癌也经常在甲状腺手术过程中被发现，术中病理切片显示其发病率占 2% ～ 50%[11-12]。

临床发病率和流行率

美国国家癌症研究机构 SEER 数据库的数据可以对微小乳头状癌的未来流行趋势进行预测[13]。2018 年美国甲状腺癌（所有甲状腺癌，不仅限于微小乳头状癌）的发病人数为每年 53 990 人，2015 年这个数字是 765 547 人。而根据尸检研究的结论我们可以假设美国微小乳头状癌的发病率为 6%，因此可以推算出总发病人数将超过 1800 万。美国甲状腺癌的发病率逐年升高，SEER 数据库显示 2015 年为每 10 万人中有 15.03 人患病，而 1975 年仅为 4.85/10 万人。而甲状腺癌的死亡率却十分稳定。虽然关于美国人的发病率是否真正提升仍存在争议[14]，但因影像学诊断技术进步而造成的测量偏倚也是被公认为发病率上升的原因之一，使发现甲状腺微小癌变得更加容易。来自韩国的数据能够印证这一结论：韩国为育龄女性提供廉价的甲状腺超声筛查后，导致数年内甲状腺癌发病率增长了 14 倍[15]。假设美国如果真的有 1800 万人患有甲状腺乳头状癌，那么说明所有潜在患者中只有大约 4.3% 得到了确诊。然而随着影像学检查的不断进步以及超声引导下 FNA 细胞学诊断的大力推广，甲状腺癌的发病率自 1975 年以来几乎翻番的事实并不令人意外。然而随着各大指南近年来趋向于避免过度诊断和治疗的指导精神，甲状腺癌每年的发病率从 2009 年最高峰的 6.9% 以平均每年 2.2% 的速度不断下降[16]。

各医院的病理数据可以支持这样一个假设：甲

状腺癌的发病率增高和微小癌检出率的提高密切相关。比如在香港伊丽莎白医院，手术病理切片中发现微小乳头状癌的比例从1960—1980年的5.1%上升到1991—2000年的21.7%[13]；美国威斯康星州大学和意大利Ferrara大学在2006年发布的研究结果显示，两所机构所有手术的甲状腺癌病例中，微小癌分别占43%和40%[2-3]。

因此在对微小乳头状癌的自然病史进行数据分析时，需要注意的是已报道的病例仅占全部临床病例的4.3%，而最近的一些研究也发现了许多过去未能诊断的微小乳头状癌。

微小乳头状癌患者的临床队列研究

一些单中心机构开展了许多关于微小乳头状癌患者的队列研究。美国梅奥医学中心最新的队列研究对900名患者进行了平均时间为17.2年（6～89年）的密切随访[18]，其中23%为多灶癌，17%为双叶癌，2%伴腺体外浸润，30%伴淋巴结转移，0.3%存在远端转移；小于5 mm的肿瘤不到25%，9～10 mm的肿瘤占1/3以上；40年病因相关死亡率为0.7%——全部3名死亡患者均伴淋巴结转移，一人为广泛淋巴结转移，另一人存在肺转移；8%的患者出现复发，复发部位多为颈部淋巴结，但也有1.5%出现在甲状腺床部位；术前伴有可疑淋巴结肿大患者的复发率为16%，而未见可疑淋巴结患者的复发率仅为0.8%；多灶癌患者有11%的复发率，而单灶癌的复发率仅为4%。

日本的野口甲状腺医院2008年也更新了其研究队列，共包含2070名患者，平均随访时间为15年[19]。10.3年内的复发率为3.5%，出现远端转移的患者仅占0.2%；癌灶较大者（大于5 mm）、多灶癌和浸润性癌（如侵犯喉返神经或食管）的复发率明显更高，而伴有甲状腺自体免疫疾病患者的复发率反而更低。

香港伊丽莎白医院对203名患者开展的队列研究显示，颈部淋巴结复发率为4.9%，甲状腺床局部复发率为1%[20]，另外有2名患者发展为肺部转移（1%），共有2名患者死亡。术前可见伴淋巴结肿大患者的术后复发风险提高了6.2倍，多灶癌的复发风险提高了5.6倍；研究人员发现小于5 mm肿瘤的复发率并未提高，但肿瘤直径较大者伴随着更高的腺体外侵犯的风险。然而与大型乳头状癌相比，微小乳头状癌出现多灶癌的概率与前者几乎相同，而大型乳头状癌却有着更高的淋巴结转移率和术后淋巴结、局部和远端复发率。

韩国的一项研究对293名患者进行了平均65个月的随访，结果发现复发率为4.8%，颈部淋巴结肿大通常预示着更高的复发风险[21]。意大利罗马开展的一项研究显示：在287名患者中，复发率为3.1%，2名患者（0.7%）出现远端转移；多灶癌、腺体外浸润、颈部肿大淋巴结数量增多等都是复发率增高的危险因素[22]。

多个研究数据显示[3, 18-27]，对于微小乳头状癌，多灶癌占20%～40%，双叶癌占10%～19%，腺体外浸润占2%～38%，颈部淋巴结转移占17%～43%，远端转移率占0～3%（表20.1）。一项来自韩国首尔的研究显示：在671名微小乳头状癌患者中，24%伴中央组淋巴结转移，3.7%伴侧颈部淋巴结转移[27]。

一篇Meta分析对17个研究进行汇总，共包含854例偶发性甲状腺微小乳头状癌患者，及2669例非偶发性病例，其复发率分别为0.5%和6.5%[28]。

观测数据与动态随访

日本的伊藤医院通过连续的观察随访，已经获得了关于微小乳头状癌自然病史的重要信息（见第21章，甲状腺乳头状癌的观察）[29]。1235名经细胞学诊断确诊为微小乳头状癌的患者，排除肿瘤紧邻气管和喉返神经、伴淋巴结转移以及组织学恶性程度较高的病例后，这些患者选择不做手术定期观察。经过平均75个月（18～227个月）的随访发现，8%的肿瘤在10年后增大3 mm以上（5年3.9%），3.8%发展为侧颈部淋巴结转移（5年1.7%），最终有191人因各种原因而接受手术治疗（120人系因肿瘤病情恶化）。选择先定期观察后进行手术的患者中，有69%存在多发癌灶，27%有中央组淋巴结转移、59%有侧颈部淋巴结转移，1%存在微小腺体外侵犯，另有1%在残余甲状腺组织内出现复发；所有患者均未出现远端转移。40岁以下年轻患者的疾病进展更快：5.9%出现结节增长、5.3%出现淋巴结转移，而年龄大于60岁患者分别为2.2%和0.4%。

日本的研究数据表明，甲状腺微小乳头状癌患者采取动态随访比立即手术更为合适。一项早期来自纽

表20.1 甲状腺微小乳头状癌的临床特点[3, 18-27]

多灶癌	20%～40%
双叶癌	10%～19%
颈部淋巴结转移	17%～43%*
腺体外浸润	2%～38%
远端转移	0%～3%

* 其中一项研究显示中央组淋巴结转移率为24%，侧颈部淋巴结转移率3.7%[27]。

约的观测数据显示，对291名微小乳头状癌患者进行平均25个月（6～166个月）的随访，3.8%的肿瘤直径增长了3 mm（5年后为12.1%），但无一病例出现淋巴结转移[30]，年轻患者的病情更容易恶化。

基于日本的研究数据，患者终生的疾病进展风险分别为：20岁60%、30岁37%、40岁27%、50岁15%、60岁10%、70岁3.5%[31]。恶性结节增长的风险为8%[32]。血清促甲状腺激素（thyroid-stimulating hormone，TSH）水平高于2.5 mU/L提示动态随访期间存在病情进展，对于这类患者是否应使用甲状腺素将TSH水平抑制到正常低值存在一定争议[33]。

美国和日本的学者联合提出在动态随访期间多中心之间应相互联合组建"临床框架"[34]。肿瘤靠近甲状腺后被膜可能侵犯喉返神经、腺体外侵犯、淋巴结转移、侵犯气管、远处转移、高侵袭性病理类型不应进行动态随访，适合随访的结节周围应至少存在2 mm厚的正常腺体组织。患者必须依从动态随访，年长患者更为理想。动态随访中心应能够熟练诊断甲状腺癌及熟练应用超声检查。

根据随访数据，2015版ATA指南不推荐对直径1 cm以下的微小可疑结节行FNA[4]，即便这些结节有可疑恶性的特征。但有人认为，在需要积极监测的小于1 cm的结节中，那些没有典型乳头状癌特征的结节应该是穿刺的指征。然而，大多数小于1 cm的微小结节没有行细针穿刺的必要，而且实施ATA指南后，美国的微小乳头状癌的发病率下降了[16]，如果继续推广这种诊治策略，那么甲状腺微小乳头状癌的发病率将继续下降。

初次手术的影响

目前还没有开展关于微小乳头状癌的大规模前瞻性随机实验，受选择性偏倚的影响也几乎没有可用的回顾性研究数据——因为恶性程度较高的患者通常都采取了更为积极的治疗。美国国家甲状腺癌治疗合作研究学组（National Thyroid Cancer Treatment Cooperative Study Group，NTCTCSG）对北美12个中心的前瞻性研究进行Meta分析显示[26]：710名微小乳头状癌患者中，除那些伴有腺体外浸润和远端转移的患者外，611名患者在早期治疗（手术或核素治疗）后未出现复发，经过平均4年（0～18年）的随访后发现，6.2%的患者在2.8±2.4年内出现复发；多灶癌和单灶癌患者在行甲状腺全切除术或次全切除术后的复发率几乎完全相同（6%），然而对于切除范围小于次全切除术的患者，多灶癌的复发率（18%）要明显高于单灶癌（4%；$P < 0.01$）；在多灶癌患者中，行全切除术或次全切除术患者的复发率（6%）低于那些切除范围小于次全切除术的患者（18%），然而这种差距并没有统计学意义（$P = 0.058$）。因为该研究队列中38%的患者为多灶癌，而且与前文中其他研究中多灶癌的比例十分接近，所以该研究强调凡是术前诊断为乳头状癌的患者，只要术者的技术水平足够高且能够保证不出现并发症，无论肿瘤大小如何都应行甲状腺全切除术或次全切除术。另外，由于微小乳头状癌的长期预后十分理想，患者在无法接受高端甲状腺外科专科医生手术的情况下，ATA指南推荐单侧癌患者行一侧腺叶切除即可[4]。

美国梅奥研究中心[18]、法国Gustave-Roussy研究所[35]和韩国三星医疗中心[36]同时发现仅行单侧腺叶切除的微小乳头状癌患者有较高的复发率，与之相反，一项对美国国家肿瘤数据库（1985—1998年）的分析显示对于大于1 cm的乳头状癌，接受甲状腺全切或近全切可以降低患者的复发率和死亡率，然而对于小于1 cm的微小癌效果则不明显[37]。此外一项对SEER数据库的分析显示无论行甲状腺全切除术/次全切除术还是单侧腺叶切除术，患者的15年疾病相关生存率均为99.9%[38]（见第31章，甲状腺手术的基本原则）。

清除全部甲状腺

根据目前指南[4]，微小癌患者没有行甲状腺全切除术的必要。目前缺乏资料来证实行单侧腺叶切除术的微小乳头状癌患者是否应该进一步清除全部甲状腺。在韩国三星医疗中心的一项研究中[36]，3289名单侧腺叶切除患者和5387名甲状腺全切除患者相比，后者**对侧甲状腺床**具有更低的复发率（风险比0.398，$P < 0.001$），但患侧复发率无显著差异。因此研究者得出结论，局限于单侧叶的微小癌初次手术可仅切除患侧叶，如果对侧叶出现复发，再行全切除术。如果微小乳头状癌患者存在高危病理分型、广泛腺体外侵犯、淋巴结转移（多于5个淋巴结或直径大于2 mm）或远处转移因素有术后核素治疗需要者，也可直接行甲状腺全切除术。

淋巴结清扫

目前没有前瞻性随机试验能够为微小乳头状癌患者制定合适的淋巴结清扫范围。术前超声对于甲状腺癌患者的手术能够起到重要指导意义，如果术前发现颈部可疑淋巴结，那么治疗性颈部清扫毫无疑问是必要的。然而，微小乳头状癌患者是否应行预防性颈部清扫，需要医生在患者预后和中央组清扫的并发症风险之间权衡利弊（见第 27 章，甲状腺髓样癌综合征：MEN 2A 和 MEN 2B；第 38 章，颈中央区清扫术：适应证和技巧；第 39 章，侧颈部清扫术：适应证和技巧）。

一项包含 414 例甲状腺手术患者的研究，其中 24 例患者行治疗性淋巴结清扫，235 例患者行预防性淋巴结清扫，155 例偶然发现乳头状癌的患者未行淋巴结清扫[40]。结果显示行治疗性淋巴结清扫的患者有高达 21% 的复发率，预防性淋巴结清扫患者复发率为 0.4%，未行淋巴结清扫者为 0.7%。然而 79% 的未清扫患者和 22% 的预防性清扫患者的肿瘤小于 5 mm，所以以上各组数据之间并没有可比性。尽管如此，这些数据也曾被用于证明预防性颈部清扫是不必要的。

如果患者术前发现中央组淋巴结肿大，则有必要进行预防性淋巴结清扫，此时应重点关注淋巴结转移的风险而不是清扫术并发症的风险。一项研究显示，术前淋巴结 FDG-PET/CT 扫描阳性患者的颈中央区淋巴结转移率比扫描阴性患者高出 2 倍以上[41]。在另一项研究中 2329 名患者中 34% 存在颈中央区淋巴结转移，但转移淋巴结数超过 5 个的仅占 4%，男性、年龄小于 40 岁是颈中央区淋巴结大量转移的独立风险因素[42]。

然而在一篇列入 19 项研究共 8345 名患者的 Meta 分析中，男性、年龄小于 45 岁、肿瘤直径大于 5 mm、多灶癌、腺体外侵犯是颈中央区淋巴结转移的风险因素，但颈中央区淋巴结肿大和是否存在癌转移复发并不相关[43]。

Ito 等提出应常规行颈中央区淋巴结清扫术，即无必要再进行放射性核素治疗，尽管 2015 版 ATA 指南提出对于转移灶少于 5 个且直径小于 2 mm 没有行放射性核素治疗的必要[4]。Ito 等的数据显示小于 2 cm 的甲状腺乳头状癌患者手术后，经过平均 91 个月（6 ～ 240 个月）的随访后发现仅有 2% 的患者复发；96% 的患者接受了颈中央区淋巴结清扫，57% 患者的颈中央区淋巴结有转移，但仅有 3 人进行了核素治疗[44]。因此对于 T1 患者（39% 为微小癌），与之前队列研究中提到的微小乳头状癌患者相比，颈中央区淋巴结清扫（而不做核素治疗）的复发率更低，约为 6%。

颈中央区淋巴结清扫术虽然能够降低复发率，但其并发症的风险也值得我们去注意。微小乳头状癌的复发对于生存率的影响微乎其微，颈中央区淋巴结即使有转移也不会对生存率造成太大影响，而颈中央区淋巴结清扫术发生喉返神经损伤和甲状旁腺功能减退并发症的风险更高。一项研究指出颈中央区淋巴结清扫的甲状旁腺损伤的风险提高了 3 倍，颈中央区淋巴结清扫患者复发率为 1.7%，而未做颈中央区清扫的复发率也仅为 3.5%[45]。假设颈中央区淋巴结清扫术能够将复发风险降低至 6% 或更低[44]（参考 Ito 的数据），而常规行颈中央区淋巴结清扫会提高 4 倍喉返神经损伤和甲状旁腺损伤的风险（和仅做甲状腺全切除术相比）；此外假设仅有一小部分未做预防性淋巴结清扫的患者复发，虽然这些复发患者二次手术并发症的风险增加了 10 倍，但总体看来初次手术未行淋巴结清扫术患者的预后却并不差。由此可见，要根据术者的水平来制定治疗策略，我们应该对数量更多的高端甲状腺专科医生的手术数据进行研究，以制订新的治疗指导方案，而不是仅仅将研究集中在某几个著名的医生身上。

核素治疗

NTCTCSG 关于微小乳头状癌的研究也强调了放射性碘治疗的疗效[26]，研究显示对于未接受核素治疗的患者，多灶癌患者的复发率（7%）显著高于单灶癌患者（2%）；然而对于多灶乳头状癌患者来说，是否行核素治疗对复发风险并无明显影响；伴淋巴结转移患者的复发风险更高，但核素治疗却未能降低微小乳头状癌伴淋巴结转移患者的复发率。

梅奥研究中心的数据显示微小乳头状癌伴淋巴结转移的患者有着更高的复发率，这可能与核素治疗患者往往受到更多关注（随访率增加）所造成的选择性偏倚有关。对于那些未见淋巴结转移的患者中，是否接受核素治疗对复发率没有明显影响（0 和 0.6%）[18]。一篇 Meta 分析则显示辅助性核素治疗对微小乳头状癌治疗并无益处[47]。

一项对 SEER 数据库（1988—2005 年）的研究显示无论微小乳头状癌患者是否接受核素治疗[38]，其 15 年疾病相关生存率均为 99.9%。包括对整个 NTCTCSG 的队列研究[48] 以及 Mazzaferri 和 Jhiang 关于 I 期患者的研究[49] 在内，许多回顾性研究也未能证明核素治疗对 I 期乳头状癌有何治疗意义。美国 ATA 指南[4] 推荐的核素治疗适应证包括：微小乳头状癌患者存在高危病理分型、广泛腺体外侵犯、淋巴结转移（多于 5 个淋巴结或直径大于 2 mm）或远处转移（见第 48 章，分化型甲状腺癌术后放射性碘治疗）。

BRAF

45% ～ 60% 的甲状腺乳头状癌患者存在 *BRAF* V600E 突变，这一突变通常预示着疾病晚期及高死亡率[50-52]。然而在部分[50]而非全部[51]多因素分析研究中，*BRAF* V600E 并不是不良预后的独立风险因素。在一项包含 435 例甲状腺微小乳头状癌患者的研究中，39% 存在 *BRAF* V600E 突变，总体死亡率为 0.9%[50]。在一项包含 2247 例甲状腺微小乳头状癌患者的 Meta 分析中，*BRAF* V600E 突变患者的复发率增长至 2 倍（比值比 OR = 2.09，置信区间 CI = 1.31 ～ 3.33）[52]。

术后随访

甲状腺微小乳头状癌的术后随访原则和其他甲状腺乳头状癌一致。然而，由于大多数微小癌患者不会接受核素治疗，全身碘扫描仅被用于需要接受核素治疗的高风险患者，或用于辅助癌转移灶的治疗。其中高风险患者包括以下几种情况：伴严重腺体外侵犯、广泛淋巴结转移、病理结果高度恶性或出现远端转移。大多数患者会在服用甲状腺素的同时进行超声检查及血清 Tg 水平测定，然而并没有资料能够确定合适的超声复查的频率。一项对患者术后进行为期 4 个月至 2 年以上影像学复查的基线研究（数据来自 NTCTCSG，半数以上患者在术后前 3 年内复发[26]）显示，通过增加随访间隔，也能够及时发现淋巴结转移和局部复发。应该在术前测定 Tg 水平，然后每年复查一次。由于大多数患者不会接受核素治疗，即使低水平的 Tg 也能被测定出来；当发现 Tg 基线水平升高或 Tg 水平异常增高时应该进行额外的影像学检查。对于使用 rhTSH 或甲状腺激素停药的高复发风险患者更应该严格测定其血清 Tg 水平。一项财务分析指出，低风险患者不应进行过于频繁的术后随访，因为低风险患者诊断复发需要更多更密集的检查：在一家医疗机构发现低风险患者复发的成本为 147 819 美元，而发现中等风险患者复发的成本仅为 22 434 美元。由于甲状腺激素抑制治疗可导致心房颤动和骨密度降低，ATA 指南推荐疗效满意组患者的 TSH 抑制目标为 0.5 ～ 2.0 mU/L[4]。

表 20.2　微小乳头状癌患者的复发率

淋巴结复发	2.5% ～ 5%
局部复发	1% ～ 4%
死亡率	0 ～ 1%

总结和建议

尽管甲状腺微小乳头状癌患者多灶癌和淋巴结转移比例高达 40% ～ 60%，绝大多数患者的总体预后是十分理想的，死亡率也不足 1%。虽然颈部淋巴结复发率高达 5%（表 20.2）但对患者的生存率并不造成威胁。多数存在远端转移的患者通常首先表现为颈部大淋巴结增大，因此死亡的患者也十分罕见，不伴远端转移或颈部大淋巴结增大患者的死亡率为 0.1% ～ 0.2%。

甲状腺全切除或次全切除患者的复发率明显更低。对于仅行单侧腺叶切除却意外发现多灶癌的患者，进行二次手术清除全部甲状腺的必要性尚无定论，这种情况下可以等到术后超声发现对侧叶存在结节或 FNA 证实对侧叶结节为恶性后再决定是否进行二次手术。如果术者对自己的经验水平没有把握，不建议将颈中央区淋巴结清扫作为常规，因为相对于疾病复发的风险，手术相关并发症的风险更为致命。核素治疗对于 1 期患者复发率的改善效果并不明显，对于那些微小乳头状癌伴淋巴结肿大者也效果欠佳。核素治疗仅适用于那些伴严重腺体外侵犯、广泛淋巴结转移、病理高度恶性或伴远端转移的患者。术后随访观察项目应该包括每年进行一次超声检查且连续检查 3 年以上，或者适当减少复查间隔并每年检查一次血清 Tg 水平（见第 47 章，分化型甲状腺癌的术后管理）。

参考文献

如需完整的参考文献列表，请访问 http://pincode.yiaiwang.com。

21

甲状腺乳头状癌的观察

Akira Miyauchi，R. Michael Tuttle

王晨一 译 田文 张福星 审校

请访问 http://pincode.yiaiwang.com 查看相关视频：
视频 21.1 第 21 章引言：甲状腺乳头状癌的观察。

引言

甲状腺微小乳头状癌（papillary microcarcinoma，PMC）在尸检和临床筛查研究中的检出率远高于 20 多年前有明显临床表现的甲状腺癌的患病率。鉴于此，来自日本神户 Kuma 医院的学者 Miyauchi 提出假说：大多数 PMC 的体积将不会增大，并且不会发展成有临床意义的疾病[1-8]。此外，他认为对所有的 PMC 立即行手术可能弊大于利，因为极有可能只有很小一部分的低危甲状腺乳头状癌会最终进展为有临床意义的疾病，其过程缓慢且可以在随访过程中及时得到有效的治疗。这个假说为 1993 年在 Kuma 医院和 1995 年在癌研有明医院开始的 PMC 临床实验提供了科学合理的依据[9]。

自那时起，日本的多篇论文已经证明了这种观察性管理方法（也称主动监测）的安全性和有效性[1-6, 9-16]。Miyauchi 认为，即使手术由 Kuma 医院甲状腺中心经验最丰富的内分泌外科医生主刀，立即手术所带来的暂时和永久性的声带麻痹、暂时和永久性的甲状旁腺功能减退等不良事件的发生率以及左甲状腺素片的用药需求都显著高于主动监测的患者[17]。此外，与立即手术相比，主动监测也被证明是一种经济有效的替代方法[18-19]。有研究显示，在 10 年中选择立即手术的费用（包括术后管理、二次手术及疾病复发的治疗）是主动监测所需花销（包括转为手术治疗）的 4.1 倍[20]。

最近，来自美国和韩国的研究也复制并验证了 Kuma 医院的研究结果[21-22]。2011 年，日本内分泌外科医师协会和日本甲状腺外科学会将主动监测作为一种合理的管理选择纳入指南[23]。基于日本的经验和对低危甲状腺乳头状癌自然病程的进一步了解，美国甲状腺协会（American Thyroid Association，ATA）指南现在认可了将主动监测作为经活检证实的、风险很低的甲状腺癌的一种管理选择[24]。此外，对于超声高度怀疑有甲状腺恶性征象的甲状腺结节，ATA 指南也认可选择不经细胞学证实的主动监测管理方法[24]。值得注意的是，主动监测术语既可应用于经细胞学证实的低危甲状腺癌患者，还可应用于未经细胞学证实的恶性风险高的甲状腺结节患者。

与当时的惯例一致，Kuma 医院以前曾建议对超声检查特征可疑的甲状腺结节进行超声引导下的细针穿刺抽吸（fine-needle aspiration，FNA）评估。今天，在纪念斯隆凯特琳癌症中心（Memorial Sloan Kettering Cancer Center，MSKCC），那些有高度可疑甲状腺结节的患者如果被认为适合主动监测，那他们既可以选择先进行细胞学检查，也可以选择在主动监测前不行细胞学检查，这与 ATA 的指南一致[24]。

因此，用这种观察性的初始管理方法替代立即手术在现在来看是非常可行的。因此，临床医生有责任需要了解：①主动监测期间低危甲状腺乳头状癌的疾病进展可能性低；②此方法需要选择合适的患者；③一个成功的观察管理项目所具备的特质；④确立从观察过渡到手术干预的时机。这些都是必要的。

在主动监测期间低危甲状腺乳头状癌的疾病进展

在经过筛选后的患者中，大多数患者的肿瘤大小保持稳定或减小，只有 2% ～ 8% 患者肿瘤的最大直径增加≥ 3 mm（大约增加了原肿瘤体积的 100%），另外有 12% ～ 14% 的患者肿瘤体积增加超过 50%[11, 13, 21-22]（表 21.1）。最大径增加≥ 3 mm 是超声能可靠测量出

表 21.1 主动监测观察队列的临床结果

第一作者	数量（肿瘤大小）	中期随访	最大径 ±3 mm			肿瘤体积 ±50%			淋巴结转移
			增加	稳定	下降	增加	稳定	下降	
Ito11	1235（＜1 cm）	5 年	5%（5 年） 8%（10 年）	95%（5 年） 92%（10 年）	— —	—	—	—	2%（5 年） 4%（10 年）
Sugitani13	415（＜1 cm）	6.5 年	6%	91%	3%	—	—	—	1%
Tuttle22	291（＜1.5 cm）	2 年	4%	92%	4%	12%	79%	7%	0%
Kwon21	192（＜1 cm）	2.5 年	2%	95%	3%	14%	69%	17%	0.5%

的最小变化值，是常用且有效的用于判断低危甲状腺癌是否发生显著变化的主要标准。最近，常使用肿瘤体积的变化来描述肿瘤的生长，肿瘤体积增加或缩小 50% 被认为是最小的可监测变化值[22]。当基于肿瘤体积进行分析时，12% ～ 14% 的肿瘤在随访的前 2 ～ 3 年体积增加。有趣的是，肿瘤的生长动力学表现为经典的对数线性指数增长模式，其变化率在不同肿瘤之间有所不同，但在每个 PMC 个体中保持稳定[22]。如后续章节所述（见从主动监测转向手术干预的适应证），尽管通过测量肿瘤体积足以可靠地判断哪些甲状腺微小癌正缓慢生长，但我们并不认为肿瘤体积增加 50% 是立即手术的指征。相反，我们用肿瘤体积的变化来帮助指导后续超声随访的频率，并将其作为描述疾病进展的一个指标，需要将其作为是否需要继续观察或立即手术的参考因素之一。

有趣的是，在主动监测期间，3% ～ 4% 的患者肿瘤体积缩小超过 3 mm，7% ～ 17% 的患者肿瘤体积缩小超过了 50%（表 21.1）[21-22]。来自 Kuma 医院的第一份有关主动监测的报告也描述了在 58 名随访了至少 5 年的患者中，有 12% 的肿瘤体积缩小在 2 mm 以上[6]。在主动监测中，肿瘤体积随时间缩小的确切原因尚不清楚，可能与 FNA 活检过程中对肿瘤的损伤、小结节的自然病史或患者的自身免疫反应有关。

在 5 ～ 10 年的随访过程中，新发现了 2% ～ 4% 的淋巴结转移[11, 13, 21-22]。在这些经过筛选的患者中，随访的前 2 年就发现新的淋巴结转移灶是少见的。但这些淋巴结转移灶通常和原发灶一样生长得十分缓慢，这些转移灶都可以在随访中用高分辨率的超声进行识别。接受观察的所有患者都未发现远处转移[11]。

疾病进展的可能预测因素

许多已发表的研究都在寻找主动监测中疾病进展可能的预测因素[11, 13, 21-22]。他们都发现了年龄是疾病进展的一个重要预测因素，在诊断为 PMC 期间，小于 40 岁的患者肿瘤增大超过 3 mm 的可能性为 6%，而≥ 60 岁的患者这一风险只有 2.2%（$P = 0.0014$）。同样，年轻患者的淋巴结转移率高于老年患者（5.3% 对 0.4%，$P < 0.001$）[11]。有趣的是，大部分有疾病进展的肿瘤要么有肿瘤增大，要么有淋巴结转移的迹象[25]。老年患者的疾病进展风险（肿瘤增大≥ 3 mm 或新发的淋巴结转移）显著低于年轻患者。在 10 年的主动监测后，患者的年龄会增加 10 岁。Miyauchi 等学者计算了每个年龄段患者在主动监测 10 年后的疾病进展率。在 20 多岁、30 多岁、40 多岁、50 多岁、60 多岁和 70 多岁的患者中，他们的终身疾病进展率分别为 48.6%、25.3%、20.9%、10.3%、8.2% 和 3.5%[26]。预测表明，超过半数的 20 多岁患者、75% 的 30 多岁患者还有绝大多数的老年患者在他们一生中不需要接受甲状腺手术。

尽管人们一致认为，在主动监测期间应避免过量的促甲状腺激素（thyroid-stimulating hormone，TSH）刺激。尽管 Sugitani 没有发现 TSH 水平和 PMC 疾病进展之间的相关性[13]，但来自韩国的一项研究确实证明了 TSH 持续升高超过 2.5 mIU/ml 与 PMC 疾病的进展有关[27]。在 Kuma 医院的一系列研究中，在为达到 TSH 水平正常低值而正在接受左甲状腺素片治疗的 50 名患者中，没有一人表现出疾病进展[11]。这个议题需要进一步的研究；同时，在主动监测时将 TSH 水平保持在正常低值是合理的。

怀孕被认为会轻微的刺激甲状腺乳头状癌的生长[28]。尽管最初的一系列案例报道表明，PMC 在妊娠期增大是很常见的，但在一项对 51 例妊娠患者的随访研究中表明，只有 8% 的患者在妊娠期间发生了甲状腺乳头状癌的增大。在分娩之后，2 名患者接受了手术，另外 2 名患者因分娩后病情依旧稳定而选择继续随访[12]。同样重要的是，PMC 在较年轻群体中更容易生长，因此，孕期 PMC 大小的增加可能是由于潜在的肿瘤生长动力学所致，而不是归因于怀孕（图 21.1）。因此，我们认为有潜在生育可能的女性患者适合接受主动监测，只要患者理解肿瘤在孕期存在

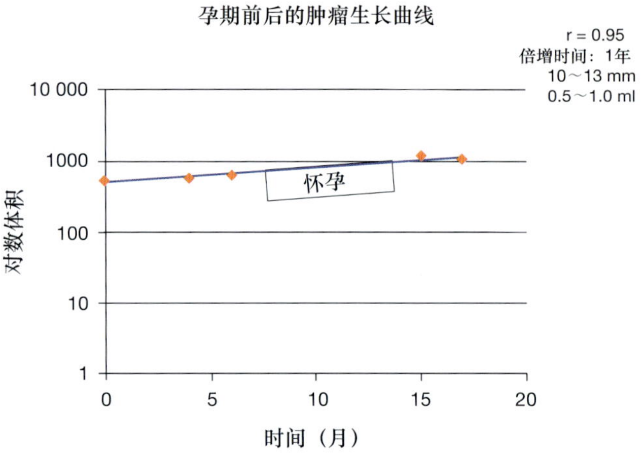

图 21.1 对数线性生长曲线显示，当肿瘤最大径从 10 mm 增加至 13 mm，肿瘤体积从 0.5 ml 增加至 1.0 ml 时，倍增时间为 1 年（$r = 0.95$）。怀孕事件对生长曲线没有影响，因为怀孕后的肿瘤大小是基于时间推移所预测的大小，与是否怀孕无关

潜在增大的可能性。

目前，PMC 的分子表达谱并不能准确识别出究竟是哪一小部分的肿瘤注定会进展，因此不能应用于适合主动监测患者的筛选。尽管有超过 50% 的 PMC 患者存在 *BRAF* V600E 突变[29]，但这并不能预测肿瘤是否发生进展或确定有无淋巴结转移，另外这些小肿瘤在主动监测一段时间后进行手术，术后均未发现 TERT 启动子突变[30]。

MSKCC 正在探索兼有功能性显影和解剖学成像特点的颈部磁共振成像（magnetic resonance imaging，MRI）的作用，并将其作为一种新的非侵入性生物标记物来预测疾病的进展。在一项小型先导性研究中，较低的表观扩散系数、较高的浸润率与甲状腺微小癌的肿瘤侵袭性组织学特征有关[31-32]。

一项 PMC 的病理学研究发现，在因肿瘤增大、出现淋巴结转移和其他非进展性原因而被切除的 PMC 组织中，Ki-67 标记物的增高与肿瘤增大有关。尽管这些评估是在术后进行的，但是这些发现表明了通过分析肿瘤穿刺组织预测肿瘤进展的可能性。

诸如多灶性、分化型甲状腺癌家族史、性别和肿瘤大小等其他因素与疾病进展在统计学上没有显著相关性[11, 13, 21-22]。

一种主动监测管理策略的临床框架

为了便于在日常临床实践中实施主动监测的管理策略，来自 Kuma 医院和 MSKCC 的同仁们发布了一个临床框架，其中包括 3 个相互关联的因素（肿瘤/超声特征、医疗团队特征和患者特征），将患者分为理想、适合或不适合行主动监测的患者（图 21.2）[33-34]。临床医生在评估低风险的甲状腺乳头状癌是否可以采取主动监测的管理策略时，使用这个临床框架可以确保达到标准。

主动监测的最理想患者人群是 PMC 表现为正常甲状腺内单发结节的老年患者（图 21.3，A）。另外，这类患者由于多种原因而没有立即手术，并且他们有家庭成员的支持以及他们的转诊医生。理想的患者还需要一批经验丰富的多学科团队、行高质量的颈部超声检查、有前瞻性的数据收集以及一个随访和提醒项目以确保合理的随访。

相反地，被划归为不适合行主动监测的患者最初的临床表现就有局部浸润或者甲状腺癌远处转移。这包括超声筛查出的有淋巴结转移的患者，喉返神经（recurrent laryngeal nerve，RLN）侵犯所造成的声带麻痹的患者，或有证据表明有气管侵犯的患者（见图 21.3A）[3]。同样，紧邻 RLN 的肿瘤（最大直径 ≥ 7 mm）如果不能显示出肿瘤组织和正常组织之间的边界也仍然不适合主动监测，因为有神经侵犯的风险。

肿瘤的最大径 ≥ 7 mm，附着于气管上，呈钝角或是近似直角，有侵犯气管的风险，其也属于不适合主动监测的类别。而以锐角形式附着于气管的肿瘤则没有气管侵犯的风险，可以被归类为适合主动监测（见图 21.3B）[3]。有趣的是，在最大径 < 7 mm 的 PMC 中，无论他们位于甲状腺的哪个位置，都没有表现出侵犯喉返神经或者气管的迹象[3]。

尽管非常罕见，细胞学上的高度恶性也被认为是主动监测的禁忌证。不愿意接受观察性管理方法的患者和不太可能遵从随访计划的患者也被认为不适合进行主动监测。虽然最初的研究将肿瘤大于 1 cm 的患者排除在研究范围之外，但 MSKCC 将肿瘤最大 1.5 cm 的患者纳入研究后发现了与 PMC 相似的满意结果[22]。因此，MSKCC 的甲状腺癌疾病管理团队会常规选择

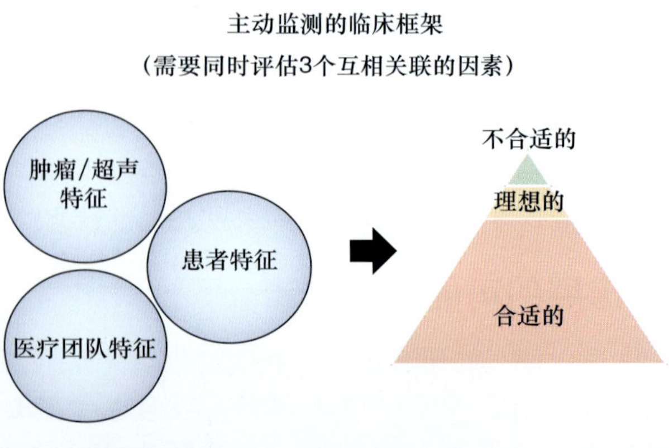

图 21.2 临床框架显示了用于将患者分类为理想、适合或不合适行主动监测管理计划的临床因素[33-34]

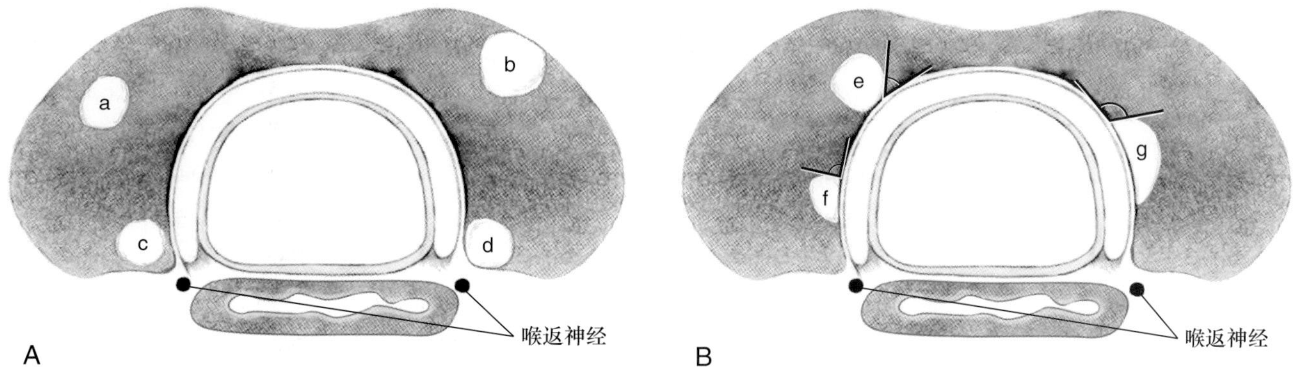

图 21.3　根据肿瘤的位置进行临床框架分类。A. 位于腺叶内的肿瘤（A）是主动监测的非常理想的对象。附着于甲状腺前叶或侧叶的肿瘤（B）被视为合适的监测对象。在喉返神经走形区域，存在（肿瘤 C）或缺失（肿瘤 D）正常的甲状腺组织边界与神经侵犯的风险有关。肿瘤 C 是合适的，而肿瘤 D 是不合适的。B. 肿瘤与气管之间所形成的夹角与气管侵犯的风险有关。夹角为锐角的肿瘤 E 归类为适合，而夹角为近似直角的肿瘤 F 以及夹角为钝角的肿瘤 G 则归类为不适合主动监测。超声 RNL 无法显示喉返神经

一些肿瘤最大为 1.5 cm 的患者进行主动监测。一些比较少见的情况：对于肿瘤直径达 2 cm 的患者，如果同时伴发导致手术风险骤增或短期生存可能较差的主要内科合并症，则要提供主动监测的方案供患者选择。

有趣的是，大多数接受主动监测的患者属于我们认为适合行主动监测的患者[22]。他们被归为适合主动监测是基于甲状腺其余部分是无特异性的或预判是良性结节。肿瘤的边界模糊使得一系列测量更加困难、嗜 FDG 的 PMC、多灶 PMC 或原发肿瘤大小在 1 ～ 1.5 cm，都适合行主动监测。如前所述，有预期生育的女性也被归类为合适的。同样，有甲状腺癌家族史的患者，如果愿意接受随访观察，也适合进行主动监测。

尽管喉返神经或气管附近区域的甲状腺被膜受累被认为是主动监测的禁忌证，但甲状腺外侧和前被膜侵犯甚至微小的甲状腺外扩张并不被认为是绝对禁忌证，而是被归类为适合观察的类型（图 21.3 A）。这是因为在甲状腺前叶和外侧叶，轻微的甲状腺外扩张与不良预后无关，而且如果发生疾病进展，也可以很容易地进行手术治疗[35-36]。

患者教育和信息沟通是进行合适的患者选择和成功实施主动监测管理方法的关键组成部分[37]。在 Kuma 医院，理想或适合主动监测的有可疑甲状腺结节的患者在进行 FNA 之前，会通过一本手册来解释主动监测。另外，Brito 等学者开发了一种临床决策辅助工具，可以方便与韩国人交流，还能提高他们对主动监测的接受度。

从主动监测转向手术干预的适应证

如前所述，绝大多数 PMC 患者接受主动监测后，肿瘤大小显示为稳定或缩小。然而，有些患者会表现为临床疾病进展，表现为肿瘤增大、淋巴结转移或发生甲状腺外侵犯。因此，一个成功的主动监测管理方案需要制定临床标准，用于指导从主动监测转为手术干预（框 21.1）。

在 Kuma 医院的研究中，转为手术治疗的最常见原因是原发肿瘤发生体积增大，其手术干预指征设定为增加的最大直径≥ 3 mm[7-8]，或肿瘤体积增加约 100%[22]。这个 3 mm 的截断值反映了超声检查中可重复测量的最小差异，易于操作并已成为证明主动监测安全性的金标准[17]。因此，我们继续使用直径增加 3 mm 或肿瘤体积增加 100% 作为转成外科治疗的主要指征。

然而，在肿瘤体积增加 50%（肿瘤体积的最小可重复测量差异）时，根据以下因素，可以考虑手术治疗：①肿瘤侵犯喉返神经或气管可能；②患者的意愿；或③原发肿瘤大小＞ 1 cm。

相反，即使原发肿瘤的直径或体积增大，如果

框 21.1　从主动监测转为手术干预的指导

1. 原发肿瘤体积增大 *
   a. 增加的肿瘤直径≥ 3 mm 和（或）
   b. 增大的肿瘤体积≥ 100%
2. 检查出转移性疾病
3. 直接侵犯周围结构，如：
   a. 喉返神经
   b. 气管
   c. 带状肌
4. 患者意愿

* 基于以下因素，肿瘤体积增加 50%，可以考虑手术干预：①肿瘤贴近甲状腺被膜；②患者的意愿；③肿瘤大小＞ 1 cm。相反，对于没有其他干预指征的患者，即使有原发肿瘤的直径或体积的增大，如果患者有以下指征，手术也会被推迟：①肿瘤最大直径＜ 13 mm（在 Kuma 医院）或＜ 15 mm（在 MSKCC），和（或）②肿瘤体积倍增时间＞ 2 年。

患者有①肿瘤最大直径＜13 mm（在Kuma医院）或＜15 mm（在MSKCC），和（或）②肿瘤体积倍增时间＞2年，在没有其他干预指征的情况下，手术也可能会被推迟。

其他外科干预的指征包括发现甲状腺外转移疾病或直接侵犯甲状腺周围的主要结构，如RLN、气管或带状肌。在Kuma医院监测的一些患者中，如果伴随的甲状腺结节增大、出现原发性甲状旁腺功能亢进症以及相关的Graves病的外科治疗也是转为手术治疗的指征。

虽然少见，但患者可以选择放弃主动监测管理计划，转而进行手术干预，即使在没有结构性疾病进展的情况下也是如此。在MSKCC的经验中，在没有结构疾病进展的情况下决定进行手术通常是由于保险计划的改变或其他社会经济因素，使患者很难或不可能继续在中心进行观察管理。

标准外科干预治疗的替代方案

有几个小组正在探索标准手术干预（甲状腺部分切除术或甲状腺全切除术）的替代治疗方法，以消灭这些小的、低风险的甲状腺乳头状癌[39-41]。尽管仍处于实验阶段，但如果治疗的目标仅仅是清除原发灶，那么乙醇消融、射频消融和激光治疗等选择在未来可能会发挥作用。当然，在随访期间对甲状腺病变原发灶的清除将作为甲状腺切除术的关键指标之一（原发肿瘤的大小随时间增大）。然而，这些手术可能会导致只是清除了作为疾病进展标志的原发灶，而遗留下了可能的淋巴结转移。

主动监测：应用实例

所有原发肿瘤的大小在＜1～1.5 cm的患者都被视为主动监测管理的潜在对象（有或无细胞学确认）。临床框架用于确定患者是属于理想的、合适的还是不合适进行主动监测管理[33-34]。这需要仔细对肿瘤超声特征重新评估（肿瘤位置、颈部淋巴结评估、是否存在其他结节/甲状腺炎）以确保在做出决策前将患者归类为理想或是合适。进行甲状腺功能测试是为了确保患者避免接受过量的TSH刺激。重要的是，无论是否有细胞学证据，宣教和信息提供是为了确保患者和任何相关的家庭决策者都可以了解观察的风险与益处。此外，这些信息应该与其他参与患者护理的临床医生共享。

虽然我们既向患者说明其中的风险和两种管理方法各自的益处，但对于理想的患者我们仍鼓励考虑主动监测而不是立即手术。同样，被归类为不适合主动监测的患者会被建议实施手术。对于被归类为适合观察的患者，我们可能会鼓励手术或是主动监测，或可能的其他选择，在MSKCC这取决于不同的个体情况，而建议主动监测则是Kuma医院的一线管理办法。显然，关于立即手术或观察的最终决定是由患者及其家人做出的，但我们会努力实行一个充分知情的共享决策。

同意主动监测管理方法的理想或合适的患者在2年内将每隔6～12个月进行一次颈部超声检查，然后根据肿瘤的位置、生长速度、其他非特异性的发现，随着时间的推移逐渐降低随访频率。甲状腺功能监测每年进行一次。如果需要，可以使用甲状腺激素替代治疗，保持血清TSH ≤ 3 mIU/ml。在超声随访检查中如果没有疾病进展或其他异常的情况，在观察管理期间不会额外进行FNA。

肿瘤大小保持稳定或缩小的患者可继续长期观察。临床疾病进展的患者通常在3～4个月后接受一次超声检查进行确认，如果证实肿瘤体积增大，则根据如前所述的标准进行手术干预。

研究需要

虽然在经过适当选择后的低危甲状腺乳头状癌的患者中，主动监测已经被认定为是一种可接受的、可行的和安全的可以替代立即手术的方法，但仍然有一些领域需要进一步的研究。这些研究包括如下主题：

1. 确定需要手术干预的肿瘤生长标准；
2. 观察期间最佳TSH水平；
3. 分子检测在预测疾病进展中的作用；
4. 观察管理带来的心理影响；
5. 怀孕对低风险甲状腺癌的影响；
6. 替代干预措施的效果，如乙醇消融、激光热疗或射频消融。

结论

在经过适当选择的低危甲状腺乳头状癌的患者中，主动监测是一种安全有效的可替代立即手术的方法。在过去的5年里，主动监测被越来越多的日本医疗机构（除初始启动中心之外）所接受。低风险甲状腺癌的发病率持续增加使临床医生意识到，对此类人群进行主动监测管理比以往任何时候都显得更加重要。

参考文献

如需完整的参考文献列表，请访问http://pincode.yiaiwang.com。

22

甲状腺滤泡状癌

Cosimo Durante，Sebastiano Filetti
张浩　孙威　译　葛明华　审校

引言

甲状腺滤泡状癌（follicular thyroid cancer，FTC）是由滤泡细胞起源的一种甲状腺癌，属于分化型甲状腺癌（differentiated thyroid cancer，DTC），发病率仅次于甲状腺乳头状癌（papillary thyroid cancer，PTC），是甲状腺癌第二常见的组织学类型。与 PTC 不同，由于诊断标准或者环境因素（如碘过量）的变化，FTC 的诊断率随着时间的推移而下降。与 PTC 相比，FTC 更易发生远处转移，所以预后更差。由于 FTC 的罕见性以及其诊断标准经常变化，并且 FTC 的诊疗管理缺乏令人信服的证据，所以关于 FTC 的诊疗指南建议几乎是参考 PTC 的建议。

流行病学

根据所研究的人群、碘摄入量和用于诊断的病理标准，FTC 的诊断率估计在 9% ～ 40%[1-2]。FTC 占所有甲状腺癌的 10% ～ 15%。大部分 FTC 是微小侵袭性滤泡癌。自 20 世纪 70 年代以来，甲状腺癌的总体发病率几乎升高了 3 倍[3]，但 FTC 的发病率保持稳定[3-5]或下降[6]，这表明目前的甲状腺癌发病率升高主要是因为 PTC 诊断率增加。

美国大多数（＞ 90%）新发甲状腺癌患者是白种人，但每年百分比增长最多的是黑种人（4.6% ～ 5.8%）[7]。在另一项美国研究中[8]，1985—1990 年 FTC 的比例占所有甲状腺癌的 14.2%，而 1991—1995 年是 11.4%，年龄在 30 ～ 50 岁的新增 FTC 患者大约占 40%。美国一项最新的分析表明，1973—2002 年，FTC 的诊断率稳定在 1/10 万，但是 PTC 的诊断率则从 3/10 万上升到 7/10 万[1]。意大利一项针对 4187 名 DTC 患者的大型队列研究表明，在 1990 年以后 FTC 的患病率为 9%，而在 1969—1990 年，FTC 的患病率为 19.5%[9]。FTC 患病率下降可能跟近几年碘预防策略的实施有关，世界趋势分析也可以证实这点[10]。法国一项针对甲状腺癌患者的分析显示，1983—2000 年 FTC 的发病率也有小幅度下降，男女下降的比例分别是每年 2.2% 和 0.5%[11]。

一些流行病学数据表明，增加碘摄入量（实行补充措施或从缺碘地区转移到碘充足地区）可以改变 FTC 的发病率[12-14]。与所有有关碘状况与 FTC 或 DTC 的流行病学数据一样，这些数据的意义受限于缺乏对照组和未能分析其他相关或潜在的混淆变量。

PTC 和 FTC 病理诊断的变化也影响了发病率。1977 年，Chen 和 Rosai 对滤泡亚型 PTC 的描述强调了这样一个事实[15]，即甲状腺癌诊断为 PTC 的主要标准是核形态改变，而不是像以前认为的那样以乳头状而不是滤泡状为主（图 22.1）。这是一个范式转变，导致许多以前诊断为 FTC（根据 Verkoojen 等[16]的研究，高达 45%）的癌症被报告为 PTC，改变了 DTC 诊断中 FTC 与 PTC 的比例。这种重新分类强化了甲状腺癌组织学与无复发及癌特异性生存率之间的相关性：FTC 显然比滤泡亚型 PTC 有更差的预后[17]。值得注意的是，根据 2017 年版的世界卫生组织（WHO）的分类，现在 Hürthle 细胞癌不再被视为 FTC 的亚型，而被视为一个单独的个体[18]。

总之，流行病学数据表明，FTC 的发病率和患病率正在下降，原因是这些肿瘤的病理诊断标准发生了变化，以及世界各地越来越多地使用碘补充剂。

病因学

DTC 经典的发病风险因素包括电离辐射（尤其是在青少年时期）和甲状腺癌家族史。1986 年，前苏联切尔诺贝利发生的核反应堆事故证明放射性照射可引起甲状腺癌。大多数切尔诺贝利事故引起的 DTC 是伴随着 RET/PTC 重组的 PTC，而只有小部分是 FTC[19]。电离辐射看起来对 PTC 的影响大于 FTC。有大量的文献证明 FTC 与具有遗传决定因子的遗传综合征如 Cowden 病[20]和家族性甲状腺非髓样癌有关，但是没有发现能预测风险的基因标记或基因簇（见第 30 章，家族性甲状腺非髓样癌）。瑞典的一个 DTC 患者的病例对照研究表明，尽管父母患有甲状腺乳头状癌会使患病风险增加 4 倍，但同样情况对 FTC 并不具有统计学意义[21]。尽管瑞典的队列研究显示使用加碘盐可减少 FTC，但是没有明显证据表明饮食和体重指数（body mass index，BMI）与甲状腺癌有关[22-25]。

最近几年分子药物已经检测出重要的 FTC 变异（见图 22.1；第 18 章，甲状腺肿瘤的分子发病机制）[26]。Kroll 等描述 *PAX8-PPARγ* 融合基因是主要的负转录因子，而且出现在滤泡癌的亚型里[27]。一项针对组织学证明为 FTC 的 15 名患者的研究表明，8/15（53%）存在 *PAX8-PPARγ* 重组，其中有照射史的 3 人 100% 存在这种变异[28]。一项综合 17 项研究的综述表明，在 36%（112/310）的 FTC、16%（13/83）的 FVPTC 和 11%（27/247）的滤泡腺瘤（follicular thyroid adenomas，FTA）中都发现了 *PAX8-PPARγ* 重组，说明 *PAX8-PPARγ* 重组在滤泡瘤的形成过程中至关重要[29]。Giordano 团队应用全球基因表达分析，在有 *PAX8-PPARγ* 重组和无 *PAX8-PPARγ* 重组的情况下比较 FTA 和 FTC[30]。他们发现了 68- 基因标记组合，这一发现对 *PAX8-PPARγ* 依赖 FTC 的分子机制提供了线索。这包括 3p 染色体基因和脂肪酸及碳水化合物代谢相关基因。另一个普遍而且明确的 FTC 相关的变异就是通过点突变激活 *RAS*（*N-RAS*，*H-RAS*，*K-RAS*），进一步诱发丝裂原活化蛋白激酶（mitogen-activated protein kinase，MAPK）致

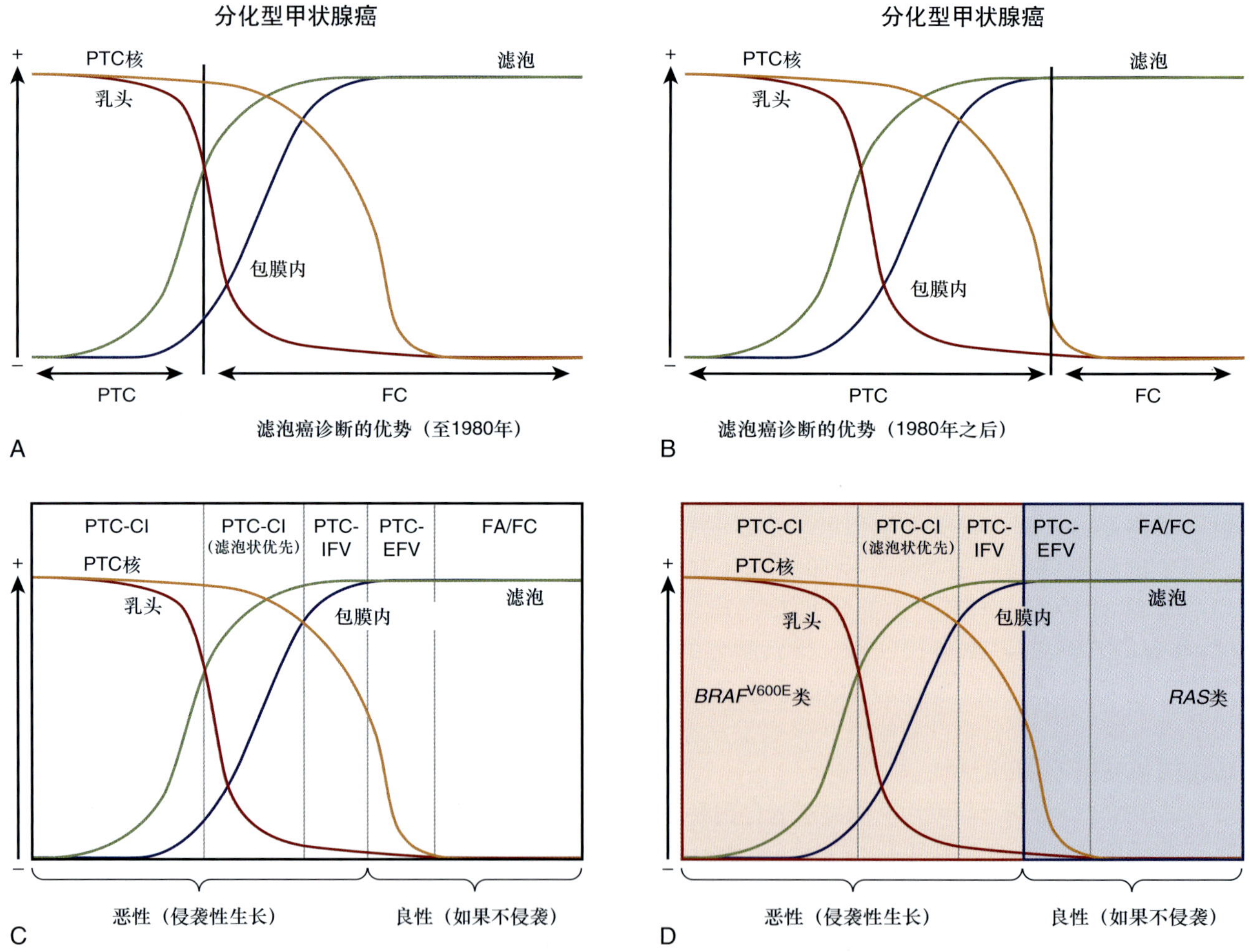

图 22.1 甲状腺癌诊断和分类的基本组织病理学概念。四个基本的形态学特征用于诊断滤泡细胞来源的肿瘤：①乳头状生长模式；②滤泡状生长模式；③肿瘤包膜的存在及其侵犯，以包膜或血管侵犯的形式存在；④乳头状癌典型的核形态改变。图 A 和图 B 中的黑色垂直线表示诊断为乳头状癌（左侧）和诊断为滤泡癌（右侧）之间的"组织学边界"。这四个基本形态学特征与甲状腺癌诊断亚型（C）和分子特征（D）相关。PTC，甲状腺乳头状癌；FC，滤泡癌；PTC-Cl，经典甲状腺乳头状癌；PTC-IFV，甲状腺乳头状癌的浸润性滤泡状变异（浸润性肿瘤，部分或不存在肿瘤包膜）；FA/FC，滤泡性甲状腺腺瘤 / 滤泡性癌。* 侵犯肿瘤包膜或血管［Redrawn from Tallini G，Tuttle RM，Ghossein RA. The history of the follicular variant of papillary thyroid carcinoma. J Clin Endocrinol Metab. 2017；102（1）：15-22.］

癌信号通路[31]。在49%的FTC中发现*RAS*变异，在88%的FTC病例中发现*RAS*变异或*PAX8-PPARγ*重组[32]。另外，最近对FTC组织的研究表明，肿瘤中伴随着活跃的Akt（pAkt）有较高的百分比，后者激活MAPK(pERK)，这表明FTC更依赖PI3K-Akt通道，而不是MAPK通道，而PTC更依赖后者[33]。

正如将要讨论的那样，除了提供可能导致FTC的潜在遗传缺陷的证据之外，这些遗传特征已被证明可用于诊断目的。表22.1总结了二代测序技术鉴定的FTC的主要分子标记。

诊断

临床表现

与其他DTC相似，FTC通常表现为无症状结节[34]。甲状腺结节中恶性风险为10%～15%，这些结节包括患者自己或做颈部检查时发现的，或因其他检查无意间发现的（胸部CT、颈动脉超声等）（见第10章，甲状腺结节的评估和治疗）[35]。相关临床特征包括甲状腺结节增长迅速、肿块固定或质地坚硬，患者有甲状腺癌家族史或个人颈部或头部外放射史，尤其是童年时放射线暴露史[36]。15%～27%的患者在最初诊断时可出现远处转移[34]。无论初始检测的方法如何，建议进行完整的甲状腺和颈部超声（ultrasound，US）检查，以确定甲状腺结节的特征，识别其他结节，并检测特征性淋巴结转移[37]，如本书其他部分所述（见第13章，甲状腺与甲状旁腺超声学）。

为了更好地识别可能是恶性的结节，US评分和分类系统最近已被多个科学机构开发和（或）认可，包括美国甲状腺协会（American Thyroid Association，ATA）[37]、AACE/ACE/AME指南[38]、韩国甲状腺放射学会[39]和美国放射学会[40]。这些系统主要基于对PTC研究中被识别为可疑的结节特征（例如明显的低回声、毛刺状边缘、淋巴结转移）的评级。FTC的超声特征与PTC的超声特征有很大不同，最近的研究结果表明，ATA倡导的系统往往高估了高度可疑超声模式的肿瘤的恶性风险，而低估了PTC中被认为是低风险模式病变的恶性风险[41]。滤泡性甲状腺腺瘤（follicular thyroid adenomas，FTA）和滤泡癌很难区分，因为它们都有一个孤立的、界限清楚的、实性的、均匀的结节；伴有外周光晕的等回声或低回声[42]。韩国甲状腺成像报告[39]和数据系统在区分FTA和FTC方面似乎也没有什么价值[43]。

表22.1 滤泡性和Hürthle细胞癌的分子标记

肿瘤类型	分子标记
滤泡癌	*RAS*、*PAX8/PPARγ*、*PTEN*、*PIK3CA*、*TSHR*、*TERT*启动子、*CNA*
Hürthle细胞癌	*RAS*、*EIF1AX*、*PTEN*、*TP53*、*CNA*、*mtDNA*

注：amp，扩增；CAN，拷贝数变化；del，缺失；fus，融合；MI，微小浸润；WHO，世界卫生组织；WI，广泛浸润。

Data from Landa I，Ibrahimpasic T，Boucai L et al. Genomic and transcriptomic hallmarks of poorly differentiated and anaplastic thyroid cancers. J Clin Invest. 2016；126：1052-1066；Pozdeyev N，Gay LM，Sokol ES，et al. Genetic analysis of 779 advanced differentiated and anaplastic thyroid cancers. Clin Cancer Res. 2018；24：3059-3068.

至于淋巴结转移，FTC更容易发生血行播散，这可能是它们具有更高远处转移风险的原因[44-45]。然而，淋巴结转移在FTC中是一种罕见但可能的发现，手术计划应基于正式的术前超声评估淋巴结转移[37，45-46]。

细胞病理学和分子诊断学

通过甲状腺结节细针穿刺组织学检查来阐释和分辨滤泡病变良、恶性是甲状腺结节诊断工作中最重要的环节（见第11章，甲状腺细针穿刺抽吸——2017年Bethesda系统）。对于滤泡癌恶性度的恰当分类，细胞病理学专业知识固然十分重要，而临床医生和细胞病理学家之间的沟通也是至关重要的。2007年，美国国立癌症研究所（the National Cancer Institute）举办国家科学会议，尝试统一制定甲状腺细胞病理学术语指南。结果出现6种不同的甲状腺FNA细胞分类[47]：良性，不确定意义的非典型增生/不确定意义的滤泡病变，滤泡/Hürthle瘤，可疑恶性，PTC，未诊断。注意：FTC和可疑FTC并未在以上分类中（图22.2）。事实上，FTC与FTA的区别仅在于包膜和（或）血管侵犯的存在，这两者都不能在细胞学标本中进行评估。滤泡性肿瘤是指以高细胞密度、微滤泡结构和胶体缺乏或缺失为特征的肿瘤，即甲状腺滤泡细胞增殖的特征，无论是良性还是恶性。这些滤泡性病变包括FTA、滤泡癌、滤泡性乳头状癌，以及新定义的具有乳头样核特征的非浸润性甲状腺滤泡性肿瘤（noninvasive follicular thyroid neoplasm with papillary-like nuclear features，NIFTP）[48]。尽管分类为滤泡性肿瘤结节的恶变风险各不相同，但滤泡性肿瘤的诊断确定了更大比例的FTC（在一项研究中，28%的滤泡性肿瘤细胞学恶性肿瘤为FTC，而在所有其他细胞学组中，FTC仅有2%）[49]。

对FNA活检无法确定FTC的患者，可通过细胞学、临床、超声、生化和分子特征帮助医生评估风险，并有助于估计是否需要手术或密切观察。提示恶性的细胞学特征包括穿支血管，细胞核大小不一，多

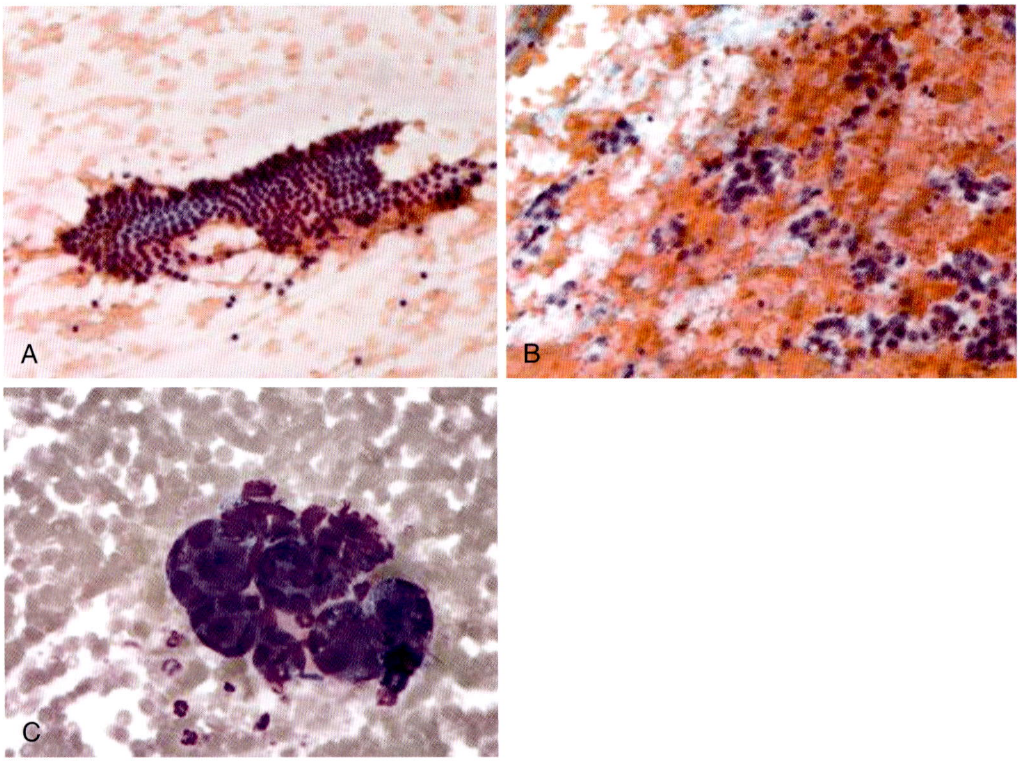

图 22.2 滤泡病变的细胞学表现。A. 良性胶质结节（20×）。细胞宽大，无细胞异型表现；B. FLUS（20×）。细胞开始形成微滤泡结构，出现核异型和核拥挤；C. 滤泡瘤（40×）。细胞出现核异型和核拥挤，形成微滤泡。A 和 B 应用的是巴氏染色，C 应用的是 Diff-Quick 染色（Images kindly provided by Dr. Sharon Sams.）

形性，单一细胞比例增加，细胞结构增加，核沟和异形，巨滤泡结构减少。对于不确定的甲状腺结节 FNA 结果，ATA 指南建议行甲状腺扫描（^{123}I 或 ^{99}Tc）有助于进行甲状腺肿瘤恶性风险分层[37, 52]。新的遗传学方法已被开发出来以提高术前诊断。目前上市的三种检测方法主要是“排除”检测；也就是说，它们旨在识别良性结节，从而降低诊断性手术的比率。当在 192 个不确定结节的队列中独立测试甲状腺序列（v.2）分析时，其敏感性为 70%，特异性为 77%（而不是最初报道的 90% 和 93%）[53]，阳性预测值（positive predictive value，PPV）和阴性预测值（negative predictive value，NPV）分别为 42% 和 91%[51]。

Afirma 基因表达分类器（gene expression classifier，GEC）根据从 1 ～ 2 个细针抽吸物提取的 mRNA 样品中 167 个基因的转录水平分析，将结节分类为良性或可疑。其报告的 NPV 范围为 94% ～ 95%，其 PPV 明显更低（37% ～ 38%）[54-55]。假阳性结果似乎在细胞学检查与 Hürthle 细胞增殖一致的结节中尤为常见[56]。

ThyraMIR/ThyGenX 分析基于对微小 RNA 表达水平和一组 7 个基因突变的分析[57]，显示出 89% 的灵敏性和 85% 的特异性。该试验已经得到了一系列的验证，包括 PTC 和一小部分 FTC 和 Hürthle 细胞癌（Hürthle cell carcinoma，HCC）。它的表现因中心而异，在 FTC 和 HCC 发生率高的一系列不确定结节中，结果较差[58]。

组织病理学

甲状腺滤泡组织可分成不同类型的临床实体：滤泡腺瘤，微小浸润性滤泡癌，血管浸润性滤泡癌，广泛浸润性滤泡癌（图 22.3）。恰当的诊断依赖于对肿瘤包膜全面而细致入微的评估。即使对肿瘤包膜有完整评估，对微小浸润性滤泡癌的准确定义仍然存在争议[37]。微小浸润性滤泡癌定义为肿瘤至少穿透或破坏一处肿瘤包膜。该定义中，破坏 / 穿透肿瘤包膜或血管少于 4 处的患者复发风险低[59-60]。微小浸润性滤泡癌持续性 / 复发性疾病的风险往往很低（估计约为 5%）[37]，而且基本不需要行病灶射频消融及放射碘治疗[61]。

世界卫生组织最新的分类[18]将**包膜型血管浸润性 FTC**——被一些人称为**中度浸润性 FTC**[62]——与仅有包膜浸润的 FTC 区分开来，因为血管浸润的存在增加了复发和转移的机会[18, 62]。血管受累的数量（＜ 4 或 ≥ 4 个血管浸润）也预示着总生存期和无病生存期（disease-free survival，DFS）[64-67]。

广泛浸润性 FTC 的特征是血管结构和（或）邻近甲状腺或甲状腺外组织的弥漫性浸润。包膜常常是不

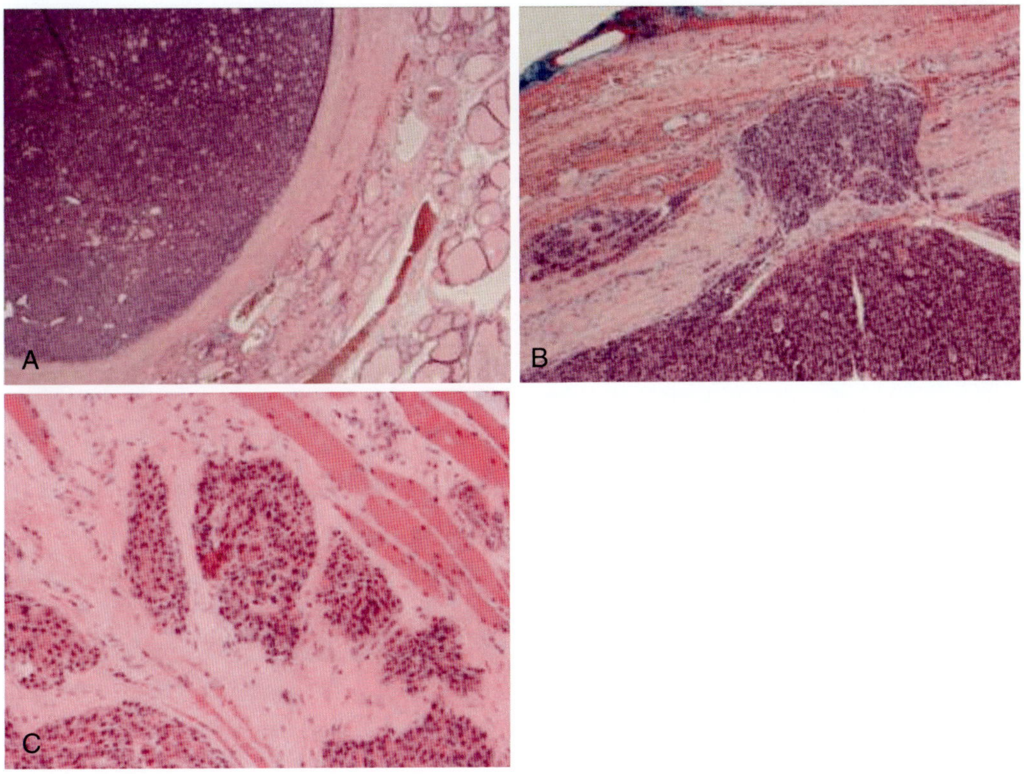

图 22.3 滤泡病变的组织病理学表现。A. 滤泡瘤（4×）。肿瘤包膜完整无中断；B. 微小浸润性滤泡癌（10×）。FTC 破坏部分肿瘤包膜，但未穿透；C. 广泛浸润性滤泡癌（20×）。FTC 浸润甲状腺周围软组织及肌肉（All images are hematoxylin and eosin stained and were kindly provided by Dr. Sherif Said.）

完整的，出血和坏死区经常出现。

治疗

外科治疗

鉴于之前讨论的诊断挑战，FTC 几乎总是在诊断性甲状腺叶切除术（thyroid lobectomy，TL）后被识别，根据 2015 年 ATA 指南，TL 是治疗孤立的、细胞学诊断不确定结节的首选手术方式[37]。如果细胞学或超声检查结果提示恶性肿瘤风险增加（例如，病灶大小超过 4 cm，携带癌症体细胞突变，以及有甲状腺癌家族史、个人放射暴露史）或高龄患者的肿瘤，应考虑甲状腺全切除术。

无论采用何种手术，理想情况下都应由具有丰富经验（每年实施超过百例甲状腺相关手术）的外科医生进行，因为这与并发症发生率显著降低有关[68]。术中冰冻切片有时用于指导手术范围（通常是或止步于单侧甲状腺切除术或继续进行甲状腺全切除术）。冰冻切片的应用依赖于它的便利程度和病理学家的专业水准。

一项有代表性的研究表明，142 例不确定病变的手术患者，只有 30% 的癌症经冰冻切片确诊，由此可见冰冻切片也许并不是一项有效而可靠的技术[69]。冰冻切片的应用并不一致，ATA 指南并没有特殊强调冰冻切片的应用[37, 70]。在一项使用马尔可夫决策模型的成本效益分析中，对于单发滤泡病变，单用甲状腺 TL 在成本和质量调整寿命年两个维度均优于甲状腺全切除术（total thyroidectomy，TT）和单侧腺叶切除辅以冰冻切片两种方法[71]。接近 10% 的 FTC 具有多灶性或局部区域的淋巴结转移。对术后组织病理学证实广泛浸润的甲状腺癌患者（即多个区域的肿瘤被膜不完整）应进行甲状腺全切除术，同时可考虑颈部中央区清扫[72]。FTC 的微小癌进行单侧甲状腺切除术较合适，尤其是术前超声显示对侧腺叶无结节及异常淋巴结。总之，美国国立甲状腺癌治疗合作研究组（the National Thyroid Cancer Treatment Cooperative Study Group）的数据研究显示对中、高风险患者（Ⅱ～Ⅳ期）行甲状腺全切除术可改善生存期[73]。

内科治疗

FTC 仍保持钠-钾转运体和甲状腺过氧化物酶的功能，可应用放射碘（radioiodine，RAI）显像及治疗（详见第 47 章，分化型甲状腺癌的术后管理，以及第 48 章，分化型甲状腺癌术后放射性碘治疗）。有几项回顾性观察性研究观察了 RAI 对 FTC 的影响[74-77]。

在所有这些研究中，将 RAI 治疗（包括对残余病灶进行消融及有治疗目的的使用）与完全不进行 RAI 治疗进行了比较。在 251 名微小浸润 FTC 患者的队列中，治疗组和未治疗组的原因特异性生存率没有显著差异[75, 77-79]。然而，在另外三项[74, 78-79]包括具有较高风险特征（如晚期疾病、广泛浸润性肿瘤）的 FTC 患者的研究中，接受 RAI 治疗的患者的生存率显著提高。

对于大多数Ⅰ期 DTC 患者，应用 RAI 对残余病灶行消融治疗并不能改善生存期及减少复发[73]，所以该治疗手段应限制用于侵袭性更强的病例（甲状腺腺外转移、广泛的淋巴结转移）。美国国立甲状腺癌治疗合作研究组指出，RAI 可全面改善Ⅱ期患者的生存期[73]。另一项对 DTC 远处转移患者的大样本长期研究表明[80]，只有 77% 的 PTC 及 53% 分化程度差的 FTC 患者出现转移灶 RAI 浓聚，而大多数分化程度高的 FTC（92%）未摄取放射活性碘。此外，尽管只有 11.5% 的 FTC 患者在 RAI 后获得完全缓解，但 RAI 摄取阳性的患者预后明显改善。

对于 RAI 难治性 FTC，如果病灶数量较少或侵袭性较低，可以选择局部治疗，如手术或热消融。局部或远处病灶行外照放射性治疗能够提高 FTC 患者的无复发生存率[81]。

对于广泛的、进行性的、碘难治性甲状腺癌患者，使用酪氨酸激酶抑制剂（tyrosine kinase inhibitor，TKI）进行全身治疗是最好的方法[82]。两项大型对照随机 3 期研究（DECISION 试验[83]和 SELECT 试验[84]）表明，这类药物（尤其是索拉非尼和仑伐替尼）可以改善碘难治性 DTC 患者的无病生存率（DFS）。在 DECISION 试验中，FTC 患者占 25%，在 SELECT 试验中，FTC 患者占 19%，且 18% 的患者患有肝细胞肝癌[83-84]。SELECT 试验中的一项亚组分析发现，在接受仑伐替尼治疗的患者中，FTC 患者的无进展生存时间（progression-free survival，PFS）长于 PTC 患者［18.8 个月，HR = 0.07（95%CI：0.03 ～ 0.21）；16.4 个月，HR = 0.30（95%CI：0.20 ～ 0.44）］[84]。其他新颖的系统性治疗方法也正在进行临床试验[82]。

对于 FTC 患者，可以考虑使用促甲状腺激素抑制治疗（见第 47 章，分化型甲状腺癌的术后管理）。术后即刻开始服用左甲状腺素（T4）的初始剂量为 1.8 ～ 2 μg/（kg · d）[85]。没有证据表明 T4/T3 联合治疗或干燥甲状腺剂治疗对 DTC 患者提供主观及客观益处[86]。有证据表明，相较于正常表达，充分抑制促甲状腺激素（TSH）更能延长高风险甲状腺癌患者的生存期[73, 85, 87]。ATA 指南建议应用外源性 T4 抑制 TSH，针对高复发风险及高死亡率患者（多数Ⅲ、Ⅳ期，部分Ⅱ期），TSH 水平应控制在 0.1 mU/L 以下，低风险患者（多数Ⅰ期）TSH 水平可介于 0.1 ～ 0.5 mU/L。对于临床治愈患者，应减少左甲状腺素用量，使 TSH 保持到低的正常范围（0.5 ～ 2 mU/L）[37, 88]。事实上，TSH 抑制治疗可能与不良反应有关，包括房颤、以老年患者为主的骨质疏松风险增加，以及缺血性心脏病患者的心绞痛[89]。

预后

DTC（包括 FTC 和 PTC）患者的预后与初始诊断时的疾病分期有关（见第 24 章，分化型甲状腺癌动态风险评估和分期）。

甲状腺癌的分期有几种分级系统[90]。有些是在对 PTC 研究统计的基础上建立；另一些是基于总的 DTC（即 PTC 和 FTC）或所有甲状腺癌组织学类型的数据建立，包括髓样和间变性甲状腺癌；一种是完全基于 FTC 的数据建立[91]。

美国癌症联合委员会（AJCC）制定的肿瘤、淋巴结和转移（tumor，nodes，and metastasis，pTNM）系统旨在评估癌症特异性死亡的风险。它一直也是最广泛使用的一种评估系统，并且在几个研究中已经证实了其评估预后的准确性[50, 90, 92]。ATA 复发风险分级系统的建立是为了评估 DFS，其准确性也得到了证实[37]。因此，ATA 风险等级比 TNM 分级更准确（HR = 4.67，95%CI：1.74 ～ 12.5，P = 0.002；HR = 1.26，95%CI：0.98 ～ 1.62，P = 0.063）[93]。

2016 年发布了更新版本的 ATA 指南和 AJCC 分期系统，两者都需要独立的重新验证。在新的第 8 版 AJCC/IUCC 分期系统中，Ⅰ期疾病的年龄分界点从 45 岁增加到 55 岁，这一变化是为了限制过度治疗的风险。此外，最近国家甲状腺癌治疗合作研究（National Thyroid Cancer Treatment Cooperative Study，NTCTCS）重新评估了甲状腺癌分期系统并公布了一种新的分界点为 50 岁的 FTC 评估系统，这项评估系统优于目前系统和 NTCTCS 单独制定的 PTC 和 FTC 分级系统[94]。

研究表明转移是甲状腺癌死亡率的影响因子之一，67% 的患者死于 FTC[78]。多变量分析支持此说法，同时预示可能会使死亡率相对风险提高 47 倍。甲状腺腺外扩散可使 FTC 的死亡率升高 3 倍，但放射性碘治疗可改善生存[78]。如果是无远处转移的患者，原发灶局部的严重程度影响预后。对 132 例 FTC 患者的研究显示，死亡率为 21%[95]。肉眼可见甲状腺外扩散的患者中，38% 出现复发，33% 死亡，中位随访时间为 7.5 年。类似的一项对 168 例 FTC 患者的研究显示，10 年期间的死亡率为 28%[46]。为了提供不同角度的参考，该研究同样评估了 435 例 PTC 患者 10 年的死亡率仅为 9%。通过多变量分析显示，远处转移（OR = 5.38）和肿瘤大小（OR = 2.84）为影响 FTC 死亡的独立预后因子。肿瘤大小与预后密切相关的，FTC 表现为更大的肿瘤大小（相较于 PTC 大出 75% ～ 100%）[96-97]。FTC 相对于 PTC 更容易发生骨转移[98]。发生骨转移的 DTC 患者 3 年死亡率为 50%[99]。大样本研究显示，相较于骨转移患者 25% 的 10 年生存率，肺转移的 DTC 患者 10 年生存率更好（63%）[80]。综上所述，FTC 患者的年龄越大、肿瘤越大、转移越远，预后较 PTC 更差。FTC 的主要预后因素被总结在表 22.2。

表 22.2 复发、生存或远处转移的预测因素

独立危险因素	无病生存率	生存率	远处转移
较大年龄	FTC（不区分 WI 和 MI）： 45 岁 *vs.* 25 岁：RR 1.81[1]	FTC（不区分 WI 和 MI）： （CSS）≥ 50 岁：HR 16.72 （95% CI：2.13 ～ 131.37）[4] （CSS）> 40 岁（男性）； > 50 岁（女性）RR 10.4 （95% CI：1.23 ～ 90.9）[5] （CSS）> 60 岁（第一次发现远处转移）： HR 6.71（95% CI：2.07 ～ 31.3）[6] （CSS）≥ 45 岁：OR 4.8[7] （CSS）45 岁 *vs.* 25 岁：RR 2.21 （OS）≥ 45 岁（< 45 岁患者风险削减）， RR 0.34（95% CI：0.24 ～ 0.46）[8] （CSS）> 40 岁：OR 不可用[9] （CSS）连续变量[10] （OS）≥ 45 岁：HR 不可用[11]	FTC（不区分 WI 和 MI）： ≥ 45 岁：OR 19.7[7] > 45 岁：OR 不可用[14] ≥ 45 岁：OR 不可用[15] 连续变量，OR 不可用[16] FTC 并 HCC： ≥ 65 岁（MI FTC 并 HCC）[12] > 40 岁，≤ 50 岁：OR 4.0 （95% CI：1.1 ～ 16.1）； > 50 岁，≤ 60 岁： 5.2（95% CI：1.3 ～ 20.5）； > 60 岁：17.8 （95% CI：4.8 ～ 66.5）[17]
	MI FTC： > 45 岁：OR 14.3 （95% CI：0.02 ～ 0.07）[2] > 45 岁：OR 9.76 （95% CI：2.18 ～ 43.78）[3]	MI FTC： （CSS）≥ 45 岁：OR 11.5 （95% CI：0.03 ～ 0.13）[2] FTC 并 HCC （CSS）≥ 65 岁：HR 9.11 （95% CI：1.65 ～ 50.2）[12] （MI FTC 并 HCC） （CSS）≥ 45 岁：HR 7.2 （95% CI：1.4 ～ 131.2）[13]	
肿瘤大小	FTC（不区分 WI 和 MI）： > 4 cm：OR 6.750 （95% I：1.01 ～ 44.92）[18] MI FTC： ≥ 4 cm：RR 5.92 （95%CI：0.611 ～ 58.824）[19] > 4 cm：OR 3.509 （95%CI：1.092 ～ 11.364）[3] WI FTC： > 4 cm：OR 3.83 （95%CI：1.25 ～ 11.6）[20] FTC 并 HCC： 每增长 1 cm：HR 1.3 （95%CI：1.1 ～ 1.6）[17]	FTC（不区分 WI 和 MI）： （CSS）≥ 4 cm：HR 6.84 （95% CI：1.34 ～ 124.9）[6] （OS）> 4 cm：HR 3.21 （95% CI：1.13 ～ 9.16） （< 45 岁的患者）[11] （OS）≥ 2 cm （肿瘤< 2 cm 风险削减），RR 0.72 （95% CI：0.52 ～ 0.97）[8] （CSS）增加 1 cm[21] MI FTC： （CSS）> 4 cm：OR 25.641 （95% CI：1.04 ～ 50） WI FTC： （CSS）≥ 4 cm，HR 不可用[22] FTC 并 HCC： （CSS）≥ 4 cm：HR 13.9 （95% CI：2.9 ～ 250）[13]	FTC（不区分 WI 和 MI）： 4 cm：OR 7.9[7] 线性增长[15]

表 22.2 复发、生存或远处转移的预测因素（续表）

独立危险因素	无病生存率	生存率	远处转移
血管浸润		FTC： （CSS）HR 不可用[23] （CSS）血管淋巴管浸润：RR 40.4 （95% CI：3.3 ～ 497.2）[24] MI FTC： （CSS）HR 20.06（95% CI 1.4 ～ 287.06）[25]	FTC： FTC，OR 不可用[14] MI FTC： HR 29.06 （95% CI：3.06 ～ 209.08）[26]
远处转移		FTC（不区分 WI 和 MI）： （CSS）伴随 M1 转移 RR 47.7 （95% CI：17.8 ～ 128）[27] （CSS）OR 11[7] （CSS）RR 6.4（95% CI：2.06 ～ 20）[5] （CSS）RR 不可用[9] （CSS）HR 5.25（95% CI：1.90 ～ 14.51）[4] （CSS）RR 3.2[1] （OS）RR 2.47（95% CI：1.8 ～ 3.31）[8] MI FTC： （CSS）OR 456.9（95% CI：47.6 ～ 1007.5）[3] In WI： （CSS）OR 83.3（95% CI：6.4 ～ 100）[20] （CSS）＞ 45 岁，HR 不可用[22] FTC 并 CC： （CSS）HR 14.77（95% CI：2.65 ～ 82.21）[25] （CSS）RR 41.35（95% CI：3.32 ～ 512.99）[24] （CSS）HR 14（95% CI：5.3 ～ 37.1）[13] （CSS）RR 3.80（95% CI：2.22 ～ 6.520）[28]	
淋巴结转移	FTC 并 HCC： HR 29.4 （95% CI：8.7 ～ 99.4）[17]	FTC（不区分 WI 和 MI）： （OS）HR 11.23（95% CI：2.44 ～ 61.69） ＜ 45 岁； HR 2.86（1.7 ～ 4.78）（≥ 45 岁）[11] （OS）RR 1.94（95% CI：1.47 ～ 2.5）[8] FTC 并 HCC： （CSS）RR 50.98（95% CI：2.78 ～ 934.02）[24]	FTC，OR 不可用[14]
不完全肿瘤切除		FTC（不区分 WI 和 MI）： （CSS）HR 10.8（95% CI：3.4 ～ 35.1）[4] （CSS）RR 5.8（95% CI：0.99 ～ 34.48）[5] （CSS）R0, RR 0.06（95% CI：0.02 ～ 0.2）[27]	
腺外侵袭	FTC（不区分 WI 和 MI）： RR 22.07[29] FTC 并 HCC： HR 4.94 （95% CI：1.28～19.06）[30]	FTC（不区分 WI 和 MI）： （CSS）RR 3.8（95% CI：1.5 ～ 10）[27] （OS）HR 1.68（95% CI：1.22 ～ 2.32） （≥ 45 岁）[11] （CSS）HR 不可用[10] FTC 并 HCC： （CSS）HR 9.6（95% CI：2.8 ～ 32.6）[12] （mFTC 并 mHCC）	FTC 并 HCC： OR 2.8（95% CI：1.1 ～ 6.9）[17]
组织亚型（WI *vs.* MI）	FTC 并 HCC： HR 13.12 （95% CI：3.36～51.14）[30]	FTC 并 HCC： （CSS）WI：HR 3.79 （95% CI：1.03 ～ 14.02）[25] （OS）HR 2.72（95% CI：1.33 ～ 5.53）[31] （伴骨转移患者 OS）	FTC 并 HCC： • WI：OR 7.8[7] • WI：OR 3.0 （95% CI：1.3 ～ 6.7）[17]

注：ATA，甲状腺协会；CI，置信区间；CSS，肿瘤特异生存率；FTC，甲状腺滤泡状癌；HCC，Hürthle 细胞癌；HR，危险度；MI，微小浸润；OR，优势比；OS，总生存率；RR，相对危险度；WI，广泛浸润。

1. Mueller-Gaertner HW，Brzac HT，Rehpenning W. Prognostic indices for tumor relapse and tumor mortality in follicular thyroid carcinoma. Cancer. 1991；67（7）：1903-1911.

2. Sugino K, Kameyama K, Ito K, et al. Outcomes and prognostic factors of 251 patients with minimally invasive follicular thyroid carcinoma. Thyroid. 2012; 22 (8): 798-804.
3. Ito Y, Hirokawa M, Masuoka H, et al. Prognostic factors of minimally invasive follicular thyroid carcinoma: extensive vascular invasion significantly affects patient prognosis. Endocr J. 2013; 60 (5): 637-642.
4. Lang BH, Lo CY, Chan WF, Lam KY, Wan KY. Prognostic factors in papillary and follicular thyroid carcinoma: their implications for cancer staging. Ann Surg Oncol. 2007; 14 (2): 730-738.
5. Lo CY, Chan WF, Lam KY, Wan KY. Follicular thyroid carcinoma: the role of histology and staging systems in predicting survival. Ann Surg. 2005; 242 (5): 708-715.
6. Sugino K, Kameyama K, Nagahama M, et al. Follicular thyroid carcinoma with distant metastasis: outcome and prognostic factor. Endocr J. 2014; 61 (3): 273-279.
7. Sugino K, Ito K, Nagahama M, et al. Prognosis and prognostic factors for distant metastases and tumor mortality in follicular thyroid carcinoma. Thyroid. 2011; 21 (7): 751-757.
8. Podnos YD, Smith D, Wagman LD, Ellenhorn JD. Radioactive iodine offers survival improvement in patients with follicular carcinoma of the thyroid. Surgery. 2005; 138 (6): 1072-1076; discussion 1076-1077.
9. Gyory F, Balazs G, Nagy EV, et al. Differentiated thyroid cancer and outcome in iodine deficiency. Eur J Surg Oncol. 2004; 30 (3): 325-331.
10. Davis NL, Bugis SP, McGregor GI, Germann E. An evaluation of prognostic scoring systems in patients with follicular thyroid cancer. Am J Surg. 1995; 170 (5): 476-480.
11. Zaydfudim V, Feurer ID, Griffin MR, Phay JE. The impact of lymph node involvement on survival in patients with papillary and follicular thyroid carcinoma. Surgery. 2008; 144 (6): 1070-1077; discussion 1077-1078.
12. Kuo EJ, Roman SA, Sosa JA. Patients with follicular and Hurthle cell microcarcinomas have compromised survival: a population level study of 22, 738 patients. Surgery. 2013; 154 (6): 1246-1253; discussion 1253-1254.
13. Sugino K, Kameyama K, Ito K, et al. Does Hurthle cell carcinoma of the thyroid have a poorer prognosis than ordinary follicular thyroid carcinoma? Ann Surg Oncol. 2013; 20 (9): 2944-2950.
14. O'Neill CJ, Vaughan L, Learoyd DL, Sidhu SB, Delbridge LW, Sywak MS. Management of follicular thyroid carcinoma should be individualised based on degree of capsular and vascular invasion. Eur J Surg Oncol. 2011; 37 (2): 181-185.
15. Verburg FA, Mader U, Luster M, Reiners C. Primary tumour diameter as a risk factor for advanced disease features of differentiated thyroid carcinoma. Clin Endocrinol (Oxf). 2009; 71 (2): 291-297.
16. Ban EJ, Andrabi A, Grodski S, Yeung M, McLean C, Serpell J. Follicular thyroid cancer: minimally invasive tumours can give rise to metastases. ANZ J Surg. 2012; 82 (3): 136-139.
17. Kim WG, Kim TY, Kim TH, et al. Follicular and Hurthle cell carcinoma of the thyroid in iodine-sufficient area: retrospective analysis of Korean multicenter data. Korean J Intern Med. 2014; 29 (3): 325-333.
18. Podda M, Saba A, Porru F, Reccia I, Pisanu A. Follicular thyroid carcinoma: differences in clinical relevance between minimally invasive and widely invasive tumors. World J Surg Oncol. 2015; 13: 193.
19. Ito Y, Hirokawa M, Miyauchi A, et al. Prognostic impact of Ki-67 labeling index in minimally invasive follicular thyroid carcinoma. Endocr J. 2016; 63 (10): 913-917.
20. Ito Y, Hirokawa M, Masuoka H, et al. Distant metastasis at diagnosis and large tumor size are significant prognostic factors of widely invasive follicular thyroid carcinoma. Endocr J. 2013; 60 (6): 829-833.
21. Lin JD, Chao TC, Chen ST, Huang YY, Liou MJ, Hsueh C. Operative strategy for follicular thyroid cancer in risk groups stratified by pTNM staging. Surg Oncol. 2007; 16 (2): 107-113.
22. Asari R, Koperek O, Scheuba C, et al. Follicular thyroid carcinoma in an iodine-replete endemic goiter region: a prospectively collected, retrospectively analyzed clinical trial. Ann Surg. 2009; 249 (6): 1023-1031.
23. D'Avanzo A, Treseler P, Ituarte PH, et al. Follicular thyroid carcinoma: histology and prognosis. Cancer. 2004; 100 (6): 1123-1129.
24. de Melo TG, Zantut-Wittmann DE, Ficher E, da Assumpcao LV. Factors related to mortality in patients with papillary and follicular thyroid cancer in longterm follow-up. J Endocrinol Invest. 2014; 37 (12): 1195-1200.
25. Kim HJ, Sung JY, Oh YL, et al. Association of vascular invasion with increased mortality in patients with minimally invasive follicular thyroid carcinoma but not widely invasive follicular thyroid carcinoma. Head Neck. 2014; 36 (12): 1695-1700.
26. Lee YM, Lee YH, Song DE, et al. Prognostic impact of further treatments on distant metastasis in patients with minimally invasive follicular thyroid carcinoma: verification using inverse probability of treatment weighting. World J Surg. 2017; 41 (4): 1144.
27. Chow SM, Law SC, Mendenhall WM, et al. Follicular thyroid carcinoma: prognostic factors and the role of radioiodine. Cancer. 2002; 95 (3): 488-498.
28. Besic N, Zgajnar J, Hocevar M, Frkovic-Grazio S. Is patient's age a prognostic factor for follicular thyroid carcinoma in the TNM classification system? Thyroid. 2005; 15 (5): 439-448.
29. Yamamoto S, Tomita Y, Uruno T, et al. Increased expression of valosin-containing protein (p97) is correlated with disease recurrence in follicular thyroid cancer. Ann Surg Oncol. 2005; 12 (11): 925-934.
30. Aboelnaga EM, Ahmed RA. Difference between papillary and follicular thyroid carcinoma outcomes: an experience from Egyptian institution. Cancer Biol Med. 2015; 12 (1): 53-59.
31. Mishra A, Kumar C, Chand G, et al. Long-term outcome of follicular thyroid carcinoma in patients undergoing surgical intervention for skeletal metastases. World J Surg. 2016; 40 (3): 562-569.

Modified from Grani G, Lamartina L, Durante C, et al. Follicular thyroid cancer and Hurthle cell carcinoma: challenges in diagnosis, treatment, and clinical management. Lancet Diabetes Endocrinol. 2018; 6 (6): 500-514.

结语

FTC 是 DTC 的第二大常见形式。FTC 发病年龄偏高，死亡率高于 PTC。甲状腺结节 FNA 诊断 FTC 困难是 FTC 发现较晚的一个潜在原因。细胞学标志物可能改善术前诊断。手术切除仍然是首选治疗方法，对于高风险患者，残余组织射频消融及辅助治疗仍可使其受益。对于进展性碘难治 FTC 患者，TKI 是目前最好的解决方案，其他全身治疗正在临床试验中。

参考文献

如需完整的参考文献列表，请访问 http://pincode.yiaiwang.com。

23

具有乳头状核特征的非浸润性甲状腺滤泡性肿瘤

Yuri E. Nikiforov，Robert L. Ferris

贾勐　卢秀波　译　张浩　审校

请访问 http://pincode.yiaiwang.com 查看相关视频：

视频 23.1　第 23 章引言：具有乳头状核特征的非浸润性甲状腺滤泡性肿瘤。

引言

具有乳头状核特征的非浸润性甲状腺滤泡性肿瘤（noninvasive follicular thyroid neoplasm with papillary-like nuclear features，NIFTP）是最近定义的实体肿瘤[1]并于 2017 年被世界卫生组织（World Health Organization，WHO）认证[2]。2016 年之前，这些肿瘤被诊断为非浸润性滤泡型甲状腺乳头状癌。命名的改变是为了优化患者护理，不再将其认定为恶性肿瘤，并且更好地改善这些患者的治疗和随访。

定义

WHO 将 NIFTP 定义为一种甲状腺滤泡细胞的非浸润性肿瘤，具有滤泡生长模式和乳头状癌的核特征，有非常低的恶性潜能[2]。它被认为是临界恶性或癌前病变而非良性病变。

NIFTP 的诊断是基于发现包膜或边界清楚的结节，有滤泡生长模式，细胞显示甲状腺乳头状癌（papillary thyroid cancer，PTC）的核特征，完全缺乏浸润性特征、乳头状结构或高级别显微特征。只有在排除结节的浸润性后才能诊断为 NIFTP，因此需要对整个肿瘤包膜和肿瘤界面进行检查。

流行病学

NIFTP 是最近被采用的新实体肿瘤名词，目前尚不清楚其确切的发病率。基于 2016 年前在北美洲、几个欧洲国家和巴西对非浸润性甲状腺滤泡性乳头状癌的回顾性研究，NIFTP 可能占 PTC 发病率的 10% ～ 20%[1-4]。亚洲的 NIFTP 诊断率明显较低[2]，NIFTP 占乳头状癌的 1% ～ 5%[3，5]。这可能反映出不同地区的病理学家在诊断乳头状癌核特征的组织病理学方法上的民族差异和变动。这种改变提高了诊断阈值，将导致许多 NIFTP 病例被诊断为滤泡性腺瘤。

NIFTP 在女性中比男性更常见，性别比例为 3：1～4：1。肿瘤可发生的年龄范围广泛，但大多数患者在 40 ～ 60 岁发病[1，4，6-7]。

病因学

NIFTP 的病因尚未确定。多年来，这些肿瘤被诊断为乳头状癌的一种变体，因此 NIFTP 很有可能和甲状腺乳头状癌存在一些共同的危险因素，例如暴露于电离辐射和已存在的甲状腺良性结节。NIFTP 和其他滤泡细胞来源的甲状腺肿瘤相似，均以女性为主，因此推测类似的激素因素可能也对其存在影响。

NIFTP 的分子发病机制涉及其他滤泡型甲状腺肿瘤（如滤泡腺瘤、滤泡癌和滤泡性乳头状癌）常见的基因改变。在 30% ～ 60% 的病例中，NIFTP 与 3 个 *RAS* 基因（*NRAS* > *HRAS* >> *KRAS*）之一的激活突变有关[1，8-10]。大多数 *RAS* 点突变涉及密码子 61，偶尔密码子 12 和密码子 13 也会出现突变。其他常见的驱动突变有 *PPARG*（最常见的是 *PAX8/PPARG*）

和 *THADA* 融合，偶尔还有 *BRAF* K601E 的突变[1, 9]。*PTEN* 和 *DICER1* 偶尔也会出现突变，*EIF1AX* 的突变通常与 *RAS* 突变同时发生。在 2016 年之前，大部分具有这些突变的肿瘤被诊断为非浸润性甲状腺滤泡性乳头状癌[1, 11-15, 17]，且均符合当前 NIFTP 的诊断标准。重要的是，NIFTP 病变不应有 *BRAF* V600E、*RET/PTC*、*NTRK1* 或 *NTRK3* 融合，或与经典和高细胞变异 PTC 相关的其他突变[1, 9-10, 16-19]。尽管很少有研究报道 *BRAF* V600E 出现在单一病例中，或出现在很大一部分作者认为是 NIFTP 的肿瘤[7, 20-21, 23]，大多数这些肿瘤可能至少有一些良好形态的乳头状突起，且若使用严格的诊断标准应诊断为典型乳头状癌。NIFTP 肿瘤是早期、癌前病变。因此，预计它们不存在晚期和去分化甲状腺癌常见的 *TERT*、*TP53* 或其他突变[22]。

一些研究表明，NIFTP 肿瘤可能具有不同的基因表达谱，其中一些具有类似于滤泡腺瘤和其他浸润性滤泡变异乳头状癌的基因表达谱[23]。据报道，与增生性结节或浸润性滤泡变异乳头状癌相比，一些特定的非编码 miRNA 在 NIFTP 中存在异常表达[24]。

诊断

临床表现

NIFTP 病变通常表现为无痛、无症状、可移动的甲状腺结节，可通过触诊或因其他原因在颈部超声检查中发现。大的肿瘤可引起压迫或其他局部症状。患者通常甲状腺功能正常。在超声检查中，NIFTP 通常表现为实性、界线清楚的低回声或等回声结节（图 23.1）[25-27]，未发现微钙化。总体而言，NIFTP 的临床和超声特征与滤泡性腺瘤和微小浸润型滤泡癌相似。

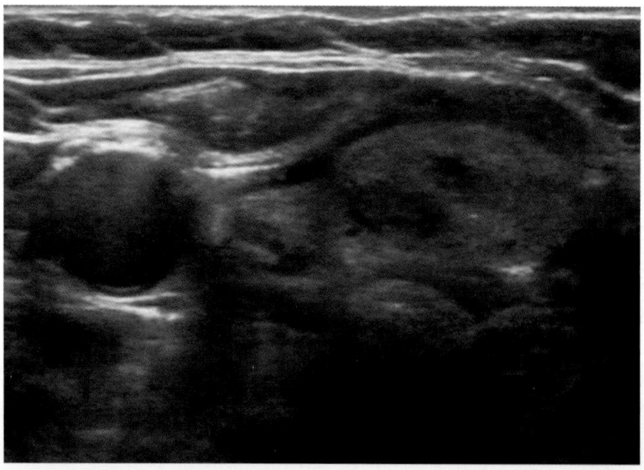

图 23.1 具有乳头状核特征的非浸润性甲状腺滤泡性肿瘤（NIFTP）的超声图像显示美国甲状腺协会（ATA）低怀疑结节，边界清楚，边缘规则，大部分为等回声及低回声，无微钙化

一些报告提出，超声结果结合细针穿刺抽吸（fine-needle aspiration，FNA）细胞学特征可用于对交界性 FNA 类别进行分类[25, 28]。在一项多中心研究中，Hahn 等证实 NIFTP 病例缺乏恶性超声特征，与 FNA 相比，粗针活检可更好地对病例进行分类以促进手术治疗[28]。Yang 等发现 NIFTP 和微小浸润型滤泡癌的超声检查结果相似，无法区分；它们通常表现为具有边缘呈低回声的椭圆形或圆形结节，且血供丰富[25]。相反，明显的浸润性有包膜滤泡变异型乳头状癌的超声表现为边缘不规则的圆形、椭圆形结节及丰富血供。

细胞学

NIFTP 的 FNA 通常产生带有三维滤泡细胞和微滤泡的细胞涂片，以及不同表达的乳头状癌细胞核特征[29-31]。涂片上可见胶体，但并不丰富。染色质清晰，细胞核伸长，不规则的核轮廓以及散在的核丛，但很少突出。核假包涵体很少见。

将非浸润性滤泡变异型乳头状癌重新分类为 NIFTP 对甲状腺细胞病理学的实践具有重要意义[32]。最重要的预期变化涉及潜在恶性肿瘤风险的降低，特别是由 Bethesda 甲状腺细胞病理学报告系统（the Bethesda System for Reporting Thyroid Cytopathology，TBSRTC）分为以下 3 个不确定诊断类别的病例：

- TBSRTC Class Ⅲ级：意义不明的非典型性 / 滤泡性病变（AUS/FLUS）；
- TBSTRC Class Ⅳ级：滤泡性肿瘤 / 可疑滤泡性肿瘤（FN/SFN）；
- TBSTRC Class Ⅴ级：可疑恶性肿瘤（SFM）[33-35]。

最近的研究表明，对于归类为 SFM 的甲状腺 FNA 标本，恶性肿瘤风险的降低最为显著，高达 50%[33-34]。在一项对来自多个机构的 6943 份甲状腺 FNA 标本的分析中，173 例（2.5%）样本在手术切除后诊断为 NIFTP。这些病例的术前 FNA 细胞学诊断包括 1% 的未诊断，9% 的良性，31% 的 AUS/FLUS，27% 的 FN/SFN，24% 的 SFM 和 9% 的恶性[34]。

细胞学不能准确地区分 NIFTP 与甲状腺浸润性滤泡亚型乳头状癌，因为这两种病变通常都表现出典型的微滤泡生长模式和乳头状癌的核特征，包括核增大、苍白、聚集和凹槽[36-37]。也很难将 NIFTP 与某些具有核异型性的滤泡性腺瘤区分开来。然而，由于 NIFTP 通常缺乏假包涵体和乳头状结构，细胞学检查常可用于怀疑低风险滤泡性甲状腺病变，并排除 NIFTP 诊断，转而支持经典乳头状癌的诊断[19, 32-33, 38-39]。

组织病理学

NIFTP 的病理诊断依赖于 4 个主要标准（框 23.1）[1, 40]。这些标准包括以下内容：

1. 肿瘤有包膜或与周围甲状腺组织分界清楚；

2. 滤泡状生长模式；

3. 乳头状癌的核特征；

4. 缺乏以下所有排除标准：①具有浸润性，②具有形态良好的乳突或沙粒体，③实体 / 小梁 / 岛状生长模式＞ 30%，④肿瘤坏死或具有高核分裂活性，⑤具有乳头状癌特殊变异的显微特征。

此外，次要诊断特征可能有助于诊断，但不是必须[40-41]。

框 23.1 NIFTP 的病理诊断标准

主要诊断标准

1. 有包膜或分界清晰 *
2. 具有滤泡生长模式
3. 具有乳头状癌的核特征
4. 缺乏以下所有排除标准：
 a. 血管或被膜侵犯 †
 b. 具有形状良好的乳突或沙粒体
 c. 实体 / 小梁 / 岛状生长模式＞ 30%
 d. 肿瘤坏死或具有高核分裂活性 ‡
 e. 具有乳头状癌特殊变异的显微特征

次要诊断标准 §

- 通过分子诊断或免疫组织化学检测未发现 *BRAF* V600E 突变
- 未发现 *RET/PTC*、*NTRK1/3*、*ALK* 融合或高危突变（TERT，TP53）

* 厚、薄或部分包膜或边界清楚，与邻近的甲状腺实质界限清晰。

† 需要对整个肿瘤包膜界面进行显微镜检查。

‡ 高分裂活性定义为每 10 个高倍视野有 3 个分裂象（400×）。

§ 次要标准对 NIFTP 诊断有帮助但非必须。

NIFTP，具有乳头状核特征的非浸润性甲状腺滤泡性肿瘤

大多数 NIFTP 结节有完整的被膜（图 23.2）。一些肿瘤虽然没有明确的包膜，但是具有由一层极薄的纤维组织分隔的光滑边界。在重新分类之前，这类肿瘤被称为部分包裹 / 边界清晰的滤泡型变异乳头状癌[42]。NIFTP 以滤泡生长模式为主，甚至表现为完全的滤泡生长模式。通常由小滤泡组成或滤泡大小由小到大变化（图 23.3 A）。NIFTP 唯一允许的其他结构模式为实体 / 小梁 / 岛状结构，且其所占比例不应超过肿瘤的 30%。诊断乳头状癌的核特征应包括以下 3 类：①核的大小和形状（核增大 / 拥挤 / 重叠和延伸）；②核膜不规则（核轮廓不规则、凹槽、假包涵体）；③染色质特征（边缘化染色质清晰，玻璃状核）。为了满足 NIFTP 的诊断标准，肿瘤应至少存在 3 个类别中的两个核特征（图 23.2 B）。重新评估包膜型甲状腺滤泡亚型乳头状癌的工作组提出一个 3 分的核评分标准，将乳头状癌的每一类核特征赋值为 0（不存在）或 1（存在），继而产生一个范围 1 ～ 3 的总核

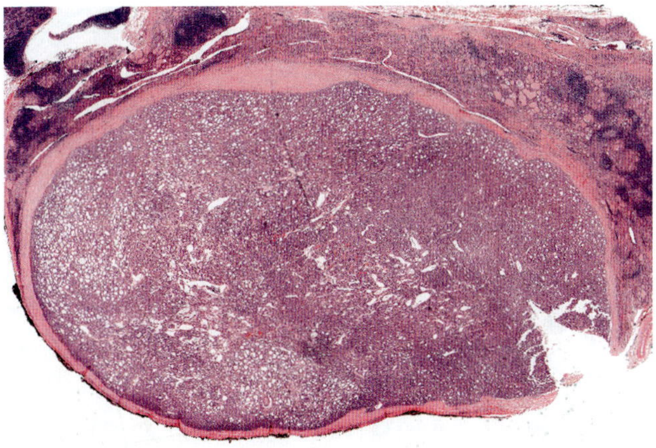

图 23.2 具有乳头状核特征的非浸润性甲状腺滤泡性肿瘤（NIFTP）的低倍镜显微图像显示完整、中等厚度的肿瘤包膜

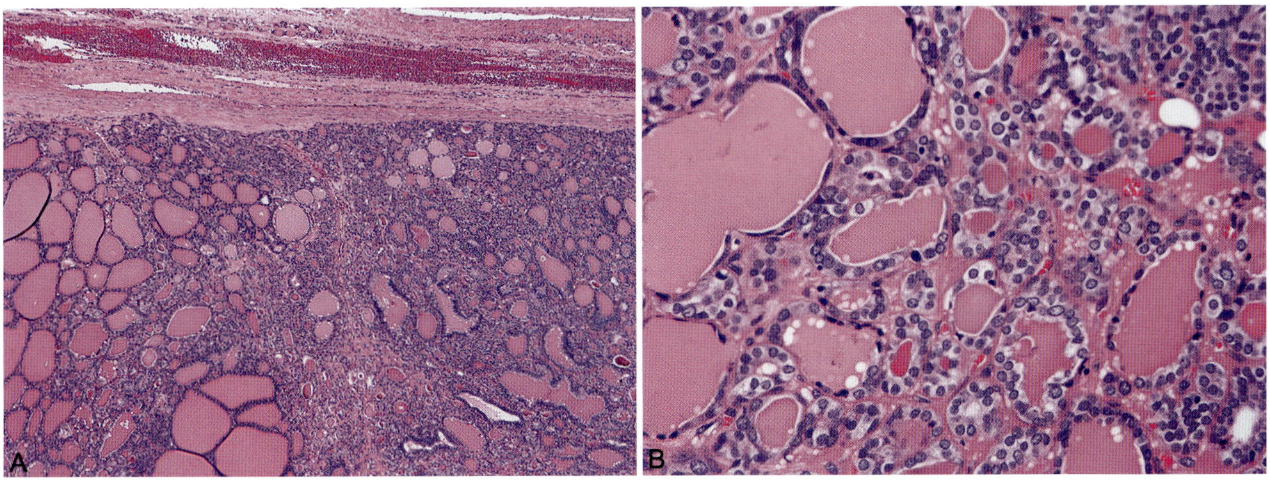

图 23.3 具有乳头状核特征的非浸润性甲状腺滤泡性肿瘤（NIFTP）的显微特征。A. 肿瘤呈厚包膜，由大小和形状差异很大的肿瘤滤泡组成。B. 高倍镜显示滤泡细胞增大、核重叠和染色质清除。虽然没有发现明显的不规则核膜，但核评分 2 分足以诊断 NIFTP

评分。NIFTP 的诊断需要满足 2 或 3 的核评分。此项核评分在病理学家的实际操作中具有中等程度的可重复性[43]，且可有助于标准化诊断乳头状癌核特征的方法[42]。乳头状癌的核特征可能是弥漫的，影响结节内的所有上皮细胞，或呈斑片状、多灶性分布。

重要的是，病理结果中不应找到任何 NIFTP 的排除标准。NIFTP 是一种非浸润性肿瘤，因此不应存在肿瘤包膜或血管的侵犯。浸润与否是区分 NIFTP 与浸润性滤泡性甲状腺乳头状癌的唯一病理学特征，浸润性滤泡性甲状腺乳头状癌是一种具有高远处转移率的甲状腺肿瘤[1]。为排除侵犯，应在显微镜下检查结节的整个包膜，且在病变包膜未完全采样的样本中，无法确定 NIFTP 的诊断。

另一个重要的排除标准是乳头状结构的存在。最初提出的 NIFTP 的诊断标准是“乳头状结构＜1%”，即允许存在一些乳头状结构[1]。其目的是接受单个发育不良的增生性乳突的存在而非典型乳头状癌中所见的真正的乳头状突起。然而，随后的研究表明，接受任何形态良好的乳头状结构都可能导致将经典的乳头状癌误诊为 NIFTP[7, 20]。因此，应使用更严格的诊断标准，不允许出现任何形态良好的乳头状结构[40]。即使仅存在单个乳头状结构，特别是当它们出现明显的乳头状癌核特征时，应排除 NIFTP 的诊断（图 23.4 A）。然而，单个简单的增生型乳头内折叠是允许的，特别是当它们由细胞排列而成，没有典型乳头状癌的细胞核特征时（图 23.4 B）。不应存在沙砾小体，因为它们为经典型乳头状癌的固有乳头状结构提供了证据。

NIFTP 可有一小部分实体 / 小梁 / 岛状结构，但不应超过肿瘤体积的 30%。引入该标准是为了排除乳头状癌的实体变异和低分化癌。同样，不应发现有丝分裂的活性增加［即每 10 个连续高倍视野（400×）］中有 3 个或者更多分裂象或肿瘤坏死，这是低分化甲状腺癌或高危乳头状癌的特征）。

此外，不应存在其他不同类型乳头状癌的组织病理学特征。例如，若有乳头状癌的高细胞变异或筛状-桑葚状变异的特征，即使肿瘤被包裹且没有显示乳头状结构，也不能诊断为 NIFTP。由于淋巴结转移或远处转移的存在提供了淋巴血管肿瘤浸润和恶性行为的证据，存在此类转移的肿瘤也应排除 NIFTP 的诊断。

分子诊断

由于 NIFTP 与其他滤泡型甲状腺肿瘤具有相同的分子改变，没有任何分子标志物可以直接诊断 NIFTP。实际上，通常在 NIFTP 中发现的涉及 *PPARG* 或 *THADA* 基因的 *RAS* 基因点突变和融合，以及更罕见的 *BRAF* K601E、*PTEN* 和 *DICER1* 的突变也在滤泡型乳头状癌、滤泡癌和滤泡腺瘤中发现。如若在 FNA 样本或切除的甲状腺结节中发现此类改变的任意一种，则均表明该病变为克隆性肿瘤而非增生性结节。此外，如果术前在 FNA 样本中发现此类病变，则提示 NIFTP 诊断的可能性增加，这表明应考虑对这些患者进行手术切除。重要的是，*BRAF* V600E 突变和其他 *BRAF* V600E 样的突变，如 *RET/PCT* 或 *NTRK1/3* 融合，是经典型或高细胞型乳头状癌的特征，不应在 NIFTP 中发现[1, 9-10, 17-18]。同样，NIFTP 中也不应检测到高危体细胞突变（*TERT*、*TP53*）。总体而言，尽管甲状腺结节的分子谱分析有助于术前区分滤泡样甲状腺肿瘤（包括 NIFTP）与经典型乳头状癌 / 高细胞型乳头状癌和非克隆性增生结节，它并不能在术前对 NIFTP 做出明确的诊断。

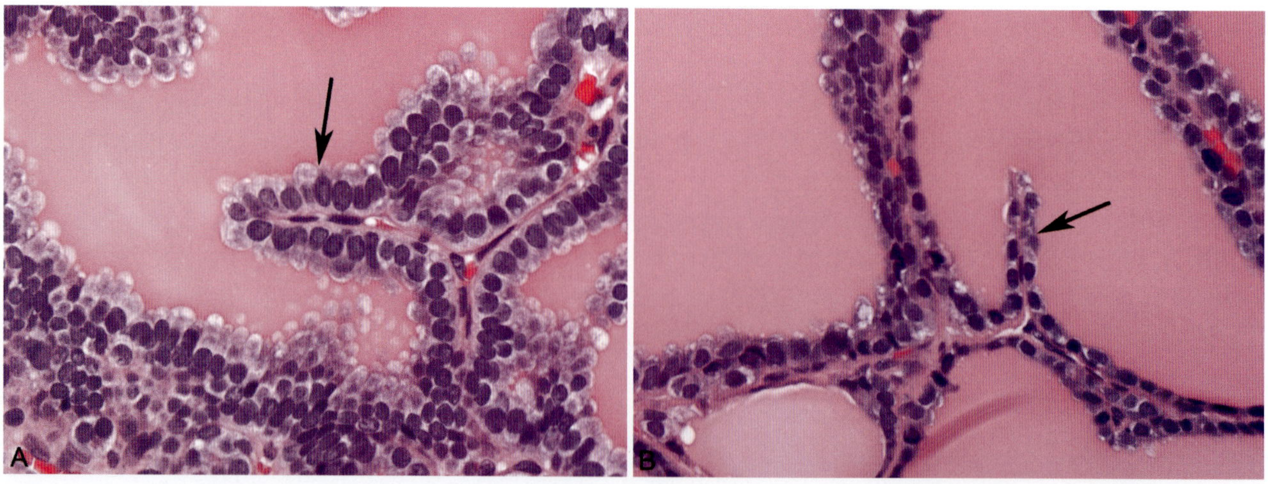

图 23.4 A. 由上皮细胞覆盖的形态良好的乳突显示乳头状癌的核特征是具有乳头状核特征的非浸润性甲状腺滤泡性肿瘤（NIFTP）的排除标准。B. 这种小的简单乳头状结构，缺乏纤维血管核心，类似于增生型乳头且被滤泡细胞覆盖，显示发育不良的乳头状癌的核特征，符合 NIFTP 的诊断

虽然对手术切除的肿瘤进行分子分析对 NIFTP 的诊断来说不是必需的，但在某些情况下，特别是当组织病理学特征不明确时，分子检测可能会有所帮助。在偶尔可见乳头状结构的肿瘤中，显微镜下可能无法呈现为真正的乳头状结构，如果发现 *BRAF* V600E 突变或 *RET/PTC*、*NTRK1/3* 或 *ALK* 融合将强烈支持经典型乳头状癌的诊断。在这种情况下，不仅应检查整个包膜，而且要检查整个肿瘤实质，以排除经典型乳头状癌特有的乳头状结构[40-41]。在怀疑肿瘤包膜侵犯但不明确的情况下，或对包膜是否完全取样送检存在疑惑时，*TERT* 或 *TP53* 突变的发现将为推翻 NIFTP 的诊断提供强有力的证据。

治疗

手术

NIFTP 是一种交界性癌前肿瘤，可能是浸润性滤泡性乳头状癌的前体。此外，由于 NIFTP 与低危滤泡性甲状腺癌（甲状腺微小浸润性滤泡癌、滤泡变异性乳头状癌）在临床表现、细胞学和分子特征上存在显著重叠，需要外科治疗和随后的组织病理学检查来确诊[45]。然而，NIFTP 重新分类的预期后果之一是，在许多适当选择的患者中，外科治疗将仅限于甲状腺腺叶切除术（框 23.2）。尽管如此，鉴于我们在术前诊断 NIFTP 的能力不完善，以及其他可能导致更广泛手术的特定临床情况的因素，甲状腺全切除术仍然是有效且可接受的选择，甚至在某些情况下，即使最终病理报告诊断为 NIFTP，甲状腺全切除术也依旧是更好的选择。

NIFTP 是一个新的实体且缺少长期的前瞻性随访，目前的实践指南认为甲状腺腺叶切除术是 NIFTP 患者可接受的治疗方法，只要该诊断符合严格的组织病理学标准，可以无须进行甲状腺全切除或放射性碘治疗[45-47]。

框 23.2 可能提示 NIFTP 诊断并允许进行甲状腺腺叶切除术的术前特征

Ⅰ. 体格检查
1. 无淋巴结转移
2. 肿块可移动
3. 无声音异常
4. 无声带麻痹

Ⅱ. 超声
1. 低、中度结节表现：等回声或低回声，椭圆形至圆形，边缘规则、低回声边缘
2. 纵横比＜1
3. 无微钙化
4. 对侧叶无结节
5. 无甲状腺外侵犯
6. 无后桥台
7. 无淋巴结转移
8. 肿块可移动
9. 无声带麻痹

Ⅲ. 细胞学
Bethesda Ⅲ、Ⅳ或Ⅴ具有：
＋滤泡结构
＋微滤泡结构
＋片状结构
－无乳头状结构
－无沙粒体
－无明显的核假包涵体
－无明显的核分叶
－无坏死或分裂

Ⅳ. 分子谱
1. *RAS* 突变，*THADA* 或 *PPARG* 融合
2. 无 *BRAF* V600E、*RET/PTC* 融合、*TRET* 启动子突变

Ⅴ. 患者 / 内分泌特征
1. 如果需要，愿意进行第二次手术
2. 可承担第二次麻醉风险
3. 内分泌专家支持甲状腺腺叶切除术

注：NIFTP，具有乳头状核特征的非浸润性甲状腺滤泡性肿瘤。

随访

基于大多数 NIFTP 回顾性分析中表明 NIFTP 肿瘤复发风险非常小或不存在肿瘤复发[1，48-49]，切除孤立性 NIFTP 肿瘤的患者不需要积极的随访，而非 2015 年美国甲状腺协会指南中推荐的低复发风险甲状腺癌患者的积极随访[50]。因此，促甲状腺激素（thyroid-stimulating hormone，TSH）维持在正常范围内就已足够。如果颈部残留大量甲状腺组织，且术后 6 周甲状腺球蛋白浓度超过 5，则应考虑在术后第一个 10 年间每 1 ～ 2 年进行一次颈部超声检查，以评估残留的甲状腺组织和淋巴结的结构和大小。NIFTP 患者每年应测量甲状腺球蛋白定量。在没有甲状腺球蛋白抗体的情况下，甲状腺全切除术患者术后 6 周的甲状腺球蛋白预期值应低于 5 ng/ml，而甲状腺腺叶切除术患者的预期值则应低于 30 ng/ml[51]。三次及以上甲状腺球蛋白测量值绘制的趋势图的价值要高于单次甲状腺球蛋白的测量值。当积累了大量的前瞻性 NIFTP 患者资料后，未来随访的强度可能会降低。

在某些情况下，由于肿瘤包膜的病理学检查不完整或病理学家在确定此类诊断方面缺乏重要经验，对 NIFTP 的诊断信心不足时，随访的强度可能会增加。这是大多数经典型乳头状癌或浸润性滤泡性乳头状癌

被误诊为 NIFTP 的情况，且这些患者的区域淋巴结转移或远处转移风险略高。在一些患者中，NIFTP 肿瘤可能与甲状腺微小乳头状癌或更大的癌共存[52]。存在肿瘤多灶性伴 NIFTP 病变时，随访频率和强度应根据所有切除组织的病理评估中恶性病变风险最高的情况而定。

预后

NIFTP 是一种恶性潜能极低的肿瘤，基于对 109 例初次重分类研究中中位随访 13 年的肿瘤病例和 2016 年文献中报道的 352 例病例的回顾性分析显示，NIFTP 的复发风险低于 1%[1]。肿瘤切除不完全可能导致局部复发[42]。除非甲状腺含有另一种可能导致淋巴结转移的较小癌症，否则如果肿瘤转移扩散至颈部淋巴结，则表明该肿瘤是误诊为 NIFTP 的一种经典型乳头状癌。这些转移性肿瘤常存在 *BRAF* V600E 突变。如果漏诊了血管或包膜浸润，肿瘤（应正确诊断为有包膜的浸润性滤泡型乳头状癌）容易发生血行转移，最常转移至骨和肺[1]。此类肿瘤常呈 *RAS* 和 *TERT* 阳性突变，属于进展超过非浸润性 NIFTP 期的 RAS 样甲状腺滤泡性肿瘤。

自 2016 年首次报告以来，最近的 5 项回顾性研究报告了一系列 NIFTP 肿瘤的结果信息[4, 6-7, 20, 49]。其中，3 项研究发现在 5.7 ～ 11.2 年的随访中，285 例患者未发现肿瘤相关不良事件[4, 6, 49]。在这些研究中，许多患者存在多灶性、双侧肿瘤和大肿块（＞ 4 cm）。然而，另外两项研究报告指出，4% ～ 6% 符合 NIFTP 诊断标准的结节患者在手术时发生了转移[7, 20]。这些肿瘤都至少发现了一些乳头状结构，存在 *BRAF* V600E 突变和淋巴结转移等经典型乳头状癌的特征。通过彻底的组织病理学检查和更严格的标准，包括排除任何形状良好的乳头并且检查整个肿瘤包膜[1]，预计 NIFTP 肿瘤的复发或肿瘤相关死亡率将极低。

总结

NIFTP 是 2016 年对原称为非浸润性滤泡型甲状腺乳头状癌重新分类后引入的新实体肿瘤。这种肿瘤不能在术前明确诊断，但可以根据超声检查、细胞学和分子学检查结果进行怀疑。根据回顾性研究的现有数据预估，当根据严格的组织病理学标准进行诊断时，NIFTP 的复发概率应该非常低（＜ 1%）。然而，这种疾病的惰性、NIFTP 诊断标准的可重复性和稳健性均应在更多的、尤其是前瞻性的研究系列中得到进一步证实。NIFTP 目前被认为是一种手术适应证，甲状腺腺叶切除术对许多患者已足够，不推荐立即进行甲状腺全切除术或放射性碘治疗。未来的研究应该确定是否可以使用细胞学和其他辅助技术（如分子检测）对 NIFTP 进行准确的术前诊断，以及在哪些情况下可以对这些患者进行更安全的保守治疗。

参考文献

如需完整的参考文献列表，请访问 http://pincode.yiaiwang.com。

24

分化型甲状腺癌的动态风险评估和分期

Laura Boucai，R. Michael Tuttle

秦华东　李传乐　译　张浩　审校

引言

不同的肿瘤分期方法用不同的临床病理因素预测分化型甲状腺癌患者的死亡风险，例如，美国癌症联合会（American Joint Committee on Cancer，AJCC）的 TNM 系统使用肿瘤大小、淋巴结及转移（Tumor，Node，and Metastases）进行分期；MACIS 使用肿瘤的转移、切除的彻底性、肿瘤侵袭及范围（Metastasis，Age，Completeness of resection，Invasion，and Size）来分期；AMES 使用年龄、转移、肿瘤大小及侵袭范围（Age，Metastasis，Extent，and Size）来分期；AGES 使用年龄、性别、肿瘤大小及侵袭范围（Age，Gender，Extent，and Size）来分期。[1-2] 在这些临床病理特征中最重要的包括患者就诊时的年龄、病理亚型、肿瘤大小、切除的彻底性及确诊时是否存在转移。然而，在临床实践中完善的初步风险分组需要综合考虑患者确诊及治疗 4 个月内的多种因素（表 24.1）[1]。将这些因素整合后才能进行初步风险评估，包括死亡风险评估和复发风险评估。

虽然这些分期系统使用风险分组预测患者肿瘤特异性死亡风险，但是不能有效地预测肿瘤复发的风险[3]。正因为如此，美国甲状腺协会（American Thyroid Association，ATA）采用了一个三层系统并结合其他分期对每位患者进行一个全面的死亡风险和复发风险的初步评估，以便更好地预测肿瘤的复发。但是这些分期方法不能充分地利用初始治疗效果进行判定，仅仅考虑了肿瘤切除的彻底性与否[4]。由于初始治疗效果对患者最终的疗效有着巨大影响，不能结合初始治疗效果可能会低估某些对治疗效果反应差的"低风险"患者的复发风险，或者高估了少数对治疗效果良好的"高风险"患者的复发风险。

而且更重要的是，目前的分期方法对于患者初诊时的分期是静态的，不随着时间的推移而变化[5-6]。在临床中，我们的风险评估明显应该随着每位患者特定的肿瘤生物学行为及其对治疗的反应而发生变化，风险评估的过程应当是动态的。例如，一位低风险患者即使出现了甲状腺球蛋白（thyroglobulin，Tg）的快速升高或新发的肺结节，也会因为就诊时的评估而始终被归为低风险患者组。事实上，该患者存在肿瘤复发的极大风险，并可能因为这些临床表现而增加死亡风险。正是由于不能结合初始治疗效果和目前分期方法的静态性特征使这些分期方法不能有效地指导长期随访。

准确的、进行性的风险评估的重要性再怎么强调也不为过。患者的临床治疗最重要的是针对每位患者的个体化风险评估。因此，将 ATA 指南应用于临床实践需要全面了解我们评估和治疗的每位患者的死亡风险和复发风险。这一章将为如何整合和利用 ATA 风险评估和术后治疗效果提供一个新的指南，前者是利用临床病理特征进行肿瘤复发的预测，后者是利用临床有价值的信息进行疗效评估。

初始风险分组

虽然目前的分期方法中初始风险分组有很多局限性，但是它可为首次治疗方案提供起始点，并为进一步的风险分组提供基准。最新的 ATA 关于治疗甲状腺癌和甲状腺结节的治疗指南推荐：①使用 AJCC 的 TNM 系统评估甲状腺癌的死亡风险，②使用基于术后临床病理分期的 ATA 风险分组，能提高预测肿瘤复发的能力，并为分化型甲状腺癌患者制订随访方案（框 24.1）[7]。

AJCC 最新发布了第 8 版的 AJCC/TNM 分期系统，更适于预测患者生存。[1] 与第 7 版相比，第 8 版中①年龄风险阈值从就诊时的 45 岁提高到 55 岁；②显微镜下的甲状腺外侵袭从 T3 期中去除；第 8 版更强调肉

表 24.1 初次风险分组的重要因素

术前发现	体格检查 声带功能检查 横截面影像学检查
术中发现	存在肉眼甲状腺外侵袭 累及颈部重要结构 肿瘤切除的完整性 淋巴结转移
病理发现	特殊的组织类型 血管侵袭 镜下甲状腺外侵袭 分子学特征
实验室检查	术后血清甲状腺球蛋白水平
影像学形态和功能检查	RAI 扫描 PDG-PET 扫描 颈部 US CT 检查

注：RAI，放射性碘；FDG-PET，正电子发射计算机体层成像；US，超声；CT，计算机断层扫描。

眼下甲状腺外侵袭作为预后不良因素的重要性，并降低了仅在显微镜下组织切片检查中发现的甲状腺膜外微侵袭的价值；③不再强调局部淋巴结状态的重要性，因此仅淋巴结阳性不会将患者的分期提高到 3 期或 4 期。第 8 版的这些变化使得相当一部分患者被划分到较低的分期中，这精确地反映了这些患者甲状腺癌的死亡风险较低的实际情况[8-13]。

在预测肿瘤复发上，AJCC/TNM 分期系统不能针对复发的风险性或者存在肿瘤的生化性或器质性风险性来进行充分的风险分组（图 24.1）。与以前报道相一致[14-16]，Shteinshnaide 等近来提示第 8 版 AJCC 预测Ⅰ期患者的疾病相关死亡率为 0.5%，Ⅱ期为 7.5%，Ⅲ期为 20%，Ⅳ期为 67%，但是不能预测肿瘤持续或复发的风险。这里比较了Ⅱ期、Ⅲ期及Ⅳ期患者 1 年的肿瘤持续的风险性（图 24.1）。因此，虽然 AJCC 分期能预测肿瘤死亡风险，但是不能足够地预测肿瘤持续或复发的风险，而这是在制订随访方案中需要的。

ATA 采用的三层系统是国际上被认可的能够更好预测复发风险的方法。在我们的患者中，依据 ATA 系统判定，23% 的患者为低风险组，50% 的患者为中风险组，27% 的患者为高风险组。[14] 如图 24.2 所提示，低风险组的患者有 14% ～ 22% 的肿瘤持续或复发的风险，而中风险组有更高的风险性（37% ～ 48%）。高风险组患者的肿瘤持续或复发的风险性高达 69% ～ 86%[14, 18-19]。有趣的是低风险组的肿瘤持续或复发的患者中有高达 80% 是用甲状腺球蛋白水平诊断的，而不是器质性的复发（图 24.2）。但是 30% ～ 50% 的中风险患者和 60% ～ 72% 的高风险患者的肿瘤持续或复发则与器质性改变相关。因此 ATA 分组系统能预测肿瘤持续或复发的风险性，并区分出这种复发是以生化性证据或器质性证据诊断的复发。

治疗效果的评估

虽然初始风险评估为持续性风险分组提供了基准，但很明显在随访中获得的新资料会改变初始风险评估的结果[6]。框 24.2 展现了一个能够修改初始风险评估的各种资料类型的实例[22-28]。不论初始 AJCC TNM 分期或 ATA 风险分组是什么样，血清中 Tg 或 Tg 抗体的升高都会被认为会增加肿瘤进展或出现新的器质性复发的风险。相反地，Tg 值下降或检测不到

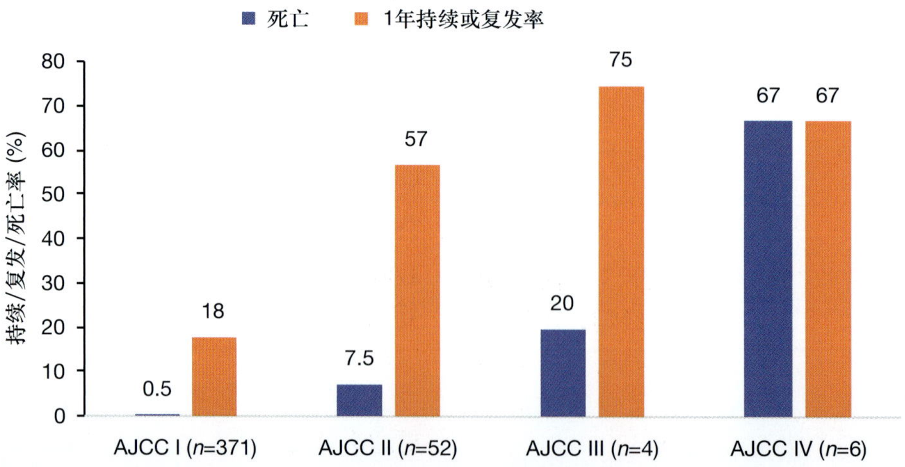

图 24.1 依据美国癌症联合会分期第 8 版的风险分组。虽然 AJCC 分期系统考虑到了肿瘤特异性死亡率，但是肿瘤持续或复发率在Ⅱ、Ⅲ和Ⅳ期的比例明显类似。持续 / 复发，肿瘤的持续或复发

框 24.1 2015 年 ATA 复发风险分组

低风险患者

甲状腺乳头状癌患者符合下列情况：

- 没有局部或远处转移
- 所有肉眼的肿瘤都已切除
- 肿瘤没有侵袭局部组织或器官
- 肿瘤不是侵袭性病例亚型（如高细胞型，靴钉亚型，柱状细胞型）
- 如果使用 ^{131}I 扫描，术后全身第一次扫描没有甲状腺床外的放射碘显影的转移病灶
- 没有血管侵袭
- 临床为 N0 或者 N1 的病理微转移病灶（最大直径小于 0.5 cm）小于 5 个
- 甲状腺腺体内的包裹型甲状腺乳头状癌滤泡亚型
- 甲状腺腺体内高分化滤泡亚型且没有血管侵袭或微侵袭（少于 4 个病灶）
- 甲状腺腺体内乳头状癌，单灶性或者多灶性病变，包括 *BRAF* V600E 突变者。

中风险患者

- 显微镜下肿瘤侵袭甲状腺外软组织
- 术后全身第一次核素扫描颈部有显影的转移灶
- 有侵袭性病理亚型（如高细胞型，靴钉亚型，柱状细胞型）
- 甲状腺乳头状癌侵袭血管
- 临床 N1 或者有病理发现 5 个以上淋巴结转移的，最大肿瘤直径小于 3 cm 的多灶性甲状腺乳头状癌同时伴有膜外侵袭及 *BRAF* V600E 基因突变者

高风险患者

- 肿瘤有肉眼的甲状腺周围组织的侵袭（大体膜外侵袭）
- 没有完全切除的肿瘤
- 有远处转移
- 术后有甲状腺球蛋白提示的远处转移
- 病理 N1 伴有转移淋巴结超过 3 cm 者
- 有广泛血管侵袭的甲状腺滤泡癌（血管侵袭灶超过 4 个）

注：ATA，美国甲状腺联合会；^{131}I，放射性碘 -131；RAI，放射性碘；N0，没有局部淋巴结转移；N1，局部淋巴结转移；ETE，甲状腺外侵袭。

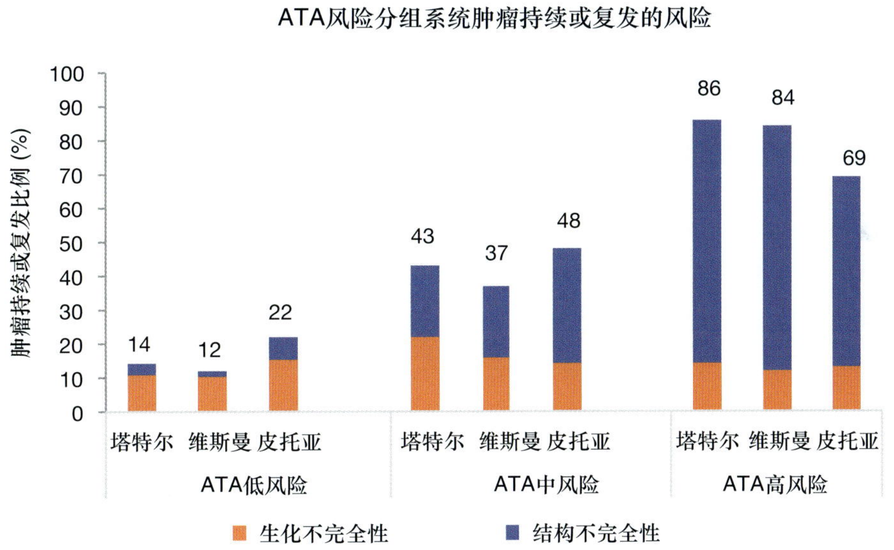

图 24.2 依据美国甲状腺联合会（ATA）甲状腺癌指南中复发风险分组系统的风险分组。ATA 风险分组评估了肿瘤持续或复发的风险以区分不同的风险分组。而且，低风险患者中接近 80% 的复发是没有器质性变化的生化性复发，中风险患者是 55%，高风险患者是 22%。生化性：指检测到甲状腺球蛋白或升高的甲状腺球蛋白抗体为生化性复发而没有相关的器质性病变。器质性：指能在形态上或功能上鉴别出的器质性病变

Tg 值，阴性的颈部超声影像及其他的影像学阴性结果会降低肿瘤复发和死亡的风险性。

ATA 提出的对治疗效果的评估将患者对初始治疗分为“良好的”“生化不完全的”“器质性不完全的”或“中度效果”几个等级（表 24.2）[7]。在该系统中，每位分化型甲状腺癌患者的治疗效果依据标准的随访检查来确定。良好治疗效果的患者因为阴性的影像学结果或者检测不到刺激性或抑制性的 Tg 水平而被认为没有肿瘤持续或复发的证据。不到 1% 的患者会死于甲状腺癌，复发率在 1% ～ 4%[14, 18, 26]。“生化不完全性”意味着患者影像学阴性但有持续性的 Ig 的存在（抑制性 Tg ≥ 1 ng/ml，刺激性 Tg ≥ 10 ng/L，或者抗甲状腺球蛋白抗体升高）。至少 30% 的患者会出现肿瘤证据[29-31]，约 20% 的患者会在肿瘤证据出现后接受附加的治疗，20% 的患者会发展出可检查到的器质性病变。这些患者中有不到 1% 的人会死于甲状腺癌[14, 18]。

框 24.2 治疗效果的指标

血清甲状腺球蛋白水平随时间的变化
血清甲状腺球蛋白抗体水平随时间的变化
刺激性甲状腺球蛋白水平的检测结果
颈部超声的随访结果
放射性碘扫描的结果
其他影像学结果
FDG-PET 影像结果
体格检查

注：Tg，甲状腺球蛋白；RAI，放射性碘；FGD-PET，^{18}F- 氟代脱氧葡萄糖-正电子发射体层成像。

器质性不完全反应患者是指有器质性或功能性的肿瘤证据同时伴有 Tg 水平的存在，不管是否伴有抗甲状腺球蛋白抗体。尽管有附加的治疗措施，这类患者的 50% ～ 85% 的人会有肿瘤的持续性进展，甲状腺癌的死亡风险也会升高，有近 11% 的人会有肿瘤的局部复发，有远处转移患者中近 50% 的人会死于甲状腺癌[14, 18]。最后，中度反应指的是患者没有特异性的影像学发现，核素扫描甲状腺床微弱显影，能检测到非刺激性 Tg 水平，但是＜ 1 ng/ml，能检测到刺激性 Tg 水平，但是＜ 10 ng/ml，或者是没有器质性或功能性证据而抗甲状腺球蛋白抗体水平稳定或者下降。15% ～ 20% 的这类患者在随访中会有器质性的肿瘤证据发现，其余患者的这些非特异性变化会保持不变或者随时间而消失。这类患者的肿瘤特异性死亡率低于 1%[14, 18]。治疗效果这种说法是建立在以前大量文献基础上的，文献中发现肿瘤持续或复发的风险性会因为血清中 Tg 水平或者抗 Tg 水平[20-25]，核素治疗肺转移结节的有效程度[26]，检测不到刺激性 Tg 水平，尤其是低风险患者阴性的颈部超声[27]，以及高风险患者的 FDG-PET 扫描结果等因素随着时间的变化而改变[28]。近来使用治疗反应效果再次评估 ATA 的高风险患者。年龄是决定治疗效果的主要决定因素。效果不完全的患者比例在年轻患者（＜ 55 岁）中明显要少（33% *vs.* 53%，P = 0.002），肿瘤特异性生存在年轻患者中也明显要好（74% *vs.* 12%，P ＜ 0.001），说明年龄因素，尤其是对高风险组患者来说，会因治疗效果而进一步分组。

表 24.2 治疗效果的分类

类别	定义	临床预后	处理意义
效果良好	阴性的影像学结果 抑制性 Tg ＜ 0.2 ng/ml 或 TSH 刺激性 Tg ＜ 1 ng/ml	复发率 1% ～ 4% 肿瘤死亡率＜ 1%	良好的效果可以降低随访的频率和强度及 TSH 抑制的程度
生化不完全效果	阴性的影像学结果 抑制性 Tg 水平≥ 1 ng/ml 或 刺激性 Tg 水平≥ 10 ng/ml 或者 抗甲状腺球蛋白抗体水平升高	至少 30% 同时没有新发肿瘤的证据 20% 在额外治疗后没有新发肿瘤的证据 20% 会出现器质性病变，死亡率＜ 1%	如果 Tg 水平稳定或持续降低，生化性不完全效果在大多数患者中可以持续观察并连续的 TSH 抑制治疗 Tg 或抗 Tg 抗体值的升高应提升额外检查或潜在的治疗
器质性不完全效果	有器质性或功能性的肿瘤证据伴有任何水平的 Tg 伴或不伴有抗甲状腺球蛋白抗体	50% ～ 85% 的患者在额外治疗后有肿瘤的持续性存在 肿瘤死亡率在局部转移者中为 11%，在远处转移者中为 50%	器质性不完全的患者会进行额外的治疗或者依据多种临床病理因素而进行连续的观察，比如肿瘤的大小、位置、生长速度、放射性碘吸收效果、FDG 效果及器质性病变的病理特征等
效果不确定	没有特异性的影像学发现 甲状腺床核素摄取微弱，可检测到：＜ 1 ng/ml 的非刺激性 Tg 水平，＜ 10 ng/ml 的刺激性 Tg 水平 在没有器质性或功能性病变时抗甲状腺球蛋白抗体稳定或下降	15% ～ 20% 的患者会在随访中发现器质性病变[a] 其余或者没有特异性的变化或者证据消失[a] ＜ 1% 的死亡率	效果不确定的患者应当使用合适的影像学检查进行观察及 Tg 水平的监测 存疑的非特异性发现可随时间使用额外的影像学检查甚至活检进行进一步的评估

NED 患者在随访中没有肿瘤的证据。

[a]，在没有抗甲状腺球蛋白抗体时。

注：Tg，甲状腺球蛋白；TSH，促甲状腺激素；NED，没有肿瘤证据；RAI，放射性碘；^{18}FDG，^{18}F- 氟代脱氧葡萄糖-正电子发射断层扫描。

初始风险评估与治疗效果的整合（动态性风险评估）

从临床治疗的观点来看，大多数病例应当依据对治疗的效果而不是在初诊时的初始风险评估来指导我们的长期随访方案。因此使用 AJCC/TNM 分期和 ATA 复发风险分组进行初始风险评估，然后结合患者个体化的治疗效果，获得一个及时更新的、动态的和实际的风险评估结果是恰当的。这种治疗效果的评估既包含患者对治疗效果的临床因素，又包含了肿瘤的生物学特征。虽然最初认为在起始 2 年的治疗是有用的，但是我们现在觉得这种治疗效果评估应当在甲状腺切除术后及早进行，并在术后 2 年后进一步确定诊疗方案。

基于初始风险分组后的治疗效果的反应在图 24.3 中很好地解释了每类 ATA 风险分组中存在的肿瘤持续或复发的风险性。在初始评估为中低风险组的患者中，对治疗反应有良好效果的患者肿瘤持续或复发风险明显降低了 2%。即使高风险组中患者也会因有良好的治疗效果而获得预后的明显改善（在 2 年内如果对治疗有良好的效果，肿瘤持续或复发的风险会从初始风险评估的 66% 下降到 14%）[14]。相反地，初次风险评估为中低风险的患者如果对治疗效果反应不佳，在随访中出现肿瘤持续或复发的风险性会明显增高。虽然低风险患者被认为只有 3% 的肿瘤持续或复发风险，但是如果对治疗反应不佳会升高到 13%。相应地，中风险患者如果治疗反应不佳肿瘤持续或复发的风险会从初始评估的 18% 升高到 41%。

这些发现可能解释了我们 50% 的初始评估为中风险患者出现了肿瘤的持续或复发。肿瘤持续或复发的患者中近 20% 需要密切细致的随访。然而，如果中风险患者对治疗有着良好的效果，在随访的 2 年内出现肿瘤持续或复发风险性会急剧降低到仅 2%。因此有着良好治疗效果的中风险患者应当按照低风险患者进行跟踪随访，并将评估风险从 18% 修正为 2%。

代表性病例

或许阐释动态性风险评估最好的方式是参考具体病例来分析在随访中是如何用获得的新信息来修正风险评估结果和治疗计划的。

例如，一位 35 岁女性患者，在每年常规妇科体检中触及了一个甲状腺无症状结节。超声证实是一个 3 cm 大小的甲状腺右叶结节，并提示颈部 3 区和 4 区有几个淋巴结异常。细针穿刺抽吸（fine-needle aspiration，FNA）活检证实为甲状腺分化癌和转移性淋巴结。患者接受了甲状腺全切除、中央区淋巴结清扫及右侧淋巴结分区清扫的手术。术中描述完全切除了甲状腺和转移的淋巴结，没有肿瘤的膜外侵袭。术后病理提示为直径 2.5 cm 大小的甲状腺经典型乳头状癌伴有甲状腺外周脂肪的微侵袭。而且，24 个切除的淋巴结中有 14 个甲状腺乳头状癌的转移。术后 6 周患者接受了 100 mCi 的放射性碘治疗，治疗后扫描显示甲状腺床显影，右颈部淋巴结区微显影，但不提示为转移灶。核素消融后甲状腺球蛋白为 14 ng/ml，甲状腺球蛋白抗体阴性。

该患者术后 AJCC 分期为 Ⅰ 期（甲状腺癌的死亡风险小于 1%），但 ATA 复发为中风险（按照我们的病例其肿瘤持续或复发的风险为 44%）。该患者术后

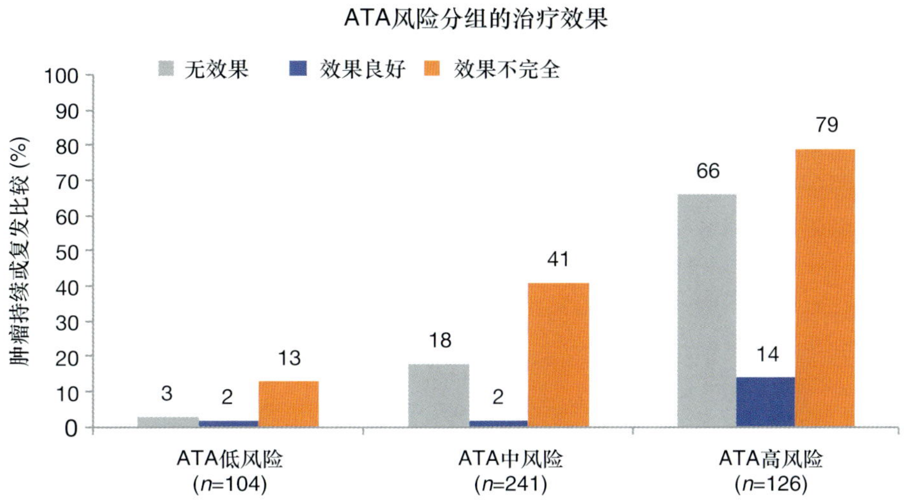

图 24.3 我们组 471 例患者依据初始风险分层结合治疗效果进行了 2 年的刺激性甲状腺球蛋白水平的随访。在每个分组中效果良好者会降低肿瘤持续或复发的风险比例。类似地，依据初始风险分组，治疗效果不完全者会增加肿瘤持续或复发的风险

2 年每 6 个月检测一次 Tg 水平，每年一次颈部超声。并在核素消融后 18 个月进行了一次刺激性的 Tg 水平检测。

随访方案 1

在这一方案中，患者对治疗有良好的效果，其每 6 个月检测的抑制性 Tg 水平小于 1 ng/ml（且 Tg 抗体阴性），随访 18 个月时没有检测到刺激性的 Tg 水平。随访 2 年中的颈部超声检查完全正常。基于这些治疗效果的资料[8]，该患者对治疗有着良好的效果，因此我们将其肿瘤持续或复发的风险性大幅度降低到 2%。

这种风险再分组使得我们将该患者作为"低风险"患者，而不是"高风险"患者进行随访跟踪。按照 ATA 甲状腺癌诊疗指南推荐第 63 条，该患者在随访中应当每年进行一次体格检查和抑制性 Tg 水平检测。如果 Tg 水平异常则应行超声检查。促甲状腺激素（TSH）水平维持在 0.5 ～ 2 mIU/L。无须刺激性 Tg 水平的检查。

随访方案 2

在这一方案中，该患者对治疗的效果是不完全的。即使最初将其归为复发的中风险组中，她的血清 Tg 水平仍然能够检测到。事实上，在随访中，Tg 水平从 6 个月时的 6 ng/ml 升高到 12 个月时的 14 ng/ml、18 个月时的 36 ng/ml、24 个月时的 77 ng/ml。颈部超声虽然没有发现新病灶，但是颈部磁共振检查发现一个 2 cm 大小的咽后淋巴结，PET 扫描提示 FDG 热显像。此外，她的胸部 CT 显示一个 6 个月时的不到 1 cm 大小的结节经过随访 1 年后增加到 1 ～ 2 cm，进一步 PET 检查显示 FDG 显影从阴性变成阳性。再次行 150 mCi 的 ^{131}I 治疗后 PET 扫描发现转为阴性。

尽管该患者在初始风险评估为 AJCC 的 I 期，死亡低风险组及肿瘤复发的中风险组，但是她很快出现了一个放射碘无效的转移性病灶，不仅肿瘤持续的风险增加，而且死于甲状腺癌的风险也明显增加了。幸运的是，这不是绝大多数低风险患者的预后。但是这个病例是中、低风险患者中 1% ～ 2% 的死于甲状腺癌的典型性病例。对治疗反应效果差通常在治疗早期时就出现了，死于甲状腺癌的低风险患者的标志就是尽管采取了很多治疗措施，但肿瘤仍在进行性发展中。

按照大多数的回顾性文献，该患者会被归为低风险组（依据 MACIS 或 AJCC 分期标准）进而会被认为极少数意外死于甲状腺癌的"低风险"患者。事实上，她只在随访的头几个月被认为死亡风险较低，在诊断和治疗后的 1 年内，胸部 CT 和 FDG-PET 扫描显示临床病程不佳。

此外，如果其对治疗有良好效果的话，早在术后 6 个月时因发现其对治疗效果不佳而采取的进一步评估和治疗措施是不恰当的。因此动态性风险评估不仅可以鉴别出患者的复发风险是否比预期要低，还可以发现如果患者的复发风险比初始评估高，就及时增加影像学检查和治疗措施。

用治疗反应效果预测临床预后要优于 ATA 初始风险分组

虽然对鉴别出有肿瘤复发风险性增加的患者而采取及时的治疗措施很重要，但同等重要的是鉴别出真正低复发风险的患者，从而避免不必要的治疗项目。如前所述，要鉴别出患者低复发风险性要结合初始风险评估和治疗效果以便获得一个动态的、进行性的风险评估结果。但就像初始风险评估一样，较少的指标能用于判断治疗效果。这主要包括血清 Ig 水平（抑制性或刺激性）、颈部超声及对高风险患者的影像学形态或功能检查。

为了确定这些重要的指标在随访中发现新发肿瘤的作用，我们对我们中心 588 例因分化型甲状腺癌行甲状腺全切除术和放射碘消融的患者进行了 7 年随访（图 24.4）。

正如所预计的那样，在中、低风险组的患者中检测不到血清 Tg 水平比在高风险患者中更能预测随访中是否有新发肿瘤的出现。这不奇怪，中、低风险组的患者都是分化较好的甲状腺癌肿瘤细胞，通常能较好地分泌 Tg，而高风险患者包括一些分化较差的肿瘤细胞，其合成和分泌 Tg 均较差。

但是在中、低风险患者的随访中，通过影像学检查（通常是颈部超声）结合刺激 Tg，可以获得对新发肿瘤的最佳阴性预测值[27]。正如预料的一样，在随访中即使阴性的影像学和刺激性 Tg 水平检测结果也仅能预测 82% 的高风险患者的肿瘤复发情况[33]。因此，对这些高风险患者来说，即使术后 1 ～ 2 年随访内对治疗效果反应良好，也应增加随访和影像学检查的项目。

因此，几乎毫无例外，中、低风险患者在开始随访中完全依赖于血清 Tg 水平和颈部超声检查。如果中、低风险患者在随访中发现对治疗效果不佳的话，就需要增加影像学检查。这些治疗效果不佳的中、低风险患者可以在增加的检查和随访中获益。这与 ATA

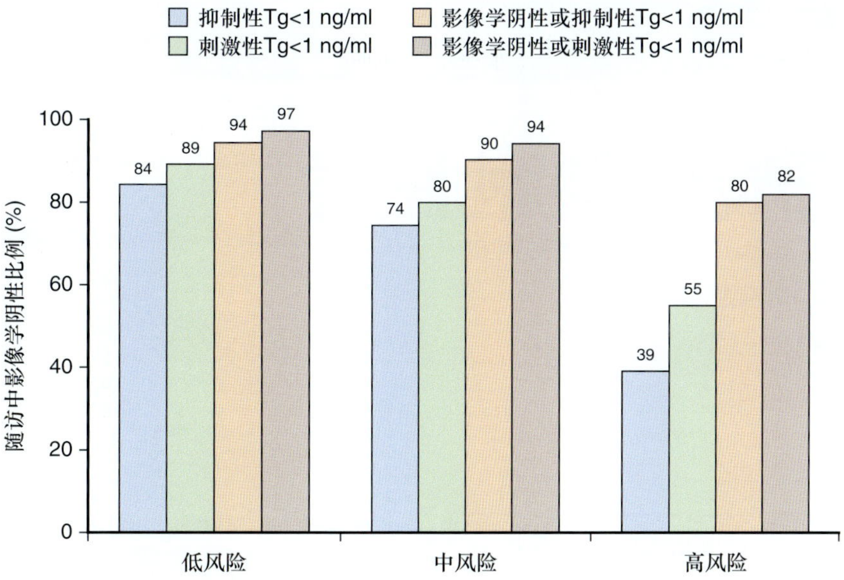

图 24.4 结合临床最终预后的标准检查的预测能力。在每一个风险组随访中，阴性的影像学结果及检测不到的刺激性甲状腺球蛋白（Tg）水平能最大概率地提示没有肿瘤的证据

指南中推荐第 63 条所说的相一致，它指出，消融有残余但颈部超声阴性且没有检测到刺激性 Tg 水平的甲状腺癌低风险患者每年需行临床检查和抑制性 Tg 治疗。

相反地，随访高风险患者，影像学的形态和功能检查应该是必需的。对治疗有良好效果的高风险组的患者无须过多的随访项目。很明显，随访的类型和频率应当紧紧依据个体化的肿瘤复发率和死亡率而决定。

总结

初始的处理措施应当依据 AJCC 的 TNM 分期（或者类似的分期方法）和 ATA 肿瘤复发风险评估来确定。这些评估指导我们初始的治疗措施，包括手术的范围（甲状腺切除和淋巴结清扫范围），是否需要放射碘治疗及 TSH 抑制的程度。应当利用随访中获得的治疗资料，包括血清 Tg 水平，颈部超声和影像学形态和功能性检查结果来判断患者对于初始治疗的效果，以便用动态的、进行性的风险评估方法来修订最初的风险评估结果。长期的随访方案依据修改更新后的风险评估结果进行，并以实际的风险评估结果决定随访的类型和频率。

我们认为用获得的新数据增加或降低最初风险评估结果的风险适应性治疗是一个进行性和动态性的过程。这一动态的方法更好地反映了有经验的医师处理患者的临床实践，它能够形成风险依赖性的治疗方案，增加高复发和高死亡风险患者的检查和治疗措施，同时减少能长期存活的甲状腺低复发风险患者的检查和随访频率。

参考文献

如需完整的参考文献列表，请访问 http://pincode.yiaiwang.com。

25

甲状腺嗜酸性细胞肿瘤

Raj K. Gopal，Peter M. Sadow，Ian Ganly
卢秀波　贾勐　译　张浩　审校

请访问 http://pincode.yiaiwang.com 查看相关视频：

视频 25.1　第 25 章引言：甲状腺嗜酸性细胞肿瘤。

本章包含额外的在线拓展内容，详情请访问 http://pincode.yiaiwang.com。

引言

甲状腺嗜酸性细胞癌（Hürthle cell carcinoma，HCC）是一种罕见的肿瘤，占所有甲状腺癌的 3% ～ 10%。因此，大多数医疗机构不具有处理这种疾病的经验[1]。鉴于其罕见性，HCC 患者的临床病程和最佳治疗方案仍然是一个备受争论的话题。这些肿瘤的临床进程在某种程度上是难以预测的，例如有些病例最初被诊断为嗜酸性细胞腺瘤（Hürthle cell adenomas，HCA），但是后期表现为恶性并发转移[2-3]。此外，HCC 因常具有侵袭性所以许多人提倡采取综合的外科手术和辅助治疗。但是，近年来一些研究基于分子检测对嗜酸性细胞腺瘤（HCA）的分类进行了更新，提高了对其生物学特性的理解，并对这些生物学上不确定的病变进行了分层治疗。

病理学

关于该主题的更多讨论，请访问 http://pincode.yiaiwang.com。

根据定义，嗜酸性细胞肿瘤是一种主要由嗜酸性细胞组成的局限性病变，嗜酸性细胞占细胞总数的 75% 以上，通常累及 100% 的病变。在甲状腺之外，这些病变大多数被称为**嗜酸性细胞病变**，当有肿块形成时，则被称为**嗜酸性细胞瘤**或**嗜酸性细胞肿瘤**。淋巴细胞通常与嗜酸性细胞变化有关，最常见于慢性淋巴细胞性（桥本）甲状腺炎，并且淋巴细胞是一些嗜酸性细胞病变的组成部分，例如腮腺淋巴肿瘤和甲状腺乳头状癌的淋巴瘤样病变。通过基于细针穿刺抽吸（fine-needle aspiration，FNA）活检的细胞学分析来区分甲状腺嗜酸性细胞肿瘤的良恶性是不可能的。HCC 与 HCA 的明显区别是基于组织学切片上是否存在血管或包膜浸润，或甲状腺外扩散、局部淋巴结或远处转移的证据。HCT 中恶性肿瘤的诊断差异很大，很大程度上取决于病理学家对微小浸润型 HCC 中浸润的主观解释，因此具有不同的肿瘤表现模式和诊断阈值[4]。总体而言，约 33% 的 HCT 表现出恶性病变的明显特征[5]。这种诊断差异性可能是导致不同研究报告的死亡率大幅波动的一个主要因素，因此这些研究在 HCT 的自然行为和历史方面引起了较大争议。

关于该主题的更多讨论（包括图 25.1 ～图 25.5），请访问 http://pincode.yiaiwang.com。

介绍和自然历史

大多数 HCC 患者表现为甲状腺结节或肿块。平均发病年龄在 50 ～ 60 岁，比其他分化型甲状腺癌的平均发病年龄大 10 岁左右[11-12]。几项研究报告称，HCC 患者中的男女比例为 1 : 3[12]。

许多人传统上认为 HCC 比其他分化良好的甲状腺癌更具侵袭性。然而据报道，HCC 的死亡率和生存率差异较大。这种争议可能是由上述病理诊断因素以及小样本量、选择偏倚和治疗机构偏倚造成的。许多早期研究报告 HCC 的死亡率高于甲状腺乳头状癌和甲状腺滤泡状癌，导致许多人认为 HCC 通常是侵袭性肿瘤，预后也比其他分化良好的甲状腺癌更差[13-16]。Kushchayeva 等在旧金山加利福尼亚大学对 33 名患者进行了超过 25 年的研究，报道其 5 年和 10 年的疾病特异性生存率（disease-specific survival，DSS）分别为 74% 和 49%，5 年和 10 年的无病生存率（disease-free survival，DFS）分别为 65% 和 40%[13]。研究者还报告了这些患者的转移率为 36%，复发率为 24%。Lopez-Penabad 等报道在 MD 安德森癌症中心（Anderson Cancer Center）50 年间收治的 89 名患者中，与 HCC 相关的死亡率高达 40%[14]。这与高分化甲状腺癌 2% 的总死亡率形成显著对比。其他研究强调了 HCC 区域和远处转移的倾向。Stojadinovic 等对 59 例治疗 60 年的 HCC 患者进行回顾性分析，结果提示存在 33% 的远处转移率和 21% 的淋巴结转移率[15]。Ruegemer 等也报道 HCC 的远处转移率为 34%，而甲状腺乳头状癌（papillary thyroid cancer，PTC）和甲状腺滤泡状癌（follicular thyroid cancer，FTC）的发生率仅为 7% 和 19%[16]。

然而，最近的研究和更大规模的公共数据库调查表明，HCC 与其他分化型甲状腺癌相比存活率更高[12，17-18]。尽管颈部的局部转移发生率较高（55%），但一项对 45 例 HCC 患者的回顾分析显示了良好的总体结果（5 年 DSS 为 96%）[17]。该研究中观察到的高淋巴结转移发生率和相对良性的临床过程更符合高分化 PTC 的临床行为。Bhattacharyya 检查了 1988—1998 年 HCC 的监测、流行病学和最终结果数据库（Surveillance，Epidemiology and End Results database，SEER），发现了 555 例非转移性 HCC。他报告的 5 年及 10 年总体平均生存率分别为 85% 和 71%。411 例匹配的 FTC 的平均存活率具有可比性。作者认为年龄和肿瘤大小是多变量分析中预测预后的唯一变量[12]。

嗜酸性细胞肿瘤的遗传学

近年来，人们一直没有系统研究 HCT 的遗传学，因此对其了解甚少。早期基因表达分析表明，HCT 来源于滤泡上皮，与 FTC 存在相似之处[19]。然而，它们的完整转录谱提示它们在分子上与其他分化型甲状腺癌不同[7]。事实上，对 PTC 和 FTC 中经常发生改变的基因（如 *BRAF* 和 *RAS*）的靶向分析表明，这些基因很少在 HCT 中发生突变[7，20]。虽然热点 *TERT* 启动子突变相对更常见，但仅在部分 HCC 中检测到[21]。此外，基因重排，如 *PAX8/PPARγ* 和 *RET/PTC* 融合，也在嗜酸性细胞肿瘤的亚群中被检测到[22]。这些发现强化了 HCC 具有独特分子基础和非常规分子变化的观点，包括明显的染色体丢失和线粒体 DNA（mtDNA）突变[23-24]。

最近，两项全外显子组测序对 HCC 的遗传学进行了更全面的研究[8-9]。这些研究发现 HCC 在一系列不同基因中反复出现核 DNA 突变，这些基因包括 *DAXX*、*EIF1AX*、*NRAS*、*KRAS*、*TP53*、*CDKN1A*、*NF1*、*ATM* 和 *PTEN*。此外，25% 的病例中发生热点 *TERT* 启动子突变，并且有一些新的基因融合。这一候选驱动因子事件的异质性强调了改变 MAPK、PI3K 和 DNA 损伤信号以及端粒维持在 HCC 中的重要性。

在 HCC 的核 DNA 中，最普遍的变化是广泛的染色体丢失，最终导致杂合性丢失（loss of heterozygosity，LOH），在某些情况下，这种缺失跨越了大部分核基因组[8-9]。这些显著的 LOH 事件导致“近单倍体”的 DNA 含量，在某些情况下还伴随着剩余染色体的复制，单亲二倍体（即来自单亲染色体的两个副本）的出现，整个基因组的复制。尽管 LOH 事件如此普遍，但 5 号、7 号和 12 号染色体很少丢失，反而显示出频繁的复制，表明这些染色体上存在重要的基因。虽然这种显著的基因组不稳定性的原因尚不清楚，但频繁发生的 LOH 事件似乎有助于肿瘤抑制因子的失活。

HCC 的 mtDNA 的分析确定了一些体细胞 mtDNA 突变[8-9]。mtDNA 是一个由母体遗传的小环状基因组，与核基因组不同，每个细胞内存在多个副本[25]。mtDNA 编码 13 种蛋白质，所有这些蛋白质都参与线粒体氧化磷酸化（oxidative phosphorylation，OXPHOS）[26]。HCC 的线粒体基因组的独特之处在于可以经常观察到破坏性的 mtDNA 突变，这与其他大多数未发现有害 mtDNA 突变的癌症形成对比[27]。值得注意的是，这些失活突变几乎总是发生在编码复合物 I 亚基的基因中，即烟酰胺腺嘌呤二核苷酸（nicotinamide adenine dinucleotide，NADH）脱氢酶，这是催化线粒体 OXPHOS 的第一步[26]。虽然尚不清楚这些 mtDNA 突变如何导致肿瘤形成，但 HCC 的高患病率表明线粒体复合物 I 的丢失是肿瘤代谢改变的一种形式，也是这种肿瘤的关键遗传特征。

分期和预后因素

几种预后评分［年龄、性别、范围和大小（age，gender，extent，and size，AGES）；年龄、转移、范围和大小（age，metastasis，extent，and size，AMES）；以及转移、年龄、切除的完整性、侵袭和大小（metastasis，age，completeness of resection，invasion，and size，MACIS）］和分期系统（肿瘤、淋巴结、转移；TNM）用于评估分化良好的甲状腺癌（见第 24 章，分化型甲状腺癌动态风险评估和分期）。但是没有用于 HCT 的特定分期系统。现有预后评分系统的有效性尚未针对 HCC 进行广泛评估。一项使用 AMES 风险评分系统对 40 例 HCC 患者进行的回顾性研究显示，该系统在预测复发和生存方面十分有效，因为它发现 19 例低风险患者都保持无病，而 21 例高风险患者中有 48% 出现复发或死亡[28]。此外，最近的两项 HCC 全外显子组测序研究均发现 LOH 与患者预后之间显著的相关性。首先，LOH 的存在或广泛的染色体丢失是转移性 HCC 中最常见的事件[9]。其次，这两项研究都发现 LOH 的存在与较差的患者预后显著相关，包括无进展和无转移生存率[8-9]。未来随着利用分子特征对甲状腺肿瘤进行风险分层能力的进一步完善，HCC 中这种独特的 DNA 拷贝数变化可能有助于识别具有更强侵袭性行为倾向的肿瘤。

淋巴结和远处转移

与甲状腺乳头状癌（papillary thyroid cancer，PTC）不同，许多研究显示，诊断 HCC 时，淋巴结转移与死亡率升高和预后较差相关[15, 29-32]。Mills 等对 1946—2003 年收治的 HCC 患者进行的回顾研究发现 DFS 的独立预测因子是淋巴结转移、远处转移和肿瘤分期[31]。

远处转移

大量研究表明，HCC 患者与其他甲状腺癌和非甲状腺癌患者一样，远处转移与较差的预后密切相关[13, 15, 29, 31]。

大小

许多研究表明肿瘤大小与恶性肿瘤风险之间存在相关性，与 HCA 相比，HCC 的肿瘤体积更大[12.33]。Sippel 等人证实肿瘤大小与 HCT 的恶性潜能相关，结果提示任何小于 2 cm 的肿瘤无恶性，所有大于 6 cm 的肿瘤均为恶性，4 cm 或更大的病变中存在 50% 的恶性风险[32]。同样，Pisanu 等研究表明肿瘤大小大于 3 ～ 4 cm 是恶性肿瘤的显著预测指标[34]。然而，其他报告未能显示肿瘤大小与癌症风险之间的显著关联[11, 17, 29, 35]。鉴于 HCC 的罕见性，这些不同的发现可能是由于研究样本数量较少以及每个研究系列之间研究样本的固有异质性。

年龄

与其他甲状腺癌类型一致，众多研究均提示 HCC 患者的高龄（约＞ 50 岁）与较差的预后相关[12, 14, 29]。

侵袭性

正如在包括其他甲状腺癌类型在内的许多人类癌症，组织学上观察到的肿瘤侵袭程度已被证明极大地影响 HCC 的预后和生存。广泛侵袭性 HCC 已被证明是一种侵袭性恶性肿瘤，患者的复发和肿瘤相关死亡的风险很高[15]。在一项对 77 例经 60 年治疗的 HCC 患者的大型研究中，斯隆·凯特林纪念医院（Memorial Sloan Kettering）的研究小组发现，微小浸润型病变与无复发或死亡相关，而广泛侵袭性病变与 73% 的复发率和 55% 的死亡率相关[15]。该研究小组还发现血管侵犯与疾病复发存在高度相关性，即使在更惰性和包膜良好的 HCC 中也是如此[36]。其他报告证明，血管侵犯是显著预测较差临床预后的唯一风险因素[17]。

手术范围

长期以来，对 HCC 患者进行最佳治疗所需的手术范围一直存在争议。这在一定程度上源于对这种肿瘤的自然病程和推测侵袭性的不确定性。最近对马斯登医院（Marsden Hospital）50 年间收治患者的一项调查显示，HCC 比分化型甲状腺癌更具侵袭性，且手术范围是影响 DSS 的独立因素，因此建议进行甲状腺全切除术[31]。此外，Mills 等回顾性分析 1946—2003 年接受治疗的 HCC 患者时发现，在多变量分析中，手术范围是影响 DSS 的唯一独立因素。然而，其他许多研究表明手术范围和总体结果没有差异[13-15, 17, 22]。

术前评估

目前，尚无可靠的方法在术前鉴别 HCC 与 HCA 和其他良性甲状腺疾病。

细针穿刺抽吸

在 FNA 细胞学怀疑为嗜酸性细胞肿瘤的患者中有 20% ～ 30% 为恶性肿瘤[32]。FNA 中嗜酸性细胞的几个特征已被证明提示恶性 HCC，而非良性 HCA 和良性病变，包括核异型、拥挤、细胞粘连、核质比增加、柱状细胞而非多边形细胞，以及有丝分裂率增加。在肿瘤病变中，与甲状腺炎和结节性甲状腺肿相比，嗜酸性细胞的黏附力较差，与慢性甲状腺炎中大量的胶体和淋巴细胞相比，HCC 一般不存在胶体，且淋巴细胞较少[37]。然而，FNA 在最终诊断中的价值仍然有限。Pisanu 等报道，FNA 对 HCC 检测的敏感性仅为 23.8%，这些作者和其他报道类似低预测率的研究者呼吁所有以嗜酸为主的结节都应进行手术治疗[34]。

超声和其他成像方式

关于该主题的更多讨论，请访问 http://pincode.yiaiwang.com。

手术

在外科治疗方面，目前大多数人主张在病理证实为HCC的情况下，行甲状腺腺叶切除术和甲状腺全切除术。然而，Kushchayeva等表明手术范围对预后并没有影响[13]。一项针对77例HCC患者的大型研究提示，手术范围不影响发生微小浸润或广泛浸润的HCC患者预后[15]。其他研究者也同样观察到甲状腺全切除术没有任何益处，并认为甲状腺全切除术可能是过度治疗，尤其是对于微小浸润型HCC和早期HCC。与此相反，最近对伦敦皇家马斯登医院（Royal Marsden Hospital in London）50年来收治患者进行的一项调查显示，手术范围是影响生存率的独立因素[26]。其他支持HCC患者进行甲状腺全切除术的学者认为，应同时使用甲状腺球蛋白肿瘤标志物进行监测，并在以后需要时进行放射性碘（radioactive iodine，RAI）治疗。

与其他分化良好的甲状腺癌不同，淋巴结转移与HCC患者的不良预后有关；因此，颈部淋巴结转移的患者通常采用改良型颈部淋巴结清扫术进行积极治疗。Ⅰ级颈部受累并不常见，不需要常规治疗。

关于该主题的更多讨论，请访问 http://pincode.yiaiwang.com。

术中冰冻切片

术中冰冻切片（frozen section，FS）可用于指导手术初期是否需要进行对侧甲状腺切除术。然而，FS检查受到许多程序性的限制，包括采样误差、切片厚度差异、被膜不规则、冻结伪影和失真，如血管塌陷，以及难以区分被膜包裹和真正侵犯。FS的使用高度依赖于机构的专业知识 / 经验。

在2002年的一项回顾性研究中，Dahl等研究了116名被诊断为嗜酸性细胞肿瘤的患者。49例为嗜酸性细胞癌，67例为良性[11]。手术中的FS分析仅正确诊断出19%的恶性肿瘤，而这些病例与最终病理的相关性为100%。然而，大多数FS（75%）是不准确的。其他人也报道过相似的术中FS低灵敏度数据，排除了其用于指导手术范围的可能性。

辅助治疗

放射性碘治疗

不幸的是，鉴于这些癌症的低发病率，缺乏权威性的大型研究的指导。与其他分化型甲状腺癌类型相比，HCC被认为具有较低的碘亲和力，因此通常被认为对RAI治疗反应不佳（见第48章，分化型甲状腺癌术后放射性碘治疗）。Lopez-Penabad等在89例HCC患者中证明，在已知有转移的患者中，RAI摄取率仅为40%。尽管RAI治疗对生存率没有总体益处，但亚组分析显示，接受RAI辅助消融治疗的患者与未接受RAI治疗的患者相比预后更好[14]。最近的另一项研究检测了复发和持续性肿瘤的放射性碘摄取率；它显示了近70%（11/16）的摄取率，并提出RAI治疗可能对这些患者的多数人有效[38]。任何残余甲状腺组织的消融也将有助于使用血清甲状腺球蛋白作为肿瘤标志物，并可以更灵敏地检测任何可能摄取 ^{131}I 的复发或转移性疾病。

作者建议采用目前的RAI治疗高分化甲状腺癌指南［美国甲状腺协会（2015）和英国甲状腺协会（2007）指南］或基于转移、年龄、切除完整性、浸润程度和大小（MACIS）评分或术后甲状腺球蛋白水平[39]。

甲状腺激素抑制

HCC患者通常接受甲状腺激素抑制治疗。其副作用包括心血管问题，例如心律失常和骨密度降低。一般建议高危患者的促甲状腺激素（thyroid-stimulating hormone，TSH）保持在0.01～0.1范围内，低风险患者的TSH保持在0.1～0.4范围内，以减少副作用的发生。

外放射治疗（external beam radiotherapy，EBRT）已被证明是治疗晚期甲状腺癌的一种有效方式，由于相关多发淋巴结转移、软组织或血管侵犯以及手术切缘可见癌的原因，局部肿瘤复发的风险很高（见第49章，甲状腺恶性肿瘤的外放射治疗）。Phlips等分别回顾了94例接受辅助治疗的高分化甲状腺癌患者；其中56例患者单独接受RAI治疗，38例患者接受了额外的放射治疗（5.5周55 Gy）[40]。尽管接受放射治疗的患者病情通常更严重，但他们的生存率没有显著差异。接受RAI治疗的患者中，21%患者会发生局部复发，但随着放射治疗次数的增加，这一比例下降至3%。研究者得出结论，放射治疗对晚期高分化甲状腺癌非常有效，如果患者在初次手术时存在肉眼或显微镜下残留病灶，或者确定有颈部淋巴结的包膜外侵犯，建议进行辅助放疗。

只有一项研究专门研究了EBR在HCC中的疗效。Foote等在2003年研究了18例接受EBR治疗的晚期HCC患者（包括广泛浸润性病变，初次手术后存在阳性切缘和不可切除的病变）[41]。这些患者的5

年总生存率是 66.7%。他们观察到接受 EBR 作为辅助治疗的高危癌症患者在预防复发方面成效显著，高危癌症定义为巨大肿瘤（直径＞ 6.5 cm）、肿瘤侵犯气管、血管、肌肉、多发淋巴结转移、转移性软组织结节和手术切缘可见癌。他们由此认定 HCC 是一种放射敏感性肿瘤，建议对具有高复发风险、不能完全切除或不可切除的广泛侵袭性肿瘤进行放射治疗。

晚期和转移性甲状腺癌的化疗通常被认为疗效有限。新型靶向治疗的试验正在进行中，且已取得了初步成效[42]。

靶向治疗

Ganly 等最近的报告确定了 RTK/RAS/RAF/MAPK 和 PIK3/AKT/mTOR 通路在该疾病中的重要性。至少有一种受体酪氨酸激酶在 20% 的 HCC 肿瘤中发生突变，包括 *EGFR*（2%）、*ERBB2*（11%）、*PDGFR*（2%）、*TSHR*（4%）、*MET*（4%）和 *RET*（4%）。在 2% 的 HCC 肿瘤中发现 *PIK3CA* 突变，且与 *PTEN* 突变相互排斥（4%）。6% 的肿瘤发生 *TSC1/2* 突变。9% 的肿瘤中 *NF1* 缺失或突变。15% 的肿瘤发生 *NRAS*、*HRAS* 或 *KRAS* 突变（*NRAS*，9%；*HRAS*，2%；*KRAS*，4%）。*EIF1AX* 突变可发生在 11% 的肿瘤中，其他 *EIF1*、*EIF2* 或 *EIF3* 基因突变发生在 9% 的肿瘤中。除了这些突变之外，还发现了 7 号染色体全染色体重复导致的过表达基因，包括 *BRAF*、*RHEB* 和 *EIF3B*[8]。目前有一项针对广泛侵袭性 HCC 患者的多种酪氨酸激酶抑制剂索拉非尼和 mTOR 抑制剂依维莫司治疗的Ⅱ期随机临床试验。初步证据显示这些药物的显著的反应率，表明这一途径在该癌症中的重要性。

随访

关于该主题的更多讨论，请访问 http://pincode.yiaiwang.com。

总结

关于该主题的更多讨论，请访问 http://pincode.yiaiwang.com。

参考文献

关于该主题的更多讨论，请访问 http://pincode.yiaiwang.com。

如需完整的参考文献列表，请访问 http://pincode.yiaiwang.com。

26

散发性甲状腺髓样癌

Benjamin R. Roman，Richard J. Wong
代文杰 译 张浩 审校

请访问 http://pincode.yiaiwang.com 查看相关视频：
视频 26.1 第 26 章引言：散发性甲状腺髓样癌。

引言

甲状腺髓样癌（medullary thyroid carcinoma，MTC）占美国所有新发甲状腺癌病例的 1% ～ 2%，由于甲状腺乳头状癌的发病率不断增加，这一数字明显低于历史记录[1]。MTC 来源于滤泡旁细胞或神经内分泌 C 细胞，分为家族性（占 25%）和散发性（75%）两种。与家族性 MTC 相比，散发性 MTC 更具有侵袭性，经常转移到颈部淋巴结。对原发病灶和转移的淋巴结进行彻底清除仍是 MTC 最主要的治疗方式。最近，酪氨酸激酶抑制剂（tyrosine kinase inhibitor，TKI）靶向治疗的新进展改善了晚期 MTC 的无进展生存期。

在过去 10 年中，一些组织已经发布了关于 MTC 治疗的指南。2015 年美国甲状腺协会（American Thyroid Association，ATA）的指南提供了有关 MTC 全面诊断和治疗的最新深刻建议[1]。本章将回顾病理生理学，遗传学，散发性和家族性 MTC 之间的差异，临床表现，临床过程，诊断注意事项（包括检查和分期），初次手术治疗决策，随访和监测，疾病复发的手术治疗，放射治疗，MTC 远处转移的管理（包括全身治疗和靶向治疗）。

病理生理学

了解组织学以及 C 细胞、降钙素和癌胚抗原（carcinoembryonic antigen，CEA）是 MTC 恰当诊断和治疗的基础。MTC 的遗传基础有助于区分该疾病的散发性和家族性形式，并且对于了解散发性 MTC 患者预后和诊断来说非常重要。

组织学和 C 细胞

在胚胎发生过程中，由神经嵴产生的后鳃体迁移到每个甲状腺叶的上极和中极，可产生 C 细胞，约占甲状腺细胞的 1%。C 细胞起源于神经外胚层，分泌降钙素，具有神经内分泌功能。MTC 因其发生位置而被归类为甲状腺癌；事实上，与更常见的滤泡（甲状腺）细胞来源的癌症相比，它是一种神经内分泌肿瘤。在非癌症标本中，C 细胞通常以 6 ～ 8 个细胞簇的形式存在于甲状腺滤泡的外围。

20 世纪初，MTC 首次被描述为发生淀粉样蛋白基质病变的肿瘤，并被认为是甲状腺未分化癌的变体。1959 年，Hazard、Hawk 和 Crile 首次描述了 MTC 特征[2]。大体上，肿瘤病灶边界清楚、坚硬、灰白色、有砂砾。镜下所见，细胞为均匀的圆形、多边形或梭形，分布很多含有中央核的嗜酸性颗粒样物质。细胞倾向于在血管基质中形成栅栏形的薄片或巢状排列。淀粉样病变的存在被认为是 MTC 的一个显著特征，尽管淀粉样病变不一定在所有细胞中都存在。淀粉样蛋白来源于降钙素或降钙素原，这是一种不同于其他富含淀粉样蛋白的肿瘤的前体。C 细胞增生与 MTC 密切相关，尤其是家族性 MTC，C 细胞增生被认为是恶性转化成 MTC 的前体阶段[3-4]。

MTC 的组织学诊断可能很困难，因为它可能与甲状腺乳头状癌或滤泡癌以及副神经节瘤、肉瘤和淋巴瘤相混淆。细胞角蛋白 CK7 和 CK18 以及 TTF1 和嗜铬粒蛋白 A 染色可能有助于诊断。然而，最重要的诊断标志是降钙素嗜铬粒蛋白、CEA 和甲状腺球蛋白染色的缺失。组织学角度讲，可以根据主要组织学特征对肿瘤进行分类。包括分化良好的、富含淀粉样变、孤立的、有小梁的、上皮样变的等。分化良好的最常见（48.9%），其次是富含淀粉样变（38.3%）[5-6]。

降钙素和癌胚抗原

C 细胞分泌降钙素和其他物质，如癌胚抗原（carcinoembryonic antigen，CEA）、组织胺酶、神经特异性烯醇、降钙素基因相关肽、生长激素抑制剂、甲状腺球蛋白、促甲状激素、促肾上腺皮质激素、胃泌素相关肽、5- 羟色胺、嗜铬粒蛋白、P 物质等[7]。降钙素维持钙稳态的作用机制在其他脊椎动物中是明确的，但是在人类中还不清楚。

降钙素和 CEA 是可用的肿瘤标志物，可以在基础状态下的血液中测量。CEA 的半衰期比降钙素长，而且不是 MTC 特有的，因此它的特异性较低。在散发性 MTC 病例中，降钙素水平总是升高的，且通常与体内 MTC 肿瘤大小直接相关。测定降钙素水平有助于筛查 MTC 高风险人群，也有利于 MTC 患者的治疗后随访。在 MTC 术后随访过程中，如果降钙素持续性或再发性地升高预示着发生局部区域性或远处病变。影像学检查可能无法确定肿物的位置，在这种情况下，有些患者病程进展缓慢。在以前，降钙素通常是在给予五肽促胃液素刺激后测量的。然而，患者经常抱怨用药后极不舒服，出现恶心、发汗、躁动、尿急等症状。今天，随着基础降钙素测定水平的提高，已无必要进行降钙素刺激试验。

遗传学：散发性与家族性

根据定义，家族性 MTC 患者发生 *RET* 原癌基因的种系突变（见第 27 章，甲状腺髓样癌综合征：MEN 2A 和 MEN 2B）。顾名思义，大多数散发性 MTC 患者没有种系突变，尽管 1% ～ 7% 没有 MTC 家族史的患者会存在种系突变[8-9]。测定 *RET* 基因对于这些患者是很有帮助的。首先，如果表面上看是散发性 MTC 的患者发生了 *RET* 基因突变，那么与他有相同基因的家族成员也应该进行基因测定，首先是一级亲属。家族成员应该进行适当的治疗和预防性手术。其次，如果一名患者发现 *RET* 基因突变，那么就应该筛查他或她是否患有甲状旁腺功能亢进症或嗜铬细胞瘤[10]。这些问题需要进行更多研究，未来的指南可能会发生变化，但明确的 *RET* 突变可能会继续影响手术方式、复发风险。此外，*RET* 突变与其他内分泌肿瘤的关联需要进一步检测。

体细胞突变是一种只在肿瘤细胞中发生的种系突变。过去，明显散发性 MTC 的患者，临床上不常规进行肿瘤体细胞突变的检测。然而，越来越多的证据表明，这种类型的散发性 *RET* 突变可以用来预测患者对 TKI 全身治疗的反应，这表明未来肿瘤体细胞突变的检测将扮演重要的临床角色。40% ～ 50% 的 MTC 患者发生了涉及 *RET* 基因的体细胞突变或基因重排[11-12]。在发生体细胞 *RET* 突变的肿瘤中，并非所有细胞都携带该突变[13-14]。发生在 MTC 患者的大多数突变是点突变，如与 MEN 2 综合征相关的相同密码子，包括 918、634 和 883[11]。在 *RET* 基因发生改变的散发性 MTC 患者中，60% ～ 80% 的病例发现有 M918T 突变[11，15-17]。与没有发生 *RET* 基因突变的散发性 MTC 患者相比，发生 *RET* 基因突变（特别是 M918T）的散发性 MTC 患者诊断时更多为进展期，病灶切除后，复发性病变或持续性病变的发生率增加，而且长期生存率较差（10 ～ 20 年）[11，16-17]。

临床表现和常见临床过程

MTC 分为两型：散发性和家族性。家族性 MTC 将在本书其他章节讨论（见第 27 章，甲状腺髓样癌综合征：MEN 2A 和 MEN 2B）。大多数关于 MTC 的文献将散发性和家族性 MTC 数据统计在一起，两者之间很难做出比较。总体来讲，尽管家族性 MTC 可能表现为双侧性和多灶性（＞ 90%，散发性 MTC 为 32%）且处于低进展阶段，经分期加权后，散发性 MTC 与家族性 MTC 表现相似，而且有相似的预后。

散发性 MTC 通常在 40 ～ 60 岁时以颈部甲状腺肿瘤或颈部淋巴结转移瘤的形式出现[18]。约 15% 的病例表现为吞咽困难、气短、声音嘶哑等。较为少见的情况是，甲状腺结节患者在检测到降钙素或 CEA 水平升高后才发现散发性 MTC[19]。一些患者表现为远处转移或 MTC 肿瘤细胞分泌产物所致的腹泻。由于 CEA 升高而发现 MTC 很少见，例如，大肠癌治疗后的患者。

MTC 经常存在淋巴结转移。T1 和 T4 肿瘤患者的中央区淋巴结转移分别占 14% 和 86%，而 T1 和 T4 肿瘤患者的颈外侧淋巴结转移分别占 11% 和 93%[20]。血清降钙素水平与淋巴结病变严重程度和位置相关[21]。总之，70% 的 MTC 患者在出现可触及的甲状腺肿块时同时伴有颈部转移，10% 伴有远处转移[20]。血行播散可转移至肺、肝、骨、脑和软组织。

尽管 MTC 的临床病程可能比分化型甲状腺癌如甲状腺乳头状癌（papillary thyroid cancer，PTC）更具侵袭性，但 MTC 仍然是一种相对惰性的恶性肿瘤，文献报道其 10 年生存率为 69% ～ 89%[22-24]。多变量分析显示患者年龄和分期是重要的预后影响因素[25]。Ⅰ、Ⅱ、Ⅲ和Ⅳ期患者的 10 年生存率分别为 100%、93%、71% 和 21%。临床过程有些难以预测；存在远处转移的患者常可存活数年。

术后基础血清降钙素水平正常的患者长期生存率较高，10 年生存率为 97.7%[23]。研究发现生存率与降钙素倍增时间密切相关[26-27]。在一项对接受甲状腺全切除术和双侧颈部淋巴结清扫术的患者进行的研究中，所有降钙素倍增时间＞ 24 个月的患者在研究结束时都存活，而倍增时间＜ 6 个月的患者 5 年和 10 年生存率分别为 25% 和 8%。基础血清降钙素水平在 6 ～ 24 个月倍增的患者，5 年和 10 年生存率分别为 92% 和 37%[26]。

诊断注意事项、检查和分期

2015 年发布的关于甲状腺结节检查的 ATA 指南建议，如果超声征象怀疑为恶性肿瘤，则需对大于 1 cm 的结节进行活检[28]。针对 MTC 的 ATA 指南同样建议对大于 1 cm 的结节进行活检。若细针穿刺抽吸（fine-needle aspiration，FNA）的结果不能提示 MTC，应行进一步的诊断检查，包括在 FNA 冲洗液中测量降钙素，以及进行免疫组织化学染色以评估降钙素、嗜铬粒蛋白和 CEA 的存在，以及甲状腺球蛋白的缺乏。

由于担心花费问题，目前不建议对全部甲状腺结节患者进行血清降钙素筛查，因为 MTC 仅存在于 0.3% ～ 1.4% 的甲状腺结节患者中[1]。尽管如此，ATA 指南仍建议由医生决定是否应为在其诊室就诊的甲状腺结节患者检测血清降钙素。

一旦 FNA 组织学上确认了 MTC，患者应进行体格检查以评估区域淋巴结转移，并检测血清降钙素和 CEA，并如前所述进行 RET 基因检测。在家族性 MTC 患者中，应对嗜铬细胞瘤和甲状旁腺功能亢进症进行排除。

关于影像学检查，所有 MTC 患者均应进行颈部超声检查。此外，颈部和胸部的计算机断层扫描（computed tomography，CT）、肝的横断面评估［三期对比增强多排螺旋 CT 或对比增强磁共振成像（magnetic resonance imaging，MRI）］和轴向 MRI 及骨扫描适用于有广泛颈部侵犯、局部或远处转移体征或症状的患者，以及血清降钙素水平高于 500 pg/ml 的患者。正电子发射体层成像（positron emission tomography，PET）/CT 扫描对检测 MTC 转移的敏感性较低，不应在初始检查期间使用[1]。

美国癌症联合会（the American Joint Committee on Cancer，AJCC）第 8 版分期手册定义了 MTC 病程的四个阶段（表 26.1 和表 26.2）。与大多数实体癌症类型一样，总分期包括肿瘤、淋巴结转移和远处转移（tumor，lymph node，and metastases，TNM）。尽管有人建议将淋巴结转移数量的定量评估纳入分期[29]，但第 8 版分期沿用了上一版本，即评估淋巴结转移的存在和

表 26.1 美国癌症联合会关于 MTC 的 TMN 分期标准

TNM	标准
TX	不能确定有无原发肿瘤
T0	无原发肿瘤存在的证据
T1	肿瘤限于甲状腺内，最大直径≤ 2 cm； T1a：肿瘤最大直径＜ 1 cm； T1b：肿瘤最大直径＞ 1 cm 且≤ 2 cm
T2	肿瘤局限于甲状腺内，最大直径＞ 2 cm 且≤ 4 cm
T3	肿瘤局限于甲状腺内或轻微的膜外侵犯，最大直径＞ 4 cm
T4	T4a：中晚期疾病 任何大小的肿瘤，甲状腺外明显扩散至颈部附近组织，包括皮下软组织、喉部、气管、食管或喉返神经 T4b：非常晚期的疾病 任何大小的肿瘤侵犯椎前筋膜、颈动脉鞘或纵隔血管
NX	不能确定有无局部淋巴结转移
N0	未发现局部淋巴结转移 N0a：一个或多个细胞学或组织学证实的良性淋巴结 N0b：无局部淋巴结转移的放射学或临床证据
N1	局部淋巴结转移； N1a：转移至Ⅳ区或Ⅶ淋巴结（气管前、气管旁、喉前淋巴结及上纵隔淋巴结） N1b：转移至单侧，双侧、对侧的颈部、咽后或上纵隔淋巴结
MX	不能确定有无远处转移
M0	无远处转移
M1	有远处转移

From American Joint Committee on Cancer. AJCC Cancer Staging Handbook. 8th ed. New York：Springer；2018.

表 26.2 美国癌症联合会关于 MTC 的分期

分期	T 分类	N 分类	M 分类
Ⅰ	T1	N0	M0
Ⅱ	T2 或 T3	N0	M0
Ⅲ	T1 或 T2 或 T3	N1a	M0
ⅣA	T4a	N0 或 N1a 或 N1b	M0
	T1 或 T2 或 T3	N1b	M0
ⅣB	T4b	任何 N	M0
ⅣC	任何 T	任何 N	M1

From American Joint Committee on Cancer. AJCC Cancer Staging Handbook. 8th ed. New York：Springer；2018.

位置。然而，AJCC 第 8 版手册确实建议为临床治疗记录以下参数：受累淋巴结的数量、受累淋巴结的大小和转移灶大小的测量，切除的完整性，术前和术后生化检验结果（降钙素和 CEA），以及基因突变分析[30]。

初步外科治疗

对原发性甲状腺病变和颈部淋巴结进行适当的手术切除是 MTC 初次治疗的最经典方法。尽管手术范围差异很大，尤其是淋巴结清扫，但与甲状腺手术相关的手术原理和技术保持不变，本书的其他地方对此进行了介绍。

MTC 的外科治疗受到很多因素的影响：①相对于分化型甲状腺癌来讲，MTC 的临床发展较快，尤其是在年轻患者中，复发率和死亡率均较高；② MTC 癌细胞对放射性碘治疗不敏感；③内分泌抑制治疗无效；④> 90% 的家族性及 32% 的散发性 MTC 患者表现为多病灶性和双侧性；⑤ 70% 以上颈部有明显肿块的 MTC 患者存在淋巴结转移；⑥术后通过监测血降钙素水平可以评估是否彻底切除病灶。

手术范围

通常提倡将甲状腺全切除术和中央区淋巴结清扫术作为 MTC 的初次手术治疗。临床上明显的侧颈淋巴结需进行侧颈清扫。如果术前不知道 MTC 的诊断并且对可疑结节进行了甲状腺部分切除术，当前的 2015 年 ATA 指南建议对具有 RET 胚系突变、术后血清降钙素水平升高或影像学检查显示残留 MTC 的患者进行完整的甲状腺切除术[1]。对于病理报告显示 C 细胞增生、多中心病变、手术切缘阳性或甲状腺外侵犯的患者，也应考虑完整的甲状腺切除术。

对于可能的隐匿性侧颈淋巴结转移的处理，最近的指南承认了两种观点。一些外科医生和内分泌学家认为，高质量的超声检查显示没有可疑淋巴结，则不需要进行选择性颈外侧淋巴结清扫术。对于散发性 MTC 微小癌（sporatic MTC microcarcinoma，SmMTC）病例，这一观点可能能够得到更多认可。相反，其他医生主张根据术前降钙素水平进行选择性侧颈淋巴结清扫。

当前的 2015 年 ATA 指南对淋巴结清扫范围提出了以下具体建议（除甲状腺全切除术外）：①超声无淋巴结或远处转移证据的患者，可选择性进行中央区淋巴结清扫；②同侧侧颈可以考虑进行选择性清扫；③超声检查无淋巴结或远处转移证据的患者，可根据血清降钙素水平考虑侧颈淋巴结清扫；④术前已知有淋巴结转移的患者应进行中央区和同侧颈外侧清扫；⑤术前影像学检查同侧颈外侧阳性而对侧阴性，血清降钙素> 200 pg/ml 时应行对侧淋巴结清扫[1]。

对于在超声上没有淋巴结或远处转移证据的病例，是否考虑根据血清降钙素水平进行颈外侧解剖，ATA 指南工作组内部尚未达成共识。一些文献建议对降钙素水平在 20 ～ 50 pg/ml 的患者进行同侧颈外侧清扫，对降钙素水平> 200 pg/ml 的患者还需进行对侧颈外侧清扫[31]。

当患者出现晚期 MTC 时，手术的目的可能会改变。即手术可被视为一种姑息性手术，旨在最大限度地减少术后并发症并尽量避免局部区域的疾病进展。在发生转移的情况下，可以考虑单侧或部分甲状腺切除术以防止以后可能会出现的局部侵袭，同时避免对侧喉返神经损伤及甲状旁腺功能减退的风险。局部病变已达晚期并侵及气管、喉部、食管等时，ATA 指南建议根据疾病程度和其他合并疾病考虑预期寿命，不必进行过于激进的中央区手术，应重点保护患者的言语、吞咽、甲状旁腺和肩部功能。在这种情况下，应考虑放射治疗、全身治疗等非手术疗法。然而，作者认为，对于局部晚期 MTC 来说，如果没有广泛转移的证据并且不存在年龄、合并疾病等影响寿命的因素，根治性切除手术（包括喉切除术、食管切除术及喉咽切除术）仍有一定意义。

随访和监测

MTC 初次手术治疗后的复发率高，因此 MTC 的随访和监测尤为重要。生化治愈是指 MTC 术后血降钙素水平正常的状态。尽管对于生存获益的证据并不清楚，但术后完全的血降钙素水平正常与 MTC 长期低复发风险密切相关。血降钙素持续或反复升高提示是否存在 MTC 病灶或 MTC 复发。然而，对于血降钙素升高在边界水平但稳定的患者来讲临床经过良好，对这些患者的随访和治疗也不需太激进[32-34]。甚至许多患者术后血降钙素持续升高，但仍可多年状态良好且无疾病复发的放射学或临床证据，降钙素倍增时间是疾病进展的最可靠标志。

降钙素、癌胚抗原和超声

MTC 术后，临床医生应关注有助于预测患者预后并计划长期随访的数据。包括病理检查报告的 TNM 分期、手术过程中切除的阳性淋巴结数量以及术后降钙素水平。术前血降钙素水平作为肿瘤标志，术后血降钙素水平的下降预示着成功切除肿瘤病灶。

MTC 术后降钙素水平下降缓慢[35-36]。当前的 2015 年 ATA MTC 指南建议术后 3 个月测量血清降钙素和 CEA 水平。如果未测出或在正常范围内，则应每 6 个月重复检测一次，持续 1 年，之后每年检测一次。

对于术后 3 个月时降钙素升高水平低于 150 pg/ml 的患者，ATA 指南建议进行颈部体格检查和颈部超声检查。若检查结果为阴性，则应每 6 个月进行一次颈部体格检查和颈部超声检查（同时每 6 个月进行一次降钙素和 CEA 检测）。若术后血清降钙素水平高于 150 pg/ml，应行甲状腺超声、胸部 CT、肝脏增强 MRI 或三期增强 CT、骨显像和骨盆及中轴骨 MRI 检查。

降钙素倍增时间

大多数术后可检测到血清降钙素的患者，他们的血清降钙素值会随着时间的推移保持相对稳定。建议在数月和数年的随访中测量降钙素倍增时间，倍增时间与疾病侵袭性负相关。一项研究显示，在接受甲状腺全切除术和双侧淋巴结清扫术治疗的患者中，降钙素倍增时间< 6 个月的患者，5 年和 10 年生存率分别为 25% 和 8%。相比之下，降钙素倍增时间在 6 ～ 24 个月的患者，5 年和 10 年生存率分别为 92% 和 37%。所有降钙素倍增时间> 24 个月的患者在研究结束时均存活（随访时间长达 29 年）[26]。ATA 指南特别建议，在甲状腺切除术后血清降钙素和 CEA 水平可检测到的患者中，应至少每 6 个月检测一次这两种标志物的水平以确定其倍增时间。可靠倍增时间评估通常需要至少 2 年的至少 4 个数据点。然而，在术后前 12 个月内，对不满 6 个月的倍增时间的评估是可靠的。ATA 提供了一个免费的在线计算工具，用于计算倍增时间[2]。

疾病复发的手术治疗

局限于颈部复发的患者，如果可能，应该接受再次手术治疗切除所有的病灶。血降钙素升高且存在以下情况的患者考虑再次行手术治疗：初次手术治疗不充分，影像学检查表明疾病复发或持续存在，压迫或侵犯气管和主要血管等。已经出现肿瘤转移的全身症状（如疼痛、面红、腹泻等）行减瘤手术可能会获益。对于甲状腺床局部复发的患者，如果远处转移病情不重，则可进行更彻底的局部切除，这有助于预防局部肿瘤复发并减轻颈部负担。相反，如果远处转移病情较重，应权衡手术的潜在并发症以及患者预期寿命，这时局部切除主要目的应为保留吞咽和言语功能。

颈部复发比甲状腺床局部复发更常见。对于有经验的医生来说，局部复发的患者再次进行手术可使 1/3 患者获得长时间的控制并达到生化治愈。也许更重要的是，再手术可以预防颈部疾病复发所带来的并发症[20, 33, 37-40]。由于再手术存在风险，对于降钙素水平升高但是放射学检查没有发现病灶的患者没必要进行选择性探查。若进行颈部探查，结果可能是切除标本为阴性，且不太可能有助于生化缓解。对这样的患者应该随访，随访时行放射线检查以发现复发病灶。

开始颈部有效的再次手术之前，还要评估肺、肝和骨骼是否出现转移。颈部的再次探查切除转移的淋巴结存在较高的并发症风险，如胸导管瘘、喉返神经损伤、甲状旁腺功能减退症等。这些信息可协助决定是否能采用积极手术的方式治疗颈部复发性疾病（见第 50 章，甲状腺再次手术）。于再次手术病例中寻找喉返神经始终是一个挑战性问题，解决该问题可以使用术中神经监测（intraoperative neuromonitoring，IONM）同时在颈部先前未解剖的区域寻找神经。甲状旁腺可能有被不慎切除或阻断血供的风险，因此在解剖过程中应注意识别甲状旁腺，在切除后应检查是否有甲状旁腺附着在甲状腺切除标本上。当甲状旁腺腺体的血供受损时，应进行重新移植。

最新两部关于颈部再次手术的出版物提供了关于术前检查和手术决策的指导。尽管 2016 年美国头颈学会（American Head and Neck Society，AHNS）共识声明重点关注分化型甲状腺癌，但其中也描述了使用诊断性成像辨别结构性疾病的复发，以及再次手术时的手术技巧[41]。此外，最近关注 MTC 的 ATA 指南对再次手术时的手术范围进行了权衡。对于持续性或复发性局部 MTC 且无远处转移的患者，颈部手术应包括对中央区或颈外侧影像学检查阳性或活检阳性病变进行区域清扫。该指南强调了区域定向治疗的重要性，避免了手术不彻底，例如仅切除严重转移的淋巴结，除非在该区域内曾进行过广泛清扫手术[1]。

关于 MTC 再次手术的预后，有文件记录其术后生化检验结果和复发率。然而，还没有临床试验对患者进行分期并随机分配接受再手术或仅进行观察。在经过恰当评估和选择的患者中，局部病灶的再次手术治疗可以实现生化治愈。在接受颈部再次手术治疗的持续性或复发性 MTC 患者中，约有 1/3 的患者术后基础或刺激后血清降钙素水平降至“正常范围”；但是，几乎不存在检测不到降钙素的患者[25, 33, 40, 42]。接受颈部再次手术的患者长期预后较好，并且可以很好地预防颈部中央区的复发。

MTC 放射治疗

外放射治疗（external beam radio therapy，EBRT）用于 MTC 患者作用有限，还没有显示出生存获益（见第 49 章，甲状腺恶性肿瘤的外放射治疗）。队列研究数据表明，手术切除后有时会应用 EBRT。散发性 MTC 患者，13.9% 的患者接受过 EBRT[24]。外放射的缺点之一就是对组织的损害（辐射诱导的瘢痕及纤维化等），导致后续手术干预的风险大大增加。在开始 EBRT 之前，外科医生应确保患者不会进行再手术治疗，因为 EBRT 后，再手术治疗在技术上更加困难并且易导致严重的术后并发症。

美国国家癌症研究所对 MTC 和淋巴结阳性患者进行了疾病监测、流行病学分析和预后统计（Surveillance，Epidemiology，and End Results，SEER），数据分析发现，辅助 EBRT 并没有显示出总体生存获益[43]。其他队列研究表明，接受 EBRT 与不接受辅助 EBRT 的患者相比，局部或区域无复发生存率没有差异[44]。外科医生和放射肿瘤学家认为，MTC 患者术后进行 EBRT 的目的是使高复发风险患者的局部病灶得到控制。局部区域病灶的控制对 MTC 患者来说是很有效的治疗结果，因为颈部区域的疾病进展会显著影响生活质量。为此，一些队列研究已经证明了 EBRT 的有效性。例如，在一项对 34 名高复发风险患者进行的研究中，5 年局部无复发生存率为 87%，疾病相关生存率和总生存率分别为 62% 和 56%[45]，这比不进行 EBRT 的预期生存率有所提高。

当前的 MTC ATA 指南反映了上述考虑。建议对于局部复发高风险（显微镜下或肉眼可见的残留 MTC、甲状腺外扩散或广泛淋巴结转移）和气道阻塞风险的患者，应考虑对颈部和纵隔进行术后辅助 EBRT。该指南指出，必须在 EBRT 潜在受益与急慢性放射毒性之间进行权衡[1]。典型剂量为 60 ～ 66 Gy，残留病灶的治疗应达 70 Gy 或更高。靠近脊髓的 MTC 应使用调强适形放射治疗（intensity-modulated radiation therapy，IMRT）。由于有多种新型化疗药物可用于局部复发和远处转移性疾病，EBRT 的建议也在不断发生变化。

MTC 远处转移和全身治疗

大多数 MTC 患者的病程相对缓慢，没有远处转移的证据，或者降钙素倍增时间非常缓慢，最终发展为远处转移。然而，也有一些患者的临床病程更具侵略性，除了手术和放射治疗外，还需其他治疗。本节内容回顾了孤立性远处转移、腹泻和其他转移性疾病并发症的处理，以及包括 TKI 靶向治疗在内的全身治疗方式。值得注意的是，对于仅有血清降钙素和 CEA 水平升高但无转移性疾病证据的患者，不应给予全身治疗。即使影像学证实存在小体积转移性病灶，若影像学确定监测显示病灶稳定且血清降钙素和 CEA 倍增时间＞ 2 年，则不应给予全身治疗（见第 52 章，转移性分化型和甲状腺髓样癌的药物治疗）。

孤立性远处转移的处理

发生远处转移的患者可能会出现临床症状或由常规影像学检查诊断。ATA 指南对 MTC 提出以下建议：①有神经系统症状的患者应进行头部影像学检查。②孤立性脑转移患者适合进行手术切除或 EBRT，包括立体定向放射外科治疗。③全脑 EBRT 也适用于多发性脑转移。④ MTC 转移导致脊髓受压的患者应紧急进行类固醇药物及手术减压治疗。⑤不适合手术治疗的患者可接受 EBRT 治疗。⑥骨折或即将发生的骨折需要手术、热消融（射频或冷冻法）、EBRT 或骨水泥注射治疗。⑦孤立性肺转移患者应考虑手术切除。⑧对于较小的外周肺转移瘤，可以考虑射频消融。然而，在多发性进行性肺转移的情况下，全身治疗通常更有益。⑨肝转移瘤也应考虑手术切除。⑩若多发小肿瘤累及不到 1/3 的肝脏，则也可选择动脉栓塞治疗。⑪最后，皮肤转移瘤也应考虑手术切除。多发性皮肤转移瘤最好进行 EBRT 或乙醇注射治疗。

晚期 MTC 的腹泻和其他分泌腺并发症的管理

晚期 MTC 患者可发生腹泻。原因可能是甲状腺髓样癌细胞产生的降钙素水平升高，进而导致机体高分泌状态以及胃肠道运动增强。腹泻多见于肝转移患者。MTC 相关性腹泻患者应避免摄入乙醇和高纤维食物。可以使用肠蠕动抑制剂如洛哌丁胺来缓解症状。进一步控制可以行减瘤手术等疗法来处理大体积肿瘤。还可采用生长抑素类似物疗法。对于肝转移伴腹泻患者，有研究证实化疗栓塞术是有益的[46-47]。

由于肿瘤分泌促肾上腺皮质激素（adrenocorticotropic hormone，ACTH）或促肾上腺皮质激素释放激素（corticotropin releasing hormone，CRH），一些转移性 MTC 患者可能会出现 Cushing 综合征。这通常是疾病非常晚期的标志，提示预后不良。对于难治性病例，可以选用药物治疗或双侧肾上腺切除术。

全身细胞毒性化疗

许多全身化疗药物已被研究用于治疗转移性和晚期 MTC，但几乎没有药物显示可信的获益证据，本章将不对其进行回顾。当前的 ATA 指南建议仅在特定的条件下使用多柔比星联合 5- 氟尿嘧啶（5-fluorouracil，5FU）或达卡巴嗪的细胞毒性治疗，鉴于新型靶向治疗的有效性，全身细胞毒性治疗通常不作为一线治疗。在撰写本文时，其他具有潜在应用前景的新型疗法尚未得到透彻研究，包括放射性标记分子疗法和预靶向放射免疫疗法[48-49]。

酪氨酸激酶抑制剂靶向治疗

TKI 治疗晚期和转移性 MTC 的基础是 *RET*、*RAS* 和表皮生长因子受体（endothelial growth factor receptor，EGFR）在发病过程中的机制。几乎所有家族性 MTC 患者都存在 *RET* 种系突变。大约一半散发性 MTC 患者的肿瘤中存在体细胞 *RET* 突变。许多没有体细胞 *RET* 突变的患者存在体细胞 *RAS* 突变。此外，血管内皮生长因子（vascular endothelial growth factor，VEGF）受体通常在 MTC 中过表达[50]。TKI 治疗有潜力靶向以上各种不同的通路。针对 MTC 治疗，许多 TKI 投入研究，两种药物凡他尼布（vandetanib）和卡博替尼（cabozantinib）成功完成两项Ⅲ期试验，并获得美国食品药品监督管理局（Food and Drug Administration，FDA）的批准，显示出长期控制疾病的良好效果，并可显著改善无进展生存期（见第 52 章，转移性分化型和甲状腺髓样癌的药物治疗）。

研究凡他尼布的Ⅲ期试验招募了 331 名有症状或进行性局部晚期或转移性 MTC 的患者，并对接受该药物治疗的患者与安慰剂治疗的患者进行了预后比较。接受该药物治疗患者的无进展生存期从 19.3 个月（安慰剂组）提高到 30.5 个月。进行凡他尼布治疗的患者反应率为 45%，反应持续时间为 22 个月。包括生活质量在内的患者报告结果也有所改善。报告者包括存在和不存在 *RET* 突变的患者。不良反应相对罕见且等级较低[51]。

研究卡博替尼的Ⅲ期试验招募了 330 名进展性、转移性或局部晚期 MTC 患者，并比较了接受药物治疗与安慰剂治疗的患者预后。接受该药物治疗的患者无进展生存期从 4.0 个月（安慰剂组）提高到 11.2 个月。接受卡博替尼治疗患者的反应率为 28%。不良反应明显，包括腹泻、腹痛和腹部不适、疲劳、高血压以及更严重的并发症。卡博替尼组中总共有 16% 的患者因毒性反应不得不停止治疗，79% 的患者需要减少药物剂量[52]。有趣的是，*RET* M918T 突变患者的亚组分析表明，此类患者应用卡博替尼治疗获益更大，总生存期显著改善。

在这些试验的基础上，FDA 和欧洲药品管理局（European Medicines Agency，EMA）于 2011—2012 年批准凡他尼布和卡博替尼用于晚期进展性 MTC 患者的治疗。当前的 ATA 指南建议根据实体瘤反应标准（response criteria in solid tumors，RECIST），对存在明显肿瘤负荷、有临床症状及进行性转移性疾病的患者使用 TKI 治疗[1]。

关于使用凡他尼布和卡博替尼治疗晚期 MTC 有几个未解决的问题。例如，如何进行治疗以达到最佳效果，包括药物剂量以及对药物毒性进行管理的最佳策略。服用这些药物的患者发生甲状腺功能减退的风险很大，相关机制尚不明确。此外，因药物毒性而减少剂量和停止治疗的情况很常见，且处理策略尚未完善。

此外还有耐药性问题和药物使用适应证问题。几乎所有患者都会随着时间的推移产生耐药性，因此慎重考虑药物治疗开始的时间，可能有效控制耐药性。还有一个未解决的问题是，对于病情稳定或反应不明的患者何时停用 TKI 治疗。更好地理解这些问题将构成更合理的组合治疗的基础。最后，这些药物的长期毒性和总生存期数据有限，如果可以证实其可使 MTC 患者显著获益，那么 TKI 一线治疗可能应用于病程早期并发挥作用。

结语

甲状腺髓样癌是一种罕见的恶性肿瘤，以区域淋巴结转移率高和血清降钙素、CEA 水平升高为特征。尽管 *RET* 种系突变在散发性 MTC 病例中并不常见，但无家族史的患者仍建议接受 *RET* 基因突变检测。经过恰当的诊断检查，并对局部病变晚期的患者进行远处转移评估后，主要的治疗方法仍采用甲状腺切除术、中央区及受累的颈外侧区淋巴结清扫术。术后应监测降钙素和 CEA 水平，并测量倍增时间。当检测到局部淋巴结复发时，通常需要进一步手术治疗。放射治疗和全身性细胞毒性疗法作用有限。最近对 TKI 药物凡他尼布和卡博替尼的研究表明，其有望用于治疗肿瘤负荷和临床症状较重以及进行性疾病的患者。

参考文献

如需完整的参考文献列表，请访问 http://pincode.yiaiwang.com。

27

甲状腺髓样癌综合征：MEN 2A 和 MEN 2B

Henning Dralle，Andreas Machens
代文杰 译 张浩 审校

引言

在 20 世纪初期，甲状腺髓样癌（medullary thyroid carcinoma，MTC）就被认为是甲状腺恶性肿瘤中一种独立病理类型[1-4]。这种特殊的散发肿瘤生物学类型在 20 世纪中叶以前一直被描述为“早期通过淋巴和血液散布的小瘤”[4]，然而多发性 MTC[5]被证实具有家族性肿瘤的特征。1901 年，Walther Burk 发现第一例多发性内分泌肿瘤（multiple endocrine neoplasia，MEN）2B，患者是一名 12 岁小男孩[1]。1965 年，E.D.Williams 在出版的与 MTC 相关的遗传性嗜铬细胞瘤（pheochromocytoma，PCC）系列丛书中，首次将 MTC 综合征明确定义为独立的实体瘤[6]。1993 年，Mulligan[7]和 Donis-Keller[8]等发现了遗传性 MTC 的易感基因，从此进入了以基因-表型为导向的预防性手术时代[9-12]（图 27.1），并完成了从临床、生物化学到最终从分子学角度对遗传性 MTC 认识的历时 100 年的进化传奇（图 27.1）。遗传性 MTC 在遗传性癌症综合征的很多方面具有独特性，并有如下特点：

- 25% 的 MTC 患者具有遗传变异性[13]，且这种遗传变异性与许多其他常见的遗传性肿瘤相比更加频繁[14]。
- 与许多其他的遗传性肿瘤不同，遗传性 MTC 的生物学特征表现出很强的基因-表型相关性[12, 15]，并被广泛用以进行风险评估[16-18]。这种基因依赖、年龄相关性的肿瘤进展特征[12]不仅构成了遗传性 MTC 发展的基础，而且促使着 MEN 2 相关性 PCC[19-20]和甲状旁腺功能亢进症（hyperparathyroidism，HPT）的形成[21-24]。
- 由 C 细胞的增生发展到 MTC 的病变过程是一个随机事件，而不是完全受基因携带者基因组的控制，这种恶性进展过程需要获得体细胞的突变[25]。血清降钙素是一个敏感的 MTC 诊断指标，比基因携带者潜在性的 *RET*（RE arranged during transfection）基因突变能更好地反应 C 细胞病变程度[26-27]，并且也许可以通

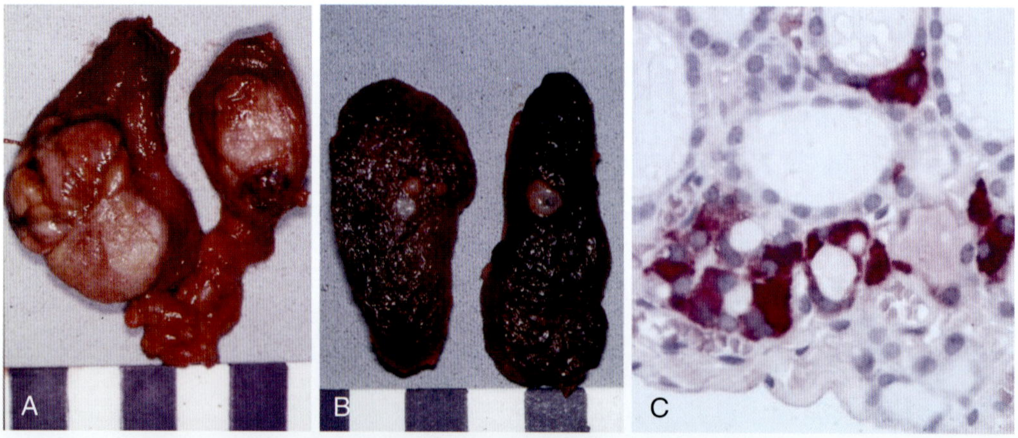

图 27.1 临床时代的遗传性 C 细胞疾病。A. 生化学；B. 分子学；C. 诊断

过监测血清降钙素水平来了解其病变程度，进而调整外科治疗的时间和手术范围[17, 26-27]。

- 淋巴结转移是疾病进展的提示因素，对散发性和遗传性 MTC 同样预示着不良的预后[28]。尽管与散发性 MTC 相比，多病灶肿瘤生长在遗传性 MTC 中更常见（65% *vs.* 8%）[29]，但经过疾病发病程度调整后，无论是生化治愈率还是生存预后，两者之间均没有差异[28, 30]。
- MEN 2B 是 MEN 2 的一种特殊的恶性变异类型，其特点是主要起病于婴儿早期。超过 90% 的 MEN 2B 型 *RET* 基因携带者中包含从头胚系突变（种系突变）[22, 31]。这种突变在其他 MTC 综合征如家族性 MTC（familial MTC，FMTC）和 MEN 2A 型中很少见。因此，基于 DNA 技术筛查家族成员 MEN 2B 型的特征以早期检测出遗传性 MTC 很少作为一种选择。有趣的是，在 MEN 2B 婴儿身上早期会出现一些提示线索，如"哭时无泪和假性巨结肠病"。这些临床症状可能有助于疾病在进展出现典型的 MEN 2B 皮肤红斑前识别出基因携带者，并有利于促使行快速 DNA 筛查和立即的外科干预[22, 32]。

不同基因型的临床表现

家族性甲状腺髓样癌和多发性内分泌瘤病 2 型

激活的 *RET* 原癌基因种系突变位于染色体 10q11.2，聚集于热区，这种激活涉及身体的所有细胞（在 Knudson 肿瘤形成学中被称为**初次打击**）[17, 19, 24-26, 33]。必须指出这种种系突变并不会同等地影响所有神经内分泌和非内分泌组织，还有许多组织并没有受到影响[25]。考虑到其复杂性，多种综合征的表现大部分受年龄影响且具有许多变异的特征，特别是对于种系突变具有最弱转导能力的携带者[15, 19]。不同组织特异的易感性是 FMTC/MEN 2A/MEN 2B 基因型主要的驱动力，所有这一切都表明应将 MTC 作为一个整体来看待[25]。

家族性甲状腺髓样癌（FMTC）

FMTC 最初被定义为一种独立的疾病，根据家族中至少 4 个成员患病即可诊断成立，目前认为 FMTC 是 MEN 2 的顿挫型[17]，且随着疾病的发展表现为 PCC 或 HPT。患者一生中出现从仅有 FMTC 到 MEN 2 表型的转变是必然，例外情况为 *RET* 基因胚系突变，其中出现风险最高（"HST"）的是密码子 918 [美国甲状腺协会（American Thyroid Association，ATA）HST 类]；出现风险高（"H"）的是密码子 634（ATA H 类）；出现风险一般的是中（"MOD"）至高风险密码子 620 和 618；突变较少发生于密码子 611 和 609（ATA MOD 类）；突变很少见于低至中风险密码子 768、790、791、804 和 891（ATA MOD 类）[15, 17-19]。6.5% ～ 9.5% 拟诊为散发性 MTC 的患者可能带有 *RET* 种系突变[34-35]。除非对相关的基因外显子进行基因筛查，否则这部分基因携带者常被漏诊[17]。

多发性内分泌肿瘤 2 型（MEN 2）

MEN 2 型包含以下部分或全部内容：①神经内分泌系统：MTC（单病灶或多发病灶，单侧或双侧）、PCC（单病灶或多发病灶，单侧或双侧）、HPT（甲状旁腺病理性增生，或单个腺体或多个腺体的腺瘤）；②非内分泌系统：先天性巨结肠病（Hirschsprung disease）和皮肤苔藓淀粉样变（cutaneous lichen amyloidosis，CLA；典型 MEN 2A）。

RET 种系突变是 MEN 2A 的基础（图 27.2），主要涉及高风险密码子 634（ATA H 类），也称为经典 MEN 2A 密码子，频繁发生的为中至高风险密码子 620、618，较少程度发生的密码子为 611、609（ATA MOD 类），罕见发生为低至中风险密码子 768、790、791、804 或 891（ATA MOD 类）[15, 17]。

FMTC/MEN 2A 的神经内分泌组分

甲状腺髓样癌（MTC）

MTC 是 FMTC、MEN 2A 和 MEN 2B 三种类型仅有的共同表型成分，也是 MEN 2A 综合征常见的第一种组分。*RET* 种系突变能驱使 C 细胞病理性增生，这种改变随着附加发生 *RET* 或其他基因的体细胞突变（二次打击）可进展为明显的 MTC[12]。淋巴结阴性 RET 携带者的原发肿瘤年生长量估计为 0.4 ～ 0.5 mm，淋巴结阳性携带者为 1.2 mm（伴有低至中风险突变）和 2.6 mm（伴有高风险突变）[36]。C 细胞的增生通常是多病灶的，涉及双侧甲状腺叶，特别易发生于最高风险密码子 918（ATA HST 类）和高风险密码子 634（ATA H 类）种系突变的携带者。因为体细胞突变需要时间进行恶性转化，所以 MTC 的发展是年龄依赖的，并且随着受影响的 *RET* 密码子的不同而变化[18, 25-26]（图 27.2）：最高突变风险（ATA HST 类）出生后开始，高突变风险（ATA H 类）1 岁时开始，中至高突变风险（ATA MOD 类）5 岁时开始，低至中突变风险（ATA MOD 类）10 岁时开始[15, 17]。

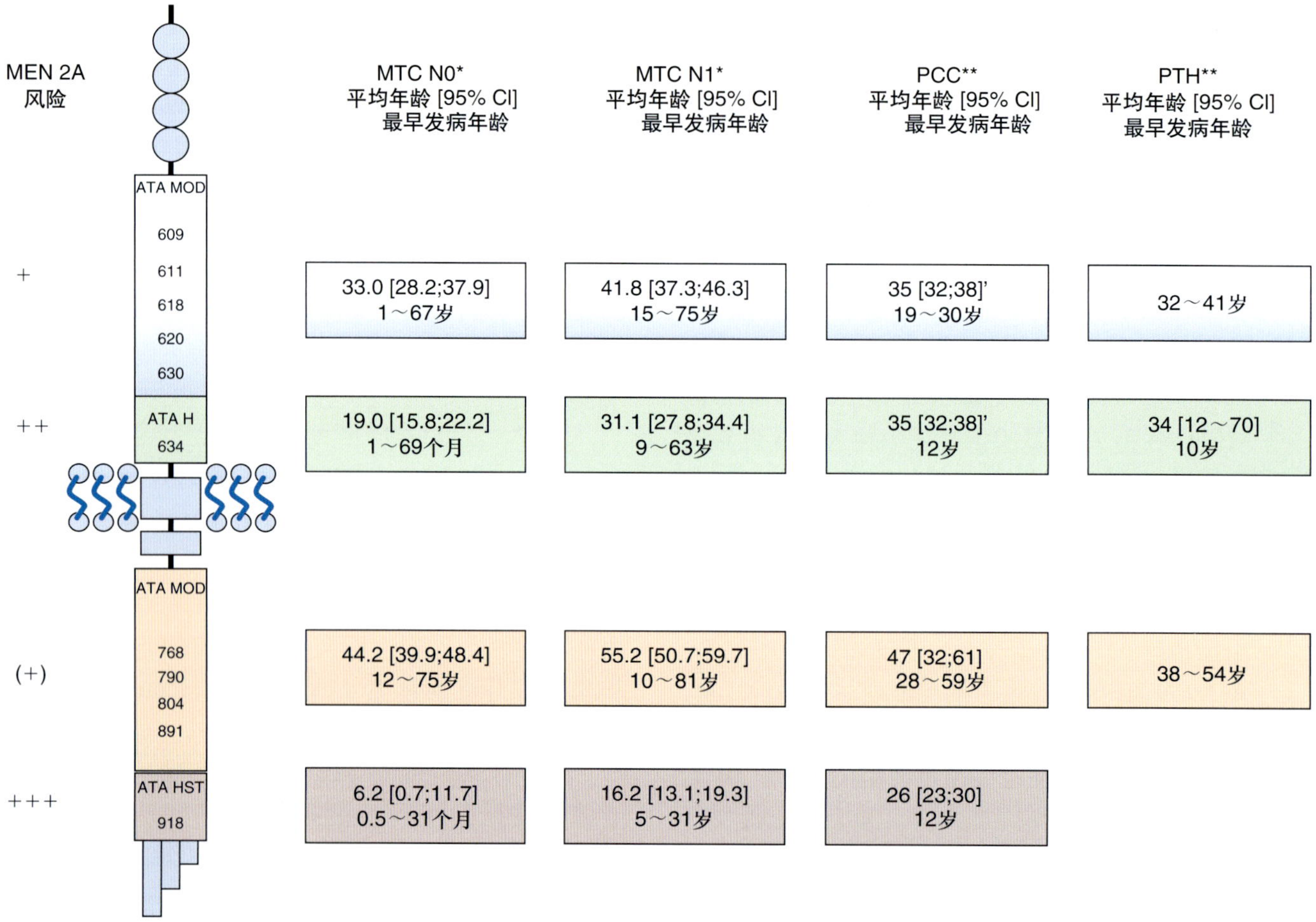

图 27.2 MEN 2 基于 DNA 和年龄相关性的表现。ATA，美国甲状腺协会；HST，最高；H，高；Mod，中等；Cl，置信区间；PCC，嗜铬细胞瘤；MTC N0/1，淋巴结阴性 / 阳性的甲状腺髓样癌；PTH，原发性甲状旁腺功能亢进；**，RET 密码子 609、611、618、620、630 和 634 突变的联合评估。数字代表已报告的平均年龄（以年为单位）（带有置信区间），然后是已报告的最早出现的年龄［*Data from Machens A，Lorenz K，Weber F，Dralle H. Genotype-specific progression of hereditary medullary thyroid cancer. Hum Mutat. 2018；39（6）：860-869；**Data from Machens A，Lorenz K，Dralle H. Peak incidence of pheochromocytoma and primary hyperparathyroidismin multiple endocrine neoplasia 2：need for age-adjusted biochemical screening. J Clin Endocrinol Metab. 2013；98（2）：E336-E345.］

嗜铬细胞瘤（PCC）

相对于甲状腺 C 细胞，肾上腺髓质易感性较低，因此 PCC 成为此综合征第二大常见表现形式[19-20]。所有存在 PCC 的突变基因携带者中，诊断时 MTC 和 PCC 共存者在最高突变风险密码子 918（ATA HST 类）突变中占 60%，在高突变风险密码子 634（ATA H 类）突变中占 35%。而携带者的综合征组分中仅有 PCC 的情况很少见：在最高突变风险密码子 918（ATA HST 类）突变中占 0%，在高突变风险密码子 634（ATA H 类）突变中占 35%，在中至高突变风险密码子（ATA MOD 类）突变中占 4%[18]。肾上腺神经节细胞瘤尽管不常见，但也许是 MEN 2A 和 2B 综合征的另一组分[37]。由于系统的 *RET* 基因分析和家族筛查使人群中未被识别的 *RET* 突变患者越来越少，因此在将来，PCC 不太可能在 MTC 之前或与 MTC 一起出现[38]。

RET 种系突变的活化也可能导致肾上腺髓质增生，PCC 也许会随着染色体 1p 上等位基因的缺失或降解途径中林希基因的删除而进展。这个过程因受影响的密码子不同而呈现多样化[19]（图 27.2）：最高风险和高风险密码子（ATA HST 和 H 类）突变 8 ～ 10 岁时开始[19, 39]；中风险密码子（ATA MOD 类）突变 20 岁时开始。

甲状旁腺功能亢进症（HPT）

甲状旁腺主细胞也许并不像甲状腺滤泡旁 C 细胞或肾上腺髓质细胞一样受 *RET* 活化的影响。因为很多未知原因，HPT 整体上比较温和，并不是 MEN 2B 型综合征的组成部分。尽管 HPT 在携带高风险密码子 634（ATA H 类）突变的患者中相当常见（发生率 19.1%）[24]，但在携带中风险密码子 620，618，611，609，768，790，804 以及 891（ATA MOD 类）突变患者中并不常见。HPT 的发展是年龄依赖的（为了获得“二次打击”），并且因受影响的密码子不同而变化（图 27.2）：对于高风险（ATA H 类）突变，平均和最小表现年龄分别为 34 岁和 10 岁，对于中风险突变：中至高风险突变表现年龄范围为 32 ～ 41 岁；低至中等风险突变为 38 ～ 54 岁[19]。

FMTC/MEN 2A 型的非内分泌组分

巨结肠病

6% ～ 16% 家族性 *RET* 基因中至高风险（ATA MOD 类）种系突变外显子 10（密码子 620 和 618，非常罕见于密码子 611 和 609）会发展为一个特殊的表型，包括“获得功能”的 FMTC/MEN 2A 表型和“功能缺失”的 HSCR 表型[40]。这些基因型也称为“罗马神基因”，指罗马神的门朝向任一个方向。HSCR 通常在 MTC 和 PCC 临床表现之前出现。“功能缺失”的 HSCR 表型被认为是由于内质网上的 RET 前体受体蛋白缺陷导致转导细胞膜的途径障碍。细胞表面 RET 受体蛋白浓度的下降被认为是导致早产儿在怀孕期的第 5 周和第 12 周肠神经元头尾位迁移停滞的原因。黏膜下层和肌间神经丛的自主神经节缺失是导致 HSCR 功能性障碍和巨结肠症状的原因[40]。与此形成鲜明对比的是，胃肠道神经节细胞瘤是神经丛中存在神经节细胞瘤，也称为假性巨结肠病，是 MEN 2B 型（密码子 918）的典型特征。

皮肤苔藓淀粉样变（CLA）

多达 9% 的 MEN 2A 家族会出现皮肤苔藓淀粉样变（cutaneous lichen amyloidosis，CLA）[23]。通常这种疾病与位于密码子 634 的 *RET* 种系突变相关，也有个案报道位于密码子 804 和密码子 891[41]。CLA 最主要的表现是瘙痒。病变多位于一侧或双侧上背部肩胛间区且伴有反复的抓痕，主要累及的神经感觉区位于颈 4 到胸 5 节段[42]。胚胎发育期，神经嵴细胞不仅与滤泡旁 C 细胞和肾上腺髓质的发育有关，而且与胸感觉神经纤维发育形成有关。这也许可以解释为何这些皮肤症状常频繁出现于 MTC 临床表现之前[41]。然而，CLA 的演变过程独立于疾病的发展过程，且与 PCC 或 HPT 的发展无关[42]。

MEN 2B 的神经内分泌组分

MEN 2B 的定义是 MTC 和 PCC 的结合（不包含 HPT），表现为眼、口腔、肠内和骨骼肌神经瘤、神经纤维瘤、神经节神经瘤和独特的肌肉骨骼疾病[22]。MTC 发展比较早，以至于①存在于每一个 MEN 2B 患者；②确诊时疾病已有很大程度的进展；③预后较差。

MEN 2B 的非内分泌组分

非内分泌系统表现包括口腔、眼、肠和骨骼肌的皮肤红斑（表 27.1，图 27.3 ～图 27.5）。口腔黏膜红斑包括前舌、唇和颊黏膜的结节[43-44]，也包括齿列

表 27.1　MEN 2B 型非内分泌系统表现的皮肤红斑

红斑	临床表现	病理学底物	诊断病情的检查
口腔	前舌、唇和颊黏膜的结节，隆起的嘴唇和明显的唇系带	黏膜的神经节瘤	临床检查；组织活检
	病损的牙列	未知	口腔检查
眼	结膜结节	结膜神经瘤	眼科检查；裂隙灯检查；基础泪液分泌实验
	角膜纤维化	角膜神经增厚	
	干性结膜炎	少泪	
	睑内翻	未知	
肠	假性巨结肠病伴慢性便秘，再发性腹痛，腹胀	肠肌间神经节瘤病	放射线检查；直肠抽吸活检；病理学检查
	生长不良	合并肠内和肌肉骨骼肌的症状	体格检查
	腹泻	生物胺的作用也许会导致高降钙素血症	排除乳糖不耐症的鉴别诊断
骨骼肌肉	伴关节松弛的马方综合征体质	可能是由神经系统发育疾病引起	神经和骨骼检查；肌电图检查；特殊的 X 线成像
	肌无力 弓形足；凹形足 脊柱侧凸；骺脱离		

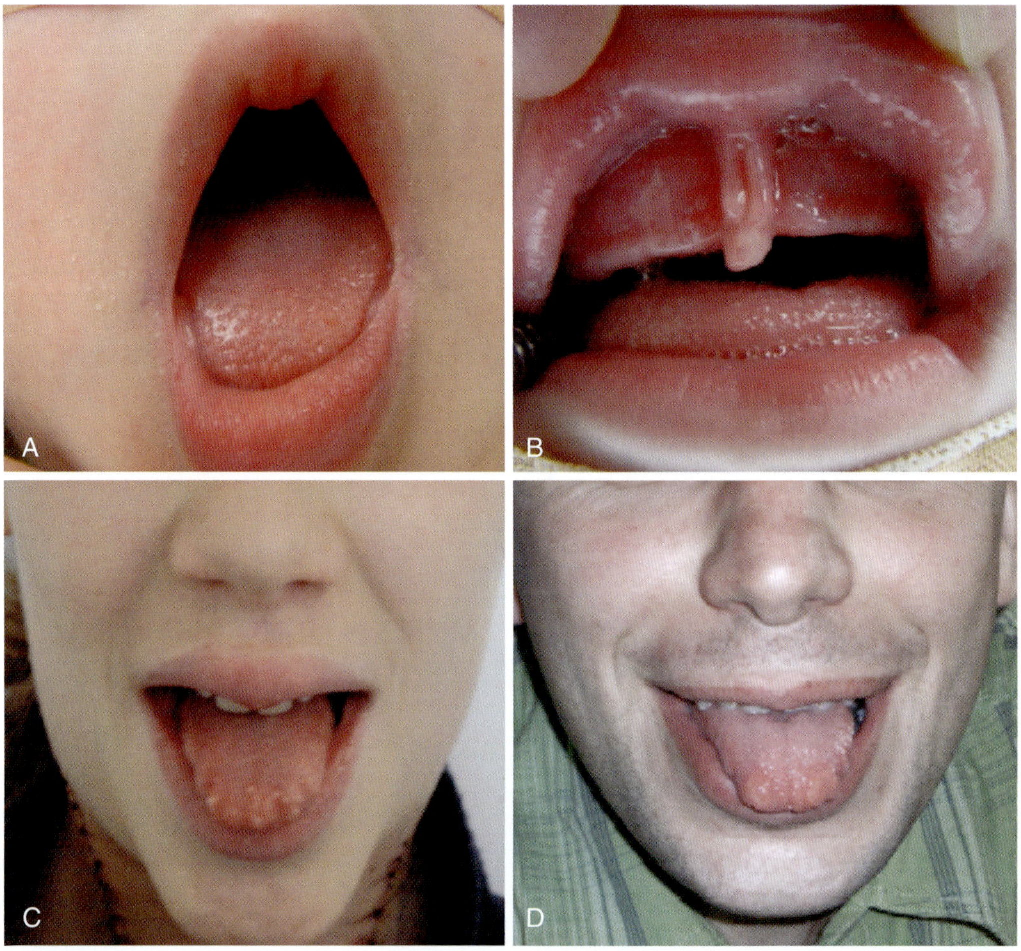

图 27.3 年龄依赖的 MEN 2B 型口腔黏膜红斑表现（M918T 突变）。A. 6 个月大的男婴；B. 6 个月大的女婴；C. 12 岁女孩舌和唇的红斑；D. 30 岁男性舌上的红斑

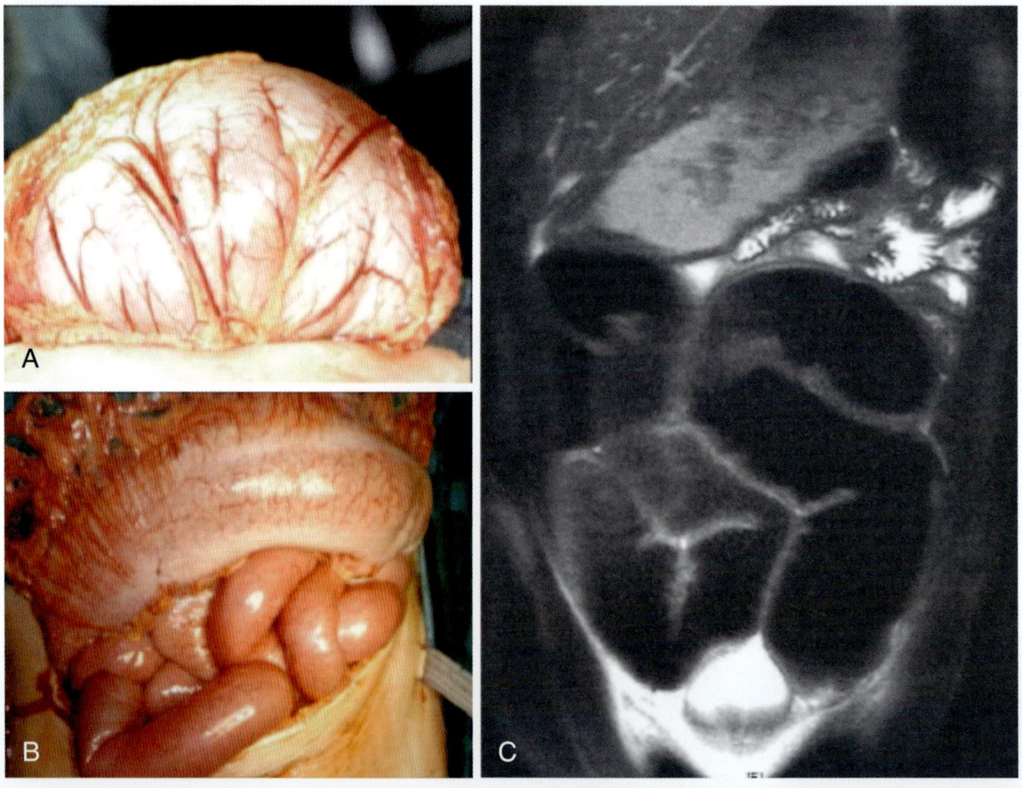

图 27.4 年龄依赖的 MEN 2B 型肠内红斑的表现（M918T 突变）。A. 伴再发性腹痛的 16 岁巨结肠女性患者；B. 伴腹泻的 15 岁男性巨结肠患者；C. 反复便秘的 16 岁男性患者的腹部 MRI 图像

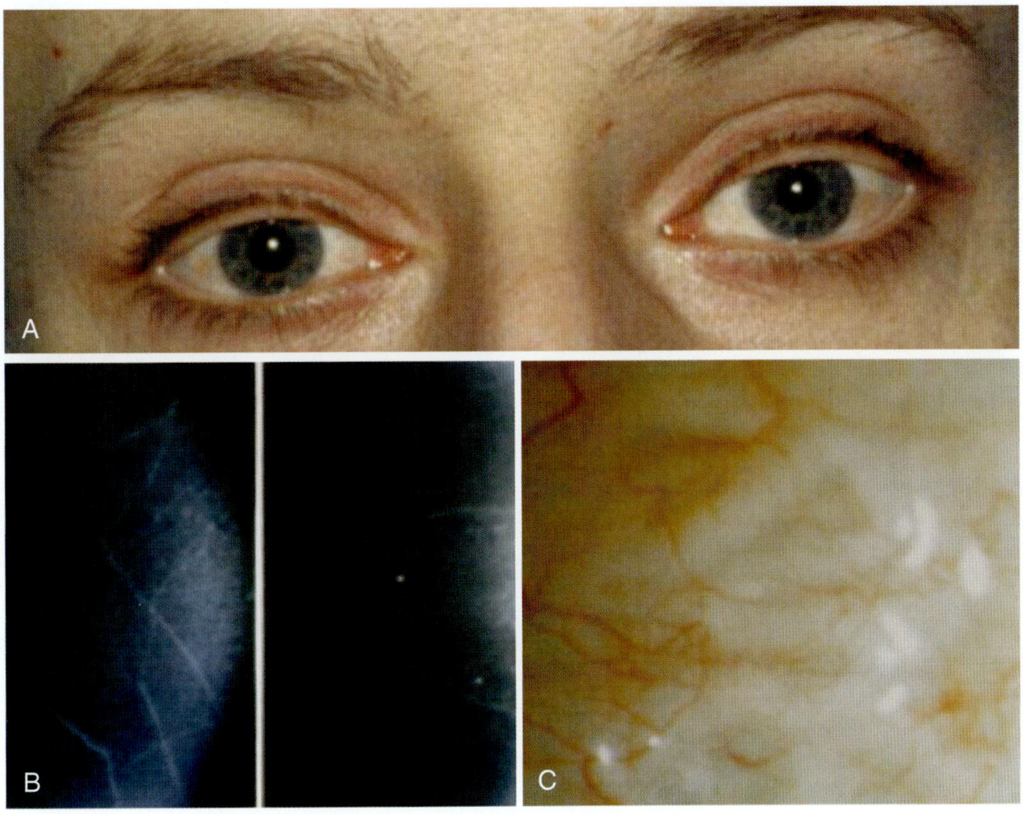

图 27.5 年龄依赖的 MEN 2B 型眼部红斑的表现（M918T 突变）。A. 伴睑内翻和反复结膜炎的 17 岁男孩；B. 裂隙灯检查揭示的 30 岁男性明显的角膜纤维化；C. 眼部特写视图显示同一个 30 岁男性增厚的角膜纤维化

不齐[45]。眼睛红斑包括复发结膜炎所致的结膜结节、角膜纤维化和睑内翻[43, 46-49]。肠内神经节瘤病通常表现为慢性便秘或肠梗阻[50-53]。肌肉骨骼的皮肤红斑包括各种明显的畸形，例如，关节松弛、肌无力、中面部颚突、漏斗胸畸形、脊柱侧凸、股骨头骨骺滑脱和足畸形。典型的细长四肢容易使人想起“马方综合征”[54-55]。

这种综合征（至少部分症状）很早以前就有描述[1, 46, 56-59]，但术语 MEN 2B 到 1975 年才正式提出，当时是为了从典型的西波尔症中区分出“神经瘤表型”[60]。随后的系列研究揭示 MEN 2B 在内分泌和非内分泌系统表型中存在大量变异[44, 61-63]。

少于 5% 的 MEN 2B 患者也许没有完全表达非内分泌表型（非典型 MEN 2B），也具有其他 *RET* 种系突变，包括双突变如 A883F[64-66]、V804M/E805K[67]、V804M/Y806C[68-69] 和 V804M/S904C[70]（表 27.2）这些非典型的 MEN 2B 突变比典型的 MEN 2B 密码子 918（ATA HST 类）突变具有更低的侵袭性和渗透性，这种结果与体外研究的结论相一致[71-72]。

MEN 2B 型内分泌和非内分泌表型以年龄依赖性的方式发展[32, 73]（表 27.3；图 27.3）。携带典型 MEN 2B 型密码子 918 突变的患者在出生后的第 1 个月往往就出现 MTC[53, 74]，此时仍有外科治疗的机会。但 1 岁以后就丧失了外科手术时机，因此大多数超过 4 岁的 MEN 2B 型患者在诊断后无法治愈[73]。PCC 作为 MEN 2B 内分泌表型的第二部分很少在青春期前被发现[19]，报道的最年轻的 MEN 2B 型患者是 12 岁[63]。

多数 *RET* 基因突变携带者（918 位密码子的经典突变）在母体子宫内可以正常发育和出生，并且出生时体重和形体大小均无异常。没有相关数据可用于鉴别非典型的 MEN 2B 基因的突变。但在出生后数月，患儿不能正常成长，由于伴有吮乳无力和慢性便秘症状，该症状可能会成为发现 MEN 2B 基因突变的首要线索[32]。

神经节细胞瘤和增厚的神经鞘可能是非内分泌型 MEN 2B 的特征性病理改变，这些病理改变都指明了 RET 受体在神经嵴发育过程中的关键作用[75]。在裂隙灯下检查可见突出的角膜神经，喉返神经增粗也是常见的（图 27.5 和图 27.6）。针对神经的研究结果发现，由于神经鞘增厚，神经传导速度和动作电位的振幅会降低，感觉神经元内的 Aa、Ad、C 构成元件也减少[54]。这种病理改变的发生更像是一种始动因素，

表 27.2 MEN 2B 基因型–表型的相关性

基因型	例数	诊断年龄（岁）	MTC（%）	进展性 MTC（%）	PCC（%）	口腔黏膜神经瘤（%）	胃肠道症状	角膜纤维化（%）	马方综合征体质（%）	参考文献
RET 单突变										
M918T	32	14	100	68	33	87	95	75	70	32
	22*	13	100	55	48	100	84	69	68	87
	28	11.5	n.i.	n.i.	n.i.	n.i.	93	n.i.	n.i.	52
	18*	13	100	83	33	67	61	71	89	125
A883F	2	19	100	50	50	100	n.i.	n.i.	100	64，66
	2	n.i.	100	n.i.	n.i.	100	n.i.	n.i.	100	65
RET 双突变										
V804M/E805K	1	50	100	100	100	100	n.i.	100	100	67
V804M/Y806C	1	23	100	0	100†	100	100	100	n.i.	68
V804M/S904C	4	29	75	0	0	25	0	0	0	70

注：超过 10 例携带 M918T 胚系突变的样本被纳入研究。
* 大多数患者被证实含有 M918T 基因。
† 肾上腺髓质增生。
MTC，甲状腺髓样癌；PCC，嗜铬细胞瘤；n.i.，没有被纳入。

表 27.3 年龄依赖的 MEN 2B 型患者出生后 1 年内甲状腺外皮肤红斑和症状的发育期（M918T 突变）与健康对照者相比

	对照组 年龄≤ 1 岁	MEN 2B 年龄≤ 1 岁	MEN 2B 随访
干眼（%）	0	86	91
慢性充血（%）	0	61	71
弓形足（%）	0	30	75
结膜炎（%）	2	24	55
关节松弛（%）	0	19	52
嘴唇肿大（%）	0	17	96
口腔神经瘤（%）	0	17	92
骨骼疾病（%）	0	0	38
嗜铬细胞瘤（%）	0	0	28
结膜神经瘤（%）	0	0	11

Modified from Brauckhoff M，Machens A，Hess S，et al. Premonitory symptoms preceding metastatic medullary thyroid cancer in MEN 2B：an exploratory analysis. Surgery. 2008；144（6）：1044-1051.

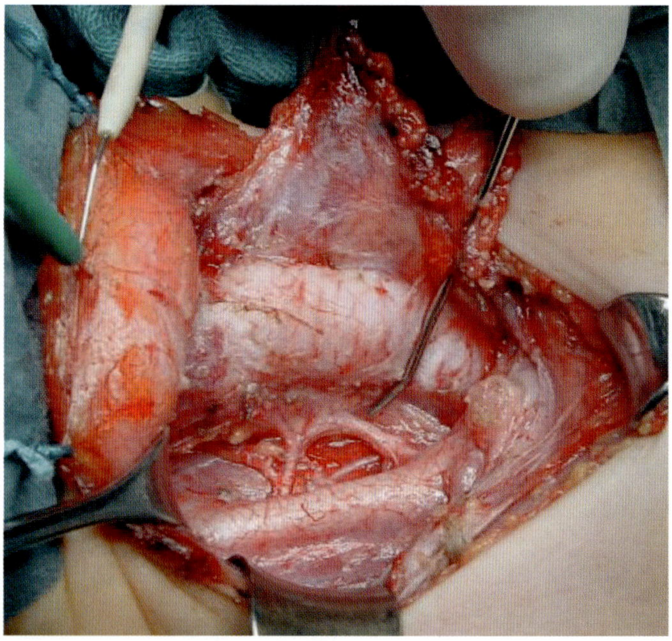

图 27.6 19 个月的 MEN 2B 型甲状腺髓样癌婴儿全甲状腺切除术的中央区清扫

其背后不仅有肌肉骨骼的病理改变，也有结膜炎、泪液产生减少的症状。神经节细胞广泛表达，并且大量存在于口腔（图 27.3）、肠黏膜（图 27.4）和结膜组织中（图 27.5）。在结肠，神经节细胞瘤会干扰肠道蠕动和消化，从而引发“伪先天性巨结肠症”[50]（图 27.4）。

对于基因携带者的外科评估

MEN 2A

甲状腺髓样癌（MTC）

MTC 细胞合成降钙素的神经内分泌功能是由神经

鞘衍生而来。因为存在非肿瘤性（“反应性”）C 细胞的增生，生化学的筛查偶尔也会出现假阳性结果，使一些并不需要进行甲状腺切除的家族成员采取了手术治疗，这些成员随后被证实并没有继承家族的 *RET* 种系突变。在年幼的儿童中，若平均血清降钙素水平在 1 岁时（9.81 pg/ml；范围为 2.0 ～ 48.9 pg/ml）和 2 岁时（4.56 pg/ml；范围为 2.0 ～ 14.7 pg/ml）高于成人，则需重点关注[76]。当然，对于隐匿性 MTC 患者而言，降钙素水平越高风险性越大。在预测 MTC 方面降钙素筛查试验优于颈部超声检查[77]，降钙素筛查试验以及对儿茶酚胺及其代谢物的定期监测大大降低了 *RET* 基因携带者的超额死亡率，这些携带者在 40 多岁时死于转移性 MTC 或因儿茶酚胺过多导致的高血压危象[78]。

随着分子时代的到来，基于 DNA 技术筛查位于热区的外显子 10、11、13、14、15 和 16 的 *RET* 基因很快成为了诊断的金标准[79]。除非样本或实验室的错误，以 DNA 技术为基础的筛查没有假阳性的结果。因此 DNA 筛查技术在很大程度上已经取代了降钙素筛查技术，成为早期诊断基因携带者的方法[17]。

嗜铬细胞瘤

因终末分化损害所致的 MEN 2 相关性 PCC 频繁产生肾上腺素而非去甲肾上腺素[81]，这暗示着许多患有 PCC 的 *RET* 基因携带者维持着阵发性而不是持续性的高血压。如果延误诊断使 PCC 进一步进展，即使是微小的触发也会促使大量的儿茶酚胺分泌，这种情况（40 ～ 50 岁常会出现）通常会导致致死性的高血压危象。以前这是导致 *RET* 基因携带者死亡的最常见原因。随着常规使用敏感性筛查技术进行儿茶酚胺和其代谢物的筛查，越来越多的 PCC 在还没有症状时就得到了诊断[82]。肾上腺髓质的肿瘤足够大时通常可以在肾上腺超声、计算机断层扫描和磁共振成像上成像。为了避免诱发高血压危象的风险，在还没有应用肾上腺受体阻滞剂时不要处理这些肿瘤[83]。

甲状旁腺功能亢进症

一些组织病理学证据证实，即使患者的血钙和全段甲状旁腺激素在正常范围内，许多 *RET* 基因携带者会存在甲状旁腺的增生或腺瘤。血钙未增高时，HPT 的诊断不能仅仅依据增高的全段甲状旁腺激素水平。通常高分辨率彩超成像就可以发现增大的甲状旁腺，因此更多复杂的成像方式一般仅在再次手术时才需要。

巨结肠病（HSCR）

年轻的 MEN 2A 家族 *RET* 基因携带者表现为 HSCR 相关症状，如重度便秘或肠梗阻，同时也可能隐匿着甲状腺 C 细胞疾病。HSCR 病的诊断检查包括钡剂灌肠，可显示有神经节段的扩大近端和无神经节段的缩窄远端的尺寸对比；非神经节段抽吸活检，通过对神经节细胞 / 神经复合物进行胆碱酯酶组织化学染色，能够确诊 HSCR 病，同时可排除胃肠道神经节瘤病或与 MEN 2B 表型相关的假性巨结肠病的诊断。

皮肤苔藓淀粉样变（CLA）

CLA 通常是临床诊断，如果需要，也可以在受累的皮肤上穿孔活检获得病理学证实。

MEN 2B

早期诊断面临的挑战

对于 MEN 2B 基因携带者，真正的“预防性”MTC 手术按照这个词的原本意思来讲并不可行，因为肿瘤的发病年龄非常早。由于 MEN 2B 的典型初始表现，在没有针对性筛查的情况下，该疾病很少在病程早期被发现[32-33, 53, 74]。也存在特殊的情况，一名有典型 *RET* M918T 突变的 6 个月大的婴儿经证实在甲状腺上并没有 C 细胞的肿瘤性疾病[84]。另外一名 MEN 2B 型患者直到 14 个月大出现了 C 细胞的病理性增生才知道存在 *RET* 突变[85-86]。

90% 以上 MEN 2B 种系突变的患者都会出现生殖细胞的从头合成[22, 31-32, 87]。尽管传递到下一代的家族性 *RET* 种系突变在后代中可以很容易被确诊，然而大多数 MEN 2B 患者没有孩子。由于缺乏相关的家族史，给无症状的患者辨别出 *RET* 种系突变造成了极大挑战。当患者出现 MEN 2B 相关的非内分泌性皮肤红斑时，及时辨别是识别这种疾病的主要方法。通常在出现 MTC 临床表现之前出现这些皮肤红斑[22, 32]。悲哀的是即使典型的红斑非常明显，许多患者仍未被确诊为 MEN 2B 而得到及时的处理[87]。

肠内神经节细胞内瘤病

90% 的 MEN 2B 患者会发展出现肠道症状。40% ～ 85% 的患者会频繁出现 MEN 2B 型的症状，包括过度肿胀或胃肠胀气、腹部膨隆、便秘和再发性腹痛[52]。这些临床主诉与影像学诊断的巨结肠具有很好的关联性。因为肠内神经节细胞瘤病是 MEN 2B 发展过程范围外的一个特例[88-89]，目前的 ATA 指南[17]推荐对这些患者的肠组织进行 *RET* 基因分析。神经节细胞瘤病的组织学证据应以使用结构化方式的肠肌间神经节细胞计数为依据[90]。因为许多 MEN 2B 患者都是在出生后第 1 年出现肠内症状[32]，*RET* 基因分析也许是唯一可以在疾病可治愈时检测到 MTC 的方式。超过 70% 的患者是在 6 岁或更早时确诊的，在诊断以前已经有了肠内神经节细胞瘤病的证据。

口腔黏膜红斑

尽管口腔黏膜红斑（结节状唇、黏膜神经瘤、异常齿列）暗示着 MEN 2B，然而这些特征似乎没有一个在 MTC 临床表现前出现[32]。如果出现这些红斑（特别是口腔黏膜的神经瘤），应该敦促行 RET 筛查，尽管有证据认为多数黏膜神经瘤并不是只与 MEN 2B 有关[91]。

增厚的角膜神经和哭时无泪

增厚的角膜神经最早于一名 3 个月大的女婴身上发现[85]，也可累及 MEN 2A 患者[92-95]。直接通过裂隙灯检查就可诊断。因为增厚的角膜神经通常不明显，常常是未知临床意义的意外发现。虽然在眼科报告中很少重视泪液的减少伴随后出现的干性结膜炎，但却是 MEN 2B 眼部疾病众所周知的组分[43, 48]。泪液分泌试验可确诊。几乎所有父母都能早期发现孩子泪少，分辨出孩子是否“哭时无泪”[32]。这种症状的鉴别诊断包括许多少见的情况，包括 Sjögren 综合征、triple-A 综合征和一些环境与营养因素[96]。然而，鉴于早期诊断 MEN 2B 的重要性，对“哭时无泪”的孩子应该考虑进行 RET 筛查。

外科治疗

对于临床明显的遗传性 MTC 的外科治疗

同时存在 MTC 和 PCC

根据潜在的 *RET* 种系突变，多达 30% ～ 50% 的携带者也许会发展为 PCC[19-20]。60% 隐匿着最高风险（密码子 918）突变的 PCC 患者和 35% 隐匿着高风险（密码子 634）突变的 PCC 患者最终会同时诊断有 MTC[18]。对于这种情况有两种手术方式选择：保留肾上腺组织的肾上腺次全切除术，最大限度地减少类固醇依赖的风险，但同时残余肾上腺可能再次形成 PCC[97]；或对被肿瘤占据了大部分或全部的肾上腺进行肾上腺全切除术，然后进行甲状腺全切除术，要么①对更多有限的颈部疾病可以一次同时进行；要么②对于进展期的颈部疾病，手术应分两次进行[98-99]（图 27.7）。无论何时，在肾上腺切除术前应使用有效的 α 受体阻滞剂[83, 98]。

同时存在 MTC 和 HPT

大部分 MEN 2A 患者带有密码子 634 的高风险（ATA H 类）突变。这类人 HPT 发生率为 20% ～ 30%[100]。由于疾病仅涉及 1 ～ 2 个腺体，HPT 的临床病程通常比较缓和。因此，外科策略在于移除非常大的甲状旁腺腺体而不是进行甲状旁腺次全切除术或甲状旁腺全切除术＋自体移植。甲状旁腺全切除术和甲状旁腺切片自体移植已被弃用，因为该方式具有 6% 的永久性甲状旁腺功能减退风险[101]。正常的甲状旁腺应尽可能保留在原位，这应该作为遗传性 MTC 外科治疗的常规标准[102]。只有当血运完全性破坏时，正常的甲状旁腺才应该被切除后进行自体移植，尽可能减少术后甲状旁腺功能减退症的概率[103]。

甲状腺切除的范围

因为每一个孤立的滤泡旁 C 细胞都有恶性进展的潜能，单纯的甲状腺全切除术可以可靠地消除遗传性 MTC 的风险。此外，C 细胞不表达钠 / 碘同向转运体，因而不会浓聚放射性碘，因此放射性碘治疗对 MTC 是无效的。

淋巴结清扫的范围

患有 MTC 且超声检查无颈部淋巴结转移证据也无远处转移证据的 MTC 患者应进行甲状腺全切除术和中央区淋巴结清扫（Ⅵ级）[17]。对于超声检查无颈部转移证据且无远处转移的 MTC 患者，可根据血清降钙素水平考虑是否进行在颈外侧（Ⅱ至Ⅴ级）淋巴结清扫[17, 80]。MTC 局限于颈部和颈部淋巴结的患者应进行甲状腺全切除术、中央区淋巴结清扫（Ⅵ级）和受累侧颈外侧区（Ⅱ至Ⅴ级）淋巴结清扫[17]。当术前影像学检查发现同侧颈外侧区淋巴结转移而对侧未发现时，如果基础血清降钙素水平大于 200 pg/ml，应考虑对侧颈外侧区行淋巴结清扫术[17, 80]（图 27.7），因为超过该阈值，双侧淋巴结转移会越来越多，纵隔和远处转移也越来越多[104-106]。

大多数临床表现明显的 MTC 患者都有双侧颈部淋巴结转移，因此双侧中央区和外侧区需要仔细清扫[98, 107-110]。分区的外科治疗将肿瘤灶从邻近至关重要的颈部结构中移除[111-112]，将有助于预防肿瘤相关的并发症，并有助于全身性靶向治疗[113]。

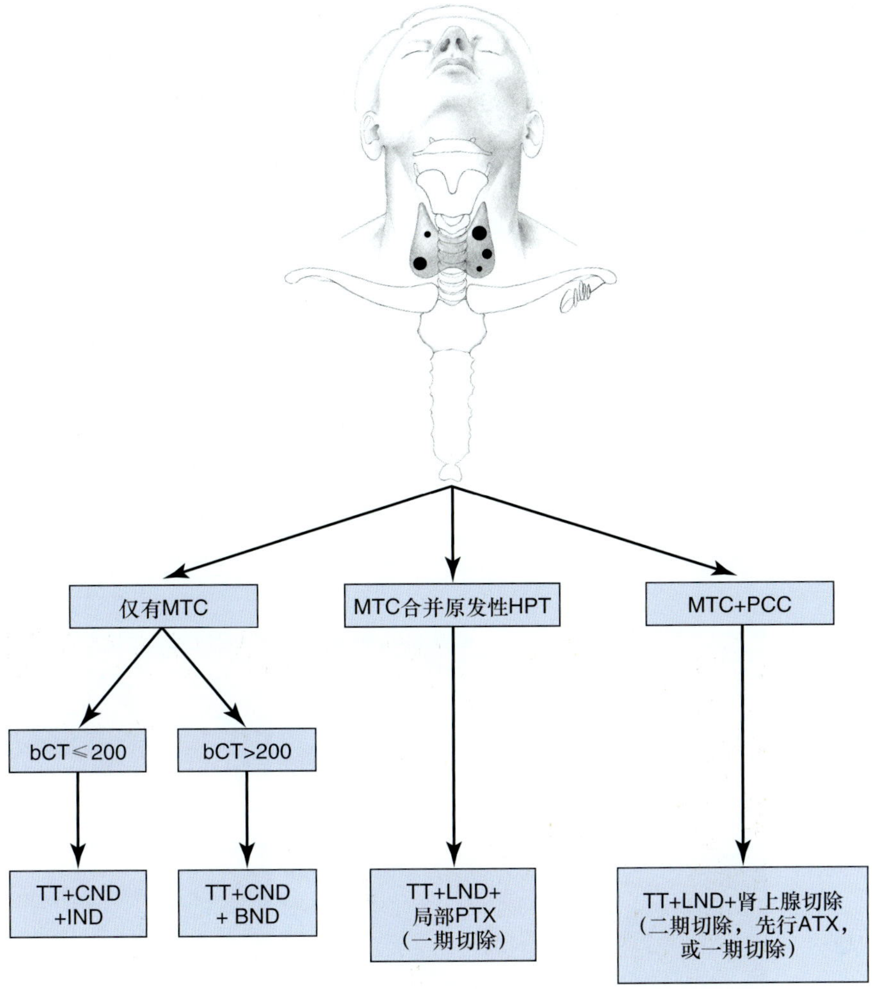

图 27.7 对于临床上明显的遗传性甲状腺髓样癌的初次手术。ATX，肾上腺切除术：更倾向于大部分保留肾上腺皮质的肾上腺切除术；bCT，基础降钙素（参考范围< 10 pg/ml）；BND，双侧颈部淋巴结清扫术；CND，中央组淋巴结清扫术；IND，同侧侧颈部淋巴结清扫术；LND，颈部淋巴结清扫术；PTX，甲状旁腺切除术；TT，甲状腺全切除术

持续性或复发性颈部肿瘤起源于甲状腺次全切除、不充分的颈部淋巴结清扫或两者都有。当肿瘤复发或持续存在时，应该进行颈部的再次手术，必须清除病灶。对于持续性 MTC 的系统性淋巴结清扫术，在初次手术切除不超过 5 个淋巴结转移灶，且再次手术前血清降钙素水平不高于 1000 pg/ml 时[114]，可能被经验丰富的外科医生治愈。超过这些阈值，则不可能达到生化治愈，手术治疗策略的重点应放在局部区域肿瘤控制和预防肿瘤相关并发症上。对于放射线影像学不明显的肿瘤，是否需要再手术治疗还没有定论。决策的产生必须考虑初次手术的范围及细致程度（可以通过手术记录和病理报告获得）和再次颈部手术所致的额外手术并发症的发生率。如果有条件，对于患有明显复发疾病的患者应该谨慎地从颈部、纵隔或远处转移部位根除“疾病的起搏器”（图 27.8 和图 27.9）。对 MTC 复发转移的探查，^{18}F- 多巴胺受体（18-fluoro-dihydroxyphenylalanine，^{18}F-DOPA）或 ^{18}F- 氟代脱氧葡萄糖（fluorodeoxyglucose，FDG）正电子发射体层成像 / 计算机断层扫描（positron emission tomography/computed tomography，PET/CT）比常规显像效果更好[115-116]。

无症状的基因携带者预防性外科手术治疗

最近的迹象显示使用整合 DNA/ 生物化学的观念[26-27]（图 27.10）也许在预示 C 细胞疾病程度方面比单独使用年龄相关的危险评估更有效[15-16, 18]。有机构对 308 名 *RET* 携带者进行遗传性 MTC 外科治疗的系列研究，结果表明淋巴结转移仅发生于基础降钙素水平升高[26]超过 30 pg/ml[17, 117]的患者。按照推论，基础降钙素水平正常的携带者也许能安全地放弃淋巴结清扫，进而免去在手术过程中造成的过多的手术并发症（甲状旁腺功能减退症、喉返神经麻痹）。

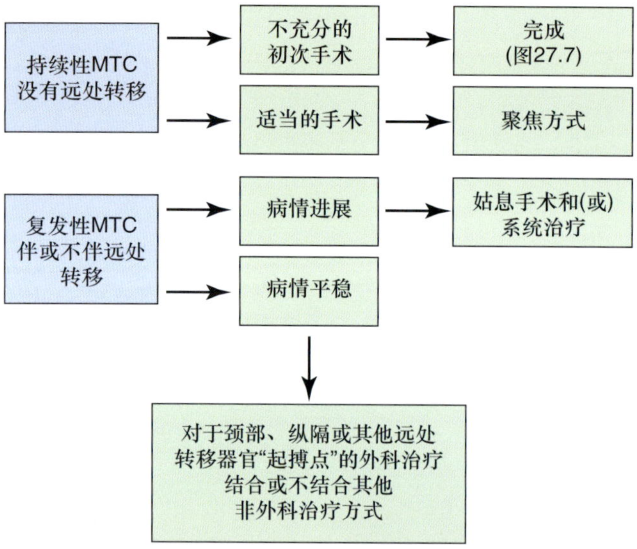

图 27.8 对于临床上明显的遗传性甲状腺髓样癌的再次手术治疗

如果需要，预防性甲状腺切除可以延期超过各自推荐的突变年龄（ATA 风险分类），直到刺激的降钙素水平开始升高而基础降钙素水平仍在正常范围内时进行（图 27.10）。这样的延期也许更适合幼儿，因其组织结构与大龄儿童和成人相比更小、更精细，手术空间更小，因此这部分患者的外科手术并发症的发生率更高。较小的孩子也很少能遵从甲状腺素替代治疗的要求。基于这些原因，整合的 DNA- 生物化学策略与单纯的 ATA 年龄分类依据的观念相比也许能够提供更大的余地，从而降低不足治疗或过度治疗的可能[26]。

大多数 MEN 2B 患者在诊断时已经有基础降钙素水平的升高，迫使必须及时进行甲状腺全切除和分区的颈部淋巴结清扫[73]。应尽可能尽早实施分区划分的外科治疗，但是对于迟发性患者也可提高生存率。

图 27.9 处理复发性甲状腺髓样癌在上纵隔的“起搏点”（A 和 B），肺门肿瘤阻塞左主支气管（C 和 D）和肺实质（E 和 F）。VN，迷走神经

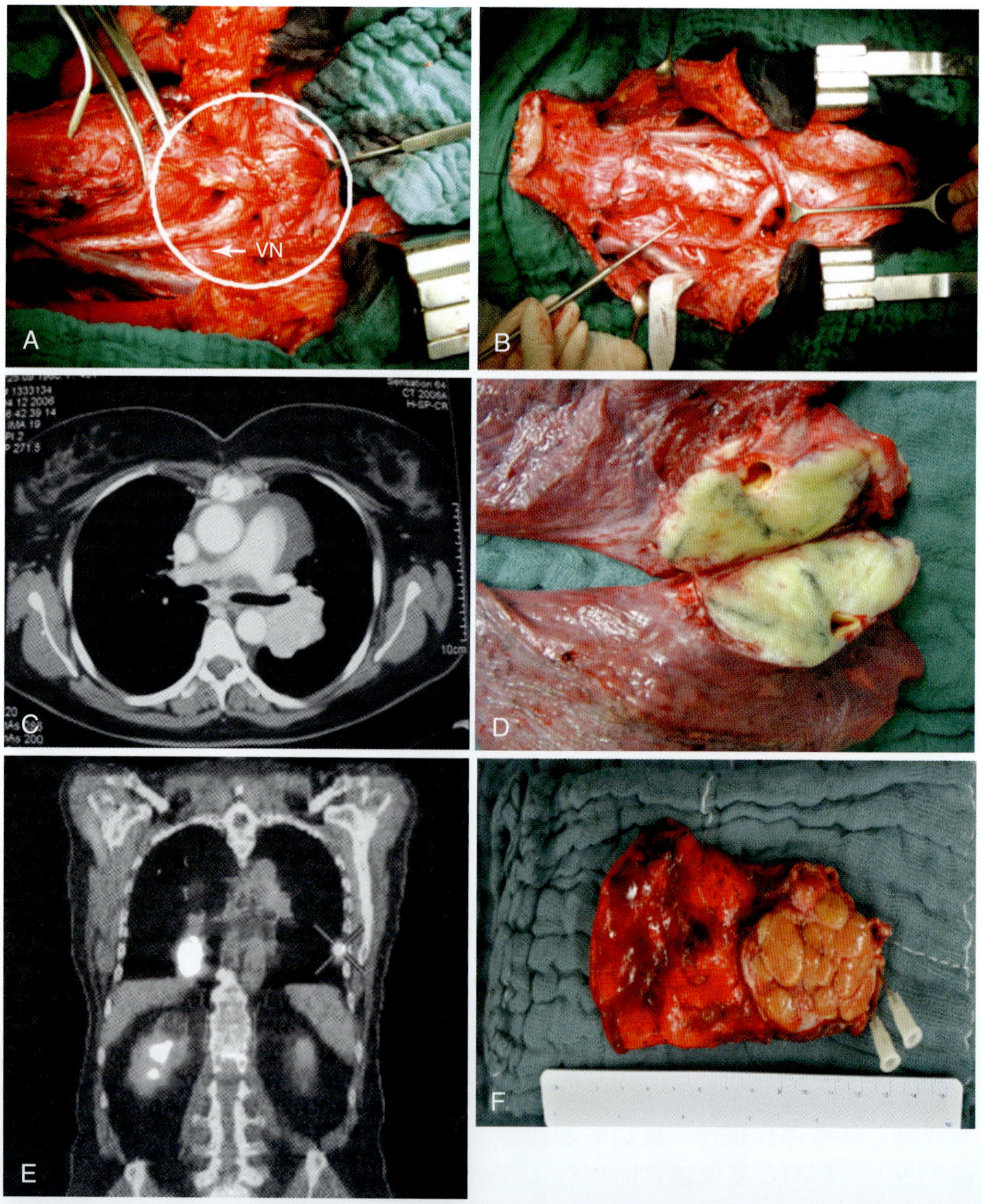

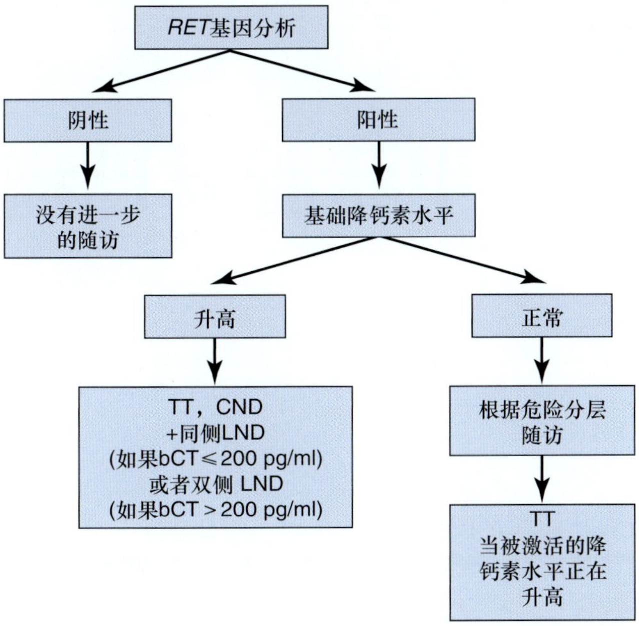

图 27.10 整合 DNA- 生物化学的观念：基因诊断的处理流程和对具有危险因素的发展中遗传性甲状腺髓样癌 *RET* 基因携带者的外科治疗。TT，甲状腺全切除术；CND，中央区淋巴结清扫术；ND，淋巴结清扫术；bCT，基础降钙素（参考范围＜ 10 pg/ml）；LND，颈侧部淋巴结清扫

遗传性 MTC 术后并发症和疗效

对无症状基因携带者的预防性外科治疗

在一项针对 167 名儿童的大型研究中[118]，早期预防性甲状腺切除术在经验丰富的外科医生眼中是可行的，可避免年龄较大的儿童因颈部手术推迟而引起的术后并发症。无论是否进行中央区淋巴结清扫术，大龄儿童术后短暂性甲状旁腺功能减退症的发生率都更高（大龄组为 32%，小龄组为 3%）。3 名儿童出现一过性喉返神经麻痹，他们均进行了中央区淋巴结清扫术。所有并发症均在 6 个月内解决。术前血清降钙素水平升高的 115 名儿童中有 114 名（99.1%）术后降至正常。未观察到残留的结构性疾病或者复发[118]。

在**未进行中央区淋巴结清扫的预防性甲状腺切除术**的儿童中，3 岁及以下儿童的暂时性和永久性甲状旁腺功能减退症发生率分别为 4% 和 0[118]，而另一研究队列的 3 岁及以下儿童甲状旁腺功能减退症发生率则分别为 44% 和 22%[119]。在大型研究队列中 18 岁及以下儿童的相应总体比例为 17.4% 和 0%[118]，而其他研究队列中 18 岁及以下儿童的相应总体比例为 27% 和 20%[119]。

在最近的大型研究队列中，在**接受中央区淋巴结清扫术**的预防性甲状腺切除术的儿童中，永久性术后甲状旁腺功能减退发生率为 0（研究对象为 149 名接受甲状腺切除术的，平均年龄为 6 岁的儿童）；在一项早期队列研究中，该发生率为 6%（50 名接受甲状腺切除术的，平均年龄为 10 岁的儿童中出现 3 名）[103]。

这些数据强调：①若基因携带者基础血清降钙素水平正常，则应避免对其进行中央区淋巴结清扫[26]。②应将正常甲状旁腺原位保留，以将术后甲状旁腺功能减退发生率降至最低。应对预防性手术后的儿童和青少年进行仔细随访，不仅要关注疾病复发，还要关注其是否进行足够的甲状腺素替代治疗[120]，以及他们的社会心理健康[121]。

临床症状明显的遗传性 MTC 携带者的外科治疗

出现淋巴结和远处转移的患者预后差，即使对于这样的患者，分区的外科治疗也许是有益的[26, 30, 117-119, 122-124]。对于治疗前基础降钙素水平≤ 1000 pg/ml 的患者行双颈分区性外科治疗，至少有 50% 的患者可以获得生化治愈。然而于基础降钙素水平＞ 1000 pg/ml（参考范围＜ 10 pg/ml）的患者却达不到这样的疗效[80]。

总结

早期发现遗传性疾病是治疗成功的关键。对所有 MEN 2 或 MTC 个人或家族史的患者进行系统的 *RET* 基因分析，对于在人群水平上控制遗传性疾病至关重要，可以使①去除以前未被识别的 *RET* 家族（索引患者）中有症状的基因携带者库；②在已知 *RET* 家族（非索引患者）的所有基因携带者中根除 MTC，特别是淋巴结阳性 MTC；③增加非索引患者的生化治愈率；④使进行甲状腺切除术的非索引患者年龄降低[38]。

参考文献

如需完整的参考文献列表，请访问 http://pincode.yiaiwang.com。

28

甲状腺未分化癌和原发性甲状腺淋巴瘤

Ashish V. Chintakuntlawar，Mabel Ryder，Keith C. Bible

李振东　董慧蕾　译　张浩　审校

引言

由于偶发的甲状腺微小乳头状癌发病率的升高导致甲状腺癌的发病率大幅度增高[1]。然而，未分化甲状腺癌（anaplastic thyroid cancer，ATC）是一种特殊类型失分化甲状腺恶性肿瘤。尽管分化型甲状腺癌（differentiated thyroid cancer，DTC）的发病率正在增加，但近年来 ATC 的发病率大体相似。DTC 的总死亡率很低，仅为 3%，但由于 ATC 的高致命性，报道的中位生存期在 3 ～ 6 个月[3-4]，因此 ATC 的死亡率占甲状腺癌总死亡率的 20% ～ 50%[1-2]。与此相反，原发性甲状腺淋巴瘤（primary thyroid lymphoma，PTL）往往对治疗高度敏感，因此可能有更好的预后[5-6]。本章回顾了那些临床表现相似的侵袭性甲状腺肿瘤，特别是 ATC 和 PTL 的临床治疗。

对颈部肿块迅速增大患者的评估

大多数侵袭性甲状腺癌患者表现为迅速增大的颈部肿块（图 28.1 A）通常伴有声音嘶哑、疼痛或颈部不适，偶尔也会出现受累处皮肤红斑。还有其他一些比如喘鸣、吞咽困难、呼吸短促、偶尔出血的症状[7-8]。有时分化型甲状腺癌术后病理发现同时并发侵袭性甲状腺癌[9-10]。

对侵袭性甲状腺恶性肿瘤的患者而言，快速评估是至关重要的。而这种评估最好由肿瘤中心的多学科团队来完成。初步评估应包括详细的病史，包括自身免疫性甲状腺疾病，比如桥本氏症和 DTC，家族史，以及全面的体格检查，以评估患者的临床状态。由经验丰富的医生利用内窥镜来评估气道、声带、上消化呼吸道的情况。虽然可能因较大的肿块出现气管偏移或压迫如颈部血管这样的关键器官，但大多数患者不需要急诊气管切开来维持气道。一般来说，美国甲状腺协会（American Thyroid Association，ATA）的指南不建议对这些患者进行常规气管切开术[11]。不过有些患者因为存在明显的气道狭窄等紧急情况也需要进行气管切开。

这类患者的影像学评估应包括颈部、胸部、腹部和盆腔 CT，或者全身氟代脱氧葡萄糖–正电子发射体层成像（fluorodeoxyglucose-positron emission tomography，FDG-PET）CT。高分化的甲状腺淋巴瘤和 ATC 甲状腺表现为高代谢，有时伴有坏死（图 28.1 B）。

与 DTC 不同，颈部超声对病变后方的情况和（或）气管侵犯的评估有限。放射性碘在 ATC 中没有作用，除非是由 DTC 占主要成分进展而来且需要用放射性碘治疗的病例。ATC 患者建议进行脑成像以排除颅内转移[11]。应在几天内完成这种综合评估，以便根据疾病的病理类型、病变范围和患者的治疗目的开始紧急治疗。否则这些快速进展的癌症就会因为延误治疗而危及患者的生命。

对颈部肿块迅速增大患者的病理评估

评估快速生长的颈部肿块的组织时，不能高估专业病理评估的作用。同时需要准确且迅速的诊断，以便于及时的治疗。虽然细针穿刺抽吸（fine-needle aspiration，FNA）有助于诊断[12]，因为细针穿刺病理对 FNA 的形态学分析不够充分[13]，因此粗针活检是首选。FNA 细胞的数量也因诊断和肿瘤坏死程度而不同。另外，如果需要额外的免疫组化染色来明确诊断，FNA 的组织量也不足。

ATC 有时很难与 PTL、肉瘤、甲状腺髓样癌（medullary thyroid cancer，MTC）或极罕见的原发性甲状腺鳞状细胞癌进行区分。然而，形态学和淋巴样

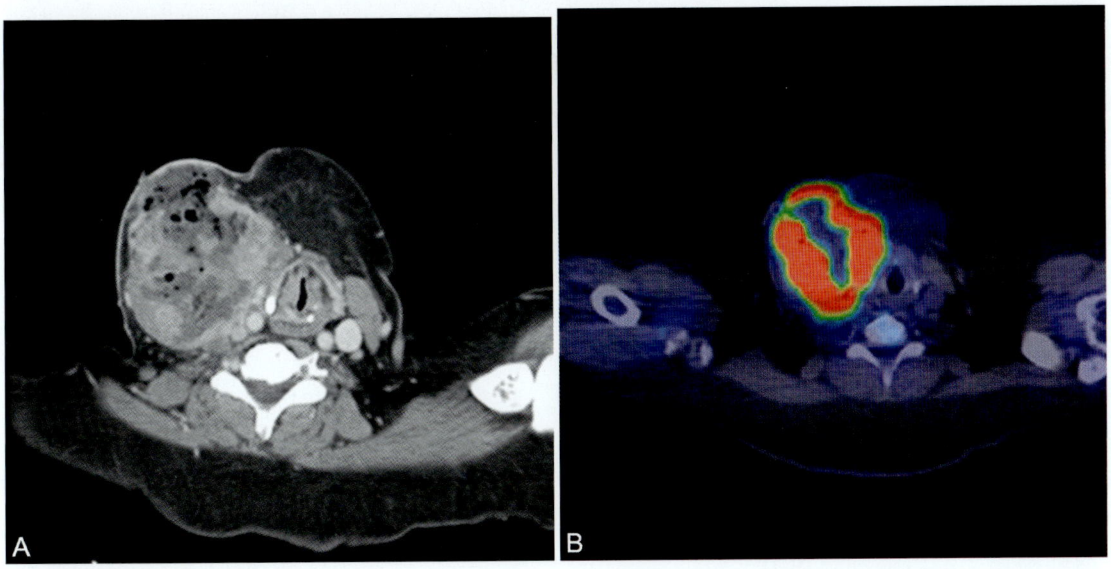

图 28.1 甲状腺未分化癌，颈部巨大占位伴中央坏死、皮肤侵犯及气管偏移。颈部 CT 轴位图（A）和 FDG-PET（B）

标志物可以初步将 ATC 与包括大细胞性淋巴瘤的淋巴瘤相鉴别。来源于上消化呼吸道的颈部淋巴结转移也可以表现为迅速增大的颈部包块。低分化癌症也容易失去除细胞角蛋白标志物外几乎所有的免疫组化染色，因此 ATC 与从其他部位而来的转移灶难以区分。在这方面，ATC 中 PAX-8 染色通常为阳性，这种与 DTC 相关的标志物可有助于判断肿瘤为甲状腺来源的可能性。如果诊断时存在远处病变，则对该病变进行活检将有助于确定准确的分期，因为有时转移性 DTC 和 ATC 并存。如果甲状腺位于广泛病变的淋巴瘤内，应该从 PET-CT 上 FDG 高代谢且最容易到达的部位进行活检。一旦确定诊断，应按病理类型确定治疗策略。接下来我们详细讨论 ATC 和 PTL；本章不讨论鳞状细胞癌、肉瘤或 MTC 的具体治疗方法。

甲状腺未分化癌

分期

美国癌症联合委员会（The American Joint Committee on Cancer, AJCC）第 8 版修改了 ATC 分期（见图表），现在 T 分期标准与 DTC T 分期一致。然而，应该注意与过去 AJCC ATC 分期的总体相似之处在于所有 ATC 都是Ⅳ期：

- ⅣA 期：意味着病变局限于甲状腺内。
- ⅣB 期：意味着病变存在甲状腺外侵犯或存在淋巴结受累。
- ⅣC 期：意味着存在远隔转移。

ATC AJCC 第 8 版分期系统

T1 ～ T3a	N0/NX	M0	—ⅣA 期
T1 ～ T3a	N1	M0	—ⅣB 期
T3b	任何 N	M0	—ⅣB 期
T4	任何 N	M0	—ⅣB 期
Any T	任何 N	M1	—ⅣC 期

流行病学

ATC 虽然仅占所有甲状腺癌的 1% ～ 2%，但具有高致命性，几乎普遍致命[14]。ATC 的发病率基本稳定或以非常轻微的速度增加[1]。大型研究中发现 ATC 往往是老年人发病，中位年龄为 60 ～ 65 岁，女性多见[4, 15]。二三十岁发病少见。ATC 发病无明显地区差异，关于碘缺乏和充沛在其发病机制中的作用存在相互矛盾的证据[16-17]。

病理学

FNA 在 ATC 中获得的通常是细胞，并与急性炎症细胞混合。尽管通常不需要手术活检，但有时需要粗针穿刺活检以获取充足的组织标本，以便后续的免疫组化染色和（或）基因检测。有时 ATC 是在对术前考虑为 DTC 患者的手术病理样本进行评估时偶然诊断的[10]且 ATC 和 DTC 通常共存。ATC 的特征通常是甲状腺球蛋白、降钙素和甲状腺转录因子 -1（thyroid transcription factor-1，TTF-1）轻微染色或不染色但 P53 和 PAX8 强染色。ATC 也可能出现细胞角蛋白染色和波形蛋白灶状染色，尤其是出现梭形细胞变异时。ATC 有不同的形态学变异，如肉瘤样、鳞样、成骨细胞、少细胞、横纹肌样和癌肉瘤变异，因此 FNA 难以诊断 ATC，这些不同的形态学变异并不影响临床治疗。

近一半的 ATC 与 DTC 共存。众所周知，一大部分（25% ～ 41%）ATC 存在 *BRAF* V600E 突变，这意味着其起源于存在这种突变的甲状腺乳头状癌[18-22]。ATC 中其他基因突变，包括 *P53*（占 ATC 的 29% ～ 73%）和 *TERT* 启动子（占 ATC 的 54% ～ 73%），它们可能与增加的突变负担相关[19，23]。ATC 中的其他突变基因存在于 PI3- 激酶通路（*PIK3CA*，*PTEN*）中，作为细胞周期调节因子（*CDKN2A/2B*）、甲基转移酶（*KMT2A*，*2C*，*2D*），并参与错配修复缺陷（*MSH2*，*MSH6*）[19，23]。另外，ATC 被肿瘤相关的巨噬细胞和中性粒细胞等免疫细胞浸润，且 PD-1 高表达提示一个受激活但受抑制的免疫微环境[24-26]。

临床经过和预后

ATC 预后不佳。在一项不列颠哥伦比亚省的大型研究中，几乎所有未经治疗的患者都在 1 个月内死亡；1 年总生存率为 19%。1961 年，Woolner 等报导梅奥诊所的数据显示，61% 的病例于 6 个月内死亡，77% 的患者在诊断后 1 年内死亡[27]。近 50 年后，一项 MD Anderson 的研究显示平均生存时间为 7 个月[28]。所有队列中仅有 8%（20/240 患者）的患者生存超过 1 年。在后来的梅奥诊所系列研究中，中位生存期仅为 3 个月[29]。虽然有些文献报导生存时间有所延长[30-31]，但时至今日，大型研究依旧显示预后不佳。在国家癌症数据库（National Cancer Database，NCDB）2017 年的一项研究中 1 年生存率仍然是令人沮丧的 11%[4]。

如果不进行治疗，死亡最常见的原因是肿瘤局部侵袭，特别是窒息，超过一半的患者死于颈部肿瘤侵袭而引发的窒息[32-33]。然而，最近的大多数研究发现，无论是否接受手术治疗，经过放化疗的患者其主要死亡原因为远处转移，这意味着肿瘤局控方面的进展[31，34]。

一项单中心的数据显示同时并发 DTC[27]、年轻患者[35]和诊断时为早期病例[36]意味着更好的预后。在一项来自对 SEER 数据库中 516 例患者的研究发现，经过多因素分析显示，年龄＜ 60 岁、微侵袭、手术和放射治疗的综合治疗是独立的预后因素[36]。在最近的 NCDB 研究中，根据多变量分析发现年龄、远处转移的存在、化疗的实施、手术切除和放疗剂量是独立预后因素[4]。总之，年轻患者、原发灶局限（AJCC 期ⅣA 和ⅣB）以及综合治疗意味着更好的预后。

治疗计划概述

大多数经验丰富的中心对于 ATC 患者都给予绿色通道优先治疗[37]。需要优先给予威胁最急迫的肿瘤成分 -（ATC）以有效的治疗。如果伴随的分化型甲状腺癌未侵袭重要结构或未使发病率发生明显改变，先保证甲状腺未分化癌得到有效治疗，然后治疗伴随的分化型甲状腺癌。大多数情况下核素治疗对 ATC 无效，因为 ATC 对放射性碘不敏感。应尽快组建多学科治疗团队（外科、肿瘤内科、内分泌科、放疗科和姑息治疗专家），根据患者的疾病和临床状况考虑治疗方案。患者及家属应该参加会议，充分告知可能采取治疗方案的好处和风险，包括创新性治疗、临床试验和姑息治疗。无论何种治疗，患者治疗的目标都必须指导治疗的选择。疑似 ATC 患者的诊治流程见图 28.2。

手术初步评估

应全面而迅速地由多学科团队对 ATC 患者进行初步评估。评估中任何不必要的延迟可能会使 ATC 从潜在的可切除发展到不可切除甚至危及生命。由于疾病的内在复杂性、手术相关的技术挑战和姑息切除，使得评估患者是否适合手术是极为复杂的。手术前需完善的检查清单见框 28.1。

为了保证患者的临床安全，少数患者可能因喘鸣和即将发生的气道侵犯而行气管切开，以便在决定最终治疗方案之前完成评估。评估声带和上呼吸消化道受累程度以及术前准确的分期和病理诊断至关重要。不但要考虑基础疾病，还应评估既往放射治疗史、达到阴性切缘所需的切除范围以及麻醉、手术适应证。关注每位患者的决策能力和治疗目标同样重要。患者和家属需要对这些问题进行彻底而坦率的讨论，并且必须积极参与计划的制订。

一旦确诊为 ATC，治疗团队就要决定能否手术治疗该疾病。甲状腺癌患者的预后与外科医生的甲状腺癌手术经验密切相关[38-40]，许多研究表明手术切除是 ATC 患者总生存期的强力预测因子[4，36，41-42]。对 ATC 患者来说治疗团队一味地表现出治疗无意义的态度是不合时宜的。如果需要应迅速转诊至其他中心有经验的外科医生处。否则会导致肿瘤进展，从而达不到治疗目的，或者更糟糕的是因为治疗延迟而失去手术机会或不适当的手术，引起潜在的切口不愈合。

ATC 的易侵袭性使得有效切除成为问题。在大型学术中心就诊的患者中，通常有一半会尝试手术切

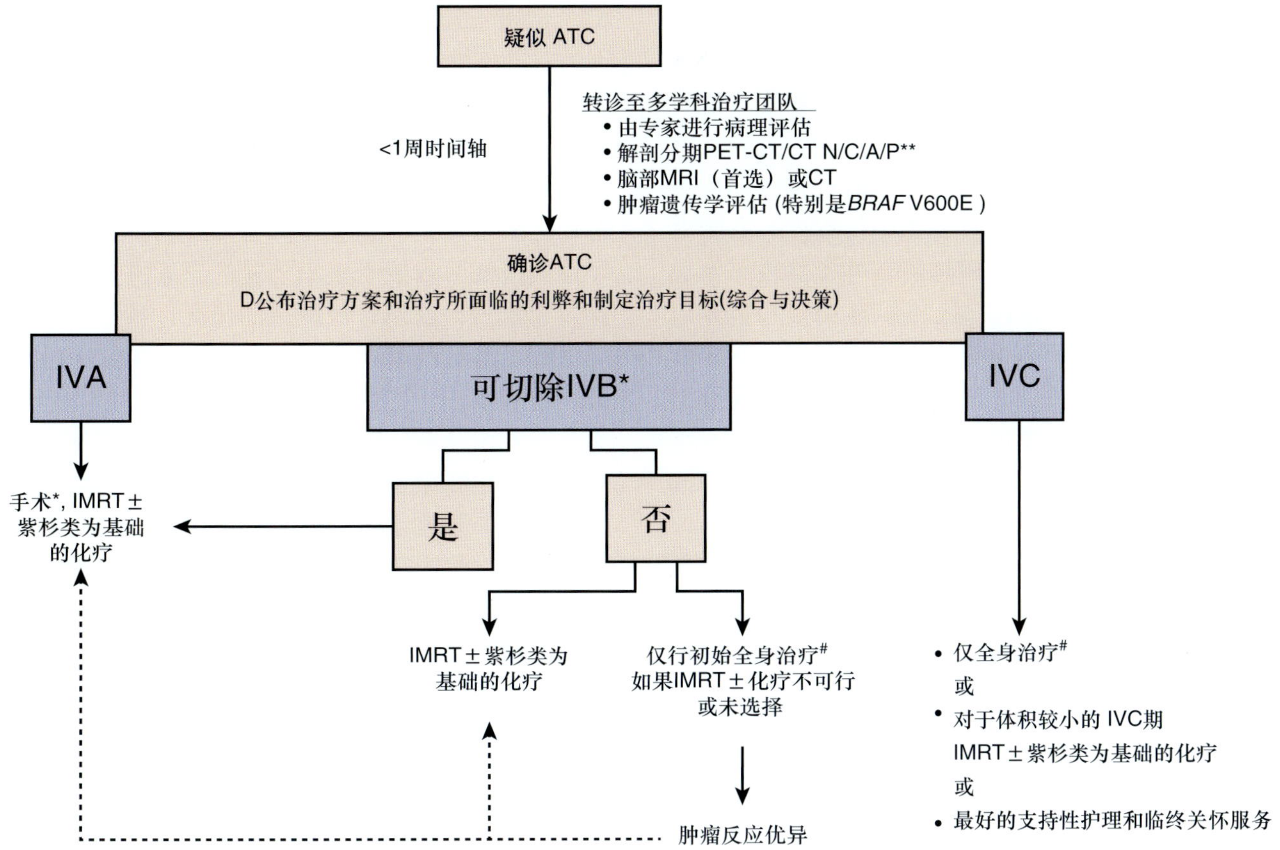

*目标是R0/R1切除；参见框28.1中的术前检查表。
** CT N/C/A/P - 颈部, 胸部, 腹部, 盆腔 CT。
#如果*BRAF* V600E 突变达拉非尼、曲美替尼 ± 免疫治疗(FDA-批准), 临床试验或细胞毒性化疗

图 28.2 疑似未分化甲状腺癌评估和管理流程图

框 28.1 甲状腺未分化癌手术前检查列表

	是	否
即时气道评估		
喘鸣—是否需要立刻气管切开？	☐	☐
手术的先决条件 / 纳入标准		
详细的手术气道评估		
• 纤维喉镜评估，包括声带活动情况：喉、声门下和颈段气管	☐	☐
• 颈部和上纵隔增强轴位扫描（CT 或 MR 均优于超声）	☐	☐
• 建议：食管镜评估侵犯程度	☐	☐
• 建议：支气管镜评估侵犯程度	☐	☐
R0/R1 切除是否可行？		
• R0/R1 切除能否做到不伴有其他副损伤（不切喉，动脉 / 气管切除；无永久性气管造瘘）？	☐	☐
• 目前治疗团队是否能完成治疗？	☐	☐
进行系统多学科评估（外科、内分泌科、放疗科、肿瘤内科、病理科，以及可能的姑息治疗）		
• 确保正确的病理诊断：粗针穿刺活检、阴性降钙素、病理学专家审查	☐	☐
• 完整的影像学评估 / 临床分期	☐	☐
• 颈部和胸部轴位扫描	☐	☐
• 评估疾病程度的整体分期（FDG-PET-CT 或	☐	☐
CT 胸部 / 腹部 / 盆腔）以确定临床分期	☐	☐
• 脑成像（MR 首选 or 增强 CT）	☐	☐
• 评估患者其他基础疾病以及手术适应证——可根据患者的总体情况治疗吗？	☐	☐
• 患者是否有能力和理解能力来做出决定？（必要时建议代理决策者的参与）	☐	☐
• 建立患者治疗的目的和设定预期	☐	☐
• 与患者和团队就初步治疗计划达成共识	☐	☐
手术前或手术时的排除标准		
必要的外科手术中预期会出现令人望而却步的并发症吗？		
• 达到 R0/R1 切除预计 / 必须切除喉？	☐	☐
• 达到 R0/R1 切除预计 / 必须切除骨、动脉、气管？	☐	☐
• 在预计术后行辅助治疗的前提下，预计的术后恢复时间是否令人不能接受（例如，放化疗）？	☐	☐
• 手术导致双侧声带麻痹的高风险无法接受？	☐	☐
明显远隔转移的Ⅳ C 期 ATC 病例？	☐	☐
患者的状况、治疗目标或不适合手术的决策能力？	☐	☐

除[27, 35, 43]。通过仔细评估肿瘤侵犯颈部器官、邻近血管和后方棘突旁结构来确定其可切除性。放射学和上呼吸消化道可视化检查可对邻近结构受累程度进行最佳术前评估。颈部的侵犯范围是患者能否完全切除肿瘤的主要影响因素。因此，术前应通过直接回顾影像资料来确定气管、喉部或食管的受侵程度，必要时选择内镜检查作为补充。术前远隔转移排除也是至关重要的，因为手术切除存在广泛转移的 ATC 可能延迟全身治疗，甚至导致不良结果。基于疾病表现为胸廓入口和上纵隔受累的情况，外科医生需要评估需要胸腔和（或）血管外科支持的可能性，还需要配备一支手术技能强的团队。控制来自胸腔血管出血需要紧急胸骨劈开的情况，并且手术团队要为紧急事件做好准备。

ATC 一般不考虑新辅助治疗。如上所述，近一半的 ATC 携带 *BRAF* V600E 体细胞突变[18-19, 21-22]。个性化治疗在 ATC 治疗中崭露头角。最近，针对 *BRAF* V600E 突变的 ATC 进行靶向治疗的一项小型机构研究显示，MEK 抑制剂、曲美替尼和 BRAF 抑制剂达拉非尼联合治疗的应答率为 69%，因此美国 FDA 批准其用于 ATC 治疗[44]。在一项初步研究中，将这种联合疗法作为新辅助治疗应用于最初认为无法切除的 ATC 患者[45]。在这份包括 11 例患者的研究中，有 6 例（55%）使用达拉非尼和曲美替尼新辅助治疗是可行的。所有 6 例均完全切除局部病灶，6 例中有 4 例显示 R0 切除。术后病理结果显示，6 例患者中有 4 例的肿瘤活力＜ 5%。术后并发症：伤口感染，暂时性单侧声带麻痹和肺栓塞各 1 例。上述研究证明这项令人兴奋的新辅助治疗方法是可行的，随着快速检测体细胞突变成为可能，这种方法可应用于其他机构。

内分泌、肝、肾、免疫系统、神经系统和营养学问题可能不是手术禁忌证；但在考虑根治性切除时必须考虑这些因素。ATC 的快速生长要求术后尽早开始辅助治疗，应避免术后长久的恢复期。因此不建议行包括喉切除、大动脉或气管切除、永久性气管造瘘术。甲状腺未分化癌通常对最初的临床状态有潜在的深远影响，导致呼吸困难、吞咽困难、声带麻痹、有时胸廓出口综合征[43, 46]。这可能需要在尝试原发灶切除前进行干预，并且必须与其他诊断和治疗同时处理。

气道管理

在 ATC 中维持气道通畅是至关重要的，可能是一种挑战，但气管切开术只能在严重的气管侵犯时进行，而不是选择性地进行。典型的是气管偏移和气管受压，有时是直接的喉气管侵犯和单侧或双侧喉返神经受累。术前对这些问题的评估将有助于手术决策。ATA 指南不建议对气道稳定的患者进行气管切开术，因为它既不能改善 ATC 患者的生存结果，也不能改善生活质量[47]。但是有些患者可能需经慎重考虑手术入路后行气管切开术[48-49]。我们建议对那些可能无法切除且即将窒息的患者和对大剂量皮质类固醇激素缓解呼吸困难无效的患者行气管切开术。正在接受放化疗且气道梗阻未接受手术切除的患者可能需要进行气管切开术——这是一种复杂的情况，其中还应为患者提供在不进行气管切开的情况下对呼吸困难进行姑息治疗的选择。

气管切开因气管前方覆盖的肿瘤而困难重重，更好的方法是在全麻插管下进行，而非紧急情况下仓促操作。一个经验丰富的麻醉科医师，在诱导期间协助气道管理，是至关重要的。可以纤维支气管镜引导直达喉镜下插管或使用可视喉镜插管。可触摸的体表标志可能被肿瘤遮挡，因此术前需行影像学检查。插管成功后，在可识别的气管体表投影上选择切口。切口很难位于中线，常需要切除部分肿瘤来暴露气管，在此过程中还要面临出血的挑战。肿瘤种植于切口的风险也很高。由于肿瘤的原因，从气管到皮肤的距离被延长，因此通常需要延长的气管插管。在一些病例中，虽然气管支架作为最后的治疗手段可以提供稳定的气道和缓解症状，但高位留置支架经常是很困难的。[50]

肠内营养的维护

吞咽困难是常见的症状，偶尔合并营养不良、消瘦和脱水。通常由食管受压所致，但咽喉功能障碍可能会加剧这个问题，增加误吸的风险。特别是在计划放化疗时，胃造瘘置管可以提供必需的营养与液体；大约 3/4 接受放化疗的患者最终需要临时放置饲管[30]。食管狭窄和气管受压都在胸腔入口处，因此经皮胃造瘘需要技术上的变化。因此，内镜医生必须预先知道紊乱的解剖结构和任何因镇静而出现的气道梗阻，并且为困难气道做好准备。如果食管受累严重，建议使用儿科或新生儿纤维性内镜，其更易通过。

手术入路

本节主要介绍 ATC 手术的相关问题，而对于甲状腺切除术、甲状腺扩大切除术和淋巴结切除的描述在本书的其他章节中也有详尽的描述。意识到 R0 切除可能无法实现时，如果可行的话首先完成整块切除。然而，块状残留的减瘤术是无法接受的。除非在罕见的情况下，否则不应进行减瘤术。如果可能的话术后 1 ～ 4 周立刻行辅助放化疗，严重的术后并发症将延后这一过程，并最终影响多学科治疗效果。因此，尚不清楚预期手术后恢复期显著延迟的手术（如全食管切除术或胸骨切除术）是否合理。胸骨劈开或部分劈开术可以切除上纵隔病变，但未愈的胸骨劈开切口在放射野内，则有出现放疗并发症的风险。虽然如喉咽切除和气管切除这样大范围切除已成功应用于 ATC[51]，但是因为考虑到 ATC 整体预后不良，特别是放化疗有很高的局控潜力，我们不推荐这样的根治性手术。简而言之，喉切除术很少适用于 ATC，因为其结果往往是阴性而不是阳性。

与目前甲状腺癌微创手术的趋势相反，传统的外科肿瘤原则更适合 ATC 手术。我们更喜欢一个宽敞的切口，以便从未受侵袭的组织开始手术，并为手术提供足够的暴露。可以切除带状肌，特别是同侧胸骨甲状肌，或切开胸锁乳突肌以改善暴露。外科医生必须为繁琐而广泛的解剖做好准备。比如虽然正中入路通常能定位喉返神经，但如果变得困难，从颈动脉鞘到气管食管沟的侧方入路或许更为成功。在处理简单部位病变之前，最好先处理最具手术难度的病变部位。例如，不清楚左侧侵袭性病灶能否从食管切除。一种方法是在切除右侧甲状腺之前先从左侧切除开始。术前在食管内放置食管探条或在食管腔内气管插管，将会使颈部食管更易识别并有助于避免损伤食管。另一个例子是，在不愿接受喉切除术的患者中，先探查右颈可明确右侧环状软骨是否受侵，在对侧喉返神经可能损伤前终止手术。

大约 75% 的 ATC 患者存在颈部淋巴结转移，需行颈部淋巴结清扫术[52]。ATC 的颈部淋巴结清扫可能需要切除胸锁乳突肌和颈静脉，但对于经典型甲状腺恶性肿瘤则很少切除。淋巴结转移经常出现被膜外侵犯；因此与其他甲状腺恶性肿瘤不同的是血管壁外膜经常受累。动脉外膜可以剥脱一层，但静脉壁一旦受累常需要切除整根血管。肿瘤转移淋巴结通常位于下颈部及动脉后方。与经典的甲状腺癌颈部淋巴结清扫术相比，需要对颈部Ⅳ区以下区域进行更广泛的清扫。胸导管多见于左颈，乳糜瘘必须修复或结扎。由于 ATC 常见颈部后侧方侵犯，必须格外注意避免损伤膈神经和颈部交感神经节。

手术并发症的处理

显然最好的手术策略是通过术前详尽的治疗计划和小心细致的手术操作来避免并发症。早期识别术后并发症使其易于处理，且不耽搁后续治疗。这点尤为重要，因为 ATC 患者应尽早开始术后辅助治疗。出血、伤口感染、乳糜瘘、声带麻痹、吞咽困难、甲状旁腺功能减退和唾液腺瘘是 ATC 切除术的可能并发症。这些问题的处理在本书的其他章节详细讨论（见第 36 章，喉返神经的外科解剖和监测；第 43 章，喉返神经麻痹的处理；以及第 44 章，甲状腺和甲状旁腺手术的非神经性并发症）。待气道稳定，辅助治疗完成和原发疾病得到控制再行甲状软骨成形术和杓状软骨内收术。

放射治疗

放射治疗，特别是调强适形放射治疗（intensity modulated radiation therapy，IMRT），已成为 ATC 局部区域治疗的基石。有效局控可以通过联合治疗、放疗和化疗联合或不联合手术来实现。多项以人群为基础的研究及单中心数据显示约 20% 的 ATC 患者经综合治疗后生存可达 2 年或更久[4, 7, 30-31, 53]。选择野分割放疗也已被研究，但其毒性高且疗效不确定[31, 35, 54-56]。随着调强放疗在美国和欧洲的广泛应用，将化疗与放疗结合起来是可行的，已在我们梅奥诊所使用[30, 57]。IMRT 的应用可能表明，总剂量比选择野分割放疗剂量更重要。事实上总剂量＞ 40 ～ 50 Gy 始终与提高生存率相关[4, 7, 35, 56]。我们中心调强剂量通常为 66 ～ 70 Gy/（33 ～ 35）/6.5 ～ 7 周，特别是在ⅣA 期和ⅣB 期患者（R1、R2 切除或不可切除疾病）中，以根治剂量来治疗不可切除疾病[58]。对于小体积病灶，可以考虑给予 66 Gy/30，或作为 R0 切除的辅助剂量。类似剂量的 IMRT 治疗ⅣC 期疾病可能毒性更大，但疗效有限。这有可能实现局部区域控制，但似乎并不能提高生存率[7, 31, 58]。因此需要多学科团队深入探讨制订方案，并与每位患者讨论个体化治疗方案。

同步放化疗

目前对放疗期间是否同步使用化疗未达成一致。药物的选择通常基于副作用、患者的健康状况和机构偏好。多柔比星、铂类药物和紫杉类仍然是最常用的药物，可单独或联合使用。我们中心一般在放疗中同步使用多西他赛和多柔比星（每周 15 ～ 20 mg/m^2）或紫杉醇和卡铂（每周分别 50 mg/m^2 和 AUC 2）。

来自多个机构的研究表明 ATC 采用多模式治疗可明显获益，但大多是回顾性分析，并且存在潜在的偏倚。主要研究结果见表 28.1。1983 年报导 ATC 予每周一次多柔比星（10 mg/m^2）和超分割放疗（160 cGy，每天两次，每周 3 天）相结合的方案[59-60]，40 天总剂量 5760 cGy。该方案耐受性良好，不良反应发生率低。中位生存期为 1 年，但大多数患者最终出现远处转移并死亡。来自瑞典的多项研究[54, 61-62]使用超分割放疗、化疗［博莱霉素、环磷酰胺和 5- 氟尿嘧

表 28.1 甲状腺未分化癌多模式治疗的主要研究

研究	年份	数量	中位年龄（岁）	手术（%）	放疗剂量（Gy）	化疗药物	中位 OS*（个月）	局部控制率（%）	远隔转移控制率（%）
Werner	1975—1980	19	68 ～ 72	63	30 ～ 40	博莱霉素 环磷酰胺和 5-FU	7 ～ 12	NR†	16
Kim	1979—1987	19	60	53	56	多柔比星	12	68	21
Schlumberger	1981—1990	20	NR	60	52	米托蒽醌或多柔比星和顺铂	2 ～ 6	75	35
Tennvall	1984—1999	55	76	73	46	多柔比星	2 ～ 4.5	60	22
Crevoisier	1999—2000	30	59	24	40	多柔比星和顺铂	10	47	37
Sherman	1984—2007	37	63	51	58	多柔比星	6	50	NR
Prasongsook	2003—2015	30	60	90	66	多柔比星和多西他赛	21	93	22

*OS，总生存期。

†NR，未记录。

啶（bleomycin，cyclophosphamide and 5-fluorouracil，BCF）]，或最近使用多柔比星 20 mg/ 周和减瘤手术。术前放疗 30 Gy 持续 3 周，术后追加放疗 16 Gy 或与给予术前相同的累积放射剂量。8 名患者（24%）死于局部复发，但中位生存期仅为 2 ～ 3 个月。

1991 年，一个法国团队报告 20 名 ATC 患者的治疗结果；根据患者的年龄分组，每 4 周使用两种类型的化疗药物：＜ 65 岁组使用多柔比星（60 mg/m^2）和顺铂（90 mg/m^2）；＞ 65 岁组使用米托蒽醌（14 mg/m^2）单药[34]。放疗（17.5 Gy）分 7 次同时给予颈部和上纵隔。3 名患者（15%）存活超过 20 个月。所有患者在第一个或第二个放疗周期后均出现咽食管炎和气管炎。同一团队在 2004 年发表了另一项涉及 30 名 ATC 患者的前瞻性研究。放疗前给予 2 个周期的多柔比星（60 mg/m^2）和顺铂（120 mg/m^2），放疗后给予 4 个周期。每天两次放疗，每次 1.25 Gy，每周 5 天，总剂量为 40 Gy。24 例（80%）患者可行手术切除。该方案的中位生存期为 10 个月，只有 5% 死于局部疾病[31]。

梅奥诊所的最新研究，放化疗（多柔比星和多西他赛，每次每周 20 mg/m^2 或 60 mg/m^2，每 3 周一次，联合 IMRT 60 ～ 66 Gy）与手术结合是可行的。2011 年发表的一项预试验显示了希望[57]，促使扩大了 48 名患者的队列，证实这些结果；接受多模式治疗的患者中位总生存期为 21 个月，而接受姑息治疗或最佳支持治疗的患者为 4 个月。在接受多模式治疗的 27 名可评估患者中，只有 2 名出现局部复发[58]。从纪念斯隆凯特琳（Memorial Sloan Kettering）研究中得到相似的结果，该研究中 7 名患者给予多柔比星每周 10 mg/m^2 化疗和＞ 60 Gy 放疗，其中位生存期为 17 个月[35]。

姑息性全身治疗

治疗转移性 ATC 细胞毒类药物的效果较差，除多柔比星外，美国食品药物监督管理局（U. S. Food and Drug Administration，FDA）未批准其他细胞毒类药物。然而，在一项 Ⅱ 期临床试验中，多柔比星疗效较差，有效率为 16%[63]。在同一项研究中，顺铂和多柔比星联合使用显示出更高的有效率为 26%。紫杉醇已被证明在 ATC 中有 50% 的反应率[64]；然而，在另一项多机构研究中，紫杉醇的反应率较低，为 21%，中位总生存期为 6.7 个月[65]。基于这些研究，紫杉类和蒽环类药物可用于姑息治疗，但预计疗效有限。幸运的是，个性化治疗越来越多地被用于 ATC 治疗。最近一项 Ⅱ 期临床试验研究证明，靶向治疗对 *BRAF* V600E 突变的 ATC 的疗效，显示 MEK 抑制剂曲美替尼和 BRAF 抑制剂达拉非尼组合的反应率为 69%[44]。因此，FDA 批准这种组合用于局部晚期或转移性 *BRAF* V600E 阳性 ATC 治疗。也有报道称单药使用 BRAF 抑制剂在 ATC 治疗中持续缓解时间很短暂[66-67]。多激酶抑制剂（multikinase inhibitor，MKI）也已成为 DTC 治疗中的有效药物，[68-70] 但 MKI 治疗 ATC 一直效果不理想[71-74]。包括 ATC 在内的极为罕见的甲状腺癌病例表明 ALK 融合对 ALK 抑制剂反应灵敏[75，78]。

随着放疗技术的进步，对 ATC 表观遗传学、ATC 发病机制和分子驱动因素有更好的理解，以及对 ATC 分子靶向个体化治疗结果有新认识，创新治疗策略正探索研究中。RTOG 0912，第一个针对 ATC 患者的完全随机研究，比较 ATC 放化疗中添加（或不添加）

MKI 帕唑帕尼的疗效，2016 年试验入组结束，但结果尚未公布。目前正在进行多项临床研究，包括免疫治疗和靶向药物，如 BRAF 抑制剂和过氧化物酶增殖活化受体 γ（PPAR-γ）激动剂 efatutazone。此外，还有很多针对 ATC 的免疫药物研究（例如，NCT02688608，NCT03211117，NCT03181100）。从上述研究中汲取的教训，几十年来首次激发起人们对 ATC 系统性治疗的兴趣，有望掀起 ATC 治疗的新浪潮。

治疗失败模式和随访

尽管预后不佳，但开启多模式方法治疗后ⅣA 期和部分ⅣB 期 ATC 患者得到长期生存。因多模式治疗的应用，局部复发率已经下降，但仍会复发。从本质上讲，ATC 是一种全身性疾病，大多数患者最终会发生远隔转移。局部和远处复发都是快速且致命的。因此，与其他需要定期体检和影像学检查（如 FDG-PET 或 CT 扫描）的癌症相比，ATC 患者在完成初始治疗后或正在进行姑息治疗期间，应以更短的间隔随访。

原发性甲状腺淋巴瘤

在任何快速增大甲状腺肿物的鉴别诊断中，应重点考虑 PTL 和 ATC。PTL 是一种罕见但可能危及生命的恶性肿瘤，通常很难基于细胞量有限的 FNA 样本进行诊断，因此粗针穿刺活检至关重要。PTL 通常出现在慢性甲状腺炎的情况下，有时出现在长期甲状腺功能减退的患者中[77]。ATC 和 PTL 之间的治疗和预后差异很大，通常 PTL 预后很好，因此快速诊断（将其与 ATC 和其他分化型疾病区分开来）和治疗至关重要[5-6, 78]。

流行病学

PTL 的年发病率为（0.5 ～ 2）/100 万，仅占所有结外淋巴瘤的 1% ～ 2%[6, 79]。甲状腺有时会继发于广泛的淋巴瘤；这种情况下很难鉴别。因此，我们将仅讨论ⅠE 期和ⅡE 期，而不是ⅢE 期或ⅣE 期的 PTL。尽管过去许多 PTL 被误诊为间变性小细胞甲状腺癌，但充足的病理组织和适当的免疫组化（immunohistochemistry，IHC）染色可以进行鉴别诊断。病理学家也越来越擅长区分淋巴瘤和晚期桥本甲状腺炎，这绝对至关重要，因为 PTL 通常在并存的淋巴细胞性甲状腺炎中发展而来。

与其他淋巴瘤相反，女性在 PTL 中占优势，可能是因为 PTL 来源于女性中更常见的慢性淋巴细胞性甲状腺炎中的活化和转化淋巴细胞。中位年龄为 60 ～ 70 岁，但也有报道认为发病年龄跨度很大[5-6]。

一项研究显示瑞典桥本甲状腺炎患者的 PTL 相对风险比没有甲状腺炎的预期高 67 倍（平均随访 8.5 年）[77]。日本的另一项研究发现，在 5592 名年龄 ≥ 25 岁患有慢性甲状腺炎的女性中，PTL 的发病率增加了 80 倍[80]。慢性甲状腺炎诊断与 PTL 之间的平均间隔为 9.2 年。需要牢记的是：桥本氏病是一种常见的自身免疫性疾病，但 PTL 却极为罕见。

组织病理学

几乎所有 PTL 都是 B 细胞非霍奇金淋巴瘤，可以使用单克隆抗体对其进行识别[5, 81]。大多数 PTL 是弥漫性大 B 细胞淋巴瘤（diffuse large B-cell lymphomas，DLBCL），黏膜相关的淋巴组织（mucosa-associated lymphoid tissue，MALT）淋巴瘤不太常见，这表明甲状腺起源于原始咽部的内胚层上皮。极少数情况下，DLBCL 和 MALT 淋巴瘤共存，可能由于与预后不良相关的转化所致[5, 82]。不太常见的 PTL 包括惰性 B 细胞淋巴瘤和其他如 T 细胞和霍奇金淋巴瘤。桥本氏病和 PTL 的组织学特征通常难以区别。PTL 显示异常的瘤组织广泛浸润正常甲状腺组织，伴有淋巴细胞浸润，常穿透甲状腺被膜，并浸润至邻近软组织。与自身免疫性甲状腺炎不同，它通常由一致性的小细胞组成。

淋巴细胞性甲状腺炎和 PTL 之间的分界面可能很清晰，或者可能存在一个过渡区，其中两者混杂在一起。淋巴瘤细胞倾向于移位、扭曲和替代甲状腺上皮。免疫组化染色，比如 CD5、CD10、CD20、CD23、CD43、CD30、BCL-2、c-myc 和 cyclin-D1，有助于 PTL 亚型分类[83]。

临床诊断和影像学检查

快速增大的甲状腺肿块可能诊断为 PTL 和 ATC，MTC、结节性甲状腺肿和胶样结节伴急性出血，以及甲状腺炎，包括急性、亚急性和桥本甲状腺炎。与 ATC 非常相似，大多数 PTL 会在数天或数周内出现因甲状腺肿块迅速增大引起的压迫症状[82, 84]。常见症状包括吞咽困难、呼吸困难、喘鸣、颈部压迫感和颈部疼痛，这些症状是甲状腺肿瘤腺外侵袭的潜在指标，应提醒临床医生注意可能是恶性甲状腺肿。喘鸣和声音嘶哑常同时发生，当它们发生时，提示有可能存在喉神经麻痹。该疾病可表现为局灶性仅累及一侧甲状腺叶或一个单独的结节，或者可能表现为弥漫性甲状腺肿大。触之腺体几乎总是坚硬，压痛阴性，并且固定，这是侵袭性的表现。甲状腺腺外侵犯的其他迹象包括甲状腺边界不清，影像学上横向或胸骨后延伸。经常出现淋巴结受累，但 B 症状不常见[81]。几乎所有 PTL 患者在诊断时都有淋巴细胞性甲状腺炎的临床或组织学证据[6]。

尽管自身免疫性甲状腺炎的实验室指标很常见，但大多数患者表现为甲状腺功能正常或仅轻度减退，促甲状腺激素（thyroid-stimulating hormone，TSH）轻度升高和其他甲状腺功能指标正常[6, 13, 78]。甲状腺毒症极为罕见，但可见于 PTL[5]。常规血生化学和血液学检查通常是正常的。乳酸脱氢酶可能升高。甲状腺功能检查可发现亚临床或明显的甲状腺功能减退，血清抗微粒体抗体和抗甲状腺球蛋白抗体常呈阳性。

一般来说，当考虑诊断为 ATC 或 PTL 时，最好进行粗针穿刺活检而不是 FNA[13]。对准确诊断和治疗来说，使用 IHC 标志物对淋巴瘤进行免疫表型分类至关重要。有时，需要进行开放式（手术）活检以获得足够的组织标本，从而获得准确的组织学亚型[85]。

一旦确诊 PTL 就需要影像学来明确病变范围。可以使用 CT 扫描、磁共振成像（magnetic resonance imaging，MRI）和超声检查，但最好使用 FDG-PET 来明确病变范围（图 28.3 A）[86-89]。放射性碘诊断甲状腺成像通常不适合或没有帮助。在 CT 扫描上，PTL 通常表现为一个或多个甲状腺低密度区域，在颈部增强 CT 扫描上表现为等密度或低密度区域，表现为孤立结节和多发结节，有时表现为弥漫性甲状腺肿[90]。在 MRI 上，与未受累的甲状腺组织相比，PTL 包含均匀的等信号或高信号区域，在 T2 加权图像上表现出均匀的高强信号。MRI 和 CT 扫描在识别甲状腺腺外侵犯和颈部淋巴结肿大以及淋巴瘤分期方面是类似的[90]。桥本甲状腺炎通常在 MRI 上显示均匀的信号强度，与淋巴瘤无法区分。

通常用超声作为初始检查，PTL 表现为极低回声实性肿物，伴有明显的后方回声增强（图 28.3 B），并在腺体其余部分与桥本甲状腺炎并存。PTL 中通常不伴有钙化。超声检查可发现邻近的肿瘤侵犯两侧甲状腺叶，对发现颈部异常淋巴结也很敏感，是体格检查的重要辅助手段[91-92]。

PTL 的分期是根据 Ann Arbor 分期系统（表 28.2）[93-94]。PTL 中，近 60% 的患者为肉眼可见的局限于甲状腺腺内（ⅠE 期），其他 40% 的患者扩散到区域淋巴结（ⅡE 期）[5]

表 28.2 非霍奇金淋巴瘤 Ann Arbor 分期系统

Ann Arbor 非霍奇金淋巴瘤分期	特征
Ⅰ期	一个淋巴结区或一个结外器官（甲状腺）受累
Ⅱ期	横隔同侧至少两个淋巴结区受累
Ⅲ期	横隔两侧均有淋巴结区受累
Ⅳ期	弥漫性或播散性侵及 1 个或多个结外器官或组织（如肝、骨髓、肺），伴或不伴淋巴结肿大

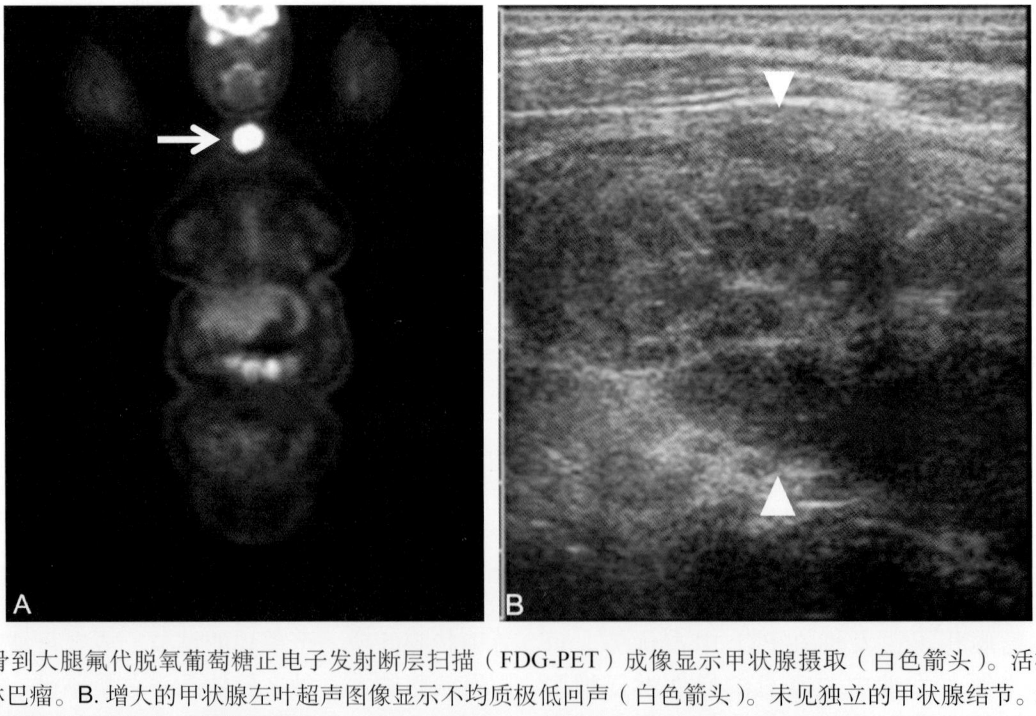

图 28.3 A. 头骨到大腿氟代脱氧葡萄糖正电子发射断层扫描（FDG-PET）成像显示甲状腺摄取（白色箭头）。活检证实肿块为弥漫性大 B 细胞淋巴瘤。B. 增大的甲状腺左叶超声图像显示不均质极低回声（白色箭头）。未见独立的甲状腺结节。最初怀疑是桥本甲状腺炎，但活检显示弥漫性大 B 细胞淋巴瘤

治疗

针对 PTL 的大型多中心随机试验尚未进行；因此，PTL 的治疗通常是比照与其他部位发生的类似组织学淋巴瘤类型的治疗定义的。与其他淋巴瘤一样，尤其对于高级别 PTL 的治疗，化疗——有时是放疗——已成为首选[5]。Ⅰ期疾病的总生存率接近 90%，而Ⅱ期疾病的总生存率为 60%～80%，取决于淋巴瘤亚型和治疗方式[81, 95]。

气道保护

患者通常表现为快速增大的甲状腺肿块。偶尔气管受压伴呼吸困难可能需要急诊手术或气管切开，但这在 PTL 中很少见。然而，大多数情况下使用皮质类固醇后 PTL 反应敏感，从而避免气管切开。必须在使用皮质类固醇之前留取足够的组织标本，因为如果在粗针穿刺活检前开始使用皮质类固醇，PTL 的诊断可能会变得模糊。

手术

由于全身治疗效果的提高，现在 PTL 很少进行手术。然而，较早的报道[96]发现术后无肉眼残留患者的生存明显好于存在术后残留的患者，两组的 5 年生存率分别约为 65% 和 22%。梅奥诊所报告的结论与前相仿，完全切除患者的 5 年生存率为 75%，而残留病灶患者的 5 年生存率为 49%[97]。是否进行手术治疗产生争议最小的原因可能是为了明确诊断和分期以及缓解气道阻塞。一项最大规模人群研究中，68% 的患者接受手术，疾病相关存活率在统计数据上更好[81]。然而，仅对Ⅰ期疾病主要是低级别淋巴瘤，如滤泡性和 MALT 淋巴瘤采取单纯手术治疗[98]。如果考虑手术，则不应进行 RLN 切除术，因为非手术治疗可改善因淋巴瘤受累导致的 RLN 麻痹。

放射治疗

放射治疗用于全身播散性风险较低的淋巴瘤亚型，特别是对于ⅠE 或ⅡE 期 PTL 患者。颈部疾病的控制与放射剂量和放射野的选择有关，也可能取决于放射治疗前的手术减瘤程度（如果进行）。甲状腺、双侧颈部和纵隔 4～5 周内接受至少 40 Gy（4000 rad）。一项梅奥诊所的早期研究发现在 38 名患者中接受大约 40 Gy（24～60 Gy）的放疗，达到 59% 的无病生存率，大多数患者为中级组织学分级和ⅠE 或ⅡE 期疾病[97]。没有严重的放疗并发症。ⅠE 期和ⅡE 患者最适合。另一项研究发现，ⅠE 期疾病患者接受 40 Gy 治疗的 5 年生存率为 91%[99]。

化学治疗

根据最近的回顾性分析，几乎一半的 PTL 患者接受了化疗[5, 100]。最常用的方案是 R-CHOP（利妥昔单抗、环磷酰胺、多柔比星、长春新碱和泼尼松）或之前的 CHOP。老年 PTL 患者对这些方案耐受性良好，甚至播散性 PTL 也可以治愈[78]。对已发表文献的回顾性分析表明，在放疗中加入化疗可显著降低远隔转移和总体复发[101]。最近的研究显示，5 年总生存率为 74%～87%[5, 78, 95]。老年、晚期、侵袭性组织学亚型和缺乏联合治疗生存率较差[81]。

失败模式和随访

复发率差异很大；大多数复发（75%）在治疗后的前 2 年内通过体格检查和影像学检查发现[97, 102-103]。在低级别淋巴瘤中不推荐常规使用 PET-CT 复查[104]。但可能在高级别 PTL 中作用更大。滤泡性或 MALT 淋巴瘤等惰性淋巴瘤可能需要更长时间的临床随访。

局部和远处复发都可能发生[5]。一项针对 245 名患者的研究发现，胃肠道很少受累[102]。然而，一项尸检研究发现，最常见的受累部位是胃肠道（100%）、肺和肾（各 63%）以及肝脏和胰腺（各 50%）[105]。

参考文献

如需完整的参考文献列表，请访问 http://pincode.yiaiwang.com。

29

儿童甲状腺癌

Gillian Diercks，Andrew J. Bauer，Jeff Rastatter，Ken Kazahaya，Sanjay Parikh
李振东　董慧蕾　译　张浩　审校

请访问 http://pincode.yiaiwang.com 查看相关视频：
视频 29.1　第 29 章引言：儿童甲状腺癌。

引言

与许多儿童疾病一样，儿童甲状腺癌患者的诊断和治疗与成人相比存在重大差异。本章重点介绍这些差异，回顾目前儿童甲状腺癌的病因、诊断和治疗方法。甲状腺癌约占所有儿童恶性肿瘤的 1%～3% 和所有儿童头颈部肿瘤的 7%[1-2]。尽管儿童甲状腺恶性肿瘤的发病率低于成人，但根据监测、流行病学和最终结果（Surveillance，Epidemiology，and End Results，SEER）数据库报道，儿童甲状腺癌诊断数量每年都有类似的增长，为每年 2%～3.8%[3]。在 15～19 岁的女性患者中发现的增幅最大，其中甲状腺癌占所有癌症的 8%[3]。超过 85% 的儿童甲状腺癌是甲状腺乳头状癌（papillary thyroid cancer，PTC），其余为甲状腺滤泡状癌（ follicular thyroid cancer，FTC）和甲状腺髓样癌（medullary thyroid cancer，MTC），大多数 MTC 为多发性内分泌瘤病 2 型（multiple endocrine neoplasia type 2，MEN 2）[4]。

病因学

对于患有甲状腺癌或甲状腺结节的儿童和青少年来说没有可识别的危险因素。有电离辐射暴露史和有遗传易感性的儿童患甲状腺癌的风险更高。遗传易感性可能表现为孤立性分化型甲状腺癌（differentiated thyroid cancer，DTC；家族性非髓样甲状腺癌）的家族史，或引起甲状腺恶性肿瘤风险增高癌基因的新发突变或遗传突变。

数十年中，已对甲状腺癌的发病与电离辐射暴露之间的关系进行了充分探讨。部分儿童甲状腺癌患者既往曾因扁桃体肥大、胸腺增生、痤疮和头癣等良性疾病而接受放疗[5-6]。在观察日本广岛和长崎原子弹试验后暴露于核沉降物的居民和核袭击幸存者甲状腺癌发病率增加的情况后，进一步理解核武器的开发和使用导致放射性暴露与甲状腺癌之间的关系[7-8]。到 1954 年，用于商业能源生产的核电站已经投入运行。到 2017 年，全球有 450 多座核电站在运行，幸运的是截至 2018 年，仅发生三起重大事故（灾难）：美国三里岛（1979 年）、乌克兰切尔诺贝利（1986 年）和日本福岛第一核电站（2011 年）。每起事故都提供了宝贵的经验教训，但切尔诺贝利因展示出有关吸入和摄入 ^{131}I 在儿童甲状腺癌发病风险方面最翔实的数据而脱颖而出，因为白俄罗斯和乌克兰的人群中甲状腺癌发病率增加 60 倍以上[9]。切尔诺贝利事故发生后 5 年内，出现 PTC 并出现局部晚期临床表现的患儿中有 60% 出现区域淋巴结（lymph node，LN）转移，24% 出现肺转移，50% 的患者存在腺外侵犯[10]。

电离辐射的医疗暴露也与甲状腺癌风险增加有关，并且可能发生在诊断、影像学检查以及非甲状腺恶性肿瘤治疗中。在各种成像模式中，计算机断层扫描（computed tomography，CT）的使用增加被认为占全球诊断成像辐射暴露总体有效剂量的 47%[11]。尽管单次 CT 扫描产生的辐射暴露很低，并且通过使用儿科指南进一步减少这种暴露，但由于儿童时期细胞增殖活性增高，连续 CT 成像的累积暴露可能会增加甲状腺结节和甲状腺癌的患病风险[12-13]。在接受治疗性放疗（radiation therapy，RT）的儿童癌症幸存者中，甲状腺结节以每年约 2% 的速度发展，在治疗后 15～25 年达到峰值发病率。大约 20% 儿童恶性肿瘤长期生存者通过超声（ultrasound，US）能检测到大于 1 cm 的结节，而这种结节仅通过查体却很难发现[14-15]。接受放疗时年龄＜ 10 岁和剂量超过 20～29 Gy 的人群风险最大[16-18]。总体而言，辐射诱发 DTC 的标准发病率范围提高了 5 ～ 70 倍，年龄和暴露剂量为最高风险因素[19]。

甲状腺癌第二常见发病因素为遗传易感性，其分为两大类：非综合征性和综合征性（甲状腺癌与其他肿瘤相关）。DTC 有家族性非髓样甲状腺癌（familial nonmedullary thyroid cancer，FNMTC）的遗传易感性，不会增加发生其他肿瘤的风险（见第 30 章，家族性甲状腺非髓样癌）。在有两个或更多一级亲属患有 DTC 的家庭中，发生 PTC 或 FTC 的风险增加了 8 ～ 10 倍[20]。与散发性 DTC 类似，85% 的 FNMTC 由 PTC 患者组成[9]。遗传方式与常染色体显性遗传方式相符；然而迄今为止，尚未确定单个种系基因位点[20-21]。与散发性 DTC 相比，FNMTC 似乎出现在更低的年龄，并表现出代际间的临床预期，而后代家庭成员则出现更早和更具侵袭性的疾病[20]。在有 3 个或更多受影响个体的家庭中，对其他高危家庭成员进行超声筛查可以早期发现疾病，从而减少侵袭性的治疗[21]。

与分化型甲状腺癌相关的遗传性肿瘤综合征包括 PTEN 错构瘤综合征（PTEN hamartoma tumor syndrome，PHTS）[22]、家族性腺瘤性息肉病（familial adenomatous polyposis，FAP）[23]、DICER1 综合征[24-26]、Carney 综合征[27]以及 MEN 2[28]（表 29.1）。

患甲状腺结节和甲状腺癌的其他危险因素包括碘摄入量和自身免疫性甲状腺炎的个人史。碘缺乏和碘过量在甲状腺癌肿瘤发生中的作用已被验证。目前的数据表明碘缺乏虽然在 DTC 的发生中有轻微诱发作用，但却在发展为 DTC 过程中有强力助推作用，尤其是 FTC 可能继发于长期促甲状腺激素（thyroid-stimulating hormone，TSH）刺激[29]。自身免疫性甲状腺炎，包括甲状腺功能减退（桥本甲状腺炎）和甲状腺功能亢进（Graves 病），也是甲状腺癌的高危因素。

病理学

PTC 及其亚型是儿童甲状腺癌最常见的组织学亚型（＞ 85%；见第 41 章，甲状腺癌的外科病理学）。PTC 亚型包括经典型 PTC（classic PTC，CPTC）、滤泡亚型 PTC（follicular variant PTC，FVPTC）和其他富有侵袭性 PTC 亚型。侵袭性亚型包括弥漫硬化型 PTC（diffuse sclerosing variant PTC，DSVPTC）、实性型 PTC（solid-trabecular PTC，SPTC），以及高细胞亚型 PTC（tall-cell variant PTC，TCVPTC）[30-32]。在辐射诱发的肿瘤中，与乳头状生长模式相比，实体小梁状生长模式更常见[33]。儿童和青少年甲状腺癌其他病理类型是 FTC、MTC，以及非常罕见的低分化 DTC。

儿童甲状腺癌每种亚型的组织学表现均与成人相似。儿童 PTC 极易侵袭淋巴管，30% ～ 80% 的患者通过腺内扩散引发多灶性病变，高达 70% ～ 90% 的患者发生局部 LN 转移（图 29.1 和图 29.2），并且在诊断时有高达 8% ～ 20% 的远隔转移率，主要转移到肺部。另外 PTC 可以直接侵袭局部器官，比如食管、气管、喉返神经（recurrent laryngeal nerve，RLN）和血管，造成严重的局部发病率。

DTC 通常表现为坚硬、部分包裹性或未包裹性浸润性肿块。包裹性 CPTC 与部分或未包裹性 CPTC

表 29.1　与分化型甲状腺癌相关的遗传性肿瘤综合征

肿瘤综合征	甲状腺病理类型	患甲状腺癌风险	其他癌症	基因
PTEN 错构瘤综合征	甲状腺乳头状癌或甲状腺滤泡癌	35%（＞ 75% 发展为多结节性甲状腺肿）	女性—乳腺癌和子宫内膜癌（Cowden 综合征）男性和女性—肠息肉、大肠癌、肾细胞癌、皮肤黑色素瘤	*PTEN*
家族性腺瘤性息肉病（FAP；Gardner 综合征）	甲状腺乳头状癌（筛状桑葚型）	12%	肠息肉、大肠癌、小肠癌、肝母细胞瘤、骨瘤、牙齿和皮肤异常（囊肿和皮样肿瘤）、视网膜色素上皮肥大（CHRPE）	*APC*
DICER1 综合征	甲状腺乳头状癌或甲状腺滤泡癌	16%（＞ 50% 发展为多结节性甲状腺肿）	胸膜肺母细胞瘤（出生～ 5 岁），Sertoli-Leydig 细胞瘤、囊性肾瘤、肾母细胞瘤、眼球和鼻肿瘤、葡萄状胚胎性横纹肌肉瘤、垂体母细胞瘤	*DICER1*
Carney 综合征	甲状腺乳头状癌或甲状腺滤泡癌	＜ 5%（＞ 50% 发展为滤泡性腺瘤）	痣、神经鞘瘤（施万细胞瘤）、黏液瘤，原发性色素结节性肾上腺皮质增生、睾丸大细胞钙化型支持细胞瘤（男性）	*PRKAR1A*
多发性内分泌肿瘤综合征Ⅱ型	甲状腺髓样癌	＞ 98%	甲状旁腺腺瘤、嗜铬细胞瘤	*RET* 原癌基因

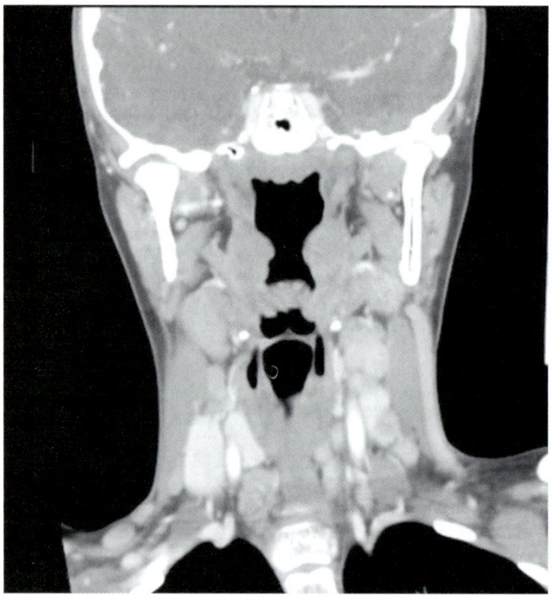

图 29.1 冠状位增强 CT 显示一名 11 岁弥漫硬化型甲状腺乳头状癌（DSVPTC）患者双颈及中央区淋巴结转移

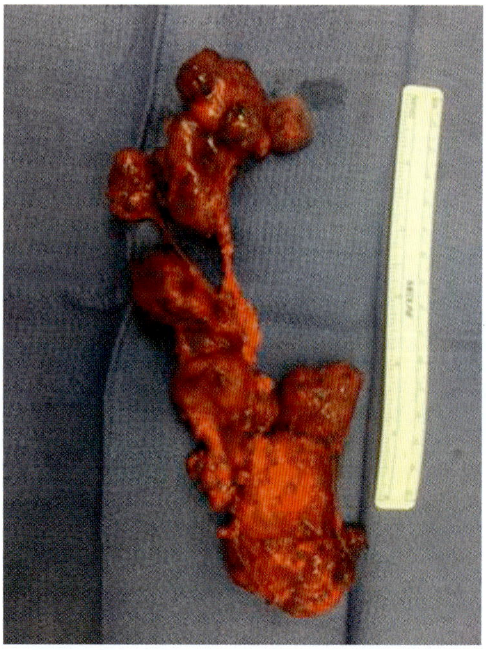

图 29.2 一名 18 岁弥漫硬化型甲状腺乳头状癌（DSVPTC）患者右颈侧清扫标本

相比，具有相似的局部 LN 转移风险；然而根据严格的诊断标准，包裹型 FVPTC（encapsulated FVPTC，EFVPTC）甲状腺内或 LN 转移的风险较低[34-35]。最近为描述该肿瘤亚型的良性行为，命名发生了变化——最惰性的 EFVPTC 形式被称为**具有乳头状核特征的非浸润性甲状腺滤泡性肿瘤（noninvasive follicular thyroid neoplasm with papillary-like nuclear features，NIFTP）**。[36] 尽管大多数数据表明 NIFTP 是惰性的，但有报道称可能会出现相关的 LN 转移，强调需要按照严格的标准进行诊断，并且密切随访以确保无侵袭性行为发生[37]。

浸润性或浸润性亚型的 PTC［包括 DSVPTC、广泛浸润性（弥漫性）滤泡型 PTC、SPTC 和 TCVPTC］与区域和远隔转移的风险增加有关。DSVPTC 通常不表现为明显的甲状腺结节；相反，表现为部分或全部甲状腺弥漫性浸润，伴有无数微钙化（US 上的“暴风雪”外观；图 29.3）（参见本章末尾专门针对 DSVPTC 的部分）[38]。其他浸润性亚型 PTC 可能表现出相似的临床表现，包括具有甲状腺腺外和淋巴结结外侵犯的局部浸润性表现，以及肺转移的风险增加。有时会出现多种亚型并存的可能。在这些情况下，应该根据最具浸润性的亚型来指导治疗和随访。

FTC 与 PTC 一样，是一种分化良好的癌症，可产生甲状腺球蛋白（thyroglobulin，Tg）并具有通过钠碘同向转运体（sodium-iodine symporter，NIS）将碘转运过细胞膜的能力。FTC 不如 PTC 常见，但在世界碘缺乏地区以及某些甲状腺肿瘤易感综合征，特别是 PHTS 中的发病率有所增加[39-40]。

与 PTC 相比，FTC 发生血行转移[41-42]。局部和远隔转移的风险取决于包膜浸润的程度以及转移到肿瘤包膜和包膜周血管的程度。微小浸润性 FTC 定义为显微镜下浸润包膜或包膜周血管 < 4 处。在儿童微小浸润性 FTC 比广泛浸润的 FTC 更常见。血管浸润性 FTC 与远处转移的风险正相关，浸润 > 4 条血管的肿瘤，复发率更高，结果更差[43-44]。由于 FTC 在儿科中很少见，目前尚不清楚在成人中建立的 FTC > 4 cm 的尺寸标准是否会增加浸润的风险。广泛浸润的 FTC 和 Hürthle 细胞癌在儿科中并不常见，但与区域和远处转移（肺和骨）的风险增加有关。

与滤泡细胞起源的甲状腺癌不同，甲状腺髓样癌

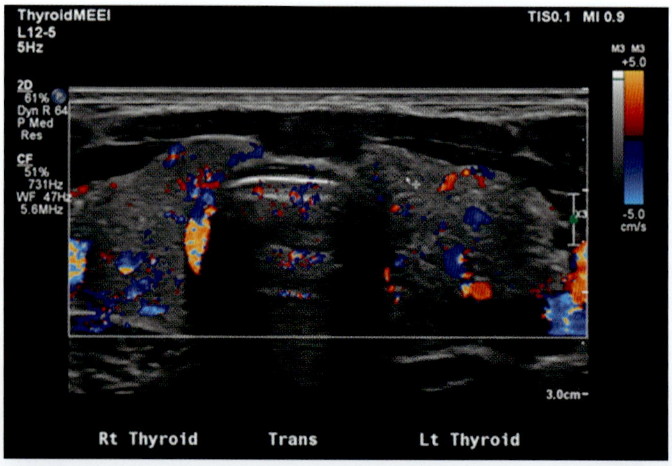

图 29.3 甲状腺超声（US）显示一名 11 岁弥漫硬化型甲状腺乳头状癌（DSVPTC）女孩的弥漫性血管分布和微钙化

（medullary thyroid cancer，MTC）起源于滤泡旁C细胞。这些细胞来源于神经嵴衍生物，不表达TSH受体、Tg或NIS。因此MTC对TSH抑制治疗无反应，^{131}I治疗对MTC无效。此外降钙素与癌胚抗原（carcinoembryonic antigen，CEA）作为肿瘤进展的标志物一起被分泌而非Tg。除了罕见的例外，儿科中的MTC与MEN 2相关，散发MTC只有病例报告。儿童MTC肿瘤的发展模式与成人相同，从C细胞肥大（C-cell hypertrophy，CCH）开始，然后进展为MTC。CT水平可预测MTC的发展、进展和转移[45]。（见第26章，散发性甲状腺髓样癌；第27章，甲状腺髓样癌综合征：MEN 2A和MEN 2B。）儿童MTC的手术治疗与成人患者相似，对于美国甲状腺协会（American Thyroid Association，ATA）*RET*原癌基因突变"高"和"最高"风险的患者，建议早期进行甲状腺全切除术[46]。

遗传学

在儿科和成人患者之间，DTC和MTC中驱动肿瘤发生的癌基因的改变（突变和融合）是相似的[47]。然而，这些肿瘤临床表现的差异，最重要的是维持细胞分化，表明儿童和成人DTC之间的基因表达和下游信号通路可能存在差异。与具有相似疾病分期的儿童患者相比，具有区域和远处转移的成年患者的疾病特异性死亡率增加反映了这些差异的后果[44, 48]。

在DTC中，甲状腺肿瘤的发生和进展与*BRAF*、*DICER1*和*RAS*基因的体细胞点突变以及涉及转染期间重排（rearranged during transfection，*RET*）、神经营养性酪氨酸受体激酶基因（neurotrophic tyrosine receptor kinase，*NTRK*）和间变性淋巴瘤激酶（anaplastic lymphoma kinase，*ALK*）的融合有关，导致丝裂原活化蛋白激酶（mitogen-activated protein kinase，MAPK）和磷酸肌醇-3-激酶（phosphoinositide 3-kinase，PI3K）信号通路的组成性激活（见第18章，甲状腺肿瘤的分子发病机制）。这些致癌基因突变是排他性发生，致癌基因型和组织病理学表型之间存在可预测的关系，RET-PTC（*RET/PTC*）重排和*BRAF*点突变常见于PTC；*PAX8*和*PPARγ*常见于FTC，以及跨越甲状腺肿瘤谱系从良性滤泡性腺瘤到FVPTC；FTC和低分化甲状腺癌中发现的*RAS*、*DICER1*和*PTEN*突变[47]。已经报道了其他点突变和融合，最近的成人数据表明，第二或第三突变，特别是端粒酶逆转录酶（telomerase reverse transcriptase，*TERT*）+*BRAF*或*RAS*和*EIF1AX*+*RAS*，与肿瘤进展和失分化有关[51]。在儿童中*RET/PTC*和*NTRK*融合基因容易引起浸润性疾病，尽管没有数据表明这些改变与疾病特异性死亡率增加有关[47]。表29.2中总结了最常见癌基因及其与DTC的关系和临床表现。

大体上，看成人MTC发病即可为散发的体细胞突变（75%）也可为生殖系*RET*突变相关（25%）。散发性MTC在儿科中并不常见，其最常与*RET*原癌基因和*RAS*以及其他几个基因的体细胞突变相关，包括涉及*ALK*的融合基因[52]。家族性MTC是多发性内分泌瘤病综合征2型（MEN 2）中的一部分。MEN 2是由激活*RET*原癌基因中的突变引起的，这些突变通过种系以常染色体显性遗传模式传播。与MEN 2相关的肿瘤（包括MTC、甲状旁腺瘤和嗜铬细胞瘤）的表达和外显率与特定的*RET*原癌基因密码子突变相关（例如，基因型和表型之间存在相关性；见第27章，甲状腺髓样癌综合征：MEN 2A和MEN 2B）密码子M918T中的突变与最具侵袭性的MTC表现相关，并且被ATA指南定为"最高"风险，具有在1岁之前发生MTC的风险[46]。MEN 2B还与早期体征和症状有关，包括流泪（无法或流泪能力下降）、便秘（与神经节神经瘤病相关）和肌张力减退（因发育迟缓、畸形足、髋关节脱位而导致的喂养困难）。直到5岁左右学龄前，典型症状包括口腔和唇黏膜神经瘤和细长的马方面容在临床上并不明显[53-54]。因为在MEN 2B中密码子918的种系突变往往出生后就出现，MTC转移通常发生在4岁之前，因此识别早期临床体征和症状对于在MTC转移前明确诊断至关重要[55]。

表29.2 儿童甲状腺癌分子遗传学

基因	增加分化型甲状腺癌患病风险	增加成为侵袭性疾病风险
BRAF	是	成人（是）儿童（不是）
RET-PTC 突变	是	是
NTRK- 突变	是	是（有限数据）
BRAF- 突变	是	是（分常有限数据）
DICER1	是，但在良性疾病中也有	不是
RAS	作用（NIFTP和FA）	可能与失分化有关，儿童不常见
*PAX8-PPAR*γ	是（FTC）	不是
TSHR，*THADA*，*GNAS*	不是	不适用

注：FA，滤泡性腺瘤，FTC，甲状腺滤泡状癌，NIFTP，具有乳头状核特征的非浸润性甲状腺滤泡性肿瘤。

Data from Bauer AJ. Molecular genetics of thyroid cancer in children and adolescents. Endocrinol Metab Clin North Am. 2017；46（2）：389-403.

50% 的患者会患嗜铬细胞瘤；然而与 MEN 2A 患者不同，甲状旁腺功能亢进的风险似乎并未增加[46]。

有多个与 MEN 2A 相关的密码子突变，罹患 MTC 风险最高的是 C634 和 A883F 突变。剩余的突变也会增加 MTC 发病的风险，尽管对于个别患者从 CCH 到 MTC 的过程可能是相当惰性的，因为 MTC 直到三四十岁或更晚才发展为 MTC。发生甲状旁腺功能亢进症和（或）嗜铬细胞瘤的风险为 10% ～ 50%，其由单个密码子突变定义。与 MEN 2A 相关的另外两个特征是皮肤苔藓淀粉样变性，一种伴有瘙痒的斑块状皮疹，发生在上背部通常与 C634 和 V804M 突变相关的，另一种是与 C609、C611、C618 和 C620 突变相关的先天性巨结肠[46]。

临床表现和术前评估

临床表现

儿童 DTC 的临床表现复杂多样。因其他疾病诊治而进行的影像学检查中偶然发现小的甲状腺肿块。较大的病变可表现为颈部肿块，在体格检查中很容易发现。由于甲状腺附着在气道上，肿瘤随吞咽活动。发生甲状腺癌时因颈侧淋巴结转移而导致颈侧方肿物为被发现。仅通过体格检查，颈部中央区淋巴结受累可能不太容易与原发灶或甲状腺鉴别。包括颈部超声，以及在某些情况下的横断面成像这类影像学检查可以进一步明确甲状腺、甲状腺内肿块和令人担忧的颈部淋巴结肿大之间的关系。有颈部放疗史、自身免疫性甲状腺炎、某些癌症易感综合征或甲状腺癌家族史的患者临床高度怀疑甲状腺癌[56-57]。除了获得全面的患者和家族史外，初始临床评估还应包括完整的头颈部检查，包括术前通过纤维喉镜检查声带活动情况。

纤维喉镜检查

可屈性纤维喉镜（flexible fiberoptic laryngoscopy，FFL）是公认的评估从婴儿到成人所有年龄段有意识患者喉部情况安全有效的操作[58-60]。FFL 可用于确定甲状腺手术前后声带的功能状态。所有接受甲状腺手术的儿科患者均应进行声带功能的术前和术后确认。如果患者的症状（例如声音嘶哑、喘鸣、吸入）提示侵袭性甲状腺疾病局部浸润或医源性损伤 RLN 损害导致一侧或双侧声带麻痹，则确认声带功能尤为重要。术前声带评估很重要，因为不全麻痹或完全麻痹可能提示局部晚期疾病，并影响有关手术风险的讨论。术前声带评估也对术中喉神经监测有影响[61-62]。术后声带评估有助于确认声带功能保留的状态或在麻痹的情况下指导康复。

声带可视化超声

经皮喉部超声是评估声带功能安全有效的 FFL 替代方法[63-66]。它对不能或不愿忍受 FFL 的患者特别有用。儿童的喉软骨尚未骨化，可以通过声像图显示声带的活动性。如果甲状软骨变得过于骨化，环甲膜也可以作为评估声带的窗口。声带活动性可以在正常呼吸期间通过吸气时发生的主动外展来评估，发声会引起声带内收。然而，应该注意的是，喉部在发声过程中也会升高，因此超声探头需要与喉部一起移动，以在发声过程中保持声带的可视化。如果可以使用超声而不是 FFL，他们可能更喜欢超声评估[64]。喉部超声应该被认为是一种初步的和有些不直观的喉部检查——任何异常或可疑的发现都应该用纤维喉镜进行随访。

术前影像学检查

颈部超声是儿童和成人患者评估甲状腺疾病最常用的检查方法[67]。现代超声机器可以提供大量关于甲状腺总体大小和血管分布以及相关甲状腺肿块的大小、位置和特征的详细信息[68-70]。超声非常适合评估颈部是否存在中央区和侧颈区淋巴结肿大，并且通常用于为甲状腺结节和异常 LN 的细针穿刺抽吸（fine-needle aspiration，FNA）活检提供可视化引导。很多时候仅超声就可以提供充足的成像信息。在特定情况下，例如在甲状腺病变范围广泛或转移性淋巴结肿大时，CT 或磁共振成像（magnetic resonance imaging，MRI）的横断面成像可以提供比超声更多有用的信息[67, 71]。通常需要水平位扫描来充分检查上纵隔、咽后、咽旁和锁骨下区域是否存在可疑淋巴结肿大——通常超声无法充分显示这些区域[48]。水平位成像有助于为晚期疾病制订术前计划，包括对呼吸消化道侵犯、大的淋巴结转移灶或术前声带麻痹的观察。对于有明显淋巴结肿大的儿童，术前可考虑使用 X 线或 CT 进行胸部成像，以评估是否存在肺转移[48]。

术前行 CT 或 MRI 可能基于医学常规检查，比如是否需要知道更多骨骼或软组织细节，但通常该决定是基于临床医生的偏好。特别是对于儿科患者，MRI 或 CT 的选择应考虑辐射暴露和镇静或麻醉的潜在需求。许多儿科医生因 CT 扫描辐射暴露对健康有潜在的影响已降低其使用频率[72-75]。此外，对于低龄患儿，CT 和 MRI 都可能需要镇静或全身麻醉。最近的研究也引起人们对全身麻醉对幼儿认知发展潜在负面影响的关注[76-77]。可以使用碘化造影剂；然而有人担心放射性碘（radioactive iodine，RAI）治疗可能因此而延迟[48]。然而，考虑到从进行术前 CT 检查到手术及术后期间的时长，通常有足够的时间在进行诊断性和（或）治疗性 RAI 给药之前代谢碘负荷。

细针穿刺抽吸

儿科 FNA 已被证明具有与成人同等的准确度、阳性和阴性预测值；与成人类似，这些发现取决于医院水平。一份含 12 项研究的 Meta 分析中，汇总估计的敏感性和特异性分别为 94% 和 81%，假设恶性肿瘤风险为 20%，准确度、阳性和阴性预测值分别为 84%、55% 和 98%[78]。2015 年 ATA 儿童指南提倡在儿科患者中使用超声引导下 FNA 以提高诊断率[48]。应使用有清醒镇静麻醉或局部麻醉来减少手术过程中的焦虑。操作过程中的实时检查可以确保样本的细胞数量充足（6 组至少 10 个保存完好的甲状腺细胞是充足的样本）。评估侧颈部淋巴结是否为甲状腺恶性肿瘤转移时，FNA 样本不仅行细胞学检查，还应送去 Tg 冲洗，以提高诊断率。在“不充分”或“无法诊断”的 FNA 以及细胞学不确定的结节处理上存在争议。高危病变在某种程度上可以通过超声特征、阳性家族史或辐射暴露史来定义。另外重复 FNA 或手术切除都是合理的选择。如果 FNA 再次不确定，建议手术切除。对于细胞学不确定的儿科患者，应考虑行诊断性腺叶切除术，因为与成人相比，其恶性的可能性更大 [Bethesda 甲状腺细胞病理学报告系统（the Bethesda System for Reporting Thyroid Cytology，TBSRTC）Ⅲ类为 28% ～ 50%，Ⅳ类为 50%][79-80]。

基因检测

与成人类似，TBSRTC 不确定患儿的 FNA 发生率高达 35%。细胞学不确定儿科患者罹患恶性肿瘤风险高于成人患者[47]。术前基因检测包括癌基因检测、基因表达分类和 microRNA（miRNA），用于成人病理不确定的临床实践。虽然儿童患恶性肿瘤的风险更高，预检概率更高；但由于获得健康保险公司事先授权的可能性低，故使用分子检测的机会受到限制。在年龄小于 21 岁的患者中，体细胞癌基因是唯一可以用作基因表达或测序分类的基因检测，而 miRNA 尚未在儿童年龄组中得到验证。

在已知的癌基因驱动因素列表中，有几个对甲状腺恶性肿瘤具有高度特异性，还有几个可以在整个病理学范围内找到。可能与甲状腺肿瘤相关的癌基因包括 *RAS*、*DICER1* 和 *PAX8/PPARγ*。对甲状腺恶性肿瘤具有高度特异性的癌基因包括 *BRAF*、*RET/PTC* 和 *NTRK* 融合。对于细胞学不确定（Bethesda Ⅲ、Ⅳ和Ⅴ类）和低风险癌基因（*RAS*、*DICER1*、*PTEN* 和 *PAX8/PPARγ*）的单侧结节应考虑至少行诊断性腺叶切除术，而癌基因与恶性病理学和侵袭性行为有较高特异性的结节（*BRAF*、*RET/PTC* 和 *NTRK* 融合）应进行甲状腺全切除及中央区淋巴结清扫术。[47] 侧颈清扫术仅适用于超声检查可疑侧方淋巴结并经 FNA 确认的患者（表 29.2）[47]。

应根据已知肿瘤易感综合征的家族史或与已知遗传综合征（包括 PTEN 错构瘤综合征、DICER1 胸膜肺母细胞瘤综合征、FAP、Carney 综合征和 MEN 2）一致的家族谱系考虑进行种系检测。美国通常不会对结节患者进行常规血清降钙素检查，尽管这在其他国家很常见。如果专科查体所见与 MEN 2B 一致，或细胞学检查怀疑 MTC，则应考虑血清降钙素或降钙素免疫组化。

治疗

PTC 手术治疗

如前所述，甲状腺癌在儿童和青少年中不太常见，治疗建议仅基于回顾性数据和专家意见。因此，对几十年来从不同实践中收集的数据进行分析得出明确的结论对于我们来说是一个挑战。因为儿童 PTC 是一种惰性、典型的非致命性疾病，这使得前瞻性随机试验几乎不可能。大多数建议来自小型队列、多中心回顾性研究以及成人研究和指南的推断。2015 年，ATA 发布了儿童甲状腺结节和非髓样 DTC 治疗指南，以应对这些挑战。这些指南试图进行风险分层，指导治疗，并降低接受治疗的患儿的长期发病风险[48]。由于儿童双侧发病和多灶发病的特点，ATA 建议大多数儿童 PTC 进行甲状腺全切除或次全切除。超过 40 年的数据显示与腺叶切除术相比，甲状腺全切除或次全切除术儿童复发风险显著降低相关（6% *vs.* 30%）。

甲状腺全切除术还可在术后通过评估 Tg 水平来监测持续性和复发性疾病[48]。最近的数据表明，低侵袭性 PTC（含包裹性 FVPTC）患儿可考虑腺叶切除术[30]。超声所见这些结节通常为实性、边界清、没有微钙化或淋巴结肿大。

对于因可疑淋巴结转移而行手术或（Bethesda Ⅴ类和Ⅵ类）PTC 可疑中央区淋巴结转移而接受手术的患儿，建议行预防性中央区淋巴结清扫。病灶直径

＜ 4 cm 的患者有高达 36% 的存在颈部淋巴结转移[82]，据报道病灶直径＜ 1 cm 的小肿瘤也有颈部淋巴结转移[48]。成年患者有人担心采用这种方法会使患者处于不利的处境，对降低疾病特异性死亡率没有任何益处，却面临增加手术并发症的风险，以及增加 RAI 的可能。患儿由于易发生中央区淋巴结转移故行预防性清扫。颈部清扫可降低持续性或局部复发的风险，利于儿童长期无病生存[48]。当儿童接受甲状腺全切除术和预防性中央区淋巴结清扫术时，5 年和 10 年无病生存率接近 95%，并且降低再次手术的风险[48]。如果＜ 5 枚淋巴结转移，那么手术缓解的可能性很高，可免于 RAI 治疗[48, 83]。通过转诊到经验丰富的甲状腺外科医生处可显著降低中央区淋巴结清扫并发症的发生率[84]。治疗性中央区淋巴结清扫术适用于存在中央区和（或）侧颈区淋巴结转移的患儿。侧颈部清扫只能在 FNA 证实存在侧颈部淋巴结时才可进行。Tg- 洗脱液检测有助于确定淋巴结转移。不建议进行预防性侧颈清扫[48]。

进行颈部淋巴结清扫时不应该"摘草莓"，而是应该对手术区域进行完整切除。对于接受预防性中央区淋巴结清扫术、术中冰冻或术中探查的患儿来说，原发灶的大小以及手术医生的经验来决定淋巴结清扫的彻底性，包括是否进行对侧清扫时尤为重要[482]。

FTC 手术治疗

与 PTC 不同，FTC 通常是单灶性，少伴淋巴结转移，但即使在没有淋巴结转移患者中，FTC 也可能出现早期血源性扩散。微小侵犯性 FTC 是指有微小或无包膜侵犯和（或）有限血管侵犯的 FTC（肿瘤包膜内或临近肿瘤包膜的血管＜ 4 条）。广泛侵袭性 FTC 定义为广泛包膜侵犯、广泛血管侵犯或侵袭至周围甲状腺组织的 FTC。侵犯 4 条或更多血管提示高侵袭性、远处转移风险增加和预后较差。[48]

与成人患者类似，FNA 细胞学检查难以确诊 FTC。因此大多数患者初次行同侧甲状腺叶及峡部切除术，对潜在甲状腺疾病、双侧结节或已确诊为甲状腺肿瘤易感综合征的患者进行甲状腺全切除术。冰冻切片可能除外 PTC；然而许多医院不使用冷冻切片，因为冷冻过程会扭曲细胞核，容易误诊。冷冻切片不能用于除外 FTC，因为诊断是基于对结节的完整组织学评估，以评估其侵袭行为。对于微小侵犯性 FTC ＜ 4 cm 的患者，无论是否进行峡部切除，腺叶切除都被认为是足够的。对于广泛侵袭性 FTC 或＞ 4 cm 的肿瘤，应根据 ^{131}I 全身扫描诊断和 TSH 刺激的 Tg 水平，在完成甲状腺切除术的同时进行术后 RAI[48]。

MTC 手术治疗

在此之前，无论降钙素水平如何，所有具有 *RET* 基因突变的患者都应进行手术治疗，因为手术的目标是在侵袭性 MTC 发作前切除甲状腺（见第 27 章，甲状腺髓样癌综合征：MEN 2A 和 MEN 2B）。最近的建议是甲状腺切除术的时机应基于特定的密码子突变[46, 85]。对于具有"最高"MTC 突变风险（如密码子 918）的患者，应在诊断时进行甲状腺切除术。MEN 2B 患者在出生后一年内被发现患有 MTC。如果 4 岁后完成甲状腺切除术，手术治愈的机会降低[46]。具有"高"风险密码子突变（密码子 634 和 883）的患者应在 5 岁之前进行甲状腺切除术。所有其他密码子突变都被认为是"中"风险，甲状腺切除的时机选择基于家庭和患者偏好，或基于与超声定期复查相似的连续测量降钙素水平上升趋势[46]。LN 清扫是根据降钙素水平和术前影像学确定的，降钙素＞ 40 pg/ml 的患者腺外转移的风险增加，从而最大限度地减少预防性切除的手术发生率[46, 86]。

在进行任何手术之前，MTC 患者应进行嗜铬细胞瘤筛查[87]。进行任何甲状腺切除术前必须对确诊的嗜铬细胞瘤进行药物阻断和肾上腺切除术。

手术并发症及其处理

近年多项研究表明：与成人同类型手术相比，儿童甲状腺术后并发症发生率有所升高。通常来讲，儿童患者预后良好，即便晚期疾病亦能长期生存，因此患儿可能长期受并发症困扰，尤其是那些涉及钙代谢和气道压迫的并发症。这凸显了在儿童甲状腺疾病手术中对手术范围正确判断和手术技术的重要性，特别是行中央区淋巴结清扫。

在文献中，喉返神经损伤导致声带麻痹的风险在 0 ～ 8.1%，据报道永久性损伤的风险在 0 ～ 78%[82, 88-91]。在 0 ～ 2.3% 的病例中由于双侧神经损伤出现呼吸困难可能需要气管切开[82, 89-91]。1 岁以下接受预防性甲状腺全切除术的儿童受伤风险最高，接近 14.3%，并随着年龄的增长而降低[92]。婴儿需要气管切开术的风险也明显升高[92]。神经损伤的风险与晚期病变、甲状腺全切除以及颈侧清扫和中央区淋巴结清扫相关[90]。

由于儿童双侧喉返神经麻痹的发生率较高，行甲状腺全切除术时应在完成第一个甲状腺叶的切除后评估同侧喉返神经功能。喉返神经功能可以通过神经监测进行主动监测，也可以通过在刺激喉返神经和同侧迷走神经的同时触诊喉后部进行手动监测。如果喉返神经完好无损，但对刺激无反应，则在处理第二侧之前，应考虑中止手术，尤其是在良性或单侧疾病时。在喉返神经功能有机会恢复之前分期手术可能有助于避免双侧声带麻痹和气管切开。对于接受伴有或不伴有中央区淋巴结清扫术的甲状腺全切除的患儿，暂时性（＜6个月）或永久性（＞6个月）甲状旁腺功能减退的风险也是一个问题，其中有5.7%～51.6%病例发生暂时性甲状旁腺功能减退症[89,93]和1.1%～12.3%发生永久性甲状旁腺功能减退症[82, 93]。术后甲状旁腺功能减退的风险与喉返神经损伤的风险类似，风险随着年龄的减小[92, 94]、有甲状旁腺再植史[92]、更高的肿瘤分期和淋巴结清扫而增加[82]。

与成人患者相比，儿童甲状腺手术与内分泌并发症风险增加显著相关（$P < 0.01$）[91]。统计数据表明，大多数儿童（52.2%）的手术由不擅长儿科且经验有限（每年内分泌病例＜30例）的内分泌外科医生完成；这些手术操作者平均每年经治1例儿童内分泌病例[95]。只有20.8%的儿科患者由经验丰富的内分泌外科医生完成，但这些外科医生平均每年只经治2名儿科患者[95]。尽管儿科手术量较低，但与经验有限的内分泌外科医生相比，经验丰富者的医疗费用和住院时长较低（$P < 0.05$）[91]。收治大量儿童甲状腺和甲状旁腺患者的医疗机构的并发症发生率低于小型机构（$P < 0.01$）[91]，并且术后短期并发症发生率也更低（普通外科医生相对于耳鼻喉科医生）[95]。

预后的差异突显出精心、合适的手术计划，细致的切除以及适当的术后监测和干预的必要性。只要可能，就建议患儿至经验丰富的医生或医院就诊。此外标准化维生素D筛查和补充，术中和（或）术后监测甲状旁腺激素水平，术后钙管理、监测和治疗方案尚未建立，这是未来研究的一个重要领域。

2015年ATA指南还建议由儿童DTC治疗经验丰富的团队进行治疗。除经验丰富的外科医生，该团队还应包括儿内科和肿瘤学的专家，如内分泌、肿瘤学、放射治疗学、核医学、细胞学和病理学。儿童甲状腺癌治疗经验丰富的团队会对病例进行多学科会诊提供最佳治疗，以避免过度治疗或治疗不足。

儿童甲状腺癌的放射性碘治疗

RAI的益处包括破坏甲状腺癌细胞以及任何术后残余甲状腺组织，从而提高未来监测Tg的敏感性。RAI是一种高度选择性药物治疗，用于治疗持续性术后疾病；然而在RAI治疗后的数十年间，人们担心发生继发性癌症。虽然缺乏长期前瞻性数据来明确RAI诱发非甲状腺恶性肿瘤的风险，但鉴于继发性恶性肿瘤的潜在风险，应仔细考虑RAI治疗对儿童分化型甲状腺癌的利弊得失。

目前对儿童DTC RAI后继发恶性肿瘤的风险已开展调查，但都是回顾性分析。一份报告研究了215名1940—2008年接受治疗的PTC儿童和青少年，平均随访时间近30年，40年的病因特异性死亡率仅为1%[84]。然而，死亡人数（所有原因）明显高于预期，22个死亡病例中有15例（68%）死于第二种非甲状腺原发性恶性肿瘤（nonthyroid primary malignancy，SPM）[84]。作者认为，儿童PTC的存活率是可以预测的，但他们推测非甲状腺恶性肿瘤的晚期死亡可能与术后治疗性放疗有关[84]。在回顾这组数据时重要的是要记住，在15名死于非甲状腺恶性肿瘤的患者中，只有4名接受RAI，其余7名接受了放射性粒子或外照射。在SEER数据库中对3850名儿童和年轻人进行分析，观察到26个SPM，而预期为18个SPM。与未接受RAI的患者相比，接受RAI的患者发生SPM的相对风险更高，分别为1.42和1.01。最值得注意的是，RAI暴露后的唾液腺癌标准化发病率增加34倍[97]。虽然仅有3名患者罹患唾液腺癌，但这是一种罕见肿瘤极有可能继发于RAI暴露。总体而言，尽管在研究时间范围内1973—2008年，RAI的使用增加16倍，但总体疾病特异性死亡率没有改善（＞98%）。基于这些数据，2015年ATA儿童甲状腺结节及DTC指南建议，根据原发性肿瘤、LN的范围和远处转移将儿童DTC患者分为低危、中危和高危三个风险类别，以推动在晚期病例而不是所有患者中使用RAI，减少因不必要治疗而出现的第二原发性恶性肿瘤[48]（表29.3）。

术后分期应在术后6～12周内进行，旨在识别出从进一步治疗（补充手术或RAI治疗）中受益的患者。ATA低危患者可以单独使用TSH抑制Tg进行初步评估和随访。ATA的中高危患者进行TSH刺激Tg和诊断性全身扫描（diagnostic whole-body scan，DxWBS）以评估持续性疾病。^{123}I应尽可能用于DxWBS。如果确定RAI摄取，可以使用进一步的成像包括US或单光子发射计算机体层摄影/计算机断层扫描（single photon emission computed tomography/computed tomography，SPECT/CT）来进一步评估和

表29.3 儿童分化型甲状腺癌风险分层

低危	疾变局限于甲状腺内，N0/Nx或偶发N1a转移（少量中央区淋巴结镜下转移）
中危	广泛N1a转移或小范围N1b转移
高危	区域淋巴结广泛转移（广泛的N1b）或局部侵袭性病灶（T4期），伴或不伴远处转移

确定摄碘区域。

治疗性 RAI 推荐用于治疗难以切除的局部摄碘性残余病灶和转移淋巴结及摄碘性远处转移灶。当 TSH 水平高于 30 mIU/L 时，有助于残余甲状腺对放射性碘的摄取；对于大多数儿童来说，可以通过停用 LT3 或 LT4 药物 2 周来实现。患有功能性甲状腺癌（产生 T3 和 T4 的甲状腺癌）或垂体功能减退的儿童（即患有垂体功能障碍的非甲状腺原发性恶性肿瘤的幸存者）可能需要重组人 TSH（recombinant human TSH，rhTSH）才能达到 TSH ＞ 30 mIU/L[49-50]。缺乏儿童 RAI 治疗时，使用经验性剂量或剂量学（根据体质量或体表面积折算治疗剂量）疗效比较的数据。剂量学适合＜ 10 岁、远处转移（可能需要补充 RAI 治疗）或骨髓储备有限的儿童。完成 RAI 治疗后 4 ～ 7 天，应对所有儿童进行治疗后 DxWBS，以确定 DxWBS 上可能未显示的其他摄取区域。SPECT/CT 有助于精准定位局灶性摄取部位。

初始 RAI 治疗后出现持续疾病时，应个体化决定继续进行补充的 RAI 治疗或其他治疗的决定，并且应基于现有的临床数据［Tg 趋势和病灶大小和（或）数量的变化，随后进行连续放射成像］权衡进一步 RAI 的风险和益处。

新近的儿童分化型甲状腺癌 ATA 指南利用风险分层指导使用 RAI 治疗。低危组儿童因为 RAI 辐射暴露没有明显的益处故不建议进行 RAI 治疗，以避免不必要的毒性和继发性恶性肿瘤。应该对患儿家庭进行有关 RAI 治疗利弊得失的科普，并将其纳入是否继续 RAI 治疗的决定中。

随访

治疗目标是实现放射学显像阴性（全身扫描或颈部超声阴性）和低于检测水平的 Tg。一旦完成，每年应进行专科查体、颈部超声、LT4 治疗状态下的 Tg 和 TgAb 水平（当甲状腺激素抑制治疗抗体阴性时）以及血清 TSH 的随访[48]。应根据治疗前病灶侵犯程度和随访数据而采用不同的监测方法。对于病变局限于甲状腺和中央区淋巴结的患者，基础 Tg 和颈部 US 可能足以确定病情缓解。相反，对于肺转移患者，应考虑 TSH 刺激下 Tg 和 DxWBS 来定义缓解。根据显示长期复发风险增加的历史数据，应采用间歇性超声检查以及 TSH 和 Tg 水平终身监测[81]。

目前，我们对如何治疗血清 Tg 可检测但显像阴性的儿童的经验有限[98]。在未来我们希望通过基因和分子标记物（如 *BRAF*、*RET/PTC* 和 *RAS* 等）可以更好进行风险分层（见第 18 章，甲状腺肿瘤的分子发病机制）对接受 RAI 治疗的儿童进行终生随访，要特别关注第二原发恶性肿瘤的出现。

弥漫硬化型 PTC

Vickery 等于 1985 年[99]首次描述 DSVPTC，仅占甲状腺乳头状病变的 0.7% ～ 6.6%[100]。然而，DSVPTC 在儿童和青少年甲状腺癌病例中所占比例更大，在某些研究中接近 41%[38]。DSVPTC 比 CPTC 更具侵袭性，与 LN 转移风险增加（图 29.1 和图 29.2）、甲状腺弥漫性或多灶性受累（图 29.3）、淋巴血管侵犯、甲状腺外侵犯、神经侵犯以及初始治疗后局部复发风险增加有关[100-102]。由于腺体弥漫性受累，DSVPTC 可表现为腺体肿大而无独立肿块，这突出了超声扫查在儿童甲状腺单纯肿大和甲状腺肿中的重要性。DSVPTC 的 US 特征包括实性、边界模糊、不均匀回声结构和散在微钙化[101]（图 29.3）。镜下除显示 PTC 的核特征外，DSVPTC 可见鳞状化生、大量砂粒体、纤维化和淋巴细胞浸润[100]。淋巴细胞性甲状腺炎和桥本甲状腺炎与 DSVPTC 有关，高达 85% 的患者显示出抗甲状腺球蛋白抗体阳性[101, 103]。与 CPTC 相比，DSVPTC 的 *RET/PTC* 重排率更高，*BRAF* 和 *RAS* 突变频率更低[104]。

RET/PTC3 突变与晚期疾病和持续性疾病的高风险相关，而 *RET/PTC1* 突变与 RAI 治疗后缓解率的增高有关[104]。高达 80% 的 DSVPTC 患者在诊断时有 LN 转移[101-102]，高达 40% ～ 50.4% 的 DSVPTC 患者[102, 105]有甲状腺外侵犯。与年龄较大的 DSVPTC 患者相比，年龄较小的 DSVPTC 患者更容易发生 LN 转移和远处转移[106]。远处转移率在 5% ～ 14.9%[100-102, 107]；最常见于肺。

总的来说，复发风险接近 14% ～ 22%[101-102]，疾病特异性死亡率约为 3%[100]。颈侧淋巴结转移与复发风险显著相关[101]。肿瘤大小和甲状腺外侵犯与较短的复发时间有关[38]。与低风险、经典型 PTC 相比[108]，一些研究表明预后较差，而其他研究表明，尽管存在这些更具侵袭性的特征，但通过适当的手术治疗和 RAI 治疗，总体或无病生存率没有差异[106-107]。Malandrino 等指出，与经典型 PTC 相比，DSVPTC 患者的复发风险高出 3 倍；然而当研究仅限于接受术后 RAI 的患者时，复发风险却不再显著升高[106]。

治疗儿童甲状腺癌医护人员必须了解 DSVPTC，并将其识别出来，以便术前选择合适的影像学检查来发现 LN 和远处转移。正确的术式选择以及适当的术后治疗可降低复发的风险。鉴于该人群复发率高，建议进行长期随访。

总结

儿童和青少年甲状腺癌的发病率低于成人患者。治疗儿童甲状腺疾病的医生必须了解儿童甲状腺癌的独特病理学和行为（包括 DSVPTC），以及 ATA 用于治疗小儿 DTC 和 MTC 的指南（https://www.thyroid.org/professionals/ata-professional-guidelines/）。大多数儿童 PTC 的治疗建议行甲状腺全切除术或次全切除术和合适的淋巴结清扫术（而不是“摘草莓”式的切除）。应尽全力保护甲状旁腺和 RLN 功能，建议进行神经监测。手术应由经验丰富的外科医生进行，所有治疗应由经验丰富的多学科团队提供，该团队由内分泌学、影像学、病理学和专业的儿科护理专家组成。尽量减少手术和辅助治疗的并发症，同时保持低复发率和低疾病特异性死亡率。RAI 可使 ATA 风险分组的中高危患儿受益，包括那些更具侵袭性亚型和侵袭性临床表现的儿童。未来对于儿童肿瘤遗传学和个体化治疗效果还有很多工作要完成。

参考文献

如需完整的参考文献列表，请访问 http://pincode.yiaiwang.com。

30

家族性甲状腺非髓样癌

Wilson Alobuia，Aarti Mathur，Electron Kebebew
张浩 译 张福星 审校

引言

1955 年，Robinson 和 Orr 发表了第一份一对 24 岁同卵双胞胎先后确诊孤立性家族性甲状腺乳头状癌的报告[1]。20 年后，Němec 等报道了一对母子患有分化型甲状腺癌，并明确排除了危险因素暴露史[2]。自此，学者们对这种起源于甲状腺滤泡细胞且不伴有其他家族综合征的家族性甲状腺癌进行了越来越多的报道和研究。大宗的流行病学研究表明，甲状腺癌患者的近亲患甲状腺癌的风险增加 5 ～ 9 倍。这种家族聚集发生的滤泡细胞起源的甲状腺癌被命名为**家族性甲状腺非髓样癌**（familial nonmedullary thyroid cancer，FNMTC），这种疾病具有独特的临床病理学特征。本章回顾了 FNMTC 的流行病学、分类、临床表现、遗传学、治疗、预后及转归。

流行病学

甲状腺髓样癌的家族性发生和与多发性内分泌肿瘤（multiple endocrine neoplasia，MEN）2A 型及 2B 型的相关性已经得到充分的描述[3]。FNMTC 是起源于甲状腺滤泡细胞的非髓样癌，其包括 4 种病理类型：乳头状癌（85%）、滤泡状癌（11%）、Hürthle 细胞癌（3%）和未分化癌（1%）[4-5]。尽管多数病例是散发的，但已经有许多学者对甲状腺癌的家族聚集现象进行了报道，目前已有研究表明，FNMTC 在甲状腺癌病例中所占的比例已经达到 3.2% ～ 9.6%[6-10]。

分类

目前，FNMTC 是指排除其他易感遗传与环境致病诱发因素外，发生于 2 个或 2 个以上一级亲属的滤泡细胞来源的高分化甲状腺癌。然而，Charkes 的统计数据表明，事实上，只有两个家族成员发病的情况下，62% ～ 69% 的病例可能是散发性的；而当有 3 个或 3 个以上家庭成员发病时，散发性疾病的可能性将降低到 6% 以下[11]。此外，来自有 3 个及 3 个以上家庭成员发病的 FNMTC 患者（与有 2 个家庭成员发病相比）已被证明在双侧 / 多灶性甲状腺疾病、甲状腺腺外侵袭以及颈侧区淋巴结转移方面有着更高的风险，并且与散发性疾病患者相比，总体预后更差。

FNMTC 包括一组异质性的家族性疾病，并可能作为某个综合征的部分。已知的 FNMTC 相关的家族性综合征包括家族性腺瘤性息肉病（familial adenomatous polyposis，FAP）、Gardner 综合征、Cowden 病、1 型 Carney 综合征、Werner 综合征、乳头状肾细胞癌等；除此之外，FNMTC 也可以单独发生（即不伴有其他综合征）[12-24]。McCune-Albright 综合征、Peutz-Jeghers 综合征和共济失调-毛细血管扩张症（Louis-Bar 综合征）也可能与 FNMTC 的发生发展有关，但是能证明这些综合征与 FNMTC 之间关系的数据有限[25-27]。其中一些综合征已知的临床特点及遗传因素见表 30.1。

流行病学和亲族研究的证据显示，FNMTC 是一种独立的具有遗传易感性的疾病，这种家族聚集性的非髓性甲状腺癌可以影响多代人。

一些流行病学研究已经证明 FNMTC 患者的一级亲属中该病的患病风险比普通人群高 5 ～ 10 倍[24, 28-29]。一项基于美国康涅狄格州人群的病例对照研究中，通过对 159 例甲状腺癌和 285 例性别、年龄相匹配的对照人群的研究发现，甲状腺癌患者一级亲属患病的相对风险是普通人群的 5.2 倍[28]。一项基于美国犹他地区人口数据库的统计发现，甲状腺癌患者一级亲属的相对患病风险是普通人的 8.6 倍［$P < 0.05$，95% 置信区间（CI）为 4.7 ～ 13.7］[29]。同样，另一项研究对 339 名加拿大 FNMTC 患者与 319 名对照组人群进行比较后发现，5% 的甲状腺非髓样癌患者至少有一位

表 30.1 与 FNMTC 相关的综合征：临床特征以及遗传因素

名称	相关基因 / 突变	甲状腺癌的组织学亚型	甲状腺以外的临床特点
家族性腺瘤性息肉病（FAP）	*APC* 基因失活性突变	小梁状乳头状癌	胃肠道黏膜潜在恶变的多发性腺瘤性息肉，特别是发生于结肠者
Gardner 综合征	*APC* 基因失活性突变	小梁状乳头状癌	FAP 的变异，包括结肠以外的表现，如（多生牙、骨纤维结构不良、纤维瘤、硬纤维瘤、上皮囊肿、肥厚性视网膜色素上皮、上消化道错构瘤、肝母细胞瘤）
Cowden 病	*PTEN*	滤泡状癌	乳腺、结肠、子宫内膜、大脑错构瘤
Werner 综合征	*WRN*	乳头状癌、滤泡状癌、未分化癌	早衰，硬皮病样皮肤改变，白内障，皮下钙化，肌萎缩症以及糖尿病
McCune-Albright 综合征	*GNAS1*	乳头状癌、透明细胞	皮肤咖啡牛奶斑的黑色素沉着，多骨性纤维结构不良，内分泌功能亢进（性早熟、甲状腺功能亢进症、肢端肥大症、Cushing 综合征）
Carney 综合征	*PRKAR1* α	乳头状癌、滤泡状癌	软组织黏液瘤，皮肤黏膜色素沉着（蓝痣），神经鞘瘤，肾上腺、垂体及睾丸肿瘤

一级亲属同样患甲状腺癌[24]。瑞典癌症登记处的一项流行病学研究显示，患者的兄弟姐妹患病的风险较其他成员高，而且，患者的姐妹患病风险更高[30]。家庭成员患甲状腺乳头状癌（papillary thyroid cancer，PTC）的相对风险分别是普通人的 3.21 倍（父母患病）、6.24 倍（兄弟姐妹患病）。姐妹中一人患病时，另一人患病的相对风险是普通人的 11.9 倍，这在所有家庭成员中是最高的。母亲患病时，下一代子女患病相对风险相同；而父亲患病时，儿子患病相对风险是普通人的 4.98 倍（$P < 0.05$，95%CI 为 2.13 ～ 9.86），女儿则是普通人的 3.44 倍（$P < 0.05$，95%CI 为 1.96 ～ 5.60）。

基于人群研究的一个主要缺点是无法控制选择偏倚或某些混杂因素，如环境暴露（如放射线照射、碘缺乏或过量）可能增加甲状腺癌的患病风险。然而，也有报道显示，FNMTC 可发生在一个家族的大多数成员中，最多可达 16 个家族成员患病，而这些家族成员所处的环境因素并不相同。

这些对受累家族群体的研究还表明，与散发性病例相比，FNMTC 具有独有的特征，这进一步支持了 FNMTC 是一个独立的疾病。这些特征包括第二部位恶性肿瘤，与散发病例相比发病年龄较年轻（30±11 岁），男性更易发病。例如，一项荟萃了 15 个病例报告的 Meta 分析表明，FNMTC 的平均发病年龄为 39 岁，男女比例为 1∶2.2[31]。不同于散发病例，FNMTC 的发生与甲状腺以外腺癌的发生密切相关。Pal 等发现，在甲状腺癌患者的亲属中，任何类型的癌症的发病率都要高出 38%[24]。基于美国犹他州人群的研究显示，甲状腺癌的家族聚集性与白血病、乳腺癌、前列腺癌和软组织肿瘤的发生存在重要联系[29]。相似的研究表明，FNMTC 与乳腺癌、肾癌、结肠癌、膀胱癌以及黑色素瘤、淋巴瘤的发生相关[32-33]。Capezzone 等通过对 47 例 FNMTC 的第一代和第二代子女进行比较后发现，子代发病年龄趋于更年轻，且肿瘤更具侵袭性[34]。这一现象被称为**遗传早现**（genetic anticipation）。遗传早现是指一些遗传性肿瘤在连续几代的遗传中，发病年龄提前并且病情严重程度增加的现象。在一项对有风险的家庭成员进行的前瞻性筛查中，有两个患病家庭成员的家庭中有 4.6% 检出了甲状腺癌，而有 3 个或 3 个以上患病一级亲属的家庭中有 22.7% 检出了甲状腺癌[35]。这些数据表明，FNMTC 并不是偶然发生的散发病例，而是一种家族遗传性疾病，在有 3 个或 3 个以上一级亲属患病的家庭中尤为常见。

临床特点

多数研究认为 FNMTC 比散发性滤泡细胞源性的甲状腺癌更具侵袭性，且 FNMTC 发生甲状腺外组织侵袭、多中心肿瘤、淋巴结转移和复发的概率也更高[36]。FNMTC 也经常伴发良性甲状腺疾病。Uchino 等通过对来自 154 个家庭的 258 例患者的研究发现，与散发病例相比，FNMTC 更容易伴发甲状腺良性疾病、多中心肿瘤以及淋巴结转移[37]。30 年内局部淋巴结复发的概率 FNMTC 为 40%，而散发病例为 20%。FNMTC 有更高的复发率和较短的无病生存期。两组患者在诊断年龄、原发肿瘤大小、甲状腺外侵犯、远处转移及总体生存率上无明显差异。然而，这项研究确诊 FNMTC

患者时，只要求至少一个一级亲属患甲状腺癌，从而可能将偶发性病例误诊为 FNMTC。

一项对 14 名 FNMTC 患者进行回顾性分析的研究发现，93% 的患者为多中心肿瘤，43% 的患者为双叶疾病[32]。FNMTC 患者甲状腺外浸润率较高，为 57%，而散发病例为 5% ～ 14%。除此之外，FNMTC 的复发率较散发性病例高 50%[32]。另外一项大型多中心病例匹配的队列研究发现，FNMTC 的复发率为 44%，明显高于对照组的 17%[38]。研究者们还发现，FNMTC 的中位无病生存率明显短于对照组。患有甲状腺癌的家庭成员数以及是否发生远处转移是家族性病例中疾病严重程度和无病生存率的一个已知的重要预测因子[35]。能够证明 FNMTC 侵袭性的最引人注目的研究就是 Lupoli 等对 119 例甲状腺微小乳头状癌患者进行的描述性研究，其中 7 例为 FNMTC[39]。这项研究发现，FNMTC 发生多中心肿瘤、甲状腺双侧叶均发生肿瘤的概率以及发生淋巴结转移、血管侵犯、肿瘤复发的概率均明显高于散发性甲状腺非髓样癌。尽管多项研究认为 FNMTC 具有侵袭性，但也并不是所有的研究结果都支持这一结论。Ito 等通过对 273 例 FNMTC 患者与散发性 PTC 患者进行研究后发现，两组患者无病生存率并无显著差异[40]。家族性 PTC 患者发生多中心肿瘤的概率确实较高，但在整体预后方面，其与散发性病例相比并无显著性差异。这些学者还发现 6 个可能患有家族性甲状腺滤泡癌的家庭中，其家庭成员的患病率为 1.9%[41]。并且在侵袭性特征如甲状腺外组织侵犯、肿瘤大小、淋巴结及远处转移以及总体预后方面与散发性甲状腺滤泡癌相比，并无显著性差异。在评估多中心肿瘤、局部浸润、淋巴结和远处转移的发生率以及复发率时，Loh 发表的 Meta 分析也并不支持家族性 FTC 较散发病例更具侵袭性[31]。

肿瘤组织学表现

家族性 PTC 是 FNMTC 最常见的组织学亚型，其次分别为 Hürthle 细胞癌，然后是 FTC。家族性 PTC 是缺乏特征性病理学表现的多中心肿瘤样病变，是伴或不伴嗜酸性细胞增多的多发性腺瘤样结节[42-45]。

家族性腺瘤性息肉病（FAP）

与 FAP 相关的甲状腺癌一般为多灶和双侧的，其预后与散发性 PTC 相似[46-47]。其组织学特征不同于散发 PTC，如呈小梁状排列，含有梭形细胞成分且常伴有明显的纤维化。小梁状乳头状癌桑椹胚样变是该患者群体中 PTC 的一种罕见亚型，占 0.1% ～ 0.2%[16]。

Cowden 病

Cowden 病是以多发性腺瘤样结节为特征的一组综合征[48]。观察大体标本可见弥漫性分布的黄褐色、边界清楚的结节累及甲状腺；显微镜下表现为富含细胞、边界清楚的无包膜的实性结节，与甲状腺滤泡状癌相似。有的结节周围有不连续纤维组织包裹可形成假包膜。Cowden 病常发生多发性滤泡状腺瘤。滤泡状腺瘤也可能发生恶变形成 FTC。PTC 很少发生于此病[48]。

Werner 综合征

患有 Werner 综合征的患者发生多种肿瘤的风险增高，包括甲状腺良性病变和 PTC（高加索人患者的唯一类型的甲状腺癌），其次为 FTC（14%）和 ATC（2%）[21, 44, 49-50]。

Carney 综合征

Carney 综合征累及甲状腺时常表现为多发性结节，可以为多发性腺瘤样结节、滤泡状腺瘤。另外，15% 的 Carney 综合征患者可同时发生 PTC 和 FTC[22]。

FNMTC 的遗传学

综合征型 FNMTC

FNMTC 的发生与多种遗传性肿瘤综合征相关，这些综合征的某些易感基因已经为我们所认识（表 30.1）。

家族性腺瘤性息肉病（FAP）

FAP 是由位于 5 号染色体长臂（5q21）的腺瘤性结肠息肉 *APC* 相关基因突变引起的[15]。其特征是沿胃肠道黏膜分布的潜在恶变的多发性腺瘤性息肉，特别是发生于结肠者，FAP 发病年龄较早，且终生患结直肠癌的风险接近 100%[51]。FAP 的结肠外表现为骨瘤、上皮囊肿、硬纤维瘤、上消化道错构瘤、先天性视网膜色素上皮肥大（congenital hypertrophy of the retinal pigmented epithelium，CHRPE）、肝母细胞瘤和甲状腺肿瘤。38% 的 FAP 患者可发现甲状腺结节[52]，其中 1/3 的患者在诊断 FAP 之前诊断为甲状腺癌[46]。在 FAP 患者中，甲状腺癌的发生率比散发病例高约 10 倍[42]。这些患者的发病率为 0.7% ～ 12%[47, 52-53]。FAP 患者中最常见的甲状腺癌是单纯的 FTC，或是 PTC 伴有 FTC，但仍有一例 FAP 患者发生 MTC 的病例报道[46]。年轻的女性 FAP 患者较普通人患 PTC 的概率高出 160 倍。

APC 基因突变主要是移码突变或无义突变，导致相关蛋白被截短[54]。然而大多数伴有 PTC 的女性 FAP 患者除存在 *APC* 基因突变外，还存在体细胞 *RET/PTC* 突变[14, 51]。

FAP 有三种亚型：① Gardner 综合征，由 APC 抑癌基因突变引起；② Turcot 综合征 1 型，一种罕见的常染色体隐性遗传病，由两个 DNA 错配修复基因 *MLH1* 和 *PMS 2* 的突变引起；③ Turcot 综合征 2 型（Crail 综合征），一种继发于 *APC* 基因突变的常染色体显性遗传综合征。MLH1 和 PMS 2 蛋白形成一种复合物，与其他蛋白协同修复 DNA 复制过程中出现的错误。

FAP 相关的 NMTC 的总体预后非常好。FAP 患者的 NMTC 通常是多灶和双侧的，转移罕见，预后与散发病例相似[42-47]。在 36 名 FAP 相关 NMTC 患者中（2.7%）仅观察到 1 例脊柱的远处转移[46]。在另一项研究中，45 名 FAP 患者中有 1 名患者的死因被描述为甲状腺癌[55]。FAP 相关 NMTC 的推荐治疗是甲状腺全切除术或次全切除术。

Gardner 综合征

这是 FAP 的变异，即大肠息肉病，该病与许多结肠外表现密切相关，如多生牙、骨纤维结构不良、颅骨纤维异常增殖症、下颌骨骨瘤、硬纤维瘤、上皮囊肿、肥厚性视网膜色素上皮、上消化道错构瘤、肝母细胞瘤以及甲状腺肿瘤。甲状腺肿瘤多发生于年轻女性患者。Gardner 综合征患者患甲状腺癌的概率大约为 2%[17-19]。

Cowden 病

Cowden 病是一种常染色体显性遗传病，是位于 10 号染色体长臂（10q22-23）的抑癌基因 PTEN 发生突变引起的[46]。其特征是甲状腺、乳腺、结肠、子宫内膜、大脑的错构瘤和其他肿瘤。该病最常见的皮肤外表现是甲状腺肿瘤，包括良性甲状腺肿瘤和 FTC。约 2/3 的 Cowden 病患者可发生甲状腺肿瘤[20, 56]。

Werner 综合征（成人早老综合征）

Werner 综合征是一种常染色体显性遗传病，也被称为成人早老综合征，是由位于 8 号染色体短臂（8p11-p12）的 *WRN* 基因发生突变引起的。*WRN* 基因在 DNA 的复制和修复中至关重要，该基因的突变会产生被截断且无功能的 WRN 蛋白，从而导致细胞分裂变慢、减少。其主要特征为早衰、皮肤硬皮样变、白内障、皮下钙化、肌肉萎缩、糖尿病、恶性肿瘤高发。系统回顾已发表的 Werner 综合征病例显示，在所有诊断为 Werner 综合征的患者中，甲状腺肿瘤的发生率为 16.1%[57]。患有 Werner 综合征的日本患者发生 FNMTC 的相对风险约为 8.9%[57]。在 Werner 综合征患者中，甲状腺癌发生年龄较小，主要为 FTC，但也可能发生 PTC 和 ATC[21]。

Carney 综合征

Carney 综合征是一种常染色体显性遗传病，是由位于 17 号染色体长臂 17q24.2（1 型）或 2 号染色体短臂 2p16（2 型）的 *PRKAR1* 基因的种系突变引起的。*PRKAR1A* 基因编码蛋白激酶 A 中一个调节性 α 亚基，该蛋白激酶 A 是一种促进细胞生长的酶。Carney 综合征的主要特征为软组织黏液瘤、皮肤黏膜色素沉着（蓝痣）、神经鞘瘤、肾上腺、垂体及睾丸肿瘤。Carney 综合征的主要诊断标准包括任何年龄的甲状腺癌或青春期前儿童甲状腺超声检查中存在多个低回声结节[58]。约 11% 的患者发生甲状腺疾病，包括腺瘤样增生、囊性变、PTC 或 FTC[22]。多达 60% 的 Carney 综合征患者可能存在甲状腺结节，其中 2/3 发生在儿童和青少年患者中[59-60]，且甲状腺结节通常出现在 10 岁之内[61]。通常来说，Carney 综合征患者的寿命会缩短，主要死因是该疾病引起的心血管并发症（57%）。据报道，14% 的患者死于癌症进展，但尚无以甲状腺癌作为死因的报道[58]。

Pendred 综合征

Pendred 综合征又称为一种“聋哑症伴甲状腺肿”的疾病，其于 1896 年由 Pendred 首次提出。该综合征为染色体隐性遗传病，主要由 3 个基因的种系突变引起，分别为 SLC26A4、FOXI1 和 KCNJ10。甲状腺受累包括由小至大的多发结节性甲状腺肿和甲状腺癌[62]。Pendred 综合征中甲状腺癌的患病率约为 1%，其中 FTC 是最常见的组织学亚型，但仍有乳头状癌滤泡亚型、转移性滤泡状癌、滤泡状癌去分化的病例报道[64-67]。

非综合征型 FNMTC

不同家系和遗传学回顾性研究表明，非综合征型 FNMTC 是一种伴不完全外显和可变表现度的常染色体显性遗传病。然而，诱发 FNMTC 的致病基因尚未确定。

通过连锁分析，确定了非综合征型 FNMTC 易感基因可能存在的 5 个染色体区（表 30.2）。法国的

表 30.2 非综合征型 FNMTC 决定基因的可能基因位点

肿瘤类型	染色体位点	候选基因	参考文献
家族性甲状腺乳头状癌合并肾乳头状癌	1q21	无	70
家族性甲状腺乳头状癌	2q21	无	69
家族性甲状腺非髓样癌（FNMTC）	6q22	无	79
家族性甲状腺乳头状癌	8q24	无	78
家族性甲状腺乳头状癌合并嗜酸性细胞增多症（TCO）	19p13.2	TIMM44	68

NMTC 联盟所做的第一项相关研究确定了一个法国家庭患甲状腺嗜酸性肿瘤（thyroid cancer with oxyphilia，TCO）的决定基因位于 19 号染色体短臂（19p13.2）[68]。来自澳大利亚的研究确定了一个来自塔斯马尼亚家族的 PTC 滤泡亚型的决定基因位于 2 号染色体长臂（2q21）[69]。一例来自美国的患有甲状腺乳头状癌和肾乳头状癌的家庭致病基因（PRN1）被证实位于 1 号染色体长臂（1q21）[70]。为证实这些基因所做的尝试已经取得了不同程度的成功。值得一提的是，TCO 和 NMTC1 位点已经在一些独立的家族得到证实，且这两个位点可以相互影响，从而增加甲状腺肿瘤的患病风险[69, 71]。*TIMM44* 的一个新的变异基因，可以映射到 TCO 位点，并可以与 TCO 表型共分离，虽然在体外功能实验表明，它们不会导致功能的缺失[72]。对 FNMTC 患者的肿瘤标本进行评估时发现，一部分标本的 TCO/NMTC1 基因缺失[73]。

这些发现表明，TCO 和 NMTC1 的基因改变只发生于一部分 FNMTC 患者，这并不奇怪，因为大多数病例是 PTC，而不是 TCO（Hürthle 细胞癌）或 PTC 滤泡亚型。Prazere 等的研究发现，FNMTC 患者的 19p13.2 和 2q21 融合基因缺失，这为之前假设的抑癌基因失活性突变与 FNMTC 有关提供了证据[74]。另外，FNMTC 家族世代连锁分析研究表明，这些家族几乎没有连锁基因。这些相互矛盾的结果凸显了前面提到的阳性研究结果的主要局限性。这些基因突变都只存在于一个或几个患病的家庭，然而除一个家庭外所有的家庭都存在不同的罕见基因突变。连锁分析已经排除了 *MNG1*、*TCO* 和 *RET* 作为 FNMTC 易感基因主基因的可能性，并证明该性状具有遗传异质性[75]。

用于了解 FNMTC 遗传学特点的另一种方法是识别并描述滤泡细胞起源的甲状腺癌相关体细胞突变的共同特点，并确定他们在 FNMTC 患者中是否发生了胚系突变。这样的研究已经排除了散发性甲状腺癌存在胚系基因突变的可能性，包括 *BRAF*、*RET*、*RET/PTC*、*MET*、*MEK1*、*MEK2*、*RAS* 和 *NTRK*[73, 76]。尽管没有发现胚系突变，但 Cavaco 等观察到常见的体细胞突变（*RAS* 和 *BRAF*）会产生类似的发病率和疾病分布。研究人员认为，这些体细胞突变可能与 FNMTC 患者的肿瘤进展有关。

一个葡萄牙研究小组最近使用单核苷酸多态性（single-nucleotide polymorphism，SNP）队列平台进行研究，发现一个葡萄牙 FNMTC 患病家族的易感基因位于染色体 8p23.1-P22 位点[77]。另外一项研究确认一个同时患 PTC 及黑色素瘤的家族的致病基因位于 8 号染色体长臂 8q24 位点，随后该位点被证实为导致另外 25 个无黑色素瘤病史的家庭的致病基因[78]。另一研究小组对 38 个家庭所做的以 SNP 阵列为基础的连锁分析发现，1q21 和 6q22 连锁基因位点可能为致病基因[79]。在冰岛的一个大型全基因组关联研究，对 192 例乳头状或甲状腺滤泡状癌与健康人分别进行 SNP 分析后发现，试验组 9q22.33 和 14q13.3 位点表现为较强关联信号[80]。一个对包括 13 名患有 PTC 或 ATC 的三个不同世代的相关家庭成员的家系进行全基因组连锁分析显示 4 号染色体长臂 4q32 可能为致病基因位点[81]。

目前还不清楚这种基于人口的研究结果是否可以外推到 FNMTC 患病家族。

有研究证明某些肿瘤端粒酶活性增高，端粒长度缩短。据此，可以对端粒-端粒酶复合物进行研究来判断其与 FNMTC 的关系。Capezzone 等对 FNMTC 患者外周血中端粒-端粒酶复合体进行研究后发现，FNMTC 患者端粒长度较健康人显著缩短，而 hTERT mRNA 的表达和端粒酶活性均显著高于健康人[82]。患者子代中患病个体端粒的长度与其亲代相似，也明显较其健康子代短。这表明，端粒-端粒酶复合体的失衡可能在 FNTMC 中起到一定的作用。

筛查和监测

综合征型 FNMTC

对于综合征型 FNMTC 患者来说，还没有出台关于筛查的明确建议。但对于所有年轻甲状腺癌患者来说，在临床上应检查是否有其他综合征性疾病的表现，特别是仔细观察家族史，排除其他可能的综合征。

对于 FAP 患者，建议每年进行体格检查或甲状腺超声检查。美国胃肠病学学会建议 FAP、*MUTYH* 相关息肉病和轻度息肉病患者每年进行一次甲状腺超声检查（有条件推荐，证据质量低）[83]。如果发现甲状腺结节，建议行甲状腺全切除术，因为单侧甲状腺切除术有甲状腺癌复发的风险。

对于 Carney 综合征患者，甲状腺超声被推荐作为基本检查，因为这是一种令人满意的、经济有效的方法来确定儿童和年轻成人患者的甲状腺受累情况[59-60]。而且甲状腺超声检查可根据需要定期进行。

在 Werner 综合征中，由于 NMTC 和更具有侵袭性的组织学亚型的高发病率，因此通过进行甲状腺超声检查对其甲状腺结节进行筛查和监测是有必要的[84]。

对于甲状腺功能减退和 Pendred 综合征患者，甲状腺超声评估和甲状腺常规检查可用于早期诊断 NMTC。对于 Pendred 综合征患者，常规的预防性甲状腺切除术没有作用，但对于甲状腺功能减退的甲状腺结节患者，应考虑进行甲状腺切除术。

非综合征型 FNMTC

若癌症发病风险（外显率）高，且筛查结果能指导后续治疗，并可由于早期发现而改善患者的预后、死亡率或生活质量时，那么通常建议对有癌症风险的患者进行筛查。然而，也要认识到主动筛查可能是昂贵的，并可能与过度治疗的风险有关。

目前，对于 FNMTC 尚无明确的筛查和（或）监测建议。最近对 25 个家庭（12 个家庭有 2 名成员患病，13 个家庭有 3 名或 3 名以上成员患病）进行了一项前瞻性队列研究，以确定被诊断为 FNMTC 的高危个体的亲属中，每年使用颈部超声和细针穿刺抽吸（fine-needle aspiration，FNA）活检进行甲状腺结节筛查的实用性[35]。在这一人群中，筛查可以更早发现低风险疾病（肿瘤体积小、中央颈部淋巴结转移率低），使患者可以进行较保守的初始治疗（甲状腺全切除率较低，使用放射性碘消融术）。

基于这些发现，我们提出以下建议：

1. 在有 3 个或更多一级亲属患 FNMTC 的家族中，应考虑甲状腺超声筛查。

2. 筛查应在家族发病高峰前 10 年进行或在家族中最早的诊断年限之前开始，以第一个发病的家族成员为准。

3. 应定期（每 2 ～ 3 年）对受 FNMTC 影响的家族的各个后代进行筛查。

本研究结果为 FNMTC 患者筛查指南的制定提供了一个框架。

治疗

甲状腺全切除术或次全切除术与预防性颈部中央区淋巴结清扫术是 FNMTC 患者的最佳治疗方法。因为对于这些患者而言，在理论上，存在剩余的“正常”滤泡细胞，但这些细胞有形成肿瘤的倾向，并且这些细胞患多灶性疾病的概率也比较高。多数临床研究表明，这些患者可能会发生更具侵袭性的甲状腺外组织浸润、淋巴结转移并具有较高的复发率。只有当术前影像学或体格检查发现颈部淋巴结转移征象时，才会进行治疗性的颈侧区淋巴结清扫。由于大部分研究中 FNMTC 相关的复发风险较高，因此我们建议 FNMTC 患者在甲状腺切除后，进行高剂量放射性 ^{131}I 治疗。虽然尚未有数据对 FNMTC 患者的治疗方法进行比较，但这种治疗方法的优势与在散发性疾病患者中观察到的优势相似，因为它可以使残留病灶或疾病复发时血清甲状腺球蛋白水平的术后监测更敏感，并且可能与较低的复发率相关。

预后 / 结局

尽管大多数 FNMTC 患者使用了这种积极的治疗方式，仍有高达 12% 的患者在术后尚未痊愈，44% 的患者病情会反复发作，需要进行多次手术[5, 38]。一些研究试图探讨 FNMTC 对无病生存期和总生存期（表 30.3）的影响。所有不同类型甲状腺癌的总死亡率都很低，而且需要大量的患者和较长的随访时间来显示组间的差异，这一事实限制了这些研究。然而，一项回顾性分析对 139 例患者和 757 名健康人进行比较后发现，经治疗的 FNMTC 患者的生存期与其未患病家属无异[85]。但是，当有 3 个或以上家族成员患病，或者诊断时尚未明确为家族性疾病的情况下，FNMTC 患者的生存率明显缩短。这表明 FNMTC 患者的早期治疗可能提高生存率。Uchino 等通过大样本研究发现，FNMTC 患者无病生存期明显低于散发病例。但总生存期并无明显差异[37]。

结语

家族性甲状腺非髓样癌约占所有甲状腺癌的 5%。FNMTC 是指 2 个或以上家庭成员同时患滤泡细胞起源的甲状腺癌。与散发病例相比，FNMTC 常于幼年时发病，并具有多发病灶，且更具侵袭性肿瘤的生物学特性。与散发病例相比，FNMTC 患者通常预后较

表 30.3 FNMTC 部分相关研究结果

作者	样本大小	研究类型	甲状腺癌类型	家族性甲状腺髓样癌与散发性相比的区别	复发率区别	总体生存率
Uchino 等[37]	258	回顾性分析	乳头状或滤泡状癌	更高的甲状腺内转移灶（40.7% *vs.* 28.5%） 其他多发性良性肿瘤（41.5% *vs.* 29.8%）	16.3% *vs.* 9.6%	无差别
Grossman 等[32]	14	回顾性分析	乳头状癌（13）和 Hürthle 细胞癌（1）	原发肿瘤病灶较大（2.7 cm *vs.* 2 ～ 2.2 cm） 多发病灶（93%） 甲状腺周围组织侵犯（57%） 远处转移及区域淋巴结转移（57%）	50%	未提及
Alsanea 等[38]	48	回顾性对照分析	乳头状癌（45）和 Hürthle 细胞癌（3）	发病年龄较早（39±11 岁 *vs.* 46±15 岁）	44% *vs.* 17%	无差别
Lupoli 等[39]	119（7 例 FNMTC）	回顾性分析	微小乳头状癌	多中心疾病（72%） 淋巴结转移（43%） 局部和血管转移（43%）	43%	未提及
Triponez 等[85]	139	回顾性分析	乳头状癌、Hürthle 细胞癌、未分化癌	未提及	未提及	FNMTC 生存期较短（3 个或以上家庭成员患病，或诊断时未明确为家族性疾病的情况下）

差。因此，积极的治疗非常必要，通常采用甲状腺全切除或次全切除并行预防性颈部中央区淋巴结清扫，当临床发现颈侧区阳性淋巴结时，行治疗性颈侧区淋巴结清扫。最重要的是找出致病基因，以便更好地进行风险分层，并进行早期发现和管理。

参考文献

如需完整的参考文献列表，请访问 http://pincode.yiaiwang.com。

第 5 部分

甲状腺和颈部手术

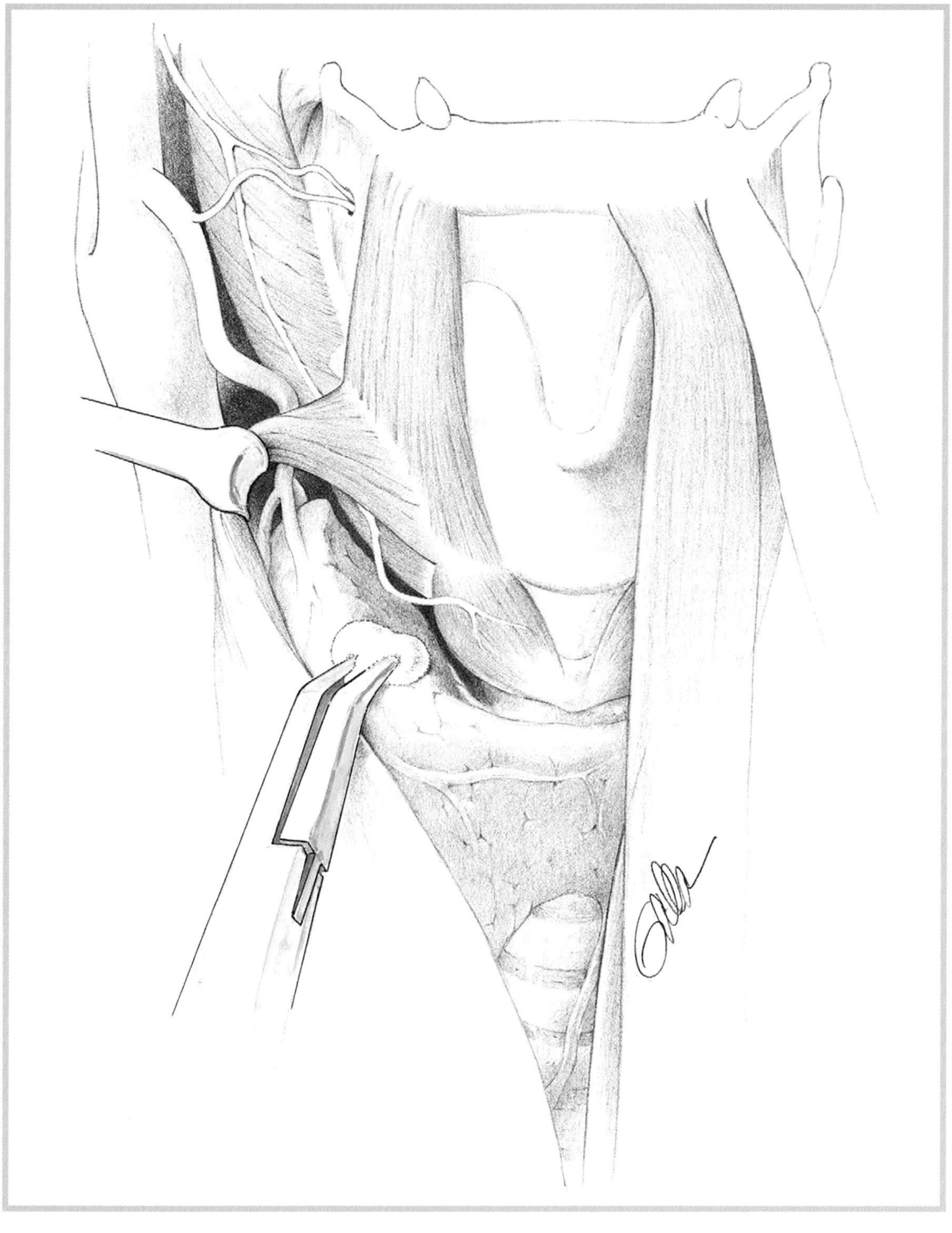

31

甲状腺手术的基本原则

Whitney Liddy，Juliana Bonilla-Velez，Frederic Triponez，Dipti Kamani，Gregory Randolph

黄韬　席子涵　译　张浩　审校

请访问 http://pincode.yiaiwang.com 查看相关视频：

视频 31.1　甲状腺手术触诊的基本原则。

视频 31.2　优化的甲状腺肿瘤手术。

视频 31.3　甲状腺全切除术：自发荧光和甲状旁腺造影术。

引言

本书有多个关于甲状腺特殊手术术式的章节，包括微创手术、颈外入路手术、机器人手术以及经口咽入路手术（详见第 32 章，甲状腺和甲状旁腺手术的机器人辅助和颈外入路模式；第 33 章，经口甲状腺切除术；以及第 34 章，腔镜辅助颈部小切口甲状腺切除术）。本章节总结了甲状腺手术的时机、推荐的手术范围以及标准甲状腺手术的基本技术原则；在某种程度上，这些原则适用于所有的甲状腺手术。标准的开放式甲状腺手术被认为是所有甲状腺外科医生的起始点；毋庸置疑，掌握其外科学解剖原理是进行其他非常规甲状腺术式必备的首要步骤。

甲状腺切除术的切除范围

尽管细针穿刺抽吸（fine-needle aspiration，FNA）是诊断具有临床指征的甲状腺结节的首选方法，第 11 章：甲状腺细针穿刺抽吸 -2017 年版 Bethesda 系统和第 12 章：细针穿刺抽吸与分子分析指出还有除细胞学以外的其他临床指标会对甲状腺手术的决策和切除范围产生影响（见第 11 章）。这些临床指标包括：年龄（小于 20 岁和大于 60 岁的患者具有更高的恶性风险），性别（男性具有更高的恶性风险），甲状腺相关恶性肿瘤家族史，如家族性乳头状癌、错构瘤综合征（Cowden 综合征）和多发性内分泌肿瘤（multiple endocrine neoplasia，MEN）2A 或 2B 型（见第 27 章，甲状腺髓样癌综合征：MEN 2A 和 MEN 2B 以及第 30 章，家族性甲状腺非髓样癌），放射线暴露史（尤其是儿童）和快速增长的甲状腺肿块病史（见第 10 章，甲状腺结节的评估和治疗）[1]。在体格检查时应特别注意甲状腺结节的大小、硬度、活动度以及质地。声带麻痹（vocal cord paralysis，VCP）和淋巴结肿大则高度提示恶性病变（见第 15 章，甲状腺和甲状旁腺手术的喉部检查以及第 14 章，甲状腺乳头状癌术前淋巴结的放射影像学评估）。血清促甲状腺激素（thyroid-stimulating hormone，TSH）水平的升高提示恶性甲状腺结节风险的增高以及靠后的癌症分期[2-3]。结节的特定超声图像，如呈实性低回声、边缘不规则、微小钙化灶、边缘钙化（尤其是被软组织挤压后中断）、中央血流信号、纵横比＞ 1、甲状腺外浸润（extrathyroidal extension，ETE）以及弹性成像中硬度和密度的增加也提示着恶性风险增加（见第 13 章：甲状腺和甲状旁腺超声学）[4]。^{18}F- 氟代脱氧葡萄糖－正电子发射体层成像（^{18}F-fluorodeoxyglucose-positron emission tomography，^{18}FDG-PET）图像扫描出甲状腺结节高信号也提示恶性风险的增加[5]。细针穿刺细胞学标本的分子学评估作为一种有效手段，可以减少细胞学类型诊断的不确定性，并有助于术前评估恶性程度。当前最常用的基因测序有甲状腺癌相关基因的信使 RNA（mRNA）表达的分析，以及常见突变基因的下一代测序分析（例如：*BRAF*、*RET/PTC1*、*RET/PTC2*、*RAS*、*HRAS*、*NRAS*、*PAX8/PPARγ*、*PIK3CA*）（见第 10 章，甲状腺结节的评估和治疗；第 12 章，细针穿刺与分子分析；第 18 章，甲状腺肿瘤的分子发病机制）[6]。然而，考虑到在治疗决策中需要持续地应用分子检测数据，患者应该被告知分子检测相关的潜在获益和局限性。细胞病理学分析对于手术决策和讨论甲状腺切除范围时至关重要，但同样重要的是在其他关键临床指标的背景下而非孤立的对这些数据进行解读。

基于 FNA 结果的手术范围

2007 年，美国国家癌症研究所（National Cancer Institute）召开了一次国家科学会议，以巩固和指导甲状腺细胞病理学术语[7]。本次会议产生了 Bethesda 甲状腺细胞病理学报告系统，该系统识别了甲状腺 FNA 细胞病理学的 6 个不同类别：①无法诊断，②良性，③意义不明的非典型或滤泡性病变（AUS/FLUS），④（可疑）滤泡性 /Hürthle 细胞肿瘤，⑤可疑恶性，⑥恶性。虽然 Bethesda 系统在 2017 年修订后将新数据纳入了恶性肿瘤风险分层，如将一些甲状腺肿瘤重新分类为具有乳头状核特征的非浸润性甲状腺滤泡性肿瘤（noninvasive follicular thyroid neoplasm with papillary-like nuclear features，NIFTP）；但是上述类别的名称并未改变（见第 11 章，甲状腺细针穿刺抽吸——2017 年 Bethesda 系统）[8]。每一个类别都具有其相应的恶性肿瘤风险评估，从而影响外科医生的应对措施。然而，正如前所述，外科医生在进行临床决策时必须要考虑到患者的整体临床情况（如病史、体检结果、具体 FNA 结果等）。例如，某些恶性的临床指标可能会指导外科医生在 FNA 报告为良性的情况下建议患者手术。以下是对各种细胞病理学类型的推荐手术治疗建议。2015 年版的《美国甲状腺协会甲状腺结节和分化型甲状腺癌成年患者治疗指南》将这些建议进行了总结[4]。

无法诊断的结节

报告为无法诊断的结节应在超声引导下重复穿刺；50% 进行重复穿刺的结节可获得诊断信息[9]。对于有多个非诊断性结果的结节，可考虑进行诊断性腺叶切除术；也可以考虑进行芯针活检。此类结节大约有 10% 是恶性。超声检查高度可疑或超声监测显示明显生长的结节应考虑手术治疗。同时，在手术决策中也应考虑恶性肿瘤的临床危险因素。

良性结节

当 FNA 活检细胞足够多且明显为良性时，通常以推迟手术代替连续的超声监测（见第 10 章，甲状腺结节的评估和治疗）。有时，考虑到结节的大小，尤其是超过 3 ～ 4 cm、产生压迫症状，或患者具有强烈意愿，可以考虑手术。手术范围取决于临床情况，但通常是单侧的。

不确定结节

意义不明的非典型或滤泡性病变

当细胞学类型被判定为 AUS/FLUS 时，其为恶性肿瘤的平均风险估计为 15% ～ 20%；然而，文献中已经就这一估值探讨了其带来的显著挑战[8]。在这种情况下，可以提供重复进行超声引导下细针穿刺和分子检测来帮助评估恶性肿瘤风险。如果在没有这些进一步调查的情况下决定进行手术，则通常进行腺叶切除术。在重复 FNA 提示 AUS/FLUS 或分子检测结果可疑的情况下，可疑考虑手术。结合临床危险因素、特定的分子检测结果、超声表现和患者意愿，首选治疗方案推荐采用甲状腺腺叶切除术或甲状腺全切除术。在此类别病例中，冰冻切片很少能在术中证实恶性（如典型的乳头状甲状腺癌），如果有适应证，可以转行甲状腺全切除术。然而，由于冷冻切片在其他诊断（如滤泡性变异型甲状腺乳头状癌和甲状腺滤泡癌）中的应用有限，许多外科医生选择在术中放弃冷冻切片。在任何情况下，如果决定将腺叶切除术作为最初的治疗策略，必须咨询患者是否有行甲状腺全切除术的意愿。

滤泡性 /Hürthle 细胞肿瘤

当 FNA 活检结果显示（可疑）滤泡性或 Hürthle 细胞肿瘤时，通常采用不进行冰冻切片的腺叶切除术，以进行完整的包膜组织学评估。患者应被告知有 20% ～ 30% 的病例有可能需要后续完成甲状腺全切除术。另外，分子检测也可用于进一步的恶性肿瘤风险评估。当分子检测结果或临床因素［如男性或病变较大（通常＞ 4 cm）］提示病变恶性可能大时，可考虑甲状腺全切除术[10]。对于诊断为甲状腺癌，其年龄为不良预后因素或对侧腺叶存在未经活检的实性结节的患者，也可初次即行甲状腺全切除术。

可疑恶性结节

FNA 结果为可疑恶性的患者最常被怀疑为乳头状癌；其为乳头状癌的平均风险估计高达 70%[8]。此类别患者一般推荐行腺叶切除加术中冰冻切片和细胞学印片检查（见第 11 章，甲状腺细针穿刺抽吸——2017 年 Bethesda 系统）。如果术中能确诊为乳头状癌，则行甲状腺全切除术。可疑淋巴结活检可能有助于诊断乳头状癌。或者，如其阳性结果会导致手术计划改变，例如直接进行甲状腺全切除术，则可在手术前考虑进行分子检测[4]。对于结节具有已知突变、大于 4 cm、有大剂量放射暴露史或家族性甲状腺癌病史的患者，可考虑行甲状腺全切除术。

不确定结节考虑行甲状腺全切除术的患者

通常，如果诊断性腺叶切除以恶性诊断为结果，则建议患者进行甲状腺全切除术。对于伴有双侧结节、严重的内科疾病及合并甲状腺功能亢进的患者，或倾向接受双侧手术以避免二次手术风险的患者，考虑初次即行甲状腺全切除术。

恶性结节

髓样癌、未分化癌或淋巴瘤

初次活检提示为甲状腺髓样癌的诊断，需排除嗜铬细胞瘤和甲状旁腺功能亢进症，并需要进行放射影像学检查评估淋巴结情况；此类患者须考虑行甲状腺全切除术加颈部中央区淋巴结清扫术，通常是单侧或双侧颈部侧区淋巴结清扫术（见第 26 章，散发性甲状腺髓样癌以及第 27 章，甲状腺髓样癌综合征：MEN 2A 和 MEN 2B）。应进行降钙素、癌胚抗原（carcinoembryonic antigen，CEA）、钙、甲状旁腺激素（parathyroid hormone，PTH）和嗜铬细胞瘤的血液检测。*RET* 突变分析有助于确定患者为遗传性还是散发性。在没有发现淋巴结病变的情况下，通常考虑甲状腺全切除术加中央区淋巴结清扫术，一些外科医生根据降钙素水平考虑侧颈区淋巴结清扫术[11]。

对于诊断为未分化癌的结节，当所有的大体病变都可切除的情况下可考虑手术，但这种情况相对少见，有时手术是出于姑息目的[12]。考虑到诊断未分化癌的重要性，应考虑开放式活检而非仅行 FNA 以明确诊断；适用于未分化癌的常规外科手术术式为峡部切除术；此种术式可证实病理诊断，并在气道受累的情况下通常联合气管切开术。

细针穿刺诊断为淋巴瘤的病例通常需要进行分型；需要芯针活检或开放式活检 / 峡部切除（见第 28 章，甲状腺未分化癌和原发性甲状腺淋巴瘤）。与其他淋巴瘤一样，甲状腺淋巴瘤的治疗推荐采用化疗和放疗，而非手术。

甲状腺乳头状癌

对于分化良好的甲状腺癌，特别是 PTC，甲状腺切除术的范围在头颈部外科肿瘤学界已经争论了几十年。过去，对于直径大于 1 cm 的 PTC，通常行甲状腺全切除术。然而，根据目前的指南（2015 年美国甲状腺协会成人甲状腺结节和分化型甲状腺癌的管理指南），甲状腺叶切除术现在被公认为某些 PTC ＜ 4 cm 的病例的可接受治疗选择[4]。在大多数情况下，PTC 有较长的生存期[16]，也正因如此，长生存期与甲状腺切除术二者之间的关系存在着争议，这使得随机化前瞻性研究很难实施。对于术前 FNA 诊断为甲状腺乳头状癌的患者，最佳的手术方案一直存在争议，部分原因是由于 PTC 的自身特性（见第 19 章甲状腺乳头状癌和第 20 章甲状腺微小乳头状癌）。

甲状腺乳头状癌特性

小 PTC 病灶的患病率和良好预后

乳头状癌的首要特性是隐蔽性或微小癌的存在。这类病变通常被定义为小于 1 cm，局限于甲状腺内的病变[17-18]。其在人群中较为普遍，常常在因其他病灶进行甲状腺切除术中偶然发现，在甲状腺手术标本中的发现率平均为 8.5%[19-20]。不同国家在尸检中 PTC 的发现率在 5% ～ 36%。而根据 SEER 临床发病率估计，实际上已存在 PTC 的人群中仅约 2% 会被临床明确诊断[21-22]。尽管小的隐蔽性 PTC 病灶会有 30% 的病例发生颈部淋巴结转移，但很少出现严重的临床转移病灶或导致死亡[23-24]。小 PTC 病灶的良好预后已得到充分的证实。Woolner 在 1960 年描述了 6 名通过颈部淋巴结活检发现的隐蔽性甲状腺乳头状癌患者，在未经任何甲状腺手术的情况下进行多年的跟踪随访，6 名患者均未出现任何的疾病进展[11]。日本的一项临床试验，对经活检证实的甲状腺微小乳头状癌（papillary microcarcinomas，PMC）患者进行了一项大型前瞻性观察研究。在观察的 162 例患者中，72.3% 的患者在长期（至少 5 年）的超声监测随访过程中显示没有局部病灶的进展（PTC 尺寸不变或变小）（见第 21 章甲状腺乳头状癌的观察）[25]。

PTC 中的颈部淋巴结转移：微转移与活动性转移（临床确诊）病灶对比

乳头状癌第二个特性就是颈部淋巴结转移，尤其是局部淋巴结床的镜下微转移发病率高。但是对大多数患者来说，几乎不影响预后[16, 26]。有证据表明，颈部淋巴转移的存在可能会增加老年患者的复发率，并且对预后产生更明显的影响[27-28]。SEER 系统数据库的数据表明，肉眼可见的淋巴结转移是生存期的重要决定因素，尤其是对于 45 岁以上的患者或具有其他高危因素的患者（肿瘤体积大或有远处转移）。在年龄 45 岁以上的乳头状癌患者或滤泡癌患者中，肉眼可见的淋巴结转移被认为是降低生存率的独立危

表 31.1 各预后分组系统的关键因素

Sloan Kettering 癌症研究中心	MYAO 诊所		Lahey 诊所	Karolinska 医学院
Games 系统	Ages 系统	Macis 系统	Ames 系统	Dames 系统
组织学分级	年龄	远处转移	年龄	DNA
年龄	组织学分级	年龄		年龄
远处转移	浸润程度	切除的完整性	远处转移	远处转移
浸润程度	病灶大小	侵犯范围	浸润程度	浸润程度
病灶大小		远处转移	病灶大小	病灶大小

险因素[29-32]。Adam 等对 SEER 和国家癌症数据库（National Cancer Database，NCD）的数据分析表明，年龄＜45 岁的患者总体上存在淋巴结转移（不区分肉眼和微小淋巴结）与死亡风险的轻微增加（风险比约为 1.3，$P < 0.05$）相关[33]。因此，PTC 的局部转移对生存期的总体影响被认为是很小的。

乳头状癌经常扩散到中央区和颈侧区局部淋巴结床。30% 的患者在体检或超声检查时检出临床阳性（即肉眼阳性）结节；但是组织学病理研究显示，局部颈部淋巴结镜下转移率高达 90%，而对侧甲状腺叶受侵犯率高达 80%[34-42]。然而，未经治疗的乳头状癌（No）较少出现临床进展，这与其镜下转移的高发生率相矛盾[29, 43]。因此，可以推测大部分病例的颈部转移病灶不具有活动性。由于镜下转移灶发病率高但对临床影响较小的不一致性，目前已不推荐对 No 患者行选择性的颈侧区淋巴结清扫术[40, 42]。但是否进行同侧中央组颈部淋巴结清扫还存在争议[46]。

PTC 的预后风险分层系统

现已有风险分层策略的提出，即利用关键的人口学和肿瘤学特征将分化良好的甲状腺癌（well-differentiated thyroid cancer，WDTC）患者归类为具有不同复发和生存模式的风险类别（见第 24 章：分化型甲状腺癌动态风险评估和分期）。表 31.1 列出了最常用的方案。风险分层允许适当地在高风险组中进行积极治疗，并避免对低风险组及其并发症进行过度治疗（表 31.2）。Brierley 用 10 种常用预防评价系统对 328 名患者的进行了回顾；他发现以下系统在预后评价方面具有可比性：年龄，分级，程度，大小（age，grade，extent，size，AGES）；肿瘤，淋巴结，转移（tumor，node，metastases，TNM）；欧洲癌症研究与治疗组织（European Organization for Research and Treatment of Cancer，EORTC）；转移，年龄，切除的完整性，侵袭性，大小（metastases，age，completeness of resection，invasion，size，MACIS）；年龄，转移、范围、大小（age，metastases，extent，size，AMES）[50]。

目前乳头状癌预后风险分层体系常用的关键因素包括如下几项：

1. 年龄超过 45 岁；
2. 侵袭程度或甲状腺外侵犯（侵袭性增加可增加局部、区域和远处复发风险，降低生存期）；
3. 转移（远处转移降低生存期）；
4. 性别（男性预后通常比女性差）；
5. 病灶大小（大于 4 cm 的病灶预后较差，而小于 2 cm 的病灶预后较好）；
6. 触诊可及的淋巴结转移，特别是伴随淋巴结外侵犯；
7. 组织学分化差。

除了上述指标，还有其他因素可以影响分化良好的甲状腺癌的预后。初次手术有肉眼可见病灶残留的患者预后较差[51]。术后给予放射性碘 ^{131}I 治疗和 T4 抑制治疗通常可以改善预后，尽管有小部分甲状腺癌专家不认可这一结论[52-53]。还有一些预后评估体系将组织学分级纳入了预后分组系统[54]。

在风险分层策略中使用最广泛的疾病特定生存预测系统是美国癌症联合委员会第 8 版中的 TNM 分级体系（AJCC/TNM，www.cancerstaging.org）[55-56]。美国甲状腺协会（American Thyroid Association，ATA）近来推荐将 AJCC/UICC TNM 分级体系用于所有的分化型甲状腺癌[14]。但需要注意的是，尽管 AJCC/UICC TNM 分级体系广泛使用，简单易行且广为人

表 31.2 各预后风险组对生存期的影响

研究机构	风险分层	分组人数	占比	死亡率（%）
Sloan Kettering 癌灶研究中心	低风险	264	40	1
	中风险	357	38	15
	高风险	210	22	54
Mayo 诊所	低风险	737	86	2
	高风险	121	14	46
Lahey 诊所	低风险	277	89	1.8
	高风险	33	11	46

知，但这一体系没有将几个重要的独立预后因素考虑进去。并且这一预后分级体系主要用于评估死亡风险，而无法评估复发风险。目前的风险分层体系也没有考虑某些更具侵袭性的组织学亚型以及其他的病理学特征，包括有丝分裂频率、肿瘤坏死、镜下甲状腺外侵袭程度或原发肿瘤的分子学特性。TNM 体系主要基于甲状腺切除术后的临床评估数据和病理学检查结果，在整个病程中较恒定，但实际上患者复发或死亡的风险可随着肿瘤对治疗的反应而发生变化（见第 24 章，分化型甲状腺癌动态风险评估和分期）。为了提高对复发风险的评估，ATA 建立了一个复发风险分层体系，将患者分成低、中、高危复发组[14]。ATA 低危复发组包括：无远处转移，肉眼所见肿瘤已完全切除，肿瘤未侵犯局部结构，组织学上无侵袭性或无血管侵犯，以及首次全身核素扫描（whole-body scanning，WBS）无甲状腺床以外的摄碘灶。ATA 中危复发组包括：镜下局部浸润，颈部淋巴结受累或者行 ^{131}I 消融术后首次 WBS 存在甲状腺床以外的摄碘灶，以及组织学具有侵袭性或者存在血管侵犯的病例。ATA 高危复发组包括：肉眼可见的肿瘤浸润，肿瘤未能完全切除，以及伴有远处转移或者甲状腺球蛋白水平与 WBS 的吸收灶不成比例[14]。这三组的复发率分别为 14%、44% 和 86%（见第 24 章，分化型甲状腺癌动态风险评估和分期）。

直径＜1 cm 的 PTC 或 PMC（PTMC）的治疗

此种乳头状癌如微小乳头状癌（PMC）通常为惰性病程。随着 2015 年 ATA DTC 指南的更新，对于超声可疑的结节，不再推荐对直径＜1 cm 的甲状腺结节进行 FNA，除非观察到甲状腺外侵犯或可疑的淋巴结[4]。此外，来自日本的观察性研究有令人信服的证据，其表明对 PMC 的积极监测是进行手术的安全且有效的替代方案（见第 21 章，甲状腺乳头状癌的观察）[57-58]。然而，还需要更多的研究来明确：①特定的风险因素，这些因素可区分更倾向于手术而非观察的低分化甲状腺癌，②与长期监测有关的管理问题，特别是当它涉及不同年龄的人群时，③在日本以外的其他地区主动监测方法的可接受性[4]。当计划对 PMC 进行手术时，有大量研究结果认为腺叶切除术疗效与甲状腺全切术相当（如前所述）[13, 59]。Bilimoria 最近的研究表明，对于直径＜1 cm 的病变，腺叶切除术和甲状腺全切除术的生存率或复发率没有差异[13]。鉴于目前的证据水平，ATA 建议患有 PMC 且未伴其他危险因素（多灶性、ETE、未接受主动监测的局部或远处转移、头颈部放射史或家族性甲状腺癌）接受腺叶切除术，除非伴有切除对侧腺叶的手术指征[4]（见第 20 章，甲状腺微小乳头状癌）。

直径介于 1 ～ 4 cm 的 PTC 的切除范围

PTC，尤其是低风险组 PTC 患者的手术切除范围的争论已经持续了几十年，其中重要的原因是大部分 PTC 患者可以长期存活，而更广泛的手术则可能导致更多并发症的出现。尽管高分化甲状腺癌的确也可能致命，但绝大多数患者可以长期存活。多项研究分析了 PTC 患者的生存期和复发率，其研究结果或支持[16, 27-28, 52, 67]或反对[24, 43, 49, 54, 71-72, 76]甲状腺全切除术，Bilimoria 等对全美国超过 52 000 位乳头状癌患者的数据进行了分析研究，采用 Cox 风险比例模型对年龄、人种、收入、淋巴结病变、远处转移、是否接受放射性碘治疗以及诊断的年龄进行调整。这一研究发现，对于直径为 1 cm 或以上的肿瘤病灶，相比于非甲状腺全切除术，进行甲状腺全切除术的患者 10 年生存率更高，而复发率更低[13]。然而，某些高风险因素，如 ETE、完整切除和其他并存情况的数据并不适用于分析，并且可能对生存率产生显著影响[13]。最近对 1998—2006 年接受治疗的 61 775 名患者的数据分析显示，在对与疾病的综合性和良恶性相关的人口学、临床和病理学因素进行调整后，Bilimoria 研究中 1 ～ 4 cm 的 PTC 患者的生存优势消失了[59]。SEER 数据库中关于 DTC 和 PTC 的其他数据也表明了类似的结果。Barney 等对比了 23 603 例 DTC 患者的腺叶切除术和甲状腺全切除术的结果；1983—2002 年的经治患者在 10 年生存率上未表现出差异[60]。门德尔松等分析了专门针对 PTC 的 SEER 数据，在将 16 760 名接受甲状腺全切除术的患者与 5964 名接受腺叶切除的患者进行比较后，发现总体或疾病特定的生存率没有差异[61]。其他研究结果也支持对特定患者进行腺叶切除具有理想的生存期[62-63]。这一证据使得 ATA 在其 2015 年版指南中修改了他们对 PTC 手术治疗的建议。第 35 条建议指出，对于肿瘤直径在 1 ～ 4 cm 且无高危因素（ETE、淋巴结转移）的患者，根据甲状腺癌特性、是否需要放射碘疗以及患者的意向，初次手术可进行腺叶切除术或甲状腺全切除术[4]。NCCN 指南还建议，甲状腺内病灶直径＜4 cm 的患者如果没有放射史或局部、远处转移的病史，可以接受腺叶切除术或甲状腺全切除术[83]。术前确诊 PTC 的患者其甲状腺癌的切除术范围应由外科医生、内分泌学专家和患者共同决定。

直径＞ 4 cm 的 PTC 的切除范围

PTC 直径＞ 4 cm 的患者疾病进展更快，应该进行甲状腺全切除术。DTC 患者的肿瘤大小、复发率和死亡率之间存在线性关系。此外，在肿瘤直径＞ 4 cm、肉眼有甲状腺外侵犯以及局部或远处转移的情况下，应进行甲状腺全切除术，并辅以放射性碘治疗和肿瘤学监测[4, 52, 83]。这一理念得到了 ATA 和 NCCN 指南的支持[4, 83]。

PTC 患者甲状腺全切除术的其他注意事项

甲状腺全切除术后，使用放射性碘消融治疗消除残余甲状腺有助于全身核素扫描和甲状腺球蛋白水平作为敏感监测方法的运用[84]。当无正常的甲状腺组织残留时，检测血甲状腺球蛋白水平是最可靠的肿瘤标志物[85]。但也有部分学者认为当有甲状腺叶或部分腺叶存在时，仍可以使用甲状腺球蛋白作为监测指标。Schlumberger 发现即使患者行甲状腺次全切除术，术后不行放射性碘消融治疗，甲状腺球蛋白仍可作为有效的监测指标[86]。Harvey 等检测了 84 名行腺叶切除术和 58 名行甲状腺全切除术的高分化甲状腺癌患者的血甲状腺球蛋白水平。结果显示两组中甲状腺球蛋白水平升高均很好地预测了肿瘤复发的风险。因此他们认为，虽然甲状腺癌腺叶切除术后有甲状腺组织残余，血甲状腺球蛋白水平仍然能够预测严重的转移病灶的存在与否[87]。

即便是经验丰富的专家在行甲状腺全切除术后，仍会有相当数量的患者存在残余甲状腺组织，并需要行术后的消融治疗。Auguste 研究发现，在进行甲状腺全切术的 80 名患者中，有 13 人需要行术后放射性碘消融治疗[88]。Marchetta 也提出，甲状腺全切除术后平均有高达 15% 的患者术后出现颈部的放射性碘吸收灶[89]。令人惊奇的是，Szilagy 等发现在他们行甲状腺全切除术的病例中，有 20% 的患者术后不需要 T4 替代治疗[90]。毫无疑问，与甲状腺次全切除术伴术后放射性碘消融术相比，行甲状腺全切除术后的患者甲状腺功能减退出现得更早。我们稍后将在本章中讨论甲状腺全切除术后常存在放射性碘吸收灶的 3 个区域。

甲状腺全切除术还可以避免对侧甲状腺叶因存在潜在的乳头状癌病灶而产生的复发或者非常少见的去分化改变。但是我们必须记住，世界上不同地区对于甲状腺乳头状癌的处理方式存在较大差异。在日本，常用的手术方法是行部分甲状腺切除术，在保留对侧大部分甲状腺组织的同时行同侧或双侧的颈部淋巴结清扫。有趣的是，这种关注微小病灶，强调同侧颈部淋巴结清扫而忽视对侧甲状腺叶的做法，却获得了很好的疗效[91]。

最后一点需要说明的是，外科文献中“风险分组”的说法兴起于 20 世纪 90 年代。但是至今仍有明显的概念混淆：①隐匿性癌和微小癌；② AMES 体系的低风险组和 AGES 体系的低风险组。这两组中的说法并不完全等同。但是低风险组显然不仅仅包括那些肿瘤直径为 1 cm 或以下的乳头状癌患者。大多数低风险组患者可以获得良好的预后，长期存活[77]。

甲状腺叶切除标本发现 PTC 时手术切除范围：甲状腺全切除术

甲状腺叶切除标本中发现 PTMC 病灶的概率在 1.3% ～ 21.6%，近期的研究显示其平均发生率为 8.5%[92-102]。最新的 ATA 指南推荐对于初次手术前明确诊断的患者行甲状腺全切除术，取代之前推荐的甲状腺次全切除术。这一手术适用于所有的甲状腺癌患者，除了以下情况：肿瘤小于 1 cm，单发肿瘤病灶，肿瘤局限在甲状腺内，无淋巴结受累或者低危肿瘤[4]。而 NCCN 指南对于甲状腺全切除术的指征则更为自由，在一些预后较好的情况下（包括：无甲状腺外侵犯，边缘阴性，无多发病灶，无颈部淋巴结受累，无侵袭性病理学改变，以及无对侧颈部病灶），即便肿瘤直径到达 4 cm 也可以用临床观察代替手术治疗[15, 15a]。

在考虑行甲状腺全切除术时，还需要考虑实际的管理问题。患者术后是否接受激素替代治疗，内分泌专家是否需要术后做全身核素扫描以及术后甲状腺球蛋白检测，也都是决定手术范围的重要因素。术后喉部检查[105]和对于先切除一侧的甲状旁腺保存情况的术中及病理学评估是决定是否进行再次甲状腺全切除术最重要的决定因素，其与再次手术的风险密切相关。因此，决定做何种手术，应当由患者、内分泌医生和外科医生在经过充分商讨后共同决定。

手术并发症

手术既要尽可能完全地清除肿瘤病灶，也要将并发症的发生风险降到最小。当然有经验的医生行甲状腺全切除术的并发症发生率很低[104]。有趣的是，对医疗保健成本和利用项目全国住院患者样本（1998—2009 年）的回顾确定了 16 954 名接受甲状腺全切除术的患者，结果显示，每年外科医生中位数为 7 例，51% 的外科医生每年仅执行 1 例，81% 的患者从小体量外科医生（≤ 25 例 / 年）处接受手术[105]。这些医生施行甲状腺切除术时并发症的发生率更高[105-106]。大量的文献表明，双侧甲状腺手术中并发症的发生率高于单侧甲状腺手术，这些并发症包括喉返神经麻痹和永久性甲状旁腺功能减退[54, 107]（见第 42 章，喉返神经损伤的病理生理学；第 43 章，喉返神经麻痹的管理；第 44 章，甲状腺和甲状旁腺手术的非神经性并发症；以及第 45 章，甲状腺和甲状旁腺手术的质量评估）。

RLN 麻痹。熟练的甲状腺外科医生进行的手术中永久性 RLN 麻痹的发生率一般在 1% ～ 3%[108a, b, 109-110]。但实际报道的发生率远高于此，一般在 6% ～ 8%，报道过的发生率最高达 23%（见第 36 章，喉返神经的外科解剖和监测）[72, 81-82]。在 Hockauf 对超过 1000 名患者和 Segal 对 61 名儿科患者进行的此类手术调查中，声带麻痹的发生率为 10%[111-112]。而 Sinclair 的报告显示 RLN 麻痹的发生率在常规甲状腺切除术中仅为 1.1%，在对胸骨后甲状腺肿施行的手术中却高达 17.5%[113]。Martensson 研究表明 RLN 麻痹在双侧甲状腺手术、再次甲状腺手术、恶性病变手术或因出血而再次手术的病例中发生率更高[114]。实际报道的甲状腺手术中 RLN 损伤的发生率差异较大。最近进行的一项对 27 篇文献、超过 25 000 位甲状腺切除术患者的系统回顾研究，结果显示术后即刻发生声带麻痹（VCP）的平均概率为 9.8%。而根据喉部检查方式的不同，永久性 VCP 的发生率则在 0 ～ 18.6%[109]。随着全国手术疗效数据库的建立，我们得到了充足的任意时间点的手术信息来研究上述问题。北欧质量注册局（the Scandinavian Quality Register，SQR）甲状腺和甲状旁腺手术部分，根据 2008 年 40 家来自瑞典和丹麦内分泌手术专科机构的数据显示，术后即刻 VCP 的发生率为 4.3%[115]。而英国国家甲状腺和内分泌外科医生协会（the British Association of Thyroid and Endocrine Surgeons，BAETS）的数据显示，VCP 的发生率为 1.0%[116]。但需要明确的是，北欧和英国的质量注册局是从外科医生那里获得的数据而没有进行常规的术后喉部检查。根据 SQR 的数据，相对于仅对术后出现持续且严重的声音改变的患者进行喉镜检查，所有患者术后行常规喉部检查将使 VCP 的发现率翻倍。因此这两大国家性数据库的管理人员认为暂时性和永久性 RLN 麻痹的发生率被远远低估了[115-116]。由于不是所有研究中的甲状腺切除术患者都进行术后的喉部检查，目前报道的 RLN 发生率被认为低于实际值。Lo 研究发现，如果对所有此类患者都行术后的喉部检查，声带麻痹的发生率则上升到 6.6%，而其中 1.1% 的患者术中被确认受到神经损伤[117]。

由于术中左右两侧支配气道入口的颅神经容易同时受到损伤，双侧甲状腺切除术在头颈外科中受到重视。对于富有经验的一流医生，甲状腺全切除术术中发生暂时性双侧声带麻痹需要行气管切开术的概率在 2% ～ 3%[118]。RLN 麻痹发生率表述为每根可能受损神经出现麻痹的概率更为确切。De Roy Van Zuidewign 发现每根可能受损的神经出现麻痹的概率为 3.1%[119]。因此双侧甲状腺手术发生神经受损的概率更高。Thomusch 的研究则发现，RLN 损伤概率与手术范围、是否为再次手术以及术者在手术中是否看到了 RLN 相关[120]。当手术中 RLN 被清晰识别时，RLN 损伤率较低[4, 110]。文献中没有足够的证据表明术中神经监测会降低整体 RLN 损伤率，这可能是由于更多数量和更有经验的外科医生越来越多地使用神经监测来促进 RLN 管理，难以有效促进这类的研究。这种刺激是安全的，让外科医生得以识别神经麻痹性损伤从而推迟对侧的甲状腺手术（见第 36 章，喉返神经的外科解剖和监测）[121-122]。

甲状旁腺功能减退。甲状旁腺功能减退是行甲状腺全切除术以及再次甲状腺手术后患者最常见的并发症[124-127]。此时需要每日多次服用钙剂或合用维生素 D，并进行仔细的监测。一过性甲状旁腺功能减退，被最新的 ATA 定义为甲状腺旁腺激素水平低于实验室标准的下限（通常为 12.0 mg/dl）的同时，合并术后 6 个月内低钙血症。超过 6 个月则为永久性甲状旁腺功能减退[127]。低钙引起的症状非常棘手，有时甚至可能危及生命，而高钙则可能引起肾结石。一项 2014 年对一过性和永久性甲状旁腺功能减退发生率的 Meta 分析显示，甲状旁腺功能减退的平均发生率分别为 19% ～ 38% 和 0 ～ 3%[126]。在一项由美国外科医师协会进行的研究中，研究人员回顾了 24 108 例甲状腺手术，其中永久性甲状旁腺功能减退的发生率为 8%[128]。Mazzaferri 调查发现社区机构进行的甲状腺全切除术后永久性甲状旁腺功能减退的发生率为 13%[73]，而这一概率在被选入调查的三级医疗机构中则高达 29% ～ 48%[48, 129]。Thomusch 认为甲状旁腺损伤与手术切除范围大、复发后再次手术、年龄大、女性以及因 Graves 病进行的手术相关[120]。侵袭性肿瘤手术以及术中清扫颈部淋巴结也将增加发生甲状旁腺功能减退的风险。当然术者的经验也与其密切相关。一位有经验的外科医生发现在其进行的甲状腺全切术中甲状旁腺功能减退的总发生率为 3.2%，但在其最开始进行的 25 个病例中，这一概率为 25%[28]。永久性甲状旁腺功能减退的危险因素则包括既往颈部中央区手术、双侧手术、同时行甲状腺切除术和甲状旁腺切除术、自身免疫性甲状腺疾病、颈部中央区清扫术、胸骨下甲状腺肿、较少经验的外科医生和既往胃旁路术[127]。虽然甲状旁腺自体移植与暂时性甲状旁腺功能减退的高发生率有关，但永久性甲状旁腺功能减退的发生率非常低[130]。近来，各种能够帮助术中识别甲状旁腺和（或）识别血管分布的技术正在被积极地研究和报道，我们将在下一节中介绍。

手术范围总结：初次手术切除范围应包含甲状腺所有肉眼可见的肿瘤病灶和受累淋巴结

尽管关于分化良好的甲状腺癌（WDTC）的手术方式在不同的文献里各有差异，我们还是可以确定一个合适的术式。但是鉴于这些文献中的数据都基于回顾性观察研究，不要盲从于其中任何一种方法。

WDTC 患者的预后呈明显的两极化。大部分患者预后极为良好，而剩下的一小部分患者则预后极为不良。目前对于预后最关键的影响因素是年龄和是否发生远处转移。大部分专家都同意 Schlumberger 的观点：应该根据风险程度个体化制订治疗和随访计划[131]。当决定 WDTC 的甲状腺切除范围时，医师应该将这一观点牢记于心。大量的研究数据认为目前 WDTC 手术治疗的主流原则是，在初次手术中应切除甲状腺所有肉眼可见的肿瘤病灶以及颈部受累淋巴结。尽管目前为止对侧腺叶和颈部淋巴结的微小癌灶还不具有临床意义。Tsang[72] 指出“目前我们手术的目标应该是肉眼可见肿瘤病灶的完全切除。在我们的病例中，微小病灶残留与否在生存期和局部控制方面没有显著差异。”大部分病例中这些微小病灶无活动性，无任何临床表现。因此初次手术只需完全切除肉眼可见的肿瘤病灶以及肿大的淋巴结。如果肿瘤明显侵犯气管则应行节段性气管切除术。

对于有经验的术者来说，基于患者的风险分组和肿瘤特性，如果想避免明显的术后并发症，甲状腺全切除术是一种很好的术式。但是，即便是有经验的外科医生也很难避免一部分患者发生甲状腺组织残余（主要发生在 Berry 韧带、椎体叶和上极）（图 31.1）。较为彻底的双侧甲状腺切除术并不能减少术后行放射性碘消融的需求。因此可以考虑在远离肿瘤病灶的对侧腺叶保留一小部分无结节的甲状腺组织，从而保留甲状旁腺功能，避免神经损伤。住院医师在施行甲状腺全切除术之前需要进行技术培训，重点在于如何保留有充足血供的甲状旁腺和避免 RLN 损伤。

有一点需要强调的是，在对患者进行个体化手术方式制定时，除了根据患者的风险分组及手术所见，还要根据手术的进展情况，尤其是当对侧腺叶未受到累及时。如果在切除一侧腺叶的过程中，明确保

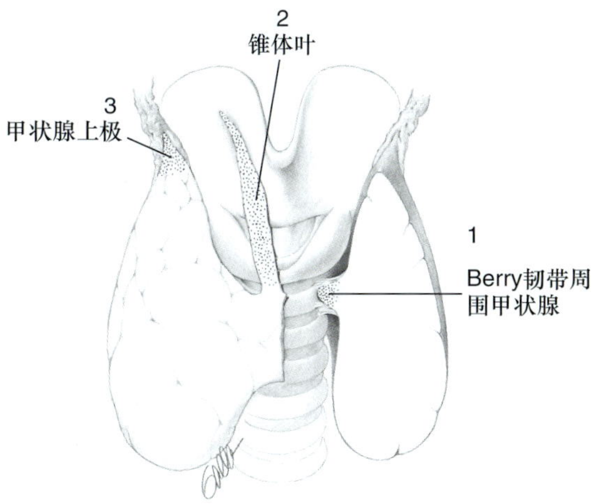

图 31.1 甲状腺及喉部正面观：显示甲状腺全切除术后甲状腺床存在放射性碘吸收灶的 3 个区域：① Berry 韧带周围甲状腺组织；②残留的锥体叶甲状腺组织；③残留的甲状腺上极锥状组织

留了两个颜色正常、血供良好的甲状旁腺，并且该侧 RLN 被证实未受到损伤，在该侧切除完成之后给予电刺激反应良好，那么此时进行对侧腺叶切除则较为安全。如果在首先进行的一侧腺叶切除时就不顺利，那么在当天就不宜再进行选择性对侧腺叶切除，应适当延后进行。根据甲状旁腺颜色改变判断其血供情况并非完全可靠。如果其颜色出现特征性的发黑，那很可能静脉血供破坏，提示甲状旁腺受到了损伤，并可能存在功能障碍。但有时候动脉供血不足并不出现明显的甲状旁腺颜色改变，而此时仍然会导致严重的甲状旁腺功能障碍。甲状旁腺荧光定位和吲哚青绿（indocyanine green，ICG）血管造影术是甲状旁腺治疗的理想新手段。支持术中使用 RLN 监测的医生认为其有助于 RLN 的识别和分离，在手术结束时还可以帮助判断神经功能是否良好（见第 36 章，喉返神经的外科解剖和监测）[122]。

甲状旁腺自体荧光定位和介由血管造影术的甲状旁腺血供保留

有很多方法致力于降低甲状旁腺功能减退症的发生率。而到目前为止，肉眼识别甲状旁腺、近甲状腺的包膜剥离和无填充的自体移植是一直以来保留甲状旁腺的主要方法。

Mahadean-Jansen 等了发现甲状旁腺的特殊光学特性；在受近红外线（约 785 nm）照射激发后，甲状旁腺组织产生另一波长（约 820 nm）的反射，与周围组织（甲状腺、脂肪和肌肉，图 31.2）相比，这是一个更强的信号[132]。甲状旁腺的自体荧光来自一个耐热、耐寒和耐福尔马林固定的荧光团[134-136]，但这个荧光

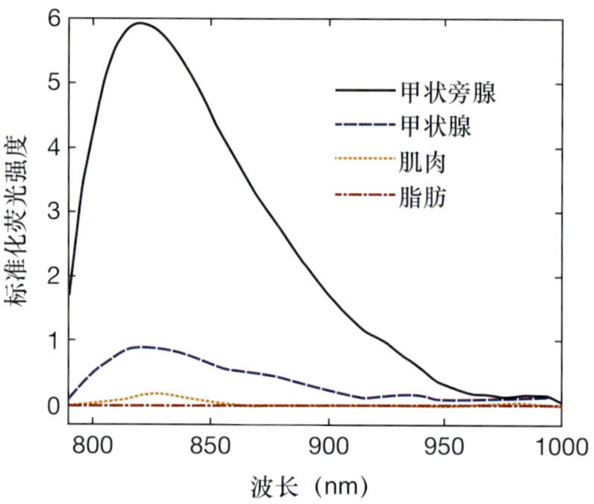

图 31.2 单个患者甲状旁腺、甲状腺、肌肉和脂肪的典型近红外荧光光谱［From McWade MA，Sanders ME，Broome JT，Solórzano CC，Mahadevan-Jansen A. Establishing the clinical utility of autofluorescence spectroscopy for parathyroid detection. Surgery. 2016；159（1）：193-202.］

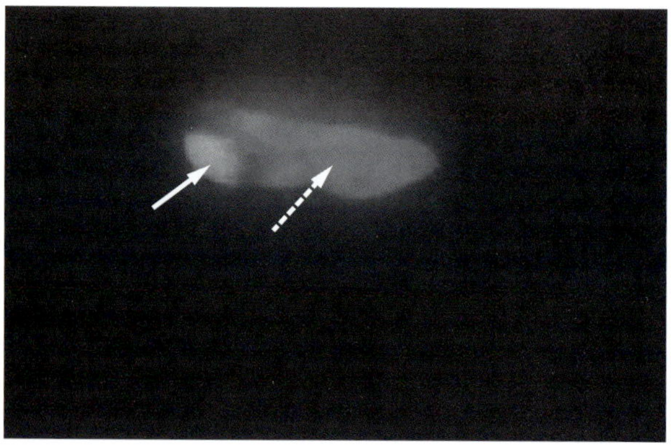

图 31.3 甲状腺和甲状旁腺腺瘤的自体荧光显示腺瘤的自体荧光（实线箭头）仅比甲状腺（虚线箭头）略强

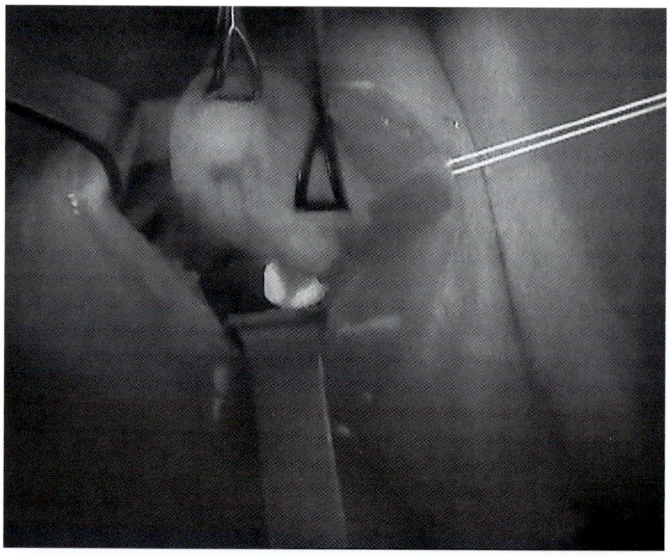

图 31.4 左侧甲状腺叶被 Babcock 钳所暴露，2 个自发荧光斑点清晰可见。它们与正常的左侧甲状旁腺相对应。值得注意的是用来牵拉皮肤的 Vicryl 线发出的荧光

团的具体性质尚不清楚。

甲状旁腺自体荧光技术的主要困难是甲状旁腺组织和周围组织之间的自体荧光强度不同，却并不总是如图 31.2 中那样差异明显。通常，甲状旁腺组织的自身荧光强度是甲状腺组织的 2 ～ 10 倍，但也存在以下几个问题：

1. 不同患者的腺体自体荧光强度不同。

2. 甲状旁腺病变腺体的自体荧光较正常腺体稍弱（图 31.3 和图 31.4）。

3. 在某些患者（尤其是甲状腺炎患者），甲状腺组织自体荧光强度与甲状旁腺组织相当。

4. 胶质结节、棕色脂肪和淋巴结转移病灶也可能出现假阳性信号[135]。

尽管有这些局限性，几项研究表明，近红外系统对甲状旁腺的识别具有很高的精确性[133-134, 136]。这些研究中的大多数表明，借助自体荧光的系统比仅用肉眼识别甲状旁腺更准确；基于自体荧光的系统与更好的术后预后相关[139, 148, 150]。

目前，有两种不同的技术可供应用。第一种是基于探测器的光谱学系统。借助这种设备，外科医生手持一个无菌的笔式探头触碰颈部组织。该系统探头分析附近组织的光学特性，并在探头接触到甲状旁腺组织时发出明显的音频和视频信号。第二种是一种光学系统，它通过增强自体荧光组织来创造可视灰度的术野。使用这个系统，一旦甲状腺腺叶被翻转，外科医生就用一个特制相机观察术野，并搜索自动荧光焦点（图 31.3）。这两种设备都已获得美国 FDA 的批准，可帮助在甲状腺和甲状旁腺手术期间实时识别甲状旁腺组织（AiBimed 的 PTEye，一个基于探针的系统，和 Fluoptics 的 FluoBeam，一个光学系统）。其他商业用途的光学系统也适用于甲状旁腺的识别。

如前所述，即使在摘除甲状旁腺后，甲状旁腺的自身荧光特性仍保持不变；因此，自体荧光技术不能评估甲状旁腺的功能。为此，研发了用荧光染料 ICG 对甲状旁腺进行血管造影的技术。

1907 年，Halsted[154] 发现甲状旁腺是由细微的末端血管供血，需要仔细解剖和保留这些血管以保留其血供，从而保留正常功能。一些研究发现，有时这些血管紧贴甲状腺，很难保留[155-156]。Delattre 报告发现，在 5.5% 的解剖标本中，通过标准的囊状切开术会切断 4 个甲状旁腺的血供[43]。这一报道强调了包膜剥离术并不足以保留甲状旁腺的血供。

ICG 是 FDA 批准的一种水溶性白蛋白结合荧光

染料，最初用于检测肝功能。多年来，眼科医生使用ICG进行安全的视网膜血管造影。它的荧光特性是近红外波长（峰值吸收在800 nm，峰值发射在830 nm），组织穿透深度达1 cm。这可以很好地显示不同组织的血供情况，包括甲状腺外科领域的甲状旁腺。ICG半衰期为2～3 min，中毒剂量为5 mg/kg，可反复多次注射。

甲状旁腺ICG血管造影术的主要目的是确定甲状腺切除后甲状旁腺的血供和最终的功能持续状况[158-164]（图31.5和图31.6）。研究表明，在确定甲状旁腺血供方面，ICG血管造影术比单纯肉眼评估更可靠；该技术表明甲状旁腺血供和其功能之间有很好的相关性，并具有几乎100%的阳性预测价值（保有至少一个血供良好的甲状旁腺的患者无甲状旁腺功能减退症）。

目前，这项技术的主要局限性是未能将血供评估标准化。当前的设备缺乏数据性的评估，这使得不同人群和不同设备间的评估比较变得困难。一些研究表明，被一些作者评估为“血供优良”的甲状旁腺可能会被其他人评估为“中等血供良好”[164-165]。然而长远来看，“中等血供良好”的甲状旁腺患者恢复了良好的甲状旁腺功能，这表明甲状旁腺的“部分”灌注可避免长期的甲状旁腺功能减退。

从实用性上看，大多数现代手术室都配备了某种ICG荧光内窥镜摄像机；有兴趣用ICG血管造影术评估甲状旁腺的外科医生可以使用他们机构现有的设备。首先，甲状腺切除前应确保甲状旁腺血供评估良好。根据所使用的装置及其对ICG的敏感性，静脉注射标准剂量的ICG（1.25～7.5 mg），并在注射ICG几秒钟后（20～60 s，取决于静脉注射的长度和冲洗速度）观察到甲状旁腺血供的形态。该腺体被用作“血供良好的甲状旁腺”的局部标准。甲状腺切除后，用ICG血管造影重新评估肉眼可见的甲状旁腺。根据一些研究[158]，如果至少有一个甲状旁腺血供良好，患者可以在术后不监测血钙和甲状旁腺激素。

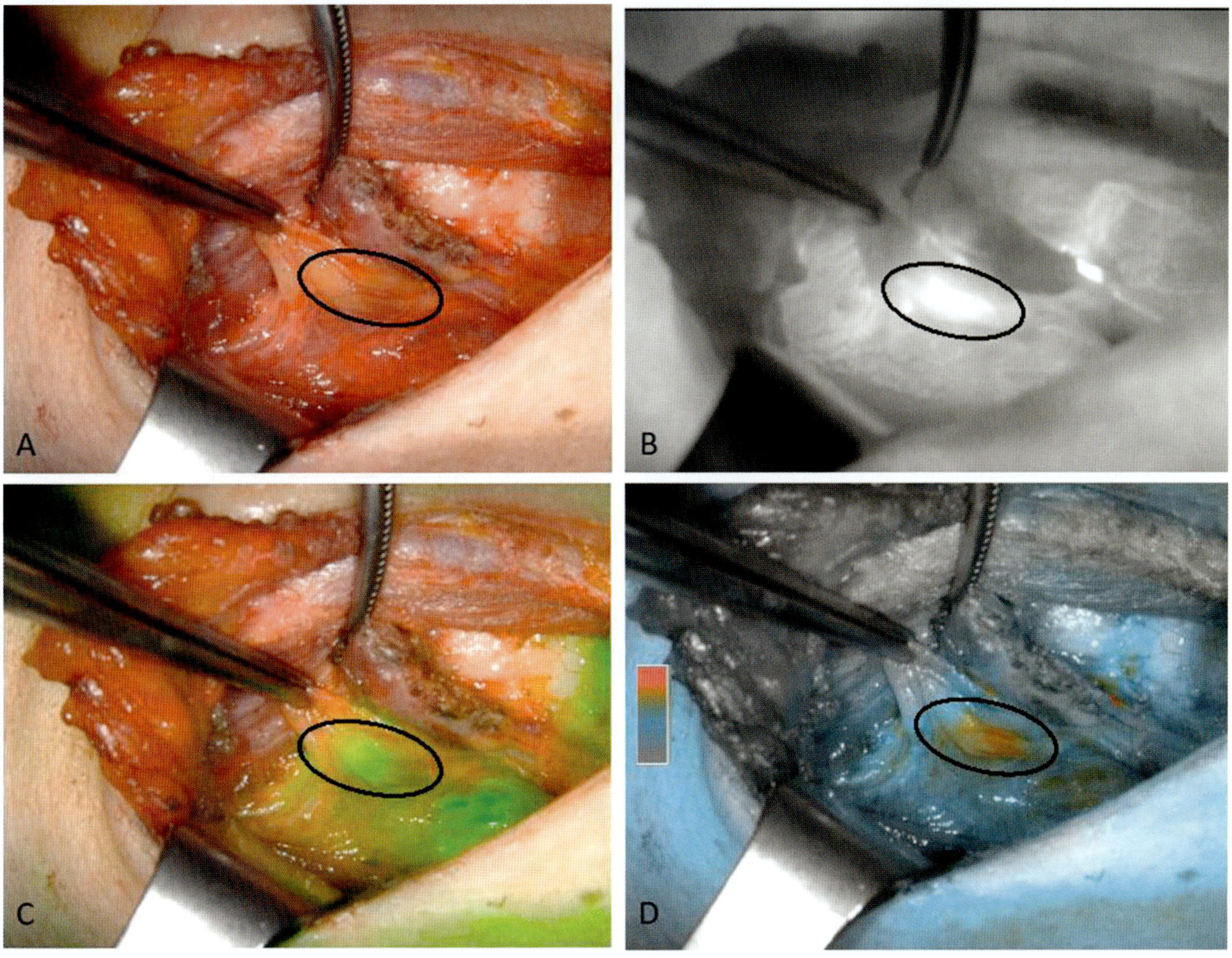

图31.5　右侧甲状腺腺叶切除术后的吲哚青绿（ICG）血管造影图像；甲状旁腺上部血运良好。A. 标准彩色视图；B. 近红外黑白视图；C和D，绿色尺度（C）和彩色尺度（D）的组合标准＋近红外视图（详情请参见视频）

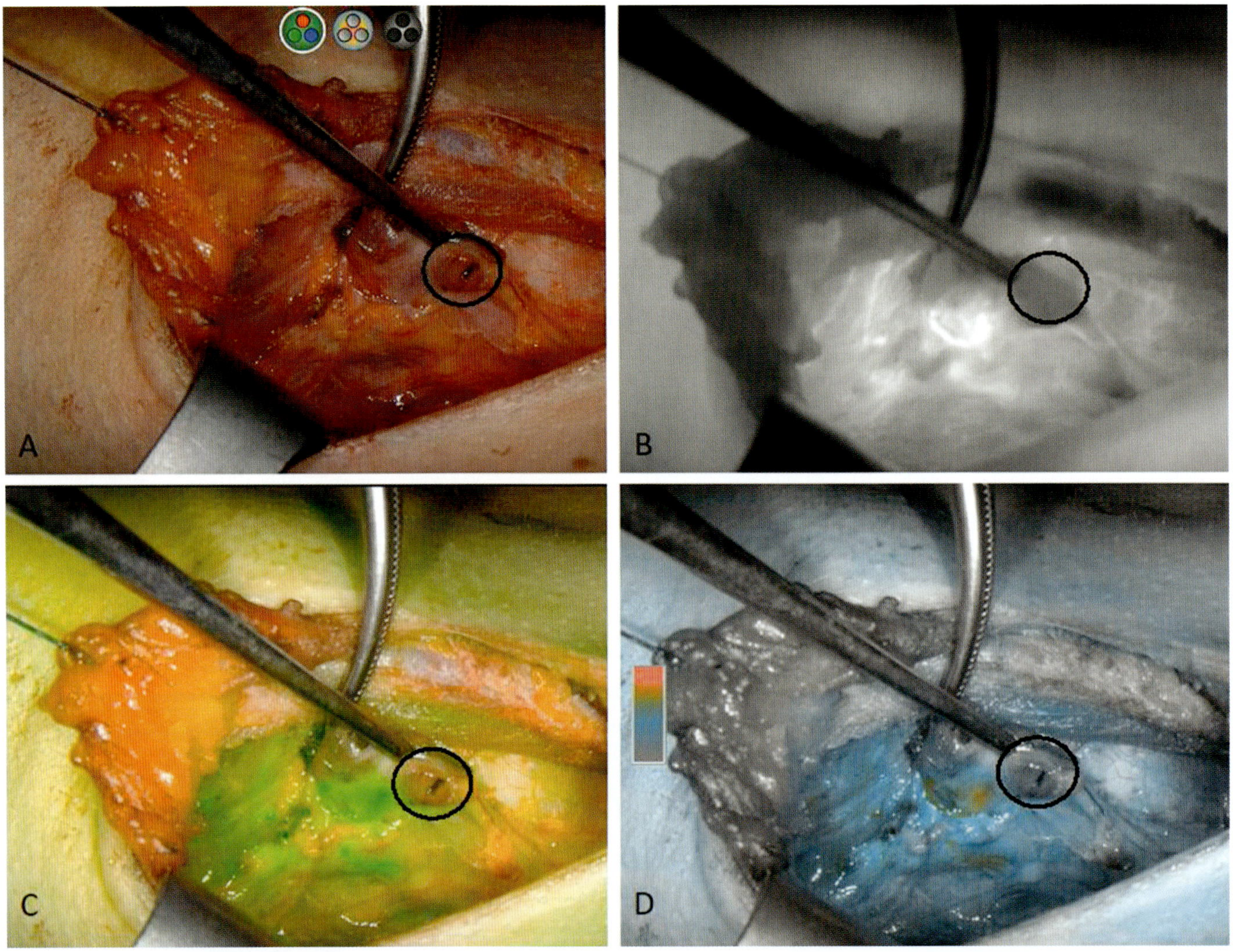

图 31.6 右侧甲状腺叶切除术后吲哚青绿（ICG）血管造影图像显示下极甲状旁腺未见血供。这些照片是在甲状旁腺切开后拍摄的。A. 标准彩色视图；B. 近红外黑白视图；C 和 D，绿色尺度（C）和彩色尺度（D）的组合标准＋近红外视图（详情请参见视频）

ICG 血管造影术也可用于甲状腺切除术前甲状旁腺血管的识别。在这一领域少有相关论文的发表；研究者正在进行这一技术的研发，不仅可以预测甲状腺切除术后的甲状旁腺功能，还可以根据 ICG 显示的血管形态来调整甲状腺切除术，以预防术后甲状旁腺功能减退[148，166]。

对孕妇施行的甲状腺切除术

对于怀孕和未怀孕的患者，推荐的甲状腺结节检查大致相同。然而，从严谨的临床判断出发，考虑到明显更高的有关风险，甲状腺手术通常被推迟到分娩后。在对保健应用计划全国住院患者样本进行的一项大型研究中，回顾了 201 名孕妇在怀孕期间进行的甲状腺或甲状旁腺切除术。研究发现无论是因良性疾病还是恶性疾病进行的手术，孕妇围手术期并发症的发生率均为非孕者的 2 倍，其中胎儿的并发症（如胎儿宫内窘迫、流产）发生率为 5.5%，母亲的并发症（如剖宫产手术、子宫切除）发生率为 4.5%[167]。在 WDTC 的情况下，大多数研究表明，如果手术推迟到产后期，对预后没有影响[168-169]。然而，对一些有高风险的甲状腺癌病例（髓样或未分化甲状腺癌，高危 WDTC）中，则建议在怀孕期间进行手术。最新的 ATA 指南建议，必要时应在妊娠中期进行手术，即在怀孕的第 24 ～ 26 周，胎儿器官已经形成，但还不具有体外生活能力的时间段。当然，孕妇的甲状腺手术应当经过患者本人、妇产科专家、内分泌专家以及手术医生反复彻底的商讨。特别是对于低风险的 PTC 怀孕患者，如果条件允许应尽量推迟到分娩后进行手术，而避免怀孕期间手术[172]。

甲状腺切除术术式的专业术语

手术方式的命名要能直观地反映出切除范围。**部分甲状腺叶切除术**（目前已很少采用）即指切除一侧腺叶的一部分。**甲状腺叶切除术**则指一侧腺叶连同其包膜被完整切除，而不包括甲状腺峡部。**偏侧甲状腺切除术**则表明一侧甲状腺叶连同其包膜被完整切除，且一并切除峡部及存在的锥体叶。**甲状腺次全切除术**是指病变侧腺叶和峡部被完整切除，且对侧腺叶行部分切除，通常切除内侧和腹侧而保留后部组织。**双侧甲状腺次全切除术**则指两侧腺叶均行大部切除术。**甲状腺近全切除术**是指切除几乎所有的甲状腺组织而每侧只保留约 1 g 或更少的残余组织，一般是为了保护邻近的甲状旁腺或者为了避免分离远端喉返神经[173]。残余的甲状腺组织必须无结节并且远离癌灶。在甲状腺切除术中非常重要的一点是切勿在未认清 RLN 走行方向的情况下就盲目钳夹剩余软组织。而在**甲状腺全切除术**中，术者切除所有肉眼可见的甲状腺组织。甲状腺峡部切除术是指完全切除甲状腺的峡部，一般用于活检以诊断甲状腺淋巴瘤、未分化癌或 Riedel 甲状腺炎，有时候需同时行气管切开术。更少见的施行甲状腺峡部切除术的情况是当良性病变局限于峡部时，例如峡部毒性结节、滤泡性肿瘤或 Hürthle 细胞肿瘤。

在本章我们将介绍偏侧甲状腺切除术（完整切除一侧腺叶、峡部以及锥体叶），它是单侧 WDTC 施行的最小手术范围。目前甲状腺癌已经不再使用部分腺叶切除术，因为它会增加再次手术的复杂程度，以及 RLN 和甲状旁腺损伤的风险。

甲状腺切除术的手术步骤

概论

甲状腺切除术由从腹侧（颈部腹侧皮肤开始）到背侧（向着脊柱方向）的一系列步骤序贯相连。在切开颈阔肌后，术者面对的是甲状腺峡部的腹侧和颈前带状肌群，在颈部中线处将肌肉分开。接下来，应对的最背侧的结构是甲状腺中静脉，紧邻甲状腺腺叶的外缘腹侧部分（图 31.7）。随后，向背侧分离则可以见到甲状腺切除术中的一个重要结构，即下甲状旁腺，它通常位于 RLN 之前（腹侧）。当从甲状腺下极分离出下甲状旁腺后，再往背侧见到的重要结构就是 RLN。识别出 RLN，再往背侧也是位置最深的重要结构是上甲状旁腺。其通常在环状软骨水平紧邻 RLN 的入喉处。在行甲状腺切除术时记住这些从腹侧到背

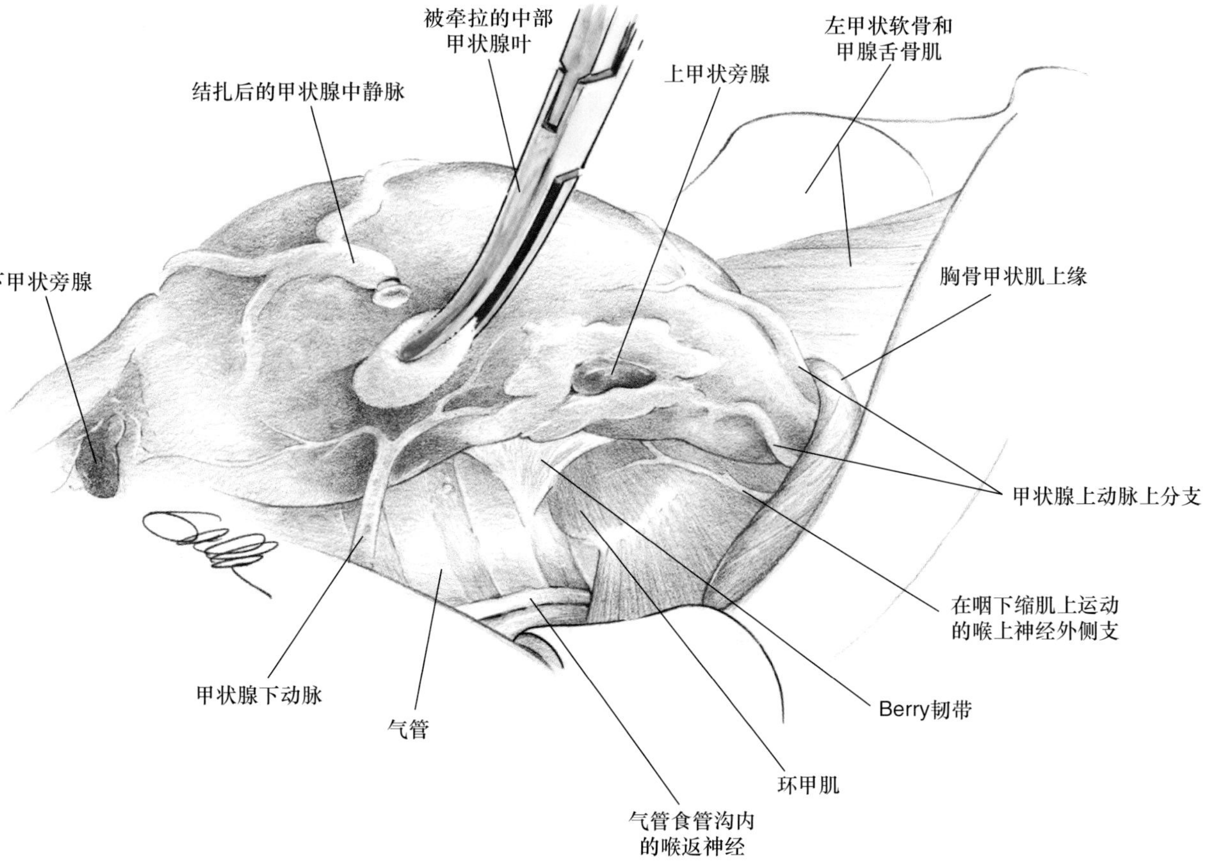

图 31.7 暴露后的甲状腺外侧部分的左侧面观。结扎甲状腺中静脉并向外侧牵拉开颈前带状肌群即可暴露出图示结构。随后即可向内侧牵拉该侧腺叶。这样其深部的组织——包括甲状腺下动脉、甲状旁腺和喉返神经——就很容易被显露出来

侧的一系列顺序结构是非常有用的。

一些专家喜欢首先游离甲状腺下部，找出下甲状旁腺和RLN，随后在Berry韧带附近找出上甲状旁腺，最后游离上极的血管。而另一些专家则习惯于先游离锥体叶和气管周围峡部偏头侧组织（即Delphian淋巴结所在的位置），再游离腺叶上部。环状软骨以上平面的甲状腺分离应在咽下缩肌和环甲肌的外侧进行，以避免损伤喉上神经外侧支（也称高音神经或Amelita Galli-Curci神经；见第35章，喉上神经的外科解剖和监测）。在解剖上极时，神经监测对于识别和保存喉上神经外侧支具有很大的应用价值。胸骨甲状腺肌喉头下的神经刺激会导致一个阳性的声门肌电图（electromyogram，EMG）反应，喉上神经外侧支受刺激时则会出现环甲肌抽搐。通常将甲状腺上级向足侧、外侧牵拉从而便于甲状腺上部的分离（图31.8）。除非存在右侧喉不返神经，在环状软骨以上平面损伤RLN的概率较小。上极的血管也应该被逐一分离，并在靠近甲状腺的较低部位进行结扎，以避免损伤喉上神经外侧支（图31.1）。上极血管结扎之后，如果还没有找到上极甲状旁腺，可以在Berry韧带和Zuckerkandl结节附近仔细寻找。如果此处出现出血，则应轻轻压迫止血，在找到RLN之前不宜盲目进行血管钳夹。我们也经常在甲状旁腺上夹一个小夹子，一方面可以在分离时减少腺体操作，另一方面可以帮助我们在术中或术后，尤其是在深部淋巴结肿大的病例中，识别甲状旁腺。接下来腺叶可以用锐性分离从气管游离出来。对于甲状腺全切除术，对侧腺叶进行同样的操作。

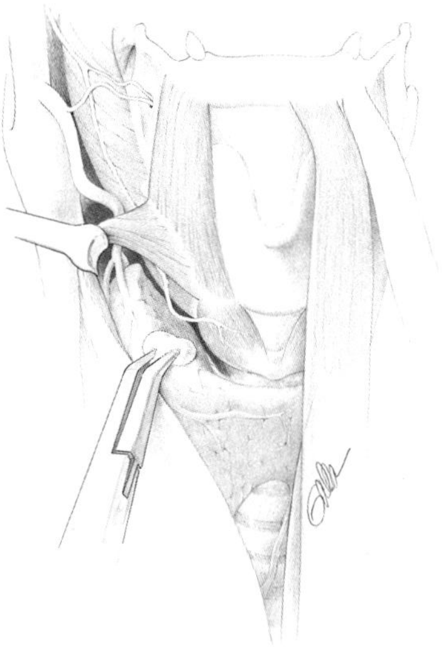

图31.8 在分离上极、结扎及游离上极血管时，必须保护喉上神经的外支。上极血管应紧贴甲状腺上极包膜分离结扎，以避免不慎损伤外支。须注意胸骨后甲状腺喉头止点与外支远端的伴行情况

术前相关注意事项

要想成功完成甲状腺手术，既需要有精湛的操作技术，需要注意细节。术前要进行充分的评估，包括患者疾病情况、术前喉部检查以及对重要合并症如凝血功能异常的评估（见第14章，甲状腺乳头状癌术前淋巴结的放射影像学评估；以及第15章：甲状腺和甲状旁腺手术的喉部检查）。甲状腺功能亢进患者术前要将甲状腺激素水平调至正常范围。而甲状腺髓样癌患者在术前需要排除嗜铬细胞瘤。术前与麻醉科医师进行充分沟通非常重要，特别是当甲状腺肿或甲状腺恶性病变影响到声门或气道时。如果计划术中使用RLN监测和刺激，则除了在麻醉诱导期，不要使用麻痹性药物。对于患者有颈椎关节炎、颈椎退行性关节病、寰枢椎半脱位和不能充分伸展颈部的病史或者术前CT发现以上病变，则应对其进行充分讨论。术前应完成颈椎病变定位，以评估颈部可伸展的程度以及可能由其导致的疼痛或其他症状。

大多数专家认为，充分暴露和识别RLN和甲状旁腺及其血供是减少手术并发症及完成甲状腺全切除术的基本要求。这需要尽量维持无出血的术野。许多术者考虑另一种方法：在术中使用放大镜。在过去，一些外科医生认为，“在任何时候，都不应识别或暴露RLN”，而甲状旁腺的识别相当于“一种盲目性的做法，有可能导致甲状旁腺功能减退症[174]。”最近的文献中提到：“甲状腺全切除术中不应该追求找到甲状旁腺和RLN，我们只需要避开它们[175]。”但是我们仍赞同Lennquist的观点：“亲眼见到你正在做的东西更让人安心[176]。”事实上，甲状腺手术中常规肉眼寻找RLN被认为是预防RLN损伤的金标准。Lahey和Hoover是这种方法的早期支持者[177]。

患者体位

手术时患者仰卧，颈部伸展，手臂垫起并收拢放在身体两侧。垫起手臂时注意不要压迫肘部以避免损伤桡、尺神经，也不要压迫到静脉输液管、血压计和脉搏血氧仪等设备。在患者肩部放可充气球囊或者卷垫可以使患者颈部充分伸展。伸展程度根据患者个体情况进行调整（图31.9）。支撑物放在肩膀下、两侧肩胛骨之间，从而保证颈部伸展、肩部下沉。这样就可以使甲状腺向前上部移动。颈部伸展的程度要特别注意，头部一定要有东西支撑，如圆环状软枕。术者和麻醉师要分别检查头部是否得到了充分支撑。由于颈部过伸会导致术后出现严重的后颈部疼痛以及头部得不到充分支撑，在摆体位时应避免。而对于颈椎有

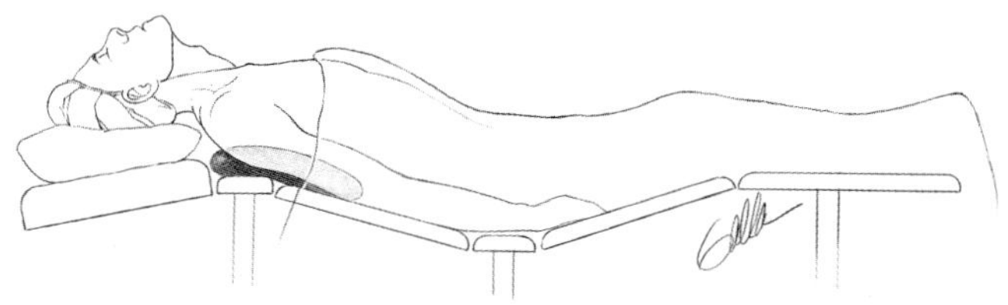

图 31.9 患者肩下放置卷垫以使颈部伸展，头部用海绵圈充分支持。保持 20° 反向 Trendelenburg 位，以避免发生颈静脉怒张

问题的患者尤其要注意上述问题，可以轻度伸展或不伸展颈部（图 31.9）。

反向 Trendelenburg 位可以降低静脉压力。一般不推荐术前预防性使用抗生素。眼部要使用眼药膏并严密遮盖以防止角膜擦伤。没有证据显示术后行放射性碘治疗的严格时机，从而不能使用含碘制剂，因此可以用乙醇或碘伏消毒。铺巾范围上至颏部，两边至颈外侧部，下至胸骨上切迹。这几个标志性结构也有利于做出适于颈部轮廓和形态的对称切口。一般将耳垂、下颌缘和下唇暴露在外，以利于颈部分离组织时定位。

切口及皮瓣

当患者充分颈部伸展、手术野消毒铺巾后，采用无菌手术标记笔将重要的颈前区解剖标志标记清楚，包括：喉结、中线、环状软骨前角、胸骨切迹和双侧锁骨。通常切口位于环状软骨前角下一横指、甲状腺峡部所在部位。通常切口选择在颈部皮肤皱褶上或与皱褶平行，便于隐藏手术瘢痕（图 31.10）。采用缝线在拟定切口处在皮肤上做压迹，从而保证切口的平衡和对称（图 31.11）。除非是做颈侧区手术，通常切口位于颈部正中。不要用手术刀在皮肤上留下阴影，但

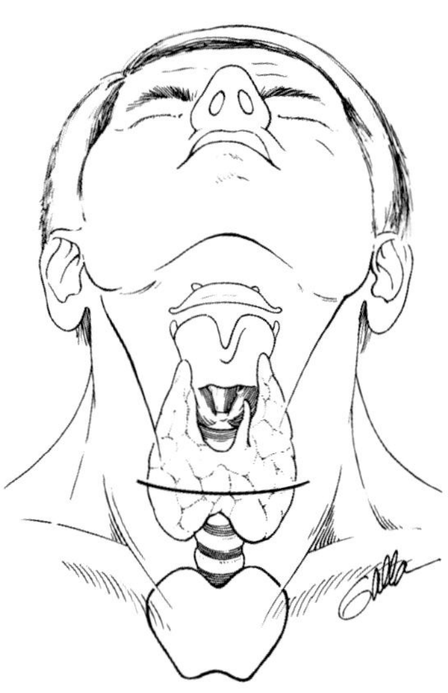

图 31.10 甲状腺全切除术切口的合适选择，约在环状软骨前角下一横指处。切口最好选择在颈部皮纹处

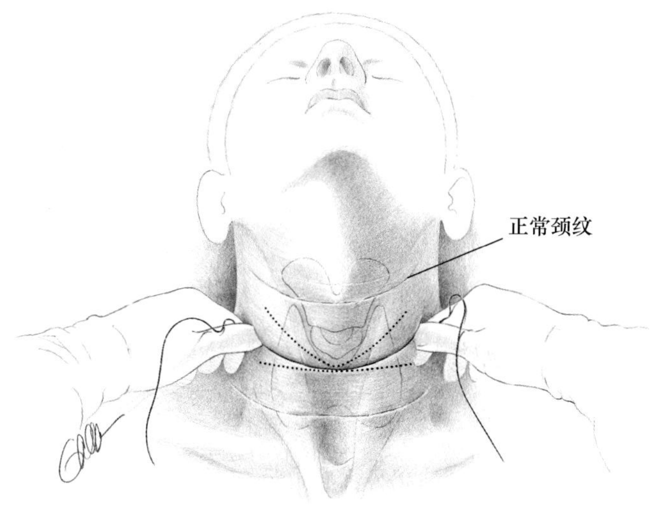

图 31.11 切口应选择在甲状腺峡部颈部正中皮纹或与 Langer 线平行处。可以用 2-0 丝线在颈部作切迹，标记切口位置。切口通常位于环状软骨下 1 cm 处。可采用灭菌的记号笔标明中线、切口及切口的外侧缘。图中虚线显示的是错误切口

可以用外科标记笔在中线部位画阴影线。如手术切口过低，特别是对于乳房较大的女性患者，会导致切口牵拉降到胸骨处形成瘢痕疙瘩，而如果切口过高，正常衣着时，瘢痕会明显暴露在外。切口必须足够长以便于手术操作及术野的充分暴露。

目前倾向于选择 4 ～ 5 cm 的小切口，但对于有些患者，如脖子较短较粗，或喉及甲状腺位置较低，则可能需要较大的切口以便于更好的暴露（图 31.11）（见第 40 章，甲状腺和甲状旁腺手术切口）。

沿颈阔肌切开皮肤。然后制备颈阔肌上部皮瓣。沿两侧的颈阔肌和中央的筋膜层游离皮瓣，用 Alice 或 Kelly 钳牵拉皮瓣，下部由外科医生用手指保持牵拉的张力（图 31.12）。注意保留颈前静脉，游离皮瓣时注意避免穿破皮肤，特别是在甲状软骨突起处，由于该处皮肤较薄，且与皮下组织黏附较紧。下方皮瓣也同上进行游离（图 31.12）。有些甲状腺外科医生认为不需要游离皮瓣[178]。游离的皮瓣可以缝合或采用 Mahorner、Gelpi、Goldman 钳或 Joll 牵引器牵拉。

颈前带状肌群和中线气道

仔细解剖分离位于中线处的、两侧颈前带状肌群之间的颈深筋膜浅层。颈前肌群的外层包括胸骨舌骨肌和肩胛舌骨肌。需要特别注意肩胛舌骨肌，因为颈部中央组的侧方转移淋巴结可以沿着该肌肉延伸。当该肌肉跨过颈内静脉向颈侧区走行时，可以发现肿大的淋巴结与该肌肉关系密切。深层的肌肉包括胸骨甲状肌和更上方的甲状舌骨肌。在游离甲状腺时首先涉及浅层的胸骨舌骨肌和深层的胸骨甲状肌，这两个肌

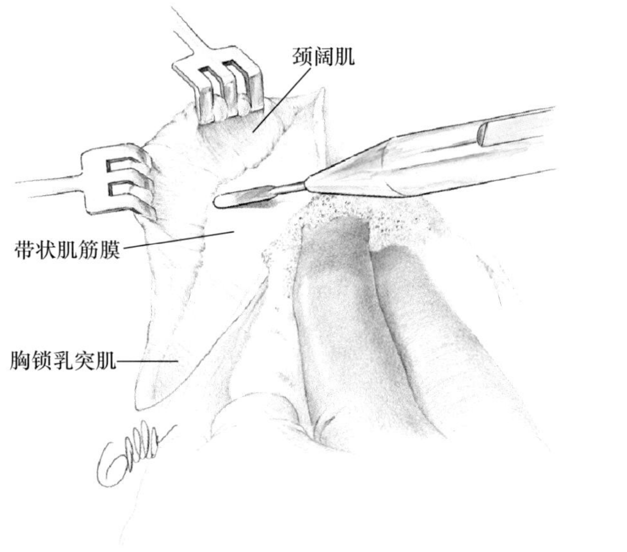

图 31.12 在颈前静脉浅面和颈阔肌深面之间有一层无血供的层面。该层面向上延伸至甲状软骨，向下延伸至胸骨上切迹和锁骨。通常在中线部位切开颈深筋膜浅层，并向两侧分离牵拉颈前带状肌群。该切口上至甲状软骨，下至胸骨上切迹

肉共同覆盖甲状腺的腹侧面。胸骨舌骨肌较厚，牵拉能力较强。位于其深层稍外侧的胸骨甲状肌则较薄。因此，必须将胸骨舌骨肌的内侧边缘提起来才能暴露其下方的胸骨甲状肌。胸骨甲状肌的喉侧沿斜线附着于甲状软骨侧板，并不同程度的覆盖甲状腺上极。离断胸骨甲状肌喉侧有时有助于暴露甲状腺上级（图 31.13）。

胸骨舌骨肌之间的中缝被命名为白线。在牵拉颈阔肌瓣，沿白线分离带状肌后，接下来在甲状腺峡部上方和下方的中线有助于识别气管。在解剖峡部下方时，外科医生必须注意左右甲状腺下静脉，该静脉可在峡部下方与下静脉融合形成下静脉丛，称为峡部甲状腺丛。外科医生还必须注意高位的无名动脉或甲状腺动脉。该动脉不对称的从无名动脉、颈总动脉或主动脉弓发出，发生率为 1.5% ～ 12%。在本病例的这个阶段，在该步骤注意从甲状腺峡部上、下方辨识气管，从而始终保持手术过程中中线部位的定位，这有利于随后分离 RLN。始终保持这种气管中线的定位，有助于在恶性或良性结节改变颈根部解剖时的手术操作（图 31.8）。

锥体叶是甲状舌骨管在胚胎发育残留的最下极部分，在人群中的发生率为 30% ～ 40%。通常是从甲状腺峡部中间发出，也可能从侧部甚至从右侧或左侧甲状腺上极发出。环状软骨的相对较致密的筋膜可能掩盖锥体叶。因此，在峡部上方的间隔内任何横断组织都需要仔细辨别，可以轻易分辨锥体叶的横断面。锥体叶可向上延伸到甲状软骨中间凸起甚至舌骨（图

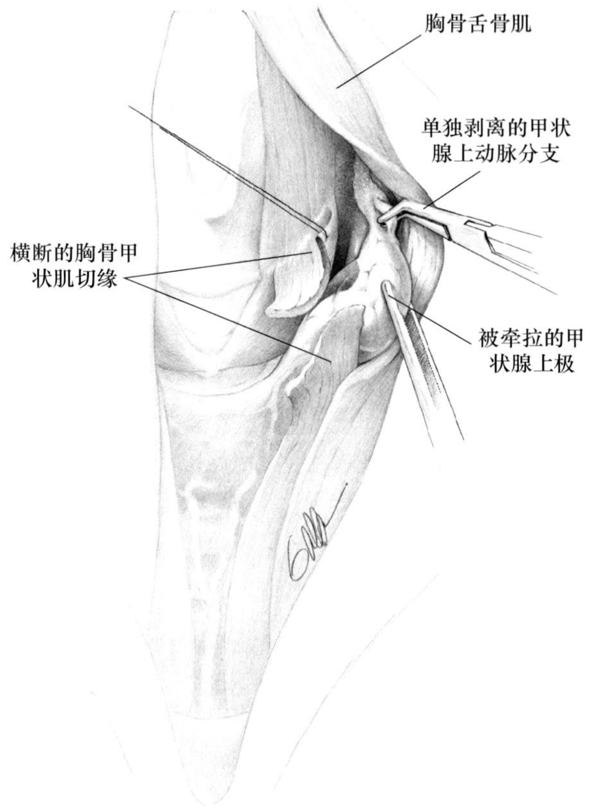

图 31.13 左侧甲状腺上级解剖分离正面图。横断胸骨甲状肌后向外下方牵拉甲状腺上级有助于暴露上极区域，以便于在甲状腺上极包膜水平逐个分离结扎甲状腺上动脉各分支

31.1）。在解剖分离该部位时要注意是否有喉前或假性结节。在解剖该区域时，应寻找咽前或 Delphian 结节。进行喉前解剖时，要注意避免造成损伤，包括烧灼环甲肌，但其所覆盖的筋膜可以忽略。

将颈前肌群向外侧牵拉或横断后，肌肉下层与甲状腺真性包膜之间充填的松散结缔组织是一层蛛网样的薄层筋膜。该层筋膜称为甲状腺外包膜或假性甲状腺包膜，由中部的气管前部分和颈深筋膜脏层组成。在真性甲状腺包膜与肌肉深面之间偶尔有血管穿行。这些血管最好进行分离烧灼。如果采用手指钝性分离该间隙可能导致出血。甲状腺真性包膜与甲状腺实质紧密连接，并以纤维隔膜形式深入甲状腺实质将其分离为腺叶。真性甲状腺包膜有大的包膜血管，如果太过暴力的牵拉甲状腺时可能导致明显出血。

当沿白线分离两侧的颈前肌群并牵拉暴露出甲状腺腹侧时，偶尔会发现由于 FNA 造成的纤维化反应。当无法轻易沿该层分离肌肉和甲状腺时，则需要考虑肿瘤侵犯颈前肌肉的可能。如果是这种情况，需要将胸骨甲状肌保留在甲状腺上。如果向两侧牵拉颈前肌群时无法充分暴露手术视野，则需要果断将肌肉横断。在甲状腺病灶较大和甲状腺和喉位置较低，特

别是伴随有慢性阻塞性肺疾病（chronic obstructive pulmonary disease，COPD）桶状胸的男性患者，由于颈根部气管向背侧深入，切断肌肉有助于手术操作。横断颈前肌群不会造成功能丧失或影响美观[179]。应该在较高的位置横断颈前肌群，防止明显的肌肉去神经化。如前所述，上端切断胸骨甲状肌有助于暴露甲状腺上极。如要横断颈前肌群，需要分辨清楚肌肉的外侧缘，因为肌肉的外侧缘与颈内静脉和颈总动脉鞘紧密相连（图 31.14）。在分离颈前肌群时，要注意保持术野的无血。

甲状腺侧方的暴露——甲状腺中静脉

将颈前肌群向外侧牵拉或横断后，应首先分离甲状腺的侧方，使侧方游离并解剖分离出甲状腺中静脉。将甲状腺中静脉结扎分离后，甲状腺侧方就游离开了。甲状腺中静脉无伴行动脉（图 31.15）。在结扎离断甲状腺中静脉后，将颈前肌群甚至颈动脉鞘和胸锁乳突肌向外侧牵拉就可以充分暴露甲状腺外侧部分。最好采用拉勾样牵引器将颈前肌群向外上方牵拉，并暴露颈动脉鞘。向中部牵拉甲状腺及喉气管结构，从而暴露甲状旁腺和 RLN。Kocher 将该方法称为“甲状腺肿中间侧移位法”（图 31.16）。外科医生用纱布包裹甲状腺（可以防止手指在甲状腺表面打滑），并向内侧牵拉甲状腺和喉部，并在气管前适当轻微旋转甲状腺。慢慢牵拉甲状腺腺叶，并逐渐向中部靠近喉气管结构。避免用 Lahey 或其他钳子穿破甲状腺，这样可能导致出血或恶性肿瘤细胞播散。纱布覆盖后用手指牵拉是最好的方式。

下极甲状旁腺

向外牵拉颈前肌群并离断甲状腺中静脉后，再向背侧解剖分离甲状腺下极相关静脉丛。当分离这些静脉时，要注意辨别下极甲状旁腺，沿下极旁腺头侧端内侧进行分离，从而保留该旁腺。最好在分辨出下极甲状旁腺时，用小外科夹进行标记，并向下外侧方翻转便于暴露 RLN。

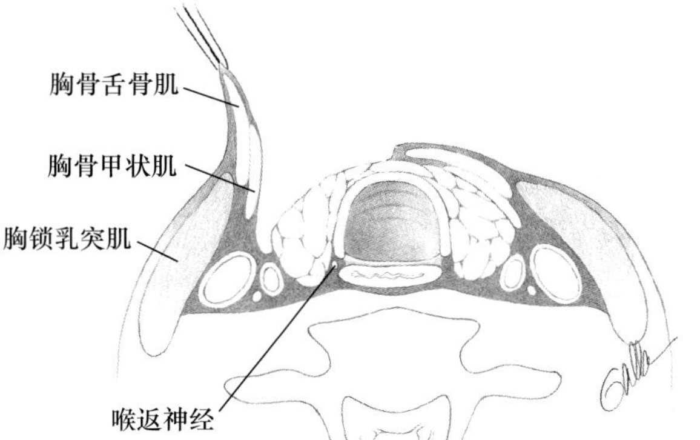

图 31.14 分离胸骨舌骨肌和胸骨甲状肌上至舌下神经水平，侧方至颈内静脉处有利于甲状腺叶切除术的术野暴露

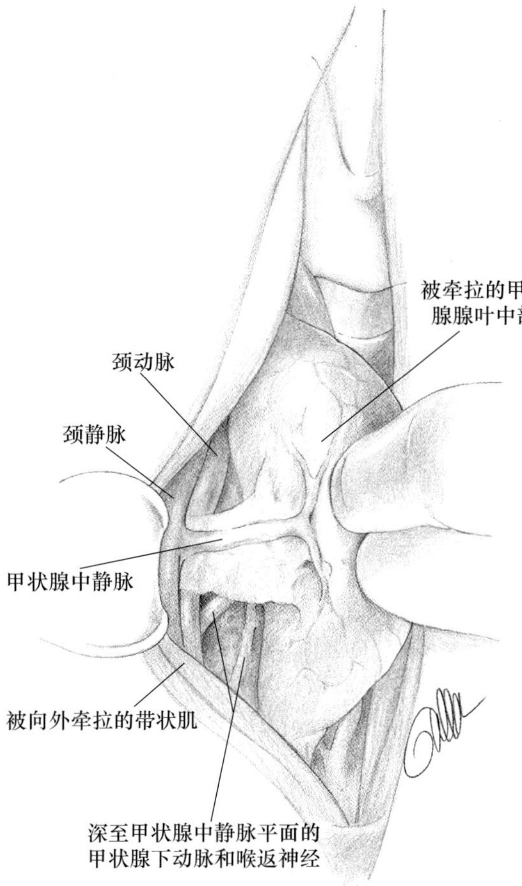

图 31.15 外科医生用手将甲状腺向前方中部牵拉，从而暴露甲状腺背侧面。可以用浸湿的纱布包膜甲状腺便于牵拉。随后将甲状腺中静脉分离、结扎、离断

喉返神经

有多种方法寻找和保留 RLN（见第 36 章，喉返神经的外科解剖和监测）。RLN 可以在胸廓入口的 RLN 三角处寻找，该方法由 Lore 总结命名[180]。在该区域分辨 RLN 的优点是，它是该软组织内的唯一神经（在分支前）。在再次手术中，该处也通常位于上次手术瘢痕之下，解剖层次较清楚。大部分喉外分支是在该神经跨过甲状腺下极动脉后发出的。如果在该较低部位辨别出 RLN，就最好避免沿该神经向上进行全程分离。如果常规进行这种分离，会无可避免的破坏外侧向内侧走行的下极甲状旁腺血供。在该区域分辨出 RLN 后，最好向上跳跃式地分离该神经，使大部分沿甲状腺外侧走行神经处于未分离状态。该区域 RLN 上方有一条小血管跨过，即甲状腺下动脉

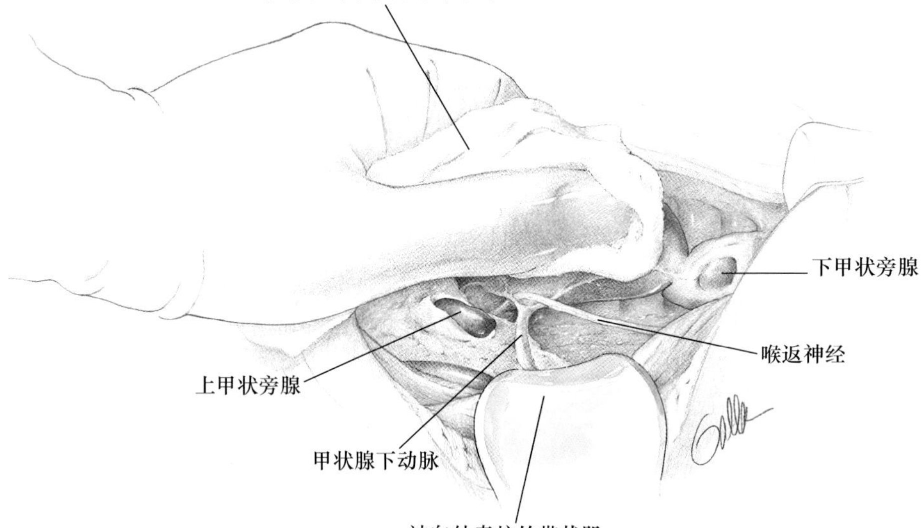

图 31.16 将甲状腺叶向前内侧适度牵拉可以使甲状腺下动脉保持一定张力并便于喉返神经的暴露。下极甲状旁腺通常位于喉返神经前方，在甲状腺下动脉与喉返神经交叉点下方约 1 cm 处。上甲状旁腺通常位于甲状腺下动脉的上方，喉返神经的后方，该处神经在咽下缩肌深面走行

（inferior thyroid artery，ITA），这有助于分辨 RLN。有专门研究探讨 RLN 与甲状腺下动脉的相对关系。通常，甲状腺下动脉或其分支与 RLN 相交叉，神经多位于动脉下（图 31.17）。一旦发现甲状腺下动脉的搏动，RLN 与甲状腺下动脉的相互关系有助于分辨神经。动脉和神经间的关系即使同一患者的两侧都不同。无须在所有病例中刻意分辨甲状腺下动脉，但分

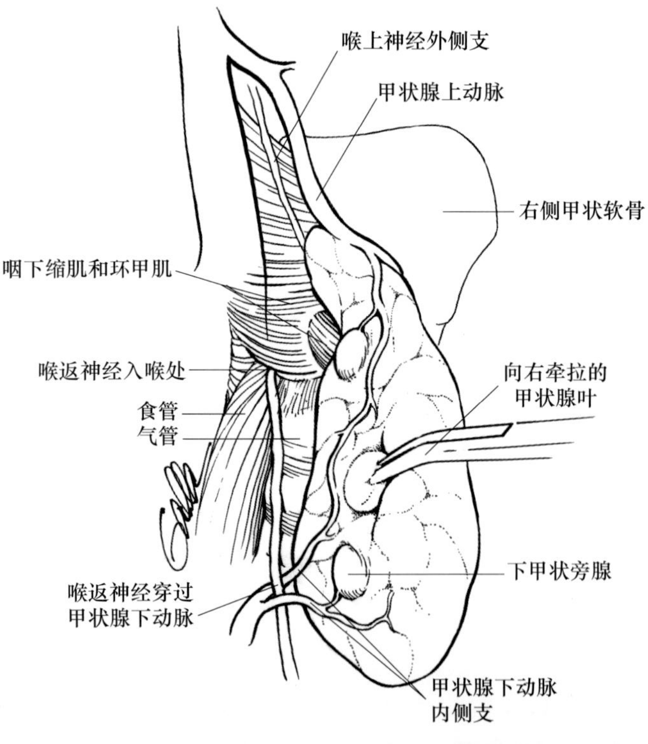

图 31.17 甲状腺外侧面的右侧观，显示了喉返神经沿颈部向上走行时与甲状腺下动脉交叉

辨该动脉不仅有利于分辨 RLN，如果沿该动脉的中间分支，还可以寻找到下极甲状旁腺。

甲状腺下动脉是由锁骨下动脉的甲状腺颈动脉干向上发出的，从颈总动脉的后方进入甲状腺侧方区域，并经常向下方弯曲并在中点处发出分支进入甲状腺的侧方，并发出分支供应下极，有时也供应上极甲状旁腺。上甲状旁腺通常由甲状腺上、下动脉形成吻合环路提供血供（图 31.17）。甲状腺下动脉还发出分支供应 Berry 韧带的下缘（图 31.18）。

在甲状腺下动脉上方，即从上向下解剖分离 RLN 时，会遭遇 Berry 韧带。该韧带也称为甲状腺上极背侧或黏附区悬韧带，将甲状腺附着到环状软骨下缘和第一及第二软骨环的外侧面上。该附着作用导致甲状腺在吞咽时随着喉和气管向上运动。这一紧密的、血供丰富的结构与 RLN 关系紧密且多变（见第 36 章：喉返神经的外科解剖和监测）。通常，RLN 在该韧带深面或在其较大前叶和较小后叶之间走行（图 31.19）。甲状腺包膜在 Berry 韧带区域变得相对分散。Berry 韧带可以认为是甲状腺包膜在该区域的汇集。因此，导致甲状腺组织不同程度地伸入 Berry 韧带，使甲状腺组织与喉返神经紧邻[181]。Zucherkandl 结节，即出现在 RLN 下后方或 Berry 韧带前下方的甲状腺组织结节[179]（见第 2 章，甲状腺和甲状旁腺的应用胚胎学）。该结节导致甲状腺组织与 RLN 之间相邻。Berry 韧带结构致密、血供丰富且与临近甲状腺组织关系紧密。该区域内包含 RLN，它的外侧分支和上极甲状旁腺。因此，该区域是甲状腺外科手术解剖

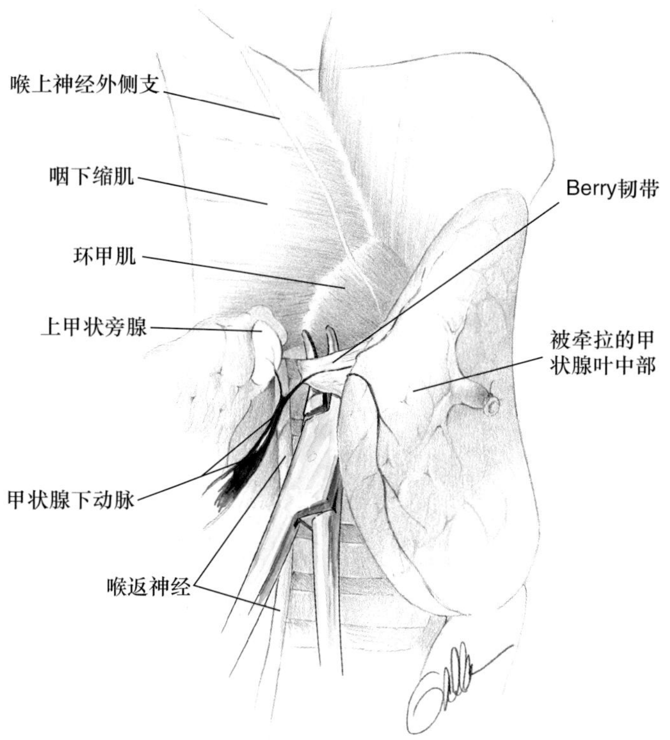

图 31.18　甲状腺切除及 Berry 韧带离断。喉返神经穿过 Berry 韧带，并在环状软骨平面咽下缩肌深面穿行。有小动脉穿过该悬韧带。如果该处出血，应轻轻压迫或用含有凝血酶的明胶海绵止血，以保持喉返神经始终可见

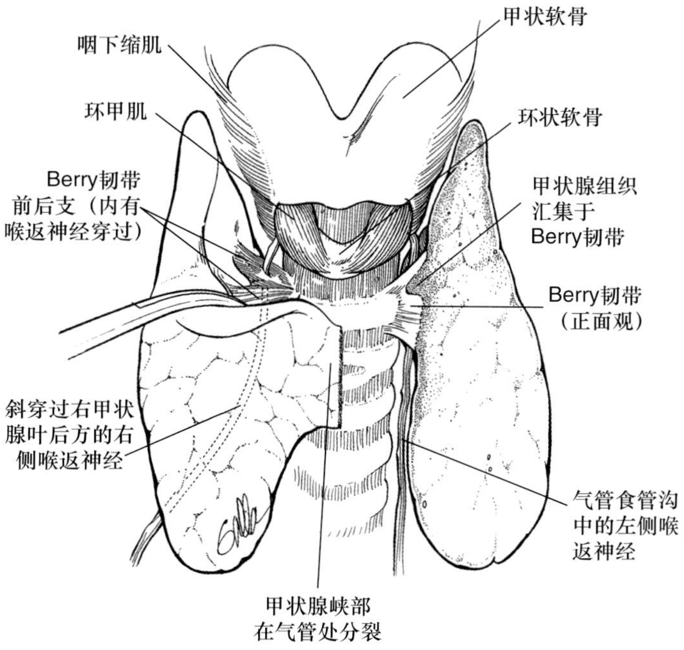

图 31.19　甲状腺和喉的正面观，显示喉返神经穿过 Berry 韧带。喉返神经可以从 Berry 韧带深面或从其分支间穿过。甲状腺组织可能深入 Berry 韧带中，使甲状腺组织在该区域与喉返神经临近

分离最困难的部位（图 31.18）。任意的钳夹、烧灼都可能导致神经损伤。纱布或止血棉垫暂时压迫是处理该区域小血管出血的安全方法。稀释肾上腺素浸湿的止血棉垫效果更好。也可用尖端双极电凝进行止血。需向上解剖分离 RLN，直到它在环状软骨下缘处环甲肌外侧咽下缩肌最下方肌肉纤维下方入喉消失于术野。该部位是 RLN 离开甲状腺手术术野的精确部位，被称为**入喉点**（见第 36 章，喉返神经的外科解剖和监测）。

当一只手解剖分离 RLN 时，另一只手可以牵拉甲状腺及喉部，并向头侧轻微牵拉。这会影响 RLN 的入喉点和神经走行的直线性，可以减少冗余并便于无损伤的解剖分离该神经。如果 Berry 韧带在 RLN 后方有分叶，即使正确的牵引甲状腺叶也可能导致神经向气管外侧面弯曲甚至扭曲。这种牵拉造成的神经位置改变偶尔可导致一过性的神经麻痹，这是造成术后 RLN 一过性麻痹的最可能原因。神经监测研究结果显示，RLN 损伤通常发生在 Berry 韧带过度牵拉，而仔细检查该部位虽然重要但不可过度。因此，当一名医生在牵拉甲状腺叶时，另一名医生必须确保 RLN 始终在视野内，并明确牵拉导致的神经位置改变特别是在 Berry 韧带区域的解剖分离时，更为重要。

另一种 RLN 解剖分离的途径是**上入路**，可以避免解剖分离胸廓入口。上入路是从神经入喉点附近进行解剖分离。该方法需要首先解剖分离甲状腺上极，从而暴露神经入喉点（图 31.13）。选择性横断胸骨甲状肌有助于暴露甲状腺上极，并在解剖分离时便于发现喉上神经的外侧支（见第 35 章，喉上神经的外科解剖和监测）。

甲状旁腺

当解剖分离了 RLN 和下甲状旁腺后，术者开始寻找上极甲状旁腺。甲状旁腺的位置与胚胎迁移路径相关。因此，了解甲状旁腺的胚胎发育过程对于成功分辨这种从下颌到中纵隔位置不定的、细小的结构非常有帮助（见第 2 章，甲状腺和甲状旁腺的实用胚胎学）。一个正常的甲状旁腺重量为 35 ～ 40 mg，大小约为 5 mm×3 mm×1 mm。解剖分离甲状旁腺需要非常小心，避免损伤从侧方向中部走行的血供。而且解剖分离要做到无血操作，因为出血不利于外科医生辨识甲状旁腺的位置，以及识别甲状旁腺特异性的颜色。强烈推荐使用放大装置。可以通过以下多个特性辨别甲状旁腺（表 31.3）。

第一，甲状旁腺独一无二的颜色，通常为棕色到红褐色，并经常被形容为鲑鱼色。与之对应的，正常的脂肪通常为亮黄色，但棕色脂肪在颜色上与正常甲

表 31.3　甲状旁腺的特性

器官	颜色	硬度	形状	移行现象	血供
甲状腺	红色	有	各异	−	无
脂肪	嫩黄色	无	不规则	−	无
淋巴结	灰白过渡至红色	有	球形到椭圆形范围	＋/−	无
胸腺	灰白	无	不规则	−	无
甲状旁腺	黄褐色，棕色，浅橙色	柔软	椭圆，扁平	＋	有

状旁腺十分相似。甲状腺组织质地较硬且有斑驳的红棕色，而淋巴结表面有显著的点蚀面，颜色从灰色到褐色到红色不等，且质地比甲状旁腺硬。重要的是，与甲状腺组织或淋巴结、脂肪不同，甲状旁腺有特异性的血管门（一个血管带）。甲状旁腺的表面光滑，因为它是颈部的一个包膜内器官。甲状腺颜色较斑驳，特别是淋巴结表面呈特异性的斑点状。甲状旁腺的形状也非常特异。Wang 曾经描述为：甲状旁腺通常形状像一个四季豆形状，但也可以像其他形状[182]。淋巴结通常脂肪含量少，多呈球形。除非位于甲状腺内或位于甲状腺结节沟内，通常甲状旁腺可以从临近的甲状腺表面游离，并且保持侧面血管蒂。甲状腺表面结节可能会被误认为是正常或异常甲状旁腺，但通常部分位于甲状腺内。将其从甲状腺上分离开时，比将包膜内的甲状旁腺分离开，更易出血。

甲状旁腺的一个重要特性是其独特的包膜内类器官特性，当与临近的附着的脂肪组织一起时更容易分辨出来。甲状旁腺有独立的边界。当游离周围脂肪（下极甲状旁腺周围的胸腺脂肪和上极甲状旁腺周围的位于甲状腺上极后侧方的脂肪颗粒）时，甲状旁腺也包绕在其中，就如同一叶扁舟飘荡在涟漪的水面，由于游离而导致在脂肪组织内无规律的改变位置，可以称为**移行现象**。这是由于甲状旁腺包膜包绕而导致的特异性的移动特性，与其固定的颜色、形状、血供特点等帮助鉴别甲状旁腺。甲状旁腺瘤由于其细胞内和细胞间脂肪较少，因此比正常的甲状旁腺颜色更深且质地更硬。

行双侧甲状腺全切除术时，双侧甲状旁腺构象和位置的对称性有助于辨别甲状旁腺。Akerstrom 指出，双侧上极甲状旁腺的对称性达到 80%，而下极为 70%[183]（见第 60 章，多腺体甲状旁腺疾病的手术治疗）。Gilmore 指出约 90% 正常上极甲状旁腺位于环状软骨水平[184]。分离出一侧的甲状旁腺便于术者在相对应的位置分辨出对侧的甲状旁腺。虽然双侧甲状旁腺具有对称性，但下甲状旁腺与上甲状旁腺的性状并不一定相同。如前所述，即使在同一患者，RLN 与甲状腺下动脉的相对关系左右侧可能都有差异。

Pyrtec 提出[185]，根据颈部 RLN 平面的状况，甲状旁腺具有明确的定位（图 31.20）。如果沿 RLN 在颈部走形形成的冠状面，那么下甲状旁腺位于该冠状面的腹侧或前面（即在颈部的更浅层），而上甲状旁腺位于其背侧或后面（即在颈部的更深层）。这种甲状旁腺相对于 RLN 的位置十分有利于辨别上、下甲状旁腺。

Wang、Gilmore 和 Akerstrom 都总结过上、下甲状旁腺的正常位置[183-185]。在成人中，下甲状旁腺（来自于第三鳃囊的甲状旁腺Ⅲ）比上甲状旁腺（来自于第四鳃囊的甲状旁腺Ⅳ）的位置变化更大，因为其胚胎发育迁移的路程更远（框 31.1）。下甲状旁腺与胸腺一起迁移，因此多位于甲状腺下级下或后外侧 1 ～ 2 cm 处。它也可位于甲状腺胸腺系带、胸腺或甲状腺下极临近脂肪内。当这些脂肪增厚、独立且相对

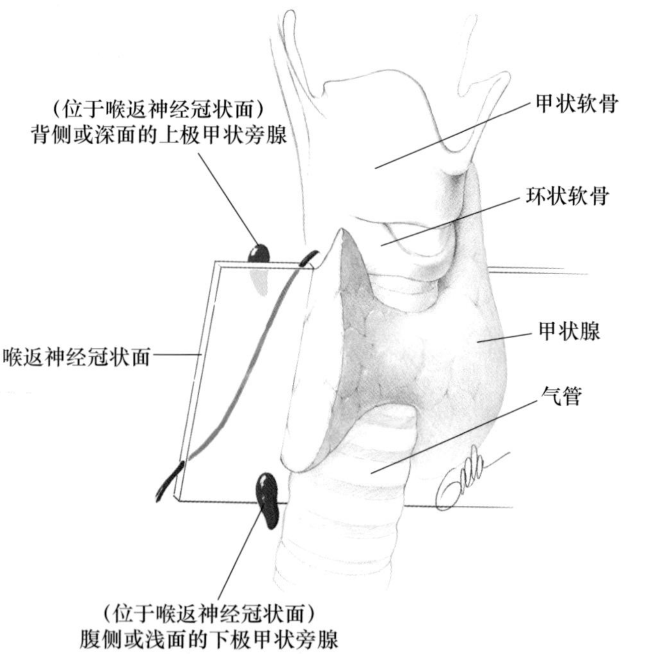

图 31.20　甲状腺和气道的右前斜面观。如果沿喉返神经在颈部走形形成的冠状面，上极甲状旁腺位于其背侧或深面，下极甲状旁腺位于其腹侧或浅面

包膜内，则成为甲状腺胸腺角，是正进行脂肪退行性变的胸腺残留。当下甲状旁腺在迁移过程中脱离其颈根部的附着时，会导致其位置变高，如位于颈动脉分叉处，它通常与残余胸腺组织关系密切，是其胚胎发育残留的产物，是一个下极器官。这样的甲状旁腺被称为**未下降的旁胸腺**。解剖分离甲状腺下动脉并沿其中间分支解剖有助于找到下甲状旁腺。但其末端动脉很细小，容易损伤。

上甲状旁腺从第四鳃囊发展而来，并随甲状腺侧方的原 -C 细胞复合体一起迁移。因此，上甲状旁腺临近甲状腺上极背外侧（框 31.2）。通常位于环状-甲状软骨接合水平，即位于环状软骨上缘和甲状软骨下缘连接处的外侧。也描述为位于 RLN 和甲状腺下动脉交叉处上方约 1 cm 处。但这两个线形结构在颈部的交叉点的位置变异较大，因此以此定位上极甲状旁腺似乎不太可靠。

上甲状旁腺位于上甲状腺后外侧的脂肪团内，其深面为 RLN。逐层分离真性甲状腺包膜外的薄层筋膜并离断甲状腺上极后就可以暴露上甲状旁腺。虽然上、下甲状旁腺都受甲状腺下动脉提供血供，但 Halstead 和 Evan 在 1907 年即提出，而随后 Nobori 等也指出，上甲状旁腺也受甲状腺上动脉供应[186]。因此在解剖分离该区域时，要注意甲状腺上动脉最后侧分支对上甲状旁腺的供应，在离断甲状腺上血管蒂时注意保留该血管分支（框 31.2，图 31.7）。在分离该区域时，由于筋膜层的存在，使甲状腺内侧可能与临近的覆盖下咽部和食管的肌肉混合。在这些筋膜层下方有上甲状旁腺。异位的上甲状旁腺通常位于喉后方或食管后方，在超声检查中难以发现。由于正常的上甲状旁腺位置较深较后方，异位的上甲状旁腺瘤容易沿气管食管沟从后方沿着椎前筋膜迁移到后纵隔，也可能是由于反复的吞咽和胸腔负压的力量造成。

如前所述，将甲状腺上极紧邻其后方被膜离断后，将甲状腺从其后方的筋膜、脂肪包括甲状旁腺和血管在内的软组织牵拉提起。这不仅保留了甲状旁腺，也保留了其血供。甲状腺下动脉通常沿外侧向中间方向走行。甲状腺上动脉营养上极甲状旁腺的分支通常直接向下方走行，当解剖离断甲状腺上极后就可以看到。

当分辨出甲状旁腺后，术者将其和周围脂肪组织与甲状腺牵拉分离开，这些组织与包含有血管的未分离的、侧向软组织蒂相连（图 31.21）。如 Attie 描述的，在分离过程中，需要辨别并保留甲状腺下动脉的远侧分支，它位于甲状腺包膜水平甲状旁腺的内侧[187]（图 31.22）。Kocher 最先提出在甲状腺全切术时从侧方结扎甲状腺下动脉，从而减少失血。Halstead 随后提出，应该在甲状腺下动脉应该在最远端中间分支的紧邻腺体处结扎血管，从而保留甲状旁腺血供[188]。1938 年 Lahey 提出甲状腺次全切除合并侧方结扎甲状腺动脉，发现甲状旁腺功能减低发生率降低。人们通常认为甲状旁腺内侧和甲状腺外侧面间的血管连接不足以为甲状旁腺供血[187, 190]。1930 年 Curtis 提出，远端甲状旁腺动脉切断后可以由气管和食管的吻合血管供应，在甲状腺次全切除术中这种吻合血管得以保留[190]。因此，如果甲状旁腺保留在残留甲状腺上，它可以从气管食管吻合血管中获取充足血供。但该方法由于导致部分甲状腺残留，不值得推荐。应采用包膜外完全的

框 31.1　下甲状旁腺 / 甲状旁腺Ⅲ

- 路径：与胸腺伴行，比上甲状旁腺位置变化更大
- 位置：甲状腺下极下方或侧方 1cm 范围内
- 与喉返神经的关系：浅层
- 血供：甲状腺下动脉
- 辨别方法：轻轻将甲状腺胸腺脂肪从颈前肌群下分离开，从前纵隔到甲状腺下极下侧面范围内

框 31.2　上甲状旁腺 / 甲状旁腺Ⅳ

- 路径：与侧方原 /C- 细胞复合物伴行，该复合物发展成甲状腺叶侧方的上半部分
- 位置：
  - 相对较固定：环甲关节周围 1 cm 内
  - 相对不固定：甲状腺下动脉与喉返神经交叉点头侧 1 cm 处
- 血供：甲状腺下动脉或甲状腺下动脉与甲状腺上动脉最后侧分支形成的吻合支
- 辨认方法：分离开甲状腺叶侧方后，将薄层筋膜从甲状腺真包膜上分离开；上甲状旁腺就位于甲状腺上极后侧方与其紧密相连的脂肪颗粒中

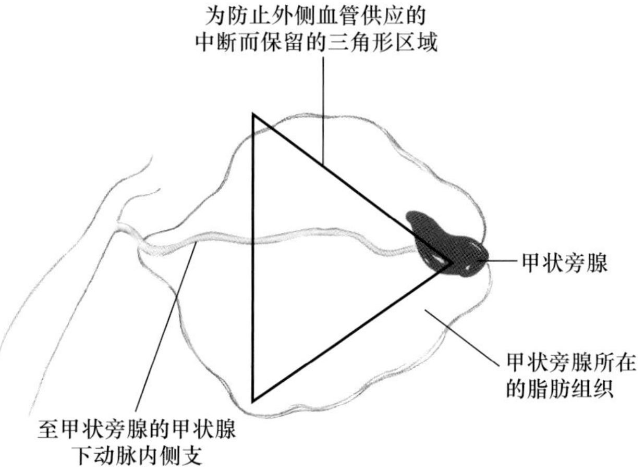

图 31.21　甲状旁腺血供的保留。在甲状腺切除术后甲状旁腺的颜色不足以判断其功能是否完好。如果甲状旁腺未从其临近的脂肪分离开且包含有甲状旁腺血供的甲状旁腺侧方的三角形区域未分离开，甲状旁腺的血供基本能较好的保留

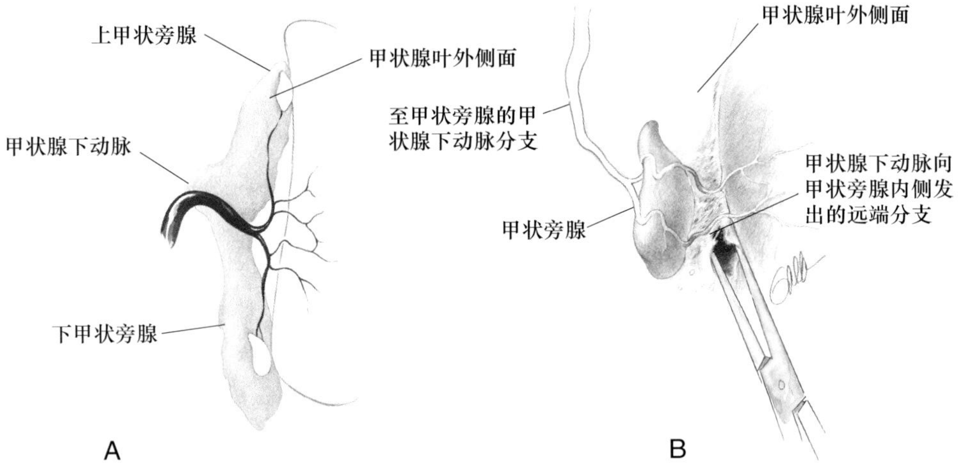

图 31.22 A. 甲状旁腺位于甲状腺叶侧方表明的脂肪中。B. 在甲状旁腺内侧甲状腺包膜上分离，从而保留甲状旁腺侧方的血供

甲状腺切除术，从而完整切除所有甲状腺腺体。而甲状旁腺的血供需要仔细的解剖分离得以保留。如果无法从甲状腺上剥离甲状旁腺，则需将其切除并种植于胸锁乳突肌内。

甲状腺上极和喉上神经

有术者推荐将离断甲状腺上极作为甲状腺全切除术的第一步，而有人将其作为最后步骤，而有人在中间处理。我们更倾向于先离断甲状腺下极，将下甲状旁腺在甲状腺侧方分离开，并找到 RLN，然后再分离甲状腺上极。将甲状腺上极留到最后处理是为了给甲状腺腺叶提供更大的操作空间，便于向下牵拉上极并便于暴露甲状腺上极区域和喉上神经的外侧支（见第 35 章，喉上神经的外科解剖和监测）。将上极留到最后处理，还有利于保留上甲状旁腺的血管蒂。由于位于背侧，最好将分离上甲状旁腺留到最后进行。一旦甲状旁腺从后外侧分离保留后，甲状腺上极就易于移动并向下牵拉了，也便于分离上极血管并暴露喉上神经的外侧支。一旦上极血管离断后，用 Mayo 钳或 DeBakey 钳可以轻易将上极实质向下牵拉。而当上、下极都游离后，Berry 韧带和 RLN 的最后部分就很容易暴露了。如果甲状腺上极很大或其他原因导致难以分离时，可以采用两个步骤暴露甲状腺上极区域。首先是切断胸骨甲状肌。胸骨甲状肌跨过甲状腺上极并向上沿斜线附着在甲状软骨上。向外牵拉胸骨舌骨肌，向内牵拉甲状腺–喉气管复合体便于暴露该肌肉束。胸骨甲状肌喉侧端进入甲状软骨斜线处是喉上神经外侧支的重要标记点，它在咽下缩肌的深面沿喉外侧缘向下往环甲肌走行。这种小肌肉离断不会增加患者的疼痛、水肿或引流量（图 31.13）。第二个暴露甲状腺上极的方法是离断甲状腺峡部并分离 Berry 韧带，使甲状腺上极附着处完全悬吊。这可增加腺叶活动度并有利于向下牵拉腺叶并分离上极。甲状腺上极血管需要仔细分离便于止血并避免损伤喉上神经外侧支。甲状腺上动脉的后侧支可以为上极甲状旁腺提供血供，如果可能应向后牵拉尽量保留该血管。

喉上神经由上颈部迷走神经分出，并向喉部伸展，从颈总动脉内外侧支深面走行（见第 35 章：喉上神经的外科解剖和监测）。肉眼可以在 80% 病例中发现该神经，而在神经刺激下可以几乎 100% 发现该神经。它沿着咽下缩肌外侧面往下内侧喉的方向走形，支配环甲肌的垂直面和斜面部分，而这是保持声带张力的主要肌肉。Lennquist 发现在 20% 病例中，该神经外侧支是在咽下缩肌内走形的[191]。这种神经分支通过神经刺激技术可以发现，因为，这种情况下刺激神经只引起环甲肌抽动。Cernea 发现，在 20% 患者中，喉上神经的外侧支在甲状腺上极水平或以下与甲状腺上动脉交叉，这种情况下，极易损伤该神经[192]（见第 35 章，喉上神经的外科解剖和监测）。Mooseman 和 Cernea 详细地阐述了喉上神经的解剖以及它与甲状腺上极的关系[192-193]。

综上所述，一个 20-20 的规则可对喉上神经适用：20% 的情况下，它通过咽下缩肌筋膜深面从喉侧方走向环甲肌；20% 的情况下，其末端在甲状腺上极水平以下与甲状腺上极血管交叉，因此在处理上极血管时可能损伤该神经。我们发现，该神经在向下走形支配环甲肌时一般都沿咽下缩肌外侧面走形。通常，它在胸骨甲状肌附着到喉的部位后方。胸骨甲状腺是以斜线方向附着到甲状软骨板上的。虽然当该神经走形在肌肉筋膜深面时肉眼无法发现（约 20%），但可以肌肉喉附着点为标记利用电刺激寻找到该神经（图 31.8 和图 31.23）。

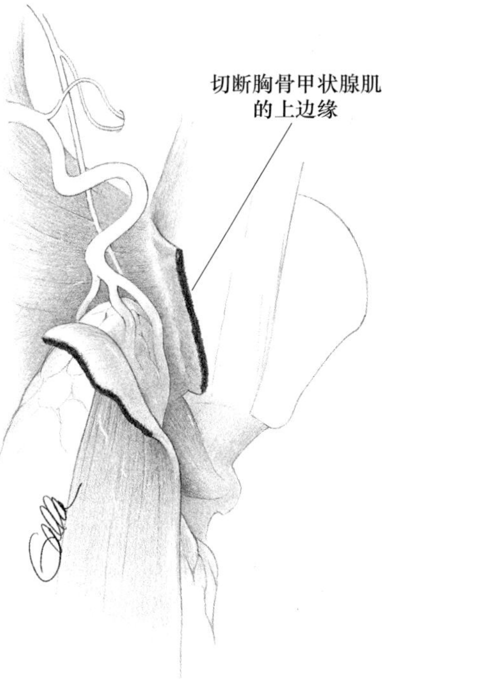

图 31.23　烧灼离断胸骨甲状肌，从而便于暴露甲状腺上极

峡部

甲状腺峡部可以在甲状腺全切除术的任何时间切开分离。因此，我们建议在最后完成该步骤。通常，我们是在肿瘤所在腺叶对侧与峡部交汇处断开峡部（在进入对侧气管食管沟前小心剥离，有损伤对侧 RLN 的风险）。为了方便可能的再次手术，最好不要在上颈部气管前遗留任何甲状腺组织（见第 9 章：甲状腺良性病变的再次手术；第 50 章：甲状腺再次手术）。有些患者在一侧腺叶切除术后会发生代偿性的甲状腺肥大，因此，为了美观的原因，我建议将峡部完全切除。峡部的残端可以采用 2-0 可吸收线或丝线缝合，也可以采用其他外科设备进行处理。切除的标本在峡部端应以丝线缝合标记。这有助于病理学专家准确判断切除标本的方位。除非桥本甲状腺炎，一侧甲状腺一般可以在无外源性补充的情况下维持正常甲状腺激素水平。然而，所有患者术后约 6 周均应进行甲状腺功能检查。

对侧的手术：安全备忘录

外科医生在切除对侧甲状腺之前，必须确保是否有充足的理由切除对侧。是否因为恶性而继续对侧手术？是否对侧有结节而需要继续对侧手术？在继续对侧手术前，为了避免双侧 VCP 和需要气管切开术的可能性，确保同侧 RLN 的正常功能也非常重要。不仅需要肉眼检查，最好也进行神经检测，如该文总结的在甲状腺腺叶切除术中采用迷走神经刺激记录的电生理数据[122]（见第 36 章，喉返神经的外科解剖和监测）。在继续对侧手术前，需要确认的第二点是评估甲状旁腺状况。如果这一侧的甲状旁腺完好保留，颜色很好，没有与周围脂肪分离，且有侧方血管蒂营养，这样的甲状旁腺通常功能正常。但如果需要自体移植，或虽然保留在原位但颜色明显变深，或血管蒂供血欠佳，那么尽可能保留对侧甲状腺。情况允许的话，可以使用 ICG 血管造影术。

甲状腺全切除术后甲状腺床的放射性碘吸收

甲状腺叶是由包膜包裹的独立结构，通常可以被完整切除，但其完整性在此三处有所降低：Berry 韧带、锥体叶和甲状腺上极。基于甲状腺腺体在这三处的延伸情况和外科医生的认真度，甲状腺组织可能在原位被残留，并造成甲状腺全切除术后甲状腺床的放射性碘吸收（图 31.6）。在 Graves 病手术患者中，甲状腺组织的残留也可能导致甲状腺功能亢进复发（见第 8 章，甲状腺功能亢进的手术治疗）。Emerick 发现 65 位接受甲状腺全切术的滤泡性癌患者中有 82% 有残留的有功能的甲状腺组织，并需要放射性碘消融治疗[194]。Attie 和 Auguste 发现，接受甲状腺全切除术的患者中有 15% 术后甲状腺床摄碘率超过 1.5%，且需要消融治疗[88, 195]。Marchetta 发现，甲状腺全切除术后的平均甲状腺床摄碘率为 15%（4% ～ 33%）[89]。Clark 等发现 82 位甲状腺全切除患者中 47 位甲状腺床摄碘率超过 1%[196]。甲状腺全切除术后的残留甲状腺组织的现象显著。

甲状腺组织残留的最常见区域是后上悬韧带或 Berry 韧带。该韧带在第 36 章“喉返神经的外科解剖和监测”中有详细阐述，可以看作甲状腺真包膜的聚集。从甲状腺的底面向相对应的气管及环状软骨的前侧方伸展。如同 Berlin 和 Wafae 所最新描述的，甲状腺组织可以在该韧带中存在，使甲状腺组织与 RLN 紧密相邻[181, 197]。此外，Zuckerkandl 结节，不同程度的位于 Berry 韧带的下方，并可在喉返神经后方走行，在甲状腺全切术中可能被残留下来。这两种情况下，除非细致的解剖分离喉返神经最末端，甲状腺组织可能在靠近 Berry 韧带区域被残留。这在切除甲状腺良性疾病时不是特别重要。如果甲状腺组织在 Berry 韧带处残留，甲状腺组织可以在 Berry 韧带切缘处呈球形；术后核素扫描时，会在甲状腺床上气管两侧留下对称的显影区域。有作者认为，可以在 Berry 韧带处保留少量残留甲状腺组织以确保神经的完整性[175]。我们认为甲状腺组织延伸入 Berry 韧带时，甲状腺组织的切除程度需要考虑喉返神经的直径和喉返神经离开附着处的程度。如果神经很细且被提拉开原所在位置，该区域的过度组织切除可能导致神经麻痹（特别是一过性的麻痹）。如果该处组织无结节且远离癌灶，在 Berry 韧带处保留少量甲状腺组织可以降低 RLN 和甲状旁腺损伤的概率。如果神经较粗且牢牢固定在其解剖位置，可以通过仔细的解剖分离将肉眼可见甲状腺组织完全切除（见第 36 章，喉返神经的外科解剖和监测）。

术后导致甲状腺床摄碘的第二个区域是锥体叶[198]。锥体叶可以平整的隐藏在环状软骨筋膜的深面，还可以部分偏离中线位置，甚至可能从左侧或右侧甲状腺上极的内侧发出。因此，必须认真地分离切除锥体叶，通常应到达甲状软骨切迹水平。

第三个术后摄碘的区域是甲状腺上极。甲状腺上极通常比圆钝的下极尖。可以在甲状腺上极的筋膜带内向上延伸成一小缕腺体，甚至被当成甲状腺上极血供，这种情况并不少见。因此，钳夹结扎上极血供时应足够高，从而确保将这部分腺体切除。但同时，分离结扎甲状腺上极的位置越高，喉上神经外侧支损伤的概率也越大（图 31.6 和图 31.7）。特别是用直角钳大块结扎甲状腺上极血管时，更危险。我们推荐甲状腺上动脉的各分支应分别进行解剖分离及结扎（图 31.13）。

切口关闭和最后步骤

如果可能，将腺叶切除标本送去做冰冻切片检查。通常应用于术前细针穿刺怀疑但未诊断为癌的结节。一旦明确诊断而无须继续手术时，需要仔细检查颈部淋巴结是否肿大。同侧的气管旁、气管前和喉前区域，以及颈侧区的 3、4 区淋巴结均需要仔细检查和触诊。

任何一个甲状旁腺都应视作最后一个甲状旁腺对待。以后可能需要对侧手术，但在偏侧甲状腺切除术标本送去冰冻切片检查前，应仔细检查是否有甲状旁腺随腺叶一同被切除。Lee 对 414 例甲状腺切除标本进行检测，发现有 11% 的标本包含有甲状旁腺。其中有 60% 的为甲状腺外的，可以被原位保留或自体种植[199]。其中，甲状腺下极和甲状腺上极的后外侧面需要特别仔细的查看。任何疑似的甲状旁腺都应进行活检，证实后需要自体移植。在等待快检结果的过程中，活检剩余的部分甲状旁腺应放置在冰盐水内并保证无菌。术野中保留的明显的甲状旁腺在关闭切口前要仔细检查。色深的甲状旁腺可能缺血，也需要送活检并可能需要自体移植。我们认为，虽然甲状旁腺不呈黑色，也不代表其血供完好无损。变黑的旁腺主要是由于静脉流出受阻造成的。如果动脉血供受阻，甲状旁腺颜色也可能保持正常颜色。从甲状腺切除标本上游离下来的甲状旁腺颜色变化也较小。因此，重要的是不要被正常的甲状旁腺颜色误导，诚实地评估供应甲状旁腺的血供是很重要的。如有在甲状旁腺外侧方有较大片的未分离的组织存在，或者甲状旁腺未从其周围脂肪中分离开，且颜色较好，一般术后功能都较好。

准备自体移植的甲状旁腺必须保存在冷盐水中并保持无菌。如果冰冻切片检查确认了为旁腺，应将甲状旁腺分离成 1 mm 大小的组织块并放入事先准备好的胸锁乳突肌的几个肌肉“口袋”中，并用不可吸收缝线或小夹子标记[201-204]。要确保肌肉“口袋”内无出血。之所以标记甲状旁腺种植的部位，是因为有报道在甲状腺切除术后甲状旁腺自体移植后发生原发性的甲状旁腺功能亢进[204]。术后需要迅速治疗有症状的低钙血症。治疗低钙血症不会降低甲状旁腺自体移植率[201]。新鲜移植的甲状旁腺需要 6 ～ 10 周才开始发挥作用。甲状腺全切除术后广泛采用甲状旁腺自体移植可能造成较高的一过性甲状旁腺功能减退，但永久性的发生率则降低。

术后需要在甲状腺床，颈前肌群及颈阔肌处仔细检查止血情况。可以请麻醉科医师给予几个呼吸周期的正压机械通气增加静脉压力，从而检查是否有隐匿性的静脉出血（如咽鼓管充气检查法）。Berry 韧带处的少量渗出最好通过细丝线缝扎止血，简单压迫止血或凝血酶浸透的凝胶海绵或氧化纤维素止血。尖头的双极电凝短暂烧灼也可以采用。在未明显分离喉返神经的情况下钳扎和烧灼可能造成喉返神经损伤。

甲状腺切除术后通常不需要引流[205]。但必须根据患者个体情况而定。有较大死腔存在，广泛分离和颈前肌群横断时，最好放置引流。可以采用 15 号的 French Jackson Pratt 引流管，将引流管从切口引出，并用活接宽松的固定在颈阔肌处。在皮肤切缘处可以留置 5-0 的丝线，当第二天早晨拔出引流管后，可将丝线打结关闭切口。颈前肌群采用 3-0 可吸收丝线缝合。在缝合颈前肌群时要尽量将颈前肌束尽量覆盖。未覆盖的肌束可能与颈阔肌 / 皮瓣的深面瘢痕粘连，并可能导致吞咽时出现上方皮瓣褶皱。用可吸收丝线缝合颈阔肌。可以将真皮最深部分也缝合在该层内，从而使皮肤切缘整齐对合。我们推荐采用可吸收缝线进行皮下缝合，并采用无菌黏胶黏合皮肤，并于 2 周后拆除（见第 40 章，甲状腺和甲状旁腺手术切口）。

手术记录和概要报告

术中发现及处置对术后的患者处理至关重要，应该详细向内分泌医生告知。这些信息对计算预后参数如MACIS得分有重要帮助，并可用于解释术后放射性碘消融中的摄碘灶，超声检查，和甲状腺球蛋白水平。并确定是否需要放射性碘消融及治疗。Chambers等发现，手术结束后在常规的手术记录外，进行在线概要信息填写，可增加信息量。Chambers推荐术前喉部检查结果、关键解剖信息（如与甲状旁腺、喉返神经和喉上神经相关的信息），以及是否侵犯、肿瘤大小和是否完整切除等细节都应包括在系统的手术报告中[206]。

参考文献

如需完整的参考文献列表，请访问 http://pincode.yiaiwang.com。

32

甲状腺和甲状旁腺手术的机器人辅助和颈外入路模式

Emad Kandil，Ehab Alameer，Woong Youn Chung，Hyun Suh，David J. Terris

王宇　廖天　译　张福星　审校

请访问 http://pincode.yiaiwang.com 查看相关视频：
视频 32.1　经腋下入路机器人辅助甲状腺切除术。
视频 32.2　经耳后入路机器人辅助甲状腺切除术。

引言

随着外科手术技术水平的提升，外科医生得以开发多种能够处理甲状腺的微创及颈外入路（remote access approach）方式。

20 世纪初，Miccoli 提出了腔镜辅助微创甲状腺切除术（minimally invasive video-assisted thyroidectomy，MIVAT），因仅使用了一个颈部小切口入路，这项技术最初在美国引起了不小轰动[1-4]。

之后，多种利用内镜通过小切口的颈外入路方法也不断被尝试，切口位置包括前胸壁、乳房、腋窝或者多部位联合切口[5]。

对于许多有美容需求，尤其是那些年轻患者或曾患有瘢痕疙瘩或增生性瘢痕的患者而言，这些能够实现"颈部无瘢"的颈外入路方式是可取的。

然而，最初的一些临床经验显示，内镜下颈外入路的甲状腺切除术会因二维视野和不易弯曲的器械而受限[5]。

为了克服这些限制，手术机器人技术被引入至甲状腺切除术中，Chung 和他的团队开创了一种无充气经腋下入路的方式，而 Terris 等发明了另一种通过耳后入路的方式。机器人系统提供了三维视野及多关节内窥镜机械臂，成为在颈部有限空间内操作的理想方式[6-8]。

因为多种颈外入路甲状腺外科技术的蓬勃发展，美国甲状腺协会（American Thyroid Association，ATA）于 2016 年就这一主题发表了相关声明[9]。

作者在声明中提到，颈外入路的甲状腺手术方式在有大量手术经验的医生操作之下，确实能够于特定情形下发挥其作用价值。同时建议此技术应当严格遵守选择标准而保证其安全进行。

在这份声明发表的时候，美国最常用的四种颈外入路方式包括：经乳入路（endoscopic breast approach）、腔镜 / 机器人辅助经双侧腋窝入路（bilateral axillo-breast approach，BABA）、腔镜 / 机器人辅助经腋下入路（transaxillary approach）以及腔镜 / 机器人辅助经耳后入路［facelift（retroauricular）approach］。

近年来，一项美国多中心研究结果显示，机器人经耳后入路的手术方式逐渐被经腋下和经口的方式所取代，并成为一种趋势[10]。在这项研究中，面部提拉型切口入路所需要的手术时间明显长于其他两种颈外入路方式。

Anuwong 将经口腔前庭入路腔镜辅助甲状腺切除术（transoral endoscopic thyroidectomy vestibular approach，TOETVA）投入临床应用[11]，并且在此基础上做出改进、衍生出其他手术方式，包括经口腔前庭入路腔镜辅助甲状旁腺切除术（transoral endoscopic parathyroidectomy vestibular approach，TOEPVA）、经口腔前庭入路机器人辅助甲状腺切除术（transoral robotic thyroidectomy vestibular approach，TORTVA）和经口腔前庭入路机器人辅助甲状旁腺切除术（transoral robotic parathyroidectomy vestibular approach，TORPVA；见第 33 章，经口甲状腺切除术）[12]。

支持者认为，TOETVA 的优势在于它能够缩短切口到甲状腺 / 甲状旁腺的距离，从而降低因创建足够手术空间而需要的解剖量，并减少手术时间[13]。

TOETVA 同时提供了正中、对称的手术视野。与机器人辅助技术相比，该技术因使用标准的、可重复利用的腹腔镜器械进行操作，也于一定程度上降低了成本。口腔黏膜愈合很快，手术后数周内切口通常就不明显。当然，这一技术还在不断发展与改进之中。最近也有报道称颏下切口便于甲状腺体的取出。

近日发布的报道中，研究人员试图建立一个有助于安全可靠地实施经口技术的基本框架，该框架也同样可被应用于其他一些技术或方法的评估与整合[12]。作者提出，外科医生在使用这一方法之前须考虑是否满足下列要求：

- 适合甲状腺手术的大量应用；
- 具备操作所需的设备；
- 在机器人手术中，外科医生必须熟练且并且拥有操作资格。

另外，作者还强调了所在医疗机构支持、外科医生团队教育、准备过程和疗效记录的重要性。

患者选择、适应证及禁忌证

针对美国最常用的两种机器人甲状腺切除术而言，即机器人辅助无充气经腋窝和耳后入路，“理想”的纳入患者通常为低体重指数（body mass index，BMI），即平均 BMI < 30 kg/m^2 的年轻女性。

但是我们小组已有的研究结果显示，对于那些 BMI 超过 40 kg/m^2 的北美患者，机器人经腋下甲状腺切除术反而是安全的[14]。此外，其他研究小组已能证实机器人耳后入路对于肥胖但 BMI < 40 kg/m^2 的患者也不失为一种稳妥的选择[15]。

与其他颈外入路的方法相类似，这些机器人技术尤其适合那些符合以上标准且曾患有瘢痕疙瘩或增生性瘢痕的患者。

另外，那些选择经腋下入路的患者应当没有任何解剖学或病理学方面的禁忌证，包括肩袖病变或颈椎狭窄。

和前文所述的类似，肥胖患者在由经验丰富的医生操刀之下也能安全地接受这类手术。但因为对于此类患者实施手术治疗通常需要 25 ～ 40 例病例的学习曲线，故建议那些不熟悉技术的外科医生应保守选择其手术对象。

由此看来，在考虑是否将患者纳入机器人辅助手术治疗的时候，甲状腺肿瘤本身的特征及外科医生的手术经验这两个方面应被双双囊括在内。尽管我们建议可以让新接触机器人辅助技术的外科医生尝试甲状腺部分切除术，但有数项研究结果显示，若由有着丰富手术经验和机器人技术经验的外科医生进行操作，机器人辅助甲状腺全切除术和颈部淋巴结清扫术在肿瘤学预后及安全性两个方面均可与开放手术等效[16-17]。这使机器人辅助手术所适用的临床病理特征得以扩展。

此类手术对于甲状旁腺疾病的患者限制更多，一般只有那些术前影像学检查能够良好定位病灶的甲状旁腺腺瘤患者才可接受此类手术。那些有较高多灶可能性的患者不应该被纳入此类手术范围。

机器人辅助甲状腺切除术的绝对禁忌证（表 32.1）包括巨大胸骨后或咽后甲状腺肿、甲状腺肿瘤≥ 4 cm（≥ T3）或存在任何可疑的肿瘤严重外侵证据，以及甲状腺髓样癌[18]。而相对禁忌证包括> 5 cm 的甲状腺结节、体积超过 40 ml 的大体积甲状腺肿、2 ～ 4 cm（T2）的高分化型甲状腺癌、桥本甲状腺炎以及 Graves 病，另外还包括肥胖、既往有颈部手术史或放射治疗史的患者[16-17, 19-21]。

TOETVA 的适应证包括：甲状腺直径不应超过 10 cm，主要结节最大径不应超过 6 cm，且结节为良性或意义未明（即 Bethasda 分级为Ⅱ、Ⅲ、Ⅳ级）；Bethasda Ⅴ级时，可疑恶性或者已能确诊为分化型甲状腺癌，结节最大径则应不超过 2 cm[22]。TOETVA 的绝对禁忌证包括：有头颈部手术史（包括下颌手术史）或头颈部 / 上纵隔放疗史、无法进行全身麻醉、有急性甲状腺功能亢进的临床证据、术前喉返神经（recurrent laryngeal nerve，RLN）麻痹、存在淋巴结转移、存在包括气管或食管等结构在内的腺外侵犯证据、存在口腔脓肿、存在胸骨后甲状腺。相对禁忌证则包括慢性淋巴细胞性甲状腺炎（桥本氏病）和 BMI 升高，这是因为分别会出现甲状腺脆性增加和皮瓣提升难度增大，这些病例需要患者及外科医生更充分地

表 32.1 机器人辅助经腋下和耳后入路的禁忌证

甲状腺	甲状旁腺
绝对禁忌证： 1. 巨大胸骨后或咽后甲状腺肿 2. T3 及以上甲状腺癌或存在任何可疑的肿瘤严重外侵证据 3. 甲状腺髓样癌 **相对禁忌证：** 1. 大小> 5 cm 的甲状腺结节 2. 体积> 40 ml 的巨大甲状腺肿 3. 已知的 T2 期高分化甲状腺癌 4. 合并胸骨后侵犯的 Graves 病 5. 肥胖（BMI > 40 kg/m^2） 6. 既往有颈部手术史或放疗史 7. 存在与定位相关、解剖学或病理学方面的禁忌证，包括肩袖病变或颈椎狭窄	**绝对禁忌证：** 1. 非定位明确的甲状旁腺腺瘤 2. 多发性甲状旁腺增生可能 3. 存在与定位相关、解剖学或病理学方面的禁忌证

进行手术准备。表 32.2 总结了 TOETVA 的适应证和禁忌证。

手术技术

机器人辅助经耳后入路甲状腺切除术

标准的机器人辅助经耳后入路甲状腺切除术的具体步骤如下：

- 建议使用有肌电图（electromyogram，EMG）监测功能的气管插管进行术中 RLN 监测。
- 患者取仰卧位，双臂固定于手术台两侧，头部向切口对侧轻度旋转 20° ～ 30° 。枕骨发际线沿计划切口位置向后剃去 1 cm。
- 切口下端标记在耳后折痕最下方，再以平缓曲线向上向后画入枕骨发际线的剃发区（图 32.1）。切口处局部麻醉，在无菌情况下进行颈部准备及覆盖。
- 用手术刀切开皮肤，再用电刀分离颈阔肌瓣，从而露出胸锁乳突肌（sternocleidomastoid，SCM），并沿着肌肉向前下方进行解剖。
- 在识别出耳大神经后，颈外静脉及 SCM 前缘也能顺势向前找到。如果需要可以游离颈外静脉。
- 继续解剖至 SCM 前内侧边缘乃至锁骨处，便可暴露一个由 SCM、舌骨和胸骨舌骨肌形成的三角区域。将肩胛舌骨肌、胸骨舌骨肌和胸骨甲状肌同时向腹侧牵拉，暴露同侧甲状腺上极，并游离上极血管蒂。
- 将改良型甲状腺手术专用自动拉钩或 Chung 牵拉器固定在手术台对侧，确保能将颈带状肌群往腹侧牵拉。再将 Singer 钩（Medtronic，Jacksonville，FL，USA）或 Army-Navy 牵拉器连接至 Greenberg 牵拉器（Codman & Shurtleff，Inc.，Raynham，MA，USA）上，一并固定于手术台同侧，从侧面及背面牵拉 SCM。另外还有一种改良型的方法可以在 SCM 肌间创建足够工作空间。
- 将 da Vinci 机器人机械臂系统移至切口对面的手术区域，并将 30° 立体内镜摄像头先行置入切口。该入路缺陷之一在于只能同时置入 3 个机械臂。其中第二、第三臂分别放置血管切割闭合器（vessel sealer）和 Maryland 镊，可在直视下置入手术区域。血管切割闭合器通常放在外科医生优势手对应的位置上。
- 向腹、向后侧牵拉甲状腺上极，暴露甲状腺上动静脉，靠近包膜解剖分离。再将腺体向中线牵拉有助于识别气管食管沟内的 RLN。沿着 RLN 走向继续解剖直至入喉处咽下缩肌，并用神经监护仪探查其完整性。整个解剖过程中应识别并保留上下甲状旁腺。
- 继续解剖甲状腺下极，将其供血血管与甲状腺腺体一同从气管上游离下来，分离峡部后即可切除一侧甲状腺。操作全程须监测喉返神经的完整性并注意止血。

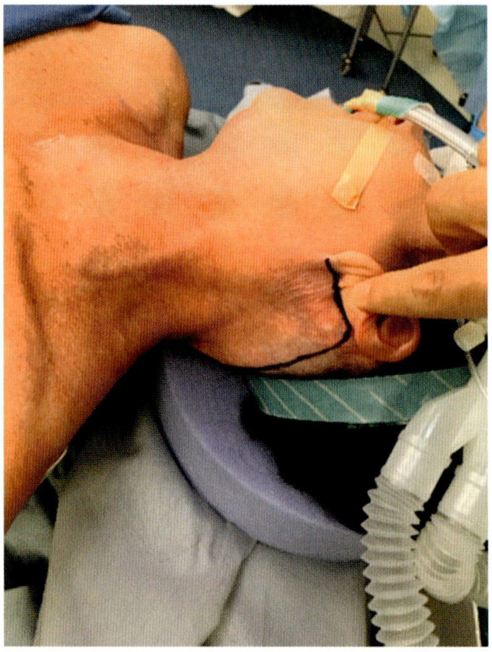

图 32.1 耳后入路或面部提拉型切口入路方式的术前视图

表 32.2 经口腔前庭入路腔镜甲状腺切除术的适应证和禁忌证

适应证	禁忌证
1. 甲状腺直径≤ 10 cm	**绝对禁忌证：**
2. 当穿刺病理结果提示良性或意义未明（即 Bethasda 分级为Ⅱ、Ⅲ、Ⅳ级）时，主要结节最大径≤ 6 cm；提示为可疑恶性肿瘤或者已能确诊为分化型甲状腺癌（即 Bethasda Ⅴ，Ⅵ级）时，结节最大径≤ 2 cm	1. 既往有头颈部手术史，包括下颌手术史 2. 既往有头颈部 / 上纵隔放疗史 3. 术前喉返神经麻痹 4. 淋巴结转移 5. 存在包括气管或食管等结构在内的腺外侵犯证据
3. 多发性结节性甲状腺肿	6. 口腔脓肿
4. 在严格遵循纳入标准的患者中，外科医生也可考虑为患有 Graves 病、存在细胞学上可疑病变或满足上述大小条件的分化良好型甲状腺癌患者进行手术	7. 胸骨后甲状腺 **相对禁忌证：** 1. 慢性淋巴细胞性甲状腺炎（桥本氏病） 2. BMI 升高

Data from Razavi CR，Russell JO. Indications and contraindications to transoral thyroidectomy. Ann Thyroid. 2017；2（5）.

- 如若需要可在耳后切口处放置引流管，再分两层进行切口闭合。其中真皮层使用可吸收缝线间断缝合，表皮层可使用可吸收缝线间断或连续缝合，也可用不可吸收缝线间断缝合，后续缝线均需拆除（图 32.2）。
- 有条件者可在关闭切口前切除多余皮肤，以便同时进行“面部除皱”手术。

机器人辅助经腋下甲状腺切除术

标准的机器人辅助经腋下甲状腺切除术的具体步骤如下：

- 患者取仰卧后全身麻醉，使用具有 EMG 监测功能的气管插管进行术中神经监测。垫肩枕能够帮助患者伸展颈部，接着将患侧或较大甲状腺叶同侧的手臂伸向头部，并在头顶弯曲成改良的 Ikeda 手臂状态（图 32.3），而在对侧手臂处放置垫塞。可设置躯体感觉诱发电位（somatosensory evoked potentials，SSEP；Biotronic，Ann Arbor，MI，USA）用于术中监测正中神经及尺神经信号（图 32.4）。定位后可使用术中超声检查予以核实（图 32.5）。
- 从胸骨切迹向腋窝外侧画一条横线用以标记切口的下端。而上端则为一条从甲状舌骨膜到腋窝的 60° 倾角斜线（图 32.6）。
- 这些点与沿着胸大肌边缘、长度约为 2 英寸的纵向标记线相连接。颈部和前胸部消毒铺巾后，沿着切口标记进行局麻，并切开皮肤。
- 使用单极电刀分离皮下组织以暴露胸大肌外侧缘，并继续向头侧向锁骨，建立颈阔肌下、胸大肌筋膜浅面上的皮瓣以创建工作空间。这一步骤需要用电刀的长刀头来完成。
- 使用带照明的乳腺牵开器有助于皮瓣的分离。继续向前探查至锁骨，并沿着锁骨向中线找到胸骨切迹，此时能识别 SCM 胸骨头（中间的）与锁骨头（外侧的）。

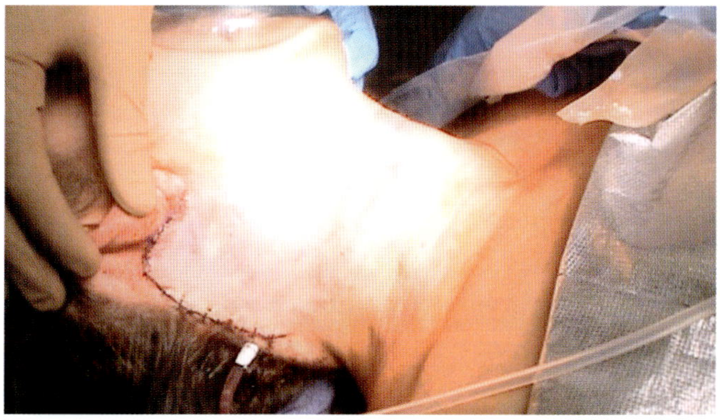

图 32.2 耳后入路或面部提拉型切口入路方式的术后视图

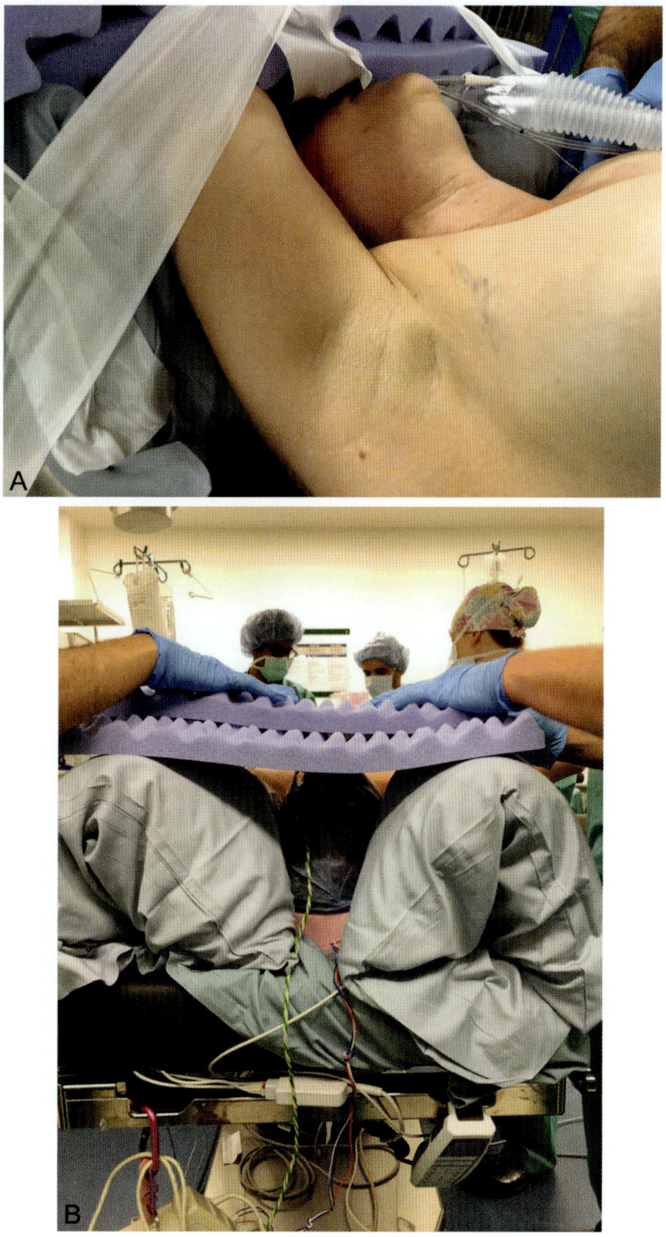

图 32.3 A 和 B. 经腋下甲状腺切除术中改良的 Ikeda 手臂状态

- 通过电刀或血管切割闭合器夹闭胸锁乳突肌两头之间的血管，并向前牵拉胸锁乳突肌胸骨头端暴露肩胛舌骨肌，形成无血管平面。
- 使用电刀或血管切割闭合器分离肩胛舌骨肌头端纤维组织，此时可探及甲状腺上极，过程中须注意保护颈内静脉。待上极暴露后，将 Chung 自动牵拉器或改良型甲状腺切除术专用自动牵拉器（Marina Medical，Davie，FL，USA）安装于手术台对侧，向前牵拉颈带状肌群（图 32.7）。
- 将 da Vinci 外科机器人（Intuitive，Sunnyvale，CA，USA）从切口对侧移至手术区域（图 32.8），

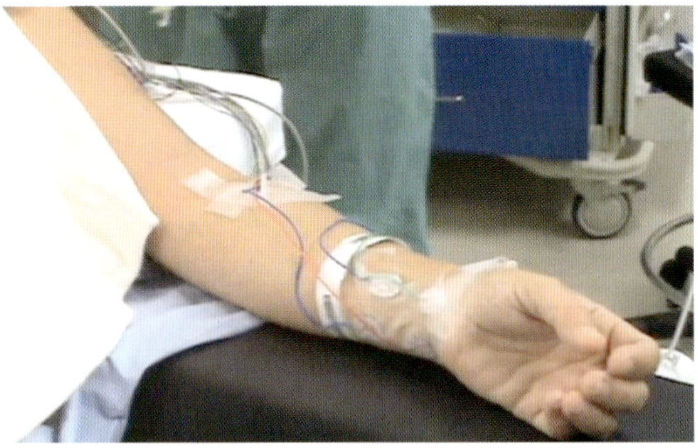

图 32.4 躯体感觉诱发电位（SSEP）在经腋下手术中被用于监测神经信号

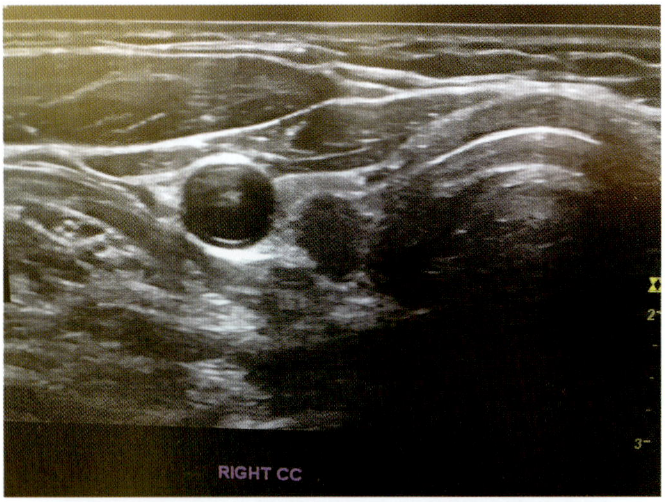

图 32.5 术前超声显示甲状旁腺腺瘤

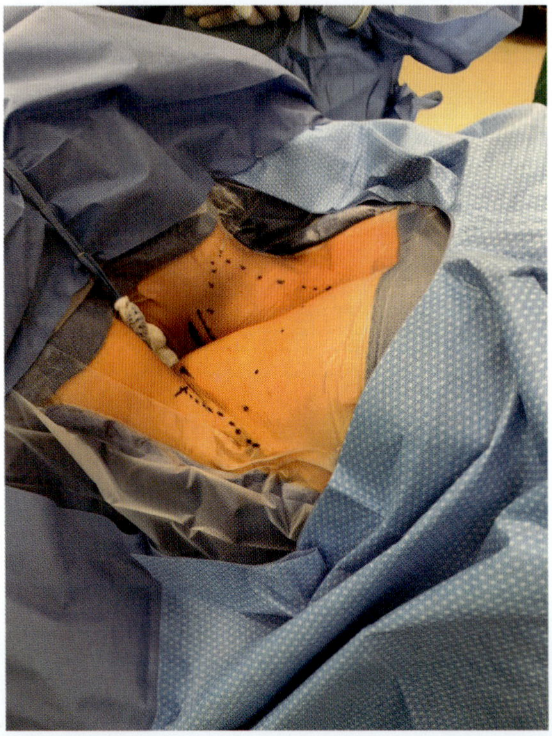

图 32.6 标记经腋下入路的手术切口

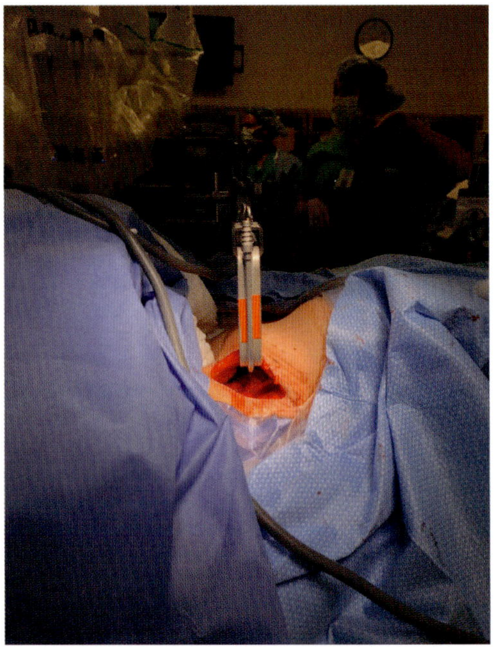

图 32.7 在对接机器人系统之前，牵拉腋窝入路口的皮瓣

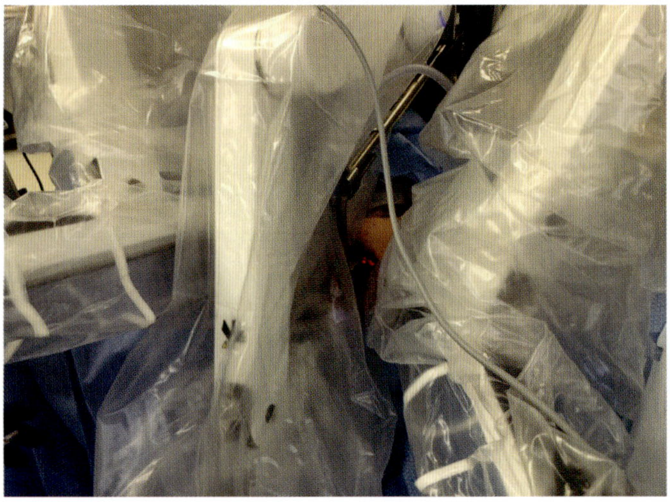

图 32.8 对接经腋下入路的外科机器人系统

先将双通道镜头以“30° 下（30-degree down）”模式接入（docked）中央处。第二个及第三个臂和相应设备在直视下放置于摄像头臂的右侧或左侧。血管切割闭合器放在外科医生优势手所对应的位置上，而 Maryland 镊则置于对侧机械臂上，除此之外，机器人第四个臂可装配 Prograsp 钳并置于切口上边缘。

- 助手医生将腹腔镜吸引 / 冲洗器由腋下切口置入术区，这一设备也可用于牵拉 SCM 锁骨头或气管。该助手医生还可负责放置神经监测设备，并在机械臂定位、维护过程中进行故障排除。
- 刺激颈动脉鞘内的迷走神经。若计划进行双侧手术或双侧颈部淋巴结清扫术，可于迷走神经上放置电极进行持续神经监测。将甲状腺上极向内下方牵拉（图 32.9），并贴着腺体解剖及离断甲状腺上血管以免损伤喉上神经外支。随后将上极与环甲肌相分离，过程中应识别并保护上甲状旁腺。

- 向内侧牵拉甲状腺体之后，暴露并游离甲状腺中静脉。RLN 位于气管食管沟内，仔细沿其追踪至入喉处。一旦找到 RLN 应及时确认其功能完整性。
- 解剖游离甲状腺下极，并识别与保护下甲状旁腺。注意应从 RLN 内侧解剖下极，并将其与气管游离直至对侧。切除甲状腺叶及峡部并取出标本。
- 若需同时行中央区淋巴结清扫，应将该区淋巴结同胸腺和甲状腺从神经周围作整体切除。
- 对于甲状腺全切除术而言，一旦切取了同侧甲状腺腺叶，即应从被膜下将对侧腺体与气管游离。在进入对侧气管食管沟内后，需同样识别并刺激该侧 RLN。解剖并结扎上下极血管，追踪 RLN 直至入喉口，然后通过腋窝切口切除并取出剩余甲状腺组织。
- 如需行甲状旁腺切除，术中应识别、解剖、切除并由腔镜标本袋取出病变甲状旁腺（图 32.10）。
- 最后再次刺激 RLN 和迷走神经，彻底止血。放置引流管后可将腋窝切口分两层闭合，分别为皮下组织间断缝合以及表皮下连续缝合（图 32.11 和图 32.12）。

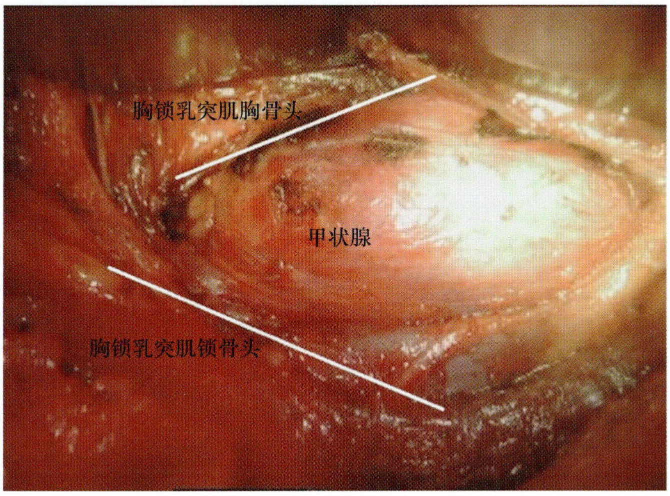

图 32.9 甲状腺腺叶的术中解剖照片

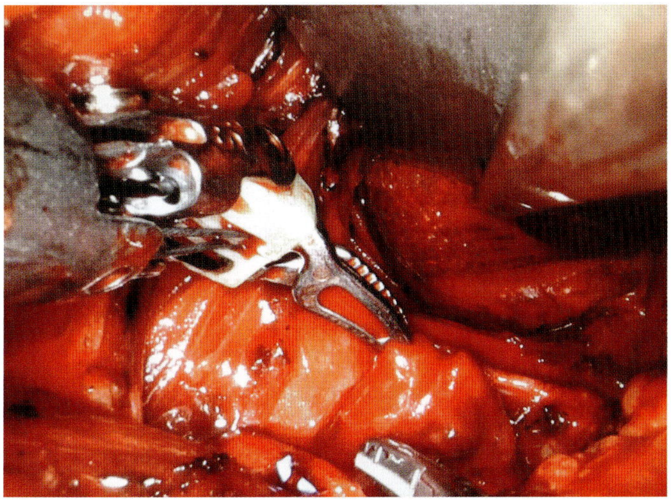

图 32.10 甲状旁腺腺瘤的术中解剖照片

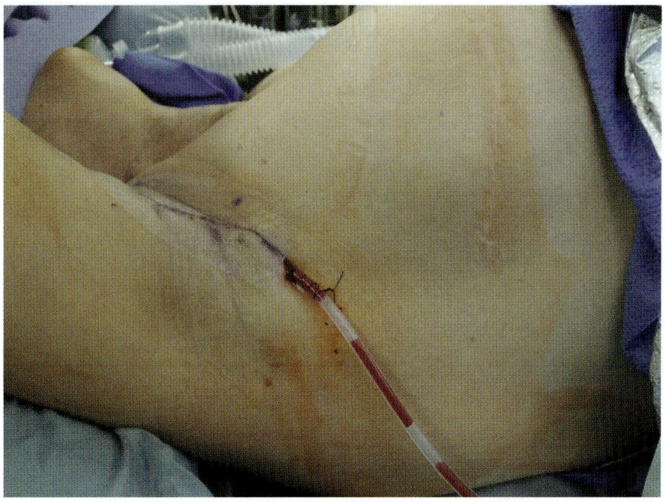

图 32.11 分层缝合腋下切口并放置引流管

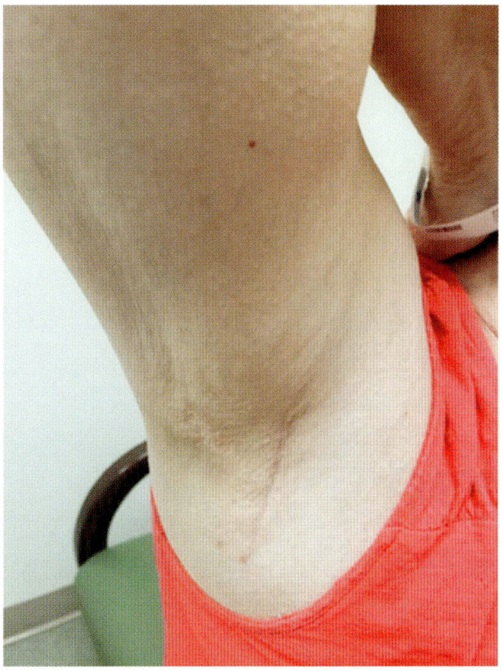

图 32.12 术后腋下切口愈合良好的照片

经口腔前庭入路腔镜甲状腺切除术（TOETVA）

TOETVA 具体步骤如下：

- 患者全身麻醉，行经鼻气管插管术。
- 也可使用经口气管插管术，但该方法可能会在术中限制手术器械的活动。
- 患者取仰卧位、垫肩枕，颈部稍伸展。
- 术前应合理使用抗生素，并用生理盐水和碘伏（Betadine，聚维酮碘）清洁患者口腔。
- 在确认口腔前庭（位于下唇和下牙之间的区域）的解剖标志后，便可做 3 处切口。
- 其中一个为位于下唇系带上方牙龈沟内的 10 mm 切口。
- 用生理盐水和肾上腺素溶液（或局麻药）在该切口及其周围组织处进行局部麻醉，然后直接沿下颌骨中线切开，解剖至颏下颈阔肌下平面。
- 另 2 个 5 mm 切口位于两侧犬齿侧牙龈沟内，均与下唇同一水平。这两处切口及周围组织也同样接受局部麻醉。
- 3 个切口均应置入器械套管（Port），其中摄像头放于中央。
- 二氧化碳充气分压应控制在 6 mmHg 左右。
- 先使用扩张器，再用单极电凝钩和超声刀（Harmonic Scalpel）于直视下进行解剖操作，于颈带状肌群和颈阔肌之间创建工作空间。
- 在中线处打开带状肌间深筋膜后便可暴露甲状腺。将 2-0 缝线穿过颈部皮肤，用于牵拉带状肌。
- 随后的步骤包括：辨认并切开甲状腺峡部，用超声刀凝闭甲状腺上血管。上下甲状旁腺和 RLN 均应被暴露及保留。
- 用超声刀完成甲状腺切除，将切下标本放入腔镜标本袋中通过口腔 10 mm 切口取出。
- 用 4-0 可吸收性外科缝线依次缝合深筋膜和口腔前庭处的 3 个切口。

此种方法可被应用于腔镜及机器人手术。

术后护理

机器人辅助经耳后和经腋下入路的术后护理方式与开放式入路相同。但对于 TOETVA 技术来说，无须使用敷料或进行皮肤伤口护理[26]。患者术后需口服抗生素并每日三次使用漱口水清洁口腔，持续 3 ～ 5 日。多数患者在手术当日即可经口进食软质食物，根据外科医生的要求于当日或择期出院。

并发症

机器人辅助甲状腺切除术的常见并发症不仅包括常规颈部手术可能引起的并发症，如 RLN 损伤、术后疼痛、颈部血肿、伤口感染和低钙血症等，还包括此类技术特有的并发症，例如经腋下入路技术可能损伤臂丛神经等[8]。

多项荟萃分析的结果[27-31]显示，机器人辅助甲状腺切除术和传统开放式甲状腺切除术在造成暂时性或永久性 RLN 损伤、永久性甲状旁腺功能减退以及血肿形成方面没有显著差异。

在进行机器人辅助经腋下甲状腺切除术的所有病例当中，0.2% ～ 2.2% 的报告结果显示臂丛神经麻痹[32, 28]。术中使用体感诱发电位（somatosensory evoked potential，SSEP）可监测桡神经、尺神经以及正中神经的完整性，有助于避免此类并发症的发生。本研究小组最近在 Tulan 医学中心进行的一项相关研究中用 SSEP 评估了 123 名患者所接受的 137 项机器人经腋下入路手术。其中 7 名患者（5.1%）在术中出现了显著的参数变化，但在立即复位手臂后，神经电位信号可迅速恢复至基线参数，术后也未出现位置性臂丛神经损伤[33]。此外，在这种手术方式的早期实践报道中极少提到食管气管损伤以及死亡病例[14, 34]。

Shan 和 Liu 对经口腔入路腔镜辅助手术的并发症进行了系统回顾[35]，总共评估了 10 篇文章，纳入 211 例相关病例。此篇综述的结果显示，甲状旁腺功能减退和 RLN 损伤是最常见的临床并发症，其中出现暂时性甲状旁腺功能减退的概率为 7.1%，而暂时性 RLN 损伤的发生率为 4.3%。颏神经麻痹这一并发症被 2011 年和 2014 年两篇发表文章所报道，总发病率为 4.3%。颏孔通常位于下颌前磨牙之间及其下方，因此在做侧切口时须注意避免损伤该神经。除此之外，因为这种经口腔入路的手术会污染清洁伤口而增加手术部位感染的风险，故提倡对接受此类手术方案的患者预防性使用抗生素。

表 32.3 罗列了几种入路方式特有的并发症类型。

结论

- 对于包括那些曾患有瘢痕疙瘩或增生性瘢痕在内恰当选择的患者，可考虑采用颈外入路的方式进行甲状腺或甲状旁腺手术。
- 在美国，成功、安全应用颈外入路甲状腺切除

表 32.3 与手术入路方式相关的并发症

入路方式	并发症
经腋下	臂丛神经麻痹
经耳后	下颌缘神经间接损伤引起口角偏斜
	耳大神经间接损伤引起耳垂麻木
经口腔	颏神经麻痹
	皮肤烧伤
	暂时性下巴麻木
	口角撕裂

术治疗各种病理类型、包括甲状腺癌在内的报道越来越多。

- 机器人辅助技术的开展有助于外科医生克服内镜甲状腺切除术的局限性。利用机器人技术三维视野及多关节臂，已开发多种机器人辅助颈外入路用于甲状腺切除，这些入路被证明是在颈部有限的工作空间内进行手术的理想选择。
- 经腋下和经口腔入路甲状腺切除术是美国目前最常用的两种颈外入路方式。最近一项多中心研究结果显示，与其他颈外技术相比，耳后入路方式因为手术时间更长、无法操作对侧甲状腺腺叶以及并发症发生概率更高而逐渐淡出。
- TOETVA 是一种安全可行的手术方式，它较其他颈外入路方式有着更短的学习曲线。

参考文献

如需完整的参考文献列表，请访问 http://pincode.yiaiwang.com。

33

经口甲状腺切除术

Jeremy D. Richmon，Angkoon Anuwong，Zhen Gooi，Jonathon O. Russell
赵文新　王波　译　张福星　审校

请访问 http://pincode.yiaiwang.com 查看相关视频：
视频 33.1　第 33 章引言：经口甲状腺切除术。
视频 33.2　经口腔前庭入路腔镜甲状腺切除术。

经口甲状腺切除术的历史

自一个多世纪前 Kocher 引入现代甲状腺手术以来，手术方法几乎没有发生变化，一直是低颈正中弧形切口。近几十年来，随着器械、照明和更安全的手术条件的改进，切口的大小已经缩短，但颈前的瘢痕仍然是一个显眼的手术标志。然而，最近人们对开展甲状腺的颈外入路产生了兴趣，其主要目的是避免术后可见的颈部瘢痕。多年来，避免甲状腺手术瘢痕的价值一直受到许多专家的质疑，但越来越多的证据（稍后将讨论）表明，可见的颈部瘢痕可能对生活质量产生重大的影响。这种以患者为中心的观点，及对年轻女性人群高发的非恶性疾病的关注，促使患者和外科医生探索常规甲状腺手术的替代方式（见第 31 章，甲状腺手术的基本原则；第 32 章，甲状腺和甲状旁腺手术的机器人及颈外入路模式）。

自 1997 年以来，大约已提出 20 种微创的甲状腺切除术来作为传统经颈入路甲状腺手术的替代方案[1]。大多数新型甲状腺切除术可有效地将切口移至胸部、腋窝或发际线等隐蔽部位。所谓的微创手术应是安全、尽量减少组织的分离、充分利用手术平面、尽量减少手术创伤并避免瘢痕形成[2]。显然，考虑到这些标准，这其中许多新术式实际上比传统入路更具有创伤性。由于这些术式需要在较小的手术分离范围、留下可见的颈前瘢痕（现状）和较大的手术分离范围与颈外入路、颈部无瘢痕之间权衡利弊，学术界因此也产生了争议。最大限度地减少组织的分离，同时以能获得最佳、无瘢痕的美容效果为目的，促进了经口甲状腺切除术的发展。

在过去 10 年中，自然腔道内镜手术（natural orifice transluminal endoscopic surgery，NOTES）在外科各个领域受到了越来越多的追捧[3-4]。通过使用经口、经阴道或经肛门入路进入腹部或骨盆深处的手术区域，可以实现最小化的组织分离范围，为患者带来良好的安全性和加速康复。特别是在头颈外科领域，通过机器人和激光显微手术的技术创新，口咽和喉咽部病变的经口手术取得了进展。在颈外入路甲状腺手术的背景下，经口入路具有几个关键的优势使其特别具有吸引力；具体优点包括：减少到达颈部正中的组织分离范围；通过中线入路，颈部两侧可以得到相同的暴露；与胸部和腋窝方法相比，头颈外科医生更熟悉的经口的解剖结构。

2007 年，Witzel 等发表了第一份报告，证明了在两具人类尸体和 10 头猪动物模型中通过单一舌下切口经口入路切除甲状腺的可行性[5]。随着经口理念的提出和证实，后续更多的临床前试验确定了经口入路的潜力[6-8]。

Wilhelm 等于 2011 年首次报道经口腔镜甲状腺切除术的临床应用[9]。该项研究中 8 例患者中有 3 例中转为开放手术，1 例患者并发了永久性喉返神经（recurrent laryngeal nerve，RLN）损伤。随后，Nakajo 等为 8 例患者使用了经口腔镜辅助方法，即从口腔前庭切口入路（而不是舌下），并使用克氏针悬吊颈前皮瓣[10]。所有患者都出现了超过 6 个月的下颌感觉障碍，说明这是这种技术固有的风险之一。2011 年，Richmon 等通过引入 da Vinci 机器人系统（Intuitive Surgical，Inc.，Sunnyvale，CA）改进了经口腔镜手术方法[11]。机器人相对于腔镜手术的优势包括：高分辨率的三维图像；消除手腕的震颤；以及精确的机器人运动缩放。这使得手术获得极好的可视化和精准操作。最初的方法通过建立一个舌下中线的观察孔和两个位于前庭侧方的器械臂孔。虽然这种方法是可行的，但通过口底的摄像头运动受限，并会与鼻和上颌骨发生碰撞。后续通过将摄像头孔移动到口腔前庭改进了该技术，使得所有 3 个孔都是经前庭的。这使得摄像头的移动不再受限制[12]。经前庭入路方法随后也通过全腔镜入路进行了描述[13]。这种入路随后将成为经口腔镜和机器人甲状腺切除术的公认标准。经口甲状腺切除术的主要临床前研究进展见表 33.1。

经口机器人辅助甲状腺切除术（transoral robotic thyroidectomy，TORT）的初步经验中颏神经损伤率令人难以接受[14]。这是由于将外侧 Trocar 放置在前庭靠近颏神经孔的低位，导致手术时器械活动对颏神经的过度牵拉。Aunwong 具有里程碑意义的文章中克服了这一缺陷，他最初发表了 60 例经口腔前庭入路腔镜甲状腺切除术（transoral endoscopic thyroidectomy vestibular approach，TOETVA）；患者的手术效果非常好[15]。由于外侧操作孔位置更靠近上下唇连合处并远离颏神经孔，因此没有导致颏神经的损伤。自从该技术出版，并通过会议和人体尸体标本解剖课程的方式传播，目前已经在全球 13 个国家有 50 多个中心开展了经口甲状腺切除术[34]。外科医生对这种技术的热情不断高涨，越来越多的证据进一步支持该手术方式的安全性和可行性。

更好的美容效果是手术技术改进的自然结果

多年来，甲状腺手术在各个方面都有所发展，已常规应用的改进包括术后不放置引流管、使用术中神经监测（intraoperative neuro monitoring，IONM）和日间甲状腺手术。专家们对每一项改变都进行了激烈的辩论。然而，随着时间的推移，这些和其他技术的改进已被大多数经验丰富的甲状腺外科医生所采纳。甲状腺手术极佳的安全性和并发症的低发生率是一个多世纪以来技术不断改进的结果。

颈部正中切口的改进可能是最后的、最有争议的潜在改进点。尽管开发了种种方法来减小瘢痕的长度或将切口从颈部正中移开，但这些方法都没有在北美或欧洲普及[16]。几乎所有西方国家的外科医生和患者仍然继续选择 100 多年前流行的 Kocher 切口，即使多数患者认为其并不理想，甚至进行多种尝试去改善其美容效果。

颈外入路甲状腺手术在亚洲比在西方国家更受欢迎吗？

大部分颈外入路甲状腺手术是在亚洲演变和流行的。患者的选择和手术适应证可能是美国颈外入路手术发展缓慢的原因[17]。从历史上看，较高的体重指数是颈外入路手术的禁忌证。与许多东方患者的体质不同，大多数美国的颈外入路手术研究中的患者平均体重指数高于来自亚洲的患者[18]。作者认为，这一因素可能导致美国颈外入路甲状腺手术出现一些新的并发症。此外，在美国的相关研究中，甲状腺肿瘤的大小比亚洲的更大[16]。而结节大于 3 cm 的肿瘤是传统上颈外入路甲状腺切除术的禁忌。由于西方患者的体重指数较高且肿瘤大小比亚洲患者的大，因此他们不太可能成为大多数颈外入路手术方法的候选者。

表 33.1 经口甲状腺切除术主要临床前研究进展的总结

作者	年份	期刊	主题	方法
K. Witzel	2008	*Surg Endosc*	2 具人体尸体标本，10 头猪模型	经口腔镜甲状腺切除术
T. Wilhelm	2010	*Eur Arch Otorhinolaryngol*	5 具人体尸体标本	解剖学研究
T. Wilhelm	2011	*Surg Endosc*	5 头猪模型	经口腔镜胸腺切除术
T. Wilhelm	2011	*World J Surg*	8 名患者	eMIT：经口甲状腺切除术
E. Karakas	2010	*Surg Endosc*	10 具人体尸体标本，10 头猪模型	经口甲状腺和甲状旁腺手术（侧方入路单侧甲状腺切除术）
E. Karakas	2011	*Surgery*	2 名患者	经口甲状腺和甲状旁腺手术（侧方入路单侧甲状腺切除术）
J.D. Richmon	2011	*Head Neck*	2 具人体尸体标本	经口机器人辅助甲状腺切除术
A. Nakajo	2013	*Surg Endosc*	8 名患者	TOVANS（经口腔镜辅助甲状腺切除术）
J.O. Park	2014	*Eur Arch Otorhinolaryngol*	6 具人体尸体标本	经口腔镜甲状腺切除术（三前庭入路）

注：eMIT，腔镜微创甲状腺切除术。

导致亚洲和西方国家的颈外入路甲状腺切除术经验之间的差异可能存在其他原因。一些作者提到，西方人群对避免颈部切口不太感兴趣[16]。但几乎没有证据支持这些结论，这点我们将在后面讨论。研究表明，机器人辅助颈外入路手术的费用高于传统开放的对照组，但随着手术时间的缩短，成本也会降低[16]。还有保险理赔的影响；在机器人远距入路手术理赔率高于开放式甲状腺切除术的地区，选择机器人颈外入路手术更为常见。另外，在美国盛行的按服务收费体系中，从经济层面上来说，外科医生不乐于选择耗时更长的手术方式。尤其当他们正处于与熟练程度相关的学习曲线时，情况更是如此。可能所有这些解释都是合理的，尽管部分患者的确存在美容的需求，并且在亚洲患者中手术的安全性非常好，但事实是颈外入路甲状腺手术在西方国家的发展确实滞后。

为什么要提供颈外入路甲状腺手术？

西方国家认为，如果手术方式更加昂贵并且可能带来额外的风险，患者不太可能选择颈外入路手术。那么为什么要向患者提供这种方法呢？

越来越多的研究评估了颈部切口对生活质量的影响，表明颈部瘢痕可能对亚洲和北美洲的一些患者产生同样的负面影响。一项韩国的研究表明，瘢痕的特征并不像瘢痕本身的存在那么重要。换而言之，无论切口愈合得多么好，颈部切口至少在手术后的最初阶段会损害患者整体的生活质量[20]。作者指出：与牛皮癣、白癜风或严重特应性皮炎的影响相似，愈合良好的颈部切口仍然会影响到与医疗健康相关的生活质量。美国中西部的另一个研究表明，大约 20% 的患者在甲状腺手术后 1 年仍然自我关注着颈部切口，虽然其中大多数人对他们的瘢痕是感到满意的[21]。作者指出，超过 10% 的患者用额外的方法来改善甲状腺瘢痕。这些患者受颈部切口影响的特征，在另一项专门针对甲状腺癌患者的大型生活质量研究中得到了进一步的确认[22]。在这项研究中，Goldfarb 等建议，年轻患者更有可能因颈部切口而承受更差的生活质量。作者猜测这可能与一些儿科癌症一样，在手术后留下瘢痕或与负面的身体形象有关。

为了更好地了解美国民众对改善美容的需求，Coorough 等对美国的健康志愿者进行了近 1000 份的问卷调查；他们被要求了解开放式甲状腺切除术与经腋下入路甲状腺切除术的区别[17]。研究发现，超过 80% 的受访者更愿意避免选择颈部切口，并且大多数人愿意为此支付更多的费用。最重要的是，大多数患者愿意接受为避免颈部切口而增加的可能的手术风险。最后，20% 的受访者更有可能选择避免颈部切口的手术方式，即使它不能彻底的根治甲状腺癌。尽管这些结果来自健康人群，但作者认为在这种情况下存在关于自主选择的伦理冲突。当患者更愿意选择避免颈部切口的手术方式，并愿意承担该手术带来的新的风险和更高的费用时，他们是否仍然可以做出这样的选择？

最后，Nellis 等通过随机询问 193 名观察者，比较有颈部瘢痕的患者与没有瘢痕的对照组，提出了他们关于颈部切口影响的数据。他们发现，颈部瘢痕患者在整体形象、颈部外观和生活质量方面被证实具有负面的影响。这些随机的观察者平均愿意支付超过 10 000 美元来避免颈部切口[23]。

足够的证据表明，即使在罹患癌症，手术费用昂贵，并且可能存在更高的并发症发生率的情况下，一些患者仍更愿意选择避免颈部切口的手术方式。很明显，对于这些患者来说，颈部切口被认为是一个不健康的因素。由于大多数甲状腺病理是惰性的，因此外科医生有责任尽可能降低并发症发生率，并与患者一起制订个性化的治疗方案。因此，尽量减少颈部切口的影响成为每个甲状腺外科医生的首要任务。

经口甲状腺手术（TOTS）与其他颈外入路方法的比较

讨论所有颈外入路甲状腺手术超出了本章的范围，其中一些方法将在本书的其他章节进行讨论（见第 31 章，甲状腺手术的基本原则；第 32 章，甲状腺和甲状旁腺手术的机器人和颈外入路模式）。经双侧腋窝入路（bilateral axillobreast approach，BABA）、机器人辅助经腋窝手术（robot assisted transaxillary surgery，RATS）和经耳后发际入路（retroauricular facelift approach，RFA）手术都在一些外科医生中取得了成功，但很少在北美洲开展。各种方法的主要局限性包括难以观察对侧腺体（RFA）、广泛皮瓣分离（BABA、RATS、RFA）、不熟悉的解剖角度（BABA、RATS）和增加的手术时间（BABA、RATS、RFA）。没有一种是真正的“微创手术”，而且没有一种方法避免了皮肤的切口。另外，通常认为这些手术的学习曲线在 35 ～ 50 例[24-26]。除了之前确定的经济上的不利因素外，执业外科医生很难获得 50 例患者来掌握这些新技术。基于这些和其他原因，其他颈外入路的手术方法都没有在西方国家获得大量追随者。

与前面提到的每一种方法相比，经口甲状腺手术（transoral thyroid surgery，TOTS）的潜在技术优势很明显。这是唯一一个没有任何皮肤切口的手术方法，因此可以提供最佳的美容效果。它具有其他任何颈外入路手术方法中最短的解剖路径，因此预期手术时间更短，术后疼痛更少[27-28]。TOTS 经中线入路使得双侧颈部获得相同暴露效果，患者无须变换体位或额外切口即可完成甲状腺全切除术。大多数经验丰富的甲状腺外科医生都熟悉从上到下的解剖角度，他们可能常规在入喉点处寻找 RLN（关于上入路 RLN 解剖，请参阅第 36 章，喉返神经手术解剖和监测）。由于日间手术在西方国家更为常见，与其他颈外入路手术方法相比 TOTS 更有可能得到推广[29]。

除了 TOTS 的技术优势外，还有患者选择方面的优势。该方法的适应证更广泛；在一些美国研究中，美国人的身体特质并未影响到结果，结节较大的患者（结节最大径 6 cm，甲状腺叶最大径为 10 cm）仍然是该术式的潜在受众[30]。本中心未发表的对过去 300 例甲状腺手术的回顾性数据表明，超 50% 的患者适合做 TOTS。这种术式的学习曲线为 7 ～ 10 例[28]，在北美洲人群中的学习曲线大约为 11 例[31]。总之，与其他远距入路甲状腺手术方法相比，TOTS 拥有特定的患者人群并对外科医生来说有一定的优势。

与其他远距入路手术方法相比，TOTS 在西方人群中明显具有更广泛的适应证[31]。该术式的患者出院时间早[29]，具有较低的疼痛评分[28]，可同时进行双侧甲状腺手术，并且比其他远距入路手术方法有更短的学习曲线[30]。TOTS 没有皮肤切口，给患者提供最佳的美容效果。

TOTS：机器人与腔镜辅助经口入路甲状腺手术的比较

经口甲状腺切除术可以通过使用纯腔镜器械［即经口腔前庭入路腔镜辅助甲状腺切除术（transoral endoscopic thyroidectomy vestibular approach，TOETVA）］或机器人辅助（TORT）安全地进行。每种方式都有其支持者。框 33.1 中列出了两种方法的优缺点。主要区别在于 TOETVA 可以使用大多数现代医院中常规使用的腹腔镜器械进行，因此可以广泛推广。这与机器人的额外费用和有限的设备资源形成对比。机器人的主要优势是使用腕式器械和三维成像，而不是使用二维屏幕的直臂腔镜器械。两种手术方式的手术范围和效果大抵相同，而区别是使用不同的器械达到预期的手术范围。与 TORT 相比，TOETVA 已经获得了更多的临床实践，目前在全球拥有超过 50 个中心，而 TORT 主要在韩国的少数几个中心开展。

框 33.1 机器人与腔镜技术在经口甲状腺切除术中的相对优缺点

腔镜	机器人
优点	
• 更便宜，有更多可获得的设备 • 更少的器械 • 普通外科医生熟悉 • 更少的管理 / 认证需求	• 更好的光学视野（3D 视图） • 能够精确控制 3 ～ 4 个器械 • 更精细、铰链连接、器械无震颤 • 更快的学习曲线 • 耳鼻喉头颈外科医生熟悉
缺点	
• 2D 视图 • 没有腕式器械 • 耳鼻喉头颈外科医生的新技能	• 仍需要腔镜器械 • 可能需要更多操作孔 • 更贵 • 更多的管理 / 认证需求

注：OTO-HNS，耳鼻喉科-头颈外科。

患者选择和禁忌证

鉴于现代传统经颈甲状腺手术卓越的安全性和有效性，至关重要的是，经口甲状腺手术的患者选择应着眼于达到类似的手术治疗效果[32]。虽然这种方法为患者提供了避免可见瘢痕的机会，但它同时也带来新的技术挑战。这些挑战包括不同的手术视野、操作空间、触觉反馈以及前庭切口在取出切除的甲状腺叶时造成的限制。在确定该术式的理想患者选择标准和禁忌证时，研究其他中心先前的经验是有价值的。Anuwong 描述了一项泰国的 60 例患者的初始系列研究，这些患者在 2014 年 4 月至 2015 年 1 月接受了手术，其中女性患者占 95%，平均年龄为 41 岁[15]。该系列的患者选择包括 57% 的单发甲状腺结节，其中大多数接受了单侧甲状腺腺叶加峡部切除术。有 2 例患者患有甲状腺微小乳头状癌。整个系列的平均结节大小为 5.4 cm。一过性甲状旁腺功能减退和 RLN 损伤的发生率分别为 5% 和 3.3%；但是没有出现永久性甲状旁腺功能减退或永久性 RLN 损伤的病例。截至 2016 年底，该小组另外报告了一个由 425 例患者组成的扩大队列，其中包括 45 例 Graves 病患者，他们按照类似的纳入标准进行手术[28, 33]。在这个扩大的队列中，3 例患者因出血量大而中转开放手术，其中 2 例患者有 Graves 病史，1 例患者甲状腺肿＞ 12 cm。

在北美约翰霍普金斯大学的外科医生描述了一个包含 15 例患者的研究。大多数患者的甲状腺结节穿刺细胞学检查为良性或意义不明的非典型病变[34]。这组患者的平均 BMI 值为 30.3。6 例患者使用了 TORT，其余患者使用了 TOETVA。切除的甲状腺叶的最大径中位数为 6.5 cm。一例患者由于术前超声未检测到胸骨后和食管后延伸的甲状腺肿而中转开放手术。

Yi 等描述了他们使用经口甲状腺切除术治疗 20 例甲状腺乳头状癌患者的经验[35]。他们患者的纳入标准是肿瘤位于甲状腺内，肿瘤直径＜ 2 cm，且没有中央区或侧区淋巴结转移的证据。12 例患者（60%）接受了甲状腺腺叶切除术。有一例患者出现一过性的声带麻痹。3 例接受甲状腺全切除术的患者出现一过性低钙血症。

总体而言，经口甲状腺手术的适应证、理想的患者选择标准和禁忌证在不断拓展，这反映了该技术日新月异的发展，越来越多的外科医生开始开展这项技术。一个研究小组于 2016 年 2 月在泰国曼谷召开了第一届国际经口甲状腺切除术 NOTES（即自然腔道内镜手术）会议。该小组发布了他们对经口甲状腺手术纳入标准的建议，包括甲状腺叶小于 10 cm、良性肿瘤、微小乳头状癌和 Graves 病[36]。值得注意的是，文献中报道的中转开放手术的病例主要是因为胸骨后甲状腺肿和 Graves 病。Razavi 和 Russell 提出了经口甲状腺手术的禁忌证，包括头颈部手术史、头 / 颈 / 上纵隔放射史、临床活动性甲状腺功能亢进、术前 RLN 麻痹、淋巴结转移、肿瘤甲状腺外侵犯、口内脓肿和胸骨后甲状腺肿[31]。

当前对患者选择的建议

经口甲状腺手术适应证、禁忌证和注意事项，以及新开展该技术的外科医生的进一步注意事项如下：

1. 患者的动机：理想的患者应该非常积极地避免出现明显的颈部瘢痕。此外，有瘢痕体质，增生性瘢痕病史的患者也应考虑采用经口入路的手术方式。

2. 患者既往病史：应排除有颈部手术史和放射史的患者，因为这类患者术中手术区域瘢痕粘连的可能性很高，这限制了组织平面的清晰暴露。桥本甲状腺炎可使甲状腺与周围组织粘连；这可能会导致解剖难度增加。与 Graves 病相关的血管过多也会增加手术期间出血的风险，并会进一步限制手术区域的显露。

3. 甲状腺因素：在已发表的数据中，甲状腺腺叶最大尺寸和甲状腺结节的纳入标准存在差异；但对于初级外科医生，建议最大甲状腺直径为 6 cm，最大结节直径为 4 cm。随着手术经验的积累，在没有恶性肿瘤的情况下，甲状腺的最大尺寸可增加到 10 cm。另一个考虑因素是甲状腺结节的位置和侧别。与传统的开放式甲状腺手术相比，由于甲状腺叶的初始游离主要集中在甲状腺上极，外科医生通常在入喉点的近端位置寻找 RLN，而突出的上极结节可能会增加额外的困难。对于学习该手术的外科医生来说，甲状腺结节的更理想位置是中部或下极。为了增加腔镜器械和解剖的便利性，在主刀外科医生优势手同侧的甲状腺结节病例也是新开展该技术的理想选择（例如，右利手的外科医生进行右甲状腺叶切除术）。

4. 考虑肿瘤学的安全性，初次手术病例不应包括 Bethesda Ⅴ类或Ⅵ类的甲状腺结节患者。应排除影像学和细胞学有中央区或侧区转移证据的患者。

5. 口腔、颈部解剖特征和甲状腺：虽然不应该有基于性别的排除标准，但男性不是手术医生积累经验的理想初始患者；男性患者通常有更为突出的下颌和甲状软骨切迹，这进一步限制了器械的操作和甲状腺组织的牵拉。既往经验表明，将两侧操作孔向内侧移位可能会减轻这种影响，但并不能完全消除这一情形。经口支架的存在减少了摄像头和器械放置的空间，增加了标本取出的难度。应在术前另外考虑下颌前突或上颌的解剖学特征。在甲状腺标本的取出过程中，外科医生必须协调颏下空间的曲率和下颌的骨性投影；这些取决于患者特定解剖结构的解剖特征可能会增加技术难度。

知情同意

与其他可替代的手术一样，患者需要充分了解经口入路与传统甲状腺切除术相比特有的风险。经口入路特有的风险包括：嘴唇和下颌麻木和感觉异常，颈部正中的感觉消失；嘴唇、下颌和颈部中央出现淤伤；以及中转开放手术的可能。

术前知情同意应包括外科医生告知他们使用该技术的经验及其较长的手术时间（外科医生是否属于经验的早期）。

术前检查

根据美国甲状腺协会（American Thyroid Association，ATA）的标准，术前检查应包括甲状腺超声检查以及甲状腺结节的细针穿刺抽吸（fine-needle aspiration，FNA）[36]。对于涉及胸骨下 / 食管后延伸的甲状腺肿的断层影像需要有警惕性，因为这是经口入路的禁忌证。

技术方法

TOETVA 和 TORT 的手术技术与前面提到的方法非常相似。稍后将针对 TOETVA 描述该手术过程，其中将特别提到与 TORT 的主要区别[15, 30, 37]。

患者体位

患者使用经鼻或经口气管插管，仰卧位，颈部后仰程度略高于传统开放式甲状腺切除术（图 33.1）。建议使用神经监测气管插管来进行 IONM。患者做好准备并从鼻到乳晕进行消毒铺巾，以备中转开放甲状腺切除术或通过腋窝取出标本。麻醉位于患者一侧，在手术护士的对面。腔镜吊塔位于床尾，外科医生站在患者头端，两侧有一名或两名外科助手医生（图 33.2）。

Trocar 的放置

嘴唇处标记并使用利多卡因和肾上腺素进行局部浸润（图 33.3）。该手术从前庭正中 2 cm 横切口开始，此处为观察孔（图 33.4），用单极电刀进行黏膜止血。钝性分离中线，或用电刀分离指向下颌前弓的下颏肌束。应注意避免穿透皮肤。直到分离出通往下颌尖端的隧道，一些外科医生提倡使用 500 ml 盐水配 1 mg 肾上腺素膨胀液进行水分离。这个步骤是用气腹针进行的；首先，将膨胀液注射到下颌尖端以形成皮丘。提起皮肤，然后将气腹针在颈阔肌下推进至胸骨切迹。在两侧胸锁乳突肌之间呈扇形注射膨胀液（图 33.5）。此时，用钝性分离器（例如，Hegar，Pratt）以相同的扇形方式穿过口腔前庭切口到颈阔肌平面下，以帮助形成操作空间（图 33.6）。

将一根 10 mm 的 Trocar 置于正中切口，尖端刚好

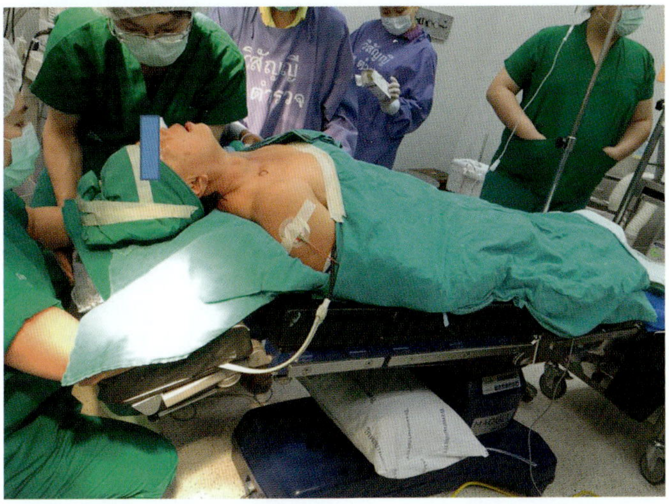

图 33.1 经口腔前庭入路甲状腺切除术（TOETVA）的患者体位

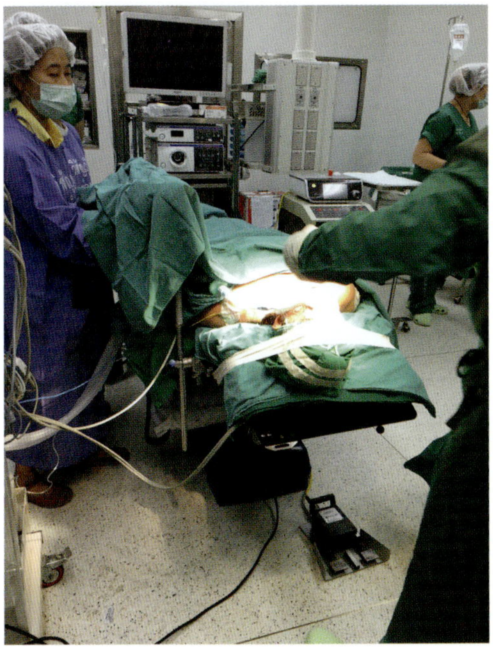

图 33.2 腔镜设备吊塔位于患者尾侧，麻醉位于一侧。外科医生站在头端，两侧各有一名或两名外科助手

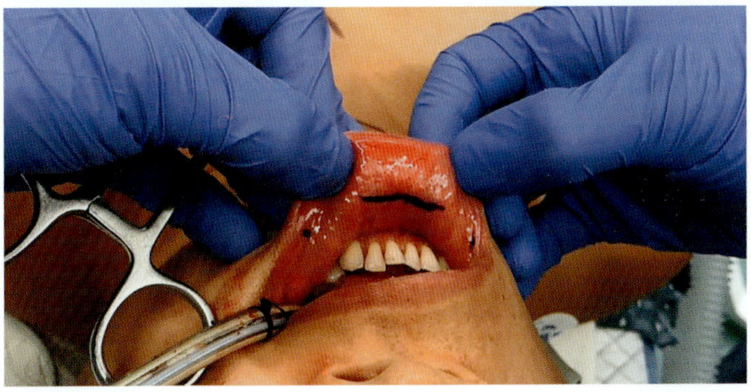

图 33.3 Trocar 的切口位置。注意靠近上下唇连合处的两个穿刺口。这个位置避免了颏神经损伤

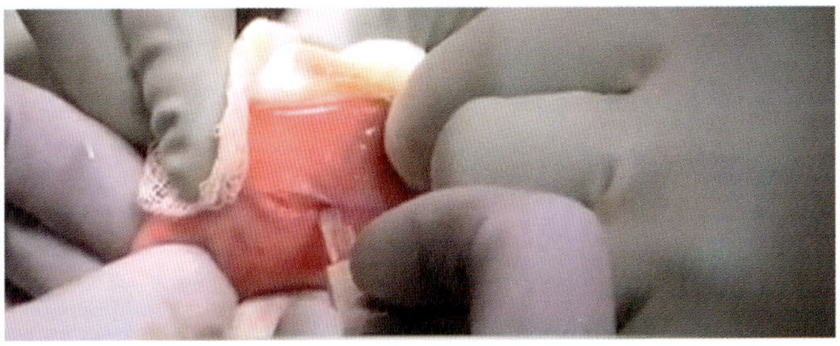

图 33.4 手术从下唇黏膜切口开始

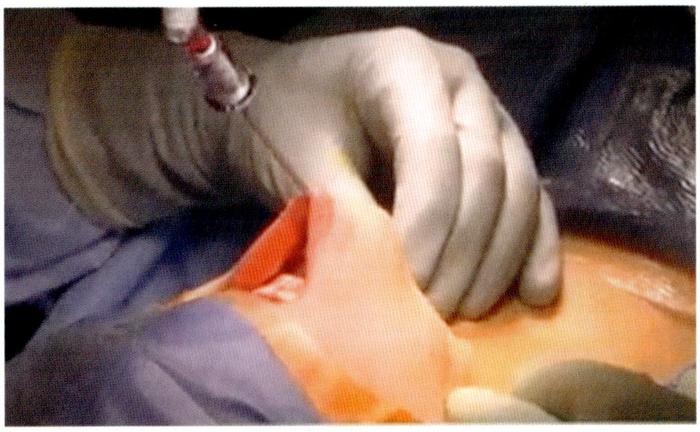

图 33.5 含有肾上腺素的利多卡因膨胀液在颈阔肌下两侧胸锁乳突肌之间呈扇形浸润

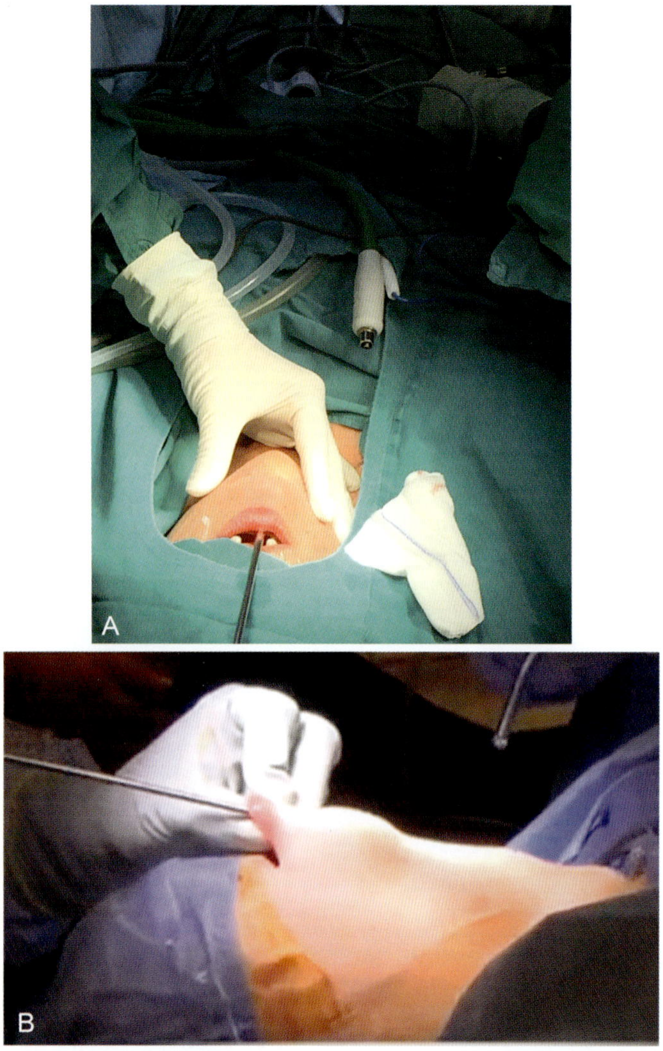

图 33.6 A 和 B，钝头分离器分离解剖颈阔肌下间隙

超过下颌骨进入颈部。持续的 CO_2 充气，压力设置 6 mmHg 和流量设置 15 ～ 25 L/min。可以在套管尖端前方缝合悬挂皮肤，以帮助分离皮瓣。

然后创建两个侧面切口。这最好在下唇的上外侧边缘（正好在上下唇连合的内侧）（图 33.7），对于男性来说稍微更内侧。这个位置优化了操作臂的移动性，同时避开了颏孔和由此产生的颏神经损伤。再次用气腹针进行下颌骨下缘的水分离。随后，将 5 mm Trocar 通过两侧切口推进到与中央 Trocar 相同的平面，位于下颌骨下缘的低位（图 33.8）。当 Trocar 穿过下颌骨边缘时，必须小心不要穿透皮肤。

操作空间的建立

通过中央 Trocar 置入一个 10 mm 30° 朝下的镜头，并由床边助手医生支撑和调整。将腔镜 Maryland 分离钳和单极电刀（电钩或其他能量装置）放置在 5 mm Trocar 中。然后从套管尖端到胸骨切迹切开钝性分离

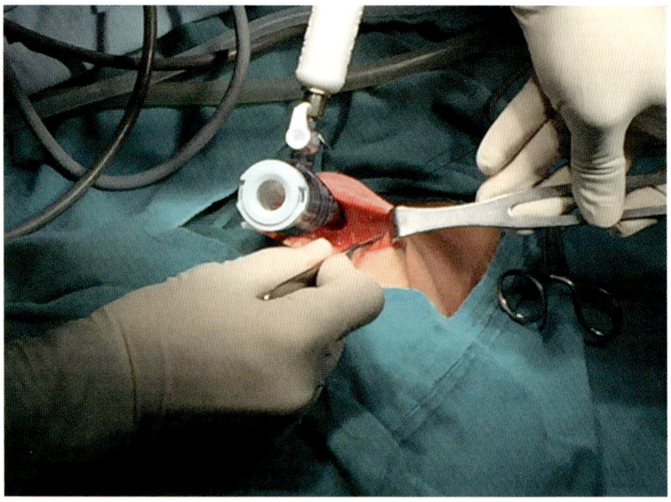

图 33.7 两侧穿刺孔切口的位置

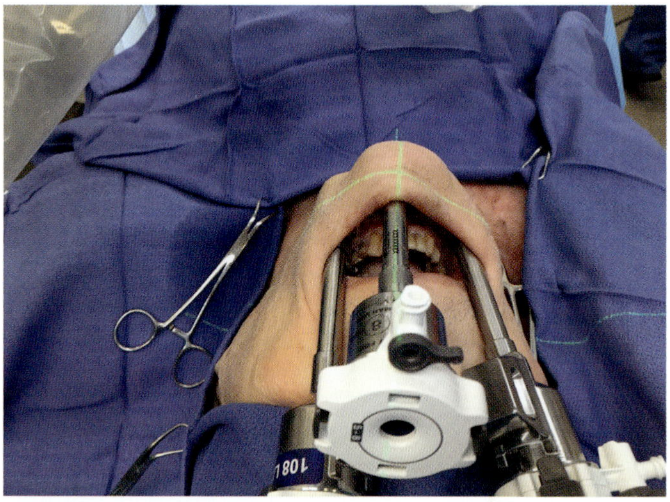

图 33.8 经口腔前庭放置所有 Trocar 孔（在本例中为机器人）均放置在下颌骨前方。中间为观察孔，两侧为用于组织操作的手术器械

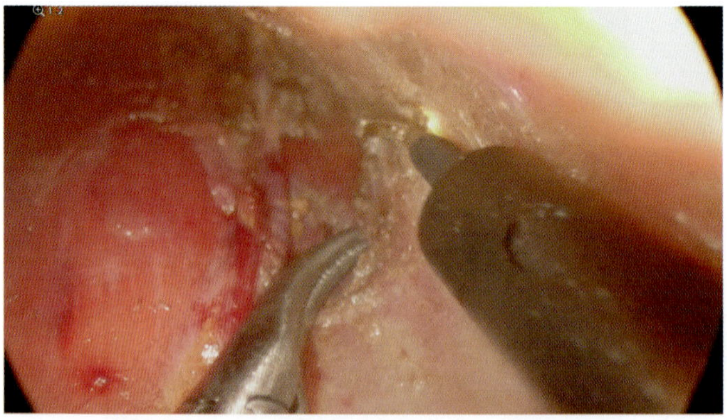

图 33.9 继续用电钩切除钝性分离后残留的纤维组织，颈阔肌下分离皮瓣至两侧胸锁乳突肌内侧缘

后残留的纤维组织，从而形成宽阔的颈阔肌下操作空间（图 33.9）。皮瓣分离的边界向下延伸至锁骨和两侧胸锁乳突肌的内侧缘。打开一个或两个 Trocar 上

的排气孔可以帮助排烟和避免镜头雾化。在 TORT 期间，机器人可以在 Trocar 放置后立即对接以执行此步骤，或者在腔镜下分离颈阔肌皮瓣之后装机。此外，一些 TORT 外科医生通过腋窝使用额外的操作孔，第四机械臂从下方进入以帮助牵拉。

甲状腺切除

以下步骤可以通过机器人辅助（TORT）或腔镜辅助（TOETVA）执行。用电刀或高级能量装置［例如 Harmonic、Ligasure（Medtronic，Minneapolis，Minnesota）］识别并切开颈白线（图 33.10）。将带状肌肉牵拉离开目标甲状腺腺叶（图 33.11），直到看到颈动脉。可能会切除环状软骨最上面的肌肉，以便暴露甲状腺上极。可以将第二条经皮缝合线穿过操作空间并钩绕带状肌。助手可以牵拉这条缝线来增加甲状腺周围的操作空间。

中线视野下提起锥体叶，识别气管前筋膜，将峡部由上至下切开。然后将注意力转向环甲间隙（例如，Joll 间隙），用抓钳或 Kittner 分离钳将上极分离并向对侧牵拉。可能会在这个过程中遇到喉上神经（external branch of superior laryngeal nerve，EBSL）的外支。然后使用能量器械离断甲状腺上极血管（图 33.12）。随着甲状腺向对侧牵拉，可以发现上甲状旁腺（图 33.13）。精细解剖和侧向分离甲状旁腺以保留其血液供应。

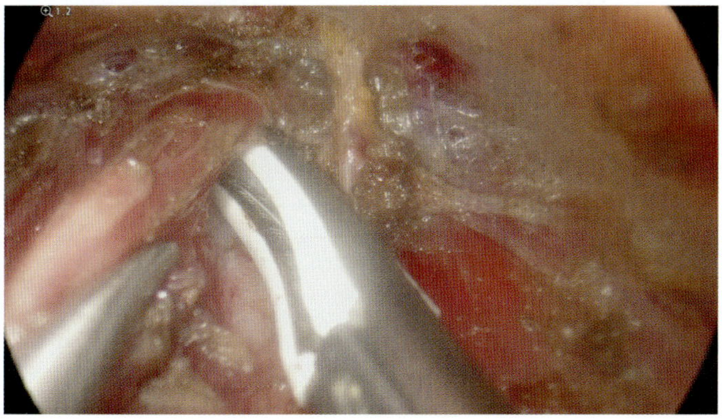

图 33.10　用电凝或高级能量器械识别并切开颈白线

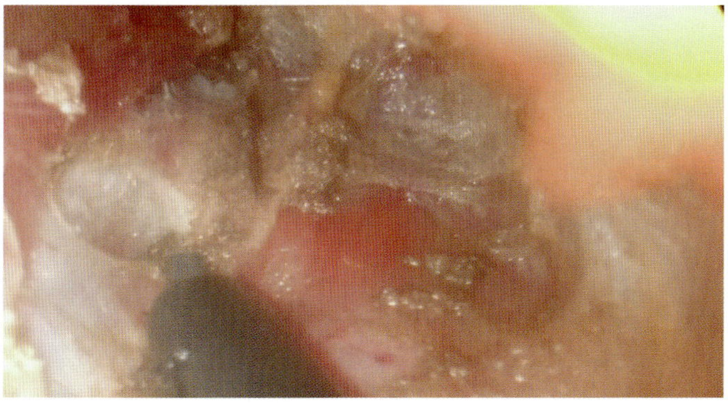

图 33.11　将带状肌从甲状腺叶表面提起

下一个步骤是识别位于下甲状旁腺背侧和上旁腺腹侧的 RLN。在经口技术中，通常在其入喉点寻找并向尾部分离，这步骤对于一些外科医生来说可能不熟悉。为了正确识别远端分支，必须进行精细的解剖和止血。在此步骤中，使用 IONM 探针非常重要（图 33.14）。可以通过轻压、纱布和精确的双极电凝来控制渗出。在没有探测到并保护好喉返神经的情况下，不应切断任何组织。腔镜提供的放大的高清视野可以极大地帮助识别末端的神经分支。一旦确定了神经，就应该从尾侧解剖它，因为甲状腺叶会向内侧牵拉神经（图 33.15）。然后切开 Berry 韧带，离断下动脉以充分游离腺叶。如果进行全甲状腺切除术，则在对侧

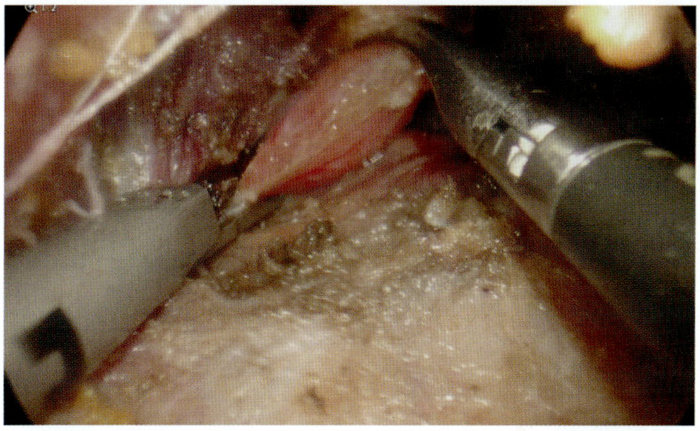

图 33.12　抓住甲状腺上极，向内拉，用高级能量器械凝闭血管

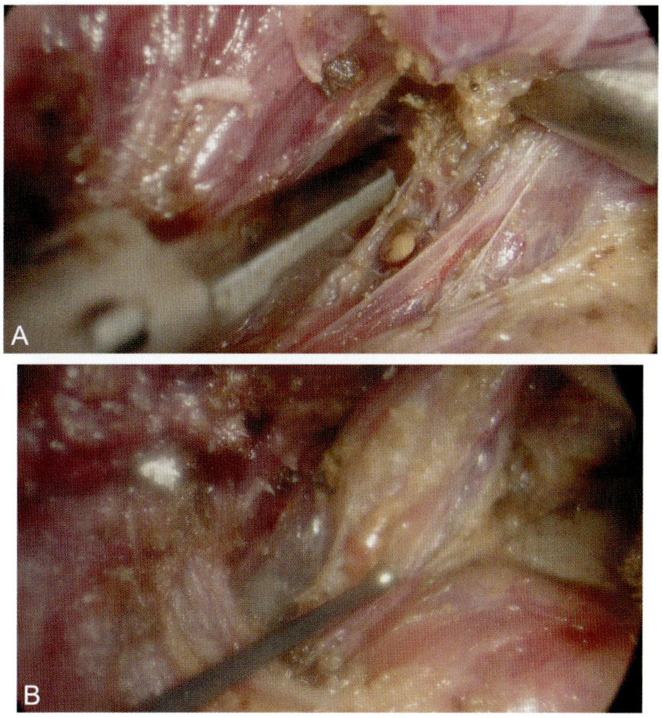

图 33.13　A 和 B，上甲状旁腺的识别和使用神经探针定位喉返神经

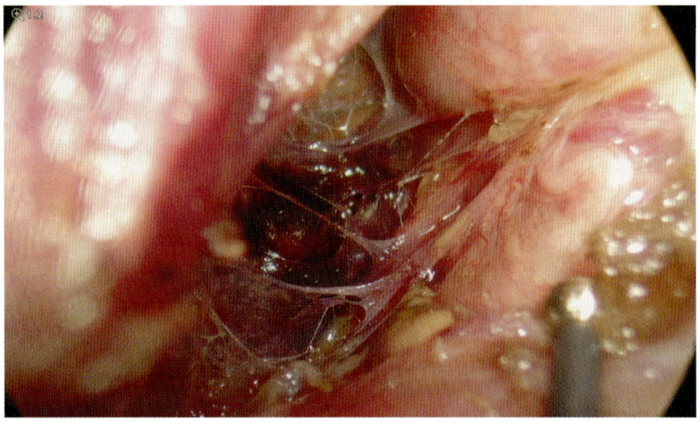

图 33.14 使用神经探针确认喉返神经。注意下甲状旁腺相对于神经的位置

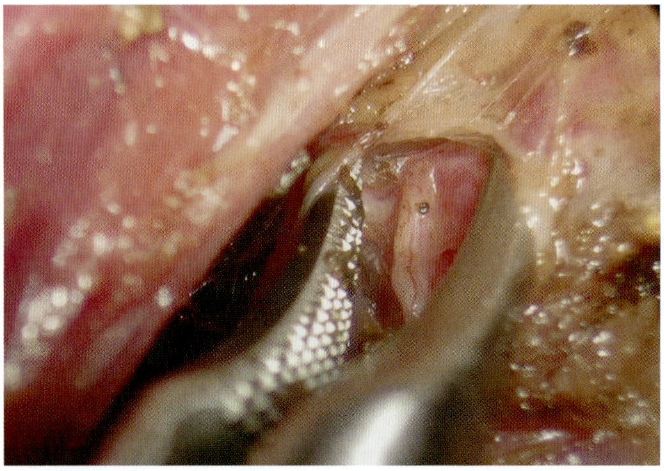

图 33.15 当甲状腺向内侧牵拉时，神经被轻轻地游离

重复该步骤。在有手术指征的情况下，可以进行单侧或双侧的颈部中央区淋巴结清扫。

切除完成后，注意力转向标本的取出。通过中央 Trocar 置入腔镜标本袋，并由镜头推入操作空间。将标本放入袋中并通过口腔前庭正中切口取出（图 33.16）。小于 4 cm 的标本通常可以完整取出。为了帮助取出较大的标本，一些作者描述了将标本放在袋子中对标本进行分块的方法；但是，不建议将这种方式用于恶性肿瘤。我们个人经验认为，使用 Hegar 扩张器对中央切口进行连续扩张通常足以取出所有小于 6 cm 的结节。标本取出后，重新放入腔镜器械，冲洗手术野，确认止血。应使用 IOMN 探针再次确认 RLN 的完整性。可以使用凝血酶。倒刺线缝合颈白线，用 4-0 可吸收缝线缝合 3 个口腔黏膜切口（图 33.17）。

手术后 24 h 内，在下颌周围放置弹力绷带或下颌罩以消除死腔（图 33.18）。术后不需要放置引流管，患者可以在手术当天开始流质饮食，如能耐受，可进一步恢复正常饮食。围手术期使用抗生素 24 h。出院计划和术后护理与传统的经颈部甲状腺切除术相似。

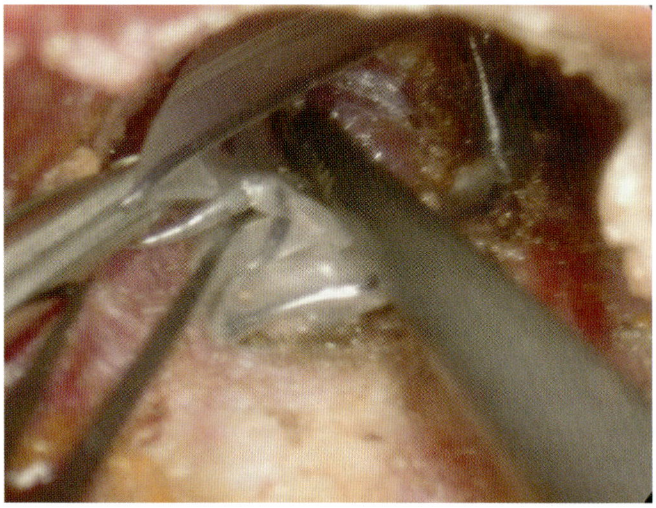

图 33.16 将标本放入标本袋中，并通过中间切口取出

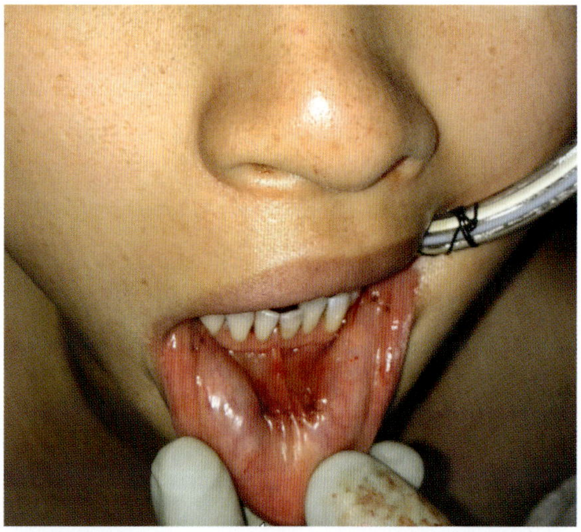

图 33.17 手术结束时下唇切口缝合后的外观

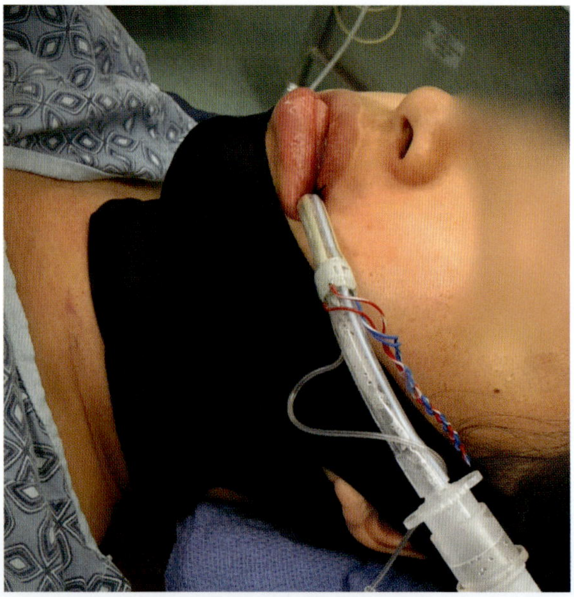

图 33.18 放置下颌罩或弹力敷料以消除死腔。通常无须放置引流管

术后通常有轻微的水肿或淤斑（图 33.19），术后 1 个月时基本会减退或者消失（图 33.20）。

结果

目前经口甲状腺切除术仍处于早期阶段。Anuwong 等回顾性分析了 425 例 TOETVA 患者的经验是迄今为止研究对象数量最多的研究[28]。由于出血过多，有 3 例中转开放手术。25 例患者（5.9%）有一过性的 RLN 麻痹，46 例患者（10.9%）有一过性的甲状旁腺功能减退。没有患者出现永久性并发症。有 3 例患者有一过性的颏神经损伤，并都已恢复。1 例患者出现血肿，20 例患者出现血清肿。将这些患者与接受开放式甲状腺切除术的 216 例患者进行比较，TOETVA 的

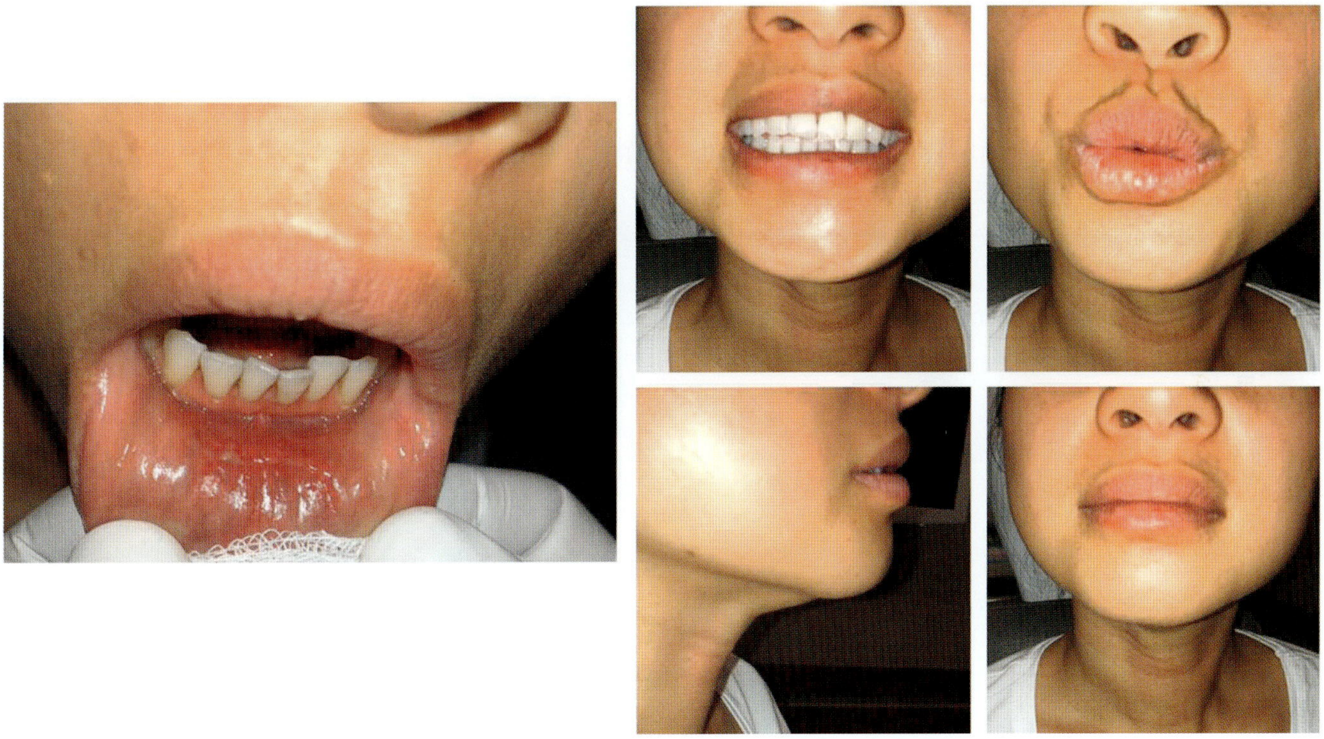

图 33.19 术后 1 周外观

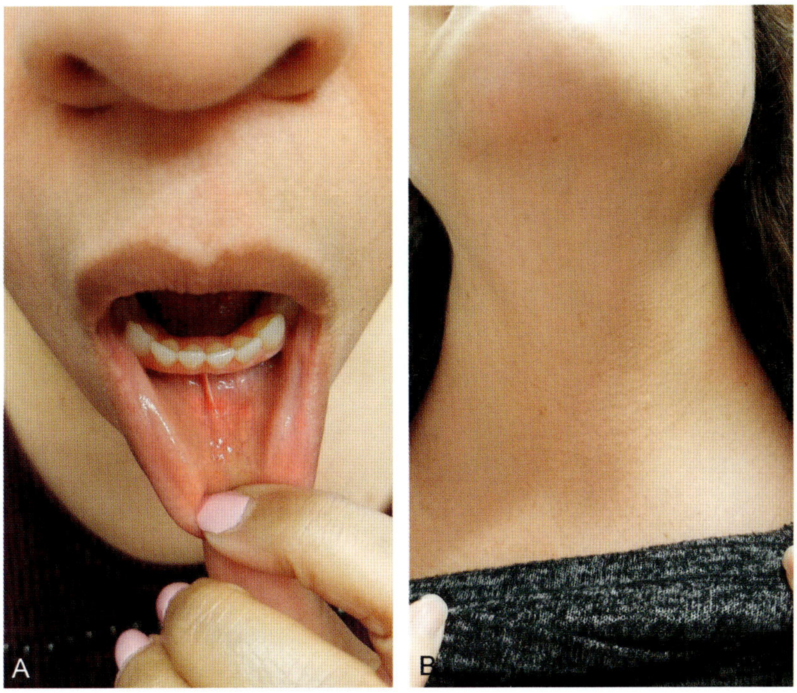

图 33.20 A 和 B，术后 1 个月的外观

手术时间明显长于开放式甲状腺切除术（单侧腺叶切除的时长分别为 78.6 min 和 64.2 min；甲状腺全切除的手术时长分别为 135.1 min 和 103.3 min）。使用视觉模拟量表，患者报告使用 TOETVA 的疼痛评分比开放式甲状腺切除术少。两组并发症无显著差异。这些数据令人感到鼓舞，但对大力支持开展经口入路甲状腺手术应保持谨慎的态度，不宜外推至尚未熟练掌握的外科医生和中心。

展望

经口甲状腺手术是一种相对较新的技术，随着患者美容意识和需求的增加以及手术器械的不断进步，它可能会出现更好的发展。但由于器械并非为经口手术专门设计，器械的选择较为有限。TOETVA 的局限性在于它使用不带腕关节的标准腔镜器械，需要经验丰富的外科助手医生来控制镜头，并且仅呈现二维视图。这些局限中的每一个都可能在不久的将来得到解决。腕式器械允许增加器械臂远端的运动范围，并避免腔镜器械无法弯曲而在向下操作时可能发生的问题。定制的扶镜架能解放外科助手医生的一只手，防止疲劳、视野漂移和震颤等问题，这些都可能会影响术者的观察。3D 腔镜有望提供与机器人相媲美的视野。Sp[38-39] 最近的报告称，TORT 受到手术机器人，尤其是 Da Vinci Si 和 Xi（Intuitive Surgical，Inc.，Sunnyvale，CA）的体积和成本的影响，但是尽管如此，设备公司正在研究可能适用于 TORT 的更小、更便宜的机器人。毋庸置疑的是，技术革新会给颈外入路、“无瘢痕”甲状腺手术带来持续的创新。

参考文献

如需完整的参考文献列表，请访问 http://pincode.yiaiwang.com。

34

腔镜辅助微创甲状腺切除术

Rocco Bellantone，Francesco Pennestrì，Celestino Pio Lombardi

赵文新　王波　译　张福星　审校

请访问 http://pincode.yiaiwang.com 查看相关视频：

视频 34.1　微创腔镜辅助甲状腺切除术。

本章包含额外的在线拓展内容（包括独家视频），详情请访问 http://pincode.yiaiwang.com。

引言

常规的颈部内分泌疾病手术通常采用传统的 Kocher 切口，其特点是标准的皮肤切口，但在颈部留下不易隐藏的手术瘢痕（见第 31 章，甲状腺手术的基本原则）。对于微创的颈部内分泌手术，有多种术式可供选择，其中一些技术需要使用外科内窥镜[1-5]，另一些则不用[6]。不同的微创术式根据腔镜使用方式的不同可分为全腔镜[2-3，7-8]及腔镜辅助[5，9-10]。在全腔镜术式中，外科解剖完全在腔镜下进行[11]。这类术式需要连续的 CO_2 充气[1-2，8]或是外部设备（拉钩）的辅助操作来维持手术空间[11]。这类全腔镜手术方式通常对技术和设备要求较高，因此在一定程度上限制了推广[12]。相比较而言，腔镜辅助微创甲状旁腺切除术（minimally invasive video-assisted parathyroidectomy，MIVAP）（见第 58 章，腔镜辅助微创甲状旁腺切除术）和腔镜辅助微创甲状腺切除术（minimally invasive video-assisted thyroidectomy，MIVAT）自 20 世纪 90 年代末报道后，就在全世界范围内得到了广泛认可[4-5]。这可能是因为该术式与传统手术步骤基本相同但具有术野放大的优势。MIVAP 及 MIVAT 和常规手术步骤相同且免充气，借助腔镜的放大效果，允许在皮肤非常小的切口情况下完成基本的手术操作[5，9，13-14]。

MIVAP 和 MIVAT 兼顾微创及最佳美容效果。此外，由于不必颈部过伸及广泛分离，术后疼痛较轻。几项研究显示，MIVAT 在减轻术后疼痛，改善美容效果及提高患者满意度方面优于传统手术[15-18]。并且大样本的多中心研究显示 MIVAT 是一种安全、有效、可重复的手术方式[16，19-20]。MIVAT 也可在局部区域阻滞麻醉下进行（颈丛麻醉）[21]。

一项回顾性分析显示[22]，MIVAT 手术操作与传统手术没有太大区别，采用 MIVAT 手术也没有增加因甲状腺被膜破裂进而导致甲状腺细胞种植的风险。众多学者证实[23-25]，腔镜辅助手术同样适用于甲状腺恶性肿瘤。在手术切除彻底性方面，对比了 MIVAT 及传统手术，结果显示，针对微小甲状腺乳头状癌（papillary thyroid cancer，PTC），MIVAT 是一种安全有效的治疗手段，并与传统手术具有同样的肿瘤治疗效果[25]。

关于该主题的更多讨论，请访问 http://pincode.yiaiwang.com。

适应证

选择合适的患者是 MIVAT 成功的关键。在 MIVAT 的早期经验中，适应证相当有限，最初的禁忌证包括甲状腺炎和颈部手术史[11]。随着经验的增加，MIVAT 的适应证逐步扩大。根据外科医生的经验，桥本甲状腺炎和对侧腔镜辅助颈部手术史的患者也可以安全选择 MIVAT。扩大的适应证包括既往腔镜辅助甲状腺叶切除术需要全切的患者以及特定的 Graves 病患者，在这些患者中，MIVAT 可以安全地完成这类患者的手术，其结果也与开放手术相媲美[28]。根据我们的经验，直径＞ 35 mm 的结节也可以进行 MIVAT[11]。我们认为术前诊断 PTC 合并淋巴结转移是 MIVAT 的禁忌证[11]。最近，一些人应用该技术对 *RET* 基因突变的家族性甲状腺髓样癌患者进行了预防性甲状腺切除术和中央区淋巴结清扫术（见第 27 章，甲状腺髓样癌综合征：MEN 2A 和 MEN 2B）[29-30]。

手术设备

在大多数情况下，所有的手术室都有 MIVAT 所需的常规手术器械。唯一不常用的器械是小的（直径 2 ～ 3 mm）、专用的、可重复使用的剥离器械（如扁头吸引器）（图 34.1）。超声刀系统（图 34.2）（Ultracision®，Harmonic Focus Plus®）在这类手术中具有很大的实用价值，并已被证实可减少手术时间[31]。

手术方法

手术方法前面已详细描述[14]。

麻醉

既往 MIVAT 需要经口气管插管全身麻醉。最近，随着经验的增加，已有报道采用经皮颈深丛神经阻滞（图 34.3）的局部麻醉下的 MIVAT（MIVAT-LA）也具有可行性[21]。根据我们的经验，MIVAT-LA 最适合有全身麻醉相对禁忌证的患者，如孕妇并发 PTC。

患者体位

全身麻醉或局部麻醉下的患者取仰卧位，颈部轻微后仰（程度较常规手术小，图 34.4）。与接受常规甲状腺切除术的患者相比，较小的伸展可能有助于降低术后疼痛。

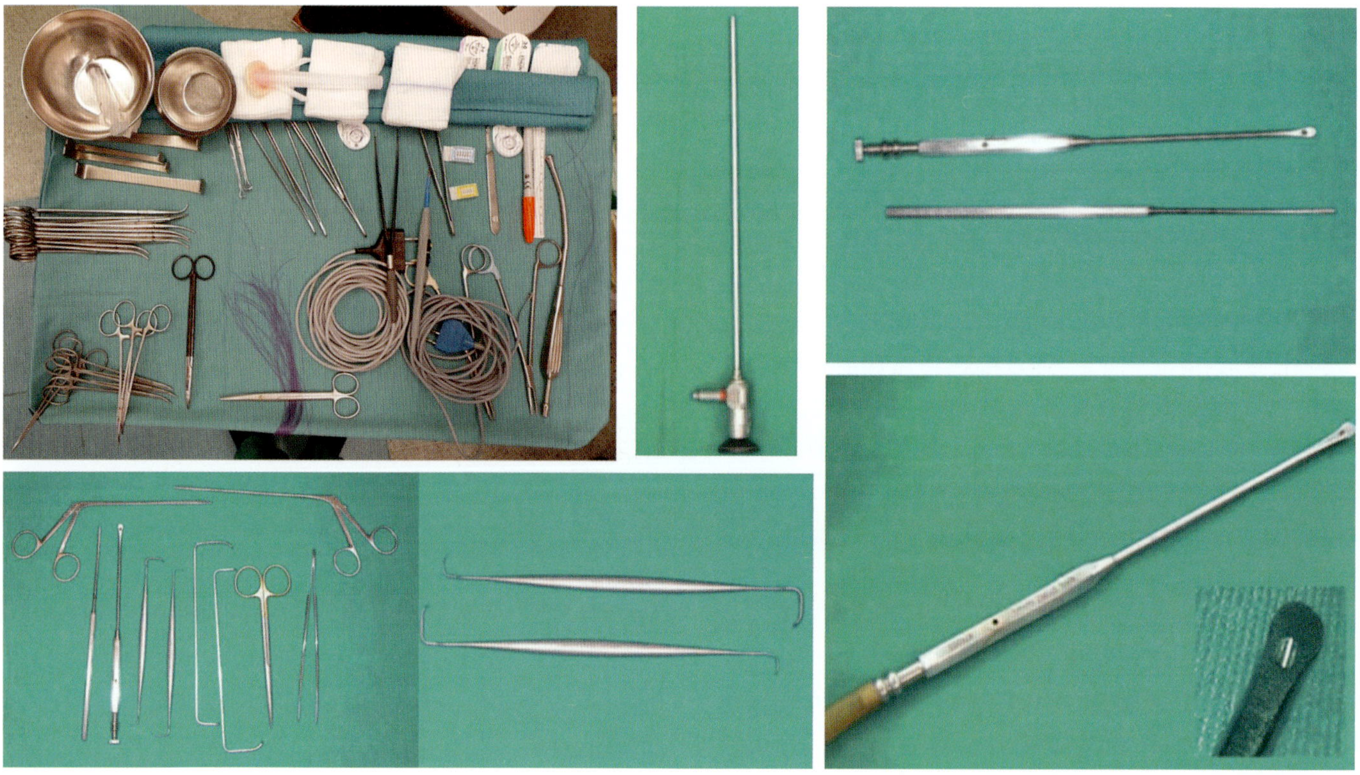

图 34.1 手术器械

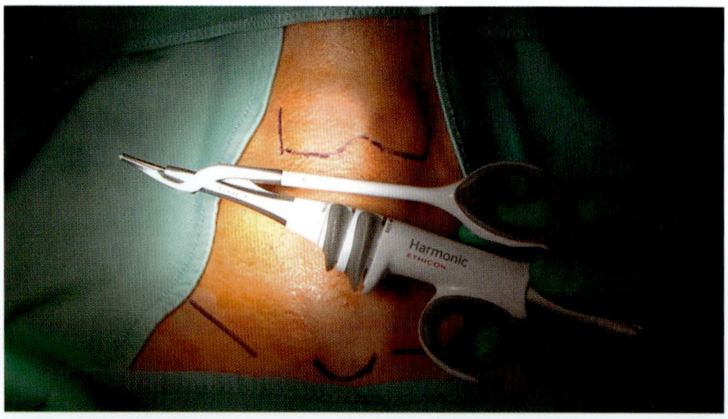

图 34.2 Harmonic Focus Plus® 超声刀

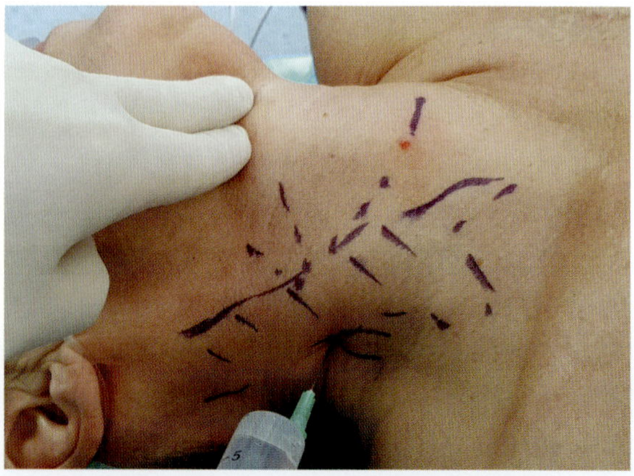

图 34.3 经皮颈深丛神经阻滞

手术布局

手术团队由主刀医生和两名助手组成，其中一名负责控制镜头 / 内窥镜。这种术式的主要局限性之一是需要至少三名外科医生参与手术。显示器放置在患者头端，外科医生站在患者右侧。第二个显示器置于患者左侧的助手前面，因为没有任何外部支撑，可以根据不同的解剖步骤调节和改变内窥镜的位置。这一点也是腔镜辅助手术相对于全腔镜手术的重要优势。腔镜的头端通常朝向患者的头侧，但当需要同时进行中央区淋巴结清扫术时，腔镜可以朝下来暴露和探查上纵隔。

手术步骤

在环状软骨和胸骨切迹之间的中线处做一小切口（1.5 ～ 2 cm）（图 34.5）。皮肤切口通常高于常规颈部切口手术，也可根据颈部形态和甲状腺位置进行调整。然而，皮肤切口通常在环状软骨下方（1 cm）进行，以获得良好的暴露和对上极血管的安全掌控。理想的皮肤切口应在皮纹内，以达到更好的美容效果。切开颈阔肌，分离上、下皮瓣（图 34.6 A，B），最大限度地打开**颈白线**。按我们的早期经验，手术包括一个短时的 CO_2 充气过程，以方便剥离甲状腺叶与带状肌。在之后进行的均为无充气手术。通过皮肤拉钩将甲状腺叶与带状肌分离，这种拉钩也用于维持手术空间。使用双头组织拉钩向内侧牵拉甲状腺叶，同时向外侧牵拉带状肌。此时，腔镜（5 mm，30°）和专用的小型手术器械（直径 2 mm）通过单皮肤切口进入（图 34.7）。该手术的第一步是充分游离甲状腺与颈前带状肌的间隙以更好显露椎前筋膜，椎前筋膜也是显露的底界。分离的外侧界为颈动脉内侧，内侧界为气管食管沟。使用两个专用的剥离子及扁头吸引器钝性分离。在甲状腺叶与肌肉完全分离后，腺体通过剥离子及扁头吸引器压向下方，并交替分离裸化上极血管（图 34.8），然后梯次解离，或使用超声刀系统直接切割（图 34.9）。准确控制超声刀的工作刀头避免

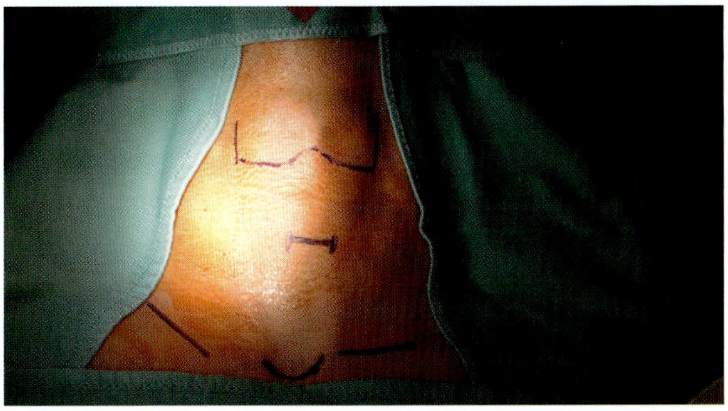

图 34.4 患者体位

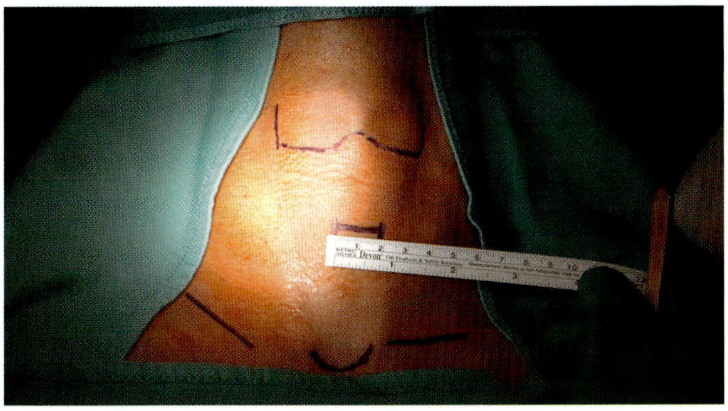

图 34.5 皮肤切口

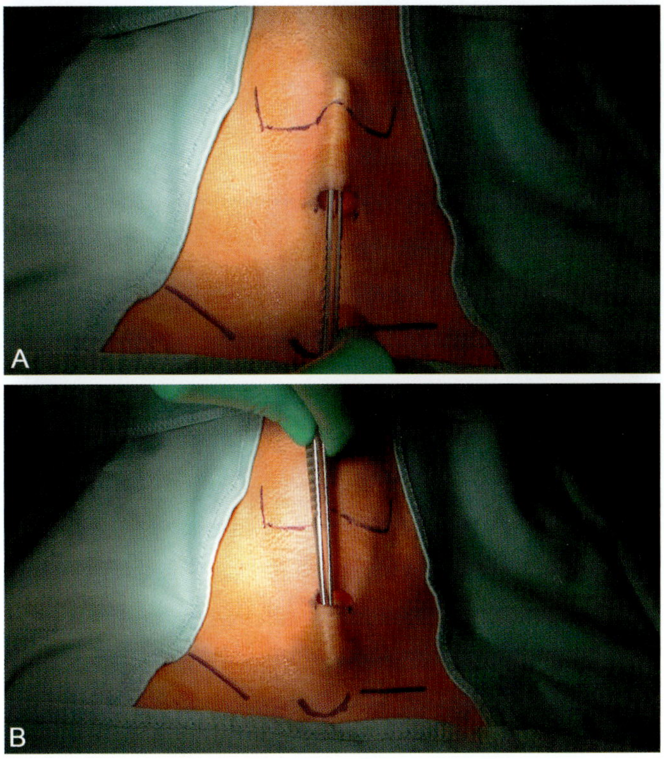

图 34.6 A 和 B. 准备上下皮瓣

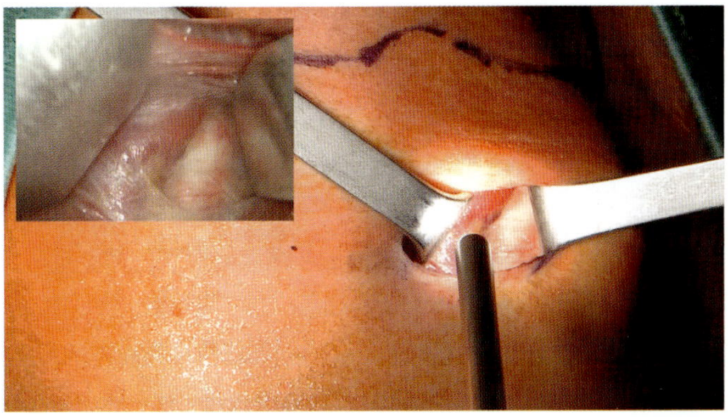

图 34.7 使用双头组织拉钩，甲状腺叶向内，带状肌向外侧牵开。通过皮肤切口置入腔镜（5 mm，30°）

咽喉热损伤。在这个阶段中，由于腔镜的放大，通常可以识别喉上神经的外支（图 34.10）。离断甲状腺上极血管后，将甲状腺叶拉向内上，以识别喉返神经和甲状旁腺（图 34.11）。在清晰无血的操作术野下，腔镜的放大率（2 ～ 3 倍）可以直接识别这些结构。甲状腺叶及带状肌的内外牵拉提供气管食管沟及甲状腺下动脉的显露空间，这有利于喉返神经的显露，尤其是在它跨过甲状腺下动脉的地方。确认喉返神经后，在腔镜视野下直接解剖显露喉返神经至入喉点（图 34.12）。在腔镜的放大效果下，甲状旁腺通常很容易识别与保护。重要的是保持在清晰的术野下操作，扁头吸引器可以很好地辅助实现清晰干爽的术野。完成这步后，将甲状腺从皮肤切口中取出，在腔镜和直视下完成手术。这步操作时强调不要用力牵拉甲状腺叶，因为它还没有完全游离，过度的牵拉可能导致 Berry 韧带对神经的牵拉损伤。虽然通常使用超声刀进行甲状腺与气管的分离（图 34.13），但靠近神经和甲状旁腺处的分离最好使用钛夹或常规结扎以防止热损伤。如果计划行甲状腺全切除术，对侧也要进行相同的手术步骤。检查术区，仔细止血后，将带状肌

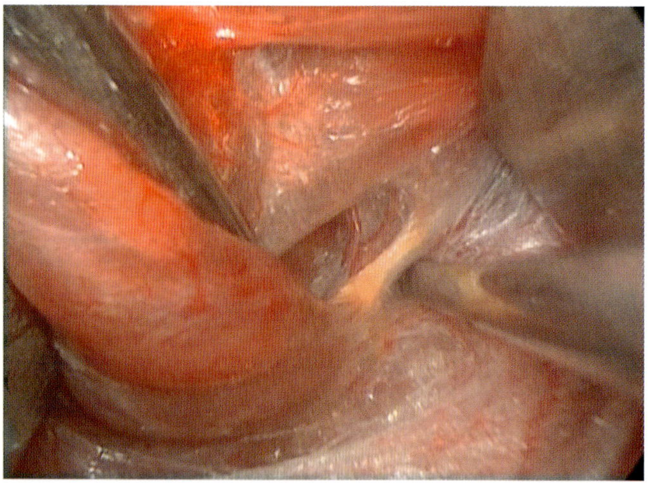

图 34.8　甲状腺叶向内压，显露上极血管，用扁头吸引器剥离裸化血管

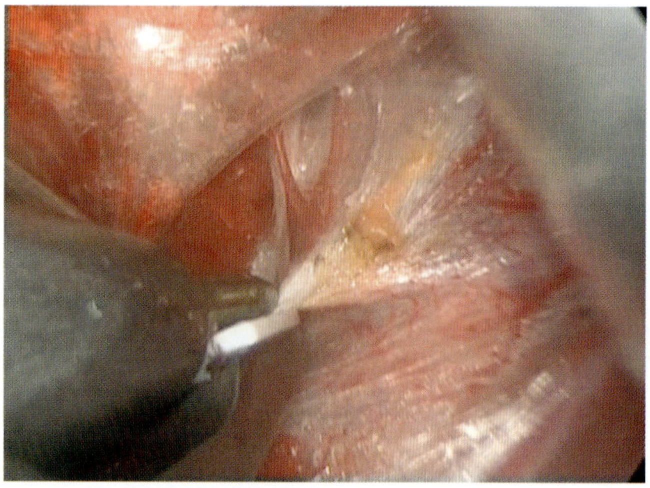

图 34.9　超声刀凝闭甲状腺上极血管主干

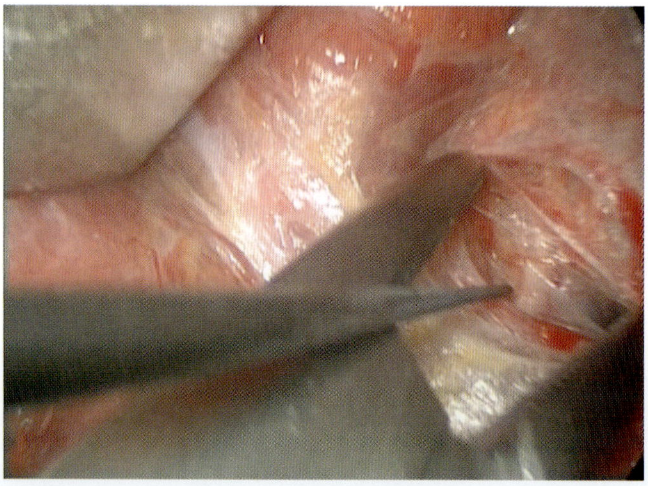

图 34.10　辨别喉上神经外支

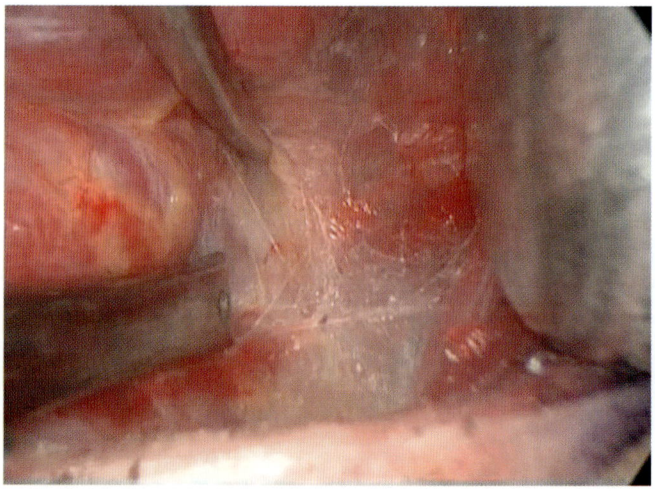

图 34.11　切断甲状腺上血管后，将甲状腺叶压向内上侧，以识别喉返神经和甲状旁腺

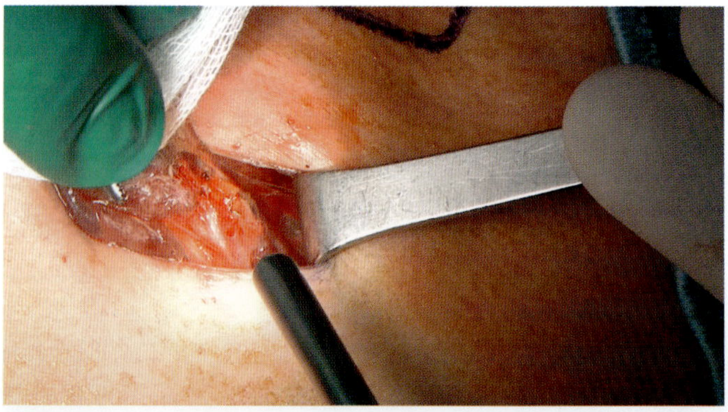

图 34.12　确认喉返神经后，在腔镜下直接解剖显露喉返神经至入喉点

沿中线缝合，闭合颈阔肌。皮肤通过不可吸收的皮下缝合（图 34.14）或皮肤密封胶封闭。在通常情况下，不放置引流管。

个人经验

2009 年，我们发表了一篇综述，回顾了我们在 10 年期间一系列 MIVAT 经验[32]，共 1363 例腔镜辅助甲状腺切除术。只有 7 例中转开放手术。在 126 例患者中，通过相同的途径清扫中央区淋巴结。病理结果显示：良性病变 986 例，PTC 368 例，C 细胞增生 1 例，家族性 *RET* 突变髓样癌 1 例。术后并发症包括暂时性喉返神经麻痹 27 例和永久性喉返神经麻痹 1 例，暂时性低钙血症 230 例，永久性甲状旁腺功能减退 10 例，术后出血 4 例，伤口感染 5 例。

微创腔镜辅助颈部淋巴结清扫术

甲状腺癌中央区淋巴结转移，通常为显微镜下可见，常见于 PTC[23-25]患者和 *RET* 基因突变者[29]。根据目前国际上关于预防性中央区清扫的相关指南，对于分化型甲状腺癌，不强制进行淋巴结清扫，一般只有在肉眼 / 临床有明显淋巴结受累者才应进行淋巴结清扫[33-34]（见第 38 章，颈中央区清扫术：适应证和技巧）。术前确定的肉眼 / 临床明显的淋巴结累及一直被认为是腔镜辅助方法的一个绝对禁忌。然而，术前准确评估中央区淋巴结状态是很困难的，也很难在 MIVAT 术中发现中央区淋巴结肿大。在这种情况下，可以考虑进行腔镜辅助中央区淋巴结清扫术（video-assisted central compartment dissection，VA-CCD）。

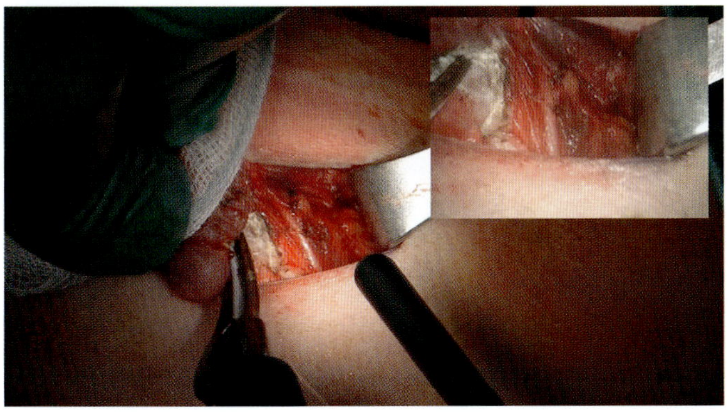

图 34.13 超声刀沿气管游离甲状腺峡部

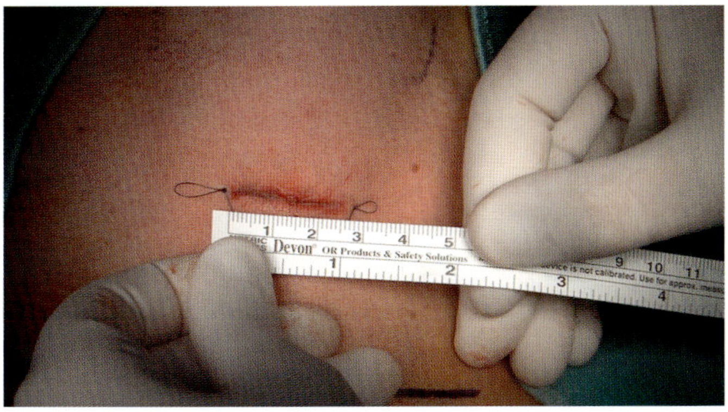

图 34.14 采用不可吸收线皮下缝合皮肤

关于该主题的更多讨论，请访问 http://pincode.yiaiwang.com。

在腔镜辅助入路治疗分化型甲状腺癌和 VA-CCD 的基础上，我们还评估了微创腔镜辅助入路治疗 PTC 患者功能性侧颈清扫术（video-assisted approach to the functional lateral neck dissection，VALNED）的可行性。我们纳入 2 例低风险 PTC 伴颈侧区淋巴结转移且无大血管侵犯患者。1 例患者行双侧 VALNED 手术，1 例患者行单侧 VALNED 手术。平均每侧清扫 25 枚淋巴结。2 例患者均出现过短暂的低钙血症。在随访中没有发现残余组织或疾病复发性的证据[27]。这些结果令人鼓舞，但仅仅是初期经验。要得到明确的结论，需要进行更大规模的对比研究。

合适的患者选择对于确保任何腔镜辅助手术的成功起着重要的作用，特别是在外科医生经验不足的初始阶段。目前，根据我们的经验，腔镜辅助治疗的理想患者是：小的良性的或低、中危分化型甲状腺癌患者，以及术前没有淋巴结转移证据的 *RET* 基因突变患者。先前讨论的研究结果表明，如果在 MIVAT 期间意外发现可疑或单纯肿大的淋巴结，可以进行 VA-CCD；其结果与传统开放式手术的结果相当。当然，外科医生应该接受良好的开放和腔镜手术训练[19-20，41]。

MIVAT：基于临床证据的建议

第一例微创甲状腺切除术报道后，几个较小的单中心报告、两个多中心研究和几项大型回顾性研究（主要包括不同腔镜辅助技术）已经发表，显示了 MIVAT 的安全性和实用性[2-3，5，8，10，19，32，42-48]。

Gal 等[17]和 El Labban 等[18]在两个精心设计的随机对照试验（证据级 ⅡB）中也证实了 MIVAT 的安全性和实用性。这些研究表明，两种方法的并发症发生率相当。总体上，传统的甲状腺切除术手术时间较短。Hegazy 等[49]将 MIVAT 与采用 Sofferman 技术（带状肌肉横切）的微创开放性甲状腺切除术进行了比较。这项前瞻性随机研究（证据级别 ⅡB）表明，

MIVAT 显著改善患者术后体验并且切口更小。Miccoli 等[50]最近发表了一项前瞻性、随机的研究，证实 MIVAT 术后疼痛低于常规开放手术。

2008 年，为了强调 MIVAT 优于常规甲状腺切除术的其他优势，我们发起了一项前瞻性随机研究[51]，比较了 MIVAT 和常规甲状腺切除术。该研究为ⅡB 级证据，研究表明与接受常规手术的患者相比，接受 MIVAT 的患者术后早期嗓音障碍和吞咽症状的发生率和严重程度显著降低。最近的一项回顾性医疗成本分析显示，MIVAT 的医疗成本几乎与开放式甲状腺切除术相同[52]。

参考文献

如需完整的参考文献列表，请访问 http://pincode.yiaiwang.com。

35

喉上神经的外科解剖和监测

Marcin Barczynski，Claudio R. Cernea，Catherine F. Sinclair

姜可伟　李晨　译　张浩　审校

请访问 http://pincode.yiaiwang.com 查看相关视频：

视频 35.1　第 35 章引言：喉上神经的外科解剖和监测。

视频 35.2　喉上神经的外科解剖和监测。

视频 35.3　右侧喉上神经外支刺激在甲状腺切除术中的应用。

从 Kocher 首次记载甲状腺手术以来，甲状腺手术技术的变化很少[1]。当有经验的外科医生进行甲状腺手术时，并发症的发生率通常很低。最常见的并发症包括喉返神经（recurrent laryngeal nerve，RLN）损伤和甲状旁腺功能减退症。然而，喉上神经外支（external branch of superior laryngeal nerve，EBSLN）的损伤可以发生在剥离及钳夹甲状腺上血管的时候，这种损伤可易导致环甲肌（cricothyroid muscle，CTM）瘫痪，损伤高音域，并改变声音的基础频率，尤其是对于女人及专业歌手来说，这是个很大的问题。是否发生 EBSLN 瘫痪在术后常规的喉镜检查中很难发现，但对于依靠声音工作的人来说却可导致灾难性的后果。掌握甲状腺上极区城的解剖变异并细致分离甲状腺上极，可以避免这类损伤的发生。此外，本章将简要讨论利用喉上神经内支（internal branch of superior laryngeal nerve，IBSLN），通过喉内收肌反射（laryngeal adductor reflex，LAR）持续监测声带功能。

历史

1892 年，Fort 报道了环甲肌的解剖特征，并提到其运动由 EBSLN 支配[2]。在此之前，一些出版物已经通过一系列尸体解剖研究过 EBSLN 的结构[3-9]。其中最大规模的研究由 Moosman 和 DeWeese 完成，包含 200 具新鲜尸体[10]。

20 世纪初，EBSLN 的手术解剖并没有得到重视。实际上，即便是 Kocher 也没有特意在他的书中提到这条神经[1]。作为甲状腺手术的基石，他在书中记载了超过 3000 例甲状腺切除术的个人经验，直到 1935 年，人们才了解 EBSLN 保护的重要性。Amelita Galli-Curci 是当时世界最著名的女高音歌唱家，她在局部麻醉下接受了甲状腺切除术（为确定喉返神经没有受到损伤，医生要求她在手术中说话），切除甲状腺肿重达 170 g。经仔细辨认和保护，喉返神经并未受到损伤。然而她的声音在术后却仍戏剧性地音调降低并永久沙哑，这使她不得不放弃了歌唱。时代周刊记者写道：“那令人惊叹的声音已经一去不返，鬼魅般悲伤的嘶哑取代了天鹅绒般柔软的天籁[10]。”从那时起，EBSLN 便被称为“Amelita Galli-Curci 神经”。有趣的是，最近一些学者开始质疑这件事情的真实性[11]。

1957 年，Gregg 指出即使他已积累了大量的经验（8000 例甲状腺切除术）。但仍然不能确定如何避免和发现 EBSLN 的损伤[12]。随后，一些学者提出，要小心分离甲状腺上极结构，从而避免在结扎甲状腺上血管时损伤此神经[13-17]。

一些报道曾提到术中辨认 EBSLN 的方法，一些学者的方法仅仅是基于此神经的解剖结构[8, 10]，而另外一些人则尝试利用电刺激来辅助辨认[18-22]，特别是对于甲状腺明显增大的患者[23]。

解剖学

喉上神经（superior laryngeal nerve，SLN）是第十脑神经的第一分支（迷走神经）之一。它在节状神经节与迷走神经分离，大约距颈动脉分叉 4 cm[24]。下行约 1.5 cm 后,SLN 分为 2 支，即 SLN 内支（IBSLN）和 SLN 外支（EBSLN）[7]。IBSLN 在颈内动脉后方的颈动脉鞘内下降，然后通过前内侧，与喉上动脉伴行穿过甲状舌骨膜。IBSLN 为声门上喉、梨状窝和会厌提供感觉。EBSLN 在颈血管背外侧下降，与颈血管交叉到达内侧并延伸至喉。此神经通常宽 0.8 mm[25]，总长度 8.0[7] ~ 8.9 cm[26]（图 35.1）。1968 年 Moosman 和 DeWeese 定义胸骨甲状腺–喉部三角，它的边界内侧是咽下缩肌和环甲肌，前侧是胸骨甲状肌，外侧是甲状腺上极[6]（图 35.2）。通过 200 具尸体解剖的研究显示，EBSLN 几乎无一例外地通过此三角入喉。

由于此神经邻近甲状腺上血管，其在外科领域中有着重要意义。在大多数情况下，EBSLN 在甲状腺上极以上越过甲状腺上动静脉，在理论上防止了 EBSLN 手术损伤的发生。然而，Droulias 等对 24 具尸体进行甲状腺切除，在临近甲状腺上极处钳夹甲状腺上极，却发现在多数情况下，神经也包含在其中[26]。Clader、Luter 和 Daniels 进行了 48 具尸体解剖，发现 68% 的 EBSLN 与甲状腺上极联系紧密、在施行手术时易受损伤[27]。另外，Espinoza、Hamoir、Dehm[28] 及 Lennquist、Cahlin、Smeds[8] 分别指出“危险位置”

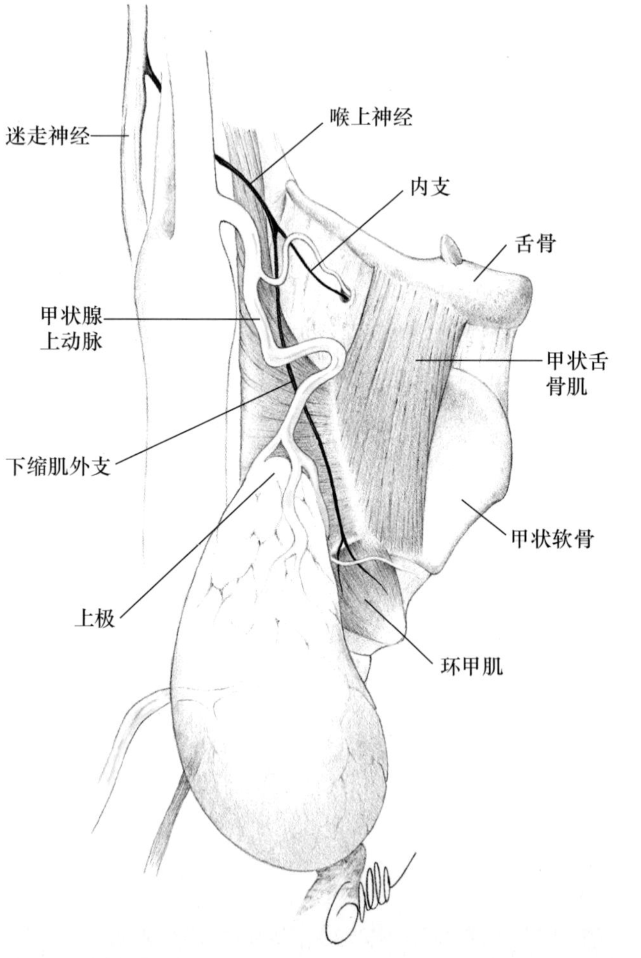

图 35.1　喉上神经外支（EBSLN）从颈动脉血管后面下降，然后从内侧穿越到达喉部

的 EBSLN 存在率并不高（分别为 15% 和 18%）。此外，Lennquist、Cahlin 和 Smeds 强调，人群中有 20% 的 EBSLN 位于咽下缩肌的纤维中，仅 80% 的神经可以在手术中被识别[8]。

Wu 等在一项研究中，用 Sihler 染色处理了 27 个人类半喉，这是一种清除软组织和复染神经的技术。在 27 个样本中，44% 的神经连接从 CTM 内侧表面（位于喉部外侧）出来，然后进入喉部。然后，神经连接延伸穿过环甲膜，并分支出同侧甲杓肌（也称为**喉内声带肌**）的前 1/3[29]。Nasri 等人在犬科动物中获得类似的观察结果，他们发现 42.9% 的实验动物中 EBSLN 对甲杓肌有交叉神经支配。对 EBSLN 施加电刺激后，甲杓肌的肌电图（electromyography，EMG）记录证实了这一点[30]。Sanudo 等人发现在 90 个人类显微解剖标本中，68% 的 EBSLN（在支配 CTM 后）继续延伸，穿过环甲膜，支配前甲杓肌区域[31]。Maranillo 等人对尸检中获得的 103 个人类喉使用显微解剖技术，研究了喉外神经和 RLN 之间是否存在神经连接。本研究中 85% 的病例发现了人类交通神经（双侧 44%，单侧 41%）[32]。Masuoka 等人研究了 70 例人类甲状腺叶切除术中 RLN 对 CTM 功能性神经支配的发生率。本研究通过目视观察 CTM 抽搐以及通过插入 CTM 的针电极进行 EMG 检查来评估刺激单侧迷走神经和 RLN 后的反应。RLN 刺激导致 39% 的 CTM 出现可能的 CTM 收缩和明显的 EMG 反应（$> 300\ \mu V$），34% 的 CTM 出现任意一个反应，27% 的 CTM 没有反应[33]。这些发现受到后续电生理学研究的质疑；后来的研究表明，尽管 EBSLN 可能通过人类交通神经支配声带，但 RLN 并不支配 CTM[34]。因此，人类交通神经在 41% ~ 85% 的患者中提供了与声带的连接[29-36]。神经连接的变异性、EBSLN 刺激小、早

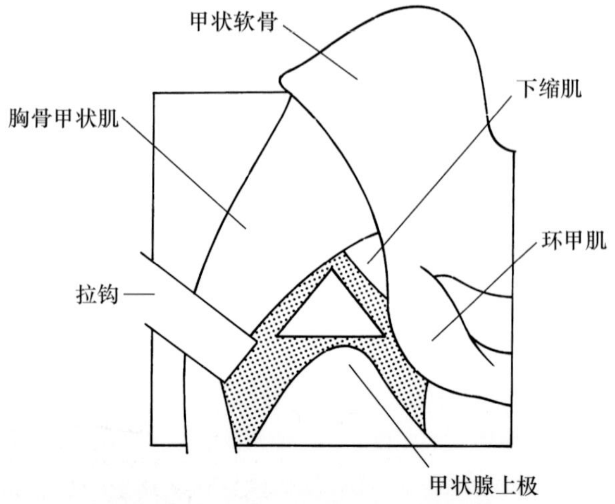

图 35.2　胸甲喉三角（乔氏空间）

期声门波形的变异性以及气管插管位置的变异性都可能导致在 EBSLN 刺激期间不到 100% 的患者可记录有意义的波形（使用当前可用的标准监测技术）[37-38]。然而，使用带有附加前表面电极的新型气管内插管可以在 100% 的病例中实现可量化的 EBSLN 肌电活动。单极和双极刺激器探针产生相似的 EMG 数据[39]。

EBSLN 解剖变异的外科分类很少。然而，最广泛认可的 EBSLN 手术分类是由 Cernea 等人于 1992 年提出的[9]。该分类是基于甲状腺手术期间神经损伤的潜在风险。它对与上甲状腺血管和甲状腺上极上边缘相关的神经进行分类（图 35.3）。

Cernea EBSLN 分级系统

1 型：神经在甲状腺上极上方 1 cm 以上处越过上甲状腺血管，在小甲状腺肿的患者中占 68%，在大甲状腺肿的患者中占 23%。

2A 型：神经在甲状腺上极上方 1 cm 以内越过血管，在小甲状腺肿的患者中占 18%，在大甲状腺肿的患者中占 15%。

2B 型：神经在上甲状腺极的上缘下方越过上甲状腺主干，在小甲状腺肿的患者中占 14%，在大甲状腺肿的患者中 54%。

2A 型和 2B 型的喉返神经（EBSLN）因位置较低，在解剖和结扎甲状腺上极血管时易受伤[9, 21]。在西方国家进行的喉返神经解剖研究可能在应用到其他国家（特别是亚洲国家）的患者时存在一些局限性。韩国首尔 Hwang 等人在对 50 名成年患者的甲状腺手术中，探察了 92 条喉返神经，发现 1 型喉返神经有 15 条（16.3%），2A 型喉返神经有 52 条（56.5%），2B 型喉返神经有 25 条（27.2%）。2A 型和 2B 型的患者在受伤风险上更高，并且这些类型比之前西方研究中观察到的频率更高（83.7%）。此外，还发现 35.9% 的喉返神经远端插入点位于环状软骨中心 1 厘米以内[40]。

Kierner 分级系统

1998 年，Kierner 等人发布了类似的分类。他们增加了第四类，其中 EBSLN 甲状腺上极背侧走行，使其识别更加困难[41]。他们在 13% 的解剖中观察到这种解剖关系。他们观察到的 1 型神经（42%）少于 Cernea 系列（图 35.4）。

1 型：神经穿过甲状腺上极上缘 1 cm 以上的甲状腺上血管。

2 型：经穿过上极上缘 1 cm 以内的血管。

3 型：神经在甲状腺上极上缘下方穿过甲状腺上极。

4 型：神经于甲状腺上极背侧走行。

Friedman 分级系统

2002 年，Freidman 等提出了 EBSLN 的不同分类，重点关注神经和下缩肌与 CTM 交界处的关系。根据他们对 884 名患者暴露的 1057 根神经的经验，他们能够识别和分类 900 根（85.1%）神经[42]。其分类系统并不是要取代 Cernea 分类系统，相反，它应该被视为一种补充分类系统，有助于术中神经的识别。该分类系统描述了 3 种变体（图 35.5）。

1 型：神经贯穿整个过程（表面或侧面）至下缩肌，并与甲状腺上血管一起下降，直到它在 CTM 处终止。

2 型：神经穿透肌肉下部的下缩肌，在此情况下神经仅仅被下缩肌部分包裹保护。

3. 型：神经潜入下缩肌的上层纤维下方，并在其到 CTM 的整个过程中始终被该肌肉覆盖。

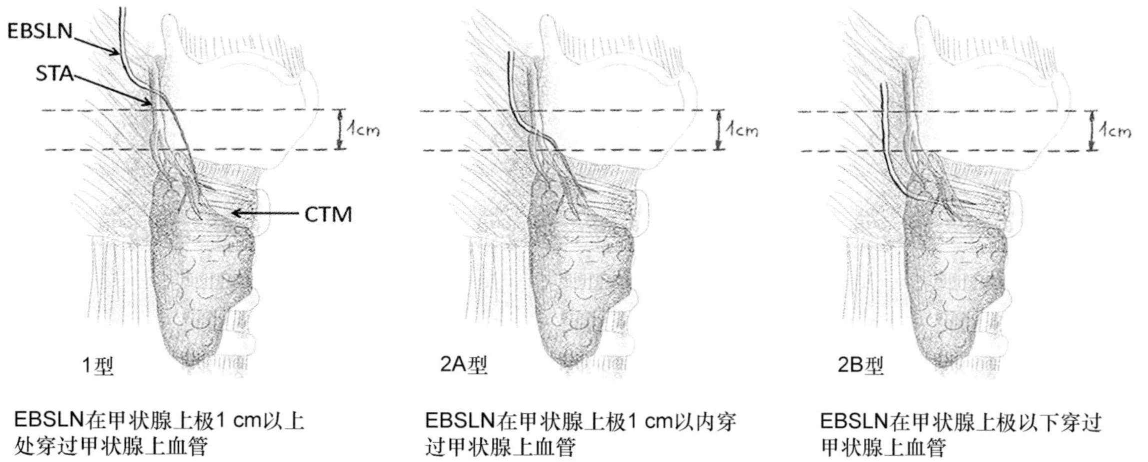

图 35.3 Cernea 喉上神经外支（EBSLN）外科解剖分级系统［From Barczynski M，Randolph GW，Cernea CR，et al. External branch of the superior laryngeal nerve monitoring during thyroid and parathyroid surgery：International Neural Monitoring Study Group standards guideline statement. Laryngoscope. 2013；123（suppl 4）：S1-S14.］

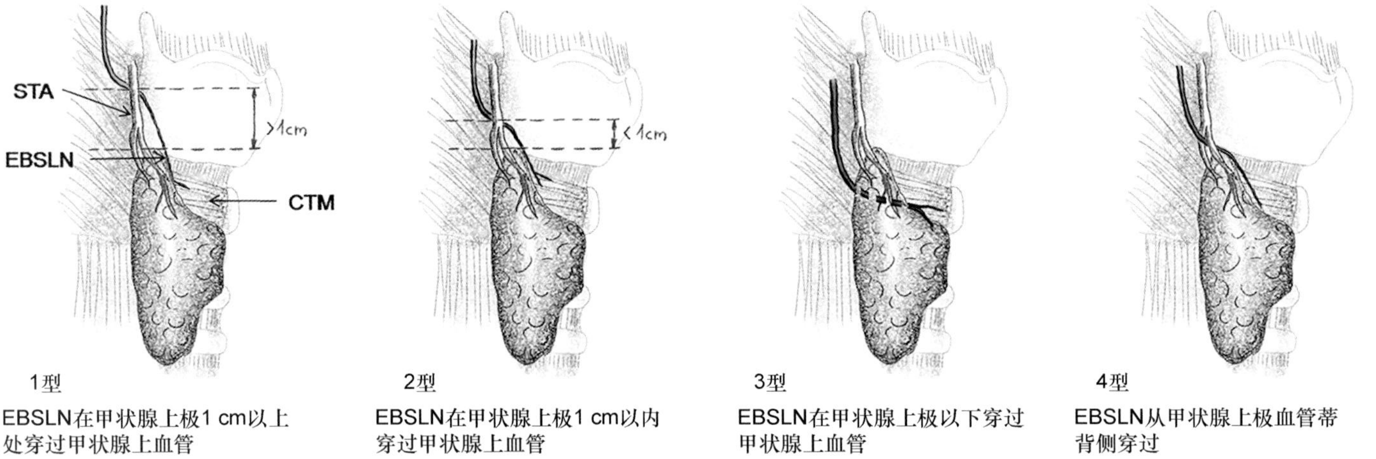

图 35.4 Kierner 喉上神经外支（EBSLN）外科解剖分级系统［From Barczynski M，Randolph GW，Cernea CR，et al. External branch of the superior laryngeal nerve monitoring during thyroid and parathyroid surgery：International Neural Monitoring Study Group standards guideline statement. Laryngoscope. 2013；123（suppl 4）：S1-S14.］

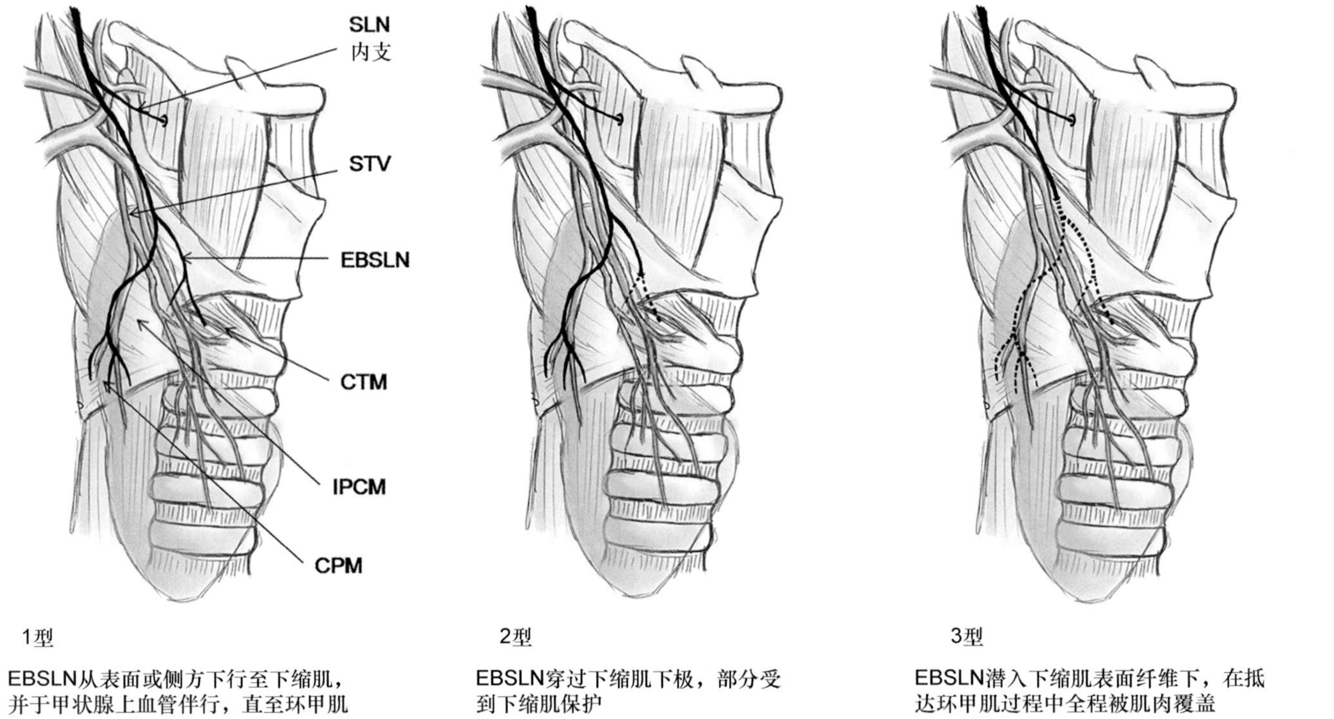

图 35.5 Friedman 喉上神经外支（EBSLN）外科解剖分级系统。CPM，环甲肌；IPCM，下收肌；STV，甲状腺上静脉［From Barczynski M，Randolph GW，Cernea CR，et al. External branch of the superior laryngeal nerve monitoring during thyroid and parathyroid surgery：International Neural Monitoring Study Group standards guideline statement. Laryngoscope. 2013；123（suppl 4）：S1-S14.］

Selvan 分级系统

在 2009 年的报告中，Selvan 等提出了一种新的临床分型：基于对 35 名患者的 70 根神经进行的前瞻性、描述性解剖研究；使用 EMG，记录环甲复合肌肉动作电位（cricothyroid compound muscle action potential，CMAP）以识别 EBSLN，并根据常规甲状腺手术期间的临床变化对其进行分类[43]。该系统根据甲状腺上血管和环状软骨对神经进行分类（图 35.6）。

1a 型：神经位于血管进入腺体前部或甲状腺上血管分支之间的 1 cm 内和距环状软骨 3 cm 内的神经（9% 的患者）。

1b 型：神经位于血管后方但距甲状腺上血管进入

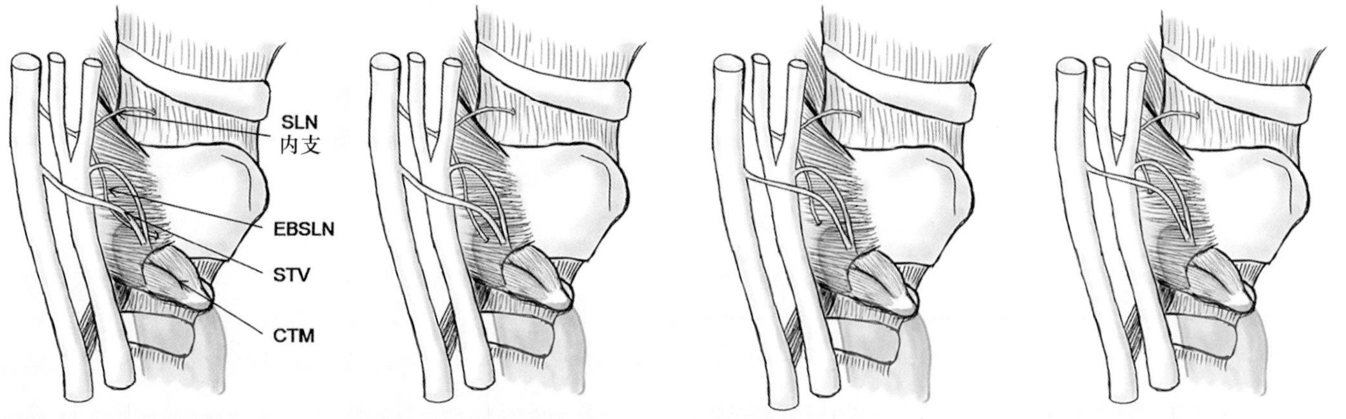

1a型
EBSLN位于血管进入腺体前或分支1 cm以内，且距例环状软骨3 cm以内

1b型
EBSLN位于血管后方，但是在STV进入腺体1 cm以内。此入口临近CTM到环甲肌前切线

2型
EBSLN位于血管进入腺体1～3 cm内，或距离环状软骨3～5 cm

3型
EBSLN位于血管进入腺体3～5 cm内，或者距离环状软骨5c m以上

图 35.6 喉上神经外支 Selvan 外科解剖分型方案［From Barczynski M，Randolph GW，Cernea CR，et al. External branch of the superior laryngeal nerve monitoring during thyroid and parathyroid surgery：International Neural Monitoring Study Group standards guideline statement. Laryngoscope. 2013；123（suppl 4）：S1-S14.］

腺体 1 cm 以内的神经。这个入口点靠近 CTM 到环状软骨的前缘（存在于 3% 的患者中）。

2 型：神经位于血管进入腺体 1 ～ 3 cm 内或距环状软骨 3 ～ 5 cm 内的神经（68% 的患者存在）。

3 型：神经位于血管进入腺体 3 ～ 5 cm 或距环状软骨 5 cm 以上的神经（存在于 20% 的患者中）。

在最近的几篇论文中，Cerana 等提出的解剖分类已经被广泛接受。一些作者也报道了与 Cerana 原结果相似的 2b 型 EBSLN 发生率。Ozlugedik 等[44]研究了 40 例半侧颈部标本，其中 2b 型占 17.5%。在一项涉及 78 名甲状腺上极手术患者的前瞻性研究中，Mishra 等[45]观察到 2b 型占 10.25%。在其他论文中，2b 型的发生率比我们的原始结果明显增高[9]。Pagedar 和 Freeman[46]评估了 112 名患者的 178 条 EBSLN，其中 48.3% 为 2b 型。Chuang 等研究了 43 具尸体的 86 条 EBSLN，其中 38.3% 为 2b 型[47]。

一些研究者指出，一些个体“内在因素”可能与 2b 型 EBSLN 发病率增加有关。Furlan 等人[48]对 36 具未封存的尸体进行了解剖学研究。统计上，2b 型神经在身材较小（$P = 0.0006$）和腺体体积增大（$P = 0.0007$）的个体中更为普遍。

Morton 等[49]在一篇评论文章中批评了所有现有的 EBSLN 解剖学分类。他们认为，所有分类都未能建立可靠的解剖标志来在甲状腺切除术期间安全识别和保护神经。然而，我们坚信，外科医生接近甲状腺上极的方式是甲状腺切除术中保护神经的最重要因素，特别是在处理大甲状腺肿时。

生理和病理生理

EBSLN 是支配 CTM 运动的唯一神经，Tschiassny[50]和 Arnold[51]分别于 1944 年和 1961 年证明了 CTM 收缩对于声音产生的影响。CTM 有 2 个肌腹，分别为**直部**和**斜部**，这两个部分各自的功能尚不明确，但这两个部分共同作用可以调节声带的长度和声带[52]。振动的频率受声带紧张度的影响，而声带紧张度则由甲构肌和 CTM 功能的平衡而决定。CTM 使环状软骨抬高，缩短了其与甲状软骨的距离。环状软骨的运动使声带的长度和紧张度增加。Arnold 称这种由 CTM 介导的声带张力为“外部张力”，这种张力在高频声音的发声中至关重要。除了 EBSLN 的发声功能，一些作者指出其在呼吸运动中也有重要作用，尤其是在呼气时[53-54]。

EBSLN 的损伤可以导致 CTM 完全瘫痪，在 EMG 上表现为“电静息”[21]，在性能上，声音的基础频常会减低，语音功能也明显恶化，尤其是发出高频率声音时（见第 42 章和第 43 章）[21]。

手术技术

在大多数涉及甲状腺的手术中，甲状腺上极的分离都是必要的。一些术者喜欢在手术之初先进行甲状腺上极分离[14, 21]，而另一些人则喜欢最后进行这一步骤[17]。无论次序，甲状腺上极的分离通常开始于整个甲状腺腺叶游离。为了方便开始腺叶的游离，建议对甲状腺中静脉进行切断结扎。在上极进行操作前，强烈建议完全显露胸骨甲状腺-喉部三角（图35.2）多数情况下，当甲状腺体积正常或仅轻度增大时，没有必要完全分离带状肌。然而多数情况下，电刀局部切断甲状胸骨肌就有助于达到甲状腺上极的目的（图35.7）（见第31章，甲状腺手术的基本原则）。

现有的几种技术来可以最大限度地减少在甲状腺上血管解剖和结扎过程中对EBSLN造成伤害的潜在风险：

1. 在直视下贴近甲状腺被膜结扎甲状腺上血管的各个分支，而不试图肉眼识别神经；

2. 结扎甲状腺上极血管前的肉眼识别喉上神经；

3. 使用神经检测仪或神经探针来术中神经监测（intraoperative neuro monitoring，IONM）神经损伤。

甲状腺上极血管常分为3支环绕上极，2支位于前方，1支位于背侧。外科医生小心分离并单独结扎此分支是非常有必要的，缝线也需非常小心（图35.8）。Loré等强调轻柔的牵拉可以保持EBSLN的完整性[17]。

一般来说，EBSLN位于甲状腺上缘，严格遵守上述原则将会为神经提供合理的保护。然而，有15%～20%的神经为2B型，因此在所有病例中，都应该严格地在甲状腺-喉部三角内操作，沿甲状腺上极内侧表面结扎和分离上极血管，充分暴露。当解剖分离此区域时，医生应使用神经监测仪，尤其是当EBSLN深至咽下缩肌筋膜（大约20%）时更有益处[8]。当神经接受电刺激，CTM即刻发生快速而有力的收缩（参阅本章的EBSLN视频）。一旦观察到EBSLN就必须在整个上极分离时均保持对它的直视（图35.9）。在甲状腺上极解剖完成后，此神经的完整性也可以通过电刺激进行探测（见第36章，喉返神经的外科解剖和监测）。

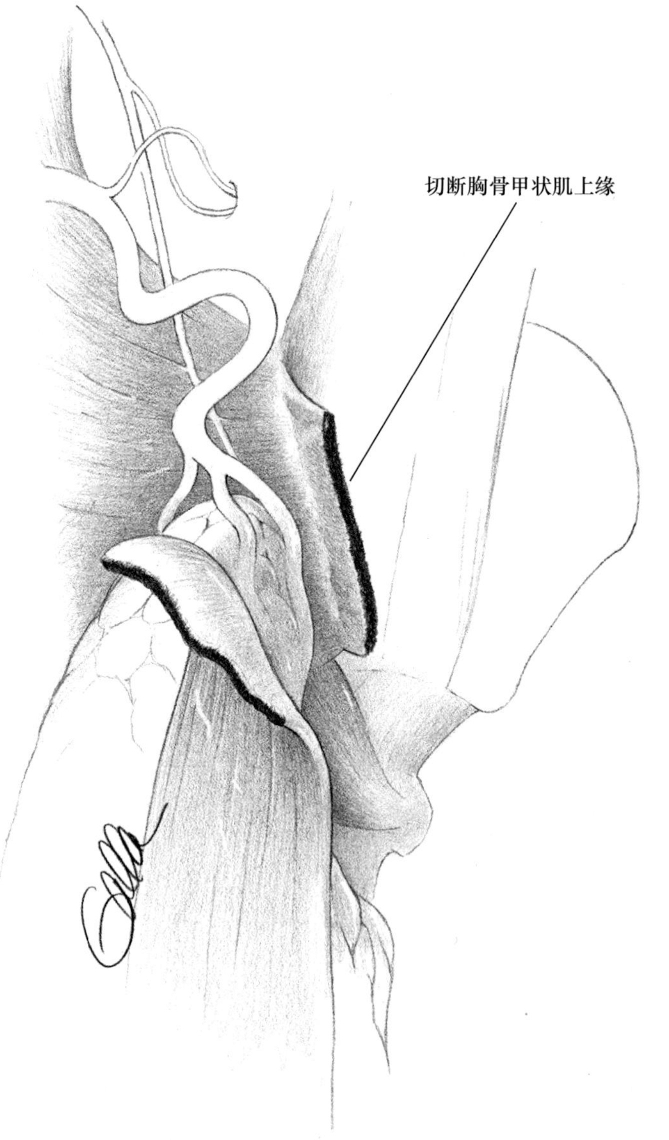

图35.7 切开胸锁乳突肌，显露甲状腺上极

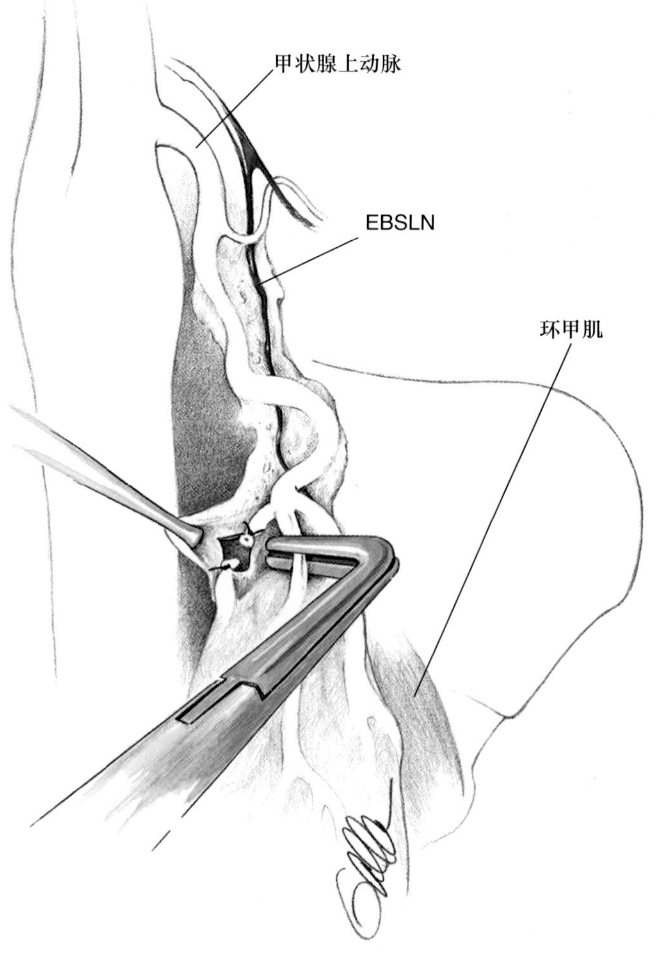

图35.8 甲状腺上极解剖与甲状腺上动脉分支结扎，缝线应尽可能远离根部

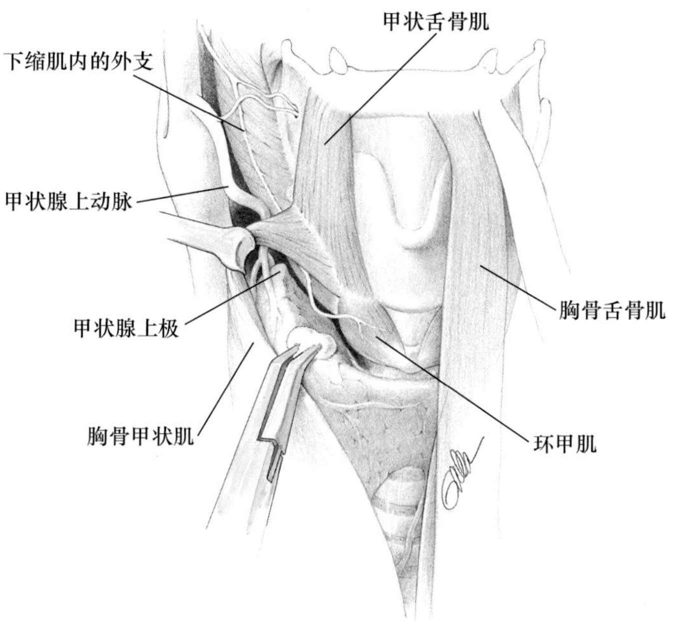

图 35.9 建议牵引甲状腺叶下极，保留喉上神经的外支（EBSLN）

一些作者仅根据对 EBSLN 的外科解剖发现来识别和保护 EBSLN[8-10]。处理 EBSLN 时，神经刺激的一个明显优点在手即便当其位于明下缩肌纤维表面以下时，也可以获得阳性的信号。阳性结果导致 CTM 的收缩和气管插管监测系统出现典型的微小反应（通过人的神经交通支）。一群组织作为甲状腺上极处理的一部分，在被分离之前对刺激可能无反应（见第 36 章，喉返神经的外科解剖和监测）。然而，像许多国际文献中提到的[18-20, 22]，我们更希望得到电刺激的阳性结果[21, 23]。最近 Barczyński 进行的一项包含 210 例患者的随机对照研究，将喉返神经和 EBSLN 单纯暴露与暴露结合神经刺激监测对比，发现利用监测识别 EBSLN 有显著提高（83% 联合监测 *vs.* 34% 没有监测），并显著改善多项早期术后声音参数（见第 36 章，喉返神经的外科解剖和监测）[35]。

当甲状腺肿大时，上极的解剖分离较困难。在这种情况下，甲状腺上缘明显升高，使其与 EBSLN 的联系更加紧密（图 35.10）。另一个问题在于甲状腺上血管增粗，常常平行于甲状腺，对其分离时要更加小心。带状肌的分离可以为该区域提供更好、更安全的视野。我们已经证实甲状腺肿患者中高危 2B 型神经的发生率高达 54%[23]。因此，对于甲状腺肿大患者积极识别 EBSLN 尤为重要。

最近，一些作者采用甲状腺微创技术，包括腔镜辅助甲状腺切除术。需要强调的是，我们在 1992 年提出的解剖分类所使用的尸体是僵直后未经防腐处理的，使尸体颈部星现自然过伸体位，与以往传统甲状腺切除术的体位一致。但在腔镜辅助甲状腺切除术中不再使用颈部过伸体位，从而使 EBSLN 靠近甲状

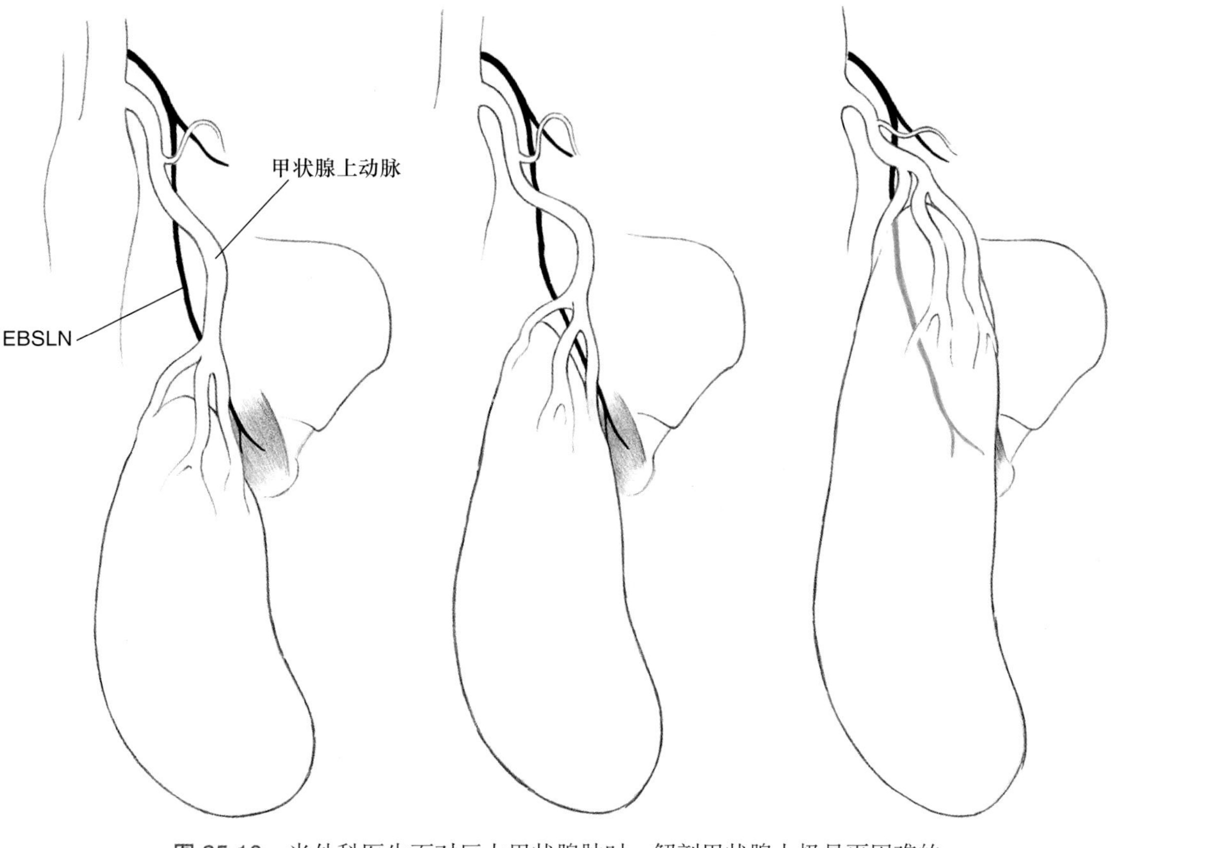

图 35.10 当外科医生面对巨大甲状腺肿时，解剖甲状腺上极是更困难的

腺上极。Dedivitis 和 Guimarães 在有限的 12 例病例中，可以清楚识别 83.3% 病例的神经，其中 80% 的 EBSLN 走行于甲状腺上血管分支的内侧，20% 位于血管外侧[55]。另外，腔镜的视野更大、更清晰，有利于促进 EBSLN 的暴露和保护。

2009 年进行了一项包括 10 例患者于局麻下微创甲状腺切除术并行 EBSLN 神经监测的前瞻性研究[56]。在 15 根高危神经中，8 根神经得到识别并成功保护。这些神经的正常功能评估通过 IONM 和术后视频喉镜得到确认。

EBSLN 监测

与 RLN 的常规解剖相反，大多数外科医生在甲状腺切除术期间倾向于避免而不是常规暴露 EBSLN[57]。据报道，有经验的甲状腺外科医生的肉眼 EBSLN 识别率超过 98%。然而，在大多数已发表的研究中，超过 2/3 的患者对 EBSLN 的肉眼检查并不成功[58]。国际神经监测研究小组最近的指南声明强调了在所有病例中目视寻找神经的重要性。这些指南建议，应通过实施神经刺激技术和评估 CTM 抽搐反应，或者最好是声门气管内 EMG 监测，以确保在甲状腺切除术期间神经的功能保留，以促进视觉识别 EBSLN 的尝试（图 35.11）[58]。正如当前国际上关于甲状腺切除术期间 EBSLN 的识别和神经监测的调查数据所示，神经监测（IONM）在大多数患者中用于识别 EBSLN。其中，5/19

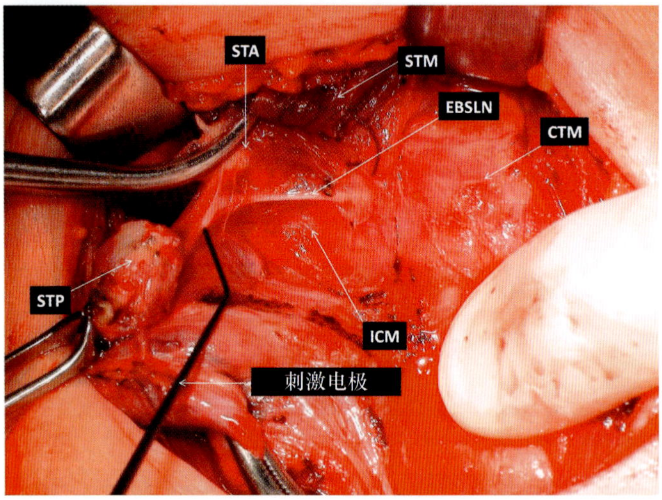

图 35.11 通过目视识别和电刺激 EBSLN，对甲状腺上动脉的各个分支进行细致的解剖和结扎，以确保神经的功能保留。EBSLN，喉上神经外支，CTM，环甲肌，ICM，下缩肌，STM，胸甲肌，STA，甲状腺上动脉，STP，甲状腺上极［From Barczynski M, Randolph GW, Cernea CR, et al. External branch of the superior laryngeal nerve monitoring during thyroid and parathyroid surgery: International Neural Monitoring Study Group standards guideline statement. Laryngoscope. 2013；123（suppl 4）：S1-S14.］

（26.3%）的低量手术医生和 39/57（68.4%）的高量手术医生（每年超过 200 次甲状腺切除术）基于 CTM 抽搐评估 EBSLN（$p < 0.004$）；3/16（15.8%）的低量手术医生与 35/57（61.4%）的高手术量医生基于内气管表面 EMG 的评估（$p < 0.001$）。在总计 19 位低量手术医生与 57 位高量手术医生中，分别有 8 位（42.1%）和 39 位（68.4%）知道 EBSLN 神经监测指南[57]。

Barczynski 等发表了一项研究包括 210 名患者，他们被随机分为两组（每组 $N = 105$）：EBSLN 和 RLN 的视觉识别与额外的 EBSLN 和 RLN 监测。使用 IONM 与手术期间 EBSLN 识别率的提高相对应（不使用 IONM 为 34.5%，使用 IONM 为 83.8%），以及降低后一组短暂 EBSLN 损伤的发生率（分别为 5.0% 和 1.0%；$P = 0.02$），这些发现与被监测手臂手术后早期发声变化的风险降低相关[35]。Uludag 等也得出了类似的结论。基于对 133 名接受甲状腺切除术患者的研究结果。患者被随机分为两组：①有 105 根神经风险和甲状腺上极夹层，但没有目测 EBSLN 的患者；②有 106 根神经风险的患者使用 IONM 在甲状腺切除术中绘制 EBSLN。EBSLN 语音障碍指数 5（The EBSLN Voice Impairment Index-5，Ⅶ -5）在术后 6 个月的随访期间进行，以评估术后语音表现的改变。第 1 组患者的 9 个（8.6%）有风险的神经和第 2 组患者的 1 个（0.9%）有风险的神经被诊断为 EBSLN 损伤（分别为 $P = 0.015$ 和 $P = 0.010$）。在本研究中，IONM 被认为显著有助于第 2 组患者的视觉识别和功能性神经保存。Ⅶ -5 显示，在整个 6 个月的术后随访期间，第 1 组与第 2 组的声音发生了显著变化。作者得出结论，IONM 在 EBSLN 的功能保存中发挥着重要作用，导致在甲状腺上极管理期间 EBSLN 损伤率降低[59]。

Lee 等最近报道了一项对 490 例甲状腺手术（299 例甲状腺全切除术和 191 例甲状腺半切除术）的前瞻性研究的结果，其中 IONM 用于促进 RLN 和 EBSLN 的识别和保存。将这些患者的结果与同一外科医生在未使用 IONM 的情况下进行的 500 例甲状腺切除术的结果进行了比较[60]。在本研究中，人口统计学特征、手术类型、病理学、RLN 和 EBSLN 识别和分类、功能和电生理数据，以及对手术并发症进行了分析。有趣的是，与单独的目视检查相比，IONM 的附加值定义为 EBSLN 的识别率提高，在本研究中为 13.8%（$P < 0.0001$）。对于 2b 型 EBSLN，这个值甚至更高，为 15.8%。通过分析术前已知因素（包括手术适应证）无法预测 IONM 的有用性。因此，即使是大手术量的甲状腺外科医生，常规使用 IONM 也可能比单独使用视觉识别技术更好地进行 RLN 和 EBSLN 的术中管理[60]。

CTM 抽搐和声门 EMG 记录都是 IONM 的两种方法，推荐用于可能危及 EBSLN 的甲状腺手术。国际神经监测研究小组最近提出了甲状腺上极解剖的最佳管理策略，以确保 EBSLN 的保存。该策略涉及两个策略[58]。

1. EBSLN 应通过观察 CTM 抽搐或气管内 EMG 波形（如果存在）在甲状腺上极血管的头部和内侧进行刺激（真正的阳性刺激）。

2. 甲状腺上血管附近的组织在给定水平分裂前的刺激对于 EBSLN 识别应该是阴性的，这意味着该刺激后没有 CTM 抽搐或气管内 EMG 波形（真正的阴性刺激）。

与 RLN 监测相反，EBSLN 监测依赖于对清晰可见的 CTM 抽搐的评估（在神经阳性识别后存在于所有患者中），以及由表面气管导管电极记录的 EMG 声门波形分析；使用标准 EMG 管时，70% ～ 80% 的患者或使用 NIM TriVantage 管（Medtronic，Minneapolis，MN）时接近 100% 的患者可以观察到这一点。NIM TriVantage 管在管的前表面和更近端的表面上有额外的电极[39，58]。EBSLN 的 IONM 和 EMG 评估提供了预测、量化和记录神经功能的潜在额外好处，而不是仅仅刺激神经 CTM 抽搐评估[35-38]。

Barczyński 等在一组 105 名患者和 210 名 EBSLN 中，发现在 1 mA 的 EBSLN 刺激后，73.9% 的患者表现出由标准表面气管导管 EMG 电极记录的诱发电位，平均振幅为 249.5±144.3 μV。EBSLN 刺激后的平均幅度明显低于在 RLN 刺激期间观察到的诱发电位的平均幅度，其等于 638.5±568.4 μV（$P < 0.001$）[35]。Randolph 等最近进行了类似的观察，他们回顾了来自 72 名连续接受甲状腺手术的患者的数据。刺激了 93 个 RLN，发现了 73 个 EBSLN，并用 1 或 2 mA 进行了刺激。57 例（78.1%）的病例在 EBSLN 刺激后获得清晰的 EMG 波形。EBSLN 的平均响应幅度为 269.9±178.6 μV，约为 RLN 平均幅度（782.2±178.6 μV）的 1/3[37，39]。

总体而言，建议在甲状腺上极解剖的最后阶段，在最颅侧的解剖弧处刺激 EBSLN，以确认不仅保留了解剖结构，更重要的是，保留了神经的功能[58]。然而，可能的作用 EBSLN 功能预测中测量波形幅度的方法仍有待在未来的研究中确定。

“EBSLN”的记忆公式有助于记忆安全解剖和识别 EBSLN 所需的步骤（图 35.12）。

EBSLN 麻痹的诊断

EBSLN 麻痹的诊断很难单独通过临床和内镜表现获得（见第 42 章，喉返神经损伤的病理生理学；第 43 章，喉返神经麻痹的管理）。声音的改变通常较轻微，尤其是男性患者。然而，对于女性或语音专业人士则症状较常出现，如声音频率的降低、不能发出高调的声音、每天出现的发声疲劳。如果进行更精细的语音评估，可以发现辅音 /z/ 的发音时间缩短，高音语调降低和音域缩窄[21]。Teitelbaum 和 Wenig 报道，视频喉镜检测可能有助于诊断甲状腺切除术后 EBSLN 麻痹[61]。他们报道神经麻痹导致了患侧声带的弯曲，声门后部向麻痹侧旋转，麻痹侧声带向下移位，以及声带黏膜波形的不对称。

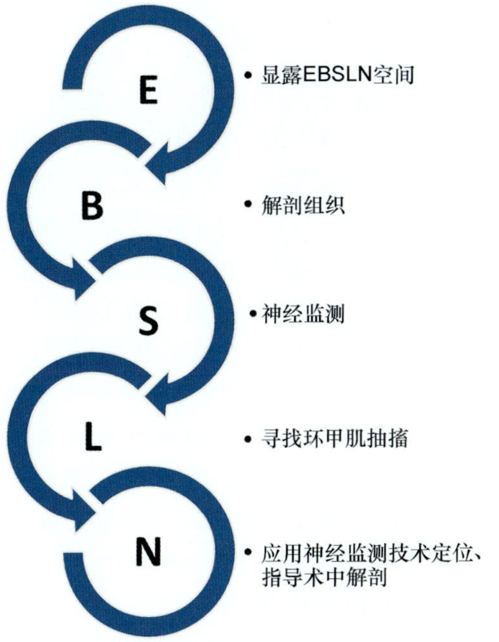

图 35.12 助记符“EBSLN”可以帮助记住安全解剖和识别上喉神经外支的必要步骤（EBSLN）

用于检测 EBSLN 损伤最客观的方法是 CTM 的 EMG 检查[21，48]。然而，这些发现在所有经 EMG 证实的 CTM 功能障碍的患者中并不完全一致；因此，临床诊断仍然难以捉摸。应用甲状软骨下缘与环状软骨的上方作为外部解剖标志，电极经皮放置入肌肉，并且让患者发出高音 /e/。如果神经完好，CTM 的电位活动会立即显著增加。然而，如果 EBSLN 损伤，电活动增强就会消失，对侧肌肉可用作对照。EMG 是一种侵入性、有痛苦的检查，不应常规应用。

从实际的角度来看，在手术结束时对 EBSLN 进行术中电生理测试可以预测术后 EBSLN 的功能，并且有潜力成为甲状腺手术后的新护理标准。在手术结束时刺激 EBSLN 后，CTM 的正向抽搐可以被视为神经良好功能保留的标志，这表明术中神经损伤的风险极低[58]。

EBSLN 损伤的发生率

在国际上为数不多的几篇文献中比较 EBSLN 损伤的发生率比较困难，因为各篇文献中所给出的检查方法差别很大。Loré 等报道在 111 名患者中其损伤发生率为 0.9%，但他们只运用了间接喉镜直视检查的方法[62]。Rossi 等发现在 309 名患者中只有 0.3% 的患者出现损伤，但是他们没有描述检查的方法[63]。Lennquist、Cahlin 和 Smeds 尝试积极地保护这一神经，他们在一项 38 名患者的前瞻性队列研究中发现，2.6% 的患者发生了神经损伤[8]。Lekakos 等注意到在接受"高位"结扎甲状腺上血管手术的 27 位患者中有 11% 发生了神经损伤；相比之下，对甲状腺上血管分支做分别结扎的 122 名患者，发生率为 0[15]。Jansson 等报道，20 例患者在甲状腺切除术前、术后均进行了肌电图和声学分析，其中 58% 的患者出现了 EBSLN 的"部分"受损[64]。Teitelbaum 和 Wenig 发现，在 20 名患者中的发生率为 5%[61]。Loré 等在一篇最近的报道中提出，在 934 例高危 EBSLN 患者中，只有 0.1% 的患者喉镜下会出现麻痹表现[17]。在我们的一项前瞻性临床队列研究中发现，术中没有明确识别 EBSLN 的患者，12% ～ 28% 的患者神经出现损伤：进一步长期肌电图监测发现，其中的一些病例是永久性的损伤[21]。根据最近的报告，越来越多的证据表明，常规视觉识别 EBSLN，结合电刺激或神经监测，可以改善治疗的结果，降低神经损伤的风险[35, 38-59, 65-70]。一旦神经被识别，应继续仔细解剖以确保功能性神经的保存。如果看不到神经，但在手术区域可测出信号，则该解剖应包括优化甲状腺上动脉结扎水平，以确保 EBSLN 的完整功能完整性（通过电神经测试提供）[58, 70]。

EBSLN 损伤的治疗

不幸的是，EBSLN 损伤一旦发生，目前尚没有确切有效的治疗方法。强化声音疗法被强烈推荐。正如 Amelita Galli-Curci 案例所显示的一样，如果麻痹是永久性的，那么对于以发声为事业的人士而言后果是非常严重的，尽管对既往的文献报道还存在争议[11]，Hong 等基于其的研究结果建议，部分患者行喉成形术可能有一定帮助[52]。但是就笔者所知，目前尚没有前瞻性的临床队列研究证实这一疗法的有效性。

IBSLN 监测

与 EBSLN 相比，IBSLN 是一种纯粹的感觉神经，供应咽部和声门上喉部。它通过甲状腺舌骨膜进入喉部并与喉上血管一起伴行。虽然不是直接在颈部内分泌手术的手术区域，但 IBSLN 可能在切除高位咽后淋巴结或在颈椎上段颈椎入路期间受伤。最近发现，喉内收肌反射（laryngeal adductor reflex，LAR）在全静脉全身麻醉下保留在人体中，因此监测该神经分支成为可能[71-72]。LAR 是一种原始的气道保护反射，可防止吸入潜在的有害物体。它的传入通路是通过 IBSLN 和迷走神经，带有传出纤维的神经在 RLN 中运行，导致双侧声带内收。这种内收可以记录在 EMG 气管插管上，用于常规 RLN 监测；但是，LAR 的响应延迟更长（大约 22 ms）（图 35.13）。这种连续 IONM 技术除了 EMG 气管插管外不需要任何设备。管状电极用于引发反射（通过刺激喉黏膜）并在手术过程中连续记录双侧收缩反应。我们已经证明，声门后部是最佳的刺激部位，因为它在所有患者中都引起了强烈的

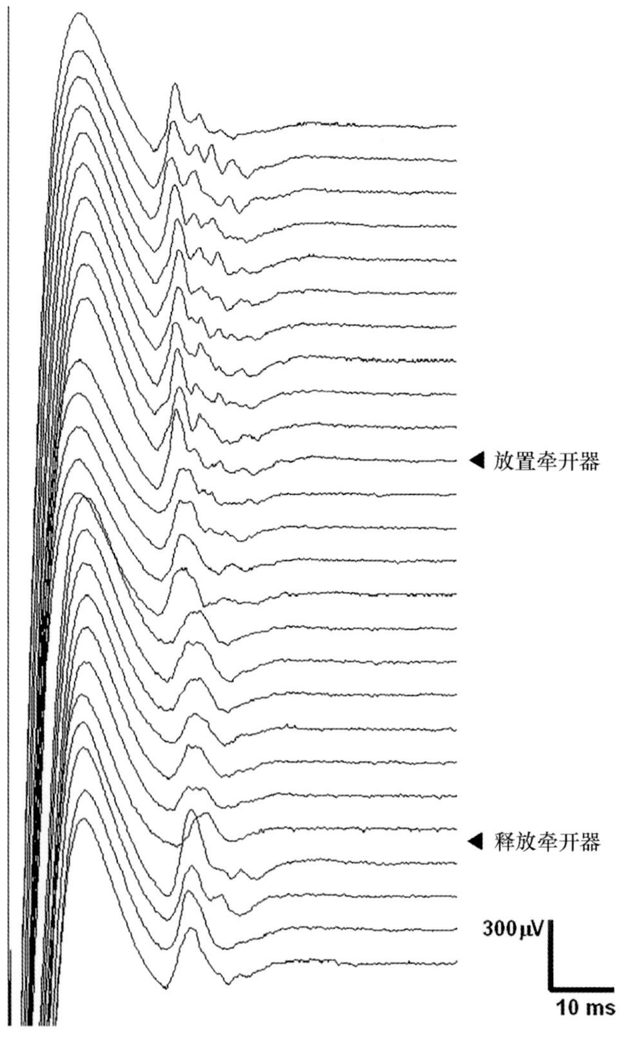

图 35.13 LAR 在牵开器放置期间可从 C3/4 颈椎间隙起开始追踪，较易损伤的神经是喉上神经的左内支（IBSLN）。请注意，随着深度牵开器的放置，振幅会减小。还要注意释放牵开器并调整其位置后活动的恢复

双侧反应[73]。我们现在已经连续监测了200多名使用这种技术的患者。我们发现该技术可提供有关神经功能的实时信息，该技术与传统间歇性RLN监测技术所获得的信息相辅相成。此外，由于它会导致双侧声带内收，因此可以将反射的传入和传出肢分开并监测纯感觉IBSLN（通过刺激IBSLN同侧的黏膜，以及之后记录有风险的IBSLN对侧的声带内收）或监测RLN（通过刺激有风险的RLN对侧的IBSLN并记录有风险的RLN同侧的声带内收）。这种技术不断发展，但它可能被证明是对纯感觉神经IBSLN和RLN的IONM设备的有价值的补充。

结语

EBSLN与甲状腺上极解剖关系十分密切。在15%～20%的患者中，这一神经表现为2b型，即其在甲状腺上极的下方穿过甲状腺上血管。在这些情形下，甲状腺切除术就存在损伤EBSLN的风险。因此，我们建议分开结扎甲状腺上动脉和静脉的分支，远离尾端。如果在这一区域发现任何神经，神经电刺激器的阳性发现则是有益的。在处理明显增大的甲状腺切除手术中，往往也需要对EBSLN进行神经监测以避免损伤对以发声为职业的人士造成无法弥补的损失。唯一可行的方法就是熟练掌握其解剖知识，并且在手术中轻柔处理甲状腺上极。

参考文献

如需完整的参考文献列表，请访问 http://pincode.yiaiwang.com。

36

喉返神经的外科解剖和监测

Gregory W. Randolph，Dipti Kamani，Che-Wei Wu，Rick Schneider
姜可伟　武子镇　译　张浩　审校

出血意外是个小恶魔……虽然还有其他更为可怖可怕的情况，但其切断喉返神经是更为极其危险的情况。每当发生这种不幸，患者或因此致命，或将失去上帝给予的美好生活的权利；然后，如果外科医生能够熟悉解剖结构，知晓这些神经的解剖位置，这些危险则是可以避免的。

Dr. Fulvio Gherli，医学博士，斯坎迪亚诺，意大利，1724

请访问 http://pincode.yiaiwang.com 查看相关视频：

视频 36.1　第 36 章引言：喉返神经的外科解剖和监测。

视频 36.2　喉返神经监测。

视频 36.3　迷走神经持续监测。

本章包含额外的在线拓展内容（包括独家视频），详情请访问 http://pincode.yiaiwang.com。

引言

关于该主题的更多讨论，请访问 http://pincode.yiaiwang.com。

本章回顾了喉返神经（recurrent laryngeal nerve，RLN）的外科解剖，相关的手术管理策略以及喉返神经的监测技术。喉上神经（superior laryngeal nerve，SLN）的讨论仅涉及甲状腺手术时与喉返神经相关的部分。有关喉上神经的外科解剖，请见第 35 章喉上神经的外科解剖和监测。

喉返神经麻痹的发生率

喉返神经麻痹是甲状腺手术后最严重的术后并发症之一。单侧声带麻痹（vocal cord paralysis，VCP）可导致声音变化并伴有吞咽困难和误吸；双侧声带麻痹可能需行气管切开术。鉴于甲状腺切除术中喉返神经麻痹的发生率及重要性，了解喉返神经的解剖、手术操作和监测技术非常重要。已报道的甲状腺和甲状旁腺手术中术前和术后喉返神经损伤的发生率在第 15 章有详尽描述。

在专家所做的手术中，喉返神经永久损伤率已经控制在 1% ～ 2% 范围内[4]。然而，在许多研究中，由于多种原因，甲状腺切除术后喉返神经损伤的发生率可能被低估。首先，不利的数据会被漏报；其次，外科医生不能及时发现大多数损伤。例如，Lo 报道，外科医生发现了 1% 的喉返神经损伤率，但事实上却有 7% 的患者出现喉返神经损伤[5]。第三个原因是，这些研究中术后喉部检查实践的可变性，通常，只有存在显著和持续症状的患者才会进行喉部检查。一些研究者发现声带损伤的临床症状缺乏可靠性（见第 15 章，甲状腺和甲状旁腺手术的喉部检查）[6-9]。损伤程度、声带位置、对侧声带的代偿以及损伤侧的演变，此因素均导致症状的差异性。斯堪的纳维亚质量注册发现，当所有患者行常规术后喉部检查时，喉返神经损伤概率会翻倍[10]。因此，如果我们要评估喉返神经损伤的发生概率，所有患者都需要在术前和术后行喉部检查。

尽管喉返神经损伤的发生率在专家的手术中可能会较低，但最近 Djohan 报道："标准甲状腺切除术中喉返神经损伤的发生率为 2% ～ 13%"[11]。如果对甲状腺癌患者手术后 1 周进行检查，15% 存在喉返神经损伤[8]。Foster 回顾了 24 108 例甲状腺切除术，其中气管切开概率为 2.5%[12]。最近的一次大型系统综述回归了 25 000 例患者，术后有 9.8% 的损伤概率[13]。

双侧甲状腺切除术在头颈外科是独特的，因为左侧和右侧颅神经在同一外科手术中均有损伤风险。双侧声带麻痹经常发生在进行双侧甲状腺手术的患者身上，而这是气管切开术的适应证[14]。几位研究者发现，在以下情况中发生喉返神经损伤的概率更大：①在手术过程中缺乏对喉返神经的识别；②双侧手术；③癌症手术；④术中合并重要淋巴结切除的手术；⑤合并 Graves 病或甲状腺炎的手术；⑥二次手术；⑦胸骨后甲状腺肿的手术；⑧手术时间较长或大失血的手术；⑨因为出血再次手术的患者。此外，外科医生的临床经验与喉返神经损伤率有关。外科医生每年进行 45 例以上的神经解剖则损伤率小于 1%[4-5, 15-18]。Kandil 等特别报道了甲状腺全切除术后并发症，发现与经验丰富的外科医生相比，经验相对较少的外科医生可能有更高的术后并发症（优势比 1.53，95% 置信区间 1.12 *vs.* 2.11，$P = 0.0083$）[19]。德国大型多中心研究得出以下危险因素［按照重要性（优势比）降序排列］：肿瘤第一次手术（2.04）（与良性结节性甲状腺肿比较），部分切除术（对比次全切除，1.76），无识别神经与神经识别（1.41），医院经验（1.34），以及外科医生经验（1.23）[18]。

所有患者术前与术后喉部检查

手术前后了解声带功能与喉返神经的手术操作及术中神经监测是相辅相成的（见第 15 章，甲状腺和甲状旁腺手术的喉部检查）。

术前喉部检查的必要性：

1. 由于缺乏对发音的不适主诉，声带麻痹可能在术前已存在。

2. 术前声带麻痹提示恶性肿瘤侵犯神经的可能。有利于术前诊疗计划的制订和影像学评估。

3. 术前声带麻痹可以发生在某些良性疾病（稍后讨论）。

4. 术前对声带功能的判断可以影响术中发现喉返神经受侵的治疗决策。

5. 术前如果无法证明声带麻痹的存在，则可能被错误地归咎于手术原因。

6. 术前为术后喉部检查提供了评估基线。

术后喉部检查是必要的，原因如下：

1. 声带检查是准确评估术后喉返神经损伤情况的唯一方法。声音变化可能并没有声带麻痹，声带麻痹也可能没有声音变化。

2. 术后声带功能检查最大限度地解释了术中神经肌电图（EMG）的监测数据。

3. 声带麻痹对于术后吞咽的安全和未来对侧甲状腺手术的规划都有着重要的影响。术后单侧声带麻痹无论是否出现症状，都是重要的。多达 40% 的声带麻痹患者工作收到重大影响[20]。

Shonka 和 Terris 讨论了美国甲状腺协会（American Thyroid Association，ATA）最新关于选择性甲状腺手术患者语音评估和喉部检查的指南；但是，他们注意到这种选择性方法是不足的，所有甲状腺手术患者都应该进行术前和术后喉部检查。这是因为这些检查为外科医生提供了重要信息，有助于患者咨询和医疗决策，并且在评估甲状腺手术的质量结果方面有重要意义[21]。

本章假设所有进行甲状腺和甲状旁腺手术的患者均有术前和术后喉部检查（见第 15 章）。没有这一基本信息，讨论手术的神经管理是没有意义的。

术前声带麻痹

关于该主题的更多讨论，请访问 http://pincode.yiaiwang.com。

术前喉部检查和术中电刺激

喉部检查，电刺激和神经侵袭之间的关系很有趣。在我们观察的一系列患者中，对几组感兴趣的患者观察了喉部功能，并在术中检测了喉部肌电图数据（图 36.1 A 和 B）[9]。最终我们发现，22 名患者被证实存在恶性肿瘤的神经受侵，而其中 45% 的患者术前喉部检查是正常的，通常在被肿瘤侵袭区域的上方或下方找到喉返神经，尽管术中发现神经侵犯，但对这些神经进行了电刺激，63% 被侵犯的神经可以被检测到电刺激信号。如果术前声带功能是正常的，则这些收到侵袭的神经平均能出现 180 μV 波幅的应答，但若患者在术前存在声带麻痹，则受到电刺激后只有 63 μV 波幅的应答[9]。因此，受侵犯的神经约 50% 出现神经麻痹，但是在 2/3 的病例中，受侵袭的神经将会对发声和吞咽造成不利影响，所以即便是有神经受侵，

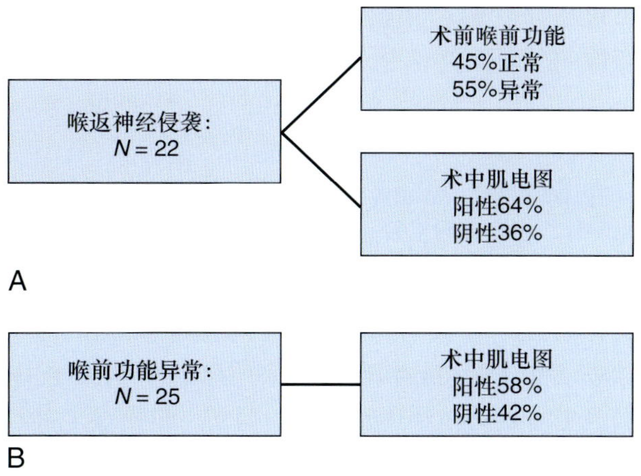

图 36.1 A. 癌侵犯神经：术前喉功能和术中电刺激。B. 术前喉神经功能障碍患者及术中电生理刺激反应（From Ditpi Kamaniand Gregory Randolph，unpublished data，2011.）

仍然应当向患者指出，即使他们之中有50%的病历已经伴有术前神经麻痹（EMG反应水平低）（图36.1 A）。即使在术前存在声带麻痹的情况下，并在神经受侵的情况下维持神经活动，切除此神经将会对发声和吞咽造成不利影响。这些患者应接受适当的术前咨询。事实上，Chi等已经证实，当术前声带麻痹侵犯神经并保留术中刺激性时，可以防止术后声带萎缩和声带功能下降[24]。

我们也观察了一个囊括25名患者的病例组，他们的术前喉部功能是异常的，我们发现他们在术中的EMG应答率在58%。如果喉部功能异常与既往外科手术有关，而且患者对电刺激仍然有反应，则电刺激的平均波幅只有93 μV。相反，如果术前喉部功能异常是由侵袭性肿瘤所引起，且神经仍然有电刺激活性，那么平均的电刺激应答波幅只有63 μV。需要指出的是，在术前喉部功能异常的患者当中，有42%的患者喉返神经对电刺激是没有反应的。Chi等研究人员注意到有小部分这类患者，尽管术前出现喉部功能障碍，但仍保留了一些电刺激性[24]。因此，在术前喉功能异常的患者中，近60%的患者维持低水平肌电图的电刺激性（图36.1 B）。

神经的可视化

关于该主题的更多讨论，请访问 http://pincode.yiaiwang.com。

手术解剖学

“人类只会去看他们准备要去看的事物。”

Ralph Waldo Emerson，Jouranls，1863

对迷走神经、喉返神经和喉上神经解剖的透彻了解（包括分支形态和解剖变异）对于任何甲状腺或甲状旁腺的外科医生都是非常必要的。

迷走神经解剖

在16世纪，Willis最早以现代的形式描述了迷走神经[43]。迷走神经的血供源于离散的迷走神经动脉，而后者是甲状腺下动脉（inferior thyroid artery，ITA）的分支，而这一分支可来源于颈内动脉、颈总动脉、主动脉弓、支气管动脉和食管动脉[44]。在甲状腺手术中，手术医生需要关注到迷走神经的颈支，包括喉上神经的内支和外支，以及喉返神经。喉上神经的**内支**发出一般内脏神经到达下咽部、声门上喉、声带和舌根，并发出特殊内脏声音进入会厌和味蕾。喉上神经的**外支**［喉上神经外支（external branch of superior laryngeal nerve，EBSLN）］发出神经至环甲肌和咽下缩肌。正如下面所述，喉上神经内支也可以发出运动神经至环杓后肌和内杓状肌，而一些患者喉上神经外支可以发出有限的运动神经纤维至甲杓肌。喉返神经的分支包含咽下缩肌、环咽肌、除环甲肌以外的所有内部肌群的传出神经，以及普通内脏神经分支到达喉部（声带及以下）、食管上部以及气管[45]。喉返神经分支同样包含下咽部、喉部、气管及食管上段的交感和副交感分支。除了咽部和喉部，迷走神经同样提供了传入神经和副交感神经到达心脏、食管、胃、小肠、肝、脾及肾。

控制喉部功能的皮质区域（包括Broca区域、运动皮质以及前扣带区）投射到脑干双侧核团，主要是疑核，随后疑核再投射到同侧的部分喉部（主要来自疑核两侧）[46]，随后疑核再投射到同侧的部分喉部[31, 47]。Gacek在猫类体内做的工作已经证实，顺着同侧疑核上行的过程，背侧核团发出的喉部运动神经主要支配内收肌的功能，而腹侧核团发出的运动神经主要支配外展神经元。他证实，在后部的神经支配有来自面神经后核的部分神经，这些神经元由此分布到沿中央部上升的环甲肌和环杓后肌的外展肌纤维，以及更外围的内收肌纤维[31, 48]。

关于该主题的更多讨论（包括图36.2），请访问 http://pincode.yiaiwang.com。

Dionigi等研究显示，73%病例的迷走神经直接位于颈内动、静脉的后方；15%病例位于颈内动脉的后方；8%病例直接位于颈内静脉后方；8%病例直接位于颈内静脉后方；4%病例位于颈动脉鞘中颈内动、静脉的前方[50]。

喉返神经解剖

因为在胚胎发育过程中，心脏和大血管一直在下降，喉返神经也被主动脉弓的最低处拖移而下降（见第2章甲状腺和甲状旁腺的应用胚胎学）。右侧迷走神经在颈部的颈内静脉后方，勾绕第一锁骨下动脉的基底部走行。喉返神经的分支走行在锁骨下动脉的上后部（第四鳃弓），沿着胸膜内侧下行；在胸膜顶部走在颈总动脉后方，并于颈的基底部进入胸廓。左迷走神经在左颈基底部的颈动脉鞘内走行，并行于主动脉弓前方（第6肋，动脉韧带）。喉返神经分支勾绕主动脉弓下方，恰好位于已经闭合的动脉导管旁边（图36.3 A）。

因为右侧喉返神经走行在右侧锁骨下动脉的周围，该神经在颈基底部进入胸廓入口时相比左侧喉返神经更靠外侧（图36.3 A）。右侧喉返神经随后上升至颈部，进入胸廓入口，在颈总动脉下方出现，在上升

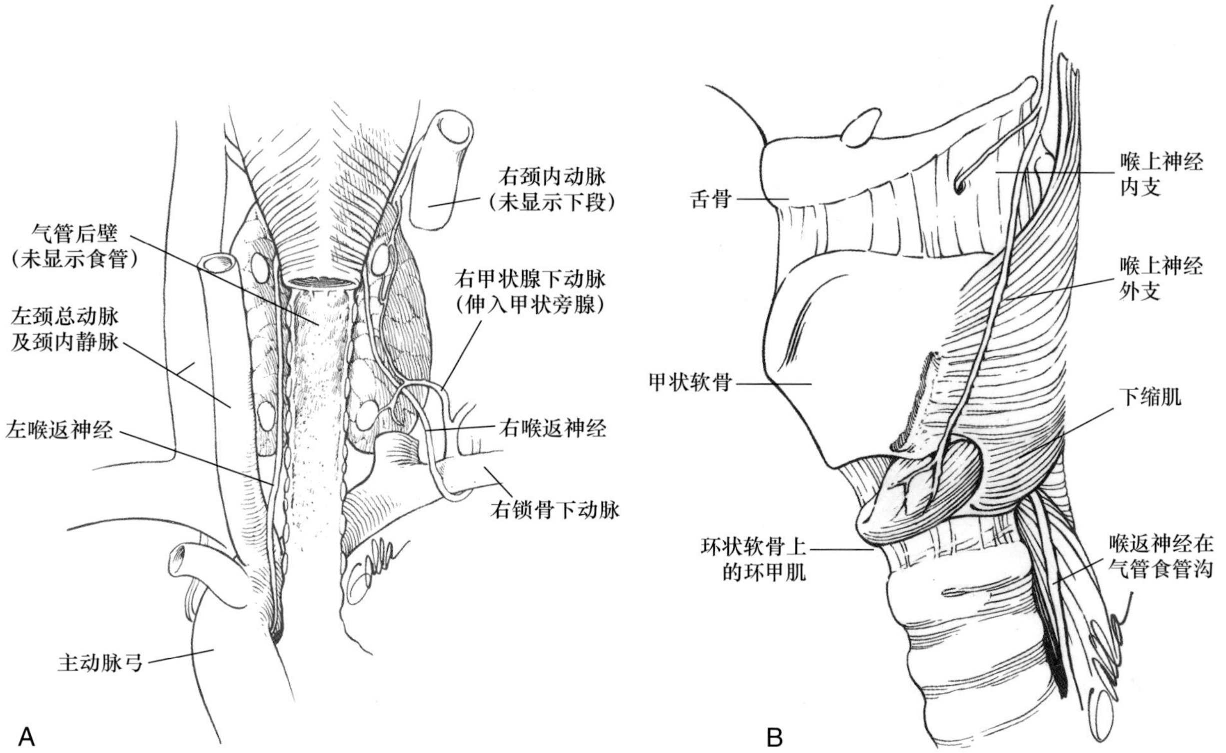

图 36.3 A. 颈部和上胸部喉返神经的后视图。B. 喉返神经和喉上神经支配的侧视图

过程中由外侧移行至内侧，最终与甲状腺下动脉相交叉。在其走行的最后 1 cm 内，它位于相当于气管旁的位置。随后到达咽下缩肌的最下缘。Shindo 等发现在他们的远端走行过程中，左侧和右侧的喉返神经都与气管形成了一个典型的 15° ～ 30° 的夹角，但正如早期报道指出的，总体来说右侧喉返神经在气管旁区域倾向于走行更倾斜的一段路程，而相比之下左侧喉返神经的走行更密切地贴近于气管食管沟[29]。

在环状软骨下缘的后外方，喉返神经走行在咽下缩肌最下部纤维的下方（如环咽肌），进入咽下缩肌肉的深部，并上行至环甲关节的后方，最后进入喉部。在大约 30% 的病例中，喉返神经在入喉前已有分支进入咽下缩肌的下部肌纤维（图 36.3 B）[27]。目前对这一解剖仍无准确的描述，据认为喉返神经会走行在环甲软骨的深部，而不是在咽下缩肌群中[28, 30]。在这此章节中，喉返神经在咽下缩肌群的下方肌纤维中进入的部位，被定义为**入喉处**，这是甲状腺手术术野中喉返神经最远端的暴露位置。喉返神经延伸到咽下缩肌下部纤维的下方，然后在喉内环甲软骨关节的后方上行。在入喉前大约最后 1 cm，喉返神经走行在气管的外侧缘。

在颈段的迷走神经部分，迷走神经含神经外膜直径为 4 mm，不包含神经外膜为 3 mm。在喉返神经入喉点迷走神经的直径减少为约 2 mm[32]。喉返神经的直径平均 2 mm 左右，范围是 1 ～ 3 mm[32-33]。迷走神经从第二颈椎到分出喉返神经处的长度平均右侧为 11.5 cm，左侧为 13.5 cm。喉返神经从分出到入喉处的长度为右侧 8.5 cm、左侧 10 cm[32]。这些不同的长度使诱发的检测波呈现出离散的不同波形，可以由此辨别不同部位的神经，为神经功能的研究提供明确的证据（稍后讨论）。

喉上神经

喉上神经是由迷走神经上部的结节状神经节（nodose ganglion）分出，在颈动脉鞘的内侧下降。在甲状腺上极上方 2 ～ 3 cm 处分为内外两支，分支点可能会变化（见第 35 章，喉上神经的外科解剖和监测）。

内支延颈动脉鞘内侧走行，进入甲状舌骨膜的后方，支配同侧声门上区和舌根部的感觉。外支沿咽下缩肌筋膜下降到甲状腺下极，它与甲状腺上极关系密切[34]。研究表明，20% 的病例中，喉上神经外支在甲状腺上极水平与甲状腺上动脉关系密切，因此在结扎甲状腺上极的血管时，有损伤喉上神经外支的风险[33-35]。另外，在 20% 的病例中，喉上神经外支位于咽下缩肌下部，虽然术中无法直接观察，但仍可以用电流刺激检测[34-35]。随着甲状腺上极的发育，胸骨甲状肌可覆盖甲状腺上极区域。分离胸骨甲状肌有助于暴露此区域。如果喉上神经外支损伤，声带张力减弱，将出现声带易疲劳，高音域将受损。术后单侧喉上神经外支损伤的检测比较困难，尚存在争议。目前检测发现，损伤后患侧声带变低并呈弓形。由此可见，喉上神经外支的损伤将终结 Amelita Galli-Curci 的歌剧生涯，当然这只是玩笑（喉上神经的监测见后文叙述，喉上神经的外科解剖请见第 35 章，喉上神经的外科解剖和监测）。

喉返神经的显微解剖学

关于该主题的更多讨论，请访问 http://pincode.yiaiwang.com。

在喉返神经的入喉部位，内收肌和外展肌缺少特异的分隔，整个融合在一起[31，48，54]。喉返神经包含的内收肌纤维数目是外展肌神经纤维数目的 2 ～ 4 倍[31，48，56]。

视觉识别

喉返神经外观呈白色，直径约 2 mm。呈线状，但有时也可稍有弯曲，与颈外侧手术中所见的副脊神经很相似。正常的喉返神经表面几乎都有血管走行，仿佛“红腰带”。但在巨大的甲状腺肿或被牵拉的情况下，喉返神经变细，这个现象将不明显，喉返神经肉眼所见的表现也将不明显。应用电刺激检测补充了视觉的不足，避免了视觉所见的错误信息。Raffaelli 等指出，喉返神经远端的交感神经分支肉眼类似于喉不返神经[57]。交感神经的中部分支与喉返神经类似。他们指出，这些神经肉眼所见易与喉返神经混淆，但将其游离后可发现这些神经起源于交感神经星状神经节而不是迷走神经。在这种情况下，喉返神经监测提供的功能信息将补充肉眼所见的信息，从而进一步帮助手术[57]。刺激交感神经分支的时候不出现喉部肌电图活动。喉返神经在不损伤的情况下可以通过外科解剖来观察。Chiang 等发现切除大于 5 cm 的甲状腺肿手术，发生声带麻痹的概率并不高于神经游离较少的手术[58]。

喉不返神经

喉不返神经（nonrecurrent laryngeal nerve，NRLN）的发生率是 0.5% ～ 1%，与右侧锁骨下动脉从主动脉弓直接发出相关[59]。在这些案例中，右锁骨下动脉为食管后位，更少见的是位于食管和气管之间[59]。左侧喉不返神经极为罕见，文献报道仅有 0.04% 的病例，且与眼睑内翻有关[59]。Henry 发现在喉不返神经存在的情况下，食管与锁骨下动脉相交并不都引起继发的吞咽困难。当存在吞咽困难时，食管受压出现的吞咽困难很难与由甲状腺疾病引起的吞咽困难相鉴别。

关于该主题的更多讨论，请访问 http://pincode.yiaiwang.com。

采用钡剂吞咽、超声检查、CT、MRI 和血管造影等几种术前影像学检查，并显示可成功识别相关的血管异常，从而成功识别喉不返神经[59，61-62]。然而，术前鉴别喉不返神经可能很困难，特别是在甲状腺手术前进行有限的术前影像学检查时。喉不返神经没有功能意义，但由于解剖结构异常，容易发生术中损伤。在一项针对 31 例喉不返神经的病例研究中，神经损伤的发生率是 12.9%，这说明喉不返神经更容易发生损伤[63]。最近，术中电生理和解剖算法已被证明可以在相关区域解剖前可靠地识别喉不返神经[64]（稍后在喉返神经监测部分讨论）。喉不返神经来源于迷走神经，作为颈部的直接内侧分支，通常以从颈动脉后面到喉部入口点向下循环的方式延伸；但是，它可以遵循更多的水平或上升路径[57，59，65-66]。

关于该主题的更多讨论（包括图 36.4 和图 36.5），请访问 http://pincode.yiaiwang.com。

喉返神经位移

喉返神经的位置在甲状腺肿的患者中存在明显异常，特别是胸骨后和气管后甲状腺肿。在气管旁喉返神经链状结节病存在的情况下，喉返神经的位置和识别可能更加困难，在甲状腺肿中，神经的改变可以发生在任何方向，甚至可以位于下极腹侧。关键问题是，甲状腺肿的增大可能使喉返神经固定展开在增大的甲状腺叶表面下，此时，因为甲状腺肿的范围很大，将不能再使用在胸廓入口处常规识别喉返神经的方法。推荐使用的方法是钝性分离切口下或胸骨后的甲状腺肿，不必识别喉返神经。在我们对大型颈部和胸骨下甲状腺肿的研究中，16% 的喉返神经固定在甲状腺肿的表面之下，在甲状腺肿的表面展开，或者存在显著的解剖位置异常[74]。左叶和右叶同等程度地被累及。在 184 例无甲状腺肿的非侵袭性肿瘤病例中，未发现喉返神经固定在甲状腺肿表面之下的现象。在甲状腺肿的患者中，喉返神经的固定和展开发生概率也有所不同，更大的甲状腺肿、胸骨后甲状腺肿、CT 提示存在气管压迫或术前气管插管困难的病例中，发生率更高。Sinclair 的研究工作表明，对于胸骨后甲状腺肿的患者，不识别喉返神经进行甲状腺肿的分离，术后喉返神经麻痹的发生率是 17.5%。Sinclair 写道，在部分病例中，喉返神经与甲状腺相关，因此当胸骨后肿块移向颈部时，使用手指从下向后分离肿块的技巧存在神经损伤的风险。所有甲状腺外科医生都必须意识到这个风险的存在，每一条由胸骨后甲状腺肿延续的组织，在被解剖学证实之前，都应认为是神经组织[75]。

1938年，Lahey介绍了一种识别喉返神经的方法："即使位于很深的胸骨后甲状腺肿向膈肌延续的很近"。我们相信因为在甲状腺肿表面存在神经固定和展开的可能性，在无神经识别的情况下，钝性分离存在拉伸损伤的风险。在这些案例中识别喉返神经是关键且是必需的。当神经在甲状腺肿表面固定和展开，应该在分离甲状腺之前对神经进行精细的解剖。目前可以应用一种先进的方法对神经进行识别（稍后讨论），并且可以在手指分离甲状腺之前进行。先对甲状腺肿进行仔细检查，在甲状腺肿切除后再进行检查发现神经已没有意义，但若术中疏忽，在术后进行的神经刺激和功能都正常，这也是有意义的。若术前CT检查发现甲状腺肿延伸到食管后，则须注意喉返神经可能移位到甲状腺肿表面的腹侧。这是一个容易忽视的位置，神经损伤的可能性较大，即使是对于经验丰富的外科医生而言也不例外。因此分析气管后甲状腺肿患者的术前CT，有助于提醒术者注意到喉返神经移位的可能（见第6章，颈部和胸骨后甲状腺肿的手术治疗）。

Zuckerandl 结节

除甲状腺组织位于Berry韧带（ligament of Berry，LOB）区，在韧带附近的甲状腺表面结节和小叶也让喉返神经远端的解剖更加困难。甲状腺组织的小叶位置多变，典型的是在甲状腺边缘的后外侧Berry韧带尾端，被称作"Zuckerandl结节（tubercle of Zuckerkandl，TOZ）"。Zuckerkandl于1904年将其描述为"突起的后腺（processus posterior glandulae）"[28, 77]，Madelung于1867年将其描述为"甲状腺后角"[78]（见第2章，甲状腺和甲状旁腺的应用胚胎学；图2.2和图2.3 D）。

成人正常位置的甲状腺源于内外侧两部分的融合（见第2章，甲状腺和甲状旁腺的应用胚胎学）。

关于该主题的更多讨论，请访问 http://pincode.yiaiwang.com。

甲状腺组织的外侧也向后侧部延伸的部分可以称为Zuckerandl结节，是侧叶与中间部融合的位置，并且与周围的组织关系密切，特别是对于手术有重要意义的喉返神经和甲状旁腺。

Zuckerandl结节典型的位置是位于Berry韧带的尾端。因为喉返神经与Berry韧带关系密切，所以该结节对于喉返神经的辨识尤为重要。神经多位于结节的深面，也可包埋在结节与甲状腺叶深面之间的裂隙里（见第2章，甲状腺和甲状旁腺的应用胚胎学；图2.2和图2.3 D）。93%的神经位于Zuckerkandl结节的深面，仍有7%的神经横跨结节的腹侧，因此在外科手术中容易受到损伤[78]。Hisham也发现6%的患者喉返神经走行在结节之前，这个比例在二次手术的患者中更多见（见第2章，甲状腺和甲状旁腺的应用胚胎学；图2.2和图2.3 D）[26]。当结节向背侧延伸，神经被移向腹侧。如气管后甲状腺肿和后纵隔甲状腺肿，两者都会使喉返神经向腹侧移位（见图6.7 B；第6章，颈部和胸骨后甲状腺肿的手术治疗）。即使神经位于结节的深面，也可能被Zuckerandl结节与邻近甲状腺间的裂隙所包埋。切除Zuckerandl结节时，喉返神经将被牵拉或有误伤的可能。

关于该主题的更多讨论，请访问 http://pincode.yiaiwang.com。

Zuckerandl结节的分级：1级（小于5 mm），2级（5～10 mm）和3级（大于1 cm）[81]。

明显的Zuckerandl结节（例如，3级）存在于14%～61%的患者中，并且左右两侧存在差异，右侧多于左侧（一项研究结果是右侧为69.9%，左侧53.2%）[78, 82-83]。当然，作为甲状腺组织的一部分，Zuckerandl结节存在各种良性或恶性的病变。这种差异的存在限制了其作为神经识别的有效方法（见第2章，甲状腺和甲状旁腺的应用胚胎学；图2.2和图2.3 D）[84]。

喉返神经的喉外分支

许多外科手术和尸体解剖显示30%～78%的喉返神经在入喉前有分支[69-70, 85-88]。这些研究并未分辨喉返神经分出的小的分支和延伸到毗邻的气管（感觉神经）、食管（感觉和运动神经）、咽下缩肌（感觉和运动神经）、交感神经链和神经末端分出的支配喉部肌肉的典型大的分支。当然，包含喉部固有的运动神经纤维在内的分支经入喉处一同进入喉部，不再向前或向后延伸，否则提示它们是感觉神经纤维或非喉部的神经纤维。显而易见的是，只有入喉的分支将影响喉部的运动功能。Serpell等研究认为，50%～60%的患者喉返神经有一些小的分支进入气管、食管及咽下缩肌，而这些喉外分支20%～30%可支配喉部运动，电刺激将引起喉部肌电活动[89-90]。Morrison之前的工作也证实了这点，他指出约1/3的患者喉返神经至少一侧存在喉外分支[91]，也和最近的研究一致[90]。气管内的监测系统只能发现甲杓肌的去极化，而评估喉痉挛或喉后部的电极则需要环杓后肌的去极化。根据笔者的经验，当刺激喉返神经进入食管和咽下缩肌的小的分支时，将导致与之相关的食管与咽下缩肌局部肌肉的收缩。Brok发现，经过仔细分离，在9名患者中都发现了 4 ～ 5 个进入环咽肌的喉返神经分支[45]。

若在手术中不能发现喉返神经存在的喉外分支，这些神经可能会受到损伤。在颈部喉返神经的争吵直径是 1 ～ 2 mm，而其分支的直径常小于 1 mm。大部分喉返神经的喉内分支是从喉返神经末端分出的，该分支的 90% 在喉返神经和甲状腺下动脉的交叉处以上分出[69]。Reed 发现在 506 例解剖的神经分支中只有 5.4% 位于喉返神经和甲状腺下动脉的交叉处以上分出[92]。众所周知，喉返神经末段分出的喉内分支大部分在环甲关节以上分出[43]。Serpell 研究团队发现，从咽下缩肌底部开始测量，大部分分支在喉返神经末端约 2 cm 处出现，平均值是 18 mm，范围是 5 ～ 34 mm[89-90]。可以将喉返神经的喉外分支假设为与喉内分支功能类似，除非这些分支从咽下缩肌下缘下部发出。咽下缩肌的最下缘就是**环咽肌**。

若存在喉返神经的喉外分支，多位于 Berry 韧带水平，一般不会在甲状腺癌下动脉以下。甲状腺下动脉下部缺少喉返神经的分支（如 Lore 所述）[93]。目前已发现喉返神经分支的出现率和形式在相同的患者中左右两边也不同。Morrison 和 Katz 的研究也发现了这点[69, 91]。Katz 指出，在 1771 例研究中，如果一侧出现喉外分支，39% 的患者另一侧也存在分支[68]。

最重要的一点是，对于存在喉外分支的患者，因为存在解剖的复杂性和喉返神经的细小，发生短暂和永久声带麻痹的危险性将增加。Sancho 等的工作表明，有神经分支的患者术后发生声带麻痹的概率（15.8%）是没有神经分支（8%）的 2 倍[94]。Cassella 的研究也表明有神经分支的患者声带麻痹的概率是没有神经分支患者的 7 ～ 12 倍[95]。

喉返神经分支功能的可变性：外展和内收纤维

见图 36.6。

关于该主题的更多讨论，请访问 http://pincode.yiaiwang.com。

Galan 吻合术

见图 36.7。

关于该主题的更多讨论，请访问 http://pincode.yiaiwang.com。

内收肌和外展肌喉部肌肉组织：刺激频率和声门功能

关于该主题的更多讨论，请访问 http://pincode.yiaiwang.com。

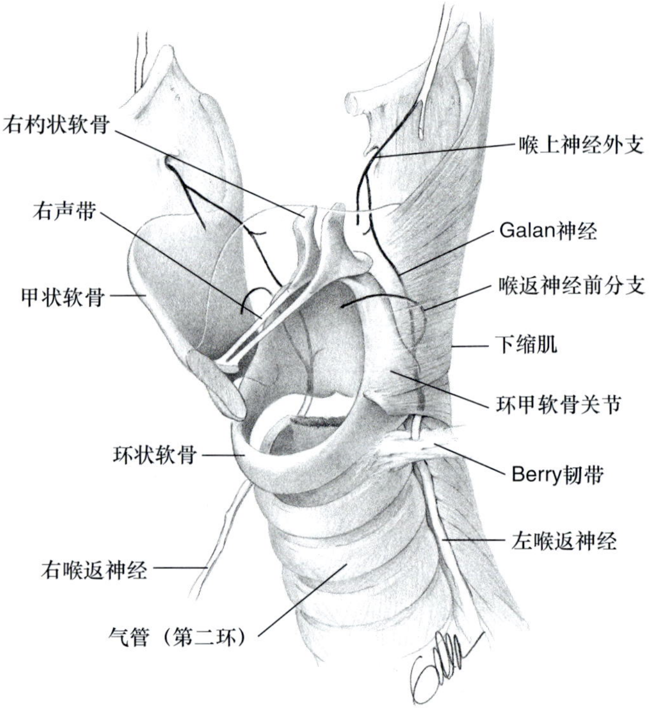

图 36.6 双侧喉返神经进入下缩窄器下缘下方喉部的三维视图，显示喉部内的前后喉返神经分支。未显示左侧甲状腺板

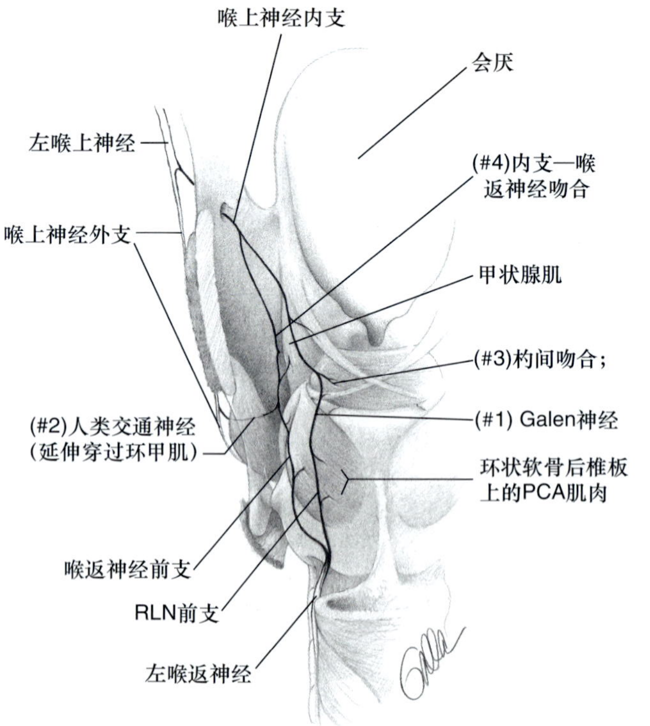

图 36.7 左半喉后视图，详细介绍了喉上神经和喉返神经系统之间的四个主要吻合区域：① Galen 神经，②通过环甲肌延伸的人类交通神经支，③勺状软骨间吻合支，④喉上神经内支喉返神经甲杓肌区域的吻合支

喉返神经–喉上神经的连接：甲状腺手术的关键

为了全面评估喉外神经分支的功能和说明书中喉上神经的监视信息，甲状腺外科医生不仅需要知道喉上神经与喉返神经的解剖，更需要知道它们的相互联系（参见 http://pincode.yiaiwang.com 和图 36.7）。喉上神经内支主要是下咽部的传入神经，例如，舌基部、声门上区和声带。喉上神经外支支配环甲肌的运动和声门下去前部的感觉。传入信号对于喉部的保护功能很重要，这主要由喉上神经内支负责[121]。

在众多的解剖学研究中，15%～83% 的病例证实了喉返神经与喉上神经内支有直接的联系[49，122-124]。Sato 通过对 113 具尸体的 201 次解剖，发现在 53.7% 的病例中，喉返神经和喉上神经内支有直接的联系[125]。大部分人认为这种联系是喉上神经与喉返神经末梢感觉神经纤维的吻合，但是有部分研究发现这种吻合与喉上神经的运动神经组分也相关。Dilworth 指出，迷走神经分支之间的相互吻合在全身各个由其支配的器官中均可见到[126]。Galen 和之后的 Martin 认为，喉返神经离断引起的功能损伤在喉上神经再生后可回复（即声音）[127]。近期，研究者再次发现了一种在喉返神经损伤后修复声带功能的方法，这个方法是通过移植喉上神经的运动神经干实现的[127]。喉上神经和喉返神经的联系在功能上的重要性体现在四个方面（图 36.7 请访问 http://pincode.yiaiwang.com。）：Ⅰ. Galen 吻合；Ⅱ. 喉上神经外支和喉返神经末梢的吻合；Ⅲ. 杓状软骨间的吻合；Ⅳ. 喉上神经内支与喉返神经在甲杓肌区域的吻合。

Ⅰ. Galen 的吻合术

关于该主题的更多讨论，请访问 http://pincode.yiaiwang.com。

Ⅱ. 喉上神经外支远端喉返神经吻合术（“人类交流神经”）

关于该主题的更多讨论，请访问 http://pincode.yiaiwang.com。

Ⅲ. 杓间肌丛

关于该主题的更多讨论，请访问 http://pincode.yiaiwang.com。

Ⅳ. 喉上神经内支与喉返神经甲状腺区域吻合术

关于该主题的更多讨论，请访问 http://pincode.yiaiwang.com。

喉返神经和甲状腺下动脉

甲状腺下动脉直接从甲状颈干分出，延伸到颈动脉的下方进入颈中部，环行向下到甲状腺的中部（并非位于甲状腺下极）。喉返神经和甲状腺下动脉之间的联系多变。喉返神经的位置或深或浅，或者可能与动脉的分支交叉。但是，最基础的关系是动脉和神经相交叉。根据 Hollingshead 的描述，50% 的病例中喉返神经位于甲状腺下动脉的分支之间，25% 位于甲状腺下动脉之上[145]。Reed 发现了喉返神经与甲状腺下动脉的 28 个不同的形式，并且指出了仅有 17% 的患者左右对称[92]。Sturniolo 等指出，在 192 名患者中 48.8% 进行的是双侧手术的患者，其中喉返神经与甲状腺下动脉的关系左右均不相同[146]。Sato 和 Shimada 发现，8% 的尸解中，喉返神经与甲状腺下动脉平行走行而非交叉[103]。Hollingshead 指出，甲状腺下动脉可在侧方颈动脉之后分出上下两支。Hollingshead 还指出，在 0.2%～5.9% 的病例中甲状腺下动脉缺如[145]。在这些情况下，甲状腺上动脉或甲状腺 IMA 呈现甲状腺动脉的血管分布[147]。喉返神经本身由甲状腺动脉的后分支血管化，该分支沿着喉返神经的远端行进[147]。笔者认为，神经的多变异–与动脉交叉，锁骨下动脉走行的变化，加上动脉可能缺如、可能与神经平行走行等，这些都使得对喉返神经的识别变得更加困难。

Berry 韧带

Berry 韧带的纤维将甲状腺固定在喉气管复合体上（图 36.8 A）。该韧带也被称为甲状腺后悬韧带，由 Gruber 和 Henle 于 1880 年以及 James Berry 于 1888 年首次描述。此韧带将甲状腺固定在气道上，使甲状腺随着吞咽动作而上下移动。在 1888 年，Berry 这样写道：

> 我已注意到手术中的这类问题，无论是在其他人所做的手术中，还是在我本人所做的尸体甲状腺切除中，我发现分离肿瘤最困难的地方是这些韧带部分……我想，这种困难——分离喉返神经——是甲状腺肿切除过程中频发意外的主要根源[148]。

Berlin 发表于 1935 年的研究描述了喉返神经和 Berry 韧带的位置关系。他称该部位为“粘连地带”[123]。Berry 韧带可被视为甲状腺被膜的缩合，其起自环状软骨、第一、第二、有时是第三气管环的后外侧部分，终止于甲状腺被膜的浓缩部分[123，149]。Sasou 测

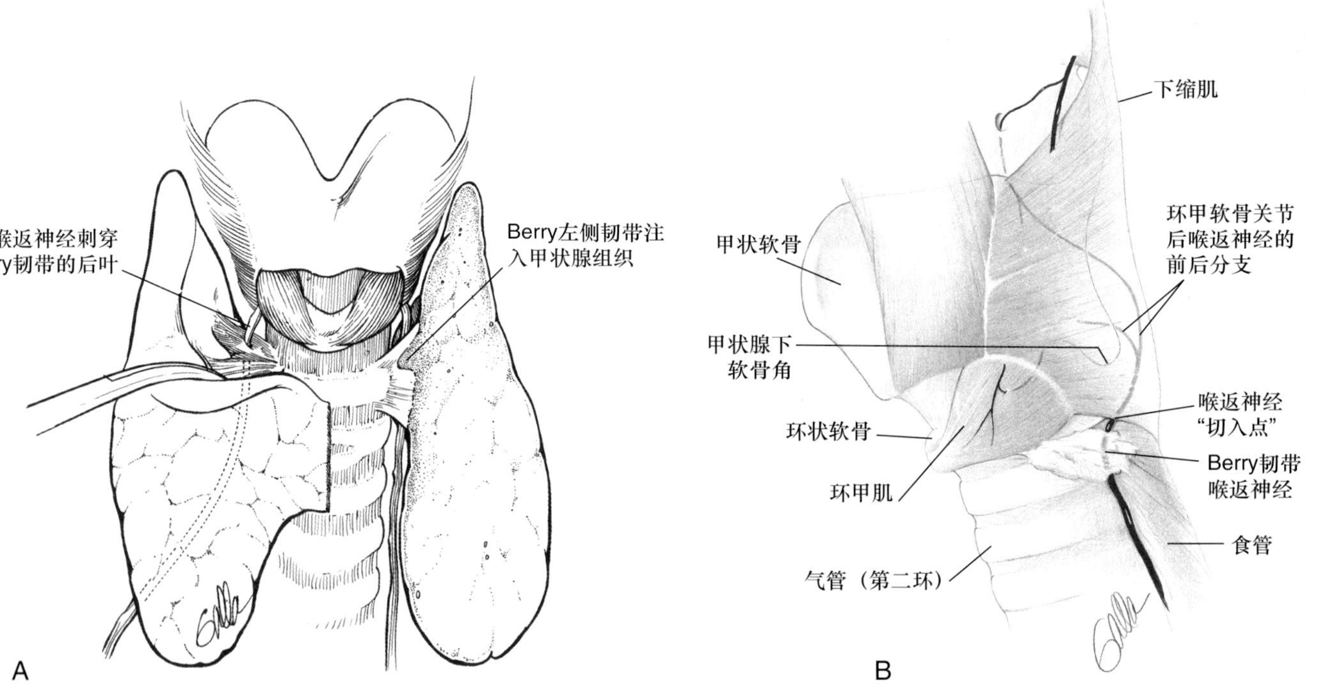

图 36.8 A. 甲状腺和气管的前视图，详细介绍了 Berry 韧带的前后叶。在患者的右侧，神经正在刺穿 Berry 韧带的后叶。在左侧，韧带物质内有甲状腺组织输注的可能性，使一些患者的甲状腺组织与 Berry 韧带内的神经相邻。B. 喉侧视图，显示 Berry 韧带和喉入口点相对于甲状软骨下角可触及的标志

量该韧带长度平均为 11.5 mm（范围 8 ～ 14 mm），宽平均 4.4 mm（范围 2 ～ 7 mm）[149]。Berry 韧带与相对不强韧的前侧悬韧带有明显分别，前侧悬韧带起自上部气管的中线和旁正中线，终止于甲状腺峡部深面。Berry 韧带高度压缩且血供丰富，其下缘得到甲状腺下动脉的分支供血。这根动脉的甲状腺手术中较为知名，常导致甲状腺切除的最后阶段出血，处理棘手。这根韧带和甲状腺邻近组织紧密相连，在某些变异情况下两者可融合，或非常靠近喉返神经（图 36.8 A 和 B）。Berlin 于 1935 年回顾了喉返神经、Berry 韧带和邻近甲状腺组织三者的关系。他进行了 140 例尸体解剖和手术解剖，除喉返神经走行于 Berry 韧带深部这一经典描述外，他还发现其中 30% 的解剖病例中喉返神经穿过韧带[150]。Lore 也曾描述喉返神经穿过韧带而不是位于韧带后方的情况[93]。在尸体解剖中，Berlin（10% 的病例）和 Armstrong（15% 的病例）指出喉返神经穿透甲状腺[88, 123]。这项工作得到了 Wafae 近期工作的支持，他们发现 38% 的尸体解剖中甲状腺参与了 Berry 韧带的喉返神经[27]。尽管认为 Berry 韧带是由甲状腺周围被膜的高度浓缩而成，而不是真正的甲状腺被膜，该区域的甲状腺被膜混合了周边邻近的 Berry 韧带。甲状腺近全叶切除术后偶可见该处残留少量甲状腺组织，导致术后甲状腺术区存在摄取。

正是出于这种解剖上的考虑，禁止被膜下分离解剖可作为一种防止喉返神经损伤的方法。尽管解剖现状如此，但有人仍然认为非直视下的被膜切除依然可以避免喉返神经损伤。

对于喉返神经和 Berry 韧带较准确的位置关系仍有争论。当然所有人都同意喉返神经总体上位于韧带的后外侧，但一些人认为 0.6% ～ 10% 的喉返神经或许穿过该韧带[51, 123, 151]，但其他人认为神经从未贯穿而总是位于后外侧[26, 149]。

喉返神经远端在入喉前存在弯曲或折角[152]。1% ～ 2% 的概率出现在 Berry 韧带内，需要极端警惕并仔细暴露韧带部位的神经。Berry 韧带的高度致密和血供丰富，喉返神经在该水平存在多个分支，喉返神经入喉处存在折角及甲状腺组织和 Berry 韧带紧密相连，这些因素使该区域的神经分离成为手术中最困难的部位。因此，慢而谨慎地解剖非常重要。即使少量渗血也最好用神经外科脱脂棉轻柔按压止血。充分暴露神经后用双极电凝止血是可行的。推荐沿着 Berry 韧带寻找神经而不是沿着甲状腺被膜。盲目地钳夹和烧灼将有可能导致神经损伤（图 36.9 A 和 B）

甲状腺下软骨角：喉返神经入口点的标志

喉返神经入喉处的位置大多是固定不变的。无论是甲状腺肿致使神经移位还是喉不返神经，总能在这

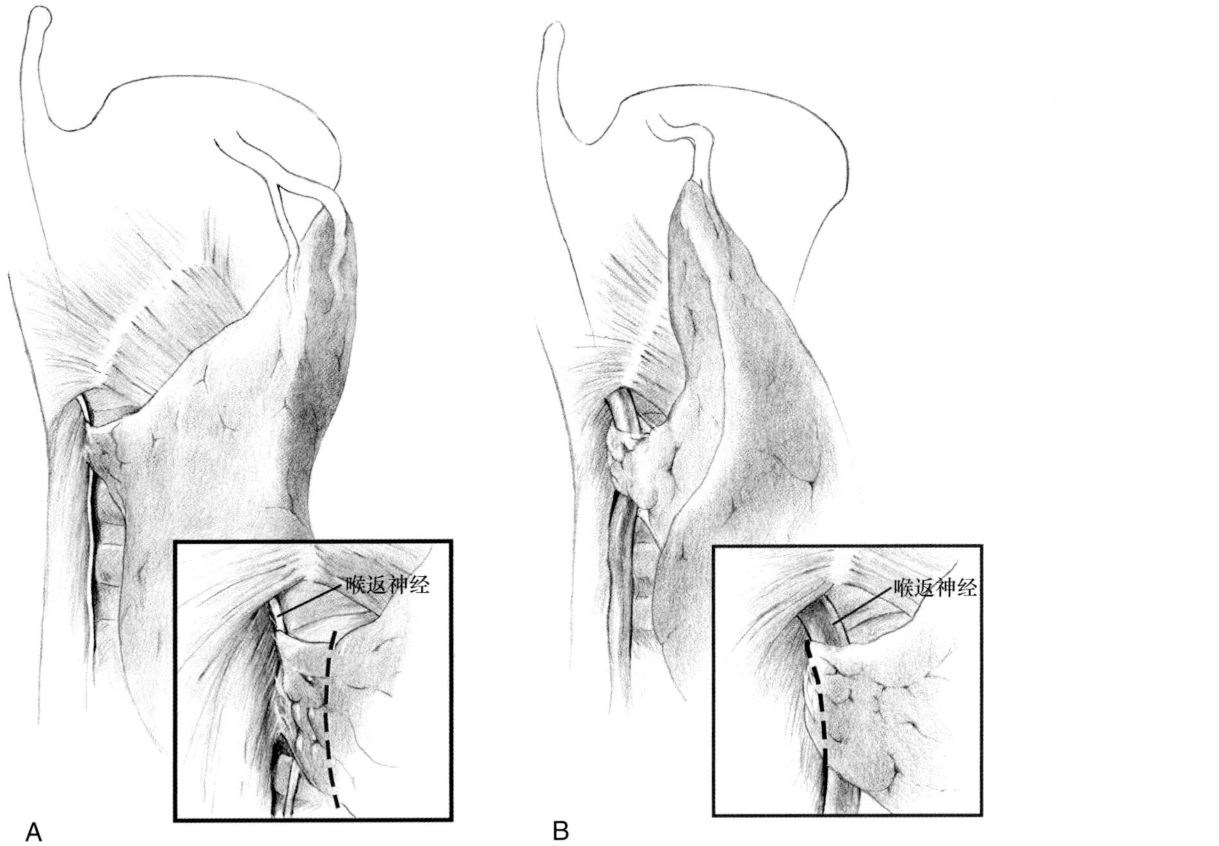

图 36.9 A. 如果神经被确定为口径减小，特别是如果其解剖将其从手术床上抬起，则可能发生拉伸，伴有明显的 Berry 解剖韧带，因此建议在此处保持甲状腺组织的阳极小残留。B. 如果神经厚而绳索状，稳定地放在手术床上，它可能会承受更具侵略性的解剖，隐含在 Berry 韧带水平的完整甲状腺组织切除术中

里找到神经。由于附近存在强韧、纤维化及血供丰富的 Berry 韧带，尽管解剖上位置固定，在入喉处寻找该神经仍很困难。神经可能在韧带后方或穿行于韧带内，且与甲状腺组织紧密结合。甲状软骨下角被认为是喉返神经入喉处的定位点，起初由 Berlin 于 1935 年初，随后 Rustad（1952）、Riddell（1970）和 Wang（1975）也做出描述[28, 86, 150, 153]。喉返神经的入喉处在甲状软骨下角尾部下约 1 cm 处，易触及（图 36.8 B）[154]。

我们建议，在甲状腺手术时以环状软骨代表喉返神经的标记位点，而不是依据触摸可变的甲状软骨结节。在甲状腺切除术时，环状软骨前弓是一个清晰的标记位点，代表着环状软骨下缘，侧面即是喉返神经的入喉处。

喉返神经的手术路径

避免损伤任何重要的结构是外科手术的基本原则，术者需要清晰辨认这些重要结构，喉返神经也不例外……任何情况下，均应仔细辨认喉返神经。

Wheeler，1999

甲状腺手术中见到喉返神经即说明喉返神经已收到损伤

Prioleau，1993

笔者同意 Wheeler 医生上述第一个引文。尽管许多研究表明喉返神经在可视情况下损伤发生率更低（前面讨论过），有些人仍然推荐在未暴露喉返神经下进行非直视的被膜内切除[28, 155]。Berlin 和 Wafae 的研究显示，正如前文所述，Berry 韧带处的甲状腺组织有可能部分或全部覆盖喉返神经[27, 150]。这一解剖关系及喉返神经和甲状腺表面结节的关系密切，使得被膜内切除存在缺陷。

术者即使想显露喉返神经，也是存在一定困难的。最近一项 192 个病例报告显示，研究者制定了“术中系统搜索”来定位喉返神经，结果仍在近 18% 的患者中均未发现两侧喉返神经。在二次手术的病例中。42% 的神经不能被定位。研究者认为“喉返神经是极端变异的……神经、甲状腺下动脉、气管食管沟和甲状腺叶无任何恒定的解剖关系”[146]。考虑到这一点，在手术时常用 3 种常规路径寻找和辨认喉返神经。

辨认总原则

最重要的原则是在喉返神经没有暴露于视野或电刺激之前不要切除任何结构。若能坚持这一简单原则，喉返神经损伤，主要是牵拉伤，将极为罕见。识别喉返神经需要术野无明显渗血。喉返神经有其特定的位置、标志性的波状外形和特征性的血管条纹，可依此辨别。腺体肿大的病例中，可牵拉带状肌，若需扩大显露范围，应切除带状肌。带状肌被拉向外侧的同时，将甲状腺和喉部气管复合体作为一个整体向中间牵拉，以显露甲状腺外侧区。过度牵拉可导致神经牵拉伤，脊柱神经外科手术已明确证明这一理论[156]。

远端的喉返神经会向腹侧走行并沿上颈部气管从斜上方出气管食管沟。当切除甲状腺和自颈部游离时会逐渐被拉向内侧，并且在一定程度上导致气管自身在这种牵拉下上移和旋转（图36.10）。远端上部的喉返神经在这些操作下可能会突出并发生继发损伤，尤其在甲状腺次全切除术时，这时不会显露喉返神经末端入喉之前的一段走行[51, 157]。缝合和钳夹剩余甲状腺组织可能会损伤神经。

神经触诊被推荐为神经识别的一种技术。一种方法是向上牵拉可移动的甲状腺叶，然后触诊、“拉扯”易辨认神经[158]。支持者认为，牵拉甲状腺会累计甲状腺下动脉，反过来会使喉返神经向腹侧移位。笔者认为这种方法可能会导致神经牵拉伤，因此尚未在临床实践中应用。

一旦甲状腺叶全切除后，Berry 韧带处经常渗血。控制出血要有耐心，而不是盲目烧灼或钳夹。可用神经外科脱脂棉擦拭，从而暴露喉返神经和出血区域，最后小心应用双极电凝或钳夹小的出血点。用肾上腺素浸泡的神经外科拭子可以控制到最小的渗出。

侧面途径

在甲状腺切除术时必须仔细辨认喉返神经，基于此我们将手术方法分为三种类型（图36.11和表36.1）。首先是侧面途径，该途径需在颈部甲状腺中极水平辨认该神经。在侧面途径显露喉返神经，先需游离腺体上下极，然后将整个腺叶于喉和气管上方向内侧牵拉。同时向外侧牵拉带状肌，甲状腺和气管的内侧牵拉将极大范围地暴露侧面的甲状腺区域。甲状腺中静脉游离后完全打开了该区域。为完全牵拉内侧的腺叶，最好首先解剖下甲状旁腺，使其远离下极。在这种途径中，喉返神经在胸廓入口处没有完全暴露，这有助于保持甲状旁腺血管供应，尤其是下甲状旁腺。另外，本途径更适用于更高颈部的喉返神经部分解剖。侧面途径还可利用不同的标志，包括甲状软骨下角下缘和喉返神经—级甲状腺下动脉的交叉处[150, 159-160]。

侧面途径是理想的常规手术途径。在甲状腺肿大或发育完全的 Zuckerkandl 结节病例中，该区域或许不能充分暴露，以至难以辨清喉返神经。此外，再次手术时，该区域往往因为致密的瘢痕而不易分离。此

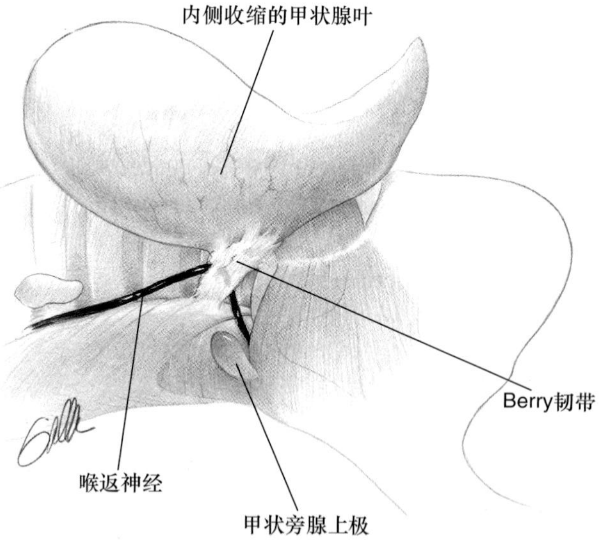

图36.10 甲状腺和喉部的侧视图，表明在某些情况下甲状腺回缩可以使喉返神经的最远端大部分在颈部腹侧，可能使其处于危险之中

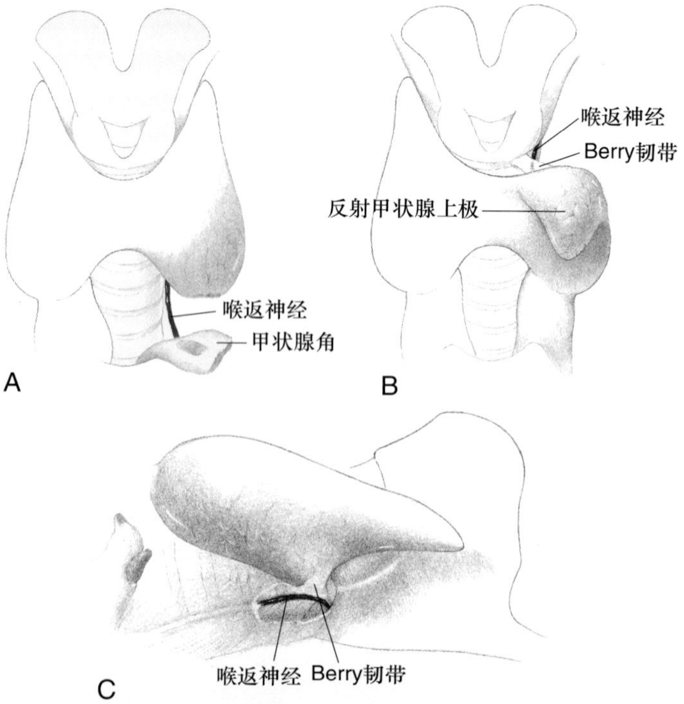

图36.11 喉返神经的方法。A. 劣质的做法。B. 优越的方法。C. 横向入路

表 36.1 甲状腺或甲状旁腺手术进入喉返神经的途径

	用途	优点	缺点
侧面途径			
将甲状腺向中间牵拉，在甲状腺中极水平经侧面寻找喉返神经	常规病例	保护甲状旁腺血供，尤其下甲状旁腺；喉返神经限长解剖	大甲状腺肿物或初次手术瘢痕；该水平可有喉外分支
下途径			
右侧经胸廓入口处外侧，左侧胸廓入口处气管旁寻找	二次手术或颈部较大的甲状腺肿	喉返神经在疏松蜂窝状组织内单独存在，没有分支；在二次手术瘢痕外发现神经；不适于侧面途径进入的颈部大肿物	需喉返神经长短解剖且涉及结扎下甲状旁腺血攻；必须考虑右侧喉不返神经存在的可能
上途径			
Berry 韧带区域的入喉处寻找喉返神经	大的颈部或胸骨后甲状腺肿；其他途径失败；考虑为喉不返神经	喉返神经颈部常见位点；侧面和下面不易显露神经的颈部和胸骨后大肿物；甲状软骨下角可触及神经的位置，易于定位	Berry 韧带纤维化状易出血；必须先游离上极，这样外支和上甲状旁腺可能会受影响；上极较大时，需要避免喉上神经的外支损伤

时最好在之前解剖平面以外的下方辨认神经。侧面途径的另一个缺点是，喉返神经在甲状腺下动脉交叉这个相对高平面以上的部位其喉外分支容易损伤。右侧喉不返神经，由于走行存在变异，存在接近 90° 的折角，侧方显露时应仔细操作。初次手术时侧面途径和所谓的甲状腺和甲状旁腺的二次手术的后门途径不同（见第 9 章；第 50 章；第 63 章）[36]。

下途径

下途径由 Sedgwick 提出，Lore 描述（图 36.11 A 和表 36.1），利用喉返神经三角，涉及喉返神经在胸廓入口处的辨认[93, 161-162]。Lore 描述的喉返神经三角，其下顶点在胸廓入口内，内侧壁由气管构成，侧壁由牵拉的带状肌内侧缘构成，上基底由牵拉的甲状腺下极下缘构成[93, 161]。在右侧胸廓入口的侧面和左侧胸廓入口气管旁处寻找神经。这种术式的优点是神经在疏松的组织内可行无创分离。与纤维化的 Berry 韧带不同，在该处软组织内轻柔地用止血钳移动该部位的喉返神经不会损伤神经。另一个在胸廓入口分离神经的优点是，神经在该部位还未发出喉外分支，而仅有一支主干，其喉外分支多位于甲状腺下动脉交叉以上。

这种路径主要适用于二次手术，在该部位的喉返神经可在前一次手术瘢痕的下方辨认和解剖。此路径还适用于无法用侧面途径进入的较大的颈部肿物。下途径的缺点是，要解剖较长部分的喉返神经，有可能影响甲状旁腺的血供（尤其是下甲状旁腺），并且不适用于右侧喉不返神经。而且下预警不适用于大的胸骨后甲状腺肿。

上途径

上途径中，首先在 Berry 韧带的入喉处辨认喉返神经（图 36.11 B 和表 36.1）。该方法需要在腺叶切除术开始阶段，将甲状腺上极游离后向下、向外牵拉以显露喉返神经。入喉处代表喉返神经在颈部的恒定部位。该方法适用于较大的颈部和胸骨后甲状腺肿，肿物的大小和位置决定了从侧面和下途径进入不实际。上极暴露后，在 Berry 韧带的深处可发现神经，延展到咽下缩肌下缘的下方。可触及甲状软骨下角来协助该区域的神经定位[150]。

上途径辨认喉返神经的缺点是，在 Berry 韧带处操作容易出血，纤维化使操作较困难。而且，该处的神经可能存在分支。该术式中应用神经监测是很有帮助的。少量出血应常规用脱脂棉压迫，而不是盲目钳夹或烧灼。喉上神经外支可能存在一个低位分支，常同甲状腺肿大合并出现，使解剖操作更加困难。因为该途径首先要解剖上极，所以术者要小心避免外支的损伤。而且，术者要避免断流甲状旁腺的血供，上甲状旁腺的血供主要来自甲状腺上动脉。该方法在处理肿大的甲状腺上极时存在困难。选择性切断胸骨甲状肌的上端可有助于暴露上极区域。

喉返神经解剖技巧和易犯错误

鉴于神经解剖和术中神经监测（intraoperative neuro monitoring，IONM）经验，我们总结了如下一些甲状腺切除中关于喉返神经解剖的要点。

1.“看不见，则不切”原则。甲状腺切除术中不要在神经监测未明的情况下切除喉返神经沿线的任何组织。如果迷走神经已经被辨认或被刺激，那么则可以牵拉、安全分离在刺激探针下没有发出神经冲动的一束不明组织。

2. 如果神经和甲状旁腺都需关注，那么有限考虑保护神经。甲状腺叶切除术时，当发现甲状旁腺紧紧贴附在该神经的甲状腺被膜上，辨认喉返神经有时很棘手。应尝试各种方法努力抬高甲状旁腺使其远离甲状腺，然后完全解剖神经。如果不可行，应有限考虑如何暴露神经。甲状旁腺可行自体移植。

3. 行气管前解剖时，术者必须将解剖区域局限于气管前面。避免扩展到气管侧面的气管旁区域，因为喉返神经被拉到这个区域而受到损伤，尤其是最远端的神经阶段。左侧位于邻近气管食管沟内的神经也是如此。

4. 自始至终都必须刺激迷走神经。手术开始需要行神经刺激以提供一个阳性的肌电信号来定位和搜索神经。只有在手术初始阶段存在阳性迷走神经冲动，在气管旁寻找喉返神经的阴性结果才是可信赖的（参见本章后面介绍的监测部分）。在手术结尾阶段也可实施迷走神经刺激，以全面检测迷走神经和喉返神经。

5. 牵拉时注意神经。Berry 韧带处是行喉返神经解剖的最后阶段，必须要小心操作。此时甲状腺叶更完全地被解剖和牵拉，因此术者必须小心腺叶牵拉和其对喉返神经的牵拉效应。Berry 韧带的后叶会导致相应的小叶牵拉而影响到神经，导致神经损伤。在这两种情况下，对腺叶的牵拉会直接作用在神经上。神经损伤多发生在将较细的神经从其原先所在的解剖位置中分离出来时。这种情况下，在游离 Berry 韧带前应先辨认特异的神经变异。在某些特定情况下，尤其是当甲状腺组织与神经末端粘连时，特别是如果神经较细或已被完全从原位游离下来，在远离癌肿的前提下，可保留少量入喉处的甲状腺组织（图 36.9 A 和 B）。

6. 除非能在 Berry 韧带处见到神经，否则腹侧分离是很危险的。避免从腹侧分离甲状腺，因为这可导致神经在 Berry 韧带处被拉伸，尤其是 Berry 韧带后叶存在的情况下。这种分离术式在某些甲状腺微创手术时是需要的，因此分离腺体前应了解 Berry 韧带的解剖。

7. 手术各个阶段，尤其在对 Berry 韧带进行操作时，必须直视神经，这样操作者才不会撑起或牵拉神经。

8. 中线上的环状软骨前弓是甲状腺手术的良好标记。直到喉返神经进入环状软骨的侧面下缘以下的咽下缩肌之前，神经都存在受损的风险。在神经入喉处，喉返神经离开了甲状腺手术区域。

9. 手术完成后，神经可能因吸引器、纱布及“花生米”等的不当使用而造成伤害。

10. 在神经附近使用双极电凝需小心操作并控制时间。推荐使用比较精细的双极电凝。

11. 在甲状腺肿，尤其是胸骨后甲状腺肿的手术过程中，喉返神经是手术初始阶段的关注焦点。一点肿物游离后，就会较少关注远端神经，或许在此阶段会损伤神经。须牢记整个手术过程均需注意神经保护，知道神经在环状软骨下缘的侧面进入喉部。

12. 如果远端神经看起来较细，要返回重新解剖神经以暴露其他分支。如果神经在侧面途径被定位，且直径小，则返回再解剖，不要逆行，要确保在神经远端找到不止一条分支。

13. 处理 Berry 韧带时要小心，可能会受到较粗大的神经后支的误导而损伤未辨明清楚的前支。

14. 喉上神经不可能总能直视，常规可通过肌电信号检测仪或观察环甲肌的痉挛来排除其存在。解剖环甲肌时要仔细，因此其纤薄或重叠。烧灼不谨慎会导致相当严重的肌肉损伤或术后喉功能障碍。胸骨甲状肌的喉端是喉上神经外支的解剖标志，其主干沿咽下缩肌侧面下移。

喉返神经监测仪

“我相信对喉返神经最好的管理是预防。”

Lahey，1938

颅神经监测已应用于头颈部手术，尤其是在耳科和神经科已常规使用[42]。肌电图监测已被证明可改善颅底面神经手术的预后[163]。

迷走神经和喉返神经监测已经获得了广泛的认可。最新估计显示，在美国，术中神经监测（IONM）用于头颈外科医生进行的大约 80% 甲状腺手术，以及 65% 以上普通外科手术，并且在过去 5 年中显著增加[163a]。对最近接受培训的内分泌和头颈外科医生的调查显示，绝大多数（95%）外科医生在甲状腺手术期间通常使用 IONM。IONM 更常被大量外科医生使用。常规使用者更有可能根据神经完整性修改手术（即，如果神经失去传导信号，则不完成甲状腺全切除术）[163b]。这说明对经验丰富的医生来说 IONM 是一个有用的工具，而不仅仅是解剖学和手术技术的替代品（参见之后讨论的优势差异）[164-166]。喉返神经监测不仅可以考虑用于甲状腺和甲状旁腺手术，还可以考虑用于其他颈部手术，包括 Zenker 憩室、颈动脉内膜切除术、喉气管狭窄手术、颈椎前路手术，以及某些颅底、心脏和上胸部手术[167]。在颅内，舌咽和上迷走神经根切断术治疗屈光性舌咽神经痛时，迷走神经运动小根有声带麻痹风险（发生率高达 20%）[167a]。气管导管喉返神经监测系统已用于这些手术。舌咽和 3 个最头部的迷走神经根（感觉神经）中，迷走神经运动纤维不能被诱发的肌电图检测到。术后，舌咽疼痛得到解决，双侧正常脊髓运动功能得以保留。

在我们采取神经监测的病例中，我们感觉神经监测系统所带来的额外益处应该适用于所有患者。在应用喉返神经监测进行解剖时，喉部检查与迷走神经刺激是必要和有用的因素。因此，对于每名患者，必要的信息包括术前喉部检查（L1）、术中初次使用迷走神经刺激（V1）、术中初次使用喉返神经刺激（R1）、喉返神经最终刺激、术中末次迷走神经刺激（V2）和术后喉部检测（L2）。这一措施总结为 L1，R1，V1 ～ R2，V2，L2。我们认为术前了解所有患者的这些数据是非常有必要的。

IONM 在甲状腺和甲状旁腺手术中的指南和现行标准

为了服务于头颈部内分泌外科喉神经的神经生理监测的新兴领域，国际神经监测研究小组（International Neural Monitoring Study Group，INMSG）成立于 2006 年，是一个多学科合作小组。该小组发布了若干指导方针，以完成以下工作：促进统一和标准的 IONM 技术，定义规范性和病理性喉返神经的神经生理学参数的标准化参考，评估新技术发展，并支持 IONM 领域的标准化教育和研究活动头颈部手术。它发布了关于监测甲状腺和甲状旁腺手术的基本喉返神经和喉上神经外支监测技术和解释的指南[168-169]。

最近，INMSG 出版了一份由两部分组成的共识指南，讨论甲状腺和甲状旁腺手术的神经监测，特别关注其在术中策略和疾病管理中的应用。第一部分广泛讨论了监测信号丢失（神经信号消失）及其在双侧甲状腺手术分期中的应用；第二部分讨论了侵袭性甲状腺癌的最佳喉返神经监测[170-171]。

监测设备的指导方针和进展以及 IONM 在甲状腺和其他颈部手术中的广泛研究鼓励在颈部内分泌手术中增加对 IONM 的组织支持。美国耳鼻喉科和头颈外科学会（The American Academy of Otolaryngology and Head and Neck Surgery，AAOHNS）关于改善甲状腺手术后语音结果的指南已经承认，IONM 应用于甲状腺手术时，可以①减少喉返神经识别时间，②降低临时声带麻痹率，③避免双侧声带麻痹（通过预测术后声带功能）。这些指南建议 IONM 可用于：①双侧甲状腺手术，②甲状腺翻修手术，③已知喉返神经麻痹患者的手术[172]。ATA 已经认识到 IONM 在 2015 年甲状腺结节和分化良好的甲状腺癌指南以及 ATA 外科事务委员会关于门诊甲状腺手术和甲状腺肿最佳手术治疗的共识声明中的实用性[173-175]。此外，美国头颈协会（American Head and Neck Society，AHNS）关于复发性甲状腺癌，中央颈清扫术和浸润性甲状腺癌的指南声明将 IONM 视为重要的辅助手段[176-178]。

关于 IONM 对喉返神经瘫痪率影响的循证讨论

对评估神经监测对术后声带麻痹发生率影响的文献进行分析需要考虑以下信息：①幸运的是测量的终点（暂时性和永久性喉返神经损伤）发生率极低，但这也意味着研究需要非常大的样本量才能获得足够的统计效力。

Dralle 等证明了这一点。他们报告说，为获得统计学显著性差异而进行的充分研究将需要每组 900 万名患者进行良性甲状腺肿手术，每组 4 万名患者进行甲状腺恶性肿瘤手术[18]。②现有文献中缺乏统一的监测应用。③研究没有考虑几个难以分离的混杂因素（例如，外科医生的专业知识，对神经监测的不同熟悉程度，使用具有音频信号而不是原始肌电图数据的基于音频的系统，多个外科医生参与，疾病的性质，以及手术过程的类型和程度）。④许多研究在选择性手术中监测的频率较高，如术前感觉困难的手术。⑤术前和术后喉镜检查声带状态缺乏统一性；因此，在许多研究中缺少声带状态的唯一可记录的量度。

值得注意的是，在德国，Dralle 指出，在大多数中心，外科医生不愿意随机分配到非 IONM 组。据报道，神经监测一旦实施，就会导致外科医生采用的手术技术发生显著变化[180]。

一些研究（即 Higgins 等、Pisanu 等和 Lombardi 等）是有意义的；在他们单独的荟萃分析中，这些研究没有显示出显著的统计学益处，特别是因为它涉及永久性喉返神经损伤率，IONM 与单独甲状腺切除术中的视觉识别之间[181-183]。然而，他们建议研究人员谨慎解释这些结果，因为它们主要基于非随机观察研究。他们指出，基于严格的标准化标准的多中心、前瞻性、随机试验，然后进行聚类荟萃分析，以做出准确的推论。重要的是，一些研究已经证明 IONM 在特定的高风险甲状腺手术中的益处，例如甲状腺癌手术、翻修手术、大甲状腺肿手术和小容量外科医生进行的手术[184-186]。Barczyński 的随机研究显示，将神经监测与单独可视化进行比较，发现暂时性瘫痪的发生率（近 3%）较高，但永久性瘫痪的发生率较低；这些数据专门针对高风险手术[187]。德国的两份报告记录了大型多中心研究。第一项研究涉及 45 家医院和 4382 名患者使用多变量分析，并显示声带麻痹与 IONM 治疗良性甲状腺肿手术的统计学显著性较低。第二项研究涉及 63 家医院和近 30 000 条处于危险中的神经；当 IONM 被低容量外科医生用于初级甲状腺手术时，声带麻痹的发生率显著降低，这些手术是针对良性疾病进行的，包括 Graves 病和桥本甲状腺炎（Hashimoto's thyroiditis，HT）[18，184]。虽然这些研究因缺乏随机化而受到批评，但值得注意的是，随机化在研究开始时进行了彻底的讨论，但被这些具有神经监测经验的外科医生拒绝，他们仍然致力于常规应用神经监测患者[188-189]。Shindo 等还发现，神经监测导致良性亚组术后喉返神经麻痹率显著降低[190]。Chan 等显示高危再手术患者术后瘫痪率显著降低；概率从 19% 下降到 7.8%。此外，当神经监测用于癌症和胸骨后甲状腺肿时，他们发现瘫痪率降低的趋势[191]。Shin 等发现，在一系列接受甲状腺肿手术的患者中，喉返神经麻痹风险显著降低（87%）[22]。Barczyński 等对 850 例翻修手术患者进行了回顾性研究；他们得出结论，IONM 显著降低了翻修手术中短暂性喉返神经麻痹的发生率。根据斯堪的纳维亚内分泌外科质量登记处的内分泌手术质量数据进行的一项研究指出，神经监测的永久性喉返神经麻痹发生率较低[10]。

IONM 优点的分类

无论前面的讨论如何，神经麻痹的发生率都是一个单一且相对有限的镜头，通过它可以评估神经监测对患者的益处，相对于神经监测的总体益处类别，其中包括：①神经映射用于神经识别并有助于进一步解剖；②深入了解喉返神经的病理状态；③识别即将发生的神经损伤；④检测术中损伤和术后神经功能的预测术后声门功能。这些信息将影响术中决策以及进行双侧手术的手术计划。当人们意识到神经监测电信息是神经视觉信息的附加和确认时，这些益处变得明显。视觉信息在所有案例的早期部分都是不足的，并且在修订案例中可能会受到瘢痕阻碍的程度有限。当神经遵循意想不到的过程时，例如靠近脑叶的膝盖，即使在解剖之前也可以电确认其推定过程。神经监测还提供功能信息，有助于识别神经损伤神经损伤，并区分神经分支的运动与感觉纤维含量。仅通过视觉评估无法获得此类信息。神经监测背后的核心原则是视觉识别，手术保存和形态完整的神经可能不一定等于功能正常的神经。在热牵引和压缩损伤中，喉返神经可能在形态上完整无缺；只有对神经的功能评估才能确定损伤。神经监测不能取代手术技巧和解剖学知识，而是神经监测补充了这些东西。IONM 不能代替视觉神经识别的需要。IONM 需要一个严格无血的领域。它还需要一段时间的学习曲线，这可以通过遵循某些神经监测标准（稍后讨论）来缩短。神经监测设备意味着一些额外的成本。我们认为这些额外的支出换取了额外的信息，与其他技术获得额外优势是类似的，例如，在麻醉中使用的标准脉搏血氧检测仪。在脉搏血样检测仪推广初期，这些设备的额外支出成为了争论的主题。

1. 神经识别和神经定位

喉返神经可被定位，通过对气管旁区域的线性刺激神经定位后，直接进行分离处理。大量研究辨明神经定位可使神经识别比例达到 98% ～ 100%[168]。Chiang 等记录了 100% 喉返神经识别率，其中包括了 25% 因解剖学结构复杂而识别困难的神经[192]。视觉的神经电生理定位让直接的分离操作成为可能，例如在具有瘢痕的手术区域、较大甲状腺肿及侵袭性恶性肿瘤的手术具有显著优势。

在视觉识别神经后，神经与相邻的非神经组织的间歇刺激可以有助于通过手术区域追踪神经及其分支；这类似于腮腺切除术期间间歇性面神经刺激的方式完成。在 Berry 韧带解剖期间，喉返神经的刺激和准确描绘可能非常有用。Snyder 指出，在他初诊患者系列中，有 9.2% 的患者使用 IONM 辅助解剖喉返神经[193]。

2. 深入了解喉返神经的病理状态

有时由恶性肿瘤侵入的神经仍然可以表现出显著的残余肌电图反应。此外，在术前声带麻痹的设置中可能存在残留的肌电图活性。我们发现，约有 1/3 的声带麻痹患者由于神经浸润而显示出明显的肌电图活性[9]。当切除这种神经时，外科医生需要认识到因神经中残余电生理活性丧失而导致的功能问题。患者可能会在一定程度上经历额外的吞咽困难和误吸。因此，在侵入神经的手术治疗期间，应考虑在这种情况下残留的术中肌电图活动的存在。值得注意的是，IONM 可以提供有关入侵神经功能的重要见解；仅凭视觉识别无法获得这些见解。

3. 识别即将发生的神经损伤

在喉返神经的手术操作期间获得的肌电图反应可以帮助预测即将发生的神经损伤，这可以提供修改相关手术操作的机会（稍后讨论）。

4. 术中损伤的检测和术后神经功能的预测

IONM 最重要的应用之一在于它能够以合理的精

度预测喉返神经的功能状态；它通过帮助外科医生避免双侧声带麻痹。

钝物或牵拉对于神经的损伤常难以发现。神经结构上的完整并不意味功能上的完整。神经监测的预测能力对于双侧甲状腺手术是非常重要的，因为在该类手术中支配气道入口的双侧神经都处于损伤的危险位置。多响研究表明，外科手术执行中外科医生基本无法判断喉返神经的损伤情况。多项研究表明，只有10% ～ 14% 的神经损伤在手术过程中被发现[5, 194]。Bergenfelz 在研究了斯堪的纳维亚内分泌质量等级的超过 3660 个病例之后指出，只有 11.3% 的外科医生在术中意识到发生了神经损伤，而且事实上，只有16% 的双侧损伤在术中被发现[10]。在 Snyder 等最近的研究中显示，大多数神经损伤在术中视觉上的结构是完整的[195]。因此，视觉检查对于术后喉返神经功能的预测是非常不充分的，他只能辨别大致 10% 的神经损伤。相比之下，目前的研究表明，IONM 对术后神经功能的预测具有极高的阴性预测率，可达92% ～ 100%[179]。Goretzki 等在一项大型队列研究显示，当一侧神经信号消失时，可合理地改变手术策略以避免双侧神经麻痹；而如果在一侧神经信号消失的情况下仍进行另一侧手术，则会有 19% 的患者出现双侧声带麻痹。IONM 的阳性预测值较低，可以变化；这与使用准确的神经信号消失定义和实施设备故障排除直接相关。准确的神经信号消失标准定义和规范性神经监测参数信息可以大大增强 IONM 的预后功能。一旦确认神经信号消失是由神经损伤引起的，损伤的神经节段可以通过逆行测试受影响的喉返神经来识别，从喉部入口点开始并向近端进展。这为治疗损伤提供了机会，并为外科医生提供了学习机会。在神经信号消失的情况下，可以通过推迟对侧手术来避免双侧声带麻痹。这种在神经相关信号消失设置中推迟对侧手术的概念可能是 IONM 神经预测功能的最大延伸。新的 INMSG 指南中也对此进行了详细讨论，本章稍后将在“信号消失”部分进行介绍神经监测的预后能力在避免双侧声带麻痹发病率方面的重要作用[196]。这一显著优势未经过规范的统计测试，但可能是接受 IONM 的主要原因之一。

过去的技术

关于该主题的更多讨论，请访问 http://pincode.yiaiwang.com。

用于表面记录的新扩展选项

基于气管插管的表面电极临床使用的一个限制是在手术过程中需要保持电极和声带之间的稳定接触，以获得高质量的记录[74, 199-202]。在插管过程中位置错位（例如，由于旋转、不正确的插入深度或不正确的导管尺寸）或在颈部伸展或手术操作过程中移位的导管可能在神经刺激时导致肌电图信号减少或明显丢失[199-205]。在颈部伸展或手术操作过程中发生位移的一些例子包括，如果患者因麻醉平面较轻而咳嗽或移动，或手术助理无意中对麻醉回路上施加压力，则抬起患者使其肩部滚动，旋转患者的头部；所有这些因素都可能导致管道旋转或从最佳位置偏移。假阳性下降可能导致外科医生做出不恰当的决定。它还需要由麻醉师在术中验证或重新调整气管插管位置，这可能是复杂和耗时的。

已经寻求可以规避影响基于气管导管的神经监测准确性因素的替代电极系统（图 36.12）。Liddy 等使用基于气管导管的和后环状表面电极来记录和比较发声肌和环杓后肌中诱发的肌电图反应。研究表明，后环状表面电极可靠地记录的肌电图波形，因此可用作 IONM 中的补充定量工具[206]。

基于气管导管的电极用于检测源自甲状软骨内表面的发声肌的肌电图活性。因此，Wu 等假设甲状软骨或上覆颈部皮肤上的针或表面记录电极应该像基于气管导管的电极一样起作用，并且能够获得通过喉返神经刺激引起的发声肌的肌电图响应[207]。理论上，甲状腺软骨或颈部皮肤上的记录电极也应该比肌电图管上的记录电极更稳定，因为解剖关系不受手术操作的影响。Chiang 等的一项研究比较了甲状腺手术期间放置在甲状软骨下的针电极与标准气管导管电极的肌电图数据[208]。从甲状软骨电极获得稳健且稳定的肌电图数据，并且与基于气管内管的电极相比，其显示迷走神经和喉返神经的更高幅度以及更准确和真实的神经信号消失。Liddy 等最近的另一项研究[209]使用缝合到甲状腺椎板软骨膜的喉前表面电极评估标准肌

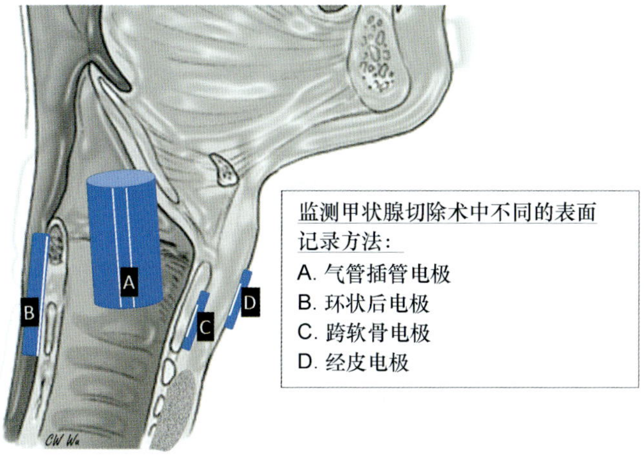

图 36.12 术中神经监测期间表面肌电图记录的新扩展选项

电图数据，与甲状腺和甲状旁腺手术期间同时记录的基于气管导管的表面电极的 IONM 数据进行比较。研究表明，与气管导管表面电极相比，喉前表面电极提供相似且稳定的肌电图响应，具有相同的灵敏度，用于记录 IONM 期间的诱发响应。此外，喉前表面电极对喉上神经的监测更加稳健。另外，甲状软骨上的表面电极包含在手术区域内；这些都是完全控制的，不受潜在的气管导管旋转或迁移的影响。

Wu 等最近使用猪模型进行的实验研究进一步评估了 IONM 期间肌电图记录的经皮方法的可行性、稳定性和准确性。记录并比较从气管导管上的表面电极和颈前皮肤上的黏合剂预胶凝表面电极获得的电诱发肌电图。该研究证实，经皮方法可用于记录迷走神经和喉返神经刺激引起的典型诱发性喉部肌电图反应。经皮方法在气管移位期间是稳定的，并且准确地描绘了喉返神经应力。这些研究结果表明，经皮方法应进一步研究其在未来设计用于人类甲状腺和甲状旁腺手术期间神经监测记录电极的潜在应用[207]。

IONM 设置和标准

引言

尽管 IONM 应用范围越发多样，文献综述和临床经验指出在不同的中心该神经监测设备仍有巨大差异。差异存在于喉部术前和术后检查，各式各样的记录表面和刺激电极，有的监测设备提供喉部肌电图监测波形的描记，有的只提供声音信号。毫无疑问，现在没有一个标准的规则系统用于规定气管内镜的位置或故障排除的信号。文献指出，监测不准确是由于未采用标准化的监测技术，近期大量数据记录显示 3.8% ～ 23% 的监测患者出现的设备问题与气管插管异位密切相关[18, 190, 193, 199, 210-216]。Dionigi 等研究显示在神经监测的早期暴露中，10% 的患者存在设置错误，53% 的患者出现插管旋转，33% 的患者出现插管插入深度错误，7% 的患者存在插管大小错误，1% 的患者未经过标准化课程的指导之前，操作并不规范（Gian Dionigi，个人讨论，2011）。Dionigi 等已经表明，在最初接触神经监测期间，10% 的患者经历与设置相关的问题，53% 的患者经历管旋转，33% 的患者经历管插入深度误差，7% 的患者具有管尺寸误差，1% 的患者经历接地电极的位移[216]。神经监测教学课程的初步经验表明，在课程开始之前，学员并不经常应用标准的神经监测仪。Duclos 等指出，神经监测技术可有效改变外科医生的神经切断术的学习曲线，大多数外科医生在 100 例手术内可掌握这项技术[180]。有其他研究显示，通过 50 100 例手术即可掌握[189, 216]。Chiang 研究显示，使用 IONM 后，设备相关问题的发生率从 4.4% 下降到 0[204]。

对于最佳 IONM 的标准化，首要基本元素包括：①术前和术后的喉镜检查（L1 和 L2）；以及②所有患者外科手术前后的迷走神经刺激检查（V1 和 V2）。术前喉镜检查在手术前提供给我们声带功能信息。虽然术后的神经刺激和声门功能密切相关，我们对于两者关系的认知仍在不断进展中。在所有病例中，进行术后喉部检查都是必需的。然而，IONM 仍在不断发展以提高对术后神经刺激和声门功能预后关系的认识。

手术切断前，进行迷走神经刺激用于验证系统功能并进行喉返神经定位（如刺激阴性，则确认为真阴性）。术后迷走神经刺激是最精确的声门功能预后检测方式，并且相比用于声门麻痹的方式，具有更高的敏感性、更高的特异性、更高的阳性预测率和更高的阴性预测率[168, 179]。对于右侧神经监测，如果迷走神经阳性刺激呈强阳性，则说明可能存在喉不返神经[217]。迷走神经刺激可在不做迷走神经切开的情况下直接实施，即刺激探针置于颈动脉和颈静脉之间，刺激强度在 1 ～ 2 mA。IONM 记录的基本数据元素来自 L1、V1、R1 和 R2、V2、L2。单一神经系统提供声音数据而不提供原始肌电图图像数据，因为无法提供波形、阈值、幅度、潜伏期等方面的信息，给记录造成了困难。因为单一声音系统，导致无法判断信号丢失是人为因素还是信号自身因素。

基础系统设置

记录接地和神经刺激器的阳极表面电极放置于患者肩膀处，并通过连接器盒与监视仪相连（图

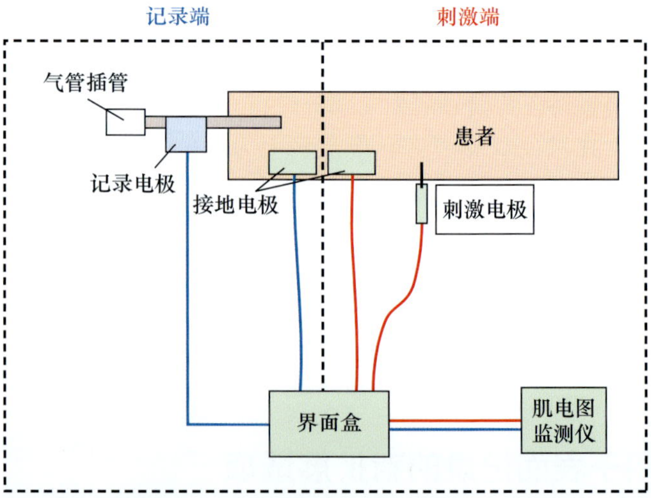

图 36.13 患者和监测气管导管方案

36.13)。电极是单极或双极，可以是单极探针、双极探针或刺激解剖器。大多数商用刺激探头或解剖器都具有完整的轴绝缘，只有尖端暴露在外(图 36.14)。绝缘的目的是防止电流分流，并在 IONM 期间提供更精确的刺激。Wu 等对包括 5 个单极探针、3 个双极探针和 2 个刺激解剖器的刺激电极进行了实验比较。根据喉上神经外支、喉返神经和迷走神经的肌电图参数，刺激响应曲线和距离灵敏度结果来比较电极。结果表明，所有的刺激探针 / 解剖器都可以通过 1 mA 的刺激引起所有喉神经的典型肌电图波形，并发现刺激电流与产生的肌电图幅度呈正相关。在单极探针和刺激解剖器中，< 1 mA 引起最大肌电图。在双极探针中，最大肌电图需要更高的电流。在所有电极中，随着从探针 / 解剖器到神经的距离增加，诱发的肌电图幅度减小。在筋膜上刺激的神经中诱发的肌电图振幅也降低。在所有刺激探针 / 解剖器和所有试验中潜伏期均未改变。因此，鉴于前面提到的不同刺激特性，在监测甲状腺手术期间选择刺激探针 / 解剖器进行最佳刺激时，可采用一些策略：

1. 单极探针在距离神经和筋膜上方的神经去极化中最敏感，因此在监测甲状腺手术的初始阶段(神经映射)在神经检测中具有最大效用。

2. 双极探针是最具特异性的，可能有助于减少 IONM 期间的假阳性刺激。然而，它们需要靠近神经并且需要更高的刺激电流以获得最大的神经振幅响应。因此，双极探针的使用具有局灶性神经刺激的潜在优势，但可能不如单极探针适用于初始神经映射。此外，建议将它们用于正确的探针-神经方向，因为当神经上的阴极(−)电极远端(即更接近喉返神经的喉部入口)相对于阳极(+)电极时，电流最有效地传递，以避免阳极阻滞，这可以提高阈值。

3. 刺激解剖器共享单极探头的许多属性，代表外科医生的可行替代方案。它在一台仪器中提供解剖和刺激，并在神经解剖期间为外科医生提供实时肌电图反馈，而无须手术器械和神经刺激器之间的重复交换[219]。

麻醉

成功的喉返神经监测项目中，优秀的麻醉是必需的[220]。在早期病例中，要优先考虑麻醉的需要。早期，因为神经监测需要精确和稳定的肌电图反馈，所以必须避免神经肌肉阻断。诱导后任何神经肌肉阻断剂都会影响肌电图活力。因此，麻醉诱导后的最佳方案是使插管相关的神经肌肉阻断剂的作用渐渐消除。除此以外，麻醉科医师可自由选择最适合患者的麻醉方案，像其他麻醉剂(除外神经肌肉阻断剂)对外周神经和肌肉的影响都极小。应该注意的是，在这种情况下，来自氧化亚氮和其他气体吸入剂的麻醉必须足够深以避免声带任何显著的自发活动，因为这将使得难以区分故意诱发的刺激活动和自发活动；当使用神经肌肉阻滞时，这种麻醉水平可能比通常使用的麻醉水平更深[168]。

我们在 3000 多例病例中的经验表明，当耳鼻喉

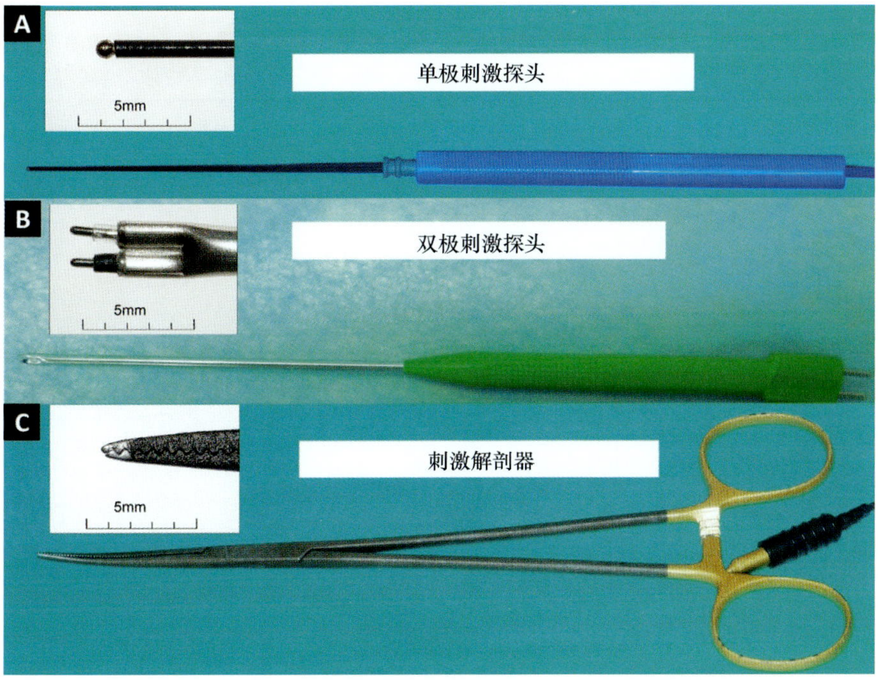

图 36.14 用于监测甲状腺和甲状旁腺手术的刺激电极类型

科和麻醉服务之间存在协作环境时，IONM 将得到促进，从而导致最佳的 IONM 和更好的手术结果。麻醉技术的一个关键因素是避免肌肉松弛剂或使用半衰期很短的肌肉松弛剂进行气管插管。Macias 等发表了一项跨学科合作协议，用于监测颈部手术的麻醉管理；该协议基于已发表的证据及其临床经验[221]。

监测甲状腺手术期间的神经肌肉阻滞管理可以通过多种方式完成。

1. 整个围手术期不使用肌肉松弛剂。有经验的医师可以在没有肌肉松弛剂的情况下进行气管插管[222]。然而，由于插管时气道损伤的风险较高，因此不建议使用肌肉松弛剂作为常规操作[223]。

2. 只要在插管后几分钟内恢复正常的肌肉抽搐活动，琥珀胆碱或小剂量的非去极化肌肉松弛剂可用于插管。众所周知，相对于包括拇内收肌在内的全身骨骼肌，喉表现出较更短的响应时间并且从神经肌肉阻滞中恢复得更快[220, 224]。

3. 单次诱导剂量的非去极化肌肉松弛剂（如罗库溴铵或阿曲库铵）足以用于气管插管，并允许逐渐自发恢复神经肌肉传递和阳性肌电图信号[225-226]。有些人更喜欢在麻醉诱导时使用罗库溴铵（0.6 mg/kg），随后通过 Sugammadex（Merck & Co.，Inc.，Kenilworth，New Jersey）逆转。该方案似乎满足麻醉（插管）和手术（监测）的要求[227-228]。如果神经肌肉阻滞剂在术中无意给药，Sugammadex 也可用于快速恢复正常的肌肉抽搐活动[229]。然而，Sugammadex 的高成本限制了其目前在许多国家的使用[229-230]。

最佳插管位置的确定和功能（框 36.1）

利多卡因软膏和其他插管润滑剂在神经监测的气管插管中是禁用的。大量的唾液分泌可能导致信号的改变，所以术前使用干燥剂和术中抽吸十分有帮助。在插管时，麻醉科医师和外科医师需标记进入深度及电极和声带的角度。在亚裔人种中的研究表明，气管插管的进入深度距入口 20 cm 最为合适。Lu 等研究发现，进入深度与年龄和 BMI 无关；但 Cherng 等的研究指出，患者的身高可能对进入深度有一定的影响[231]。在 Lu 的系列研究中表明，重视早期置管位置后，需要在术中

框 36.1 监测插管位置的规则

1. 使用或不使用探针的短效非去极化麻痹剂插管。注意暴露电极相对于声带的插入深度和旋转深度
2. 放置患者（头部伸展，甲状腺袋 / 肩胛），麻醉科医师小心地将气管导管保持在适当位置
3. 所有患者定位后（即延长后），通过评估以下内容确认气管导管电极位置：
   a. 基线呼吸变异或
   b. 声门检查
4. 用胶带将管固定到位，并在管离开口时解决管的支撑问题。胶带表面接地电极放在皮肤上
5. 检查监视器设置：
   a. 阻抗值小于 5 kOhm，阻抗不平衡小于 1 kOhm
   b. 事件阈值，100 μV
   c. 刺激器探头，1 mA
6. 在外科领域：
   a. 首先测试肌肉上的刺激探针；确定局部肌肉抽搐并确认正在收到监视器上的电流。
   b. 迷走神经刺激：在接受组织为真正阴性（就喉返神经而言）之前，确定迷走神经并获得真实的阳性信号。您现在可以继续进行喉返神经的神经映射

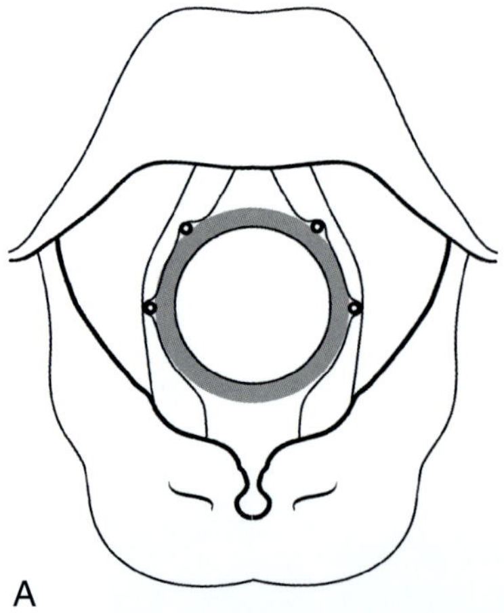

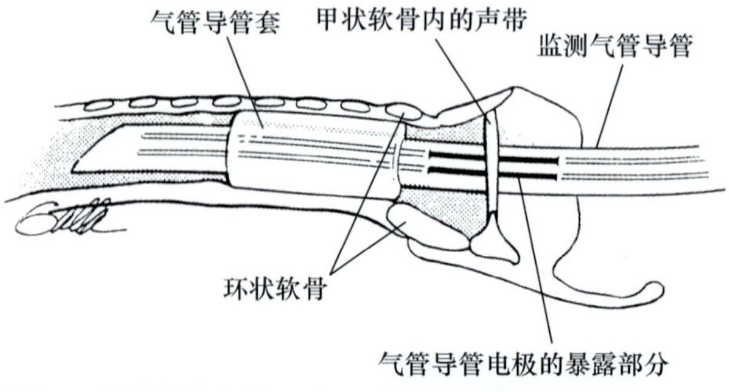

图 36.15 A. 在正确位置监测气管插管的内窥镜视图。B. 喉部和气管的侧视图，显示了在适当位置监测气管插管。气管插管的袖带在声门下管侧面的黑线表示与声带腔表面接触的暴露的电极段

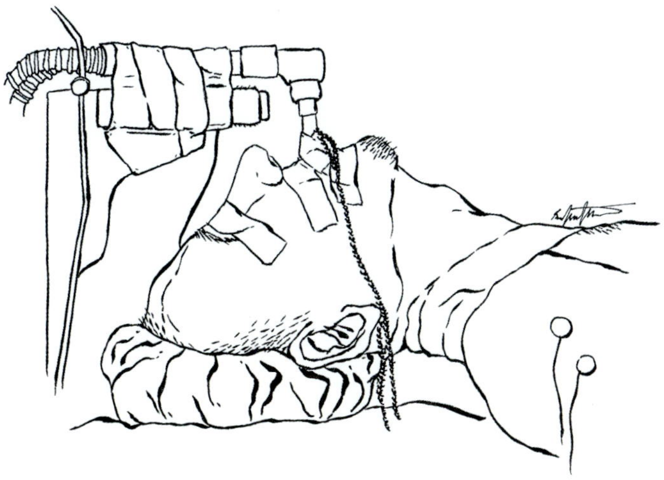

图 36.16 气管内导管支撑装置，用于防止当导管离开口腔时气管内导管发生剪切。注意患者右肩上的表面接地电极

尽心置管重调的只有 5.7%[2]（图 36.15 和图 36.16）。一些先进的气道装置被设计用于提高气管插管的成功率并降低插管难度[232-234]。这些装置也有助于肌电图气管导管在 IONM 中的最佳放置，这些装置的例子包括：①带有可变刀片的视频辅助**喉镜**（图 36.17）[例如 UESCOPE（UE Medical devices，Newton，MA），GlideScope（Verathon Medical，Bothell，WA）和气道镜（PentaxAWS®，Hoya Corporation，Tokyo，Japan）]，其允许声门的直接可视化并且在管放置期间能够适当地将表面电极定位到声带[235-236]；②用刚性纤维镜插入探针以直接观察[例如，Trachway 视频插管探针（Biotronic Instrument Enterprise Ltd.，Tai Chung，Taiwan）和 Bonfils fiberscope（Karl Storz Endoscopy，Tuttlingen，Germany）]。可以通过该装置放置肌电图管，并且可以在纤维镜可视化下重新检查气管插管位置。记录和刺激器电极接地通过黏合剂或皮下针电极放置在监视器单元侧面肩部的水平面上（图 36.13 和图 36.16）。电灼单元的位置应距神经监测单元 10 英尺以上。神经监测不受心脏起搏器活动的影响，不会影响其功能；它们还与 Harmonic（Johnson and Johnson，Cincinnati，OH）和 LigaSure（Medtronic，Mineapolis，MN）技术兼容[74]。

插管之后，患者处于外科手术需要的头部暴露体位。Yap 等研究表明，当患者被移动至完全的颈部暴露体位时，神经电极插入位置内部增加了 21 mm，外部增加了 33 mm，这一变化与气管插管的移位密切相关，导致气管插管可能出现大约 6 cm 的移动[237]。这意味着对所有与声带电极密切相关的气管插管位置的检查都应在完全确认患者体位后进行。国际 IONM 研究小组给出了两个选项。第一个是观察呼吸变异情况（图 36.18）。当双侧电极处于正确位置时，呼吸变异具有自发波形（30 ～ 70 μV），这可在非深度麻醉情况

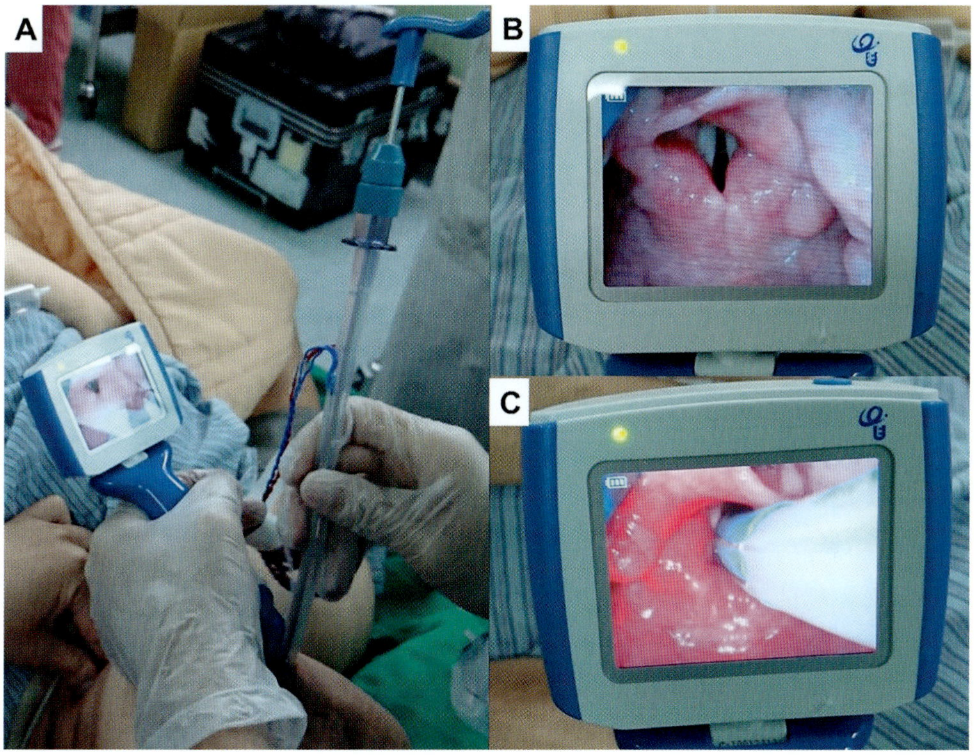

图 36.17 用视频辅助喉镜监测气管插管。A. 麻醉科医师进行插管。B. 便携式彩色监视器连接在手柄顶部，可以直接清晰地显示声门。C. 放大的气道图像有助于将适当的表面电极定位到声带（Courtesy UE Medical Devices，Inc.，Newton，MA.）

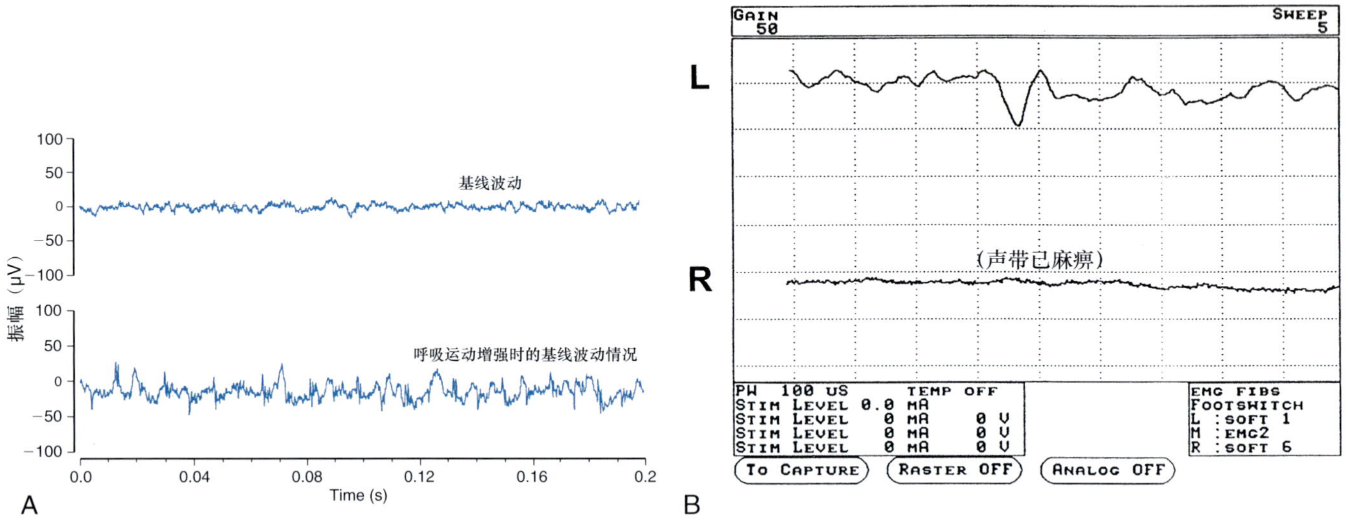

图 36.18　A. 基线噪声，通常在 10 ～ 20 μV。(上线）基线粗化，间歇振幅发生在 30 ～ 70 μV，称为呼吸活动。当患者在早期麻醉期间处于屈曲边缘时（下线），就会发生这种活动。B. 甲状腺手术后已知右声带麻痹患者的左右基线描记。左声带表现出正常的呼吸活动。右电线是电静音的

下，插管结束麻醉剂作用消退后观察到，呼吸变异在患者开始自发活动时显示明显。如果无法识别呼吸变异，推荐重复喉镜检查以明确气管插管定位。当患者开始自发移动或“降压”时，通常会出现呼吸变异。如果无法识别呼吸变异，则建议重复喉镜检查，以确保视觉上足够的气管导管定位。视频辅助喉镜可以帮助进行后定位重复喉镜检查（图 36.15 和图 36.17）。Chambers 等报道，91% 的患者发现呼吸变异，而其余 9% 需要重复喉镜检查以调整气管导管定位[238]。

在气管插管准确定位后，须评估检测设备。当气道阻力率较低时，表示连接良好。检测电压阈值常规设定在 100 μV，神经探针电流设定为 1 ～ 2 mA。在手术开始时，刺激带状肌时肌肉收缩，显示麻痹肌作用消退，可用刺激检测功能。正如先前讨论的，外科手术切断前必须先刺激迷走神经。只有当迷走神经被刺激并给予稳定的 EMG 活动时，方可明确系统功能完全且由神经定位的喉返神经是正确的。在早期的迷走神经刺激呈阳性基础上，随后的喉返神经阴性刺激可被接受（框 36.1 和图 36.19）。

预测测试错误以及如何避免

在颈部手术中使用 IONM 的外科医生应注意以下错误。我们将肌电图定义为测试，将术后喉返神经麻痹定义为疾病状态。

测试阳性定义为手术结束时的肌电图神经信号消失（即术后喉返神经麻痹测试为阳性），测试阴性定义为手术结束时维持的肌电图（即术后喉返神经麻痹测试为阴性）。

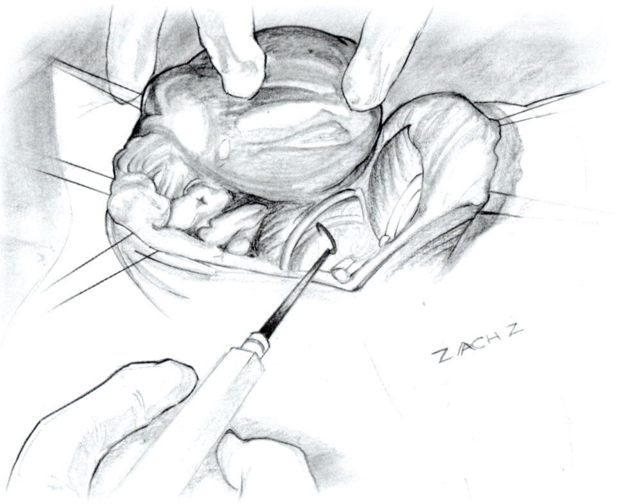

图 36.19　右甲状腺叶缩回，神经刺激器置于喉返神经诱发刺激

假阳性测试的原因（即术后声带活动完整的信号丢失）

1. 气管导管移位（最常见的假阳性错误原因）。
2. 血液或筋膜遮蔽受刺激的神经节段。
3. 不正确使用神经肌肉阻滞或假性胆碱酯酶缺乏。
4. 通过监视器的刺激抑制伪影周期功能消除早期响应。
5. 早期神经恢复的声带麻痹。
6. 刺激功率不足或探头电流输送故障。

假阴性测试的原因（即术后声带麻痹良好的肌电图）

1. 刺激受伤神经节段远端。在手术结束时进行迷

走神经刺激可以抵消这个错误[168, 170, 204-205]。

2. 最后一次刺激试验后受伤，例如伤口冲洗和闭合期间受伤[168, 170]。

3. 由进行性水肿引起的迟发性神经失用影响喉返神经，这可能发生在喉内的位置，如环甲关节[168, 170]。

4. 尽管声门信号持续存在，后分支损伤，潜在的后分支运动纤维仍可能被破坏，此类患者术后可能出现外展缺损[239-240]。

5. 非神经性问题如杓状软骨脱位引起的声带不动[168, 170]。

6. 存在 EMG 活动，但从初始水平显著降低，或在最终测试期间仍在下降[168, 170]。

术中喉返神经刺激失败

引起术中喉返神经刺激失败的原因有很多，可以分为以下三类[186]：

1. 无效刺激：包括刺激端血液蓄积引起的电路中断，探头与神经接触不良，探头故障或刺激电流不足。气管内插管位置不当和监测器报警阈值设置过高均可能造成刺激失败的假象。由于刺激电流为脉冲波，建议连探头不离开皮肤连续刺激所测组织而非跳跃式刺激，以防在脉冲波的间期触及皮肤导致错失电流。

2. 非神经组织的传导作用：液体或小血管可能将电流从非神经组织传导到神经组织，引起假阳性结果，此时应将刺激电流调低，使非神经组织不被刺激，而神经本身的刺激仍然存在。另一类短路是跨气管传导，即气管旁的刺激直接跨越气管壁，传导至气管内的导电粒子。

3. 刺激端或记录端的异常：电刀的应用可能降低监视并阻滞有效刺激。声门处唾液蓄积可能减弱仪器记录的效果。当两个金属器械同时接触术野，或电极和刺激器的电线缠住时，都可能引起假阳性结果。冷水灌洗双极电凝的长时间热刺激和患者麻醉过浅均可导致自发的肌电图反应。

IONM 故障排除算法

喉返神经监测的一个重要原则是外科医生在阴性组织分开之前接受刺激，必须在迷走神经刺激期间获得令人满意的结果。然后才能接受刺激阴性组织可以被分割。只有在看到并电刺激真正神经并获得良好反应后，才应将对刺激没有反应的组织视为非神经组织。在确定真正的积极之前，不应将消极回应视为真正的消极回应。在确定真阳性之前，不应基于阴性刺激而处死组织。

刺激神经时，外科医生对肌电图活动缺失的第一反应是在刺激迷走神经的同时检查喉抽搐（图 36.20 和图 36.21）。喉抽搐是刺激喉返神经期间术中触诊环杓状肌的简单方法。该技术需要将手指准确放置在环状软骨的后板上（图 36.20）。喉抽搐与术后声带功能相关，一项研究报道阴性预测值为 97.6%[188]。喉抽搐非常敏感，可以确定为肌电图活动首先在检测仪上检测到[241]。喉抽搐的存在表明监测系统的刺激侧正在工作，电流正在充分传递，受刺激的神经功能正常；如果假定肌电图信号丢失并保留喉抽搐，则设备的记录侧出现故障（图 36.13）。大多数记录侧问题与气管导管错位有关，但其他记录侧连接问题也是可能的。当麻醉科医师重新定位气管导管时，矫正操作是刺激迷走神经。评估喉抽搐的另一种方法是刺激对侧迷走神经，这需要额外的解剖；在单方面的手术中，这是不可行的。

如果刺激神经时喉抽搐不存在，应考虑刺激侧的问题，如力量不当或传递刺激电流。检测器屏幕可以对电流返回情况进行评估。应排除神经肌肉阻滞。如果带状或胸锁乳突肌（sternocleidomastoid，SCM）肌肉对 1 ～ 2 mA 电流的刺激做出反应，则应尝试对侧迷走神经刺激。如果存在，考虑同侧神经损伤。如果不存在，则检查刺激侧连接并考虑神经肌肉阻滞的状态。

规范性人体监测数据

波形定义和评估标准

手术期间，IONM 数据的准确解释需要了解规范的术中监测数据信息。对喉返神经和迷走神经术中刺激的幅度、潜伏期和阈值做了定义，并在几项研究中报告了标准值[242]。人类喉返神经或迷走神经的基本诱发波形参数如图 36.22 所示。

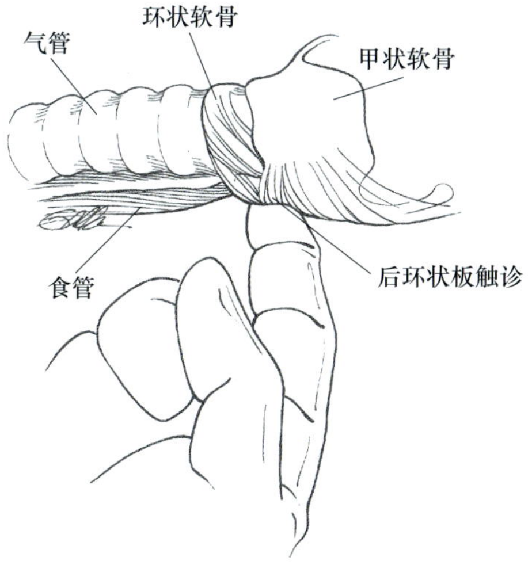

图 36.20 喉部侧面，显示手指触诊喉部抽搐的位置

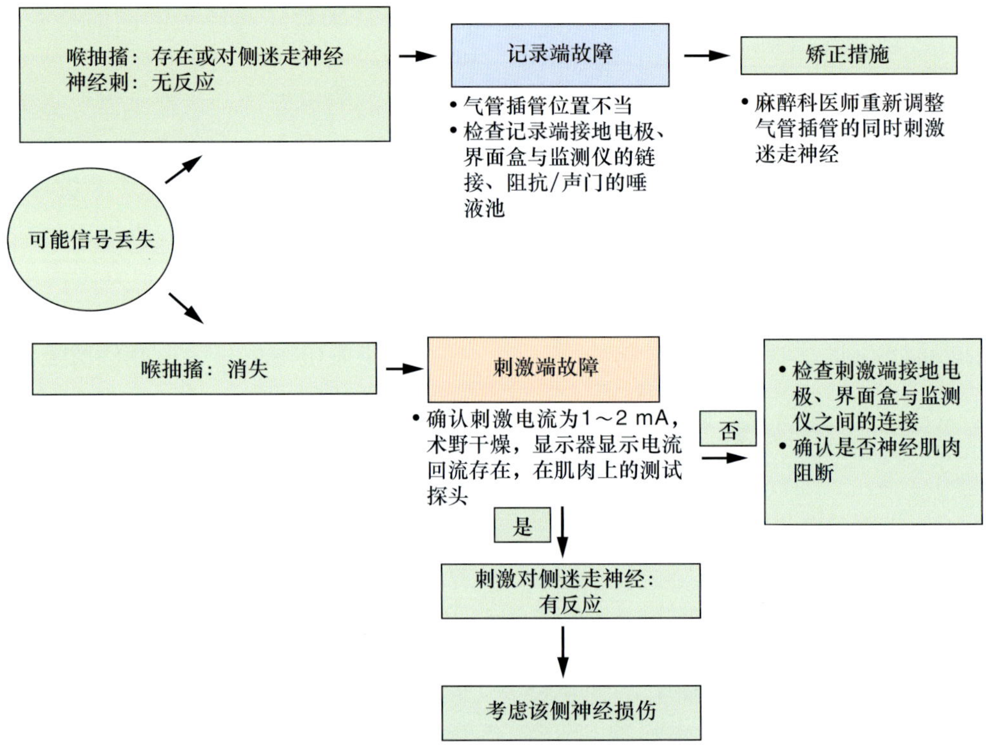

图 36.21 术中信号消失的评估标准

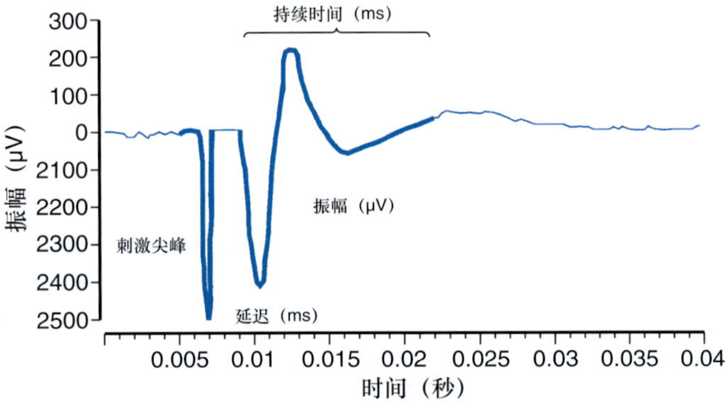

图 36.22 指示波形参数的典型神经监测诱发波形

振幅

典型的双相波形表示同侧声带肌的总和运动动作单位电位，如声门水平处的声带表面电极所记录的。振幅的测量可以与标准喉部肌电图期间参与极化的肌纤维的数量相关。正常清醒意志语音期间，声带去极化幅度范围为 100 ～ 800 μV[242]。利用肌电图监测生理学中的现有标准，我们将监测波形幅度定义为从正波形偏转顶点的垂直高度到波形的相反极性阶段的最低点（即峰-峰）的高度；但是，它也可以从基线到正峰值来定义。术中监测期间的幅度可能在患者和患者之间显著变化。在甲状腺切除术过程中获得的肌电图振幅幅度的显著变化可能是由几个主要因素引起的：①神经刺激电极-探针接触的变化（这也可能是由手持探头引起）；②神经上覆软组织和筋膜的变化；③手术区域湿度（血液和组织液分流）的变化；④喉电极 / 气管导管位置的变化；⑤温度和神经干燥程度；⑥运动纤维在神经内相对于刺激探针位置的可变精确位置（即运动纤维在迷走神经内的偏心位置）；⑦患者的性别、年龄和其他形态特征。伪影波形如图 36.23 和图 36.24 所示。

阈值

阈值定义为：应用于神经时，首先开始触发可识别的最小肌电图活动的电流。在阈值刺激下产生的响应幅度低于当刺激电流向其最大值增加时获得的最大幅度，高于该最大值时肌电图响应没有进一步增加。在这种刺激水平下，所有的神经纤维都在去极化，并实现最大刺激和产生肌电图。除此之外，增加刺激电流不会导致记录的肌电图进一步增加。人类喉返神经在 0.8 mA 时最大去极化。这是在 1 mA 的大部分情况下进行刺激的基本原理，这代表了良好且安全的超阈值刺激。使用 2 mA 不会获得更高的肌电图幅度；然而，它使探针尖端周围的更大的组织球体去极化，因此当人们最初搜索 / 绘制喉返神经时具有实用性。Caragacianu 等报道了标准值，特别关注了振幅范围，与正常声门功能有明确的关联。他们报告说，振幅>

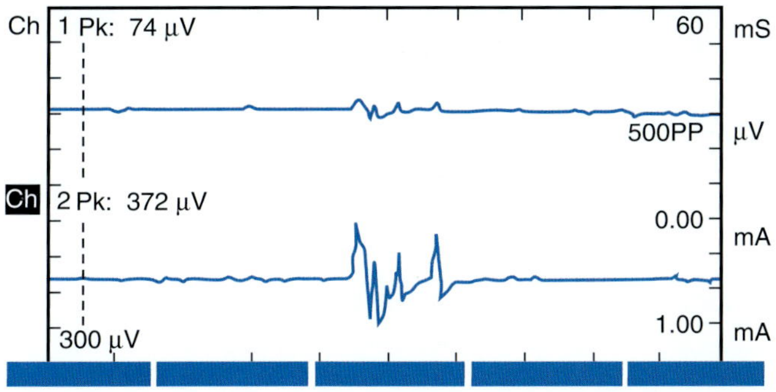

图 36.23 金属对金属伪影。注意尖锐的离散波形，与刺激伪影无关

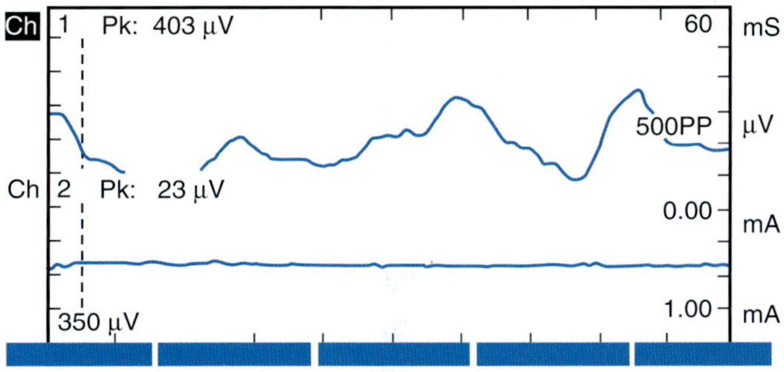

图 36.24 袖套泄漏伪影。通道 1（Ch1）表示基线的广泛变形，随着时间的推移而延长，并且与通过部分放气的气管内套囊的漏气一致

250 μV 可以高度预测功能性喉返神经；尽管标准振幅值存在差异，但他们建立了临床上有用的标准范围，可用于手术决策[243]（图 36.25）。

潜伏期

手术监测文献中没有统一定义潜伏期。尽管通常认为振幅代表参与去极化事件的纤维的数量，但是通常认为潜伏期与刺激引起的去极化速度或容易程度有关，并且取决于刺激点到同侧声带的距离。鉴于两侧迷走神经的长度不同，甲状腺切除术期间在中颈部刺激迷走神经时（稍后讨论），左侧的潜伏期显著长于右侧。目前尚没有可以在波形上精确测量出潜伏期的标准。

我们将潜伏期定义为：从刺激峰值到第一个诱发波形峰值的时间。测量第一次诱发波形的延迟从零基线偏转是一个更加可变的测量，并且需要与每次测量一致，以确定波形首先偏离基线的确切位置。然而，具有重要监测经验的德国从业者已经获得了有关使用此定义监测延迟的重要数据（稍后讨论）。

我们中心最近的一项研究描述了由喉返神经、喉上神经以及左右迷走神经生成的标准肌电图数据和图形波形[244]。这个数据在表 36.2 和图 36.26 中描述。这些规范性数据分析显示迷走神经和喉返神经潜伏期显著不同。另外，左迷走神经潜伏期高于右迷走神经

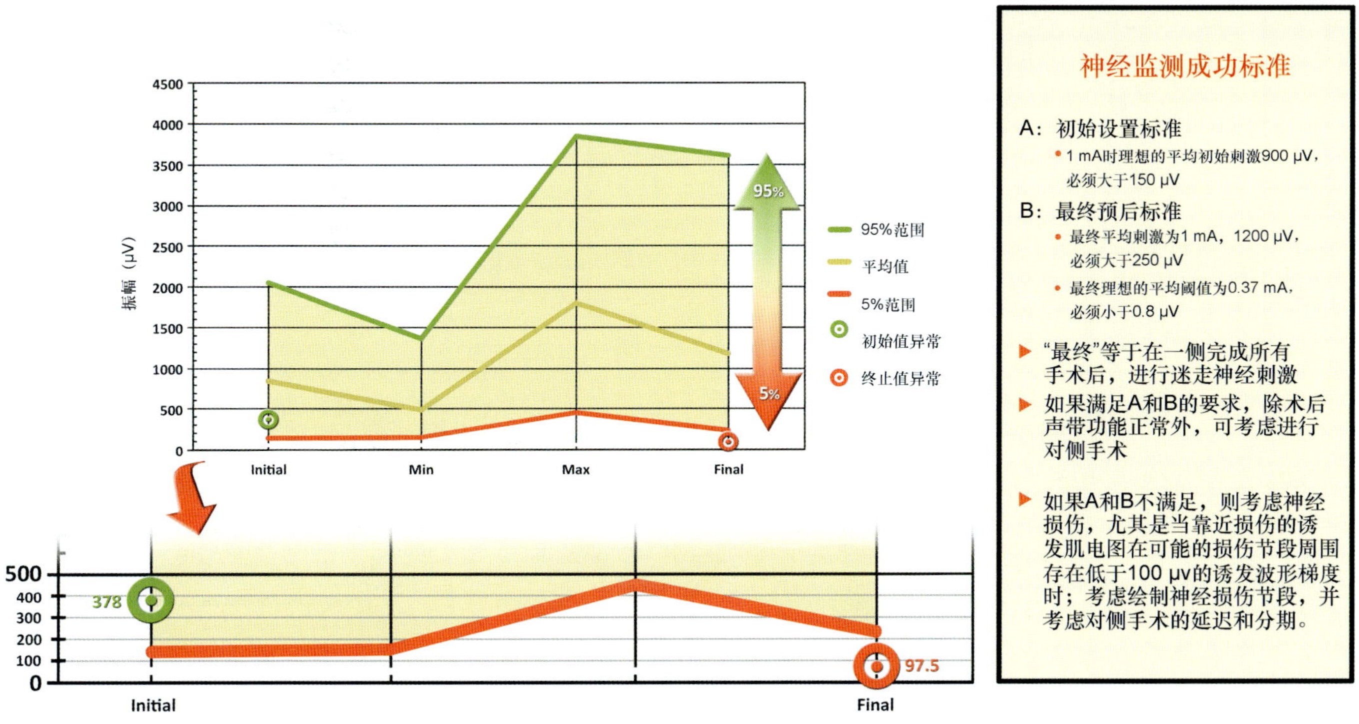

图 36.25 幅度测量显示与正常声门功能相关的正常范围［From Caragacianu D，Kamani D，Randolph GW. Intraoperative monitoring：normative range associated with normal postoperative glottic function. Laryngoscope. 2013；123（12）：3026-3031.］

表 36.2 正常的人体监测参数 *

	振幅（μV）	延迟（ms）	阈值（mA）
右喉返神经	783（＋/－512）	3.19（2.47～4.25）	0.51（0.025～1.4）
左喉返神经	604（＋/－504）	3.7（2.5～4.34）	0.61（0.25～1）
右迷走神经	717（＋/－479）	6.77（4.25～9.5）	0.41（0.25～0.85）
左迷走神经	420（＋/－255）	7.67（6.1～10）	0.41（0.1～0.8）
喉上神经	269（＋/－178.6）		0.5（＋/－0.1）

* Stimulation at 1～2 mA，parenthesis are ＋/－ SD or ranges.

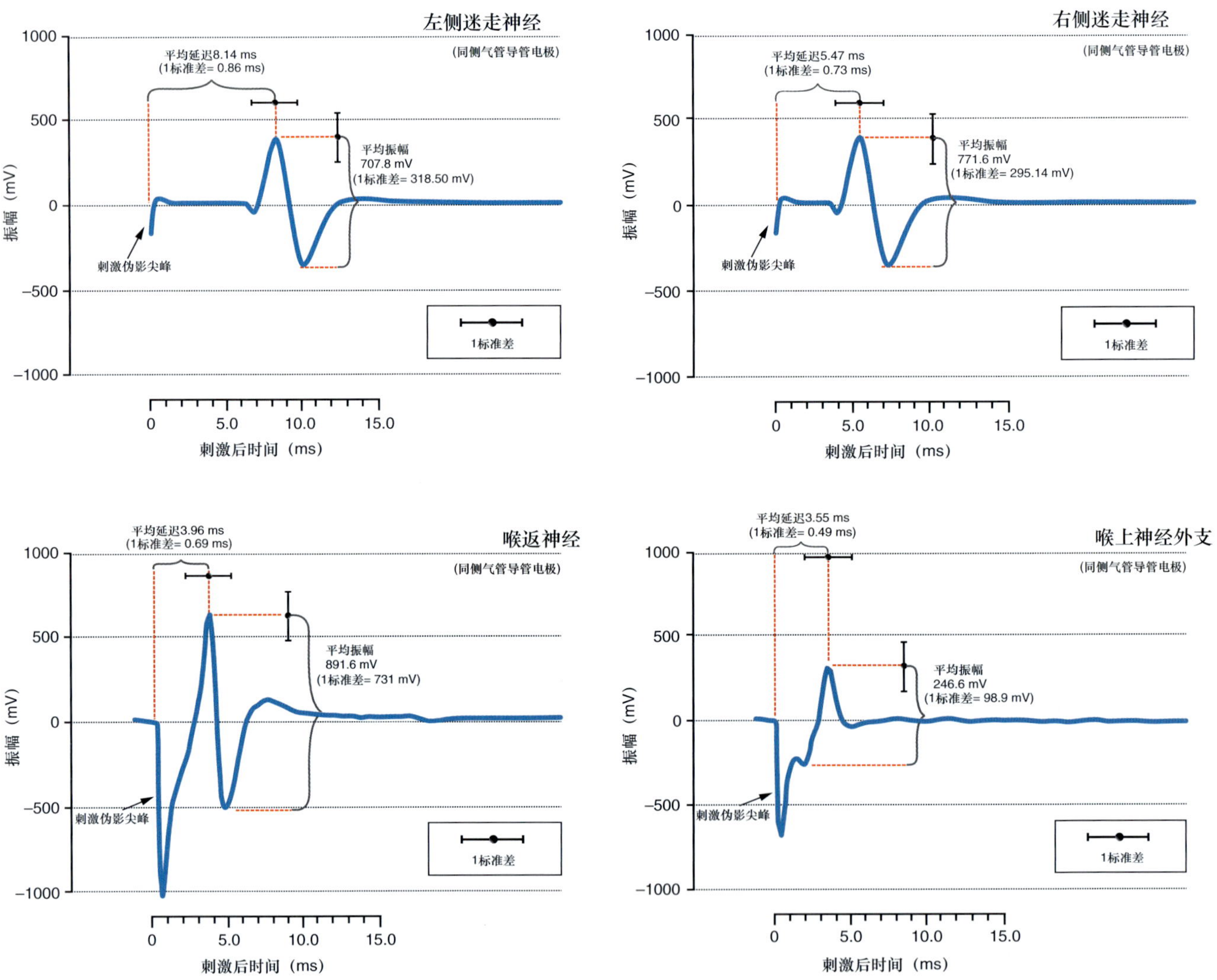

图 36.26 从同侧气管内电极记录左右迷走神经，合并喉返神经（RLN）和合并喉上神经外支（EBSLN）的肌电图（EMG）波形，说明正常波形形态、潜伏期和振幅标准差［From Sritharan N，Chase M，Kamani D，Randolph M，Randolph GW. The vagus nerve，recurrent laryngeal nerve，and external branch of the superior laryngeal nerve have unique latencies allowing for intraoperative documentation of intact neural function during thyroid surgery. Laryngoscope. 2015；125（2）：E84-E89.］

潜伏期。术中监测期间的潜伏期足够离散以区分伪影与神经刺激结构以及区分喉返神经、喉上神经和迷走神经，并且在迷走神经刺激中容易区分左迷走神经和右迷走神经。有趣的是，右迷走神经振幅明显大于左迷走神经振幅。此外，我们发现从手术开始到手术结束的喉返神经或喉上神经刺激特性没有差异，这意味着在手术过程中手术解剖或重复性神经刺激没有发生电变化。此外，平均喉上神经幅度占同侧喉返神经幅度的 34%。我们发现在 1 mA 或 2 mA 刺激下振幅没有显著差异，而且男性和女性之间没有差异。

这些数据与 Lorenz 等[245]的出色工作非常相似，他们回顾了德国 6 个中心近 2000 条神经的详细分析，刺激强度为 2 mA。他们对延迟的定义与我们的定义不同，但数据在其他方面非常相似。他们的研究显示，喉返神经、迷走神经、左迷走神经及右迷走神经之间的潜伏期差异模式相似。他们还发现右迷走神经刺激幅度更大。有趣的是，他们发现女性的迷走神经振幅大于男性，并且女性的潜伏期明显长于男性和 40 岁以上的患者。

关于该主题的更多讨论，请访问 http://pincode.yiaiwang.com。

信号丢失

2011 年，INMSG 提出将神经信号丢失定义为肌电图信号幅度≤ 100 μV；然而，最近的研究表明，获得良好的阴性预测值（negative predictive value，NPV），最终幅度为≥ 250 μV[243]。最终的测得的幅度为≥ 250 μV 时，声带情况正常的可能性非常高，而声带麻痹时可能的幅度为< 250 μV。5248-252。

如果存在信号丢失，外科医生应首先排除与设置相关的问题，如前面 IONM 排除问题：信号丢失算法一节所述。

要将事件视为真正的信号丢失，应存在以下 3 个条件：

1. 在 IONM 开始时存在令人满意的肌电图（V1 振幅> 500 μV）。

2. 在干燥区域中对 1 ～ 2 mA 的刺激没有或低响应（即，≤ 250 μV）。

3. 在同侧迷走神经刺激时没有喉抽搐和（或）声门抽搐。

当存在真正的神经信号消失时，外科医生使用 IONM 可以识别损伤部位并尽可能治疗神经损伤。必须检查手术区域，以确定夹子或缝合线是否可能压迫神经。如果确定了神经卡压的焦点，则可以纠正它并且神经损伤可以是可逆的。仅采用音频响应的神经监测系统使得神经信号消失的明确定义成为问题[168]。如果信号丢失，外科医生应该开始刺激喉返神经过程的最远端点（即在神经进入部位），并从该远端点连续刺激并且更接近地测试整个神经节段以确定是否可以识别神经损伤节段[195]。这种节段（称为 I 型喉返神经损伤-节段性损伤）的鉴定可以使外科医生审查与过度牵引、压迫、夹紧或其他损伤有关的这部分神经的处理[168]。如果这种逆行映射显示喉返神经和迷走神经的整个过程是非导电的，则损伤被定义为Ⅱ型喉返神经损伤-全局损伤。虽然尚未完全了解，但Ⅱ型喉返神经损伤意味着喉内功能障碍[168]。大多数神经信号消失伤害是由于牵引而发生的，特别是在 Berry 韧带周围。然而，这些损伤中很少在术中视觉上明显。最近两部分 INMSG 指南的第一部分广泛描述了神经信号消失，演变变化的解释以及神经信号消失在分期双侧甲状腺手术中的应用[170]。双侧声带麻痹导致约 30% 的患者进行气管切开术[289]。

对于有计划的双侧手术，INMSG 建议将神经监测信息纳入手术策略。术前患者咨询、知情同意以及与内分泌学家的讨论应包括关于在神经信号消失设置中分期对侧手术的决定的讨论。此外，当神经信号消失发生时，外科医生必须考虑与双侧声带麻痹和气管切开术相关的发病率；外科医生必须优先避免双侧声带麻痹，因为他 / 她担心偏离手术计划以及他 / 她对自己声誉影响的担忧。第一部分文件定义了一个“绿-黄-红-黑”肌电图模型，以表示神经信号消失演变发生时可能发生的喉返神经损伤的各个阶段；它为这些事件推荐了术中管理策略（图 36.27）。肌电图绿色代表稳定的标准肌电图（相对于初始基线，幅度>初始基线的 50%，潜伏期<基线的 10%），并且与声带麻痹无风险相关。肌电图黄色反映即将发生的神经性共济失调，幅度减小≥ 50% 和延迟增加≥ 10%，也称为“合并事件”。当修改相关的手术操作时，这些变化通常是可逆的。当肌电图幅度下降到≤ 100 μV，反映了神经性共济失调的发展（与“黄色”阶段相比）进一步增加了发生声带麻痹的风险。最终的肌电图值是肌电图黑色；在先前的负肌电图值之后 20 min 可以获得该最终预后肌电图值。当该肌电图值至少为 250 μV 且肌电图>基线初始幅度的 50% 时，可确保正常的神经功能。喉部对神经刺激的抽搐反应也可能有助于支持最终的神经信号消失。恢复程度低于此程度被认为与术后声带麻痹的高风险一致，强烈建议分期手术。

与 IONM 相关的一般手术步骤和 IONM 合并算法

框 36.2 列出了与 IONM 有关的一般手术步骤。INMSG 公布了术中神经信号消失管理和对侧手术分期的算法，以便于手术决策[170]（图 36.28）。通过分期计划的双侧甲状腺切除术将神经信号消失纳入手术策略可以显著降低双侧声带麻痹和气管切开术的发生率。Al-Qurayshi 等评估了与神经信号消失和随后分期甲状腺切除术相关的神经监测的成本效益；他们发现，将神经信号消失纳入手术策略并导致分期手术的

肌电图

患者体位后初始基线V1>500 μV，有适当的潜伏期（参见标准肌电图表：图36.26），喉痉挛基线评估良好

标准基线肌电图

G-肌电图绿色：相对于初始基线的稳定术中标准的肌电图，振幅>初始基线的50%，潜伏期<基线的10%。孤立的不一致振幅或潜伏期变化（即无潜伏期的振幅变化或无振幅的潜伏期变化）表明记录侧异常需要故障排除算法和可能的插管重新定位。无声带麻痹风险。

即将发生不良事件的肌电图

IA EMG黄色：振幅减少>初始基线的50%（绝对振幅>100 μV），潜伏期增加>初始基线的10%。应该认识到，声带麻痹的风险随着振幅的降低而增加，而潜伏期作为一个生物连续体而增加。当波幅降低>70%，潜伏期增加>10%（如果PPV 33%，NPV 97%持续40～60 s或更长时间）时，会出现显著的风险增加，尽管在刺激性手术操作修改的情况下，术中恢复率为70%～80%。

IA 肌电图被设计为在最初的不良EMG事件之前发出警告，表明神经网络正在接近与即将到来的神经麻痹一致的EMG数据。

不良事件肌电图

A肌电图红色：波幅降低至100 μV以下，通常与初始基线潜伏期增加10%以上相关，提示神经衰弱的高风险（PPV 83%，NPV 98%），术中恢复的可能性降低17%～25%。

最终肌电图

F EMG黑色：在IA肌电图或A肌电图（如上所述）后，应给予20 min的术中肌电图恢复期。振幅恢复>初始基线的50%，绝对振幅>250 μV，表明声带麻痹的风险极低。小于此幅度的恢复与声带麻痹的高风险一致，建议分期手术（PPV 75%，NPV 99%）。喉抽搐是维持重要神经功能的辅助评估。

图 36.27 “绿-黄-红-黑”肌电图（EMG）模型，代表可能的喉返神经损伤的各个阶段［From Schneider R，Randolph GW，Dionigi G，et al. International neural monitoring study group guideline 2018 part I：Staging bilateral thyroid surgery with monitoring loss of signal. Laryngoscope. 2018；128（suppl 3）：S1-S17.］

框 36.2 与 IONM 相关的一般手术步骤

1. 术前讨论和知情同意：注意 IONM 的实施，讨论与 LOS 相关的分期可能性。
2. 首先在主导方面运作
3. 获取、解释和响应 EMG 信息：
   - 足够的基线 IONM 数据
   - 整个手术过程中的 EMG：“绿色，红色，黄色，黑色 EMG”
   - 最终 EMG 数据
     - ✓如果没有 LOS：按计划进行甲状腺全切除术
     - ✓如果 LOS：故障排除，真正的 LOS：恢复 20 min，
       - ➤如果恢复按计划甲状腺全切除术
       - ➤如果没有恢复考虑分期第二侧，请参阅下文第 4 点和第 5 点。
4. 考虑分期手术
   - 疾病过程本身，患者愿望，内分泌学家意见，患者的第二次麻醉候选资格，关于神经损伤类型和强度的手术判断
5. 分阶段完成甲状腺切除术
   - 仅在喉功能恢复后进行
   - 根据患者、内分泌、手术和病理信息重新评估完成手术/辅助治疗的必要性

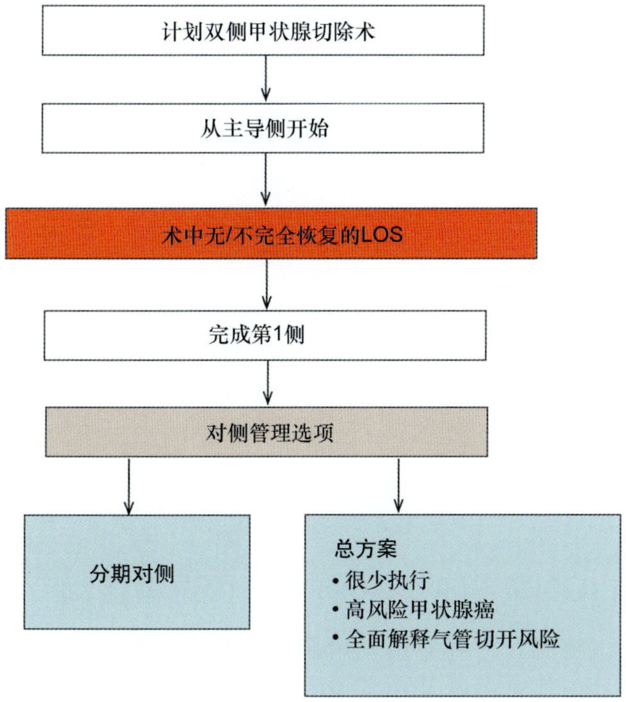

图 36.28 双侧甲状腺切除术中无 / 不完全恢复的信号丢失的术中管理算法［From Schneider R，Randolph GW，Dionigi G，et al. International neural monitoring study group guideline 2018 part I：Staging bilateral thyroid surgery with monitoring loss of signal. Laryngoscope. 2018；128（suppl 3）：S1-S17.］

IONM 是所有对侧神经麻痹发生率（1% ～ 17%）最具有成本效益的算法。

完成手术的时机

完成手术的时机这由以下因素决定：

1. 喉部恢复。喉部恢复是主要的决定因素。喉镜检查应首先在术后 2 周和 2 个月的时间范围内进行，然后每 4 周间歇进行一次。

2. 手术并发症的安全性。根据现有文献，在初次手术后 3 天或初次手术 3 个月后完成手术被认为更安全[254-258]。

3. 肿瘤安全性。一些研究表明，如果在第一次手术后 6 个月内完成手术，大多数甲状腺癌没有残留肿瘤或远处转移，则没有肿瘤学意义[254, 257, 259]。此外，我们最近关于广泛的双侧分化型甲状腺癌分期手术治疗的系列研究表明，如果第二次手术在 4 ～ 25 周进行，则延迟不会影响肿瘤学结果[25]。

损伤机制

非横断性神经损伤的确切机制可能会有所不同，可能包括压迫、拉伸或加热。IONM 已被用于确定伤害机制。Snyder 等通过伤后绘图表明，在脑叶回缩过程中，Berry 韧带伸展是神经损伤性神经损伤最常见的机制。神经最常见于喉部入口点远端 2 cm 处受伤。其他不太常见的损伤形式包括结扎和压迫[195]。Chiang 等利用神经监测来阐明 16 例神经信号消失患者的损伤机制，发现 1 例横断损伤，1 例神经收缩，2 例压迫性神经损伤和 12 例 Berry 韧带牵引损伤[205]。Serpell 最近发现，通过卡尺测量手术中的喉返神经，解剖后直径增加 0.71 mm。直径的增加，可能代表与解剖相关的水肿，与麻痹风险增加无关，并且与病例期间的肌电图增加有关[260]。Dionigi 等最近还发现牵引是他们研究中最常见的损伤机制，喉返神经损伤的机制按发生频率顺序如下：牵引＞热＞压缩＞夹紧＞结扎夹带＞吸气相关损伤＞横断。他们还报告了不同类型的喉返神经瘫痪的初始发生率以及术后永久性声带麻痹发生率（括号内）损伤如下：牵引 98%（1.4%）、热 72%（28%）、压缩 100%（0%）、夹紧伤害 50%（50%）、结扎相关损伤 100%（0%）、吸引相关损伤 100%（0%）和横断 100%（100%）。这表明，当考虑到长期声带麻痹的风险时，热、夹紧和横断是最严重的伤害[261]。几项研究表明，喉返神经能够很好地耐受适当的手术解剖[32-35]。

甲状腺手术中的被动肌电图活动

关于该主题的更多讨论，请访问 http://pincode.yiaiwang.com。

监控安全

多项研究表明，假设适当的患者隔离和接地，在耳科和神经耳科手术中重复刺激面神经的安全性[237, 265, 267]。多位医师也证实了甲状腺切除术中重复性喉返神经刺激的安全性[142, 239, 268]。在笔者的实验中，我们已经看到，1 ～ 2 mA 范围内的电流驱动脉冲（每秒 4 个脉冲，刺激持续时间为 100 μs）下，单个喉返神经的刺激可以执行数百次而没有不良影响。我们同意 Hughe 和 Prass 的观点，即脉冲恒定电流刺激比恒定电压刺激更安全[269-270]。Friedman 发现，在狗和人中，在 10 ～ 25 Hz（脉冲持续时间为 500 μs）的 2 ～ 4 mA 范围内的迷走神经和喉返神经刺激具有良好的耐受性，没有喉部或心肺症状的迹象[270]。

Leonetti 在人类咽旁间隙手术中证明了迷走神经刺激的安全性[271]。通过植入永久性迷走神经线圈电极间歇性长时间进行迷走神经刺激，现已被用来治疗此顽固性癫痫病，并已发现其耐受性良好、安全。在动物研究中发现短时间、高电流刺激是安全的。Lu 等最近的一项关于猪的研究，报道了用高电流刺激脉冲

（3、5、10、15、20、25 和 30 mA，脉冲宽度 100 μs，频率 4 Hz，持续时间 1 min）。所有动物均表现出窦性心律、稳定的心率和稳定的平均动脉压。另外，在对迷走神经或喉返神经施加高电流（3 ～ 30 mA）1 min 刺激之后，靠近 VNS 部位的迷走神经或喉返神经途径中的基线肌电图幅度 / 潜伏期保持稳定。在临床实践中，可以应用较短时间的较高电流刺激（例如，2 mA，很少用 3 mA）以促进神经映射。在确定迷走神经和喉返神经后，应使用标准刺激电流（1 mA 或 2 mA）以最大限度地减少假分流、伪影信号、神经损伤或心肺效应的可能性。本章下文将讨论连续迷走神经刺激的安全性。

INMSG 根据其成员累积的经验和文献回顾，最近指出，喉返神经或迷走神经的重复刺激与神经损伤无关，并已安全应用于儿童和成人；该小组指出，迷走神经刺激与缓慢性心律失常或支气管痉挛无关[168, 273-274]。有一份关于双频指数监测短暂虚假升高的神经监测报告。

一些研究表明，神经监测可以通过微创方法成功完成[276-277]。已经描述了通过环甲膜放置的针电极来监测双侧声带，并且允许在局部麻醉期间监测声带[198, 206]。研究还已经描述了放置或缝合到甲状软骨或上覆颈部皮肤的软骨膜上的针或表面记录电极，并且有可能用作 IONM 中的补充定量工具[207-209]。最近，Zhang 等报道了在狭窄的手术空间内进行内镜甲状腺切除术时使用经皮探针刺激 IONM 的可行性、安全性和优势[278-279]。

无创监测的有效性

见图 36.30。

关于该主题的更多讨论（包括图 36.29、图 36.30 和图 36.31），请访问 http://pincode.yiaiwang.com。

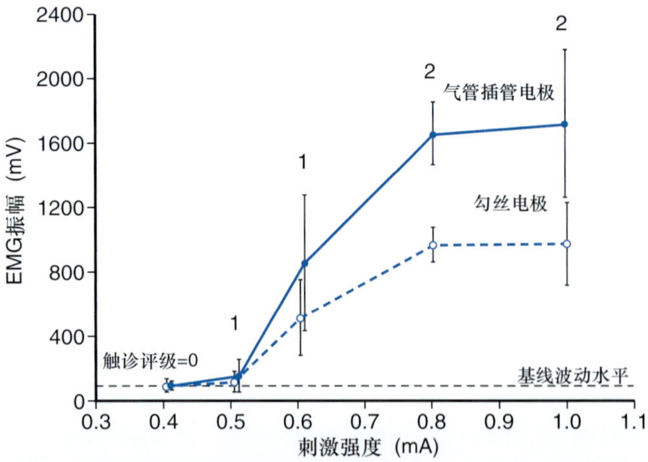

图 36.30 刺激水平增加时 EMG 幅度响应的剂量-反应关系。评级（0 ～ 2 级）是指喉抽搐的触诊评级。注意响应阈值发生在大约 0.4 mA，最大响应发生在 0.8 mA

神经监测的适应证

适当使用的监测总是增加优势，应在所有情况下予以考虑。当然，应该监测被认为术前可能对喉返神经有更大风险的病例（前文已经讨论过）。然而，正如所有外科医生所知，许多缺乏这些术前特征的病例可能会出现明显的术中困难，并可能受益于监测。即使神经监测为困难的甲状腺手术中带来了很大的益处，但是常规应用需要通过积累更多经验、识别信号含义、系统故障解决，这通常是陡峭的学习曲线[216]。前面的信息表明，如果外科医生完全采用神经监测，可以考虑对所有患者应用神经监测。

与 IONM 相关的知情同意和患者咨询

随着 IONM 日常使用的增加及其在术中手术计划中的价值，讨论其在术中决策中的用途和意义非常重要，特别是在双侧手术中。将这些信息纳入知情同意的另一个理由来自研究，这些研究表明大多数患者赞赏并希望积极参与有关其疾病管理的共同决策[164, 252, 284]。

喉不返神经的术中鉴别

喉不返神经代表喉返神经的解剖变体；它没有功能作用，仅在相关领域的手术期间才重要，因为外科医生不知道其存在会增加术中损伤的易感性。据报道，正确的喉不返神经的存在占所有喉返神经的 0.5% ～ 1%；左喉不返神经总是与反转部位相关，非常罕见，仅报道为 0.04%[59, 285]。我们对于喉返神经监测已经建立了电生理算法；在甲状软骨上缘对迷走神经近端刺激的肌电图阳性反应的存在以及对第四气管环下缘以下迷走神经远端刺激的肌电图反应的缺乏，可靠地识别喉不返神经[64]（图 36.4）。这种用于喉不返神经识别的算法得到了 Brauckhoff 等的支持[217]。

连续迷走神经监测（C-IONM）

虽然间歇性术中神经监测（intermittent intraoperative nerve monitoring，I-IONM）非常有帮助，但它可能使神经在刺激期间处于受伤风险之中，并且直到损伤完成才可以识别这种损伤。随着 Lamade 在新千年引入连续 IONM（continuous IONM，C-IONM），可以不断获得迷走神经和喉返神经的实时术中肌电图数据[286]。C-IONM 使用植入式迷走神经电极，不仅适用于复杂的甲状腺手术（特别是在不寻常的解剖结构中），也适用于常规甲状腺手术。近年来，一些设备制造商已经开始将具有各种迷走神经电极配置、肌电图显示器和（或）报警限制的神经监测设备商业化。与电极极性、形状、大小和弹性无关，所有刺激电极都代表了增强的肌电图信号稳定性、更少的电极位错、更容易插入的更大灵活性以及更好地保护迷走神经的折中（图 36.32）[287]。

C-IONM 技术使外科医生能够①在展开时识别即将发生的神经损伤；②通过逆转致病性手术操作释放受损神经；③在术中失去肌电图信号后验证功能性神经恢复。

为了对信号进行有意义的解释，需要基线幅度≥ 500 μV 因为：①当基线幅度< 500 μV 时，电生理伪影（具有幅度和潜伏期之间的相互关系）可能被误解；②接收器操作特性分析绝对神经信号消失产生 259 μV 的幅度阈值来预测术后早期声带麻痹[288-289]。为了更加熟悉 C-IONM 技术，外科医生可能会有一条陡峭的学习曲线，因为手术医生需要不断监测电生理反应信号。

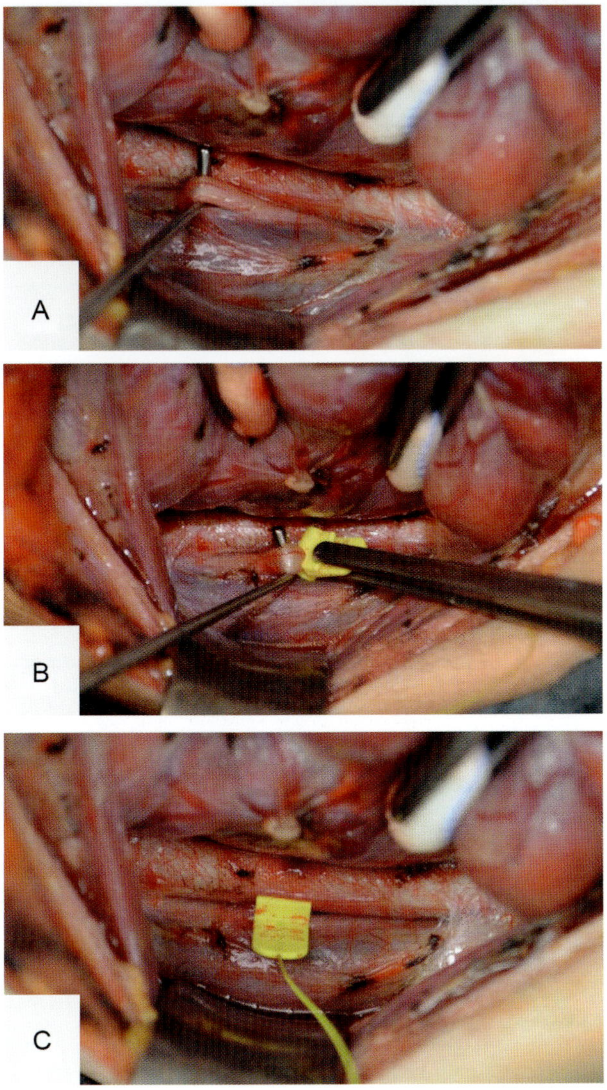

图 36.32　在右神经上定位自动周期性刺激电极。A. 使用神经牵引器分离右侧颈动脉鞘和活动的迷走神经。B. 将电极以 45° 角放置在神经上，用钳子保持外壳卡舌打开。C. 将电极垂直放置在迷走神经上

C-IONM 格式的可能优点是它有可能在整个手术过程中实时监测整个迷走神经和喉返神经功能完整性，并可以识别与即将发生的损伤状态相关的肌电图信号[200，290-292]。临床上重要的“联合肌电图事件”具有特异性信号幅度和潜伏期的一致变化（定义为幅度降低> 50%，相对于基线潜伏期增加> 10%），表明即将发生的喉返神经损伤，可防止大多数与解剖学完整的喉返神经相关的牵引相关损伤，在 80% 的病例中能够修改致病性手术操作[288-289，293]。如果不采取纠正措施，这些肌电图变化可能会导致肌电图信号丢失，进而导致术后声带麻痹。在 52 例患者的概念验证研究中，①喉返神经穿过 Berry 韧带或②喉返神经与 ITA 交叉点的非生理牵引，均可导致喉返神经损伤[288]。在另一个针对 102 例患者的系列研究中，联合肌电图事件（其中 73% 是可逆的）产生 33% 的阳性预测值和 97% 的阴性预测值[250]。最近的一系列研究中，使用 I-IONM 有 965 例神经处于危险中。而使用 C-IONM 有 1314 条存在风险，C-IONM 显著改善了功能障碍，永久性双侧声带麻痹的发生率从 0.4% 降低到了 0%（$P = 0.019$）[293]。

C-IONM 几乎可以实时识别喉返神经损伤，这可能会促使神经立即释放，使其有机会在术中恢复或减弱损伤的严重程度。作为一项先进的创新，C-IONM 允许在神经永久性损伤之前采取早期纠正措施。一旦确认了神经信号消失，20 min 的等待时间将允许外科医生知道受影响的神经是否完全恢复，以及在完成第一侧切除术后是否应考虑分期甲状腺手术。术中功能神经恢复，振幅恢复到≥初始基线的 50% 可靠地预测术后早期声带功能正常，并允许继续切除对侧；INMSG 国际多中心研究近期对 68 例患者进行了证实[294]。C-IONM 的预测准确率（99.5%）非常高，是术中决策的理想基础。与 I-IONM 相比，C-IONM 的假阳性率和假阴性率较低（0.3% *vs.* 0.5%；0.2% *vs.* 0.6%）可能会进一步减少假阳性中不必要的分期手术数量，以及潜在的双侧声带麻痹假阴性结果（图 36.33），特别是当神经信号消失后振幅恢复不完全和完全的概念纳入 C-IONM 引导甲状腺切除术的决策时。直观地说，人们会期望［在逐渐神经损伤（如 Berry 韧带缩回）的情况下］，在最早形式的神经损伤中甚至在更确定的持久性损伤之前会发生幅度减小和一致的潜伏期增加。如果创伤性外科手术在神经损伤的这些早期电生理相关因素开始时停止，则可以避免这种损伤。当

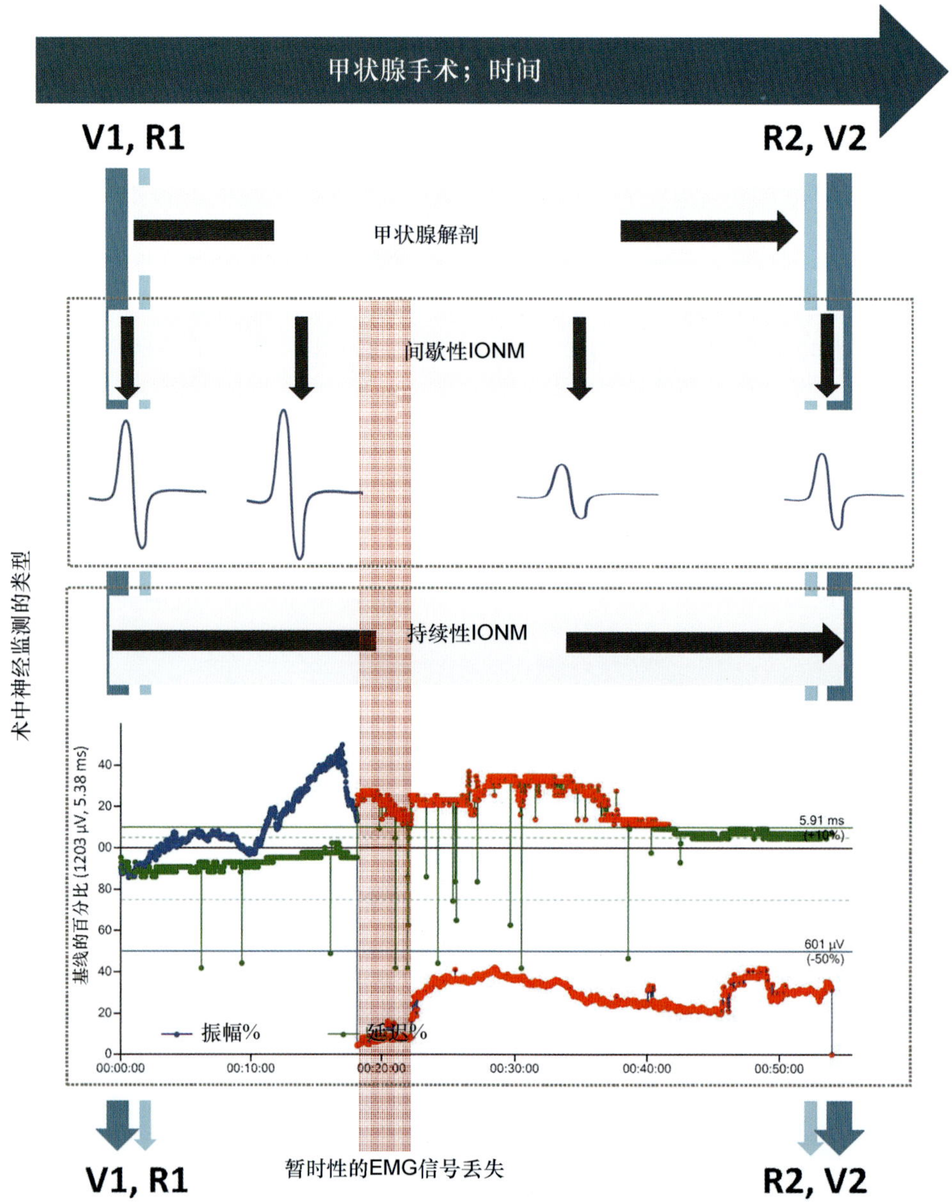

图 36.33 C-IONM 与传统间歇式相比的优越性示意图示例。IONM 关于术中识别暂时性信号丢失，但恢复不完全（＜ 50%）实时肌电图追踪中振幅与基线的关系，在甲状腺剥离阶段结束时，使用“完整”R2 和 V2 对 RLN 进行间歇性神经刺激，但在术后早期声带麻痹时，很容易监测到振幅，可能会被误解为间歇性 IONM 的假阴性结果。但在节段性信号丢失且信号振幅未完全恢复到预期值后，才真正呈阳性声带麻痹的风险为 95%

然，这在某些形式的突然和显著的神经损伤如急性横断中是不可能的。

慢性迷走神经刺激已被用于耐药性癫痫、抑郁症和阿尔茨海默病。这是通过留置迷走神经电极完成的，并且已经发现在神经心脏或肺部后遗症方面是安全的[295-297]。进行的多项研究的重点是 C-IONM 的安全性[182，298]。除了罕见的轶事例外[299-300]，全部临床证据都反对在迷走神经周围解剖或 C-IONM 刺激固有的不利风险（表 36.3）。此外，即使是儿科患者和老年晚期房室传导阻滞和（或）起搏器患者，也可以通过 C-IONM 安全监测[301-302]。认识到 C-IONM 技术中使用的超最大刺激的 1 ～ 2 mA 电流不会激活负责最大自主神经效应的薄脱髓鞘 C 纤维至关重要。这种刺激电流不会引起伴随或随后导致中枢（头痛，麻木）、心脏（心律失常，心动过缓）、肺（支气管痉挛）或胃肠（恶心，呕吐）症状的不良迷走神经效应[250，288，291，303-305]。尽管 C-IONM 亚临床增强迷走神经活动，但这并未引发交感神经系统的任何反调节。这种增加的副交感神经活性对心脏或血流动力学参数以及促炎性细胞因子肿瘤的肿瘤坏死因子 α（tumour necrosis factor alpha，

表 36.3 关于连续神经监测引导甲状腺手术围手术期参数的文献综述（包括 40 多名患者的研究）

参考文献	年份	国家	病例数	危险神经数	迷走神经电极的类型	刺激频率（Hz）	刺激电流（mA）	创伤性电极移位引起的迷走神经损伤	心脏或肺部不良反应	洛杉矶；n（NAR 的 %）	术中恢复；n（LOS 的 %）	术后第 2 天声带麻痹；n（NAR 的 %）	永久性声带麻痹；n（NAR 的 %）
Schneider et al.[291]	2009	德国	45	78	Anchor	3.0	1.0	否	否	1（1.3）	0	1（1.3）	0
Jonas[375]	2010	德国	100	188	V3	3.0	1.5～3.0	否	否	4（2.1）	0	3（1.6）	2（1.1）
Schneider/Phelan et al.[250, 288]	2013/2014	德国 . 美国	102	102	APS	0.2	1.0	否	否	6（5.9）	1（17）	6（5.9）	0
Van Slycke[303]	2013	比利时	100	180	S-shape	3.0	1.0	否	否	4（2.2）	部分	4（2.2）	1（0.6）
Jonas and Boskovic[376]	2014	德国	667	1184	V3	3.0	1.5～3.0	否	否	29（2.4）	0	34（2.9）	0
Schneider et al.[289]	2015	德国	785	1291	APS	0.2/1.0	1.0	否	否	41（3.2）	17（41）	29（2.2）	0
Brauckhoff et al.[300]	2016	挪威	55	87	APS	2.0	1.0	是 *	否	6（6.9）	2（33）	3（3.4）	1（1.1）
Xiaoli et al.[305]	2017	中国	58	116	APS	0.2	1.0	否	否	n.d.	n.d.	1（0.9）	0
Mangano et al.[304]	2016	意大利	211	400	APS	n.d	n.d	否	否	15（3.8）	n.d.	15（3.8）	0
Anuwong et al.[377]	2016	意大利		626	APS	n.d	n.d	n.d	n.d	n.d	n.d.	20（3.2）	0
Kandil et al.[378]	2018	美国	344	455	APS	0.2	1.0	否	否	15（3.3）	0	15（3.3）	0
Schneider et al.[294]	2018	欧洲	68	68	APS，Delta，Saxophone	0.6～3.0	1.0～2.0	否	否	68（100）	68（100）	28（41）	0
Schneider et al.[302]	2018	德国	105**	175	APS	0.2/1.0	1.0	否	否	2（1.1）	0	2（1.1）	0

* 2 名患者：一名患者出现神经周围出血和振幅下降，另一名患者未发现扭转导致 LOS，但术后声带功能正常。

** 儿科患者年龄＜ 18 岁。

n.d.，不确定

TNF-α）的水平没有明显影响[306-307]。C-IONM 如果遵循既定的 IONM 标准是安全的。

在特别复杂的情况下，例如具有许多粘连的复发性疾病、肿瘤浸润的邻近结构、具有纵隔延伸或气管偏离的巨大甲状腺肿，连续监测从传统外科手术过程中的简单支撑变为在危险和复杂的过程中帮助外科医生的必不可少的工具程序。在这些情况下，早期识别喉返神经及其途径并不总是可能的。尽管如此，一旦迷走神经电极被定位，在 C-IONM 期间获得的肌电图将不断且实时地帮助外科医生了解每个步骤的安全性[294，308]。

C-IONM 是一项近期发展迅速的技术，各种研究不断完善，重点是改进其实施，解释以及消除技术障碍。与需要远程接入刺激的 I-IONM 不同，C-IONM 也可以更容易地集成到机器人甲状腺切除术中[309-310]。

浸润神经的处理

约 16% 的病例发生局部浸润性甲状腺乳头状癌[311-312]。尽管通过增加局部复发和远处转移，整体局部浸润倾向于降低 5 年生存率，但确切的浸润部位很重要[312-316]。McCaffrey 已经表明单独的喉返神经侵袭不影响甲状腺乳头状癌的存活[312]。根据乳头状癌的发生频率，恶性浸润的部位是：①肌肉，②喉返神经，③气管，④食管，⑤喉，⑥其他（包括颈动脉、颈静脉和椎前筋膜）[311-312，317]。关于高分化甲状腺癌侵袭性疾病的处理存在争议（见第 37 章，局部进展性甲状腺癌的手术治疗：喉部、气管和食管侵犯）。

喉返神经侵入的术前检测具有挑战性，因为尽管侵入，喉返神经也可能正常运作。此外，单侧声带麻痹患者可能无症状；他们可能有正常的声音。有时，可能存在来自无关原因的先前存在的同侧或对侧声带麻痹。因此，临床医生必须进行警惕的临床评估，包括喉镜检查（综合成像），以寻找喉返神经损害的方法。

在决定切除或保留受侵神经时，应考虑几个因素。这些因素包括：①总体疾病类型（如良性、癌，淋巴瘤）；②术前声带功能（如同侧和对侧）；③术中近端神经刺激；④神经浸润的位置和程度。多学科讨论和术前患者咨询对于有效的管理和成功的手术结果至关重要。

首先，必须排除 Graves 病、HT、病毒性甲状腺炎、Riedel 甲状腺炎、孤立性结节、多结节性甲状腺肿、良性甲状腺囊肿、甲状旁腺腺瘤和胸骨下甲状腺肿等良性疾病引起的神经受累。这种良性疾病可以在有或没有麻痹的情况下渗入神经。良性甲状腺疾病患者声带麻痹的发生率在 0.96% ～ 1.15%[318-325]。术前良性疾病患者的神经功能障碍可能会在术后得到改善。Falk 描述了 4/7 的患者在良性疾病术后恢复了神经功能[317]。其他研究记录了良性手术后声带麻痹恢复占病例的 38% ～ 89%[319，321，323]。恢复的机会似乎与瘫痪的持续时间成反比[314，318]。此外，在考虑切除功能失常的浸润神经时，还必须记住淋巴瘤浸润的可能性。非手术淋巴瘤治疗后，淋巴瘤的声带麻痹可以改善[317]。

对于分化型甲状腺癌，同意切除与术前声带麻痹相关的浸润性喉返神经。然而，如果术前功能正常，喉返神经管理存在争议。重要的是要认识到喉返神经侵入并不能独立影响生存。侵入的神经是否被切除或保留似乎对预后影响不大[317，326]。

关于该主题的更多讨论，请访问 http://pincode.yiaiwang.com。

一般来说，如果喉返神经受到侵犯，但喉功能正常，如果可能的话，应该尝试用肉眼可见的肿瘤切除来保留神经。Kihara 等研究了一系列剃毛 / 部分切除的 18 个喉返神经，他们报告神经功能恢复率为 83%[327]。当侵入的神经也是唯一起作用的神经时，为了避免双侧声带麻痹和气管切开术，应认真考虑仔细剥除和辅助治疗[171]。

术中近端刺激数据提供与喉返神经功能相关的有用信息。我们的研究表明，60% 入侵的神经和约 33% 的声门功能受损的神经可以维持电刺激性，这表明存在一些神经活动[9]。直观地说，切除这种神经会导致术后声音或吞咽功能恶化。值得注意的是，术前声带麻痹时保留侵入的神经（但术中具有刺激性）已被证明可以防止声带萎缩的术后发展和声带功能的恶化[24]。INMSG 已经发布了结合肌电图数据的神经侵袭手术治疗算法；INMSG 在最近公布的指南[171]（图 36.34）中讨论了这种情况下的术中决策。

在保留神经的同时实现肿瘤的宏观切除的能力取决于神经浸润的程度。有时，外科医生可能会考虑留下少量肉眼可见的疾病来保存喉返神经。但是，在这种情况下，辅助治疗是必需的。如果发生局部复发或进展，则可能需要第二次手术切除神经。重要的是要注意，当神经在其入口点附近侵入喉部时，必须考虑切除神经以实现肉眼可见的肿瘤切除。在喉部入口处留下的残留疾病有可能沿着其进入喉部的路径进展，这可能需要更彻底和积极的切除。

除了疾病的组织学类型之外，其他与患者和疾病相关的因素，例如复发性疾病、碘难治性疾病或患者先前接受过外部束放射治疗的病例，都需要采取积

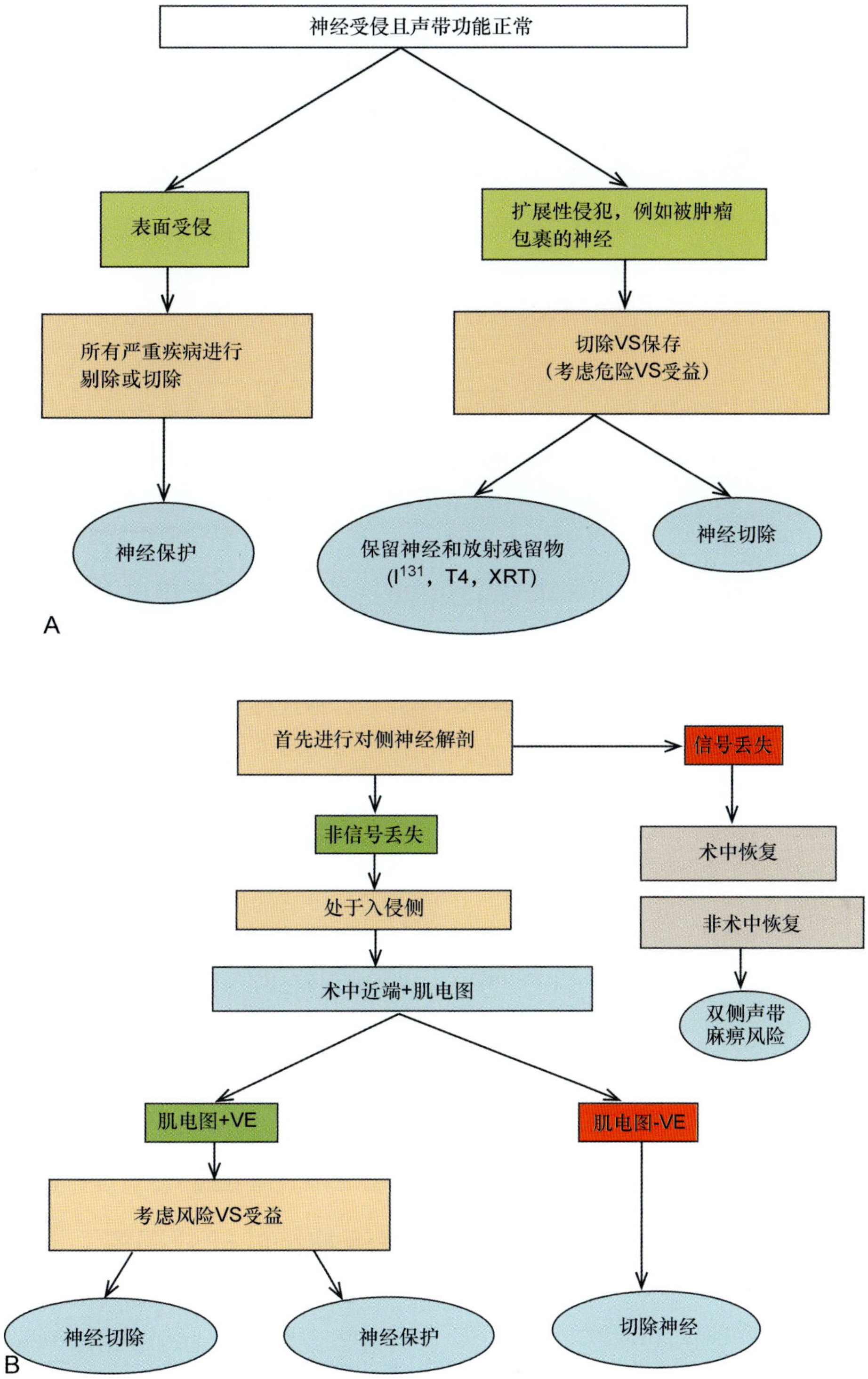

图 36.34 A. 术中处理与术前喉镜检查正常相关的喉返神经。B. 术中处理与同侧术前声带麻痹相关的喉返神经［Modified From WuCW，Dionigi G，Barczynski M，et al. International neuromonitoring study group guidelines 2018：Part II：optimal recurrent laryngeal nerve management for invasive thyroid cancer-incorporation of surgical，laryngeal，and neural electrophysiologic data. Laryngoscope. 2018；128（suppl 3）：S18-S27.］

极的手术方法。如果患者有远处疾病或无法切除的疾病，切除侵入的神经可能不会增加太多益处，神经保护可能是更好的选择。

最后，术前咨询期间的患者讨论应包括这些决策情景及其相关的术后预期；在做出术中神经管理决策时应考虑这些讨论。

如果可能的话，应该从喉返神经上解剖肿瘤，不留下严重的疾病。对于微小的疾病应采用 ^{131}I 和 T4 抑制治疗。如果发生局部复发，可以进行积极的再次手术（图 36.35 和图 36.36）。在双侧神经侵入的不幸情

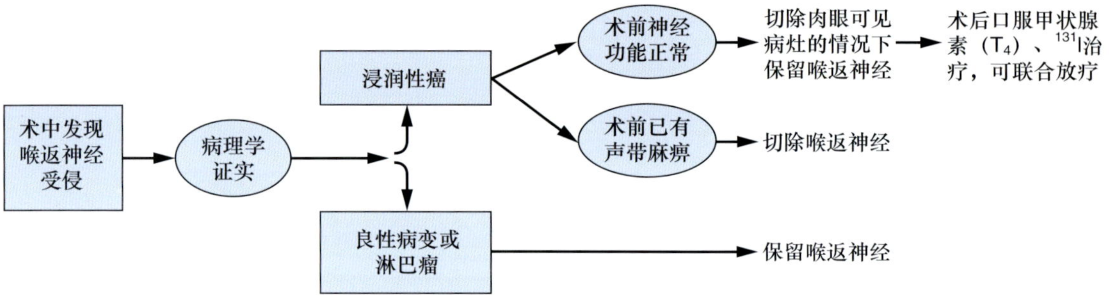

图 36.35 喉返神经浸润的管理算法

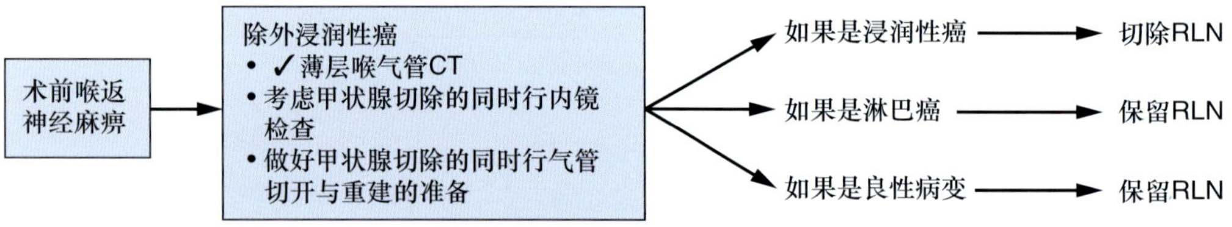

图 36.36 术前喉返神经麻痹的处理。CT，计算机断层扫描术

况下，必须考虑单侧侵入性更大神经切除，并对侵入的对侧神经进行仔细的随访和辅助治疗。

神经损伤的管理

神经断裂

关于该主题的更多讨论，请访问 http://pincode.yiaiwang.com。

尽管可见一些神经缝合术后声门功能恢复正常的孤立报道，但大多数临床上关于神经缝合术和交叉神经支配的研究都显示术后声带功能恢复不佳，主要有两个特点：①内收功能占据支配地位（相比外展功能）；②异常的声带运动（即吸气时联动矛盾的内收运动），认为主要是由于内收和外展神经纤维的错误引导（见第 42 章，喉返神经损伤的病理生理学）[105, 136, 281, 321-323, 337]。喉返神经吻合术缺乏成功与功能相反面神经再吻合术的结果[333]。表征喉返神经出血的内收肌功能优势可能是由喉返神经中的内收肌纤维优势（超过外展肌纤维）（大约四比一）和显著更大的喉内收肌质量（与外展肌相比）引起的[31, 48, 56, 71-72, 89, 217, 326, 332, 338]。神经出血后导致声门功能差的其他因素，除了外展肌和内收肌纤维的错误方向外，可能是神经支配运动单位减少，轴突发芽未能到达肌纤维（继发于瘢痕，神经瘤形成或其他因素），肌肉功能受损（继发于萎缩和瘢痕形成），环杓关节强直[333, 336, 339]。Pitman 等最近在大鼠模型研究中提出，在第七气管环的喉返神经横断和吻合后，神经再支配在 16 周时成熟[340]。

对于意外神经切片的原发性神经出血的争论包括：更坚固、更少萎缩的脊髓和更正常定位的杓状突（因为插入肌肉组织的维持更大）。在甲状腺切除术中进行喉返神经横断的患者中，Ezaki 认为神经出血后患者的声音比没有神经出血的横断患者更好[341]。当然，原发性神经出血并不排除随后的静态声门治疗（图 36.37）。

在发生神经横断损伤并行延后的神经移植或神经吻合手术的情形里，术者必须牢记神经远端可能只是在很短时间内可经电击激活的。我们在犬模型上的研究表明远端喉返神经的可激活性仅维持了 5 天[247]。如果需要在再次手术探查时用电刺激的方法确定远端神经，那么知道这一点就变得很重要。

喉返神经的部分损失

在治疗浸润性肿瘤时，典型做法是必须切除喉返神经的一部分。Kanaji 和 Fujimoto 报道了在患有甲状腺癌的 320 名患者中，12.5% 需要切除喉返神经（见第 43 章，喉返神经麻痹的管理）[325]。如果神经有部分缺失，则进行无张力的神经吻合就变得不太可行。但是，通过植入神经行神经移植术还是令人满意地改善了发音功能（更结实的神经，并改进了杓状肌的定位）。当然，由于部分神经的缺失，无法完全恢复正常的发音功能。Crumley 认为，在不存在神经供体紧缺的条件下，最优的选择是舌下袢神经移植[337]。舌下袢-前喉返神经干的吻合可以获得较好的尺寸匹配，因而会有助于基本的声带内收功能恢复。目标

	处理	原理
■ 压迫、牵拉：	• 不需立即外科处理，术后应用皮质醇	• 普遍能恢复良好的功能，没有明显的连带运动
■ 横断（没有局部缺损）：	• 一期再吻合，修补神经外膜（9-0线缝合2～3针）；考虑行远端RLN后支分离术 • 术后6个月考虑静态修复或神经转位修复	• 保下持续的神经支配、肌张力，从而改善声带固定、杓状软骨位置 • 后支分离术有助于减少连带运动
■ 局部缺损：	• 游离RLN远端残端至穿咽下缩肌入喉处：颈襻与RLN的内收肌分支吻合 • 术后6个月考虑行静态修复或神经转位修复	• 有局部缺损时不可能完成无张力的一期吻合。颈襻与RLN（内收肌分支）吻合可保证神经张力，避免去神经化

图 36.37 单侧喉返神经（RLN）损伤：钝性、横断性和节段性损伤的术中指南

是重建一个有最小连带运动、固定而又有力的声带。其他选择包括迷走神经分裂、舌下神经或隔神经捐赠。舌下袢的功能缺损并不重要。胸骨甲状肌和胸骨舌骨肌在呼吸和发音时仍活动[328]。对这些神经支配恢复的患者在将来仍可以考虑进行静态修复（即甲状软骨成形术）[126，322，329，337]。Miyauchi 报道了这样种技术，即远端喉返神经残余的清扫可以向上扩展到穿过下部的咽下缩肌，这样延长清扫了 3 ～ 4 mm[342]。Crumley 报道了 20 例舌下袢与远端喉返神经吻合的病例。远端喉返神经通过显微镜进行辨认，然后通过点刺激进行确认。舌下袢最长、最靠下的分支是支配胸骨甲状肌的那支。将这支神经从中间横切，然后在显微镜下用 10-0 尼龙线进行吻合。Crumley 将上述做法与明胶海绵注射结合起来。他认为最终构状肌位置正常，发音功能恢复出色且未发现声带萎缩。另外，他还认为如果手术在喉返神经损伤之后的 24 个月之内施行能获得最好的结果（图 36.37）[126，136，337]。Su 等报道了 10 例成功的舌下袢穿过甲状软骨上的开窗移植到甲杓肌的病例[343]。Miyauchi 等报道了 35 例通过神经移植、吻合，或者说通过舌下袢与喉返神经吻合重建神经支配的病例，结果发现显著改善了重建后患者的最长发声时间[344]。同样，Yoshioka 等也报道了近 90% 需要切除喉返神经的患者在喉返神经重建后表现出发声恢复。恢复与性别，年龄，术前声带麻痹，重建手术方法或外科医生的经验无关[345]。继续记录发声恢复，良好的术后发声功能和神经重建后的频闪检查结果，与重建方法无关[346-348]。Feng 等在由于恶性侵袭而进行神经切除的患者中显示出类似的结果[349]。

钝性、非转染性损伤

关于该主题的更多讨论，请访问 http://pincode.yiaiwang.com。

声带恢复：时机和评估

有关喉返神经麻痹、评估和治疗的更多信息，请参阅第 42 章“喉返神经损伤的病理生理学”和第 43 章“喉返神经麻痹的处理”。

关于该主题的更多讨论，请访问 http://pincode.yiaiwang.com。

Hockauf 等指出，许多甲状腺手术后单侧和双侧声带麻痹患者完全或部分恢复，良性疾病手术后更有可能恢复[331]。Jatzko 指出，与不涉及喉返神经识别的患者相比，在术中发现神经时更有可能恢复声带麻痹。一些研究表明，大多数神经性喉返神经损伤通常在 2 ～ 6 个月内恢复[62，289，331-332，362]。然而，Woodson 指出，在 35 例甲状腺手术损伤患者中，没有一例在其系列中恢复正常。其他从业者也发现了 Woodson 发现的甲状腺切除术诱导的声带麻痹预后不良。另外，Chiang 最近研究了 40 例甲状腺切除术后声带麻痹患者，发现总体而言，87% 的患者恢复的平均时间为 30 天，范围为 3 天至 4 个月。如果在手术过程中没有发现损伤，恢复的可能性更大。Graves 病患者和再次手术患者的暂时性麻痹发生率高达 11% ～ 12%；二次手术患者发生永久性声带麻痹的比例是 8%[363]。

一般来说，短暂性麻痹被认为不到 6 个月。Sinclair 等指出，大约 80% 的神经将在 6 个月内恢复[14，46，100]。

Wagner 注意到声带麻痹在 3 天至 9 个月内恢复，而 Karlan 注意到从 1 周到 3 个月恢复[18, 98]。环杓关节固定开始于声带麻痹后的 5 ～ 7 个月[364-365]。然而，Mundnich 等表明，术后 9 ～ 12 个月后甚至 18 ～ 19 个月后，仍有可能改善[24, 335, 366]。

肌电图评估在声带麻痹中的作用存在争议，但通常认为该评估可预测喉部结局[242]。它似乎对预测恢复不良最为敏感[367]。如前所述，肌电图活性可能由于运动障碍（由于喉返神经轴突生长方向错误，喉上神经支配以及慢性环杓关节异常）而在没有适当声门功能的情况下恢复。它可能有助于预测术后初期（6 个月内）的恢复情况，如果在受伤后 6 ～ 7 周内进行，则可以达到最佳预测。阳性尖波、颤动电位、募集减少、电沉默、多相波形、复杂的重复放电、肌束震颤和连带运动的发现与预后不良有关（见第 42 章，喉返神经损伤的病理生理学；和第 43 章，喉返神经麻痹的管理）[242, 340, 351, 367-371]。

喉上神经监测

请参阅第 35 章，喉上神经的手术解剖。

关于该主题的更多讨论（包括图 36.38），请访问 http://pincode.yiaiwang.com。

参考文献

如需完整的参考文献列表，请访问 http://pincode.yiaiwang.com。

37

局部进展性甲状腺癌的手术治疗：喉部、气管和食管侵犯

Mark L. Urken，John R. Sims，Eran E. Alon，Joseph Scharpf

郭朱明　黄韬　李茵　译　张福星　审校

请访问 http://pincode.yiaiwang.com 查看相关视频：

视频 37.1　局部晚期甲状腺癌的气管切除术。

本章包含额外的在线拓展内容（包括独家视频），详情请访问 http://pincode.yiaiwang.com。

侵袭性甲状腺癌被定义为癌灶甲状腺外侵犯或转移性淋巴结结外侵犯，累及邻近结构的甲状腺癌。数十年前，侵袭性甲状腺癌的问题更为普遍，因为患者多在疾病晚期产生的症状引起患者注意时才寻求治疗。现在，甲状腺癌总体患病率的增加在很大程度上是由于病变能在早期阶段被发现[1]。这种演变影响了甲状腺癌的治疗，因为治疗甲状腺癌的医生经常会对手术的复杂程度的认识盲目自信；这类病变只有在手术过程中才易被发现，而临床医生又未能进行充分准备，所以对侵袭性甲状腺癌的治疗也不够全面。因此，临床医生也无法告知患者多大的切除范围才能获得切缘阴性。

Frazell 等在 1958 年发表的一组文章中报道了关于中央区器官和神经结构受侵犯的现象[2]。侵袭性甲状腺癌在甲状腺癌中的发病率为 1% ～ 23%[3-5]。侵袭性甲状腺癌的发病率可能受转诊到特定中心以及特定时代等因素的影响。此外，侵袭性甲状腺癌的发病率还可能受到以下因素的影响：是否仅仅为高分化甲状腺癌或低分化以及未分化型甲状腺癌这三型中的一型。重要内脏器官的累及主要为喉、气管和食管。神经结构包括喉上神经和喉返神经（recurrent laryngeal nerve，RLN）。病变向下极进展或转移性淋巴结导致血管受侵 / 累及大血管并进展至纵隔。

本章探讨伴有喉、气管和食管侵犯的侵袭性甲状腺癌的治疗。几乎在每组侵袭性甲状腺癌病例中，喉返神经是最常见的受累结构。Breaux 等报道了喉返神经受累的发生率，所报道病例中 47% 的患者会发生喉返神经侵犯[7]。其他学者所报道的发生率有所差异，依次为 Fujimoto（56%）、McConahey（38%）、McCaffrey（47%）、Nishida（59%）和 Nakao（61%）[5, 8-11]。有些学者将喉部和气管侵犯整合在了一起；因此，仅能从少数几个病例组数据中收集到喉部侵犯的实际发生率。发生率从 Nakao 等报道的 0% 到 Breaux 等的 34% 不等[7, 11]。气管侵犯远比喉部侵犯更常见（37% ～ 60%），可能是由于甲状腺紧邻气管前壁和侧壁。食管侵犯的发生率也低于气管侵犯，为 9% ～ 31%，其中累及食管黏膜的跨壁侵犯多发生在低位食管，侵犯外壁者多位于高位食管。首先需要说明的是，侵袭性甲状腺癌通常涉及中央区内的多个结构，而不是单个结构。例如，在某些患者中，疾病可能侵犯覆盖甲状腺的带状肌以及气管和食管（图 37.1）。

在这一章中，我们将讨论喉、气管和食管受侵犯后的体征和症状、侵袭机制、侵袭性疾病的诊断和外科治疗。如前所述，合并其他器官侵犯是常态，而不是个例。术后 ^{131}I 和外放射治疗（external beam radiotherapy，EBRT）的作用将在后续章节中进行讨论（见第 49 章，甲状腺恶性肿瘤的外放射治疗）。

侵袭性甲状腺癌的症状和体征

如前所述，侵袭性甲状腺癌患者通常无症状。当患者的甲状腺或气管旁淋巴结需从喉气管复合体游离时，外科医生可能因未曾预判而感到意外。

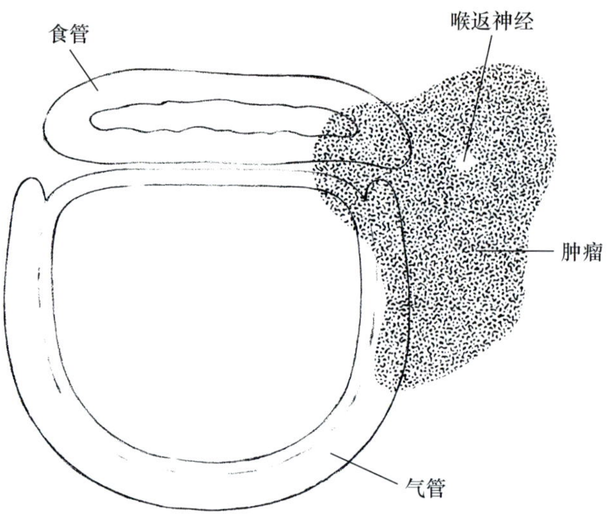

图 37.1 气管食管沟的侵袭性甲状腺癌通常累及喉返神经、食管和气管。可通过膜性气管侵入气管腔

以下 5 种类型的患者在术前就可被认为侵袭性甲状腺癌的风险将会增加：

1. 有可疑或经活检证实的病变及体格检查（physical examination，PE）异常的患者，如声带功能障碍、声门下或气管肿块，或因黏膜下肿块进展而导致的梨状隐窝不对称。

2. 可疑或经活检证实的病变，并有吞咽困难、呼吸困难、咯血或构音异常等症状的患者。

3. 经活检证实有全身转移的患者。

4. 甲状腺癌既往治疗后复发的患者。

5. 患者有经活检证实的病变，且术前 CT 影像显示器官结构受侵或受累淋巴结向结外扩散。

上述患者都应该接受更仔细的颈部和纵隔影像学检查，以更好地确定其原发肿瘤的边界。即使 CT 成像未显示甲状腺癌向气管腔内的侵犯，外科医生也可能在手术中发现软骨结构受累。初诊症状的发现率依次为：明显的颈部肿块（98% ～ 100%）、声音嘶哑（18% ～ 22%）、吞咽困难（25%）咯血（11% ～ 25%）、呼吸困难（5% ～ 33%）[12-13]。跨壁性肿瘤侵犯的患者有很大可能出现出血或急性气道梗阻[12]。侵袭性甲状腺癌病例中有 20% ～ 70% 的患者可能发生声带麻痹[12, 14]。但在 Randolph 等的报道中，只有 1/3 的声带麻痹患者出现了构音障碍。因此，以构音障碍作为声带麻痹标志的灵敏度仅为 33%[14]。

提示存在侵犯的体征包括：固定的颈部肿块、覆盖在甲状软骨上的肿块或明显的颈部皮肤粘连或侵犯。由于构音障碍作为侵犯标志的灵敏度低，所有患者都必须接受间接或纤维喉镜检查以评估声带麻痹或局部麻痹、血供、分泌物积聚、黏膜下层变化或明显的喉、气管或下咽的跨壁侵犯。可以进行门诊气管镜检查和食管镜检查以记录侵犯的程度，以便更好地制订手术方案，并与患者进行更全面的讨论（图 37.2）[15-16]。

需要认识到，在甲状腺癌患者中并非所有肉眼可见的腔内肿物都提示侵袭性病变。有作者介绍了一些他们误诊为是侵袭性甲状腺病变的病例经验。这些病例大体有甲状腺癌患者伴有气管内异位甲状腺；因良性甲状腺结节压迫造成的气管狭窄；喉和甲状腺的碰撞瘤（包含甲状腺乳头状癌和原发性喉部鳞状细胞癌两种成分）；喉返神经大神经鞘瘤伴严重的气管压迫；

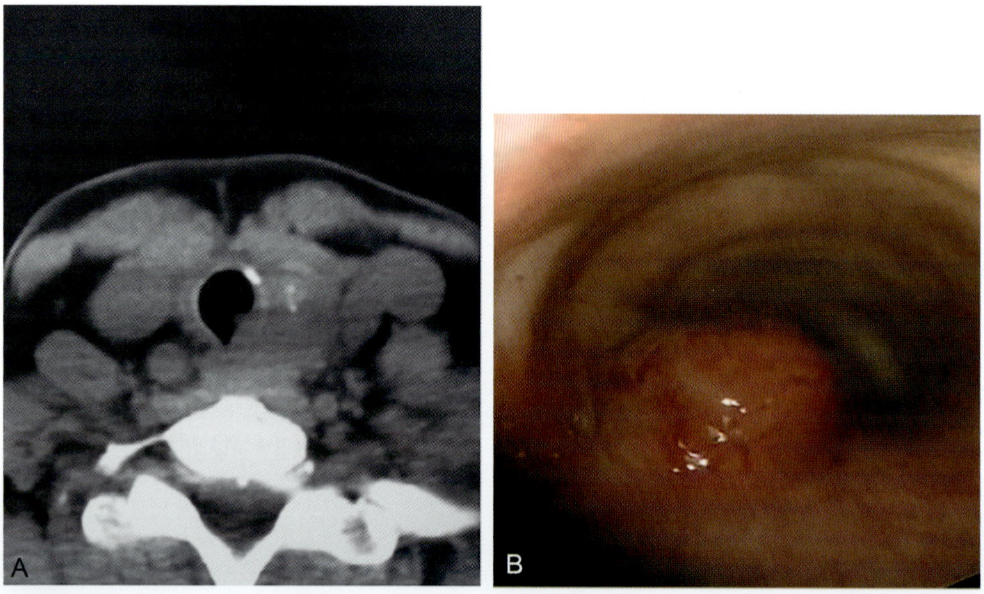

图 37.2 A. 轴位计算机断层扫描（CT）显示左侧甲状腺肿块有可能侵犯气管管腔。B. 术前行气管镜检查。结果显示一个与侵袭性甲状腺癌一致的黏膜下气管肿块

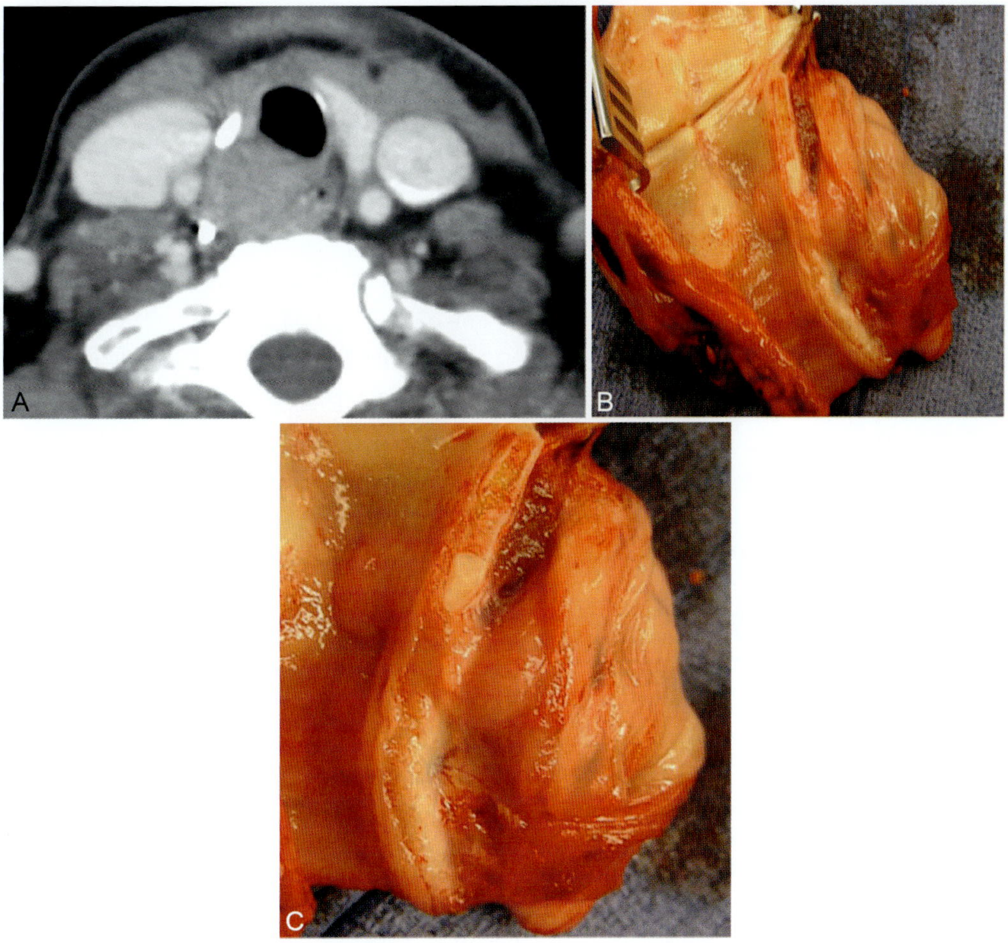

图 37.3　A. 轴位计算机断层扫描（CT）显示侵袭性恶性副神经节瘤，一种罕见的侵犯喉气管复合体的病变组织，需要进行全喉切除。B 和 C. 喉切除标本，矢状面显示恶性肿瘤侵犯贯穿环状软骨和甲状软骨

以及气管和喉部的软骨肉瘤（图 37.3）。当甲状腺癌确诊患者出现腔内肿块时，大多数是侵袭性病变导致的；但是，外科医生应该对上述器官组织有一定程度的认识，确保手术方案适用于患者的病情。

影像报告

不同成像原理的影像学检查已成为甲状腺癌诊断和分期的一个重要组成部分。超声检查（ultrasonography，US）是广为接受的首选的影像工具。对于熟练的超声医生，高分辨率超声在检测甲状腺可疑结节和颈侧区转移淋巴结方面具有出色的灵敏性和特异性。然而，超声在评估喉、气管和食管这类甲状腺外侵犯方面的作用是有限的。关于超声发现气管侵犯的敏感性，不同报告中存在显著差异，但没有关于超声在发现喉部侵犯中的作用的数据。超声可能有助于检测出 40% ～ 90% 患者的气管侵犯；然而，这高度依赖于超声医生的技术，所以进行 CT 检查通常更为重要[17-18]。计算机断层扫描术（computed tomography，CT）在发现中央区和纵隔淋巴结转移以及评估甲状腺外侵犯的解剖范围方面具有较高的灵敏度[19-21]。使用 CT 加碘造影剂可能会推迟术后放射性碘消融的治疗，但不加做增强 CT 可能会限制其总体灵敏度。美国甲状腺协会（American Thyroid Association，ATA）建议，在进行碘造影剂增强 CT 检查 1 个月后，待尿碘水平恢复到基线水平后再给予放射性碘消融。尚无证据表明，术后等待 1 个月才给予放射性碘治疗会降低生存期。大量复发的患者实际上是不摄碘的。在某些情况下，磁共振成像（magnetic resonance imaging，MRI）在评估甲状腺外结构的侵犯范围方面是有用的。

关于该主题的更多讨论，请访问 http://pincode.yiaiwang.com。

甲状腺癌的器官侵袭机制

许多指标是高分化甲状腺癌患者的重要预后因素，包括患者年龄、肿瘤大小、组织学类型和远处转移（见第 24 章，分化型甲状腺癌的动态风险评估和分期）。在现已提出的各种分化型甲状腺癌的分期体系中，甲状腺外侵犯（extrathyroidal extension，ETE）是少数被普遍接受的风险因素之一[27-34]。在第 8 版《美国癌症联合委员会分期手册》中，甲状腺外侵犯分为仅侵犯带状肌、更广泛的皮下软组织侵犯，以及喉、气管、食管和喉返神经的侵犯（T4）[35]。ETE 的发生率与肿瘤大小呈正相关[36]。然而，即使是直径小于 1 cm 的甲状腺微小乳头状癌，在多达 21% 的病例中也可以侵犯到甲状腺被膜外[37]。ETE 的存在与疾病复发率和死亡率的增加有关[38]。Breaux 和 Guillamondegui 报道了美国安德森癌症中心的病例，并表明直径超过 4 cm 的侵袭性癌症死亡率增加。此外，如果有 4 个以上的结构受到侵袭性病变的累及，则生存机会为零[7]。

关于该主题的更多讨论（包括图 37.5、图 37.6 和图 37.7），请访问 http://pincode.yiaiwang.com。

Shin 等对侵犯气管的侵袭性甲状腺癌进行了进一步的分类，他们将疾病分为四期[43]。1 期：侵犯气管，肿瘤紧邻外层软骨膜，但不侵犯外软骨膜。2 期：软骨侵犯，但未突破气管壁全层。3 期：肿瘤侵犯突破软骨，但未突破黏膜。4 期：突破软骨和黏膜（图 37.4）。

此外，侵犯程度有判断预后价值。明显的区别是处于 1 期、2 期、3 期的患者中术后 5 年内无人死亡，

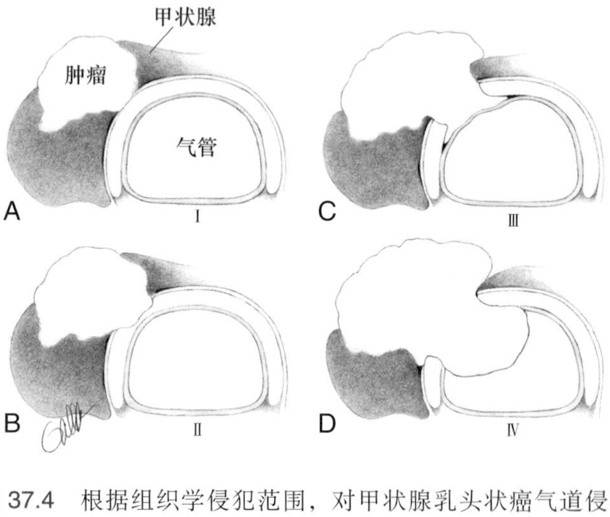

图 37.4 根据组织学侵犯范围，对甲状腺乳头状癌气道侵犯的分期。A. 1 期：肿瘤突破甲状腺及其包膜，气管的外层软骨膜；B. 2 期：侵犯气管软骨环，造成少量的软骨破坏；C. 3 期：肿瘤突破软骨或通过软骨环之间侵犯气管内层黏膜，但未侵犯上皮层；D. 4 期：肿瘤突破气管壁全层，通过支气管镜可见黏膜的隆起和气管腔内的溃疡形成［Redrawn from Shin DH, Mark EJ, Suen HC, Grillo HC. Pathologic staging of papillary carcinoma of the thyroid with airway invasion based on the anatomic manner of extension to the trachea：a clinicopathologic study based on 22 patients who underwent thyroidectomy and airway resection. Hum Pathol. 1993；24（8）：866-870.］

而 11 名 4 期患者中有 5 人在 5 年内死亡[43]。尽管 Shin 报道的甲状腺癌的生物学侵袭性所导致的气道侵犯的不同分期也适用于喉或食管，但尚无关于甲状腺癌对这些结构侵犯深度的分类。

侵袭性甲状腺癌可通过 3 种途径侵犯喉部。第一种也是最常见的一种，由原发灶或气管旁淋巴结转移直接侵犯喉返神经。第二种是直接从原发灶侵犯喉部，并进展至环状软骨、甲状软骨或甲状软骨后方的声门旁间隙。最后一种途径是通过软骨转移，这种情况很少发生。少有罕见的血源性播散到软骨，如图 37.5 所示（请访问 http://pincode.yiaiwang.com 网站）。

McCaffrey 等研究了 1940—1990 年就诊于梅奥诊所的侵袭性甲状腺癌病例，并明确了喉气管复合体的 4 种侵袭途径。第一种途径：病变从甲状腺翼后缘周围的上极侵犯至副声门间隙。第二种途径：通过淋巴结转移侵犯气管。第三种途径：甲状腺上极病变直接侵犯甲状旁腺。第四种途径：从峡部的原发肿瘤直接侵犯环状软骨或气管[10]（图 37.6；请访问 http://pincode.yiaiwang.com 网站）。全喉切除的侵袭性甲状腺乳头状癌患者的连续切片证实了这些患者的病变大多数已经侵犯喉气管复合体（图 37.7）。

Dralle 等将侵袭性甲状腺癌分为 6 类，以代表不同的受累部位。侵犯的部位会影响喉、气管的切除和重建的范围。在大多数甲状腺癌喉侵犯的病例中，气管和食管常常受累。其中 1 型是指侵袭累及环状软骨外侧的局部区域和第一气管环，也包括喉返神经的受累。2 型与 1 型相似，但位于气管的下方，远离喉部。3 型为喉气管交界处，较 1 型或 2 型累及的范围更大，纵向累及超过 2 cm，或超过 1/3 的周径需要切除。在重建方面，1 型、2 型与 3 型不同，主要是因为 1 型和 2 型可以通过胸锁乳突肌瓣补片进行修补，而 3 型需要行喉气管切除和端-端吻合术。4 型与 3 型相似，纵向受累程度超过 2 cm 或周径累及程度超过 1/3，但累及范围较下，仅累及气管。最后，5 型会累及到喉复合体中更重要的部分，因此不可能进行部分喉切除术并进行修复，全喉切除术是唯一可靠的选择。6 型侵犯也需要行全喉切除术，但它包括了食管或下咽部[44]。

在 McCaffrey 和 Dralle 的病例组报道中，既往未描述到的喉、气管和食管侵犯的另一种途径是通过气管食管共壁[45]。邻近气管食管沟或上方环甲关节的侵袭性甲状腺恶性肿瘤，可沿着食管壁肌外膜和气管前肌之间的薄层结缔组织播散。一旦穿透气管食管共壁，肿瘤腔内播散的唯一解剖屏障就是较薄的气管平滑肌和相对较厚的食管壁肌肉。图 37.8 显示了 1 例常见的共壁侵犯，其向管腔内侵犯至气管，向上方进展

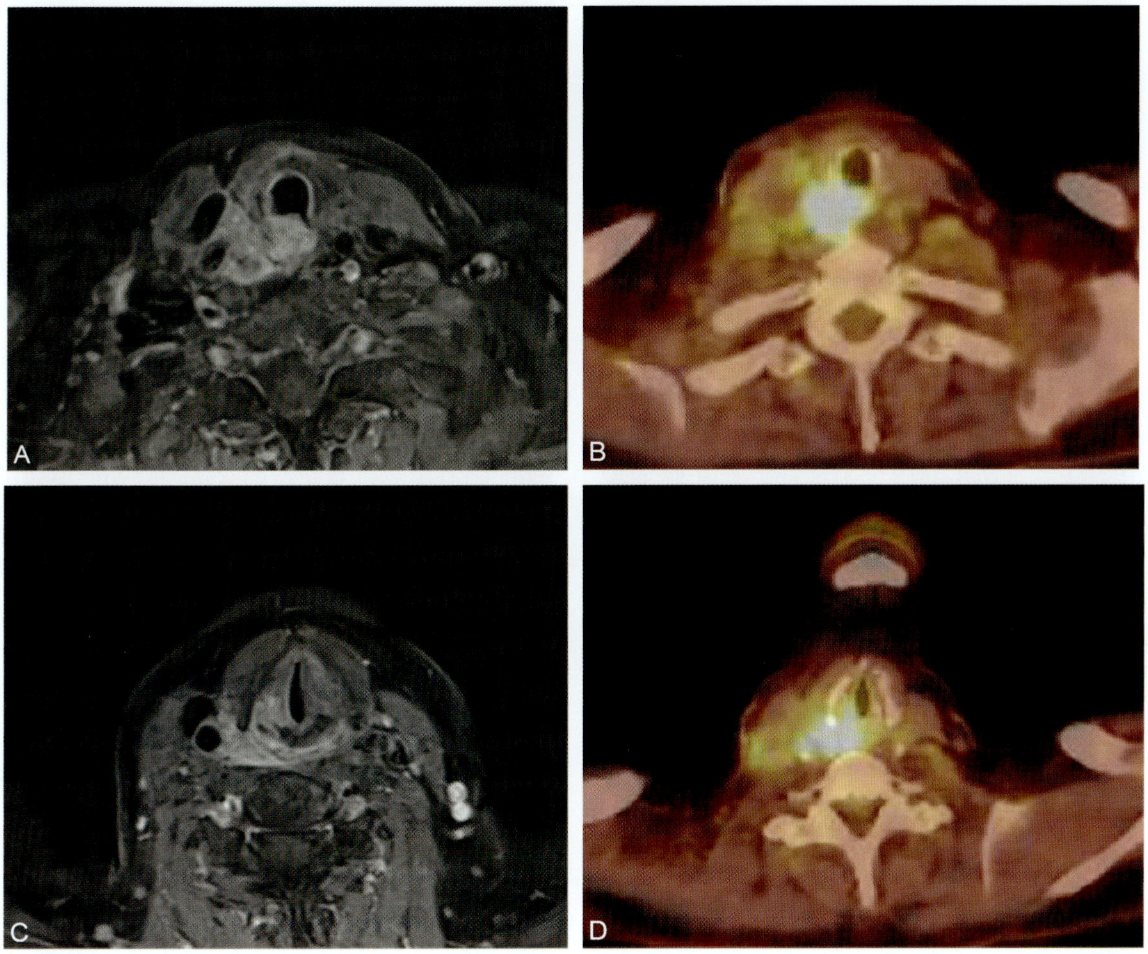

图 37.8 T1 加权增强磁共振成像（MRI）和正电子发射计算机体层成像（PET-CT）显示侵袭性甲状腺乳头状癌复发侵犯气管食管共壁（A 和 B）伴气管和食管腔内侵袭；通过环甲关节上方侵犯至右侧声带（C 和 D），以及向外突破到颈总动脉的外膜

至环甲关节。

在复发病例中，这种侵犯途径可能更加重要。在初次甲状腺切除术中，最具挑战性的解剖区域是环甲关节附近的气管食管沟的顶点，因为喉返神经在这一区域进入喉部。没有明显的甲状腺外侵犯的原发肿瘤，为了避免对喉返神经有严重分离和损伤，在初次切除过程中甚至可对该区域行不完全切除。但据推测，这可能也是该区域病变复发的病因，因其有很高风险会通过共壁途径发生侵犯[45]（图 37.9）。

如前所述，穿透食管壁黏膜的侵犯很少见，受累范围通常仅限于肌层。侵袭的途径包括从大的或位于后方的肿瘤直接扩散，或通过气管食管共壁侵犯。食管侵犯几乎总是伴有喉气管复合体，伴或不伴喉返神经受累。

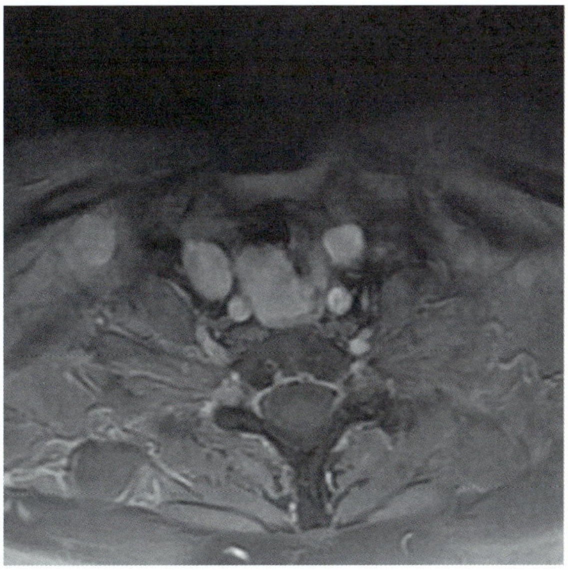

图 37.9 T1 加权磁共振成像（MRI）显示复发性甲状腺乳头状癌侵犯气管食管侧壁。这种复发的病因被认为是由于喉返神经附近的气管食管沟有肿瘤残留

侵袭性甲状腺癌侵犯的外科处理

肉眼可见的侵犯喉、气管或食管的侵袭性甲状腺

癌的首要外科治疗目标是预防疾病在中央区的进展，避免威胁到患者的呼吸道、下咽和食管。此外，外科医生应努力减轻患者因这些结构受侵犯而出现的相关症状。最好能实现阴性切缘，重建中央区脏器结构，使得呼吸道和消化道功能正常，并恢复患者的语言能力。

侵袭性甲状腺癌的手术方式多样，从局部切除术（如削除术），到全喉切除术。实施手术的外科医生应熟悉上呼吸道解剖结构和各类手术方法，以便在治愈的同时达到保留功能的目的。评估病变侵犯范围需要进行仔细的门诊体检，或者术中食管镜和支气管镜检查，以及如前所述进行合适的影像学检查。考虑进行喉部功能保全性手术的患者需仔细评估潜在的肺部疾病，因为这会影响到治疗决策。在某些严重病例中，需要进行包括血管外科和胸外科专家在内的多学科讨论来评估病情。

术中冰冻病理在任何外科手术中都起着重要作用。与喉鳞状细胞癌不同的是，高分化型甲状腺癌的切除仅需达到数毫米的阴性切缘，且病变的远处转移不是外科治疗的禁忌证，因为高分化型甲状腺癌患者在这种情况下仍可存活很多年[46]。然而，需要重点考虑某些特殊的肿瘤组织学类型，因为这些组织学亚型，如高细胞、Hürthle 细胞和岛状或鞋钉型，可能表现得更具侵袭性，而且对非手术治疗的反应不佳，因此需要更广泛的切除。外科医生谨记，当甲状腺癌表现更具有侵袭性行为时，它可能不摄碘；因此，在治疗过程中**全面的**外科干预对于实现前述目标非常重要。在重建手术之前，必须保证切缘阴性。然而，当软骨受累时，术中冰冻病理有其局限性。例如，甲状软骨骨化的老年患者可能无法通过其软骨边缘的冰冻病理来获得病理结果。此类患者可能需要常规病理。所以必须告知患者，最终的病理结果可能会提示需要进一步手术。如前所述，Shin 等试图将气管侵犯分期作为所需手术切除范围的指南[43]。关于局限性病灶实施削除术是否满足切除范围仍然存在争议[12, 47-50]。然而，多项研究表明，通过切除肉眼可见的肿瘤，然后进行辅助治疗，生存率将显著提高[51]。

当喉部受累的深度和范围仅限于软骨和上覆的带状肌时，外科医生可以考虑软骨切除，并保留基底层的软组织，这类似于气管受累的处理原则。通常，早期疾病就算侵袭软骨，也只限于一个区域，并且软骨切除不会损害功能[10, 51-52]。通常，外科医生面临的最大挑战之一是确定疾病侵袭的范围，术前断层成像通常是比较有用的（图 37.1）。然而，在术前没有进行断层成像的情况下，外科医生常毫无防备，一旦术中遇到环状软骨或甲状软骨受侵犯，就会出现很大的问题。在这种情况下，尝试更局限的切除可能是危险的。肿瘤侵袭机制和范围将决定喉功能保留手术的可行性。部分喉切除手术的基本原则如喉鳞状细胞癌的治疗方式同样适用于受侵犯的甲状腺癌患者的处理[53]。必须保留一侧有功能的喉返神经和至少一个具有功能的环杓关节，以保证提供足够的气道保护、开放的气道和正常的发声。

侵袭性甲状腺癌中喉返神经的处理

图 37.10，请访问 http://pincode.yiaiwang.com。

如前所述，声音嘶哑和声带麻痹往往是侵袭性甲状腺癌的首发症状（见第 36 章，喉返神经的外科解剖和监测）。话虽如此，但外科医生必须记住，并非所有伴有甲状腺结节的声带麻痹都是由于侵袭性甲状腺癌。有位资深的专家曾报道过 2 例暂时性声带麻痹的个案，均是由于囊内出血而导致胸骨后甲状腺叶快速增大引起的（图 37.10；请访问 http://pincode.yiaiwang.com 网站）。这些声带损伤的推测病因是喉返神经受到牵拉，这两个病例在切除侵犯的腺叶后神经功能均恢复。此外，Riedel 氏甲状腺炎和淋巴瘤也可引起声带麻痹，这可能是暂时性的，在治疗好基础疾病后恢复（图 37.11）。桥本甲状腺炎也会引起声带麻痹和喉返神经**浸润**[54]。良性或非侵袭性恶性肿瘤都可能与声带功能障碍有关，所以声带功能障碍不应成

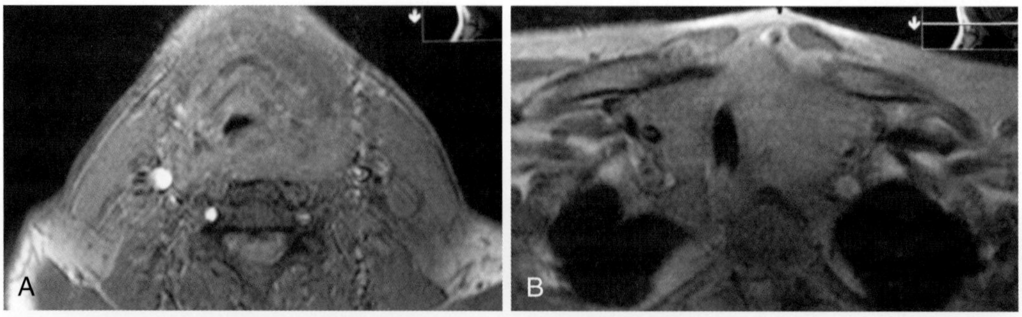

图 37.11 横断面图像显示甲状腺侵袭性肿瘤伴有术前声带麻痹和 Horner 综合征。最终病理显示为 B 细胞淋巴瘤

为外科医生切掉喉返神经的理由。因此，在未明确为甲状腺癌的情况下，患者若出现同侧声带麻痹，外科医生不能轻易切掉患者的喉返神经。

受侵犯的喉返神经的处理方法各不相同，这取决于手术前是否有声带功能障碍的证据，或者声带是否可以自由活动。此外，了解对侧声带神经支配状态对手术决策至关重要。也就是说，应首先确定在最大风险下保留喉返神经的可行性和安全性后切除侵袭性甲状腺癌患者更严重的那一侧。以下是外科医生在侵袭性甲状腺癌的喉返神经处理方面的原则：

1. 声带可活动的情况下，应尽力将喉返神经与肿瘤分离。

2. 如果同侧声带确实出现麻痹情况，应切除同侧喉返神经以获得切缘阴性。

3. 只要患者有一条声带功能正常，外科医生决不能有同时切断双侧喉返神经的想法。除非肿瘤在辅助治疗（包括放射治疗）后仍有进展，才考虑切除神经。

4. 如果需要切除软骨以获得阴性边缘时，则应在喉返神经入喉处游离神经。游离咽下缩肌为分离喉返神经入喉处提供了机会，这样就可以安全地切除软骨[55]。

对于患有侵袭性疾病并伴有同侧声带麻痹患者，切除喉返神经是几乎没有争议的。当发现神经被侵犯，但术前评估显示声带活动正常时，挑战就来了。因此，有必要对所有接受甲状腺癌手术患者的术前声带活动情况进行评估，不仅要识别早期的活动改变（有无沙哑），而且要记录下神经受侵犯时的声带功能。Falk 和 McCaffrey 对 262 例侵袭性甲状腺癌患者进行评估，其中 123 例患者有喉返神经受侵情况。24 例喉返神经受侵患者单独或合并肌肉受侵。作者此前曾报道，肌肉侵犯不影响患者预后，因此他们被纳入该研究队列。5 例声带麻痹患者行同侧喉返神经的完全切除。19 例喉返神经受侵但没有出现声带麻痹的患者中，12 例行完整肿瘤切除的同时切除了神经，其余 7 例行肿瘤不完全切除同时保留了喉返神经。上述 24 例患者的平均随访时间为 19 年。所有患者均行放射性碘治疗和甲状腺激素抑制治疗。结果显示喉返神经切除组（$n = 17$）和喉返神经保存组（$n = 7$）在生存上没有统计学差异。值得注意的是，唯一一例因局部复发而死亡的患者却是行喉返神经完全切除的。作者的结论是，喉返神经完全切除未能使该名患者的生存获益[56]。虽然这项研究就喉返神经的术中处理决策做出了重要贡献，但该研究患者样本量少，而且未报道有 ^{131}I 摄取的情况。同时作者也没有报道在不完全切除肿瘤的同时保留喉返神经，术后行放射性碘（radioactive iodine，RAI）治疗和甲状腺激素抑制治疗后，声带功能的恢复情况。

Nishida 等对 50 名甲状腺癌侵犯喉返神经而声带功能正常的患者进行了回顾性研究。45 例为甲状腺乳头状癌，其余 5 例为滤泡癌。27 例甲状腺癌被认为是分化良好，23 例为低分化癌。23 例患者手术时保留了喉返神经，其余 27 例则切除了喉返神经。对于分化差的甲状腺癌患者，在神经切除组占到了 60%，而在神经保留组只占 30%。尽管两组在组织学分类上构成比差异明显，但两组的局部发病率、区域性和远处复发的发生率均无明显差异。因此作者提出了为使肿瘤根治而采取的切除喉返神经这一做法并没有带来任何额外的生存获益。该研究的问题与 Falk 和 McCaffrey 研究一样，都存在样本量少和缺乏组织学可比性[5]。

2014 年，美国头颈学会（American Head and Neck Society，AHNS）汇编了一份关于侵袭性甲状腺癌治疗的共识，其中提到如果术中喉返神经被肿瘤包裹，但术前声带功能正常或对侧瘫痪或麻痹，应尝试在保持神经完整的情况下将肿瘤从喉返神经上切除。该协会还建议在必须切除喉返神经的情况下，如有可能，立即用颈袢分支进行神经修复。

气管侵犯

当气管受侵时，根据肿瘤的大小、位置和浸润程度有 3 种不同的手术方案。

1. 肿瘤削除切除术：从气管表面削除肉眼可见的疾病，但没有全层切除气管。

2. 开窗切除术：对气管的一部分进行全层切除并使用各种技术关闭气管窗。一般窗口切除术切除气管环周的 1/3 不会对气管结构造成影响。

3. 袖状切除：是需要行气管端端吻合的环周切除。当切除的气管周长超过 1/3 时，这通常是必要的。

目前有很多的重建方式，我们需要根据气管侵袭的情况来选择不同的术式。肿瘤削除术通常不需要重建，因为其结构和气道黏膜保持完整。根据肿瘤削除的厚度，可以用带状肌或胸锁乳突肌来加强软骨缺损的黏膜。

多种方式被用来重建开窗切除术后的气道缺损。第一种方法是对窗口缺损进行初步修复，有时需要切除气管壁的其他部分以实现无张力闭合。第二种方法是用胸锁乳突肌皮瓣修补缺损（图 37.12）。

袖状切除缺损采用气管端端吻合（图 37.13）。无张力、细致的缝合是手术成功的关键。这通常可以通过游离远端气管的前部来实现。同时应避免对气管侧

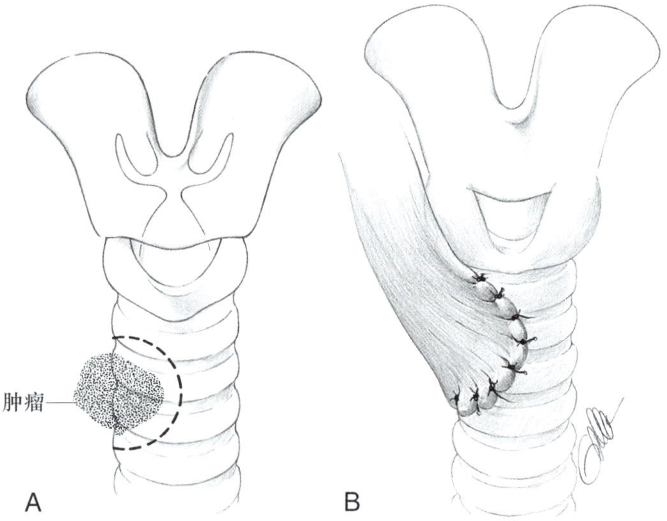

图 37.12 开窗切除气管，切除范围小于气管周长的 1/3，用胸锁乳突肌皮瓣修补缺损

方进行分离解剖，以最大限度地减少对气管血液供应的破坏，防止局部缺血。另一种减少吻合口张力的简单方法是限制肩关节活动并使患者颈部有一定程度的屈曲。还可采用的方法是在舌骨上或舌骨下松解喉，使得喉气管复合体进一步下移。

关于该主题的更多讨论，请访问 http://pincode.yiaiwang.com。

喉侵犯（laryngeal invasion）

喉外侧侵犯

当半喉外侧侵犯伴一侧会厌旁间隙侵犯时，可行垂直半喉切除术或额侧半喉切除术[58]（图 37.14）。

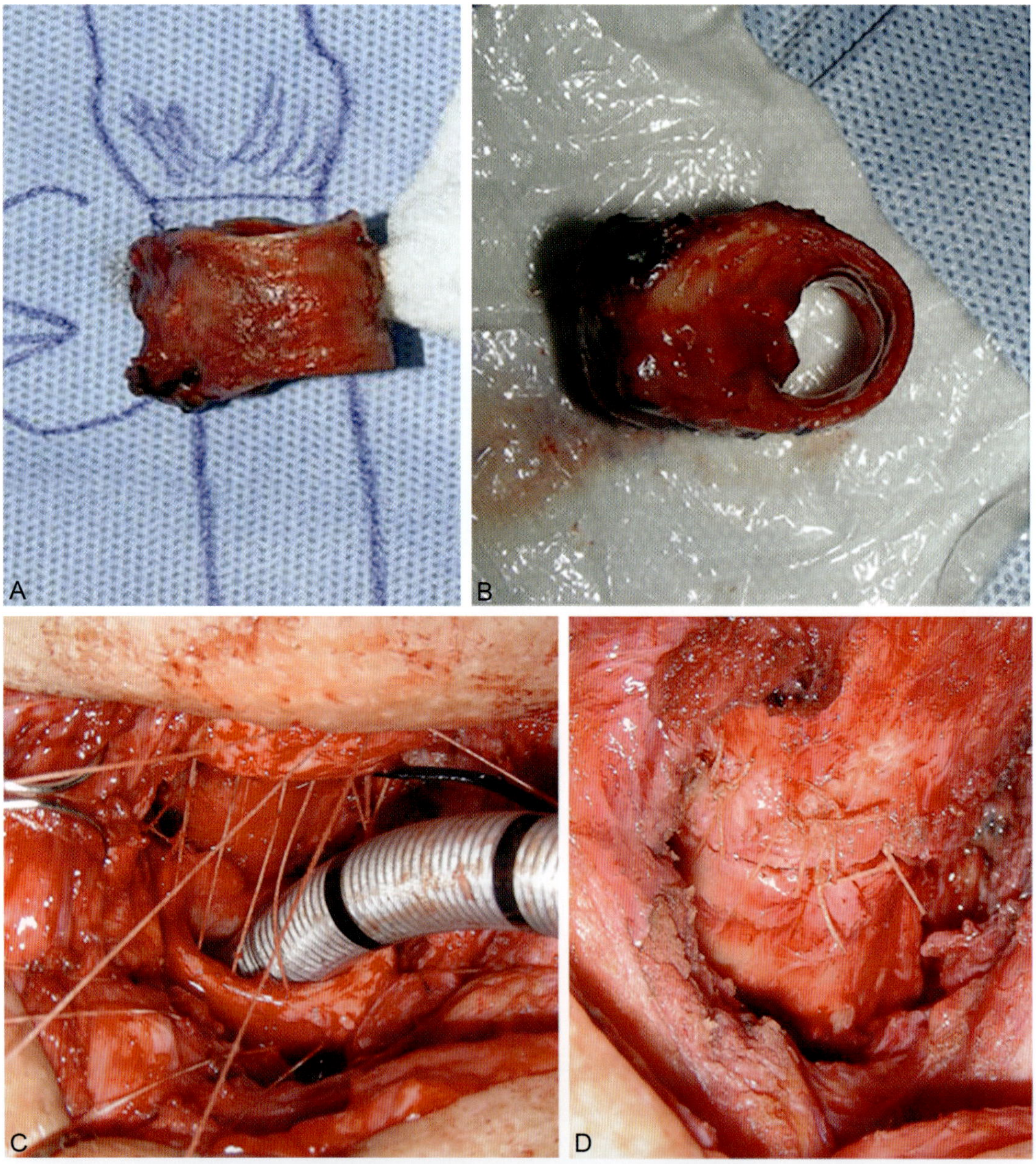

图 37.13 节段性气管袖状切除并端端吻合

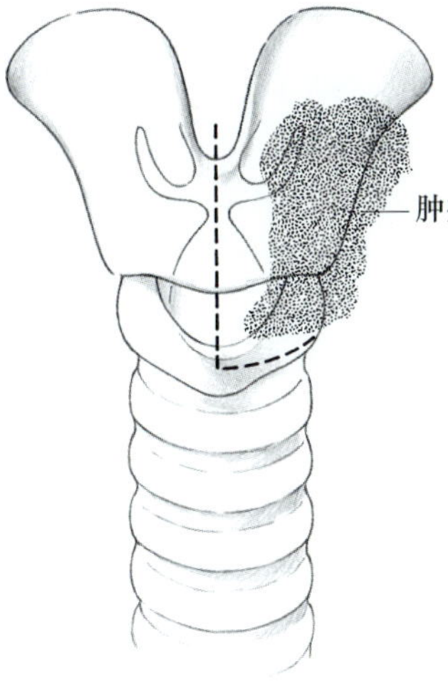

图 37.14 半喉的外侧侵犯，虚线显示环状软骨和甲状软骨的切除范围

根据缺损的大小和邻近结构（如下咽）的受累程度，手术缺损可通过用局部软组织、局部肌皮瓣或各种游离皮瓣修复。如果切除单侧甲状软骨板而没有切除深面的软组织，则无须进行重建手术（图 37.15）。正如原发性声带癌的经典半喉切除术那样，可通过在其上覆带状肌重建来达到安全保留喉的目的（图 37.16）。Urken 等描述了他们在半环状软骨和半甲状软骨切除术后使用前臂桡侧游离皮瓣结合游离肋软骨移植重建半喉和咽部的经验。这种方法为在传统闭合方法不适用的情况下重建这些广泛缺损提供了一种选择[59]。

喉前侵犯

病灶向前侵犯至管腔，虽然不太常见，但因为手术复杂且有时需要分期重建，所以若尝试采取保喉手术，则是一个不小的挑战。只有在至少保留一侧喉返神经功能的情况下，上述方法才具有可行性。最常见的情况是，当出现喉前侵犯时，它会累及大部分环状软骨，通常需要采取喉裂开术来评估喉的情况。在某些情况下，通过喉造口来实现分期重建。首先，这将使得外科医生在进行最终重建之前获得一个确定的病理报告。喉前壁重建可有多种选择，包括用软骨移植物进行喉气管成形术或用钛网进行分期重建。钛网重建涉及三个阶段[57]。

第一阶段包括一期切除肿瘤，制作喉造瘘，将健康的皮肤边缘缝合到切除黏膜的边缘。3 周后进行第二阶段重建；它包括在靠近喉造瘘口的皮下腔内置入钛网。最后一个阶段是上提这个包含钛网的厚皮瓣。该皮瓣在喉造瘘口上翻转，形成喉前壁。然后将周围皮肤上提，以闭合皮瓣上方的皮肤层。在颈部皮肤不足以实现闭合的情况下，也可以使用胸三角皮瓣[60-62]。只要有可能，理想的重建包括使用上呼吸道固有的类似组织，因为这提供了黏膜层和软骨的支持，这是该区域特有的，并且难以使用现有重建方法复制。尽管有通过使用预制的前臂桡侧皮瓣重建软骨和上皮衬里，将植入的肋软骨移植物置入皮下腔内的报道，但移植物表面是皮肤，可能带有毛发，且缺乏天然气管黏膜独特的润滑和纤毛蠕动的特性[63]。

软骨侵犯

当环状软骨受累时，可通过剔除术处理浅表侵犯。然而，当出现管腔内受侵需要切除部分环状软骨时，切除不超过 1/3 的前部软骨不会破坏其稳定性，患者不会出现声门下狭窄的严重风险[16, 51-52]。已有不少研

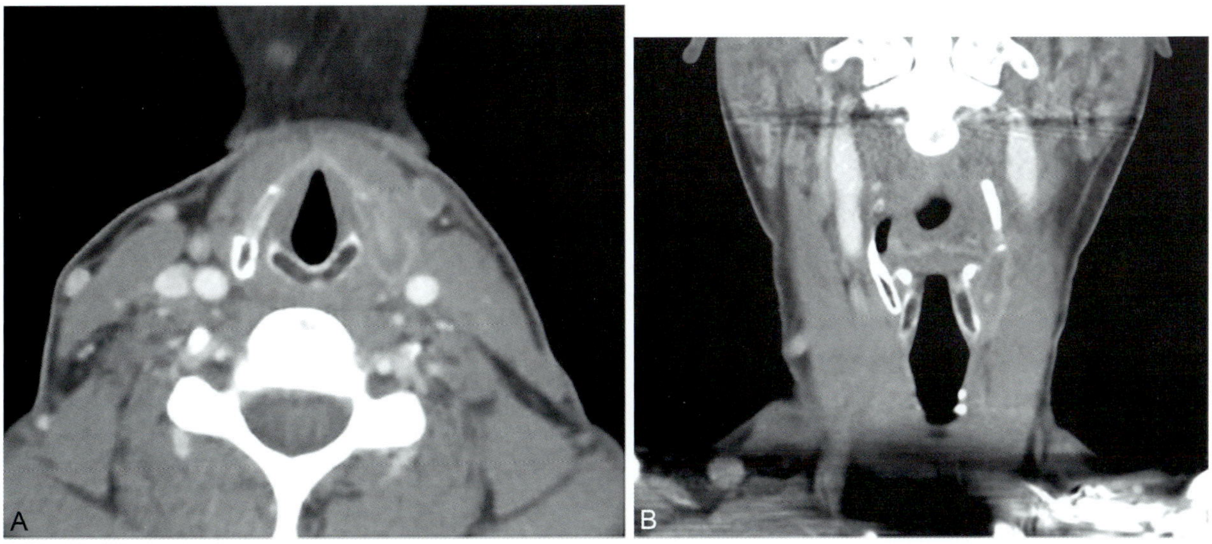

图 37.15 累及甲状软骨的多个甲状腺癌复发灶。大部分左侧甲状软骨板被切除，但不存在腔内侵犯。该缺陷无须重建

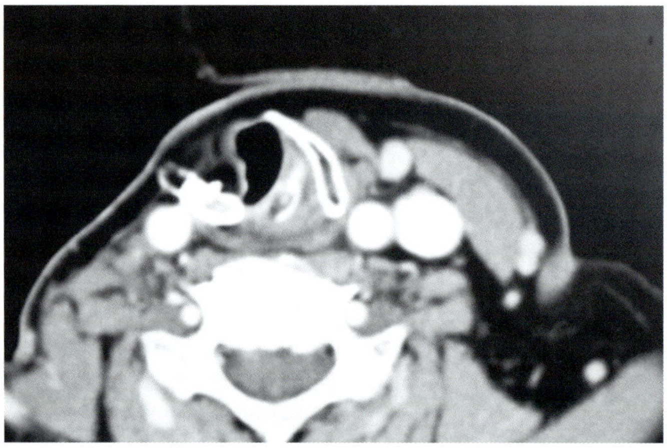

图 37.16 侵袭性甲状腺癌行半喉切除术患者的随访喉部 CT 图像。尽管失去了另一半的喉部支撑，但气道完整性仍得以维持

究介绍了环状软骨环的各种重建技术。Friedman 等提出了利用胸锁乳突肌骨膜瓣与锁骨骨膜重建周长小于 25% 的缺损。

如果环状软骨前部被切除 1/3 以上，可使用软骨移植物重建修复，这种方式类似于喉气管成形术。当超过 60% 的前外侧环状软骨被切除时，可以使用滑动气管成形术[64-65]。其中一种技术是在单侧侵犯或单侧局灶性复发的情况下，使用阶梯状切除环状软骨，可以减少对侧喉返神经的解剖分离（图 37.17）。Grillo 等描述了各种气管上提技术来重建被切除的环状软骨和喉。也有使用带血管蒂肩胛骨游离皮瓣来重建环状软骨的报道[6, 16, 66]。环状软骨置换的基本要求是提供内层组织和支撑。内层组织必须充分血管化且足够薄，以维持管腔的尺寸，避免肉芽组织的增生，否则将影响最终的修复效果。必须切除声带的这种情况很少见，因此，在重建的环状软骨上重建一个固定的杓状软骨有助于声门恢复，使剩余的可活动声带能够发挥功能。通过气管上提的方式进行初期修复可能需要松解喉部来实现无张力化[60]。外科医生必须要注意，体外放疗对于分化程度较低的侵袭性疾病的潜在必要性，因为这可能会损害功能效果，而这些功能效果在术后早期是存在的。然而，一些作者主张，当超过 50% 的环状软骨被切除时，需实施全喉切除术[58]。

广泛喉部受侵

当双侧颈部肿物明显延伸至喉部并广泛累及环状软骨时，需要行全喉切除术（图 37.18）。一些专家主张，当喉部结构受累达到 50% 以上时，应行全喉切除术[16, 62, 65, 67]。当双侧喉返神经受累导致喉功能缺失，或在切除或放疗后局部复发时，也应考虑喉切除术[67]。全喉切除所致的喉部缺损通常可以一期直接闭合；然而，当有咽部侵犯需扩大切除时，则需要软组织瓣修复以增强管腔的吞咽功能和避免发生狭窄。

全喉切除伴部分咽部切除缺损可采用局部肌皮瓣或游离软组织瓣，如桡侧前臂皮瓣或股前外侧皮瓣修补。当存在环周缺损时，可采用游离皮瓣重建咽部，游离皮瓣可包括管状筋膜皮瓣，如桡侧前臂皮瓣、股前外侧皮瓣；消化道组织，包括空肠和结肠游离皮瓣；或者做胃上提来修复延伸到胸段食管的缺陷[68-69]。最后，我们通常在初次重建时进行气管食管穿刺，为放置气管食管发声阀提供通道，用于进行言语康复。

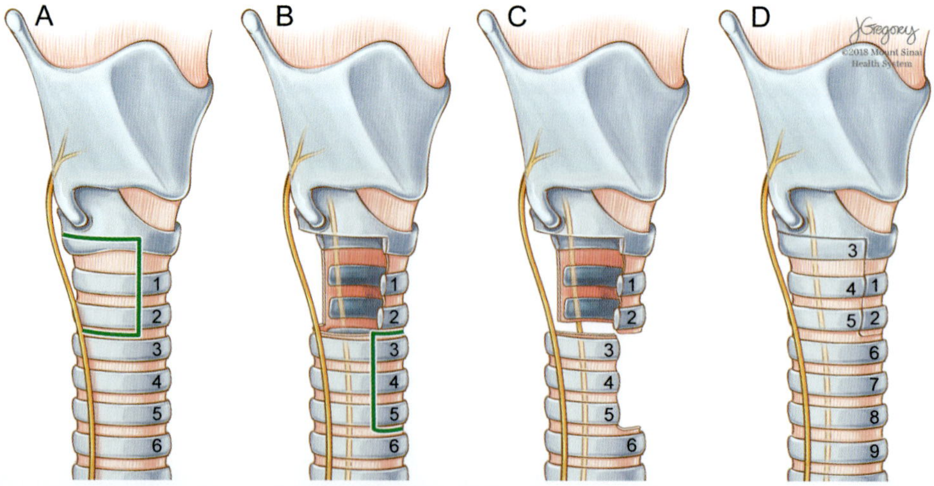

图 37.17 环气管部分切除的阶梯状重建技术。这使得外科医生在同侧喉返神经损伤或者显著移位时，避免在环甲关节水平切除对侧喉返神经［From Sims JR，Yue LE，Ho RA，Khorsandi AS，Brandwein-Weber M，Urken ML. A rare invasion route for differentiated thyroid carcinoma：the tracheoesophageal common party wall. Laryngoscope. 2019；129（12）：E455-E459. © Jill Gregory，2018 Mount Sinai Health System. Printed with permission from © Mount Sinai Health System.］

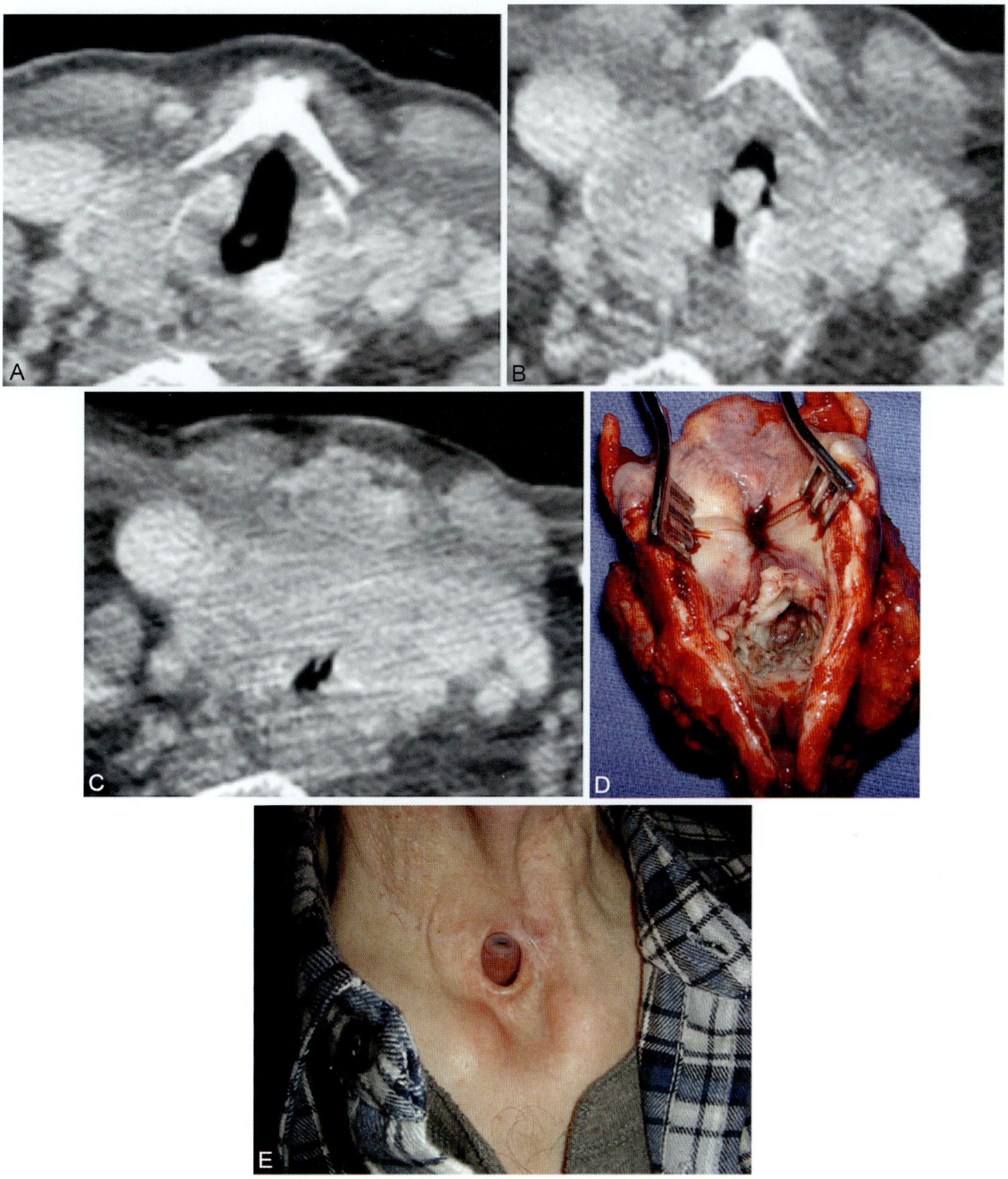

图 37.18 A ～ C. CT 图像显示原发性甲状腺乳头状癌广泛直接侵犯，最终需要施行全喉切除术。D. 喉切除术标本的后视图显示肿瘤直接通过环状软骨和甲状软骨侵入，向上延伸到声带水平。E. 喉切除术吻合口愈合良好的术后照片。在初次手术时，施行了气管食管穿刺（tracheoesophageal puncture，TEP）

如决定实施保喉手术，而不是全喉切除术，则必须权衡患者是否存在潜在的伴随疾病。声带的丧失以及潜在的喉部感觉功能丧失会使许多患者容易产生误吸。有肺部疾病、肺功能差的患者不能耐受慢性呼吸道梗阻，同时也增加了吸入性肺炎的风险。应谨慎权衡保喉手术所致并发症与避免行永久性气管造口的获益之间的得失。即使采用部分喉切除术，也通常需要实施临时性气管造口。

邻近食管癌浸润

关于该主题的更多讨论（包括图 37.19），请访问 http://pincode.yiaiwang.com。

结论

外科医生具备质疑的能力是管理侵袭性甲状腺癌

患者的最重要因素，这种能力有助于对术前影像学进行仔细地评估。首次治疗是获得手术切缘阴性并避免并发症的最佳时机。了解各种根治性和修复性手术技术对于气管切除和部分或全喉切除（或不切除咽部或食管壁）后是否可以获得最佳的功能来说是至关重要的。通过培训使外科医生获得实现这些目标的技能是必要的。正如本章导言中所述，早期甲状腺癌发病率的快速增加对自以为甲状腺手术是简单手术且毫无戒心的外科医生会产生负面影响。详细询问并整理患者的病史，全面的体格检查以及了解疾病复发的生物学机制，不仅有助于外科医生，更有助于患者对于侵袭性甲状腺癌需要更加全面的影像学检查、更复杂的外科手术以及术后可能需要更长的恢复时间有充分的准备。

参考文献

如需完整的参考文献列表，请访问 http://pincode.yiaiwang.com。

38

颈中央区清扫术：适应证和技巧

Alice L. Tang，Lisa M. Reid，Gregory W. Randolph，David L. Steward

黄韬　李治　译　张福星　审校

请访问 http://pincode.yiaiwang.com 查看相关视频：

视频 38.1　第 38 章引言：颈中央区清扫术：适应证和技巧。

视频 38.2　中央区清扫。

引言

中央区淋巴结转移在分化型甲状腺癌，特别是甲状腺乳头状癌（papillary thyroid cancer，PTC）中很常见。尽管对 cN1a 的患者进行治疗性颈中央区清扫术已被广泛接受，但对于 cN0 患者接受选择性 / 预防性中央区清扫术的作用仍然存在争议[1]。在 2016 年报道的一项回顾了 37 655 名 PTC 患者的 meta 分析里，cN0 患者存在颈中央区（pN1a）隐匿性转移达到了 26.4%[2]。其他相关报道中，高达 90% 的高分化型甲状腺癌（well-differentiated thyroid cancer，WDTC）患者可能存在隐匿性或微转移[3-4]。本章概述了中央区的相关手术解剖、分化型甲状腺癌颈中央区清扫术的适应证和尚存的争论，以及进行安全彻底的颈中央区清扫的详细手术技巧。

解剖学

甲状腺癌转移的第一站淋巴结是位于颈部的中央区，可以细分为 4 个主要结构区域：喉前、左侧气管旁、右侧气管旁和气管前区域。除此以外，咽旁、咽后、食管后和上纵隔区域的淋巴结也可能偶尔出现转移。基于颈部 7 区命名法，Ⅵ区和Ⅶ区构成了**颈中央区**，**颈外侧**包括了Ⅰ至Ⅴ区。Ⅵ区的解剖学边界是舌骨（上）、胸骨切迹（下）、颈动脉鞘（两侧）、椎前筋膜（后）和胸骨甲状腺肌的下表面（前）。Ⅶ区淋巴结则位于Ⅵ区以下的上纵隔中，下与无名（头臂）动脉相邻（图 38.1）。由于无名动脉并不延伸到气管左下方区域，因此把右侧无名动脉穿过气管的相应平面定义为左侧Ⅶ区的下界。值得注意的是，在尸体解剖中发现，胸骨切迹和无名动脉的关系存在可变性，约 25% 的无名动脉会高于胸骨切迹；因此，术中需要对高位无名动脉保持警惕，并且意识到颈中央区的确切范围是存在变异性的[5]。纵隔的淋巴结肿大一般很少出现，其位于邻近气管的无名静脉的末端分叉处，并与低分化肿瘤显著相关[6]。颈中央区及其主要结构在初次甲状腺手术中都很容易辨识。

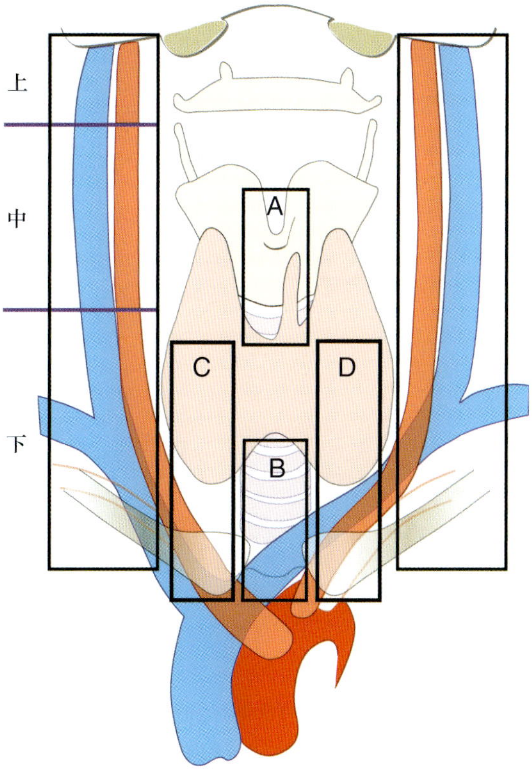

图 38.1　构成颈中央区最重要的 4 个主要淋巴结区域包括：喉前区（Delphian 区）（A）、气管前（B）和双侧气管旁（C 和 D）

在行颈中央区解剖时，左右侧喉返神经（recurrent laryngeal nerves，RLN）在气管旁上行路线的不同会导致相应空间结构的差异，了解这种解剖结构对手术至关重要。由于右锁骨下动脉和主动脉弓相对于气管中线的位置不同，右 RLN 是从下外侧斜向上延伸到右气管旁区域；而左侧 RLN 在气管食管沟中则始终是平行于气管纵轴自下而上走行。此外，由于锁骨下动脉和主动脉弓的对应腹侧位置高低的不同，在气管旁区域右侧 RLN 的底部比左侧更邻近腹侧，所以右侧气管旁的淋巴结可以隐藏在 RLN 深处，术中应特别注意该区域以确保彻底清扫右侧气管旁区域。多种因素可导致气管旁区域内的淋巴结数量差异很大，可以从 3 到 30 不等[7]，但一般情况下在颈中央区清扫标本的术后病理中，淋巴结平均数量可以达到 8 个[8]（图 38.2）。

术语

来自美国甲状腺协会（ATA）的多学科协作工作组于 2009 年发表了关于甲状腺癌颈中央区清扫术术语和分类的共识声明[9]。在该声明中，强调了在操作说明和出版物中使用统一的术语来描述颈中央区清扫术的重要性（如治疗性与选择性 / 预防性）。治疗性切除包括切除术前或术中发现的淋巴结转移灶，这些转移灶含有被称为“临床可见”（cN1）的转移灶。选择性或预防性切除是指切除包括临床上暂不考虑是转移的淋巴结在内的淋巴结（cN0）。

在共识声明中也通过解剖学术语对颈中央区清扫的范围（即单侧或双侧）定义进行了规范[9]。单侧颈中央区清扫包括完整的切除气管前和喉前淋巴结组织以及单侧气管旁淋巴结的切除。双侧清扫术包括气管

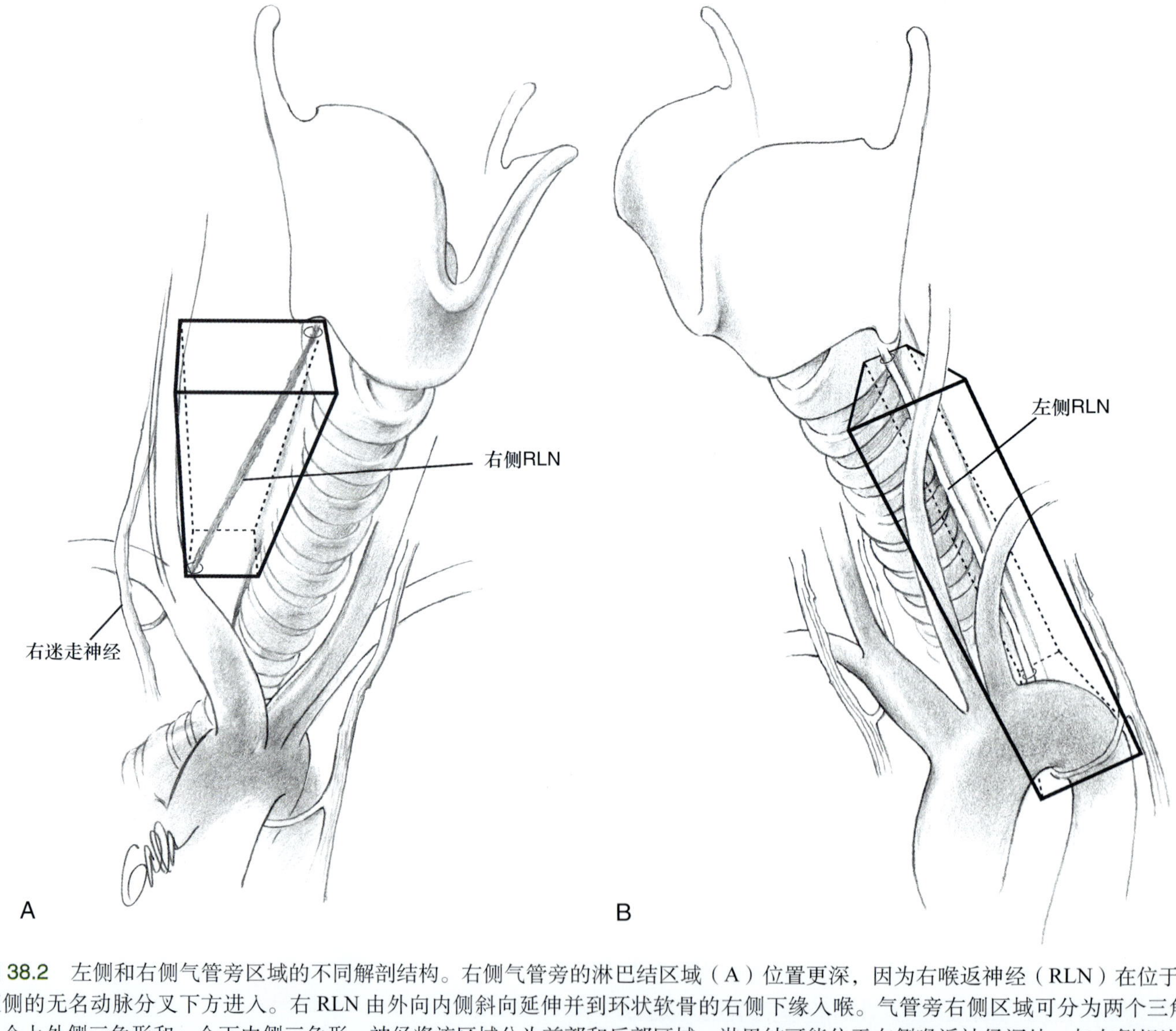

图 38.2 左侧和右侧气管旁区域的不同解剖结构。右侧气管旁的淋巴结区域（A）位置更深，因为右喉返神经（RLN）在位于气管腹侧的无名动脉分叉下方进入。右 RLN 由外向内侧斜向延伸并到环状软骨的右侧下缘入喉。气管旁右侧区域可分为两个三角形：一个上外侧三角形和一个下内侧三角形。神经将该区域分为前部和后部区域，淋巴结可能位于右侧喉返神经深处，与左侧相比这增加了右侧气管旁区域清扫的深度。术中需要 360° 解剖右侧喉返神经。气管旁左侧区域（B）更平坦且偏二维化，因为左 RLN 穿越这个区域时是沿气管食管沟位置走行（译者注：原文有误，已更改正确）

前、喉前和双侧气管旁淋巴结的切除（图 38.1）。重要的是，完整的颈中央区清扫，无论是单侧还是双侧，都是一种区域性清扫，与仅对肉眼转移的淋巴结进行摘除不同，后者会增加复发风险，导致较高的复发率和再次手术率。因此，当在手术过程中发现临床上有明显可疑转移的淋巴结时，需要进行全面的中央区清扫。

治疗性中央区淋巴结清扫术

可触及转移淋巴结的患者会有更高的局部复发风险（cN1）[10]。2015 年 ATA 分化型甲状腺癌管理指南中强烈建议，对临床上存在明显淋巴结转移证据的患者，包括临床检查、术前影像学或术中发现证实的，应在甲状腺切除术的同时考虑和采用治疗性颈中央区清扫术（Ⅵ和Ⅶ区）[11]。因此，术前和术中都需要保持警惕，以避免遗漏了存在明显临床淋巴结转移而需要行颈中央区淋巴结清扫术的病例。甲状腺切除术中需要进行治疗性颈中央区清扫术的原理相对简单——即完整切除所有明显的淋巴结病变，以及所有相邻的亚临床病变；这样可以最大限度地减少复发 / 疾病迁延不愈的风险以及因初次治疗不足而引发再次手术的潜在发生率。可以通过使用高分辨率超声（ultrasound，US）或计算机断层扫描（computed tomography，CT）的术前成像来检测转移病变并制订手术计划[12]。

治疗性颈中央区清扫的范围可以是单侧或双侧的。当双侧气管旁区域都存在临床上明显的转移性病变时，明确需要并在初始手术时进行双侧清扫。双侧颈中央区清扫肯定会增加甲状旁腺功能减退的风险，理论上也会增加双侧返神经损伤的风险，从而导致潜在的气道并发症。但这种手术却可以提高转移性病变的清除率，所以应该在明确获益的情况下施行。在进行甲状腺乳头状癌手术时，转移性淋巴结通常呈深蓝色或黑色。这有时会与矽肺病的淋巴结外观相似，但后者（根据仔细检查）内部似乎有粉末状、斑点状、黑色、颗粒状和木炭状物质。在不确定时还可以通过冰冻病理来协助做出手术决策。中央区淋巴结直径大于 1 cm 也是术中考虑可疑转移的一个线索；然而，在合并甲状腺炎时，单凭尺寸判断可能不太可靠，冰冻切片可能会有所帮助。

选择性 / 预防性颈中央区清扫

选择性 / 预防性颈中央区清扫术的适应证一般包括：①提供准确的病理分期以安排辅助治疗，如放射性碘（radioiodine，RAI）治疗；②预防性切除隐匿性转移灶以减少复发、再次手术率和死亡率[13-14]；③如果诊断为甲状腺髓样癌[15]。

选择性颈中央区清扫可以提供准确的病理分期以指导放射性碘治疗。通过病理可以确诊那些术前就考虑颈中央区没有淋巴结转移 cN0 的患者避免随后进行常规 RAI 治疗。此外，选择性中央区清扫术还可用于存在高危因素的原发肿瘤患者，例如甲状腺外侵犯（T3 或 T4）或更具侵袭性组织学病变特点（如弥漫硬化型、岛状或低分化肿瘤）的患者[2]。Oh 等学者研究表明，即使术前检查显示颈部无淋巴结转移，在年轻（< 40 岁）和男性患者中更容易出现大量淋巴结转移[16]。欧洲内分泌外科学会的共识中建议预防性颈部清扫术适用于肿瘤较大（T3 或 T4）、> 45 岁或< 15 岁、男性、双侧或多灶性肿瘤或已知的颈侧区存在转移性病变的患者[17]。

初次手术时行选择性中央区清扫术的另一个目的是为了减少复发。最近的一项 meta 分析表明，与单独的甲状腺全切除术相比，预防性颈中央区清扫术联合甲状腺切除术似乎显著降低了局部复发，这表明选择性颈中央区清扫术可能有利于减少复发[13]。然而，对于一些仅镜下可见的小转移灶（通常是预防性颈中央区清扫术后得知的结果），清扫与否与临床预后几乎没有相关性，并且选择性切除这些淋巴结可能会给患者带来更大的伤害而不是益处[10, 18]。有明确的证据表明，当进行选择性颈中央区清扫术时一过性和永久性甲状旁腺功能减退的发生率可能显著升高[13, 19-20]。此外一过性喉返神经损伤在接受选择性中央区清扫术的患者中也会更高[13]。但是综合研究表明，虽然颈中央区清扫术可能会增加患者甲状旁腺和神经损伤的风险，但大医院中经验丰富的专科医生可安全地进行此类手术，且可控制上述损伤的发生率处在低水平[21]。

与初次手术相比，复发性甲状腺乳头状癌的颈中央区的再次手术通常会导致甲状旁腺和喉返神经损伤的发生率更高[22-24]。但行选择性中央区清扫术可以使一部分人获益，避免再次手术。一项研究中需要接受预防性颈中央区清扫术以预防复发的患者人数为 31 人[25]。考虑到相当多的人可能需要接受不必要的手术，而且对于 cN0 的患者来说，这部分人即使不手术清扫中央区的话，复发比例大约也只是 6%[26]，故一些外科医师主张最好放弃常规行预防性颈中央区清扫，然后将一小部分出现复发的患者转诊到有经验的中心进行再次手术。因为有证据表明，再次颈中央区清扫手术与初始清扫相比，经验丰富的专科医师的手术并发症发生率并不显著增加[27]。如最新的指南所述，再次手术应以分区清扫为导向来切除原已存在或复发性的转移淋巴结[9]。患者在术前可能已经存在甲状旁腺功能减退或喉返神经损伤，这会给再次手术造成挑战[28]。

虽然没有关于选择性颈中央区清扫术的绝对指征的共识，但是 2015 年 ATA 指南发布的建议中指出。对于原发性肿瘤（T3 或 T4）和（或）临床累及颈侧区淋巴结（cN1b）的甲状腺乳头状癌患者，应考虑选择预防性中央区淋巴结清扫；如果需要明确颈中央区淋巴结的转移情况以便于后续制定术后辅助治疗时，也可以考虑选择预防性中央区清扫[11]。对于 T1 或 T2 期、非侵袭性、cN0 的甲状腺乳头状癌以及大多数滤泡癌，强烈建议不进行预防性颈中央区淋巴结清扫。如果计划进行预防性颈中央区清扫，则应在甲状腺癌的初次手术中一并进行[11]。强烈不建议在初始甲状腺切除术后再次进行预防性颈中央区清扫的手术。同样，美国国家综合癌症网络（the National Comprehensive Cancer Network，NCCN）也建议在 T3 和 T4 肿瘤的情况下考虑预防性颈中央区清扫术（2B 类推荐）。

根据 ATA 最近更新的指南，4 cm 以下的肿瘤可接受腺叶切除术并密切随访对侧腺叶。在这种情况下，也可以同时进行选择性同侧颈中央区清扫术（包括同侧气管旁、气管前和喉前淋巴结），以便决定是否行二期甲状腺全切除术。这对于已经发现有隐匿性转移待辅助 RAI 治疗的患者来说很重要。此外，根据组织学样本（结外侵犯，累及淋巴结≥ 5 个）具有高危特征的患者也需要考虑行颈中央区淋巴结清扫术。对于接受甲状腺全切除术和选择性颈中央区清扫术的患者，首选患侧清扫术，除非患者有双侧气管旁淋巴结转移瘤的临床证据或可能存在多灶性双侧原发性肿瘤。如果淋巴结在选择性 / 预防性颈中央区清扫时被发现转移，那术式改变为治疗性清扫是合理的。

值得注意的是，美国癌症联合委员会在 2017 年发布了第 8 版甲状腺癌分期，更新了分化癌和未分化癌的分期，以及各类型癌的疾病特异性死亡率。在这一版中，N1 且年龄＜ 55 岁的患者被归类为Ⅰ期；55 岁及以上的患者被重新分类为Ⅱ期。这种变化源于淋巴结转移可能增加所有患者的疾病特异性死亡率的相关数据，但在老年人中最明显。此外，区域淋巴结状态的定义被细化为包括 N0a（一个或多个细胞学或组织学证实的良性淋巴结）和 N0b（无局部淋巴结转移的影像学或临床证据）。位于颈部中央（Ⅵ和Ⅶ级）的淋巴结仍被视为 N1a；颈侧区淋巴结的转移性病变为 N1b（表 38.1）。

表 38.1 分化型或髓样型甲状腺癌区域淋巴结分期的定义（美国癌症联合委员会，第 8 版）

N 类别	N 标准
NX	区域淋巴结无法评估
N0	无局部区域淋巴结转移的证据
N0a	≥ 1 个细胞学或组织学证实的良性淋巴结
N0b	无影像学或临床证据显示淋巴结转移
N1	区域淋巴结转移
N1a	转移至Ⅵ或Ⅶ级（气管前、气管旁、喉前 / Delphian，或上纵隔）淋巴结。这可能是单侧或双侧疾病
N1b	转移至单侧、双侧或对侧外侧颈部淋巴结（Ⅰ、Ⅱ、Ⅲ、Ⅳ或Ⅴ级）或咽后淋巴结

Used with the permission of the American College of Surgeons. Amin MB，Edge SB，Greene FL，et al.（eds.）AJCC Cancer Staging Manual. 8th ed. New York：Springer；2017.

适应证概要

临床上所有存在明显的淋巴结转移性的患者均应该在初次手术时即行淋巴结清扫，这点几乎没有争议。因此，治疗性颈中央区清扫基本上都是在临床确定可检测到淋巴结转移的情况下，在甲状腺切除术时一并进行。术前和术中加强对淋巴结转移的识别对外科医生来说至关重要，因为这可以使我们在初次手术时就清扫它们。

预防性颈中央区淋巴结清扫术的适应证是相对的，更有争议性。一般来说，其适应证包括：①在低危原发性肿瘤患者中需要准确的病理分期来决策术后是否需行 RAI 治疗；②高危原发性肿瘤希望通过预防性淋巴结清扫来减少复发率和再次手术率。在美国，大多数甲状腺疾病的手术（82%）（包括甲状腺癌手术）是由每年仅完成 1 ～ 2 例甲状腺手术的外科医生主刀[29]。因此，预防性颈中央区淋巴结清扫术必须根据现有的外科研究结果来施行，并且须平衡疾病的风险及患者治疗获益间的平衡。尽管中央区淋巴结清扫可能与较高的术后并发症有关，但再次手术可能更具挑战性，并发症的可能性也更高。框 38.1 列出了治疗性和选择性 / 预防性颈中央区清扫术的适应证总结。

框 38.1 颈中央区清扫术的适应证

治疗性颈中央区清扫	选择相关 / 预防性颈中央区清扫术
切除肉眼可见的转移病灶（cN1）	提供准确的病理分期以指导辅助治疗
减少因初始治疗不足而需再次手术的发生率	减少区域复发
	减少肿瘤复发而需再次手术的风险
	甲状腺髓样癌

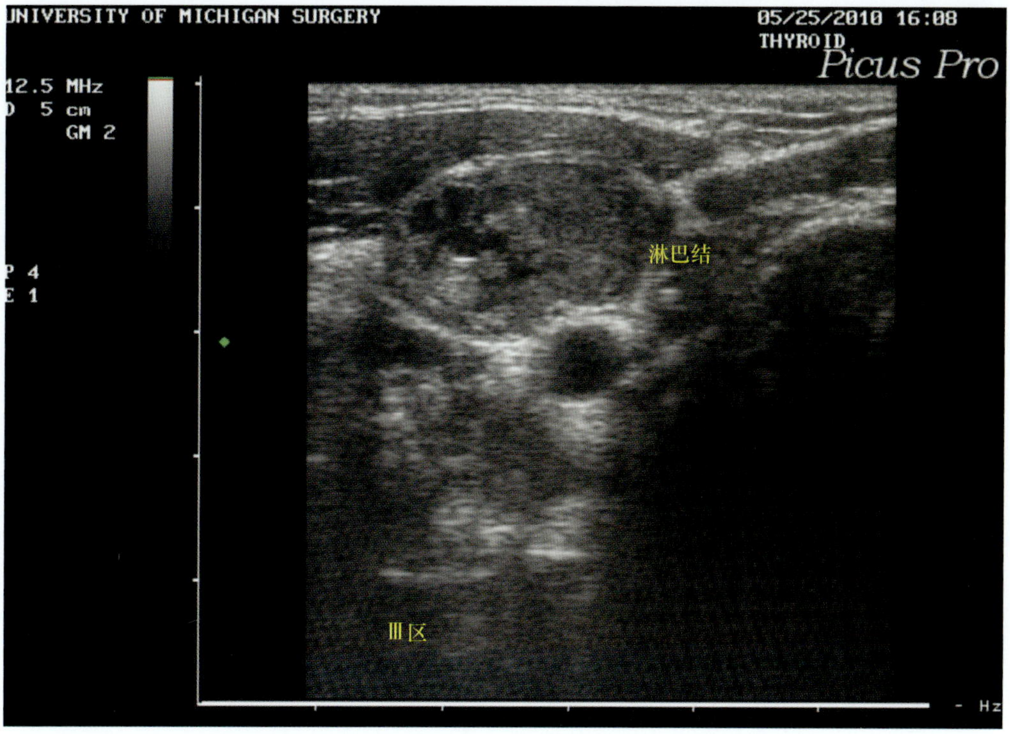

图 38.3 Ⅲ区恶性淋巴结的超声图像，部分囊性外观

术前评估

甲状腺乳头状癌的手术治疗涉及颈部淋巴结的术前评估。建议对所有因恶性肿瘤行甲状腺切除术的患者进行术前颈部超声检查[11]，并且通过彻底的初次手术来降低疾病的复发率[30]。颈部超声检查是一种精确度高的无创检查，可由外科医生或其他超声医生完成；该检查可以作为患者初始评估的一部分，并且是术前主要的影像学检查方法（图 38.3 ～图 38.5）。在初次手术前时，超声对淋巴结转移的敏感性为 83.5%，特异性为 97.7%[31]，并且可以发现多达 20% 以上在体格检查中未发现的异常淋巴结[32]。Mazzaglia 等阐明了专业超声医师的术前超声诊断对于淋巴结清扫术的重要性[33]。值得注意的是，颈中央区的淋巴结检测结果会因超声的敏感性而受到阻碍，比如甲状腺的存在（发生率通常小于 25%）或淋巴结微转移[34-35]。颈部增强 CT 或磁共振成像（magnetic resonance imaging，MRI）也可适用于评估颈部淋巴结的状况，尤其是在缺乏颈部超声淋巴结检查经验的情况下。Kim 等研究了 CT 和 US 的联合与单独应用 US 对评估中央淋巴结转移状况的差异；他们发现联合组表现出具有更好的灵敏度（48% *vs*. 28%）和准确度（69% *vs*. 63%）[36]。影像学图像应成为与患者及内分泌科医生术前讨论的一部分。

恶性淋巴结的超声特征包括：低回声、血流丰富和淋巴门消失（图 38.4）。囊性外观、微钙化、淋巴门消失和外周血管丰富被认为是淋巴结恶性病变的主要特征。这些发现基于手术前 4 天的超声检查并和淋巴结清扫术后的结果相印证[37]。

除影像学检查外，还应进行术前喉部检查以评估和记录 RLN 的完整性。如果声带不动，这可能意味着存在先前的医源性损伤或肿瘤侵袭。在这种情况

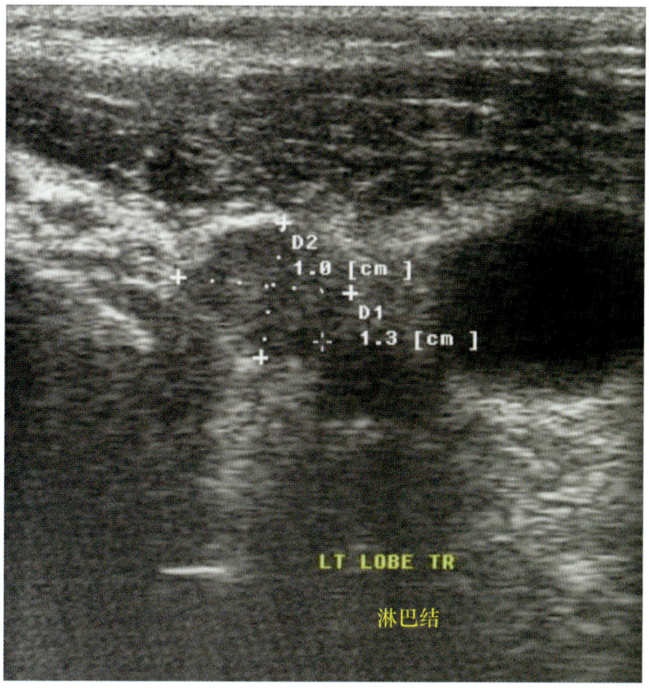

图 38.4 Ⅵ区气管旁淋巴结

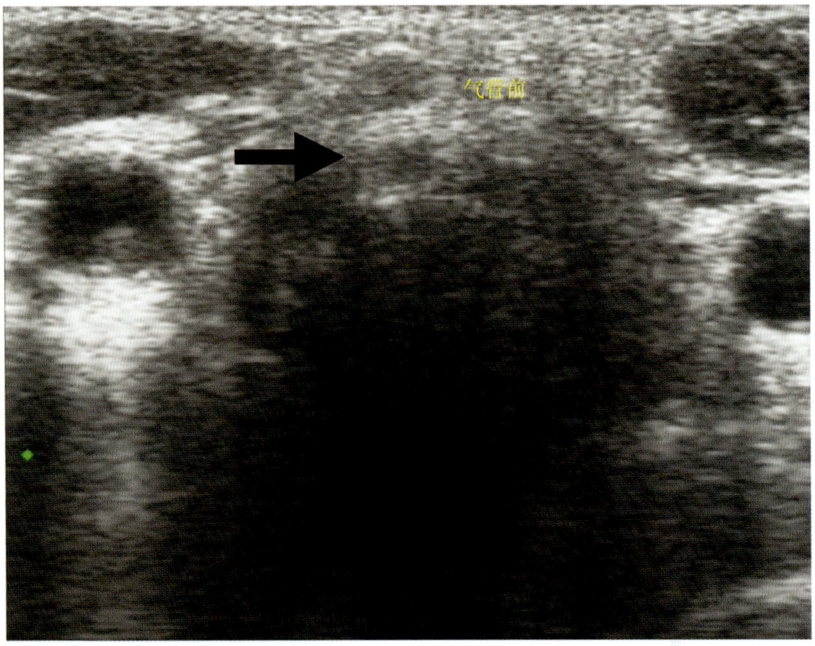

图 38.5 Ⅵ区气管前淋巴结

下，如果发现甲状腺原发性或气管旁淋巴结疾病侵犯了喉返神经，只要确定了对侧神经功能，就可以切除它，这样的处理会利于预后。更令人难以抉择的情况是，喉返神经还有功能但与肿瘤密切相关。甲状腺原发性肿瘤、气管旁恶性淋巴结或残叶中的复发性甲状腺癌都可能侵犯神经。即使边缘可能很接近，但大多数淋巴结仍然可以和神经仔细解剖分离。如果淋巴结侵犯仍有功能的喉返神经，应尽一切努力保持喉返神经结构和神经生理学的完整性，同时尽可能清除疾病本身，尤其是对于摄碘率低的复发性疾病。外科医生应尽全力彻底切除病灶。但现实情况常常是，必须权衡保留神经的益处与清扫该区域带来并发症的后果。如果这是唯一有功能的神经，则可以在这种情况下考虑观察、放射性碘治疗或外照射治疗。

手术技术

无论采用何种技术，颈中央区清扫必须包括甲状腺癌最常见的转移区域：喉前、气管前和气管旁区域。喉前区域可以在切除锥状叶的过程中一并切除，可以与甲状腺标本一起保存或单独送检。气管前和气管旁区域通常在甲状腺切除术完成后进行清扫。颈中央区清扫的切口是标准甲状腺切除术的切口。如转移性淋巴结与甲状腺紧密贴合，应保留在大标本上，以便整块切除。皮瓣向上游离至甲状软骨水平，向下至胸骨切迹。皮瓣暴露后就可见带状肌的中线，接着从甲状软骨垂直分离到胸骨切迹。不彻底切开颈正中线会阻碍气管前和气管旁区域的显露。有证据表明，在甲状腺切除术和气管旁清扫术中，使用放大镜（显微放大镜）可以降低甲状旁腺意外切除的发生率[38]。

第 1 步：喉前淋巴结清扫（Delphian 淋巴结）

在喉前区域，淋巴结及纤维脂肪组织位于环甲肌前方，向上延伸至甲状软骨，含有这些淋巴结的软组织通常与锥状叶密切相关。锥状叶及喉前淋巴结可随甲状腺大标本一起切除，注意避免损伤环甲肌、环甲膜、甲状软骨膜。该标本的上界是舌骨 / 甲状软骨切迹。淋巴结组织可能存在于锯齿状的环甲膜中，因此此处的清扫必须足够深，以识别和切除喉前 Delphian 淋巴结。

第 2 步：气管前淋巴结清扫

气管前淋巴结清扫始于气管下方和气管前面的峡部。该区域的下界是无名动脉，触诊无名动脉就可以明确该区域的下界。同时要注意不要损伤了左侧易受损的头臂静脉。如果气管前区域与气管旁区域分开进行清扫时，应保持手术范围在气管前将避免对喉返神经造成伤害。清扫完气管前淋巴结直接行气管旁清扫听上去很好，然而最好当两侧喉返神经都被显露后，再行气管旁淋巴结清扫。

第 3 步：气管旁淋巴结清扫

行甲状腺切除时，识别出甲状旁腺是很重要的，在进行气管旁清扫时，甲状旁腺有可能因操作者的大意而被阻断血供和（或）切除。上甲状旁腺通常可以连同它的供血血管一起原位保留。应仔细寻找下甲状旁腺并保留血管蒂。一些外科医生提倡用定位夹标记下旁腺，以利于在清扫过程中识别和保持清晰的视野；但是这些定位夹可能会导致这些患者在随后的 CT 或 MRI 扫描评估中产生影响。有时，在气管旁清扫过程中无法保留下甲状旁腺，此时应切除甲状旁腺腺体，放入冰生理盐水中，并在手术结束前进行自体移植。由于甲状旁腺的外观可能与淋巴结相似，因此建议使用冰冻切片进行验证，以防止意外植入转移性淋巴结。甲状旁腺自发荧光和血管造影是最佳的保护甲状旁腺及其血供的新方法（见第 31 章，甲状腺手术的基本原则）。

清扫从环状软骨开始，逆行 RLN 解剖，RLN 必须在整个清扫过程中保持可见。术中应显露神经直到它在无名血管穿过气管下平面消失，表明已达到清扫的下界。为了有利于气管旁区域的显露，向内侧牵拉气管有利于显露。与迷走神经位置密切相关的淋巴结应仔细清扫，不要牵拉神经本身。

在右侧气管旁清扫术中，迷走神经呈斜行走行于三角形区域，无名动脉在此处发出颈动脉。右锁骨下动脉走行于气管后方，右侧喉返神经绕右锁骨上动脉后上行。应该从椎前筋膜和气管上切除纤维脂肪组织。

左侧气管旁的迷走神经走行没有右侧复杂，因为左侧迷走神经绕过动脉导管韧带后折返回颈部，然后沿气管食管沟垂直上行。沿神经逆行清扫，其下界为假想的无名动脉横过气管的水平线，除非仍有明显转移性病灶存在。胸腺也可以作为解剖的下限，因为胸腺很少包含转移性淋巴结并且可能有异位的甲状旁腺组织，所以通常原位保留胸腺[39]。迷走神经应该从外侧环状软骨向下解剖直至锁骨下方的纵隔中，然后将淋巴组织从椎前和食管肌肉组织以及气管上切下。同样，向内侧牵拉气管和朝外侧牵拉颈动脉有利于解剖显露。

双侧气管旁清扫术

双侧气管旁清扫术可能存在潜在的更高风险的甲状旁腺和双侧神经损伤。为了减少上述严重并发症的发生，可以在行双侧气管旁清扫术时考虑行更彻底的一侧气管旁清扫术；只要淋巴结转移不甚，甚至可以考虑牺牲一侧的下甲状旁腺的情况下彻底清扫一侧气管旁淋巴结，不再过度清扫对侧气管旁淋巴结。这使得那些双侧气管旁仅有少量侵袭性病变有希望保留对侧神经和甲状旁腺。当然，在解剖对侧神经之前，必须保证刺激同侧迷走神经时肌电图（electromyography，EMG）信号强劲和喉部震动明显。这些指征都意味着神经有良好、持续的功能，以确保进行对侧清扫时不出现双侧神经麻痹。近端迷走神经或迷走神经刺激是迷走神经监测的重要和基本原则。

在手术结束时，应通过刺激近端神经或颈动脉鞘内的迷走神经来检查 RLN 的完整性。进行甲状旁腺自体移植时，可以在胸锁乳突肌或带状肌中制作一个小囊袋。仔细止血，注意神经和甲状旁腺的位置。可以将止血材料放置在气管旁区域中，特别是靠近神经，以避免双极电凝的烧灼。其余的切口缝合类似于甲状腺切除术的缝合。近期有大量证据和一项前瞻性随机临床研究表明，对于接受甲状腺全切除术伴或不伴有颈中央区清扫术的患者，常规引流是不必要的，并且没有引流有助于缩短总住院时间[40-41]。

参考文献

如需完整的参考文献列表，请访问 http://pincode.yiaiwang.com。

39

侧颈部清扫术：适应证和技巧

Anastasios Maniakas，Amy Chen，Feng-Yu Chiang，Mark E. Zafereo

黄韬　译　赵文新　审校

请访问 http://pincode.yiaiwang.com 查看相关视频：
视频 39.1　分化型甲状腺癌的侧颈部清扫。

甲状腺癌的发病率在过去几十年一直在增加，尽管大多数病例局限于甲状腺，但首次诊断即出现侧颈部病灶的患者数量有所增加[1-3]。尽管关于甲状腺癌转移模式的文献很多，但对于出现可疑或确诊转移至侧颈部的患者，颈清扫的范围仍存在一些争议。现在更普遍的共识是，转移性甲状腺癌的侧颈部清扫术应遵循以颈部分区为基础的原则，切除颈部受累和高危病变区域，最常见的是Ⅱ区至ⅤB 区选择性侧颈部淋巴结清扫术。

本章将讨论甲状腺癌侧颈部清扫术（lateral neck dissection，LND）的适应证和注意事项，以及外科手术的切除方法。甲状腺癌中央区转移的详细内容见第 38 章，颈中央区清扫术：适应证和技巧；术后管理见第 7 部分。

颈部解剖

颈部、上纵隔淋巴结分为 7 区，由解剖边界划定分区（图 39.1）。**Ⅰ区**，甲状腺恶性肿瘤很少涉及，包括颏下（ⅠA 区）和颌下（ⅠB 区）淋巴结组。ⅠA 区包括颏下三角，位于舌骨以上，双侧二腹肌的前腹之间。ⅠB 区位于二腹肌前腹后方，二腹肌后腹上方，下颌下腺后缘前方。

Ⅱ、Ⅲ和Ⅳ区代表上、中、下 1/3 颈静脉链淋巴结，它们是甲状腺癌淋巴结转移最常见的区域。Ⅱ区前界为下颌骨下缘，后界为胸锁乳突肌后缘，上界为颅底，下界为颈动脉分叉或舌骨水平。脊副神经将此分区分为前（ⅡA 区）和后（ⅡB 区）区域。甲状腺癌通常不涉及ⅡB 区。Ⅲ区从胸骨舌骨肌外侧缘延伸到胸锁乳突肌后缘，从Ⅱ区下缘（即颈动脉分叉或舌骨）向下延伸到Ⅳ区上缘，以肩胛舌骨肌与颈内静脉交角，或环状软骨为界。与Ⅲ区一样，这个区域从胸骨舌骨肌外侧缘延伸至胸锁乳突肌后缘。

Ⅴ区位于胸锁肌后缘，斜方肌前缘，锁骨上方。环状软骨将此区分为上（ⅤA 区）和下（ⅤB 区）两个区域。

Ⅵ区和Ⅶ区位于两侧由颈动脉鞘之间。Ⅵ区从舌骨下缘到胸骨上切迹上缘。Ⅶ区，通常称为上纵隔淋巴结，从胸骨上缘到头臂静脉上缘[4]。

除了了解颈部淋巴解剖，了解颈筋膜平面也很重要。颈浅筋膜包裹皮下脂肪和颈阔肌。颈深筋膜分为三层：浅层、中层和深层。颈深筋膜的浅层包裹着肩胛舌骨肌的后腹和胸锁乳突肌和斜方肌。颈深筋膜的中间层包裹着带状肌肉，形成肌肉筋膜部分以及甲状腺、

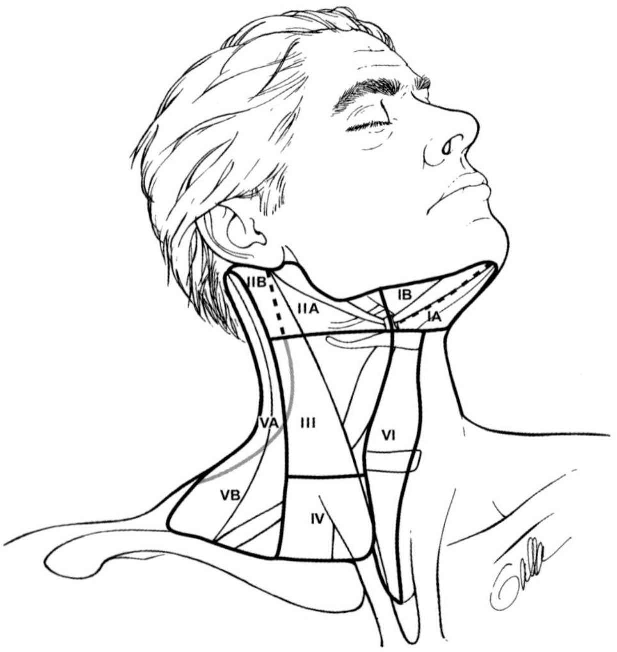

图 39.1　颈部的解剖分区

喉、气管和食管内脏筋膜部分。颈深筋膜的深层覆盖颈深部的椎旁肌。三层颈深筋膜都参与构成颈动脉鞘。

甲状腺淋巴管

甲状腺淋巴管被细分为3组。从甲状腺叶的下-内侧出现的淋巴管沿着甲状腺下静脉走行并引流到气管前、气管旁（也称为中央区，Ⅵ区）和颈静脉下段和颈后淋巴结区域（Ⅳ区和ⅤB区）。此外，它们引流前上纵隔（Ⅶ区）的淋巴结，较少引流下纵隔淋巴结。从腺体侧面流出的淋巴管沿甲状腺中静脉汇入气管旁淋巴结，以及颈静脉和颈部后外侧淋巴结（Ⅱ、Ⅲ、Ⅳ和ⅤB区）。最后，来自腺体上部和峡部的淋巴管汇入气管旁淋巴结，以及喉前和颈静脉淋巴结，尤其是颈中静脉淋巴结（Ⅲ区）。

无论原发灶在甲状腺内的位置如何，甲状腺癌的淋巴结往往首先转移到喉前、气管前和气管旁淋巴结[5-6]。在一项使用甲状腺乳头状癌（papillary thyroid cancer，PTC）前哨淋巴闪烁显像的前瞻性研究中，前哨淋巴结83%～88%位于在Ⅵ区[7-8]。这种引流模式非常可靠，以至于发现在环甲膜前的喉前淋巴结通常被称为Delphian淋巴结，以希腊甲骨文Delphi命名，因为该淋巴结的肿大经常可以预测甲状腺癌的存在。尽管将Ⅵ（和Ⅶ）区淋巴结视为所有甲状腺癌的主要引流区域是可靠的，但多达22%的甲状腺癌患者可能会发生侧颈部淋巴结的跳跃转移[9-10]。此外，甲状腺上段肿瘤患者存在跳跃性转移至颈外侧区淋巴结的风险，最常见的是Ⅲ区。

这种侧颈部跳跃转移的可能性进一步强调了术前使用高清超声（ultrasound，US）对淋巴结转移进行严格筛查的重要性，包括可疑淋巴结的细针穿刺抽吸（fine-needle aspiration，FNA）细胞学检查。在细胞学检查不确定的情况下，淋巴结活检洗脱液的甲状腺球蛋白测量可以增加确诊率。2015年美国甲状腺协会分化型甲状腺癌管理指南，迄今为止称为2015年ATA分化型甲状腺癌诊治指南，强烈建议所有因恶性或可疑结节接受任何甲状腺手术的患者都应进行颈部超声评估中央区和侧颈区（建议32）[11]。此外对于DTC，只有当活检证实在侧颈区发现转移性淋巴结（建议37）或在先前颈部手术活检中经证实的阳性淋巴结最大直径≥10 mm（建议71）[11]才推荐进行治疗性侧颈区清扫。对于经活检证实的侧颈部疾病患者，通常还推荐对头部和颈部区域进行CT增强扫描。增强的CT可以允许对颈部进行进一步的淋巴结定位，并为外科医生提供额外的解剖指引，以定位患病淋巴结。此外，CT图像可以发现咽后淋巴结和上纵隔淋巴结等在超声上看不到的淋巴结。

在文献中报道的侧颈区转移率各不相同。然而，Eskander等[12]的综述和meta分析表明Ⅲ区（71%）和Ⅳ区（66%）的转移率最高，接下来依次为Ⅱ区（53%）和Ⅴ区（25%）。下颌下三角区（Ⅰ区）淋巴结受累并不常见，主要发生于局部晚期和（或）低分化癌并伴有颈部其他区域，尤其是在Ⅱ区[13]。

高达24%的患者发生对侧淋巴结转移患者，尤其是那些较大的肿瘤，峡部肿瘤，复发性肿瘤[5, 14]，或涉及ⅤB区淋巴结的患者[15]。对于小的单灶性和单侧原发性肿瘤，对侧转移的风险很低[16]。

淋巴结转移的危险因素

患者病史和肿瘤病理学中的几个重要因素与侧颈部转移率相关，包括患者的年龄、性别、肿瘤大小、是否存在淋巴血管侵犯、甲状腺外侵犯和组织学亚型。更具体地说在分化型甲状腺癌中，男性和年轻患者（＜45岁）的局部转移率显著高于女性和老年患者[17]、多灶性疾病[15, 18]和大肿瘤（＞4 cm）[19-20]也与淋巴结受累风险增加有关。表现出甲状腺外侵犯或淋巴血管侵犯的患者淋巴结转移风险可能分别高出2倍或4倍以上[21-23]。

PTC与高淋巴结转移率有关，为40%～50%，儿童和青少年的平均转移率甚至更高，约为80%[9, 24-28]。可触及的淋巴结转移可能是30%甲状腺癌患者的首发临床表现[29-30]。与传统的乳头状癌相比，滤泡型乳头状癌[31]的淋巴结转移风险低，如果肿瘤被完全包裹，淋巴结转移的风险甚至更低（见第23章，具有乳头状核特征的非浸润性甲状腺滤泡性肿瘤）[32]。滤泡癌有血行扩散的倾向，淋巴结转移的风险要低得多（见第22章，甲状腺滤泡癌）[33-34]。Hürthle细胞癌的淋巴结转移率低于PTC，但高于甲状腺滤泡状癌（follicular thyroid cancer，FTC），大约有15%的患者发生（见第25章，甲状腺嗜酸性细胞肿瘤）[35-36]。PTC的高细胞亚型（tall-cell variant，TCV）被认为是一种更具侵袭性的亚型，预后较差。但Morris等使用SEER数据库进行了配对分析并报告，TCV的淋巴结转移率与传统PTC没有显著差异[37]。

淋巴结转移及其对预后的影响

几项大型研究的结果表明，甲状腺癌中淋巴结转移与局部复发风险的增加有关，并且还可能与疾病特异性生存率降低有关[38-41]。Mazzaferri 和 Jhiang[38]研究了1355名甲状腺乳头状和甲状腺滤泡癌的患者，并随访10～30年。他们报告说，存在淋巴结转移患者的生存率显著下降，一些疾病相关的死亡发生在初次治疗后的20～30年。Podnos 等[42]完成了对 SEER 数据库中9904名甲状腺乳头状癌患者的一项队列研究分析，在多变量分析中，淋巴结转移、年龄＞45岁、远处转移和大体积肿瘤是总生存期的重要预测因素。存在淋巴结转移患者的14年总生存率为79%，无淋巴结转移患者的为82%（$P < 0.05$）。在 SEER 数据库的后续研究中，Zaydfudim 等[43]得出结论，颈部淋巴结转移与总生存率降低呈独立相关，特别是在滤泡癌患者或45岁以上的乳头状癌患者中。另外的研究表明，淋巴结转移患者的局部复发率增高，尤其是存在多处淋巴结转移或被膜外侵犯[44]。

对分化型甲状腺癌侧颈部 N0 的处理

过去，Ⅱ至Ⅴ区的选择性侧颈部清扫术会考虑用于甲状腺癌[45-47]。然而，现代手术经验丰富的甲状腺外科医生中不再推荐这种做法用于治疗分化良好的甲状腺癌[11]。对于分化良好的甲状腺癌，仅在有明显侧颈部转移的情况下进行侧颈部清扫术。可对颈部外侧的Ⅲ、Ⅳ或ⅤB区存在超声检查可疑的淋巴结尝试进行 FNA 活检，如果 FNA 活检后仍不确定，则可以考虑切除活检并在甲状腺手术的过程中对淋巴结进行冷冻切片评估，如果冰冻切片转移呈阳性，则同时进行侧颈部清扫。一些有经验的外科医生也会根据超声和（或）CT 中明确的可疑淋巴结发现进行侧颈部手术，而无须 FNA 确认。

甲状腺髓样癌侧颈部 N0 的处理

如2015年 ATA 甲状腺髓样癌（medullary thyroid cancer，MTC）指南所述中，关于 MTC 的选择性侧颈部清扫问题仍然存在争议[48]。一些外科医生仅根据高清超声上存在的疾病做出决策。其他人则认为，降钙素水平高于20 pg/ml 的患者可以进行选择性同侧侧颈部清扫术（即使影像学检查阴性），如果降钙素水平高于200 pg/ml，则应包括对侧侧颈部淋巴结清扫[49]。最近的一组数据表明，在接受观察或选择性侧颈部清扫术的患者对比中，局部疾病控制率没有差异为（98% *vs.* 100%），生化治愈率为（82% *vs.* 85%），5年总生存率为（84% *vs.* 100%）[50]。因此，我们继续推荐基于超声的手术决策。

侧颈部 N＋的处理

治疗性的、以区域为导向的淋巴结清扫术是临床上明显和活检证实的存在淋巴结转移患者的主要治疗方法。此外，当由经验丰富、甲状腺手术量大的外科医生完成时，局部区域控制率可高达98%，即使既往有过颈部手术史的也是一样[51]。ⅡA、Ⅲ、Ⅳ和ⅤB区中最常保留重要的血管结构，例如颈动脉和颈内静脉；神经结构，例如脊副神经，舌下神经、迷走神经、颈根神经和臂丛神经；以及肌肉结构，例如胸锁乳突肌，假设这些结构没有被病变累及，通常保留这些结构是可行且安全的，因为分化良好的甲状腺乳头状癌的转移淋巴结最常倾向于膨胀生长而不是浸润邻近组织。这种无侵袭性淋巴结边界并不总是出现在更高组织学级别的甲状腺恶性肿瘤中。对于存在肉眼可见明显侵犯侧颈部结构的结外侵袭性病例（通常与低分化组织病理学和大体积肿瘤相关），可以进行神经、血管或肌肉的一并切除以达到肉眼无残留的切除效果。Ⅰ、ⅡB和ⅤA区不需要常规清扫，因为这些区域的甲状腺癌淋巴结转移率通常低于5%[13]。此外，ⅡB水平的清扫可能与更高的暂时性或永久性肩部功能障碍率相关，原因是神经失用或脊副神经损伤。研究表明，ⅡB区转移通常发生在同时有ⅡA区转移的患者身上[52]，因此，合理的策略是仅在ⅡB区或ⅡA区上部有临床可疑淋巴结时才进行ⅡB区清扫。同样，ⅤA区的常规清扫会使患者面临更高的肩功能障碍风险，并且在没有临床或放射学疾病证据的情况下是不必要的，因为这些淋巴结很少出现甲状腺癌转移。另外，ⅤB区淋巴结会出现甲状腺癌转移（接近20%），清扫这些淋巴结通常不需要在Ⅴ区解剖脊副神经。

淋巴结转移的放射性碘治疗

尽管放射性碘（radioactive iodine，RAI）可能对亚临床 DTC 淋巴结转移有效，但对于临床或影像学上明显的区域转移淋巴结仍不宜作为主要治疗手段[27, 53-54]，不应以 RAI 替代不彻底的侧颈部清扫。如果 DTC 患者在先前的甲状腺和（或）侧颈部手术后仍然发现在侧颈部有严重转移性淋巴结病变，则通常应在考虑 RAI 之前进行侧颈部（或再次侧颈部）手术。对于不能接受手术的患者［例如，严重的合并症、无法接受全身麻醉、年龄过大和（或）侵袭性无法手术的疾病］，尽管这种情况非常罕见，但可以考虑在没有手术的情况下对分化型甲状腺癌淋巴结转移患者进行 RAI 清灶治疗。RAI 对甲状腺髓样癌无效。

颈部清扫类型

DTC 最常见的颈部清扫类型是选择性侧颈部清扫术，最常见的是ⅡA、Ⅲ、Ⅳ区和ⅤB 区。在选择性侧颈部清扫术中忽略这 4 个淋巴结分区中的任何一个都会增加复发和再次手术的可能性，并且由于颈部存在手术瘢痕，再次手术比初次手术更具挑战性并且并发症风险更高。任何淋巴结区域都应完全清扫。不推荐进行淋巴结摘除（采摘浆果），因为这种方法会增加局部复发的可能性并产生瘢痕组织，这使得未来的再次手术更具难度。甲状腺癌很少需要行改良的根治性颈清扫术，包括切除Ⅰ至Ⅴ区淋巴结，同时保留脊副神经、颈内静脉或胸锁乳突肌中的一个或多个。甲状腺癌极少需要进行根治性颈清扫术，包括切除脊副神经、胸锁乳突肌和颈内静脉，同时切除Ⅰ至Ⅴ区淋巴结。

甲状腺癌中少有发生咽后和咽旁淋巴结转移。虽然咽后淋巴结转移＜2 cm 可以观察或用 RAI 治疗，但较大的淋巴结通常应将其切除，因为它们最终可能导致吞咽困难、声音嘶哑、疼痛和牙关紧闭等症状。手术切除通常使用经颈部或经口入路进行[55]。需要彻底了解颈部和咽旁间隙的解剖结构才能安全地进行颈部入路手术[56]。经口入路可以通过直接切除进行[57]，或者可以由机器人辅助进行[58]。

技巧

切口

提供美观可接受的切口并确保足够手术暴露的预期很重要。甲状腺切除完成后，甲状腺切口应延长至同侧或双侧侧颈部；此外，切口应保持在颈部尽可能低的位置，最好是自然的颈部折痕。延伸到侧颈部的切口最好保持在颈部低位（图 39.2）。在某些情况下，切口可能需要向上延伸到颈部中段，但几乎不需要将切口向上延伸到乳突区域。

皮瓣游离

皮瓣在颈阔肌平面下游离，注意颈前静脉和颈外静脉以及位于颈阔肌边缘外侧的耳大神经。在颈阔肌中线处，深度应接近颈阔肌下平面。在极少数需要正式解剖Ⅴ区的情况下，后皮瓣在皮下组织中的胸锁乳突肌后方继续游离；必须小心以免损伤副神经远端。皮瓣向下通常分离至锁骨。

Ⅰ区

甲状腺癌中转移至颈部Ⅰ区淋巴结的极为罕见；因此该区域很少被包括在甲状腺癌颈部清扫术中。如果存在Ⅰ区疾病，需要在下颌下缘切开覆盖下颌下腺的颈深筋膜的浅层。进行该操作必须考虑将皮瓣游离到与颅侧甲状软骨切迹区域相对应的水平，该水平以上是下颌下腺和二腹肌。在这个区域上，切开深颈筋膜的浅层，将解剖深度延伸到下颌下腺的下表面。然后在保护面神经下颌支的情况下向上分离覆盖在腺体上的筋膜。将该筋膜在下颌体的前方抬高可确保保护面神经的下颌边缘支。然后在下颌骨水平结扎面部血管，留下下颌骨下方的血管残端并将其牵拉到下颌骨上方，以保护切除标本中不包括面部淋巴结（很少涉及甲状腺癌）以及面神经下颌支。

ⅠA 区的解剖始于二腹肌对侧前腹的内侧缘。将

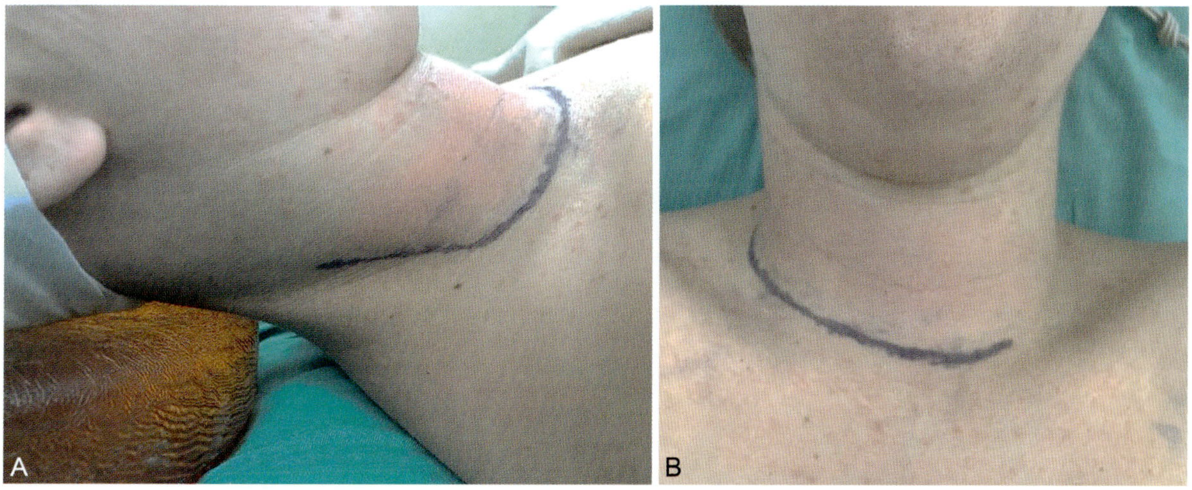

图 39.2 甲状腺、中央区和右侧颈部外侧联合清扫的推荐切口，切口垂直部分置于胸锁乳突肌后缘。A. 从前视图看，无法看到隐藏在胸锁乳突肌后面的垂直切口。B. 垂直切口延伸约从锁骨到乳突下 1/3 的距离，允许充分暴露颈部Ⅱ区并最大限度地减少切口的长度

该区的纤维脂肪淋巴结沿肌肉的长轴上解剖到同侧，继续沿着下面的下颌舌骨肌，以舌骨作为清扫的下界。外科医生应该彻底清扫包括在二腹肌前腹部深处的淋巴结。随着解剖在同侧二腹肌前腹后侧继续进行，可能会遇到并需要结扎面动脉的小分支。在进行对下颌舌骨肌外侧面的解剖时，应非常小心地注意由下颌骨、下颌舌骨肌和二腹肌前腹形成的顶点处，会遇到穿透下颌舌骨肌的神经血管束，需要结扎。

一旦确定了下颌舌骨肌的外侧边界，可以用牵开器向前牵开下颌舌骨肌。显露出带有下颌下神经节的舌神经、下颌下腺导管和被其伴行静脉包围的舌下神经。结扎下颌下神经节和下颌下腺导管，游离舌神经。向上方将ⅠB区的淋巴脂肪组织在骨膜上平面从下颌支分离出来。向下方沿二腹肌走行向后继续解剖清扫。在二腹肌后腹结扎通过的面静脉和下方的面动脉后，完成Ⅰ区的清扫。

Ⅱ、Ⅲ和Ⅳ区

在大多数甲状腺癌病例中，不需要清扫Ⅰ区，所以一般清扫排除了该区域。颈部皮瓣游离后，在下颌下腺下缘切开颈深筋膜浅层。腺体下缘的面部静脉可能需要结扎以使腺体抬高并暴露二腹肌的后腹及其肌腱。这个动作将确定出清扫的上界。即使在清扫中排除了Ⅰ区，舌下神经仍将是需要识别和保护的重要结构（图39.3）。将覆盖于胸锁乳突肌的颈深筋膜浅层沿其长轴在肌肉的前缘切开。然后将肌肉从其筋膜包膜沿内侧方向解剖，直到识别出副神经。肌肉向后牵拉，直到颈神经根部（颈内静脉后方4～5 cm）。将肌肉从周围的纤维脂肪组织向上方游离到二腹肌后腹部的水平。就在脊副神经的前面，识别出颈内静脉并在二腹肌水平的外侧和后表面解剖游离纤维脂肪组织。ⅡB区解剖的边界是上方的二腹肌、后方的胸锁乳突肌的后缘和内侧的头夹肌筋膜。沿下内侧方向进行解剖，直到标本可以安全地通过脊副神经下方，或者可以单独取出ⅡB水平的内容物。应注意避免损伤枕动脉，该动脉的口径和位置可能不同，因此可能导致该区域大量出血。枕动脉在二腹肌后腹下方行进至枕区，与脊副神经、颈内静脉和迷走神经密切相关（图39.4）。

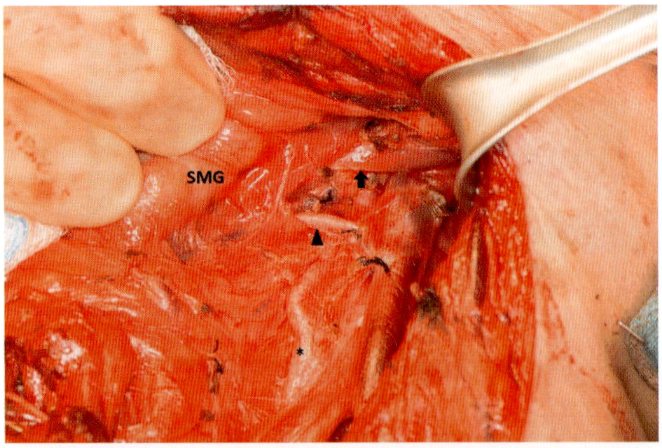

图 39.3 保留和抬高下颌下腺（SMG）的解剖（左颈部视图）。舌下神经（箭头）；二腹肌后腹（箭）；颈总动脉（*）；颈动脉外侧的颈内静脉。在存在转移性甲状腺癌的情况下，去除舌下神经以下的淋巴结很重要（二腹下淋巴结）和颈内静脉内侧（包括甲状腺上动脉周围的淋巴结）

将胸锁乳突肌从其覆盖的筋膜中游离出来后，继续在胸锁乳突肌的后部切开颈深筋膜的浅层。切口加深达到颈深筋膜的深层，从而保留下面的颈神经根部。然后沿着颈神经根的表面向前进行清扫。肩胛舌骨肌可与周围组织分离并向下到达Ⅳ区的淋巴组织。如果暴露不充分，可以切断肩胛舌骨肌。在Ⅳ区颈横血管的表面分离。虽然可以保留横向的颈椎血管，但必须将相邻的纤维脂肪组织包括在Ⅳ区的清除范围内，因为这些淋巴结存在包含转移性病变的风险。将与Ⅳ区淋巴结紧邻的ⅤB区淋巴结向前牵拉，可以从前面的方法中一并切除。Ⅳ区后下方的纤维脂肪组织和紧邻颈内静脉的外侧应仔细结扎以避免胸导管渗漏，尽管两侧通常都有乳糜淋巴管，左侧的更明显。必须仔细检查颈静脉和颈总动脉深处的区域，以避免在该区域留下受累淋巴结。手术失败的常见部位是颈总动脉下方和椎动脉前部深面的转移性淋巴结。当接近颈内静脉时，可以在覆盖前斜角肌的颈深筋膜深层下方识别出膈神经，并且应该注意保护。然后从颈内静脉的外侧和前部解剖出标本；遇到血管分支时给以结扎。向上方达位于颈内静脉内侧的舌下神经并给以保留。后续步骤外科医生应该注意识别和保护颈袢神

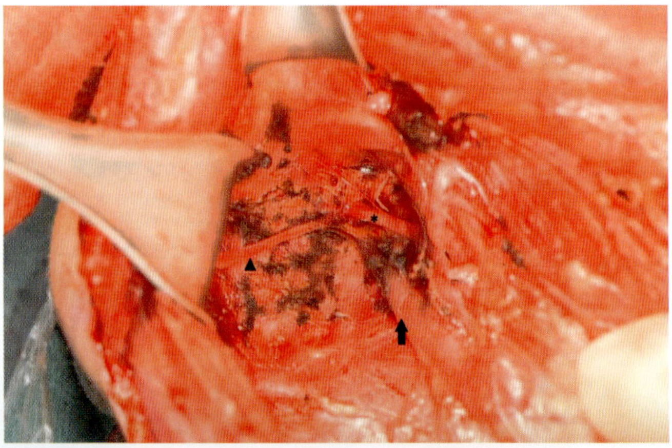

图 39.4 右颈ⅡA和ⅡB区显露。脊副神经（箭头）；颈内静脉（箭）；枕动脉（*）。在本例为颈内静脉上方的ⅡB区淋巴结已被移除

经。通常，外科医生还可能会遇到需要结扎的颈前静脉。图 39.5 展示了移除Ⅱ至ⅤB 区清扫后的手术野，图 39.6 显示了ⅤB 区剥离的程度，这可以通过前入路方法实现。

如果颈部淋巴结转移有结外侵犯，涉及胸锁乳突肌、脊副神经或颈内静脉，外科医生会在解剖过程中牺牲这些结构。然而这种侵袭是罕见的，除非是高组织级别的肿瘤。

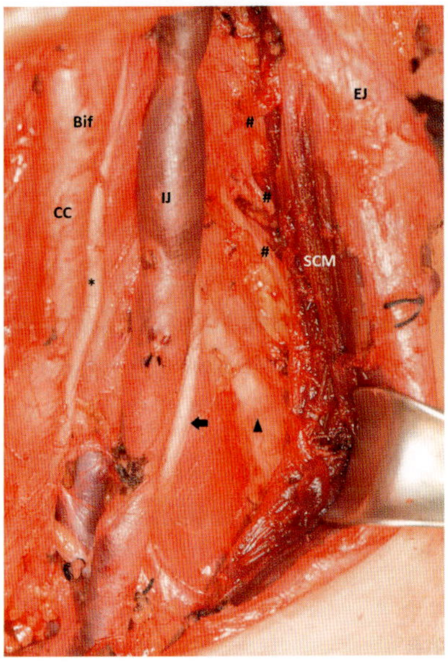

图 39.5 左颈ⅡA、Ⅲ和Ⅳ区的清扫后的手术野，以下关键结构从左到右：颈总动脉（CC），动脉分岔处（Bif），迷走神经（*），颈内静脉（IJ），膈神经（箭），颈根（#），臂丛神经（箭头），胸锁乳突肌（SCM）。保存完好的颈外静脉，胸锁乳突肌上方也可见静脉（EJ）。覆盖膈神经的颈深筋膜深层，斜角肌和臂丛神经完好保留

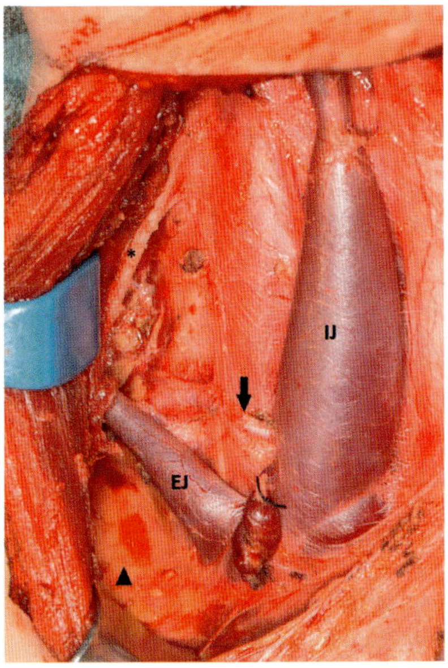

图 39.6 左侧ⅤB 区（箭头）的清扫显露，颈根（*），颈横动脉（箭），颈内静脉（IJ），颈外静脉（EJ），该患者的 EJ 直接引流到 IJ 的下部，而不是锁骨下静脉

Ⅴ区

如前所述，甲状腺癌很少需要正式完全的Ⅴ区解剖。ⅤB 区淋巴结通常与Ⅱ、Ⅲ和Ⅳ区淋巴结一起从前路切除。然而，在具有侵袭性组织病理学和局部晚期疾病的罕见病例中，患者可能有ⅤA 区转移，这需要对整个Ⅴ区进行完全解剖。

沿胸锁乳突肌后缘识别脊副神经，在 Erb 点上方 1 cm 处，即颈丛浅支——包括耳大神经——从胸锁乳突肌后方伸出的点。然后向后追踪脊副神经，直到它潜入斜方肌的前缘下方。然后斜方肌的外侧从枕骨分离，从而可以进入深面的淋巴组织。解剖从枕骨向下进行。识别并结扎枕动脉。切缘深面为颈深筋膜深层覆盖的颈深部肌肉组织，清扫的下界为锁骨。然后沿颈深部向内侧进行清扫到达胸锁乳突肌后缘。颈深筋膜下的臂丛神经被保留，并且通常也可以保留横向的颈椎血管。如果正式解剖ⅤA 和ⅤB 区，通常会牺牲一些颈神经根。然而，在游离标本之前，重要的是解剖层面不要太深，以保留颈深筋膜和膈神经。如果颈后三角的清扫伴随着Ⅱ至Ⅳ区的清扫，则可以从Ⅴ区清扫开始。这可以保持侧颈部清扫标本的完整性[13]。

关闭切口和术后护理

大多数甲状腺手术已证明不需要引流管[59]。考虑到死腔的范围，可以在全面的侧颈部清扫后放置引流管。此外，如果担心术后可能存在乳糜漏，则应放置引流管。对于遇到可控的少量淋巴漏，引流可能会加剧术后的淋巴漏，因此如果外科医生有信心判断，则可以不放置引流管。球吸或 Hemovac 引流管在闭合前放置并固定以引流最下端的空间。缝合是分层进行的，在皮肤闭合之前缝合浅表颈筋膜和颈阔肌。患者通常住院观察，在此期间Ⅱ区清扫的患者可进行肩部锻炼。

并发症

如本章前面所讨论的，与侧颈部清扫相关的并发症取决于清扫区域的解剖结构。

舌下神经不仅在Ⅰ区解剖清扫中可能伤及，而且在Ⅱ区从颈动脉鞘的前部清扫时也可能伤及。损伤该神经会导致舌头偏斜，最终萎缩，表现为口吞咽阶段的言语障碍和食物操纵困难。如果术中发现有离断，则应进行一期修复或必要时使用耳大神经进行移植修复。在Ⅰ区解剖期间，舌神经也处于危险之中，它为

舌头提供感觉。损伤表现为舌头麻木，部分患者会出现烧灼感。

面神经下颌缘支损伤的风险主要在 I 区。此外，在Ⅱ～ⅤB 区清扫中，患者通常会因拉钩而导致该神经出现某种程度的暂时性麻痹。即使在Ⅱ～ⅤB 区的解剖中，外科医生也应小心保留下颌缘神经走行处的下颌骨正下方的筋膜，尤其是在下颌角切迹的水平，即面神经下颌缘支下方的最低面。面神经暂时性麻痹的发生率约为 20%，而永久性麻痹的发生率＜ 1%。轻瘫导致口腔不对称运动，并可能导致口腔功能不全。

脊副神经最容易发生牵拉损伤，这表现为肩部无力，尤其是当患者将手臂抬高至水平面以上时。如果不开始物理治疗，可能会出现盂肱关节粘连性关节囊炎，导致冻结肩。一份关于甲状腺癌颈清扫术引起的并发症报告中有 27% 的暂时性脊副神经麻痹[15]。脊副神经横断的后果更为明显，表现为翼状肩胛骨。与舌下神经一样，如果术中发现横断，外科医生应进行初期修复，或根据需要使用耳大神经进行移植修复。

膈神经位于前斜角肌和上覆的颈深筋膜深层之间。损伤后最多可导致肺活量减少 25%，可以通过保留该筋膜来预防膈神经的损伤。当然大多数麻痹病例是暂时的。

迷走神经在Ⅱ～Ⅳ区的清扫过程中，如在颈内静脉结扎和横断期间也可能伤及。任何迷走神经的损伤都会影响喉返神经，表现为声带麻痹。如果损伤是迷走神经上段（即高位迷走神经损伤），则伴随着喉上神经的声门上感觉丧失。发声困难和吞咽困难可以通过声带内移的手术来解决；而由于重度迷走神经损伤导致的大量误吸可能需要胃造瘘术。

在颈动脉鞘后内侧的清扫可能会损伤颈交感神经链，表现为霍纳综合征，包括无汗、眼球内陷、上睑下垂和瞳孔缩小。

颈动脉破裂和断裂极为罕见。有颈部辐射史会增加该风险。最好的管理需要及早识别潜在的颈动脉损伤 / 破裂和修复，以及可能放置局部筋膜或肌皮瓣。

可能发生血肿形成，应及时评估并通过对手术区域探查进行止血。

乳糜漏发生在左侧的胸导管分支或右侧的淋巴导管中断。对于Ⅳ区椎动脉三角的广泛清扫会增加乳糜漏的概率，因此必须重视该问题。术中乳糜瘘表现为黏稠、乳状液体的积聚，正压通气或丙泊酚给药可增强上述现象，应查明渗漏点并结扎。如果术后发现瘘管，通常与肠内营养处理相一致。患者有感染、电解质失衡、中性粒细胞减少、脱水和乳糜胸的风险。保守治疗需要开始中链甘油三酯饮食，可能辅以奥曲肽给药。如果对这些措施淋巴漏没有改善，则可能需要手术重新探查或胸导管经胸结扎。

参考文献

如需完整的参考文献列表，请访问 http://pincode.yiaiwang.com。

40

甲状腺和甲状旁腺手术切口

David J. Terris，Ahmad M. Eltelety

赵文新　王波　译　张福星　审校

请访问 http://pincode.yiaiwang.com 查看相关视频：

视频 40.1　第 40 章引言：甲状腺和甲状旁腺手术中的切口。

本章包含额外的在线拓展内容（包括独家视频），详情请访问 http://pincode.yiaiwang.com。

引言

在内分泌手术中，由于患者人群的特殊性、手术并发症的降低和患者期望的提高，甲状腺切除术仍然是一项要求很高的手术。现在，患者寻求保护喉神经和甲状旁腺的安全术式，并且他们也表达了对更好的美容效果的渴望[1-4]。甲状腺外科疾病中，女性的发病率比男性的多，年轻人的发病率比老年人的高。这种不对等的发病率促使研究人员去开发更美观的切口。所谓的颈部无瘢痕或颈外入路方法的普及证明了这种需求，需要单独的一章专门介绍这些创新技术（见第 32 章，甲状腺和甲状旁腺的机器人辅助和颈外入路模式）。因此，本章将重点介绍颈部可见区域的切口。这些切口会被公众看到，所以现在外科医生比以往更精确地定义了切口的具体特征。颈部切口长度、宽度、位置、色素沉着和血管形成是影响瘢痕外观的主要决定因素。近期的研究表明，不同年龄、性别和种族的患者都更喜欢较短和较细的甲状腺手术瘢痕[5]。

关于该主题的更多讨论，请访问 http://pincode.yiaiwang.com。

历史观点

关于该主题的更多讨论（包括图 40.1 和图 40.2），请访问 http://pincode.yiaiwang.com。

一般原则

在计划甲状腺切除术或甲状旁腺切除术时，有几个重要原则值得考虑，这些原则超出了预期的具体手术。

个体化的切口（individualizing incisions，II）

Paolo Miccoli 等在过去的 20 年中推动的变革，已经引起了关注切口长度和进入甲状腺间隙的方法的转变。在这之前，颈前大切口被认为是统一必要的方式，因此完全没有受到挑战。Miccoli 开创性地引入了腔镜辅助颈部小切口甲状腺切除术（minimally invasive video-assisted thyroidectomy，MIVAT）的概念，因此不仅在切口的大小上发生了质变，而且在我们对甲状腺手术的整体舒适度上也有所改善。这种特殊技术的流行程度已经有所减弱，现在又回到小（而不是非常小的）切口的领域[2]。然而，他最初的颠覆性创新导致几乎所有外科医生在不影响医疗质量和安全性的前提下，使甲状腺切除术的切口比以往小得多。这种具有历史意义的“一刀切”的做法，即常规位置上为所有患者提供一个标准长度的切口，不再代表最佳的做法[9]。本着以患者为中心的护理和个体化治疗的精神，目前指南已转向针对患者及其疾病特征的个体化定制切口和手术。

关于该主题的更多讨论（包括图 40.3、图 40.4、图 40.5 和图 40.6），请访问 http://pincode.yiaiwang.com。

切口位置

优化手术途径的同时获得较好的美容效果，最重要的因素就是选择合适的切口位置。使用皮肤皱褶和松弛的皮肤张力线的基本和关键概念目前仍然适用。将已形成的皮肤纹路作为手术切口，能更为完美地隐藏手术瘢痕。但必须注意的是，与颈部正中下方对称的弧形皮纹不同，颈部尤其是颈外侧区部分皮纹可能是不对称的，甚至呈 V 形。对于标准长度的切口，如果没有对称的皮纹，建议选择平行于现有的颈部皮纹切口。确定切口位置的最佳方法是让患者在术前等待区坐直，而不是等到患者仰卧在手术台上的时候（图 40.7）。这一原则至关重要，并且已成为一种准则。当患者处于直立状态时，在预定的皮纹设计切口，可以得到最合适的切口位置[4]。这个位置是患者在比如晚宴和鸡尾酒会等公共场合中暴露于众的，也正是在这个位置，可以最好地看到胸骨上切迹（以及由胸锁乳突肌内侧头产生的凹陷）。通过直立位方式，可以根据患者的需求和意愿来规划切口。新的证据表明，当患者仰卧并轻度后仰颈部时，颈前部皮肤明显从直立位置转移到最终手术位置[10]。切口位置由头侧向尾侧的变化可能导致瘢痕位于难以隐藏的高度或瘢痕增生的高风险区域。标准切口最好位于胸骨上切迹以上，如果太低，与较高的处于颈部较均衡的圆柱形区域切口相反，跨越了锯齿状的胸骨上切迹区域，可能看上去会不对称而且易致中段肥厚。微创切口可放置在胸锁乳突肌内侧头之间的空隙中。切口设计还应考虑乳房的大小，尤其是年轻女性，因为随着时间的推移，如果乳房增大且下垂，切口会被向下拉。这些情况都会影响切口垂直高度的选择。

关于该主题的更多讨论，请访问 http://pincode.yiaiwang.com。

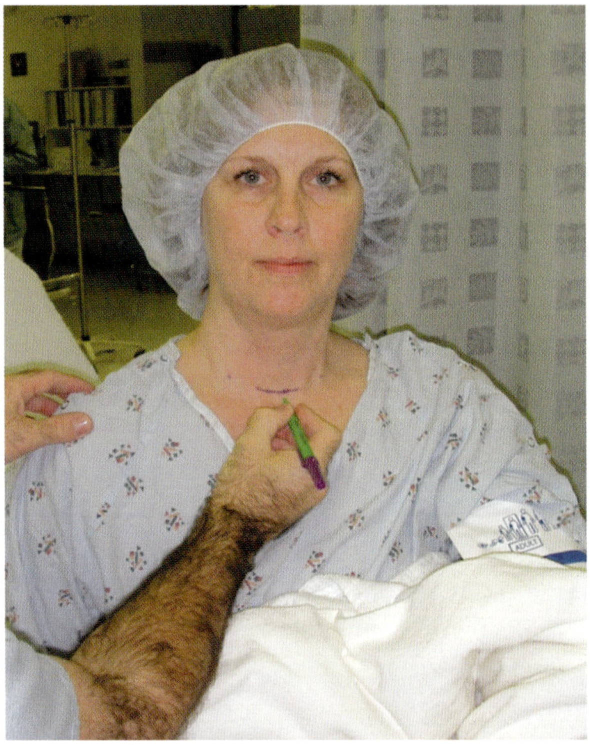

图 40.7 标记预期甲状腺切口的最佳体位是患者在手术等待区域坐直

皮肤管理

切口对美容效果的贡献并不仅限于切口本身的设计。重要的是尽量减少因拉钩或器械意外创伤对皮肤边缘造成的损伤（例如，电刀和超声能量烧伤或纱布磨损）。我们尽一切努力避免在手术中使用 4×4 纱布，因为这种材料具有摩擦性，当它被放入和从小切口取出时就像砂纸一样。然而尽管手术中操作精细，但常常在手术结束时（特别是在微创手术后）仍可观察到缺血和损伤的皮肤边缘。由于存在增生性瘢痕的风险，我们建议在看到皮肤边缘缺血或损伤时切除这一小段皮肤边缘（图 40.8），这有助于确保术后伤口更好地愈合。

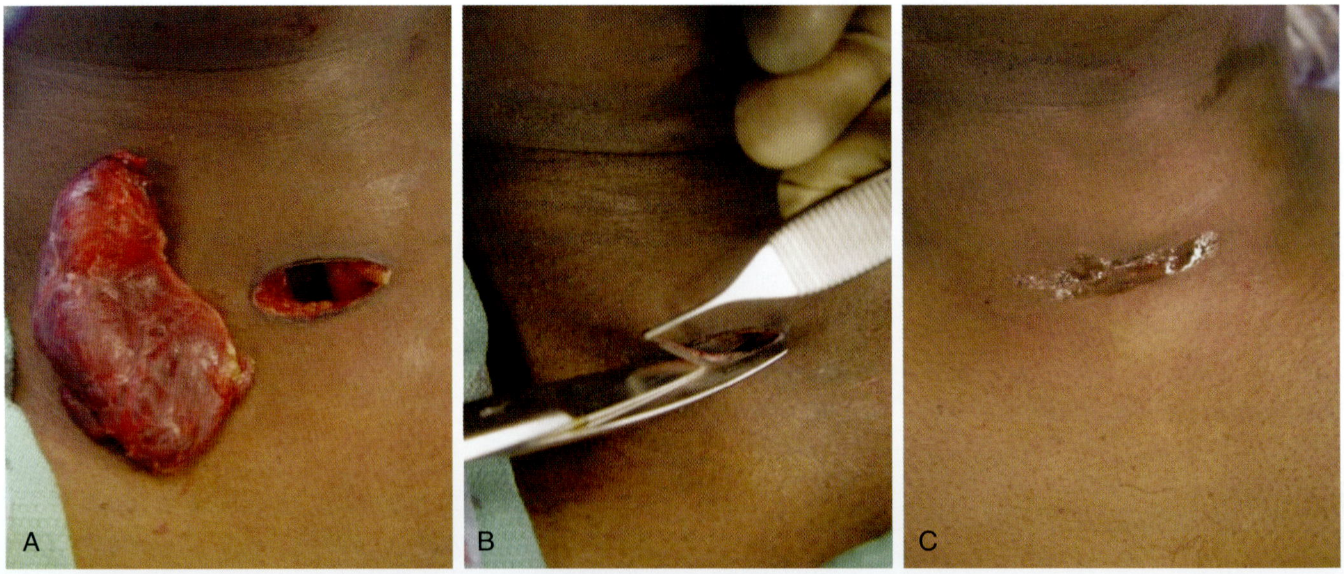

图 40.8 A. 当通过小切口取出大的甲状腺叶时，会经常观察到皮肤边缘缺血或挫伤。B. 在切口的一侧或两侧小心地修剪一小片皮缘。C. 这确保更可预期的切口愈合并最大限度地减少产生增生性瘢痕的风险

引流管的放置

关于该主题的更多讨论（包括图 40.9），请访问 http://pincode.yiaiwang.com。

皮肤闭合

虽然精细的间断缝合或缝合钉可以使伤口愈合良好，从而改善瘢痕，但我们更愿意消除产生"铁轨征"的风险，尤其在年轻人身上（图 40.10）。为消除这个风险，外科医生通常是在术后第 4 天拆除缝线或缝合钉，因此需要患者提前到门诊复查，这可能会给双方都带来不便。尽管许多外科医生提倡皮下缝合，但即使在专家的手中也很难用这种方法完成完美的皮肤对位。我们发现使用氰基丙烯酸酯皮肤黏合剂（LiquiBand 和 Dermaflex 是两种合适的选择）是在皮下可吸收缝线缝合后对合皮肤的最佳技术（图 40.11 A）。由于更低的排异倾向，我们已从抗菌 Vicryl 更改为铬的可吸收缝线。将 1/4 英寸的免缝胶带水平放置在黏合剂表面，可以实现屏蔽血液痕迹和方便在手术 3 周后去除胶水的双重目的（图 40.11 B）。这种闭合方式的主要优点是患者无需在预定时间返回外科医生处拆除缝线，给患者和外科医生都带来便利。

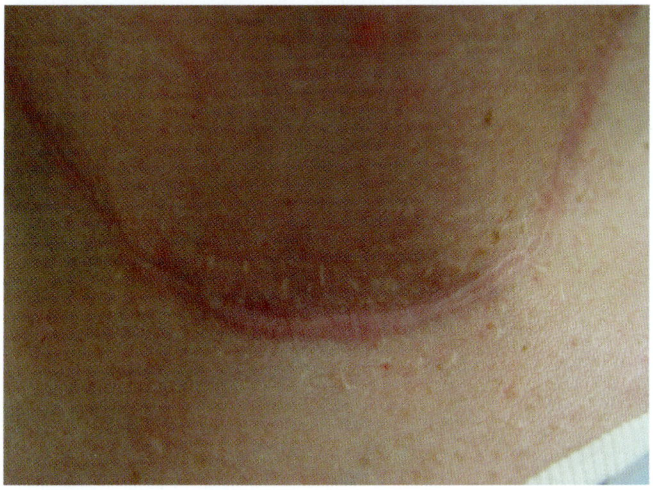

图 40.10 使用间断皮肤缝合会带来"铁轨征"的风险，当使用液体黏合剂代替缝合线来关闭切口时，这种风险就完全消除了

具体手术注意事项

标准开放式甲状腺切除术

对许多患者来说，尤其是那些颈部粗短或胸骨后甲状腺肿大的患者，开放式或常规甲状腺切除术仍然是一种必要的方法（见第 6 章，颈部和胸骨后甲状腺肿的手术治疗；第 31 章，甲状腺手术的基本原则）。将 6 ～ 12 cm 的切口置于自然皮肤皱褶处，具体长度根据患者和疾病特征确定。不需要分离颈阔肌下皮瓣；避免皮瓣分离可以最大限度地减少组织创伤，比如血清肿形成、切口上皮瓣水肿以及皮肤肌肉粘连的可能性（术后吞咽时皮肤出现不良运动）。

微创甲状腺切除术

应用最为广泛的微创甲状腺手术是 Miccoli 腔镜辅助技术（见第 34 章，腔镜辅助颈部小切口甲状腺切除术）[2]。这种方法最好由经验丰富的甲状腺外科医生开展[12]，它具有许多引人注目的优势。这种腔镜辅助或微创开放式甲状腺切除术的切口考虑是相似的（关于非腔镜辅助手术的信息，请参阅第 57 章，单发甲状旁腺微创探查术）。它们均通过颈前正中小切口进行，没有分离颈阔肌下皮瓣。切开颈白线并横

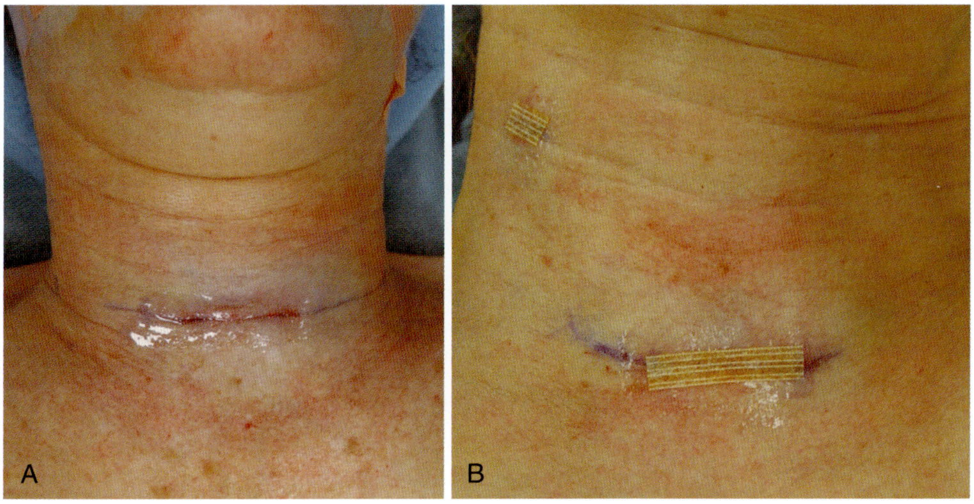

图 40.11 A. 皮肤黏合剂用于在少量可吸收缝线皮下缝合后关闭切口。B. 将一个 1/4 英寸的免缝胶带水平的贴在伤口上，既可以保护切口边缘，又方便了手术后 2 或 3 周轻松去除皮肤黏合剂

向牵拉以暴露甲状腺部位。这些小切口的皮肤边缘可能会产生术中损伤和拉钩牵拉相关的缺血。由于存在瘢痕增生的风险，我们建议遇到皮肤损伤或缺血的时候切除一小段受损的皮肤边缘（图 40.8 A 和 B）。

甲状腺切除术和颈中央区清扫术

关于该主题的更多讨论，请访问 http://pincode.yiaiwang.com。

甲状腺切除术和颈侧区淋巴结清扫术

既往，经典的甲状腺切除术与侧颈清扫术相结合时，通常涉及使用延伸至乳突尖端的颈部切口，并从切口分叉向外下到斜方肌和锁骨的交界处，称为 Lahey 或 Schobinger 切口。如果计划同时进行双侧颈部淋巴结清扫，需要在两侧颈部同时使用这种切口。另外，有时也使用 McFee 切口，其优点是遵循减轻皮肤张力的原则来改善切口的美容效果。McFee 切口的另一个好处是避免了三叉型切口（图 40.2，请访问 http://pincode.yiaiwang.com；见第 39 章，侧颈部清扫术：适应证和技巧）。

随着颈部手术方法的发展和根治性颈部清扫的需求的减少，大多数外科医生现在寻求择区颈部淋巴结清扫术，可以通过延长的原有的低领切口来完成。尽管将切口的末端向上弯曲至乳突尖端有助于皮瓣向上分离，但通过简单的横向延伸切口也可完成Ⅱ至Ⅵ区的彻底颈清扫（图 40.12 A 和 B）。这种方式仍需常规分离颈阔肌下皮瓣以获得充分暴露的手术视野。由于需要广泛皮瓣分离和创建潜在的操作空间，因此需要放置引流管。此时仍然可以使用皮肤黏合剂来闭合切口皮肤。

甲状旁腺切除术

如果术前影像显示是单发的腺瘤（通常通过 Seta mibi 扫描或超声），可以通过正中或侧切口完成手术（见第 56 章，标准双侧甲状旁腺探查术；第 57 章，单侧甲状旁腺微创探查术；第 58 章，腔镜辅助甲状

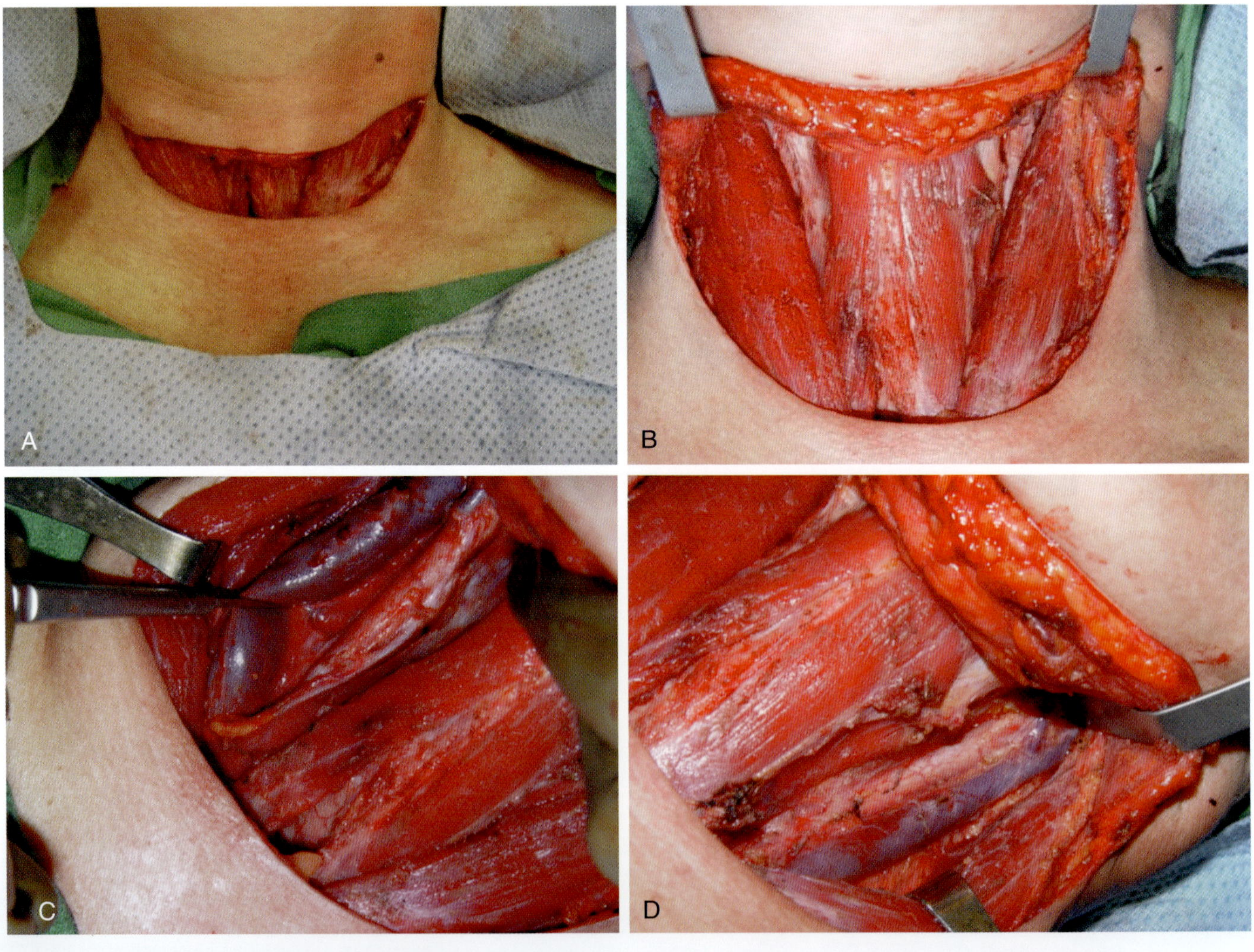

图 40.12 A. 使用延长的低领横切口进行侧颈清扫。B. 随着颈阔肌皮瓣的广泛分离，颈部的所有分区都可以手术到。C 和 D. 可以在适当的拉钩辅助下，同时彻底清扫双侧颈部

旁腺微创切除术）。如果患者有术前未预料到的双侧腺瘤或 4 枚甲状旁腺的增生，正中切口可以同时完成双侧手术。此外，如果发现患者患有可疑的甲状腺疾病，则可以更容易进行甲状腺切除术。由于越来越多的人认识到甲状旁腺功能亢进症患者双侧腺瘤的发病率高，而双侧腺瘤通常是双侧上旁腺腺瘤，因此在很大程度上已经放弃了侧面的甲状旁腺切口。因为在这些情况下，如果异常旁腺腺体不在预期位置，则可能需要增加多个切口。

关于该主题的更多讨论，请访问 http://pincode.yiaiwang.com。

双侧甲状旁腺手术

关于该主题的更多讨论（包括图 40.13），请访问 http://pincode.yiaiwang.com。

新的手术方法

关于该主题的更多讨论，请访问 http://pincode.yiaiwang.com。

最佳实践经验

公众在获得医疗保健服务方面变得越来越成熟，现在患者不仅需要安全和充分的甲状腺切除术，而且还需要优化功能和美容效果的手术。许多相关的美容原则可以帮助优化美学效果。这些是整形外科领域普遍理解的基础知识，将它们应用在甲状腺外科手术中是合乎逻辑和适当的。这些原则包括以下内容：

- 建议患者在手术等待区时放松并直立位标记患者的切口，以优化切口位置。正中切口要确保对称。
- 在可能的情况下，应识别皮肤纹路并利用其掩饰切口。
- 在甲状腺和甲状旁腺手术中，很大程度上没必要放置引流，但极少数情况除外，比如继发性甲状旁腺功能亢进手术和与颈侧区淋巴结清扫术相关的甲状腺切除术。
- 当需要颈侧区淋巴结清扫时，可以根据需要简单地横向延伸低颈切口，以使皮瓣分离到足以达到Ⅱ区水平，不使用跨越皮纹的三叉型切口。
- 在缝合皮肤前应该积极修剪损伤的皮缘，这可以最大限度地减少增生性瘢痕的产生。
- 使用 LiquiBand 或 Dermaflex 等氰基丙烯酸酯皮肤黏合剂可以完全消除产生“铁轨征”的风险。

参考文献

如需完整的参考文献列表，请访问 http://pincode.yiaiwang.com。

41

甲状腺的外科病理学

Zubair W. Baloch，Virginia A. LiVolsi
赵文新　王波　译　张福星　审校

引言

外科所涉及大部分导致甲状腺肿大的甲状腺疾病，有时是弥漫性的，但通常是结节性的。本章将讨论产生结节的甲状腺病变。我们将描述和讨论这些病变的病理特征，以及它们的鉴别诊断和预后特征。

所有起源于甲状腺上皮细胞的肿瘤都具有一些功能。它们可能对促甲状腺激素（thyroid-stimulating hormone，TSH）有反应，甚至可以产生过量的甲状腺激素。如果是髓样癌，它们可能释放异常量的降钙素或其他肽类激素[1-2]。甲状腺转录因子-1（thyroid transcription factor-1，TTF-1）、甲状腺球蛋白以及降钙素的免疫组化检测有助于少见类型的甲状腺肿瘤的分类或者鉴别转移性甲状腺癌[2]。

良性肿瘤：腺瘤和腺瘤样结节

对滤泡性腺瘤的定义存在争议。许多病理学家认为，滤泡性腺瘤是一种孤立的、包裹性病变，并具有一致的内部结构，通过生长方式和细胞学特征基本能将其与周围的甲状腺实质区分开[1-4]。

然而我们认为，这一精确的腺瘤定义太过严格，特别是要求病变被完全包裹。在某些情况，存在于甲状腺肿或甲状腺炎背景中的增生性/腺瘤样结节很难与腺瘤明确区分开；高达70%甲状腺肿中的增生性结节是单克隆的，因此表现出瘤样增生[5-7]。所以我们建议腺瘤应该定义为滤泡起源、包裹性（部分或完全）或局限性的结节，具有仅限于包膜内、异于周围甲状腺的独特生长方式。这些滤泡性病变很少多发，其背景可以是正常的甲状腺或结节性甲状腺肿、毒性甲状腺肿、甲状腺炎[8-9]。

大体上，腺瘤和结节边界清楚，经常有别于邻近的组织。它们的直径大小可以从1 mm到数厘米不等。一个典型的腺瘤呈现灰白色肉样结节，可以出现明显的出血、纤维化、囊性变[2-3，7]。长期病变，特别是在老年患者中，也可能会看到钙化（通常多发且位于病变中心）。

显微镜下，腺瘤样的结节表现为各种样式的大、小滤泡，常伴丰富的胶质。细胞可以扁平、立方或柱状，细胞核小，圆形，染色质均匀。结节的间质往往表现为水肿样，可以见到巨噬细胞、淋巴细胞、含铁血黄素、纤维化，甚至钙化；经常发生囊性变，特别是在腺瘤样结节，往往伴有乳头状结构形成。偶尔良性的病变是高功能状态的“热结节”，这往往是发生于结节性甲状腺肿中，而不是典型的腺瘤。在青少年中，尤其是女性，许多“热结节”或毒性结节含有大量的乳头状结构，数量之多以至于病理医生误诊为甲状腺乳头状癌[10-12]。

在细针穿刺抽吸（fine-needle aspiration，FNA）活检的时代，某些腺瘤样结节和腺瘤特别是嗜酸性滤泡细胞（Hürthle 细胞）类型腺瘤，可能出现显著的穿刺后改变，包括局灶出血、纤维化、上皮增生、血管和包膜浸润假象，甚至部分或完全梗死[13-15]。

所有的腺瘤样结节和腺瘤与正常的甲状腺组织一样，TTF-1、甲状腺球蛋白和细胞角蛋白的免疫组化均表达阳性[16-17]。

有几项研究提议，使用不同的生物学标记可以区分甲状腺滤泡性腺瘤和甲状腺滤泡癌。这些研究已经通过免疫组化或分子分析证实，滤泡癌与滤泡性腺瘤之间存在p53、PAX8与过氧化物酶体增殖物激活受体γ（PAX8-PPARγ）易位、融合蛋白或RAS突变的表达差异[18-19]。然而，以上提到的这些研究确实表明了腺瘤和癌的一些不同，但是不具有特异性。因此，目前我们仍然依靠形态学的标准来区别腺瘤和癌。

滤泡性腺瘤的亚型

非典型滤泡性腺瘤

这一术语是针对滤泡性病变，表现为一些不典型的特征，包括灶性坏死、细胞增多、核分裂象、缺乏血管和（或）包膜侵犯。这一术语在甲状腺病理学中已经不再使用，因为许多论文表明这些病变只是表示肿瘤的取材不完全，因此一些癌可能无法被辨别出来[20-22]。最近世界卫生组织（World Health Organization，WHO）分类包含的术语"恶性潜能未定的滤泡性肿瘤"来描述肿瘤包膜边界不清、不完整的包膜受累和核分裂象病灶的包裹性滤泡样病变，这种病例绝大多数表现为良性腺瘤[23]。

甲状腺透明变梁状肿瘤［又名甲状腺透明变梁状腺瘤（HTA）］/ 副神经节瘤样腺瘤（PLAT）

透明变梁状腺瘤是滤泡来源的病变，具有独特的组织学特点[24-26]。显微镜下，这类肿瘤呈巢状生长，周围绕以致密的透明间质，其组织学容易让人想起副神经节瘤；而该肿瘤起源于滤泡上皮。滤泡细胞的核的特征类似于乳头状癌。免疫组化发现，透明变梁状腺瘤的细胞表达甲状腺球蛋白和细胞角蛋白 19，尽管也表达其他神经内分泌标志物，但降钙素为阴性[27-28]。

现今有些学者认为这类肿瘤实际是乳头状癌的一个变异型[29]。这主要是因为两者具有相同核细胞学、免疫表型、RET 癌基因重排[30]。然而，到目前为止组织学典型的透明变梁状腺瘤的所有病例的生物学行为均是良性。由于其有争议的性质和临床生物学行为，WHO 分类中将其定义为透明变梁状腺瘤[23，31]。

印戒细胞滤泡腺瘤

这一肿瘤的特征表现为滤泡细胞的胞浆内出现了一个较大的包涵体，导致细胞核向边缘分布，从而形成一个印戒细胞。在结节性甲状腺肿的增生性结节中，也可以观察到相同的形态改变[32-33]。极少数情况下，具有印戒细胞特征的腺癌广泛转移可累及甲状腺。免疫组化染色表明，这些包涵体含有理化性质改变的甲状腺球蛋白。在罕见情况下，胞浆可能显示黏蛋白卡红染色阳性[34]。

梭形细胞滤泡腺瘤

这种罕见的肿瘤表现为梭形细胞的增殖，其可以构成肿瘤的 1% ～ 99%。肿瘤细胞起源于滤泡，免疫组化染色 TTF1 和甲状腺球蛋白均呈阳性。主要的鉴别诊断是髓样癌和未分化癌[35]。甲状腺球蛋白免疫组化阳性和降钙素阴性不支持 C 细胞起源；罕见核分裂象和无坏死、无浸润性生长的相对温和的梭形细胞则不支持未分化癌[36]。

脂肪腺瘤（又名腺脂肪瘤）

一些滤泡性腺瘤含有成簇的良性脂肪组织。正常甲状腺的边缘，尤其是在腺体的后部，可见滤泡和脂肪细胞的混合，因此脂肪腺瘤的诊断必须用于在腺体内并显示完整包膜的肿瘤。在甲状腺肿的腺瘤样结节中也很少发现脂肪细胞[2]。

恶性肿瘤

甲状腺最常见的恶性肿瘤往往是滤泡细胞起源的高分化癌，大多数是乳头状癌[2]。

大多数甲状腺非肿瘤性病变不是恶性病变的癌前病变；自身免疫性甲状腺炎是一个重要的例外，它可以发展为恶性淋巴瘤[37-38]。罕见情况下，一个腺瘤或增生性的腺瘤样结节可能含有一个灶性的乳头状癌[3，39]。

未分化癌可能发生于甲状腺肿，在切除的标本中仔细检查，可以发现与未分化癌密切相关的良性肿瘤或分化好的癌。这些发现表明良性肿瘤或低级别的癌已"转化"为未分化的癌[40-41]。

在现代内分泌实践中，甲状腺结节的最初处理方法是 FNA，这一技术可以筛选那些必须外科切除的病变。然而约 30% 的病例不能明确诊断（参见第 10 章，甲状腺结节的评估和治疗，以及第 11 章，甲状腺细针穿刺抽吸——2017 年 Bethesda 系统）[42-43]。

冰冻切片在乳头状癌中很有用，但不能明确诊断滤泡性肿瘤和 Hürthle 肿瘤[44-47]。

甲状腺乳头状癌

碘充足饮食人群中，大约 80% 的甲状腺癌是乳头状癌[48]。它们在女性中比在男性中更常见，很少呈家族性[43，48-50]。此外，儿童中的大部分甲状腺癌属于乳头状癌[51]。文献已经很好阐明，射线暴露、特别是儿童时期的低剂量外照射是成人甲状腺乳头状癌的相关因素[52-53]。

大体上，乳头状癌可以表现为大小不同和形式各异。虽然会出现小的囊性灶，但这些肿瘤大部分是实性的。囊性癌可以发生，表现为一个或多个囊腔占据肿瘤的大部分。囊液中可能有少量钙化物质和晶体。乳头结构可能会很多，以至于切面看起来呈颗粒状[2-4, 54]。

乳头状癌可以浸润周围的腺体，其边界很难界定；然而，10% ～ 20% 乳头状癌的大体标本上有包膜包裹[39]。有包裹的原发癌与淋巴结低转移率相关[2, 55-56]。

乳头状癌内部和周围经常有纤维化，在大体和镜下其分布可能极不规则。有时纤维化非常广泛以至于几乎找不到肿瘤细胞。通常可见非层状的钙化[57-60]。

微小乳头状癌（微小癌）的定义是直径≤ 1 cm 的肿瘤[31]。该病变的患病率为 6% ～ 36%，取决于研究的人群及病理检查的甲状腺切片和检查方式。当大体上观察肿物时，它们表现为小的、不规则的、硬的瘢痕；或者软的灶性浅色区，或者很小的钙化病变。肿瘤偶尔以转移灶的形式出现，通常表现为颈部肿大的淋巴结，该淋巴结常常是囊性的，因此临床常被误认为鳃裂囊肿。显微镜下，微小癌含有肿瘤性滤泡或乳头结构，最小的转移灶仅见滤泡结构[61-63]。可能有包裹或出现浸润[64]。

组织学上，大部分乳头状癌含有乳头结构，然而乳头可能只构成肿瘤的一小部分。乳头状癌可能表现为实性的方式，可能由滤泡（滤泡亚型）或是完全的乳头结构组成（图 41.1 A）。乳头具有完整的纤维血管轴心，衬以单层上皮细胞[2-4, 65]。

乳头状癌的上皮细胞通常呈立方体到低柱状，具有明显的细胞核。细胞核相对较大，形状不规则，有折叠或核沟、切迹和细胞质包涵体（图 41.1 B）。核仁通常位置不明显，偏位，靠近核膜[65-66]。异染的染色质多集中靠近核膜，导致细胞核的中央部比较空洞及灰白，呈“毛玻璃样”改变[66-67]。当细胞形成乳头或滤泡结构，大部分细胞质集中在细胞的顶端或基部，从而导致相邻的核出现重叠[68]。

1/3 ～ 1/2 的乳头状癌可以形成层状钙化小体，称为砂粒体。它们直径为 5 ～ 100 mm，分布在间质、淋巴管内，可能起始于乳头状癌损伤或死亡的细胞。在任何时候，一旦在正常甲状腺组织、颈部淋巴结（图 41.1 C）或周围软组织中发现砂粒体结构，医生应该警惕甲状腺乳头状癌[69-70]。在腺瘤或腺瘤样增生性结节的滤泡胶质内也可以出现一些类似于砂粒体的结构，特别是含有嗜酸性细胞的滤泡，看起来像来源于浓缩胶质的钙化。不要将这些物质等同于砂粒体[71-72]。

甲状腺乳头状癌内部或周围经常可以看到淋巴细胞浸润。

甲状腺内的多发性肿瘤灶和颈部淋巴结的转移灶可能是淋巴细胞浸润的直接结果[73-74]。偶尔颈部淋巴结肿大预示着乳头状癌的转移。特别是在年轻男性患者中，更容易出现这种体征[75]。如果转移灶是囊性的，必须与鳃裂囊肿相鉴别[76]。在分化型甲状腺滤泡癌转移灶中，可能不存在甲状腺乳头状癌的核的特征。

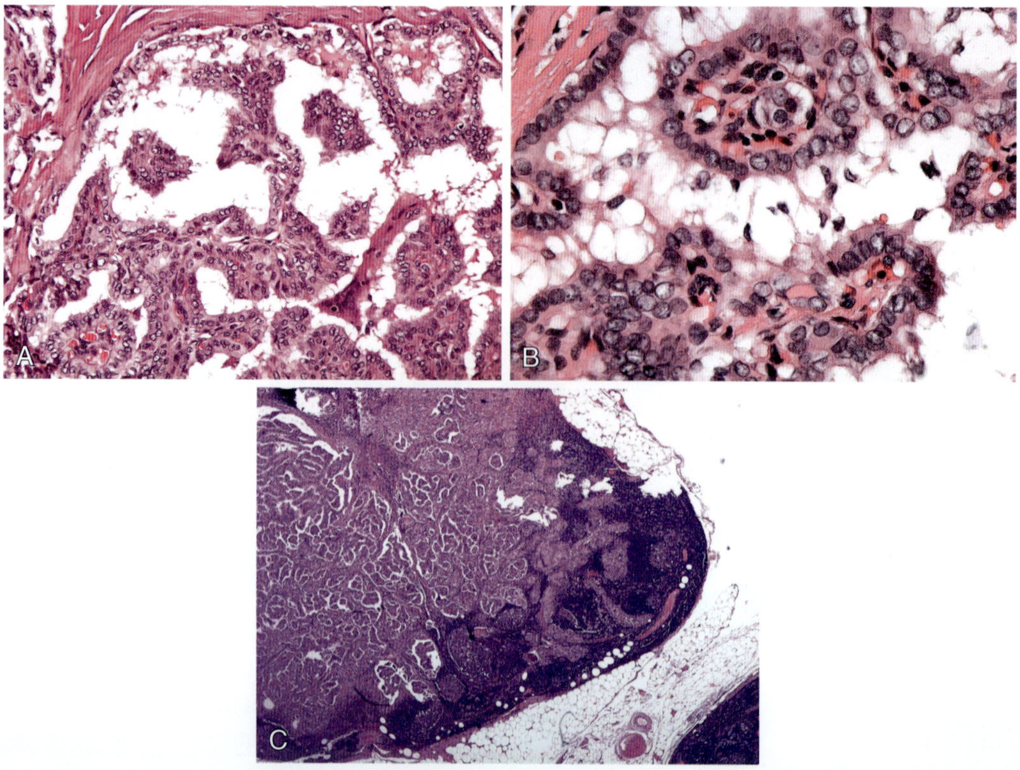

图 41.1 经典的甲状腺乳头状癌，低倍镜可见包膜包裹及乳头状生长方式（A）。高倍镜下显示具有甲状腺乳头状癌核特征的肿瘤细胞排列形成乳头（B）。甲状腺乳头状癌的淋巴结转移（C）

甲状腺乳头状癌的血管浸润不常见，远处转移也不常见（5%～7%的病例，其中肺部最常受累）[39, 77-78]。

乳头状癌的亚型

滤泡亚型甲状腺乳头状癌（follicular variant of papillary thyroid carcinoma，FVPTC）是继普通或经典亚型之后乳头状癌最常见的组织学亚型，其特征就是滤泡形成，这些滤泡细胞核具有乳头状癌的特征。FVPTC的临床生物学行为与传统乳头状癌相同[64, 79-80]。至少已经描述了4种明显不同的滤泡亚型。第一种是肿瘤没有包膜，浸润生长，像经典的乳头状癌的生长方式，不同之处就是这一肿瘤完全由滤泡组成，利用其细胞核的特征，可诊断为乳头状癌（图41.2）。这种类型的肿瘤扩散和生物行为与普通乳头状癌一样，伴有腺体的多发浸润灶和淋巴管以及淋巴结转移。事实上，这些淋巴结转移灶中可以发现乳头状生长方式。

弥漫性滤泡亚型导致整个甲状腺全部被肿瘤取代，这一类型常见淋巴结和远处转移（肺）[80-81]。**包裹亚型**通常表现出惰性的生物学行为。滤泡包裹亚型与滤泡亚型相关，特征是肿瘤周围有包膜，预后良好[55-56]。在部分病例中这种甲状腺乳头状癌的特殊亚型诊断比较困难，主要是因为甲状腺乳头状癌的核特征存在多灶性分布而不是弥漫性分布[7]。正是由于这种特有的形态表现，这些肿瘤可被误诊为腺瘤样结节或滤泡性腺瘤[7]。因为预后很好，有些学者将这类肿瘤归类为**“恶性潜能未定的肿瘤”**[82]；然而，另外一些学者发现这一类型中的某些病例可以导致远处转移[83]。

2015年，人们成立了一个多学科小组——内分泌病理学会（Endocrine Pathology Society，EPS）工作组——包括甲状腺病理专家、内分泌科专家和内分泌外科医生，以解决具有包裹性和浸润性的甲状腺乳头状癌滤泡亚型的相关问题和诊断争议。该小组评估了一大批FVPTC人群，临床随访时间为10～26年；评估证实，非侵袭性包裹性FVPTC没有复发和任何转移[84]。EPS建议删除非侵袭性包裹性FVPTC中的“癌”一词，并将其重命名为“具有乳头状核特征的非浸润性甲状腺滤泡性肿瘤”（noninvasive follicular thyroid neoplasm with papillary-like nuclear features，NIFTP）。该实体由一系列组织病理学特征定义，包括非侵袭性滤泡型肿瘤伴甲状腺乳头状癌（papillary thyroid cancer，PTC）的核细胞学（特征）、无坏死及乳头状结构[84-85]。这种新的诊断模式将显著影响未来甲状腺肿瘤的分类和管理，但正如很容易预测的那样，这将对甲状腺结节的细胞学诊断和分类以及结节的手术随访有显著的影响[86-87]。

偶尔滤泡型乳头状癌可能完全由充满胶质、形状大小基本一致的饱满滤泡组成，近似一个腺瘤样结节的普通生长模式。这类肿瘤被称为乳头状癌的巨滤泡型。在这一亚型中，乳头少见，偶尔出现周围浸润，有符合甲状腺癌诊断的特征性细胞核[88-89]。

尽管基于细胞学和临床行为，滤泡性乳头状癌是乳头状癌的亚型，但是它确实具有滤泡癌的某些形态和临床生物学特征，包括滤泡生长方式、包膜包裹、包膜和血管侵犯、肺和骨的远处转移。基因表达谱研究表明一些FVPTC具有与滤泡癌类似的基因表达谱[90-91]。比较基因组杂交分析和*TCGA*分析表明FVPTC存在的染色体突变及突变模式与经典的乳头状癌明显不同，但是与滤泡性腺瘤和滤泡癌更具相似性[92]。*RAS*基因突变在滤泡性腺瘤或滤泡癌中很少见，而特异性地出现在FVPTC（而非经典型PTC）[90, 93]；同样，*RET*基因易位和*BRAF*基因突变常见于经典型PTC，而在滤泡亚型乳头状癌中罕见[90, 94-95]。因此，从形态学特征、临床表现、基因分析的角度，推测FVPTC（特别是包裹型）可能是乳头状癌和滤泡性腺瘤或癌的混合的假设并不是不合理的。这种混合癌理论意味着什么？如果有人同意，那么这种重新分类将有重要的预后和治疗的影响；包裹性FVPTC在没有包膜和血

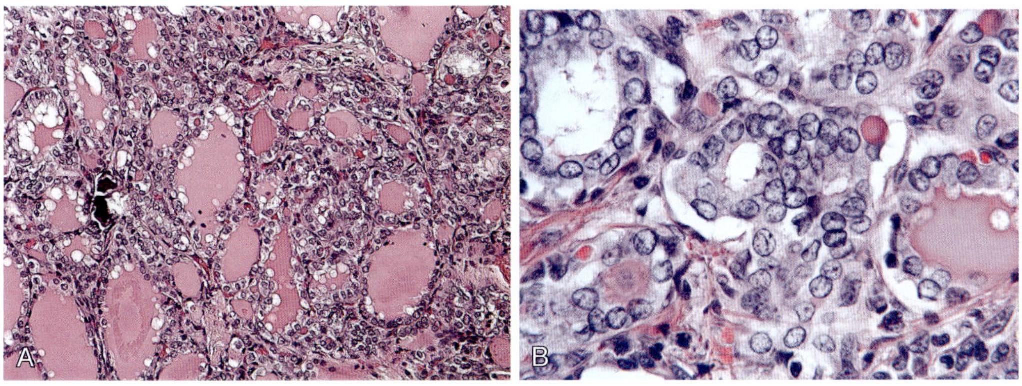

图41.2 滤泡亚型甲状腺乳头状癌可见（A）滤泡内部充满浓缩的胶质，（B）滤泡衬覆细胞具有乳头状癌核的特征

管浸润的情况下（如果对肿瘤已经充分取材）被定为 NIFTP，其表现更像滤泡性腺瘤，而如果出现包膜和血管侵犯，则更像是滤泡癌。

大部分或全部由实性细胞巢构成的乳头状癌称为**实性亚型**。这一亚型是否影响青年患者的预后尚不明确。在中老年患者，肿瘤实体的生长方式与去分化有关，预示肿瘤具有侵袭性。虽然在淋巴结转移灶中可能找到滤泡或乳头状结构，但在原发灶中可能罕见或缺失[96]。

罕见的情况，PTC 累及一侧或全甲状腺的所有淋巴管并伴严重的淋巴细胞性甲状腺炎和间质纤维化，含有大量砂粒体，可能不能识别原发肿块。这种**弥漫性硬化亚型**（diffuse sclerosis variant，DSV）经常发生在青年人，常伴有淋巴结转移和肺转移[97-99]。DSV 是 PTC 的一种少见的组织学亚型[100]。大多数报告的 DSV 病例是幼儿和青壮年，报告的患病率为 0.7% ～ 6.6%。该肿瘤显示甲状腺一叶或两叶弥漫性受累，伴有广泛钙化和硬化[97，101-104]。光学显微镜下 DSV-PTC 的特征为典型的乳头状核特征，伴致密硬化、广泛鳞状上皮化生、局灶性至弥漫性淋巴细胞浸润、大量砂粒体和腺内淋巴系统内小乳头至实体瘤沉积。甲状腺背景表现为发育良好的慢性淋巴细胞性甲状腺炎[98-99，105]。

高细胞亚型是乳头状癌的一种少见类型（约 10%），比常见亚型更具有侵袭性（有些学者质疑这类肿瘤的侵袭性行为）。这一亚型肿瘤细胞窄而长（长度是宽度的 3 倍）且细胞呈嗜酸性（图 41.3 A）。这些嗜酸性肿瘤常表现为甲状腺外软组织侵犯和血管侵犯（20% ～ 25%）。这类亚型常发生在老年患者，患者平均发病年龄比其他常见类型大 20 岁，报道的死亡率是 25%[106-109]。**柱状细胞亚型**是少见类型，由具有明显细胞核层叠的透明细胞组成。尽管最初的报道认为其临床过程呈侵袭性，但近期研究表明局限于甲状腺内的肿瘤的生物学行为更为惰性[110-112]。

少见情况，乳头状癌由嗜酸性细胞组成，起源于发生了淋巴细胞性甲状腺炎的甲状腺组织。这些病变中央区域可能出现囊性变。其形态学类似腮腺的良性病变，以至我们将这一病变定义为“**Warthin 样乳头状癌**”。这一亚型与传统的亚型具有相同的生物学行为谱[113-115]（图 41.3 B）。

有时可以容易地发现乳头状癌的核分裂象、核增大或深染，DNA 含量异常，坏死和部分区域出现异样的低分化肿瘤细胞。这些特征可能预示肿瘤的侵袭性行为[116]，多见于老年患者和甲状腺外侵犯的肿瘤[116-117]。**鞋钉状型**是 PTC 的一种罕见且临床具有侵袭性的亚型，其特征是微乳头生长模式，类似于在其他部位的肿瘤活检中遇到的情况，比如：卵巢、腹膜、乳房、膀胱、肾和肺的肿瘤[118-123]。

乳头状癌的免疫组化

几乎所有的甲状腺乳头状癌都表达 TTF-1 和甲状腺球蛋白。乳头状癌与正常甲状腺和其他滤泡病变相比表达不同的细胞角蛋白谱。因此认为 CK19 的免疫组化有助于甲状腺乳头状癌的诊断。高达 68% 的乳头状癌表达间皮源性标记的 HBME-1[17，124-125]。乳头状癌其他抗原的研究有 Galectin-3、S-100、神经内分泌标志物、CD44、CD57、CA125 等。然而，尽管有这些广泛的研究，形态学仍然是诊断乳头状癌最重要的手段[16-17，124-126]（见第 18 章，甲状腺肿瘤的分子发病机制。）

滤泡癌

在美国，滤泡癌占所有甲状腺癌的 5% 或更少，常见于女性和 30 岁以上的患者[4，127]。好发于缺碘

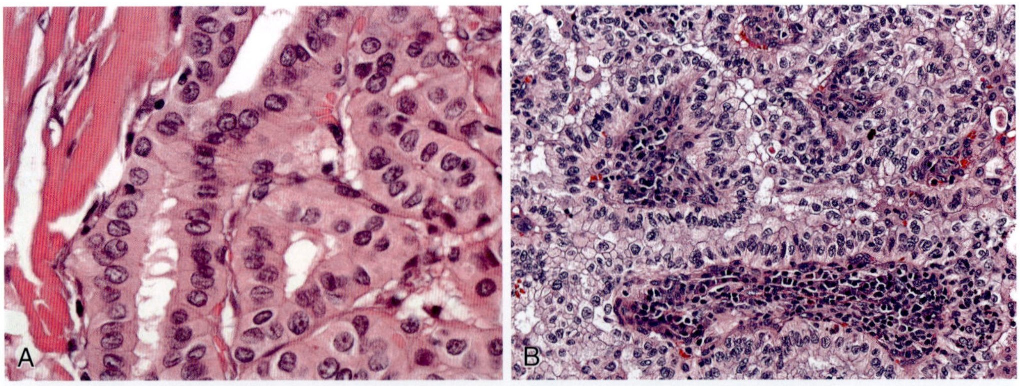

图 41.3 高倍镜下甲状腺乳头状癌的高细胞亚型，显示细胞高度是宽度的 3 倍（A）。甲状腺乳头状癌的 Warthin 样亚型，显示乳头的表面衬覆嗜酸性细胞，具有乳头状癌细胞核的特征，乳头中心具有淋巴浆细胞浸润（B）

地区[128-129]。

滤泡癌是一种膨胀性生长的肿瘤，几乎都具有包膜，大体标本上类似于腺瘤。滤泡癌表现为肉样、实体的包裹性肿块，有时伴局部纤维化和钙化，经常存在完整的包膜；然而有些病例有明显的包膜外侵犯，有时可以出现包膜内或包膜外的静脉侵犯（图 41.4）[4, 127, 130]。

显微镜下观察，滤泡癌通常为微滤泡型，类似于富含细胞的滤泡性腺瘤；极少见情况下，肿瘤可能表现为大滤泡生长模式。小梁状和实体模式也相当常见。滤泡癌的细胞较腺瘤或腺瘤样结节的细胞略大，但除此之外，它们是相似的；核分裂象从罕见到容易识别[64, 127, 131]。

滤泡癌传统上分为：①局限的微小浸润性癌；②广泛浸润性癌[64, 132]。由于滤泡癌几乎都有包膜，因此区分腺瘤和微小浸润性癌是困难的[7, 127]。可以通过以下表现识别癌：肿瘤浸润或穿透其周围包膜，侵犯周围血管，出现远处转移（少数情况）。即使一个微小浸润性滤泡癌都可以出现远处转移[133-135]。尽管大多数滤泡癌的诊断是建立在检查肿瘤-包膜交界位置的 10 张不同切片，但对肿瘤周围多个切片的检查以便发现肿瘤浸润也是必要的。目前浸润静脉的数量与其预后是否相关还不确定[127, 136-137]。

在我们的实践中，我们将滤泡癌分为：

- 病变穿透或侵犯包膜而没有血管侵犯，这些命名为**微小浸润癌**。
- 肿瘤侵犯包膜内或邻近包膜的血管的滤泡肿瘤，这些也称为**包裹性血管浸润癌**。

“浸润性腺瘤”是不存在的，所有这些病变都是恶性的。我们认为，那些广泛浸润于腺体甚至甲状腺周围组织的病变应被诊断为广泛浸润性滤泡癌[23]。

微小浸润性肿瘤很少复发或发生远处转移，因此大部分患者预后良好[138]。由于许多临床文献中没有区分包裹性 FVPTC 和滤泡癌，因此无法获得关于微小浸润滤泡癌的远期预后数据。滤泡癌几乎没有淋巴管浸润和淋巴结转移的倾向，可以血行转移到骨骼、肺、脑、肝和其他组织[139-140]。

将一些非局限和微小浸润的滤泡癌称为广泛浸润性滤泡癌，包括肿瘤细胞呈蟹足样浸入到周围的甲状腺组织，或者在大体病理学检查中发现甲状腺及颈部软组织显著而广泛地被癌组织替代[140]。

FNA 后的影响可能类似于包膜“浸润”和“穿透”。区分真假浸润的组织学要点是：穿刺引起的假浸润呈线性分布，并且会出现肉芽组织、巨噬细胞（有多含铁血黄素）、胆固醇结晶和少见的形态良好的肉芽肿[13]。

滤泡癌分子病理学

一个特定的易位 t（2；3）导致**过氧化物酶体增殖物激活受体 γ**（PAX8-PPARγ）融合蛋白的表达，Kroll 等最初研究表明这一易位是滤泡癌所特有的[141]。然而，随后通过免疫组化和分子生物学的研究显示 PPARγ 也可以在某些滤泡性腺瘤、滤泡亚型乳头状癌甚至良性的甲状腺组织中表达[142-143]。与滤泡性腺瘤比，*RAS* 突变更常见于滤泡癌，有些学者发现 *RAS* 突变与滤泡癌临床侵袭相关[18, 91-92, 144-145]。滤泡癌中可以看到染色体 10q 和染色体 3p 的杂合性缺失，表明肿瘤抑制基因在其发病中的作用[146-147]。

已有滤泡癌源自滤泡性腺瘤的假设（或至少一些例子）。在一些腺瘤和许多滤泡癌中发现的 *RAS* 突变可作为这种假设的证据。然而，基于临床和病理学研究，这一概念尚未明确证实[91-92]。

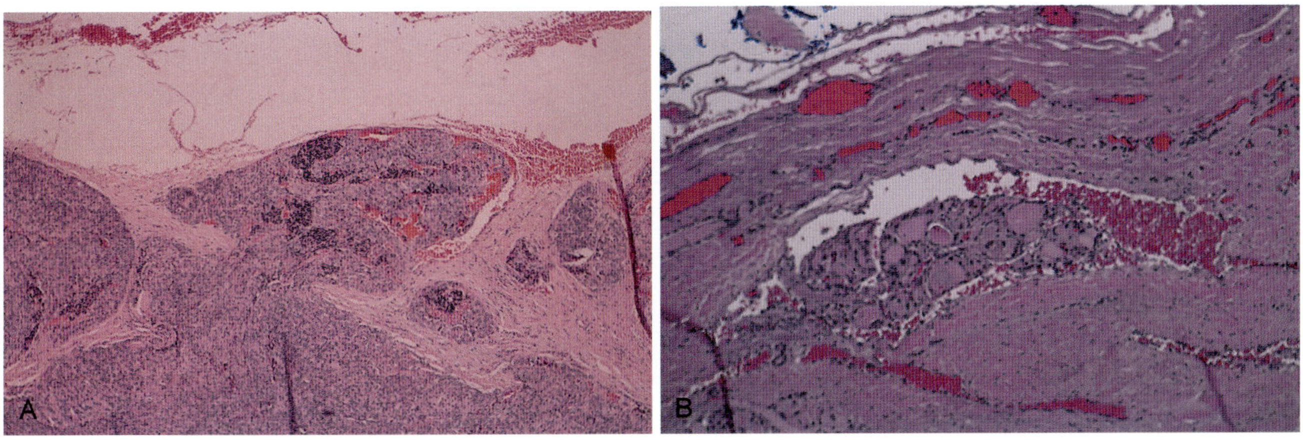

图 41.4 一例甲状腺滤泡癌显示有厚的包膜，伴多灶的肿瘤包膜浸润（A）和血管浸润（B）

高分化滤泡性的“恶性潜能不定/不确切的肿瘤”

该分类在关于包裹的滤泡生长模式肿瘤的甲状腺病理中已经提出，对该肿瘤的诊断是有困难的，并且存在争议，因为：①可疑或极少出现乳头状癌核的特征；或②仅限于包膜内的可疑或单个包膜侵犯且没有穿过整个包膜厚度，并且缺乏乳头状癌核的特征[23, 82]。

此类病变的概念最近在2017年被WHO接受[23]。有两种类型：恶性潜能未定滤泡性肿瘤（follicular tumor of uncertain malignant potential，FTUMP）和恶性潜能未定高分化肿瘤（well-differentiated tumor of uncertain malignant potential，WDTUMP）。FTUMP被定义为一种甲状腺肿瘤，其细胞核不同于PTC，但有部分包膜侵犯。WTUMP显示部分包膜侵犯和异常核特征，但不完全是乳头状癌核的特征。这一术语对于病理医生诊断某些滤泡生长方式的病变具有极大的帮助。然而，这一术语的提出是基于缺乏完整的临床随访的数据，因此，临床医生在制定治疗措施时存在困惑[7]。

Hürthle细胞/嗜酸性细胞肿瘤

Hürthle细胞（或嗜酸性细胞）滤泡性肿瘤仍然是争论的主题（见第25章，甲状腺嗜酸性细胞肿瘤）[148]。然而，来自全球大量机构的研究表明，通过严格的病理学标准可以将嗜酸性细胞或Hürthle细胞肿瘤分成良性和恶性两类，更重要的是这些病理区分能预测临床表现[23, 31, 149-150]。

大部分嗜酸性细胞（Hürthle细胞）肿瘤表现像滤泡癌，也就是说病理上需要评估包膜和血管浸润[149-150]。然而，一些乳头状癌出现嗜酸性细胞和类似乳头状癌的核特征，其表现就像经典型乳头状癌[151]。

嗜酸性细胞（Hürthle细胞）滤泡癌应作为甲状腺肿瘤的一个类型与真正的滤泡癌区分开。它们可以转移至区域淋巴结或出现血行播散；此外，嗜酸性细胞肿瘤比非嗜酸性细胞肿瘤在组织学上更常见浸润特征[21]。大约1/3的嗜酸性细胞肿瘤出现浸润（即癌症），而非嗜酸性细胞滤泡性肿瘤为2%～5%。因此，甲状腺结节细针穿刺抽吸的标本发现嗜酸性细胞或Hürthle细胞，应对病灶行外科切除以评估恶性[152]。肿瘤大小是重要因素，大的嗜酸性细胞（Hürthle细胞）肿瘤（4 cm或更大）有80%的恶性可能[149, 152-153]。

已经证实，嗜酸性细胞（Hürthle细胞）肿瘤生物学行为与其他滤泡起源的肿瘤不同。*H-RAS*突变在嗜酸性细胞肿瘤比在滤泡性肿瘤更为常见[154-155]。Maximo等研究了线粒体DNA改变与甲状腺肿瘤发生的关系。这一研究显示与其他滤泡性肿瘤相比，嗜酸性细胞（Hürthle细胞）肿瘤常见的线粒体DNA缺失的百分比相对较高。同时，嗜酸性细胞（Hürthle细胞）肿瘤表现出ATP酶6（ATPase 6）基因的胚系多态性，而后者是线粒体DNA稳定所必需的[156]。

“高级别”甲状腺癌

“高级别甲状腺癌”的分类包括显示出可识别的分化型甲状腺癌的结构和细胞学模式的甲状腺恶性肿瘤，通常是乳头状的，但也包括某些具有“高级别”类别中组织学和细胞学特征的病变[157-158]。值得注意的是，“高级别”一词并未得到2017年WHO甲状腺肿瘤分类的认可[23]。这样定义的肿瘤可能有经典型乳头状癌，但在某些病灶中，表现出明显的核多形性，明确的肿瘤坏死和大量核分裂象。这些病变通常很大，并显示出多灶性血管浸润以及可肉眼可识别的甲状腺外侵犯；它们与区域和远处转移有关[80, 120, 158-159]。通过二代测序，这些肿瘤的一个分组显示*RAS*突变，TERT启动子和*BRAF* V600E突变。

低分化癌

低分化甲状腺癌是一组异质性肿瘤，分化程度介于分化型乳头状癌/滤泡癌与未分化癌之间，已列入**2017年版WHO甲状腺肿瘤分类中[23]。然而，关于低分化癌的本质、形态学诊断特征、临床意义及管理仍然存在争议**[160-161]。研究中，列为低分化甲状腺癌的肿瘤常包含认为起源于滤泡上皮的（常有乳头状癌或滤泡癌共存的证据）的肿瘤病例，但较高分化肿瘤又有一些显著不同，如：中到高度的核分裂活性，由实体肿块或上皮细胞相对一致的小梁构成，不同数量的微小滤泡，急性坏死区，强侵袭性[162]（图41.5）。这一类型包括岛状癌，柱状细胞/高细胞/小梁类型的乳头状癌，低分化的Sakamoto癌[162]。这些肿瘤缺乏未分化癌通常具有的组织学特征和高度的侵袭性，但既不是典型的滤泡癌，也不是典型的乳头状癌[56, 157]。目前大多数专家一致认为低分化甲状腺癌的病理特征是实体/小梁/岛状生长，体积大，常伴甲状腺外侵犯，广泛血管浸润，出现坏死，核分裂象增多。低分化癌可能经常见到分化良好的滤泡癌或乳头状癌成分，极少见到未分化癌的成分[116, 159-160]。来自纽约纪念斯隆-凯特林癌症中心的最新一项研究发现，少部分包

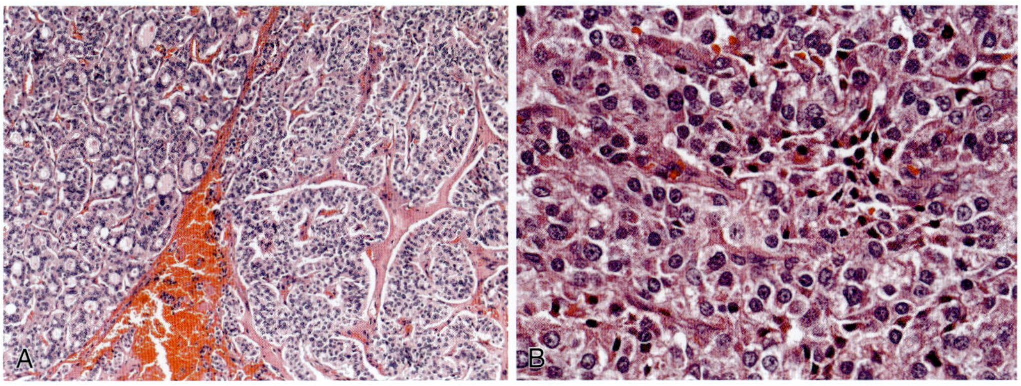

图 41.5　一例低分化甲状腺癌（右）起源于高分化癌（左）（A）。低分化成分呈实体生长（B）

膜型的低分化甲状腺癌虽然具有未分化癌的特征，但较其他未分化癌预后好。这表明，伴甲状腺外侵犯甚至侵袭性形态特征的肿瘤预后差，而局限于腺体内的包裹性的病变可能没有那样差的预后[163]。文献数据尽管有限，已经表明低分化甲状腺癌所具有的独特的分子途径几乎只涉及 *RAS* 基因的改变[164]。

未分化癌

不足 5% 的甲状腺癌可以列为未分化癌[165]。主要发生在缺碘地区。传统上，这些肿瘤包括梭形细胞和巨细胞癌及罕见的小细胞癌。然而，大部分原先分类为小细胞未分化癌的病变其实是髓样癌、岛状癌或小细胞恶性淋巴瘤[165-166]。也要考虑到来源于其他器官的转移癌的可能性。

大多数甲状腺未分化癌是梭形细胞或巨细胞肿瘤[167]。这些侵袭性的肿瘤多发生于老年人，尤其是女性。患者可能具有甲状腺结节的病史，经过多年的稳定期后，肿瘤突然开始迅速生长。有些患者之前已患有低级别的甲状腺癌，而另一些患者在诊断为低级别癌的同时伴有未分化癌[165, 168-170]。

仔细的病理学检查显示，在含有未分化癌的甲状腺中可发现高比例（50% ～ 70%）残留的高分化滤泡癌或乳头状癌，有时会发现腺瘤或腺瘤样结节；这一现象更加证实未分化癌源自低级别癌这一临床推断[171]。

大体上，未分化癌呈质硬、灰白、浸润性肿块，伴有软的出血、坏死灶。这类肿瘤常常直接浸润侵犯颈部软组织和累及区域淋巴结。

镜检可见不同的组织形态、较多的核分裂象和肿瘤坏死区域[165]。

未分化癌呈多形性，由中到大的上皮样细胞组成，可出现鳞状细胞（或鳞状分化趋势）[172]。其他看起来像肉瘤，类似恶性纤维组织细胞瘤、纤维肉瘤、血管肉瘤。巨细胞癌常常具有奇异型巨细胞，经常是多核，含异常核分裂象。少见情况，巨细胞类似破骨巨细胞[173]（图 41.6）。

电镜下可见上皮表型[174]。部分未分化癌免疫组化检查可见甲状腺球蛋白表达的证据；这种甲状腺球蛋白阳性表达的现象很可能是由于邻近破坏的甲状腺滤泡内甲状腺球蛋白弥散所导致；50% ～ 100% 肿瘤细胞含有细胞角蛋白[175-176]。对甲状腺癌肉瘤已有描述，大部分含有恶性的骨和（或）软骨组织[177]。

在极少数情况下，在分化型甲状腺癌中偶尔发现局限的小灶未分化癌[166, 171]。更少见的是在分化型甲状腺癌的转移淋巴结内发现未分化癌[166]。这些是唯一可以外科“治愈”的未分化癌。这一少见的病变必须与 FNA 后在穿刺结节的中央区域出现的代谢旺盛的肉芽组织梭形细胞结节区分开来。后者是间质细胞起源，可以通过免疫组化证实其不含像未分化癌中表达细胞角蛋白的细胞[13]。

应该注意的是，在一些多次复发和转移性低级别癌患者中，间变性转化可能仅发生在转移部位。根据我们的经验，这通常在骨。

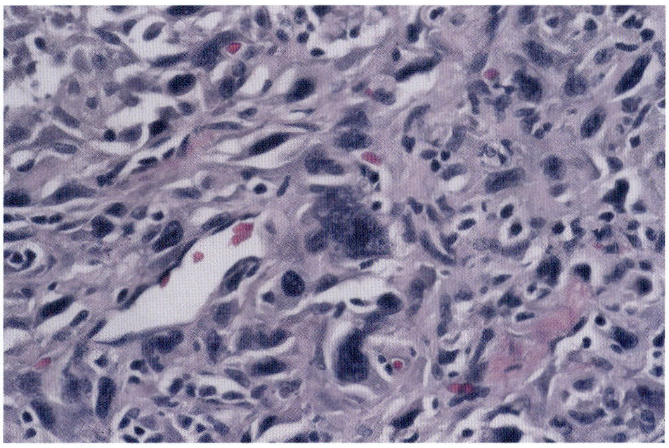

图 41.6　甲状腺未分化癌呈现显著的核多形性，椭圆形、梭形及多核瘤巨细胞

家族性滤泡源性肿瘤

虽然家族性滤泡上皮源性肿瘤的发生率目前还不清楚，但是估计占全部甲状腺肿瘤的 1% ～ 5%[178-179]。主要分为两大类，家族性甲状腺非髓样癌（familial nonmedullary thyroid carcinoma，FNMTC）或甲状腺外表现的综合征[180]（见第 30 章，家族性甲状腺非髓样癌）。

多个家庭成员可发生典型的甲状腺乳头状癌或其滤泡亚型。至少应有 3 个一级亲属受到影响才考虑家族性癌。该类肿瘤的组织学特点与伴或不伴嗜酸性变的典型甲状腺乳头状癌或其滤泡亚型相似，但较多累及双侧甲状腺并呈多灶性改变。有些研究显示，家族性甲状腺非髓样癌比散发病例具有更强的侵袭性，包括广泛的淋巴管浸润、淋巴结转移及高复发率[181]。在一些病例中发现染色体异常，但是具体的基因还需要鉴定[178]。

其他家族性综合征也可看到甲状腺乳头状癌和其他滤泡来源的甲状腺肿瘤，包括家族性腺瘤性息肉病综合征、PTEN 错构瘤综合征、McCune Albright 综合征、Carney 综合征、Peutz-Jeghers 综合征、Werner 综合征及多发性内分泌肿瘤（MEN）（1 型和 2A 型）[178，180，182-184]。最近的研究还表明，在这些家族性综合征性甲状腺病变中，*DICER1* 突变与分化型甲状腺癌之间存在很强的关联。

髓样癌

髓样癌约占甲状腺癌的 5%，源自甲状腺 C 细胞，可为散发性或家族性，常合并其他内分泌腺异常（见第 26 章，散发性甲状腺髓样癌和第 27 章，甲状腺髓样癌综合征：MEN 2A 和 MEN 2B）[185-190]。

肉眼检查时，多数髓样癌质硬，切面白或黄，结节界清，有时呈浸润性。包膜内髓样癌具有更好的预后[191]。镜下，癌细胞呈圆形、多角形或梭形（图 41.7 A），呈弥漫实体状；像纤维组织分割的岛屿（通常致密或透明）；小梁或条带状；像腺状结构（不常见）[191-193]。假乳头状结构甚至真乳头状和滤泡样结构也有报道[194]。肿瘤可能由小细胞组成（过去与小细胞间变癌混淆），可能含有一定数量的巨细胞；像一些未分化癌，可能有嗜酸性胞浆的大细胞（类似于嗜酸性滤泡细胞）；这些癌可以有腺管结构[195-196]。其他髓样癌变型包括：不常见的透明细胞变型[197]、具有胞浆黏液的类型[198]及罕见的色素性髓样癌[199]。

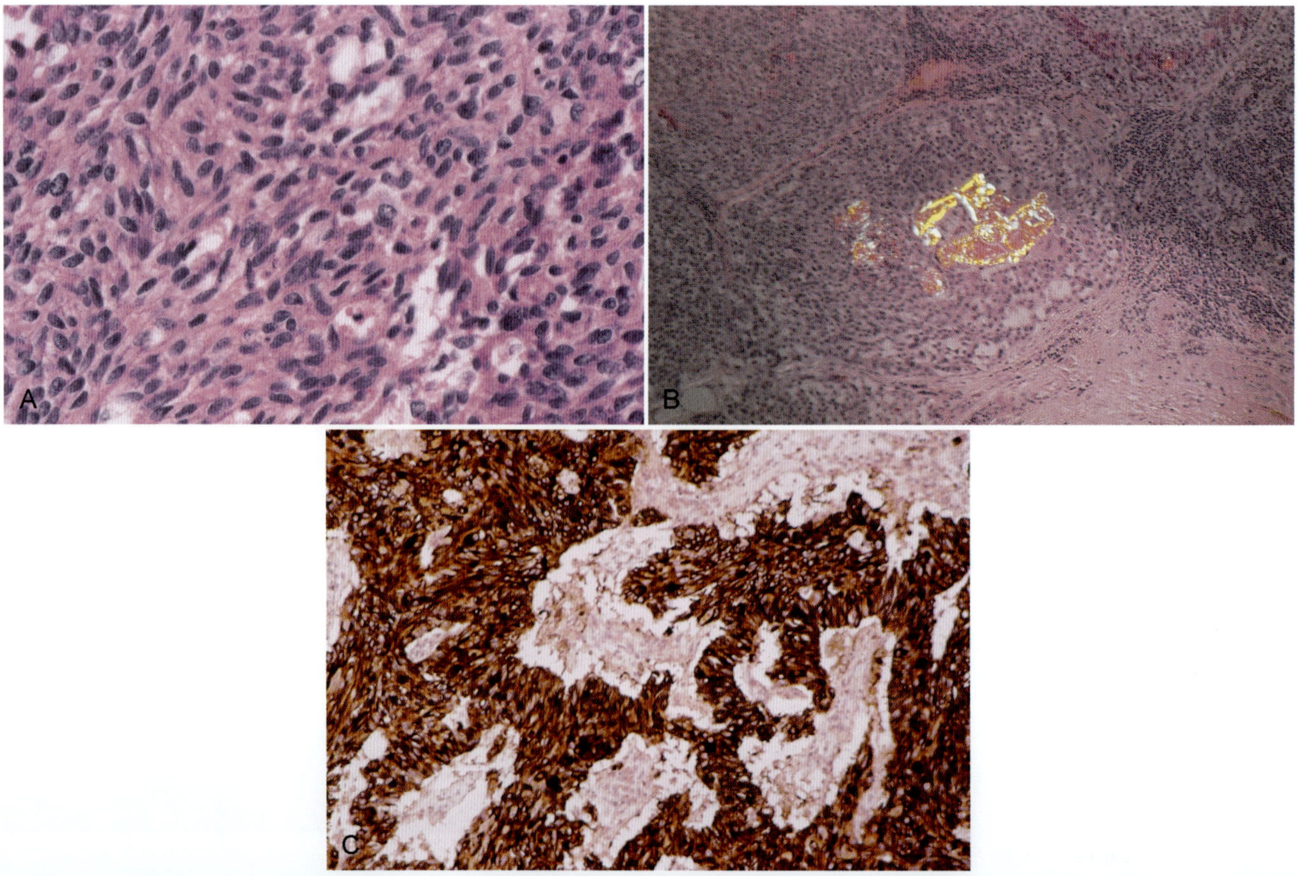

图 41.7 髓样癌可见：卵圆形或梭形细胞（A）；淀粉样物（刚果红染色）（B）；降钙素（免疫过氧化物酶染色）（C）

核圆形或卵圆形，偶尔核大且不规则，可见核内包涵体。有些学者描述核染色质为点彩状或黑椒盐样[191, 200-201]。淀粉样物在原发灶常见，在约75%的转移灶也可出现（图41.7 B）。肿瘤的间质和淀粉样物均可形成钙化[202-203]。

几乎所有的髓样癌均可产生降钙素（图41.7 C），少数例外。可检测到的其他产物包括嗜铬素、降钙素基因相关肽、癌胚抗原和其他肽类激素[203-204]。而免疫组化显示降钙素表达少的预后较差。若肿瘤细胞出现坏死、鳞化及胞浆嗜酸性变提示预后差[204-206]。

髓样癌可同时侵犯淋巴管和血管，颈部淋巴结转移常见[207-208]。部分病例可出现广泛转移并在2～3年死亡[209-210]。少数特别不活跃的肿瘤（这些被包裹的病变最初被误诊为腺瘤），其生存持续时间长达30年[211]。一些研究显示家族性髓样癌（尤其是伴Sipple综合征和MEN 2A）有更好的预后[212-213]，一些学者指出伴有MEN 2B的髓样癌具有特别的侵袭性[214-217]。

大多数髓样癌为散发性，尤其是40岁以上患者，可能只涉及一侧腺叶，可能与其他内分泌腺病变无关[218-219]。相当多的病例为家族性的，特别是在较年轻的患者中，这类肿瘤可能与双侧嗜铬细胞瘤、肾上腺髓质增生及甲状旁腺增生（Sipple综合征和MEN 2A）有关[190, 207, 223]。

一些MEN 2B患者出现黏膜和皮肤神经纤维瘤及骨骼异常[220-221]。家族性髓样癌常为双侧及多灶性发生。其他家庭成员可能有C细胞增生和微小病灶的髓样癌，其中一些可能已经扩散到淋巴结。这种情况下所谓的C细胞增生是癌前病变[49, 221-225]。

部分髓样癌是在其他情况下的甲状腺手术中偶然发现的，如尸检或血清降钙素升高[226-227]。所谓微小髓样癌如果病灶局限于甲状腺内，预后极好[228-229]。

有些髓样癌生长相当缓慢，伴有滤泡嵌入，部分病例可同时出现C细胞及滤泡上皮细胞的增生，但极其罕见。由于可能出现的碰撞瘤使得在诊断该种类型时需小心谨慎[230-231]。

胸腺和鳃囊衍化的肿瘤

形态学、免疫组织化学及电镜检查显示该类原发性甲状腺肿瘤具有胸腺或鳃囊样分化[232]。

1.8%甲状腺内可出现胸腺组织遗迹，极少情况可发展为**甲状腺内胸腺瘤**[232-233]。

伴胸腺样分化的梭形上皮肿瘤（spindle epithelial tumors with thymus-like differentiation，SETTLE）常发生于儿童及青壮年，特征包括生长缓慢、迟发性复发及远处转移。肿瘤常分割呈结节状，梭形细胞与上皮细胞紧密混合，偶见类似于哈索尔小体的鳞状分化。梭形细胞角蛋白（cytokeratin，CK）及平滑肌肌动蛋白（smooth muscle actin，SMA）阳性，而甲状腺球蛋白（thyroglobulin，Tg）及降钙素（calcitonin，Ctn）阴性[232, 234-236]。

伴有胸腺样分化的癌（carcinomas showing thymus-like differentiation，CASTLE）通常累及甲状腺中下极，好发于40～50岁的成年人。形态上与胸腺和鼻咽部的淋巴上皮瘤样癌相似，然而尚未证实这种肿瘤与EB病毒之间的联系[237-238]。

甲状腺黏液表皮样癌

这是一种罕见甲状腺肿瘤，有两种肿瘤属于这一范畴：**黏液表皮样癌**（mucoepidermoid carcinoma，MEC）和**伴嗜酸性粒细胞增多的硬化性黏液表皮样癌**（sclerosing mucoepidermoid carcinoma with eosinophilia，SMECE）[239-241]。

MEC好发于女性，惰性生长。常为甲状腺内的单发实性结节并伴囊性变。镜下形态与涎腺的黏液表皮样癌类似，显示鳞状及伴有黏液产生的腺样分化。大多数肿瘤甲状腺球蛋白阳性[239, 242-244]。

SMECE的临床表现及生物学行为与MEC相似，但是形态学及免疫组化可以区分两者。两者均表现为鳞状及腺样分化，背景为显著的透明变间质，伴显著嗜酸性粒细胞增多的混合炎症。几乎所有SMECE发生于淋巴细胞性甲状腺炎的背景上。肿瘤细胞角蛋白阳性，甲状腺球蛋白和降钙素阴性[234, 239-240, 245]。迄今为止，这些肿瘤中未检测到*BRAF* V600E突变[240]。

甲状腺原发性非上皮源性肿瘤

该类肿瘤包括间叶源性肿瘤和淋巴瘤。

甲状腺间叶源性肿瘤非常少见，包括平滑肌肿瘤（平滑肌瘤及平滑肌肉瘤）[246-247]、孤立纤维性肿瘤[248]和血管肿瘤（血管瘤、上皮样血管内皮瘤和血管肉瘤）[249-250]。

据报道，约20%继发性甲状腺恶性淋巴瘤死于系统性淋巴瘤[251-254]。

甲状腺原发恶性淋巴瘤不常见但并非罕见。以往出现在文献报道中被诊断为未分化癌（小细胞型）的病例实际上是恶性淋巴瘤（小细胞型）。多数患者有突然增大的弥漫性甲状腺肿（可能是自身免疫性甲状腺炎的结果）的病史[37, 251-254]。

大体检查时，肿瘤切面质硬，鱼肉样外观、色灰白。大多数病例中，甲状腺组织内仍然可见既往淋巴细胞性甲状腺炎的证据。

绝大多数甲状腺淋巴瘤为弥漫性大 B 细胞淋巴瘤和黏膜相关结外边缘区 B 细胞淋巴瘤（mucosaassociated lymphoid tissue，MALT），后者显示为特征性的淋巴瘤细胞浸润甲状腺滤泡而形成的淋巴上皮病变[37]。有些病例为典型的浆细胞瘤，其预后好。原发性甲状腺霍奇金淋巴瘤极其罕见[254-255]。

甲状舌管囊肿及异位甲状腺组织发生的肿瘤

甲状舌管相关甲状腺组织发生的肿瘤多数为乳头状癌。出现残余的甲状舌管可确定该肿瘤，否则为甲状腺锥状叶原发肿瘤[256-261]。

甲状舌管相关乳头状癌形态上常为典型的甲状腺乳头状癌，但其乳头轴心常广泛硬化并出现大量砂粒体，因此通过 FNA 检查或空心针穿刺活检可诊断[260，262]。乳头状癌的滤泡亚型极少见，在我们遇到的 25 例甲状舌管癌中仅出现 2 例。约 20% 的病例可同时出现颈部甲状腺乳头状癌，目前尚不清楚这两种肿瘤是不同克隆来源还是转移的[260-261]。15% ～ 25% 的甲状舌管乳头状癌可出现颈部淋巴结转移[263]。

异位甲状腺内罕见的滤泡癌、嗜酸性癌及未分化癌已有报道[264-265]，然而，从胚胎学角度来看，异位的髓样癌尚未见报道。与甲状舌管癌相比，舌及舌下异位的甲状腺组织可出现与颈部甲状腺相似的肿瘤类型[265-267]。

病理医生和甲状腺

病理医生在甲状腺结节的诊断和治疗中发挥关键作用，包括通过 FNA 选择需要手术治疗的患者（腺瘤、细针穿刺细胞学不确定的、可疑及恶性甲状腺结节），手术切除标本的常规组织病理学检查以供临床分期及术后管理[1，4，54]。本部分我们将回顾需外科处理的甲状腺结节术中评估的作用，甲状腺结节大体病理检查的推荐标准及甲状腺肿瘤的组织病理学报告的要点。

甲状腺结节的术中评估

大多数甲状腺结节的外科管理计划主要是基于术前细针穿刺病理结果。明确诊断恶性肿瘤的患者行甲状腺全切除术或次全切除术，而诊断为滤泡性肿瘤的病例先进行腺叶切除术，待常规病理检查确诊为癌后追加甲状腺全切除术[268-270]。可疑恶性或不能确定的肿瘤也可如此处理。而这种分两步骤的处理方式（即腺叶切除术后追加全切除术）的确需要让患者进行二次手术，承担手术的相关风险及增加的费用[271-272]。

有些学者建议在甲状腺结节的明确手术管理中进行术中冰冻切片[273-275]。在通常情况下，术中冰冻切片在外科病理中的首要作用是明确诊断（区分良性和恶性肿瘤）；辨认组织类型（如是甲状旁腺还是淋巴结）；及评估手术的切除范围[276-277]。在手术切除的一些情况下，术中冰冻切片可以提供上述信息并指导手术；然而，在某些情况下，病理医生可能无法提供明确的诊断，将导致冰冻切片诊断延迟或需要等待最终的组织病理学检查。这种情况下，外科医生常推迟既定的手术方案并等待最终的诊断。

一些作者在文献中讨论了甲状腺病变术中评估的应用。有人认为这个步骤的价值有限，然而另一些报道则认为其价值高于或者等同细针穿刺活检[46，275-276]。

反对冰冻切片在甲状腺结节应用的观点如下：

1. FNA 可诊断 90% 以上的乳头状癌；因此，在经 FNA 确诊为恶性肿瘤的病例中，冰冻切片是没有成本效益的[278-279]。

2. 冰冻切片细胞核会产生类似于甲状腺乳头状癌核改变的人工假象，从而导致假阳性诊断[276]。

3. 冰冻切片对滤泡癌及嗜酸性细胞癌的诊断价值有限，因为要辨别滤泡性和嗜酸性细胞病变的良恶性，必须要显示真性的包膜或血管浸润，而这需要对病变的包膜进行深入细致的检查[7，280]。由于在冰冻切片时取样的局限性，多数 FNA 活检诊断为滤泡性肿瘤的病例很可能需待最终组织病理学检查[7]。

后者是许多作者用来证明冰冻切片在甲状腺结节中的作用有限的主要论点之一。Montone 和 LiVolsi 在他们的甲状腺冰冻切片报告中显示，有 50% 病例需待常规切片诊断，其中 22% 在最终的组织学确诊为恶性并需要额外的手术[281]。Chen 等研究 125 例甲状腺滤泡性病变患者，其中 87% 术中评估时需待常规切片。此外，5% 的病例出现了误诊并导致了不恰当的甲状腺全切除[282]。

除了冰冻切片检查的延迟之外，由于取样的局限性，部分恶性病例也可能被诊断为良性[282]。Kingston 等在他们 198 例滤泡性肿瘤的研究中发现，在冰冻切片中有 21% 误诊为良性[283]，类似的研究中，Crowe 等人发现 6% 的恶性病变在冰冻切片中没有被诊断出来[284]。

在甲状腺结节FNA的时代，我们也必须意识到这项技术可能引起的组织学改变。在冰冻切片中最显著的问题是FNA后形成的假的包膜及血管侵犯易误认为真性浸润。根据我们的经验，FNA引起的假浸润通常呈线性，并被出血区域和肉芽组织所包围。然而，在我们看来，这种FNA后浸润灶的真假只有待最终组织切片的详细检查才能区分[13，285]。

在支持甲状腺病变冰冻切片检查的学者中，最常被引用的报告是来自明尼苏达州罗切斯特市的梅奥诊所[275]。作者研究了1023例因为诊断为滤泡性和嗜酸性细胞肿瘤接受手术的患者；78%的病例冰冻切片诊断为恶性，一期进行了确切的外科手术，而不是二期手术（腺叶切除后再行追加全切）。然而，我们认为这项研究反映的是一个特殊的病理实验室经验，大多数手术标本可以通过多张冰冻切片获得诊断（有时需要高达15张冰冻切片）。因此，如果我们考虑到社会和学术中心普通的病理实验室条件，几乎不可能制作多张冰冻切片用来鉴别良恶性滤泡和嗜酸性细胞（Hürthle细胞）滤泡性肿瘤。

基于以上提到的研究，可以得出对于滤泡性和嗜酸性细胞滤泡肿瘤，冰冻切片诊断价值有限的结论。与术前FNA相比，冰冻切片并不能提供额外的信息。因此，在甲状腺结节的外科治疗中进行术中冰冻检查是否有作用？

尽管文献中有着广泛讨论和证据以支持或者反对冰冻病理在甲状腺结节的外科治疗中的作用，但是有学者通过前瞻性研究及回顾性研究证实，对FNA怀疑为PTC的病例进行术中冰冻检查是有用的[286-288]。Rodriguez等对细胞学诊断为良性、可疑或恶性的病例进行了冰冻切片价值研究发现，对细胞学诊断为可疑病例进行术中冰冻分析是很有用的，而对良性或恶性病例并无显著影响。

Basolo等报道甲状腺术中细胞学检查可辅助切除甲状腺标本的冰冻切片分析[286]。超快巴氏法细胞印片可作为术中冰冻的有效辅助诊断方式，对于术前FNA可疑为PTC的病例可以基于术中诊断进行甲状腺全切除术[277，288]。有趣的是，很大部分可疑为PTC的病例表现为乳头状癌的滤泡亚型，且大部分为没有明显的包膜及血管侵犯的滤泡样包裹性结节。此类型肿瘤在单独使用冰冻切片诊断时易误诊为滤泡性腺瘤或滤泡性肿瘤，因为冰冻切片中通常不出现PTC诊断性的核特征。

鉴于赞成和反对甲状腺结节使用术中冰冻诊断的证据，我们可以得出以下几个主要结论：

1. FNA明确诊断为恶性肿瘤的病例无须进行术中冰冻检查。

2. 滤泡癌和嗜酸性细胞癌的诊断不能在冰冻切片上进行，因为这些病变的组织学特征需要对肿瘤包膜进行细致检查，以发现包膜和（或）血管侵犯后方可诊断。

3. 对FNA为可疑PTC的病例进行术中冰冻诊断最有效，同时术中细胞学检查可增加其敏感性。

甲状腺标本的大体检查

手术切除标本的详细大体检查与镜下诊断同等重要。它是最终组织病理学报告的基础，包括切除类型、肿瘤的部位、大小和外观（框41.1）。在病理实验室收到新鲜标本时即应进行全面的大体检查，并在切取冰冻切片及其他研究之前记录肿瘤的大小和外观[270]。

相关的临床和病史资料作为甲状腺切除标本大体评估的一部分，应提供给病理医生。包括患者的年龄、性别、相关病史（既往的治疗史、头颈部放射线接触史、甲状腺疾病家族史）、既往手术类型的识别（甲状腺叶切除术、甲状腺次全或全切除术），可能的话还需要对应的功能性及实验数据，例如包括甲状腺功能检查、放射学检查（超声、甲状腺扫描）及实验室检查（甲状腺抗体、血清降钙素）。

外科医生应在标本上进行肿瘤定位。标本的大体检查包括标本的重量和尺寸（三维体积）、外表面及切面（颜色、质地）的描述。如有结节，应描述每个结节［大小、部位及特征性（实性、囊性、钙化、出血）］。对于单发结节或主要的结节，应记录其部位、大小、包膜、外科切缘及特征（颜色、囊性变、出血、FNA痕迹及坏死），并墨染其手术切缘，注意是否有甲状腺外的浸润[270]。

如果标本包含区域淋巴结，应描述所有大体可见的淋巴结的分区及特征。记录是否有甲状旁腺。经过详细完整的大体检查、充分固定、取材后进行组织学检查。肉眼观察结果决定了没有明显结节的甲状腺炎症性病变，如甲状腺炎或Graves病的取材数量，每叶

框41.1 甲状腺肿瘤的大体检查

包括的主要特征：

1. 重量
2. 三维测量
3. 外表面（结节状/弥漫性肿大）
4. 切面（颜色/质地）
5. 有结节的话，结节的大小和特征
6. 外科切缘
7. 甲状旁腺及淋巴结的存在

最多 3 块，峡部 1 块。建议对单发或具有明显包膜的结节全周取材。每个切片应包括肿瘤主体及其包膜，如有周围正常组织，应取交界处。Lang 等研究表明对肿瘤包膜的广泛取材提高了血管浸润的发现率[289]。Yamashina 为区分滤泡性腺瘤和滤泡癌的最新研究表明，有必要对肿瘤包膜进行全取材[136]。而没有包膜的结节，每隔 0.5 cm 取材。

甲状腺肿瘤的组织病理学报告

最终的组织病理学报告对确定患者的预后和治疗至关重要。它应该是全面的，包括所有已知的预后因素，这有助于临床医生制订一个周密的术后治疗方案。甲状腺肿瘤最终的病理报告应该描述肿瘤的组织学类型、数目或者多灶性、大小、被膜、有无肿瘤包膜以及甲状腺外浸润。此外，报告还应描述对侧甲状腺的任何疾病，包括血管或者淋巴管侵犯的信息（肿瘤周围或肿瘤外的脉管而不是主要瘤体内的脉管）（框 41.2）[270]。

进行淋巴结活检或清扫病例，应记录淋巴结转移的数目和大小。淋巴结外软组织的浸润也被认为是一个重要的预后因素。

如果手术中有甲状旁腺切除，应记录其数目，并尽可能给出其位置。甲状腺的其他病理发现，如结节性甲状腺肿、甲状腺炎、良性肿瘤，应加以描述。附加报告（可选）包括与 FNA 结果的相关性（特别是在不一致的病例中）以及与术中诊断和临床信息的相关性。可适当增加特殊检查结果，包括特殊染色（如淀粉样物的刚果红染色、血管的弹力纤维染色）、免疫组化染色（如降钙素、甲状腺球蛋白、确认血管侵犯的内皮标志物）及流式细胞术等。

同样重要的是，某些肿瘤的特殊亚型因其具有不同的临床表现，病理报告应特别指出。乳头状癌的分类中常见高细胞型、弥漫性硬化型及柱状细胞型比普通型具有更强的侵袭性。除外预后价值，最终病理报告对特殊亚型的描述也可能有助于解释一些 FNA 中不常见的结果：例如，乳头状癌高细胞型在细针穿刺活检涂片显示嗜酸性胞浆和明显的核仁，易误诊为嗜酸性滤泡肿瘤（Hürthle 细胞肿瘤）；乳头状癌滤泡亚型，因其滤泡样生长方式可被误诊为滤泡性肿瘤。

框 41.2 病理报告中需要确定的甲状腺肿瘤的组织学特征

1. 肿瘤类型和亚型
2. 肿瘤大小
3. 包膜
4. 多灶性
5. 浸润
   - 浸润肿瘤包膜（具有包膜的肿瘤）
   - 浸润正常甲状腺组织
   - 浸润甲状腺外组织
   - 脉管浸润
   - 神经浸润
6. 对侧叶肿瘤的存在
7. 非肿瘤病变（甲状腺肿、甲状腺炎等）
8. 肿瘤相关淋巴结
   - 受累最大淋巴结的大小
   - 转移灶的大小
   - 淋巴结外侵犯
9. 美国癌症联合委员会（AJCC）分期

包膜侵犯和（或）血管侵犯：对于包裹性滤泡性病变在仅出现包膜侵犯时即诊断为癌的争议仍然存在。有些作者提出，“微小侵袭性癌”适用于微小血管浸润的肿瘤，而“广泛浸润型”适用于血管广泛浸润的肿瘤[127]。然而，其他学者已经提出仅有包膜浸润的肿瘤也会出现远处转移[290]。我们研究所规定“微小侵袭性癌”只适用于仅有包膜浸润而没有血管浸润的肿瘤，对伴有血管浸润的肿瘤称为“血管浸润型”。

参考文献

如需完整的参考文献列表，请访问 http://pincode.yiaiwang.com。

第 6 部分

术后注意事项

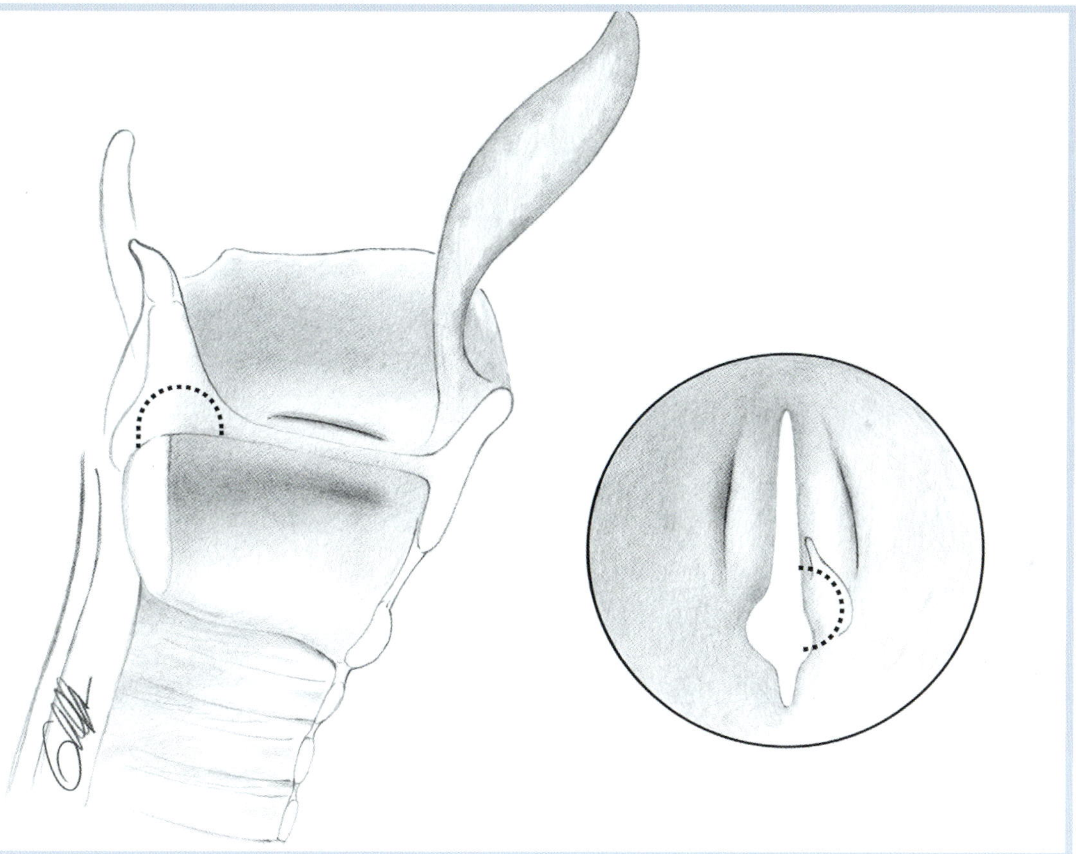

42

喉返神经损伤的病理生理学

Gayle Woodson

朱一鸣　译　赵文新　审校

引言

喉神经损伤是甲状腺手术的严重并发症。单侧喉神经损伤会影响患者的发声，偶尔还会影响吞咽；双侧损伤则可导致气道阻塞并危及生命。不同患者、不同损伤时间的症状差异很大，具体取决于病变的部位、严重程度和愈合过程的生物学特性。本章介绍了喉返神经（recurrent laryngeal nerve，RLN）损伤的病理生理学和神经再生的生物学（见第 43 章，喉返神经麻痹的管理）。

症状

单侧喉麻痹可以没有任何症状，在发声正常患者的常规喉部检查过程中偶然发现。急性喉神经损伤的患者常出现发声障碍，根据损伤的严重程度可出现轻微的声带疲劳至严重的声音嘶哑，最严重的情况是声门功能不全导致失声甚至吞咽时误吸。喉神经麻痹会损害所有需要紧闭声门的功能，如咳嗽、排便和需要稳定胸部的举重。单侧喉麻痹在大部分情况下可通过健侧声带移动保证气道通畅，但也可导致婴儿喘鸣、因喉痉挛而出现偶发性气道阻塞[1]。在一些情况下，麻痹的声带在吸气时内收，导致喘鸣甚至需要气管切开[2]。

长期以来人们发现，即使声带无法运动，其功能也可以得到改善。随着时间的推移，麻痹的声带位置会逐渐向中线移动[3]，其可能由于内收肌的神经再支配所致[4]。

双侧 RLN 损伤时，呼吸是比发声更为严重的问题。急性双侧 RLN 麻痹可能需要紧急气管切开或气管插管，也可能气道相对狭窄但仍满足通气需求。与单侧 RLN 麻痹一样，由于喉部肌肉的神经再支配，症状会随着时间而改变（图 42.1），在声音变得更有力的同时气道狭窄更加显著。患者经常出现发声时声带内收，外展较少。吸气时不协调的声带内收也可出现，可能由吸气期间麻痹的肌肉组织被动向内塌陷（即 Bernoulli 效应）所致，也可能由喉肌群的神经再支配所致（图 42.2）。

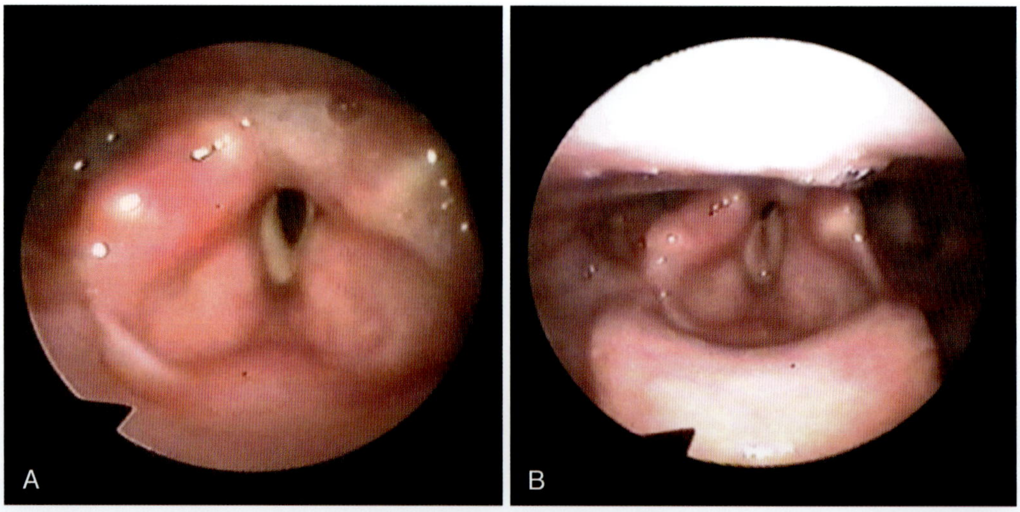

图 42.1　甲状腺切除术后双侧喉麻痹（肿瘤累及双侧喉返神经）。A. 手术后即刻：声带部分外展。B. 6 个月后：声带向中线移动

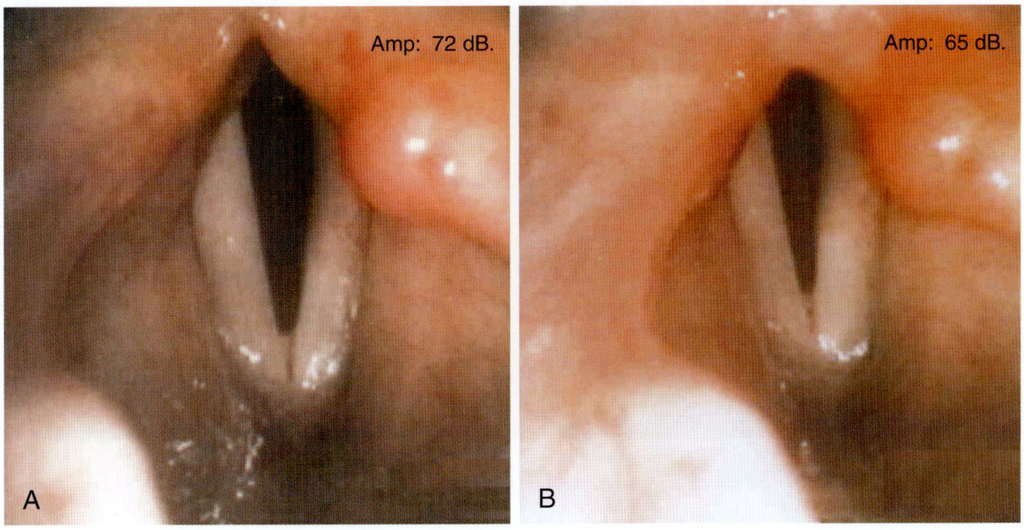

图 42.2 甲状腺全切除术后双侧喉返神经麻痹的声带反常运动。A. 正常呼吸。B. 深呼吸

声带麻痹后的结构位置

发声受影响的严重程度与麻痹的声带距中线的距离有关。当声门不能完全合拢时所发出的声音微弱，声门间隙变大时则变为无声的呼吸音。诸如甲状软骨成形术、声带局部注射等外科操作可将麻痹声带的前部移动到靠近中线的位置，能够有效恢复旁正中位声带患者的发声功能。但当杓状软骨外旋时，麻痹的声带突偏向外侧，无法使对侧声带突活动靠近（图 42.3）。在这种情况下声门的充分闭合，需要手术同时处理声带后部。

正中位（median）和**旁正中位**（paramedian）两个术语常用于描述位于中线或中线附近的麻痹声带，**外展位**（cadaveric）用于描述外展位置的声带。另一种术语系统是通过旁**正中位**和**外展位**描述吸气期间声带之间形成的角度，从前连合到每一侧的声带突各画一条线，构成的角称为**声门前角**，可以定量测量并用于术前评估和随访。图 42.4 显示了 2 名患者的声门角：一名患者的声带麻痹于旁正中位置，另一名患者的声门更偏外侧。

对于单侧 RLN 麻痹时症状和声带位置随时间的变化的原因有多种解释。最具历史意义的两个理论是 **Semon 定律**和 **Wagner-Grossman 假说**。Semon 定律认为，在神经损伤后，外展肌的神经纤维首先受到影响，因此声门开放功能会首先受损[5]。之后，内收肌也会麻痹，导致声带向外侧移动。然而，Semon 定律预测的声带会随着时间的推移而向外侧移动，这与多年来广泛观察到的声带逐渐内收完全相反。Wagner-Grossman 假说则认为，环甲肌是唯一不由 RLN 支配的喉内肌，在 RLN 损伤后，声带因环甲肌的收缩而

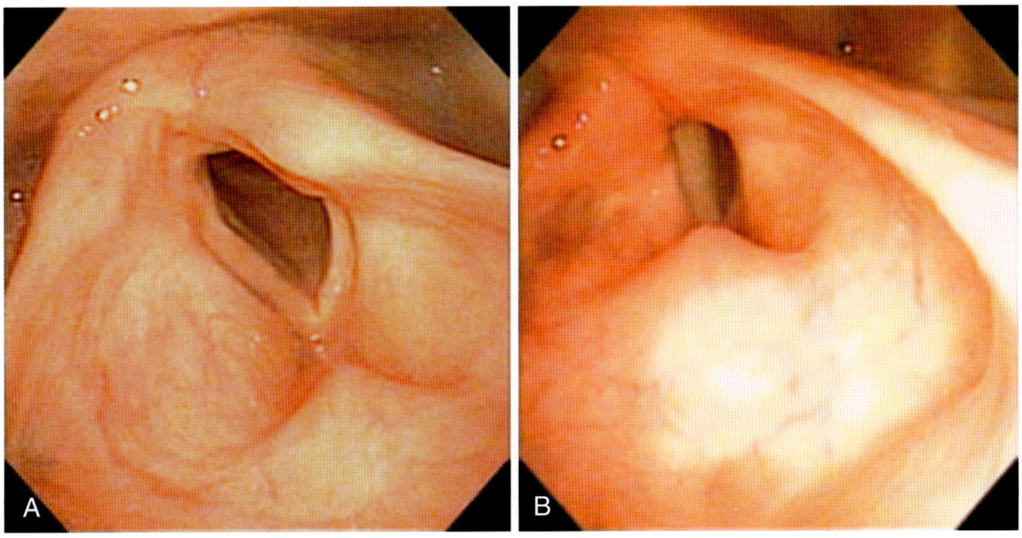

图 42.3 在麻痹的喉中声门闭合受限。可看到声带突是如何侧向旋转帮助襞裂闭合

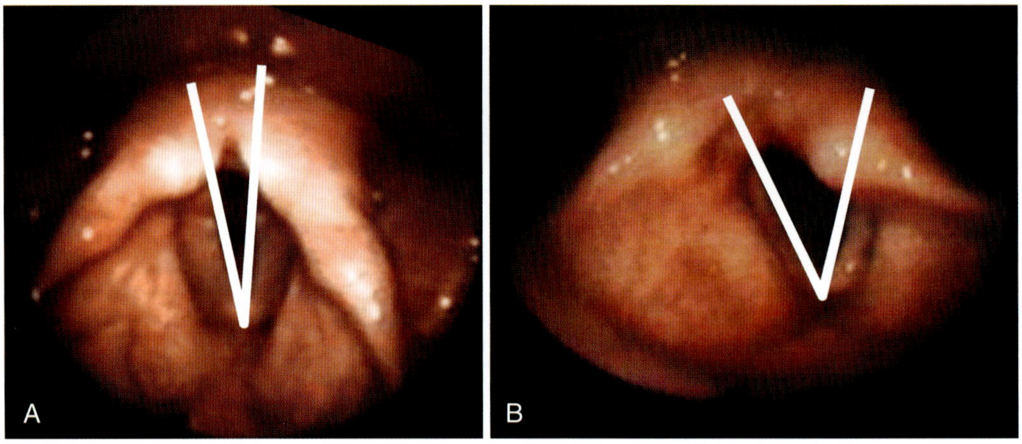

图 42.4 在深吸气期间测量声门前角的测量，定义为前连合到每一侧的声带突连线的夹角。A. 旁正中位声带。B. 外展位声带

内收。而在迷走神经也受到损伤时，喉返神经和喉上神经均受到影响，声带将因为没有环甲肌的收缩而外展[6]。Wagner-Grossman 假说与临床观察到 RLN 和迷走神经损伤中声带位置更加一致，也因此被广泛接受[7]。

但是，大量的研究证据并不支持环甲肌使声带内收的观点[8-13]。虽然环甲肌是吸气的辅助肌肉，阻断环甲肌的神经对声门结构和跨声门阻力并没有影响，即使在呼吸刺激、环甲肌活动最强时也是如此[9-11]。在尸体研究中，模拟环甲肌收缩会导致声带拉长但没有内收[9]，声带运动的三维模型进一步支持这一观点[14]。

许多临床研究未能证实声带位置与环甲肌神经支配之间的相关性[8, 15-17]。不过，声带位置由获得神经再支配的（或仍有残余神经支配）肌肉力量决定。在一项针对 114 名声带麻痹患者的研究中，Hirano 等发现 65% 的患者有肌电图（electromyographic，EMG）活动，声带位置与肌电图检测到的甲杓肌运动神经元数量相关，与环甲肌的状态无关[8]。在另一项由已知神经损伤部位引起的喉麻痹患者的研究中，研究者测量了发声前吸气时声带形成的角度，并在甲杓肌 EMG 活动较大的患者中观察到较窄的声门角（即声带更为居中）[15]，在几乎没有或没有 EMG 活动的患者中观察到杓状软骨的前倾[15, 17]，后者可能由于失去环杓后肌（EMG 采样常被忽略）的支持所致。

环杓后肌被认为是喉部唯一的外展肌，但计算机模型表明杓间肌也参与外展。此外，环杓后肌的作用不仅是外展，它在发声中可支撑杓状软骨的后部，并平衡内收肌和环甲肌施加的前倾力。在完全性喉麻痹中，杓状软骨由于失去这种支撑而向前倾斜。

临床上麻痹声带的 EMG 活动可能代表神经不完全损伤时的残余神经支配，也可能代表肌肉的神经再支配，包括 RLN 和其他来源的神经。

神经损伤和再生的生物学原理

外周神经损伤引发复杂的生物学反应不仅涉及局部组织，还涉及中枢神经系统（central nervous system，CNS）[18]。在神经横断后数小时内出现 Wallerian 变性，最终累及损伤远端的所有神经组织，近端残端则退化回到第一个 Ranvier 结节。轴突和周围的髓鞘都退化并被增殖的 Schwann 细胞和肥大细胞清除。损伤后的轴突长出新的子轴突，以每天 1 ～ 3 mm 的速度再生[19]。损伤远端神经残端的再生取决于远端神经中 Schwann 细胞的功能，它们分泌神经营养因子，例如神经生长因子（nerve growth factor，NGF）、脑源性神经生长因子（brain-derived nerve growth factor，BDNF）和 NT4/5。这些生长因子被近端轴突残端吸收，转运到中枢神经细胞的细胞体，并促进神经元存活和轴突再生[20]。远端神经中的神经小管将轴突引导至目标组织；然而，小管会随着时间的推移而收缩。

在神经损伤后，每个运动神经元最初都会经历染色质溶解，细胞核迁移到运动神经元边缘，尼氏颗粒破碎溶解，这些变化预示着轴突的功能从神经传递转变为神经修复。随着时间的推移，细胞核返回神经元细胞的中心，尼氏体重组，神经元开始合成蛋白质和脂质，并被用于远端轴突的重建。并非所有的运动神经元在神经损伤后都能存活，在脊髓中，20% ～ 50% 的运动神经元在轴索断裂后死亡[21]。神经元的存活率与病变和神经元的距离成反比，其原因可能是在近端损伤后需要再生的节段较长。有研究认为颅神经损伤后神经元细胞死亡率更高，然而在大鼠中 RLN 横断和重建的动物研究发现大多数运动神经元能够存活[22]。其他大鼠研究发现神经挤压损伤后没有神经元丢失，并且在 RLN 撕脱后长达 1 个月也没有神经元丢失[23-24]。

大脑中含有神经干/祖细胞，会迁移到各种损伤的CNS组织中，可能引导新的神经元和神经胶质细胞的生成以应对损伤和炎性疾病[25]，现已在大鼠中观测到RLN撕脱后神经祖细胞从第四脑室迁移到疑核[26]。

神经损伤后若轴突与目标组织未能即时建立连接，则会经历慢性轴突断裂[19]。大鼠后肢逆行标记研究发现，在远端神经残端慢性失神经支配1年后，当重新连接到远端神经残端时，< 10%的运动神经元会出现轴突再生。当再生轴突的分支支配更多肌肉纤维时，运动单元会逐渐扩大。一种新的交叉缝合技术可以独立影响轴突切断、远端神经鞘的失神经支配和肌肉失神经支配的时间。该研究结果表明，功能恢复不佳的重要因素之一是神经残端的远端慢性失神经支配，失神经支配的肌肉是另一个影响因素。

肌肉在运动神经横断后立即开始萎缩。几天之后卫星细胞激活，神经营养和肌源性调节因子的表达上调。在肌肉萎缩的早期阶段，肌肉质量可能会较少之前的10%，但它能在神经再支配后恢复正常力量。在肌肉萎缩的第二阶段，肌浆网被破坏，乙酰胆碱受体沿肌纤维增殖，并出现自发性纤颤活动；在终末期会出现明显的肌肉萎缩，功能恢复也会变得相当困难。慢肌纤维化比肌纤维的萎缩速度更快。在大鼠后肢，第一阶段持续约2个月，并在7个月后达到终末阶段；人类肌肉的萎缩时间尚不确定，但在损伤后2年，神经再生的成功率显著下降[27]。

虽然运动神经可以再生，但功能恢复往往较差。神经是由一系列轴突组成的复合体并支配特定的肌肉，而不是可以简单“拔下”然后“重新插入”的电源线。轴突的结构呈束状，若其被破坏，再生轴突可能会失去方向并支配错误的部位，这种现象被称为**联带运动**（synkinesis）[28]，其出现概率随着神经损伤程度的增加而增加。Sunderland基于组织学结构对神经损伤程度进行分类，用于区分神经损伤的程度[29]。一度损伤会中断轴突的神经冲动传导而不破坏解剖结构，其可能是由压迫或缺血引起的。二度损伤中神经内管保持完整，但轴突失去连续性。这是可能的，因为内膜比轴突本身更有弹性，因此更能抵抗牵引所带来的破坏。在损伤恢复中，完整的神经内膜小管可将再生轴突引导至其所应支配组织。但是在3度损伤中，轴突束内结构杂乱无章，再生的轴突虽然局限于同一束，但不再受神经内膜的限制而进入其原始路线，并可能重新支配错误的靶标；束内瘢痕也可以阻止轴突再生。在4度损伤中，束本身被破坏，再生轴突更加混乱，也更容易形成瘢痕并阻碍神经再生。在5度损伤中，神经主干被完全横断，因此不再有引导再生的管道样结构。

Sunderland神经损伤分类被广泛接受。然而需要指出的是，神经内每个轴突的损伤程度不一定完全一致，一些轴突可能被横断，而另一些可能只是被压缩，髓鞘可能在某些区域得到保留，而在其他区域被破坏。这种异质性的神经损伤在甲状腺切除术中更为常见。

术中喉神经损伤的原理

通常情况下，喉神经的手术损伤无法明确其原因。没有明显神经中断的牵拉是甲状腺手术后声带麻痹最公认的原因[30-31]。术中神经监测已在多项动物研究中用于神经损伤的机制研究，包括牵拉、钳夹、挤压、热损伤、电灼伤和横断[32]。在利用猪的研究中，2.83 MPa的牵拉力会导致神经信号丢失并出现RLN麻痹，但可在7天内恢复，并且没有导致结构性神经损伤[33]。其他研究表明，信号的幅度和潜伏期是神经损伤的重要指标[34-35]。潜伏期延长是神经损伤的最初表现，小于50%的潜伏期延长通常会随着牵引的停止而恢复。

使用能量器械止血引起的热损伤是另一个重要因素[30-31]，动物实验表明，RLN损伤的临界温度在60℃左右[36]。其他动物研究比较了各种能量器械对RLN的影响[32]，超声刀、双极电凝和集成能量设备在距离神经1 mm范围内使用时会导致RLN损伤，但在距离超过2 mm时不会[37]。

巨大甲状腺肿压迫导致喉麻痹，在甲状腺切除术后神经功能恢复。很多这样的报道证明，RLN从压迫中恢复的可能性较高[38-39]。神经也可以承受部分切除。Kihara等报告在4585例因甲状腺癌而接受甲状腺切除的患者中，有18例因肿瘤累及神经而仅保留了神经的50%，这些患者中有15名最终恢复了神经功能[40]。

RLN的连续性丧失是一种严重的损伤，但其有着强烈的再生倾向。动物研究已经证明RLN可以持续地再生，即使需要跨越的间隙有数厘米长[4, 41]。在RLN切断后症状反复的痉挛性发声困难的患者中，已经发现出现神经再生，即便大段切除并结扎神经断端也是如此[42]。对29例甲状腺切除术后慢性喉麻痹患者的手术探查表明，尽管25例患者神经被横断结扎，但每条横断的神经都有一定程度的再生[43]。然而，尽管喉部肌肉出现明显的神经再支配，甚至即使神经重建时精确地重新排列对位，喉部肌肉的运动也难以完全恢复[44]。

神经再生后声带活动无法恢复的原因

RLN 损伤的最终结果通常是运动功能障碍或痉挛性固定。即使神经没有得到重建，神经再生和肌肉的神经再支配仍会不同程度地出现，但错误的神经再支配会导致相反的或不协调的肌肉收缩，无法帮助喉的运动。正如 Crumley 所说，“因此，RLN 损伤后患者最常见的问题是神经再支配后肌肉活动功能异常，而不是失神经支配[28]”。在其他解剖部位（如面部或肢体）的神经损伤后也观察到类似的联带运动。

在大鼠中进行的逆行神经示踪剂研究表明，在神经横断和重建后，脑干神经元对喉部肌肉进行了不适当的神经再支配[45]。也有报道在神经部分冷冻伤或挤压伤后出现丧失了体感皮质定位的现象[23, 46]。Crumley 把联带运动分为“有利的”或“不利的”。通过有利的联带运动，肌肉不会有不协调的运动，而是在神经再支配下保持在有利的位置并保持肌肉体积，使声带不会变薄和萎缩。在不利的联带运动中则会出现不协调的肌肉活动，例如吸气时矛盾性内收，或出现痉挛而中断发音。单侧麻痹可因过度内收引起慢性上呼吸道阻塞，而极少数情况下 RLN 损伤会因为不利的联带运动而导致反复发作的严重气道梗阻[1]。在大鼠模型中已表明单侧神经横断与吸气联动声带内收的关系[47]。

喉的联带运动经常发生，然而，因联带运动而导致声门完全无法运动需要大小相等、方向完全相反的作用力并相互抵消——这不是随机性神经再支配的结果，特别是考虑到环杓关节内的运动自由度。关节强直被认为是麻痹声带慢性变化的一个因素，然而，对 10 例有慢性喉麻痹病史的人喉标本的组织学检查中并未发现强直的证据[48]。此外，在病史长达 25 年的喉麻痹患者的杓状软骨内收关节探查也未发现此类强直[49]，他们的关节很容易旋转，但声带仍然缩短，表明是软组织收缩限制了声带运动。

神经再支配后声门完全无法运动的另一种解释是内收肌优先获得神经再支配，而环杓后肌的再支配较差[50]。内收肌将声带拉向内侧，而由于外展肌力不足，声带保持在该位置，类似于肢体的屈曲挛缩。

除声带完全无法运动之外，RLN 损伤还可能出现声带能够活动但很微弱，或者吸气时出现矛盾性内收。由于声带肌肉萎缩，声带可能会萎缩，有时表现为声带厚度的差异。RLN 损伤后喉部形态的变化可以通过喉部肌肉及其间室的复杂运动来解释[14]。

肌肉间室与喉部运动

声带不像挡风玻璃的雨刷一样只在一个平面运动，而是在三个维度上移动并改变形状。每个声带都有前后两个部分：前部较为柔软，由覆盖有黏膜的肌肉构成；后部是软骨，由杓状软骨的内侧部分构成。所有喉内肌（环杓肌除外）都附着在杓状软骨上，声带运动因此受到杓状软骨主动旋转或平移的影响，襞裂膜部因杓状肌运动而被动移位。

杓状软骨在较浅的球窝关节中与环状软骨连接，可活动范围较大。环杓后肌收缩打开声门，它将杓状软骨向上向外牵拉，将声带突向外侧和上方移动[51]。环杓侧肌通过将声带突向内向下移动而关闭声门。虽然从上方观察到的似乎是正交运动（尤其是二维视频中），但环杓后肌的外展和环杓侧肌的内收是围绕不同的轴进行的[52]（图 42.5）。甲杓肌和杓间肌也具有明显不同的力和旋转轴。甲杓肌和环甲肌控制声带膜部的形状，环甲肌使声带拉长、紧张和变薄，而甲杓肌使声带变短、变厚。此外，喉内肌可被划分为具有不同功能的间室，例如环杓后肌有两个肌腹，其支配神经和对杓状软骨的力作用并不相同[51, 53]。甲杓肌可以分为两个不同的解剖间室，内侧部分通常称为声带部，外侧部分称为肌肉部，不同间室的肌球蛋白含量和肌梭密度差异很大[54]。喉部运动的三维模型显示甲杓肌的肌肉部活动导致声带内收，而声带部收缩导致轻微外展[14]。喉内肌不同功能和互补作用为声

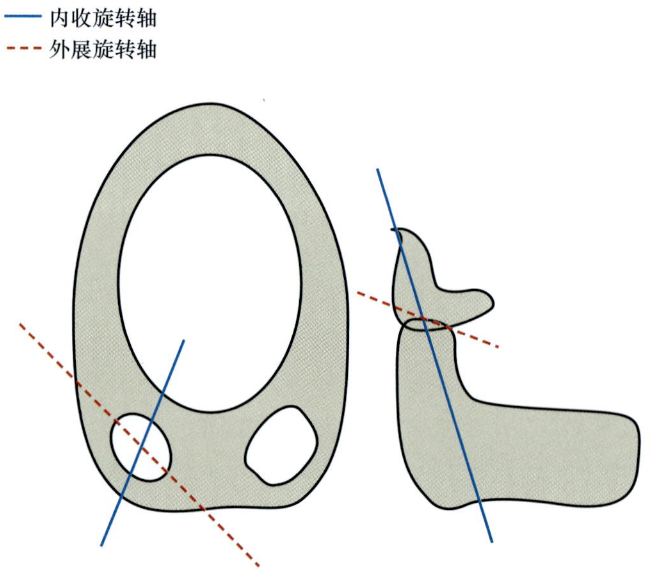

图 42.5 杓状软骨在尸喉中的运动。在模拟中，环杓侧肌和环杓后肌的旋转轴不同

门的运动提供良好控制，正常发声需要该复杂系统的精确协调。发声过程需要精确控制声带的长度、张力和体积，这样声带才能进入预期的振动频率并使两侧同步振动。专业歌手的音高和声音质量控制需要对声门运动进行更精确的调整。当再生轴突较为混乱且无法恢复大脑和喉部之间的正常连接时，这种复杂的发声调控会受到严重损害。因此，即使是轻微的神经损害也会产生较大的影响，尤其是对专业歌手而言。

选择性神经再支配

自发的 RLN 再生会使得声带固定于内收位置，这有助于单侧神经麻痹时的发声，但会在双侧神经麻痹时阻塞气道。了解肌肉的神经再支配过程有助于神经损伤后的功能康复。

Paniello 开发了一个数学模型来模拟联带运动[55]。该模型预测，在 RLN 完全横断后，约 75% 获得神经再支配的环杓后肌将是内收肌纤维，但它没有说明到达肌肉轴突数量较低的问题。

环杓后肌和内收肌在吸引神经再支配轴突的能力上可能不同。对大鼠的研究表明，失神经支配后大鼠后肢肌肉的某些神经营养因子的表达存在差异[56]，失神经支配的环杓后肌和内收肌之间的生长因子表达存在显著差异[57-59]。特别的是轴突生长诱导因子 -1（Netrin-1）在大鼠神经再生期间的环杓后肌中表达上调[60]。如前所述，环杓后肌不能很好地获得神经再生，其在内收肌中更强大。将高浓度的轴突生长诱导因子 -11（Netrin-11）注射到环杓后肌中可显著降低运动终板神经再生[60]。体外研究显示，分泌神经营养因子的肌肉干细胞可用于促进和引导喉返神经损伤后的再生。

神经横断的紧急处理

多年来，人们普遍不愿意重建急性横断的神经。研究者在人体和动物研究中观察到，RLN 的重建并没有使喉部恢复正常运动，而是出现了异常活动和气道阻塞。很明显，RLN 在没有治疗干预时仍有很强的再生倾向。因此，关键问题是：自发的神经再生和手术重建，哪一种方式的功能恢复更好？

临床经验和动物实验中的有着相互矛盾的报道。有报道称，立即重建横断的 RLN 后，恢复部分功能[61-66]。然而，很多报道观察到不良的功能结果，包括反常运动导致的气道阻塞、内收肌功能恢复但外展肌功能未恢复，以及发音质量差[66-72]。

许多人建议不要即刻重建横断的神经，因为神经再支配后的联带运动可能导致功能障碍。如果未重建的神经导致声带松弛麻痹并且没有异常运动，这种建议可以被参考。然而文献表明，无论神经是否被重建，都会发生异常的神经再生。因此，目前的共识是应该重建急性横断的神经，因为这将最大限度地恢复神经支配功能。如果神经损伤长度较长，无法即刻重建，可以用另一根神经（例如颈襻的分支）来完成重建。这种方法可以恢复肌肉张力，并有望阻止联带运动神经纤维的再支配（见第 43 章，喉返神经麻痹的管理）。

总结

喉麻痹是甲状腺手术的严重并发症，单侧麻痹主要影响声音，而双侧麻痹则会阻塞气道。即使被横断或结扎，损伤的 RLN 仍具有很强的再生和重新支配喉部肌肉的倾向。尽管如此，正常的喉部运动并未恢复，其原因是出现联带运动，使得外展肌的神经纤维支配内收肌，而内收肌的神经纤维支配了外展肌。喉部运动较为复杂，需要多个肌肉施加不同大小、方向的力。由于内收肌的神经支配倾向性和外展肌（环杓后肌）不充分的神经再支配，喉部在神经再支配后通常无法活动，处于相对内收的位置。神经再支配后的联带运动有时会导致吸气性喘鸣或发作性喉痉挛。最近的研究表明，喉部肌肉对失神经支配的分子水平应答有所不同，这有助于提高神经再支配的特异性。开展进一步研究对于提升治疗效果、恢复正常功能至关重要（见第 43 章，喉返神经麻痹的管理）。

参考文献

如需完整的参考文献列表，请访问 http://pincode.yiaiwang.com。

43

喉返神经麻痹的管理

Simon Brisebois，Andrew M. Vahabzadeh-Hagh，Fermin Zubiaur，Albert Merati

贺晨宇　译　田文　审校

请访问 http://pincode.yiaiwang.com 查看相关视频：

视频 43.1　经环甲膜黏膜下声带填充术。

本章包含额外的在线拓展内容（包括独家视频），详情请访问 http://pincode.yiaiwang.com。

引言

甲状腺手术中喉返神经（recurrent laryngeal nerve，RLN）功能的改变是不幸的，但有时又是不可避免的结果。手术技术水平、对疾病的判断或疾病自身发展均会造成 RLN 损伤，导致声带活动不足，甚至不活动。有关暂时性或永久性声带麻痹风险的术前咨询至关重要，典型的数据报告称甲状腺手术后永久性声带麻痹的发生率约为 1% 或更低，而暂时性声带活动性受损的发生率在 1.8% ～ 2.6%[1]。RLN 损伤的危险因素包括甲状腺全切除术、翻修手术和术中未发现 RLN 的病例[2]。甲状腺切除术后，声带麻痹患者的发病率和术后医疗保健费用显著增加[3]。持续性发音困难可能对患者的生活质量有重大影响，并且是甲状腺切除术后产生诉讼的主要原因[4]。外科医生必须确保患者在手术前充分了解风险，并须尽可能地减轻这些风险，同时对患者主要的甲状腺问题进行合适的处理。在声带麻痹的情况下，医生应该了解患者的临床表现，并能够实施或指导患者采取康复措施。

单侧声带麻痹

评估

临床护理中所见的典型表现是甲状腺术后单侧声带麻痹（unilateral vocal fold paralysis，UVFP），伴或不伴一定程度的吞咽困难。即便手术完成时 RLN 完整和术中经神经监测（intraoperative neuro monitoring，IONM）确认也可能发生这种情况。Sahli 等发现这一概率高达 18.8%，且年龄 50 岁是术后发音困难和（或）吞咽困难的独立危险因素[5]。尽管 RLN 损伤似乎是第一个合理的罪魁祸首，但仍应考虑替代诊断。应审查相应表格从而进行术前评估以保证在手术前没有预先存在的功能障碍，否则可能需考虑因插管相关损伤导致压迫了神经微循环，但这可能很少见，据报道其发生率为 0.08%[6]。

甲状腺切除术后的 UVFP 最常表现为呼吸困难、声音微弱。投影受限，并且声音容易疲劳；发声时可能有主观的呼吸急促感。除发音困难外，患者还可能出现吞咽困难，伴或不伴有误吸[7]。因此应询问患者进食或饮水时有无窒息或呛咳，以及是否有任何间歇性肺炎病史。声音由临床医生和患者共同评估。临床医生最常使用 GRBAS 量表［分级、声音粗糙度、气声、虚弱程度、紧张度（grade，roughness，breathiness，asthenia，strain）］或 CAPE-V［关于声音的共识性听觉感知评估（consensus auditory perceptual evaluation of voice）］来评估声音质量[8]。此外，声学测量数据可以被收集，例如抖动、微光和噪声谐波比[9]。患者则需要完成噪声障碍评估调查，最常用的是噪声障碍指数 -10（Voice Handicap Index-10）[10]。这些方法有助于为未来追踪病情发展以及评估干预是否成功建立基线。随后患者应进行全面的头颈部检查，其中包括评估颅神经功能，尤其应关注迷走神经。颈部应触诊有无淋巴结肿大、颈部肿块或喉气管畸形。

视频喉镜检查

视频喉镜检查对于检查发音障碍患者的喉部至关重要。美国耳鼻咽喉头颈外科学会发布的最新临床实践指南指出：对于发音困难在 4 周内没有被改善或解决的任何患者都应进行喉镜检查[11]。对于术后可能出现声带麻痹的患者需要更快进行喉镜检查。纤维喉镜检查允许在其生理位置以及呼吸和发声期间检查喉部，同时提供喉咽黏膜的高分辨率放大图像。视频喉镜检查加上频闪喉镜检查可以进一步了解声带活动性和振动功能，以及声门闭合的对称性和完整性。

喉肌电图

喉科医生报告称单纯视觉评估喉部来诊断神经肌肉功能障碍的不准确率高达 1/3[17]。这一结果是与喉部肌电图（laryngeal electromyography，LEMG）相对比得到的，后者是一项能直接且客观评估喉部神经和肌肉完整性的技术。LEMG 可有效用作频闪喉镜检查的辅助工具，它有助于区分是神经系统原因造成的声带不活动或活动不足，还是机械原因，例如环杓关节固定。它同样能帮助预测轻度麻痹或麻痹情况下的功能恢复情况，帮助预测患者是否对单纯声音治疗反应良好或是否需要手术干预。LEMG 的实用性一直是一个备受争议的话题，但缺乏循证支持。2016 年发表了关于 LEMG 用于诊断和治疗复发性喉神经病变后声带麻痹的共识声明。结论是：若想获得声带麻痹超过 4 周但不到 6 个月的患者的预后信息则应使用 LEMG。这些患者当中，如果他们具备主动自发运动单位电位募集和多相运动单位电位则有望恢复[18]。此外，通过充分理解 Munin 等回顾的 48% 病例的诊断后发现在临床算法中使用 LEMG 会导致临床管理的改变[18]。LEMG 在实践中可以采取多种形式，从个人到基于团队的形式。通常情况下肌电诊断医师和耳鼻喉科医师会一起工作来完成这个门诊操作[17]。

单侧声带麻痹的处理

声带麻痹的治疗通常有两个主要目标：提供有效、轻松和可理解的发声，以及提供无误吸的安全吞咽。对于新诊断的声带麻痹，保守治疗是帮助管理声音和吞咽问题的一线选择。如果声带麻痹继发于已知的 RLN 横断或预期并无有意义的功能恢复，则需提供更明确的手术干预。在这里，我们将首先讨论更保守的干预措施，以及更具侵入性和确定性的治疗方案的进展。

声音和吞咽治疗

声带麻痹和发音困难的患者最好由耳鼻喉科医生和言语病理学家组成的团队来共同处理。言语病理学家对这类患者的早期评估和治疗至关重要。他们能为患者实施一些可能有效的补救措施，同时鉴别和消除一些起反作用的行为。尽管声带麻痹被定义为一种功能减退症，但患者可能会表现出代偿性功能亢进行为，例如肌肉张力障碍。这可能会使已经很差的发音质量变得更糟，并使发声困难加剧[19]。早期声音治疗旨在提高发声效率、发声的轻松度和耐力。这类技术可能包括控制功能亢进行为、调整音调、腹式呼吸支持，以及提高内在喉部肌肉力量的锻炼。Miller 于 2004 年对这类技术进行了全面的回顾[20]。Heuer 等发现在 41 名 UVFP 患者中，68% 的女性患者和 64% 的男性患者在声音治疗后没有选择进行手术干预，并且保守治疗和手术治疗的患者的结果满意度相似。因此，无论未来手术干预的预期可能性如何，让患者进行声音治疗始终是合理的[19]。

声带麻痹会导致声门功能不全、声门下压力降低和吞咽时气道保护减少。这可能会导致误吸，并可通过病史或吸入性肺炎的进展情况来确定。当担心误吸时，必须进行正式的吞咽评估，通常包括吞咽纤维内镜检查（fiberoptic endoscopic evaluation of swallowing，FEES）和（或）改良吞钡（modified barium swallow，MBS）。这些测试可用于确认误吸、对不同的液体稠度或食物进行风险分层，并测试姿势或调整行为以降低误吸的可能性。吞咽疗法通常包括观察进餐和教授一些如何更安全吞咽的技巧。这些技巧可能包括头转向瘫痪侧、下巴收紧、用力吞咽和声门上的吞咽方法[21]。教授吞咽方法之后通常会再有一个 MBS 和（或）FEES。在持续误吸的情况下，可以进行早期声带内移手术以改善声门闭合，并实现更强有力的咳嗽。

单侧声带麻痹的声带增强

很少有干预措施比声带增强治疗 RLN 麻痹和瘫痪更能显著影响声音障碍的治疗方式。Wilhelm Brunings 最初于 1911 年引入了注射喉成形术，以纠正由单侧声带麻痹导致的声门功能不全的问题[22]。手术中将一种材料注入真声带，试图增加体积并使声带边缘居中。然而，由于石蜡和聚四氟乙烯糊剂（Teflon，特氟龙）等可注射材料的并发症，该手术遭受了一些非议。自从 20 世纪 70 年代引入间接喉镜检查，门诊手术重新普及起来，并且声带增强术也成为喉科应用最广泛的手术之一[25]。当然，远端芯片相机的发展和硬质经口内镜在常规喉部检查中的应用已经使喉部可视化获得了高质量的效果。此外，随着注射材料被美国食品和药物管理局（food and drug administration，FDA）批准，耳鼻喉科医生逐渐增加了对注射材料的使用，同时减少了对法律问题或保险公司付款的担忧。所有这些都与 20 世纪 80 年代喉科作为亚专科的出现有关，并使适应证范围扩大。现如今，声带增强术可常规应用于声带萎缩、活动不足、不活动和瘢痕，并且最近更多地作为治疗慢性咳嗽的有效方法[26-27]。

关于该主题的更多讨论，请访问 http://pincode.yiaiwang.com。

门诊注射有 5 种主要方法：①经口使用一根长而弯曲的注射针，由硬性内窥镜或纤维鼻喉镜引导（图 43.1，方法 1）；②在会厌叶柄处经皮经甲状腺舌骨肌注射进入气道腔（图 43.1，方法 2）；③在声带的大致水平经皮经甲状软骨注射，针头穿过甲状软骨翼（图 43.1，方法 3）；④针头插入甲状软骨下缘下方经皮经环甲膜注射，并在上外侧成角度进入声带（图 43.1，方法 4）。该方法可以在离中线 3 ～ 7 mm 处进行，进入声带黏膜下层或由内侧进入声门下气道，然后将针横向倾斜朝向声带的后部。⑤经鼻内镜入路，使用 23 ～ 25 号弹性针头通过喉镜的工作通道。所有经皮操作通常使用纤维喉镜作视觉引导下进行，但也可以使用硬性经口内镜检查术。根据外科医生的偏好和患者的解剖结构，所使用的不同针头可以向近端和（或）远端弯曲。将实时内镜检查术和注射过程投影在患者面前的显示器上是很有用的，因为它能够提供立即反馈。伴随着外科医生不断地口头沟通，也能够帮助患者缓解通常会经历的自然焦虑。这些操作需要在气道中进行不同程度的局部麻醉，从鼻腔开始使用纤维内镜，然后是口咽部、下咽部和喉部。适当和有效的麻醉是一项相对简单的工作，通常可以在几分钟内完成。有许多方式实施局部喉部麻醉，但这成为获得充分可视化然后进行精确注射的关键步骤。喉部利多卡因漱口液、利多卡因通过纤维内镜工作通道或纤维导管滴注和（或）经气管注射都可以快速有效地麻

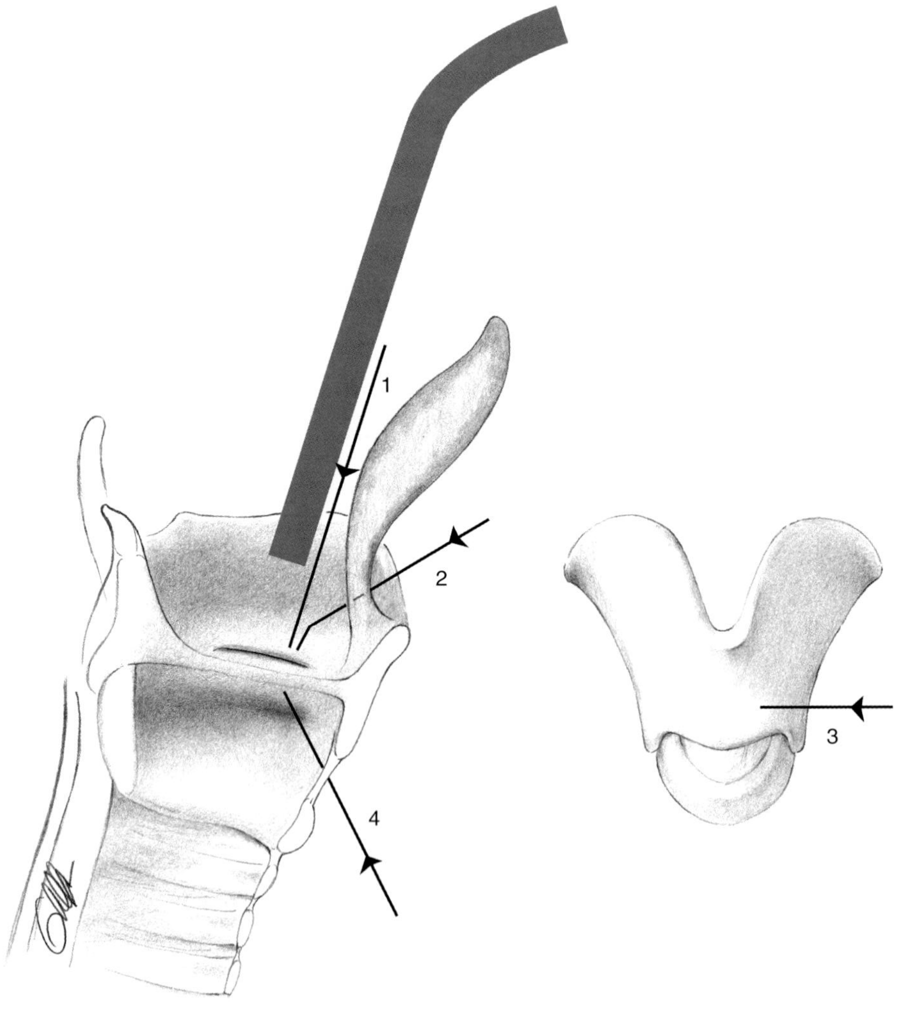

图 43.1 清醒状态下声带增强的方法。从上方进入喉部的较粗线代表用于视觉引导的纤维鼻喉镜。方法 1 是经口入路，使用弯针。方法 2 是经甲状腺舌骨肌入路，将 25 号针、1.5 英寸注射器穿过甲状软骨切迹并刺穿会厌软骨柄以进入声襞上缘、喉室和假声带。方法 3 是经甲状软骨入路，可直接进入声门旁间隙，但针头可能被软骨堵塞而受到阻碍。方法 4 是经环甲肌入路，可以很好地进入声襞下缘

醉声带。在手术室和全身麻醉下通过直接显微喉镜进行声带增强是一种有效的选择，但在清醒的患者中进行注射不仅更快、更具成本效益、发病率更低，而且还允许手术中患者通过发声获得听觉反馈，这使得术者在手术中能够对注射量进行微调，从而获得最佳的声音结果。

关于该主题的更多讨论，请访问 http://pincode.yiaiwang.com。

RLN 损伤后的最佳注射时间取决于多种因素，包括声音、呼吸和气道保护需求。考虑到早期注射已被证明是安全有效的，可帮助患者恢复日常活动中的声音使用，同时消除呼吸困难和声音疲劳的症状，因此当这些因素成为患者日常需求中的一个问题时，则无须等待神经恢复[29]。在怀疑气道穿透和（或）误吸的情况下早期声带增强是必要的。

在决定何时对瘫痪声带进行增强的决策过程中应优先考虑伴随一些 RLN 病变的吞咽改变。多年来，大量材料被用于注射喉成形术。然而，尚未发现一种理想的材料。理想材料的特性包括生物相容性、易于注射的低黏度、与天然声带组织相似的生物力学特性、易使用、抗吸收和迁移以及易于去除[30]。每种材料具有不同的性能，且注射的选择很大程度上取决于所需的效果持续时间和外科医生的偏好。目前由于特氟龙需要通过大规格针头注射，并且存在肉芽肿形成的风险，因此使用得相当有限[31]。

表 43.1 显示了用于声带增强的最常用材料的比较。透明质酸（hyaluronic acid，HA）、羧甲基纤维素和羟基磷灰石钙因其易于使用、无须特殊准备、可适应多种注射针头而被许多机构用作主要选择。如果浅表注射时意外导致声音嘶哑，病灶内注射透明质酸酶可以部分消除过量的 HA，但应谨慎使用，以避免改变声带固有层中存在的天然细胞外基质糖胺聚糖[32]。

多年来，其他流行材料包括胶原蛋白（牛和自体）、Cymetra（微粉化人体真皮）、自体脂肪和凝胶泡沫。这些材料需要更多的准备时间，并且在使用牛胶原蛋白时存在一定程度的超敏反应风险。

几乎所有的注射材料都需要过量注射，因为预计在发声期间会出现初始部分重吸收和物质调节，这就是为什么要提醒患者声音紧张是正常的即时结果的很重要原因（图 43.2）。

喉骨架手术

喉骨架手术由 Payr 于 1915 年提出，并在 1970 年代由京都大学的 Nobohiko Isshiki 推广。Isshiki 博士改进了这项技术，使之作为一种改变声带位置和张力的方法，而无须触及声带自身。这些技术已被用于治疗 UVFP 引起的发音障碍、前喉引起的声带萎缩和音高相关的发音障碍[33]。UVFP 最广泛使用的技术包括Ⅰ型甲状软骨成形术和杓状软骨内收术，此处将进一步讨论杓状软骨内收术。这些技术试图重建声带的发声前姿势，这将通过激活内在的喉部肌肉（即甲杓肌和外侧环杓肌）自然实现。然而，注射喉成形术为了提高声门的能力，喉骨架手术考虑了许多导致声带运动和发声姿势复杂性的变量，包括杓状体的位置、声带内侧表面的形状、膜状声带的高度和发声过程、声带的长度和张力，以及声带的质量和黏弹性。

Ⅰ型甲状软骨成形术是最广泛使用的修复瘫痪声带的技术。自 1975 年由 Isshiki 改进以来，所使用的技术和材料呈现出各种形式。该技术包括在瘫痪声带水平的甲状腺层上开窗。然后通过将植入物放置

表 43.1 目前用于声带增强的最常见的材料

材料	持续时间	准备	优势	劣势
透明质酸（Restylane，Juvederm）	3～6 个月	非常简单	临床研究支持的安全性和有效性	可以有意想不到的快速吸收
羧甲基纤维素（Prolaryn Gel）	2～3 个月	非常简单	低黏度	吸收非常快
羟基磷灰石钙（CaHa）（Prolaryn Plus）	1～3 年	简单 温暖的 CaHa 在注射过程中提供的阻力较小	最小的炎症反应，没有毒性证据	浅表注射可能需要手术切除
牛胶原蛋白（Zyplast、Zyderm）	3～4 个月	简单	黏弹性	超敏反应
人体胶原蛋白（Cymetra- 微粉化尸体真皮）（Cosmoplast，Cosmoderm- 组织工程）	2～3 个月	中等	促进纤维向内生长和血管生成	需要化解
自体脂肪	1 年到几年 / 永久	更复杂 / 更耗时	丰富的可用性，黏弹性	需要脂肪采集和全身麻醉。无法预测的持续时间

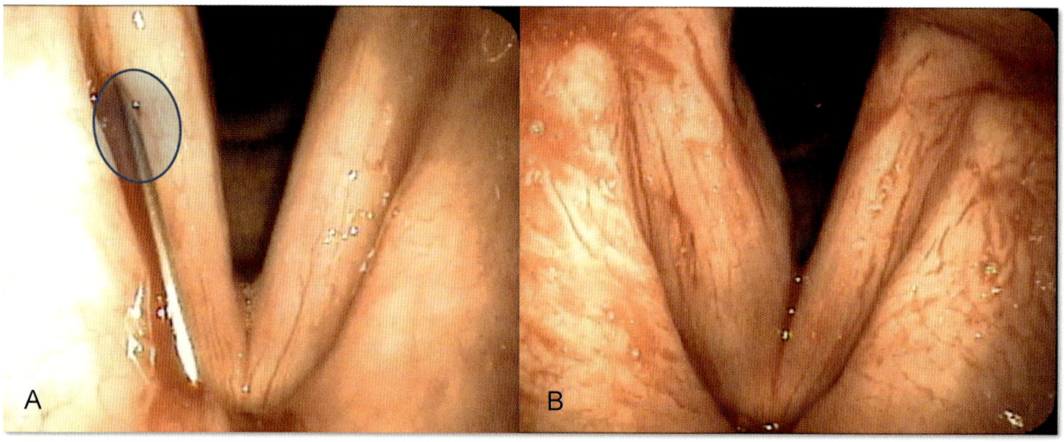

图 43.2 使用透明质酸的经甲状舌骨入路右侧声带增强期间的间接喉镜检查。A. 理想的进针区域（后 1/3 和外侧）；B. 推荐使用的过量注射后立即出现的效果

在声门旁间隙中来使声带移向内侧，最常见的是使用雕刻的硅胶块或 Gore-Tex 将其固定到位。硅胶植入物的雕刻有多种形式，但通常以中等至坚硬的柔软度进行，大致接近帆船帆的形状。Netterville 等提出了对这种准备的讨论[34]。1997 年，Montgomery 发表了他使用蒙哥马利甲状软骨植入系统（图 43.3 A）的经验，这是一个针对男性和女性患者带有不同尺寸的内侧植入物的手术套件、测量设备和旨在为 I 型甲状软骨成形术提供标准化的手术器械[35]。大多数临床医生的感知声音分析和患者对使用蒙哥马利甲状软骨植入系统的总体满意度都有所改善[36]。1998 年，Hoffman 和 McCulloch 将膨体聚四氟乙烯（expanded polytetrafluoroetyhlene，ePTFE；Gore-Tex®）作为一种独特而简单的技术引入并用于甲状软骨成形术，它不需要使用特殊仪器即可以进行调整[37]。ePTFE 的医疗用途和生物相容性有据可查。它以薄片的形式出现，可以切成条状并通过甲状软骨成形术窗口，分层进入声门旁间隙，直到达到所需的发声结果（图 43.3

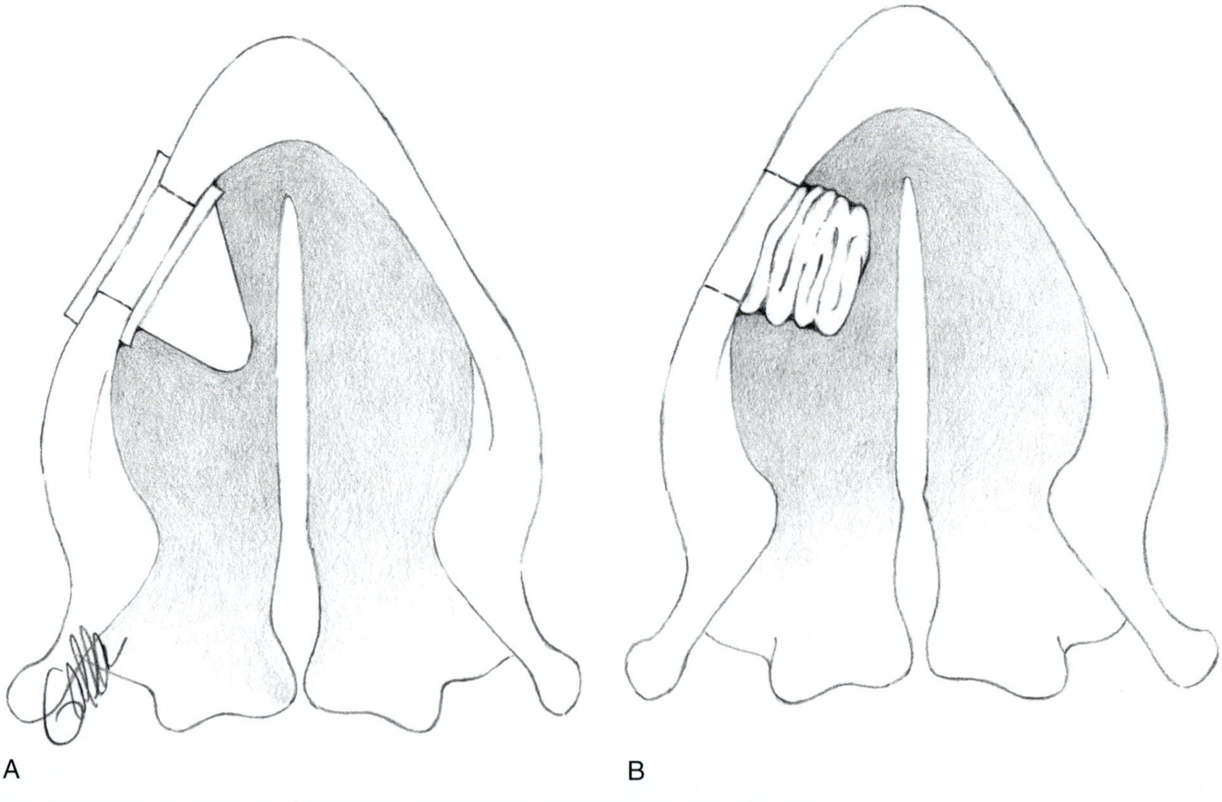

图 43.3 I 型甲状软骨成形术可以使用许多不同的材料进行，包括（A）固体植入物（例如，Montgomery 或硅橡胶）或（B）Gore-Tex®

B）。由于不需要精确制作软骨窗或对植入物精确塑形，植入物的位置和大小易于调节，并且在翻修手术中可以很容易地移除或修改，因此受到许多外科医生的青睐。Nouwen 等比较了使用 Montgomery 或 ePTFE Ⅰ型甲状软骨成形术植入物治疗 57 名单侧声带麻痹患者的声音效果和发病率。他们发现植入物的选择不会影响手术的成功率或相关的发病率，但确实会显著改善发音和声音效果指标[38]。虽然Ⅰ型甲状软骨成形术可以实现膜状声带的闭合，但仅靠它不能有效解决一个大的声门后裂口或杓状软骨的位置。为此，Isshiki 提出了杓状软骨内收术。

杓状软骨内收手术旨在重建外侧环杓肌的作用，将软骨声襞或发声过程旋转并内收成永久性的发声前姿势，关闭后声门裂口并重建更对称的声带高度或水平。它是通过将永久性缝合线固定在杓状突的肌突上，然后向前内侧拉动肌突以旋转杓状突下内侧[39-40]。这可以在局部麻醉和静脉镇静下完成，以便能实时调整杓状突的内收程度以产生最佳声音。当术者在杓状软骨内收缝线的理想张力方面获得很多经验后也可以在全身麻醉下使用小口径气管插管进行，这是最简便的。杓状软骨内收技术要求更高，需要更多的经验和技巧来防止损伤梨状窝，必须使得分离梨状窝达到杓状软骨肌突处。杓状软骨内收术可能会增大发声过程的内侧旋转并导致次优结果。还有一种方法，内收杓状腱固定术，涉及打开环杓关节；用手将杓状腱沿环状软骨表面内侧处理，单根缝合线穿过后环状软骨和杓状韧带的肌突。这提供了膜状声带的延长和轮廓更正常的杓状软骨（图 43.4）[41]。杓状软骨内收手术与Ⅰ型甲状软骨内

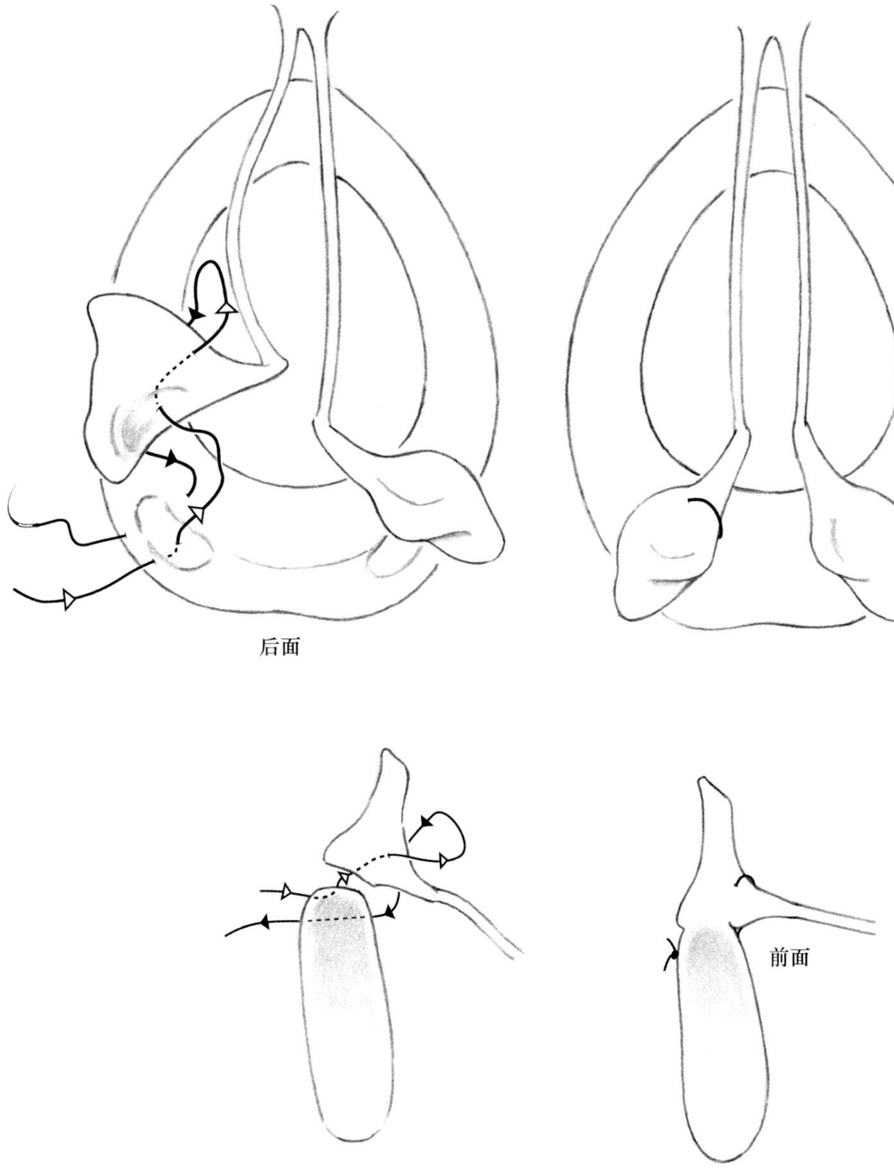

图 43.4 内收性杓状软骨固定术。缝合线将杓状软骨重新定位在中线，于环杓关节位置向后拉（在环状软骨上方）拉到杓状软骨正常的发声位置。穿过外侧环状软骨，用 4-0 的缝合线（Prolene）从环杓关节内后侧引出。然后将缝合线从杓状软骨的关节面（下表面）穿过杓状软骨，并从环状软骨的内皮质穿到外皮质，最后在环杓关节下方系紧

移成形术相结合自始至终是一个备受争议的话题。许多人认为杓状软骨内收手术增加的发病率与发声效果的潜在改善相比显得有些不值得。Mortensen 等对单独接受内移喉成形术（medialization laryngoplasty，ML）或 ML 联合杓状软骨内收术（medialization laryngoplasty-arytenoid adduction，ML-AA）的患者进行了回顾性研究。他们发现联合 ML-AA 组的患者在声学和空气动力学测量方面术前功能较差，而术后功能较好[42]。因此，对于正确选择和咨询的患者，联合 ML-AA 可能会提供最佳的功能结果。

骨架手术在耳鼻喉科领域真正处于艺术与科学的交汇点，其结果高度依赖于临床专业知识和判断。已有证据表明每年手术例数少于 2 次或总手术量少于 10 例手术的外科医生，出现并发症的概率更高。由于杓状软骨重新定位手术与后声门的操作与更严重的术后水肿有关，因此必须始终考虑术后气道问题的可能性。杓状软骨内收的气管切开率在 1.7% ～ 3.5%，大多数气道问题发生在术后 9 h[43]。在 Young 等一项对全国调查的 10 年随访中，有关喉骨架手术、甲状软骨内移成形术和杓状软骨内收术的发生率、成功率和并发症发生率的研究越来越频繁。随着时间的推移，硅橡胶被其他材料代替，在甲状软骨成形术中植入物的使用已经很少。总体并发症发生率为 15%；修复率为 6%，最常使用更大的移植物来更换；需要干预的气道损害发生率为 2.2%；在 4% 的时间中出现次优的声音结果发生率为 4%[44]。

喉返神经修复手术

理论上，通过修复受伤的 RLN 来恢复瘫痪的声带是恢复功能的最有吸引力的方法。1910 年，Horsley 首次提出了 RLN 再吻合术，当时他报告了一名颈部枪伤后左侧 UVFP 的患者，该患者主要进行了神经的再吻合术。然后他报告说在手术一年多后声带几乎完全恢复了运动。然而，我们今天知道对横断的 RLN 进行直接吻合术或任何其他类型的喉返神经修复手术（laryngeal reinnervation，LR）都不能恢复正常运动，但通常会导致声带固定在有利的正中位或旁正中位。1982 年，Ezaki 等报道了 7 名甲状腺癌患者即使声带不动，在初次吻合后声音也得到了改善。他们推测虽然声带没有恢复正常的运动，但重新受神经支配的肌肉从萎缩中恢复，并且在发声期间张力得到了改善[45]。此后，许多研究也显示了客观和主观声音相关测量的良好结果[46-51]。

RLN 由内收肌和外展肌纤维组成，神经纤维内没有间隙。1963 年，Siribodhi 等报道了尽管内收肌和外展肌纤维混合，横断的 RLN 直接吻合后仍能神经纤维再生[52]。这种现象被称为错向再生。RLN 包含的内收肌纤维是外展肌纤维的 2 ～ 4 倍，内收肌比外展肌强。因此，修复的声带通常位于中间位置。这种情况被描述为联动，即内收肌和外展肌同时收缩，而不是瘫痪[53]。发声期间声门间隙很小或没有声门间隙、声带的形状和质量对称以及声带的足够张力对于良好的发声至关重要。神经再生后有可能实现所有这些结果。然而，如果在神经再支配中表现出极端错误的方向，则可能会发生声带的反常运动。

LR 的目的是恢复声带的音调、体积和定位[54-55]。与内化干预（例如注射喉成形术或甲状软骨成形术）相比，神经修复手术可以为神经修复的肌肉提供活跃的静息张力，从而防止声带萎缩[56]。手术被认为是安全的[57]，并能提供良好的声音效果[50]。然而，尽管它被认为是一种有效且可靠的外科手术，但它并不像骨架手术等其他内移技术那样被广泛用于 UVFP 的处理。

神经修复手术的适应证和时机

LR 最常见的适应症是单侧神经源性损伤且无法恢复的 RLN。这可以通过了解神经状态来确认，例如如果它已被横断或经过足够的恢复观察期。因此，当存在预期或不可避免的神经损伤的情况下可以在术中应用神经修复。在其他情况下，当状态不明确时，LEMG 可能有助于在决定进行手术之前确认完全没有影响。有趣的是，Jun Lin 等的一项研究已经证明 LEMG 在至少 6 个月后 RLN 损伤中很少表现出完全失去神经支配（仅 11%）[58]。因此，许多患者的神经可能仍有一些神经活动，并仍有可能进行手术。

尽管有一份报告称在损伤后 20 多年后神经修复成功[61]，但如果在神经损伤后 2 年内进行该手术可能会更成功[47]。年龄也可能起到了作用，建议手术可以在 60 岁以下的患者中进行可能会更成功[46]。其他可能影响正常愈合的合并症可能被视为相对禁忌证，如糖尿病。

文献中描述了各种技术来进行神经修复手术，例如原发性吻合术、游离神经移植、颈袢－RLN（可能联合环甲肌－神经－肌蒂）、颈袢－甲杓状肌神经移植、颈袢－甲杓状肌－神经－肌蒂，或舌咽神经－喉返神经。这些技术与注射喉成形术的结合可以帮助快速改善患者的症状，同时可能需要等待几个月时间的神经再生。骨架手术也可以结合使用以潜在地改善声音结果，例如 I 型甲状软骨成形术或杓状软骨内收术，据报道是可行和安全的[57, 62]。

颈袢–喉返神经吻合术

LR 使用颈袢–喉返神经吻合术由 Frazier 于 1924 年首次报道用于甲状腺切除术后双侧声带麻痹的患者[63]。1986 年，Crumley 和 Izdebski 发表了他们的手术方法，这是当代神经再支配工作的基础[64]，也是 LR 最常研究的技术[50]。

对于颈袢–RLN 吻合术，需要存在远端 RLN 残端和颈袢才能进行颈袢–喉返神经吻合术。在没有同侧颈袢的情况下，可以通过在气管和食管间的分支之间使用对侧颈袢[59]。此外，在没有 RLN 残端的情况下，也可使用其他技术，如颈袢神经移植或颈袢–神经–肌蒂技术。在选择这种治疗方法时，重要的是要考虑到恢复时间可能接近 9 个月或更长时间[60]。因此，患者必须愿意等待。预计无法存活这么长时间的患者则不应预计行该手术。

在环状软骨水平的皮肤皱褶处做一个约 4 cm 的颈部切口，并将其置于待重新吻合的一侧的中线之外。可以使用原有的甲状腺手术切口。颈阔肌皮瓣向上和向下牵拉。打开带状肌肉组织和胸锁乳突肌之间的筋膜，暴露颈静脉，应发现颈袢盘绕在它上面。然后可以跟随走行和分支进行解剖。最远端分支通常用于满足吻合所需的长度。它在气管食管沟被分割和翻转。RLN 可以在其插入环甲关节的远端找到并以逆行方式伴随，也可以在气管食管沟的近端找到。应分离足够的神经以进行无张力吻合。在显微放大下，使用 8-0 尼龙进行神经缝合术，并在吻合口周围进行 2 ～ 4 针神经外缝合。

结果

Miyauchi 等报道了 51 名对侵犯 RLN 的甲状腺癌进行直接吻合、游离神经移植或颈袢–RLN 吻合术的患者。他们使用最长发声时间（maximum phonation time，MPT），定义为在坐姿最大吸气后元音“a”在日常谈话声音的响度下的持续发声的时间，以及发声效率指数（phonation efficiency index，PEI），定义为 MPT 比肺活量比（s/L），它应该通过将单位体积的呼出空气转换为一定持续时间的发声来表示声带功能。经过 1 年的随访，在他们的队列中进行 LR 后，这两个值都得到了改善[65]。

2011 年 Wang 等提供了来自 237 名甲状腺手术后被诊断为 UVFP 进行颈袢–RLN 吻合术的前瞻性队列的长期结果。总体而言，他们的分析表明术后声门闭合、声带边缘、声带位置、相位对称性和黏膜波的规律性得到了改善，感知和声学分析与 MPT 也得到了改善，与匹配的对照组之间相比没有发现显著差异。术后 LEMG 提示有显著提高的募集[66]。

Aynechi 等的系统评价报告了所有回顾性研究中各种 LR 技术的感知分析和肌电图发现上的改进。据报道，神经再生的第一个迹象大约在 4.5 个月。此外，基于视觉分析的声门间隙正在缩小，颈袢–RLN 技术的平均改善最大，从手术前的 2.25 mm 变为手术后的 0.75 mm。最后，声学分析也证明了良好的结果，神经再移植效果更好。平均 MPT 从 7 s 变为 16 s[50]。

一项前瞻性临床试验比较了 19 名在术中切除 RLN 并接受 LR 的患者与 43 名接受注射喉成形术诊断为永久性声带麻痹的患者，试验均在甲状腺手术后进行。它报告称在大约 3 年的随访期内，主观和客观声音测量值稳步改善。注射喉成形术在 1.4 个月时改善声音的时间明显快于神经再生术的 4.3 个月。然而，与神经再生相比，注射喉成形术在 3 年时表现出了一些恶化[49]。

2011 年 Paniello 等发表了一项比较 ML 和 LR 的多中心随机临床试验。24 名患者被随机分配到两组。最终经过 12 个月的随访，两组在未经训练的听众评分、应用盲法的言语病理学家的 GRBAS 评分和与声音相关的生活质量评分方面都有所提高，但两组之间没有显著差异。有趣的是，他们使用研究人群的中位年龄 52 岁作为截点来比较年轻和老年患者。这样一来对比了老年 ML 患者亚组和年轻的 LR 患者亚组表现的改善情况。因此，他们建议在这两种干预措施之间的决策过程中将年龄作为一个因素[67]。

双侧声带麻痹

双侧声带麻痹（bilateral vocal fold immobility，BVFI）与单侧功能障碍完全不同，因为它对呼吸的影响比对声音的影响更大。它可能继发于许多病因：麻痹、环杓关节固定或杓间瘢痕形成。在甲状腺切除术的情况下，大多数病例是神经源性的，继发于双侧 RLN 的损伤。据报道，一小组队列中 17% 的功能障碍的病因是手术[68]。

双侧 RLN 损伤会导致双侧声带弛缓性麻痹。此外，插管和手术会导致一定程度的喉部水肿。因此，这些多重因素可能会限制气流，特别是如果声带固定在正中或正中位置时。当患者从麻醉中醒来时，呼吸做功的增加会加剧这种现象，从而产生文丘里效应，即松弛的声带在吸气时自相矛盾地移动。

在甲状腺切除术后 BVFI 中，患者通常会在手术室或恢复室从手术中醒来，并表现出急性、持续和恶化的吸气性喘鸣、呼吸功增加和呼吸衰竭。无论是插管还是手术，这些患者通常需要紧急气道管理。在某些情况下，如果症状较轻，可以通过正压通气来支持，直到患者完全醒来并能够更好地控制呼吸。当患者处于自主通气状态时，可以使用喉镜（直接或间接）现场确认 BVFI。其他患者可能会在以后进行常规术后随访时被诊断出来，或者因为他们表现出呼吸困难或劳力性呼吸困难的迹象被诊断出来。同样，可以使用纤维喉镜在现场进行诊断。如果对双侧麻痹的确切病因有疑问，可以使用 LEMG 来确认神经源性过程。

治疗

BVFI 的治疗将根据患者的症状和康复预后进行指导。除非被横断，否则 RLN 在未来 6 ～ 12 个月内都具有恢复的潜力。因此，在选定的病例中，对症状轻微的患者进行观察是可以接受的。否则，对于部分患者来说，气管切开术作为等待神经恢复时的永久或暂时选择可能是一种可接受的解决方案。优点是它在纠正气道阻塞方面非常有效，同时一旦安装发声阀，可保持残余发声功能。然而，气管切开术后需要不断地护理，并且对于许多患者来说这也招致了一些社会歧视，它已被证明对患者的生活质量产生负面影响[69]。声带或杓状软骨侧移（或侧向固定）也被描述为在临时 BVFI 病例中扩大气道的可逆方法。该手术在 RLN 损伤后的急性调整期很有用，此时功能可能在 6 ～ 12 个月内恢复。Róvó 等报告了成功使用声带侧向固定治疗 15 例甲状腺手术后双侧 RLN 麻痹的患者[70]。

更明确的手术选择包括 Crumley 提出的内侧杓状软骨切除术（medial arytenoidectomy，MA），它试图通过沿杓状软骨的声门边缘形成凹面来改善气道大小，从而使发声过程和声带韧带的附着保持完整（图 43.5）[71]。如 Kashima 所述，横向声带切开术（transverse cordotomy，TC）是通过在声带前部横切声带而不暴露软骨来进行的[72]。Bosley 等进行了一项比较 MA 和 TC 的回顾性研究，发现这两种方法都可以有效改善气道，对发声和吞咽功能的负面影响最小，且两种方法之间没有统计学差异[73]。

新的治疗方法正在浮现，包括内收肌肉毒杆菌毒素注射、选择性双侧 LR 和喉部起搏，但证据仍然稀缺，研究正在进行中。尽管如此，这些仍使未来充满希望。

总结

RLN 麻痹和轻瘫的处理需要详细的喉部检查以确

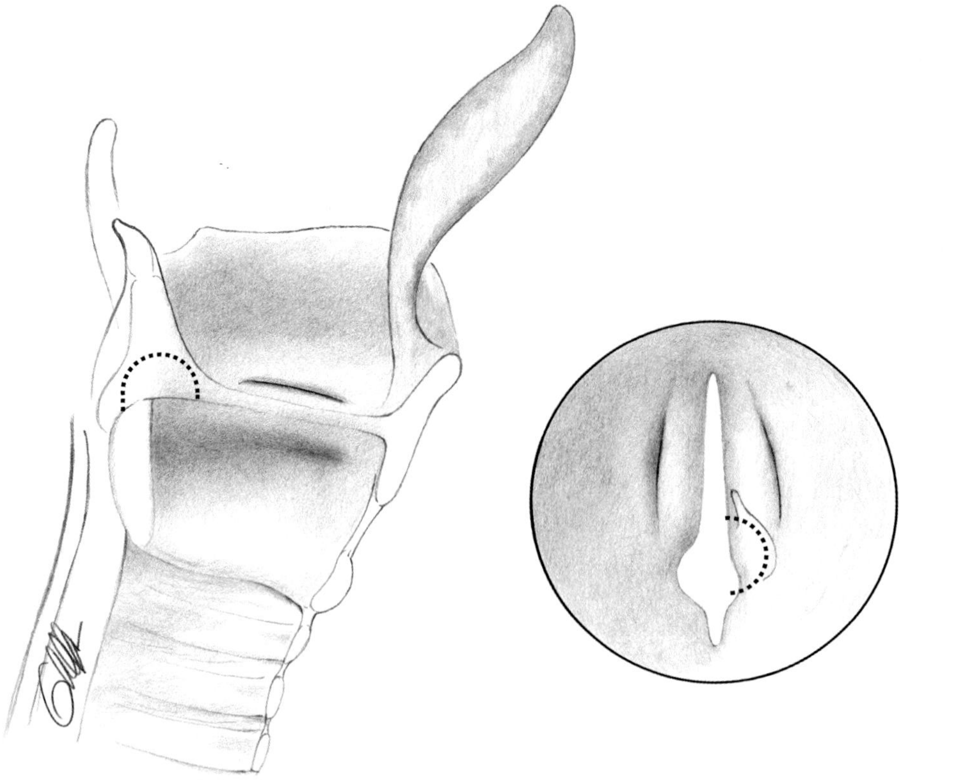

图 43.5 内侧杓状软骨切除术。通过悬吊显微喉镜暴露喉部，使用 CO_2 激光去除内侧杓状软骨，保留发声过程，但从杓状软骨中切出一条气道。这使声带能保持张力和形状以保持声音，并增加足够的后气道确保患者更好地呼吸

定不活动程度，从而充分提供最佳治疗选择。单侧和双侧麻痹的处理差异很大，但两者的目标应该是平衡主要的喉功能：保护气道、通气和发声。单侧声带麻痹更容易在三者之间实现足够的平衡，但正确的计划和彻底的临床评估可以为外科医生和患者获得成功结果提供最佳可能。RLN 损伤后改善喉功能需要考虑的关键因素包括病因、神经功能自发恢复的可能性、麻痹 / 麻痹发作后的时间、年龄和合并症、声带位置以及呼吸和声音需求。

最后，只要保护气道呼吸和发声影响患者的生活质量，早期干预，包括治疗和（或）声带增强被认为是合理的。仅当患者决定不进行特定治疗并且在充分了解所有治疗替代方案的详细知情同意后，才建议等待数月自发恢复。

参考文献

如需完整的参考文献列表，请访问 http://pincode.yiaiwang.com。

44

甲状腺和甲状旁腺手术的非神经性并发症

William B. Inabnet，III，David Scott-Coombes，Erivelto Volpi

朱一鸣　译　赵文新　审校

引言

甲状腺和甲状旁腺手术是内分泌外科最常见的手术之一，通常被认为是低风险手术。然而，即使由经验丰富的外科医生进行手术，也难免出现并发症。颈部内分泌腺体手术需要遵循外科核心基本原则，如绝对止血、周围相关结构的明确识别和保留、手术区域的充分暴露，以及保持在正确的解剖层面上。术者对于胚胎学和解剖学的充分理解是必要的（见第 31 章，甲状腺手术的基本原则）。团队合作对于预防并发症非常重要[1]。现代内分泌外科医生也必须掌握相关辅助技术，以帮助其术中决策，如术中神经监测或使用免疫荧光来评估甲状旁腺的活性。这些辅助技术不一定能预防并发症发生，但可以在术中提供更多信息来改善预后。甲状腺和甲状旁腺手术的并发症可分为两大类：神经性并发症和非神经性并发症（non-neural complication，NC）。本章将讨论后一类，即非神经性并发症。

甲状旁腺功能减退症

永久性甲状旁腺功能减退症可谓是甲状腺和甲状旁腺手术后的灾难性结果，而且发病率不低、造成生活质量下降和死亡风险增加[2-4]。由于世界各地对甲状旁腺功能减退症的定义各不相同，因此尚不清楚其具体发病率，但大多数权威人士都认为，患者术后 6 个月甲状旁腺激素（parathyroid hormone，PTH）水平无法测出且需要持续补充钙剂的情况可被定义永久性甲状旁腺功能减退症。低钙血症的症状和体征可能不易察觉，包括口周或手指感觉异常、肌肉痉挛或焦虑症状。另外，Chvostek 征（敲击面神经引起面部抽搐）、Trousseau 征（局部缺血导致腕痉挛）都标志着低钙血症导致的神经肌肉兴奋状态。需要注意的是，高达 20% 的血钙正常个体也可表现出 Chvostek 征阳性。更明显的症状和体征包括手足抽搐、精神状态改变、癫痫、QT 间期延长、心力衰竭、支气管痉挛和喉痉挛。手足抽搐发作时，患者无法活动，类似于惊恐发作。这导致他们出现焦虑，在某些极端情况下还会导致创伤后应激综合征。

在术前识别出术后甲状旁腺功能减退风险较高的患者，以提前采取相应的保护性措施，可以减少其发生率和（或）症状的严重程度。例如，Graves 病患者由于甲状腺血供增多和质地变硬，在甲状腺全切除术后，暂时性甲状旁腺功能减退的发生率较高[5]。这为甲状腺切除术中甲状旁腺血供的保留带来了挑战。此外，甲状腺功能亢进（甲亢）患者的高代谢状态会加剧术后甲状旁腺功能减退。桥本甲状腺炎患者甲状腺腺体的质地脆韧，给甲状旁腺的保留也带来了挑战。甲状腺癌患者可能需要进行同侧和（或）双侧Ⅵ区和Ⅶ区淋巴结清扫，由于和甲状腺共用血供，术后可能会出现甲状旁腺功能减退。目前甲状腺癌手术前常规行超声检查，因此外科医生术前常常清楚地知道，哪些患者需要进行中央区淋巴结清扫。对于甲状旁腺功能亢进患者，有 4 类患者术后甲状旁腺功能减退的风险较高：①二次手术患者，②家族遗传性患者（尤其是 MEN 1），③儿童患者（由于高骨转换和骨饥饿综合征），④继发性 / 三发性甲状旁腺功能亢进症患者。上述 4 类患者均需要行多腺体切除。外科医生应考虑在这些患者手术前 5 ～ 7 天开始口服骨化三醇和钙制剂。

甲状旁腺功能减退症的最佳治疗方法是预防，对于甲状旁腺血供的充分理解可以使其损伤风险降至最低。在大多数患者中，甲状腺旁腺的血液供应来自甲状腺下动脉的小分支；其他侧支血供来自甲状腺上动脉、甲状腺最下动脉和其他周围小血管。术中解剖甲状旁腺时应小心精细地操作，并尽可能避免在甲状旁腺蒂部附近进行解剖。许多外科医生用自上而下的方法进行腺体解剖，从甲状腺后外侧轻轻分离甲状旁腺。吸引器使用时应谨慎小心，因为甲状腺旁腺很容易被吸走。

术中，如甲状旁腺血供中断，应将其重新植入周围肌肉组织中[6]。如果甲状旁腺颜色变暗甚至变黑，则可认为其没有血供。甲状腺切除术后，应对手术标本进行彻底检查，以确定是否有无意中摘除的甲状旁腺，如发现有甲状旁腺应考虑进行自体移植。

甲状旁腺自体移植是使用手术刀将其切成 1 mm 的碎片后移植入带状肌或胸锁乳突肌中[7]。另一种方法是将甲状旁腺组织与生理盐水制成悬浮液，通过注射器注入肌肉组织中。上述两种方法已被证明可以降低永久性甲状旁腺功能减退症的发生率[6]。

手术用辅助设备和即时检测技术可以帮助外科医生做出术中决策。免疫荧光成像和甲状旁腺血管造影是相对较新的技术，可用于评估甲状腺（和甲状旁腺）手术期间的腺体活力。在一项评估吲哚菁绿（indocyanine green，ICG）荧光在预测甲状腺手术后甲状旁腺功能的随机对照试验中，作者证明，ICG 成像能可靠地预测术后甲状旁腺功能，并且无须进行实验室检查和口服补充剂（见第 31 章，甲状腺手术的基本原则）[8]。在对已知或疑似多腺体病变（MEN 1 和继发性 / 三发性甲状旁腺功能亢进）的患者进行甲状旁腺次全切除术时，这项技术对于确定残余甲状旁腺活力非常有帮助[9]。术中 PTH 检测已被证明可以识别术后低钙血症高风险患者[10]。在甲状腺手术期间，低于 15 mg/dl 的快速 PTH 水平与较高的术后甲状旁腺功能减退症发生率相关[4]。

低钙血症的治疗取决于其程度和持续时间。其目的是维持较低的正常钙水平，从而在刺激腺体功能的同时控制症状。一线治疗是口服钙补充剂，加或不加骨化三醇，以促进钙的吸收。口服钙补充剂，每天分次服用 2 ～ 10 g。值得注意的是，不同的钙制剂提供不同水平的钙元素（表 44.1）[11]。重症低钙血症患者需要静脉补充葡萄糖酸钙。当有中心静脉置管时，可以使用氯化钙补充。

表 44.1　钙元素制剂

	钙元素（%）
碳酸钙	40
柠檬酸钙	21
乳酸钙	13
葡萄糖酸钙	9
草酸钙	6.6

甲状腺功能减退症

甲状腺全切除术或部分切除术后，需要使用左甲状腺素来恢复甲状腺功能或进行甲状腺激素抑制治疗。甲状腺部分或次全切除术后，11% ～ 50% 的患者出现临床上明显的甲状腺功能减退（甲减）[12-13]。文献报道数据差异较大，可能是由于对甲状腺功能减退症的定义不同，以及随访、手术技术和开始补充左甲状腺素的时间等方面的差异[14]。由于甲状腺全切除术后的甲减是其结果而非并发症，因此我们将仅讨论甲状腺部分切除术后甲减的发生。在某些情况下，甲状腺部分切除或全切除都是可以接受的选择，因此在决定患者的最佳手术方案时，是否需要行激素治疗也应该是一个重要考虑因素。年龄、性别、微粒体抗体的存在、甲状腺炎、多结节性甲状腺肿、术前甲状腺毒症和甲状腺残余体积小于 6 ml 被认为是术后甲减的预测因素[14-15]。

Verloop 等对进行甲状腺部分切除术的患者进行了系统回顾和 meta 分析，结果表明，1/5 的患者会出现某种形式的甲减（亚临床或临床，永久或暂时性），1/25 的患者会出现临床甲减[14]。与其他许多研究一样，在本研究中，甲减最重要的术前预测因子是处于正常范围高限的促甲状腺激素（thyroid-stimulating hormone，TSH）水平和抗甲状腺过氧化物酶（thyroperoxidase，TPO）阳性状态[13]。术前与患者讨论甲状腺部分切除术后可能需要激素替代是很重要的。

甲状腺功能亢进症危象

甲状腺毒性风暴或甲状腺功能亢进症危象（甲亢危象）在甲状腺手术中是一种罕见但致命的并发症。由于其罕见性，大多数外科医生对此并不熟悉。通常，手术、创伤、感染、心肌梗死或其他系统性疾病等诱因事件会促进甲亢转化为甲亢危象。此外，过量的碘摄取（如碘造影剂、胺碘酮）也会诱发此现象。甲亢危象的生理学基础是甲状腺激素与其结合蛋白的突然解离，游离甲状腺激素的水平升高，影响神经系统、心肺、胃肠道和其他系统而出现的一系列症状。常见的症状和体征包括发热、心动过速、心律失常，在一些极端情况下还会导致心血管衰竭、肝衰竭和死亡。

甲亢危象最好的处理办法是预防。术前可以使用抗甲状腺药物，使用 β 受体阻滞剂可控制心血管系统反应。对于甲亢控制不佳但需要紧急行甲状腺切除的患者，术前给予碘化钠（每次 500 mg 每日 2 次）、地塞米松（每次1 mg每日2次）、丙硫氧嘧啶或甲巯咪唑与β受体阻滞剂，都可以降低甲亢危象的发生[17]。尽管采取了上述措施，仍有少部分患者出现甲亢危象。治疗方式包括减少甲状腺激素合成、减少甲状腺释放甲状腺激素、阻遏T4向T3转化、控制全身症状以及支持治疗。当术中出现甲亢危象时，应立即停止对甲状腺的操作并终止手术。一线用药包括β受体阻滞剂与糖皮质激素。普萘洛尔（4～10 mg/kg）可用于降低交感神经兴奋性并阻遏T4向T3转化。氢化可的松（100～300 mg）可退热、降低碘摄取和TSH水平，并阻遏T4向T3的转化。硫代酰胺如甲巯咪唑可以用来急性阻断甲状腺激素的合成，丙硫氧嘧啶可以阻遏T4向T3的转化。碘化钠（1.0～2.5 g）也可以阻遏甲状腺激素的合成与释放。降低体温可采用冰袋和对乙酰氨基酚。

除了发热和心动过速的症状外，术后甲亢危象的患者还会出现精神状态的改变，包括思绪混乱、易怒、焦虑。早期识别和干预可以预防心血管和肝功能失代偿的发生。甲亢危象很罕见，但可能致死，其成功治疗依赖于早期诊断和及时适当的治疗。

出血与血肿

甲状腺及甲状旁腺术后的出血与血肿可危及生命。幸运的是，在发达国家甲状腺及甲状旁腺术后此类并发症发生率小于2%，但有些研究显示高达4.39%[18]。近来，甲状腺手术逐渐趋向日间手术，术后出血会增加患者住院时间和医疗费用，甚至危及患者的生命[18]。然而，哪些患者并发症发生风险较高很难预测。Liu等在最近的一项荟萃分析中指出[18]，高龄、男性、Graves病、抗血栓药物的使用、双侧手术、颈部淋巴结清扫和既往甲状腺手术史是甲状腺切除术后出血的重要危险因素。Suzuki等将患者肥胖状态和手术当天输血作为甲状腺切除术后出血的危险因素[19]。多项研究表明，有无伤口引流并不影响术后出血和血肿的发生率[20-21]。因此是否需要引流应由外科医生根据具体病例具体分析，不能单单依靠引流来预防血肿形成。

即使没有常规检查凝血功能，术前也应注意原发性或获得性凝血异常。医生需要详细询问出血性疾病的个人史及家族史。此外，术前应查明并停用可能加重出血的处方药和非处方药，包括一些中草药制剂。

术中操作应时刻仔细止血，任何喉返神经附近的出血都应小心地使用双极电凝进行止血。尽管文献报道中止血剂的效果存在争议，如果使用双极电凝不安全时，可辅以纤维蛋白黏合剂、以纤维素为基础的止血剂或微原纤维胶原进行止血[22-26]。目前新的血管闭合器尚未被证明可降低血肿发生率，但较新的研究表明其可以减少手术时间和术中出血的发生[26-29]。

关闭切口之前，可以对患者反复进行Valsalva操作或使患者处于Trendelenburg体位，找出并凝闭一切出血点。过去常使用颈部加压敷料，然而这些敷料非常厚重，可能会延误血肿的发现，而且不能阻止血肿的形成，因此不推荐使用[30]。术后麻醉唤醒过程应避免患者咳嗽。最近的研究表明，在麻醉诱导前预防性使用地塞米松可以降低甲状腺术后恶心和呕吐的发生率[31-32]。围手术期使用止吐药确实可以减少呕吐，但对于血肿发生率没有影响[18-19, 33-34]。采用上述预防措施并注意术中精细操作可以降低出血风险。

术后即刻直到术后几天都可能出现血肿，但大多数在术后24 h内出现[19, 35]。血肿的症状和体征包括颈部肿胀、疼痛、伤口渗出、淤斑、吞咽困难/吞咽痛、喘鸣以及呼吸窘迫。以带状肌为界，血肿可以分为深部血肿和浅表血肿。深部血肿可能造成静脉压迫、咽喉水肿，进而导致呼吸窘迫和气道狭窄。血肿存在的时间越长，气道水肿的程度和气管插管的难度就越大。因此有人主张松弛地或不完全地缝合带状肌，以使得深部聚集的血肿得以排出。

一旦发现有症状的血肿，应立即行减压处理（图44.1），打开切口，清除血肿，若有呼吸窘迫，需立即控制气道。随着咽喉水肿程度的增加，气管插管的难度会增大，因此需要紧急行气管切开。气管切开通常比较容易，因为很容易到达已经显露的气管。气道问题解决后，可以返回手术室对患者进行常规的伤口探查与止血。伤口需冲洗并关闭（如上文所述）。

术后出血并发症比较少见，但可能危及生命，还会增加经济负担和资源消耗[37]。术中需使用标准操作来控制一切出血，应特别注意术野中的纵隔血管。血肿通常由熟悉颈部血肿症状及体征的病房护士发现。此并发症的管理流程应该书面化，所有负责术后管理的工作人员都应很方便获得。术后应定期对患者颈部进行包括触诊和视诊在内的体格检查[38]。

增生性瘢痕

通常来说，瘢痕不属于并发症，但我们不能低估增生性瘢痕和瘢痕疙瘩对患者身心健康的形成负面影响。由于验证方法（例如调查问卷和瘢痕评分）、患者人群和文化背景的多样性，瘢痕形成的心理社会学结果难以准确评估。但可以肯定地说，没有患者希望在脖子上留下不美观的瘢痕。

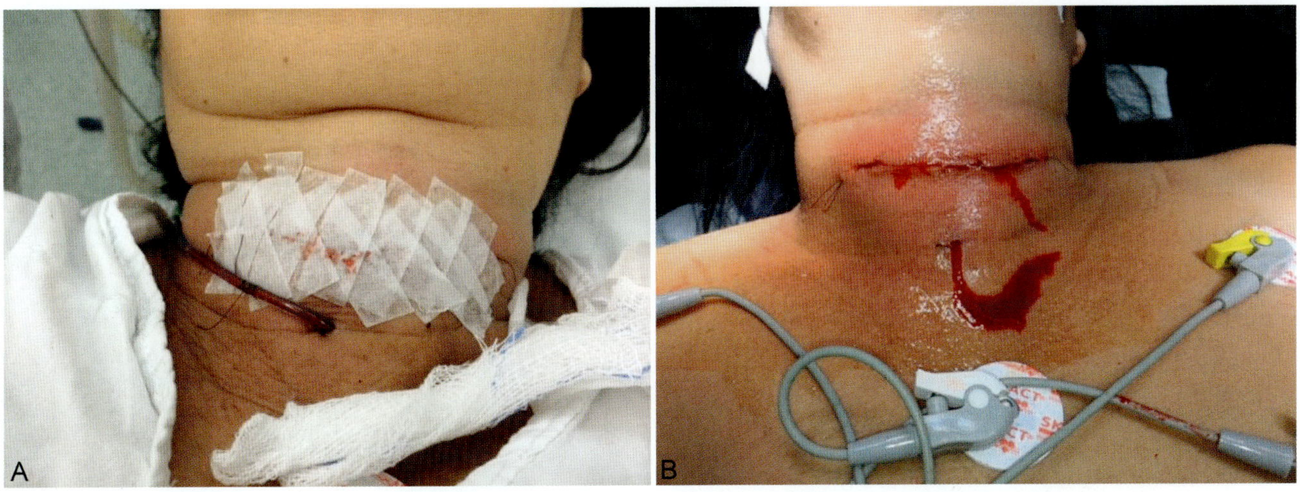

图 44.1 A 和 B，女性患者，术后 2 h 出现血肿，伴有呼吸窘迫，需要再次手术。使用引流管并不能防止血肿形成（Courtesy Dr. Emerson Favero.）

外科医生可以采取一定的手段来减少瘢痕的形成，切口沿皮肤自然褶皱可以隐藏瘢痕。通过将切口设计在较高的皮肤褶皱处，可以最大限度地减少瘢痕长度。切口较高时，术中先处理相对固定的上极血管，而腺体下极相对移动度较大，这时可以比较方便地处理。能量器械、过度牵拉可能导致皮肤切缘磨损或灼伤，也会刺激瘢痕的形成。如果术中皮肤切缘受损，应考虑在缝合前重新修整皮缘。包括经腋窝、经乳、经口入路的腔镜甲状腺或甲状旁腺手术，通过将切口置于远处避免了颈部瘢痕的产生（见第 32 章，甲状腺和甲状旁腺手术的机器人辅助和颈外入路模式）。在上述入路中，经口入路瘢痕最不明显，因为切口位于口腔前庭，位置隐匿且口腔黏膜愈合较快（详见第 33 章，经口甲状腺切除术）[39]。

术后也有一些预防措施可以减少增生性瘢痕和瘢痕疙瘩的产生。如果使用不可吸收缝线，术后应及时拆线，以免形成永久性的瘢痕，拆线后可使用外科免缝胶带加固切口。一些非处方药类伤口药物也可以减少瘢痕形成。此外，建议患者避免阳光暴晒，以免瘢痕处色素沉积。对女性患者，建议使用胸罩支撑乳房，以避免切口张力过高。尽管采用上述措施，仍有一些患者会形成增生性瘢痕或瘢痕疙瘩。初始治疗包括伤口内注射激素类药物曲安奈德。如果不成功，可行瘢痕再整形。不过，瘢痕再整形也可能导致更糟糕的结果。近期，已有研究表明采用激光疗法预防甲状腺切除术后的瘢痕是有效的[40]。

血清肿

伤口血清肿（积液）的形成可定义为术后术腔内临床可识别的液体积聚。这种情况不算常见，但发生率也可达 7%[41]。伤口引流不会显著降低血清肿的发生率[41-42]，但高龄、高体重指数（body mass index，BMI）、术后钙离子水平降低等因素与甲状腺切除术后血清肿的形成相关[42]。使用纤维蛋白止血剂可能是避免这一并发症的有效手段[43]。血清肿的处理包括观察、连续多次针吸积液或放置负压引流管。经保守治疗，积聚的液体会逐渐减少，但可能会导致患者焦虑和轻度不适。一旦决定引流血清肿，需要注意无菌操作避免伤口感染。

感染

甲状腺及甲状旁腺手术是清洁手术，手术部位感染很少发生，感染发生率为 0.5% ～ 3.0%[44]。围手术期使用抗生素并不能减少伤口感染，因此不常规使用[45]。虽然感染很少发生，但其可能延长住院时间、增加再入院率，进而增加医疗费用支出[46]。感染表现为蜂窝织炎或感染性积液，前者需要口服抗生素治疗，后者需要引流及静脉注射针对相应病原体的抗生素（图 44.2）。深部感染应考虑是否有呼吸消化道的损伤，在切开引流时，应探查食管和气管，如有损伤应进行相应处理。

甲状腺手术中手术部位感染有两个主要的特定危险因素，使用引流管和淋巴结清扫是感染的独立危险因素[47]。引流既不能预防术后出血，也不能帮助早期识别术后出血[48-49]，因此不鼓励在非肿瘤的甲状腺手术中常规使用[47]。与改良性颈部淋巴结清扫相关的感染发生率为 13% ～ 20%[50-51]，在这类患者中，可考虑预防性使用抗生素和放置引流管[47]。

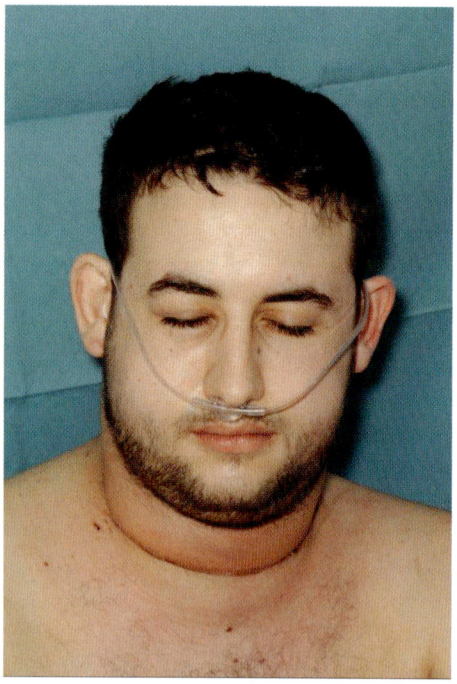

图 44.2 患者因隐匿性气管损伤出现蜂窝织炎

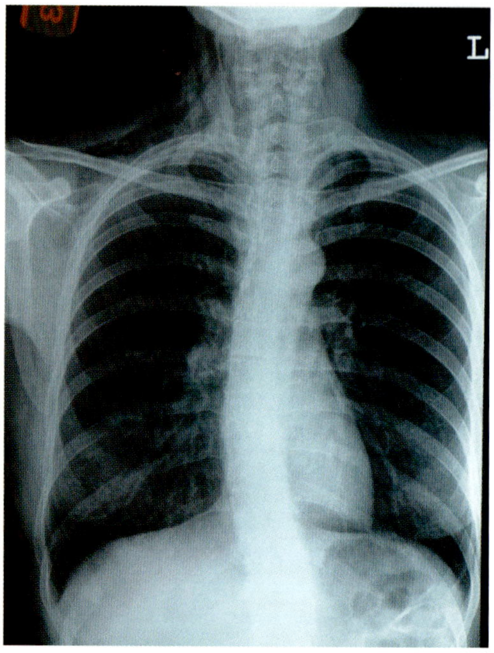

图 44.3 胸部 X 线显示气管损伤导致的皮下气肿

呼吸消化道损伤

术前需要根据临床表现、影像学结果、内镜检查结果来判断肿瘤是否累及气管和食管。涉及气管、食管切除的甲状腺扩大切除术将在本书的其他章节讨论。甲状腺手术中对于气管和食管的意外损伤几乎闻所未闻[52]，更不应该在甲状旁腺的手术中发生。术中可识别的食管损伤应使用可吸收线内翻缝合，并在关闭切口前充分冲洗并放置引流管。未能发现的损伤可表现为颈部疼痛、吞咽困难、皮下气肿、发热、白细胞升高或出现脓毒血症的全身症状。通过吞咽泛影葡胺造影可以明确诊断。治疗可以分为保守治疗（引流和使用抗生素）或手术修复[53]。患者需要禁食禁水几天。

如果术中发现气管损伤，也应使用可吸收线缝合，并放置引流管、使用抗生素。如果无法实现 I 期缝合，需放置气管套管或者对气管行袖状切除（见第 37 章，局部进展性甲状腺癌的手术治疗：喉部、气管和食管侵犯）。修复这两种损伤时，都可以使用带状肌对伤口进行修补加固。有时患者可能会在术后几天出现颈部肿胀，可以通过 X 线平片确认皮下气肿（图 44.3），这可能是由于隐匿性损伤引起的，也可能是 I 期缝合后，气管黏膜表面的血小板血栓脱落引发一阵咳嗽，进而迫使空气通过气管的小裂口进入。通常采用保守治疗：住院观察、消除恐惧、使用抗生素。在极个别病例中，伤口可能需要重新探查、冲洗和引流。

气道并发症

气管插管困难

插管困难可能是由于甲状腺肿对喉和气管的压迫和（或）偏移造成的。外科医生和麻醉医生应在术前沟通并预测可能存在困难气道的患者。在这种情况下，对困难气道有经验的麻醉医生可以起到关键作用。气管插管时外科医生需在场，以备辅助通气需要帮助或需要进行气管切开。

在所有外科手术中，困难插管的发生率约为 1.8%，对于甲状腺肿手术，这一比例可达 4% ～ 11%[54-57]。困难插管的危险因素包括一般危险因素和甲状腺相关危险因素，一般危险因素包括颈部肥厚[58]、张口度受限[58-59]和高龄[60]。高龄与颈部活动度、甲颏间距和上下切牙间距的减小相关[58-61]。甲状腺相关危险因素包括恶性肿瘤[54]、甲状腺肿大（> 40 g）以及甲颏间距减小（< 6.5 cm）[62]。有趣的是，气管受压的影像学表现与困难插管无关[60]。对于甲状腺相关的危险因素，CT 及三维重建可以协助麻醉医师进行术前规划（图 44.4）。

在确定合适的气管插管方式时，应关注患者相关的因素，例如年龄和健康状况，而非甲状腺的大小[60]。尽管可能存在插管困难，但面罩通气通常不受影响[56, 63]。与甲状腺肿相关的呼吸道梗阻或变形的部位通常在气管（详见第 6 章，颈部和胸骨后甲状腺肿的手术治

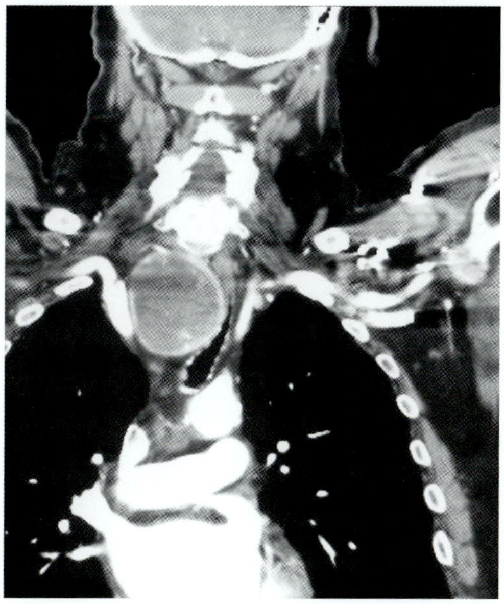

图 44.4 CT 冠状面重建显示胸骨后甲状腺肿伴气管受压

疗）。因此，通常可以进行直接喉镜检查和经口插管。气管插管通常可以顺利通过狭窄的气管节段。但需提前准备好不同型号的气管插管，导丝可以起到协助作用。喉部的移位很少见，会导致直接喉镜下常规插管困难。这种情况下可以使用纤维喉镜，其优势在于可以观察到侵犯到气管内的甲状腺肿瘤，但需要较高的麻醉技巧。视频辅助喉镜设备对于困难病例也有很好的效果[63]。最近，已有报道在一些特殊情况下使用局麻[64-65]甚至是体外膜氧合（extracorporeal membranous oxygenation，ECMO）下[64]行减压手术的病例。

气管软化

气管软骨部长期受压后变得脆弱，并随着因吸气产生的负压而狭窄时，就会发生气管软化[66]。这种情况发生率在 0 ～ 10%，与长期甲状腺肿大和胸骨后甲状腺肿压迫相关[66-67]。气管软化的多数经验来自非西方国家，通常是在地方性甲状腺肿流行的地区[68-69]。术中可以辨认发生软化的气管，触压气管壁时质软且可塌陷。在大多数病例中，气管软化没有临床意义，但少数情况下，可能导致术后气道梗阻[69-70]。如果预期可能发生术后气道梗阻，患者手术当天需保留气管插管过夜，第二天早上将气管插管球囊放气后，如果漏气良好，则可以拔除气管插管。如果再次出现气道梗阻，将需要气管切开或长期插管。在后一种方法中，气管插管可以起到支撑气道的作用，直到气管旁纤维化后气道重新获得外部支撑[66，69-70]。另外，根据患者气管软化的程度，可选择气管固定、微板固定、网格板固定或气管袖切等方案。除外双侧声带麻痹导致的气道梗阻非常重要。

亚甲蓝

目前已有很多协助甲状旁腺术中定位的研究和技术，其中一种技术是静脉注射亚甲蓝来染色甲状旁腺，此技术从 20 世纪 70 年代以来就一直在使用[71]。在术前 1 小时内，静脉注射亚甲蓝 5 ～ 7.5 mg/kg 配以 100 ml 5% 葡萄糖注射液。这会使患者看起来出于发绀、缺氧状态，但这属于假象。

越来越多的证据表明，亚甲蓝会增加使用 5- 羟色胺选择性再摄取抑制（selective serotonin reuptake inhibitors，SRI）的患者精神状态改变的风险，甚至可能导致 5- 羟色胺综合征[71-72]。亚甲蓝是单胺氧化酶 A 的竞争性抑制剂，在正在使用 5- 羟色胺拮抗剂的患者体内，会导致 5- 羟色胺水平升高，进而导致 5- 羟色胺综合征。此综合征表现为精神状态改变、神经肌肉过度兴奋以及自主神经功能障碍。由于神经功能可以出现一系列改变，通常很难对这 3 种症状做出准确诊断。对亚甲蓝导致的 5- 羟色胺综合征多采用支持治疗[72]。为了避免这一并发症，患者术前应停用 SRI 2 周或更长时间，以便有足够的清除期。氟西汀的半衰期更长，因此清除期也更长。对于这些患者应避免使用亚甲蓝，可选择其他的甲状旁腺定位技术。

罕见并发症

Horner 综合征

这是由于颈交感链受损导致的，在淋巴结清扫中出现的风险较高。会导致部分上睑下垂、眼球内陷、瞳孔缩小和无汗症（图 44.5）。有时由于毛细血管扩

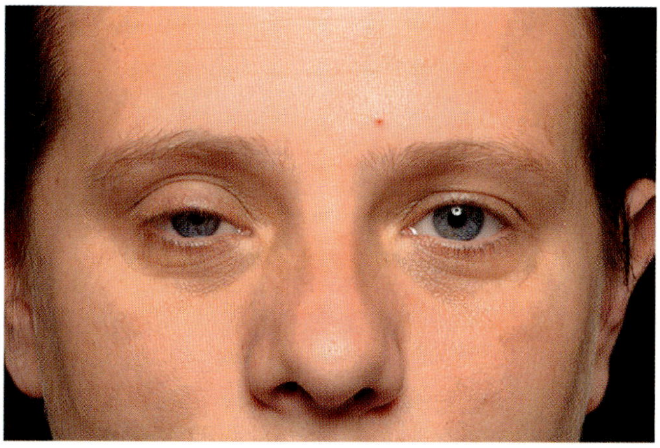

图 44.5 Horner 综合征，表现为上睑下垂和瞳孔缩小

张，可能会出现同侧面部潮红。据报道其发生率约为 0.2%[73]。

如果继发于血肿或积液，及时引流可以逆转。永久性的损伤可能是由于颈交感链游离操作、缺血或向一侧过度牵拉导致。一旦怀疑出现此情况，应将患者转诊给眼科医生。在双眼使用 α 受体激动剂安普乐定后，受影响的一侧瞳孔扩大，据此可予诊断。如果上睑下垂严重，可能需要进行矫正手术。

乳糜漏

此并发症是由于在淋巴结清扫过程中对胸导管或其分支（通常位于颈部左侧）的意外损伤造成。胸导管通常在左侧颈内静脉和锁骨下静脉汇合处 1 cm 以内的位置汇入静脉[74]。然而由于其解剖位置的多种变异，术中常不能发现识别，使得其更容易受损伤。对于中央区淋巴结清扫，其发生率为 0.6% ～ 1.4%，对于侧颈部淋巴结清扫，其发生率为 4.4% ～ 8.3%[75]。

由于放置引流管的患者，乳糜漏表现为引流管中出现乳白色的液体。对于未放置引流管的患者，表现为迟发的皮下波动性肿胀。乳糜漏会影响伤口愈合，可导致喉部水肿，延长住院时间。乳糜包括脂肪、蛋白质、电解质和淋巴细胞，乳糜的丢失会导致严重的营养、代谢和免疫性疾病[76]。

乳糜漏首选保守治疗，其治愈率可达 58% ～ 100%[77-78]。保守治疗主要是将饮食调整为含有中链甘油三酯的物质，这是由于其可以直接吸收入血，不需要进入胸导管。对于中-低量的乳糜漏，这种方法通常有效，大概 3 周就可愈合。或者患者可以保持禁食状态，接受全肠外营养。

生长抑素类似物（如奥曲肽）可以通过减少内脏血流来减少乳糜的形成，是一种有希望提高成功率的保守治疗方式[77]。

如果保守治疗失败或乳糜漏量较大（> 700 ml/d）时，经颈部胸导管结扎是常用的外科干预方式[75]。对胸导管进行缝合是比较常用的治疗方式，但也有其他选择如夹子夹闭、生物胶封堵和肌肉皮瓣修复。如果上述措施失败，可考虑行胸腔镜胸导管结扎[79]。也有人介绍了胸导管栓塞的方法[80]。

死亡率

甲状腺手术

历史上甲状腺手术的死亡率高达 40%，以致在 1850 年被法国医学会禁止[81]。19 世纪末，在 Billroth、Kocher 和 Halsted 等的共同努力下，甲状腺手术变得更为安全[81-82]。目前全国的数据显示甲状腺手术的院内（30 天内）死亡率为 0.6%[83-84]。大多数的死亡与高龄、甲状腺肿大和气道并发症三者结合相关。术后出血是甲状腺切除术的潜在的致命并发症。一项超过 1000 名患者的大型队列单中心研究发现术后出血的再探查率为 0.3% ～ 1.2%[85]。主要危险因素为高龄、男性和双侧手术。在大量甲状腺切除术中，与术后出血相关的总体死亡率为 0.01%，0.6% 的患者因为术后出血而接受再次手术[85]。

永久性甲状旁腺功能减退症是甲状腺全切术后最常见的并发症，需要终身服用维生素 D。斯堪的纳维亚（Scandinavian）内分泌外科登记中心的最近一项研究表明，永久性甲状旁腺功能减退与死亡风险增加 2 倍相关[3]，至于死亡率增加的原因尚不清楚。

甲状旁腺手术

甲状旁腺手术的死亡率因病理不同而不同。数据显示，原发性甲状旁腺功能亢进症的手术死亡率为 1/1000[86-87]。继发性甲状旁腺功能减退症行甲状旁腺切除术的死亡率明显更高，接近 1%[86-87]。预后不良的危险因素包括高血压、肌酐的升高和碱性磷酸酶的升高[86]。

参考文献

如需完整的参考文献列表，请访问 http://pincode.yiaiwang.com。

45

甲状腺和甲状旁腺手术的质量评估

Eric Monteiro，Carolyn Seib，Julie A. Sosa，Jonathan Irish

朱一鸣 译 赵文新 审校

请访问 http://pincode.yiaiwang.com 查看相关视频：

视频 45.1 第 45 章引言：甲状腺和甲状旁腺手术的质量评估。

为确保患者获得良好的就医结果，医生和医院所提供的医疗服务质量日益受到重视。甲状腺和甲状旁腺手术通常为日间手术，总体而言手术并发症较少，死亡率极低。不同医疗机构和从业者之间的诊疗水平良莠不齐，提示患者围手术期管理的质量存在一定的上升空间[1]。质量保障（quality assurance，QA）是指一个整体的管理体系，用于确保服务质量满足标准要求。QA 能够有效地用于医疗行业的前提是对质量的合理定义（图 45.1）。此外，我们需要一种可行且稳定的方法进行质量评估以促进有针对性的质量改进工作[2]。

外科专业领域的 QA 与经济因素和外科治疗的价值密不可分。医疗行业中“价值”被定义为单位成本所产出的医疗结局。在美国，近年来医疗成本的增长速度持续高于通货膨胀速度，且医疗支出占 GDP 的百分比明显高于其他工业国家[3]。然而，根据美国联邦基金最近公布的数据显示，与其他 11 个高支出国家相比，美国在医疗的便捷性、公平性和治疗结局方面均表现不佳[3]。为了减少医疗支出，政策改革已经将

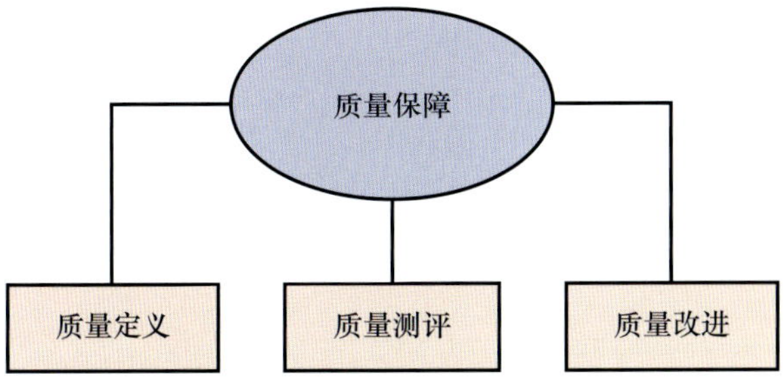

图 45.1 质量保障中的三大要素

医保报销从传统的依据服务量的模式转变为依据医疗服务质量及其相关成本的模式。这是 Medicare 和私立保险公司通过按医疗水准付费、按医疗价值付费以及打包付费等举措实现的[4]。由于外科手术和围手术期管理的成本在医疗机构全部开支中的占比高达约 40%，提供高质量的外科治疗面临着越来越多的审查[5]。

在这种经济和行业监管的大背景下，进行甲状腺和甲状旁腺手术的外科医生必须了解如何判断他们是否正在提供高质量的医疗服务。因此，在这一章中，我们就以下几个方面总结：①医疗行业质量改进的历史，②如何定义和评估甲状腺和甲状旁腺手术的质量，③实施质量改进倡议的方法，即如何通过有针对性的系统性改变来改善医疗结局。

医疗质量改进发展史

医学报告研究机构及政策成果

1999 年，新成立的卫生研究所［Institute of Medicine，IOM；即美国国家卫生研究所，现在更名为国家卫生研究院（National Academy of Medicine，NAM）］发布了题为《人非圣贤，孰能无过：构建更加安全的卫生体系》的研究报告，旨在强调医疗差错对患者和医疗保健系统造成的损失[6]。在报告中，作者指出每年有多达 9.8 万名患者死于医疗差错，并指责医疗行业在减少可预防的风险方面远落后于包括航空业在内的其他高风险行业。这份报告受到了媒体的广泛关注，引发了关于医疗质量改革和确保患者安全的呼吁，为手术质量评估运动注入了强大的推力。随后，IOM 在 2001 年发布了一篇题为《跨越质量鸿沟》的后续报告，该报告提出了建立一个更安全、更有效的医疗体系所需的 6 个方面：安全性、有效性、以患者为中心、及时性、高效性和公平性[7]。

在这些报告发表后，医院、学术与专业协会以及认证机构开始共同努力以防范医疗差错、保障患者安全。图 45.2 绘制了医疗行业质量控制运动的时间线，并强调了其中的重要事件。1999 年，美国国会通过了《医疗保健研究和质量法案》，宣布美国医疗保健研究和质量局（Agency for Healthcare Research and Quality，AHRQ）的成立。该局使命有二，一方面旨在支持致力于查明影响患者安全的可预防医疗差错的原因的研究，另一方面跟踪各地医疗保健方面的差异。2003 年，AHRQ 发布了首份年度《国家医疗质量报告》，该报告衡量了诸如患者安全、护理及时性和获得护理的机会等卫生质量指标的发展趋势[8]。AHRQ 还始终是联邦政府资助下系统收集数据并分析医疗成果以指导改善患者健康的领导机构。2008 年，国家质量论坛召集了国家优先事项伙伴关系（National Priorities Partnership，NPP）成员共商医疗保健改革相关事宜，参会的 28 个组织包括消费者代表、雇主、政府、私营保险公司、医疗保健专家、认证机构以及质量联盟，以使医疗保健改革与各方参与决定的一套国家优先事项和目标相一致[9]。医疗保健行业所有利益相关者的参与和协调对医疗行业质量改进运动有着至关重要的意义。

手术质量的先驱和并发症与死亡病例讨论会

在所有推动手术质量改进的先驱中，最著名的早期倡导者之一是麻省总医院的一名外科医生——Ernest Amory Codman（1869—1940 年）。Codman 把他的职业生涯中的大部分时间都奉献给了他的“最终结果理念”，他将这种理念描述为“一种常识性的概念：每一家医院都应该跟踪每一位受治疗的患者，且跟踪时间要足够长，以确定治疗是否成功；若治疗无效，则需要自省‘如果不成功，为什么不成功’，以防将来出现类似的失败”[10]。通过该理念，Codman 强调了记录手术结局和分析治疗结局差异根本原因的重要性，这在当时是一个新颖而有争议的话题。此外，作为美国外科医师学会（American College of Surgeons，ACS）的创始成员，Codman 参与了“医院标准化项目”的建立，这也是“卫生保健组织认证联合委员会”的前身[11]。1919 年，Codman 还参与起草了《ACS 医院最低标准》，该文件责成医院确保员工“定期回顾和分析他们在医院各部门的临床经验”，并提出了患者数据记录的标准[12]。

1940 年，Henry Ruth 在费城建立了麻醉研究委员会，而这正是 Codman 前期工作的直接结果[13-14]。该委员会由来自不同机构的麻醉科医师、外科医生和内科医生组成，他们审查与麻醉和外科治疗有关的死亡和其他不良结局，且重点关注其中涉及的医疗差错，目的是获取经验并以推动系统的改进。这些宗旨则成为了现代并发症与死亡（Morbidity and Mortality，M&M）病例讨论会的基础[13]。1983 年，美国医学研究生教育认证委员会（Accreditation Council for Graduate Medical Education，ACGME）要求所有的培训项目均需定期召开 M&M 病例讨论会[15]，迄今，这些会议仍以提高医疗质量为目标来重点审查致残和死亡病例。然而，运作这些会议的方式或改进医疗质量的方法却几乎没有标准化。外科 M&M 病例讨论会的传统

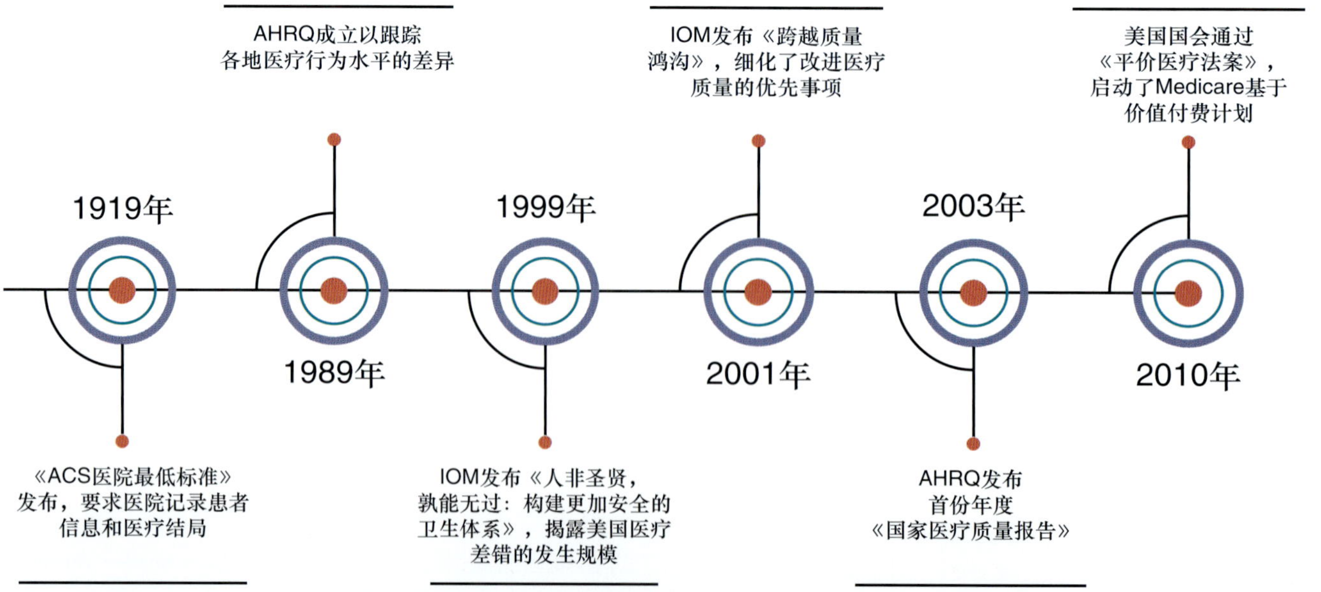

图 45.2 医疗行业质量控制重要事件时间线

侧重于处理不良结局和相应错误，但对于追究个人决策责任的关注却往往导致了对解决系统缺陷必要性的忽视[16-17]。此外，已有研究证明与更为严格的记录围手术期结果的方法相比，M&M 体系倾向于少报并发症和死亡病例[11]。因此，M&M 病例讨论会需要更好地组织和开展，以更有效地发挥其在医疗行业质量评估和改进方面的作用[18]。

肿瘤多学科治疗讨论会 / 肿瘤综合治疗委员会

与 M&M 讨论会所采用的事后追溯法不同，组建肿瘤多学科讨论会（Multidisciplinary Cancer Conferences，MCCs）或肿瘤综合治疗委员会是一种积极主动的改进医疗行业质量的方法，其通过提供最新且全面的肿瘤治疗方式来改善患者的治疗结局。鉴于在 20 世纪初期，外科手术是肿瘤治疗的主流方法，ACS 于 1922 年成立了“恶性疾病治疗委员会”以带头改善癌症治疗，该委员会在 20 世纪 60 年代中期成为了现今的“ACS 癌症委员会”[19]。该组织为专科“肿瘤诊所”制定了相关标准，通过认证后才能够开展持续的肿瘤诊疗服务。现今，癌症委员会也为能主动遵循相关标准、确保提供高质量、多学科和综合诊疗服务的肿瘤诊疗机构提供认证。其中一个必要条件是，机构已成立 MCCs/ 肿瘤综合治疗委员会。因为目前的证据表明，肿瘤多学科诊疗可以提高对指南的依从性、治疗的及时性和患者的治疗结局[20-23]，MCCs/ 肿瘤综合治疗委员会是促进科室间沟通和协调患者诊疗的重要工具。也有证据表明，外科医生认为参与 MCCs/ 肿瘤综合治疗委员会有助于其后续的职业发展[24]。虽然尚无明确的记录证明 MCCs/ 肿瘤综合治疗委员会本身具有质量评估工具的功能，但由于它们是癌症多学科诊疗的一部分，其可能有助于推动内科、外科和放射治疗等领域的从业人员参与癌症治疗规划，从而改善治疗结局[25-26]。

医疗质量的定义

质量指标的开发

2001 年，IOM 将医疗质量定义为“在现有的医学专业知识下，为患者和普通人群提供的医疗服务能够多大程度上增加目标医疗结局出现的可能性”[7]。为了确定给予患者的医疗服务是否是高质量的，我们需要定义并完善评价医疗服务质量的指标，即质量指标（quality indicator，QI）。QI 有多种定义方式。Stelfox 和 Straus 采取了美国国家医学图书馆对于 QI 的定义：能够用于确定医疗质量的规范、条件、标准和其他直接的定性或定量措施[27]。

QI 可用于多种目的，包括记录医疗质量、比较医疗机构和从业者的水平、衡量质量改进倡议的优先级、为规章制度和奖惩机制提供支持、协助患者选择就诊的医疗机构以及建立根据医疗质量付费的体系[28]。

在甲状腺和甲状旁腺外科中，关注严格开发 QI 的文献很少，本章后续内容也将更详细地讨论这一点。在选择开发 QI 的方向时需要考虑许多因素。Stelfox 和 Straus 认为，为了帮助指导 QI 的开发，需求评估和对测量框架的斟酌是很必要的。他们还认为，对于以下情况应当尽快开发 QI：某疾病负担显著、存在差异化或不符合标准的医疗行为、医疗行为的质量存在上升空间、有证据表明提高医疗质量将使患者获益以及该临床问题尚无相应的 QI[29]。甲状腺和甲状旁腺外科符合多条上述情况，是需要严格开发 QI 的医疗领域。此外，甲状腺和甲状旁腺疾病在临床诊疗的实际操作上存在差异，更加提醒我们应当明确相应的医疗行为质量标准，以便能够评估、实施合理的有循证医学支持的临床行为并加以改进[30-31]。

目前，有多种方法可以用于开发 QI。Kotter 等的一篇综述评估了通过现有指南开发 QI 的方法[32]。作者强调了该方法的几点优势，包括增加开发效率和减少资源利用，因此作者建议优选这一方法。此外，鉴于甲状腺和甲状旁腺外科领域已有诸多高质量指南，尤其是诸多由美国甲状腺学会（American Thyroid Association，ATA）发布的优质指南，在该领域通过现有指南开发 QI 是非常合适的[33]。最常见的开发 QI 的流程是结合一篇正规的文献综述和一份单独的专家共识。Mainz 是最早提出了开发和检验 QI 的方法的学者之一[28]。在确定主题和组建专家团队后，Mainz 建议首先通过文献复习对现有的诊疗常规和文献证据进行回顾，并列出候选的指标[28]。随后使用研究与发展公司 / 加州大学洛杉矶分校（Research and Development Corporation/ University of California Los Angeles，RAND/UCLA）的方法或其改良方法筛选出最终的 QI。QI 的开发越来越多地使用到典型患者，但目前仍缺乏一个系统性地纳入患者的方法[34]。患者自我报告结局量表（patient-reported outcome measures，PROMs）是医疗行业内另一种愈发常用的医疗质量评估方法，目前已应用于一些基于价值付费的项目中[35]。由于对患者感受的评估无法涵盖手术相关的专业技术质量，使用 PROMs 代替对手术质量的评估仍饱受争议的。尽管如此，PROMs 评分高的医疗机构往往在平均住院时长、再入院率和手术死亡率等手术质量指标方面同样表现更佳[35]。Zanocco 等在文章中使用美国国立卫生研究院的患者自我报告结局量表信息系统（Patient-Reported Outcomes Measurement Information System，PROMIS）评估了甲状旁腺功能亢进患者在甲状旁腺切除术后的生理和心理健康水平[36]。作者发现几个生理和心理健康方面的有效指标在甲状旁腺切除术后得到改善，提示 PROMIS 是一个衡量患者自我报告结局的可行的方法。将来 PROMs 可能会被更广泛地应用于医疗质量评估，且 PROMs 和手术质量的相关性需要进一步的评估。

AHRQ 曾尝试详细地对开发 QI 的过程进行概述。2011 年发表的一篇报告概述了该机构对开发 QI 的推荐步骤[37]。QI 通过四个部分进行定义：一个医疗健康概念、一个观察或测量的视角（如患者、医疗机构或医疗系统），一个收集数据的方法（数据源、风险调整法等）和一个应用范围[37]。此外，报告描述了四个阶段：QI 开发、QI 实施、QI 的持续应用和 QI 退出。这个过程包括从一篇系统综述中选择候选指标，然后使用 RAND/UCLA 合理性方法筛选出最终的一组指标。在 QI 最终确定后，进行严格的风险调整分析是十分关键的，尤其对于受到诸如合并症和疾病严重程度等因素影响的结局指标[37]。对 QI 进行风险调整十分重要，这有助于将来在医生和医疗机构之间进行有效地比较。

QI 的分类是质量测量和质量评估的另一关键点。最常用的 QI 分类方法是 Donabedian 框架，它将 QI 细分为结构性、过程性或结局性指标（表 45.1）。结构性 QI 包括医疗行为发生的场所和环境，而过程性 QI 评估了医疗行为发生的过程和方式[29]。结局性 QI 评估了医疗行为所造成的结果，如手术并发症等。外科 QI 也通常细分为术前的、围手术期的和术后的 QI。举例而言，安大略癌症护理中心（Cancer Care Ontario，CCO）还将 QI 细分为以下方面：有效性、适当性、完整性、效率性、可及性和以患者为中心[39]。

大多数作者建议通过预实验来进行 QI 实用性验证。这需要明确目标人群、定义 QI 的分子和分母、确定纳入和排除标准、进行风险调整（尤其对于结局指标）以及确定数据采集方法和可用的数据来源。这一步骤对于确定 QI 的内容、结构和其标准的有效性是至关重要的，是其大规模应用之前的必要环节[28, 40-41]。

表 45.1 Donabedian 模型

QI 类别	定义	举例
结构性	反映提供医疗服务的环境的指标，包括容量和标准等方面	外科医生的年手术量 / 经验等
过程性	反映提供医疗服务的过程的指标（例如，医疗从业者为改善患者健康做了哪些努力）	术前核对、对病例进行多学科会诊讨论等
结局性	反映医疗服务对于患者或人群	术后并发症、生存率等

QI 投入实际应用的过程还面临许多挑战。第一，QI 经常是基于专家意见挑选出来的，相关的支持证据可能不足[42]。第二，在受控研究环境下的有效治疗在“真实世界”条件下不一定仍然有效。此外，不充分的风险调整是有隐患的，使得评论者们可以提出“我的患者是不同的”或“我的患者是最难治的”这种老旧的意见。第三，在宏观量级上使用管理数据进行 QI 测量通常是具有挑战性的，特别是涉及数据粒度时。在小规模的微观量级上（如在单次的医疗行为或机构环境下使用表格分析或行为审计）测量 QI，虽然十分耗时，但可以准确地测量医疗行为的大多数方面。然而在宏观量级上，数据收集往往是昂贵的，且现有的数据测量系统可能不够全面。

甲状腺和甲状旁腺外科中对医疗质量的定义

提高治疗质量和减少治疗差异的一个常见方法是制定并推广循证支持的临床指南。目前，高质量的甲状腺和甲状旁腺疾病的临床实践指南数量充足。美国国家综合癌症网络（National Comprehensive Cancer Network，NCCN）已经发布了甲状腺癌的诊疗指南，美国甲状腺协会（American Thyroid Association，ATA）也针对不同类型甲状腺癌的不同患者群体发布过多项指南[33, 43-46]。此外，美国耳鼻喉头颈外科医学会（American Academy of Otolaryngology Head and Neck Surgery，AAOHNS）、美国内分泌外科医师协会（American Association of Endocrine Surgeons，AAES）和美国头颈学会（American Head and Neck Society，AHNS）内分泌分会也发布了各自的甲状腺和甲状旁腺疾病治疗的多学科共识指南[47-52]。

临床诊疗指南与 QI 有几点重要的差别。首先，指南提供的是循证支持的最佳临床实践方案，是不同循证等级的各项临床诊疗建议。而 QI 是可计算的比率，由具有明确定义的分子和分母构成。其次，指南中的治疗建议往往具有不同的循证等级，从专家意见到随机临床试验不等，而适合的 QI 需要有既合理又被广泛接受的证据支持。考虑到质量评估所具备的经济效益，甲状腺和甲状旁腺外科中对 QI 的证据支持和专家共识是必不可少的。

目前已有多位学者对甲状腺外科中 QI 的选择提出建议，包括一般性指标和甲状腺手术的特异性指标。Liu 和 Wiseman 提出了甲状腺外科的几个疾病特异性 QI[53]。提议的指标包括残余甲状腺组织放射性碘（radioactive iodine，RAI）摄取率、转移性淋巴结的比例（metastatic lymph node ratio，MLNR）和术后甲状腺球蛋白（thyroglobulin，Tg）水平。尽管这些指标看似合理，但应用时仍存在一些挑战和局限。第一，大多数支持使用这些指标的研究都是回顾性的[53]。支持某一质量指标的证据质量越低，其被广泛接受用于评估相关问题的可能性就越低。第二，MLNR 不仅受到清扫的淋巴结数目的影响，还受到患者转移性肿瘤负荷的影响。第三，虽然术后的 Tg 水平看似是一个合理的 QI，但用于衡量手术质量仍有很多问题。患者若存在高滴度抗甲状腺球蛋白抗体、远处转移性病灶、高肿瘤负荷或是病理类型为未分化癌，术后使用 Tg 水平作为 QI 都是不合适的。此外，随着越来越多的患者和外科医生处理低风险分化型甲状腺癌时选择保留部分甲状腺的甲状腺切除术，残余甲状腺组织 RAI 摄取率变得越来越不实用。另外，对甲状腺微小乳头状微癌和低风险分化型甲状腺癌（目前仍处于临床试验阶段）越来越多地采取定期观察的处理方式使得上述 QI 更不合适[54]。最后需要注意的是，不论使用何种 QI，均需仔细考虑平衡措施。

平衡措施涉及实施某一具体的 QI 所产生的任何负面影响。一个需要关注的问题是，使用上述 3 个指标可能会导致外科医生采取不恰当或没有循证支持的更激进的手术方式。换句话说，QI 的发布者和使用者需要非常严谨地考虑其对外科医生行为的影响，包括由于 QI 的实施所导致的任何意外后果。

大多数甲状腺外科医生都认可经过恰当的风险调整后，喉返神经麻痹和术后永久性低钙血症的发生率是最实用的 QI。然而，在宏观水平衡量这些 QI 是很困难的。CCO 近期提出了甲状腺外科中的几个可行的 QI，而尽管外科专家小组认为喉返神经麻痹和永久性甲状旁腺功能减退的发生率非常重要，但目前在宏观水平（省级或州级）上准确测量这些指标看来是不可能的[39]。这说明了在试图大规模跟踪 QI 时经常面临的困难，即当前的管理型数据等测量框架往往缺乏必要的数据粒度。表 45.2 列出了目前 CCO 使用的 QI。

甲状腺和甲状旁腺外科中一个有趣而又有争议的结构性 QI 是外科医生的手术量。Sosa 等通过一个全州范围的医院出院患者数据库对 1991—1996 年接受甲状腺切除术的患者进行了横断面研究[55]。该研究表明，手术量大的外科医生往往对应更短的平均住院时间和更低的术后并发症发生率。与之相似，Meltzer 等评估了年手术量大（＞ 40 例）和年手术量小（＜ 20 例）的外科医生在甲状腺手术效率、患者结局和资源利用上的差别。研究发现与年手术量小的外科医生相比，年手术量大的医生在单侧甲状腺切除术患者中对应更短的手术时间、更短的住院时间、更高的日间手术比例和更低的二次入院比例[56]。在全甲状腺切除术患者中，年手术量大的医生对应更低的术后并发症发生率、更短的住院时间、更短的手术时间和更高的日间手术比例[56]。Al-Qurayshi 等评估了年手术量低（1 ～ 3 例）、中（4 ～ 29 例）和高（＞ 30 例）的外科医生在患者结局和花费上的差异[57]。与年手术量高的医生相比，年手术量低的医生在甲状腺切除术患者中有更高的并发症发生率和更高的花费。年手术量高、中的医生之间并未发现类似的现象[57]。尽管已有上述研究，但是将外科医生的手术量作为结构性 QI 仍然存在挑战。探究外科医生所需要的最低年手术量是一个不断发展的研究过程。Adam 等使用了管理性数据以尝试回答这一难题。他们的研究发现，甲状腺全切除术后患者并发症的发生率随着外科医生手术量的增加而降低，直至年手术量达到 26 例[58]。虽然文献似乎表明术者的年手术量增加与并发症和费用的减少正相关，但是将患者转诊给“有经验的外科医生”是有困难的，特别是在地理位置偏远的地区。此外，尽管外科医生的年手术量很重要，但我们不能忽视医院的患者总量对该数据造成的混杂偏倚[58]。在宏观层面上将术者年手术量作为一项 QI 还需要进一步的研究与分析。

表 45.2 安大略癌症护理中心基于质量的程序性指标

质量方向	一般性 QI	甲状腺特异性 QI
有效性	术后 30 天内的二次手术率 术后 30 天和 90 天内的死亡率	*
适当性	参与高质量的肿瘤多学科讨论会（Multidisciplinary Cancer Conference，MCC）	低风险患者进行部分甲状腺切除术的比例 术后病理提示良性的患者比例 中央区淋巴结清扫获得的淋巴结数目
完整性	术后 30 天内非计划二次入院的比例（包括二次入院或急诊就诊）	*
效率性	术后平均住院时长	*
可及性	在特定疾病恰当的时间窗内接受手术的患者比例	*
以患者为中心	*	*

* 尚无相应的指标。

虽然尚无学者对甲状旁腺手术中的QI提出正式建议，上述诸多在甲状腺手术中的QI同样适用于甲状旁腺手术。生化治愈和术后并发症发生率是引人关注的结局指标。此外，今后还需进一步考虑衡量对预先确定的诊疗流程的遵守情况，例如有无在多学科会议上参与讨论或遵循循证医学支持的指南。与结构性和结局性指标相比，过程性指标更便于改进，因此更适合纳入质量改进计划中。

医疗质量的评估

准确的数据收集是衡量和评估外科治疗的必要条件。在诊疗的不同阶段，不同形式的数据收集方式各有利弊。大型医疗卫生系统或公共卫生健康层面的数据收集往往涉及利用管理性数据，即原本用于指导医疗服务收费的数据。这些数据往往来源于就诊记录，而与患者病情无关。管理性数据的优势在于数据丰富，收集过程无须耗费额外的人力物力，并且可以记录全国范围内代表性患者群体的手术结局。然而，患者的纵向随访并不总是有效的，疾病编码错误会影响数据质量，包括治疗目的在内的临床信息的粒度往往不够，限制了其适用性。患者层面的信息收集通常有两种办法，一是通过单中心的回顾性数据记录收集，二是通过单或多中心的前瞻性数据登记收集。通过电子病历回顾患者信息可以收集有关的临床信息，并在质量评估中进行风险调整。然而，收集数据的过程需要耗费大量人力，且需要投入大量精力以确保不遗漏任何与QA相关的医疗信息。在甲状腺和甲状旁腺外科相关的QI的数据收集工作中，要对各方数据来源仔细权衡利弊。

管理性数据

在甲状腺和甲状旁腺手术患者术后结局的评估中，一个常用的管理性数据库是美国全国住院患者样本库（National Inpatient Sample，NIS）。NIS是一个公开可用的医疗数据库，库中包含由AHRQ赞助的联邦-州-行业伙伴关系对所有付费住院患者进行的20%分层抽样的管理性数据。研究人员、卫生经济学家和政策制定者使用NIS来评估外科手术的临床结局、外科治疗的差异、地区医疗资源的利用率和医院收费情况。NIS还被用来记录外科医生手术量、患者年龄和种族、手术范围和甲状腺切除术后患者结局[58, 60-62]、孕妇和儿童患者结局以及甲状旁腺切除术后颈部血肿风险因素之间的关系[63-65]。通过代表性数据抽样，NIS使得研究人员能估计全国甲状腺癌和原发性甲状旁腺功能亢进症等疾病的患病率和发病率，以及甲状腺和甲状旁腺切除术后的短期结局。然而，用于医疗收费的信息系统缺乏特定数据，因而无法专门评估疾病严重程度和影响治疗结局的术中因素[66]。例如，Hauch等使用NIS进行研究，发现不论是高手术量还是低手术量的外科医生执行手术，甲状腺全切除术后围手术期并发症的风险均高于单侧甲状腺切除术，由此得出结论：对良性甲状腺疾病或低风险甲状腺癌进行甲状腺全切除术时应考虑其所增加的风险[62]。并且文章作者指出，该研究的局限性在于NIS不包括有关甲状腺癌分期或病变范围的数据，且无出院后的随访数据，从而导致实际的围手术期30天内的并发症的发生率被低估。此外，NIS只提供住院数据。由于目前大多数甲状腺和甲状旁腺手术都是在门诊进行的（译者注：在美国的现状），NIS记录的群体并不能代表全国接受此类手术的全部患者。因此，管理类数据中详细临床信息的缺失限制了我们对外科治疗的某些具体方面进行质量评估的能力。

美国外科医师学会国家外科手术质量改进计划（ACS NSQIP）

为收集稳定、准确、与临床高度相关的数据以衡量和提高手术质量，ACS提出了国家外科手术质量改进计划（National Surgical Quality Improvement Program，NSQIP）[67]。NSQIP始于20世纪90年代早期，它最早是退伍军人事务部（Veterans Affairs，VA）的一个数据收集项目，但现在却代表着以衡量质量为目的、记录多个外科专科经风险调整后的手术结局所采用的最稳定、最常用的方法。通过对参与机构的住院和门诊手术进行系统抽样，NSQIP包含了多中心、前瞻性的术前风险因素、术中变量以及30天内并发症和存活率结局的多方面数据。专业且接受过专门培训的外科临床质量评估员将检查所有被选定患者的医疗记录，并获得其完整的30天随访记录，而非使用通过医疗付费系统获得的信息。同时，除了所收集数据受到定期审计以确保其完整性和准确性外，评分者的内部可靠性也受到定期的审查[68]。每半年，参与医院将收到以其他医院为基准，经风险调整后的外科治疗结局表现（采用盲法），从而确定其需要改进的领域。每家医院需要做出一些改变以改善手术结局，而ACS NSQIP能够为各家医院提供包括成功的干预、最佳实践指南以及其他减少并发症的措施在内的指导。基于这些措施，许多参与机构都报告称其改善了患者治疗结局并节约了成本[69-70]。虽然参与NSQIP意味着投入资源用于立项和维护，但有证据表明，随着时间的推移，该计划实际上能为医疗机构带来经济效益。Hollen beak 等指出，参与 NSQIP 有助于医疗机构减少手术并发症，且重要的是，参与 NSQIP 的成本效益随着参与时间的延长不断改善。作者发现，从参与 NSQIP 的前 6 个月到参与后的第 2 年，每位患者参与 NSQIP 项目和避免一次术后并发症的额外成本和分别从 832 美元和 25 471 美元下降到 266 美元和 7319 美元，这表明通过减少不良事件，NSQIP 的质量改进举措将随着时间的推移变得更具成本效益。

目前，已有许多研究使用 NSQIP 数据来对甲状腺和甲状旁腺切除术后不良结局的危险因素进行评估，而这些研究工作已经影响了患者的围手术期管理。例如，Roy 等使用 2005—2007 年的 NSQIP 数据进行研究，发现在接受甲状腺和甲状旁腺手术的患者中，因颈部血肿需要二次手术的风险比深静脉血栓和肺栓塞的风险高 10 倍，为明确在此类患者中进行静脉血栓栓塞预防治疗的阈值提供了信息[71]。NSQIP 项目还开发了一款风险计算器，用于基于患者 / 疾病信息预测术后并发症的风险和手术结局[72]。然而，在甲状腺和甲状旁腺手术中，NSQIP 风险计算器对于术后并发症的预测可能并不准确[73]。在一项针对 436 名接受甲状腺和甲状旁腺手术的患者的研究中，Margolick 和 Wiseman 发现，NSQIP 风险计算器并没有准确地预测二次手术、急诊或计划外再入院的比率。在发生术后的并发症患者中，只有 17% 的患者在 NSQIP 风险计算中得分高于平均风险水平，而 71% 的得分低于平均风险[73]。虽然 NSQIP 是一个可用于为多种手术收集手术质量数据的出色平台，但目前其风险计算器似乎不能准确预测甲状腺和甲状旁腺患者发生术后并发症的可能性。这应该是合理的，毕竟在甲状腺和甲状旁腺手术后，手术部位感染、术后死亡、急诊就诊和二次入院等事件并不常见[73]。

随着 NSQIP 的分析方法逐渐完善，对医院的绩效表现进行更加详细和准确的评估成为可能[74]。提高数据收集的粒度进而可以提高在特定手术中评估手术质量的能力。为此，2011 年 NSQIP 开展了“重点看过程”项目。2013 年起，NSQIP 开始试验性地收集数据用于构建甲状腺切除术专用的数据库；至 2016 年逐步形成一个完整的数据库，囊括了来自 93 家参与机构的 5871 份数据。通过使用包括喉返神经损伤、严重低钙血症和血肿在内的甲状腺特异性的质量指标，Liu 等人发现 NSQIP 表现最好的医院与最差的医院相比（基于其整体的 NSQIP 业绩表现），神经损伤和低钙血症的发生率更低[1, 75]。此外，各医院的治疗过程也不尽相同，例如表现“最好”的医院更常给患者使用钙和维生素 D，而更少检测甲状旁腺激素水平[1]。甲状腺特异性 NSQIP 数据库这一强有力工具的效用性和相关性可能会随着其使用量的增加而增加，使其作为一种衡量质量的机制，在甲状腺外科中发挥更大的作用[75]。

合作性内分泌外科质量改进计划

一直以来，亚专科学术组织积极致力于建立评估质量的平台。2012 年，AAES 成员启动了内分泌外科质量合作改进计划（Collaborative Endocrine Surgery Quality Improvement Program，CESQIP），其定位是一个质量改进平台，重点关注甲状腺、甲状旁腺、肾上腺及胃肠道和胰腺神经内分泌肿瘤的外科手术。外科医生及其护理团队可以提供有关患者信息、术前检查、术中管理和术后内分泌相关并发症的数据，以追踪结局并明确需要改进的方向。此外，考虑到外科医生对并发症发生率的自我评估往往低于实际的比率，他们可以将他们的表现与同行进行比较，进而实时反馈并做出改进，这一功能十分重要[76]。该计划最近被美国联邦医疗保险和医疗补助服务中心（Centers for Medicare & Medicaid Services，CMS）批准为合格的临床数据注册中心，使其能够满足绩效激励支付系统（Merit-based Incentive Payment System，MIPS）的要求，而这是鼓励亚专科专家参与的另一种方式。CESQIP 的早期数据报告目前正不断发表。相关的文章包括对于甲状腺 / 甲状旁腺切除术后二次住院和发生颈部血肿高风险的患者的记录，以及进行治疗性甲状旁腺切除术的患者结局[77]。Kazaure 等发表了一篇关于包含了 367 例行治疗性甲状旁腺切除术的患者的回顾性队列研究的文章，作者发现 24.8% 的患者术前仅有单次的定位检查，且 21.1% 的患者经过手术并未治愈[78]。此外，不到一半接受治疗性甲状旁腺切除术的患者接受了术前喉镜检查以评估既往手术造成的喉返神经损伤。因此，作者建议术前完成更多的影像学检查以提高手术治愈率，并着重关注拟行治疗性手术的患者术前评估的标准化工作[78]。目前尚无研究将 CESQIP 的评估用作质量评估和改进的工具。与所有高质量的注册中心一样，数据收集方法需要根据提供者的反馈而持续不断地校准。

医疗质量的提升

手术质量保证的附加工具

目前已有多种外科手术 QA 的策略，包括持续认证（Maintenance of Certification，MOC）和手术核对清单。MOC 的发展意味着医生参与了医疗质量改进运动。尽管早在《人非圣贤，孰能无过：构建更加安全的卫生体系》发布之前，MOC 就已经得到关注，但该报告的发布向公众灌输了一种新的动力，即外科医生们将致力于学习前沿知识并改善患者治疗[79]。2018 年，美国外科医师委员会（American Board of Surgery，ABS）将认证方式转变为持续认证，侧重于对普通外科医生（通常为亚专科医生）提供与临床实践相关的高质量评估。到目前为止，虽然 ABS 尚未提供针对内分泌外科的 MOC 评估，但随着越来越多证据证明经验丰富的、专业化的外科治疗能为甲状腺和甲状旁腺手术带来益处，内分泌外科的 MOC 评估也指日可待。其他高风险行业通过建立标准化流程来减少人为失误的风险，有鉴于此，手术核对清单应运而生[7]。这意味着在实践中不再将医疗差错责任归咎于个人，而是集中精力改进医疗质量体系，从而防止医疗差错。当相关医疗人员疲乏倦怠或者因需要采取的行动过多而焦头烂额时，手术清单能帮助他们最大限度地运用已有知识[80]。WHO 手术安全核对清单是一项循证支持且经专家批准的倡议，旨在确保外科手术安全标准能在全球范围得到遵守[81]。Van Klei 等指出，在临床中应用安全核对清单可降低 30 天死亡率，且这一获益与完成清单中的全部项目密切相关[82]。我们必须认识到，虽然手术安全核对清单是一项有力工具，但清单的执行情况及改善治疗结局的成效却可能受到其他众多因素的影响，包括资源配置是否充足、团队培训是否充分和机构安全培训是否深入等[83-84]。使用该清单被认为是确保新的甲状腺切除技术，尤其是机器人甲状腺切除术安全性和高效性的一个重要方面[85]。近期，随着包括经口甲状腺切除术在内的远处入路甲状腺手术的增加，手术安全核对清单及其他程序性标准化措施对于减少不良治疗结局和提高医疗质量方面将十分重要，但同时，也应该密切关注其开发和实施的方式方法。

提升质量的循证方法

改进质量是 QA 中最为重要的方面。尽管有效定义质量和准确衡量质量都是至关重要的，但其最终目的是获得并使用相关信息，最终改善患者的治疗。随着医疗行业质量改进领域的迅速发展，对临床医生而言，对各种提升质量的方法和原则均有基本的理解非常重要。

1996 年，Berwick 提出了提升质量的中心法则，他认为，系统获得的结果就是系统设计的目的[86]。他进一步主张，我们需要重新定义我们对于“表现”的认知，即需要从结果导向转变为设计导向。为实现系统级的变化和改进，其中一种常见的 QI 方法就是质量提升模型[86]。该模型提出了 3 个基础问题：

1. 我们想要达成的目标是什么？
2. 我们如何知道此类变化是一种改进？
3. 我们可以实施何种改变来实现改进？

除了上述 3 个基本问题外，该模型的第 4 个组成部分被称为计划、实施、研究、改进（Plan、Do、Study、Act，PDSA）循环，该循环描述了设计、测试和改进的方法[86]。

第一个问题体现了改进前有一个明确的、可定义的目标的重要性。第二个问题指出评估的重要性，通过评估可以了解我们的努力如何影响系统（正面或负面的影响）。第三个问题聚焦于可对系统进行的变革，而不是侧重于个人行为的改变（例如要求临床工作者“更加努力”）。之后 PDSA 循环可用于评估改进后的情况，且最初可以在小规模范围内使用。因此，连续的 PDSA 循环带来了归纳学习的机会，因为每个小循环都能在变化中带来新的知识输入，同时引发对不同变化的思考和反省[86]。

统计过程控制是 QI 的一种常用度量方法。控制图是以时间序列格式收集数据的一种方法，也是展示系统表现的一种有效方式[87]。同时，控制图还提供了一种区分正常系统变化（常规原因变化）和异常系统变化（特殊原因变化）的绝佳方法[88]。一方面，常规原因变化是所有稳定的过程 / 系统的组成部分，若想减少常规原因变化，通常需要对系统设计进行变更。另一方面，特殊原因变化（非单纯偶然产生的变化）则需要调查，若可行，则该变化可通过采取行动来消除或维持[88]。Duclos 等在甲状腺手术中使用控制图来进行 QA[87]。具体而言，他们使用控制图对喉返神经麻痹和低钙血症进行监测。研究期间，他们在 2007 年第三季度发现出现并发症患者的比例存在特殊原因变化。这一变化体现在控制图中，使得该研究团队进一步调查特殊原因变化，发现原因是手术间的改变和手术者安排的改变[87]。作为一种优秀且有效的 QA 工具，控制图的运用将来可能会持续增加。

另一个常见的 QI 方法是精益系统的应用。精益方法最初由 TaiichIOhno 引入丰田生产系统，应用在工业生产中[89]。精益方法采用客户角度来判断系统中的“增值”和“非增值”步骤。换句话说，系统中的非增值步骤被认为是一种浪费。精益方法旨在不断地消除浪费，提高系统提供服务或生产产品的效率[89]。Matt 等使用精益方法提高了头颈部超声引导下穿刺活检的效率[90]。通过运用精益原则，Matt 等将从决定进行活检到完成活检的时间从 37.6 天缩短至 4.8 天（$P < 0.00001$）。此外，活检与诊断之间间隔的时间也从 6 天减少至 2.3 天（$P < 0.03$）。通过消除浪费，精益方法使 Matt 等将过程中的步骤从 17 个减少至 9 个，从而实现了上述结果[90]。

未来方向

在探寻甲状腺和甲状旁腺手术高质量治疗的过程中，有一点是肯定的，那就是它将随着临床实践发展而不断发展。今后 5 年和 10 年内甲状腺和甲状旁腺手术的质量取决于今日严谨且创新的研究和质量评估。目前，在甲状腺和甲状旁腺手术后 90 天内，有记录显示 5% 以上的患者有滥用阿片类药物或持续使用麻醉药品的情况。这种情况将来应改进，高质量治疗将包括对上述这些患者使用非阿片类药物进行疼痛治疗[91-92]。此外，对于性质待定的甲状腺结节，使用分子检测的研究越来越多，指导实施选择性分子检测的标准化方案可能会出现，旨在避免不必要的手术并支持以患者为中心的手术决策，从而提高治疗质量。随着甲状腺微小乳头状癌主动监测方案的建立或相关临床研究的开展[93]，QA 的范围将有必要扩展至手术室之外，以包括非手术治疗策略。

结论

未来，甲状腺和甲状旁腺手术方面的 QA 将持续增长。在 QA 过程中，正确定义质量、准确衡量质量是至关重要的步骤。适当的风险调整（尤其是针对结局指标），对于确保医疗从业者和医疗机构得到准确和公平的评估尤为重要。最重要的是，在明确质量差距时，质量改进措施是设计和实施系统性变革以改进患者治疗的有力工具。最后，我们需要继续促进甲状腺和甲状旁腺外科中公开的 QA，避免采用惩罚性和排他性的措施，而是侧重于推动系统层面的持续的质量改进。

参考文献

如需完整的参考文献列表，请访问 http://pincode.yiaiwang.com。

46

甲状腺和甲状旁腺手术中涉及的伦理问题和医疗过失

Peter Angelos
杨建桥　译　田文　审校

> 请访问 http://pincode.yiaiwang.com 查看相关视频：
>
> **视频 46.1**　第 46 章引言：甲状腺和甲状旁腺手术中涉及的伦理问题和医疗过失。

伦理学问题

优化知情同意

外科医生在当今的医疗实践过程中面临众多的伦理挑战，确保患者对手术方案的充分知情同意则是其中之一。患者对手术方案的知情同意并不能简单等同于患者在手术知情同意书上签字。事实上，患者对手术方案的知情同意应包括一个完整的过程：即先是由外科医生告知患者某一特定手术的风险、获益以及替代方案，再由患者自行决定是否接受手术[1]。多年以前，外科医生代替患者进行决策并选择心目中对患者来说最优的方案。现如今，这种外科医生的“家长式决策”已被患者的自主决策所取代[2]。此外，当今时代是一个决策共享的时代。知情同意已然成为外科医生告知病情并让患者参与手术决策中的一种手段。同时，由于近年来甲状腺和甲状旁腺手术方法层出不穷，让患者参与手术决策并在其中发挥重要作用就显得尤为关键。

外科医生与患者的关系决定了双方沟通交流的质量。目前有很多文献围绕医患关系这一话题进行了分析，但罕有文献关注要想让患者接受手术所对主刀医生需要的信任程度。在全身麻醉的状态下接受手术时，患者的机体十分脆弱，像这样的场景在医疗领域中并不多见。因此患者必须对他们的主刀医生足够信任，从而让他们冒着毁容、永久性残疾甚至死亡的风险来接受手术。此外，外科医生不能像全科医生那样，可以花费数月或数年的时间与患者交流来获得其信任。外科医生只能通过一次或多次简短的术前谈话与患者形成融洽的关系，并在手术前这一相对较短的时间里建立起患者对其自身的深度信任。

正如先前所提到的，外科医生向患者解释手术风险的过程是知情同意的重要环节。由于在甲状腺和甲状旁腺手术中，喉返神经（recurrent laryngeal nerve，RLN）损伤和永久性低钙血症时有发生，因此告知接受这类手术的患者上述风险是至关重要的。与此同时，外科医生向患者解释手术风险过程也是一个对患者进行术前宣教并获取患者信任的过程。因此，一些外科医生会在谈话期间向患者提供图表或其他书面材料，这些材料同时包含了手术的建议和风险。此外，还有一些外科医生会推荐患者浏览相应的网页。但是，无论谈话过程采取哪种形式，外科医生都需要给予患者足够的机会来进行提问，并针对其提问给出详尽的解释。我们要清楚的一点是：比起让患者填写医院要求的知情同意书模板，外科医生记录其与患者的谈话过程更为重要。

有关患者知情同意权的法律规定，外科医生必须要让患者获悉其所有想要了解的信息，以便其作出明智且合理的决定。此外，外科医生尤其应该向患者提供手术相关并发症的信息，因为这可能会使患者在经过理性的思考后拒绝接受手术。因此，外科医生在与想要接受甲状腺或甲状旁腺切除术的患者的谈话过程中，必须交代手术中可能发生的神经损伤、甲状旁腺功能减退和出血的风险。此外，尽管知晓这类手术的并发症的整体发生率非常重要，但外科医生也应试图掌握自己主刀手术的并发症发生情况，以便使患者充分了解主刀医生的手术水平。由于不同患者在决策时所需要的信息量各不相同，因此外科医生应在谈话中着重介绍手术风险，并根据患者对相关细节的提问来进行详细的解答。

外科手术创新和新技术所涉及的伦理学问题

在美国，新研发的药物受食品和药品管理局的严格管控。不同的是，研发新术式的外科医生却很少受到监督。在很多人看来，缺乏监督使得外科医生不断反思如何把手术做得更好[3]。尽管外科手术研究的开展必须遵循相应的规定，即接受机构审查委员会（Institutional Review Boards，IRB）的监督，但多数外科手术创新往往诞生于非正式的外科手术研究。这种源自非正式研究中的手术创新给现代外科手术带来了多方面的改进。举个简单的例子，从 19 世纪中叶到 20 世纪中叶，甲状腺手术的安全性发生了显著的提升。1866 年，当时颇具影响力的外科医生 Samuel Gross 在有关甲状腺切除术的文章中写道："无论是出于对手术实施的困难程度的考量，还是出于对术后重度炎症的担忧，在我看来任何一个正直且明智的外科医生都是不会从事这项工作的，实施这类手术的外科医生都应受到谴责"[4]。相比之下，1909 年获得诺贝尔医学奖 Theodor Kocher 博士已经将良性甲状腺肿的手术死亡率从最初的 13%（13/101）降低到了随后的 2.4%（6/250）。到 1917 年，Kocher 报告的数据显示，这类患者的术后死亡率仅为 0.5%（25/5000）[5]。

不幸的是，许多在尝试阶段被外科医生抱有巨大希望的手术创新，日后被证实并没有使患者获益，甚至有的手术创新还会对患者的健康造成损害。例如，以下用于治疗精神和生理疾病的手术创新在后来都被证明无效：脑前额叶切除术在当时被用来治疗多种精神疾病，但事后被证明该方法对治疗任何一种精神疾病都无效[6]；数千例心绞痛患者在当时接受了胸廓内动脉结扎术，但实施该类手术并没有使患者的生存得到改善[7]；此外，科学家们在半个世纪前投入了相当多的精力来研究胃溃疡的冷冻治疗技术，但这项技术最终被证实对治疗胃溃疡无用[8]。如今，要想实现对外科手术创新的有效监管，就必须要找到一条"中间道路"：一方面，如果对该类手术监管过严，患者则无法接受最新的且可能是效果最好的手术；另一方面，如果监管过松，外科医生则会热衷于推进没有数据支持的创新性手术，从而可能会导致患者的健康受损。

外科手术的创新历史喜忧参半。那么判断一项新技术或新方法是否优于先前，其评判标准究竟是什么呢？我们认为，一项新技术或新方法要想被认定为是原有技术或方法的改进，其必须能够安全且有效的为患者解决外科问题。虽然这个评判标准听起来很简单，但在实际应用过程中却很难对一项新技术是否真正安全有效进行判断。通常来讲，一项研究的安全性很难被评估，其有效性也只能通过长期的随访来确定。此外，评判过程是一个价值判断的过程，该过程同样涉及伦理[9]。

如果把目光聚焦于近年来甲状腺和甲状旁腺领域的手术创新，我们会发现先前所提到的评判标准在判断一项新技术是否能够被视为原有技术的改进时相当困难。一般来说，手术相关永久性 RLN 损伤的风险在 1% ～ 2%。如果我们想要证明新技术所造成的永久性 RLN 损伤的风险是原有技术的两倍，则需要进行一个大样本量的研究。此外，我们还要考虑疾病的生物学特性给评判带来的影响。例如，我们想要了解乳头状癌甲状腺切除术的改进手术方法的长期疗效，则需要对大量患者进行多年的随访以显示新方法与原有手术方法的差异。

近年来，甲状腺和甲状旁腺手术领域的创新都聚焦于手术切口的美观、缩短恢复时间和降低手术并发症的风险[10]。多项文献表明，甲状腺可以通过非常小的切口予以切除[11-13]，甚至可以做到在颈部看不到切口[14-18]。然而，除了目前已被广泛应用的手术方式，如 Paolo Miccoli[12] 医生提出的电视辅助微创甲状腺切除术和 Angkoon Anuwong[18] 医生提出的"无瘢痕"经口腔甲状腺切除术，新手术方法的安全性能否与传统手术方法的安全性相当仍有待考量。即使"微创"手术的安全性能够得到证实，但仍摆在我们面前的一个问题是：一个相对较小或不可见的手术瘢痕对患者的健康是否重要？换言之，一个相对较小的或不可见的手术瘢痕是否能够改善患者的生活质量？对于这个问题，大多数外科医生答案是否定的。此外，我们必须要确定新技术带来的所谓的"改进"是否能够真正让患者获益，而不是被外科医生用来暗示患者从而增加他们的实践。因此，认真评估患者的检查结果并确定先前假定的生活质量改善是否真实存在，这一点非常重要。

手术创新的目的是治疗以往无法治疗的疾病。尽管 Vineberg 手术（将胸廓内动脉移植入左心室）最终被判定为是一次失败的尝试[19]，但随着冠状动脉旁路移植术的有效性被证实，心肌血运重建的概念被证实是可行的。虽然腹腔镜手术和电视胸腔镜手术所产生的手术瘢痕较小，但开展这类手术的主要目的并不是为了伤口的美观，而是减少伤口和呼吸系统并发症、减少术后疼痛、缩短住院时间以便更早地恢复正常活动。开展电视辅助的经腋窝机器人甲状腺切除术和经口腔甲状腺切除术的初衷不也是如此吗？当然，如果在此基础上还能获得与传统手术方法相当的并发症风险和肿瘤学结果则更好。术后恢复时间可能与切口的大小有着微弱的联系，但现在大多数接受传统甲状腺和甲状旁腺切除术的患者已经可以在手术当天出院。因此，实施该类手术对患者唯一的好处就是术后拥有一个更小、更不明显的手术瘢痕。然而，实施这类手术所需要花费的时间比传统手术更多，并且对于术者来说具有相当长的学习曲线。那么问题来了：仅仅为了一个较小的美容切口，浪费稀缺的医疗资源并冒着增加并发症的风险是否合理？这个问题的答案在未来的几年可能会变得越来越重要，但外科医生和患者对于解答这个问题在未来的投入可能越来越少。

广告宣传所涉及的伦理问题

在几十年以前，医生参与广告宣传被认为是不专业且不道德的。特别是在1981年之前，美国医学协会（the American Medical Association，AMA）明令禁止医生从事广告宣传[20]。但由于该禁令阻止了商业竞争并鼓励了垄断现象[21]，根据1890年颁布的《谢尔曼反垄断法》，美国联邦贸易委员于1975年对AMA提起诉讼并要求其解除该项禁令。该案件最终上诉到美国最高法院，判决结果迫使AMA于1981年改变了其原有的政策。受这一改动的影响，美国医生参与广告宣传的行为合法化并且有越来越多的人参与其中。当然，发布虚假广告仍被认定为违法行为。但除了医生伪造个人凭证，很少有广告被认为是虚假广告。因此，站在法律的角度，非虚假广告可以呈现任何内容。

但是，并非所有的广告内容都符合伦理学要求。AMA对医生所参与宣传的广告进行了限定："广告的内容都必须是真实的且不能存在实质性的误导"（美国医学协会道德准则，5.02广告与宣传：美国医学协会，2009）。但正如我们所困惑的那样，现在的问题集中在什么是"实质性误导"？例如，许多广告中所使用的词语，如"最好的""领先的""杰出的"等，都无法被准确的定义或量化[22]。因此，使用这些形容词的广告也很难被评估是否存在误导。又例如，美国一家著名的癌症中心多年来使用"世界上最好的癌症治疗中心"作为其宣传语。尽管很多人对这类说辞并不认同，但他们也无法证实是错误的。

为了推广符合伦理要求的广告，一些评论家强调了信息式广告和说服性广告的区别[23]。其中，信息式广告可以被视为尊重患者自主选择权的广告[24]。这种医疗广告只是告知患者治疗方法、医师和医疗机构的相关信息，因此其可以被认为是符合伦理要求的。与此相反，说服性广告并不符合伦理学要求，因为其试图操纵患者潜意识中的欲望、联想以及人性的弱点[25]。因此，如何做到在不误导或不诱导患者的前提下，告知患者手术相关利害，这对每一位外科医生来说是一种道德层面的挑战。

当谈及广告宣传所涉及的道德问题时，互联网的普及引起了人们对此进一步的关注。通常情况下，一个专注于向公众提供医疗信息的网站会慢慢转变成为一个推广单一医疗机构、单一业务甚至是单个医生的网站。外科医生在互联网上对自己的经历或成果做出实事求是的陈述无可厚非，但其不应该互联网上发表未经证实的声明或诋毁他人。无论是在互联网上还是其他社交媒体上，外科医生的任何一个广告或声明都是患者知情同意过程的开端[20]，外科医生应对他们发表的言论是否恰当加以权衡。因此，外科医生应该使用上述标准来判断他们在广告和网站上发表的言论是否符合伦理学要求，同样应该鼓励患者在评判其他医生的言论时使用同样的标准。

除了出于道德方面的考虑，外科医生还必须当心自己因社交媒体或网络上的不当声明而背负法律责任。常见的问题是夸大某些技术的好处，同时最小化风险。例如，一个广告或网站声称经口"无瘢痕"甲状腺切除术可以降低RLN损伤的风险，但如果该言论没有足够的数据支持，外科医生很可能会因为虚假广告而面临被起诉的可能。这样的无根据的言论在广告宣传中很常见，而且其文案多是出自习惯于使用夸张手法的营销部门而不是外科医生。尽管广告商在推销产品时对事实反复歪曲很常见，但其在宣传一名外科医生或一类手术时应以事实为依据准确并陈述。同时，外科医生也应积极主动的确保患者不被广告误导。

外科医生的职责

现今美国外科医生学会的职业道德守则规定：患者的诊疗工作需要由一个医生团队共同承担，而对患者的初步评估通常是由外科医生以外的医生来进行的。但是，外科医生对于患者手术必要性评估和手术类型的决策不可或缺。在做相关决策时，外科医生应当优先考虑患者的手术指征，而不是实施该手术的经济动机或来自患者或其他医生的压力。此外，外科医生在患者的术前、术中、术后都要为其安全负责。

在转科至甲状腺和甲状旁腺外科拟行手术治疗的患者中，往往最重要的决策都是在切皮前做出的。患者转科行手术治疗，但这并不能使外科医生免于对患者手术必要性的独立评估。此类评估需要外科医生对手术适应证、手术的替代治疗方案以及手术效果能否达到患者的预期足够的了解。同时，外科医生在评估手术必要性时必须坚守一个原则，那就是从患者的最大利益出发。外科医生比转诊医生更加了解手术的潜在风险和并发症，应该基于这些信息来建议特定的患者是否接受手术。如果一个外科医生能够独立评估每个转诊患者，并基于患者的权益给出指导性的建议，那他则更受患者尊敬。特别是给不适合手术的患者推荐非手术治疗的外科医生，他们最终会比那些"来之不拒"的外科医生更受患者欢迎。

甲状腺可疑结节的细针穿刺抽吸活检（fine-needle aspiration biopsy，FNAB）是甲状腺切除术的术前常规检查。但并非所有的细胞学家在解读活检结果方面都经验丰富。行业内一直致力于实现活检描述术语的标准化[26]，但不同的细胞学家仍会使用同一个术语来描述不同的事物。例如，在不同的案例中，被定义为"可疑恶性"的细针穿刺结果提示恶性的可能在50%～100%摇摆不定；此外，"非典型性"这一术语具有多种含义[27]。如果FNAB结果是由外科医生不熟悉的细胞学专家或实验室所进行评估的，其切片应由其熟悉的细胞学专家再次评估，以避免外科医生对细胞学报告的产生误解而做出错误的手术决策。事实上，现在很多医院都要求在术前对外院的切片进行重新判读[28]。

同样，也并非所有的外科医生在行甲状腺和甲状旁腺手术方面都具有丰富的经验。研究表明，每年开展甲状腺切除术手术例数多的外科医生要比手术例数较少的外科医生发生手术并发症的概率低[29-30]。这一数据并不意味着手术例数少的外科医生不应该开展这类手术，他们应该在行一些高难度手术前应考虑是否有必要将患者转至专业机构进行治疗。此外，经验不足的外科医生行高难度手术时可以考虑术中咨询经验丰富的同事。

不同外科医生参与患者管理的时长不同，这一现象在甲状腺癌患者的诊疗过程中尤为明显。对于一些外科医生来说，他们对患者的关注从术后第一次访视后就停止了；其他一些在甲状腺癌治疗方面有特殊兴趣和经验丰富的外科医生，可能会选择无限期的随访他们的患者，并与内分泌科的同事共同合作来对这些患者进行治疗决策和监测。有关甲状腺癌的相关研究所取得的重大进展，尤其是患者风险分层，都是由随访多年的外科医生所取得的。因此，在患者出院前，外科医生应确保将患者后续能够得到必要的随访和咨询，这也是外科医生的职责所在。

医疗过失

外科医生不道德的医疗行为可能会招致患者的医疗过失诉讼。并发症相关医疗过失诉讼并非都不符合伦理，但伦理和医疗过错之间仍然存在联系。所有的外科医生都应致力于减少患者遭受的并发症风险，否则是不符合伦理学要求的。在美国，外科医生对医疗过失诉讼的担忧更为严重。即使患者没有发生手术并发症，外科医生也有可能会遭受医疗过失诉讼。然而我们要知道，医疗过失诉讼在世界上大多数国家都存在。在美国，外科医生面临医疗过失诉讼的所要承担的法律风险仅仅局限在民事诉讼，而在其他一些国家则可能上升至刑事诉讼，因此其他国家的外科医生对医疗过失诉讼的担忧可能更大。

即使患者的手术是由最有经验、最细致的外科医生完成的，该患者也仍有可能发生手术相关并发症，其中一些可能会对患者的健康造成永久性的损害。尽管许多手术操作上的失误会导致并发症的发生，但并发症的发生并不能反证外科医生出现了操作上的失误。更令人感到惊讶的是，许多操作失误都是由经验丰富的外科医生在其本专业领域内行常规手术时发生的[31]。甲状腺和甲状旁腺手术相关医疗过失诉讼常见于喉返神经损伤或缺氧性脑损伤，多与双侧神经损伤或血肿导致的气道阻塞有关[32]。甲状腺疾病医疗过失诉讼非操作性原因最常见于癌症的诊断延误。尽管缺乏知情同意是大多数医疗过失诉讼的原因之一，但其很少作为单一原因被提起诉讼。

由于医疗过失诉讼的判决基于的是数据而不是个人观点或对事件的描述，因此很难制定一种策略来保护外科医生免受诉讼。在本章的其余部分，我们将重点关注当今世界发生医疗过失诉讼最多的国家——美国，并对甲状腺和甲状旁腺手术过失诉讼的现有数据进行探讨。

在美国，许多诉讼要么撤销要么庭外和解，而和解条约也往往被封存而不被公之于众。因此，甲状腺和甲状旁腺手术相关的医疗过失诉讼的实际数量我们不得而知。然而，通过对这一主题的文献进行回顾，我们可以对这类事件的数量进行粗略的估计。

陪审团参与裁决的数目是被记录且对公众公开的，根据其数目我们可以对医疗过失诉讼的发生数量进行大致的判断。Kern提取了1985—1991年美国民事法庭案件的陪审团裁决报告，他发现总共有62起案件与内分泌疾病有关[33]。在这62起案件中，32起案件与甲状腺手术并发症有关，2起案件与甲状旁腺手术并发症有关。此外，在62起案件中有22起案件的判决依据为疾病的诊断延误，其中11例与甲状腺癌有关，2例与甲状旁腺功能亢进有关。

2003年，Lydiatt通过检索Westlaw计算机法律数据库，提取了1987—2000年全部的甲状腺手术案件的陪审团裁决报告共计33例[32]。其中10例（30%）与手术并发症有关，在这10例中9例与RLN损伤有关。在这些RLN损伤病例中，1/3的患者发生了双侧神经损伤。

2010年，Abadin和他的同事使用另一个计算机化法律数据库（Lexis/Nexis Academic）检索了美国1989年至2009年间与甲状腺疾病有关的案例，检索结果共计143例[34]。然而通过回顾每个个案，他们发现只有33例与甲状腺手术过失有关。在这33例案件中，15例（46%）发生了RLN损伤，3例（9%）患者认为手术效果不理想，3例（9%）患者认为手术并非必要手段。在15例RLN损伤相关的案件中，7例患者胜诉，8例术者胜诉，赔偿金额从15万美元到370万美元不等。

2009年，Shaw和Pierce使用了一种不同的方法来研究医疗过失索赔[35]。通过调查1986—2007年美国16家最大的医疗责任保险公司报告，他们发现涉及声带瘫痪的已结案的索赔共计112起，其中只有28起（25%）"对簿公堂"。通过进一步的回顾，他们发现在112例相关案件中，39起（35%）案件与甲状腺或甲状旁腺手术有关，67起（60%）案件在庭审前就已结案。总的来说，在立案的112起案件中，有15%的案件没有寻求和解或陪审团审判。在"对簿公堂"的28起案件中，只有2起（7%）的判决有利于原告。相比Abadin在研究中所报告的高额赔偿金，Shaw和Pierce表示所有案件中的最高赔偿金额仅为87.5万美元（尽管根据通货膨胀调整后的数字约为157.5万美元）。

考虑到2016年1年的时间里，美国接受甲状腺切除术的患者约为15万例[36]。相比之下，研究者们所报道的医疗过失诉讼的案例数的确非常少。虽然我们没有办法准确的得知有多少例甲状腺切除术相关医疗过失诉讼被要求索赔，但许多经验丰富的甲状腺和甲状旁腺外科医生在私下讨论时表示，美国每年实际发生的案例数要比研究中所报道的数目多得多。这些医生曾作为专家证人审阅过病历，这些研究中报道的甲状腺和甲状旁腺医疗过失案例不过是冰山一角。

医疗过失的法律依据

医疗过失诉讼的法律依据共有4个方面：①外科医生已向患者履行了自己的诊疗义务；②外科医生违反了"诊疗规范"；③"不合格的诊疗"导致患者的健康受到损害；④给患者健康造成的损害可以用金钱来赔偿[37]。因此，医疗过失案件的本质问题通常是："外科医生提供的诊疗是否符合诊疗规范？"

"诊疗规范"不是一套绝对的算法或指南。在法律术语中，它是指某一特定专业的实践者严谨状态下的平均实践水平。换言之，"诊疗规范"是合格的执业医师在相同或相似的情形下所能够体现的医疗水准。根据专家证人的说法，每个案件对"诊疗规范"的定义都各不相同。其并不等同于最高的医疗水平，甚至只是"一种由执业人员中少数受公众认可和尊重的专业人士所主张的诊疗过程"[38]。

值得注意的是，在涉及RLN损伤的医疗过失案件中，诉讼律师最常使用的法律原则是"res ipsa loquitur"。这句话从拉丁语翻译过来，意思是"事实不言而喻"。这一观点认为，患者出现并发症就等同医生的诊疗出现医疗过失。例如，如果患者继发感染是由残留的海绵引起的，那么就不需要其他证据来证实并发症的发生是一种医疗过失，因为并发症本身就是证据。许多诉讼律师针对甲状腺或甲状旁腺手术医疗过失案件中的RLN损伤也提出了类似的论点。然而，外科医生和辩护律师都一致反对这一观点。外科医生坚持认为RLN损伤是已知的手术并发症，无论外科医生多么小心谨慎它都有可能发生。当然，患者发生RLN损伤是不幸的。但众所周知，手术并发症的发生并不一定是外科医生疏忽的结果。

诊疗规范

许多专业机构都发布了甲状腺和甲状旁腺疾病患者的手术诊疗指南。在美国，美国甲状腺协会（American Thyroid Association，ATA）发布的指南饱受争议[39]。尽管这些指南是根据循证医学原则制定的，但同时这些指南上的内容并不是绝对的。ATA指南的作者声明："我们发布这些指南并不能代替个人决策、患者或家属的意愿或临床判断"[40]。

尽管指南和诊疗规范的概念并不相同，但指南可以被用于诊疗规范的制定，而且在诉讼中应用指南的次数似乎在逐渐增多[41]。大多数情况下，指南可以被用来证明外科医生所提供的诊疗与指诊疗规范有出入，但它们也可以帮助那些按照公认的指南行医的医生开脱。要想避免潜在的法律诉讼，或者在医疗过失诉讼中取得胜诉，外科医生应该在符合患者最大利益的前提下按照指南行医。当特殊情况下患者的意愿与公认的指南有出入时，外科医生应在病历中对此进行详细的记录。

在接受甲状腺切除术的患者中，大约有 1% 的患者发生 RLN 永久性损伤[42]，而甲状旁腺切除术中发生 RLN 永久性损伤的病例数则相对较少[43]。实际上，在手术中完横断神经并不多见[44]。一些数据表明，完整暴露神经比识别部分神经发生神经损伤的可能性更小。美国当今的诊疗规范是在甲状腺切除术期间识别神经[45]。但在某些情况下，例如在晚期甲状腺癌、巨大甲状腺肿的手术中又抑或是甲状腺的二次手术中，神经可能无法被识别。诊疗规范不能强制要求外科医生对神经进行的识别，但外科医生应该做适当的尝试，并将其记录在手术志中。如果神经不能被识别，则同样应记录其不能识别的原因以及为降低神经损伤风险所采取的任何其他措施。许多外科医生在甲状旁腺手术中不能常规识别 RLN，特别是在极微创的、单腺体探查手术中，这一点是可以理解的。外科医生只需要在术中采取适当的避免神经损伤的措施并予以记录即可。

术前喉镜检查并不会显著降低神经损伤的风险。但如果患者在术前就已经确诊了声带瘫痪，那么这种做法可能会保护外科医生免受诉讼[46-47]。一些专家认为，每一个接受甲状腺切除术的患者都应该在术前进行喉镜检查，该检查有利于手术方案的制订并合理地告知患者手术风险，这些都将保护外科医生免受诉讼。在某些情况下这种术前检查对手术决策是有价值的，但其在非恶性肿瘤的无症状患者中的效用仍存质疑[48]。接受甲状腺切除术的患者，特别是甲状腺癌患者，如果出现声带麻痹或出现肿瘤侵犯喉部、下咽部、气管或食管相应症状，应对患者应用必要的技术或影像学检查来进行正确的评估，这其中也包括纤维喉镜检查。基于这些考虑，除了在此期间接受过手术的患者，很难去定义患者喉部检查的诊疗规范（见第 15 章，甲状腺和甲状旁腺手术的喉部检查）。

越来越多的外科医生选择在术中行 RLN 监测[49]，这部分在本书的其他章节有详细的讨论（见第 36 章，喉返神经的外科解剖和监测）。现如今的几项研究并未显示该技术的使用可减少 RLN 损伤[50]。但其中一项研究表明，使用神经监测仪时可使二次手术中神经损伤的风险降低[51]，也可以使暂时性神经损伤的风险降低[52]，同时。我们希望外科医生能够意识到，这项技术正在被越来越多的人所接受，并且该技术在年轻或工作量大的甲状腺外科医生中使用频率更高[49]。

虽然数据显示术中神经监测的使用并没有显著减少 RLN 损伤的风险，但它确实能够在手术结束前被用来鉴别视觉上完好但已无功能的神经。如果在拟行的甲状腺全切除术结束前，神经监测显示一侧的 RLN 已无功能，那么这一结果是有临床价值的。因为外科医生可能会据此（根据具体的临床情况）不再行另一侧甲状腺手术。在这种情况下，神经监测可能会降低双侧 RLN 损伤的风险。

神经监测的伦理要求与其他技术的伦理要求相似。如果外科医生打算使用该技术，他或她应该确保在使用前接受过操作方面的教育和培训，以便让患者从该技术中获益最大化。

一些人认为，术中神经监测的使用可能有助于为出现甲状腺切除术相关神经损伤的主刀医生辩护，因为他尽可能地采取了预防性措施来避免神经损伤。鉴于目前就术后声带麻痹的发生率仍未达成共识，并且术中神经监测的益处难以量化，因此我们认为目前很难定义神经监测相关的诊疗规范。

甲状旁腺与医疗过失索赔

永久性甲状旁腺功能减退是公认的甲状腺切除术后并发症，但它本身很少成为医疗过失诉讼的原因。通过在手术中识别腺体、避免血液供应的损伤以及自体移植无法保留的腺体，可以最大限度地降低甲状旁腺损伤的风险。如前所述，这一并发症的发生并不意味着外科医生没有遵守诊疗规范。手术志应详细记录外科医生术中是如何尽可能地避免甲状旁腺损伤的。否则，在永久性甲状旁腺功能低下的医疗过失诉讼中，手术志则无法为手术医师提供应有的辩护。

甲状旁腺切除术后的医疗过失诉讼要比甲状腺切除术后的诉讼要少。但两者诉讼的可能相似，包括 RLN 损伤和气道阻塞。接受甲状旁腺手术的患者应行术前影像学检查和术中甲状旁腺激素（parathyroid hormone，PTH）测定，这对这类患者非常重要。在大多数原发性甲状旁腺功能亢进的患者中，术前影像学可以被用来将其与异常甲状旁腺患者相鉴别，这在本书的其他章节有详细的讨论（见第 59 章，甲状旁腺手术中甲状旁腺激素监测和第 54 章，甲状旁腺术前定位检查）。虽然术前影像学检查对常规双侧颈部探查术有帮助，但鲜有证据表明影像学检查能提高探查的成功率。如果计划行甲状旁腺单腺体探查，那么术前必须行影像学检查。如果计划对考虑复发或持续甲状旁腺功能亢进患者行二次探查，那么也必须进行术前影像学检查，并且通常需要联用多种检查手段。尽管在某些情况下，没有术前影像学检查的甲状旁腺探查并非不符合诊疗规范。但我们认为，一旦甲状旁腺手术探查失败，为患者术前开具了影像学检查的外科医生将更容易在法庭上受到辩护。

术中甲状旁腺激素测定应用于确保甲状旁腺的充分切除越来越频繁，特别是在局限的单腺体探查术中。虽然放射导向技术可以代替术中甲状旁腺激素测定，但其所表现出来的敏感性明显不足。现有的策略是在不行术中甲状旁腺激素测定或放射引导技术的前提下，尽量降低发生持续性甲状旁腺功能亢进的风险。通常情况下，局限的单腺体探查应在术中测定PTH。如果术中没有测定甲状旁腺激素，外科医生应向患者仔细解释局限探查相比于双侧探查的风险（包括局限探查持续性甲状旁腺功能亢进的风险相对较大）和获益。就像记录个别患者的诊疗过程出现的特殊情况一样，外科医生也应该仔细记录与患者的这种讨论。通过这种做法，可以让外科医生在局限探查后治疗效果不满意的医疗过失诉讼中受到辩护。如果外科医生不能为患者提供上述检测方法，也可以考虑使用其他技术。虽然在常规的双侧探查术中测量甲状旁腺激素可能是有益的，特别是在4个甲状旁腺都不能被识别的情况下，但我们并不认为不使用该技术不符合诊疗规范。

结论

尽管在甲状腺和甲状旁腺手术中，其所涉及的伦理学问题和医疗过失并不互为因果，但两者之间显然存在关联。伦理问题主要围绕医患关系、知情同意以及患者对其外科医生的信任。医疗过失主要围绕减少并发症和确保患者对手术风险充分知情。尽管在这些问题上彼此之间存在差异，但又息息相关。众所周知，信任自己的外科医生的患者即使出现手术并发症，也不太可能对外科医生提起医疗过失诉讼。因此，关注甲状腺和甲状旁腺患者手术治疗中所涉及伦理学问题对外科医生既有内在价值，也有外在价值。

参考文献

如需完整的参考文献列表，请访问 http://pincode.yiaiwang.com。

第 7 部分

术后管理

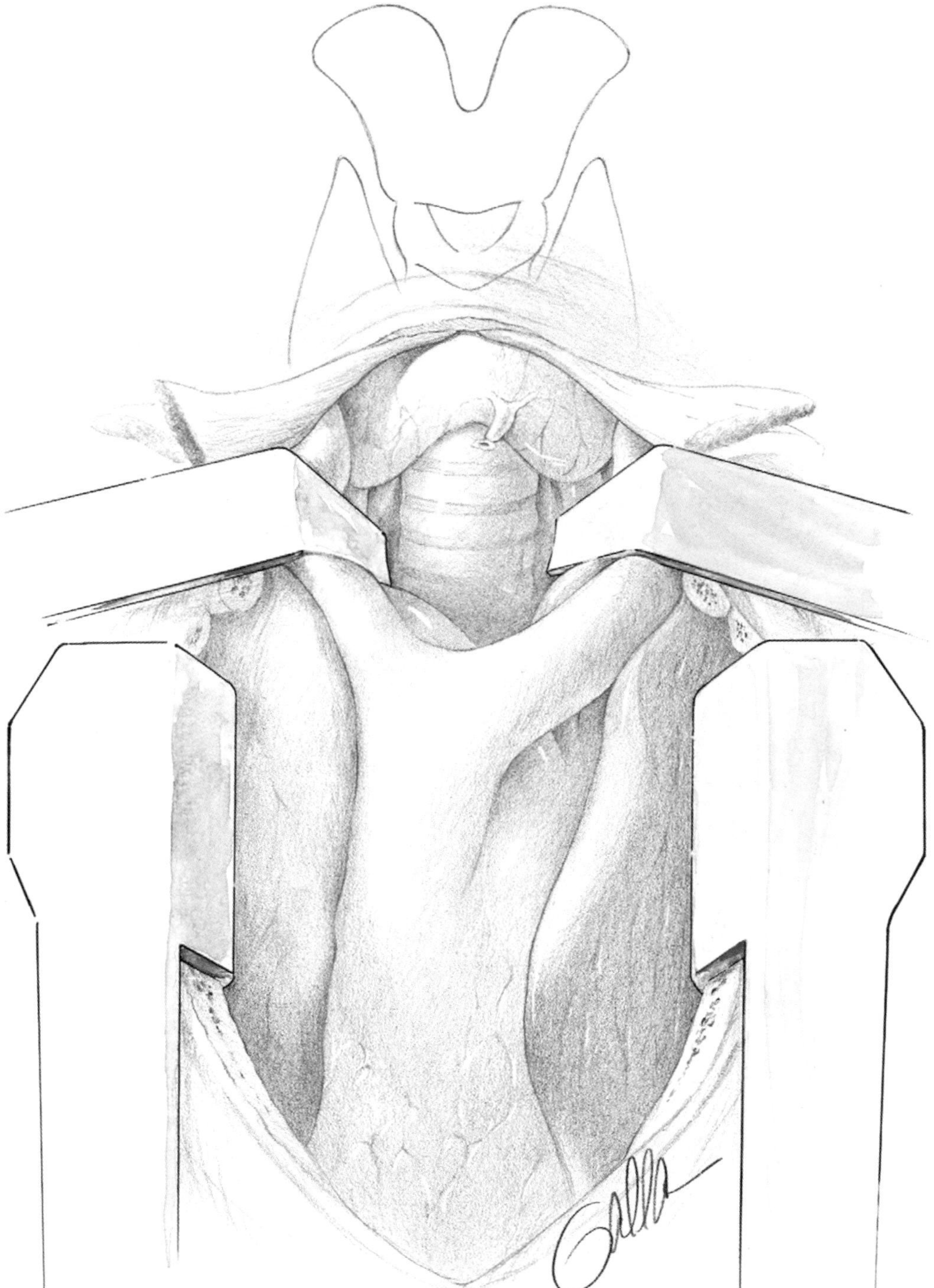

47

分化型甲状腺癌的术后管理

Dana Hartl，Sophie Leboulleux，Julien Hadoux，Amandine Berdelou，Ingrid Breuskin，Joanne Guerlain，Martin Schlumberger

朱精强　苏安平　译　赵文新　审校

术后管理目标

分化型甲状腺癌（differentiated thyroid cancer，DTC）的发病率不断上升，而死亡率却一直较低[1-2]。这些肿瘤绝大多数恶性程度低，局限于甲状腺内，20 年疾病特异性生存率接近 100%。目前指南推荐旨在患者可以得到依据个体化差异及肿瘤种类的最佳辅助治疗和随访，既要避免对惰性疾病的过度治疗和过度监测，又要加强对具有高复发和（或）死亡风险的癌症治疗和随访。当前的治疗模式是避免放射性碘（radioactive iodine，RAI）和甲状腺激素替代治疗相关的不必要的急性或长期副作用，而通过适当的技术和药物有效地诊断和治疗远处转移（distant metastasis，DM）患者，从而提高生存质量和无进展生存期。目前的分类将患者划分不同风险组以制定推荐辅助治疗的范围和随访。

根据癌症复发风险治疗

某些临床、术前和术后肿瘤组织病理学特征和患者特征使得医生能够评估复发，并根据估计的肿瘤复发风险将患者分组。根据美国甲状腺协会（American Thyroid Association，ATA）2015 年发布的指南，表 47.1 列举了每个风险组的特征[3]。

美国癌症联合委员会基于疾病程度、肿瘤大小、区域淋巴结转移的位置和是否存在 DM，分类评估甲状腺癌死亡风险[4-5]。根据年龄进行的分期分组说明了对 55 岁以下患者，即使发生 DM，治疗效果依然优于年龄大的患者（框 47.1 和框 47.2）。

目前，在临床工作中，手术后辅助治疗的适应证是基于 ATA 指南中描述的风险分组。而流行病学和预后分析中，则采用 TNM 分期。

辅助治疗包括 RAI、外放射治疗（external beam radio therapy，EBRT）、甲状腺激素替代或抑制治疗、单个转移病灶的局部治疗和口服酪氨酸激酶抑制剂（tyrosine kinase inhibitor，TKI）的全身治疗。

放射性碘（^{131}I）治疗

RAI 用于：①破坏任何残余的甲状腺正常组织，提高甲状腺球蛋白（thyroglobulin，Tg）检测敏感度；②破坏局部和区域复发 / 持续病灶和 DM；③以诊断为目的进行全身显像（whole-body scan，WBS）（见第 48 章，分化型甲状腺癌术后放射性碘治疗）。

RAI 在用人重组促甲状腺素（recombined human thyroid-stimulating hormone，rhTSH）刺激后口服给药（^{131}I 给药前 2 天每天注射 1 次）或停用甲状腺素 4 周后给药，有或没有用碘塞罗宁（liothyronine，LT3）临时替代，都应在 ^{131}I 给药前至少停药 2 周[3]。RAI 治疗时，促甲状腺激素（thyroid-stimulating hormone，TSH）应＞ 30 mUI/ml 以利于碘吸收。^{131}I 治疗后 3 ～ 5 天进行全身显像（whole-body scintiscan，WBS），通常与 SPECT-CT 相结合，以确定同位素的分布。

残余甲状腺正常组织的破坏通常被称为“清甲”。两项前瞻性随机试验表明，在复发风险低的患者中注射 rhTSH 后低剂量 ^{131}I（1.1 GBq *vs*. 3.7 GBq）治疗对清甲治疗有效[6-7]。因此，目前建议在低风险患者中采用 rhTSH 注射后尽可能低剂量（1.1 GBq 或 30 mCi）的 ^{131}I 进行消融[3]。对已知或疑似局部病灶或 DM，以及高危组患者，建议在停用甲状腺激素后使用更高剂量的 ^{131}I（3.7 ～ 5.5 GBq）（见下文），而 RAI 给药对每位患者的获益和风险需要根据复发和死亡的风险进行权衡[3]（表 47.2）。

表 47.1 根据美国甲状腺协会指南进行复发风险分组

ATA 复发风险分组	肿瘤特征	估计复发风险
低危甲状腺乳头状癌	腺内微小乳头状癌（单灶或多灶，含 *BRAF* V600E 突变） 或乳头状癌满足以下**所有**特征： 无局部或远处转移 所有肉眼可见的肿瘤均已被切除 局部组织或结构及血管无肿瘤侵犯 非侵袭型组织学亚型 初次术后行 WBS，甲状腺床外没有放射性摄取灶 cN0 或≤ 5 个微转移淋巴结（cN1），最大尺寸均< 2 mm	≤ 5%
低危滤泡状癌	腺内高分化甲状腺滤泡癌伴包膜侵犯和< 4 个血管侵犯灶	
中危	乳头状癌或滤泡状癌，满足以下**任一**条件： 镜下甲状腺周围软组织轻微侵犯 血管侵犯 侵袭性亚型 cN1 或 N1，> 5 个转移淋巴结，但最大尺寸均< 3 cm 初次术后行 WBS，甲状腺床外有放射性摄取灶	5% ～ 20%
高危	乳头状癌或滤泡状癌，满足以下**任一**条件： 肉眼可见甲状腺周围软组织侵犯 N1，转移淋巴结直径≥ 3 cm 肿瘤切除不彻底 远处转移 滤泡状癌伴广泛血管侵犯（> 4 病灶） 术后血清 Tg 提示远处转移	> 20%

注：cN0，临床颈部淋巴结阴性；cN1，临床颈部淋巴结阳性；WBS，全身显像；Tg，甲状腺球蛋白。

毒性

治疗的即刻毒性反应，例如胃的辐射暴露可能会导致短暂的恶心和呕吐。结肠照射反应可通过缓泄剂治疗来减轻，膀胱和性腺照射反应通过增加饮水和排尿次数来减轻。

RAI 主要聚集在唾液腺中，可能对唾液分泌功能造成剂量相关的急性和慢性长期影响。急性涎腺炎会引起涎腺肿胀、疼痛、味觉失调或丧失。最常受到影响的单侧或双侧腮腺，症状在数天中自行消退，部分罕见病例持续数周。慢性涎腺炎常常累及双侧腮腺，但与急性涎腺炎的发生无关。由于涎腺管狭窄，临床表现疼痛、肿胀和口干，通常在 1 年内随着涎腺实质萎缩而消退[8-11]。口腔干燥症会增加患龋齿的风险。泪腺功能障碍伴眼部干燥，泪道狭窄伴溢泪，尚未显示上述症状与剂量相关[12]。有涎腺或眼部症状患者应转至耳鼻喉、头颈外科及眼科就诊。

某些部位的肿瘤，如大脑、脊髓和气管旁区域，可能会因 TSH 刺激或 ^{131}I 治疗出现肿胀而引起压迫症状，可以通过短期应用高剂量皮质类固醇预防。使用 rhTSH 不会消除甚至可能会增加转移病灶的迅速肿胀的发生率[13-15]。短时间内高剂量 RAI 治疗诱发肺炎和肺纤维化是罕见的。对于肺部有弥漫性摄碘病灶的患者，48 h 后身体内残留的 ^{131}I 剂量不应超过 80 mCi，骨髓的放射剂量应小于 200 cGy[16]。在大多数肺部弥漫性受累的患者中，RAI 治疗并没有呼吸的副作用。反复 ^{131}I 治疗后可能会引起轻微的全血细胞减少，尤其是在同时接受 EBRT 的骨转移患者。

框 47.1 TNM 分期

T——原发肿瘤
T1a：肿瘤最大直径≤ 1 cm，局限于甲状腺内
T1b：1 cm <肿瘤直径≤ 2 cm，局限于甲状腺内
T2：2 cm <肿瘤直径≤ 4 cm，局限于甲状腺内
T3a：肿瘤直径> 4 cm，局限于甲状腺内
T3b：任何大小肿瘤，肉眼上可见腺外带状肌侵犯
T4a：肿瘤包膜外侵犯并伴有以下任一结构侵犯：皮下软组织、喉、气管、食管、喉返神经
T4b：肿瘤侵犯椎前筋膜或纵隔血管，或包裹颈动脉
N——区域淋巴结转移
Nx：区域淋巴结无法评估
N0a：细胞病理学未发现有区域淋巴结转移
N0b：查体或彩超未发现有区域淋巴结转移
N1a：转移至Ⅵ区淋巴结（气管前淋巴结、气管旁淋巴结、喉前淋巴结）或上纵隔淋巴结
N1b：转移至其他单侧、双侧或对侧颈部淋巴结（Ⅰ、Ⅱ、Ⅲ、Ⅳ或Ⅴ区）或咽后淋巴结
M——远处转移
M0：无远处转移
M1：有远处转移

框 47.2 TNM 分期分组

年龄< 55 岁
Ⅰ期：任何 T、任何 N、M0
Ⅱ期：任何 T、任何 N、M1
年龄≥ 55 岁
Ⅰ期：T1 ～ T2、N0、M0
Ⅱ期：T1 ～ T2、N1、M0 和 T3、任何 N、M0
Ⅲ期：T4a、任何 N、M0
ⅣA 期：T4b、任何 N、M0
ⅣB 期：M1

表 47.2 肿瘤特征指导 RAI 治疗

ATA 危险分组	具体肿瘤特征	改善疾病特异性生存的证据	改善无病生存的证据	术后 ^{131}I 治疗适应证
低危	肿瘤≤ 1 cm 单灶或多灶	无	无	无
	T1b ～ T2、N0Nx	无	争议数据 *	非常规使用，根据具体情况考虑（30 ～ 100 mCi）和 rhTSH
低 / 中危	肿瘤＞ 4 cm	争议数据	争议数据	可以考虑（30 ～ 100 mCi）和 rhTSH
	镜下被膜外侵犯	无	争议数据	普遍支持（30 ～ 100 mCi）（小肿瘤可能不需要）
	N1a	可能适用于≥ 45 岁患者	争议数据	普遍支持（^{131}I 剂量或 TSH 刺激根据淋巴结转移数目及大小决定）
	N1b	可能适用于≥ 45 岁患者	争议数据	普遍支持（^{131}I 剂量或 TSH 刺激根据淋巴结转移数目及大小决定）
高危	肉眼被膜外侵犯	是	是	是（高剂量的 RAI 和甲状腺素撤退）
	远处转移	是	是	是（高剂量的 RAI 和甲状腺素撤退）

* 目前正在进行一项前瞻性随机研究（“Estimabl2” 研究，NCT01837745），比较低剂量（1.1 GBq）放射性碘消融术与不消融术治疗低风险［T1a（m）T2N0］分化型甲状腺癌症。

注：RAI，放射性碘；rhTSH，人重组促甲状腺素。

Modified from Haugen BR，Alexander EK，Bible KC，et al. 2015 American Thyroid Association management guidelines for adult patients with thyroid nodules and differentiated thyroid cancer：the American Thyroid Association Guidelines Task Force on Thyroid Nodules and Differentiated Thyroid Cancer. Thyroid. 2016；26（1）：1-133.

妊娠期或哺乳期患者禁忌给予 RAI 治疗，这类患者应该推迟 RAI 治疗。已有报道 RAI 给药后出现短暂的不孕和流产风险。^{131}I 治疗后 6 ～ 12 个月内，女性患者应避免怀孕。女性甚至可能会出现过早绝经（平均 1 年）。男性 ^{131}I 治疗可能会导致精子数量减少，建议 ^{131}I 给药后 3 ～ 6 个月内避免生育。累积活性＞ 14.8 GBq（＞ 400 mCi）与男性永久性不育有关，对可能接受多次 ^{131}I 治疗的男性患者应提供生育咨询并预先冻存精子[3]。

两项多中心 Meta 分析报告指出，在接受 RAI 治疗的患者中，继发第二恶性肿瘤（白血病、乳腺、结肠、肾、唾液和骨 / 软组织肿瘤）的相对风险为 1.19。该风险呈剂量相关性，累积剂量达 500 ～ 600 mCi 风险会更高。然而，没有直接证据表明，一次 30 ～ 100 mCi 的给药会显著增加继发性肿瘤发生的风险[3, 18]。

外放射治疗（EBRT）

EBRT 可用于特定病例的辅助治疗，但不推荐常规使用（见第 49 章，甲状腺恶性肿瘤的外放射治疗）[3, 19]。45 岁以上患者肉眼可见的局部肿瘤残留或肿瘤无法切除者，尤其是 ^{18}FDG-PET 显影的，可能通过 EBRT 获益。在完全切除局部浸润性病变后，存在微小残留，RAI 难治性疾病风险高的且年龄＞ 45 岁的患者也应考虑用 ERBT[19-20]。然而，除特定病例外，ERBT 不常规用于已切除局部晚期所有肿瘤的患者。此外，辅助性 ERBT 可考虑用于 RAI 难治性颈部疾病且颈部多次复发和再次手术的老年患者，但单独的淋巴结肿大不是指征[3]。

动态风险评估

初始治疗［腺叶切除术或甲状腺全切除术，和（或）RAI］后，血清 Tg 检测和颈部超声可用于重新确定“治疗反应”，并与复发风险同样有关（见第 24 章，分化型甲状腺癌的动态风险评估和分期）。该动态风险分期便于临床医生确定哪类患者需要进一步治疗和（或）密切随访，哪类患者的复发风险较低，可以适当延长随访间隔[3, 21-22]。表 47.3 提出了每种反应类型的定义以及进一步治疗的建议[22]。

表 47.3 动态风险评估

治疗反应类别	甲状腺全切除＋RAI 清甲	预期复发风险	甲状腺全切除（未行 RAI 清甲）	甲状腺腺叶切除	管理内容
反应良好	影像学检查阴性，**且** LT4 治疗下 Tg ＜ 0.2 ng/ml **或** TSH 刺激下 Tg ＜ 1 ng/ml **且** TgAb 阴性	＜ 1% ～ 4%	影像学检查阴性，**且** LT4 治疗下 Tg ＜ 0.2 ng/ml **或** TSH 刺激下 Tg ＜ 2 ng/ml **且** TgAb 阴性	影像学检查阴性，**且** Tg ＜ 30 ng/ml **且** TgAb 阴性	TSH 抑制在 0.5 ～ 2 mIU/ml，可以减少随访频率
生化反应不完全	影像学检查阴性，**且** LT4 治疗下 Tg ≥ 1 ng/ml **或**刺激下 Tg ≥ 10 ng/ml **或** TgAb 升高	可能自发演变为反应良好，20% 发展结构性疾病	影像学检查阴性，**且**基础 Tg ＞ 5 ng/ml **或**刺激 Tg ＞ 10 ng/ml **或** TSH 保持稳定下 TG 水平随时间升高或 TgAb 升高	影像学检查阴性，**且**基础 Tg ＞ 30 ng/ml **或** TSH 保持稳定下 TG 水平随时间升高**或** TgAb 升高	Tg 稳定或下降：继续观察；Tg 或 TgAb 升高：考虑额外的检查和治疗
反应不确定	影像学检查无特异性发现，**且**基础 Tg 水平 0.2 ～ 1 ng/ml **或**刺激 Tg 水平 1 ～ 10 ng/ml **或** TgAb 水平稳定或随时间下降	15% ～ 20% 发展为结构性疾病	影像学检查无特异性发现，**且**基础 Tg 水平 0.2 ～ 5 ng/ml **或** TgAb 水平稳定或随时间下降	影像学检查无特异性发现，**和（或）** TgAb 稳定或随时间下降	继续观察，重复影像学检查和 Tg 监测
结构反应不完全	影像学检查阳性	100%	影像学检查阳性	影像学检查阳性	额外的治疗或观察（取决于病变大小、位置、生长速度、RAI/^{18}FDG 摄取、病理亚分型）

注：TgAb，甲状腺球蛋白抗体；RAI，放射性碘；Tg，甲状腺球蛋白；TSH，促甲状腺激素；^{18}FDG，^{18}F- 氟代脱氧葡萄糖。

Data from Haugen BR，Alexander EK，Bible KC，et al. 2015 American Thyroid Association management guidelines for adult patients with thyroid nodules and differentiated thyroid cancer：the American Thyroid Association Guidelines Task Force on Thyroid Nodules and Differentiated Thyroid Cancer. Thyroid. 2016；26（1）：1-133.

甲状腺激素替代治疗

低-中危患者甲状腺全切除后，甲状腺激素替代治疗的目标是持维正常的生理功能和生活质量。低-中危患者在清甲或评估治疗反应前，ATA 指南推荐 TSH 水平维持在 0.1 ～ 0.5 μUI/ml。然而，该推荐是基于低水平证据的弱推荐[3]。一旦确立反应良好，这些患者的 TSH 水平应保持在 0.5 ～ 2 μUI/ml。TSH 抑制不会继续降低已经很低的复发率，但可能会导致心律失常、骨质疏松、焦虑 / 紧张或失眠等不良反应[22]。

低危患者腺叶切除术后，TSH 建议抑制目标水平也是在 0.5 ～ 2 μUI/ml，但这基于低质量的证据。最新的数据表明，多达 73% 行腺叶切除术后的患者需要补充甲状腺素以使 TSH 水平维持在该范围内[23]。

高危患者 TSH 抑制水平应＜ 0.1 μUI/ml，基于中等质量证据显示该抑制水平可以提高晚期患者疾病特异性生存率[3]。

随访

作为辅助治疗，随访计划的制订应根据最初风险分组和随后的治疗反应行动态风险评估，从而避免对疾病复发风险极低的患者进行过度监测。

血清甲状腺球蛋白（Tg）

血清 Tg 是确定 DTC 患者无病状态最敏感的方法。甲状腺全切除和清甲治疗后，抗甲状腺球蛋白抗体（TgAb）阴性和颈部超声正常下，血清 Tg 低至检测不出（LT4 抑制下，抑制性 Tg ＜ 0.2 mg/ml 和 TSH 刺激下 Tg ＜ 1 ng/ml），低-中危患者治疗反应良好的情况下，复发风险＜ 2%。针对这类患者，不应每年复查颈部彩超，复查间隔时间应延长，因为 TgAb 阴性，Tg 维持低水平下，常规彩超中存在 8% ～ 67% 假阳性[22]。

甲状腺全切除术后未行 RAI，血清 Tg 评估更加困难，因为部分患者会有明显的甲状腺组织残留，其大小取决于手术范围和外科医生的经验。在年手术量较多的甲状腺手术中心接受治疗的患者中，术后的 Tg 检测不出（＜ 0.2 ng/ml）的比例可以高达 60%，这些患者可以按照前面提到的方式进行随访。在术后可检测到 Tg 的情况下，应监测 Tg 以确保其水平保持长期稳定在正常范围，并且 TgAb 不升高或早期阴性而不转为阳性。这些生物学改变可提醒并建议临床医生此时应对患者行 RAI 清甲。TSH 抑制治疗下，血清 Tg ＞ 2 ng/ml 应考虑行 RAI。

甲状腺腺叶切除术后，Tg 的最佳临界值仍有待进一步明确，但 Tg 和（或）TgAb 升高或初始 TgAb 阴性转为阳性，提示临床医生注意肿瘤复发的可能性。在大多数低危患者中，LT4 抑制治疗时监测 Tg 是足够的，对于 Tg 在 0.2 ～ 1 ng/ml 的患者，可以使用 rhTSH 刺激的 Tg 监测（rhTSH/Tg）[24]。在中高危患者中，可获得的数据较少，但 LT4 抑制下 Tg 监测目前也趋向于代替 rhTSH/Tg 监测。

颈部超声

所有患者应在初始检查时和 RAI 给药后 6 ～ 18 个月内进行颈部超声检查，以确定对治疗的反应类型。可疑淋巴结的患者通过细针穿刺抽吸活检（fine needle aspiration biopsy，FNAB）、细胞学和穿刺洗脱液 Tg 检测评估可诊断局部持续或复发性病灶。最新 ATA 指南建议对最小直径为 8 mm 或更大的可疑中央区淋巴结或颈侧区最小直径为 1 cm 或更大的可疑淋巴结进行 FNAB[3]。对淋巴结不能明确的情况下，可以根据 Tg 水平和 ATA 危险分组建议进行 FNAB 或随访。

颈部超声复查的时间间隔没有明确定义。它应该依据 Tg 水平、ATA 风险分组和对治疗的反应而拟定的复发风险制定时间间隔并及时调整。治疗反应良好的低危患者（表 47.3），建议在初始治疗后的前 3 ～ 5 年无须行颈部超声随访[22]。反应良好的中危患者每 12 ～ 24 个月复查颈部超声可能会获益，而对于高危患者，建议每 6 ～ 12 个月进行一次颈部超声检查。影像学检查也根据 Tg 和 TgAb 评估进行，生物学信息提示复发的情况下应尽早行颈部超声检查。

^{18}F- 氟代脱氧葡萄糖 - 正电子发射体层成像（^{18}FDG-PET）

不应对所有 DTC 患者行 FDG-PET/CT 检查。该检查已被证明对疑似复发和 DM 患者有用。一项大型 Meta 分析报道，针对 RAI 不敏感 DTC 复发患者，FDG-PET/CT 的诊断敏感性为 83%（范围为 50% ～ 100%），特异性为 84%（范围为 42% ～ 100%）[25]。在低分化和大病灶肿瘤中，无论是局部复发还是转移性病灶，其敏感性都会增加。因此对 Tg 水平升高（＞ 10 ng/ml）的患者，建议行 FDG-PET/CT 检查，在可能产生较少 Tg 的低分化肿瘤的情况下，应降低阈值。对 FDG 阳性的可疑颈部淋巴结，尤其是计划行手术的情况下，应尽可能行细胞学检查以排除炎性淋巴结引起的 PET 假阳性。对有远处转移者，FDG-PET/CT 可用于远处转移灶的检测和定位。该检测还具有预后判断价值，大多数高摄取 FDG 患者，单纯行 RAI 无法完全治愈。注射 rhTSH 刺激后行 FDG-PET/CT 可略微提高转移病灶的检出敏感性和数量，但其检出更多病灶的作用已被证明是微乎其微的（仅有 6% 的患者获益）[26]。

其他影像学方式

局部复发患者，尤其是手术前行颈部 CT 扫描可能会有所帮助。侵袭性疾病的初始手术前或持续 / 复发性颈部疾病手术前，CT 可以辅助明确颈部血管、气管和食管是否受累。对可疑局部侵犯的情况下，可能需要进行喉镜、气管内镜和食管镜检查。

预后

仅有 1% ～ 7% 患者在诊断时已有 DM。只有一小部分患者（约 15%）可能会出现疾病复发，最常见的复发部位为颈部淋巴结。纵隔淋巴结转移常常合并颈部淋巴结的广泛转移。80% 的复发发生在术后前 5 年内。很少有患者（约 5%）有致命的结局。在致死性 DTC 患者中，20% 的死亡发生在确诊后的第 1 年，80% 的死亡发生在 10 年内[27-31]。

多因素分析已被用于识别预测肿瘤相关死亡率的危险因素。在所有研究中，患者年龄增加和甲状腺外侵犯是独立的预后因素。在大多数研究中，早期 DM 和原发肿瘤较大也是显著危险因素，一些研究报道，组织病理学分级（分化程度）是一个独立危险因素。初始肿瘤的切除彻底性也是死亡率的预测指标。初始淋巴结转移虽与远期淋巴结复发有关，但并不影响疾病相关死亡率。基于这些重要预后指标的设计了几种评分系统，均可与国际公认的 TNM 分期系统相媲美。每个系统都将大多数患者（80% 或更多）分配到低风险组，其 25 年病因特异性死亡率低于 2%，而其他患者（少数）分配到高风险组。

Cox 模型分析和逐步变量选择回归产生预后模型，包括 5 个变量：DM、年龄、手术切除彻底性、局部侵犯和肿瘤大小（DM，age，completeness of resection，local invasion，and size，MACIS）。累积分数计算公式：3.1（年龄≤ 39 岁）或 0.08（年龄≥ 40 岁）× 年龄＋ 0.3× 肿瘤大小（cm）＋ 1（肿瘤未完全切除）＋ 1（有局部侵犯）＋ 3（有远处转移）。MACIS 评分系统可以评估不同组别患者 DTC 死亡风险。四组患者 20 年疾病 MACIS 评分为＜6分、6～6.99分、7～7.99分和≥8分，特异性生存率分别为99%、89%、56%和27%（$P < 0.0001$）。当考虑所有死因的累积死亡率时，MACIS 评分低于6分的患者中约有85%的死亡率，这并没有高于一般人群中对照组受试者的预测死亡率[28]。

总之，DTC 通常预后良好，即使是转移性肿瘤，也优于其他大多数实体瘤。低危组患者（T1T2N0）的20年疾病特异性生存率估算为99%，中危患者为87%，高风险患者为57%[32]。55岁以下无 DM 患者的10年估计疾病特异性生存率估算为98%～100%，DM 患者为85%～95%。55岁以上患者，Ⅰ期患者10年疾病特异性生存率为98%～100%，Ⅱ期为85%～95%，Ⅲ期为60%～70%，Ⅳ期为＜50%[33-34]。

远处转移的治疗

放射性碘治疗（RAI）

对于 RAI 摄取敏感的 DM 治疗，推荐甲状腺素停药后高剂量 ^{131}I 治疗（＞3.7 GBq）（见第48章，分化型甲状腺癌术后放射性碘治疗）。回顾性研究显示，在 DM 患者中标准化剂量（3.7 GBq 或 100 mCi）的疗效与基于剂量学的个体化剂量的疗效没有差异，两种方法均可使用[3, 35]。根治肿瘤可能需要数次治疗，如有必要，^{131}I 治疗可以每6个月一次，持续2年，然后每年重复一次，指导累积剂量达22.2 GBq（600 mCi）。在一些特殊的病例，可能需要更高的累积剂量。

肺转移的 RAI 治疗可使45%病灶摄取 RAI 的患者获得缓解（正常影像和残余灶不摄取 ^{131}I），且没有明显副作用。几乎所有的完全反应都是在累积剂量≤22 GBq 获得的，且缓解后，很少复发（7%），也很少与肿瘤相关的死亡（3%）发生。然而，骨转移患者中仅有9%能获得缓解。一项研究表明，摄取 ^{131}I 的转移性患者获得完全缓解的10年生存率为92%。与之相比，摄取 ^{131}I 但有持续性影像学异常的患者的10年生存率仅为29%，而不摄取 ^{131}I 患者的10年生存率仅为10%。40岁以下的小转移灶（直径＜1 cm）高摄取 RAI 患者中，超过90%能获得缓解。相比之下，转移灶＞1 cm 的老年患者仅不到15%获得缓解。最后，40岁以下转移灶较大或年龄较大但有转移灶较小的患者中，有一半能获得缓解[17]（框47.3）。

框 47.3 结构性持续 / 转移性疾病患者放射碘治疗的推荐

1. 只有具有显著摄取的患者才能从放射碘治疗中获益
2. 应在 TSH 刺激后进行治疗；转移性疾病的患者应优先停用甲状腺激素治疗而不是 rhTSH 注射。治疗前应排除碘污染和妊娠
3. 每次治疗的活性或是标准的（3.7～7.4 GBq 或更大）或基于计量学。与标准剂量3.7 GBq 相比，基于个体计量学的治疗并未显示出更好的疗效
4. 放射碘治疗数天后行全身扫描是必需的，如果病灶残留可以指导进一步治疗
5. 肺部微转移治疗间隔为6～12个月，在此期间患者通过甲状腺素治疗，TSH 抑制小于0.1 mIU/ml
6. 只要所有转移灶都表现出放射碘摄取并且疾病没有进展（排除放射碘难治性肿瘤），就可以重复治疗。在达到高累积剂量后，应根据个人情况决定是否给予进一步放射碘治疗

注：rhTSH，重组人促甲状腺激素。

RAI- 难治性 DTC 定义如下：

1. 所有靶病灶（初始或治疗期间）均不摄取 ^{131}I。
2. 一些病灶摄取 RAI，其他病灶不摄取。
3. ^{131}I 治疗后12个月内出现疾病进展。
4. 一些中心认为，在给予600 mCI ^{131}I 累积剂量后疾病持续存在应考虑为 RAI 难治的。

因此，RAI 难治性肿瘤不适合多次行 RAI 治疗，应通过其他治疗方式［如 TSH 抑制、局部治疗和（或）全身性药物治疗］治疗转移性病变，但必须考虑疾病进展率和症状，以及治疗的并发症风险。

尽管发生 DM，但患者的预期寿命差异很大，疾病进展缓慢且肿瘤负荷局限的年轻患者存活率很高。这类患者通常可以接受 TSH 抑制等保守治疗，而较少出现影像学或症状进展。然而，对于有症状的胸肺部病变患者，需要考虑其他姑息治疗方案，例如转移瘤切除术或射频消融术、支气管内激光消融术、支架置入术或 EBRT 治疗阻塞或出血的支气管内肿块，以及胸膜或心包引流治疗有症状的积液。对于有症状的骨或脑部病变，也可以考虑姑息性局部治疗。然而，大多数转移会进展，应考虑转诊参加临床试验或进行全身治疗。

局部治疗

局部治疗旨在破坏位于肺、肝、骨骼或其他器官或软组织内的病变。手术和（或）EBRT 用于有症状（疼痛）、有骨折风险或有其他并发症风险（如神经受压）的局部骨骼病变。介入放射科医师通过的微创影像引导技术包括化学栓塞和内放射栓塞[31, 36]、射频消融[37]、椎体成形术和骨水泥植入以及冷冻疗法[38-42]。双膦酸盐治疗骨转移可能会延缓疾病进展并缓解症状[41-42]。

系统治疗

RAI 难治性、有症状、进展（根据 RECIST 标准）或转移性病变的患者应考虑转诊参加临床试验，如果

条件不符合或没有合适的试验情况下，则考虑使用目前已批准 TKI 进行全身治疗[3]（见第 52 章，转移性分化型甲状腺癌和甲状腺髓样癌的药物治疗）。只要疾病保持稳定、无症状且对重要结构无威胁，则无须积极治疗。

目前美国食品和药品监督管理局（Food and Drug Administration，FDA）批准的两种用于治疗 DTC 的 TKI——乐伐替尼和索拉菲尼[43-44]。索拉菲尼是一种作用于 VEGF2、VEGF3、RET、BRAF 和 C-KIT 靶点的口服多激酶抑制剂。索拉菲尼是第一个批准用于进展期 RAI 难治性转移性 DTC 患者全身治疗的小分子激酶抑制剂，在一项纳入 417 名患者的多中心、随机、双盲、安慰剂对照的Ⅲ期临床试验中显示出改善无进展生存期的效果[44]。索拉菲尼治疗组的无进展生存期提高了 41%，中位无进展生存期为 10.8 个月，而安慰剂组为 5.8 个月。索拉菲尼治疗的患者中有 42% 发生 3 级不良事件，而安慰剂组为 20%。

乐伐替尼也是一种靶向 VEGF1-3、FGFR1-4、PDGFRα、RET 和 KIT 的口服多激酶抑制剂，根据一项纳入 392 名病例随机、安慰剂对照、Ⅲ期临床试验中的结果，其随后获得批准用于临床[43]。乐伐替尼治疗组的总体缓解率为 64.8%，中位无进展生存期较安慰剂组延长了 14.7 个月（18.3 个月 *vs.* 3.6 个月）。接受乐伐替尼治疗的患者中有 76% 发生 3 级不良事件，而安慰剂组为 10%。

这些药物的一些不良反应源于它们的抗血管生成作用，具有引起心血管事件、胃肠道出血及颈部、胸部和纵隔晚期转移性病变有导致瘘管和出血的风险[45]。这两种药物都具有抗 VEGF 作用，索拉菲尼的皮肤毒性和腹泻的发生率较高，而乐伐替尼的高血压和蛋白尿的发生率较高。TKI 治疗的相对禁忌包括近期发生心血管事件、高血压控制不佳、心律不齐或 QT 间期延长、近期出血、肝病、慢性胃肠道炎、恶病质、未经治疗的脑转移瘤和严重的抑郁症患者[3]。其他副作用包括疲劳、腹泻、高血压和皮肤毒性（手足皮肤病变）。此外，由于这些药物会增加机体对甲状腺素的需求，应经常监测血清 TSH 水平。

对于不能接受其他治疗的有症状、进展性疾病的患者，可能需要进行细胞毒性化疗[3]。迄今为止报道的少数前瞻性细胞毒性化疗试验没有纳入足够数量的患者来证明其获益。由于化疗没有明显的获益但有显著的毒性，许多医生在这些临床试验中仅招募了罕见的肿瘤负荷大、进展迅速的碘难治的转移性肿瘤的 DTC 患者。没有一项研究使用实体瘤反应标准（response criteria in solid tumors，RECIST），而且许多试验纳入 DTC、未分化和髓样癌的异质性患者[46]。转移性 DTC 患者中最常试验的药物是多柔比星。肿瘤反应率为 0 ～ 22%，所有反应都是部分缓解的且仅持续几个月。很少有关于其他细胞毒性药物的试验报道。

当前临床试验旨在：①使用激酶抑制剂专门治疗具有特定突变或其他基因变异的肿瘤；②使用再分化制剂重新激活肿瘤细胞膜上 NIS 转运蛋白，使其对 RAI 摄取和治疗敏感；③免疫治疗，旨在改变肿瘤与宿主的免疫关系，消除肿瘤诱导的免疫耐受机制；④将 TKI 与传统细胞毒性制剂或免疫疗法相结合（见第 52 章，转移性分化型甲状腺癌和甲状腺髓样癌的药物治疗）。

结语

当前 DTC 治疗应根据特定肿瘤和患者特征危险分组所定义的疾病程度进行调整。大多数甲状腺癌是低风险癌症，疾病特异性死亡率接近 0，治疗和随访不应增加死亡率和降低生活质量。有不良肿瘤特征的患者需行 RAI 和 TSH 抑制治疗。许多转移性肿瘤，特别是年轻患者的肺部小转移瘤，通过多次 RAI 仍可以治愈，且并发症发生率低。RAI 难治性肿瘤通常在数年内生长缓慢，对这些缓慢生长、无症状疾病的早期管理应注意结合 TSH 抑制和适当病灶的局部治疗。对于有症状进展性病变，局部治疗与 TKI 全身治疗相结合可缓解症状并提高无进展生存期。目前正在进行的临床试验旨在通过联合治疗、再分化治疗和免疫治疗来改善患者预后。

参考文献

如需完整的参考文献列表，请访问 http://pincode.yiaiwang.com。

48

分化型甲状腺癌术后放射性碘治疗

Mona M. Sabra

朱精强　苏安平　译　赵文新　审校

请访问 http://pincode.yiaiwang.com 查看相关视频：

视频 48.1　第 48 章引言：术后放射性碘清灶治疗和分化型甲状腺癌的治疗。

引言

放射性碘（radioactive iodine，RAI）治疗在分化型甲状腺癌（differentiated thyroid cancer，DTC）患者术后管理中的作用是一个极具争议的话题。内分泌学家与核医学科医生对 RAI 在术后诊疗作用方面存在激烈的分歧。这也导致了这两个学界各自的诊疗指南和立场观点截然不同[1-2]。

RAI 治疗旨在提高疾病特异性生存率，降低疾病特异性复发风险，精准初始分期，并允许对 DTC 患者进行高灵敏度术后随访[1]。业界有两种不同观点，他们之间的差异主要来源于如何选择合适的患者，并使之从 RAI 治疗中获益最大化[3]。第一种观点主张除了局限于甲状腺内并且没有侵袭性特征的微小癌患者，对所有患者使用 RAI 治疗。第二种观点主张选择性使用 RAI，意图将 RAI 治疗用于最有可能从中受益的患者。选择适合接受 RAI 治疗的患者需要考量以下因素：①疾病特异性复发风险和死亡风险，②术后病情状况，③ RAI 治疗临床获益的可能性大小，④ RAI 治疗可能产生的不良反应，⑤术后肿瘤分期需求，⑥高灵敏度术后随访的必要性，⑦多学科诊疗团队的需要，⑧患者主观意愿和价值观[1-2, 4]。

引起争议的主要原因是，大多数关于术后 RAI 治疗的研究证据主要是从回顾性研究或观察性研究中获取来的，这些研究在患者纳入标准、风险评估模型、RAI 治疗的定义、临床疗效评价标准方面差异很大[5]。目前仅有两个多中心前瞻性随机对照临床试验探讨了 RAI 清甲治疗对低风险 DTC 患者的作用，还没有发现其他高质量多中心随机对照试验（randomized control trial，RCT）来辨别这两种观点孰优孰劣。

为什么使用 RAI 治疗甲状腺癌?

自 20 世纪 40 年代以来，RAI 一直被用于 DTC 的治疗。其作用原理是甲状腺细胞通过细胞膜钠-碘同向转运体发挥 RAI 浓聚作用[6]。与正常甲状腺组织相比，滤泡细胞源性肿瘤由于其膜转运蛋白表达水平较低，故而吸碘率（RAI）较低[7]。此外，不同组织学类型的 DTC 膜转运体表达高低也不相同，甚至有些肿瘤无法浓聚足够的 RAI 使其获得实际疗效[8-9]。

治疗甲状腺癌最常用的两种 RAI 同位素是 ^{123}I 和 ^{131}I。这些同位素会从衰变中释放出不同的辐射粒子，其中 ^{123}I 的衰变主要发射 γ 射线，^{131}I 的衰变主要发射 β 射线[10]。只要在促甲状腺激素（thyroid-stimulating hormone，TSH）刺激状态下被甲状腺组织吸收，γ 射线和 β 射线都可以在 γ 相机上显像。虽然 γ 射线是高能粒子，可以提供良好的图像分辨率，但由于其组织吸收 / 浓聚度较低，所以其治疗效果较差。因此，^{123}I 主要用于诊断成像[11]。此外，β 射线（由 ^{131}I 发射）是中等高能粒子，在人体组织中具有较短的平均路径长度，使它们穿透肿瘤组织的平均距离可以达到 2 ～ 5 mm。除此之外，它们还能与周围组织发生相互作用[12]，从而导致 DNA 损伤。一般来说，DTC 细胞可以通过激活 P53 通路修复轻微的 DNA 损伤；然而，更广泛的 DNA 损伤会导致细胞死亡[13-14]。由于肿瘤细胞缺乏有效的修复双链 DNA 损伤的方法，因此它们比正常组织更容易受到电离辐射的损伤。因为 RAI 组织穿透力较低，所以 RAI 对直径超过 1 cm 的持续性病灶疗效欠佳。

RAI 治疗的作用

有关 RAI 治疗的定义，过去是指：针对甲状腺癌局部残留病灶或远处转移灶的治疗；现在的共识认为：RAI 治疗的概念不仅包含了对 DTC 持续性病灶的治疗，还涵盖了所有其他使用 RAI 的诊疗过程[3]，包括：① RAI 清甲治疗，② RAI 辅助治疗，以及③ RAI 治疗颈部甲状腺癌残留病灶和（或）远处转移灶[1]（清灶治疗；表 48.1）。

RAI 清甲治疗

RAI 清甲治疗的作用是清除甲状腺全切除术后遗留下来的正常甲状腺组织。当选择进行 RAI 清甲时，默认患者已经根治了甲状腺癌，并且认为仅存在较低的复发风险和死亡率。在这样的前提下，实施 RAI 治疗的目的是通过消除术后体内甲状腺球蛋白（Tg）和（或）其他干扰抗体，从而进行精准初始分期，实现简单有效的长期随访，同时还能根除可能在术后随访超声和（或）诊断性全身扫描中发现的甲状腺残留组织。

RAI 辅助治疗

RAI 辅助治疗的作用是消除可能存在的亚临床微小肿瘤病灶。选择接受辅助治疗的患者通常是甲状腺癌中、高复发风险人群，且在术后随访中没有明确发现病灶残留证据者。对于接受 RAI 辅助治疗的患者群体，普遍认为是：①部分患者已经通过初次手术根除了病灶，并可能不会从进一步的治疗中受益，②也存在部分患者可能在颈部、肺部或其他地方仍然有微小的肿瘤转移灶，如果不进行治疗，将增加他们的复发风险。因此，RAI 辅助治疗的好处是有望降低疾病特异性复发的风险，提高无进展生存期（progression-free survival，PFS）和疾病特异性生存率，从而达到治愈甲状腺癌的目的。

表 48.1 RAI 治疗目的

	目标	前提	潜在获益
RAI 清甲治疗	消除残余的正常甲状腺组织	甲状腺癌已治愈，不存在持续性病灶	帮助分期，方便随访
RAI 辅助治疗	破坏非肉眼可见的甲状腺癌微小病灶	部分患者已治愈，部分患者仍然存在亚临床持续性病灶	获得治愈，减少复发，改善疾病特异性生存率
RAI 清灶治疗	消除局部残余病灶或远处转移灶	所有患者均可通过影像学检查或 Tg 水平证实持续性病灶存在	获得治愈或病情稳定，提高无进展生存率，改善疾病特异性生存率

RAI，放射性碘。

RAI 治疗甲状腺癌持续性病灶

有些患者在初次手术后会出现颈部和（或）远处转移部位的持续性病灶。一般来说，对于颈部存在较大持续性病灶的患者，不推荐使用 RAI。对于这种患者群体，在接受 RAI 治疗之前，首先应手术彻底切除癌灶。然而，针对通过术后颈部超声和（或）诊断性全身扫描发现的较小的持续性病灶患者可以采用 RAI。目的在于缩短 PFS（译者注：原文为 decrease PFS，应为**延长 PFS**），改善疾病特异性生存率，从而实现治愈。

大约有 10% 的 DTC 患者在确诊时就存在远处转移[15-16]。RAI 治疗被推荐用于对 RAI 敏感的患者。然而，肿瘤在初次手术后的吸碘（RAI）力通常是未知的，建议至少进行一次经验性 RAI 治疗。RAI 治疗甲状腺癌远处转移灶的潜在收益是：能够减缓疾病进展并改善总体预后[1]。虽然并不期待 RAI 治疗能够治愈远处转移的甲状腺癌患者，但实现肿瘤显著缩小以达成部分缓解和（或）病情稳定是可行的[17]。

选择性使用 RAI

在 2009 年之前，几乎所有 DTC 患者都接受了 RAI 治疗。唯一的例外是单一病灶微小乳头状癌且不合并其他侵袭性特征的患者。2009 年，《美国甲状腺协会（American Thyroid Association，ATA）成人甲状腺结节和分化型甲状腺癌患者诊疗指南》引入“风险对应”的概念来管理 DTC 患者[18]。ATA 指南认为是否使用 RAI 治疗需要根据一下因素：甲状腺癌复发和死亡风险、术后疾病状态、术后诊断性扫描、刺激性 Tg 水平、RAI 治疗获益风险比以及患者意愿。

使用 ATA 风险分级体系评估疾病特异性复发风险

2009 年 ATA 指南引入 ATA 风险分级体系，用以根据临床病理特征预测复发风险[18]（见第 24 章，分化型甲状腺癌的动态风险评估和分期）。这一风险评估体系将小于 2 cm 的甲状腺乳头状癌（非高危病理类型）、无局部或远处转移证据且病灶已被完整切除的患者归为 ATA 低风险组。病理层面并未提及甲状腺外侵犯及血管侵犯。术后诊断性全身扫描发现甲状腺床外碘摄取的情况也未提及。ATA 高风险组甲状腺癌患者包括以下临床病理特征：肉眼可见的甲状腺外侵犯、初次手术后残留病灶、存在远处转移以及 Tg 异常升高。除此之外的甲状腺癌患者均被划分为 ATA 中风险组，其特征为：显微镜下甲状腺外周围组织侵犯和（或）侵袭性组织类型和（或）血管侵犯和（或）淋巴结转移。一般来说，由于缺乏临床获益的支持证据，RAI 治疗不推荐用于低风险甲状腺癌患者。强烈推荐高风险患者行 RAI 治疗，因为中等质量的证据表明 RAI 治疗改善了总体预后。对于中风险甲状腺癌患者，建议选择性使用 RAI，因为证据不足以支持或规避 RAI 的使用。主管医生与患者应根据治疗潜在获益、RAI 治疗的风险以及患者意愿综合决定是否使用 RAI 治疗[18]。

2015 年，ATA 指南委员会认识到：甲状腺癌的复发风险尚未确切归类，而是根据组织病理学报告评估构成的连续增加的风险评估（图 48.1）[1]。2015 年 ATA 在 2019 年基础上进行风险分级的体系调整，根据 2015 年修订的 ATA 风险分级体系，许多以前被归类为中风险的患者现在被归类为低风险，这样就扩大了首次手术后不常规建议接受 RAI 治疗的患者占比。同理，那些预计复发风险将超过 30% 的患者现在被重新归类为高风险组，这使他们转变成为适合接受 RAI 治疗的人群。

值得注意的是，ATA 风险分级体系并不是 DTC 患者唯一可用的风险评估系统。据报道，现共有 16 个不同的风险分级体系，这使得决策 RAI 治疗指征变得更加复杂。

术后病情评估的作用

虽然最初的风险评估是决定初次甲状腺全切除术后是否需要 RAI 治疗的关键步骤，但它不是唯一需要考量的因素[4]。因此，确定患者在初次手术后是否有癌灶残留是至关重要的，因为这将影响是否进行 RAI 治疗以及 RAI 剂量强度。虽然可通过检测术后 Tg 水平、抗甲状腺球蛋白抗体水平、术后颈部超声和（或）诊断性全身扫描评估术后病情，但目前的问题

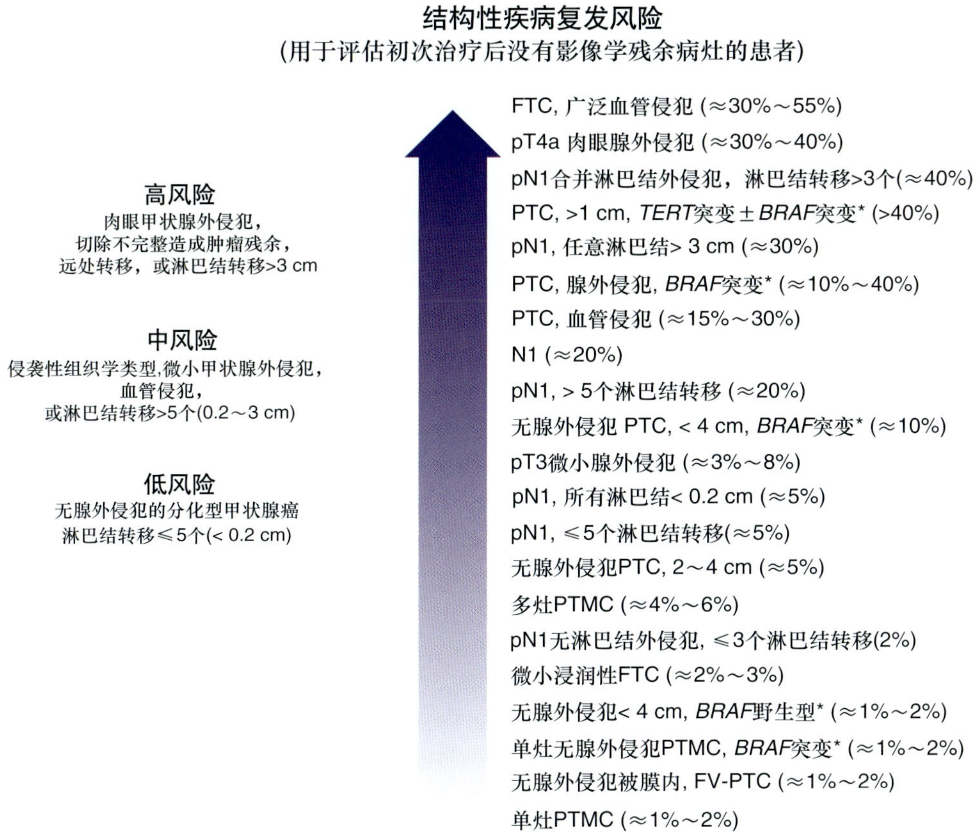

图 48.1 初始治疗后无影像学参与病灶患者的结构性疾病复发的风险。* 虽然对 *BRAF* 和（或）*TERT* 基因突变状态的分析通常不被推荐用于初始风险分级，但这些发现纳入其中，以帮助临床医生在可获得该信息的情况下进行适当的风险分级。FTC，甲状腺滤泡状癌；FV，滤泡亚型；LN，淋巴结；PTMC，甲状腺微小乳头状癌；PTC，甲状腺乳头状癌［Redrawn from Haugen BR，Alexander EK，Bible KC，et al. 2015 American Thyroid Association management guidelines for adult patients with thyroid nodules and differentiated thyroid cancer：The American Thyroid Association Guidelines Task Force on thyroid nodules and differentiated thyroid cancer. Thyroid. 2016；26（1）：1-133.］

是，没有统一的指南对DTC患者术后RAI治疗决策做出具体说明。

《2015年ATA成人甲状腺结节和分化型甲状腺癌患者管理指南》在第50条推荐中阐述了术后病情评估的意义。它指出，在决定是否需要额外治疗（例如，RAI、手术或其他治疗）时，应考虑术后病情状况[1]。这一条建议属于强烈推荐，但低证据质量。指南委员会建议在术后至少4周后（使其水平降至最低）检测Tg水平。然而，关于如何正确检测术后Tg仍存在不确定性。对于判断术后Tg功能刺激状态（TSH刺激或TSH抑制）的最佳截点，也缺乏共识和有力证据。此外，虽然诊断性全身扫描在术后疾病监测具有潜在价值，但关于同位素使用指征、给予同位素后RAI扫描时机以及这些因素如何影响检查结果，均缺乏有力的数据支撑[1]。

在缺乏清晰明确的术后病情监测指南的情况下，建议每个中心根据自身情况制定相应准则，用以评估DTC初次手术后的持续性病灶。

术后选择性使用RAI治疗

因为没有明确的证据表明RAI治疗能够使低风险患者获益，又因为RAI治疗可以降低ATA中-高风险患者的复发率并能提高总生存率，所以临床医生在低风险与中-高风险患者之间决策术后是否进行RAI治疗是最容易的。相比而言更加复杂的决策是：在中-低风险甲状腺癌患者中，决定术后是否使用RAI治疗。比较容易接受的做法是假定患者会复发，并用低剂量RAI进行治疗，以期降低复发风险并改善预后。最难做出的决策是：无限期推迟中-低风险甲状腺癌患者术后RAI治疗，直至复发时再用。

2015年修订版ATA低风险甲状腺癌

在没有其他因素影响RAI治疗决策的前提下（如，Tg或Tg抗体状态、合并症、患者意愿），RAI一般不推荐用于低风险患者。尤其是具有以下特征时更不推荐：甲状腺乳头状癌、直径4 cm以下无局部或远处转移、病变完整切除、无甲状腺外侵犯或血管侵犯、非侵袭性组织学类型（如高细胞型或柱状细胞型等）、无淋巴结转移或少量淋巴结转移（少于5个，最大直径< 0.2 cm），这类患者的估计复发风险不到5%，而且这些患者的疾病特异性死亡风险也很低[1]。

尽管证据薄弱，但有共识认为，无其他不良特征的单灶微小甲状腺乳头状癌患者的复发风险非常低，不会从RAI中受益。这一点并不适用于多灶甲状腺乳头状癌患者，因为这些患者的复发风险大概接近5%[19]。

虽然目前还没有研究明确指出RAI对甲状腺滤泡癌或滤泡型乳头状癌的疗效如何。但是，表现为腺体内未浸出被膜的滤泡型乳头状癌或无明显血管侵犯的甲状腺滤泡癌患者的复发风险非常低（< 2%）[1, 20]。在这些情况下，因为RAI治疗带来的风险超过了其潜在治疗收益，所以通常不推荐使用。

2015年修订版ATA中-高风险和高风险甲状腺癌

RAI强烈推荐用于中-高风险或高风险甲状腺癌患者的辅助治疗，以及持续性病灶或远处转移灶的治疗。ATA指南第51条推荐（中等质量证据）认为：对存在远处转移灶的患者使用RAI辅助治疗能够：降低复发风险、增加治愈率、改善疾病特异性生存率并提高患者的PFS[1]。ATA中-高风险甲状腺癌包括具有以下任意一种特征的患者：肿瘤> 4 cm、淋巴结转移直径较大、血管侵犯、低分化甲状腺癌、甲状腺外侵犯、远处转移、TSH水平异常升高和（或）术后影像学提示结构性病灶残余证据（表48.2）。

2015年修订版ATA中风险甲状腺癌

ATA指南第51D条推荐指出（基于低质量证据），应考虑对这些患者进行“放射性碘辅助治疗”[1]。很难估计甲状腺全切除术后亚临床镜下病灶残留的程度以及它们对总体复发风险的影响，因而使得RAI治疗决策难以定夺。在这种情况下，考虑其他可能影响医疗决策的临床特征尤为重要，如术后Tg水平、术后抗甲状腺球蛋白抗体水平、患者合并症以及RAI治疗的远期不良反应等。有时，患者可能表现出多种临床病理特征。虽然单个临床特征本身不足以决定是否使用RAI，如若这些特征共同出现在某一个患者身上，此时实施RAI治疗的理由可能充足[4]。

是否接受RAI治疗通常是由患者根据他们个人的健康和焦虑水平做出的。当面临健康问题时，一些患者可能是极简主义者，他们倾向避免不必要的治疗和潜在并发症，这些人更喜欢选择延迟治疗。而另一些患者则极多主义者，他们不愿承担任何疾病复发风险，宁愿接受可能无效的治疗，以期改善预后[21]。

停用甲状腺激素 vs. 使用重组促甲状腺激素

RAI治疗前准备包括：1个月内避免高碘负荷[22]、

表 48.2 RAI 治疗的临床指征

临床指征	理由	放射性剂量强度
原发肿瘤＞ 4 cm	可能降低复发率、疾病特异性死亡率，并可能简化初次分期和术后随访	30 ～ 75 mCI 伴随正常的术后 Tg** 100 ～ 150 mCI 伴随术后 Tg 异常升高
肉眼甲状腺外侵犯	可能降低复发率、疾病特异性死亡率，并可能简化初次分期和术后随访	100 ～ 150 mCi
远处转移	可能降低复发率、疾病特异性死亡率，并可能简化初次分期和术后随访	150 ～ 200 mCi
大量颈部淋巴结转移（临床 N1）*	存在显著的复发和转移风险，RAI 可能简化初次分期和术后随访。有关影响复发风险的数据存在争议	75 ～ 100 mCI 伴随正常的术后 Tg 100 ～ 150 mCI 伴随术后 Tg 异常升高
乳头状癌、滤泡癌或 Hürthle 细胞癌合并血管侵犯	存在显著的远处转移风险，RAI 可能简化初次分期和术后随访	30 ～ 75 mCI 伴随正常的术后 Tg 100 ～ 150 mCI 伴随术后 Tg 异常升高
分化不良的甲状腺癌伴或不伴随血管侵犯	存在显著的复发和转移风险，RAI 可能简化初次分期和术后随访。有关影响复发风险的支持数据不足	30 ～ 75 mCI 伴随正常的术后 Tg 100 ～ 150 mCI 伴随术后 Tg 异常升高
术后 Tg 异常升高不合并结构性病灶残余证据	RAI 可能简化初次分期和术后随访。有关影响复发风险的支持数据不足	75 ～ 100 mCi
核医学影像发现非特异性改变提示转移性病灶	RAI 可能简化初次分期和术后随访	30 ～ 75 mCI 伴随正常的术后 Tg 100 ～ 150 mCI 伴随术后 Tg 异常升高

* 临床 N1 被定义为：＞ 10 个淋巴结转移（均＜ 5 mm），＞ 5 个淋巴结转移（5 ～ 15 mm），或任意淋巴结＞ 15 mm。

** 正常术后 Tg 被定义为：非刺激性 Tg ＜ 5 ng/ml 或刺激性 Tg ＜ 10 ng/ml 且抗 Tg 抗体阴性。

注：RAI，放射性碘；Tg，甲状腺球蛋白。

From Tuttle RM，Sabra MM. Selective use of RAI for ablation and adjuvant therapy after total thyroidectomy for differentiated thyroid cancer：a practical approach to clinical decision making. Oral Oncol. 2013；49（7）：676-683.

低碘饮食 1 ～ 2 周[23]以及营造 TSH 刺激状态。TSH 刺激状态下，钠-碘同向转运体的表达会上调，从而使碘能够更好地进入肿瘤细胞。TSH 刺激状态（TSH ＞ 30 mIU/L）既可以在 RAI 治疗前几周停用甲状腺激素（thyroid hormone withdrawal，THW）达成，也可以通过肌内注射重组人 TSH（recombinant human thyroid stimulation hormone，rhTSH）达成。如果选择使用 rhTSH 获得 TSH 刺激状态，患者将继续接受甲状腺激素替代治疗，以避免甲减症状。使用 rhTSH 刺激 TSH 的持续时间较短，促进癌灶进展的风险较小。

当 RAI 用于清甲目的时，使用 rhTSH 在消融效果上与 THW 相当，在远期结果上没有差异，且患者的近期生活质量更好[24-25]。因此推荐 rhTSH 用于 RAI 消融[1]。在 RAI 清甲治疗中，还没有针对达成 TSH 刺激方法之间（rhTSH 与 THW）比较临床疗效和结局预后的随机对照临床试验（RCT）。因此，尽管 rhTSH 经常被推荐用于 RAI 辅助治疗，并被认为可以替代 THW，但这一建议是基于低质量证据的[1]。此外，也没有研究比较 rhTSH 刺激和 THW 刺激后开展 RAI 治疗持续性病灶的患者之间临床结局的差异。事实上，美国食品和药物管理局（Food and Drug Administration，FDA）并未批准 rhTSH 用于转移性甲状腺癌患者的 RAI 治疗前准备。然而，它可以在特殊情况下使用，例如存在严重合并症的患者，他们无法承受长期甲状腺功能减退症状。我们机构在过去的 20 年里，已将 rhTSH 常规用于转移性疾病的 RAI 治疗前准备。在我们中心对转移性甲状腺癌的回顾性研究中，没有看到 rhTSH 与 THW 后 RAI 治疗的疗效差异。然而，我们仍然需要随机对照临床试验来证实此两种 RAI 治疗前准备有无优劣差异。

根据临床病理特征选择 RAI 给药强度

RAI 给药的放射性强度取决于治疗目的（表 48.2）。一般来说，医生的目标是使用一种足够高的强度以达到最佳临床疗效，并同时考虑减少潜在的不良反应。当放射性强度超过 70 mCi 时，RAI 治疗的不良反应风险显著升高。对于清甲目的 RAI 治疗，有高质量证据表明，30 mCi 足以清除残余甲状腺并消除淋巴结微转移灶[1, 24-25]。然而，对于 RAI 辅助治疗目的的最适放射性强度，目前还没有达成共识，其强度范围在 30 ～ 150 mCi[1]。我们之前的研究已经证实，在年轻的N1b患者（≤45岁）群体中，临床结局不会因RAI的放射性强度的不同而改变，中位放射性强度为100 mCi、150 mCi或200 mCi的患者群体的治愈率并没有显著差异。在老年群体中，接受放射性强度中位数为150 mCi或250 mCi的患者发生结构性疗效不良的风险低于接受100 mCi的患者（$P = 0.03$）。因此，我们对大多数适合辅助治疗的患者使用100 mCi的放射性碘，对表现出侵袭性特征的老年患者使用较高的放射性强度（150 mCI），如：较大体积的淋巴结转移且有肺转移风险的患者或那些已有远处转移的患者[26]。近年来，除了在临床试验中尝试以外，我们倾向于避免使用超过200 mCi的RAI用于治疗转移性甲状腺癌。这是因为有证据显示：经验性使用较低放射性强度的RAI相比基于血液剂量学给药的高强度RAI无优劣差异。二者具有类似的临床疗效，但后者会在体内积累更多的RAI给药相关性放射性物质蓄积，且存在更高的严重不良反应风险（唾液腺癌、肺癌、骨髓增生异常综合征等）[27]。

结论

RAI治疗涵盖了：RAI清甲、RAI辅助治疗以及针对局部持续性病灶或转移性甲状腺癌的治疗性RAI。在缺乏随机对照临床试验结论的情况下，如何分辨和选择能够从RAI治疗中获益的患者、如何合理评估术后疾病状态、如何进行RAI治疗前准备以及如何选择最适RAI剂量强度等议题仍然存在争议。业界正在付诸大量研究和实践以弥补领域内专家的意见分歧，希望在未来几年里取得重大突破。

参考文献

如需完整的参考文献列表，请访问 http://pincode.yiaiwang.com。

49

甲状腺恶性肿瘤的外放射治疗

Meredith E. Giuliani，Richard W. Tsang，James D. Brierley

赵代伟　高庆军　译　田文　审校

引言

手术是所有类型甲状腺癌的主要治疗方法，但除淋巴瘤外。如复发风险增加，则可能需进一步行其他方法治疗。分化型甲状腺癌（differentiated thyroid cancer，DTC）通常使用放射性碘治疗作为手术后的补充治疗。但在局部区域复发的风险很高的 DTC 类型中，对手术无法根治切除的病灶，若使用放射性碘治疗难以将复发风险降至最低时，外放射治疗（external beam radiotherapy，EBRT）可发挥潜在作用。对于病灶无法根治切除、局部复发风险很高的未分化型甲状腺癌（anaplastic thyroid cancer，ATC）和甲状腺髓样癌（medullary thyroid cancer，MTC），术后 EBRT 是患者综合治疗的重要组成部分。

本章阐述了使用 EBRT 在无法切除和已切除的 DTC、ATC 和 MTC 缓解转移性病灶所致症状的作用依据，同时也阐述 EBRT 在治疗甲状腺淋巴瘤中的作用，讨论使用 EBRT 的相关技术及其可能的副作用。

分化型甲状腺癌（DTC）

无法切除的病灶

使用 EBRT 治疗 DTC 中的最早报道之一于 20 世纪 60 年代，该报告称，在无法切除肿瘤患者中，有超过 50% 使用 EBRT 治疗后，患者颈部病灶得到了长期控制[1]。最近有报告 40 名术后有明显残留病灶的患者，经 EBRT 治疗后，其 10 年内局部无复发率达 90%，10 年病因特异性生存率为 48%。由于此类病种发生远处转移的患者数量较多，因此观察到较低的生存率[2]。来自香港的大样本量系列研究：217 名手术后残留病灶的患者，有 70% 使用 EBRT 的患者的 10 年局部控制率为 64%，而未使用 EBRT 的患者仅为 24%[3]，使用 EBRT 的 10 年病因特异性生存率为 74%，未使用 EBRT 的为 50%，两种差异均有统计学意义。本章在讨论所有回顾性报告均考虑案例选择及存在潜在偏倚。有一些小样本量系列也显示了 EBRT 在控制颈部疾病方面的好处。如英国曼彻斯特（Manchester）的克里斯蒂医院（Christie Hospital）研究组报告的局部控制率为 69%，美国休斯顿的 MD 安德森癌症中心（MD Anderson Cancer Center）报告的局部控制率为 60%[4-5]。

鉴于颈部失控的病灶极具破坏性，故所有不能切除 DTC 的患者都应考虑进行 EBRT，这一点非常重要。接受过甲状腺切除术的患者，如果首先给予 EBRT，可能存在减弱 RAI 摄取的风险，我们考虑在使用 EBRT 之前，先行放射性碘（radioactive iodine，RAI）治疗，但是如果由于局部病灶范围原因而未进行甲状腺切除术，则需进行 EBRT。确保气道足够通畅尤其重要，需充分考虑包括 EBRT 可能造成的颈部肿胀。如存在气道阻塞风险，应考虑对患者进行气管切开术，如果需要气管切开置管，应在行 EBRT 之前进行。通常做法是在 6.5 周内分 33 次给予 66 Gy，如图 49.1 所示，对于小面积肺转移患者，分 20 次给予 50 Gy。如果患者的身体状态较差，为保护气道可考虑进行前期姑息性放疗。最近美国头颈学会的指南肯定 EBRT 在肉眼残留病灶治疗中的价值，建议对有肉眼残留或不可切除的局部区域病灶的患者行 EBRT，但年龄小于 45 岁且对放射性碘治疗有效、病灶范围局限的患者除外[6]。

切除的病灶

众所周知，年龄因素和甲状腺被膜外侵犯是评估甲状腺癌局部复发的两个最重要的预后指标。美国癌症联合委员会（American Joint Committee on Cancer，AJCC）和国际抗癌联盟（International Union Against

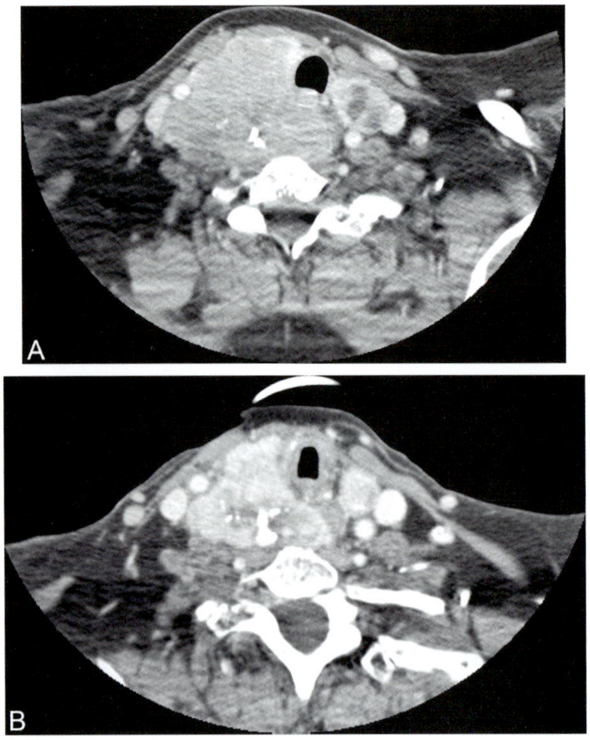

图 49.1 A. 一名 72 岁的女性甲状腺出现 6 cm 的肿块。活检显示为具有局灶性低分化的分化型甲状腺癌。有气管受压和颈动脉受累。肿瘤已经无切除指征。进行了气管切开术并接受总剂量 66 Gy 的 33 次放疗。B. 4 年后肿块部分区域情况稳定。CT 胸部（未显示）提示肺转移缓慢进展

Cancer，UICC）第 8 版肿瘤、结节和转移（tumor，node，metastases，TNM）分期等癌症分类机构指出，局部浸润范围和复发风险增加的年龄因素需要修订[7-8]。在第 8 版 TNM 分期中，修订了年龄界限和高风险甲状腺包膜外侵犯的定义。高风险组的年龄界限从之前的 45 岁修订为 55 岁。T3 的定义也发生了变化，最小的甲状腺包膜外侵犯不再属于 T3，只承认甲状腺包膜外明显侵犯的为 T3。T3a 保留了最大直径超过 4 cm 的内容，T3b 保留大面积的带状肌侵犯的内容。T4a 期定义（肿瘤超出甲状腺包膜并侵犯以下任何部位：皮下软组织、喉、气管、食管、喉返神经）和 T4b 期（肿瘤侵犯椎前筋膜、纵隔血管或包裹颈动脉）。T4b 期病灶无法完整切除，可在放疗治疗中获益（图 49.2）。甲状腺包膜外显著侵犯的老年患者，在术后有复发风险，可从 EBRT 中受益（表 49.1，图 49.3）。

尽管 EBRT 在治疗不可切除的 DTC 中的作用证据充分确立，但在已切除肉眼可见病灶后的辅助治疗手段中的作用仍有争议。有多个单中心的回顾性研究表明，EBRT 治疗后的高危 DTC 患者的预后有所改善；这些均总结在表 49.2 中。在进行 RAI 治疗中，由于病例选择的不确定性及存在偏倚和不一致，这些研究大

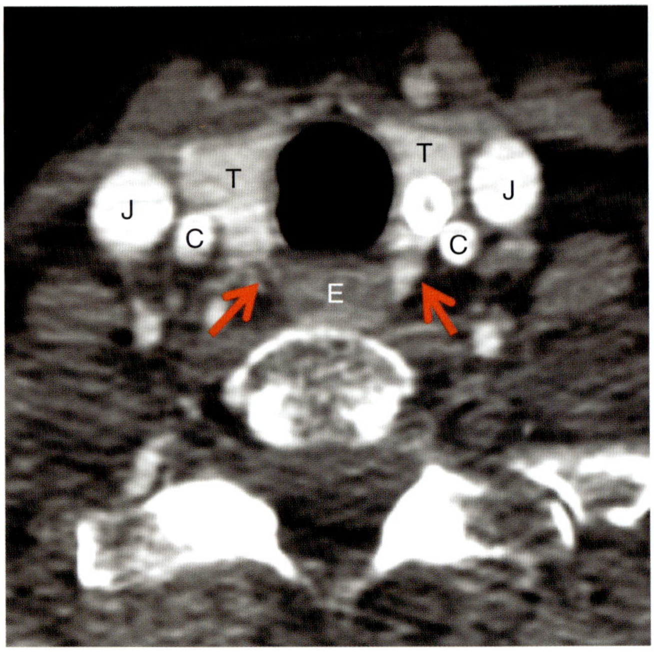

图 49.2 箭头标定了左右气管食管沟的位置。C，颈总动脉；E，食管；J，颈内静脉；T，甲状腺

表 49.1 外放射治疗分化型甲状腺癌的推荐概述

病程度	分期	放射治疗	除外
不可切除或肉眼残留物	T4b	如果进行甲状腺切除术，则进行高剂量根治性放射治疗和 RAI	甲状腺床有少量残留病灶和 RAI 摄取的年轻患者
甲状腺外侵犯显微镜下残留	T4b	大剂量根治性放射治疗和 RAI	甚至考虑＜ 55 岁的患者
甲状腺外侵犯显微镜下残留（图 49.3）	T4a	大剂量根治性放射治疗	年轻患者＜ 55 岁
甲状腺腺外侵犯无残留疾病阴性切缘	T4a	仅 RAI 不需要放射治疗	≥ 55 岁高细胞或独立改变的老年患者可能受益
最小的甲状腺外侵犯和阳性切缘	T1 ～ 3	仅 RAI 不需要放射治疗	高细胞或独立改变的老年患者可能受益
手术后复发性淋巴结病和反复 RAI 治疗或切缘阳性的包膜外淋巴结病（图 49.4）	N1b	辅助放射治疗	

注：RAI，放射性碘。

多数都存在一定缺陷。Farahati 等的研究可能是病例选择和治疗相对一致的研究，所有患者都接受了 RAI 治疗，并且都被定义为高风险，患者的年龄都在 40 岁

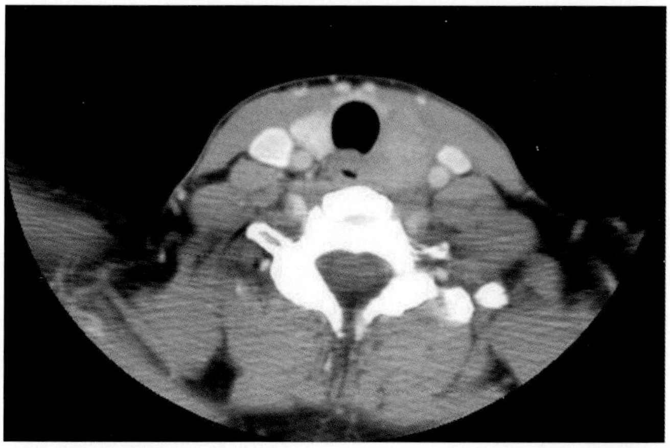

图 49.3　67 岁男性，声音嘶哑 2 个月。检查时发现左侧甲状腺一枚 3 cm 大小肿块，触诊未发现淋巴结肿大，但出现反复性喉麻痹。图像为增强 CT 扫描。行甲状腺切除术和中央区淋巴结清扫术。因有广泛的甲状腺外侵犯，切除左侧 RLN 和气管肿瘤，显微镜下显示残留病灶。病理学显示为 3.5 cm 的甲状腺乳头状癌，具有 30% 的高细胞特征和甲状腺外侵犯。所有其他切缘都是阴性的。行：150 mCi RAI 治疗，颈部中央区有摄取碘，刺激后的 TSH 为 67，甲状腺球蛋白 11.2，抗体阴性。RAI 后分 30 次总剂量 60 Gy，外照射甲状腺床、54 Gy 外照射风险低的淋巴结区域

表 49.2　高风险 DTC 患者外放射治疗后的局部复发率：比较切除分化型甲状腺癌与切除但不进行外放射治疗情况

		治疗	
第一作者	随访时间	手术和放射性碘	手术和放射性碘与放射治疗
Tubiana [65]	10	21%	14%
Phlips [66]	10	21%	14%
Farahati [9]	10	50%*	3%
Ford [67]	5	63%	7%
Kim [68]	5	37.5%	18%
Brierley [10]	10	34%	4.8%
Keum** [69]	10	89%	14%
Tamm***	5	82%	18%

* 包括远处转移。

** 均有气管侵犯。

*** 所有人都患有 T4a 疾病。

以上，且都有甲状腺包膜外侵犯[9]。在他们报告中，与仅进行 RAI 治疗的 52 名患者相比，85 名经 EBRT 和 RAI 治疗患者的局部和区域复发减少。有研究将高危患者定义为 60 岁以上、有甲状腺包膜外侵犯但手术切除后没有明显残留病灶的患者。报告 EBRT 后 10 年总体局部控制率为 86.4%，而未给予 EBRT 为 65.7%[10]，局部控制率有小幅度但有意义的改善（95.9% *vs.* 85.4%，$P = 0.03$），但在 45 ～ 60 岁的患者的生存率没有明显改善。最近的单一机构研究虽然没有比较接受和不接受 EBRT 治疗的患者，但报告了具有高复发风险的患者的局部控制率。例如，MD 安德森组报告了切除术后显微镜下残留病灶的 4 年区域局部控制率为 86% 和病因特异性生存率为 82%[5]。

通常情况下的研究，为了证明 EBRT 的作用，应进行随机对照研究，由于难以招募足够数量的患者，所需随访时间长，目前为止仍未见相关研究报道。欧洲有人尝试过类似研究，但未能招募到足够受试者并被暂停。由于局部复发风险较低的患者（年轻患者和仅有少量甲状腺包膜外侵犯的患者）被包括在内[11]，故这些研究是不完整的。

有一项系统评价报告中对 EBRT 的作用进行全面的文献回顾（一共 821 篇文章），其中只有 16 篇文章认为是有效的。研究结果虽然有 5114 名患者，但是没有随机对照研究，仅有一篇前瞻性研究。在报告局部区域复发的 13 篇文章的研究中，未使用 EBRT 的复发率为 20%，使用 EBRT 的复发率为 13%。作者得出的结论是，对于 45 岁以上的高危患者，行 EBRT 后，局部控制有所改善[12]。在另一份报告中回顾了关于 EBRT 在 DTC 中作用的英语和法语文献，法国作者提出了一个他们认可的需要评估的评分系统。在这个系统中，各种预后因素都规定了一个分数。如 45 岁以下为 0 分，45 ～ 60 岁为 1 分，60 岁以上为 2 分。他们的结论是，任何评估 6 分或以上的患者都应推荐 EBRT。例如，60 岁以上的患者（2 分）、甲状腺外侵犯（2 分）和显微镜下残留（2 分）得分 6 分，将被推荐 EBRT[13]。

在一项多因素分析中，对美国国家癌症数据库（National Cancer Database，NCDB）中在 2002—2012 年接受过初次手术治疗的患者及Ⅳ期 DTC 患者进行研究，结果显示：术后行 RAI 可显著改善分期为Ⅳ A、Ⅳ B 和Ⅳ C 的 5 年和 10 年生存率。但是 EBRT 与较高的死亡率相关，在Ⅳ B 期（T4b，所有 N，M0）具有统计学意义。作者解释的原因是，由于 EBRT 治疗的临床适应证均为分期较晚期的肿瘤，故与较差的生存率相关，认为 EBRT 治疗导致较差的生存率的观点应该是对数据的误解[14]。

尽管美国头颈肿瘤协会已经指出，因为 45 岁以上的这些患者极有可能发生显微镜下残留并且对 RAI 反应的可能性较低，对于这些患者，考虑在完全切除病灶后进行 EBRT，但是年龄在 55 岁以上的患者更合适进行 EBRT[12]。2009 年美国甲状腺协会（ATA）指南建议，对于 45 岁以上且在手术时肉眼可见甲状腺包膜外侵犯的患者，术后极有可能存在微小残留的患

者，应考虑 EBRT[15]。研究还指出，尽管在完全切除后，仅颈部淋巴结受累不应作为 EBRT 的指征，但如果存在广泛的包膜外侵犯且存在显微镜下残留病灶的高风险，可考虑 EBRT（图 49.4）。最新的 2015 年 ATA 指南并未涉及辅助放疗的情况，但研究建议，对于侵犯上呼吸消化道的肿瘤，通常建议手术结合辅助的放射治疗，如 ^{131}I 和（或）EBRT[16]。除 RAI 外，英国的指南建议即使残留病灶对 RAI 治疗有效，在无法切除的肿瘤以及手术后存在残留病灶时考虑 EBRT[17]。

所有患者应该用现代放射治疗技术进行高剂量 EBRT 治疗，例如调强放射治疗（intensity-modulated radiotherapy，IMRT）或 IMRT 的动态调强、容积调制弧治疗（volumetric-modulated arc therapy，VMAT）。尽管没有专门针对甲状腺癌患者的数据，但 IMRT 已被证明可以降低毒性，在某些情况下可以改善头颈癌的疾病控制。在研究者的医院中，通常对甲状腺床和手术切除区域使用 30 次 60 Gy 的剂量，而对有微观病灶发生风险的未解剖区域的剂量则较低，为 30 次 54 Gy（图 49.4）。对有明显残留病灶的患者，分 33～35 次给予较高剂量 66～70 Gy，对有微观疾病风险的区域分 33 次给予 56 Gy。在某些情况下，要确定放射治疗的范围存在争议，故必须平衡微观病灶发生风险与治疗的毒性风险。作者医院治疗的范围通常是术后甲状腺床和部分Ⅲ、Ⅳ、Ⅵ和Ⅴ区。范围通常从舌骨上方延伸到主动脉弓下方，但需根据临床手术发现进行调整。在进行 EBRT 之前，重要的是外科医生与患者要进行交流以确认局部复发的高风险并确定高风险组织的解剖范围。如可能的话，在术中时放置手术夹等标记最需要关注的区域，可以帮助描绘 EBRT 的使用量。此外，术前对病灶范围进行计算机断层扫描（computed tomography，CT）可与术后 CT 结果进行融合，对术后确定放射治疗靶区非常重要。

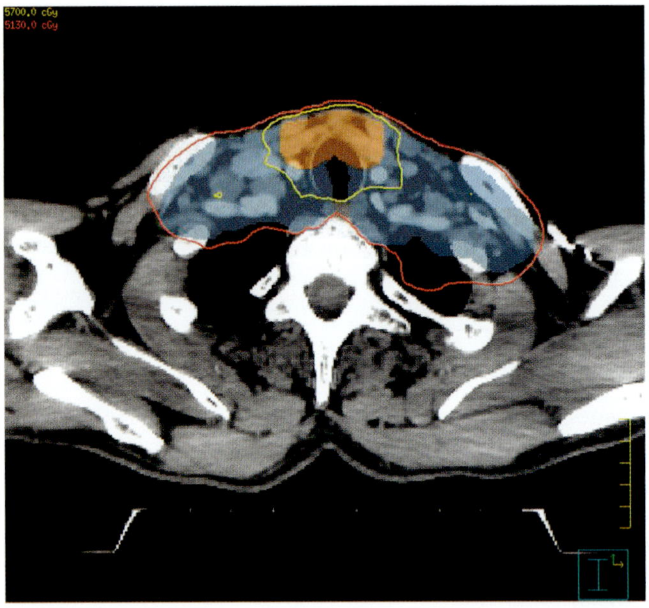

图 49.4　57 岁男性因甲状腺肿块就诊；活检显示甲状腺乳头状癌。进行了甲状腺切除术和同侧中央区淋巴结预防性清扫。病理显示为 4.5 cm 甲状腺乳头状癌，伴有血管浸润和 8 个淋巴结转移。对 100 mCi 碘治疗没有显著反应。2 年后随访显示气管旁淋巴结转移。行淋巴结切除术。气管食管沟中发现有明显受侵犯的淋巴结，将肿瘤从气管食管沟中分离切除，镜下残留有病灶。鉴于之前 RAI 不摄取碘，接受了外放射治疗。6 年后，患者无症状并且病灶。高风险区域接受了 30 次 60 Gy 的和低风险区域接受了 54 Gy 的放射治疗。橙色阴影区域为具有高复发风险的区域，蓝色阴影区域为较低风险的相邻淋巴结区域。黄色线为 95% 等剂量线，线内的所有组织都接受了预定的 60 Gy 的 95%（即 57 Gy）。外侧棕色线代表 51.3 Gy 的低风险区域的 95% 等剂量线

甲状腺髓样癌

手术是甲状腺髓样癌（medullary thyroid cancer，MTC）的主要治疗方法。约有 50% 的散发患者涉及区域淋巴结转移，故手术通常需要对颈部和上纵隔进行精细地解剖。对术后降钙素和癌胚抗原（carcinoembryonic antigen，CEA）水平正常者，估计预后不错[18-19]。甲状腺外侵犯、术后总残留病灶和临床分期是较差预后的预测因素（图 49.5）[20]，在这些患者中，需要通过

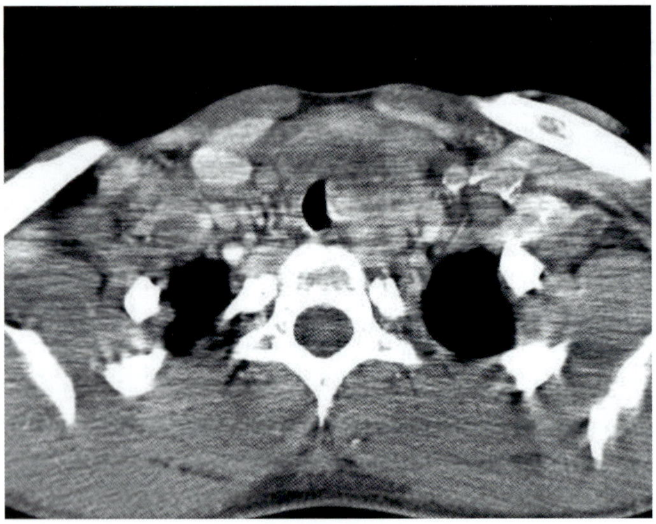

图 49.5　29 岁男性，因呼吸困难加重 3 个月就诊。左侧甲状腺有一枚 6 cm 大小肿块，伴有气管移位和左侧声带麻痹。接受了双侧颈部淋巴清扫术、甲状腺全切除术、部分气管切除和吻合术，以及包含食管肌肉的周围组织完全切除术。病理报告为 6 cm 甲状腺髓样癌，侵犯淋巴、静脉和动脉。有甲状腺外软组织和气管侵犯，切缘阳性。没有 C 细胞增生。双侧Ⅱ、Ⅲ、Ⅳ、Ⅵ区 78 枚淋巴结中有 34 枚转移，但没有包膜侵犯。没有转移性病灶的证据。接受放射治疗，对于甲状腺床和气管分 33 次进行 66 Gy 放射治疗，对于双侧颈部淋巴结区分 33 次进行 56 Gy 放射治疗

CT、生长抑素处理、骨扫描以及放射性核苷酸扫描进行进一步检查，以便定位区域和（或）转移性病灶。

RAI 在 MTC 治疗中没有作用，EBRT 可用于控制颈部残留或潜在的残留病灶。但是支持 MTC 中 EBRT 的证据不如 DTC 强，如按治疗应用的原则，设想在术后局部区域复发风险高的患者中通过最大化局部区域辅助 EBRT 治疗，可能会进一步控制局部病变，改善预后。该观点得到回顾性分析报告的支持。作者医院有人报告，在定义为甲状腺包膜外广泛侵犯伴或不伴淋巴结受累的高危患者中，术后辅以 EBRT 有助于局部病情控制，但未改善生存率。接受 EBRT 的患者的 10 年局部 / 区域无复发率为 86%，未接受 EBRT 的患者为 52%（$P=0.049$）。MD 安德森医院和皇家马斯登医院过去曾报告过类似的结果[21-22]。这些研究结果均是在广泛的淋巴结切除术及最近使用靶向分子治疗的时代之前进行的[23-24]，其结果相对陈旧。一项名为“美国监测、流行病学及最终结果”（Surveillance，Epidemiology，and End Results，SEER）前瞻性数据的分析报告称，对于 1988—2004 年接受放射治疗的患者，EBRT 提高了淋巴结转移患者的总体生存率，但这在多因素分析中未得到证实[25]。鉴于现有数据的局限性，未分析 EBRT 可能对其局部区域复发的控制是否具有重要意义。

作者推荐对局部晚期 MTC 且复发可能性高的患者进行术后 EBRT。通常这些患者病灶无法完整切除、已切除的 T4a 期及以上伴有显微镜下原发病灶残留及广泛的淋巴结转移病灶伴有淋巴结外侵犯。由于局部晚期疾病几乎总是与疾病远处复发的高风险相关（表 49.3），应该告诉患者 EBRT 的目标不能提高整体治愈率，仅仅是改善局部病情。这与 ATA 指南一致，“对于局部复发高风险（显微镜下或肉眼可见的残留 MTC、甲状腺外侵犯或广泛淋巴结转移）和气道阻塞风险的患者，应考虑对颈部和纵隔进行术后辅助 EBRT”[26]。英国指南支持使用 EBRT，指出其可“用于控制无法手术切除病灶患者的局部症状，并提高术后存在残留病灶患者的无复发率”[17]。

作者使用的剂量与前面描述的 DTC 剂量相似。鉴于 MTC 的自然病程和淋巴结转移的倾向，接受放射的淋巴结区域的范围通常较大，延伸到整个颈部淋巴结链（不包括ⅠA 和ⅠB 级），包括上纵隔。

表 49.3 甲状腺髓样癌外放射治疗的推荐概述

疾病程度	分期	放射治疗	例外
不可切除的或残留的病灶	T4a T4b	高剂量根治性放射治疗	广泛转移行姑息治疗
甲状腺腺体外侵犯和镜下残留病灶（图 49.5）	T4a T4b	局部控制的高剂量根治性放射治疗	广泛转移
广泛的淋巴结转移	N1b	辅助放射治疗可以改善局部病情，但不能提高生存率	广泛转移

未分化甲状腺癌

确诊为 ATC 的患者预后很差，尤其是在老年人群（见第 28 章，甲状腺未分化癌和原发性甲状腺淋巴瘤）。它占所有甲状腺癌死亡人数的 50% 左右，但其发病占比不到所有甲状腺癌的 5%。由于广泛侵袭邻近组织，通常 ATC 患者在就诊时已无法手术切除，即使可以手术切除，也已发生远处转移。MDT 模式治疗是积极治疗使之可行手术切除的患者的主要治疗方法。由于大多数患者不良预后，大剂量治疗的潜在毒性，与其他甲状腺恶性肿瘤相比，更重要的是依据患者对治疗的期望和愿望确定目标。

与其他甲状腺恶性肿瘤一样，目前缺乏关于 ATC 治疗的随机对照研究，大多数数据来自回顾性研究，其中有少数的Ⅱ期研究涉及化疗。根据多项研究的结果，涉及生存而言，最佳结果是全 / 次全手术切除后进行放射治疗相关局部区域控制与化学治疗联合使用。与以往的回顾性研究一样，可能存在病例选择偏倚，如身体状态较好、年龄较小、疾病范围较小的患者总是会接受更多的治疗。在一项多因素分析中，未经选择的 SEER 数据，详细阐明了 516 名患者在多因素分析中显示，随着年龄的增长，只有手术切除和放射治疗的联合使用被确定为生存的独立预测因子[27]。这些结果得到了单一机构数据的支持，故 2012 年 ATA 指南建议在不进行广泛消融手术的情况下可能实现切除病灶的手术切缘为阴性[28]。对于身体状况良好、无转移性疾病证据且希望采用积极治疗的患者，手术后应进行大剂量放射治疗，同时选择是否进行同步化学治疗。对于无法切除病灶的患者，建议采用根治性放射治疗，加或不加同步化学治疗。该指南正在修订中，读者可在更新后学习。

2012 年指南中 ATC 的建议，得到美国癌症中心获得的 NCDB 数据 3 项分析的支持。在一项对 1288 名患者的分析中，高剂量放射治疗和中等剂量（定义为 45 ～ 59.9 Gy）与更好的生存率相关[29]。在对 2742 名患者的 NCDB 数据进行二次分析中发现，三联疗法对生存只有很小的获益。在ⅣB 期患者中手术加放射治疗的中位生存期为5.9个月，手术、放射治疗和化学治疗联合治疗的中位生存期为9.9个月。ⅣC期患者中位生存期分别为3.5个月和5.9个月[30]。在对3552名不切除病灶的患者进行的超大规模分析中，较长的生存期与大于59.4 Gy的放射治疗剂量相关[31]。在这项分析中，虽然加入化学治疗提高了生存率，但在界标分析（landmarking）后这种优势就消失了，尽管如此，甲状腺全切除术和大于59.4 Gy的放射剂量仍然是影响预后的重要因素。虽然同步放化疗可能有优势，但存在的数据相互矛盾。

剂量递增和加速超分割（在较短的总时间段内给予多次小剂量）可能有助于抵消未分化肿瘤的快速增殖和抗放射性。在玛格丽特王子癌症中心，对接受超分割治疗的患者进行的一系列放射治疗中（4周内分40次接受60 Gy；图49.6），中位生存期为13.6个月，而接受常规分割治疗的患者为10.3个月（两种方法均未进行同步化学治疗）[32]。北美常用的非常规分割疗法的替代方法是同步进行放化疗，即在超分割放射治疗中加入细胞毒性化疗，这导致了显著毒性，因此通常放射治疗以每日一次的频次进行常规分割。在常规分割疗法中，使用了多种不同的细胞毒剂。在梅奥诊所接受IMRT治疗的30例患者中，如果在手术切除后接受同步化学治疗，中位生存期为9个月，1年生存率为42%，而在仅接受姑息治疗的患者中分别为3个月和10%。他们使用了多种不同的化学治疗方案，但

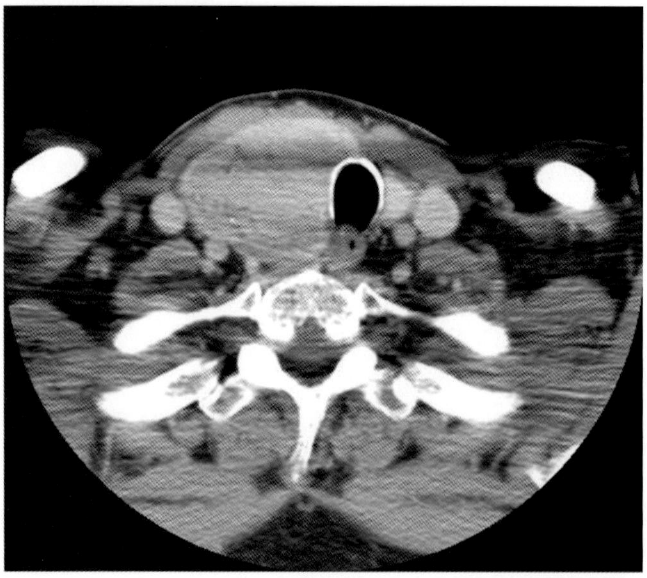

图49.6 一名71岁的女性出现快速增大的甲状腺肿块，最初通过细针穿刺抽吸，诊断为甲状腺乳头状癌。进行全甲状腺切除术和中央区淋巴结清扫术。右侧肿块与气管粘连。最终病理报告为6.5 cm的未分化癌。PET/CT扫描显示没有转移。在4周内接受每天两次IMRT，对甲状腺床和邻近淋巴结进行分40次行总剂量60 Gy的治疗，对双侧颈颈部向上至舌骨水平，向下至上纵隔40次总剂量52 Gy的治疗

最常见的是阿霉素和多西他赛（66%）。卡铂联合紫杉醇使用，阿霉素、顺铂或紫杉醇作为单药使用[33]。对于22名Ⅳ B期疾病患者的亚组，MDT模式治疗后的患者中位生存期为22.4个月，而姑息性治疗后的患者仅为4个月。作者将这种治疗描述为“剧毒”性治疗，其中60%患者需要住院治疗。三联疗法对患者的成本效益比目前尚未确定。

鉴于传统放化疗的毒性和缺点，开发新的生物靶向药物治疗方法显得越来越重要。公布的数据表明，多靶点酪氨酸激酶抑制剂在放射性碘难治性分化或未分化甲状腺肿瘤的研究对象中具有单药活性[34-35]。针对*BRAF* V600E突变的肿瘤可采用BRAF抑制剂（达拉非尼）治疗，该药已在2018年初获得了美国食品药品监督管理局（Food and Drug Administration，FDA）的批准用于治疗ATC[36]。探索更好的靶向药物组合以及使用EBRT和靶向药物联合治疗显得非常重要，那些生存期有限的患者可以避免因多模式治疗显著毒性的伤害。对选择患者病理种类对使用这种新的联合多模式治疗方案至关重要。

目前，作者医院建议对身体状态良好、没有远处病灶证据的患者进行超分割放疗，剂量为60 Gy，分40次，每次1.5 Gy，每天两次，持续4周。对于已知有转移但颈部疾病需要控制的患者，则考虑50 Gy分20次，每次2.5 Gy，每天一次，持续4周。对于希望进行放射治疗而不是姑息方案治疗的身体状况不佳的患者，考虑在1周内分5次进行20 Gy，根据治疗反应、身体状态和患者的意愿，可以在神经脊髓不受损伤的情况下在4周后进行重复（表49.4）。如第一节所述，要保持呼吸道通畅，与外科团队密切合作至关重要。如需进行气管切开术，则应在行EBRT之前进行。

转移性病灶的治疗

EBRT在治疗甲状腺癌患者的转移性疾病中发挥着重要作用。多年来人们一直认为EBRT可以缓解转

表49.4 使用外放射治疗甲状腺未分化癌的建议概述

疾病程度	分期	放射治疗	例外
区域病灶（图49.6）	IVA或IVB	根治性放射治疗 +/−化学治疗	患者选择或身体状况较差，考虑姑息性放射治疗
转移性病灶	IVC	姑息性放射治疗	身体状况良好、动机良好且转移范围小，考虑根治性放射治疗

移病灶所致症状，如骨转移疼痛、远端肺不张导致的呼吸急促和局部症状性肺转移的咯血和脑转移。据报道，高达 42% 死于甲状腺癌的患者有骨转移[37]。为了减轻这些转移灶所致症状，使用单次放射治疗如 8 Gy 或多次放射治疗（20 Gy，5 次）。类似的剂量也用于缓解症状性肺转移症状。

自立体定向全身放射治疗（SBRT）发展以来，EBRT 在治疗转移性甲状腺癌中的作用正在扩大，该放射治疗允许非常高剂量的放射治疗，通常分为少数几个部分或疗程（通常 1 ～ 6 个部分），而且精度很高。SBRT 可用于治疗高度选择的患者和临床情况下的脑、肺和骨转移。图 49.7 ～图 49.9 显示了脑、肺和骨转移的立体定向放射治疗病例。寡转移范式在甲状腺癌中的应用正在不断发展中。寡转移癌治疗的核

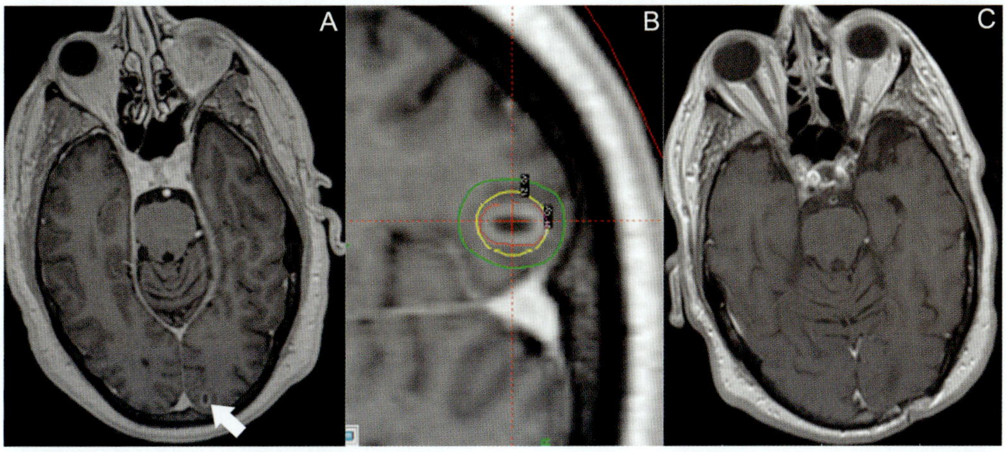

图 49.7　一名 59 岁男性患者，为局部晚期分化型甲状腺癌，行手术、放射性碘和外放射治疗。后续头颈部 CT 显示枕部病灶，磁共振成像（MRI）显示病变（A，箭头）和额叶转移，但其他区域没有病灶。切除额叶病灶，证实为转移性甲状腺癌。在全脑放疗后，接受了 1 次 21 Gy（B）枕部病灶的立体定向放射治疗。5 年后的随访未发现残留病灶的证据（C）

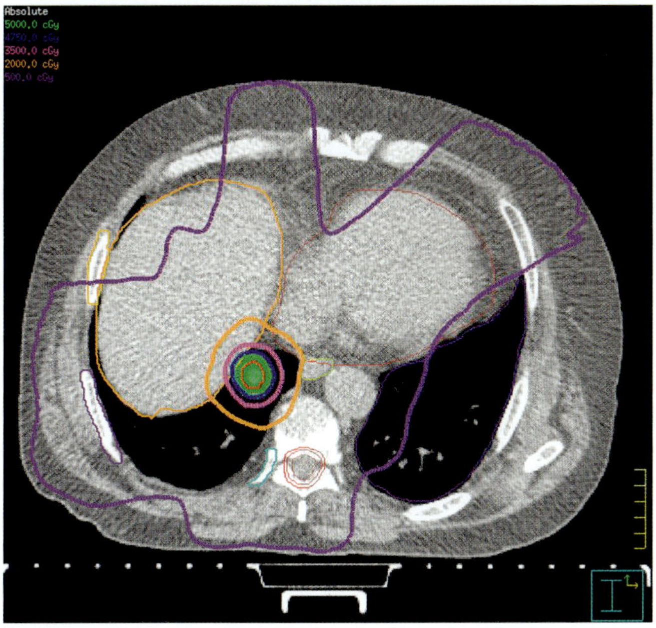

图 49.8　一名 66 岁男性，于 2015 年 4 月因 T4a、N1b 甲状腺乳头状癌伴 50% 高细胞变异，行甲状腺全切除术、右颈部淋巴结清扫术和纵隔切除术。接受 150 mCi 放射性碘治疗。其右下叶有一肺结节，无放射性碘摄取。一年后结节稳定，没有新的结节。活检证实为转移性乳头状癌。2016 年 8 月，接受了立体定向全身放射治疗，50 Gy 分 5 次。2018 年 8 月行 CT 扫描，为放疗后改变。绿色阴影区域代表计划靶区区域（PTV）。绿线是 100% 等剂量线，因此绿线内的所有组织都接受 50 Gy。粉色线是 70% 等剂量线，因此线内的所有组织都接受 35 Gy。橙色线是 40%（20 Gy）等剂量线

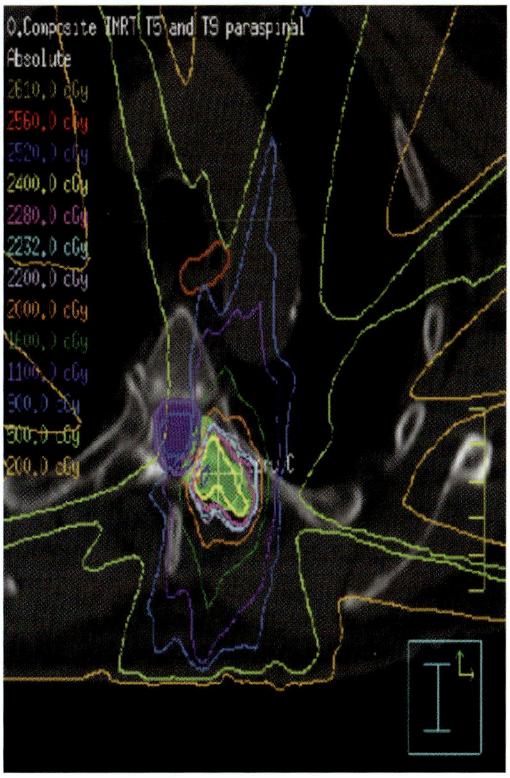

图 49.9　一名 62 岁男性，因背痛就诊，伴有骨转移，行手术病灶切除、甲状腺切除术、放射性碘治疗和外放射治疗。随后，因复发患者接受了微创减压和部分切除术，并进行了立体定向放射治疗，分 3 次进行总剂量 24 Gy 放疗

心原则是积极治疗有限的转移灶，以延长生存期、无病期，在某些情况下，还可以长期控制疾病[38]。鉴于大多数甲状腺癌具有广泛传播的倾向，尚不确定引入立体定向放射疗法治疗单灶性或寡转移性疾病是否会对疾病的自然病程和治愈产生显著影响。然而，考虑到目前可用的全身治疗的毒性和通常很短的进展时间，如果立体定向放射等治疗可以延迟 MTC 患者全身治疗的开始，那么它可能会产生明确的治疗效应。

与许多其他实体癌转移患者相比，患有 DTC 和有限脑转移的患者的生存期可能更长，SBRT 很重要的益处是使患者免受全脑放射治疗的潜在长期副作用的影响。

淋巴瘤

甲状腺淋巴瘤可存在于腺体本身和（或）颈部淋巴结中。在美国的一项大型研究中，2001—2009 年，甲状腺淋巴瘤占所有淋巴瘤的 1.2%[39]。在所有情况下，都应遵循保留功能而不采用甲状腺手术切除的理念。手术切除淋巴瘤后，对化学治疗和（或）放射治疗的需求并未减少。进行诊断需要手术来获得足够组织，并且当甲状腺肿瘤体积庞大并导致气道受损时，可能需要行手术实施气管切开。细针穿刺活检通常不足以获得准确的淋巴瘤诊断依据。最佳病理学解释包括免疫表型研究，有时还涉及分子研究。通常需要特定的固定剂和新鲜组织，因此也需要特定的方案来进行组织的获取和处理。标准分期检查包括横断面和功能成像，如 ^{18}F- 氟代脱氧葡萄糖-正电子发射体层成像（^{18}F-fluorodeoxyglucose-positron emission tomography，^{18}FDG-PET）、血液指标评估，在大多数情况下还需进行骨髓活检。

淋巴瘤的治疗主要受组织学和 Ann Arbor 分期的影响，依照 TNM 系统所认可及 Lugano 分类中被修改的方案[7-8, 40]。治疗策略可以分为两大类：惰性（低度恶性）淋巴瘤和作为对比的侵袭性（中度或高度恶性，最常见的是弥漫性大 B 细胞）淋巴瘤。淋巴瘤的晚期（Ⅲ期和Ⅳ期）主要使用化学治疗，在此不再进一步讨论。对于甲状腺表现为Ⅰ期和Ⅱ期的患者，治疗方法包括单独放射治疗，或联合治疗（CMT），即在化学治疗后进行巩固放射治疗，以达到治愈目的。

惰性（低度恶性）淋巴瘤

甲状腺中最常见的惰性淋巴瘤是黏膜相关淋巴组织（mucosa-associated lymphoid tissue，MALT）型，其次是滤泡性淋巴瘤[41]。两者都是具有惰性生物学行为和低增殖率的 B 细胞淋巴瘤。MALT 淋巴瘤在 70% ～ 90% 的病例中进展存在局限性（ⅠE ～ⅡE 期），与先前存在的桥本甲状腺炎有关，后者可作为其病情发展的易感因素[42]。疾病往往在患者 60 ～ 70 岁出现，且女性以 3∶1 的比例占多数。相比之下，滤泡性淋巴瘤通常累及淋巴结和骨髓，被广泛认为是一种全身性疾病。然而，多达 1/3 的患者在出现症状时，经过标准分期调查后有局部（Ⅰ期和Ⅱ期）淋巴结疾病，即使在分期评估中添加 FDG-PET 将这一比例降低到 15% ～ 20%[43-45]。甲状腺滤泡性淋巴瘤的 IE 期表现很少见[46-47]。

Ⅰ期和Ⅱ期惰性淋巴瘤采用受累部位放射治疗[48-49]。众所周知 MALT 淋巴瘤和滤泡性淋巴瘤都是辐射敏感性疾病。因此低至中等剂量（25 ～ 35 Gy，3 ～ 4 周分次进行）已成为标准方法，长期无病生存率为 50% ～ 70%，局部控制率超过 95%。在几乎所有受照射的甲状腺周围颈部组织中，短期毒性轻微，严重的长期毒性很少见[49-52]。预计外部放射治疗后甲状腺功能减退的风险很大，应定期监测甲状腺功能并在必要时进行激素替代治疗。经治疗的 MALT 淋巴瘤很少发生淋巴瘤复发，但高达 50% 的滤泡性淋巴瘤患者可发生复发，通常发生在其他淋巴结区域；发生这种情况时，需要进行化学治疗或放射治疗以缓解症状[41, 47, 49]。

侵袭性组织学淋巴瘤

侵袭性淋巴瘤实际上比惰性淋巴瘤更常见，可出现在甲状腺并有可能引发全身性疾病[53]。最常见的组织学分类是弥漫性大 B 细胞淋巴瘤（diffuse large B-cell lymphoma，DLBCL），其标准疗法已根据Ⅲ期临床试验确立。其他罕见的侵袭性淋巴瘤（例如，T 细胞淋巴瘤、Burkitt 淋巴瘤和霍奇金淋巴瘤）基于类似的针对组织学的 CMT 治疗理念[54-55]。

由于认识到隐匿性全身性疾病的高风险性，对早期表现（Ⅰ期和Ⅱ期）的患者，须使用基于蒽环类药物的化学治疗以达到最佳治愈率[52, 56-58]。患者接受 CMT 治疗，首先进行 3 ～ 6 个周期的化学治疗，然后在 3 ～ 6 周后进行中等剂量的受累部位放射治疗（30 ～ 40 Gy）[48]。一般来说，治愈率在 60% ～ 80%，这取决于年龄、肿瘤负荷和其他预后因素，如体能状态和 LDH 水平。对于 B 细胞淋巴瘤，增加使用抗 CD20 抗体（利妥昔单抗）的免疫治疗联合化学治疗可改善临床结果[59-60]。最常见的方案是 CHOP-R（环磷酰胺、多柔比星、长春新碱、泼尼松和利妥昔单抗）[55, 59]。因为所需的中等辐射剂量（30～40 Gy）短期毒性较轻且严重的长期毒性很少见，尤其是在当前的精确放射治疗技术（IMRT或VMAT）下，所以这种技术能够进一步减少未受累的正常组织（如喉、唾液腺和脊髓）受到放射的剂量损害（图49.10）。一般来说，甲状腺淋巴瘤的预后优于其他解剖部位类似的淋巴瘤[39]。

外放射治疗技术

定位甲状腺床靶区范围具有挑战性，其在确定放射治疗的疗效和治愈率方面起着关键作用。未进行切除的病灶必须围绕大体积、原发性和结节性肿瘤确定靶区，如病灶包围或浸润的关键结构，如喉、食管、气管和纵隔结构。在术后治疗的情况下，几何学上的挑战进一步复杂化，因为分布广泛的外科解剖需要包含颈部中央区和上纵隔的大而形状不规则的治疗体积。甲状腺床的几何形状是历来减少不良剂量和（或）使用较旧的放射治疗技术治疗病灶的产物。历史上已经采用了许多传统的2D和3D规划技术，但随着IMRT的出现，这些技术已经过时。随着成像技术的进步，以及现成的磁共振成像（magnetic resonance imaging，MRI）和PET功能成像，有助于准确定义肿瘤靶区体积。

当需要EBRT时，应使用IMRT或VMAT技术，因为它们能够将高剂量、高精度的放射治疗递送至靶区，同时最大限度地减少对邻近风险器官（organs at risk，OAR）的放射剂量。虽然没有关于IMRT对甲状腺癌作用的随机数据；但是来自其他头颈癌的数据表明IMRT可以确保向靶点提供更大剂量的放射治疗，同时将OAR的剂量保持在合理水平[60]。如IMRT改善了鼻咽癌的局部控制并减少了唾液腺功能障碍[61-62]。

除了确保安全地辐射OAR，特别是脊髓、唾液腺和下颌骨，IMRT还有助于向不同的风险区域提供不同的剂量。如前所述，我们通常推荐两个不同的剂量，66 Gy/33f用于大体残留病灶，56 Gy/33f用于选择性相邻体积和淋巴结区域。如果没有大体残留病灶，但患者正在接受潜在的镜下病灶治疗，则对高风险区域开出60 Gy/30f，对选择性淋巴结区域开出54 Gy/30f的方案（图49.2）。

尽管IMRT有助于保护OAR，但食管作为OAR，是甲状腺EBRT毒性作用的重要组成部分，包括急性食管炎和食管狭窄，有时需要行胃造口术。这是因为对于那些甲状腺外侵犯到气管食管沟区域的患者，手术后食管处或附近潜在的或实际残留病灶最值得关注，因此建议进行EBRT。这导致食管经常处于待治疗的临床靶体积（clinical target volume，CTV）中，不能避免受到辐射。但是，在仔细勾画有残留疾病风险的体积后，IMRT可以减少接受高剂量辐射的食管长度和体积。在一个系列调查中，非IMRT计划治疗后需要扩张的食管狭窄发生率为12%，而IMRT计划治疗后其发生率仅为2%[5]。

在作者的机构中，选择性淋巴结CTV包括Ⅲ级和Ⅵ级，部分Ⅱ和Ⅳ级也被审慎地包括在内。这些体积被扩展以确保在任何淋巴结疾病上至少有0.5～1 cm。我们已经报告了在IMRT后使用受限的选择性颈部容积的失败模式，并且发现很少有场外失败[63]。在考虑选择性淋巴结覆盖范围时，临床医生必须仔细平衡该淋巴结区域的失败风险、潜在的抢救方案和与辐射相关的毒性。

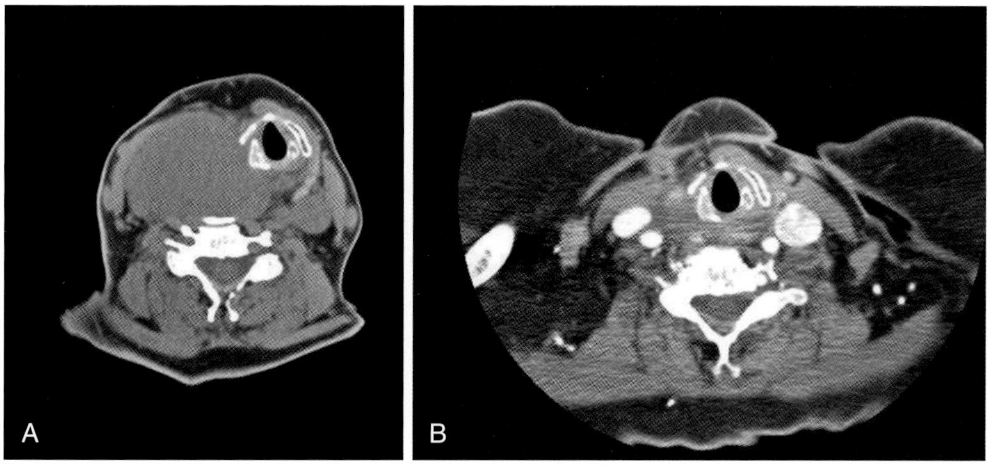

图49.10 一名80岁女性，因右颈部肿块迅速增大、呼吸困难和吞咽困难就诊。发现右侧甲状腺一枚8 cm的肿块，气管被压迫移位至左侧（A）。活检显示弥漫性大B细胞淋巴瘤。CT显示无播散（IAE阶段）。立即接受化学治疗（环磷酰胺、多柔比星、长春新碱、泼尼松、利妥昔单抗-CHOPR方案），随后放射治疗，总剂量35 Gy，分20次进行。获得完全缓解（B）。治疗10年后仍存活

外放射治疗的毒性

放射治疗后的严重并发症并不常见，重要的是要意识到，即使是大剂量的放射治疗也不能排除未来有经验的头颈外科医生进行手术干预。

由于需要覆盖手术切口线，急性皮肤中毒很常见，并且其严重程度取决于接受治疗的体积，食管、气管和喉部的黏膜炎通常发生在放射治疗过程结束时，但此后不久就会消退。更严重的晚期毒性，如食管或气管狭窄，不太常见，但可能发生，特别是在接受气管切除重建的患者中。Tsang 等报告没有Ⅳ级毒性作用（使用放射治疗肿瘤学组量表）和 Farahati 等观察到除 RAI 之外，在接受高剂量 EBRT 的患者中没有出现不可逆的晚期毒性作用[9, 64]。MD 安德森癌症中心的一份报告表明与传统的三维放射治疗（three-dimensional radiotherapy，3DRT）技术相比，IMRT 后严重晚期辐射发病率较低[5]。

参考文献

如需完整的参考文献列表，请访问 http://pincode.yiaiwang.com。

50

甲状腺再次手术

Jeremy L. Freeman，Andrew B. Sewell，Nathan W. Hales，Gregory W. Randolph
赵代伟　赵雨　译　樊友本　审校

请访问 http://pincode.yiaiwang.com 查看相关视频：
视频 50.1　第 50 章引言：甲状腺再次手术。

引言

大约 1/3 的分化型甲状腺癌（differentiated thyroid cancer，DTC）患者在初次治疗后 10 年内会出现肿瘤复发[1-3]。局部复发可以出现在甲状腺床、颈中央区或侧颈区、纵隔，或者较为罕见的气管及覆盖甲状腺床的肌肉。分化型甲状腺癌患者局部复发所致死亡率在低风险组［根据年龄、转移、浸润程度和肿瘤大小（age，metastases，extent，and size，AMES）等预后指数］仅为 4%，而高风险组（如男性、45 岁以上）高达 27%[4]。2015 年美国甲状腺协会（American Thyroid Association，ATA）甲状腺癌指南主张采用新的风险评估模型，为患者和临床医生提供基于常规随访期间对治疗反应的动态风险分层。患者最初按常规的低、中、高风险进行分层，以确定初始治疗方案。初始治疗后，根据患者对治疗的反应，对其进行重新分层，基于连续监测甲状腺球蛋白（thyroglobulin，Tg）水平和超声（ultrasound，US）成像来评估疾病的残留和复发。然后，临床医生为每位患者调整治疗方案和确定随访时间（见第 24 章，分化型甲状腺癌的动态风险评估和分期）。

虽然大多数复发性疾病的标准治疗方法仍然是甲状腺再次手术，但对一些特定的患者，也有非手术选择。对于小病灶持续状态、复发甲状腺癌低风险的患者，可以通过长期主动监测密切随访。这些患者中的绝大多数病情稳定无进展，可以避免再次手术。此外，非手术治疗方案，包括超声引导下经皮乙醇消融术，已被证明在病灶小的复发性疾病方面治疗是安全有效的，特别是对于那些有手术并发症高风险的患者（见第 51 章，甲状腺囊肿、结节、甲状腺癌转移灶和甲状旁腺功能亢进的非手术治疗：经皮乙醇注射的作用）。甲状腺的再次手术通常在技术上具有挑战性，主要原因为初次手术后，解剖改变和组织纤维化，特别是在颈部中央区（见第 9 章，甲状腺良性病变的再次手术）。因此，再手术与低年资手术医生高并发症发生率有关[5-6]。然而随着经验的积累，再次手术中永久性甲状旁腺功能减退症或喉返神经（recurrent laryngeal nerve，RLN）损伤的发生率均会下降（分别＜3% 和 1%）[7-9]。故进行甲状腺再次手术的外科医师，须具备再手术技巧和精通局部解剖知识，才能完成复杂的手术操作，实现如此低的并发症发病率。

再次手术的适应证

在接受甲状腺叶切除术的中低风险 DTC 患者中，约有 10% 的患者在最终病理上具有高风险的组织学特征，需要在辅以放射性碘（RAI）清甲，在治疗前需要完成甲状腺全切除手术[10-14]。30% ～ 40% 的 DTC 患者在接受甲状腺全切除术后会有残留或复发，其中许多患者需要对甲状腺床、中央区和侧颈区进行重新探查。这些患者的手术应限于影像学可识别的疾病，颈部中央区淋巴结＞ 8 mm 或颈侧区淋巴结＞ 10 mm，并经细针穿刺抽吸（fine-needle aspiration，FNA）活检证实[10, 15-16]。此外，在因 Graves 病或结节性甲状腺肿接受甲状腺次全切除术治疗后，甲状腺残留腺体可能发生癌变。

定义

2015 年，ATA 推荐了一种基于初始治疗反应的复发风险的风险适应分层模型。根据最初治疗中已知的临床病理特征（存在局部或远处转移、侵袭和组织学亚型的侵袭性），最初使用传统的低、中、高风险组对患者进行分层。这种初始分层对于指导初始治疗和早期监测决策至关重要，但它是对复发风险的静态测量，它不能反映患者对治疗的反应，这是影响复发风险的一个重要因素。

“对治疗反应的双分层模式”最初由 Tuttle 提出，并在 2015 年 ATA 指南中进行了修改，指南认为复发风险是一个动态连续的过程，是基于一个在动态患者监测期间，患者对治疗的实际效果反应的动态模型。在最终治疗后，患者根据对治疗的生化和组织结构的反应分为四组：“良好的反应”表明没有临床、生化或组织结构复发的证据。“生化不完全反应”指的是一个患者的 Tg 升高或稳定的抗 Tg 自身抗体（TgAb）水平，但没有组织结构复发的证据。“组织结构不完全反应”指患者持续或新发生局部或远处肿瘤转移。“不确定反应”用于非特异性影像学表现和生化特征的患者。根据定义，“复发”是指分期为“良好反应”的患者在初始治疗后有残留而没有生化或结构证据的患者；否则此类有残留病灶患者的称为长期带瘤患者[10, 15, 17]。

复发率与模式

根据 Tg 水平和高分辨率超声检测，30% ～ 40% 的 DTC 患者在监测期间会有持续的疾病，1.2% ～ 6.8% 的患者会有结构性肿瘤复发。只有疾病生化证据的患者的长期生存率接近 100%，而在监测期间有结构性复发证据的患者的长期生存率下降到 85%。考虑到只有一小部分患者会出现与持续性或复发性疾病相关的不良结果，了解结构性疾病进展及其临床意义是很重要的。

对术前超声检查正常（cN0）的患者，预防性行颈侧区和中央区淋巴结清扫的研究表明，高达 90% 的微小 PTC 患者有中央区淋巴结转移，高达 40% 患者有颈侧区淋巴结转移[10, 20-21]。尽管隐匿性淋巴结转移的发生率很高，但观察到的 DTC 患者的临床局部区域复发率明显较低[10]。尽管大多数 DTC 患者通过病理学检查和影像学表现为临床淋巴结阴性（cN0），约 35% 的患者在就诊时会出现明显临床症状。在这类患者中，与复发率增加和长期带瘤存在相关的高风险特征包括淋巴结转移＞ 3 cm（复发风险为 27% ～ 32%）、结外扩散和转移＞ 5 个淋巴结（复发风险为 19%）[22]。Mazzaferri 等在一项大样本对复发部位的前瞻性队列研究中，发现大多数复发局限于颈部和纵隔淋巴结（74%），而 20% 涉及甲状腺残余腺体，6% 涉及气管和邻近肌肉。此外，21% 的患者有远处转移，其中 63% 仅局限于肺部。在这项研究中，49% 的病例从检测发现到远处转移和死亡的时间间隔小于 5 年，38% 的病例为 5 ～ 9 年，20% 的病例为 10 ～ 14 年，8% 的病例为 15 年或更长[3]。

Shah 等回顾分析了 86 例接受再次中央区淋巴结清扫伴或不伴侧颈部淋巴结清扫的患者，43% 的患者复发的病灶局限于中央区，而 12% 的病灶局限于侧颈区，35% 的患者同时累及中央区和侧颈区[9]。

Merdad 等的一项大型研究观察了 185 名患者的淋巴结累及情况，248 次选择性Ⅱ～Ⅴb 区颈部清扫术，活检证实 DTC 转移至颈部淋巴结。73% 的患者出现多区转移，9% 的患者出现跳跃性转移。淋巴结受累的情况如下：Ⅱ区 49%；Ⅲ区 76%；Ⅳ区 61%；Ⅴb 区 29%[23]。Eskander 等随后进行的 meta 分析研究中，观察了 1145 例分化较好的 DTC 患者接受 1298 次颈部清扫术，对这些患者的 18 项指标研究，以确定癌灶扩散的方式及淋巴结扩散率。作者建议复发性 DTC 都应选择性颈部清扫术应包括Ⅱ、Ⅲ、Ⅳ和Ⅴb 区[24]。

术后常规监测

根据 2015 年 ATA 指南，对接受甲状腺全切除术和术后 RAI 消融的患者进行标准治疗后，监测指标包括血清 Tg 测量和高分辨率超声扫描以对复发风险进行分层（参见“定义”部分）。DTC 分期为低风险的患者，仅接受甲状腺叶切除术或全甲状腺切除术而不进行 RAI 消融，应监测颈部 US 和 Tg 水平，尽管 Tg 水平可能对预测这些患者的微小的局部复发不敏感，也应监测 Tg 水平[10]。

初始治疗中低风险患者推荐的通常的 6 ～ 12 个月间隔复查一次 Tg 水平，被分层为高风险的患者需要比对中低风险患者复查间隔更频繁。此外，高风险的患者可能需要增加诊断成像，包括计算机断层扫描（computed tomography，CT）或磁共振成像（magnetic resonance imaging，MRI）检查，以评估他们在初始治疗后对治疗的反应。对于特定病例，还需要放射性碘全身扫描［WBS、单光子发射计算机体层成像（single-photon emission computed tomography，SPECT）/CT］和 FDG-PET/CT 扫描。通常这些检查不能提供足够准确的解剖成像数据作为手术基础。所以，对体检、放射学检查或放射性碘扫描中发现的可疑病变，需在超声指导下进行的 FNA 进行细胞学检查和 Tg 洗脱液检测。

血清甲状腺球蛋白水平

血清 Tg 水平测量是应用最广泛的早期检测和持续性监测或甲状腺癌残留和复发的方法。Tg 是由甲状腺上皮细胞在促甲状腺激素（thyroid-stimulating hormone，TSH）刺下产生的。因此，它对甲状腺上皮细胞的具有高度的特异性，但监测血清 Tg 水平是甲状腺全切除术后的监测可靠标记物。它的半衰期为 65 h，在没有任何残留甲状腺全切除术后数周内应该检测不到。术后 Tg 持续升高提示残留的肿瘤组织（残留或复发性肿瘤、局部淋巴结或远处转移）或残留的有功能的甲状腺组织。通过动态跟踪血清 Tg 水平的趋势，可以确定 Tg 的倍增时间，并由此推断甲状腺 / 癌的预后。如果发生倍增时间＜ 1 年，预示着甲状腺癌复发和向外侵袭，此类情况预后较差[25-27]。

早期的 Tg 检测方法对 Tg 小幅升高，尤其是在接受左甲状腺素（T4）抑制 TSH 治疗的患者中不敏感，这类患者的基础 Tg 水平通常很低或检测不出。当停用左甲状腺素（甲状腺功能减退状态）或给予重组人促甲状腺激素（recombinant thyrotropin，rhTSH）时，血清 Tg 水平增加 10 倍。此外，比较刺激性 Tg 与抑制性 Tg 进行滴度，可以评估甲状腺肿瘤对 TSH 的敏感性。正常残余甲状腺和高分化的甲状腺癌组织产生的 Tg 滴度应增加 10 倍以上，而低分化甲状腺癌仅对 TSH 刺激有适度反应（Tg 增加不到 3 倍）。尽管刺激 Tg 试验有一些缺点但是在一些特殊复杂情况下仍是一种有用的辅助手段，可能需要停用左甲状腺素数周时间后进行 Tg 滴度检测，会造成患者的生活质量下降，使用价格昂贵的 rhTSH，Tg 滴度检测可能不如停用左甲状腺素敏感[28]。

新的第二代高灵敏度免疫测定法（second-generation，high-sensitivity immunometric assay，Tg2GIMA）的检测灵敏度＜ 0.1 ng/ml，比第一代检测方法更灵敏。使用新方法，原来“无法检测”的 Tg 水平现在可能被检测，新的检测值为：抑制性 Tg ＜ 0.2 ng/ml 或刺激性 Tg ＜ 1 ng/ml。随着第二代测试灵敏度的提高，原来常规 TSH 刺激性 Tg 测试失去使用价值[10, 28]。

大约 1/3 的 DTC 患者在治疗期间的某个时间段可检测出抗 TgAb 或嗜异性抗体（最常见的是 HAMA），12.7% 的患者在成功治疗后清除抗体（阳性到阴性）。无论用何种检测方法，Tg 抗体常常在一定程度上干扰 Tg 的检测。因此，目前的指南要求同时检测 TgAb 滴度以验证每次 Tg 水平检测。在不同程度上，TgAb 水平未能下降、TgAb 滴度上升和 TgAb 重新出现，都是预测甲状腺癌复发风险增加的因素[8, 29]。

在长期动态监测过程中，每个检测仪使用不同的免疫分析方法，用不同的试剂进行检测之间的测试变异过高，所得结果无法进行比较。只有使用相同的检测方法对 Tg 和 TgAb 水平进行趋势监测，才能进行比较。最好是在同一实验室内同一台机器上的进行比较。

超声

超声检查是一种高度敏感和特异性的成像方式，用于检测患者复发性甲状腺肿瘤。由于检测极限为 3 ～ 4 mm，术前超声成像可提高对隐匿性淋巴结转移的发现和评估。Stulak 等回顾了近 1000 例在甲状腺手术（初次和再次）前接受了术前超声检查的患者，结果显示在再次手术的患者中，64% 的患者在超声检查中发现体检无法发现的病灶。在体检时发现颈部病灶的患者中，超声检测可帮助大约 43% 的再手术患者，确定手术范围。据报道超声检测的敏感性、特异性和阳性率分别为 90%、79% 和 94%[30]。

超声检查的优点包括便携性、易用性、无电离辐射以及多普勒模式的生理评估。它在标准治疗后的监测中起着关键作用，可以检测非摄碘性复发病灶，以及当 Tg 测量因自身抗体而受影响时复发病灶的监测。所有监测扫描都应包括中央区和侧颈区。当瘢痕组织较厚而干扰复发性病灶的定位时，可在再次手术期间使用术中超声（参见“再次手术中的辅助技术”部分）检测。

尽管超声监测在甲状腺癌患者中具有明确作用，但在对疑似复发性肿瘤患者进行特定部位检查时仍有局限性，如超声在评估咽后、气管后和纵隔病灶方面存在局限性，对气管侵犯和非淋巴结外的病变的敏感性较差。故疑似复发性肿瘤的患者，都应使用增强 CT 或 MRI 进一步评估，以准确评估这些区域及其特征。

增强 CT 成像

增强 CT 成像用于头颈部的淋巴结转移评估（见第 14 章，甲状腺乳头状癌术前淋巴结的放射影像学评估）。CT 具有不依赖于操作者的主观因素且有较好可重复性，通过 1.5 mm 轴向扫描获得，采集速度快。外科医生要熟悉 CT 图像，因为它可以提供详细的解剖结构信息。它能够对超声难以接近或无法准确看到的淋巴结区域进行成像，如颈部中央区、纵隔和咽后部，增强 CT 成像可用于喉或气管软骨是否受甲状腺癌侵袭的首选检查。CT 成像仍然是检测甲状腺癌引起的多个肺小转移灶最敏感的方式，而全身扫描（whole body scan，WBS）和 PET/CT 经常会漏掉这些小病灶。

进行 CT 成像前建议避免使用碘造影剂，因为会导致放射性碘治疗延迟 8 周，但现在不再推荐[10]。放射性碘治疗通常在手术后 6 ～ 8 周才进行，且碘造影剂导致的任何治疗延迟的影响较小，有数据表明，即使是显着延迟，也不会对放射性碘治疗的产生不利影响[31]。鉴于大多数残留或复发的甲状腺肿瘤体积较小，造影剂在定位局部病灶和评估软组织侵犯方面的益处超过了放射性碘治疗的延迟。当患者接受碘造影剂时，做好医患沟通是非常重要的，以便可以在放射性碘治疗计划中进行适当的修改。

超声和增强 CT 的联合检查的结果，对手术前拟定颈部淋巴结清扫术的手术方案带来极大好处，可以通过两种方法发现可疑转移灶的位置，评估需要手术的淋巴结。手术方案融合考虑了术前定位，主要是基于超声和增强 CT 相结合的解剖学研究，并在其中创建三维颈部靶标结节的图像，用于指导手术，可以最大限度地降低残留和复发肿瘤的手术风险。

其他成像方式

磁共振成像

MRI 通常用作二线成像选择，用于在超声和 CT 后进一步评估可疑病变。MRI 的优点包括无辐射暴露和避免碘造影剂使用。它有助于显示肌肉侵犯的程度，特别是在食管内，适用于中枢神经系统可能有远处转移的伴有神经症状的患者，特别是在接受放射性碘治疗之前[10, 32]。但是，它在术前成像的作用有限，由于呼吸运动影响，降低了检测继发性小体积病灶的灵敏度，特别是在下颈部和胸部。

放射性碘成像

放射性碘成像在 DTC 监测中一直发挥着重要作用，自从引入超声监测、连续 Tg 检测和 RAI 消融，其使用减少，适应证已经缩小。此外，大约 1/3 的 DTC 肿瘤对 ^{131}I 不敏感，显著降低了放射性碘成像的敏感性[33]。使用 ^{131}I 的传统平面 γ 相机 WBS 的灵敏度低 50% ～ 60%，但特异性相对较好（80% ～ 90%）。较新的 SPECT 成像采集三维的数据，并且可以与 CT（SPECT/CT）结合用于解剖定位和衰减。在几项研究中，SPECT/CT 对 ^{123}I 或 ^{131}I 摄取较强的病灶的特异性为 100%，但由于大约 1/3 的病灶不摄碘，其使用仍受限。对于 Tg 水平升高且没有明显转移证据的患者，SPECT/CT 可能有助于检测颈部的摄碘病灶和远处转移灶，当存在非摄碘病灶时，可与 FDG-PET/CT 进行相互补充[10, 34-35]。

PET/CT 扫描

^{18}FDG-PET（^{18}F- 氟代 2 脱氧葡萄糖正电子发射断层扫描 /CT）主要用于有生化复发证据的高风险患者（通常 Tg 水平＞ 10 ng/ml）且放射性碘成像阴性的患者[36]。PET/CT 的敏感性在与高 Tg 水平相关的病灶较大的检测中已被证明是最佳的。有人认为 ^{18}FDG-PET 可以通过 rhTSH 刺激得到进一步增强[37]。2/3 的 DTC 复发和转移病灶保持 ^{131}I 摄入性，其中大多数是 FDG 阴性[38]。其余 1/3 的转移灶为 ^{131}I 阴性显示有 FDG 摄取，这提供了重要的预后信息。FDG 亲和力与肿瘤快速生长相关，并与低分化癌相关。^{131}I-WBS 和 ^{18}FDG-PET/CT 的组合检测出超过 90% ～ 95% 的复发和转移灶。

与其他检查方式相比，^{18}FDG-PET/CT 扫描具有较高的假阴性率。它在检测体积小的复发性病灶特别是在小的淋巴结转移灶方面作用不大，而这种情况下，超声和 CT 优势突出。^{18}FDG-PET/CT 扫描对检测肺转移病灶的敏感性也较差。因此，当临床有怀疑或其他复发的证据时，即使进行 PET/CT 阴性成像，也要进一步的检查[39]。此外，FDG 亲和力不仅限于恶性肿瘤，在某些炎症病灶、单侧有功能的甲状腺，声带和正常胸腺中都可见假阳性结果。

细针穿刺抽吸活检和甲状腺球蛋白洗脱液检查

ATA 指南强烈建议，进行活检或手术切除之前，可疑病灶大小颈中央区至少 8 mm 或颈侧区至少 10 mm 以上[10, 15]。这些测量值通常在横轴上测量，但有作者建议病灶足够大，阈值＞ 8 mm 或直径＞ 10 mm 才可以进行手术定位。通常在达到上述阈值大小值之前灶变小于 8 mm/10 mm 的病灶应密切随访进展情况。

据一项研究报道，甲状腺全切除术后，超声引导下 FNA 诊断甲状腺床复发的敏感性为 100%，特异性为 85.7%[40]。但是，FNA 活检有时候会出现不确定的假阴性的结果。Cuhna 等用细针抽吸灌洗液（FNAC-Tg）检测甲状腺全切除术后疑似转移性淋巴结和肿瘤复发病灶的 Tg 含量，然后进行评估。结果表明，这种附加的检测方法显著提高诊断的准确性和敏感性，并报告 100% 的灵敏度和准确性[41-42]。此外，即便存在 TgAb 自身抗体，这种相对简单和便宜的检测方法也是有效的[43]。

治疗方案

复发性、残留性局部病灶及转移性病灶的处理与初始手术的治疗有本质的不同。在初始治疗中决定进行手术很容易，但在决定复发性甲状腺癌的治疗方案时，要考虑到以下多重因素[16]。

- 患者特有的因素
  - 病例特征（年龄，性别，辐射暴露史，种族[44-45]）
  - 家族史（甲状腺癌，多发性错构瘤综合征[46]，家族性腺瘤性息肉病[47]）
  - 合并症（桥本甲状腺炎，高风险手术患者，免疫抑制，喉返神经和甲状旁腺状态）
  - 先前的治疗（广泛颈部手术，外照射治疗史，清除局部复发区域的尝试次数）
  - 患者焦虑和密切监视的能力
- 肿瘤特异性因素
  - 组织学亚型（高细胞型，柱状或弥漫性硬化性变异体型[48]）
  - 疾病初诊［肿瘤大小，甲状腺外侵犯（extrathyroidal extension，ETE），原发多病灶和局部转移，淋巴管浸润[10]］
  - Tg 水平（绝对水平，变化率，倍增时间＜1～3 年）
  - PET/CT 上的碘亲和性和（或）FDG 摄取
  - 对初始治疗的反应（良好，生化不完整，结构不完整，不确定[17]）
  - 已知远处转移病变的稳定或生长（“起搏器病灶”）
  - 分子标记（*BRAF* V600E、*TERT*、*PAX8/PPRG*）
- 解剖因素
  - 影像学特征（微钙化、边缘不规则、ETE）
  - 转移性淋巴结的数量、位置和大小（能够跟踪常规检查，可接受经皮乙醇消融术）
  - 重要结构［包括喉部、气管、食管、颈动脉、颈内静脉（internal jugular vein，IJV）和迷走神经］被侵犯的证据
  - 靠近喉返神经（特别是如果与唯一起作用的声带同侧）
  - 手术的治疗或姑息意图

许多患者出现复发及残留病灶有进行再次手术治疗的适应证，同样有部分患者则有观察的适应证。部分患者会出现治疗决策的盲区。对决定治疗方法及风险和益处进行多学科讨论，才能针对个体患者具体情况量身定制个体化的治疗方案。为了帮助临床医生整理和提高治疗水平的决策，根据当前的指南，在患者及其家属参与制订治疗方案的情况下[16]，由甲状腺癌专家组成的多学科小组创建了基于大数据的一系列临床决策模块（clinical decision-making modules，CDMM），它提供各种治疗方案及治疗的依据。

主动监视

对于病灶小的患者，主动用 Tg、超声、CT/MRI 进行密切动态随访、监测是一种行之有效的方法。Tuttle 等研究表明，甲状腺全切除术后约 1/3 进行 / 未进行 RAI 治疗的患者，术后发现小的（＜ 11 mm）甲状腺床结节，其中不到 10% 的结节是恶性淋巴结，随着观察时间的推移，这种情况越来越少[49]。Robenshtok 等研究表明，即使在影像学有可疑恶性的淋巴结，侧颈区淋巴结出现进展的可能性低。在动态随访期间平均 3.5 年中，只有 9% 的淋巴结增大超过 5 mm[50]。以上两项研究显示，手术切除与局部浸润或远处转移无明显关联。大多数小于 1 cm 的甲状腺结节灶，在超声显像正常和 Tg 水平稳定的的情况下，5 年内保持稳定。小于 1 年的 Tg 水平倍增时间是一个负性预后判别指标，出现此情况需要考虑干预措施。因此，主动监测在病灶小的情况下是一种可行的选择。大多数患者如果充分了解这是一种安全合理的替代手段，患者会对此选择感到满意和受益，避免再次手术。

其他治疗方法

越来越多的证据表明，对某些残留 / 复发性甲状腺癌患者，使用其他治疗如超声引导下经皮乙醇消融、射频消融（radiofrequency ablation，RFA）和激光消融治疗是安全有效的（见第 51 章，甲状腺囊肿、结节、甲状腺癌转移灶和甲状旁腺功能亢进的非手术治疗：经皮乙醇注射的作用）。梅奥诊所在经皮甲状腺结节乙醇消融方面有超过 25 年的经验，他们报告了从病灶大小和多普勒血流进行判断治疗淋巴结是有效的[51]。在一项对 109 名患者的研究中，Lewis 等发现，93% 的患者经上述治疗后淋巴结体积减小，接近 3 cm 的淋巴结疾病以及靠近颈内静脉（IJV）、颈动脉和喉返神经的病灶[52]也能够进行有效治疗。Heilo 等的研究是观察 64 例接受乙醇消融治疗的患者，影像学检查发现 84% 的淋巴结对乙醇消融治疗完全有效果[53]。以上技术多次使用可以获得满意的效果，与住院手术相比，会显著减少患者的负担。

超声引导下 RFA 是一种非手术消融结节的导向技术。它使用 1～2 cm 的活性尖端探针放置在结节中心，加热至 90℃持续 2 min，造成甲状腺结节凝固性坏死[54]，有队列研究中证明了其安全性和有效性[55-56]，但是仍有人担心由此产生的热量可能会对喉返神经、甲状旁腺、颈动脉或颈内静脉（IJV）造成损害。目前

因为大多数研究该技术的样本量有限，随访时间相对较短[10]，ATA指南提出但没有正式建议，对于不能手术的患者可以考虑乙醇消融和RFA治疗。

尽管ATA指南倡导手术切除复发性病灶，在某些情况下，如在没有影像学疾病的情况下Tg水平升高的患者、有手术无法切除的病灶（如涉及喉返神经的病灶）以及有远处转移而手术切除不能完全根治的甲状腺癌的患者RAI是另一种选择。ATA指南同时建议，在同位素扫描显示碘抵抗的肿瘤或使用RAI后Tg水平持续升高的情况下不要再使用RAI[10]。让患者充分知晓RAI的副作用和并发症，如干眼症、口干症和辐射引起的乳房、骨骼和胃的部恶性肿瘤，并了解权衡其风险（见第48章，分化型甲状腺癌术后放射性碘治疗）[57-58]。

手术管理

再次手术的两个主要适应证为，初次腺叶切除术后确诊而未行甲状腺全切除术者，已行全甲状腺切除术后再次探查中央区和上纵隔等有复发性残留病灶者。其他适应证如侧颈区局部转移，需行治疗性侧颈部淋巴结清扫和选择性中央颈部淋巴结清扫以切除隐匿性病灶。纵隔中有单个转移性病灶，也可进行再次手术治疗。

2015年ATA指南建议手术治疗应完全充分切除残留或复发性病灶（其定义为颈中央区病灶大小＞8 mm，侧颈区病灶大小＞10 mm）。如果超声或CT扫描成像不能明确定位，不建议进行探查[10, 15]。

再次手术会更加困难，风险更大，尤其是暴露喉返神经和甲状旁腺的位置[5, 59]。在初始手术破坏了这些组织的正常结构，对再次手术有明显影响，这些风险应与患者进行彻底沟通讨论，包括气管切开。有经验的外科医师进行再次手术的发病率较低，许多研究报告了永久性低钙血症或喉返神经损伤的发生率为0.4%～4%（见“并发症”部分）[7, 9, 60]。每个外科医生都应该知道他或她的个人手术风险率，如果再次手术的数量较低，那么转诊给更有经验的外科医生可能符合患者的最佳利益。

术前记录

仔细审阅初次手术的手术记录（以及后续手术记录）和所有病理报告对于计划再次手术至关重要。与手术难度增加相关的因素如需要切除带状肌肉、广泛的颈内静脉（IJV）剥离以及与胸骨切开相关的病例，因为这些情况会导致下颈静脉解剖结构的潜在变异危险。甲状旁腺的状态可以从手术记录中体会出来，但在许多情况下，在病理报告中寻找甲状旁腺组织是否存在会更有帮助，因为未被人为识别的甲状旁腺误切并不少见。

初次手术报告中应注明RLN的状态，术前应始终使用间接喉镜或电子镜检查和记录其功能状态。在甲状腺手术中经常发生未能识别而损伤RLN，不能仅凭临床症状去确定RLN的功能。对于手术方案来说，术前了解RLN功能障碍至关重要，在RLN存在损伤风险的情况下，这可能会改变手术切除的范围或增加术后气管切开的可能性。要与患者和转诊内分泌专家进行充分的讨论后，才能对最后一根有功能神经进行再次手术，因为这影响患者术后的生活质量，且手术风险可能高于其他非手术选择。

甲状腺切除术后的解剖变化

全面了解颈部的正常解剖结构及其常见变异，尤其是颈部中央区，为考虑初次手术和再手术提供了基础。初次甲状腺切除术后颈部解剖结构的变化给外科医生带来了更大的挑战。

瘢痕组织和随后的瘢痕收缩可能会增加识别和解剖重要结构的难度。颈动脉鞘是甲状腺再次手术中的一个重要标志，因为它提供了一个恒定的横向解剖外侧剥离边界，在识别喉返神经时也很重要[61]。甲状腺切除术中后颈部的大血管可能会向内侧移动，并且可能直接与气管相邻并黏附在气管上。如果由于肿瘤侵犯而切除了带状肌，大血管可能位于浅表和内侧，颈部中央区的瘢痕通常很密集。颈内静脉可能变得浅表并黏附到胸锁乳突肌（sternocleidomastoid，SCM）前缘的下表面，特别是如果在之前的手术中从颈内静脉上剥离了肿瘤。再次手术中由于这些静脉倾向于在邻近肌肉组织形成瘢痕，这些静脉结构是最难处理的。由于瘢痕挛缩，头臂动脉可能被拉到颈部中央区较低的位置。

在颈部中央区内，识别和解剖喉返神经比较困难，因为它被包裹在瘢痕组织内。带状肌下方的瘢痕会导致浅表RLN黏附在肌肉的下表面。有时，由于瘢痕和伤口挛缩，RLN会出现在气管前壁上。在再次颈部中央区清扫术中，RLN经常在前几个气管环和外侧环状软骨上形成的上颈段气管的瘢痕中，RLN最容易在这一节段发生损伤（见第36章，喉返神经的外科解剖和监测）。气管食管沟本身可能有瘢痕和结构变异，很难识别食管。放置探条有助于防止在解剖过程中无意引起食管穿孔。保存下来的甲状旁腺的位置经常会严重变异移位。在颈部中央区清扫术中，需要一个无血的视野识别甲状旁腺和 RLN。

甲状腺再次手术的一般原则

使用手术放大镜和头灯有助于识别重要的组织结构，从而安全切除病灶。手术中有效的止血对于再次手术过程至关重要。传统技术依赖于双极电凝和血管缝合结扎，但新的能量平台设备（如 Ligasure、Harmonic 超声刀和 Thunderbolt）已有效地应用于手术中，它们的热传递的距离更短，缩短了手术时间[62]。手术中使用的金属手术夹会导致影像学复查散射伪影，干扰术后随访的横截面成像（CT 或 MRI）。

在距原手术区域一定距离的正常解剖区域进行再次手术，这种技术有助于安全识别神经和血管结构，然后顺利解剖到上一次的手术区域。颈动脉是再次手术区定位的关键标志。

喉返神经（RLN）识别

1938 年，Lahey 和 Hoover 报道了他们在 3000 多例甲状腺切除术中对 RLN 进行显微解剖，结果显示临床上明显的 RLN 损伤减少了 5 倍，仅为 0.3%。Lahey 主张使用 2.5 倍放大镜完全显露神经，外科医生站在解剖的同侧，如果 RLN 断裂，立即进行端到端再吻合。Lahey 证明，避免 RLN 损伤的最佳方法是在剥离早期识别神经并保持清晰可见，从而在整个手术过程中保护神经的完整性。[63] 作为一般原则，应该在以前未解剖的区域识别 RLN，然后在已手术的区域暴露 RLN。这样，再手术的外科医生就可以在前次手术瘢痕之下操作。

有的外科医生在手术过程中常使用术中神经监测（intraoperative neuro monitoring，IONM）来辨识 RLN，进行功能评估。2010 年，国际术中神经监测研究组发布了关于 IONM 在甲状腺手术中使用指南[64]。在再次手术的甲状腺手术中，使用 IONM 对于保护 RLN 及功能很有价值，因为再次手术的 RLN 的位置发生变异，有的甚至包裹在瘢痕组织中（见第 36 章，喉返神经的外科解剖和监测）[65-68]。一项使用 IONM 对 1000 名 RLN 损伤高发生率患者的大样本研究显示，与神经监测组相比，再次手术组的术后 RLN 损伤率明显高于对照组（19% *vs.* 7.8%）[67]。

喉返神经（RLN）侵犯

根据新的甲状腺癌合并 RLN 侵袭管理指南[69-70]，如果有可能，应将侵犯的病灶与神经彻底分离。在极少数情况下，这种方法可能不能完全切除肉眼可见的病灶，因此必须切除神经才能充分切除病灶。（见第 36 章，喉返神经的外科解剖和监测）。但在切除神经前，几个重要的因素必须考虑。首先要确诊为癌，且在受侵犯区域的神经上下方都已被彻底游离，通过任何方式无法保留神经。两根神经的术前功能也很重要。术前发现无功能的 RLN，手术时发现被侵犯，应予以切除。唯一功能的 RLN 被侵犯值得特别考虑，理想情况下，应在术前与患者和推荐内分泌医生讨论。 外科医生必须权衡其他治疗方案，包括甲状腺激素抑制、RAI 消融术、乙醇消融术或外部放射治疗。对于有远处转移的患者，也应考虑疾病的“起搏器”的位置，如果有远处疾病正在进展，则在颈部的侵袭性较低。

采用无张力神经的端端吻合术是改善声音质量的最佳选择。如果由于疾病受累而必须切除一段 RLN，远端和近端之间的神经端-端吻合无法完成，用颈袢神经恢复喉的神经支配不失为一种好的替代手段，颈袢一喉返神经吻合效果良好[71]。应注意在初始分离颈静脉时，小心保留颈袢。游离胸锁乳突肌外侧以暴露肩胛舌骨肌，可以在胸锁乳突肌深面发现覆盖颈内静脉（IJV）表面的颈袢，游离够长的颈袢到 RLN 的断端，用 9-0 线在神经表面行间断无张力吻合。行颈袢-喉返神经之间吻合时，如果有损伤颈袢，或喉返神经的远残端过短，可在 RLN—RLN 吻合及颈袢-喉返神经之间借助移植耳大神经搭桥吻合，这种方式具有良好的声音效果[72]。

甲状旁腺的保护

永久性甲状旁腺功能减退可能是一种致残性并发症。在第一次手术时保留所有甲状旁腺组织有助于减少再次手术时甲状旁腺功能减退的发生率。然而，很多时候初始手术记录显示看不到甲状旁腺或未提及甲状旁腺。此外，对初始手术记录已经保留并认为在手术结束时尚有功能的所有甲状旁腺的持续功能，故再次甲状腺手术时不能依赖初始手术对甲状旁腺的记录。

尽管在再次手术存在甲状旁腺功能减退的风险，文献表明，有经验的手术医师手中，尽管有高达 30% 的病例可能会发生短暂性低钙血症，但永久性甲状旁腺功能减退发生率不到 3% ～ 4%[6-7, 9]。紧贴被膜仔细解剖甲状腺和自体移植失去血供的甲状旁腺组织，被认为是实现并发症发生率低的重要因素。

了解甲状旁腺的正常解剖位置和常见变异，是初次和再次手术时识别和保存甲状旁腺的先决条件。再次手术时，由于甲状旁腺的正常解剖位置已经发生不可避免改变及形成瘢痕，很难通过直视定位腺体，所以面临更大挑战。从以前的手术记录中了解哪一个甲状旁腺被原位保留和利用钛夹定位对实行再次手术的医师很有帮助。当再次手术是针对甲状腺全切除后颈中央区的复发时，残存甲状旁腺有时候会与肿瘤标本一起被整块切除。如果可以安全地从已清扫组织中找到甲状旁腺，并证实无肿瘤累及，那么应将残留的甲状旁腺组织再植。

甲状旁腺自体移植

完成切除手术时，应仔细检查保留在原位的甲状旁腺，以确保其存活。当腺体的血供有问题时，应该将其切除并置于生理盐水中，以防止干燥和无活力的自体移植。由于淋巴结转移与甲状旁腺组织非常相似，可以进行冰冻切片（frozen section，FS）活检以确认其为甲状旁腺组织并排除肿瘤受累。在组织学确认后，用剪刀或手术刀将腺体切碎。在血管化良好的肌肉床上做一个肌袋，通常是胸锁乳突肌。将切碎的甲状旁腺植入肌袋，用可吸收缝合线的 8 字形缝合线缝合。用钛结扎标记植入部位，当患者需要进行甲状旁腺手术时，可以进一步辨识。此外还有其他自体移植的方法，植入部位随手术医生的习惯而不同，包括前臂、胸肌和斜方肌。

一些学者质疑当存在其他原位保留的正常或有活力的甲状旁腺时自体移植的价值。此外，Lo 等表明与没有接受自体移植相比，自体移植可以显著减少患者永久性甲状旁腺功能减退症的风险[73]。

再次手术：甲状腺全切除术

适应证

对于单发、细胞学不确定的结节患者，2015 年 ATA 指南强烈建议将甲状腺叶切除术作为恶性肿瘤低风险患者的初始手术方法。如果在初始手术前已确诊，则应建议患者接受甲状腺全切除术（多中心疾病，大小＞4 cm，高风险组织学亚型，ETE）。甲状腺全切除术患者可以更好地监测 Tg 水平，强烈建议需要 RAI 消融治疗的患者进行甲状腺全切除术[10，12]。

手术金言

将再次手术并发症风险降到最低的最好办法是通过适当的患者选择完全避免它的发生。外科医生应在初次手术中采用合适的外科原则，以减少相关的发病率，确保任何不可避免再次手术的需要。

初次手术中对病灶的充分治疗

对于所有的甲状腺结节，最小的手术方式是甲状腺腺叶切除术，即完整切除一侧腺叶（及峡部）。这有助于消除由于同侧复发而需再次手术的情况。行部分甲状腺腺叶切除术后，因复发而在同侧甲状腺床固化的瘢痕组织上再次手术，风险将最大幅度增加，因此须避免行此类手术。此外，在初次手术时应完整切除所有喉前和气管前结节，以保证再次手术时仅需切除对侧腺叶。

避免对侧腺叶触诊

当初次手术时胸骨甲状肌和甲状腺被膜之间的组织面没有被破坏时，对侧叶行再次手术会更容易。因此，在手术中应通过触摸胸骨甲状肌浅层对另一侧甲状腺腺叶进行评估，避免破坏这层组织。此外，鉴于触诊准确性远远不如超声，而术前超声检查已广泛应用，术中检查一般是不必要的。

完成手术的时间

一旦确定需要进行残余甲状腺切除术，再次手术应该与上次手术间隔一段时间，这样可降低手术并发症的风险。然而，这个问题存在争议。一些学者指出，残余甲状腺切除术最好在 7 日内瘢痕形成之前进行。其他学者认为，应在围手术期炎症减退之后，距上次手术 6 周～3 个月为佳[74]。还有一些学者认为再次手术的时机对并发症没有影响[75-76]。我们推荐第一次手术 2 个月后再进行再次手术。

再次手术：颈中央区清扫术-气管旁和上纵隔解剖

一般原则

在甲状腺全切除术之后，再次行中央区和甲状腺床清扫术，需要细致解剖瘢痕组织以识别 RLN 并保留残余的甲状旁腺组织（见第 38 章，颈中央区清扫术：适应证和技巧）[77]。

中央区手术的解剖学和手术边界

2008 年由美国头颈协会制定的颈部解剖的分类和术语共识声明中描述，胸锁乳突肌肌内侧缘划定为Ⅵ区的侧边界（从Ⅲ区和Ⅳ区）[78]。然而，这种划分标志很难从影像学的轴向成像辨别。因此，放射科医生用颈总动脉的内侧面作为替代标志划分Ⅵ区与Ⅲ区和Ⅳ区的界限。在解剖分离时，颈总动脉作为Ⅵ区（与Ⅶ区）手术下边界。从胚胎学来看，Ⅵ区从上界的舌骨水平延伸跨过胸骨上切迹的水平，这代表手术解剖分离的边界。上纵隔淋巴结（特定的Ⅶ区，由 Memorial Hospital in New York 的外科医生在分区系统中最早表述，并被多数作者沿用至今）是从Ⅵ区延伸而来，位于胸骨上切迹水平下方的气管旁淋巴结，并延伸至无名动脉水平。另外，在 2009 年美国甲状腺协会（ATA）提供的关于颈部中央区淋巴清扫术共识指出，颈部中央区包括上至舌骨、下至无名动脉的Ⅵ区和Ⅶ区。颈部中央区包括 4 个淋巴结床：①中央位于舌骨和环状软骨之间的喉前（Delphian）淋巴结；②中央上至环状软骨、下至无名动脉的气管前淋巴结；③外侧上至环状软骨、下至无名动脉水平的双侧气管旁淋巴结。实际上，颈部中央区的解剖区域由环状软骨水平延伸至无名动脉水平的三个软骨下淋巴结床聚集构成；④环状软骨上喉前淋巴结的转移临床上少见，如发生则需手术切除[79]。

侧颈清扫术的指征

30% ～ 40% 甲状腺乳头状癌患者确诊存在复发性颈部淋巴结转移（参见“复发率与模式”部分）。2015 年 ATA 指南建议对经活检证实的侧颈部淋巴结转移进行治疗性颈部清扫术。这些患者中约有 73% 患有多区转移，尽管一些作者建议仅清扫Ⅱ至Ⅳ区，但目前的文献支持选择性颈部淋巴结清扫Ⅱ至Ⅴb 区。

对于病灶局限于侧颈的患者，作者主张基于颈部中央区淋巴结转移的高隐匿发生率进行选择性同侧颈中央区淋巴结清扫。Roh 等回顾了接受治疗性侧颈和选择性颈部中央区清扫术治疗后，侧颈复发的甲状腺乳头状癌（papillary thyroid cancer，PTC）患者，临床上只有明显侧颈区复发的患者中央区淋巴结有很高的阳性率（86%）[80]。

在进行侧颈清扫时，我们更愿意在进行再次中央区清扫之前从侧颈清扫开始我们的手术。

改良颈部中央区清扫手术技术

第 1 步：准备和定位

患者使用神经监测气管内插管。放置肩垫以使颈部轻微过伸的仰卧位，并验证神经监测器的功能。将患者置于反向 Trendelenburg 卧位，促进静脉回流并减少出血。

第 2 步：设计切口

对于疾病复发或残留的患者，再次手术的切口通常采用与前次手术相同的切口，4 ～ 5 cm 的切口足以满足甲状腺全切除和中央区淋巴结清扫的需要。对于需要进行前侧颈部Ⅱ～Ⅴ区清扫的患者，可以向侧方适当延长切口（平行于颈部皮纹线进入Ⅴ区）。

第 3 步：瘢痕切除和游离皮瓣

许多外科医生为了减少术后疼痛和切口出血，避免电凝止血，采用 1% 的利多卡因和 1/200 000 肾上腺素进行局部麻醉，用于术后疼痛管理和切口止血。

之前的切口瘢痕被切除至动脉瘤下，并进行常规病理检查。单极电刀用于在上至喉突起水平，在下至胸骨切迹和锁骨水平处形成动脉瘤下皮瓣。颈阔肌经常在中线裂开，瘢痕组织可能掩盖了适当的水平。应注意避免损伤下面的颈静脉。将 6 条 1-0 丝线缝合在抬高的皮瓣底部，或使用自保持式牵开器将皮瓣收回。

第 4 步：处理带状肌

带状肌在中线分开，单极灼烧并使用指尖缩回以帮助识别中线。这种分裂继续延伸到胸骨切槽下方的软组织，小心避免损伤颈前静脉。考虑到最佳暴露是必需的，我们将同侧胸骨激素和胸骨甲状腺带肌水平划分在环状软骨和胸骨切迹之间，鉴于最佳显露的必要性，一些术者在环状软骨和胸骨切迹之间的中部离断手术侧所有的带状肌，这有利于后续关键解剖标志的识别。在这种情况下，术者可以向头侧和尾侧翻转带状肌断端，手术结束时可以很容易再缝接带状肌。

有些术者喜欢解剖带状肌外侧缘，然后向中线牵拉带状肌，这样可以更好地接近从无名动脉越过气管到环状软骨水平的颈动脉内侧至气管旁区域。

一些外科医生出于对植入癌的担忧，在复发病例中经常切除束带肌。对高风险复发患者和该区域已经有过不止一次手术的患者，需要着重考虑这一点。通过对这些肌肉的良好牵引，上述操作通常可以提供上纵隔的满意显露。侧向入路或后入路可以避免中线瘢痕，并确定颈动脉鞘和辨识迷走神经刺激，这在颈部中央区再次手术中具有很大的应用价值（图 50.1）。

第 5 步：颈总动脉暴露

该手术中解剖识别的关键是颈总动脉的广泛解剖（见第 38 章，颈中央区清扫术：适应证和技巧；图 50.2）。颈动脉充当“盾牌”来保护位于颈动脉深部的 RLN。

解剖首先在甲状软骨水平上识别颈动脉。 采用蚊式止血钳和微双极电凝镊使用“镊-烧”技术解剖覆盖在颈动脉前表面的软组织。 解剖向下进行到上纵隔无名动脉水平。“镊-烧”技术指抓取少量要分割的组织，施加能量烧灼组织，然后用手腕牢牢捏紧组织，将组织切开。这种绝缘的不粘眼科微双极电凝镊将能量集中在尖端，从而实现有效的灼烧和组织分割。

当进行上纵隔区操作时，我们调低患者的头部至接近水平，甚至采用 Trendelenburg 位（可以升高手术床），术者不再站在患者的一侧，而是重新站位到患者头顶部，这样对观察和解剖上纵隔非常有利。

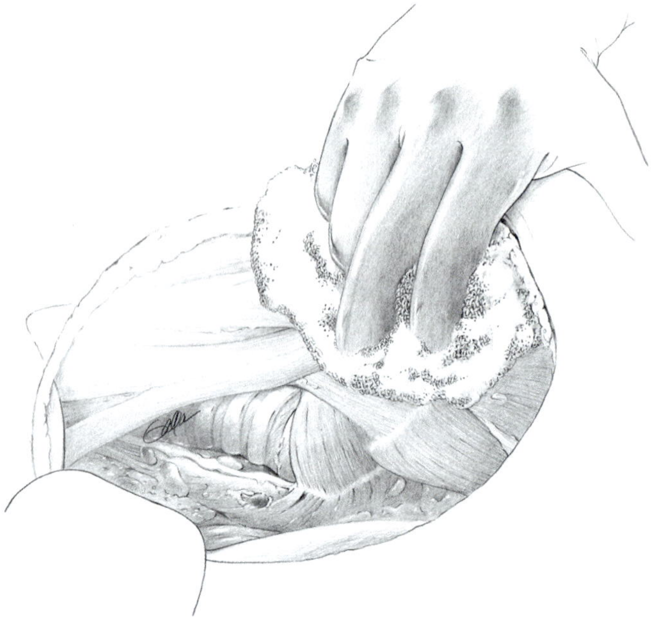

图 50.1 外侧或后部入路的颈部中央区再次手术中喉返神经暴露

第 6 步：RLN 的识别

一旦颈动脉沿其长度向下暴露到其起源，则结合棉球剥离子钝性分离来识别喉返神经。神经映射技术可用于可视化前的 RLN 定位（见第 36 章，喉返神经的外科解剖和监测）。识别喉返神经的下方范围有两个好处：首先，经过手术的颈部区域，神经往往在此区域相对固定；其次，在初次手术过程中，该区域不易被侵犯，在神经表面的纤维化组织较少。用蚊子钳和结合棉球剥离子钝性分离，沿其长轴从神经的侧面轻轻拉扯筋膜，以安全地识别神经。

解剖神经从下往上，一直延伸到环甲肌下神经入喉处，保留 RLN 的所有小分支。避免过度拉伸神经或使用双极烧灼过于靠近神经，距离接触部位 1 ～ 6 mm 的神经可能有热损伤[62]。

第 7 步：解剖甲状旁腺和胸腺

下甲状旁腺通常位于胸腺的上侧。因此，采用双极电凝和钝性分离将胸腺组织和下甲状旁腺从气管前组织中剥离出来。下甲状旁腺常与胸腺紧密相连，保留好胸腺血管的血液供应，可以降低甲状旁腺功

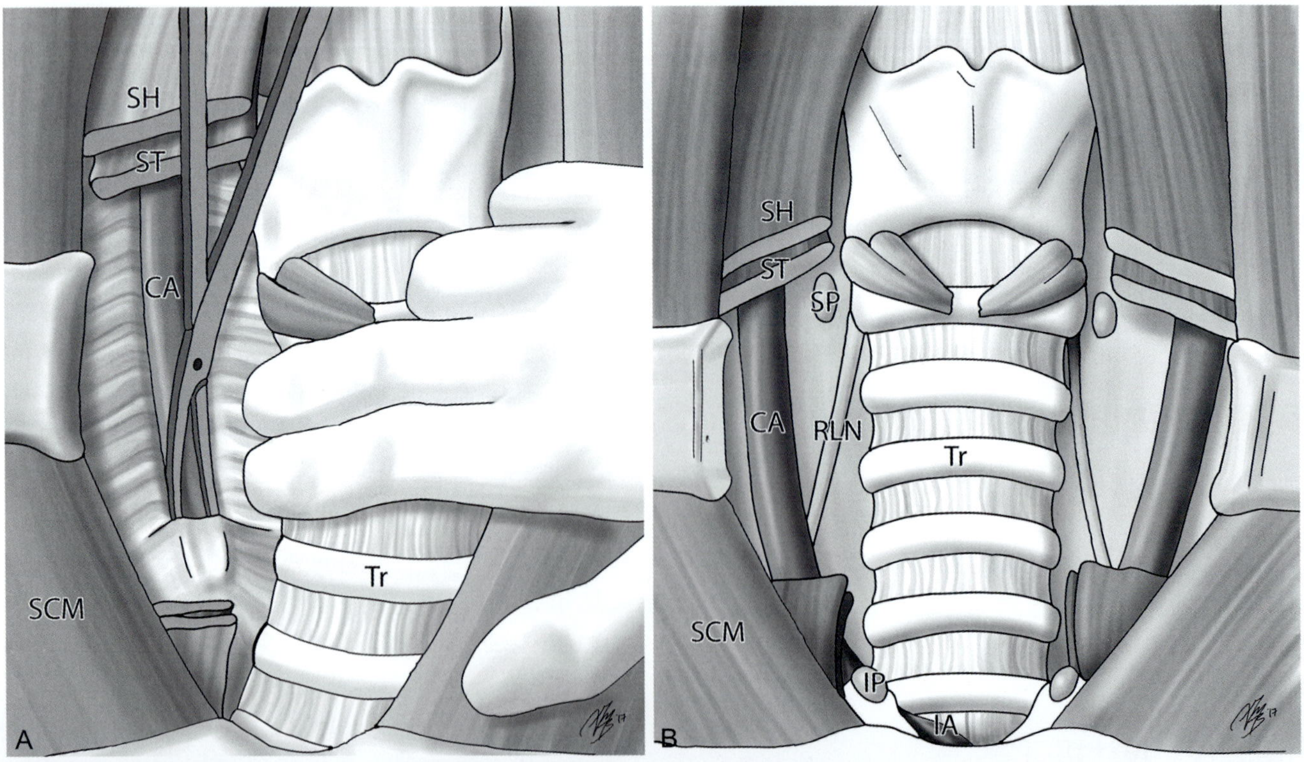

图 50.2 打开颈动脉（CA）的前部。注意分离胸骨舌骨（SH）和胸骨甲状（ST）肌肉。Tr，气管，SCM，胸锁乳突肌。（B）双侧颈部中央区清扫后的情况。IA，无名动脉，IP，下甲状旁腺，RLN，喉返神经，SP，上甲状旁腺［From Busato GM，Freeman J. Revision central neck dissection. Oper Tech Otolaryngol Head Neck Surg. 2018；29（1）：24-29.］

能减退的风险。上甲状旁腺腺通常位于 RLN 入喉处的外侧和后方。在完成中央区淋巴结清扫之前，最好先明确识别该区域甲状旁腺（参见“甲状旁腺的保护”部分）。

第 8 步：游离气管旁组织

在解剖颈部中央区时，要暴露相关解剖结构——从甲状软骨到无名动脉，从颈动脉到颈动脉外侧。解剖气管旁组织时，手术医生应重新站位到正在解剖的一侧。神经内侧需要进行清扫，将 RLN 内侧的组织自神经的膜性附着处游离，并向中线前方提起。对于范围广泛的病灶，需要清扫神经侧方和深面，会大大增加损伤 RLN 和引起甲状旁腺功能减低的风险，如果此处未发现病灶，则不需清扫。经常有喉返神经外侧和附着在食管上的转移性淋巴结，将这些病灶作为独立标本清除是安全的，可能优于将它们游离到前方与中央区组织一起清除。

淋巴结病灶可能与甲状腺上极结构有关。少数情况下，咽缩肌、食管内外侧区和 RLN 入喉处之间可以发现淋巴结。通常是因为 Berry 韧带的原因，在 RLN 入喉处的外侧和内侧初始切除不完整残余病灶。上纵隔、气管前和气管旁组织内容物逐步从气管前筋膜释放。只要与 RLN 保持至少 1 cm 的距离，就可以在气管前筋膜面安全地应用电凝止血。

第 9 步：检查解剖标本中有无甲状旁腺组织

在保持其血管蒂自然状态下检查保留的甲状旁腺活性，存在任何缺失血供的迹象时就应进行切除和自体移植（见“甲状旁腺的保护”部分）。此外，检查切除标本，发现甲状旁腺组织应取出，冰冻切片确认后进行再植。与病变组织紧密相连的甲状旁腺组织不应再移植（见“甲状旁腺自体移植”部分）。

第 10 步：术毕止血和手术残面的处理

血压恢复正常后，进行 Valsalva 手法来评估出血情况，如果出血不在关键结构附近，则使用双极烧灼进行止血。然后冲洗伤口床，并进行第二次 Valsalva 手法以检查最终止血情况。靠近 RLN 的部位可以发生比较麻烦的出血。

将先前已分开的带状肌（如果健康）在中线用可吸收缝合线关闭，覆盖大血管、RLN、甲状旁腺组织和裸露的气管，使其与皮瓣隔离。如果带状肌已经因为病变侵犯而切除，可以通过双侧胸锁乳突肌瓣旋转技术来实现对气管和大血管的软组织覆盖。将部分胸锁乳突肌旋转到中线，保留低或高位的蒂附着在残余的肌腹上，将相对的肌肉瓣拉向中央以覆盖裸露的气管和颈动脉鞘。

第 11 步：关闭切口

常规不放置手术引流管。以符合美观要求的方式缝合颈阔肌，使用可吸收缝合单丝缝合的皮下组织，皮内缝合皮肤切口，将免缝胶布拉合切口。

术后管理

大多数患者在手术后第一天早上经过适当的伤口护理指导后即可出院。许多研究表明，术后甲状旁腺激素（parathyroid hormone，PTH）水平可预测低钙血症（尽管没有 100% 的准确度），早期实施钙替代治疗和使用骨化三醇，以减少低钙血症的发生率和严重程度，缩短患者住院时间[81-82]。所有患者出院前确认血清钙水平稳定或已改善。

并发症

由于甲状腺床瘢痕因素，有研究报道了甲状腺再次手术后导致短暂性和永久性 RLN 损伤及术后甲状旁腺功能减退的发生率明显高于初次甲状腺手术。最近的研究表明，在有经验的术者手中，永久性甲状旁腺功能减退症和 RLN 损伤的发生率在 0.4% ～ 4%，再手术后的总体并发症率与初次手术相当。Lefevre 等报道了因良性和恶性疾病复发而接受再手术的一项大样本病例研究中，永久性 RLN 麻痹和永久性甲状旁腺功能减退症发生率分别是 1.5% 和 2.5%，0.9% 的患者出现血肿，0.2% 的患者出现伤口感染[6]。两个新的系列报道表明喉返神经麻痹发生率较低，甲状旁腺功能减退症发生率高达 6%[83-84]。保持有效的再手术流程和及时的手术总结可以减低并发症发病率。如果本地的并发症发生率明显高于有经验的中心报告的一般数字，则必须对患者进行适当的机构发病率咨询，并考虑外部转诊。

再次手术中的辅助技术

术前和术中检查

术前和术中检查可以减少不必要的再次手术，以及良性和低风险疾病不必要的过度治疗。超声引导的出现显著增加了 FNA 细胞学检查的成功率，现在许多医院将其视为所有甲状腺结节诊断的金标准。然而，大量结论不定的 FNA 标本以及无法区分是良性结节还是嗜酸性细胞来源和滤泡性的分化型恶性病变，对外科医生来说仍然是一个挑战，并且可能导致手术范围的减少。一些医院采用术中冰冻切片进行分析，以进一步确定病变性质，成功率存在差异。据报道术中冰冻切片的临床使用的差异很大，取决于各个设置的标准和经验，因此，重要的是要仔细评估各个医院中冰冻切片判断未定性质病灶的价值。

超声引导下的甲状腺再次手术

术中定位临床无法检测（触诊或视觉）的小的复发性病灶非常具有挑战性，并可导致探查失败。利用术中超声成像提高了对小病灶和瘢痕组织遮蔽病灶的成功切除率。几项研究表明，采用超声引导注射染色剂或放射性物质到病变组织，以便术中直观观察或 γ 探测器探测发现和定位病变的技术。据报道相对于肉眼手术可以有更好的结果[86-87]。此外，考虑到术中上发生颈部解剖位置的相对改变，预防注射“墨纹（tattooing）”精准标记复发病灶，有助于准确定位小病灶[88]。

放射引导下的甲状腺再次手术

无论是处理残留甲状腺组织（甲状腺残余），还是在处理复发性或持续性亲碘的 DTC，利用 ^{131}I 或 ^{123}I 放射性同位素进行的放射引导手术在再次甲状腺手术中引起关注[89]。Salvatori 等对一组 10 例患者，采用具有高度灵敏度和特异性的 ^{131}I 导向再次手术去定位和清除病灶[90]。对于非亲碘的 DTC，已成功用 ^{99m}Tc－甲氧异丁基异腈扫描进行放射引导的再次手术[91]。在对一组 58 例非亲碘局部复发的 DTC 患者的研究中，Rubello 等发现 ^{99m}Tc－甲氧异丁基异腈放射导向有助于术中定位肿瘤病灶，尤其是这些肿瘤病灶位于纤维组织中或隐藏在血管后时[92]，有人对非亲碘的复发肿瘤灶中使用 ^{18}FDG 同位素在病灶定位方面显示出益处[93]。术前通过超声引导在肿瘤病灶局部注射放射性核素的技术也已有研究。尽管放射导向手术的可行性已确定，可能有助于减少再手术的发生率，但其是在临床上否确有实用性并能提高生存率，还需大样本前瞻性研究证实。

复发性甲状腺肿瘤的甲状腺再次手术效果

Al-Saif 等随访了他们再次手术切除复发性甲状腺癌的结果，有 27% 的患者达到生化完全缓解［无法检测到的刺激性 Tg（stimulated Tg，sTg）水平］，46% 的患者实现了 sTg 水平显著降低＜ 2 ng/ml[94]。Schuff 等报道，41% 的类似病例获得了完全的生化缓解，31% 的患者的 sTg 水平降低了 50% 以上[95]。Palme 等研究了 73 例复发性 DTC 患者行再次手术，结果发现单次复发患者的 20 年疾病特异性生存率为 94%，多次复发患者为 60%，总 20 年生存率分别为 83% 和 58%[96]。多因素回归分析显示，男性、TNM 为晚期症状和腺体包膜外侵犯是最能预测多次治疗是否复发 / 失败的重要因素。这项研究强调了对术后患者进行密切随访监测的重要性，出现明显临床症状的患者生存期较差。同时表明，只有一次复发的患者与没有复发的患者具有相似的生存率，但多次复发会显著降低肿瘤特异性和总体生存率。

结论

- 所有甲状腺癌患者均应进行 Tg 和颈部 B 超的常规监测。
- 其他检查应包括 CT 检查及增强 CT 对血管的对比和 FNA 活检，Tg 洗脱足够大小的病变（颈部中央区＞ 8 mm，颈部外侧＞ 10 mm）。
- 非手术治疗方案包括主动监测、超声引导下经皮乙醇消融或射频消融、RAI 消融或外照射治疗。
- 初次手术后由于引起颈部解剖结构改变，引起再次手术风险增大，要避免这种情况发生，最好通过适当的患者选择、仔细的术前计划和细致的手术技术来处理。

复发性和持续性分化型甲状腺癌的再次甲状腺手术会给外科医生带挑战，从检查、监测、诊断和管理，到涉及颈部重要解剖结构及术中决策，包括 RLN 和甲状旁腺的保护。外科医生必须熟悉最新的临床实践指南，只有这样，他们可以在处理相关肿瘤患者中，使患者受益。

参考文献

如需完整的参考文献列表，请访问 http://pincode.yiaiwang.com。

甲状腺囊肿、结节、甲状腺癌转移灶和甲状旁腺功能亢进的非手术治疗：经皮乙醇注射的作用

Devaprabu Abraham，Nikita R. Abraham
程若川　苏艳军　译　樊友本　审校

请访问 http://pincode.yiaiwang.com 查看相关视频：
视频 51.1　漂浮物。
视频 51.2　经皮乙醇注射：囊肿注射。
视频 51.3　经皮乙醇注射：高功能腺瘤。
视频 51.4　经皮乙醇注射：转移灶。
视频 51.5　超声声带检查。

引言

甲状腺肿瘤和囊肿在正常人群中很常见[1]。在美国，这些患者初始治疗通常是手术切除。尽管外科培训和技术已十分娴熟，即使在手术量大的中心进行，手术也将面临 2% ～ 10% 的并发症风险[2]。随着高分辨率超声（ultrasound，US）的普及以及临床执业医生介入技术和经验的不断丰富，使得患者在门诊就诊期间进行新型超声引导下经皮介入术成为可能，特别是经皮乙醇注射（percutaneous ethanol injection，PEI）[3-4]。与射频消融（radiofrequency ablation，RFA）或激光治疗相比，PEI 设备成本和材料费更低。尽管经皮介入操作具有潜在的低副作用风险的低成本优势，但目前仍未广泛开展或作为一线治疗方案，尤其是在美国[5]。本章节将回顾适合 PEI 治疗的头颈部病变，涉及的技术并评估其疗效。

超声引导下经皮乙醇注射治疗甲状腺囊肿和肿瘤的一般原则

注射非特异性化学制剂破坏机体组织，本身会给患者带来风险。因此，组建一支专业、训练有素的专业团队是先决条件。对超声下解剖结构的透彻理解并熟识相关危险区域，是避免消融操作并发症的关键。应向患者全面解释 PEI 的操作流程、目的、替代方案和风险。对于不能做口头保证的紧张患者可适量使用抗焦虑药进行预处理。静脉或清醒镇静麻醉通常是不需要的。如确为所需，可采用利多卡因行局部浸润麻醉。在 PEI 操作期间，如果患者遇到异常疼痛、声音变化［喉返神经（recurrent laryngeal nerve，RLN）或迷走神经损伤］或呼吸困难，应立即停止操作。

在临床实践中，已尝试过将多种有机和无机化学物质作为硬化剂用以诱导组织破坏和纤维化。这类药物包括无水乙醇、滑石粉、四环素和博来霉素、乙酸和盐酸，以及细菌减毒菌株[5-6]。尽管用于注射治疗甲状腺囊肿和肿瘤的硬化剂种类繁多，但乙醇逐渐成为经皮注射硬化疗法的主要制剂[5-9]。高浓度（＞ 95%）无水乙醇在诱导组织破坏和硬化方面十分有效。乙醇的破坏力不具有组织特异性，因此，无论什么时候、任何特定肿瘤，只需使用最细针头注射最低剂量的乙醇就可获得治疗上的成功。这甚至可能意味着多数情况下需要根据治疗反应进行重新评估，并使用低于最大剂量进行重新注射。最好避免在任何情况下进行大剂量乙醇注射，因为随着注射体积的增加，乙醇的扩散是不可预测的。高浓度乙醇在足够的接触持续时间下会破坏任何类型的组织。因此，清晰的解剖结构认知和精准的影像引导下穿刺注射对于防止 PEI 期间对周围组织破坏产生的副损伤至关重要[10]。乙醇介导的组织破坏归因于以下几种机制：急性组织脱水

和蛋白质变性可立即导致功能障碍[6]，从而导致小动脉和小静脉急性凝固，使组织进行性坏死和纤维化。乙醇注射到复发性囊性病变中会导致囊壁上皮层的破坏并促进囊腔的炎性闭塞从而消除死腔。其他硬化剂如盐酸、博来霉素、四环素和滑石粉通常不用于成人颈部囊肿或实体瘤的消融[5-6]。血液中乙醇含量会暂时性升高并在 PEI 操作后 1 h 内下降。如果注射量接近或超过 100 ml，则会出现乙醇中毒的体征和症状[6]。头颈部肿瘤 PEI 所需剂量通常远低于此限值，因此在甲状腺囊肿或结节 PEI 期间基本看不到乙醇中毒的现象。

头颈部超声影像解剖学

对人体颈部解剖的特异性超声影像的透彻理解是有效、安全进行 PEI 的必要条件。关于颈部超声特征的详细描述详见本书的其他章节（见第 13 章，甲状腺和甲状旁腺超声学）。这里主要描述与 PEI 相关的解剖学。甲状腺位于喉部前方、带状肌后方，呈现毛玻璃样回声，两侧是颈部大血管。RLN、迷走神经和颈部大血管的位置见图 51.1 A。迷走神经颈段通常走形于颈动脉鞘内，80% 位于颈总动脉（common carotid artery，CCA）的后外侧（图 51.1）。较少情况下位于 CCA 的前外侧。颈部超声常呈现为 2 ～ 3 mm 厚的低回声、线性无血管的条纹式结构。该位置可因转移肿大的淋巴结或大的、向侧方突出的甲状腺结节而发生改变。左、右侧 RLN 自相应迷走神经颈段的低位发支，走形于气管食管（tracheo-esophageal，TE）沟内，支配喉肌（图 51.1）。RLN 无法可靠地用现有超声设备显示。对位于甲状腺叶后内侧的甲状腺结节

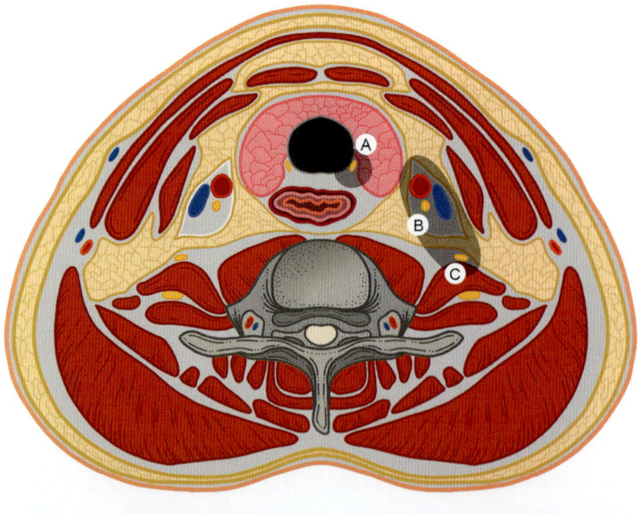

图 51.1 甲状腺中段水平的颈部横截面。A. 喉返神经；B. 迷走神经；C. 交感神经节（Illustration courtesy Ms. Nikita Abraham，BS.）

或囊肿、甲状腺癌中央区复发的淋巴结以及甲状旁腺腺瘤进行乙醇消融时存在 RLN 损伤风险。对侧颈区转移的肿大淋巴结进行 PEI 时，有发生迷走神经、交感神经节损伤和意外血管内注射等相关并发症发生的风险[10]。

适合 PEI 治疗的头颈部内分泌肿瘤

以下疾病是门诊行 PEI 最常见的适应证：

1. 甲状腺囊性结节和甲状舌骨囊肿；
2. 毒性甲状腺腺瘤和无功能性良性甲状腺结节；
3. 甲状腺癌转移性淋巴结；
4. 甲状旁腺腺瘤和甲状旁腺增生症。

甲状腺囊肿和甲状腺囊性结节

15% ～ 25% 的甲状腺结节为囊性或为囊性为主的[1]。成人的大多数甲状腺囊肿是实性结节发生急性、自发性退变后的结局或由胶质结节逐渐形成的。急性囊肿生成后形成的囊腔通常为无衬里的上皮组织；因此，它们是没有上皮细胞被覆的假性囊肿（图 51.2）。大的单纯性胶质囊肿可出现在甲状腺中，并有可能被覆上皮。如果囊肿被覆一层上皮，则可能会增加抽吸和 PEI 后复发的风险，但这一现象与组织学的相关性尚未系统地研究。大多数甲状腺囊肿是良性的，恶性的风险约为 6%[11-12]。因此，在行 PEI 前，应对所有囊肿先行抽吸，并将其成分进行细胞学评估，以排除恶性的可能。如果遇到成分复杂的结节，即便它是以囊性成分为主，在 PEI 之前也应根据个体的超声发现进行细针穿刺（fine-needle aspiration，FNA），并排除恶性可能。同样，这也适用于成人甲状舌骨囊肿。

囊肿注射的操作步骤

如果需要麻醉，只需在超声引导下用 27 ～ 30 号针在甲状腺被膜周围进行利多卡因浸润。部分介入医生并不使用或推荐其他任何形式的麻醉[13]。如果有的话，局部麻醉有助于那些担心操作过程疼痛的患者平静下来。应该考虑到患者对疼痛感知和 PEI 操作耐受性存在很大的个体差异。在建立好浸润麻醉并注意无菌措施后，在超声引导下刺入大小合适的针头并以“Z 字形”进针。Z 字进针技术是在临床实践中被广泛接受的做法，可减少肌内注射（intramuscular，IM）药物后渗漏的问题[14]。据笔者的观察，这是一种可用于 PEI 过程中防止乙醇渗漏和减轻疼痛极好的

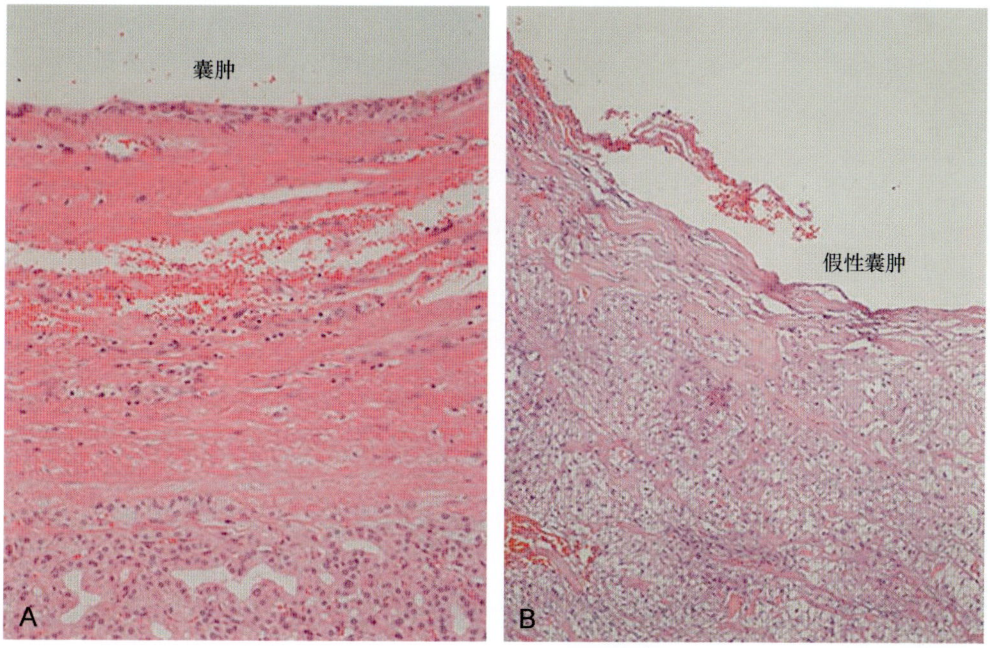

图 51.2 A. 囊肿；B. 假性囊肿

方法。在刺入针头之前，只需在进针点轻揉但有意地推拉皮肤和皮下软组织。这一手法可形成“Z 字形”进针轨迹，并在完成注射拔针后建立好“密封”（图 51.3）。

选择合适大小的针头可简化穿刺操作并减轻疼痛。然而，这涉及基于计算的推测，甚至反复试验，还受到囊内容物可变黏度的影响（视频 51.1）。囊内呈水平位或液平面波动，则意味着发生了急性或亚急性出血，血液成分出现了分离。至少应抽吸一部分囊内容物。均质回声的囊肿可以包含从水状，薄胶体到松焦油厚度变化的液体稠度。固定不变的回声伪影则表明囊液呈高黏滞状。囊内松散的碎屑或块状物会在穿刺抽吸过程中堵塞针尖。

堵塞后可通过注射少量无菌盐水、轻推针筒活塞或抽吸后退出部分并调整针头位置等方式来解除。在进行这些操作时，关键是要固定好针尖并确保针头没有退出到囊肿以外。要将针头重新刺入塌陷后的囊腔内可能并不容易，特别是当囊腔大部分或完全空了的时候。在抽吸过程中用延长管连接注射器和针头，有利于稳定针尖，使其不易移出囊腔外（图 51.4）。改良经皮肝穿胆管造影术中使用带侧孔或“开窗”穿刺针的方法已被证明对抽吸黏稠囊液是有效的，但这种针头在超声下不能被显示[15]。为了达到使用最小号针头进行有效的抽吸和注射的目的，需要广泛选择各种规格和长度的针头，以处理可能遇到的各种情况。成功消融所需的乙醇量取决于抽吸的完整性、囊肿壁的厚薄、是否存在附壁包块，抽吸量以及囊液黏稠度。

Zingrillo 等使用固定容量的乙醇注射，囊肿＜ 20 ml 时用 2 ml 乙醇，20 ～ 30 ml 的囊肿用 3 ml，更大的囊肿用 4 ml，这一方法取得了良好的治疗结局[16]。Shu

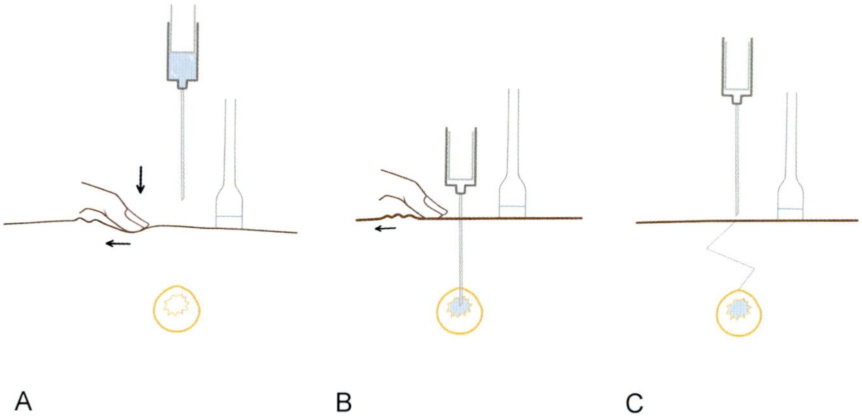

图 51.3 Z 字进针技术，以防止乙醇渗漏和减轻疼痛（Illustration courtesy Ms. Nikita Abraham，BS.）

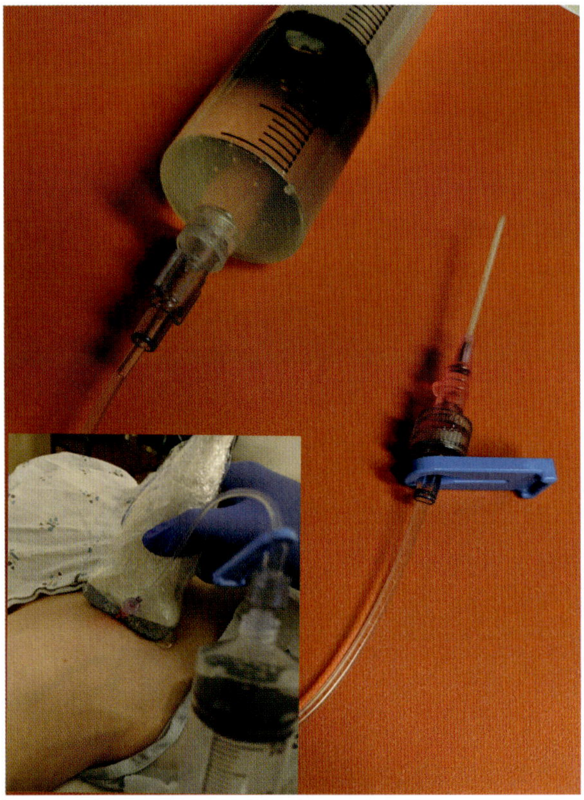

图 51.4　使用静脉（IV）套管和延长管抽吸囊肿

等则是注射囊液抽吸量 50% 的乙醇，并在囊壁充分接触 2 ～ 5 min 后将乙醇吸出，整个操作过程中注射针头保留在原位[17]。抽吸后囊壁越薄，囊肿塌陷得越完全，需要注射的乙醇量就越少。如果怀疑针尖已穿透囊肿后壁或意外退出囊肿外，则建议不要继续注射乙醇。要将针头重新刺入塌陷后的囊肿内并不容易。注射针头重新刺入后，应在超声引导下注射少量无菌盐水并能回抽成功来确保针尖的位置位于囊腔内。如果没有充分信心明确针尖的位置，则应在几周或几个月后慎重地评估囊肿是否还需要再次 PEI。甲状舌管（thyroglossal，TG）囊肿的抽吸和注射方法与我们前面描述的相似。TG 囊肿存在非常稠厚的液体阻碍了完全抽吸，从而限制了 PEI 在 TG 囊肿中的应用。甲状腺囊肿的 PEI 见视频 51.2。

囊肿和以囊性成分为主的甲状腺结节 PEI 治疗结局

初始囊液成分＞ 50% ～ 90% 的甲状腺结节适合乙醇注射。自 20 世纪 90 年代初以来，一些介入医生报告了患者短期和长期治疗结局，普遍证实了 PEI 的有效性[16-21]。Bennedbaek 等以乙醇为硬化剂，以生理盐水为对照做了一项双盲对照研究。优先建立的乙醇注射实验组观察到 100% 囊肿体积缩小，然而，值得一提的是，生理盐水注射安慰剂组也能缩小囊肿体积，有效率甚至高达 68%[21]。在 Valcavi 和 Frasoldati 的一项研究中，对比了随机接受单纯抽吸和 PEI 的 281 例患者的治疗效果。PEI 组囊肿体积显著缩小 86%，而抽吸组仅为 7%[18]。一些介入医生行囊内乙醇注射，与囊壁接触 2 ～ 5 min 后吸掉[20, 22]，该方法总复发率为 38.3%，短期复发率为 18.7%，延迟复发率为 24.1%[22]。Kim 发现乙醇注射后将乙醇保留在囊内和保留一定时间后将之吸掉，两者之间无疗效上的差异[23]。因此，我们认为乙醇注射后反复抽吸可能会对结果产生不利影响[5, 23]。囊肿 PEI 治疗期间常遇到的问题之一是浓稠的囊内容物会妨碍抽吸的彻底性。Zieleznik 等报告初始注射少量乙醇有助于内容物的液化，从而实现更彻底的抽吸，为后续注入更大量的乙醇创造条件[24]。

预测 PEI 治疗后囊肿复发的因素包括囊肿体积大于 10 ml 和是否存在附壁包块[22]。附壁包块内有血流信号也是 PEI 失败的独立预测因子[25]。另一种可能机制是针尖损伤了附壁包块，导致囊腔内出血。当遇到富血流的附壁包块时，作者建议用静脉注射时的软头套管针来替代皮下金属针。刺入套管针后，取出针芯；抽吸和注射的过程都通过连接到延长管上注射器软套管来完成（图 51.4）。

PEI 治疗功能性和非功能性实性或以实性为主的甲状腺肿瘤

功能和非功能性甲状腺结节可开展 PEI。5% ～ 10% 的甲状腺结节具有功能[26]。毒性甲状腺腺瘤（toxic adenomas，TA）特别适合于 PEI，因为它们几乎都是良性，通过监测血清生化指标——甲状腺刺激激素（thyroid-stimulating hormone，TSH）从 PEI 前的低水平或抑制状态恢复来预测硬化治疗是否成功。乙醇注射后定期超声复查结节体积的变化常用于功能性和非功能性结节的监测。在没有自身免疫性甲状腺炎的情况下，PEI 术后几乎不会出现甲状腺功能减退。TA 行 PEI 治疗可导致结节“功能性体积减小”；换句话说，PEI 治疗使结节处于亚临床状态，并没有完全破坏结节。因此，有迟发性复发的风险存在。这使得该领域专家推荐针对更大体积的 TAs 应在 PEI 基础上加行放射性碘（radioactive iodine，RAI）治疗[3]。

实性结节乙醇注射的操作步骤

囊性与实性结节 PEI 的操作方法存在差异。小针头在超声引导下刺入结节内实性部分后进行 PEI 常常是有压力的。这将导致不可预测的乙醇弥散和周围组织副损伤的风险[26]。据笔者观察，很少需要使用厚度超过 25 G 的针头。每次乙醇注射的常规用量范围为 0.5 ～ 2 ml。使用前面描述的 Z 字进针方法刺入小口径针可降低乙醇渗漏的风险，并在一定程度上减少不适（图 51.3）。带着压力进行注射会导致乙醇弥散，随着甲状腺结节和其囊壁的拉伸，即使用利多卡因进行了足够的局部浸润麻醉，患者也几乎无一避免地发生疼痛。这种疼痛通常牵涉同侧下颌、上颈部或耳朵，而很少累及牙齿。对乙酰氨基酚进行预处理是缓解疼痛的有效方法。牵涉痛通常在观察和安抚 10 ～ 15 min 后消退。疼痛可以通过操作前告知，利多卡因浸润麻醉，使用小口径针头，缓慢注射等方式来减轻。穿刺后皮下可见的淤斑可以用冰袋来控制。

PEI 对毒性和非毒性甲状腺腺瘤的疗效

在 20 世纪 80 年代末和 90 年代初，意大利报道了 PEI 治疗 TA 的初始结果。1990 年，Goletti 和 Livraghi 以及之后的 Papini 等学者相继发表了早期研究数据[3, 7, 27-29]。在一项更大的研究里，报告了 117 例接受 PEI 治疗的 TAs 和毒性弥漫性多结节性甲状腺肿（multinodular goiter，MNG）患者的 5 年结局和随访。在该研究中，纳入了 26 名男性和 91 名女性。77 例患者是孤立性 TA，17 例为 MNG，40 例为孤立非毒性甲状腺腺瘤（pretoxic adenoma，PTA）。无麻醉下用 20 ～ 22 G 针头进行 PEI 治疗。77.9% 的受试者完全治愈，9.1% 部分治愈，13% 失败。在之后 5 年的随访期内，体积＞ 40 ml 的 TA 并未观察到其进展。此外，口服甲巯咪唑（methimazole，MMI）也不影响 PEI 治疗效果[29]。1996 年 Lippi 和其他几位学者开展了一项意大利多中心研究，报告了 429 例患者的治疗结局，其中 242 例（56%）为 TA，其余为 PTA。来自不同地区的多名介入科医生参与了此项研究。所有患者在超声引导下接受了 2 ～ 12 次 PEI 治疗，中位注射 4 次。按计算出的结节体积大小，每立方厘米注射 1.5 ml 乙醇。每次注射 1 ～ 8 ml 乙醇。注射乙醇的总容量为 2 ～ 50 ml，随访时间为 12 个月。每 3 个月监测一次生化和超声影像。66.5% 的 TA 患者和 83.4% 的 PTA 患者治疗成功。他们还观察到＜ 15 cm^3[3] 的结节治疗效果最好，＞ 30 cm^3 的结节效果最差。从上述结果中得出了“对体积较大的 TA 更推荐 RAI 和手术治疗”的结论。轻微并发症，如灼热或放射性疼痛还在 90% 的患者中出现。还有 8% 的患者出现一过性高热，3.9% 出现血肿，1 例患者出现颈内静脉（internal jugular vein，IJV）血栓，随后自行恢复，无一例发生永久性后遗症[30]。1997 年 Monzani 等报告了 117 名进行 PEI 治疗后 5 年的随访结果。该研究在不麻醉的情况下用 20 ～ 22 G 针头注射 1 ～ 5 ml 乙醇，30 ～ 60 min 后患者出现烧灼样疼痛。疼痛持续时间要长于使用了局麻药组[29]。

Bennedbaek 比较了实性无功能结节行乙醇注射与 L- 甲状腺素抑制治疗之间疗效差别。在这项前瞻性随机研究中，50 例甲状腺功能正常的单发结节患者给予一次乙醇注射（$n = 25$）和甲状腺素抑制治疗（$n = 25$），并在 12 个月后进行结果分析。PEI 组的结节体积减小了 47%，而甲状腺素组的体积减小了 9%[31]。

从现有研究结果来看，PEI 对非毒性腺瘤的治疗反应最好。而较大的 TA 为了控制甲状腺功能亢进的血清学指标，则需要更多的乙醇和更多的注射次数来完成，并且它们也具有更高的复发风险。在 2018 年美国甲状腺协会（American Thyroid Association，ATA）会议上，报告了一种新的血管靶向药物。首先进行多普勒血流成像，绘制出富血管区域图，并将腺瘤内的血管进行靶向注射（视频 51.3）。初步结果显示：这种靶向注射方法只需少量乙醇，并且治疗成功所需的疗程更少。但需要更长期的随访才能明确血管靶向注射技术是否能持久地控制甲状腺功能亢进[32]。

乙醇消融甲状腺癌转移淋巴结

甲状腺乳头状癌（papillary thyroid cancer，PTC）是临床上最常见的内分泌肿瘤，尽管会发生淋巴结转移，但仍可获得满意的生存率和结局[33]。梅奥诊所的一项研究显示，38% 的患者在初始甲状腺切除术就有淋巴结转移[34]。在接受预防性颈部淋巴结清扫的患者中，高达 82% 的中央区及纵隔淋巴结存在转移[35]。在术后随访观察期间经影像学检查可以发现 20% ～ 40% 的患者会出现真正的肿瘤复发或残留[36-37]。随着高敏甲状腺球蛋白（thyroglobulin，Tg）检测联合高分辨率超声在临床应用以及从业人员不断增长的专业知识，使得那些不造成患者死亡或发病风险增加的局部残留小病灶得以较早诊断[38]。几项研究报告说，在大多数低风险患者中，小范围淋巴结转移不会进展或导致发病[39-40]。2015 年 ATA 指南允许对这些淋巴结进行长时间观察，作为部分特定患者的一种管理策略[38]。然而，临床医生面临着如何解决这些小范围转移淋巴结的难题，因为迄今为止，对于确诊的转移淋巴结处置模式一直都是手术切除。大多数患者都不愿意选择观察，特别是当他们意识到淋巴结可能存在转移或

FNA 已明确淋巴结转移时。

超声引导下转移淋巴结 PEI 非手术性消融存在以下几个问题。早期成功消融（表现为 Tg 正常或明显下降）尚未被证明对患者长期生存或降低复发率有积极作用。梅奥诊所研究人员 Hay 和 Charboneau 观察到 PEI 消融的靶病灶没有复发。然而，有 6 例受试者（24%）发生了 18 处以前未被观察到的“复发”，之后接受了治疗，未造成病死率增加[41]。无论是 PTC[38]还是甲状腺髓样癌（medullary thyroid cancer，MTC），对于未完整切除的转移病灶都坚决反对“摘草莓式”的手术切除[42]。术前超声影像难以评估转移淋巴结程度而具有局限性[43]。ATA 指南委员会直言不讳地阐述了他们对 PEI 的立场（第 75 页，Rec 71，C-20）：“局灶性 PEI 治疗就是一种摘草莓式的非手术方式”[38]。尽管如此，Hay、Heilo、Monchik 等的几项研究都显示出 PEI 良好的治疗效果和安全性[41，44-48]。Fontenot 和其他学者对比了 PEI 和手术治疗局部复发性 PTC，荟萃分析表明，两种方法效果相当，有效率相似，分别是 88% *vs.* 95%[49]。从几项研究中可以明显看出，具有局限性病灶的部分患者可以从 PEI 中获益，节省了大量经济成本并完全规避了手术风险。在 PEI 治疗颈部转移灶时，谨慎选择病例似乎更为关键，因为仅仅处理超声下明显提示的转移性淋巴结或结节。Heilo 等学者于 2011 年报告了 5 年期间（2004—2009 年）接受 PEI 治疗转移淋巴结的 69 例 PTC 患者结局。所有患者都已优先接受过手术和 RAI 治疗，但在随访期间表现为颈部淋巴结残留。3 名患者因疾病进展而再次手术，其余患者（$n = 63$）都接受了 PEI，FNA 确诊后共消融了 109 枚淋巴结。46 枚位于中央区，37 枚位于颈侧区。成功消融的标准包括淋巴结消失、测量 AP 减少＞ 4 mm、新生血管几乎不可见、FNA 细胞学检查和穿刺抽吸液 TG 检测阴性。92 枚淋巴结治疗前体积 0.01 ～ 3.56 ml，注射的乙醇容量 0.1 ～ 1 ml；治疗后随访期间 72 枚淋巴结消失。作者的结论是，PEI 可以取代摘草莓式的手术方式[45]。注射示范参考视频 51.4。

更明显和更易开展 PEI 的适应证包括：

1. 已接受过初始手术和以治愈为目的的 RAI，证明仍存在有体积轻度肿大的淋巴结患者；

2. 拒绝再次手术的患者；

3. 最大径线＜ 2 cm 的淋巴结；

4. 老年或具有无法手术的合并症患者；

5. 受肿大淋巴结（看得见或摸得着）困扰的患者进行姑息治疗。

不适合 PEI 或具有高风险的情况包括：

1. 超声发现多部位转移或对活检证实的转移淋巴结作为初始治疗手段；

2. 具有双侧淋巴结转移的年轻患者；

3. ＞ 2 cm 的巨型淋巴结转移；

4. 影像学证实具有明显远处转移的患者，除非 PEI 只是为了缓解症状；

5. 对侧 RLN 已损伤，需注射到同侧Ⅵ区或甲状腺床的患者。

技术、使用材料和实用性考量

大多数情况下，患者希望使用局部浸润麻醉，尤其是操作前允许患者选择是否使用利多卡因时。梅奥诊所小组报告，所有患者都常规使用利多卡因，此外个别患者甚至需要静脉注射咪达唑仑镇静剂[44]。Helio 等报道，在采用与 Lewis 等相同穿刺操作技术的系列研究中，接受 PEI 的 63 名患者只有 1 名需要局部麻醉[45]。首先按顺序注射到靶病灶的后方，然后注射到病灶前方，确保在整个过程中针尖可见。如果先注射到病灶前方，在相同体位下进行后方注射时则会看不见针尖[45]。在中央区病灶注射消融时，对医学上的“危险区域”进行有意不充分消融是完全可以接受的。转移淋巴结混浊表明消融成功。如果术前多普勒血流显像提示病灶富血流，消融过程中观察到血流消失，也相应提示注射成功[41]。有关注射演示，请参阅视频 51.4。

PEI 治疗转移性淋巴结的成本效益

Hay 等对甲状腺癌转移行 PEI 的患者进行了成本预测分析。在 25 名接受 PEI 的患者中，避免了预计 40 例的颈部淋巴结清扫，预期平均费用节省了 61 440 美元[41]。

经皮乙醇注射消融甲状旁腺腺瘤和增生症

原发性甲状旁腺功能亢进症（primary hyperparathyroidism，PHPT）是一般人群中常见的疾病。绝大多数 PHPT 是在每年常规健康体检血清钙时偶然被发现的。手术是推荐的一线治疗手段。PEI 是那些手术失败或患者手术条件差的可选方案[50-52]。梅奥诊所描述了 PEI 治疗甲状旁腺腺瘤的操作步骤[50]。FNA 抽吸液中明确有甲状旁腺激素（parathyroid hormone，

PTH）后[53]，如前所述在超声引导下进行乙醇注射，类似于转移性淋巴结的 PEI。准确注射可导致腺瘤混浊，并伴随多普勒血流信号减弱。在梅奥诊所的一系列研究中，对初始手术后复发的多发性内分泌肿瘤 1 型（multiple endocrine neoplasia type 1，MEN 1）患者在超声引导下成功进行 PEI 治疗[54]。慢性肾衰竭患者会发展为继发性甲状旁腺功能亢进症（secondary hyperparathyroidism，SHPT）。在日本的一项研究中，321 名 SHPT 受试者接受了 PEI，使得 201 名患者（62.6%）的 PTH 水平下降[55]。

乙醇注射消融的风险和副作用

PEI 具有任何经皮穿刺操作常见的副作用，如疼痛和瘀伤[7, 13, 20, 27-30]。乙醇注射特有的副作用和风险是由于乙醇的非特异性破坏。这几乎是乙醇外渗的结果。组织坏死和 RLN 损伤是错误注射最显著的后果。

乙醇注射最大的风险是外渗。在以下情况下，风险最高：

1. 使用了大口径针头，通常用于引流浓稠的囊液；
2. 大量乙醇（大于 5 ml）注射到实性结节中；
3. 带压力注射到厚壁、不收缩的囊肿或实性结节中；
4. 意外穿透囊后壁，将乙醇注射到结节或囊肿外；
5. 操作者缺乏经验。

对淋巴结和实性结节（甲状腺和甲状旁腺腺瘤）进行消融时，由于注射的乙醇量少（＜1 ml），外渗的风险较囊内注射低。进行实性结节消融的患者最常感受到疼痛可能是由病灶在注射时包膜膨胀引起的。明确消融的目标附近是否存在关键神经和血管是至关重要的。对于位于气管食管沟（RLN）和颈侧区（迷走神经和交感神经节）附近的靶病灶尤为如此。为避免对关键神经的伤害，慎重地在这些关键区域对病灶处理不足是完全可以接受的[10]。其他不常见的副作用包括 PEI 后 Graves 病和眼病的后遗症[56-57]。曾报道一名受试者 PEI 后大块组织坏死而不得不进行重建手术[58]。甲状腺癌 PEI 后进行皮肤移植也曾有报道[59]。

降低乙醇外渗及相关组织损伤风险的策略

1. 避免注射大剂量乙醇。常用剂量包括：囊肿为囊液体积的 30% ～ 50%，转移淋巴结为 0.1 ～ 1 ml，腺瘤为 1 ～ 2 ml。

2. 在整个操作过程中有意识地注意针尖的位置是防止乙醇外渗关键。

3. 避免注射到或有意不充分消融位于颈部危险区域内的病变（图 51.1）。

4. 如果患者发生严重疼痛或超声显示乙醇外渗，应中止操作。

5. 在现有条件下使用最小号针头。

6. 使用“Z”或“之”字形轨道进针刺入靶病灶。

安全操作规范，并发症识别和缓解

少量乙醇渗漏是不可避免的，并不带来严重后果。报道中最为恐怖的副作用是大量乙醇外渗到颈部软组织导致的皮肤和软骨坏死[58]。这可能是缺乏操作经验或将利多卡因和乙醇弄混的结果，因为两者都是透明无色的液体。因此，操作者应尽一切努力不要将乙醇与利多卡因混淆，因为一旦抽入注射器内两者就无法区分。作者建议避免使用类似尺寸或外观的小瓶来盛装，以避免这种令人遗憾的“混淆”（图 51.5）。同时，抽取液体前应完全避免使用没有准确标签的注射器。事实上，仅在注射前操作自动加载注射器并坚持在适宜时间暂停操作，这种既合理又安全的操作模式，可以防止对患者的意外伤害。PEI 导致永久性 RLN 损伤很少见。在连续 110 多次注射中，仅有 2 名患者出现发音障碍，并随着时间的推移而逐渐恢复[60]。笔者通过实践，推荐 Cheng 等所描述的，在术前和术后进行细致的超声声带功能评估[61]。视频 51.5 演示了超声下无创声带功能评估。

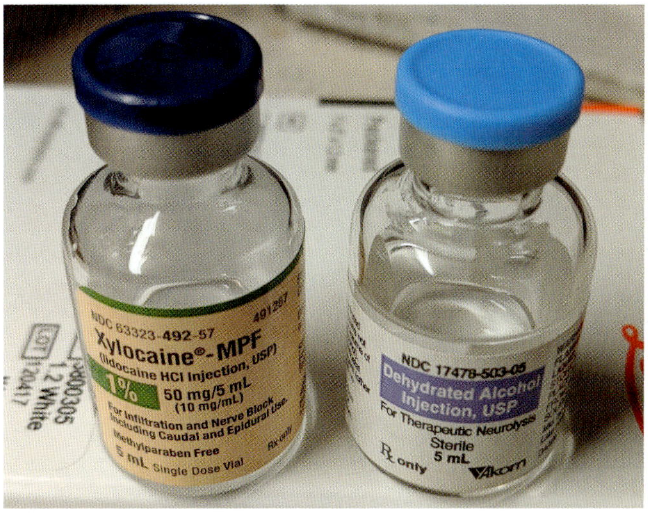

图 51.5 应避免使用外表相似的小瓶来盛装乙醇和利多卡因，以防止医疗过错

总结和结论

PEI 是一个可接受和有效的操作。有经验的介入科医生很好地开展，可以为甲状腺囊肿和实性结节的治疗节约非常可观的经济成本。临床一个个成功案例也证明，PEI 也是治疗复发性甲状腺癌、局灶性淋巴结转移和甲状旁腺腺瘤的绝佳辅助治疗手段。与大多数超声引导下的操作一样，PEI 有相当大的操作灵活性和独特的技能组合，可以通过系统性培训来增强操作技能。目前，对于需要观察多少次操作才可以判断其具有实操能力，尚未达成共识。

参考文献

如需完整的参考文献列表，请访问 http://pincode.yiaiwang.com。

52

转移性分化型甲状腺癌和甲状腺髓样癌的药物治疗

Jean G. Bustamante Alvarez，Lori J. Wirth，Manisha H. Shah

程若川　苏艳军　译　樊友本　审校

请访问 http://pincode.yiaiwang.com 查看相关视频：

视频 52.1　第 52 章引言：转移性分化型甲状腺癌和甲状腺髓样癌的药物治疗。

引言

转移性分化型甲状腺癌（differentiated thyroid cancer，DTC）和甲状腺髓样癌（medullary thyroid cancer，MTC）是罕见的肿瘤，可选择的治疗手段有限，对细胞毒化疗药物的总体反应不佳。过去 10 年来，出现了许多针对甲状腺癌相关的多条信号通路的口服小分子抑制剂。此类激酶抑制剂的开发彻底改变了 DTC 和 MTC 的治疗，使索拉非尼、仑伐替尼、凡他尼布和卡博替尼成为晚期甲状腺癌新的标准治疗。然而，这些多激酶抑制剂的脱靶副作用可能会影响患者的生活质量（quality of life，QoL）。因此，治疗决策时必须权衡治疗带来的总体获益和潜在的副作用风险。基因组分析的出现和肿瘤特定驱动基因改变的识别促使了更有效、高度选择疗法的研究，旨在更有效地治疗具有靶向改变的亚组患者，并减少药物的相关不良反应。

分化型甲状腺癌的亚型

什么样的患者、何时接受系统治疗

转移性 DTC 通常表现为生长相对缓慢、无症状的肿瘤。只要对放射性碘（radioactive iodine，RAI）治疗有反应，即使存在转移病灶，这些患者的预后也较好。一开始就对 RAI 抵抗或发展为 RAI 难治性的患者的预后较差。

一般来说，局部治疗，如手术和外照射治疗，被认为是存在局部肿瘤负荷的治疗手段，而系统治疗则适用于发生更广泛转移的患者，尤其是肿瘤进展时。由于激酶抑制剂不能治愈肿瘤，并且会导致影响 QoL 的副作用，决定何时开始治疗可能具有挑战性。需要考虑的因素包括肿瘤生长的速度和引起的症状。随时间推移进展缓慢、无症状且肿瘤负荷小的甲状腺癌可以在积极监测下进行适当的随访；而肿瘤进展时应考虑系统治疗，尤其是肿瘤体积较大或即将出现症状时。在决定开始系统治疗时还要考虑的其他因素包括肿瘤的解剖位置（如大脑、邻近气道、脊髓或骨转移导致病理性骨折的风险）、系统治疗的副作用、患者的体能状况和合并的疾病，以及患者在讨论和风险获益评估后的治疗意愿[1]。

RAI 难治性 DTC

RAI 难治性 DTC 患者分为四类：①不摄取 RAI 的恶性肿瘤患者；②原本摄取 RAI 的肿瘤逐渐丧失 RAI 摄取能力的患者；③部分病灶摄取 RAI、部分病灶不摄取 RAI 的患者；④尽管摄取 RAI，但肿瘤进展的患者[2-4]。

目前的标准治疗

目前监管机构批准仑伐替尼和索拉非尼作为 RAI 难治性进展性 DTC 的标准治疗。

仑伐替尼

仑伐替尼是一种口服的多激酶抑制剂，可以阻断血管内皮生长因子受体（vascular endothelial growth factor receptor，VEGFR）1-3、成纤维细胞生长因子受体（fibroblast growth factor receptor，FGFR）1-4、血小板源性生长因子受体 α（platelet-derived growth factor receptor alpha，PDGFR-α）、KIT 和 RET。仑伐替尼成为局部复发不可切除和（或）转移性、进展性、RAI 难治性 DTC 的标准治疗是基于 E7080（仑伐替尼）在 DTC 中的研究（SELECT）[5-6]。这是一项Ⅲ期、随机、双盲、国际多中心的仑伐替尼与安慰剂对照的研究。261 例患者随机接受仑伐替尼治疗（剂量：24 mg/d，28 d 为一个周期），131 例患者接受安慰剂治疗。该研究的主要终点是无进展生存期（progression-free survival，PFS），次要终点包括缓解率（response rate，RR）、总生存期（overall survival，OS）和安全性。在疾病进展时进行揭盲，最初被随机分配到安慰剂组的患者交叉到仑伐替尼的开放标签治疗。仑伐替尼组的中位 PFS 为 19.4 个月，安慰剂组为 3.6 个月（进展或死亡的风险比 HR = 0.21；99% CI：0.14 ～ 0.31；$P < 0.001$）。仑伐替尼组 65% 的患者有缓解，其中 4 例完全缓解，缓解持久，中位缓解持续时间为 30 个月。尽管该研究的交叉设计使检测 OS 获益变得不可能，在数据截止时未达到中位 OS，因为两个臂超过 50% 的患者仍然存活[7]。事实上，安慰剂组有 88% 的患者在疾病进展后确实交叉至仑伐替尼的开放标签治疗。然而，对纳入 SELECT 研究的老年患者群体的最新分析确实表明，与安慰剂相比，接受仑伐替尼治疗的 65 岁以上的患者确实获得了 OS 的获益[8]。在其他的亚组分析中，与安慰剂相比，所有使用仑伐替尼的亚组患者都有 PFS 获益，包括那些前线接受过 VEGF 靶向治疗、所有组织学亚型和包括骨在内的所有解剖部位转移的患者。仑伐替尼治疗相关的副作用很常见，包括 68% 的患者出现高血压、腹泻（59%）、疲劳（59%）、厌食（50%）、体重减轻（46%）和恶心（41%）。副作用通常可以通过支持治疗、延迟给药和下调剂量来控制，但 37 例患者（14%）由于仑伐替尼的毒性被终止治疗。在接受仑伐替尼治疗的 261 例患者中，有 2% 的患者死亡归因于研究者的治疗，但重要的是要注意到安慰剂组的患者死亡率更高，并且大多数的死亡是由于疾病进展[6]。

索拉非尼

索拉非尼是另一种口服的多激酶抑制剂，作用于 VEGFR 1-3、RET、RAF 和 PDGFR-β 等靶点，基于 DECISION 试验的结果，索拉非尼已确定用于进展性 RAI 难治性 DTC 的治疗[9]。这是一项索拉非尼与安慰剂比较的国际多中心、随机、双盲、安慰剂对照的Ⅲ期试验，也采用交叉设计和 PFS 作为主要终点。417 例患者参加研究，其中 207 例被随机分配到索拉非尼组（400 mg，2 次 / 日），210 例患者被随机分配到安慰剂组。索拉非尼组的中位 PFS 为 10.8 个月，而安慰剂组为 5.8 个月（HR = 0.59；95% CI：0.45 ～ 7.6；$P < 0.0001$）。索拉非尼治疗的患者有 12% 缓解，中位缓解持续时间为 10.2 个月。99% 的索拉非尼治疗的患者出现不良事件，其中大多数为 1 级或 2 级。索拉非尼组最常见的不良事件包括手足综合征（76%）、腹泻（69%）、脱发（67%）、脱屑或皮疹（50%）。1 例死亡归因于索拉非尼（心肌梗死）。数据截止时未达到中位 OS，因为在数据分析时，两个臂超过 50% 的患者仍然存活，所以没有看到生存曲线的分离。

DECISION 试验还使用癌症治疗功能评估综合调查对受试者的 QoL 进行了研究，该调查考虑了接受癌症治疗个体的身体、社会、家庭、情感和功能健康。这项调查的结果表明，与接受安慰剂治疗的患者相比，索拉非尼组的患者总体 QoL 较低，尤其是在治疗的早期。鉴于对 QoL 的潜在影响，必须在开始任何治疗之前就潜在的副作用和治疗的获益与患者进行沟通[10]。

BRAF-MEK 靶向治疗

大约 58% 的甲状腺乳头状癌（papillary thyroid cancer，PTC）发生 *BRAF* V600E 突变[11]，而 40% ～ 50% 的甲状腺滤泡状癌（follicular thyroid cancer，FTC）存在 *N-RAS* 或 *H-RAS* 突变[12]。BRAF 是一种丝氨酸-苏氨酸激酶，可与 RAS 结合并触发下游的 MAPK 信号级联激活。*RAS* 突变的甲状腺癌容易发生肺和骨的远处转移。由于 RAI 难治性 DTC 的治疗手段有限，将 BRAF 和 RAS 确定为潜在的治疗靶点一直备受关注。

维莫非尼

维莫非尼（vemurafenib）是一种最初为黑色素瘤中常见的 BRAF 激酶突变设计的特异性激酶抑制剂。维莫非尼在晚期 *BRAF* V600E 突变 PTC 患者的疗效和耐受性的回顾性分析显示出了疗效和耐受性[13]。在确定的 17 例患者中，7 例患者达到部分缓解，8 例患者的肿瘤稳定。缓解持续时间超过 6 个月，治疗失败的中位时间为 13 个月。维莫非尼还在一项针对携带 *BRAF* V600E 突变的 RAI 难治性复发和（或）转移性 PTC 患者的Ⅱ期开放标签临床试验中进行了研究。受试者被分为两个队列，一个队列是进行初始治疗的患者，另一个队列是既往接受过一种 VEGFR 多激酶抑制剂的患者[14]。在第一个队列的 26 例患者中有 10 例（38%）患者达到部分缓解，中位 PFS 为 18.2 个月，中位缓解持续时间为 16.5 个月。在第二个队列中，6 是实际数字而不是 10，因此，27% 是 22 例患者中有 10 例（27%）患者达到部分缓解的正确缓解率，中位 PFS 为 8.9 个月，中位缓解持续时间为 7.4 个月。最常见的不良事件包括皮疹、疲劳、体重减轻、味觉改变和脱发。每个队列都有 17 例患者出现 3 级至 4 级的副作用，包括皮肤鳞状细胞癌、角化棘皮瘤、呼吸困难、肺炎和低血压。

达拉非尼

达拉非尼（dabrafenib）和曲美替尼（trametinib）联合治疗。达拉非尼是一种 BRAF 抑制剂，而曲美替尼可抑制 MEK。BRAF 和 MEK 是最终激活肿瘤增殖和生长的同一信号通路的组成部分。在达拉非尼治疗实体肿瘤患者的 Ⅰ 期研究中，9 例可评估疗效的患者中 3 例获得了部分缓解[15]。随后，在 RAI 难治性 PTC 患者的患者中开展了达拉非尼联合曲美替尼治疗与达拉非尼单药治疗对比研究。这项 Ⅱ 期随机试验招募了 53 例患者，其中 25% 的患者曾接受过 1 ～ 3 种多激酶抑制剂的前线治疗。A 组（$N = 26$）的患者接受达拉非尼单药治疗（150 mg，2 次 / 日），B 组（$N = 27$）的患者接受达拉非尼联合曲美替尼治疗（达拉非尼：150 mg，2 次 / 日，口服；曲美替尼：2 mg，1 次 / 日，口服）。初步的数据分析显示，A 组和 B 组的总体缓解率（overall response rate，ORR）分别为 50% 和 54%，中位 PFS 分别为 11.4 个月和 15.1 个月，中位缓解持续时间分别为 15.6 个月和 13.3 个月。不同于黑色素瘤中的治疗，BRAF 抑制剂联合 MEK 抑制治疗比 BRAF 抑制剂单药治疗有更好的耐受性和更强大的抗肿瘤活性；而本研究显示，两组之间的 ORR、中位 PFS 或缓解持续时间并没有统计学上的显著性差异，并且患者都可以耐受单药治疗和联合治疗[16]。

司美替尼（selumetinib）逆转 DTC 的 RAI 抵抗。临床前研究发现 MEK 的小分子抑制剂可恢复甲状腺癌小鼠模型的钠碘同向转运体的表达和碘摄取[17]。基于这一发现，开展了一项使用 MEK 抑制剂司美替尼的临床试验，以评估人类受试者是否可以重新恢复 RAI 摄取[18]。筛选了 24 例患者，并对 20 例患者进行了评估。20 例患者中的 12 例在开始司美替尼治疗的 4 周对 RAI 的摄取增加，但只有 8 例患者在目标病灶中预测的 RAI 摄取达到或超过 2000 cGy。8 例接受治疗的患者中有 5 例获得部分缓解，3 例患者的疾病稳定。没有发生归因于司美替尼的 3 级不良事件，但 1 例患者在 RAI 治疗后的 51 周确实出现了骨髓增生异常和急性白血病。ASTRA 试验是一项 RAI 治疗添加司美替尼与安慰剂比较的Ⅲ期临床研究，结果显示 RAI 治疗中联合使用司美替尼治疗并没有改善非转移性高危 DTC 患者的结局[19]。在 157 例可评估的患者中，完全缓解率（complete remission rate，CRR）没有统计学意义，司美替尼组的 CRR 为 40%，而安慰剂组为 38%（OR = 1.07；95% CI：0.61 ～ 1.87；$P = 0.82$）。目前，国际甲状腺肿瘤学组（International Thyroid Oncology Group，ITOG）正在对复发或转移性甲状腺癌患者开展 RAI 治疗联合和不联合司美替尼治疗的 Ⅱ 期多中心临床试验（NCT02393690）。

二线治疗选择

卡博替尼

卡博替尼（cabozantinib）是一种口服的多靶点激酶抑制剂，包括 MET 和 VEGFR。c-MET 上调被认为是对 VEGFR 激酶抑制剂抵抗的调节因子。在一项 Ⅰ 期试验中，卡博替尼对前线接受过 VEGFR 抑制剂治疗的 8 例 DTC 患者进行治疗，5 例患者显示出客观缓解。ITOG 在开展一项多中心 Ⅱ 期临床试验，研究了卡博替尼对前线接受过 VEGFR 激酶抑制剂后进展的 RAI 难治性 DTC 患者的疗效（表 52.1）[20]。该试验是唯一一项解决对前线 VEGFR 抑制剂抵抗的患者难以满足的需求的前瞻性研究。入组了 25 例患者，其中 10 例（40%）患者获得部分缓解，13 例（52%）的疾病稳定。中位 PFS 为 12.7 个月，中位 OS 为 34.7 个月。最常见的不良事件包括疲劳、体重减轻、腹泻、掌跖红肿和高血压。1 例患者因肺栓塞服用依诺肝素发生 CNS 出血导致治疗相关性死亡。卡博替尼在这组患者中显示出临床显著和持久的肿瘤缓解。

免疫治疗

帕博利株单抗单药治疗

鉴于最近观察到免疫检查点治疗对多种恶性肿瘤的广泛抗肿瘤活性，免疫治疗对晚期甲状腺癌的潜在治疗作用也一直备受关注。帕博利株单抗（pembrolizumab）是一种单克隆抗体，可阻断程序性细胞死亡蛋白 -1（PD-1）对细胞毒性 T 细胞的抑制信号，帕博利株已在一项篮子试验（KEYNOTE-028，NCT02054806）中作为单一疗法对标准治疗失败的晚期 PTC 或 FTC 患者进行了研究。入组的患者需要免疫组织化学检测 PD-L1 的表达率≥ 1%。入组的 22 例患者中，68% 为 PTC，32% 为 FTC。2 例患者达到 PR，总体缓解率为 9%。12 例患者（55%）的肿瘤稳定。6 个月时的 OS 率为 100%，PFS 率为 59%。进一步关于

表 52.1 正在开展的 DTC 临床试验

药物	作用机制	条件	阶段	NCT
司美替尼	MEK1 和 MEK2 抑制剂	RAI 摄取的复发 / 转移性甲状腺癌	2	NCT02393690
维莫非尼	BRAF 抑制剂	*BRAF* 突变的甲状腺乳头状癌	2	NCT01286753
达拉非尼联合曲美替尼与达拉非尼单药比较	BRAF 和 MEK 抑制剂	*BRAF* 突变的甲状腺乳头状癌	2	NCT01723202
卡博替尼	MET 和 VEGFR 抑制剂	前线 VEGFR 靶向治疗后进展的 RAI 难治性 DTC	2	NCT01811212
卡博替尼	MET 和 VEGFR 抑制剂	RAI 难治性 DTC 的一线治疗	2	NCT02041260
帕博利株单抗和仑伐替尼	PD-1 检查点抑制剂和多激酶受体抑制剂（包括 VRGFR1，2，3，PDGFRα，KIT 和 RET）	RAI 难治性 DTC 的一线和二线治疗	2	NCT02973997
纳武利尤单抗联合伊匹木单抗	PD-1 检查点抑制剂和 CTLA-4 抑制剂	RAI 难治性 DTC	2	NCT03246985
帕博利株单抗单药治疗	PD-1 检查点抑制剂	罕见的甲状腺癌，包括 DTC（乳头状，滤泡状、嗜酸性细胞，低分化甲状腺癌），髓样癌和甲状腺未分化癌	2	NCT03012620 NCT02628067 NCT02054806 （1 期）
帕博利株单抗联合肿瘤内注射减毒诺维氏菌	PD-1 抑制剂	难治性实体肿瘤，包括甲状腺癌	1b	NCT03435952

帕博利株单药治疗的Ⅱ期研究正在进行[21]。

帕博利株单抗和仑伐替尼联合用药

考虑到帕博利株单抗在 DTC 治疗中的适度单药抗肿瘤活性，基于临床前研究显示 VEGFR 抑制和免疫治疗的协同抗肿瘤作用（NCT02973997），ITOG 正在开展一项帕博利株单抗与仑伐替尼联合治疗 RAI 难治性 DTC 的Ⅱ期多中心试验。该试验的主要目的是研究帕博利株单抗增加到仑伐替尼的治疗中，是否可以改善单独使用仑伐替尼观察到的 RR，达到完全缓解的临床获益（表 52.1）。纳入研究的患者分为两个队列：队列 1 接受初始仑伐替尼治疗的患由进展性 RAI 难治性 DTC 的患者组成；队列 2 由接受仑伐替尼治疗后疾病进展的患者组成，这些患者继续使用仑伐替尼治疗的同时加用帕博利株单抗治疗。

DTC 的其他治疗靶点

间变性淋巴瘤激酶驱动的 DTC

498 例 PTC 中的 11 例（2.2%）和 23 例弥漫性硬化型 PTC 患者中的 3 例（13%）发现了间变性淋巴瘤激酶（anaplastic lymphoma kinase，*ALK*）易位。14 例 ALK 易位的患者均为女性，年龄在 38 ～ 48 岁。*ALK* 易位与其他驱动基因突变相互排斥。克唑替尼是一种靶向 *ALK* 易位的酪氨酸激酶抑制剂，在动物模型、体外研究和一些病例报告了克唑替尼对含有 *ALK* 易位的甲状腺癌具有抗肿瘤活性。既往的研究表明 *EML4*、*STRN*、*TGF* 和 *GTF2IRD1* 是 *ALK* 的易位伴侣[22]。

神经营养因子受体酪氨酸激酶（Neurotropic Tyrosine Receptor Kinase，NTRK）驱动的 DTC

NTRK 1-3 基因编码 Trk A-C 蛋白。在一小部分甲状腺癌中发现了 *NTRK* 的融合。总体而言，大约 2% 的 PTC 有 *NTRK* 融合突变，但放射线暴露引起的 DTC 患者 *NTRK* 重排发生率高达 14.5%[23-24]。一项正在开展的篮子试验正在研究恩曲替尼（entrectinib）对 *NTRK1/2/3*、*ROS1* 和 *ALK* 基因重排患者的治疗效果，包括不可切除的局部晚期或转移性 PTC。拉罗替尼（larotrectinib）是一种特异针对 Trk 蛋白的抑制剂，对携带 *NTRK1/2/3* 基因融合的晚期癌症患者的Ⅱ期临床试验（NCT02576431）也正在进行，以 ORR 作为主要研究终点[25]。迄今为止，报道的 55 例接受拉罗替尼治疗的患者中，7 例患者患为甲状腺癌，其中 1 例为未分化甲状腺癌。拉罗替尼治疗后所有 7 例患者都有缓解，甚至包括甲状腺未分化癌的患者[26]。

RET 驱动的 DTC

PTC 中发现的第一个致癌事件是染色体重排，它导致融合蛋白的表达，涉及的 *RET*（Rearranged During Transfection）原癌基因在大约 20% 的 PTC 中发挥致癌作用。对生活在切尔诺贝利核设施附近的 PTC 患者进行分析，由于暴露于电离辐射，72%的患者有*RET/PTC*融合[27]。*RET*融合在儿童和年轻成人甲状腺癌中也很常见[28-29]。LOXO-292和BLU-667是两个新的、高度针对*RET*突变的特异性和有效的药物。

基因分型在RAI难治性DTC和靶向驱动基因改变中的潜在作用

我们目前针对RAI难治性DTC的系统治疗主要是针对多种激酶（包括VEGFR）的多激酶抑制剂治疗。尽管这些药物可以带来持久的抗肿瘤益处，但也会引起显著的副作用，从而限制了可以使用或耐受的剂量。已经报道的常见副作用包括高血压、疲劳、腹泻、厌食和体重减轻。罕见且严重的相关不良事件包括血栓形成、伤口愈合不良、瘘管形成风险和出血。理想情况下，晚期甲状腺癌患者将可以获得毒性更小、疗效更好的治疗。考虑到二代测序（next-generation sequencing，NGS）可检测到甲状腺癌驱动基因改变的频率，并且可与当前的和新兴的癌症治疗方法相结合，将NGS分析纳入常规临床决策的实践可能正在改变。将晚期甲状腺癌的驱动基因改变作为一个整体，包括*BRAF*、*N/H RAS*和*PTEN*的突变，以及涉及*RET*、*NTRK* 1-3、*BRAF*、*PPARγ*、*ALK*和*ROS1*的融合突变，大多数需要治疗的晚期甲状腺癌患者，通过NGS检测都会发现可以治疗的基因突变。事实上，在癌症基因组图谱（the Cancer Genome Atlas，TCGA）计划中分析的所有实体瘤中，PTC具有最高的（12%）复发性癌基因激酶融合[30]，并且靶向此类癌基因的激酶融合已引起肿瘤学在该领域的重大突破。因此，一种用于晚期甲状腺癌的基因型-表型-治疗方法的新模式即将到来。

甲状腺髓样癌

甲状腺髓样癌（MTC）是一种由甲状腺滤泡旁C细胞发生的神经内分泌肿瘤。尽管MTC仅占所有甲状腺癌的1%～2%，但MTC导致大量的甲状腺癌死亡病例，10年生存率为50%。大约25%的MTC是遗传性病例，作为多发性内分泌肿瘤2型综合征（MEN 2A、MEN 2B和家族性MTC）的一部分，由于RET原癌基因的胚系激活突变而发生。重要的是，75%的MTC是散发性病例，大约60%的患者存在体细胞*RET*基因突变[31-33]。

*RET*基因位于染色体10q11.2上，编码一种跨膜酪氨酸激酶受体，该受体与配体结合后二聚体化。酪氨酸残基被二聚体化的受体自磷酸化，激活下游的多条信号通路，包括促进细胞周期进程的RAS/MEK/ERK通路，以及增加细胞运动、存活和细胞周期进程的PI3K/AKT/NF-κB通路。p38、MAPK、JAK/STAT和蛋白激酶C也受到RET活化后的刺激，引起细胞的生长、分化和存活[34]。

遗传性MTC

MEN 2A、MEN 2B和家族性MTC是常染色体显性遗传综合征，外显率接近100%。迄今为止，在遗传性MTC中已经描述了100多个不同的*RET*突变和其他基因改变。MEN 2综合征的特征在于基于特定*RET*基因型的不同表型，这不仅增加了MTC的侵袭性，也增加罹患嗜铬细胞瘤、甲状旁腺功能亢进症、皮肤苔藓淀粉样变（cutaneous lichen amyloidosis，CLA）和先天性巨结肠的风险。最近，美国甲状腺协会（American Thyroid Association，ATA）的MTC管理指南对这种基因型-表型的相关性进行了很好的总结[4]，并且在该综合征的管理中很重要，因为特定的基因突变决定了预防性甲状腺切除术的年龄以及确定是否需要筛查嗜铬细胞瘤和甲状旁腺功能亢进症。当发现MEN 2的特定病例时，对有风险的家庭成员进行筛查就至关重要，因为早期甲状腺切除可以治愈可能会危及受影响的家庭成员生命的恶性肿瘤。MEN 2A最常见的突变是*RET* C634R，通常发生在RET蛋白的细胞外富含半胱氨酸的结构域中，导致受体酪氨酸激酶的同源二聚体化和受体酪氨酸激酶的持续激活。除MTC外，MEN 2A患者还有罹患嗜铬细胞瘤、原发性甲状旁腺增生和罕见的CLA的风险。MEN 2B最常见的是激酶结构域中的*RET* M918T突变，导致细胞内酪氨酸残基的自磷酸化，从而引起持续的激酶激活。在MEN 2B中，MTC通常具有高度侵袭性，在年龄较小时就发病。约50%的受累患者可发生嗜铬细胞瘤，特征为马凡体型、肠神经节神经瘤和黏膜神经瘤。许多人认为家族性MTC是MEN 2A的一种变异体，通常出发生在20～40岁，并且以MTC为特征，没有其他MEN 2A或2B的诊断。所有新诊断的MTC患者都应接受胚系*RET*基因突变检测，部分原因是对相关的基因携带者进行预防性甲状腺切除术的重要性，即使没有提示有遗传综合征的家族史，但也要考虑到超过75%的MEN 2B和近10%的MEN 2A的无家族史的患者中患者发现了新的胚系突变[35-36]。

散发性MTC

散发性MTC最常发生于40～60岁，大约一半的患者为局限于甲状腺内的早期肿瘤，而另一半的患在诊断时就发生淋巴结转移或同时发生远处转移。最常见的转移部位为局部和远处的淋巴结、骨骼、肺和肝脏，在这些部位，许多小的转移灶很难在常规影像学检查中发现。罕见的转移部位包括大脑和皮肤。

MTC患者可表现出症状或进展后出现症状，如食管受压导致吞咽困难、喉返神经受累导致声音嘶哑，伴或不伴有误吸，或肿瘤分泌降钙素导致全身症状，引起腹泻和（或）潮红[31, 37]。

可变的自然史、CT和癌胚抗原倍增时间

MTC的自然史取决于MTC是散发性还是遗传性以及携带的特定基因突变。散发性MTC的临床行为各不相同，一些患者即使有远处转移也能存活数年，而有的病例则进展迅速。

遗传性MTC需要数月至数年的时间从C细胞增生到MTC再到局部淋巴结转移、远处转移性的典型病程进展。ATA定义了中风险、高风险和最高风险的MTC分类，描述了特定的*RET*基因突变导致的MTC病例的相关侵袭性。携带*RET* M918T突变的MEN 2B患者属于最高危的肿瘤类别，常在儿童早期发病，并有很高的转移倾向。因此，经检测携带胚系*RET* M918T突变的婴儿应在1岁前接受预防性甲状腺切除术。ATA高危类别包括具有*RET* C634和A883F突变的患者。如果降钙素水平升高，携带这些胚系突变的患者应在5岁或更早期就接受甲状腺切除术。ATA中危类别包括具有M918T、C634和A883F以外的*RET*突变的患者。携带中危分类RET基因突变的患者应在5岁时开始进行颈部超声检查和降钙素监测，预防性甲状腺切除的时间应根据检查结果和特定病例可能相关的其他因素进行个体化的决定[31]。Ⅰ～Ⅲ期的遗传性MTC患者的5年生存率为93%；而Ⅳ期肿瘤患者的5年生存率急剧下降至28%[38]。

血清降钙素水平与散发性和家族性MTC病例的肿瘤负荷相关，当怀疑MTC时应在术前进行降钙素测定。并非所有新诊断的患者都需要进行远处转移的初步评估，但对于有明显颈部淋巴结肿大、提示远处转移的症状或血清降钙素＞500 pg/ml的患者应进行远处转移的评估[39-40]。降钙素和癌胚抗原（carcinoembryonic antigen，CEA）还提供有关术后疾病状态的重要信息。当术后血清降钙素仍高于150 pg/ml时，存在转移性疾病的可能性较大，需要进行全身影像学评估。此外，随着时间的推移，降钙素和CEA不仅是疾病进展的敏感标志物，它们的倍增时间也是生存的预后因素。几项评估降钙素和CEA倍增时间对预后影响的荟萃分析表明，降钙素倍增时间小于1年的患者的5年和10年生存率分别为36%和18%，而降钙素倍增时间大于1年的患者预测的5年和10年生存率分别为98%和95%[41]。同样，CEA倍增时间小于1年的患者预测的5年、10年生存率分别为43%和21%，而CEA倍增时间大于1年的患者的5年、10年生存率分别为100%和100%[42]。此外，CEA和降钙素水平可以提示肿瘤的分化程度。肿瘤较大时，CEA升高与降钙素变化不成比例或两种肿瘤标志物水平降低表明肿瘤去分化，通常预示疾病快速进展[31]。

MTC除了分泌降钙素和CEA外，偶尔也会产生其他激素，包括促肾上腺皮质激素和促肾上腺皮质激素释放激素，这些激素可导致异位Cushing综合征。当MTC出现Cushing综合征时，预后较差。尽管如此，治疗包括药物对抗激素生成、减瘤术、双侧肾上腺切除术和系统性MTC治疗，可以有效缓解这种原本严重和使人衰弱的综合征。

系统治疗

MTC的手术治疗将在本书的其他内容进行讨论（见第26章，散发性甲状腺髓样癌；第27章，甲状腺髓样癌综合征：MEN 2A和MEN 2B）。偶尔需要对转移的MTC进行局部治疗，例如对疼痛性骨转移肿瘤进行姑息性放疗或对孤立性肝转移灶进行射频消融。目前，有两种系统治疗方法，凡他尼布和卡博替尼已获得卫生监管机构批准，专门用于不可切除的局部复发性和（或）远处转移性MTC的治疗，新的药物正在开发中。

目前的标准治疗

凡他尼布

凡他尼布（vandetanib）是VEGFR-2和3、表皮生长因子受体（epidermal growth factor receptor，EGFR）和RET的口服多激酶抑制剂。RET在MTC中的核心作用使得凡他尼布在MTC细胞系的临床前研究中显示出有前景的抗肿瘤活性[43]，最终导致了Ⅲ期临床试验（ZETA）的开展，在该研究中，患有可测量病灶的不可切除的局部晚期或转移性散发性或遗传性MTC的患者以2∶1的比例被随机分配至凡他尼布或安慰剂组[44]。患者的疾病进展时进行揭盲处理，安慰剂治疗后进展的患者转入凡他尼布的开放标签治疗。凡他尼布与安慰剂治疗组相比，达到了延长PFS的主要研究目标，分析时凡他尼布组的中位PFS并未达到，预测的PFS为30.5个月，而安慰剂组的中位PFS为19.3个月（HR＝0.46；95% CI：0.31～0.69；$P < 0.001$）。在数据分析时，尽管93%的安慰剂治疗的患者继续接受凡他尼布的开放标签治疗，两组

的 OS 没有差异。凡他尼布治疗组经 RECIST 评估的 ORR 为 45%，疾病控制率为 87%，超过一半的凡他尼布治疗的患者出现生化缓解。凡他尼布常见的副作用包括腹泻、皮疹、恶心和高血压，30% 以上的患者发生这些不良反应，12% 的患者因不良事件而终止治疗。

卡博替尼

卡博替尼（cabozantinib）是肝细胞生长因子受体（MET）、VEGFR-2 和 RET 的口服酪氨酸多激酶抑制剂。卡博替尼在Ⅲ期临床试验（EXAM）中进行了研究，研究设计类似 ZETA 研究，具有可测量、不可切除的局部晚期或转移性散发性或遗传性 MTC 的患者以 2∶1 的比例被随机分配至卡博替尼或安慰剂组，以 PFS 为主要终点；但也有两个重要的区别：①根据 RECIST 要求，患者在进入研究前的 14 个月内疾病有进展；②允许接受过 TKI 的治疗史[45]。招募了 330 例患者，其中 21% 的患者曾接受过 TKI 治疗。卡博替尼组估算的中位 PFS 为 11.2 个月，而安慰剂组为 4.0 个月（HR = 0.28；95% CI：0.19 ～ 0.40；$P < 0.001$），并且接受过 TKI 治疗的患者获得持续的 PFS 获益。经 RECIST 评估的 ORR 为 28%。尽管两个研究组之间的 OS 总体上没有统计学上的显著性差异，但卡博替尼显著提高了携带 *RET* M918T 突变的亚组患者的中位 OS 达到 44.3 个月，而安慰剂组的中位 OS 为 18.9 个月（HR = 0.28；95% CI：0.38 ～ 0.94；$P < 0.03$）[46]。69% 的卡博替尼组患者报告了 3 级或 4 级的不良事件，最常见的治疗相关不良事件包括腹泻、掌跖红肿、体重减轻、厌食、恶心和疲劳。卡博替尼组患者因不良事件导致 79% 的患者下调剂量和 16% 的患者终止治疗。

由于凡他尼布和卡博替尼不可治愈的副作用可能影响 QoL，而且没有研究解决开始全身治疗的最佳时机问题，所以 MTC 患者何时开始系统治疗仍然是一个关键的挑战。尽管人们普遍认为，对于无症状、肿瘤负荷小、进展缓慢的患者不应该考虑使用多激酶抑制剂，而很明显的是有症状和（或）快速进展的患者需要开始治疗，但对于无症状但疾病进展速度适中的患者开始治疗的最佳时机，必须针对每个患者进行个体化的决策。

未来的发展方向

RET 作为驱动突变几乎存在于所有的遗传性 MTC 中，在大多数散发性 MTC 中发生体细胞突变，并且编码导致持续活化的酪氨酸激酶。因此，专门针对 RET 的治疗效果很受关注。最近，两种新药 BLU-667 和 LOXO292，旨在有效和特异性抑制 RET，现已进入临床研究阶段。

BLU-667

BLU-667 是一种口服的高选择性和强效的 RET 抑制剂，开发专门用于特异性抑制 RET 激酶，从而可最大限度地减少多激酶抑制剂作用于多个靶点产生的“脱靶”副作用。该药物旨在抑制由 RET 突变谱驱动的 MTC 肿瘤以及由 RET 融合驱动的肿瘤，见于 6% 的 PTC 患者[11]。BLU-667（ARROW）首次在人体内的Ⅰ期研究结果已经以摘要的形式报道[47]。到目前为止，已有 37 例 MTC 患者在剂量递增阶段和推荐的Ⅱ期剂量（recommended phase 2 dose，RP2D）进行了治疗。该药的耐受性良好，大多数的不良事件为 1 级或 2 级。最常见的不良事件包括便秘、转氨酶升高、高血压、白细胞减少、腹泻、中性粒细胞减少、肌酐升高、疲劳和头痛。接受 BLU-667 所有剂量治疗的 MTC 患者的 ORR 为 49%，到目前为止缓解似乎是持久的，最长的缓解持续时间为 15 个月。降钙素和 CEA 水平也迅速下降。BLU-667 也对 *RET* 融合的 PTC 也显示出抗肿瘤活性，入组的 5 例患者有 2 例出现缓解[48]。

LOXO-292

LOXO-292 是第二种口服的选择性 RET 抑制剂，类似地专门用于高效且特异性抑制 RET 激酶。LOXO-292 的首次人体剂量递增试验（LIBRETTO-001）的Ⅰ期研究结果也已经报道[49]。报道了 29 例 *RET* 突变的 MTC 和 9 例 *RET* 融合的甲状腺癌患者的研究结果。与药物对 RET 的特异性一致，LOXO-292 的耐受性良好，几乎没有 3 级或更高级别的毒性反应。在 10% 或更多的患者中出现的 1 级或 2 级不良事件包括腹泻、疲劳、口干、便秘、低镁血症、咳嗽、头痛和恶心。MTC 组患者的 ORR 为 59%，*RET* 融合甲状腺癌的 ORR 为 78%。LOXO-292 显著降低了 MTC 患者的降钙素和 CEA 水平。除最低剂量水平外，所有其他患者均出现缓解，并且似乎缓解持久，除 1 例 MTC 患者外，所有患者在中位随访期间均持续缓解。

综上所述，早期的 BLU-667 和 LOXO-292 经验表明，这种有效且特异针对甲状腺癌 RET 驱动基因改变的治疗策略具有很好的前景。耐受性和抗肿瘤活性的结合有可能为 *RET* 驱动的癌症带来全新的治疗时代。

参考文献

如需完整的参考文献列表，请访问 http://pincode.yiaiwang.com。

第 8 部分

甲状旁腺外科学

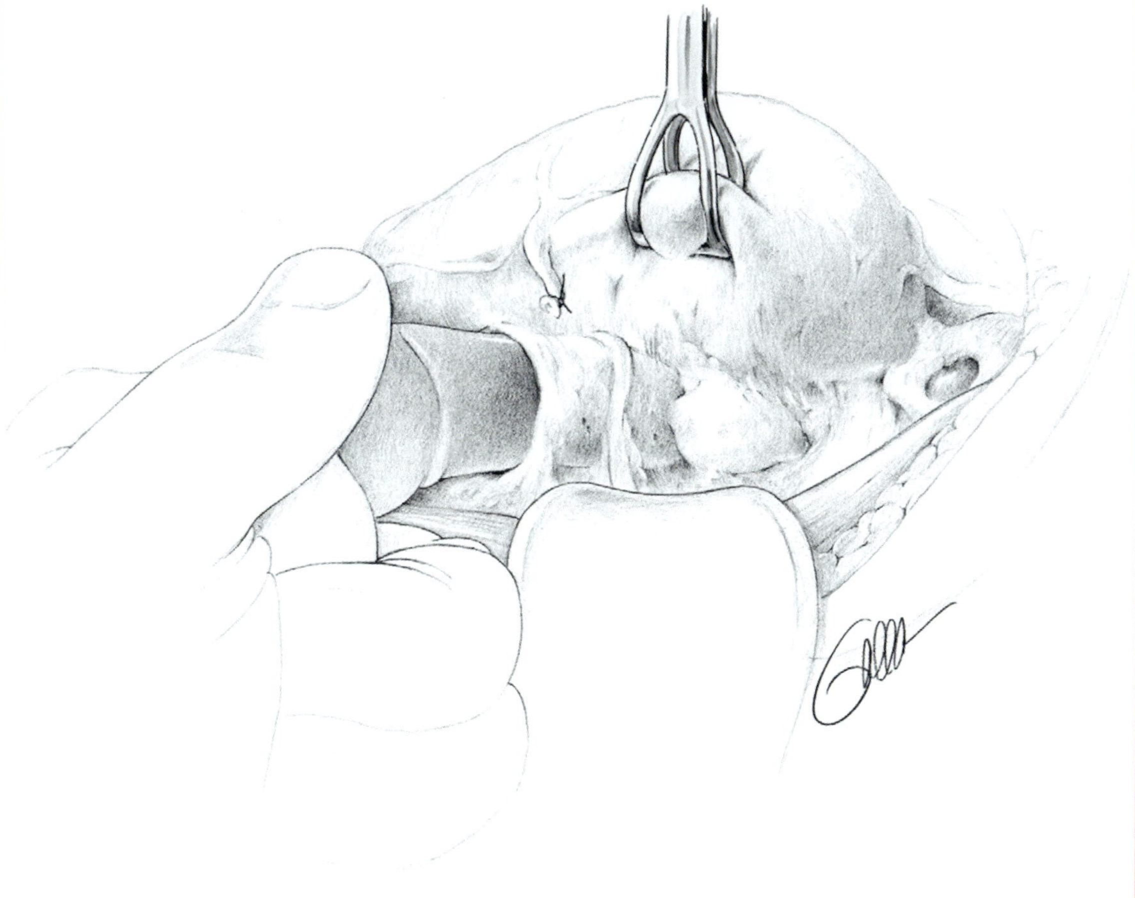

53

原发性甲状旁腺功能亢进症：病理生理、手术指征和术前检查

Shonni J. Silverberg，John P. Bilezikian
秦建武　翟翼飞　译　樊友本　审校

原发性甲状旁腺功能亢进症（primary hyperparathyroidism，PHPT）以伴随高钙血症出现的甲状旁腺激素（parathyroid hormone，PTH）水平的不适当或显著升高为经典特征。在当下的美国，患者的症状已经不像 20 世纪 30 年代 Fuller Albright 等曾经描述过的“结石、骨痛和哀号”那么严重[1-4]。彼时，患者通常具有所谓囊性纤维化骨病的典型骨骼症状，其表现有长骨棕色瘤、骨膜下骨质吸收、锁骨和指骨远端变细以及颅骨 X 摄片中的骨质侵蚀“椒盐征”（图 53.1）。大约 80% 的患者还伴有肾结石。神经肌肉功能障碍则表现为近端肌无力。随着 20 世纪 70 年代由美国开始并逐渐扩大到其他国家的生化自动分析仪的普遍应用，本病的检出也发生了两个重大变化。一是随着发病率 4 ～ 5 倍的升高而变得越来越常见。二是由生化检查发现的患者中相当多数不伴有前述典型的患病症状，也就是所谓的无症状患者。肾结石仍然是最常见的临床症状，但是其比例已经下降到 15% ～ 20%。影像学表现已经少见，神经肌肉功能障碍则几近消失。

针对那些具有典型症状的原发性甲状旁腺功能亢进症患者的最佳治疗方案很少有争议。那些具有高钙血症或者有显著靶器官受累的患者，原来是将来也还是要建议手术治疗。但是，对于大多数通过生化检查筛查出来的明确无症状的患者而言，是否都要行甲状旁腺切除手术还有疑问。围绕这一争议举行了 4 次关于无症状原发性甲状旁腺功能亢进症治疗的国际会议，最近的一次召开于 2013 年[5]。与会专家回顾了本病的两种类型-有症状型和无症状型-的疾病特征，并关注到基于过去几十年的技术进步所发现的很多无症状型患者也可能伴有甲状旁腺素靶器官的亚临床受累，以及其他非甲状旁腺素靶器官受累的情况。另外，基于已行甲状旁腺切除手术或未行手术治疗的患者的自然病史的长期研究随访，治疗指南也已经修订得更合时宜[5]。内科药物治疗也有进展。最后，经过过去 15 年的研究，认识到了原发性甲状旁腺功能亢进症还有另外一种表型，其表现为甲状旁腺素升高但不伴有高钙血症。这第三种表型也即血钙正常的原发性甲状旁腺功能亢进症更是给本病的治疗提出了新的挑战。

本章节里我们将按时间顺序回顾各种表型的原发性甲状旁腺功能亢进症的研究过程并展开新的视角，也即科技带来的疾病新认知。从世界范围看，原发性甲状旁腺功能亢进症的全部三种表型同时存在，但是由于各个国家不同的人口流行病学特征，其所占比例和治疗方案也各有不同。

PHPT 的临床表现

有症状型 PHPT

如上所述，本型 PHPT 也就是历史上多通道筛查技术出现以前所谓的原发性甲状旁腺功能亢进症。疾病症状都是基于高钙血症本身，通常血钙在 13 ～ 16 mg/dl 并伴有明显的骨骼和或肾脏病变。随着时间发展，本病的临床症状还会明显的因伴有维生素 D 缺乏而加重。20 世纪 70 年代早期提出的 Stanbury 假说——PHPT 会因为缺乏维生素 D 而加重——在随后几十年的研究中也得到了确认。这一假说的病理生理机制基于维生素 D 与甲状旁腺素的正常生理性联系。即维生素 D 缺乏时甲状旁腺素会升高。这种关联在 PHPT 中也有证据[6-7]。来自纽约和中国的一组队列对照研究就是一个很好的实例[8]。中国组病例的症状更加显著，其 25- 羟基维生素 D 的平均水平显著低下，为 9 ng/ml。

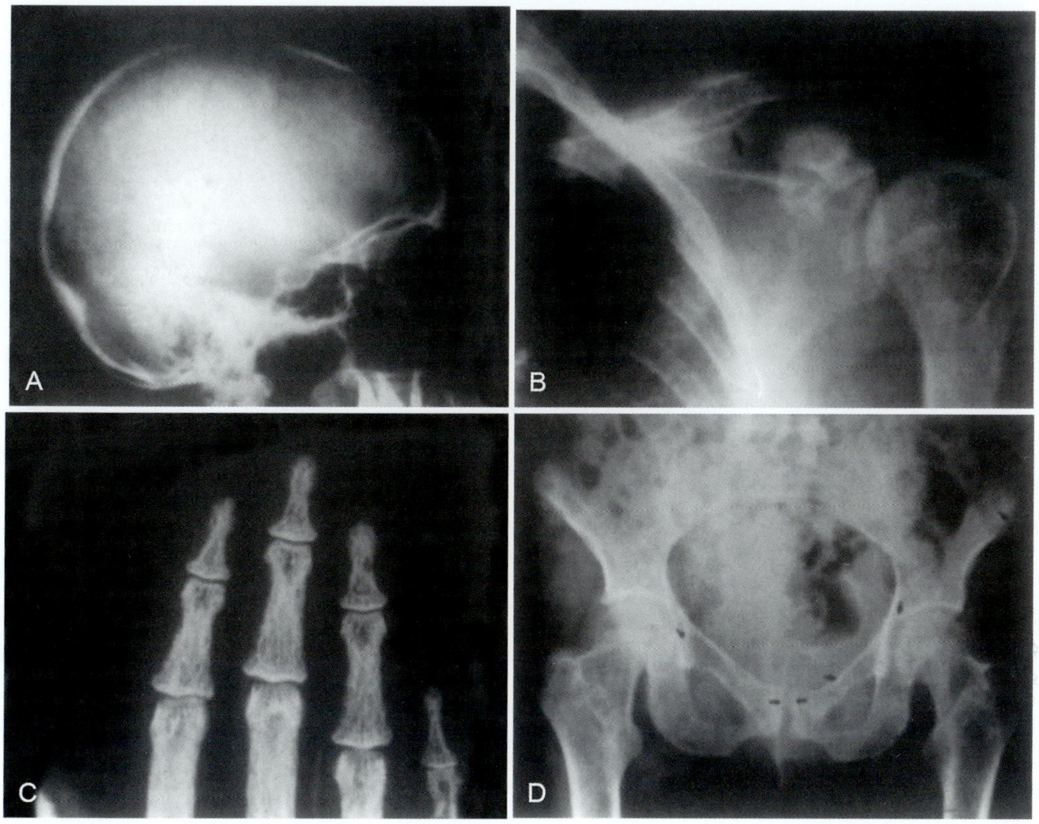

图 53.1 原发性甲状旁腺功能亢进症典型的囊性纤维化骨病。A. 颅骨“椒盐”征；B. 锁骨囊性病变；C. 指骨骨膜下骨吸收；D. 骨皮质破坏

相应的，组约组病例的症状明显较轻，其 25- 羟基维生素 D 的平均水平为 21 ng/ml。这确认了通过生化筛查能发现无症状型的患者，纽约组病例即是如此，但是中国组病例却是在有症状之后才确认的。

PHPT 的流行病学

PHPT 中年人高发，峰值年龄在 50 ～ 60 岁。但是从婴儿开始的全年龄段均可发病。女性病例更为常见，对比男性病例为 3∶1 ～ 4∶1。在医保系统涵盖生化筛查项目的国家里，通常是常规健康体检或进行其他疾病诊疗时发现了血清钙浓度的升高进而发现了本病。因此，在诊断本病时，大多数患者没有本病经典的症状或体征。肾结石不常见，骨折病史也很少见。疾病谱中容易与本病有关联的疾病，像高血压和消化性溃疡类疾病，在本病患者中常见，但是也并不比未患本病的人群更常见。全身症状像虚弱无力、容易疲劳、精神抑郁、智力减退可能也无特殊诊断意义。体格检查通常无明确体征。以前本病的一个经典特征：带状角膜病即角膜的磷酸钙结晶沉着，在当下即使通过裂隙灯检查也已经很难见到。通常，颈部没有包块，病变的甲状旁腺也没有任何感觉。常规体检中神经肌肉系统的功能正常。

另一个可导致高钙血症的主要疾病是恶性肿瘤，其也是诊断 PHPT 时需要马上鉴别的情况。恶性肿瘤性高钙血症患者通常原肿瘤性疾病的症状相当明显而且多是已经确诊的晚期肿瘤。但是多发性骨髓瘤是个例外，高钙血症可能是其的起始表现。患恶性肿瘤时，生化检查中的甲状旁腺素通常处于抑制水平。已经广泛开展了 30 多年的甲状旁腺素免疫学检测技术，可以方便的鉴别 PHPT 和恶性肿瘤性高钙血症。但很罕见的一种情况是，恶性肿瘤患者却伴有甲状旁腺水平的升高。这是因为肿瘤组织异位分泌的甲状旁腺素所致。其实，更常见的情况是，肿瘤组织分泌的是甲状旁腺素相关蛋白（PTH-related protein，PTHrP），一种 PTH 免疫学检测试剂盒不能与 PTH 本身相鉴别的蛋白。这使得，恶性肿瘤所致的高钙血症看起来像是伴有 PHPT，但其实是因肿瘤组织异位分泌的甲状旁腺素相关蛋白所致。

骨骼系统

在当下美国的 PHPT 患者中，经典的影像学描述意义上的**囊性纤维化骨病**几近消失，但是这并不意味着无症状型患者没有骨骼系统的受累。有足够的证据表明骨骼系统在甲状旁腺功能亢进过程中受累。现有的检查技术能够敏锐的监控骨骼情况，这给无症状型甲状旁腺功能亢进症患者关注骨骼受累提供了机会。

骨密度测定

PHPT 的临床特征逐渐从有症状向无症状转变，骨矿物质密度检测技术成为诊出骨质疏松的主要工具，这成为了一种趋势。即使缺乏明显的影像学表现，在患有原发性甲状旁腺功能亢进症时也应该考虑到骨骼受累的可能性。双能 X 射线吸收法（dual energy x-ray absorptiometry，DEXA）骨密度检测可对此提供很好的诊断。由于甲状旁腺素有助于骨皮质的分解代谢（例如桡骨远端 1/3）和骨松质的合成代谢（例如腰椎），测定三个部位的骨密度（腰椎、髋骨和桡骨远端 1/3）可提供更多的信息。患有原发性甲状旁腺功能亢进症时桡骨远端 1/3 处骨密度是降低的[9]。腰椎椎体的骨密度则仅有很轻度的降低，通常在同年龄组平均值的 5% 之内。髋骨区域含有相对均等的骨皮质和骨松质，其骨密度值介于皮质骨富集区和松质骨富集区之间（图 53.2）。这些观察结果初步支持了甲状旁腺素不仅可以促进骨皮质的分解代谢而且在特殊情况下还有助于骨松质的合成代谢[10-11]。在患有原发性甲状旁腺功能亢进症的绝经期后女性患者中也观察到了类似的结果。因此，这些患有 PHPT 的绝经后女性表现出与通常绝经期后因雌激素缺乏而导致的骨松质容易丢失相反的情况。这些观察表明，PHPT 可能有助于避免绝经后女性由于雌激素缺乏所致的松质骨丢失。

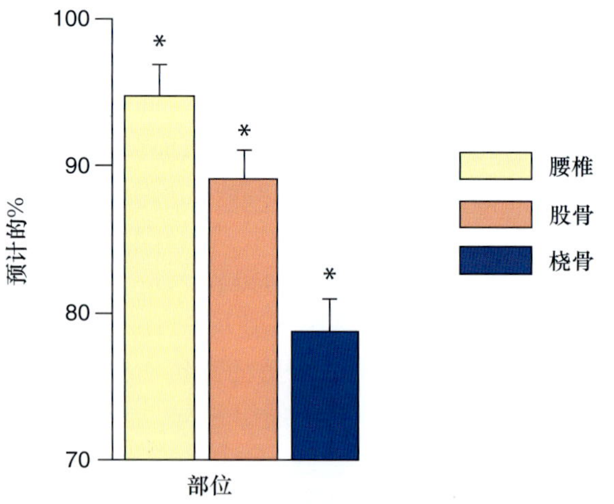

图 53.2 原发性甲状旁腺功能亢进症患者的骨密度。与经年龄、性别匹配后的正常人群的对比数据。与估计值的差值在不同部位是不相同的（$P = 0.0001$）[Redrawn from Silverberg SJ, Shane E, de la Cruz L, et al. Skeletal disease in primary hyperparathyroidism. J Bone Miner Res. 1989；4（3）：283-291.]

在 PHPT 中并不是总能见到特征性的骨密度在椎体中保持较好，在桡骨较远端的骨皮质中降低。一小部分 PHPT 患者也会表现为脊椎骨的骨质疏松。在我们关于本病自然病史的研究中，大约 15% 的患者在确诊时其腰椎 Z 值（与同龄同性别组均值相比的标准差）低于 1.5[12]。另外，PHPT 患者还可表现为所有部位的骨密度普遍降低，罕见情况下，也有所有部位的骨密度都正常。

基于影像学技术的骨骼检查新方法

尽管骨矿物质密度测定法是临床上评估骨骼的金标准，但是其不能直接观察骨骼的显微结构。高分辨率外周骨定量 CT（high-resolution peripheral quantitative computed tomography，HRpQCT）的出现具备了进行非侵入性骨骼显微结构评估的可能。HRpQCT 对骨骼的观察既包括骨皮质也包括骨松质，因而能够查明患病时松质骨可能受累的范围。进一步行此项检查的动因是基于一些研究（后文还会提到）发现：流行病学和前瞻性数据都提示全球性的骨折风险升高，不仅仅是 DXA 检查发现的非脊椎骨的骨折风险升高。通过 HRpQCT 检查，我们和另外一些研究者已发现骨皮质和骨松质在 PHPT 中都受到损害[13-15]。Stein 等对个体松质骨成分的分析研究，更进一步显示垂直方向上的骨小柱明显多于水平方向上的骨小梁。基于有限元分析法，这种拓扑结构削弱了骨的强度。

HRpQCT 能很好地显示 PHPT 时骨骼的显微结构，但是它不能（也许永远都不能）成为临床上可以常规开展的基础性检查项目。也许将来会出现一种能为临床医生提供骨质显微结构信息的简便检查方法。松质骨评分（trabecular bone score，TBS）是对 DXA 检查时得到的腰椎骨图像进行质地分析[16-17]。基于一项软件算法其可以对骨质同质区和异质区的范围进行半定量分析，可以推测骨的显微质量结构。Silva 等和 Romagnoli 等的研究都表明，TBS 评分在患 PHPT 时显著下降，而 DXA 对腰椎骨骨矿物质密度测定则下降不多。对 PHPT 进行研究时，这些新的影像学检查技术清楚地表明，骨的皮质部分和松质部分都受到了损害。

骨组织形态测定术

一定程度上来说，对 PHPT 患者经皮骨活检结果的分析已经确认了患此病时骨骼有广泛受累。经常能看到骨皮质变薄以及过度活跃的骨质转化和加速重构。由于经常选择髂骨脊作为活检部位来观测非脊椎骨，对其的观测通常无法了解松质骨的受累情况。值得一提的是，HRpQCT 检查是包括桡骨和胫骨的[18-20]。

骨折

多年来对 PHPT 患者的骨折发生概率一直没有定论。较早时期 Dauphine 等曾报道轻度甲状旁腺功能亢进症患者的椎骨骨折发生率升高，但其他人的研究质疑这一结论[21-23]。大约 20 年前，针对这一问题开展了一次对明确定义的 PHPT 患者的队列研究，研究中进行了详细的流行病学调查。来自明尼苏达州罗切斯特郡的 Kholsa 等发现，PHPT 患者的椎骨、Colles 骨和盆骨（不包括髂骨）的骨折发生率有升高。本项研究的结论刚开始时被解读为是由于选择偏倚造成的，但是这和后来的其他研究的结果是高度符合的。随后的这些研究中发现本病患者非椎体骨的骨皮质和骨松质都有受累风险，这一点前文曾提到过。进一步证明患原发性甲状旁腺功能亢进症时松质骨容易受累发生骨折的研究是由 Vignali 等报道的。这些研究通过双能 X 线吸收测定和椎体骨折分析对 PHPT 患者的椎骨骨折进行了观察[24]。结果表明椎体骨折在 PHPT 患者中更为常见（发生率为 24.6%），与对照组（4.0%）有显著统计学差异（$P < 0.001$）。

肾结石

肾结石仍然是本病最常见的临床表现[25]。虽然这些年来其发生率已经下降了，但是随着新的影像学评估技术的应用，能够更好的发现高尿钙症，肾结石症和肾钙质沉积症的出现[26]。

毫不奇怪的是，近期一些针对既往不知道有肾脏受累的 PHPT 患者的肾脏系统评估中发现，肾石症和或肾钙质沉积症见于 21% ～ 55% 的患者[27-28]。

其他受累器官

长久以来，PHPT 就被认为可累及多个不同的器官系统。也许，最常见的主诉就是虚弱无力和易疲劳等非特异性症状。典型的 PHPT 与特异的神经肌肉综合征有关，其特征是Ⅱ型肌细胞萎缩[29]。在当下常见的病例多是症状少、病情轻的情况下，这一病变罕见[30]。长期以来，PHPT 引起的精神心理异常一直是引起人们极大兴趣的领域[26-28]。许多患者及其家属和医生都关注此病中出现的抑郁、认知困难和焦虑症状。而且，上述很多症状还被认为在甲状旁腺切除手术以后是可以逆转的。手术文献报道的数据也支持术后有症状的改善[31-34]。一项研究中以甲状腺手术后患者作为对照组，152 例本病患者中有 40% 的患者报告了术后疲劳症状减轻[32]。其他人的研究也报告了相似的结果[33-34]。Walker 等报道了绝经后女性 PHPT 患者中存在有认知功能减退的情况，其部分患者在甲状旁腺切除手术后恢复了正常[35]。但是，3 项对比了手术疗法和观察疗法治疗轻度 PHPT 的随机对照研究发现，手术疗法对精神状态和生活质量的影响效果并不一致[36-38]。对 Bollerslev 等报道的最大的一项临床试验的期中分析表明，没有足够证据能证明仅以改善上述症状为目标的手术治疗能达到预期的目的，因此也不推荐使用。

最近于 2013 年举办的 PHPT 治疗国际协作会议上，深入地回顾了这一议题，结论是当前还没有足够证据证明 PHPT 与这些非特异性症状直接相关[5]。因此，多数专家并未将这些非特异性病征作为本病需要治疗干预的指征[39]。

报道中，PHPT 患者还有很多其他病理表现。其中就有报道发现 PHPT 患者中高血压的患病率比预计的要高[40-41]。然而，甲状旁腺功能亢进症的治愈并不能缓解高血压的病情。仅有的一项随机对照研究在随访患者的血压情况后发现，手术组与非手术组都有好转[42]。轻度 PHPT 患者的心血管系统疾病症状的数据仍然不完整。近期的报道发现，在轻度 PHPT 患者中见不到重症患者常见的左心室肥大。PHPT 患者的颈动脉内膜中层肥厚的比例升高[43-44]。手术治疗对这些病理表现的作用仍在观察之中。

有报道 PHPT 与消化性溃疡也有关系。现在认为，只在 MEN 1 型患者中这两种疾病存在明显的相关性。PHPT 合并胰腺炎常见于重度高钙血症患者中，在轻度血钙升高的 PHPT 患者中少见。最后，PHPT 患者中也可见到痛风和假性痛风，多见于未经治疗或刚经过手术治疗的患者[45]。PHPT 与尿酸型或焦磷酸型关节炎的病因学关系还有待证实。

血钙正常的 PHPT

20 世纪 70 年代早期就认识到大多数 PHPT 患者并不表现出本病的经典症状，这距离血钙正常的 PHPT 被定义已经有 40 年了。这还是大约 15 年前从对骨量低下或骨质疏松患者的调查中发现的[45-46]。最早描述血钙正常的 PHPT 是在骨量低下的患者中。骨量低下的患者在医疗中心评估是否患有骨质疏松时即使血清总钙和游离钙完全正常也会常规进行甲状旁腺素检测。其中一些人甲状旁腺素水平升高而没有其他继发性原因。现在，我们认识到，这种血钙正常的PHPT在非特殊人群中也可以发生。因此，血钙正常的PHPT既可以是无症状型也可以是有症状型[47-50]。

现在对于PHPT不同表型的认识

尽管PHPT的三种不同表型是按时间顺序先后描述的，但是要注意，这三种不同表型（即有症状型、无症状型、血钙正常型）在当下的世界上是同时存在的。实际上，这三种表型可能一直是同时共存的。具体哪种最常见还依赖很多相关因素。举例来说，像印度这类国家，生化筛查不能常规开展，有症状型PHPT最常见到[51]。相应的，在北美洲、西欧还有很多其他能开展常规生化筛查的国家中，无症状型PHPT最常见到，而且还被认为是一种相对常见的内分泌异常。要注意，"无症状"这一限定词语须仔细认证，因为如前所述，骨骼和肾脏的影像学检查发现的器官受累情况比此前预想的要高得多[52]。最晚描述的本病表现型（血钙正常型PHPT）多是在专注代谢性骨病的医学中心里见到的。因此，尽管本病的历史已经让我们认识到其有三种不同的表型，科技发展已经确认了三者共存，但是在具体国家和实践中那种是主要功能型还是不断变化的。

病理学

PHPT的病理学表现将在本书第65章"甲状旁腺的外科病理学"中详细讲述。至今为止，本病最常见到的病变是单个甲状旁腺腺瘤，发生率占80%。已确认的能造成PHPT的危险因素包括：颈部放射线接触史和长期使用含锂剂的精神疾患类药物[53-55]。但是，大多数PHPT患者没有明确的病因。分子异常导致的克隆增殖现象将在其他章节讲述（第55章，原发性甲状旁腺功能亢进症的外科治疗原则；第62章，多发性内分泌肿瘤综合征的甲状旁腺治疗；第64章，甲状旁腺癌；以及第65章，甲状旁腺的外科病理学）。尽管在多数病例中发现的是单个甲状旁腺腺瘤，但是多发性甲状旁腺腺瘤在报道中也有2%～4%。这些病例可以是家族性的，也可以是散发性的。可在很多意想不到的解剖位置发现甲状旁腺腺瘤。众多异位甲状旁腺腺瘤的可能位置都可以由甲状旁腺胚胎发育的迁移模式来解释。最常见的异位位置有甲状腺腺体内、上纵隔内和胸腺内。偶见于食管后间隙、咽腔、颈侧部，甚至位于食管黏膜下层（见第2章、第55章、第56章、第57章、第60章、第61章和第63章）。

大约15%的PHPT患者的4个甲状旁腺都受累。多腺体病变和单腺体病变在临床表现上并无区别。4个腺体都增生的甲状旁腺功能亢进症的病因具有多因素性（见第60章，多腺体甲状旁腺疾病的手术治疗）。其可能与家族性遗传综合征有关，如多发性内分泌肿瘤综合征1型和2A型（见第62章，多发性内分泌肿瘤综合征的甲状旁腺治疗）。尽管散发型病例的病理生理机制尚不明确，但是其钙阈值调定点似乎没有改变。似乎是增生的甲状旁腺腺体内甲状旁腺细胞数量的增多导致了甲状旁腺素的过度分泌。至于甲状旁腺腺瘤，其潜在的分子机制具有异质性。

手术与非手术治疗的临床过程

既然本病的发病特征已经发生了变化，那就有了下面的问题：无症状型PHPT患者还需要手术治疗吗？随着研究数据的大量涌现，逐渐改善的手术指南可用于判定哪些患者需要常规手术，哪些患者只需随访而无须干预[5, 56-58]。对于所有那些具有任何明显临床症状的PHPT患者（肾结石、**囊性纤维化骨炎**、典型的神经肌肉病变）都建议手术治疗。对于无"典型"甲状旁腺疾病症状的患者，根据2014年版国际共识指南，建议对符合下列适应证的患者进行手术治疗（表53.1）[5]：

1. 钙水平：血清钙比参考值上限高1.0 mg/dl以上。
2. 肾功能：肌酐清除率小于60 ml/min；影像学发现肾钙质沉积症或肾结石；24 h尿钙大于400 mg/d；或生化结石风险分析中结石风险升高。
3. 骨功能：骨密度分析中任何部位有骨质疏松（T值≤－2.5）；临床脆性骨折；或脊椎影像学发现椎体压缩骨折。
4. 年龄小于50周岁。

建议的术前检查见表53.2。

手术

一旦决定要进行甲状旁腺切除术，术前的定位检查就很有必要了（见第55章，原发性甲状旁腺功能亢进症的手术治疗原则）。术前的定位检查不仅决定了能否行微创甲状旁腺切除术（见第57章，单个腺体甲状旁腺微创探查术），还可以确认异位的甲状旁腺。有既往颈部手术史的患者因为颈部解剖标志的改变，行术前定位检查是特别有帮助的。术前定位和手术技巧在其他章节详述（见第57章，单个腺体甲状旁腺微创

表 53.1 当前和既往指南中关于无症状型原发性甲状旁腺功能亢进症手术治疗指征的对比

	指南发表于			
项目	1990 年[50]	2002 年[51]	2009 年[58]	2014 年[5]
血清钙（超出上限值）	1 ～ 1.6 mg/dl	1.0 mg/dl	1.0 mg/dl	1.0 mg/dl
肾功能值	24 h 尿钙大于 400 mg 肌酐清除率下降 30%	24 h 尿钙大于 400 mg 肌酐清除率下降 30%	肌酐清除率小于 60 ml/min	肌酐清除率小于 60 ml/min 24 h 尿钙大于 400 mg 高结石风险
骨骼参数	双能 X 线吸收值 Z 评分 ≤ 2.0（前臂）	双能 X 线吸收值 T 评分 ≤ 2.5（任意部位）	双能 X 线吸收值 T 评分 ＜ － 2.5（任意部位）脆性骨折	双能 X 线吸收值 T 评分≤－ 2.5（任意部位）脆性骨折脊椎影像可见椎体压缩骨折
年龄	＜ 50 岁	＜ 50 岁	＜ 50 岁	＜ 50 岁

注：DXA，双能 X 线吸收测定。

Modified from Bilezikian JP，Brandi ML，Eastell R，et al. Guidelines for the management of asymptomatic primary hyperparathyroidism：Summary statement from the Fourth International Workshop. J Clin Endocrinol Metab. 2014；99（10）：3561-3569.

表 53.2 原发性甲状旁腺功能亢进症的术前评估

类别	项目	注意事项
血清生化	血清钙、白蛋白、甲状旁腺素	离子钙并非常规检测
	25- 羟基维生素 D	对血钙正常型原发性甲状旁腺功能亢进症是必要的
尿液生化	24 h 尿钙和肌酐	需排除家族性低尿钙高血钙症
骨骼评估	骨密度测定（DXA）	三个部位
基因检测		患者或家属有 MEN 综合征病史年龄小于 40 岁或有原发性甲状旁腺功能亢进症的家族史
其他影像学检查	脊椎、肾脏	影像学检测亚临床的椎体骨折和肾结石

注：DXA，双能 X 线吸收测定；FHH，家族性低尿钙高血钙症；MEN，多发性内分泌肿瘤；PHPT，原发性甲状旁腺功能亢进症；PTH，甲状旁腺素。

探查术；第 58 章，腔镜辅助的微创甲状旁腺切除术）。

手术成功以后，术前的异常生化指标很快会恢复正常[59]。血清钙倾向于尽量不降至正常范围以下，有一种情况，即有明显骨骼受累的 PHPT 患者会在术后早期出现血清钙低于正常（骨饥饿综合征）。在剩余甲状旁腺功能恢复的过程中出现的一过性低钙血症可以通过在术后头几周里每天给患者输注几克钙剂来预防。明确的或不明确的临床症状术后可能好转，也可能没有变化，若术前有高血压、消化道溃疡性疾病，术后也不太可能会缓解。确定的手术获益是能明显降低肾结石的复发率[60-61]。90% 以上伴有泌尿系结石的 PHPT 患者在甲状旁腺切除术后未再形成新结石，至于个别再次形成结石的患者，应该考虑其有其他造成结石的病因。长期的观察数据确认了短期随机对照实验所发现的情况，即手术治疗也可以改善 PHPT 患者的骨矿物质密度（图 53.3）[36-38, 59, 62]。甲状旁腺切除手术使腰椎和股骨颈部位的骨矿物质密度上升了 10% ～ 12%。这种上升主要发生在手术后前几年，但其后也可能维持近十年。在确诊甲状旁腺功能亢进症的同时患有脊椎骨量低下或骨质疏松的患者，其术后脊椎骨骨密度增加的幅度更大，平均可达 20%[12]。这种对低脊椎骨密度患者的良好疗效支持了对伴有骨松质或骨皮质损失的患者进行甲状旁腺手术切除治疗，同时也推动了治疗指南对伴有任何部位骨质疏松的患者行甲状旁腺切除手术的支持（表 53.1）。

内科处理

尽管很多 PHPT 患者不符合任何手术指南中的手术适应证，其血清钙、甲状旁腺素、尿钙或骨密度都没有显著变化，但是我们 15 年的观察研究发现大约 1/3 稍多（37%）的患者确实有疾病进展的证据[55]。腰椎、股骨颈和桡骨的骨矿物质密度通常在 5 ～ 8 年内是稳定的（图 53.3）[52, 55]。但是，随着随访时间的延长，我们记录到在含有较多骨皮质的骨（髂骨和前臂骨）的骨密度有显著下降[62]。这提醒我们，长期观察不干预的策略可能使观察对象处于风险之中。

没有临床或生化指标特征能预测哪些患者的疾病会进展哪些不会，尽管那些疾病进展的患者倾向于比不进展的患者更为年轻。实际上，年龄小于 50 岁的患者中 60% 以上有病情的进展，而在大于 50 岁的患

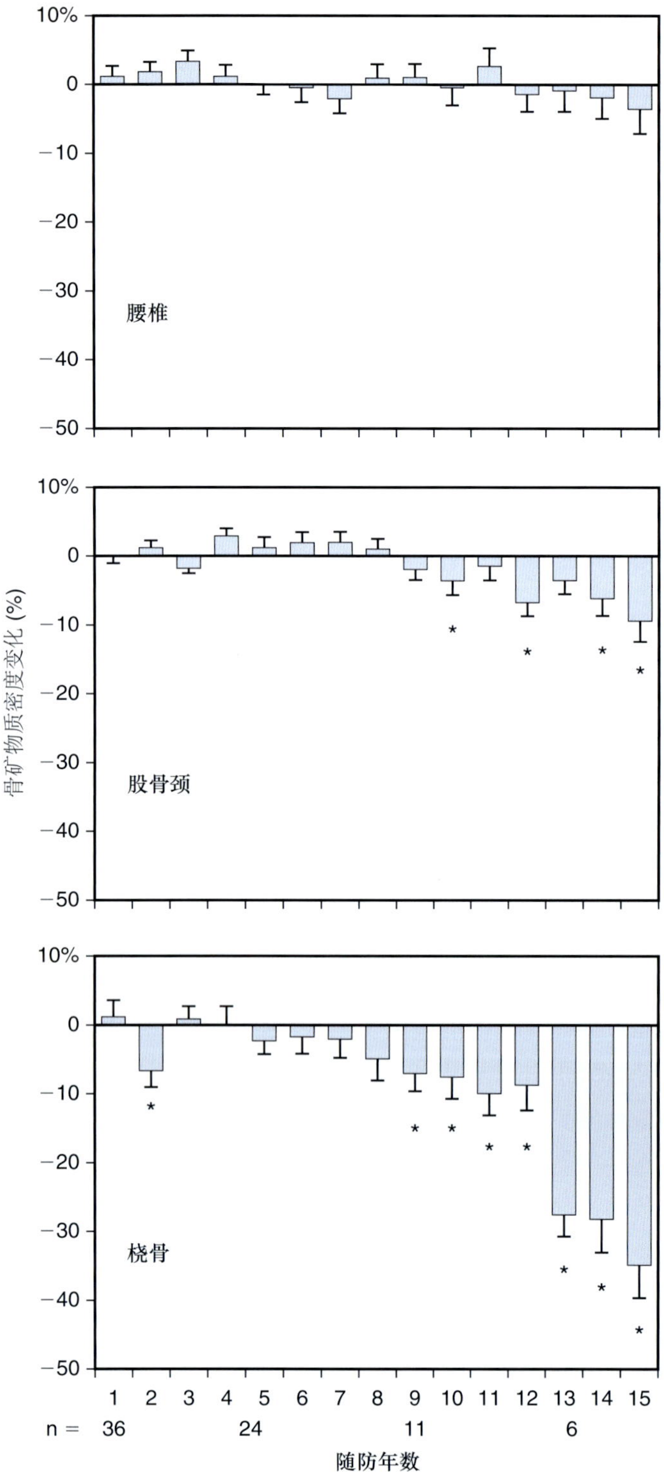

图 53.3 原发性甲状旁腺功能亢进症患者 15 年间的骨密度情况。所显示数据为各部位相比基线值的变化百分比。$P < 0.05$ 为与基线相比有显著性差异［Modified from Rubin MR，Bilezikian JP，McMahon DJ，et al. The natural history of primary hyperparathyroidism with or without parathyroid surgery after 15 years. J Clin Endocrinol Metab. 2008；93（9）：3462-3470.］

者中，仅有 23% 的患者在观察过程中出现新的手术适应证指征[63]。这些数据从循证医学的角度支持了患病年龄这条手术适应证。

对未手术的患者应密切随访观察，一旦出现手术适应证，就应行甲状旁腺切除术治疗。对于仅临床观察未手术的患者，2014 年的治疗指南建议每 12 个月检查一次血清钙和肾小球清除率，骨密度测定可根据情况每年或每半年检测一次（表 53.3 中各版本随访指南）。现在的指南还建议对同时患有维生素 D 缺乏的 PHPT 患者进行补充维生素 D 治疗，使 25- 羟基维生素 D 水平高于 20 ng/ml[5]。一项每日补充 2800 IU 维生素 D 的随机对照实验显示：甲状旁腺素水平下降了，脊椎骨密度有改善，25- 羟基维生素 D 水平从 20 ng/ml 升高到了 37 ng/ml 且没有不良反应[64]。

应嘱咐患者保持水化尿液，避免应用噻嗪类药物。同时避免长时间的制动，因为其可以加重高血钙症和高尿钙症[65]。因为血钙水平高，很多患者常常被建议限制饮食中的钙摄入，但是我们不赞成这一做法。Locker 等发现，在 1,25- 二羟维生素 D_3 处于正常水平的患者中，饮食摄入钙含量高（每天 1000 mg）或低（每天 500 mg）的患者其尿液中钙的排泄量无明显差异[66]。另外，在 1,25- 二羟维生素 D_3 处于升高状态的患者，高钙饮食可加重高尿钙症。这一研究结果表明，如果 PHPT 患者的 1,25- 二羟维生素 D_3 水平正常，那么患者饮食中钙摄入量可放宽至 1000 mg/d，但是如果 1,25- 二羟维生素 D_3 水平升高，则要严格地限制钙的摄入量。

血钙正常型 PHPT 的诊断和治疗过程

早期文献报道中因为检测试剂盒的技术受限（会导致甲状旁腺素检测结果假性升高）以及包含了部分因为维生素 D 缺乏、高尿钙症、肾功能不全和部分肝脏及胃肠道疾病所导致的继发性甲状旁腺功能亢进症而使血钙正常型 PHPT 的诊断变得混淆不清。

表 53.3 当前指南中对未行手术治疗的无症状型原发性甲状旁腺功能亢进症患者的随访策略

监测项目	指南
血清钙	每年一次
肾功	估计肾小球滤过率（eGFR）：每年一次 24 h 尿钙 / 肾影像学 / 生化结石风险特征分析：只在临床怀疑有结石时
骨骼	骨密度检测：每年一次或两次脊椎影像学检查：只在有临床指征时

Modified from Bilezikian JP，Brandi ML，Eastell R，et al. Guidelines for the management of asymptomatic primary hyperparathyroidism：summary statement from the Fourth International Workshop. J Clin Endocrinol Metab. 2014；99（10）：3561-3569.

PHPT 的患者如果同时患有维生素 D 缺乏症会降低其原本升高的血钙浓度至正常水平，这是甲状旁腺素升高而血钙正常的最常见解释，尽管这种解释还有争议。要诊断血钙正常型的 PHPT 要求患者的血清 25- 羟基维生素 D 水平在正常的生理范围内（> 30 ng/ml），同时要排除继发性甲状旁腺功能亢进的因素（例如，要求尿钙排泌和肾功能、肝功能正常，不能有吸收功能异常）[5]。重点是：要监测离子化的钙而且要求其持续保持在正常水平（在血钙升高的 PHPT 时此项目并非必须）[5]。

血钙正常型 PHPT 的患者通常是在评估骨量低下的过程中发现的。尽管部分患者可能表现出 PHPT 的早期症状，但是其余患者看起来也不是处于疾病的进展期。在很多研究中，只有 0.6% ～ 19% 的患者后来发展出高钙血症[4, 47, 67]。这部分患者相较未加选择的高血钙型 PHPT 患者有着较高的骨质疏松、骨折和肾结石发生率，这可能是选择偏倚造成的（血钙正常型 PHPT 经常是在评估上述症状时确诊的）[45, 68]。需要注意的是，尽管 2014 年国际共识指南的推荐中包括对血钙正常型 PHPT 行手术治疗，但是这些推荐不是基于证据支持[5]。之所以经常建议慎重的观察等待处理是因为随着时间延长，一部分患者的高甲状旁腺激素症状会缓解。血钙正常型 PHPT 可靠的手术指征和治疗效果还需要进一步的数据支持。

药物治疗

口服磷酸盐

口服磷酸盐能够降低血清钙浓度，最多达 1 mg/dl[69]。其不良反应包括胃肠不适、可能进一步升高甲状旁腺素水平，以及长期使用时可能导致软组织钙化。已经不再建议使用这种药物来治疗 PHPT。

双膦酸盐和地舒单抗

双磷酸盐和地舒单抗（denosumab）是治疗骨质疏松时使用的骨吸收抑制剂。虽然其不直接影响甲状旁腺素的分泌，但是通过抑制骨质重吸收，可以降低血清钙和尿钙水平。一些阿仑膦酸（alendronate）的小型随机对照研究表明，随着骨质转换标记物的降低，腰椎和髂部骨骼的骨矿物质密度升高了，而血清钙水平几乎不受影响[70]。一项关于 risedronate 的未设对照的研究发现，脊椎骨骨矿物质密度的升高幅度小于甲状旁腺切除手术[71]。关于地舒单抗首次发表的、经过验证确有疗效的研究就是发现甲状旁腺功能正常的绝经后女性中，相较于对照组其骨的矿物质密度有大幅度改善[72]。这些结果表明，对于不能行甲状旁腺切除手术治疗的患者来说，此类药物是治疗低骨质密度的有效手段。

雌激素治疗和选择性雌激素受体调节剂

患有 PHPT 的绝经后女性，其为了治疗月经暂停而使用的雌激素替代疗法对改善骨质密度也有益处[70]。二联雌激素（每天雌激素 0.625 mg 联合甲羟孕酮 5 mg）相较于安慰剂的随机对照试验确认了此前曾报道过的其对股骨颈和腰椎骨质密度是有益的[73]。但是，较早前报道中提到的血钙水平降低在随机对照试验中并未得到证实。对应用选择性雌激素受体调节剂－雷洛昔芬－的唯一一项研究是一项包含 18 名绝经后女性患者的短期临床试验（8 周）。雷洛昔芬（每天 60 mg）对血清钙浓度和骨转换标志物的降低有统计学意义，但是幅度较小（0.50 mg/dl）[74]。目前还没有关于雷洛昔芬与骨质密度以及雌激素或雷洛昔芬与骨折的相关数据。

拟钙剂

拟钙剂作用于甲状旁腺细胞的钙离子感受受体，可模拟细胞外钙离子的作用。其可以导致受体活化进而抑制甲状旁腺细胞的功能。第一代拟钙剂配体为苯烷基胺（R-586），结构式（R）-N-（3- 甲氧基 -a- 苯乙基）-3-（2- 氯苯基）-1- 丙胺，在体外试验中可以升高胞质内钙浓度并减少甲状旁腺素分泌；对绝经后女性 PHPT 患者的一项单剂量临床试验中发现，其可抑制甲状旁腺素的分泌并降低血清钙浓度[75]。第二代配体——西那卡塞——可将 PHPT 患者的血清钙降至正常范围[76-78]。虽然西那卡塞可以将血清钙浓度降至正常，也可以使甲状旁腺素下降，但其不能使甲状旁腺素降至正常范围。即使服用西那卡塞 3 年后，尿钙的排泄量和平均骨矿物质密度也没有变化。因此，西那卡塞的疗效还达不到希望中能替代甲状旁腺手术的程度。但是已经证实西那卡塞可以有效降低难治性的 PHPT 患者[79]或不能手术的甲状旁腺癌患者的血清钙水平[80]。欧洲药品管理局 2008 年批准了西那卡塞用于治疗 PHPT，美国食品药品管理局（Food and Drug Administration，FDA）2011 年批准了西那卡塞用于治疗不能手术的原发性甲状旁腺功能亢进症患者的重度高钙血症。

不常见情况

新生儿型疾病

新生儿型 PHPT 是 PHPT 的一种罕见类型，是由于钙离子感知受体的纯合性基因失活造成的。若是杂合性失活，则表现为良性高钙血症，也就是所谓的**家族性低尿钙高血钙症**[81-82]。但是，若为纯合性失活，即新生儿型 PHPT，则可以出现严重的高钙血症，除非早期发现，否则病情危重，可能致命。治疗新生儿高钙血症的首选方法是早期行甲状旁腺次全切除术，以切除绝大部分增生的甲状旁腺组织。

孕期 PHPT

对孕期中的 PHPT 的担心主要是其对胎儿和新生儿的潜在影响[83]。孕期 PHPT 的并发症包括自发性流产、低体重新生儿、瓣上性主动脉狭窄和新生儿手足搐搦。后者是由于母体内血钙水平过高且通过胎盘血液循环途径进入胎儿体内，导致胎儿甲状旁腺受抑制所致。出生前，胎儿适应了子宫内高钙血症的情况，出生后前几天因甲状旁腺功能低下可导致低钙血症和手足搐搦。如今，在这种大部分 PHPT 患者（无论妊娠与否）的临床症状都很轻微的时代，建议进行个体化的治疗。很多症状轻微的孕期患者不做手术而进行观察随访是安全的，其新生儿的情况也很好。但是对于重症患者，建议在孕中期行甲状旁腺切除手术治疗。

急性 PHPT

急性 PHPT（又称**甲状旁腺危象**、**甲状旁腺中毒**、**甲状旁腺毒症**或**甲状旁腺风暴**）是指 PHPT 患者突然出现一波可危及生命的高钙血症[84]。其临床表现主要是重度高钙血症的相关症状。实验室检查结果异常很明显，不仅血清钙显著升高，而且甲状旁腺素极度升高可高至正常值的 20 倍。尽管有研究发现 25% 的患者可有持续性轻度高钙血症的病史，但是轻度无症状型 PHPT 患者出现急性原发性甲状旁腺功能亢进症的风险是很低的。同时伴有活动受限类的疾病可能是促使甲状旁腺危象发生的危险因素。早期确诊和积极的内科治疗加外科手术治疗是取得较好预后的关键。

甲状旁腺癌

甲状旁腺癌占 PHPT 患者的比例不足 0.5%（见第 64 章，甲状旁腺癌）[85]。甲状旁腺癌的病因不明，患病危险因素也不明确。没有证据表明甲状旁腺癌是从之前的良性甲状旁腺腺瘤恶变而来的。甲状旁腺癌的主要临床表现是高钙血症。远处转移是本病的晚期表现，常见转移部位有肺（40%）、淋巴结（30%）和肝（10%）。

甲状旁腺癌与良性 PHPT 不同的临床特征主要有：女性高发特征的缺如和血清钙及甲状旁腺素水平的极度升高。有报道说，其颈部可触及包块这一与良性 PHPT 明显不同的症状可见于 30% ～ 76% 的甲状旁腺癌患者。

手术是目前唯一有效的治疗方法。首次手术的治愈机会最大。一旦术后复发，几乎不可能再治愈，尽管之后患者的肿瘤还可以迁延多年。本病对放射线不敏感，尽管有零星报道显示肿瘤在经过局部放疗后有消退。当发生远处转移时，孤立转移灶可行手术切除，特别是肺转移时。这种对转移灶的局部切除虽不是治愈性的，但是能长期缓解病情，有时可达数年之久。同样，颈部病灶的局部减瘤手术也是姑息性的，即使总是有恶性组织残留。传统的化疗没有效果。有报道免疫疗法，即选择性地增加甲状旁腺素抗体的滴度，可有效缓解顽固性的高钙血症，但是治疗成功的很少，而且不是治愈性的[86]。如果不能行手术治疗，应重点控制高钙血症。静脉给予双膦酸盐类药物能有效治疗重度高钙血症，但长期效果欠佳。西那卡塞可降低甲状旁腺癌患者的血清钙水平，缓解高钙血症并发的恶心、呕吐和精神不振症状[80]。FDA 已经批准西那卡塞用于治疗甲状旁腺癌患者的高钙血症。目前还没有甲状旁腺癌患者应用西那卡塞后有关肿瘤生长的数据。因此，此药还不能取代手术治疗。另外，对于无法行手术治疗的复发性或有远处转移的甲状旁腺癌患者来说，此药提供了一种控制顽固性高钙血症的可能。

参考文献

如需完整的参考文献列表，请访问 http://pincode.yiaiwang.com。

54

甲状旁腺术前定位检查

Carrie C. Lubitz，Quan-Yang Duh

陈曦　王越　译　赵文新　审校

请访问 http://pincode.yiaiwang.com 查看相关视频：

视频 54.1　第 54 章引言：甲状旁腺术前定位检查。

本章包含额外的在线拓展内容，详情请访问 http://pincode.yiaiwang.com。

引言

一名丰富经验的甲状旁腺外科医生的手术技能是术中识别异常甲状旁腺最重要的保证，初次手术的原发性甲状旁腺功能亢进症（primary hyperparathyroidism，PHPT）的结果，与是否进行术前影像学检查并无关联[1]。长久以来，超过 95% 的患者在没有定位检查的情况下，由经验丰富的甲状旁腺外科医生进行双侧颈部探查后获得治愈，而术前检查也并不能更进一步缩短手术时间[2-4]。但较之首次手术，甲状旁腺再次手术的失败率和并发症发生率明显更高，因此，再次手术前的定位检查是至关重要的。

关于该主题的更多讨论，请访问 http://pincode.yiaiwang.com。

在过去 15 年间，手术方式已发生了很大变化。早期，大多数的外科医生行双侧颈部探查明确四枚甲状旁腺，而今，更多的外科医生是对病变腺体进行定向切除[8]。目前最常用的无创影像学检查方法是颈部超声（ultrasound，US）、核素扫描、计算机断层扫描（computed tomography，CT）和磁共振成像（magnetic resonance imaging，MRI）。

关于该主题的更多讨论，请访问 http://pincode.yiaiwang.com。

应该强调的是，影像学不用于 PHPT 的诊断。PHPT 的确诊首先是定性诊断，即血清钙和甲状旁腺激素（parathyroid hormone，PTH）水平同步增高。影像学检查中的阳性发现可能并不是 PHPT，而定性明确的 PHPT 未能通过影像学发现病灶也并不少见，尤其是多腺体疾病。有创的检查通常用于再次手术前或考虑异位旁腺的病例，包括超声或 CT 引导下的细针穿刺抽吸（fine-needle aspiration，FNA），同时对洗脱液进行 PTH 测定，或者甲状旁腺血管造影和（或）选择性静脉分段采血检测 PTH 水平梯度。

PHPT 最常由单发腺瘤引起（75% ～ 85%），其次是多腺体病变（增生：10% ～ 15%，双腺瘤：2% ～ 12%），而甲状旁腺癌（1%）则非常少见[20]。术前影像学检查可定位大多数 PHPT 患者的病灶，使其能接受微创的甲状旁腺定向切除。在本章中，我们回顾 3 种甲状旁腺定位方法：放射学显像的、核医学显像和有创检查。

定位检查

关于该主题的更多讨论，请访问 http://pincode.yiaiwang.com。

放射学影像

颈部超声

一个典型的甲状旁腺腺瘤超声影像中表现为均质的低回声，通常可看到滋养血管（图 54.1），甲状旁腺通常为椭圆形，但也可为长条形、双叶形或多叶形[25]。其他异常还包括甲状旁腺囊肿、较大实体病变内含囊性成分、巨大腺瘤和钙化。甲状旁腺囊肿表现为薄壁的无回声，后方增强，这类患者的血清 PTH 水平可能波动和（或）正常。大的实体腺瘤内可发现有无回声的囊性病变，伴有后方回声增强。巨大腺瘤是指＞3 cm 的腺瘤。钙化在甲状旁腺腺瘤中少见，为高回

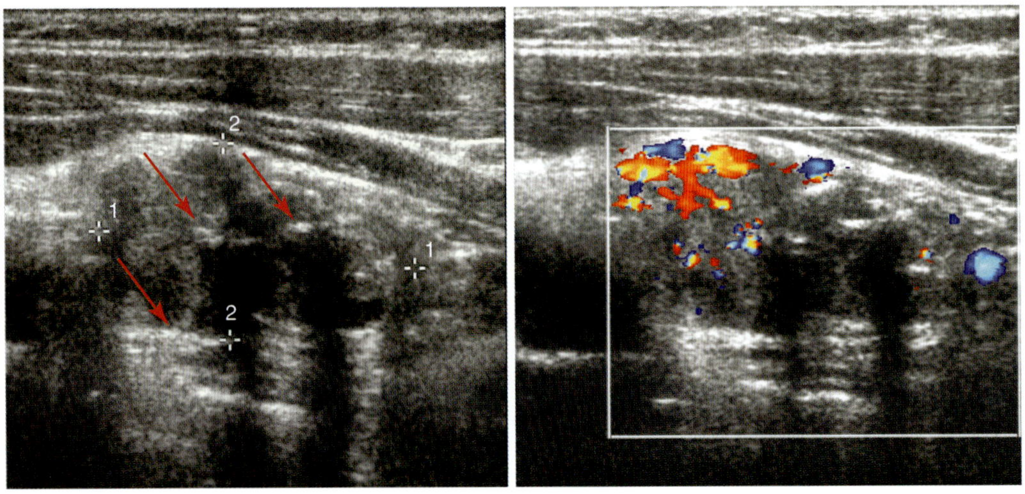

图 54.1 高分辨率超声定位的左下甲状旁腺腺瘤。一个大的（3.2 cm×2 cm×1.6 cm）分叶状低回声肿块（由虚线勾勒的白色方块），可见血管流动（见多普勒图像，右图）和钙化阴影（红色箭头，左图）

声，后方伴中断的回声影（图 54.1）。如果为夹杂高回声和低回声的不均质图像，可能分别对应腺体内脂肪和增生的甲状旁腺组织。

超声的优点包括：①经济；②无辐射，无须造影剂；③无创；④对邻近甲状腺的甲状旁腺肿瘤检测效果出色；⑤能同时识别甲状腺结节；⑥使用方便占地小，外科医生可以在诊室进行检查；⑦可指导穿刺活检。缺点包括：①依赖于操作者的经验和手法；②难以发现胸骨后、气管后、食管后和深部的甲状旁腺肿瘤；③无法进行功能性检测（如很难区分小淋巴结和小的异常甲状旁腺）。

一项回顾性研究显示，超声的敏感性和阳性预测值（positive predictive value，PPV）分别为 51% ～ 96% 和 50% ～ 100%[26]，外科医生进行的超声检查与放射科医生进行的超声检查的准确性是相当的，他们对于多发性腺瘤或甲状旁腺增生的检查准确性都有限，灵敏度约为 13% ～ 24%[27-28]。有几个因素会降低灵敏度和 PPV，包括伴随甲状腺结节和多发性甲状腺旁腺瘤或甲状旁腺增生[19, 23-25]。如果超声检查有怀疑，临床医生可以考虑对可疑病灶行经皮细针穿刺，并送标本测定 PTH 水平[19]。

关于该主题的更多讨论，请访问 http://pincode.yiaiwang.com。

计算机断层扫描（CT）

CT 是另一种无创甲状旁腺定位技术。应用患者体位固定装置使颈部更好伸展、静脉注射造影剂增强扫描、高分辨率设备行 2.5 ～ 3 mm 的薄层扫描，均提高了 CT 检查的敏感性。四维 CT（four-dimensional CT，4D-CT）是一种增强扫描，根据甲状旁腺、甲状腺和淋巴结在时间上的不同灌注特征生成多平面图像[32-33]。4D-CT 在一次检查中从解剖学和生理学角度显示病变甲状旁腺的异常。甲状旁腺腺瘤摄取造影剂速度很快，消退也相对较早。早先的研究显示，4D-CT 不仅能定位甲状旁腺腺瘤在哪一侧（敏感性：4D-CT 的 88%，MIBI 的 65%，超声 57%），还能定位是上旁腺还是下旁腺（敏感性：4D-CT 70%，MIBI 33%，超声 29%），其结果比超声或 MIBI 更准确。专业的放射科医生读片也能提高 CT 扫描的准确性[33-34]。

CT 扫描在定位异常甲状旁腺方面独具优势。在转诊而来的患者中，CT 对明确甲状旁腺腺瘤位于左右哪一侧的敏感性＞85%，能进一步区分上下旁腺的敏感性为 66% ～ 70%[33-35]。在超声和（或）MIBI 未发现病灶、结果不一致、或考虑异位腺体的情况下，4D-CT 的灵敏度非常高[32, 35-36]，在超声和（或）MIBI 未发现病灶、结果不一致的病例中，4D-CT 能够识别 73% 的甲状旁腺腺瘤侧，而在再次手术病例中准确性超过 80%。但对于多腺体增生的病例，CT 扫描依旧面临挑战[32, 37]。现在，许多临床医生已将 4D-CT 作为他们的定位检查的第一选择。

CT 对定位异位腺体也非常有用，比如藏身于前纵隔或其他隐匿部位的甲状旁腺（图 54.2 和图 54.3）[38]。另外，CT 设备已在大多数医院普及，还可复制图像供不同医生读片，检查速度比 MIBI 扫描快很多，并可引导 FNA，且较之超声判断，其结果受主观影像较小。CT 的缺点是需要静脉注射造影剂、有辐射暴露和特异性较差。4D-CT 的平均有效辐射剂量为 10 mSv，和 MIBI 扫描的 7 mSv 相当，但正常人群平均每年背景辐射暴露量就有 3 mSv[39-40]。虽然报告指出 CT 的辐射对甲状腺辐射量明显远高于 MIBI，但绝大多数病例诊断

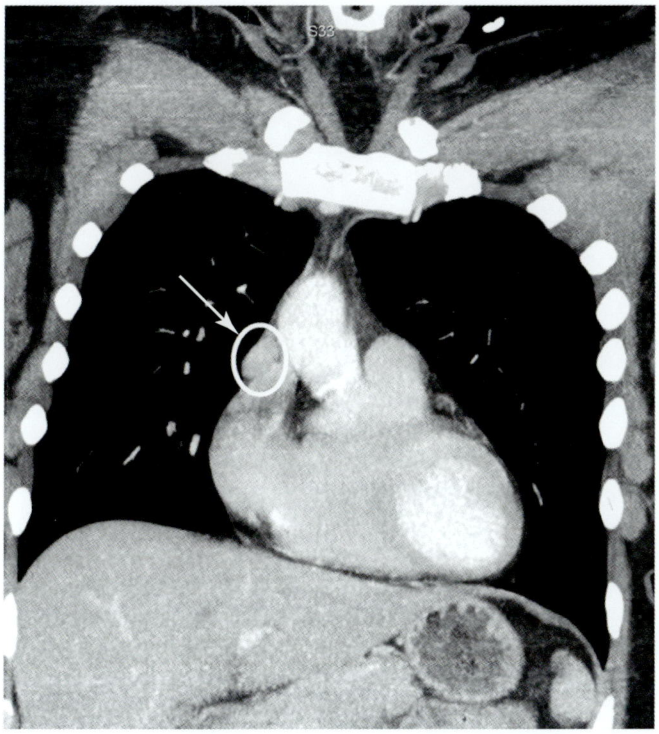

图 54.2 使用静脉造影剂的胸部计算机断层扫描（CT）显示 1.8 cm×0.9 cm 的软组织密度邻近右心房和上腔静脉前方，对应 ^{99m}Tc-sestamibi（MIBI）摄取增加的纵隔区域和组合单光子发射计算机体层成像（SPECT）/CT

仅需单次扫描，由此引发癌症的风险极低[39-40]。

磁共振成像（MRI）

关于该主题的更多讨论（包括图 54.4 和图 54.5），请访问 http://pincode.yiaiwang.com。

核医学显像

自 20 世纪 80 年代问世以来，甲状旁腺的核医学成像技术一直在不断改进。许多临床医生将无创的核素显影作为甲状旁腺肿瘤功能显像一线方法。它是安全的，对绝大多数病例与超声有相似的敏感性和特异性。它能发现超声探不到的腺体，如位于颈深部或背侧、异位于胸腔和纵隔的甲状旁腺。

关于该主题的更多讨论（包括包括图 54.6），请访问 http://pincode.yiaiwang.com。

^{99m}Tc- 甲氧基异丁基异腈（^{99m}Tc-sestamibi，MIBI）显影甲状旁腺的方法于 1989 年被首次报道[48]。MIBI 也用于显示心脏灌注情况。与铊不同，甲氧基异丁基异腈在线粒体中积累，而不是积聚在细胞内的钾池中。根据组织中线粒体浓度，甲状旁腺腺瘤代谢甲氧基异丁基异腈的速率不同。与甲状腺组织相比，甲状旁腺腺瘤细胞常含有较多量线粒体，从而使其摄取的甲氧基异丁基异腈消退较慢。

目前尚无甲状旁腺特异的放射性核素，这意味着所有被甲状旁腺摄取的放射性核素也会被甲状腺摄取，因此很难对甲状旁腺进行单独成像[49]。

这个问题可以通过双示踪剂减影成像来解决。即患者被给予两种放射性核素，一种是甲状腺特异性的，另一种是可以同时被甲状腺和甲状旁腺摄取的。最常用的两种甲状腺特异性放射性核素是放射性碘（^{123}I）和高锝酸盐（^{99m}Tc- 高锝酸盐）。分别扫描摄片后，计算机后期处理从甲状腺甲状旁腺组合图像中“减去”单独的甲状腺图像，只留下甲状旁腺的影像（图 54.7）。这项技术的难度在于要求患者在整个扫描过程中保持相同的姿势和位置。由于难以处理运动伪影，该技术仅适用于平面图像，而不能用于单光子发射计算机体层成像（single-photon emission computed tomography，SPECT）。平面、SPECT 和减影成像可用于所有放射性核素示踪剂。

MIBI 可以通过双时相技术（依据甲状旁腺和甲状腺中放射性核素消退时间不同）或减影扫描（使用双同位素 ^{123}I 或锝突出显示甲状腺组织）对甲状旁腺进行成像，两者的准确度相似[50]。一项对 246 名单发甲状旁腺腺瘤患者的研究表明，减影扫描的敏感性为 89%，双时相成像的敏感性为 73%，两种方法的特异性相似，为 90% ～ 95%[50]。双时相扫描时，注射造影剂 10 min 后首次摄片，2 ～ 3 h 后再次摄片。

双时相位扫描较之减影扫描的优势在于其不受运动伪影的影响，使其更能应用于 SPECT。

关于该主题的更多讨论（包括包括图 54.6），请访问 http://pincode.yiaiwang.com。

虽然双时相扫描同时提供平面成像和 SPECT 成像，并借此提高敏感度，但它仍不如减影扫描敏感[53]。为此，可在双时相扫描采集延迟相图像后，注入 ^{99m}Tc-高锝酸盐，再将这个平面扫描的平面图像添加到双时相的 SPECT 图像中进行减影。SPECT 图像也可与 CT 图像融合，以提供更高质量的成像，以此引导微创甲状旁腺切除术（图 54.8），并在多腺体病变的检出中发挥着作用[53-55]。在核医学检查的过程中，操作者的经验、图像采集质量、患者体位和操作流程均极大影响着结果的准确性[56]。

MIBI 会有一定的假阳性和假阴性率。一些甲状腺实性结节，如许特氏结节，其嗜酸细胞含量高，可导致 MIBI 扫描假阳性，联合应用减影扫描和双时相 SPECT 能最大限度地减少这种假阳性的发生。甲状腺癌、转移性病灶、淋巴结病变、结节病和棕色脂肪都可能导致假阳性结果。如果甲状旁腺腺瘤中嗜酸细胞数目少或对 MIBI 的代谢增加致早期消退，则可能出

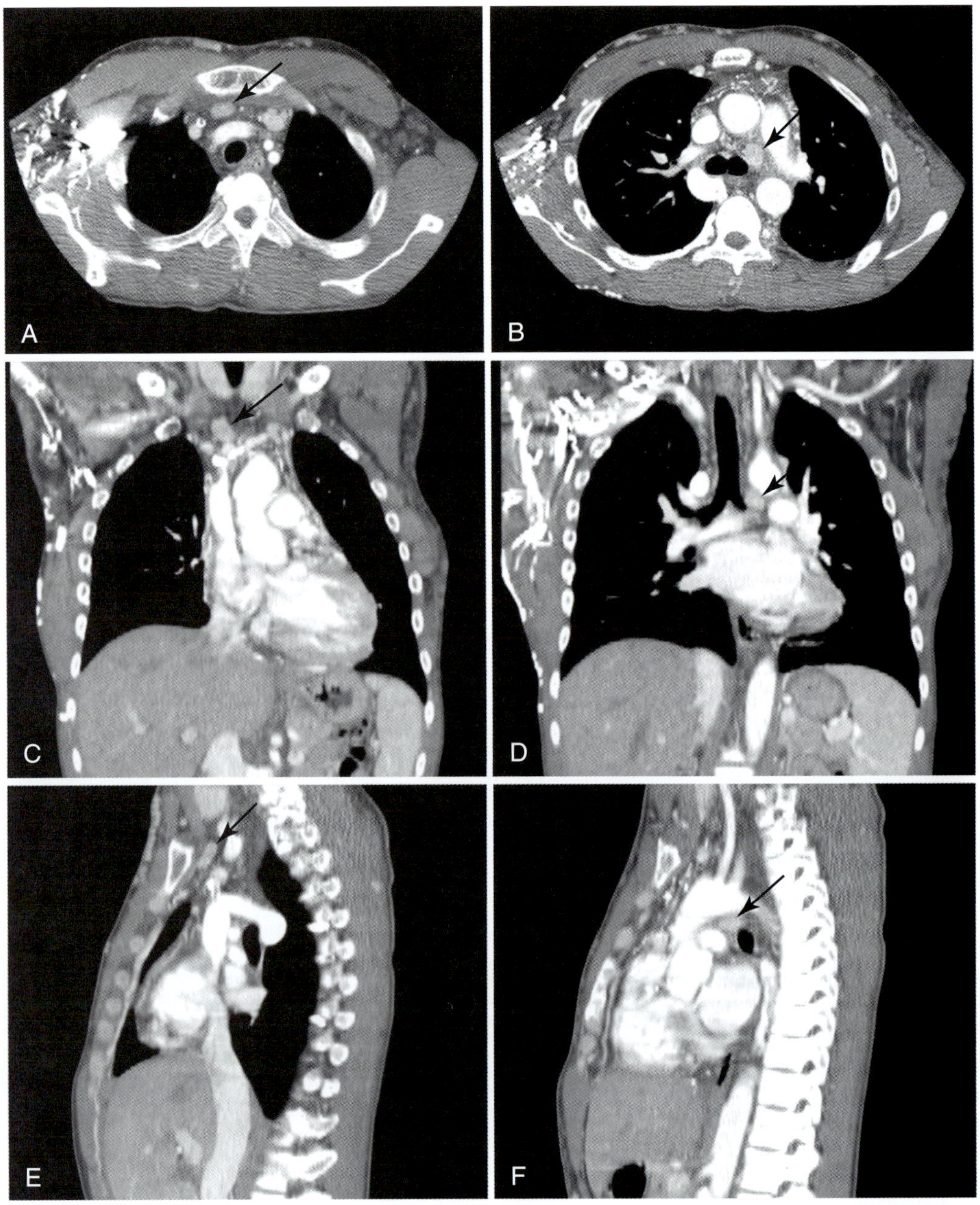

图 54.3 一名 29 岁男性在甲状旁腺次全切除术后复发的继发性甲状旁腺功能亢进。进行了计算机断层扫描（CT）扫描和静脉造影。CT 扫描显示三个异位甲状旁腺。它们位于①左下颈部，甲状腺下方但在锁骨上方（未显示）；②右上前纵隔病灶位于胸骨后上方及头臂动静脉的轴向（A），冠状（C）和矢状（E）视图；③左侧纵隔深部强化肿块（1.8 cm×1.3 cm）邻近左主支气管，轴向（B），冠状（D）和矢状（F）视图。患者进行了双侧颈部再探查，通过颈部切口切除左颈部和右前纵隔甲状旁腺肿瘤。未探查左肺门肿块

现假阴性结果。嗜酸细胞含量少的情况通常发生于甲状旁腺增生、双腺瘤和较小的单发腺瘤。

关于该主题的更多讨论，请访问 http://pincode.yiaiwang.com。

MIBI：总结

综上所述，由于 MIBI 对单发腺瘤的高敏感度（89%，高于铊的 72%），使其成为核素扫描的首选，但 MIBI 成像的最佳方法仍有争议。无论是平面减影成像、双时相成像、双时相 SPECT 还是 SPECT/CT 融合成像，所有这些方法都可以在一次 MIBI 扫描中联合应用，以提高检出率。MIBI 最大的缺点是对多腺体病变敏感性低，也无法检出小腺瘤。

替曲膦

关于该主题的更多讨论，请访问 http://pincode.yiaiwang.com。

正电子发射体层成像（PET）

以 ^{18}F- 氟代脱氧葡萄糖（^{18}F-fluoro-2-deoxyD-glucose，

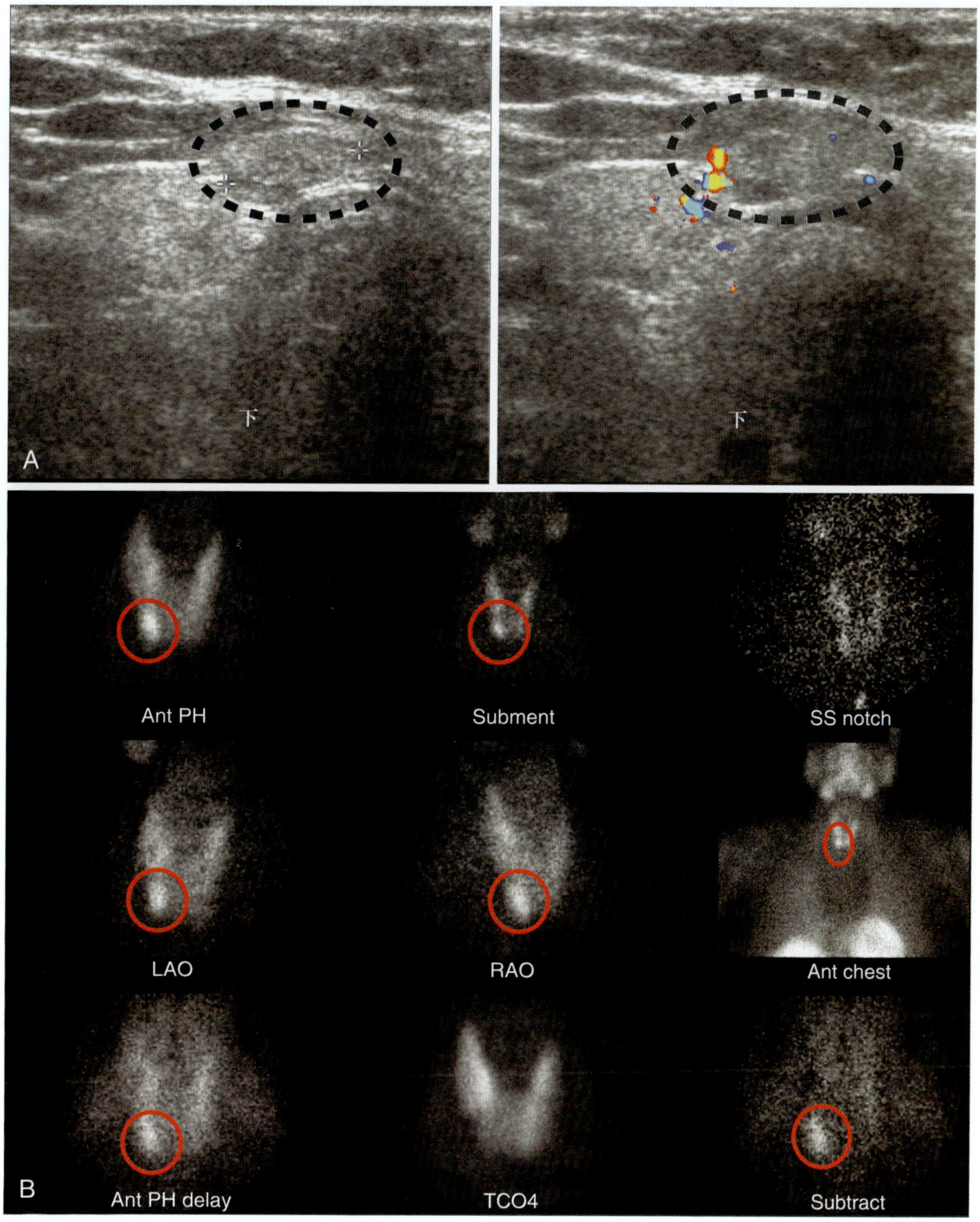

图 54.7 通过超声和 MIBI 扫描定位右下甲状旁腺瘤。一名 60 岁女性 PHPT 患者，MIBI 和超声检查结果一致，通过前入路方法成功定向切除了右下甲状旁腺瘤。A. 超声显示在右甲状腺下极水平有一枚 2 cm×1.3 cm×0.8 cm 的低回声结节；B. MIBI 显示右下甲状旁腺腺瘤，与超声检查结果一致

FDG）为示踪剂的正电子发射体层成像（positron emission tomography，PET）尚未广泛应用于甲状旁腺病变的临床诊断[63]。

关于该主题的更多讨论，请访问 http://pincode.yiaiwang.com。

^{18}F- 氟胆碱标记的 PET 被发现有助于定位其他常规影像学检查不能发现的甲状旁腺腺瘤[68]。

有创定位检查

只有对再次手术的患者，且无创无法定位病变甲状旁腺的时候才考虑有创检查，因为再次手术存在较高的既定和（或）潜在并发症。由于无创检查的准确性不断提高，而有创检查对技术、设备、操作人员的专业要求均较高且昂贵，患者承受的风险也增高，只有在极少数情况下才用到。

细针穿刺抽吸

20 世纪 80 年代早期，对肿大甲状旁腺行 CT 或超声引导下细针穿刺抽吸（FNA）被首次报道[69-70]。一些研究显示 FNA 能很好区分甲状旁腺和其他组织

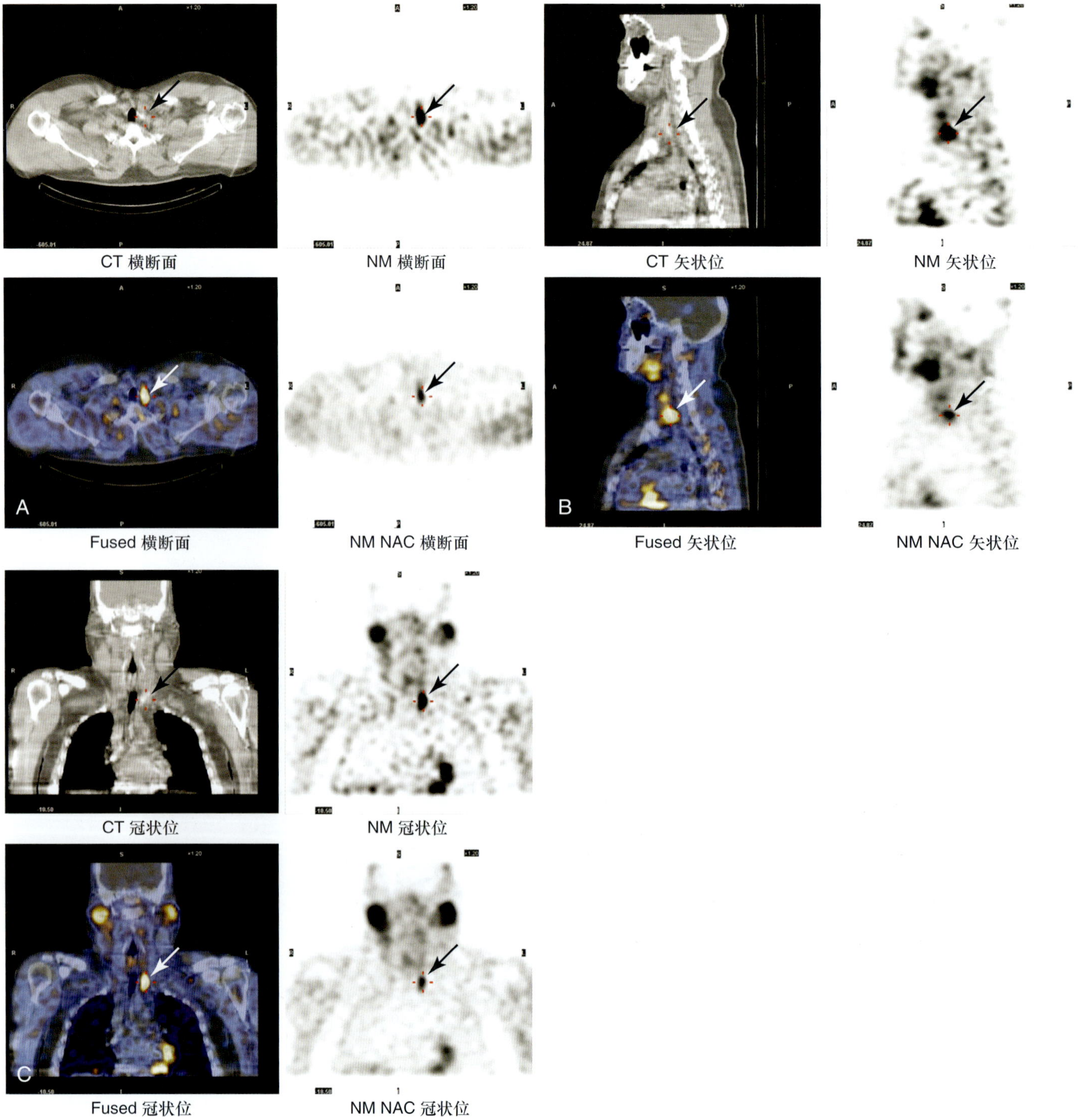

图 54.8 一名 43 岁男性 PHPT 患者的 SPECT 联合 CT 图像和 MIBI 扫描图像。SPECT/CT 和 MIBI 的颈部图像比较。横断面（A）、矢状位（B）和冠状位（C）图像。左下甲状腺内有一个与甲状旁腺瘤一样持续浓聚 MIBI 的病灶，术中发现该结节为一个左上甲状旁腺腺瘤

方面。FNA 细胞学检查的敏感性不如检测穿刺标本的 PTH 水平，因为细胞学检查可能将甲状腺滤泡性肿瘤误诊为甲状旁腺组织[71]。FNA 特别适合鉴别那些模棱两可的结节、再手术前的定位和确定异位于甲状腺内的甲状旁腺病变，它能有效区分甲状腺结节和甲状旁腺瘤。

选择性静脉采血测 PTH

放免法的成熟使静脉采血测 PTH 水平成为可能。通过测定颈静脉、椎静脉和纵隔静脉引流区域的 PTH 水平，将比外周血 PTH 值高 1.5 ～ 2 倍的区域判定为病灶所在部位。这项技术需要专业的放射介入科医

生，患者所受辐射量较高，费用昂贵。因此，选择性静脉采血法只针对初次手术后疾病持续或复发的患者需再次手术前的定位[72-73]。

甲状旁腺动脉造影

在极少数情况下，专业的放射科介入医生可在选择性静脉插管采血的同时行血管造影。但这有远期严重性并发症发生的风险，包括中枢神经系统栓塞梗死和四肢麻痹[74]。在无创定位技术不断发展的今天，甲状旁腺动脉造影因较大的风险而很少被使用。

特殊情况

位于后部的上甲状旁腺腺瘤

关于该主题的更多讨论，请访问 http://pincode.yiaiwang.com。

妊娠期的定位检查

关于该主题的更多讨论，请访问 http://pincode.yiaiwang.com。

MEN 1、继发性甲状旁腺功能亢进症和三发性甲状旁腺功能亢进的定位检查

关于该主题的更多讨论，请访问 http://pincode.yiaiwang.com。

初次手术和复发 / 持续性疾病的诊治流程

甲状旁腺功能亢进患者大多在两种情况下需要定位检查：初次手术或再次手术前（图 54.9 和图 54.10）。一般初次手术前可以不需要定位检查，但明确的影像学结果可以引导定向切除。对再次手术的患者，定位明确至关重要。在选用有创和昂贵的检查之前，应进行无创和经济方便的方法，首选超声、MIBI 和 4D-CT。具体使用何种方法、检查的顺序和（或）组合，依外科医生的偏好、医院的传统和其他临床因素而定。欧美的医生常在诊室直接对甲状腺和甲状旁腺的患者进行颈部超声检查。有些医生报道如果超声发现明确的甲状旁腺腺瘤，则患者无须其他影像学检查即可安排手术，如果超声没有发现病灶，则进行 4D-CT 检查。另有医生报道，即使诊室超声探及病变甲状旁腺，亦需在初次术前常规进行 MIBI 扫描。如果超声

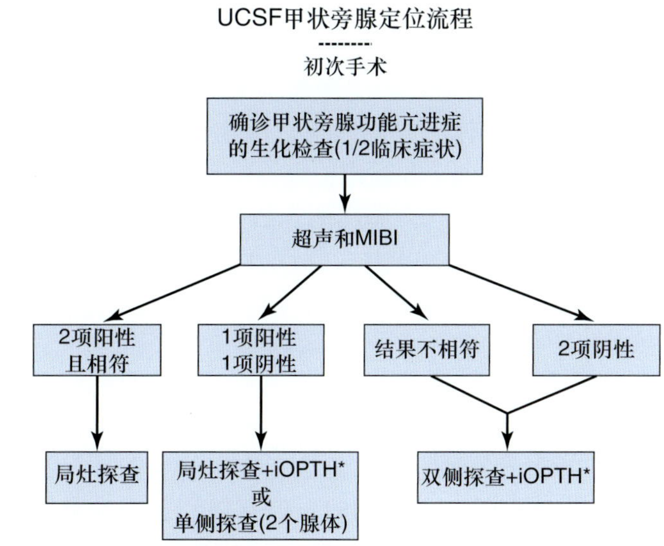

* 条件允许，则进行iOPTH检查。
如没有条件进行iOPTH检查，则：
（1）2项阳性且相符：找到1个病变腺体（腺瘤）→局灶探晒；
（2）1项阳性：需要找到2个腺体(一个正常腺体，一个腺瘤)→单侧探查；
（3）没有阳性结果：双侧探查

图 54.9 加州大学旧金山分校甲状旁腺初次手术前的定位流程

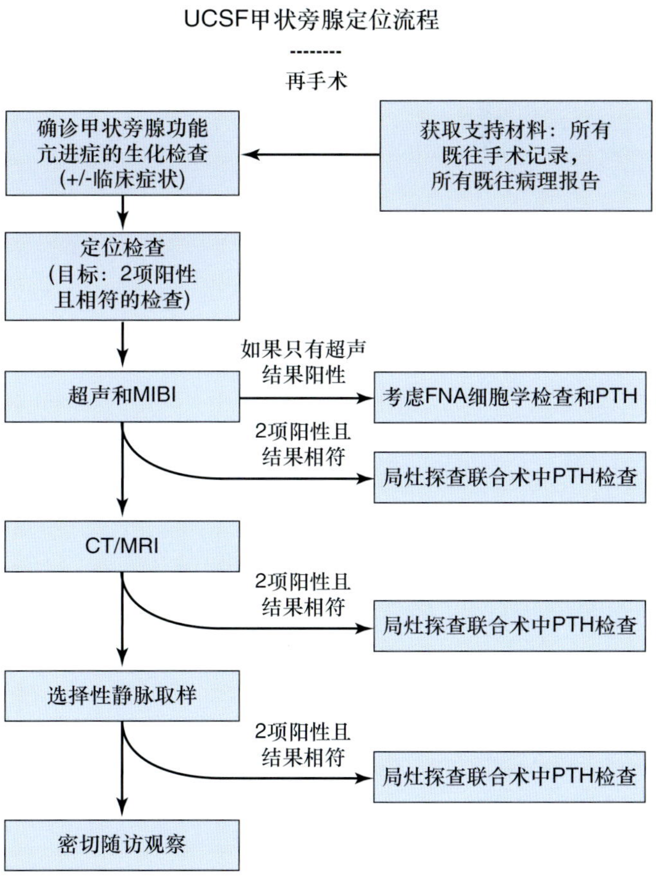

图 54.10 加州大学旧金山分校甲状旁腺再次手术前的定位流程

和 MIBI 结果一致，那么遗漏多腺体病变（双腺瘤或增生）的风险就极低。依照上述检查结果，手术方案可以选择定点探查、单侧探查以发现同侧的一个腺瘤和一枚正常腺体、或双侧探查确定所有四枚甲状旁腺。术中 PTH 测定和超声检查可作为辅助手段（见第 55 章，原发性甲状旁腺功能亢进症的手术治疗原则；第 56 章，标准双侧甲状旁腺探查术；第 57 章，单个腺体甲状旁腺微创探查术；第 58 章，腔镜辅助微创甲状旁腺切除术）。

再次手术前必须获取所有既往手术记录和病理报告，以制订手术方案（见第 63 章，甲状旁腺再次手术）。可选用各种方法来定位病变甲状旁腺，从无创的超声、MIBI、CT 和 MRI，到有创的选择性静脉采血测 PTH 和 FNA 活检。再次手术时，我们建议至少要有两项一致性结果的检查，方可考虑选择定向探查切除的方案。

结论

关于该主题的更多讨论，请访问 http://pincode.yiaiwang.com。

参考文献

如需完整的参考文献列表，请访问 http://pincode.yiaiwang.com。

原发性甲状旁腺功能亢进症的手术治疗原则

Nancy L. Cho，Gerard M. Doherty
陈曦 陈海珍 译 赵文新 审校

“甲状旁腺手术的成功依赖于当外科医生看见甲状旁腺时就知道它是甲状旁腺的能力——知道甲状旁腺的分布规律，知道他们藏在哪儿，并在实际操作中能技巧娴熟地运用这些知识。”

—Edward D. Churchill，1931

本章包含额外的在线拓展内容，详情请访问 http://pincode.yiaiwang.com。

本章节将讨论原发性甲状旁腺功能亢进症（primary hyperparathyroidism，PHPT）目前的术前检查、决定合适手术候选方案、复习甲状旁腺手术解剖，并详细介绍手术探查的思路和步骤。

术前评估

背景

PHPT 是高钙血症的一个常见原因，美国每年约有 10 万个 PHPT 新增病例[1]。这个数字可能被低估，因为普通人群中还存在未经诊断和治疗的 PHPT。约 80% ～ 85% PHPT 病例由单发腺瘤过度分泌甲状旁腺激素（parathyroid hormone，PTH）所致，其次有 10% ～ 15% 病例为 4 枚腺体增生和 5% 的多发腺瘤，癌少见，不到 < 1%。手术探查前须对可引发高钙血症的疾病进行鉴别诊断，因错误的原因进行的手术不仅不能治愈疾病，反而可能恶化现有状态。除了 PHPT，高钙血症的鉴别诊断还包括恶性肿瘤、多发性骨髓瘤、肉芽肿性疾病、钙 / 维生素 D 过度补充、噻嗪类利尿剂应用、服用锂剂、良性家族性低尿钙性高钙血症和 Paget 病。

临床表现

PHPT 与一组广泛的症状有关，可归纳为简练的词汇描述“肾结石、骨疼痛、腹部不适、抑郁症和疲劳综合征”，甲状旁腺功能亢进症（hyperparathyroidism，HPT）的并发症包括一系列骨（骨 / 关节疼痛、骨折、纤维囊性骨炎），肾（肾结石、多尿、肾功能不全），胃肠（恶心、呕吐、消化性溃疡、便秘、胰腺炎），神经心理（嗜睡、思维不清、抑郁、精神病），软组织（钙盐沉着、钙化防御、顽固性瘙痒）和心血管（左心室肥大、传导异常、血管内膜功能紊乱、QT 间期缩短）方面的疾病表现。不过现今世界发达地区报道的病例大多为无症状 PHPT，通过常规实验室检验而被发现。

病史与体检

详细的病史应包括 PHPT 可能的病因、相关症状和并发症的表现。

病史

- **高钙血症的症状**：消瘦、多饮、疲劳、记忆力下降、抑郁、肾结石、高血压、骨关节肌肉疼痛、关节炎、痛风、骨折、骨病、恶心、呕吐、便秘、消化性溃疡和胰腺炎。
- **高钙血症的病程**：PHPT 多为持续且缓慢加重的高钙血症；如果急性发病且快速进展的高钙血症需考虑恶性肿瘤可能，多发生于相对晚期的、明显可及的肿瘤。除多发性骨髓瘤外，高钙血症可能是其初始症状。先天性持续的高钙血症则见于良性家族性低尿钙性高钙血症（benign familial hypocalciuric hypercalcemia，BFHH）。

- **发病年龄**：散发 HPT 多见于老年患者，一些家族性 HPT 综合征则可早年发病（见本章后续 PHPT 遗传学部分）。
- **可引起 PHPT 相似症状的药物和疾病**：口服钙剂、维生素 D 和 A、噻嗪类利尿剂、锂剂和抗惊厥剂，维生素 D 缺乏、佝偻病、肾上腺功能不全、甲状腺功能亢进、长期制动、肉瘤、已知恶性肿瘤病史。
- **放射史**：低剂量辐射暴露可使罹患 PHPT 的风险增高 3 倍[3]。
- **家族史**：高血压、内分泌肿瘤、钙代谢紊乱。

关于该主题的更多讨论，请访问 http://pincode.yiaiwang.com。

体格检查

- PHPT 的体征多不明显，Albright 定律说，如果 HPT 患者有可触及的结节，那就是无关的甲状腺结节但 50% 的甲状旁腺癌患者可触及颈部肿块[5]。可触及的颈部质硬肿块伴严重高钙血症和明显增高的 PTH 强烈提示甲状旁腺癌。
- 对有声音变化、术前怀疑甲状旁腺癌、或涉及控制声带肌肉区域手术的病史，应考虑术前喉部检查以评估声带功能。

术前实验室检查

- 血清钙和全段甲状旁腺激素（intact parathyroid hormone，iPTH）。
    - 血钙和 iPTH 同步增高：提示 PHPT。
    - 血钙增高而 PTH 正常：至少有 10% 经手术证实为 PHPT 病例，血清 PTH 在正常值的高限，这种血钙增高而 PTH 也不恰当地位于正常值的高限，仍是甲状旁腺自主分泌的表现。
    - 血钙正常而 PTH 升高：正常血钙的 PHPT 被认为是甲状旁腺疾病的一种类型，也许是 HPT 早期的表现形式。虽然正常血钙的 PHPT 可以和那些血钙明显升高的患者有同样的症状或并发症，但必须与其他相似病症进行鉴别，如维生素 D 缺乏和肾丢失大量尿钙而导致 PTH 升高。在这些情况下，PTH 升高是继发性的（详见下文关于维生素 D 和 PHPT 以及正常血钙的 PHPT 的讨论）。
    - 血清钙高于 14 mg/dl：须怀疑甲状旁腺癌可能，此时通常伴有明显升高的 PTH。
- **25- 羟维生素 D**。对考虑为 PHPT 患者应检测维生素 D 水平，与维生素 D 缺乏相关的疾病同样需要考虑，包括克罗恩病、囊性纤维化、乳糜泻、胃旁路手术后吸收不良或肾功能障碍导致合成活性形式的双羟维生素 D 的能力下降。
- **24 h 尿钙和肌酐**。尿液检测不仅能评估肾功能，还能帮助排除症状与 HPT 类似的 BFHH。如尿钙 / 肌酐清除率低，且 24 h 尿钙低于 100 mg，即可诊断 BFHH。
- **血磷和血氯**。PHPT 患者的血磷常降低或位于正常低限，在没有准确检测 PTH 技术的时候，常依靠血氯升高、血氯与血磷比值＞ 33 来帮助诊断 HPT。
- **碱性磷酸酶**（alkaline phosphatase，ALP）。合并骨病时 ALP 水平会升高。如术前 ALP 升高，外科医生应预见到术后可能发生**骨饥饿**综合征，出现比较明显的低钙血症，从而延长住院时间。
- **骨密度扫描**。PHPT 会表现为骨量减少或骨质疏松，并在定期复查中发现骨密度的逐渐下降。桡骨远端 1/3 处的骨质流失尤其提示甲状旁腺疾病。
- 外科医生应熟悉 HPT 的生化改变，且能敏锐地感知上述指标的异常，只有坚信定性诊断，才能在手术室里有底气进行颈部全面探查，并在约 98% 的情况下，通过颈部切口切除一个或数枚异常甲状旁腺，治愈疾病（框 55.1）。

术前遗传学评估

家族性综合征和基因检测

PHPT 大多散发，但也可能是遗传性综合征的一部分。对外科医生来说，术前区分 PHPT 是散发的还是遗传的非常重要。如果诊断遗传性 HPT，就要仔细考虑受累腺体的数量和手术探查切除的范围，也要考

框 55.1 定性诊断 HPT 的关键生化指标

1. 血钙和 PTH 升高
2. 肌酐正常
3. 血磷降低或正常低限
4. 尿钙＞ 100 mg/24 h
5. 25- 羟维生素 D 正常

虑对其家系成员进行筛查。基因检测不推荐作为常规检查，外显率不同和综合征的不全表现会给综合征性HPT的诊断带来困难[9]。临床医生在最初的术前评估时就须留意蛛丝马迹，以确定何时应进行何种基因检测（表55.1）。

多发性内分泌肿瘤1型（MEN 1）

MEN 1是一种常染色体显性遗传病，由编码menin的MEN 1基因突变引起，也被称为Wermer综合征[10]，主要表现为甲状旁腺、胰腺和垂体肿瘤。HPT是MEN 1最常见的内分泌表现，95%的患者会在50岁之前发病。MEN 1相关HPT发病年龄较早，平均为20岁，比典型的散发病例早30年[11]。Yip发现，年轻男性的PHPT中MEN 1常见，并提出了含6个问题的筛查问卷（请访问 http://pincode.yiaiwang.com）[4]。

多发性内分泌肿瘤2A型（MEN 2A）

MEN 2A是一种由*RET*基因突变引起的常染色体显性遗传疾病，也被称为Sipple综合征。几乎所有MEN 2A患者都会发生甲状腺髓样癌、50%会发生嗜铬细胞瘤、10%～30%会发生HPT。

甲状旁腺功能亢进症-颌骨肿瘤综合征（Hyperparathyroidism Jaw Tumor Syndrome，HPTJT）

这种罕见的常染色体显性遗传病与*HRPT2*基因（又称*CDC73*基因）突变有关[9, 14]。HPT是最常见的症状，常表现为不同腺体先后发生腺瘤。约15%～20%的病例发生甲状旁腺癌。HPTJT患者还会发生下颌骨或上颌骨纤维瘤、子宫息肉和肾囊肿或错构瘤。

常染色体显性的轻度甲状旁腺功能亢进症（Autosomal Dominant Mild Hyper-parathyroidism，ADMH）

这是一种罕见的常染色体显性综合征，表现为高血钙和高尿钙，主要由钙敏感受体（calcium sensing receptor，CASR）基因突变所致[9]。这种综合征好发于年龄40岁以上者，所有病例都有HPT。许多患

表55.1　疾病、临床特征和基因检测

疾病	初发年龄	HPT外显率	合并征象	涉及基因（染色体定位）	基因检测	已有商业化检查	经典适用术式
MEN 1	＜30岁（通常20～25岁）	高（90%～100%）	胰腺肿瘤、胃泌素瘤、胃溃疡（Zollinger-Ellison综合征）	*MEN1*（11q13）	*MEN 1*	是	多腺体切除
MEN 2A	＞30岁	低（15%～30%）	MTC和嗜铬细胞瘤	*RET*（10q21）	*RET*	是	仅切除肿大腺体
HPTJT	＞30岁（平均32岁）	高（80%）甲状旁腺癌高危	上颌骨或下颌骨的纤维骨瘤，肾肿瘤高危（肾母细胞瘤或错构瘤或Wilms瘤）和子宫肿瘤[184]	*HRPT2*（也被认为是CDC73）（1q21-32）	*HRPT2*	是	多腺体切除
ADMH	40～48岁	高（100%）	不成功的甲状旁腺手术史	*CASR*（3q21-24）	*CASR*	是	多腺体切除
FHH（杂合子形式）	年轻（10岁以前）	高	无症状性轻度高钙血症合并低尿钙，半数患者有高镁血症，低钙/肌酐比合并24 h尿钙＜100 mg	*CASR*（3q21-24）	*CASR*	是	如无症状则不处理
NSHPT（纯合子形式）	出生至6个月	低（12%～14%）	婴儿嗜睡、肌张力减退、不生长、骨质脱钙、多发性骨折、严重颅骨畸形，如果不治疗，则导致佝偻病、重症神经发育障碍，通常是致命的	*CASR*（3q21-24）	*CASR*	是	多腺体切除

者都有失败的甲状腺旁手术史，治疗时可选择多腺体切除。

家族性低尿钙性高钙血症（Familial Hypocalciuric Hypercalcemia，FHH）

这是一种罕见的外显率 100% 的常染色体显性疾病，表现为无症状的非进行性的终身高钙血症。患者有家族性的高钙血症和相对的低尿钙，PTH 水平不同程度地增高。这些症状表明它是一种肾钙调定点紊乱的疾病，不是通过甲状旁腺手术能获得治疗的，所以需在术前测定患者 24 h 尿液总钙和肌酐与 PHPT 进行鉴别。另外，几乎一半的 FHH 患者血清镁升高、钙/肌酐清除率有诊断意义地下降（通常低于 0.01）、及 24 h 尿钙＜ 100 mg。

本病在基因型表现为杂合型时，表现为 FHH，而在基因为纯合型的在新生则表现为重度的 HPT。

新生儿严重甲状旁腺功能亢进症（Neonatal Severe Hyperparathyroidism，NSHPT）

这是 FHH 纯合型的表现形式，出生时或出生 6 个月内即表现出严重的高钙血症，且有骨骼症状，需及时行甲状旁腺全切除术。

维生素 D 和 PHPT

对考虑诊断为 HPT 的患者术前测定维生素 D 水平是非常重要的。首先，在鉴别诊断中必须包括维生素 D 缺乏，因为维生素 D 缺乏可导致偏低或正常血清钙和升高的 PTH。PHPT 中，血钙和 PTH 都增高，而维生素 D 水平正常。但正常血钙的 HPT 可以有正常的血钙和升高的 PTH，这与维生素 D 缺乏的表现非常相似。

其次，维生素 D 缺乏相当常见，并可在 PHPT 患者中同时存在。有趣的是，在 PHPT 患者中的维生素 D 缺乏和不足，似乎比同地区的正常人群更常见[16]。那些同时存在维生素 D 缺乏的 PHPT 患者，他们的临床表现更为严重，至少血清生化的改变更为明显。但有时同时存在维生素 D 缺乏又可能让血钙下降至正常范围内，使诊断难以明确。多种因素可以引起维生素 D 缺乏，包括紫外线照射不足，饮食原因造成的维生素 D 摄入不足，或某些病理状态如克罗恩病、囊性纤维化、乳糜泻或既往的胃旁路手术导致的维生素 D 吸收不良，或肾功能不全致使活性维生素 D 合成障碍。

维生素 D 缺乏的患者在甲状旁腺切除术后也会有更高的低血钙和“骨饥饿”风险，这进一步强调了对所有 PHPT 患者进行术前维生素 D 状态评估的重要性。术前缺乏维生素 D 的患者，术后更容易出现 PTH 升高。PHPT 患者在甲状旁腺切除后补充维生素 D 可降低术后正常血钙高 PTH 的发生[20]。在 PHPT 存在的情况下，很难治疗维生素 D 缺乏，需要密切监测血钙和尿钙。有限的数据表明，PHPT 患者的血钙、尿钙可会因补充维生素 D 而升高。所以此时补充维生素 D 必须非常小心，密切随访，只给予小剂量。资料显示，如果只是轻微的 PHPT，补充维生素 D 可以纠正维生素 D 缺乏且不使潜在的高钙血症加剧[17，20]。

正常血钙的 PHPT

正常血钙的 PHPT 患者的血清钙水平正常，但 PTH 持续升高，且没有继发性因素存在[16，21]。一些专家认为存在这种情况的患者可能是症状性 PHPT 的早期表现。在这些患者中，虽然总钙水平正常，但离子钙水平可能已经升高。在诊断正常血钙的 PHPT 之前，必须仔细排查继发性 HPT 的原因，其中最重要的是维生素 D 缺乏和肾性尿钙大量丢失所致的 PTH 升高。给予一个疗程的噻嗪类利尿剂有助于区分肾性 HPT 和 PHPT。噻嗪类药物可减少肾脏钙排出，肾性患者的 PTH 水平就会恢复正常。PHPT 患者应用噻嗪类药物后，会加重高钙血症，而 PTH 水平稳定。

大多数真性正常血钙的 PHPT 患者是无症状的，但可能有比典型 PHPT 患者有更多的骨骼受累，这些患者多因骨量减少而就医。尽管有些患者最终发展为典型的高钙血症 PHPT，但这种转变不是不可避免的，高钙血症的发展也没有统一的时间进程。许多 PHPT 患者的血钙水平可以长久地保持正常，建议对这些患者密切随访，可在适当的时机进行手术防止疾病进展。有资料显示，这些正常血钙的患者，其骨密度在成功切除病变甲状旁腺后得到改善[32]。

PHPT 的手术指南

一旦确诊为 PHPT，就应考虑对有症状者行甲状旁腺切除术，因为它可以阻止或稳定大多数 PHPT 并发症的发展。手术对有症状患者的益处已被肯定和建议，但对无症状 PHPT 的手术指征仍存在争议。1990 年美国国立卫生研究院（National Institutes of Health，NIH）主办的第一届无症状原发性甲状旁腺功能亢进症管理的共识发展会议制定了第一版的无症状 PHPT 手术指南，以后又对其进行了修订，最新的 2013 年版本的主要内容如下（表 55.2）[23]：

1. **高血钙：**血清钙高于正常上限 1 mg/dl 以上。

表 55.2 无症状 PHPT 甲状旁腺手术指南新老版本比较

指标	1990 年	2002 年	2008 年	2013 年
血清钙	超过正常值＞ 1.5 mg/dl	超过正常值＞ 1 mg/dl	超过正常值＞ 1 mg/dl	超过正常值＞ 1 mg/dl
24 h 尿钙	＞ 400 mg/dl	＞ 400 mg/dl	未指明	＞ 400 mg/dl
肾功能	肌酐清除率下降 30%	肌酐清除率下降 30%	GFR ＜ 60 ml/min	GFR ＜ 60 ml/min
骨密度	前臂 Z 值＜－ 2	任何部位＋ T 值＜－ 2.5	任何部位[†] T 值＜－ 2.5，或既往脆性骨折史	任何部位[†] T 值＜－ 2.5，或既往脆性骨折史，或椎体压缩性骨折
年龄（岁）	＜ 50	＜ 50	＜ 50	＜ 50

* 无法或不希望内科随访的患者应考虑手术。

[†] 腰椎、全髋、股骨颈或桡骨远端 1/3。

2. 高尿钙：1990 年和 2002 年的指南将尿钙超过 400 mg/dl 列为无症状 PHPT 的手术指征。2008 年版本指出，在没有肾结石的情况下，高尿钙不是甲状旁腺手术的指征。这一改变的依据是，高尿钙尚未被确定为 PHPT 患者发生肾结石的危险因素。2013 年的指南认为，当尿钙超过 400 mg/dl 时且生化分析显示肾结石风险增加时建议手术。X 线、超声或计算机断层扫描（computed tomography，CT）发现肾结石或肾钙化也被列为手术指征。

3. 肾功能不全：肾小球滤过率（glomerular filtration rate，GFR）降低至＜ 60 ml/min 需考虑手术。早期的指南还根据年龄匹配的正常对照组相比，肌酐清除率降低 30%，也列为手术指征。

4. 骨密度降低：骨密度降低的女性和 50 岁以上男性如果有腰椎、股骨颈、全髋关节或桡骨远端的 T 值≤－ 2.5 的骨质疏松，应考虑手术。2013 年指南将椎骨骨折也列为手术指征。

5. 年龄：年龄小于 50 岁的患者，即使无症状也应考虑手术，因为多项研究表明，大约 25% 的年轻患者会出现疾病并发症，其中一些是不可逆的。

6. 其他：无法或不希望密切随访的患者应考虑手术。

对于 50 岁以上的无症状患者是否应接受手术，依旧存在争议。Talpos 回顾分析了 SF36 健康调查的结果，报道“无症状”患者确实可以从手术中获益[24]。Silverberg 的研究表明，无症状患者的腰椎骨密度和股骨颈骨松质密度在甲状旁腺术后获得持久的改善[25]。Pasieka 证明，手术缓解了疾病特异性症状，并改善了健康相关的生活质量[26]。Zanocco 通过成本效益分析表明，甲状旁腺手术是 50 岁以上无症状患者的最佳策略[26]。当今的趋势是更倾向积极的手术治疗[27]。

定位检查

关于该主题的更多讨论，请访问 http://pincode.yiaiwang.com。（另见第 54 章，甲状旁腺术前定位检查）。

单腺体与多腺体病变

PHPT 由甲状旁腺自主生长引起的，一般认为有两种不同的形式：单腺体病变和多腺体病变，但某些情况下这两者也很难被区分。比如，“双腺瘤”是否为这两者的混合体依然被争论，但并不妨碍这个名称已被普遍接受，从一个方面反映了这一问题的复杂性。

80% ～ 85% 的 PHPT 患者的病理表现为只有一个腺体肿大，其余三个正常。病变腺体体积增大且细胞丰富，细胞内和细胞间脂肪减少。其余的三个腺体正常大小或萎缩，没有细胞增生，腺体内脂肪丰富。这种单个腺体的肿大往往是主细胞增生的良性肿瘤（见第 65 章，甲状旁腺的外科病理学）。

多腺体病变时，四个腺体都会增生，部分或全部腺体肿大，不同腺体的体积可以从正常大小到明显增大，差异很大。增生的腺体，可以像单发腺瘤一样细胞丰富而脂肪减少。尽管有人提出了腺瘤和增生之间的组织学差异，如腺瘤周围包裹一圈正常的甲状旁腺组织，而增生的腺体有厚的包膜、更明显的细胞异形、主细胞和肿瘤细胞混合的细胞特性，但人们普遍认为很难根据组织学标准区分腺瘤和增生。DeLellis 报道只有 50% 的确诊腺瘤有正常甲状旁腺组织包裹的边缘[33]。而一些结节性增生的腺体也可以有假正常边缘。所以需结合术中大体标本和镜下表现来诊断是单腺体病变还是多腺体增生（见第 65 章，甲状旁腺的外科病理学）。

双腺瘤

PHPT 中，似乎还存在第三种独特的病理学类型——双腺瘤，它介于单发腺瘤和 4 个腺体增生之间[33a]。一些患者探查就发现两枚肿大腺体，而切除这两枚腺体后，患者就获得了长期治愈。有人认为双腺瘤是 4 个腺体的非同步增生，但切除两枚病变腺体后的长期治愈率，又说明双腺瘤是一独立存在的病理类型。Szabo 和其他人员的研究发现，双腺瘤初次手术成功后的复发率与单腺瘤的相当，都仅为 1% ～ 2%，明显低于多腺体病变约 9.2% 的复发率[34-35]。Edis 回顾分析了 1962 例 PHPT 病例，发现 1.9% 的患者有两枚肿大腺体而其他两枚大小正常[36]。这些患者切除两枚肿大腺体后血钙就恢复正常。一般认为 PHPT 中，双腺瘤占 2% ～ 5%。

非同步发生的多腺体病变

多项研究发现，初次手术后获得生化治愈的病例中，仍有 1% ～ 16% 的 PHPT 复发率，这种并非疾病术后持续的复发，支持非同步发生的多腺体疾病（multiglandular disease，MGD）。Worsey 对 371 例患者进行了 15 年的随访，观察发现术后复发的平均时间是 3.8 年[37]。在这些非同步发生的 MGD 的病例中，虽然 4 枚甲状旁腺都有增生的过程，但多克隆的趋势很弱，至少早期并没有临床表现，甚至有些患者可能永远不会发展出症状。基于这一点，我们注意到一些轻症的 PHPT，包括单腺瘤和某些形式的 MGD，如双腺瘤、MEN 2A 相关的 HPT 和散发的增生病例，只要切除明显增大的腺体就能获得良好的治疗效果，复发率低。可见，4 枚腺体的不同步增生多数是缓慢渐进的，部分患者可能自始至终都未出现临床表现，所以初次手术只保守地切除明显病变腺体应该是最优的选择。

但有些 MGD，如 MEN 1 相关的 PHPT，所有腺体都会有更强的增殖和克隆形成[38]，产生更具侵袭性的临床表现，证据就是在 MEN 1 患者中初次成功进行甲状旁腺次全切除术，即术后生化指标恢复正常，但 12 年后仍有 50% 的复发率[39]。新生儿 HPT、家族性 HPT 和继发性 HPT（secondary HPT，SHPT）在积极的甲状旁腺探查和切除术后，依旧可能有较高的复发率。可以将 4 枚腺体性疾病设想为外显程度和临床侵袭程度不同的一组疾病（表 55.1）。随着时间的推移，不同腺体非同步病变，是复发的主要原因。一些临床表现严重的 MGD，可能有额外腺体增生，此时需切除双侧胸腺及甲状旁腺周围的脂肪组织，避免遗漏额外甲状旁腺的病变。

术中 PTH：单腺体病变和多腺体病变的功能评判

在过去和从某种意义上说直到现在的部分医院，区分单发腺瘤与 MGD，是依靠术中外科医生肉眼观察和组织病理学检查。如果外科医生发现某一腺体超出正常大小，且病理检查发现细胞增多、基质脂肪减少，那么这个腺体就被判断为病变组织。通过大体标本和镜下组织学特征，10% ～ 15% 的 PHPT 患者被诊断为 MGD[40a]。

现在外科医生多了一种新的检查方法—术中 PTH 测定，来帮助诊断 MGD（见第 59 章，甲状旁腺术中甲状旁腺激素监测）。在切除第一个肿大的腺体后，有两种方法来判断是否为 MGD：探查是否有另外的肉眼增大的甲状旁腺并病理检查是否有组织学增生，或进行术中 PTH 测定。前者是传统的方法，需要双侧探查，其倡导者声称 MGD 的发生率高达 15% ～ 30%。后一种方法是通过测定 PTH，生化检测是否还有其他功能亢进的腺体，其拥护者报道 MGD 的发生率接近 5%[41]。那些倾向于后者的认为，形态增大或增生的腺体，并不一定有临床意义。

组织学

关于该主题的更多讨论，请访问 http://pincode.yiaiwang.com。（另见第 65 章：甲状旁腺的外科病理学）。

原发性甲状旁腺功能亢进症的分子遗传学

关于该主题的更多讨论，请访问 http://pincode.yiaiwang.com。（另见第 65 章：甲状旁腺的外科病理学）。

散发性甲状旁腺肿瘤的克隆增生

关于该主题的更多讨论，请访问 http://pincode.yiaiwang.com。

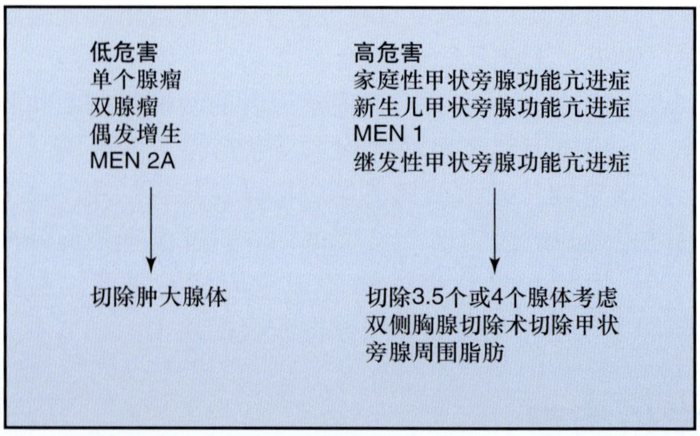

图 55.1 甲状旁腺功能亢进症的临床危害

甲状旁腺肿瘤基因的重排 / 过度表达

关于该主题的更多讨论，请访问 http://pincode.yiaiwang.com。

甲状旁腺肿瘤抑制基因的失活

关于该主题的更多讨论，请访问 http://pincode.yiaiwang.com。

甲状旁腺外科解剖学

正常甲状旁腺的解剖参数

甲状旁腺数量

人类通常有四个甲状旁腺。一些没有 HPT 的正常人的尸检报告显示，3% ～ 6% 的人的甲状旁腺少于 4 个。Wang 认为这些数据是由于解剖不充分造成的，正常人的甲状旁腺至少有 4 个[60-63]。类似的文献也指出 2.5% ～ 6.7% 的个体有多于 4 枚的腺体。Akerstrom 指出，一些额外的腺体是非常小的、不成熟的或呈分裂状，它们通常位于胸腺内或与正常甲状旁腺旁的脂肪中。可能超过 13% 的正常人群都有这种小的、不成熟的甲状旁腺。真正的额外腺体被定义为重量超过 5 mg 且远离正常甲状旁腺有一定距离。额外腺体仅在 5% 的个体中出现，最常在胸腺中被发现。对 PHPT 患者的研究发现，0.6% ～ 0.7% 的患者存在第 5 个甲状旁腺[64-65]。SHPT 也会出现额外腺体，Edis 和 Levitt 发现，10% 的 SHPT 术后不缓解是由额外腺体引起的，这个状况至今依旧如此。

甲状旁腺重量

甲状旁腺会持续增重直至 30 ～ 50 岁，正常范围 38 ～ 59 mg[68]，下旁腺的重量略高于上旁腺。

甲状旁腺的特点

了解甲状旁腺胚胎学和术中关注细节，有助于识别正常和异常的甲状旁腺。甲状旁腺有别于其周围的其他颈部组织，可以通过一些特征来识别。甲状旁腺通常为浅棕色至红褐色，它的颜色与其脂肪含量、血供和嗜酸细胞比例有关[69]。肥胖患者的甲状旁腺中脂肪含量更高，看上去颜色偏黄，和周围脂肪组织差别不大[33]。儿童的甲状旁腺脂肪含量少，呈粉褐色。成人的甲状旁腺如果增生，脂肪含量就会减少，使腺体呈褐色。SHPT 增大的腺体可以是灰色的。甲状腺质较硬，呈红棕色，而淋巴结可以从灰色到棕褐色再到红色不等，一般也比甲状旁腺质地更硬。

甲状旁腺也有明显的营养血管条索，集中进入甲状旁腺，如果周围没有脂肪遮蔽，可以看到血管蒂。与甲状腺小叶状的表面相比，甲状旁腺周围组织疏松，有包膜，表面光滑。而淋巴结表面则更斑驳和不平整。甲状旁腺的质地比甲状腺或淋巴结软。甲状旁腺形状多为水滴状或豆状。如果将甲状腺表面的小结节误认为甲状腺旁腺而进行剥离，会导致出血，而解剖真正的甲状旁腺，即使它与甲状腺包膜紧贴，也有间隙，表明这是一个解剖上独立的器官。

最重要的区分特征是，甲状旁腺作为一个独立的有包膜的器官，当解剖其周围脂肪时，它会跟着一起晃动。牵拉附近脂肪，可以看到甲状旁腺与周围组织的疏松间隙，甲状旁腺在脂肪中滑行，就像一艘船在水波上行驶。这种“滑行征”是术中识别甲状旁腺一个非常有用的线索。

甲状旁腺分布的对称性

Akerstrom 发现，80% 的上甲状旁腺和 70% 的下甲状旁腺是左右对称的[63]。这种对称性在甲状腺和甲状旁腺手术中有指引作用。一般来说，上、下甲状旁腺各自的形状相似。但上甲状旁腺可以和同侧的下甲状旁腺形态不同。

甲状旁腺和喉返神经层面

在寻找甲状旁腺和区分上、下旁腺时，一个非常重要的线索是甲状旁腺相对于喉返神经（recurrent laryngeal nerve，RLN）的位置关系，有些患者的上、下旁腺在尾颅轴上可能非常接近。一般而言，上甲状旁腺在 RLN 背侧，即在其深部层面，下甲状旁腺在相对于 RLN 层面更浅的腹侧（图 55.2）。上、下甲状旁腺腺瘤的迁移路径往往遵循这个原则。上旁腺腺瘤倾向于迁移到咽后、喉后和食管后间隙，其路径可延伸至后纵隔。而下甲状旁腺腺瘤更可能发生于胸腺内和前纵隔，位于 RLN 冠状面的前方，即腹侧。甲状旁腺与 RLN 的关系似乎比它与甲状腺下动脉位置的关系更恒定。如果下甲状旁腺胚胎发育时未完全下降而异位时，通常位于颈部比 RLN 更浅的位置，且与滞留颈部的胸腺组织相伴。

甲状旁腺血管解剖

甲状腺下动脉供应下甲状旁腺。Delattre 发现，约 10% 的患者没有甲状腺下动脉，这种情况更多发生在

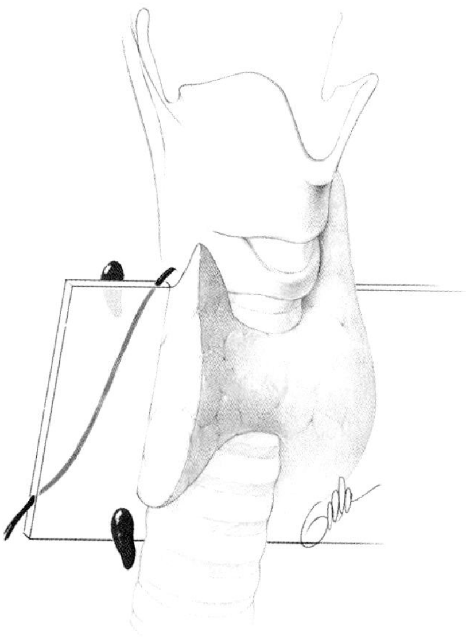

图 55.2 甲状旁腺和 RLN 层面的关系。相对于颈段 RLN，上甲状旁腺在其背侧（深面），下甲状旁腺在其腹侧（浅面）

左侧，这些病例中下甲状旁腺可能依靠甲状腺上动脉的分支供血[70]。下降到前纵隔的下甲状旁腺通常由甲状腺下动脉供血。如果甲状旁腺位于纵隔内更低的位置，它可能由来源于内乳动脉的胸腺支甚至直接由主动脉弓发出分支供血[71]。

上甲状旁腺的血供通常也来自甲状腺下动脉，或由甲状腺下动脉和甲状腺上动脉之间的吻合支供血。一些研究发现，20% ～ 45% 的上甲状旁腺的主要血供来自甲状腺上动脉在甲状腺上极的水平发出的后支[72]，所以解剖甲状腺上极时需小心保留甲状腺上动脉后支。甲状旁腺和甲状腺表面之间的细小血管通常不足以保障甲状旁腺的血供。

甲状旁腺的位置

甲状旁腺位置的变异有两个原因：①胚胎发育时下降到不同位置；②后天移位。后者主要是发生腺瘤后，因为重量而下坠，改变了与周围结构关系，多见于上甲状旁腺腺瘤，下甲状旁腺腺瘤有时也会如此（表 55.3）。

胚胎学变异

下甲状旁腺

较之上甲状旁腺，下甲状旁腺在颈部的迁移路径更长、变异更多（表 55.3）。50% 的个体的下甲状旁腺正常落于甲状腺下极下侧后方 1 cm 的范围内（图 55.3）。通常甲状旁腺包裹于附近脂肪中或紧贴甲状腺下极。有时在成人的颈部依旧能看到胸腺残留的痕迹，即甲状胸腺角或甲状胸腺韧带，是白色至淡黄色的，有完整包膜包裹的脂肪样组织，从自胸腔入口向甲状腺下极逐渐变细。这是残余胸腺最上端的部分，已经发生了脂肪变性，直接位于带状肌下方。约 25% 的个体的下甲状旁腺位于甲状胸腺韧带内[63]。下甲状旁腺偶尔还会位于甲状腺下极内侧或直接附着于气管上，而有些则位于甲状腺下极外侧。

下甲状旁腺的异位

下甲状旁腺可以因为胚胎发育的原因异位于过高或过低的位置，前者是因为未下降或下降不完全，后者是过度迁移所致。大约 3% 的个体的下甲状旁腺可

表 55.3 甲状旁腺位置：正常的胚胎发育和后天获得性迁徙

	正常胚胎发育			后天获得
	正常	广义正常	异位	迁徙
上甲状旁腺 PⅣ	80% 在环甲关节 1 cm 范围内（ITA/RLN 交点头侧 1 cm）	15% 在甲状腺上半部分后外侧面 3% 喉后，食管后 1% 上极上	＜ 1% 位于甲状腺内 ＜ 1% 与颈动脉相连或斜角肌脂肪垫外侧	常见： 咽后或咽旁 颈深筋膜中层 封套筋膜上 下动脉血管蒂 从中份至后纵隔 可能低于 PⅢ
下甲状旁腺 PⅢ	50% 位于下极 1 cm 范围内（下方，外侧，后方）	25% 甲状胸腺角 12% 下极外侧＞ 1 cm 8% 内侧气管表面	3% 前纵隔，胸腺下 1% 未下降 与颈动脉相连（分支或 STA 发出） 从舌骨、下颌角到胸腔入口 与残余胸腺（甲状旁腺）相连 1% 肩胛下 / 甲状腺内	罕见： 前纵隔 胸腺内侧或外侧

注：百分比为于正常占非腺瘤性腺体的比例。
ITA，甲状腺下动脉；RLN，喉返神经；STA，甲状腺上动脉。

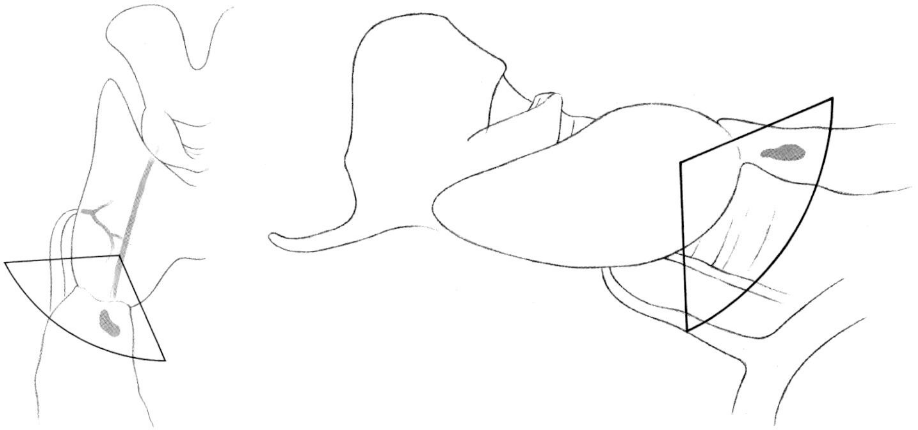

图 55.3 正常下甲状旁腺位置。A. 正面观；B. 侧面观

以下降至上胸部，通常在前纵隔内的胸腺下端。此时它的血供多来源于内乳腺动脉、游离的胸腺动脉或直接从主动脉发出的分支[73]。已有报道可在尾侧心包处找到甲状旁腺组织。

因下降不完全而异位于正常位置上方的发生率约为 1%。这种异位依旧与胸腺密切相关，因为下甲状旁腺与胸腺有着密切的胚胎学联系[63, 74]。未下降的下甲状旁腺多位于颈动脉分叉处，在甲状腺上极外侧 2 ~ 3 cm 处。有时甚至可以高于颈总动脉分叉，在舌骨旁边的下颌角位置。在下咽部的黏膜下也曾发现甲状旁腺组织，可能是未下降的下甲状旁腺[75]。

上甲状旁腺

上甲状旁腺迁移路径较短，所以异位概率低于下甲状旁腺（表 55.3）。上甲状旁腺正常情况下位于环甲关节处（图 55.4），即甲状腺下动脉和 RLN 交叉点头侧 1 cm 处。由于甲状腺下动脉和 RLN 变异较多，使环甲关节成为寻找上甲状旁腺的可靠标志，80% 的上甲状旁腺位于这一平面[60, 63]，正好于甲状腺上半部的后外侧面紧密相连。上甲状旁腺通常被一小片脂肪覆盖，并隐藏于甲状腺周围的筋膜下，固定于甲状腺上极的后外侧面。这层筋膜也将甲状腺外侧与旁边的咽下缩肌联系在一起，仔细解剖甲状腺外科包膜后，可以显露上甲状旁腺。约 15% 的个体的上甲状旁腺位于甲状腺后外侧面，这个位置的上甲状旁腺和 RLN 在一个平面，多紧贴 RLN 入喉处。从 RLN 远端解剖 Berry 韧带，可以看到上甲状旁腺。这一区域的上甲状旁腺还可能被不同大小的甲状腺 **Zuckerkandl 结节**所掩盖。

约 3% 的个体的正常甲状旁腺位于喉后、咽后或食管后间隙。在这些较深的位置，由于前方喉软骨回声阴影的干扰，病变的甲状旁腺可能难以被超声识别，从而导致假阴性。约 1% 的个体的上甲状旁腺位于甲状腺上极上方。

上甲状旁腺异位

上甲状旁腺异位虽然较下甲状旁腺少见，但确实

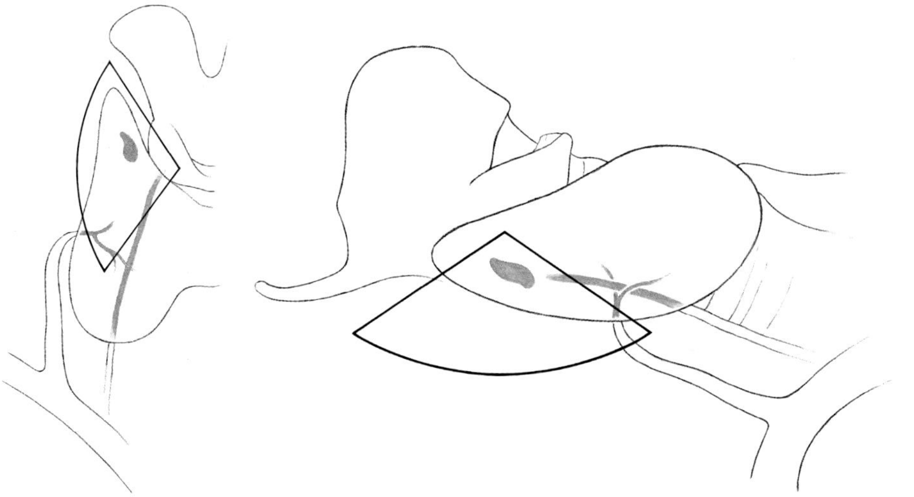

图 55.4 正常上甲状旁腺位置。A. 正面观；B. 侧面观

存在。如上甲状旁腺未下降或直接从侧方下降，就可造成异位，使上甲状旁腺停留在内侧的甲状腺和外侧的颈总动脉之间，或直接附着于颈总动脉。Thompson 曾描述过在颈动脉后方的斜角肌脂肪垫中发现一个甲状旁腺腺瘤，推断来自上甲状旁腺[76-77]。类似的上甲状旁腺异位仅发生于不到 1% 的个体身上。异位于甲状腺内的上甲状旁腺罕见，比下甲状旁腺发生概率更低（见本章后面关于甲状腺内甲状旁腺的章节）。

极端甲状旁腺异位：胚胎发育停顿和额外甲状旁腺

这些极端变异中甲状旁腺的位置可能与甲状旁腺组织在胚胎发育时停顿有关，即在距正常位置一定距离的地方发现小片的甲状旁腺组织。这些组织可能会增生，尤其是在某些病理因素导致的系统性甲状旁腺生长因子的强烈刺激下，如 MEN 1 或 SHPT。这时可以在正常甲状旁腺旁的脂肪中发现小而分散的甲状旁腺组织团，当它们发生于正常甲状旁腺附近时，更适合称为退化腺体；当它们发生在远离正常甲状旁腺的部位时，被称为额外腺体。这些额外腺体多发生于胸腺的纵隔部分，额外腺体还可以出现在心包、主动脉弓肺段、颈总动脉鞘外侧和喉黏膜下等部位。

后天获得性迁移

前文描述的甲状旁腺位置变异是由胚胎发育造成的，而后天获得性迁移是另一个导致异位的原因。它是因为腺体异常肿大之后，重力牵拉引起了位置改变。其特点是旁腺的位置动态变化，如吞咽时肌肉反复收缩、胸内负压、及颈胸部疏松而贯通间隙，都使得肿大的旁腺可以不停地下坠。在后纵隔发现的上甲状旁腺腺瘤，可以通过它的血供来证明这是后天获得性异位。虽然这些腺体的位置远低于正常，但它们在下坠过程依旧带着甲状腺下动脉的血供。

上甲状旁腺肿大后特别容易发生下坠。正常位置的上甲状旁腺发生腺瘤后，会向后、向下移位，沿着椎体前间隙到达食管旁或食管后，它们会到达甲状腺下动脉平面后方和 RLN 的后外侧（图 55.5）。高达 40% 的上甲状旁腺腺瘤是在这类位置发现的。Patow 研究发现，再次甲状旁腺手术中，右侧 RLN 比左侧更易被损伤。部分原因就源于迁移后的甲状腺旁腺腺瘤容易异位到这个位置和右侧 RLN 本身比较表浅和外斜。这种腺瘤迁移也可能发生于下甲状旁腺，但似乎不太常见。下甲状旁腺腺瘤移位时，多进入并穿过甲状胸腺韧带和胸腺，到达前纵隔。

再次手术发现遗漏甲状旁腺腺瘤的位置

再次手术探查发现初次手术时遗漏的甲状旁腺腺瘤，可以帮助深入了解异位的位置。Shen 发现，初次手术时遗漏的腺瘤易发生在以下位置，依发生频率分别为：①甲状胸腺角 / 上胸腺，②食管旁和食管后，通过颈部到达后纵隔，③甲状腺内，④附着于颈动脉鞘[78]。Jaskowiak 等发现，漏诊的腺瘤最常发生在食管旁后间隙（27%），最常见的异位部位是胸腺（17%）、甲状腺内（10%）、甲状腺上方未下降的旁腺（9%）、颈动脉鞘内（4%）和食管后间隙（3%）[65]。

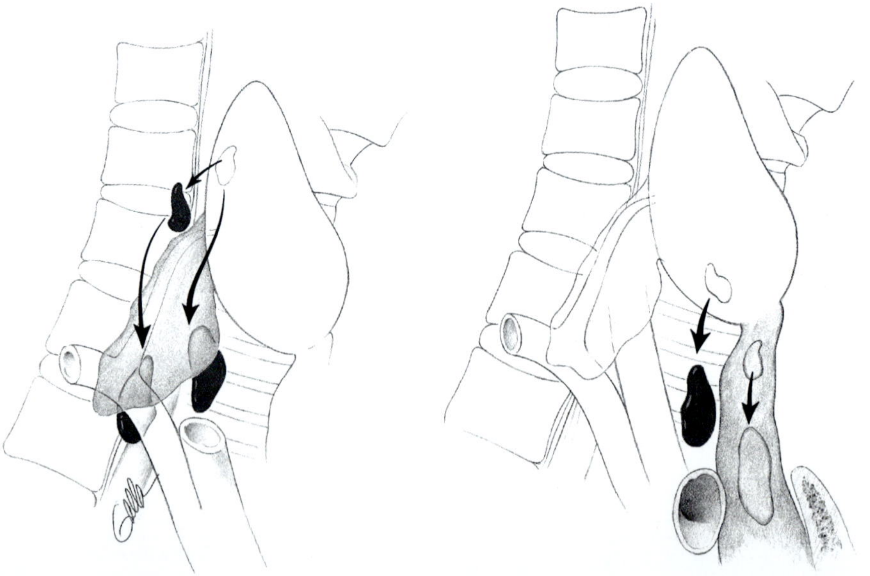

图 55.5 腺瘤后天移位路径。A. 上甲状旁腺移位路径，显示从食管后间隙延伸至后纵隔；B. 下甲状旁腺异位位置，位于胸腺内和前纵隔

甲状腺内甲状旁腺腺瘤

约 1% 的个体，其正常的甲状旁腺长在甲状腺实质内，被称为甲状腺内甲状旁腺。符合这个定义的甲状旁腺要被甲状腺组织完全包裹。只是位于甲状腺包膜下，或部分被甲状腺表面的结节覆盖的甲状旁腺不被认为是真正的甲状腺内甲状旁腺。这种包膜内或包膜下的甲状旁腺看上去很像甲状腺内甲状旁腺，尤其是在结节性甲状腺肿的情况下，表面的甲状腺结节可以覆盖住邻近的甲状旁腺。依照尸检、甲状腺手术标本和甲状旁腺探查术中的研究，真正甲状腺内甲状旁腺的发生率为 0.5% ～ 4%[62，79-81]。

根据胚胎发育推断，应该认为甲状腺内甲状旁腺应该更多的是上甲状旁腺，然而根据手术标本的病理分析，下甲状旁腺更常出现在甲状腺内。Thompson 在甲状腺手术标本中发现，大多数甲状腺内甲状旁腺位于甲状腺叶的下 1/3 处[82]。Wheeler 和 Proye 在两项独立研究中判断，近 90% 的甲状腺内甲状旁腺是下甲状旁腺[46，79-80]。真正的甲状腺内上甲状旁腺非常罕见，Akerstrom 等在 503 例尸检中发现只有 0.2% 的发生率[63]。

如果甲状旁腺腺瘤手术探查时只发现 3 枚正常的甲状旁腺，那么就要考虑是否为甲状腺内甲状旁腺瘤，尤其当那枚缺失的腺体是下甲状旁腺。目前，术前几乎普遍开展的甲状腺超声检查，有助于发现甲状腺内的病灶。Thompson 认为，可以通过切开甲状腺表面来切除甲状腺内甲状旁腺腺瘤，从而避免甲状腺叶切除术带来的瘢痕和潜在并发症[82]。

甲状旁腺切除术中的甲状腺切除

鉴于存在甲状腺内甲状旁腺的可能，如果探查没能发现病变甲状旁腺，可以考虑行甲状腺切除术。但应该避免盲目的甲状腺切除术，因为这会造成颈部中央区域的瘢痕形成，显著增加再次探查时的并发症发生率。此外，甲状腺切除术还可能影响剩余正常甲状腺旁腺的血供，增加当前和后续再次探查时出现永久性甲状旁腺功能减退的风险。不加选择的主观的甲状腺切除术往往是探查失败后的无奈之举，应该避免。

甲状旁腺探查：手术技巧

本节列举了甲状旁腺探查过程中的几个重要原则，并讨论了手术技巧和探查思路（框 55.2）。

框 55.2 甲状旁腺探查术的一般原则

必须做到
- 在放大镜辅助下实施无血化分离操作
- 考虑多腺体病变

触诊有助于定位病灶。尤其是触诊甲状旁腺腺瘤区域，会出现 PTH 分泌高峰，帮助寻找到肉眼未见的甲状旁腺腺瘤。
- 尽可能辨认 RLN。与 RLN 相关的腺体深度可提示是上还是下甲状旁腺
- 充分利用甲状旁腺镜像对称性的特点
- 当发现一个外观正常的腺体时，也要通过谨慎地游离排除腺瘤附着
- 小心地沿着 ITA 向远端探寻甲状旁腺
- 不要过多地对正常甲状旁腺进行病理活检，仅在所有腺体都显露并且有必要时才进行
- 以冰冻切片替代术中密度检测
- 如果对 PTH 成功下降进行严格定义，术中 PTH 检测将十分有帮助

需要避免的几点
- 不要完全依赖局部检测
- 永远不要切除正常的甲状旁腺
- 避免经验性甲状腺切除

一般原则

甲状旁腺探查过程中，必须牢记以下原则：

1. 借助放大镜进行无血化的解剖。为了识别甲状旁腺和神经的细微线索，需要进行精细的无血化的解剖。许多外科医生发现放大镜非常重要，借助它可以看到甲状腺下动脉的搏动，还可以在脂肪组织旁边识别出正常的甲状旁腺，在半透明的筋膜带下看到纤细的白色 RLN。

2. 即使定位明确，仍要注意可能存在的 MGD。外科医生和患者必须时刻准备好可能需要的双侧探查。

3. 通过触诊探查甲状旁腺作用有限但可行。上甲状旁腺腺瘤因为移位而靠在椎体上，此时的病灶不能被直接看到，但可以通过从甲状腺侧方的触诊而发现。当甲状旁腺腺瘤在 RLN 深面，会被甲状腺侧方的筋膜即颈深筋膜中层所覆盖，在甲状腺和颈总动脉鞘之间分离，能暴露食管旁间隙以及更下方的食管后间隙和后上纵隔。此时的触诊应足够温柔，避免出血，因为出血会污染解剖层次，使视野不清、分离困难。触摸腺瘤所在区域，还可以导致数分钟的术中 PTH 测值明显升高，出现 PTH 峰值。少数情况下，外科医生可以在发现病灶之前，通过这个 PTH 峰值来确定甲状旁腺腺瘤的位置。

4. 时刻警觉 RLN。识别神经有助于避免损伤神经，并帮助区分上、下甲状旁腺。较之靠头侧还是尾侧，相对于 RLN 的深度更能说明一枚腺体是上甲状

旁腺还是下甲状旁腺，这对区分下坠的上甲状旁腺腺瘤和未下移的下甲状旁腺更有意义，上甲状旁腺是贴近该处RLN的外侧。术中神经监测能帮助RLN的解剖和识别，并评估近端的神经功能是否受损，这对再次手术特别有帮助。

5. 利用左右两侧的上、下甲状旁腺的镜像对称，包括位置和形状。但同一侧上、下甲状旁腺的形状可能并不相似。

6. 轻柔解剖正常甲状旁腺，确保没有隐藏附着的腺瘤。对任何腺瘤，尤其是囊性变的腺瘤，必须非常小心，不能弄破包膜，因为这种损伤性溢出的肿瘤组织或囊液可能导致多发性甲状旁腺种植和HPT复发[83-84]。解剖正常甲状旁腺时应追踪其滋养血管的起源，从血管蒂远端向甲状旁腺方向进行分离。所有探查中发现的甲状旁腺都应在手术记录中明确描述。如果发现一枚甲状旁腺血供可疑但颜色良好，可以切开少许，看看切缘是否出血。手法要轻柔，以避免对腺体造成不必要的损伤。

7. 沿着甲状腺下动脉分支的走向由外向内探查，可以找到甲状旁腺。但甲状腺下动脉最远端的小分支很容易被损伤，从而导致甲状旁腺缺血损伤。

8. 探查发现怎样的甲状旁腺该被切取送冰冻活检依然有争议。术中PTH测定的应用，减少了为排除MGD而进行的甲状旁腺冰冻活检[85]。但偶尔情况下术中冰冻在术中决策中仍占有一席之地。可以取腺体远端无血管部位送活检，避免烧灼腺体。冰冻病理有时可以区分正常的和异常的细胞丰富的甲状旁腺，但这并不可靠，所以术中病理更主要的目的是将甲状旁腺组织与其他组织，如甲状腺、淋巴结或胸腺进行区分。

9. 过去依靠组织密度差异，在术中用浮沉法判断切除的是甲状旁腺还是脂肪，脂肪漂浮在生理盐水表面，而甲状旁腺通常会下沉。这个方法现在已基本被摒弃，转而使用更明确可靠的方法—病理或术中PTH测量。

10. PTH水平充分下降说明病变甲状旁腺被成功切除。选择合适的PTH评判标准，外科医生可以节省探查时间，并避免因额外解剖和对正常腺体活检而导致的潜在并发症。如果无法进行术中PTH测定，可对肿大的甲状旁腺进行冷冻病理检查，并取同侧正常甲状旁腺的远端（远离血管蒂）组织进行活检，以排除MGD的可能。如前所述，大多数有经验的外科医生并不依赖术中冰冻来识别正常甲状旁腺，相反，这种方法应该保留以便特殊情况下使用。双腺瘤的可能性很低，如果术前定位检查并没有发现对侧病灶则更不可能。Cho等报道，即使没有术中PTH测定，只要术前两种定位方法结果一致明确，手术治愈率为97%，而术中使用PTH测定的治愈率为98%，唯一失败的病例是未发现同侧的双腺瘤，这强调了术中探查同侧甲状旁腺确认正常，以排除MGD的重要性[86]。

11. 甲状旁腺探查时避免切除正常甲状旁腺。切除正常甲状旁腺并不能纠正HPT，相反会在随后成功切除腺瘤后，导致甲状旁腺功能减退症发生的可能。正常的甲状旁腺可以被确认、标记，甚至在必要时取一点组织进行活检，但绝不可以切除。

手术技巧和探查思路

甲状旁腺探查可在全麻或局麻下进行。如果定位明确并适合微创的定向切除，可以考虑局部麻醉[27, 87-88]。全身麻醉时如果术中进行RLN监测，则不使用肌松药物。

从定位阳性的那侧开始探查（图55.6）。必须想到所有的定位检查都可能有偏差，所以患者和外科医生要有一个充足的切口进行双侧探查的准备。一般来说，带状肌只需向侧方牵拉即可暴露，而无须切断。正确的层次是紧贴胸骨甲状腺肌深面，向外侧到颈动脉鞘内侧边缘，随后沿着颈动脉鞘回到椎前筋膜。这个间隙包含了颈中央区域的软组织，甲状旁腺安身在此，并与甲状腺和喉相连，打开这个空间也便于后续的探查。离断甲状腺中静脉，有利于暴露甲状腺外侧方区域。如果在解剖过程中靠近RLN时有任何疑问，就应先对RLN进行识别和保护。

打开间隙后，甲状旁腺探查的思路是：第一步探查正常甲状旁腺位置，和第二步寻找遗失的腺体。对遗失腺体的探寻意味着将扩大探查范围，在连续而有序地探查过广义的正常位置后，进一步探查更广泛的正常位置、异位和获得性迁移能到达的部位（表55.3）。大多数情况下通过第一和第二步就能获得手术成功，如果第一步就发现了4枚正常旁腺，这时就要考虑第三步寻找第5枚甲状旁腺。第四步是考虑何时结束手术（图55.6）。这种甲状旁腺探查思路受到外科医师理念、术中标本送冰冻病理检查、术中PTH测定和术前定位检查开展程度等因素影响。

第一步：探查甲状旁腺的正常位置

第一步包括彻底探查甲状旁腺的正常部位。这似乎很简单，但多个大宗病例研究报道多次甲状旁腺探查术中所发现的病变腺体大多位于正常位置。超过80%的个体的上甲状旁腺位于环甲软骨和甲状腺连接处1 cm以内（框55.3），也就是RLN和甲状腺下动

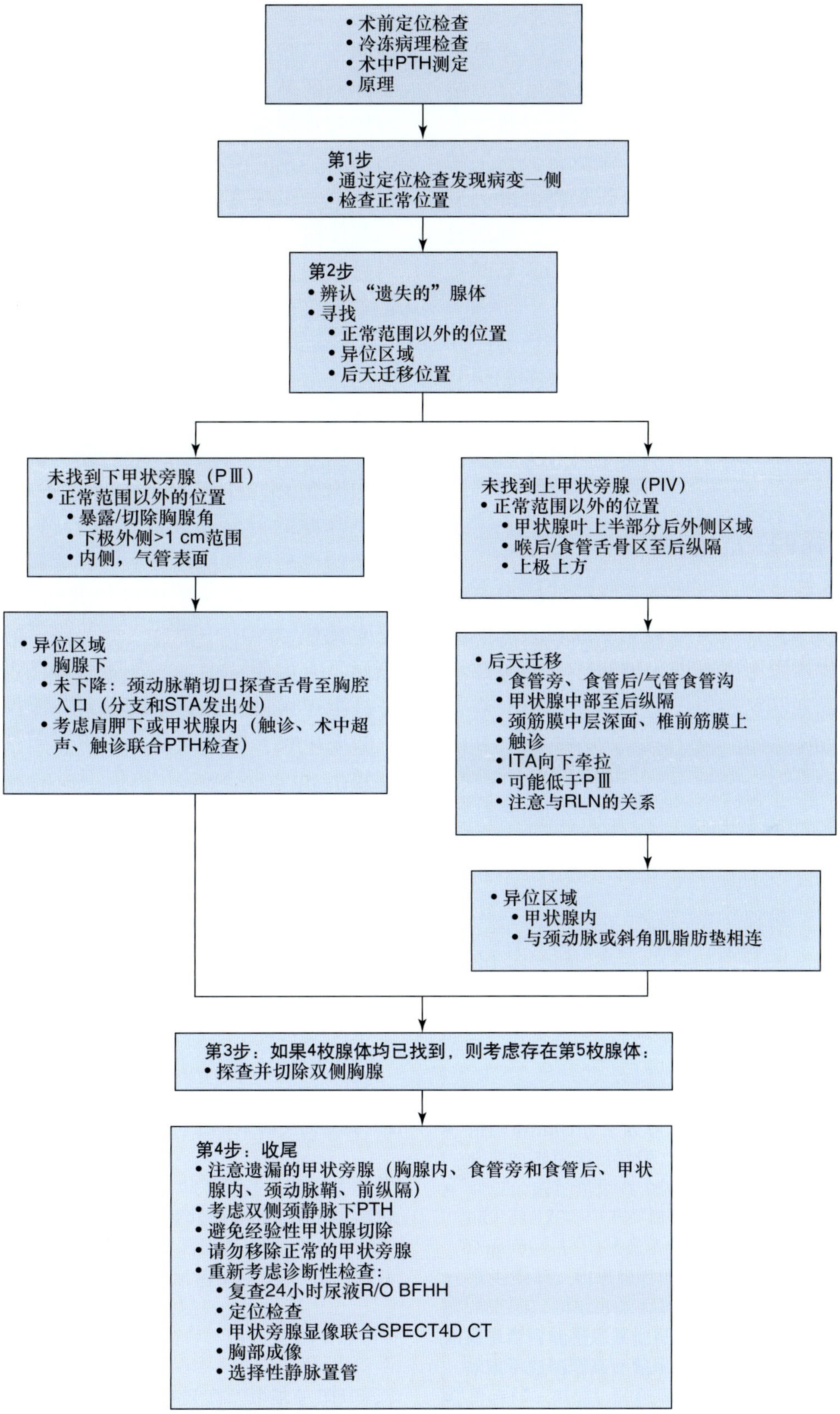

图 55.6 甲状旁腺探查思路。ITA，甲状腺下动脉；PTH，甲状旁腺激素；RLN，喉返神经；R/O BFHH，排除良性家族性低尿钙性高钙血症；SPECT，单光子发射计算机体层成像；STA，甲状腺上动脉；TE，气管食管沟

脉交叉点上方 1 cm 处。这个部位的上甲状旁腺一般藏得比较深，并与 RLN 入喉处关系密切。当然环甲关节的标志比 RLN 和甲状腺下动脉交叉点更可靠，毕竟后者变异多见。为了便于暴露，可以离断甲状腺上极的血管，游离甲状腺上极，但最好保留甲状腺上动脉的后支，因为它可能是上甲状旁腺部分或全部的血供。由于上甲状旁腺非常靠近 RLN 入喉处，解剖时就要先暴露 RLN。如果没有看清神经，切除腺瘤时一旦出血，就非常容易损伤 RLN。

下甲状旁腺通常位于甲状腺下极下后侧方周围 1 cm 区域内，在 RLN 腹侧，由甲状腺下动脉供血（框 55.4），约 50% 的个体的下甲状旁腺生长于此。如果一开始分离的层次不对，就可能发现下甲状旁腺附着于带状肌深面的脂肪团中。

第二步：寻找遗失的甲状旁腺

大多数甲状旁腺手术通过探查正常位置即可获得成功。但如果第一步探查没有取得完全成功，那就需要有计划的第二步探查来寻找遗失的腺体，其范围不仅包括胚胎发育过程中可能停留或达到的部位，还应该包括甲状旁腺肿大后获得性迁移可涉及的区域。需要强调的是，在扩大探查范围之前，一定先要全面探查所有正常部位，才去分离那些出现甲状旁腺概率低的地方，所以第二步才是一个有组织的扩大探查计划。第一步探查看到了正常甲状旁腺但没有发现增大的腺体时，外科医生必须尝试确定遗失的病变到底来自哪个腺体。一旦明确了某个腺体遗失了，即已经确认了 3 枚正常甲状旁腺的位置，而剩下那枚该在的正常位置已被彻底暴露，那么就该把探查范围扩大到广义的正常位置、已知可能的异位的区域和后天获得性迁移可以到达的位置。

下甲状旁腺遗失。如果遗失的是一枚下甲状旁腺，扩大探查范围的重点是 RLN 腹侧区域，可以跟随甲状腺下动脉的分支来找寻这枚旁腺（框 55.4）。先探查广义的正常位置，对于下甲状旁腺来说，即要分离甲状胸腺韧带，将位于前纵隔的胸腺慢慢牵拉到颈部，此时要注意位于中纵隔深部 / 背侧的无名静脉。胸腺表面下方可能有细小的连接背侧无名静脉的交通支存在，牵拉胸腺时要妥善处理这些细小的静脉。

下甲状旁腺广义的正常位置包括甲状腺下极外侧超过 1 cm 的区域和甲状腺下极内侧的区域，也就是紧邻气管的部位。如果在这片广义的正常位置内仍未发现病灶，就把探查范围再扩展到已知的下甲状旁腺可能发生胚胎性异位的区域，涵盖颈部和前纵隔，重点探查胸腺中下部和下甲状旁腺未下降可能停留的位置。当在胚胎学上与下甲状旁腺伴随下降的同侧胸腺没有出现在正常位置时，要特别考虑到下甲状旁腺也未下降的可能。

未下降的下甲状旁腺通常与残留胸腺一同被发现，它的位置可以比上甲状旁腺更靠头侧，往往与颈动脉鞘关系密切，多在鞘的内侧面。彻底搜寻未下降的异位下甲状旁腺需要打开颈动脉鞘，即打开封套筋膜，解剖出颈总动脉、迷走神经和颈内静脉，右侧从舌骨暴露到无名动脉，左侧也要分离至相同平面。颈总动脉分叉处和甲状腺上动脉的起始处是容易藏匿未下降的下甲状旁腺的“热点”区域。甚至还有甲状旁腺组织被发现长在迷走神经上，也有长在喉内梨状窝的黏膜下。这些区域很难通过一个标准的颈部切口进行触诊和探查。最后还要考虑到下甲状旁腺腺瘤可以异位于甲状腺内或藏在甲状腺包膜下，这时复习术前超声检查或其他影像学检查结果是有帮助的。

Thompson 认为切开甲状腺组织剜除甲状腺内甲状旁腺腺瘤可能比直接的甲状腺切除术更有效[82]。

框 55.3 上甲状旁腺 /PⅣ的特点

路径	与侧基 /C 细胞复合体伴行，它们形成甲状腺侧叶的上部
位置	相对恒定位置：环甲关节 1 cm 以内
	相对不恒定位置：甲状腺下动脉与 RLN 交叉点的头侧 1 cm 位置
与 RLN 的位置关系	深面
血供	甲状腺下动脉或其与甲状腺上动脉后支的吻合支
辨认策略	游离甲状腺侧叶后，甲状腺真被膜水平剥离筋膜条索；可看到典型的上甲状旁腺位于甲状腺侧叶后外侧，紧贴着甲状腺的脂肪小叶内

框 55.4 下甲状旁腺 /PⅢ的特点

路径	与胸腺伴行
	相对于上甲状旁腺，位置较多变
位置	甲状腺下极下方、外侧或后方 1 cm 以内
与 RLN 的位置关系	浅面
血供	甲状腺下动脉
辨认策略	常在带状肌群下方轻柔分离甲状胸腺区脂肪后即可看到，上至甲状腺下极，下至上纵隔的区域内

应避免盲目的经验性甲状腺切除术，因为它会导致甲状腺周围明显的瘢痕，这些瘢痕会增加再次探查时并发症发生率，并可能破坏保留的正常甲状旁腺的血供，导致术后甲状旁腺功能减退。

如果探查了广义的正常位置和已知可能发生异位的区域，却依旧没有收获，就需要考虑下甲状旁腺后天迁移可能到达的部位。上甲状旁腺较易发生后天迁移，但对下甲状旁腺来说却并不太多见，而且肿大的下甲状旁腺因重力而下坠，也多在胸腺的中下极。

上甲状旁腺遗失。如果第一步探查发现遗失的是一枚上甲状旁腺，那么就要探查上甲状旁腺的广义的正常位置，了解上甲状旁腺的血供多来自甲状腺下动脉和上动脉之间的吻合支，此处应重点分离 RLN 背侧和外侧区域（框 55.3）。另外分离甲状腺上极的后外侧，并探查上极上方，但探查得太高、过于侧方和过于表浅都无助于发现上甲状旁腺病灶。邻近的喉后和食管后间隙也要被打开探查，这些区域位置很深，可能需要离断甲状腺上极，并将其牵拉翻转后才能暴露。如果在广义的正常位置仍未发现病灶，就要考虑上甲状旁腺下降过度的可能。此时需要打开从中间食管气道到外侧颈总动脉鞘的筋膜，即深颈筋膜的中间层，暴露邻近的喉旁和喉后间隙、食管旁食管后间隙，范围包括从甲状腺上极到后纵隔的气管食管沟。在这一区域轻柔触诊可能会摸到肿大的甲状旁腺。下移的上甲状旁腺可以停留在同侧下甲状旁腺的外侧或下方，并汲取其血供。同时滋养血管也会被带着一同向下移位。上甲状旁腺可能躲藏于颈深筋膜中间层的深面，位于椎前筋膜和椎体上。在右侧探查时，还要考虑到喉不返神经（nonrecurrence laryngeal nerve，NRLN）的可能。如果这样彻底解剖后还是没有发现遗失的上甲状旁腺的踪迹，就要去已知的可能异位的区域翻找，虽然对上甲状旁腺来说，这种异位是罕见的，比如打开颈总动脉鞘，和在颈总动脉外下方的斜方肌脂肪垫中寻找。

第三步：寻找第五枚甲状旁腺

如果探查过程中明确了所有 4 枚甲状旁腺且看起来都正常，而 HPT 的定性诊断也是确切的，那就应考虑存在第 5 枚甲状旁腺的可能。真正的额外甲状旁腺是指位置与其他 4 枚腺体分离、质量超过 5 mg 的甲状旁腺组织，约存在于 13% 的正常人身上[63]。大多数 HPT 患者的第 5 枚腺体通常是腺瘤，而不是 MGD 中多长的一枚[89]。这种第 5 枚甲状旁腺腺瘤几乎总是长在纵隔胸腺中，很少出现在其他位置，如纵隔内的大血管、颈部颈总动脉旁或甲状腺内，可以通过经颈部的双侧胸腺切除术来治疗这些额外的腺体。某些 MGD 患者，如 MEN 1 和 SHPT 患者，更容易发生额外甲状旁腺。因为在他们身上，有遗传或代谢因素不停刺激甲状旁腺组织增生，这些额外的腺体可能来源于胚胎发育时散落的小片甲状旁腺组织。无论是 SHPT 的生理性刺激，抑或 MEN 综合征的肿瘤性改变，都能让这些小片的甲状旁腺组织增生成为能产生明显临床表现的额外腺体。比起单发腺瘤的 PHPT，无论 PHPT 还是 SHPT，如果 4 枚甲状旁腺都增生的话，存在有临床意义的第 5 枚甲状旁腺的可能性更大。有人通过双侧胸腺切除术和切除甲状旁腺周围脂肪来处理额外腺体，但此类手术的效果尚不明确。

第四步：终止手术

如果经过前文所述的所有探查都没有发现病变的甲状旁腺，并且已知的 4 枚甲状旁腺都已被确认，那么应该考虑终止手术。持续而盲目的解剖只会将正常的甲状旁腺、旁腺血供和单侧或双侧的 RLN 置于危险之中。正常的甲状旁腺决不应被切除，且只有在必要时才进行活检。外科医生应再确认一下再次手术中发现的容易藏匿遗漏甲状旁腺的位置，包括胸腺内、食管旁和食管后、甲状腺内、颈动脉鞘和前纵隔等部位。可以在术中从双侧颈内静脉下端采血进行 PTH 检测，根据数值的不同，判断病变存在于哪一侧。所有步骤都完成后，即使仍未发现病灶，也应停止探查，目的是让患者从手术中尽快复苏，再次确认诊断和手术指征，并讨论下一步方案。

纵隔甲状旁腺腺瘤

多数纵隔病变都可以通过颈部切口安全地被触及。Wang 和 Clark 有经典的文献报道了经颈部切口手术的高成功率，强调了彻底探查颈部的重要性[90-91]。大多数纵隔肿瘤位于胸腺内或附着在胸腺上，也有可能位于其他器官旁，如升主动脉、主动脉弓、主动脉弓分支和心包等位置的报道[91a]。外科医生可以通过缓慢而轻柔地牵拉甲状胸腺韧带、钝性分离胸腺周围组织、妥善结扎滋养血管，尤其是发自于深面无名静脉的小血管，将胸腺提入颈部进行处理。

胸骨切开的径路非常有效，但很少施行，极大程度上已被腔镜技术所取代（见第 7 章，纵隔肿物手术入路：经颈、经胸和腔镜辅助）。对位于纵隔深处的甲状旁腺病变，腔镜辅助技术安全、有效、微创，是首选的方案[92-94]。纵隔探查需在各项定位检查明确病灶后进行的，如 4D-CT 扫描、MRI、单光子发射计算机体层成像（single photon emission computed tomography，SPECT）或选择性静脉血管造影。另外术中 PTH 测定对指导手术非常有用。

多腺体疾病的手术技术

关于该主题的更多讨论，请访问 http://pincode.yiaiwang.com。（见第 60 章，多腺体甲状旁腺疾病的手术治疗）。

甲状旁腺手术失败

由于再次手术的治愈率较低、并发症发生率较高且花费巨大，这都强调了初始手术成功的重要性[99]。再次手术的成功率比初始甲状旁腺探查术的低（见第 63 章，甲状旁腺再次手术）。如果初次手术进行类似甲状腺切除术的广泛的分离，会增加颈部中央区域瘢痕的形成，再次手术出现并发症的概率就会进一步会增加。如果初次手术损伤了正常的甲状旁腺，再次手术切除病变甲状旁腺后就可能引起甲状旁腺功能减退症。再次手术前需要进行喉部检查，评估双侧声带运动情况，以准确评估再次手术的风险。

手术失败的原因

误诊和操作不当都可能使甲状旁腺手术失败，导致高钙血症和 HPT 不能得以纠正。多项研究表明，初次甲状旁腺探查手术失败的原因包括探查不彻底，未发现颈部的病灶、未发现 MGD 或双腺瘤的病变、未发现异位甲状旁腺病变，以及错误的诊断[100]。外科医生具备充足的知识和经验是全面探查的重要前提，由于定位检查或 iPTH 不能替代所有，实施甲状旁腺手术依然要求术者拥有充分的理论知识。

手术争议

关于该主题的更多讨论，请访问 http://pincode.yiaiwang.com。

术后评估

成功的甲状旁腺切除术是否成功表现为术后 6 个月时血清钙水平是否正常。疾病复发指血钙水平在至少 6 个月后处于正常水平后，由于 HPT 而再次发生高钙血症。

血清钙测定

成功的甲状旁腺手术通常表现在血清钙水平正常，并在术后 48 h 达到最低点。如果被保留的甲状旁腺功能受抑制，没有在探查术中被游离或活检，其功能会迅速出现反弹。

在我们的临床工作中，患者手术当天即可出院，会给他们补充柠檬酸钙，剂量为每 6 h 200 mg 元素钙，和每天 0.25 μg 骨化三醇。一般在术后 1 ～ 2 周时血清钙和 PTH 水平恢复正常，并且大多数患者在没有症状后即可停用这些药物。对于术后血钙正常而 PTH 升高的患者，通常继续给予柠檬酸钙，每天补充元素钙 200 ～ 400 mg，同时监测实验室指标。有些患者在 PTH 水平恢复正常前需要额外补充维生素 D。术后每 3 ～ 6 个月监测血清钙和 PTH 水平，直至血清钙在术后 6 个月以后依旧保持正常水平，以证实手术结果。

接受了双侧广泛探查和正常甲状旁腺活检的患者，术后血钙水平可能明显下降。由于术中同时切除甲状腺、再次手术和切除病灶质量大的原因，会明显增加术后低钙血症发生率[105]。对于术前碱性磷酸酶升高和骨钙耗竭的患者，术后可能会出现骨饥饿和明显更低的血钙水平。如果患者出现了低钙血症的症状，就需要增加补钙剂量以缓解症状。如果低钙血症的症状很明显或程度很严重，应及时开始静脉补钙，直到口服补钙能维持正常的血钙水平。低镁血症可影响低钙的纠正，如果补钙效果不佳或低钙症状持续存在，应持续检测血清镁水平。

术后管理

正常情况下，甲状旁腺手术成功后 PTH 水平会下降。Mandal 对 78 例患者的研究发现，71% 的患者手术当晚的 PTH 水平＜ 10 pg/ml，术后 1 周时 88% 的患者血清 PTH 平均值恢复正常[106]。然而，即使是明显获得治愈的患者，术后 PTH 也可能升高。多项研究表明，成功的甲状旁腺切除术后，8% ～ 43% 的血钙正常的患者会出现 PTH 升高[106-115]。升高的 PTH 值会随着时间的推移，保持稳定、进一步增高或降低，其中 78% ～ 88% 的患者在术后 12 ～ 16 个月内恢复正常或降低。另有报道一些患者的 PTH 水平在术后 1 ～ 4 年内仍是升高的但并没有复发[116]。

术后 PTH 升高更多见于以下情况：①术前 HPT 严重，如术前 PTH 增高明显、腺瘤体积较大、MGD 等；②术前 PTH 长期升高，导致外周组织对 PTH 敏感性降低；③肾功能不全；④术后对骨钙过度丢失反应明显；以及⑤术前维生素D缺乏。术后PTH升高更多见于老年患者，女性也较男性更易发生。而实施单侧或双侧探查术，对术后PTH升高的病例无明显影响。

术后PTH升高，对大多数患者来说并不意味手术失败，且此非评估术后疾病状态的绝对指标。Solorzano等对505例患者的研究发现，1/3的患者出现术后PTH升高，而他们中的绝大多数的血清钙水平又都长期正常[116]。Charlett等报道，依靠术后高PTH血症判断手术成功与否的敏感性为62.1%、特异性为75%[100]。Yen等认为，PHPT术后测PTH，既花钱又可能误导，不应在血钙正常的患者中应用[109]。

建议在术后1～2周、3个月和6个月时测定血钙和PTH，以评估手术效果。对于术后血钙正常而PTH升高的患者，检测维生素D水平，必要时进行补充。建议患者遵循指南，按照年龄和性别保证足够的钙摄入，以维持骨骼健康。通过经年的持续努力，将能看到骨密度的改善。

参考文献

如需完整的参考文献列表，请访问http://pincode.yiaiwang.com。

56

标准双侧甲状旁腺探查术

Allan E. Siperstein，Antonia E. Stephen，Mira Milas
陈曦　匡洁　译　田文　审校

请访问 http://pincode.yiaiwang.com 查看相关视频：

视频 56.1　第 56 章引言：标准双侧甲状旁腺探查术。

当今甲状旁腺疾病的诊治模式因为一些基本的重要因素的影响而发生了变化。首先，原发性甲状旁腺功能亢进症（primary hyperparathyroidism，PHPT）不再是一种罕见的内分泌疾病，而是门诊高钙血症最主要的原因，估计其发病率女性为 1/500 和男性为 1/2000[1]。其次，无症状的 PHPT 发病率增高，即有明确的甲状旁腺病变的生化改变，但没有明显的症状或临床表现，如骨密度下降或肾结石[2]。而且由于钙测定成为常规生化检查项目中的一部分，越来越多的患者在还没有出现症状的时候就被发现，同时也让不少有症状的患者无意间获得诊断。越来越多的医生也认识到需要对骨质疏松、骨量减少和肾结石的患者排除是否有潜在的 PHPT，不只单纯测定血钙，而是进行包括血钙、全段甲状旁腺激素（parathyroid hormone，PTH）和 25- 羟基维生素 D 水平的完整检测（见第 53 章，原发性甲状旁腺功能亢进症：病理生理、手术指征和术前检查）。最后，甲状旁腺疾病处理中最明显的变化可能是首选手术方式的转变。多年以来的标准双侧探查术，在 20 世纪 90 年代末变为了定向外科干预，即对病灶区域进行定点探查。许多甲状旁腺外科医生在术前影响学检查和术中 PTH 测量的引导下，将定点探查作为甲状旁腺手术的首选方法（见第 54 章，甲状旁腺术前定位检查；第 57 章，单个腺体甲状旁腺微创探查术；第 58 章，腔镜辅助微创甲状旁腺切除术；第 59 章，甲状旁腺术中甲状旁腺激素监测）。但最近甲状旁腺双侧探查术似乎又受到了内分泌和头颈外科医生的青睐。影像学引导的定向甲状旁腺手术仍在合适的患者中广泛开展，但依赖术前定位和术中 PTH 测定识别多腺体病变的局限性也已被充分认识，所以选择的钟摆似乎又摆回到中点，什么时候该考虑甲状旁腺双侧探查术。

从 20 世纪 20 年代至 90 年代末，甲状旁腺双侧探查术一直是治疗 PHPT 的首选初次手术方法[3]，即探查双侧所有甲状旁腺，并切除病变腺体。必须认识到，“传统”或“双侧”的甲状旁腺手术并没有过时，它们是成功甲状旁腺手术的核心所在，是必须被保留的基石。双侧甲状旁腺切除术是 PHPT 手术方式中不可或缺的部分，对需要的患者来说，它就是最佳的初次手术方式。同样重要的是要认识到，双侧甲状旁腺探查也可以微创地进行。甲状旁腺探查需要对甲状旁腺解剖学、胚胎学及临床表现、影像学检查和术中发现的意义有深刻的理解。在本章中，我们将介绍双侧甲状旁腺探查的理论基础和实践方法，并结合临床病例和探查策略讨论如何探查“遗失的甲状旁腺”这一问题（见第 55 章，原发性甲状旁腺功能亢进症的手术治疗原则）。

双侧甲状旁腺探查术涉及的解剖学和胚胎学

大多数人通常有 4 枚甲状旁腺，所以双侧探查的理想目标是确认所有 4 枚甲状旁腺（见第 2 章，甲状腺和甲状旁腺的应用胚胎学）。一项大样本研究显示，尸检发现 84% 的个体有 4 枚甲状旁腺、13% 的个体有 5 枚、3% 的个体只有 3 枚[4-5]。额外的甲状旁腺多位于胸腺内。甲状旁腺数目或位置异常可直接影响甲状旁腺手术的成功率，增加需要双侧探查的可能，但目前仍难以可靠地预测此异常的发生。术前应向患者解释遗漏异位或额外甲状旁腺及术后甲状旁腺功能亢进

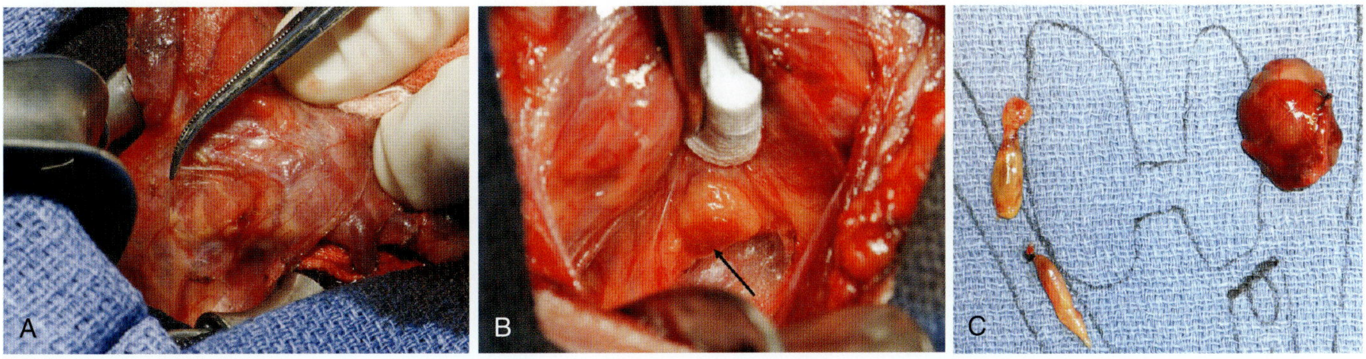

图 56.1 甲状旁腺的解剖可以变化多端。箭头所指为正常甲状旁腺。即使是正常的甲状旁腺也可呈不规则形状（A 和 B），不应误认为是腺瘤或增生。而在多腺体病变中甲状旁腺的肿大也会是不对称的或程度不一（C）。术中照片显示了 3 枚形态各异的病变甲状旁腺，它们都被组织学检查中表现为细胞丰富增生（Reprinted with permission，Cleveland Clinic Center for Medical Art & Photography © 2008-2011. All rights reserved.）

症（hyperparathyroidism，HPT）持续或复发的可能，使其充分理解并有正确的结果预期。

图 56.1 至图 56.3 从解剖学和胚胎学角度描述了需要双侧甲状旁腺探查的主要情形。正常甲状旁腺长径 5 ～ 6 mm，重 15 ～ 35 mg，呈橙黄色，嵌入或平躺于周围黄色脂肪组织包裹中，一般并不显眼。即使同样生化功能正常，不同甲状旁腺的外形也不一样。发生病变时，甲状旁腺更可以在大小、形状、纹理和质地方面发生不同改变。异常甲状旁腺一般在各个方向都增大，颜色为深棕或红褐色，捏之不软，或在轻柔触碰时明显感知它的质硬。形态不规则或分叶状，血管蒂明显或呈丛状。继发性和三发性 HPT 的腺体可能因纤维化而硬化更明显、颜色变浅。

因为病变腺体边界不清，在切除甲状旁腺前，估算甲状旁腺的重量是有意义的，可以先用小尺子或

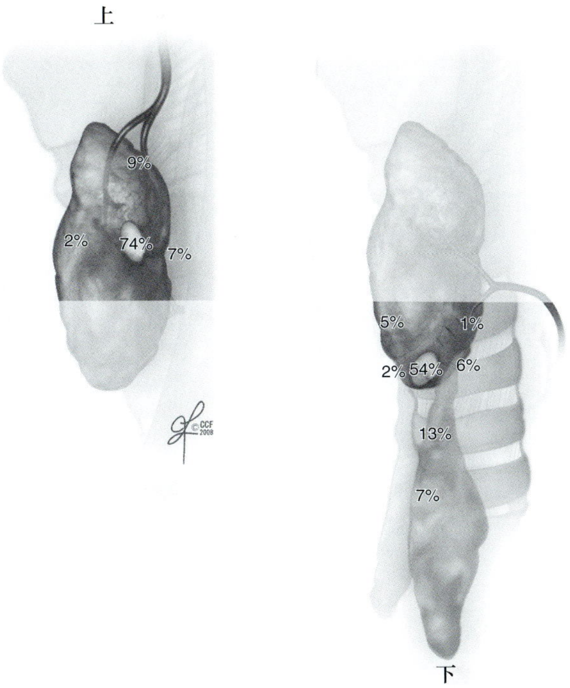

图 56.2 上、下甲状旁腺的正常分布区域（Reprinted with permission，Cleveland Clinic Center for Medical Art & Photography © 2008-2011. All rights reserved.）

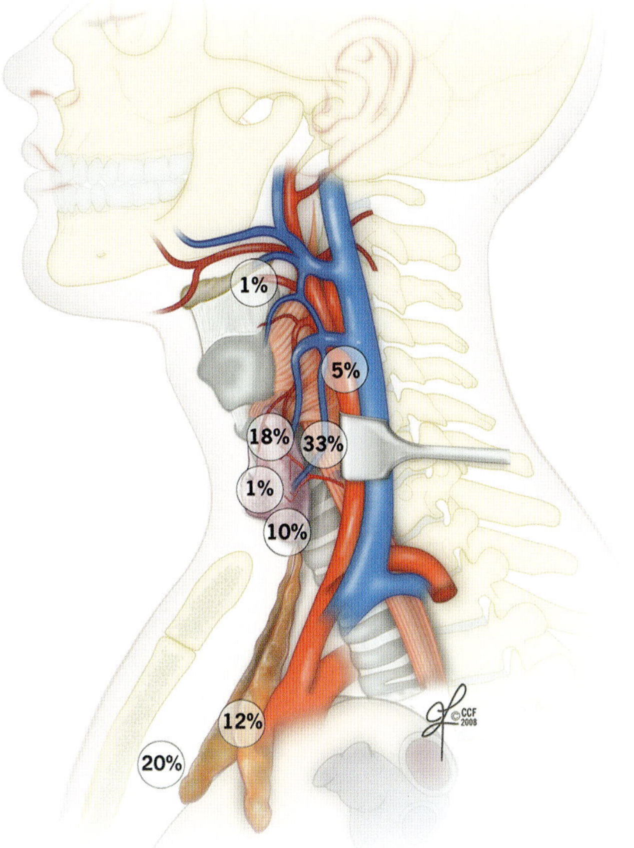

图 56.3 异位甲状旁腺的分布区域（Reprinted with permission，Cleveland Clinic Center for Medical Art & Photography © 2008-2011. All rights reserved.）

测微器**原位测量**甲状旁腺的长度（length，L）、宽度（width，W）和高度（height，H）。因为大多数甲状旁腺是椭圆形的，以毫米（mm）为单位计算椭圆体的体积，可以估算甲状旁腺的重量（mg），重量（mg）约等于长 × 宽 × 高（mm^3）$^{1/2}$。我们发现，无论是单腺体还是多腺体病变，病变甲状旁腺总体积（total volume of diseased glands，TVDG）在统计学上是一致的[6]。即一个典型的单发腺瘤的大小与双腺瘤或4枚增生腺体相加的总体积或重量是相似的。这意味着，如果探查首先发现的是一枚轻度肿大的甲状旁腺时，应警惕可能存在多腺体病变，并因此考虑进行双侧探查。即使影像学检查仅发现一枚甲状旁腺病变、术中PTH也下降良好，但一枚75～200 mg大小的甲状旁腺也很难诊断为单发腺瘤（见第59章，甲状旁腺术中甲状旁腺激素监测）。对于如何定义真正意义上的异常甲状旁腺，是单纯的形态或生化功能改变，还是需把两者结合起来评估，一直是业界感兴趣且仍有争议的课题（见第55章，原发性甲状旁腺功能亢进症的手术治疗原则）。

在胚胎学上，上甲状旁腺起源于第四鳃裂囊肿，随甲状腺一同向尾侧迁移，而下甲状旁腺则起源于第三鳃裂囊肿，并随胸腺迁移。上甲状旁腺分布区域较窄，相对恒定地位于甲状腺上极后方的脂肪中，多位于喉返神经（recurrent laryngeal nerve，RLN）进入环甲肌的路径附近（图56.2）。相比之下，下甲状旁腺就可能更广泛地分布于甲状腺下极附件、甲状胸腺韧带中和气管前脂肪周围。左右两侧甲状旁腺的位置通常对称，定位时可以有意识地利用这一点。但双腺瘤的分布并没有统一模式，但当只有2枚甲状旁腺肿大且细胞增生时，它们往往位于颈部两侧，且多为上甲状旁腺，这种情形被称为“第四鳃裂囊肿病变”[7]（图56.4）。

另外可将甲状旁腺区域内和周围的血管分布情况作为搜索甲状旁腺的线索。上下两枚甲状旁腺通常都从甲状腺下动脉获得血供。以甲状腺附近的甲状腺下动脉主干为标记时，上甲状旁腺偏头侧、位置较深，下甲状旁腺偏尾部、位置靠前、更居中。如果甲状腺下动脉发出不寻常的曲张或额外的分支，提示在这些分支末端可能存在病变甲状旁腺，即使有时远离甲状腺包膜几厘米。正常甲状旁腺在脂肪包裹中的血供呈叶脉状分布，这与淋巴结、脂肪颗粒或胸腺组织形成鲜明对比，因为后者没有明显血供，而病变甲状旁腺的滋养血管则可能夸张地增粗增多。留意这些细微的形态特征，有助于在双侧探查时快速找到甲状旁腺。

甲状旁腺可能异位于迁徙途中的任何位置：胸腺、颈动脉鞘、颈内静脉、迷走神经（甚至在颈段高位）、食管后，甚至甲状腺内。大多数情况下，这些部位都可以通过常规的颈部切口到达，进行双侧甲状旁腺探查。最近，Perrier等提出了新的命名方法，按照探查发现所在区域，将颈部甲状旁腺腺瘤进行分类（见第57章，单个腺体甲状旁腺微创探查术）[8]。异位于前纵隔、纵隔其他较深区域，甚至心包的甲状旁腺手术往往需要联合胸外科医生，选用其他手术径路进行。

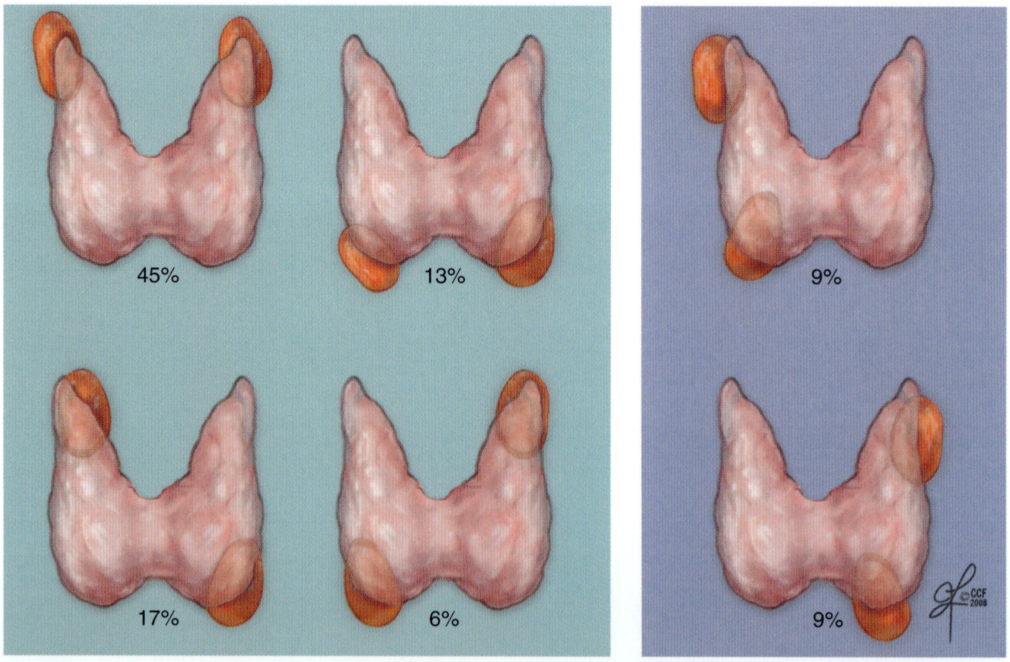

图56.4 甲状旁腺双腺瘤的分布并无统一模式，2枚上甲状旁腺同时病变的概率略高，2枚病变甲状旁腺位于同一侧的概率较低（18%）（Reprinted with permission，Cleveland Clinic Center for Medical Art & Photography © 2008-2011. All rights reserved.）

双侧甲状旁腺探查术的理论基础

甲状旁腺手术成功的基石是对甲状旁腺疾病的正确定性诊断，以及根据疾病临床特征明确个体化的治疗目标。虽然从表面上看，无论是定向手术还是双侧探查，结果都是切除了病变甲状旁腺，但疾病一些细微的表现还是提示了双侧探查的必要性。

诊断

本文讨论的双侧甲状旁腺探查术主要针对 PHPT 患者，当然那些因肾脏疾病引发的继发性或三发性 HPT 患者手术时也需要双侧探查。后两者将有专门章节详细介绍（见第 60 章，多腺体甲状旁腺疾病的手术治疗；第 61 章，继发性和三发性甲状旁腺功能亢进症的手术治疗；第 62 章，多发性内分泌腺瘤综合征的甲状旁腺治疗）。长久以来，如果患者的血清总钙或离子钙水平和整段 PTH 水平同步增高，且尿钙正常或增高，就可诊断 PHPT。这种情况下，PHPT 的诊断是非常确定的。因为现代技术是检测 PTH 完整的分子，反映甲状旁腺分泌的整个蛋白，基本上排除了异位 PTH 的来源，如产生 PTH 相关肽（PTH-related peptide，PTHrp）的肿瘤，避免误诊。而 24 h 尿钙正常或增高，则可以排除良性家族性低尿钙性高钙血症（benign familial hypocalciuric hypercalcemia，BFHH）这种罕见的遗传性疾病。

但约 10% 患者的生化改变不典型，不符合传统的诊断标准，但事实上还是患有 PHPT，一般有两种情况。其一为正常血钙型 PHPT，表现为血清总钙正常，但 PTH 较高，已被大家较好认识。尽管血清钙水平在临界值的正常范围内，但这些患者可能已经出现了肾结石、骨质疏松和骨折等状况[9]。另一种 PHPT 就是患者血钙增高而 PTH 水平正常。如果 PTH 水平在高血钙的时候依旧“不恰当”地落在正常高限的范围内，如在最高参考值在 60 pg/ml 的时候达到 40 ～ 60 pg/ml，诊断就比较明确，但如果 PTH 水平低至 5 ～ 15 pg/ml，往往就难以诊断。

框 56.1 列举了推荐的 PHPT 诊断流程和在困难情况下帮助明确诊断的策略。建议用双能 X 射线吸收法（dual energy X-ray absorptiometry，DEXA）进行骨扫描测定骨密度基线水平，且应在评估患者是否有手术指征之前完成。尿钙排泄低于 50 mg/dl 时，应排除 BFHH、肾脏疾病和使用噻嗪类利尿剂等的情况。

尽管 PHPT 可以和其他同样引起高钙血症的非内分泌疾病同时发生，但这非常罕见。对于血钙和 iPTH 同步增高、无其他明确病史，如可以引发高钙血症相关的恶性肿瘤的患者，初诊时并不需要对这些病因进行单独检查。但对一些临床表现不典型的病例，这些检查能帮助鉴别诊断。详细询问家族史，对排除可能的多发性内分泌肿瘤（multiple endocrine neoplasia，MEN）非常重要，如有怀疑，需进一步评估。MEN 1 中 90% 的患者可有甲状旁腺病变，MEN 2 中不到 5% 的患者甲状旁腺受累，但没有必要将 MEN 的基因检测作为诊断 PHPT 的常规初始检查。

仔细采集临床病史，关注细节，有助于识别出需要双侧探查的患者。有研究者提出评分系统来完善一过程，帮助鉴别 MEN 家系[10]。

框 56.1　原发性甲状旁腺功能亢进症的诊断流程

当患者被发现有高钙血症或被诊断为与 PHPT 相关的疾病，如骨质疏松症、骨质疏松症、肾结石

- 仔细询问病史和体格检查，包括症状、既往头颈部放射史、既往颈部手术史、药物应用史以及其他内分泌疾病的个人史和家族史
- 初筛血清生化指标：血清总钙、血清离子钙、整段 PTH、血清磷、25- 羟维生素 D、1,25- 双羟基维生素 D
- 如果基本的病史资料与 PHPT 相吻合，则收集 24 h 尿液计尿量、测肌酐和尿钙，以完成诊断
- 如果血清总钙、离子钙、或两者都升高，并伴有 PTH 同步升高或位于正常值高限，且 24 h 尿钙增高或正常，即可诊断 PHPT
- 应注意进行影像学检查，如超声、^{99m}Tc-MIBI、4D-CT 并不是为了诊断 PHPT，而是在 PHPT 诊断明确后决定进行手术时的定位检查

如果患者为正常血钙的甲状旁腺功能亢进症（HPT）

- 多次复查血清生化指标，检查有无离子钙增高
- 排除潜在的维生素 D 缺乏或其他导致继发性 HPT 的原因，必要时进行适当治疗
- 通过公式计算患者个体化的正常 PTH 上限：PTH［ULN pg/ml］= 120 －（6× 血清钙 mg/dl）－（1/2×25- 羟基维生素 D ng/ml）+（1/4 患者年龄）。一次抽血同步测定钙、PTH 和维生素 D。如果患者的 PTH 值高于经计算得出的个体化正常上限，则更可能为 PHPT

如果患者可能罹患其他可导致高钙血症的疾病，或初筛生化指标显示血钙增高而整段 PTH 降低，则应排查

- 骨转移、肉瘤、肺肿瘤（胸部放射学检查）
- 多发性骨髓瘤（血清蛋白电泳）
- 产生 PTH 相关肽的肿瘤（血清 PTH 相关肽检测）
- 如果恶性肿瘤既往史，重新评估当下癌症分期

如果患者可能为多发性内分泌肿瘤（MEN）1 型或 2 型

- 在甲状旁腺手术前测定血或尿变肾上腺素
- 详细询问病史，对内分泌系统疾病进行全面检查
- 甲状腺切除术前，无需进行基因检测确认 MEN 1 或 2 型

治疗

甲状旁腺切除的手术目标包括：①血钙正常且PTH长期正常，②避免损伤喉返神经，③尽可能降低手术并发症发生率，避免死亡，④切口瘢痕能被患者接受。迄今为止，手术仍是治愈PHPT最可靠的方法，能持久缓解症状，尤其在骨质疏松症、骨折和神经认知等方面[1]。21世纪初以来，发展了许多新的手术技术，包括无论借助术中PTH监测与否都可以进行的病灶定向切除和单侧探查、放射影像学引导的甲状旁腺手术以及腔镜和机器人手术系统辅助的甲状旁腺切除术[11]。需要再次强调的是，标准的双侧甲状旁腺探查术也能达到这些目标，但有文献认为双侧探查在并发症发生率和美观效果等方面略有欠缺[3, 12-14]。不过在经验丰富的外科医生手中，双侧甲状旁腺探查术在治愈率方面保持良好的长期记录，而并发症发生率极低[15-16]。

甲状旁腺手术和双侧探查的理论基础

新近发布的PHPT诊治指南提出，所有出现典型症状或疾病并发症的PHPT患者都应接受手术治疗[1]。但判断一名无症状患者是否需要手术则是有挑战的决定。一个由外科医生和内分泌专家组成的联合小组最近发布了更新的指南，概述了无症状PHPT患者的手术指征：①年龄小于50岁；②血清钙水平超过正常上限1.0 mg/dl；③X线、计算机断层扫描（computed tomography，CT）、磁共振成像（magnetic resonance imaging，MRI）或椎体骨折评估（vertebral fracture assessment，VFA）判断腰椎、全髋关节、股骨颈或桡骨远端1/3处的T值＜－2.5，或发现椎骨骨折；④24 h尿钙＞400 mg且结石风险增加；⑤肌酐清除率＜60 ml/min。

由于很难可靠地预测无症状HPT患者的病情是否会发展、进展的时间和程度，而长期非手术治疗又价格不菲，另有一些专家建议在美国国立卫生研究院（National Institutes of Health，NIH）确定的标准之外，适当放宽甲状旁腺切除术的手术指征，只要保证手术安全性，可以考虑对一些患者在发病初期进行手术。

框56.2罗列了将双侧甲状旁腺探查作为初次手术方案的指征，其主要针对发生甲状旁腺多腺体病变风险明显较高的患者。如果希望这些术后血钙恢复正常，就要对所有甲状旁腺区域进行探查，并切除病变腺体。

框56.2 初次甲状旁腺手术进行双侧探查的适应证

绝对适应证

- 已知或怀疑多发性内分泌肿瘤（MEN）综合征
- 肾衰竭或肾移植后明确的继发性和三发性甲状旁腺功能亢进（HPT）
- 切除怀疑的单发腺瘤后，术中PTH测定未下降
- 在术前影像学检查提示病灶区域未发现病变腺体
- 对怀疑病灶区域行局部或单侧探查时发现不止一枚甲状旁腺病变颈部探查
- 术前影像学检查结果阴性
- 术前影像学检查发现多枚甲状旁腺病变
- 合并甲状腺癌或双侧结节性甲状腺肿需同期行甲状腺全切除术

相对适应证

- 术前影像学检查结果不一致
- 无法进行术中PTH测定
- 无法进行术前影像学检查
- 锂剂诱发的PHPT
- 非MEN家族性HPT
- 同时存在可能需要手术的甲状腺病变
- 外科医生的偏好或经验

术前计划：甲状旁腺定位检查

术前计划中最重要的部分是对患者进行全面而深入的有序评估，得出甲状旁腺疾病明确的诊断，并确定手术的必要性。其次是排除手术反指征，确认患者能够安全地耐受甲状旁腺切除术，随后对甲状旁腺病变进行定位检查。

有一系列的影像学检查可用于定位病变甲状旁腺（见第54章，甲状旁腺术前定位检查），最常用的是颈部超声、^{99m}Tc-MIBI扫描和CT，或联合应用这些检查。除了四维计算机断层扫描（four-dimensional computed tomography，4D-CT）外，正常的甲状旁腺在其他检查中难以显影。有多种^{99m}Tc-MIBI扫描方式：初始和延迟成像的二维平面扫描、三维单光子发射计算机体层成像（3D single-photon emission computed tomography，3D-SPECT）、联合同期CT平扫或增强扫描以及^{123}I与^{99m}Tc-MIBI双示踪剂甲状腺减影扫描等。外科医师了解放射科医师所用技术，并与放射科共同读片非常重要，因为不同方法的准确率从50%至96%不等[19]。MRI、选择性静脉采血测PTH及偶尔需要的正电子发射体层成像（positron emission tomography，PET），则更多被用于再次手术之前，而非初次手术。颈部超声，尤其是外科医生亲自操作，会有更大优势，比如发现需要在甲状旁腺手术中一并处理的甲状腺疾病。多达30%的患者合并甲状腺结节，4%的患者在PHPT检查时意外发现了甲状腺癌[20]。

如果已经决定要行双侧甲状旁腺探查术，是否还有必要进行术前定位检查呢？原则上讲，这不是必需

的，因为异位于纵隔或颈部的甲状旁腺病灶很少。在没有影像学资料的情况下行双侧甲状旁腺探查是合理的，且已有几十年的成功记录。反过来说，如果没有术前定位或检查结果完全阴性，那就更需要双侧探查而非局部手术。然而，我们依旧认为双侧甲状旁腺探查术前进行影像学定位成像是有意义的，它可以通过及时锁定最可疑病变区域来指引手术和缩短探查时间。我们强烈鼓励外科医师术前亲自读片，关注解剖细节，利于术中决策。

双侧甲状旁腺探查术的手术技巧

双侧甲状旁腺探查术可以通过微创、最低的并发症发生率、轻柔的解剖和精细的器械来完成。目前大多数外科医师选用全身麻醉，也可在局麻联合颈深丛神经阻滞和镇静下进行。除了再手术的病例，一般不需要使用抗生素。是否需要预防性抗深静脉血栓（DVT）由外科医师根据患者情况决定。一般来说，连续的压力袜既能充分预防深静脉血栓，也尽可能降低了颈部血肿的风险。

双侧甲状旁腺探查无需常规借助术中辅助手段，尽管这些技术可能有帮助，这最终取决于手术的复杂性、主刀医师对这些技术的评价或外科医师的经验[13-14]。最引人注目的是术中 PTH 监测已成为当今甲状旁腺手术的一个基本组成部分[13]，它用来确认功能亢进的腺体已被彻底切除（见第 59 章，甲状旁腺术中甲状旁腺激素监测）。但如果是甲状旁腺多腺体增生，术中 PTH 预测的准确性就明显降低[15, 21]。其他辅助手段包括冰冻病理和对切除标本穿刺测量 PTH，以确认切除的是甲状旁腺，而非其他组织。需要注意的是，无论是冰冻切片还是石蜡病理，都不能区分单发腺瘤、增生或其他各种潜在的甲状旁腺病变，如区分原发性、继发性或家族性 HPT。术中 γ 探针已被应用于在体内定位病变甲状旁腺，还能在切除标本后体外计数放射性示踪剂，以区分正常与病变的甲状旁腺。[22-23]还可以通过术中超声来决定切口位置。这些辅助手段的选用最终仍取决于外科医师，其实有些辅助手段对定向手术更重要，而非双侧甲状旁腺探查术。

麻醉后，患者平卧，双臂收拢，肩胛骨之间放置一肩垫使头部轻度过仰，保持患者的下颌尖、胸骨上切迹和甲状软骨中心垂直对齐，有助于保证切口的对称。建议在患者清醒和端坐的姿势下，按照自然皮纹来标记切口，尽可能使切口美观，因为仰卧后皮肤褶皱会移位或变得不明显。作者倾向于用氯己定进行皮肤消毒，因为它不易燃，并且避免了对面颈部的潜在刺激和染色。

根据标记沿皮纹做一横切口，大多数情况下在胸骨上凹上方 1.5 ～ 2 横指处。切口长度随外科医生喜好而决定，一般无须超过 4 ～ 6 cm，双侧甲状旁腺探查甚至可以通过位于甲状腺峡部中线的小至 2.5 cm 的切口进行。电刀切开颈阔肌，颈阔肌厚约 2 ～ 3 mm，男性更明显，相对无血管。颈阔肌下方为一无血管平面，在颈前静脉浅面，可以联合电刀锐性和钝性分离皮瓣，上方到可触及甲状软骨，下方到胸骨切迹，体形瘦削的患者，分离范围可略小。提起皮瓣，通过牵拉小切口，来提供最佳的暴露。分离皮瓣时应保留颈前静脉，作为术中采血测 PTH 的潜在途径。

颈阔肌下皮瓣游离完成后，放置自动牵开器。沿带状肌中间无血管区域纵向打开颈白线，分离肌肉，暴露甲状腺。偶尔两边带状肌之间会有小的交通支血管需要结扎，但大多数情况下可以电凝止血。在胸骨舌骨肌深面钝性分离一小段胸骨甲状肌，便于向侧方牵开。电刀调至小功率，分离胸骨甲状肌和甲状腺之间的松散间隙或直接钝性分离。确保紧贴胸骨甲状肌边缘分离，不要在肌肉上黏附其他组织或气管前脂肪，避免在无意识中将甲状旁腺组织一起留在向侧方牵开的肌肉上。用剥离子或手指下垫 4×4 海绵将甲状腺叶向内前方翻开牵拉起来。这样能暴露甲状腺外侧面和后侧面，并显露甲状腺中静脉。这时应该可以看到或摸到颈总动脉，而甲状腺中静脉就位于颈动脉平面之上，从内向外发出，长得与甲状腺下动脉相似，且经常与之平行，但甲状腺下动脉基本是位于颈总动脉深面的层次。为便于暴露，可结扎切断甲状腺中静脉。

从术前影像学检查发现病变甲状旁腺的区域开始双侧探查。选用非常精细的器械，保持无血的手术野怎么强调都不为过。出血会使邻近组织变色，从而掩盖甲状旁腺。如果术前定位结果阴性，则首先探查下甲状旁腺，因为它相对容易暴露。而上甲状旁腺需要将甲状腺叶向内侧明显翻起后才可能显露。对贴着甲状腺边缘的或邻近甲状腺下动脉和上动脉的分支进入甲状腺部位的类似脂肪的组织，都要探查确认，有针对性的观察比盲目解剖更有意义。在靠近甲状腺的区域应避免损伤 RLN。甲状旁腺探查时并非必须全程暴露或游离 RLN，但应始终记得肿大的甲状旁腺可能就存在于 RLN 附近，所以如有必要，应充分显示 RLN 径路，确保其在后续的分离中不被损伤。尤其是上甲状旁腺肿大时，它可能将 RLN 推向甲状腺包膜的后方或前方，需要将其轻柔地移开。

当发现一个可疑的甲状旁腺，用精细的弯头止血钳小心地钝性分离表面覆盖的脂肪组织。外科医生可以依靠细微的颜色差异来寻找甲状旁腺。甲状旁腺呈暗橙色至棕色，正常的腺体为扁平状，有叶脉状的血供，而单纯脂肪或胸腺并没有这种血供。将甲状旁腺从组织间隙或覆盖的脂肪下轻轻提出，确认其完整的大小，并确定没有隐藏在正常腺体下的甲状旁腺肿瘤，有时肿大的病变甲状旁腺表面可能如帽子一般盖了一片正常的甲状旁腺组织。如果在正常的表面下看到隆起，或摸到可以来回滑动的肿块，就要怀疑是否有异常或肿大的甲状旁腺。将病变甲状旁腺从包裹的薄层组织中游离出来，仅与血管蒂相连。有时 3 号 Penfield 剥离子的弧度，能正好贴合甲状旁腺，将其轻柔掏出。理想的状态是先游离甲状旁腺的外侧和背侧面，直至和甲状腺相连的内侧血管蒂。

甲状旁腺初步探查，包括上、下甲状旁腺常规分布区域。图 56.2 标识了需要探查的区域，直至其余三枚甲状旁腺都被确定。最好制定一个系统的探查流程，并常规按此进行。较为方便的做法是最先探查病变甲状旁腺，其次为同侧另一枚甲状旁腺，最后是探查对侧甲状旁腺。当所有甲状旁腺都被明确后，对疾病就有了全面了解，知道是单发腺瘤、双腺瘤或增生，可以决定哪些甲状旁腺需被切除，且以何种顺序进行。

单发腺瘤只需切除病变腺体就好，多腺体增生需行甲状旁腺次全切除术并冷冻保存部分甲状旁腺。如果 4 枚甲状旁腺中有 2 个或 3 个腺体异常，则切除病变甲状旁腺，将正常的甲状旁腺原位保留，并留置夹子标记。如果没有一枚甲状旁腺正常，则先确定哪一枚可以适当保留，在最病变最轻的那枚甲状旁腺上留一片 6 mm×4 mm，或正常甲状旁腺大小（约 25 mg）的组织，同时切除其余全部腺体。保留的甲状旁腺组织应与血管蒂相连，并在横切面上用夹子做标记。拥有独立或细长血管蒂的甲状旁腺，和那些椭圆形而非球形或结节状的甲状旁腺，更适合被塑性保留。首选保留下甲状旁腺，因为它们位置相对表浅，万一再手术，更容易被暴露。探查早期先不要急于切除发现的甲状旁腺，待所有甲状旁腺都被显露后再开始切除，因为随着探查的进行，外科医生对疾病的评估和保留哪枚甲状旁腺的决定可能会改变。

甲状旁腺进一步探查，则包括甲状旁腺少见部位或异位区域，及初步探查未能得出明确结论而需扩大探查范围。图 56.5 标记了需要重点探查的区域。最常被遗漏是食管后甲状旁腺，它藏匿于气管食管沟背侧深部，通常就躺在脊柱前方和甲状腺下动脉主干深面。这种甲状旁腺从胚胎学上来讲是上甲状旁腺，但无论是术中探查还是影像学检查，它都位于比下甲状旁腺更下方的位置（图 56.6）。进一步探查不仅仅是为了找到一个正常的甲状旁腺，更为了找到缺失的病变甲状旁腺。应尽可能将胸腺从纵隔牵出，仔细检查、扪摸，甚至切除，但不能将其撕脱。甲状腺中静脉应被结扎离断，以更好地暴露气管和食管。游离甲状腺上极，偶尔也可能在不影响甲状腺血供的情况下发现异位的甲状旁腺。如果术前超声显示同侧甲状腺正常且无结节，则可避免切除病变甲状旁腺那一侧的甲状腺叶。在切口可及范围内，尽可能探查颈总动脉和颈内静脉沿线区域。如果需要，可以扩大皮肤切口，以便充分暴露。

甲状旁腺的位置通常是左右对称的，了解这一点有助于寻找对侧甲状旁腺。位于甲状腺叶中部后方的甲状旁腺可能是长得比较高的下甲状旁腺，也可能是位置比较低的上甲状旁腺，在寻找同侧另一枚腺体时应把两种可能都考虑到。据报道，3% ～ 15% 的患者发生双腺瘤，没有固定的分布模式，但两枚上甲状旁腺肿大的概率大一些。

探查和切除手术完毕后，用无菌蒸馏水冲洗手术野，它会比用生理盐水更能让术野清晰。严密止血，并确保每一枚保留的甲状旁腺腺体或部分组织活力良好。轻微的淤血和变色是可以接受的，但如果因为缺血而完全变黑或活力不佳，则需自体移植于同侧胸锁乳突肌（sternocleidomastoid，SCM）中。用可吸收线缝合带状肌和颈阔肌，关皮。少数情况下需要引流。我们首选细的单股线两层法缝合皮肤，或用外科胶水关闭切口。

寻找遗失甲状旁腺的策略

在双侧甲状旁腺探查中，偶尔未能如预期般找到所有甲状旁腺。

情形 1

发现了 3 枚甲状旁腺，其中 1 枚明显增大，足够以单发腺瘤解释临床表现，另外 2 枚腺体也正常，此时第 4 枚甲状旁腺异常的可能性很小，即第 4 枚甲状旁腺不仅异位而且异常的可能性小，相当于这名患者只有 3 枚异常甲状旁腺，所以彻底的进一步探查并无意义。术中 PTH 测定可帮助判断是否还遗漏病变的甲状旁腺。当然这需要在手术开始时正确测定了 PTH，随后在切除病变后再测定 PTH，才能得出有用的结果。然而并非所有外科医生都在双侧探查中常规进行术中 PTH 测定，也并不是所有医院都有这个技术条件。不管怎样，在这种模棱两可的情况下，如果有条

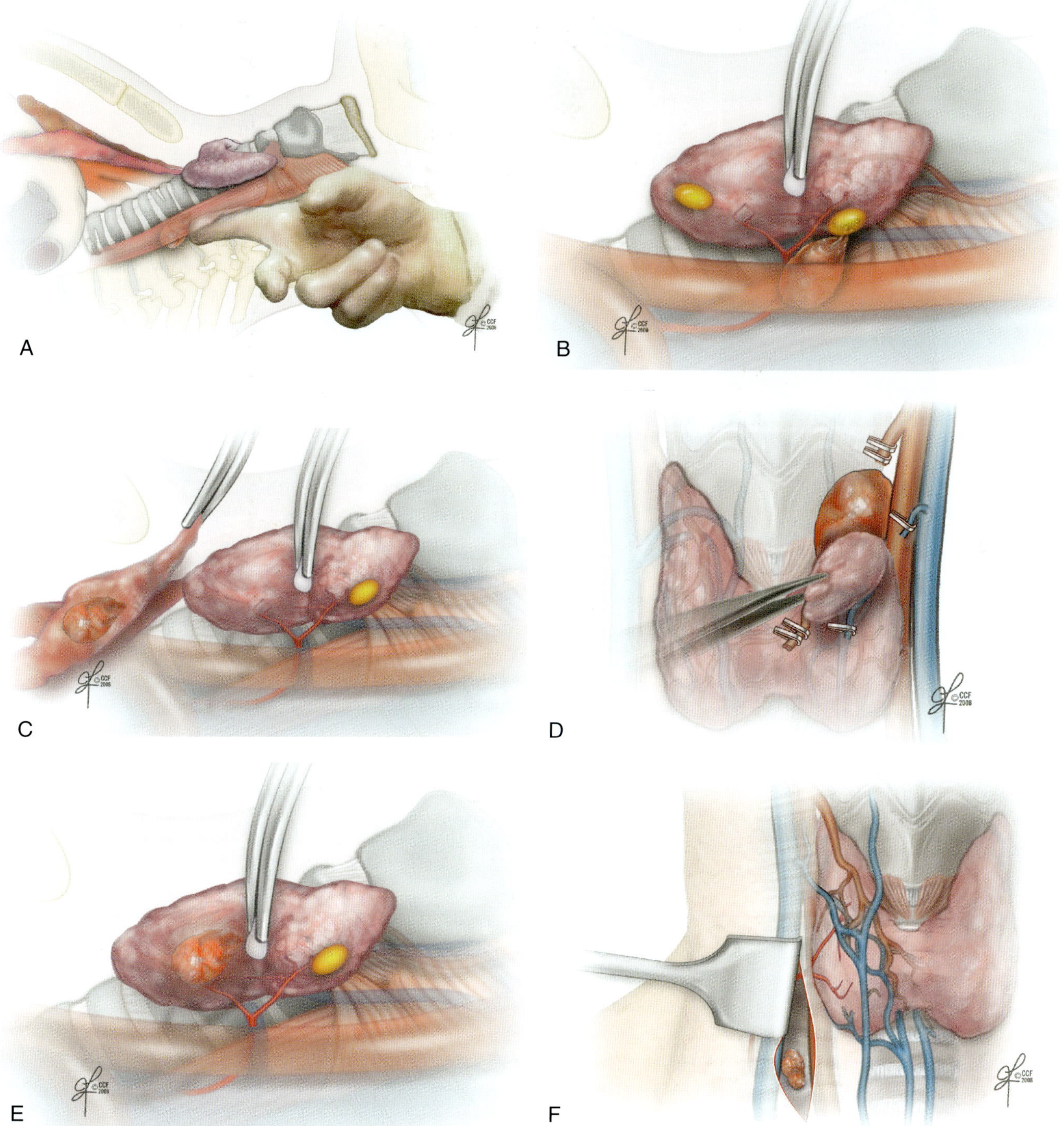

图 56.5 初步探查未能发现所有病变甲状旁腺，需进一步探查不常见的或异位的区域。A 和 B. 检查和扪摸食管后间隙和颈椎前方。沿着气管旁下降的上甲状旁腺，可能被一片位于常见区域的正常甲状旁腺如帽子般遮盖，从而被遗漏。C. 两侧的胸腺颈段都应被游离、向上牵出、被切除。D. 游离甲状腺上极，暴露出咽旁或气管旁高位或深部的甲状旁腺。E. 异位于甲状腺内的甲状旁腺可根据其位置行甲状旁腺剜除术或甲状腺叶切除术。F. 检查颈总动脉鞘区域（Reprinted with permission，Cleveland Clinic Center for Medical Art & Photography © 2008-2011. All rights reserved.）

件在手术结束时测定一下 PTH，至少多了一项数据来帮助评判手术结果。

更具挑战性的情形是未发现肿大或异常的甲状旁腺，这时需要真正思考进一步搜寻遗失甲状旁腺的策略和步骤。

情形 2

发现了 3 枚正常甲状旁腺，但没有找到左侧或右侧的某一枚上甲状旁腺。这枚甲状旁腺最可能藏匿于气管食管沟深面。应打开甲状腺背侧间隙，直至椎

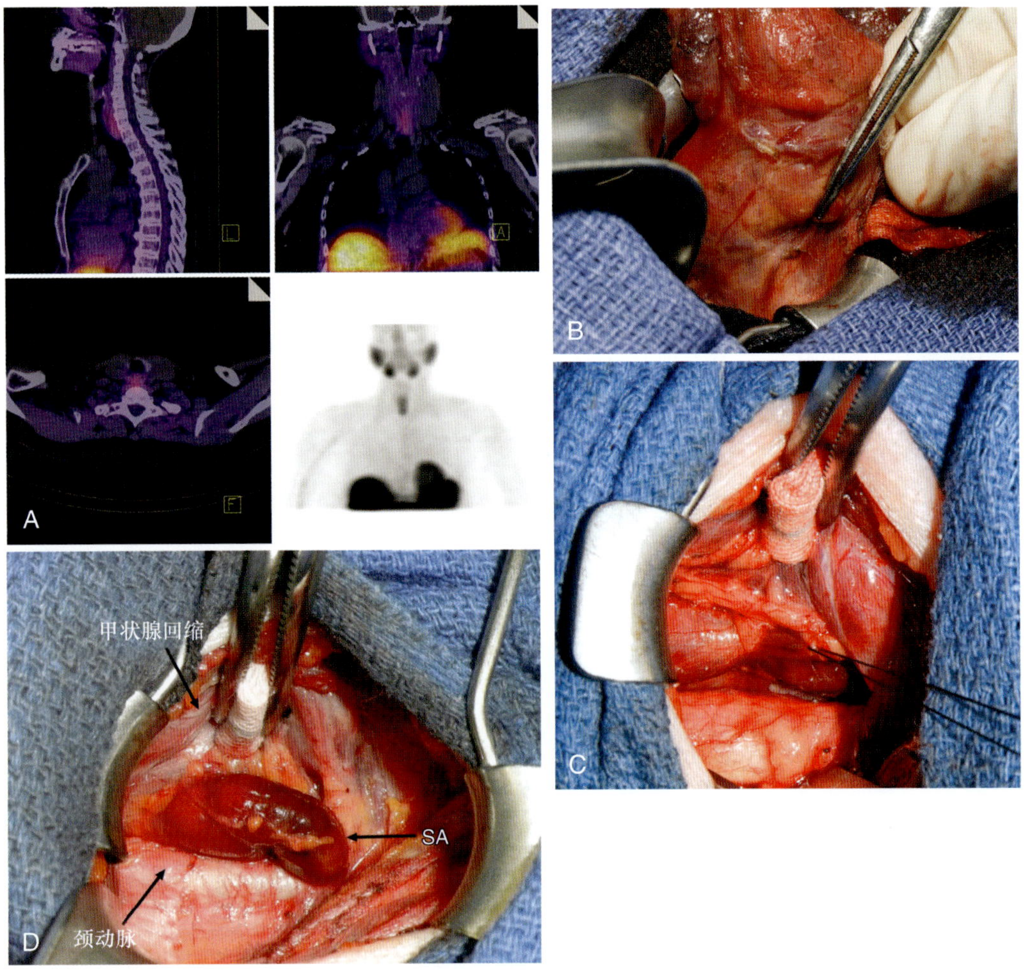

图 56.6 术前影像学检查（A）灰阶 ^{99m}Tc-MIBI 图像在颈中线下段显示大片异常信号。彩色 SPECT 图像更准确显示它位于气管食管沟后方，说明这是一枚右上甲状旁腺。B，中器械尖端所指为正常右下甲状旁腺。C，中丝线牵拉的是右上甲状旁腺腺瘤的血管蒂。D，显示了切除的标本在体内的实际位置（Reprinted with permission，Cleveland Clinic Center for Medical Art & Photography © 2008-2011. All rights reserved.）

体前方，进行探查。有时手指可以触摸到隐藏在深部间隙里的甲状旁腺。应仔细检视食管边界，因为在少数情况下甲状旁腺可能被筋膜包裹并压迫，看上去类似于食管肌层。像甲状腺切除术中那样结扎切断甲状腺上极血管，将甲状腺上极游离且向下牵开，可能有助于发现隐藏的甲状旁腺，因为它们可能就向内藏在气管、环状软骨和甲状软骨旁的深凹内。较之下甲状旁腺，上甲状旁腺异位于甲状腺内的概率低，因此一般无须切除那一侧的甲状腺叶，尤其是当术前超声描述甲状腺正常时。当然如果全面而彻底的探查都没有发现问题，那么切除这一侧的甲状腺叶也是可以考虑的。如果解剖了这些区域仍未找到答案，那么就需要进一步的探查，如搜索颈动脉鞘等其他部位。

情形 3

发现了 3 枚正常甲状旁腺，但没有找到左侧或右侧的某一枚下甲状旁腺。这第四枚病变的甲状旁腺最可能位于胸腺内。胸腺颈段通常可以在胸骨甲状肌边上被看到，如果从甲状腺下极沿着甲状胸腺韧带往下找就更容易确定。与气管前脂肪相比，胸腺的颜色更淡，表面更光滑。胸腺可以被轻柔地向上牵拉，结扎交通的小静脉、游离菲薄的外膜组织，能将其在纵隔底部张力许可的范围内，尽可能被从颈部提出。即使影像学显示甲状旁腺位于纵隔内较低的位置，也可以用这种方法慢慢拽出来（图 56.7）。如果胸腺内没有找到下甲状旁腺，那么另一个最可能的位置就是甲状腺内。如前所述，如果超声显示甲状腺正常，应避免切除这一侧甲状腺叶。如果不确定，可切开甲状腺下极实质寻找甲状旁腺，因为罕见情况下，甲状旁腺可以在超声上和甲状腺等回声，从而误导定位。如果术前没有进行超声检查，或术中触诊发现了甲状腺结节，那么切除同侧甲状腺叶是一个合理的选择。如果这两个部位都没有发现问题，那应对其他区域进行进一步探查。

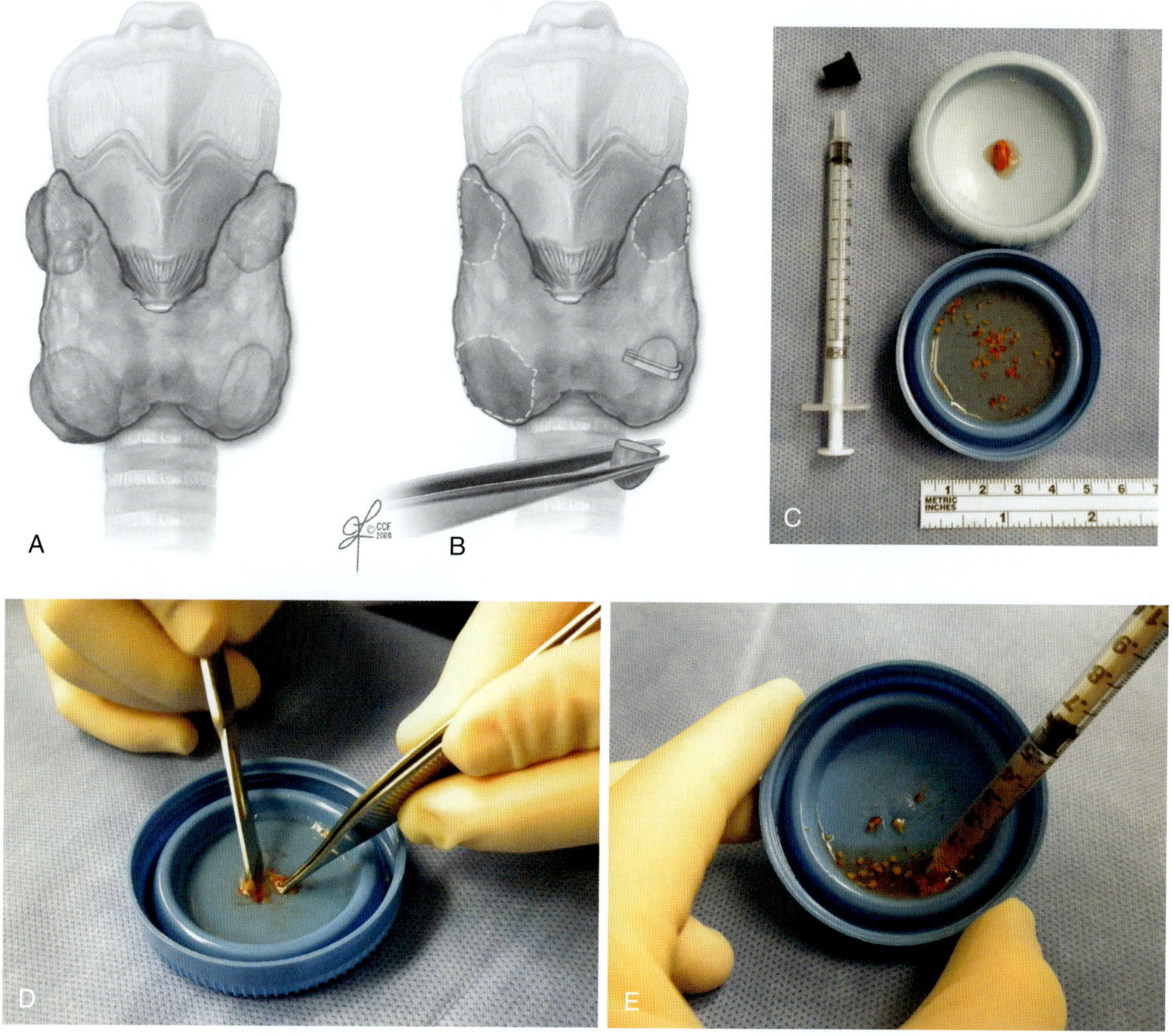

图 56.7 甲状旁腺次全切除术或近全切除术，以及甲状旁腺冷冻保存。将切碎的甲状旁腺小片抽到注射器中，便于无菌运送至冷冻设备中（Reprinted with permission，Cleveland Clinic Center for Medical Art & Photography © 2008-2011. All rights reserved.）

情形 4

这是一种比较特殊的情况，即发现了 3 枚正常甲状腺旁，但左侧或右侧的某一枚下甲状旁腺没有在正常位置。进一步探查在甲状腺上动脉水平发现了一枚肿大的甲状旁腺，位于颈总动脉分叉前面，并有一片胸腺组织附着。早在 1979 年，Edis 等认为这是未下降的“副胸腺”，由第四鳃裂囊肿发育异常所致[25]。一般来说，外科医生只要在术前对影像学检查资料仔细读片，就能发现或怀疑这种异位的甲状旁腺[26]。

情形 5

探查明确了 4 枚显然是正常的甲状旁腺，但 PTH 仍然增高，说明还存在额外的甲状旁腺。虽然所有异位区域里都可以藏匿这枚额外的腺体，但最有可能的是胸腺颈段。此时应切除左右两侧的颈段胸腺，这个操作不复杂，且没有明显的并发症。如果这种还是没有发现病变甲状旁腺，笔者倾向于结束手术，术后安排患者重新进行影像学检查，包括选用选择性静脉采血测 PTH 等方法进一步定位。盲目而广泛的进一步探查有较大的手术风险，如果病变甲状旁腺异位于纵隔内，探查颈部是没有意义的。应重新检查发现的 4 枚甲状旁腺，保证它们确实正常，而非只是表面一层组织正常，却像帽子一样掩盖了深部一个病变的甲状旁腺。在这种情况下，是否需要对甲状旁腺进行活检，由外科医生来判断，要考虑到病理学诊断的局限性，明确活检的目的。依笔者的经验，对这些困难病例，可以选择性地进行甲状旁腺活检，目的是证实在正常位置发现的确实是甲状旁腺。对外观正常的甲状旁腺进行活检，几乎不能帮助明确疾病的性质，如是否有潜在的增生，也无助于预测异位的部位。

情形 6

探查发现了 3 枚甲状旁腺：2 枚形态和大小都正常；第三枚体积略增大，其他形态学特征无明显异常；没有看到第四枚甲状旁腺。这种情况非常具有挑战性，因为这个结果模棱两可。这时外科医生应先反思甲状旁腺疾病定性诊断和手术指征的正确性。如果对其中任何一项有疑问，就应该结束手术，不再进行进一步可能造成伤害的探查。如果患者仅为轻度的 PHPT，那么切除轻微肿大的甲状旁腺是合理的。术中 PTH 测定可帮助评判。如果切除肿大甲状旁腺后，PTH 下降到正常范围内，可能会在一定程度上让人放心。如果 PTH 下降超过基线值 50%，但仍高于正常值，或切除前的 PTH 基线值仅轻度升高，那靠术中 PTH 测定预测治愈的准确性就较低[21]。如果患者为比较严重的 PHPT，则甲状旁腺的轻度异常不能解释其疾病表现，应按照前文所述的流程寻找遗失的第四枚甲状旁腺。

情形 7

这种情形是不能明确是上甲状旁腺还是下甲状旁腺。一侧发现 2 枚正常的甲状旁腺，同时在对侧甲状腺中部背侧发现了第三枚正常的甲状旁腺，就位于甲状腺下动脉和 RLN 交叉处。但这时并不清楚这第三枚腺体是高位的下甲状旁腺，还是位置较低的上甲状旁腺，所以就不清楚遗失的第四枚是下甲状旁腺还是上甲状旁腺，两种情况都有可能。可以通过分辨一些解剖上的细微差别来帮助鉴别：以 RLN 为界限，下甲状旁腺在其冠状面的浅面，而上甲状旁腺在其背侧或深面（图 31.20；第 31 章，甲状腺手术的基本原则）。这有助于确定进一步探查的顺序，是依从情形 2 还是情形 3 的步骤做起。

情形 8

这对手术台上的外科医师来说是非常困难的情形：只发现 1 枚或 2 枚甲状旁腺，而且还难以从外观来判断它们是否正常。此时首先要确认定性诊断的正确和手术指征的合理，暂停手术，在手术室调阅研读可以得到的所有术前影像学资料，评估广泛的进一步探查可能存在的风险与潜在的益处。这种情形下，重要的是尽可能多地收集记录对后续手术有帮助的探查信息，而不是再去做会带来创伤的操作。与手术团队或其他有经验的甲状旁腺外科医生进行讨论。可以通过左、右颈内静脉采血，进行术中 PTH 测定，至少有希望能知道病变甲状旁腺位于哪一侧。

在上述所有情况下，如果预估第一次甲状旁腺探查可能不成功，手术结束前用大钛夹标记已知甲状旁腺，有助于以后的定位检查和再次探查。另外，在情况尽可能明朗之前，不要进行轻易切除任何一枚甲状旁腺，保证将来的手术后发生低钙血症的风险降至最低。

术后管理

术后短期管理模式依外科医生习惯而不同。双侧颈部探查甲状旁腺切除术后，大多数外科医生会对患者观察一天，但也有将其作为门诊手术对待[3]。术后长期管理需对患者定期监测血钙和 PTH 水平，以保证 HPT 获持久治愈。每次的检查应包括钙、PTH 和维生素 D 等全面的生化指标，第一次在术后 2 周进行，然后 6 个月复查，随后每年检查一次，维持患者终身。即使 PHPT 已经治愈，维生素 D 缺乏仍会在术后引起暂时性的继发性 HPT。术后的第一年，20% ～ 30% 的患者会出现这种情况，需要转诊至内分泌科检查、治疗和监测[27]。确保患者术后补充足够的钙和维生素 D，每天至少补充 2 ～ 3 次的碳酸钙或柠檬酸钙，每次 500 ～ 600 mg。根据维生素 D 缺乏程度，一些患者可能每天需要补充 800 ～ 2000 IU 的维生素 D_3，如果 25- 羟基维生素 D ＜ 20 ng/ml，则需要处方给予每周 50 000 IU 的维生素 D_2。对于极少数的 1,25- 双羟维生素 D 缺乏或有明显低钙血症的患者，可能每天需要服用 0.25 ～ 0.5 μg 的骨化三醇。这些患者应在术后 3 个月时再次验血，以确定是否需要继续补充维生素 D。双侧甲状腺旁腺探查术后的持久治愈率达到 95% ～ 98%，但 2% ～ 5% 的患者有 HPT 复发的风险。

双侧甲状旁腺探查的特殊考虑

组织处理

对待甲状旁腺组织必须非常精细，以免损伤正常的甲状旁腺或弄破病变腺体。不能钳夹甲状旁腺腺体，镊子和手术器械只能牵拉腺体周围的脂肪组织、纤维条索或血管。多腺体病变的患者接受甲状旁腺次全切除或近全切除后，发生低钙血症的风险很大。甲状旁腺全切除后组织自体移植于颈部或非优势前臂肌肉，较带血管蒂的部分甲状旁腺保留，更易引起低钙血症。

冷冻保存

防止永久性低钙血症的另一项保障措施是对部分甲状旁腺组织切小片冷冻保存（图 56.7）。甲状旁腺冷冻保存技术目前尚未达到触手可得的程度，只有约 20% 的学术性医疗中心具备该条件，应该在每个医院都进行推广使之成为常规操作的一部分。如果没有冷冻保存的条件，外科医生在切除多腺体病变患者的甲状旁腺时就要慎重考虑切除范围，最好保留超过 25 mg 的甲状旁腺腺体。如果保留在颈部甲状旁腺没有功能，一般在术后 6 个月内就能明确表现，此时就需要取冷冻保存的甲状旁腺组织进行自体移植。一枚计划被冷冻保存的甲状旁腺，要先切取部分进行病理学检查，另外部分进行冷冻保存。将用于冷冻保存的甲状旁腺切成小块，大小 1 ～ 2 mm，并放入无菌盐水制成悬浮液，随后贴上标签，注明是来源于哪一部位的甲状旁腺，并送至组织库。

甲状旁腺再植和剩余尺寸

在双侧颈部探查过程中，偶尔一枚正常的甲状旁腺失了血供，可以将其自体移植于同侧的 SCM 内。移植前先取一部分组织送冰冻病理检查，以确认它是正常的甲状旁腺组织，一般切 1 ～ 2 mm 的薄片送检即可。将剩余的腺体放在无菌冰块上保存，直至手术结束。关切口之前，用 15 号刀片将留存的甲状旁腺切成大小 1 ～ 2 mm 的小片。暴露 SCM，相隔 1 ～ 2 cm，钝性分离肌纤维，撑开小口，植入 2 ～ 3 块甲状旁腺小片，用微型夹封闭开口，便于将来再手术时识别。这种方法同样适用于 4 枚甲状旁腺全切除术后增生甲状旁腺组织的自身移植。将一小片增生的甲状旁腺组织移植于前臂的做法在很大程度上已经不受欢迎了，现在更常选用的部位是 SCM 或靠近锁骨的前胸壁组织。

对于许多外科医生来说，甲状旁腺次全切除术是治疗四枚甲状旁腺都增生的 PHPT、继发性 HPT 或三发性 HPT 的首选方式。最好保留下甲状旁腺，因为一旦复发，它的位置比较表浅，容易被找到。要保证保留的甲状旁腺组织有良好的血供。先处理需要部分保留的那枚甲状旁腺，再切除其他病变腺体，而且在切除其他甲状旁腺的过程中，应反复检查保留甲状旁腺组织的活力，如果第一枚失活就要再选取一枚甲状旁腺进行部分保留。笔者习惯于在保留甲状旁腺断面边缘用大夹子或不可吸收缝线进行标记，以便在 HPT 复发再手术时识别。

总结

对多腺体病变的患者，双侧颈部探查明确 4 枚甲状旁腺的情况，是不可替代的手术方式。它适合于家族性 HPT 综合征患者以及继发性和三发性 HPT 患者，这些患者最主要的临床特征就是多腺体病变。在 PHPT 中，当甲状旁腺术前定位影像学检查结果不明确、阴性或不一致时，以及并存的甲状腺病变也需要对颈部中央区域进行广泛评估时，也建议将双侧颈部探查作为首选的治疗方案。另外，如果术前诊断为甲状腺增生，而局灶或单侧探查的结果提示还存在其他病变腺体时，建议行双侧颈部探查。虽然当今已是甲状旁腺定向手术的年代，但至少有 30% 的患者仍需要标准的双侧探查。异位或双侧甲状旁腺病变很难在术前被可靠地预知。应该强调的是，双侧探查应基于解剖学和胚胎学的知识、遵从探查流程和原则，来暴露甲状旁腺并进行评判，可以通过小切口，并以最小的创伤，温柔地对待组织。当然双侧甲状旁腺探查还会用到更细致和专业的技能，包括熟悉异位甲状旁腺的搜寻策略，知道如何找到"遗失的腺体"，能通过生化指标改变和形态的异常而识别甲状旁腺细微的病变，以及有丰富的甲状旁腺次全切除经验能完美平衡长期治愈和避免甲状旁腺功能减退之间的关系。标准的双侧甲状旁腺探查是成为专业甲状旁腺外科医生所必须掌握的技术。

参考文献

如需完整的参考文献列表，请访问 http://pincode.yiaiwang.com。

57

单个腺体甲状旁腺微创探查术

Sareh Parangi，T.K. Pandian，Geoffrey Thompson
李兴睿　译　樊友本　审校

请访问 http://pincode.yiaiwang.com 查看相关视频：
视频 57.1　甲状旁腺微创切除术。

背景

自 1925 年维也纳 Felix 首先报道甲状旁腺切除术以来，直至 20 世纪 70 至 80 年代，通过常规开放切口探查 4 个甲状旁腺一直是标准手术方式[1]。随着各种定位手段的出现，证据表明约 85% 的原发性甲状旁腺功能亢进症（primary hyperparathyroidism，PHPT）患者表现为单发孤立性腺瘤；这一现象也让许多外科医生更倾向于选择微创甲状旁腺切除术（minimally invasive parathyroidectomy，MIP）[2]。MIP 的目标包括缩小切除范围，减少切口长度，加快术后恢复。MIP 最大的好处之一是减少深部组织的瘢痕形成，使得二次手术更加安全和简单。

文献中对于 MIP 的定义各有不同。一般来讲，MIP 可以定义为任何一种以识别并切除单个增大甲状旁腺腺体（局部甲状旁腺探查术），或在某些情况下同时探查同侧甲状旁腺腺体（单侧甲状旁腺探查术）为目标的手术方式。MIP 的切口选择包括标准衣领切口、正中小切口、异位或外侧切口、腔镜辅助手术通路（见第 55 章，原发性甲状旁腺功能亢进症的手术治疗原则，第 56 章，标准双侧甲状旁腺探查术，第 58 章，腔镜辅助甲状旁腺微创切除术）。术中监测甲状旁腺激素（parathyroid hormone，PTH）水平变化可以用来确认增生甲状旁腺是否切除（见第 59 章，甲状旁腺术中甲状旁腺激素监测）。许多医疗机构推荐在所有 MIP 术中常规监测 PTH 水平变化[2-4]。

开展 MIP 手术最重要的先决条件是术前通过影像精准定位以引导手术。相关影像技术包括超声、CT 断层、^{99m}Tc 标记的甲氧基异丁基异腈和正电子发射体层成像（positron emission tomography，PET）。不同地区和机构的影像准确度各不相同[2, 5]，在制定术前定位操作规范时，应当考虑这些因素。

与传统的四腺体探查术相比，MIP 具有以下优势：可以在局麻下进行，手术时间缩短，术后疼痛减轻，美观效果更佳，住院时间缩短，并发症减少，深部组织瘢痕减少以及总费用减少[6-9]。此外，大部分数据表明 MIP 远期疗效等同于标准多腺体探查术[3, 10]。

这一章节将阐述开展 MIP 的要点，包括解剖学因素，甲状旁腺定位命名系统的重要性，术前影像学检查的作用以及术前准备和手术技巧。

开展 MIP 的要点

患者选择

多数患有 PHPT 的患者都可以接受 MIP。理想的患者是已经被证明仅患有单发甲状旁腺腺瘤者。关键要素包括：PHPT 相关生化证据，高度提示单发甲状旁腺腺瘤并能准确定位的术前影像学证据，以及有经验的甲状旁腺外科医师。怀疑患有多发性甲状旁腺腺瘤的患者，如 1 型多发内分泌肿瘤（MEN 1）综合征，其他家族性疾病，使用锂剂，慢性肾衰竭，或者甲状旁腺恶性肿瘤等，并不是 MIP 的适宜人群（见第 60 章，多腺体甲状旁腺疾病的手术治疗；第 61 章，继发性和三发性甲状旁腺功能亢进症的手术治疗；第 62 章，多发性内分泌肿瘤综合征的甲状旁腺治疗；第 64 章，甲状旁腺癌）。儿童患者或者年龄小于第 45 章所规定的患者多考虑为多发性疾病，一般也不适于接受 MIP；但近年来也有研究数据表明这些人群可能获益[10-11]。同时合并需要接受甲状腺切除手术的甲状腺疾病患者也不是适宜人群。详细的 MIP 禁忌证见表 57.1。

表 57.1 甲状旁腺微创切除术的禁忌证

绝对禁忌证	相对禁忌证
已知多发性腺体增生性疾病，如：家族性甲状旁腺功能亢进症或多发性内分泌肿瘤（MEN）	有症状的颈椎间盘疾病 使用抗凝剂
合并需要外科手术的甲状腺疾病	已知的对侧神经损伤 既往同侧颈部手术
不一致的影像结果	使用锂剂或慢性肾衰竭

解剖相关要点

MIP 手术的精准入路需要充分了解颈部的解剖学和胚胎发育学知识（见第 2 章，甲状腺和甲状旁腺的应用胚胎学）。甲状旁腺的定位依赖于特定的胚胎发育模式。由于上甲状旁腺和甲状腺侧叶共同起源于第四咽囊原基，无病变的上甲状旁腺位置固定，多位于上甲状腺叶背侧。当上甲状旁腺发生变重，增大，腺瘤样变时，其定位更靠近后侧和尾端。如果上甲状旁腺与甲状腺包膜紧密相关，其腺体仍将位于甲状腺后表面，并与甲状腺组织相连。上甲状旁腺蒂通常斜行于喉返神经（recurrent laryngeal nerve，RLN）的外侧后方背面。

下甲状旁腺与胸腺有共同的组织胚胎起源——第三咽囊复合体。增大的下甲状旁腺通常邻近甲状腺下极，位于甲状腺下极外侧或背侧。如果增大的下甲状旁腺变重或胚胎发育过程中向尾端迁移过度，则可能下降至甲状胸腺韧带内，增大的腺体也可能位于胸腺深部甚至纵隔内。

有经验的外科医师会利用 RLN 作为重要的解剖标志寻找甲状旁腺。下甲状旁腺始终位于 RLN 的前方或腹侧，与此同时，上甲状旁腺蒂通常位于 RLN 后方或背侧。

增大的上甲状旁腺几乎均可在一些特定的位置发现，依据发生频率依次为：①甲状腺上极背侧；②甲状腺实质背侧的食管旁间隙（少数情况可位于咽后间隙）；③向尾端下降至甲状腺下极附近的食管旁间隙。

增大的下甲状旁腺通常位于甲状腺下极，甲状胸腺韧带内或者颈部胸腺舌叶浅部。少数情况下，下甲状旁腺也可位于胸腺组织内并随之下降至上纵隔。

一个常见的错误是：将位于颈部较高位置的旁腺当作上甲状旁腺，而将位置较低的旁腺当作下甲状旁腺。事实上，增大的上甲状旁腺可以向尾端下降并定位于甲状腺下极处，甚至更低。在这种情况下，上甲状旁腺通常由来源甲状腺下动脉的长血管蒂供血，其腺体位置实际低于下甲状旁腺。外科医师必须时刻注意旁腺腺体位置与 RLN 走行的相对关系，增大的上甲状旁腺即使向尾端下降，也始终保持位于 RLN 后方和背侧，而增大的下甲状旁腺始终保持位于 RLN 前方和腹侧。这种位置关系的重要性在于，上甲状旁腺可能位于颈部背侧更深的气管食管沟区域。

增大的甲状旁腺与甲状腺包膜的关系也与病变腺体的定位密切相关。如果旁腺位于甲状腺纤维包膜内，病变旁腺增大但仍位于甲状腺外科被膜区域内。如果旁腺位于甲状腺纤维包膜以外时，增大的旁腺腺体将会因为重力和反复吞咽力量的影响，移动至甲状腺后方的气管食管沟内。MIP 相关解剖要点列于框 57.1。

甲状旁腺标准命名系统

甲状旁腺命名标准化为多学科团队成员间（包括放射影像科、外科、麻醉科、内分泌科、病理科、超声影像科和核医学科）交流增大甲状旁腺位置提供了一套通用统一的语言[12]。MD Anderson 肿瘤中心已经制定了一套这样的分类系统用于描述增大旁腺的常见位置。这套编码系统具有良好的临床实用性，包含了甲状旁腺蒂与周边组织的关系，也包含了前面讨论的 RLN 与旁腺的关系。该系统是建立在上旁腺蒂来源于 RLN 外侧，下旁腺蒂来源于 RLN 内侧的假设基础上；同时也考虑了旁腺的下降模式（胚胎期和后天获得性因素）：上旁腺在背侧气管食管沟内下降，而下旁腺在腹侧气管平面前方下降。

该编码系统是按照字母顺序从“A”到“G”描述甲状旁腺的精确位置。

该系统不仅提供了简明可靠的方法用于交流增生旁腺的精确位置，也便于外科医师计划和选择手术入路。腺体的字母名称也为手术切口位置、患者体位、手术范围和麻醉深度等提供了指导作用。麻醉科医师可以根据腺瘤预期位置的精确信息更好地制订麻醉方案，例如，按照手术复杂程度、切开深度和预期手术时间来选择麻醉方式。腺瘤的位置信息还可以帮助手

框 57.1 甲状旁腺微创切除术的解剖学要点

- 上甲状旁腺位置可能低于下甲状旁腺
- 90% 的甲状旁腺位于下甲状腺动脉与 RLN 交叉处附近 1 cm 区域内
- 大多数下甲状旁腺位于下三角区域（前面观，三角形底朝下外侧缘为 RLN）（图 57.1 A）
- 大多数上旁腺位于上三角区域（前面观，三角形底朝上内侧缘为 RLN）（图 57.1 A）
- 右侧 RLN 走行方向更倾斜

术室人员预估手术所需器械，例如，是否需要神经监测仪，胸骨切开或胸腺切除所需器械，或术中超声设备。对腺瘤定位的通用描述方式，也有利于医生间的交流，（如阅读其他外科医生的手术记录，特别是再次手术时），或记录切除腺体的确切位置以供病理科医生参考。除了用于描述腺体位置外，在术中未发现病变腺体时，字母“A”到“G”命名系统还可以起到提示病变位置的作用。

通用命名系统有助于不同机构之间的交流，如临床试验的患者注册和医疗文书中的结果报告。在 MD Anderson 肿瘤中心，这个命名系统已作为影像学报告的主要术语，并已被扩充并纳入麻醉、护理、手术和病理报告中，目前这个系统已极大地促进了交流，避免了含糊不清，并消除了对甲状旁腺位置冗长的文字描述。

该字母表编码系统主要用于甲状旁腺的探查定位，具体内容见下述文字描述和框 57.2（图 57.1）。

A 型：附着于甲状腺实质后表面，A 型旁腺是正常甲状旁腺的常见位置，位于甲状腺实质后背膜表面，甲状腺包膜内的旁腺可能会被挤压变形。

框 57.2 甲状旁腺腺瘤的字母命名系统

A 型：附着于甲状腺实质后包膜，A 型旁腺位于正常甲状旁腺的常见位置，通常贴附于甲状腺，几乎位于甲状腺包膜内

B 型：位于甲状腺实质后下方，外科医生需仔细寻找以避免遗漏。B 型腺体位于甲状腺实质以外，位于气管食管沟内。位于颈部较高位，临近颈动脉分叉处或下颌骨未下降的旁腺也称为 B＋型线体

C 型：容易被遗漏，触诊时有可能被误认为食管；C 型甲状旁腺位于甲状腺实质尾端的气管食管沟内，临近锁骨

D 型：因与 RLN 临近，D 型甲状旁腺切除可能一定风险性，术前影像学不能确定其起源

E 型：易于切除，其位置最表浅，内分泌外科医生成长初期，这类手术有助于建立信心

F 型：为降入甲状胸腺韧带内的旁腺腺体，常被称为异位甲状旁腺；F 型旁腺切除常需要同时胸腺上部，因需要从颈部切除上纵隔来源腺体，对于缺乏经验的外科医生具有一定挑战性

G 型：旁腺在胚胎发育下降过程中被甲状腺组织限制——起始位置；真正的甲状腺内旁腺是很罕见的——融合腺体

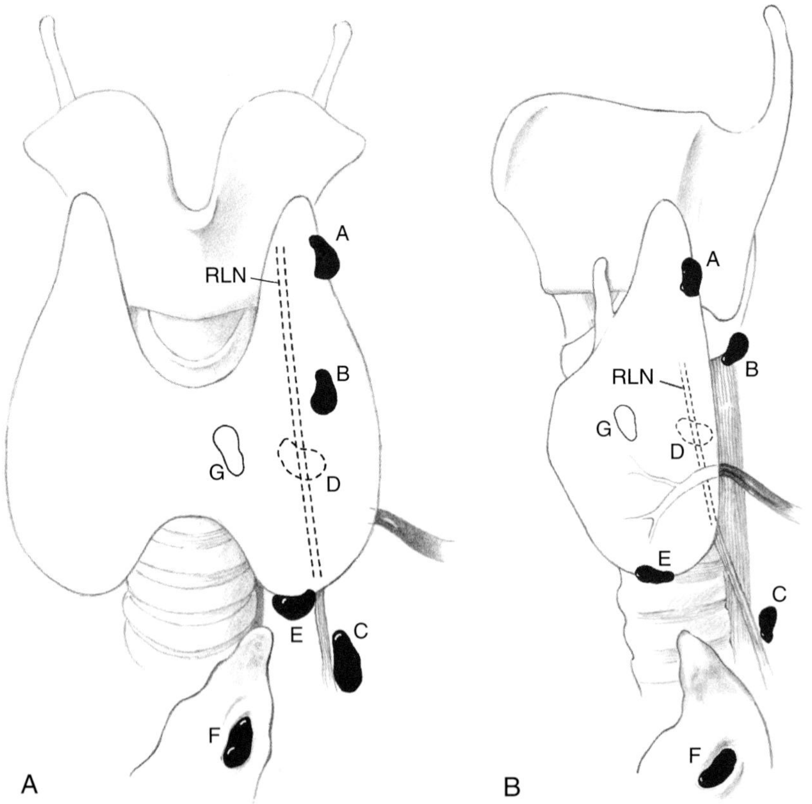

图 57.1 A. 颈部前后观：显示甲状旁腺与喉返神经（RLN）的位置关系，字母表示腺体的位置。A、B 和 C 型腺体为上甲状旁腺，通常位于底边朝上 RLN 为内侧边的上三角内。E 和 F 型腺体为下旁腺，通常位于底边朝下 RLN 为外侧边的下三角内。D 型腺体最靠近 RLN，如术中为对其血管蒂与 RLN 关系进行评估，则很难将其归类于上旁腺或下旁腺。G 型腺体为甲状腺内甲状旁腺。B. 颈部侧面观：显示了 RLN 与气管的成角，以及增大甲状旁腺的前后方向投影，字母表示腺体位置

B 型：B 型腺体是指位于甲状腺实质后方的外生型上甲状旁腺，其向后下降至气管食管沟内，与甲状腺组织的后表面仅有很少或没有关联。在冠状位，腺体位于后侧食管附近，位于颈部高位临近颈动脉分叉处或下颌骨的未下降甲状旁腺腺体也可归为 B 型。

C 型：C 型腺体是指位于甲状腺腺体尾端的上甲状旁腺，其在胚胎发育时向后向下降至气管食管沟内。前面观，C 型上甲状旁腺腺体位于甲状腺下极的下方，C 型甲状旁腺位于 RLN 后侧，且大多数情况下位于 RLN 斜角的下方。颈动脉鞘内的甲状旁腺，不是 B 型就是 C 型，取决于旁腺腺体与甲状腺下极之间的位置关系（位于甲状腺头侧为 B 型，位于尾侧为 C 型）。

D 型：位于甲状腺组织后表面的中间区域，RLN 的正上方。因其与 RLN 邻近，D 型甲状旁腺的切除非常困难危险。该型腺体位于甲状腺实质背面的中间区域，靠近 RLN 与甲状腺下动脉的交叉点，D 型甲状旁腺腺瘤的胚胎起源可能是上旁腺或下旁腺，需要根据术中观察腺体与 RLN 和旁腺蒂的关系进行区分。通常情况下，术前影像学检查不能确定旁腺蒂的位置。

E 型：E 型是指位于甲状腺实质下极附近的下甲状旁腺。E 型腺体位置多与甲状腺和气管平面相当，（与之相对的是，更靠后的腺体与食管平面相当），E 型甲状旁腺腺瘤血管蒂多位于 RLN 的前内侧，该型腺瘤因位置表浅而最易切除。

F 型：F 型为降入甲状胸腺韧带或上胸腺内的下旁腺，F 型旁腺腺体可能位于上前纵隔。前后观，F 型腺体位于胸腺冠状面上，甲状胸腺韧带内，甲状腺下极下方，且通常位于气管表面或紧邻气管侧。F 型腺体即通常所说的异位甲状旁腺，切除 F 型旁腺通常需要通过颈部入路切除甲状胸腺韧带或胸腺上部。

G 型：G 型是一种罕见的融合型腺体，此类旁腺腺体位于甲状腺内，周围包裹甲状腺组织。因其被甲状腺组织包围，G 型旁腺切除可能需要切除甲状腺腺叶。

术前影像检查和定位

术前影像检查对于成功实施 MIP 至关重要（见第 54 章，甲状旁腺术前定位检查）。术前影像定位通过显示旁腺腺体的精准位置和邻近结构为外科医生提供甲状旁腺切除术的“路线图”，需要强调的是，并不能够依靠影像学检查做出诊断或决定是否进行手术治疗。术前影像定位模式包括超声、核素检查和 CT。许多外科医生认为通过两种不同模式的影像学检查得出相同的结论对于施行 MIP 是非常必要的[4, 12-15]。一些医疗团队建议四维 CT 是更为准确的术前显像定位模式[16-17]。

如前所述，特定显像模式的敏感度和特异度在不同的地区和机构之间差异很大[2, 5]。在决定施行何种显像模式的时候，需要充分考虑这种差异。我们建议检查须由有经验，对甲状旁腺疾病感兴趣且工作负责的影像学专业人员施行。为了达到这一目的，最好设立一个具有专业资质并致力于甲状旁腺影像学评估的固定团队。外科医生应指导术前影像学方法的选择和检查顺序，以便能够实施最高效且有效的外科治疗。此外，外科医生应当在手术前常规自行阅片，而不是依赖仅阅读影像报告。外科医生亲自施行超声检查被证明有助于外科医生定位增大的甲状旁腺，在条件具备的情况下应当强调这种做法的重要性[18-19]。准确的解剖信息和功能信息有助于决定切口位置、患者手术体位以及术中是否有必要使用术中神经监测（intraoperative nerve monitoring，IONM）。

术前精准判定可疑甲状旁腺腺瘤位置有助于指导甲状旁腺切除手术的入路，减少手术范围并获得最大治疗效果。了解增大旁腺腺体的精准位置及其与周围结构的关系非常必要，特别是对于施行 MIP 或残留 / 复发疾病的再次手术。简单来说，如果影像学检查不能定位病变腺体，那么 MIP 是不能实行的。

我们通常的做法是用核素显像（提供旁腺功能信息），合并影像学显像（提供周围器官结构信息），比如超声或 CT。最好是将腺体定位于特定的象限，而不是仅定位于“左侧或右侧”。

手术相关准备和手术技巧

麻醉相关注意事项

手术医生和麻醉医生需根据患者的健康状况、合并疾病、体型、预期手术时间、甲状旁腺位置和麻醉团队经验，决定 MIP 手术的麻醉方式。对于体型偏瘦的 E 型下甲状旁腺腺瘤患者，因手术范围较小且预期手术时间较短，选择局部麻醉加麻醉监测即可。对于体型肥胖的患者，其颈部过伸受限且常伴有明显的伴发疾病，如其肿大旁腺位于气管食管沟内较深位置（B 型或 C 型），则全身麻醉是最好的选择。麻醉诱导前必须确认易于行外周血采血的部位，以便于术中采集外周血进行 PTH 检测。

手术室核查清单

在切开切口之前，MIP 手术医生需要确认手术安全核查清单的关键部分已经确认无误。这一程序包括确认患者的正确姓名，住院记录号，手术方式，手术部位（左 / 右侧），手术同意书，患者相关检查（比如，心电图，凝血相关检查）和麻醉相关评估等。除此之外，在手术室内还应审核疾病相关生化检查资料和所有相关术前影像资料。

手术室团队成员应当在患者到达前快速检查所有必要的设备。其中包括神经监测仪、气管插管、相关用品，如果需要进行神经监测，须与麻醉医生沟通，避免过量使用肌松剂；还需要讨论乙二胺四乙酸（ethylenediaminetetraacetic acid，EDTA）、试管、注射器，以及施行术中 PTH 检测时样本快速转运的重要性。在恰当的时候，手术室人员应当清晰地被告知切除旁腺腺体的部位，以正确标记样本标签。

麻醉医生需要注意术中采集外周血检测 PTH 的预期时间。一些医疗团队认为采集颈内静脉的中央静脉血更方便也更准确[20-21]；但是需要进一步扩大术中 PTH 检测[22-23]。当外周静脉采血困难时，可以采用中央静脉采血，如果从颈内静脉采血，那么所有的血液样本都应该从静脉的同一部位采集。我们的经验是从外周静脉通道采血，没有必要通过动脉采血。在麻醉团队审查预定的位置进行简单的静脉穿刺就足够了。在可疑腺体被切除后，麻醉医生或者手术室团队成员可设定一个计时器，这将有助于外科医生计算切除后时间间隔，采集血液标本检测 PTH。

患者体位摆放和准备

在术前等待区，患者处于自然坐位状态下于颈部手术区域标记自然的皮肤皱褶。在建立静脉通道时采集 2 ～ 3 ml 外周血送检，绘制术前 PTH 基线水平。在气管插管完成后，患者处于仰卧位，将卷曲的手术床单或甲状腺袋横置于患者肩部下方，使患者颈部略微向后伸展。可在患者头下放置垫毯，海绵或凝胶，以减少过伸所致术后颈部疼痛。麻醉医生需固定气管插管，引导气管插管倒向头侧并确保手术区域充分显露。患者手臂置于身体两侧或安全固定肩部。需要注意手术床垫对患者身体的压迫点，并注意避免压迫患者的外周静脉通路或血压计。手术台倾斜 20° 以处于反 Trendelenburg 体位或沙滩椅体位。

如果术前超声有助于定位，在体位摆放之后，外科医生快速进行超声定位有助于决定最终切口位置，以便于采用最靠近目标腺体的最小的切口。如果有多个自然皮肤皱褶，便携超声可以帮助外科医生选择最佳的切口入路。这种方式也有助于训练年轻医生选择切口，因为他们可以通过超声定位得到实时反馈。

手术部位的皮肤用消毒液消毒，消毒范围包括：从下颌至胸骨下切迹下 3 ～ 4 cm，向后至胸锁乳突肌后缘。辅助设施可以包括光纤头灯装置和光学放大镜。如果在术前等待区没有获得基线 PTH，可在切口切开前抽取 3 ml 外周血置于 EDTA 管内送检，作为切除前 PTH 水平。对于习惯采集中央静脉血的外科医生，采血过程应该在切除腺体的主要操作之前完成（见第 59 章，甲状旁腺术中甲状旁腺激素监测）。框 57.3 列出了 MIP 术前和术中的外科要点。

小切口前入路技术

小切口前入路主要是借助于一个较小的标准正中切口，然后根据需要向上或向下牵拉，以最佳显露定位的腺体。正中切口可以用于显露几乎所有被定位的下旁腺和大多数非异位上旁腺。此入路的优点包括：外科医生熟悉此入路的解剖层次，美容效果显著，必要时甚至不需扩大皮肤切口，既可迅速转变为双侧颈部探查（图 57.2）。

切口

局部浸润麻醉完成后，在胸骨切迹上 2 cm 或甲

框 57.3 甲状旁腺微创切除术术前和术中外科要点

术前
- 麻醉团队应建立外周静脉通路，以便于术中有效采血。

患者体位
- 将患者手臂收拢于身体两侧更符合人体工程学，避免手术人员需要成一定角度拉钩
- 利用横向放置的胶垫或手术巾使患者颈部适度过伸，可增大甲状腺胸腺区域操作范围，便于切除胸部的下甲状旁腺；更易于从外侧进入肥胖患者的气管食管沟进行操作
- 被覆盖的手术区域的下颌骨和胸骨可以作为简易的体表定位标志

术中
- 记录手术切开时测量基础 PTH 水平是记录手术切除时间的简单方法
- 下甲状旁腺切除可以通过中线切口顺利完成，可避免解剖分离 RLN
- 上甲状旁腺切除可以通过外侧切口完成（后入路）
- 在切除病变旁腺后，可设置计时器，以帮助确认术中抽取外周血测点 PTH 的时间

切除
- 采用提拉翻转技术提起甲状腺腺叶，可有效显露气管食管沟和甲状腺腺叶后表面，有助于显露位于甲状腺包膜内的 A 型旁腺
- 触诊气管食管沟，可以提前早期发现向下沉降，可活动的甲状旁腺腺瘤

状腺峡部处，用无菌记号笔标记 3 ～ 5 cm 的 Kocher 切口，同时标记颈部正中线和切口边缘。切口位置取决于腺瘤是否局限于上旁腺或下旁腺。对于下甲状旁腺腺瘤，从同侧颈部切口线最内侧部分进入。用手术刀（15 号）垂直于皮肤表面做一个 2 ～ 2.5 cm 的切口（图 57.3）。用单极电刀切开颈阔肌，用两把蚊式钳提起皮下组织和颈阔肌，分离显露颈深筋膜浅层，提起颈阔肌瓣，用电刀沿中线纵向切开分离带状肌。弹簧式拉钩可以有助于拉开皮肤同时避免皮肤损坏。

游离甲状腺

用小号、有 Teflon 涂层的甲状腺拉钩小心地提起带状肌，向头侧牵拉，使其从甲状腺包膜前表面游离。此时即可显露同侧甲状腺腺叶，然后用 2 把 Kocher 钳或蚊式钳钳夹腺叶，注意将钳尖端置于甲状腺叶边缘处，一把置于腺叶中上 1/3 处，另外一把至于腺叶中下 1/3 处。对侧助手提起腺体，将腺体拉向对侧并向上翻转显露（图 57.4）。或者，使用纱布球钝性分离。在术野较小的情况下，避免甲状腺或邻近结构出血是非常重要的。由于甲状旁腺组织呈现为橘色或浅棕色脂肪样组织，血液污染脂肪可能会误导外科医生。虽然并非必要。结扎甲状腺中静脉有助于更好的牵拉甲状腺腺体。

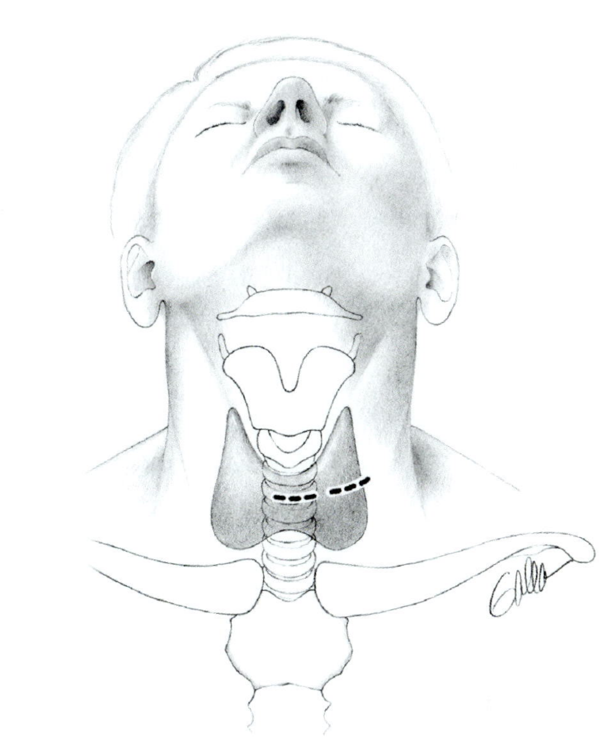

图 57.3 甲状旁腺微创切除术切口位置。内侧切口用于切除颈前部的下甲状旁腺，外侧切口用于经外侧后入路切除气管食管沟内的旁腺

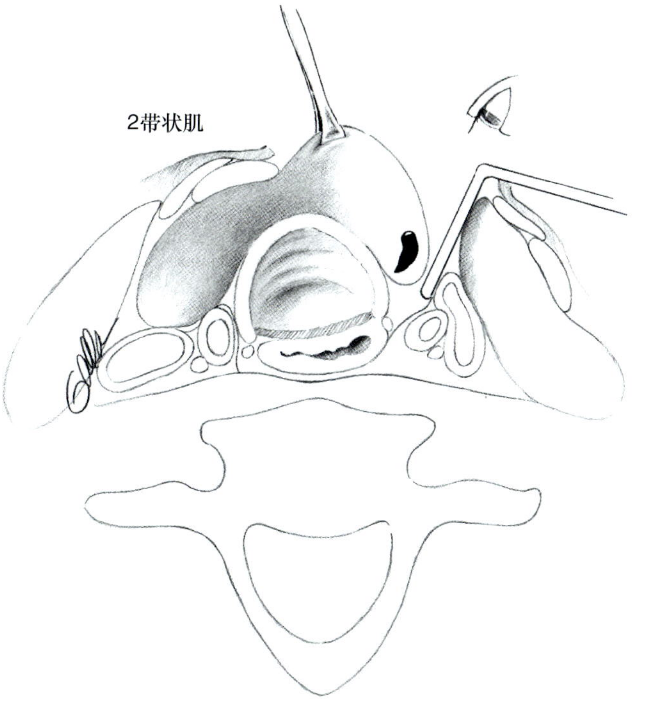

图 57.2 前入路或中线切口入路。该图显示了中线切口入路所见位于甲状腺包膜内的 A 型甲状旁腺隆起（带状肌向左右分别牵拉）。旁腺位于甲状腺实质后表面，旁腺腺体可突出于甲状腺包膜

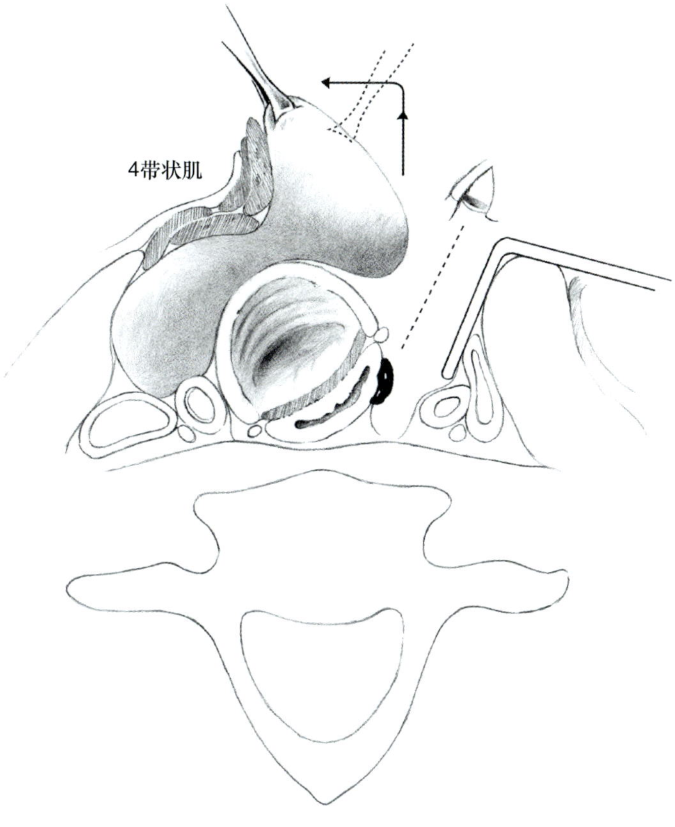

图 57.4 后入路或外侧入路。外侧入路时，以 Kocher 钳抓取甲状腺实质向内侧牵拉，所有带状肌均可向内牵拉。提起翻转腺体以显露气管食管沟。需注意 Kocher 钳应尽可能钳夹大块组织，以避免将组织撕裂。尽量钳夹外侧组织可最大限度地翻转。该图显示了 B 型上旁腺的显露过程

下甲状旁腺常见位置

下甲状旁腺通常位于同侧甲状腺下极附近，也可附着于甲状腺下极附近的甲状腺包膜上。此时旁腺腺体通常与甲状腺下极位于同一冠状层面。增大的下甲状旁腺通常在 RLN 前方和甲状腺下动脉尾侧。此外，增大的下甲状旁腺也可以位于胸腺上部舌叶附近和胸腺内。

切除下甲状旁腺腺瘤

利用精细的虹膜剪或肌腱剪和直角钳进周围组织分离。一些外科医生也会用精细的血管钳分离。增大的甲状旁腺不能钳夹或剪断。可以用血管钳轻柔地牵拉腺体周边组织，牵拉旁腺周边脂肪组织可以很好地游离腺体。游离腺体周围组织后，用小血管夹和结扎控制回流静脉。通常找不到供血动脉。但是如果发现，需要予以分离结扎。时刻需要注意保护 RLN，避免被结扎或损伤。上甲状旁腺的血管壁可能非常靠近 RLN，所以在放置小血管夹时也应该特别小心。然后切除腺瘤（图 57.2）。通常不需要使用能量器械处理血管蒂，除非旁腺腺体较大或血供非常丰富地情况。

后入路技术

后入路手术可以作为甲状腺或甲状旁腺再次手术的经典入路。切口位于带状肌外缘，可避开前次手术形成的颈部正中瘢痕（图 57.3 和图 57.4）。有学者建议，若术前影像学定位提示上旁腺位于颈部较深位置或位置相对靠外，可通过此入路进行切除。对于一些下极旁腺腺瘤，若超声引导定位显示此位置为最佳切开位置时，也可选择此入路。采用后入路时，术者需要注意解剖径路的改变，因为此时甲状腺是从外向内显露的，而非传统的从内向外。

切口

对于上旁腺腺瘤，可将上述切口标记线最外侧部分作为切开部位，其位置位于胸锁乳突肌内缘和带状肌外缘之间（图 57.3）。用 15 号手术刀做一个 2.5 cm 的水平切口，切开皮肤和皮下组织，再用单极电刀切开颈阔肌至颈深筋膜浅层。

显露

用电刀游离颈阔肌皮瓣，将 Richardson 小拉钩置于上下皮瓣之间，显露带状肌和胸锁乳突肌，再用直角钳和电刀纵行分离附着于带状肌外缘和胸锁乳突肌前缘之间的筋膜组织。将胸骨舌骨肌提起，游离甲状腺包膜前表面；用小拉钩将胸锁乳突肌向外侧牵拉。以颈内静脉作为参考，可以通过视诊或触诊识别颈动脉位置。

游离甲状腺

显露同侧甲状腺腺叶，并用两把 Kocher 血管钳或蚊式钳将其钳夹，血管钳头端尽可能钳夹腺叶的背外侧：其中一把钳于腺体中上 1/3 交界处，另一把钳于腺体中下 1/3 交界处。手术助手提起腺叶组织并翻转甲状腺实质，也可以用纱布球分离腺叶。随后将甲状腺腺叶拉向内侧。此步骤可以充分显露气管旁甲状腺后外侧的疏松筋膜组织来显露上旁腺。A 型腺体可见于甲状腺叶后表面，这一方法同样可以非常好地显露位于甲状腺叶后方气管食管沟内的 B 型腺体（图 57.4）。

上甲状旁腺的定位和切除

向下轻度前拉颈动脉鞘可以给予 RLN 一定的张力，使其容易被识别。术中应辨识甲状腺中静脉，甲状腺下动脉和 RLN。上旁腺血管蒂位于 RLN 背外侧。增大的旁腺腺瘤通常位于甲状腺腺叶上半部后方并附着于甲状腺实质。这种情况下在甲状腺周围的筋膜切开一个小切口通常即可切除球茎状的旁腺腺体。此外，甲状旁腺也可以位于气管食管沟内，不与甲状腺包膜相连（B 型；图 57.4）。建立切除平面并松解甲状腺后方平行于气管食管沟的软组织，并用食指触诊探查食管周围区。这个方法对于定位腺体非常有效，但经常被低估；事实上如未进行此操作，可能遗漏病变腺体。此操作过程中用手指或纱布球进行钝性分离（图 57.5），可帮助手术医生区分增大的甲状旁腺和

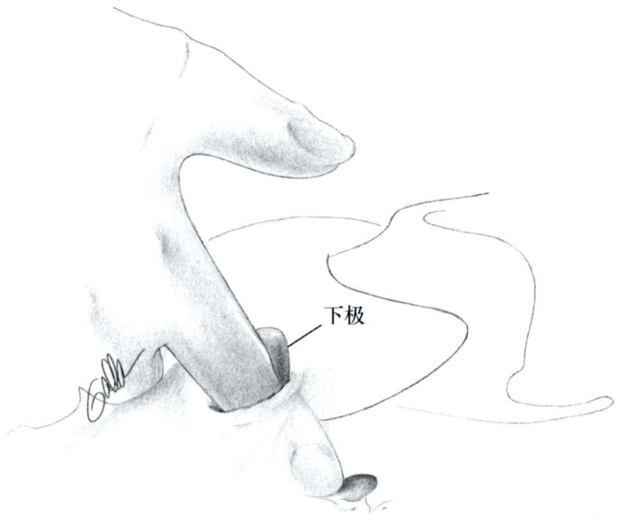

图 57.5 示指作为敏感的感受器，可以在显露甲状旁腺之前触及腺体。轻触表现为游离于甲状腺体以外，可活动的软组织样突起

食管，这两者的区分通常具有挑战性。手指指尖可以感受到轻微隆起的旁腺或B型腺体的下缘，然后用纱布球进一步分离。如果旁腺腺体向尾端下降至纵隔附近，则手指可以触及其上缘。一旦确认腺体，仔细向周围钝性分离，注意避免损伤RLN，再用小血管钳钳夹蒂部，切除病变腺体。手术操作应远离腺体，轻柔钳夹对周围组织，避免腺体撕裂或破碎。

标本评估和切除后PTH检测

标本离体后需要对标本进行评估。正常甲状旁腺重约20～50 mg，腺瘤一般体积较大，呈花生酱色，通常较软，质地较实。在手术台上可以用10号手术刀片纵行切开腺体，肉眼观察旁腺实质。手术刀片不能够重复使用，避免将甲状旁腺细胞种植于切口内。旁腺花生酱样的外观有助于区别于淋巴结或甲状腺结节。某些外科医生会对每个切除的标本进行冰冻切片，但大多数情况下都依赖外科医生的经验。冰冻切片分析有助于确认肿块的细胞结构，细胞大量增生提示腺瘤。脂肪与细胞的比例也是评估的重要内容，因为正常旁腺组织镜下可见大约有50%的脂肪。也可以直接用25号针头和带有2 ml生理盐水的注射器进行穿刺抽吸腺体，如抽吸液内PTH水平＞2500 pg/ml，则可以从生化水平确认其为甲状旁腺组织。如果可能，可将标本放置于标准化平板上进行医学摄影记录。

对大多数外科医生来讲，病变切除后的PTH水平是MIP手术成功与否的关键（见第59章，甲状旁腺手术中甲状旁腺激素监测）。通常不应从颈静脉抽取血液样本用于术中PTH检测，因为从切除部位或邻近位置测得的PTH峰值较高，可能误导临床决策。切除后术中PTH水平能够提示外科医生高功能组织是否已完全切除，PTH的半衰期只有3～7 min，切除后10～15 min PTH下降幅度大于50%（恢复至正常水平）提示高功能组织已被完全切除。最近研究资料表明术后PTH水平下降大于50%，＜40 pg/ml可提示未来复发概率有效减少[24-25]。

某些外科医生会在术中分两次检测切除腺瘤后的PTH水平，分别在腺瘤切除后第5 min和第15 min。另外一些医生则仅在10～15 min测定一次切除后PTH水平，如果PTH下降幅度大于50%且恢复至正常水平，则认为手术成功且无须行双侧旁腺探查。对适宜MIP手术的单发腺瘤病例，切除后PTH的下降通常是非常显著的。若切除前PTH水平低于100 pg/ml，预测切除效果将更具有挑战性。另外，肾脏可以显著影响全段PTH及其片段的清除，因此既便轻度肾功能不全，也可能造成难以解释的术中PTH变化。医生更期待术后PTH水平下降大于50%，PTH水平＜40 pg/ml；当术后PTH水平＞40 pg/ml时，则存在远期复发可能。

切口缝合

冲洗创面，鼓肺行Valsalva试验以评估止血效果。某些医生会常规在手术区域放置止血材料，尽管在大多数情况下这是不必要的而且有可能增加血肿的发生率[26]。带状肌和颈阔肌用可吸收线间断缝合。皮肤用可吸收线连续缝合或者用组织胶闭合。不需要放置引流。无菌敷料覆盖皮肤切口。神经监测或者同位素伽马射线引导的神经监测需要全麻下进行，在一些特定的病例中具有应用价值。

神经检测和同位素伽马射线探测仪的应用

神经检测需要全麻下进行，但在一些特定病例非常有效。例如，再次手术或疑为邻近RLN的D型腺体切除，术中神经监测对于手术可能有很大的帮助（见第36章，喉返神经的外科解剖和监测）。某些外科医生在临床中常规使用神经监测，这可以由外科医生自行确定。对于一些有难度的再次手术，如考虑存在大量瘢痕组织，同侧神经损伤风险较大，和甲状腺实质已经完全切除的患者，我们常规应用放射γ射线引导下神经探测术。有关同位素注射剂量和时机等技术要点将在其他章节进行讨论。

术后护理和随访

如果甲状旁腺切除后PTH下降大于50%，那么患者被治愈的可能性很大，血清钙水平在数小时内即开始下降，如果选择MIP手术且未处理其他腺体，则无须连续监测钙离子水平。血钙水平通常在切除腺瘤后72 h达到最低点，如果患者出现暂时性麻木或刺痛感，应进行适当的口服补钙。患者出院时应能够正常饮食，基本无疼痛或恶心等症状。术后3～6 h内应观察是否出现血肿。若患者家庭距离医院1 h以上路程，应当留院过夜。患者不应当单独过夜，陪伴者应具备与外科医生进行英语沟通的能力，以应对任何并发症的发生。如出现吞咽困难，不能躺平或焦虑症状应及时进行术后评估。

术后第1天即可除去敷料，应提醒患者注意颈部是否迅速肿胀或有质硬肿块，提示出现血肿。局部皮肤红肿、发热、切口分泌物、持续加重的压痛，提示可能出现感染。然而，这类手术后血肿和感染发生率较低。对于预计PTH水平会大幅下降的患者，例如术前血钙水平＞14 mg/dl或者PTH水平＞400 mg/dl，应推荐其进行选择性补钙治疗。某些外科医生会让所有甲状旁腺切除术后患者在短期内常规补充钙剂。随访工作可由健康保险监督助理（Health Insurance Portability and Accountability Act，HIPAA）通过电话随访以方便患者。血钙水平须在术后 1 ～ 2 周和 6 个月后复查，以确认患者痊愈。每年一次血钙检查以确认患者无复发。

对于诊断为散发性原发甲状旁腺功能亢进症且术前影像提示单发腺体病变的患者应考虑 MIP。影像学检查可以为外科医生提供手术切除的路线图，术中 PTH 水平可以提示切除的彻底性。标准化甲状旁腺命名系统为腺体定位提供了统一的描述方式以及精确可重复获得的记录形式。机器人手术和其他先进技术持续进步，并将发展出更好的外科技术，用以治愈这类代谢性疾病。

参考文献

如需完整的参考文献列表，请访问 http://pincode.yiaiwang.com。

58

腔镜辅助微创甲状旁腺切除术

Rocco Bellantone，Marco Raffaelli，Celestino Lombardi，Carmela De Crea

王平　赵群仔　译　樊友本　审校

本章包含额外的在线拓展内容，详情请访问 http://pincode.yiaiwang.com。

引言

双侧颈部探查术（bilateral neck exploration，BNE），即探查至少 4 个甲状旁腺并切除病变腺体的方法，是几十年来治疗原发性甲状旁腺功能亢进症（primary hyperparathyroidism，PHPT）的标准治疗方法（见第 56 章，标准双侧甲状旁腺探查术）[1-2]。对于经验丰富的外科医生，该方法的治愈率可达 95% 以上，而并发症发生率非常低，通常低于 3%[1]。

尽管 BNE 取得了令人欣慰的治疗效果，自 20 世纪 80 年代初出现了以减少手术创伤并降低并发症为目的、创伤更小的手术治疗方法［如单侧颈部探查术（unilateral neck exploration，UNE）］[3-4]。

微创甲状旁腺切除术理论基础为：大多数 PHPT 患者（＞ 85%）为单发的甲状旁腺腺瘤，有可能通过选择性颈部探查识别并切除。

微创甲状旁腺切除术（minimally invasive parathyroidectomy，MIP）的应用之初受到限制。直到 20 世纪 90 年代初，因术前定位技术（如超声以及甲氧基异丁基异腈显像技术）[5] 的发展以及术中快速甲状旁腺激素（parathyroid hormone，PTH）检测的应用[6]，MIP 才迅速发展起来。术前定位使治疗更具有针对性，术中 PTH 检测使术中即可确认手术成功与否[7-8]。

术前定位检查

在超声检查和核素显像结果一致的情况下，甲状旁腺定位总的准确性超过 95%，而在定位失败的病例中，多腺体疾病（multiglandular disease，MGD）的可能性高于 30%[9-10]。

显然，精确的术前定位是开展针对明确病变腺体的微创手术的前提。研究显示，高达 65% 的 PHPT 患者的术前各项影像学检查结果是一致的[7, 11]。目前已证实，如果有超过 51% 的患者适合单侧颈部探查术或精准手术，术前定位则具有较高的成本效益[12]。靶向治疗也可用于仅有一项术前定位阳性的病例[10]。这种情况下，MGD 的发生风险约为 17%[10]。

术中甲状旁腺激素检测

术前影像技术的进步使靶向治疗成为可能，类似的，术中 PTH 检测的发展和运用为手术医生提供了一种术中评估切除完整性的方法，其代替了过去需要对所有 4 枚腺体探查后才可得出结论的方法[6, 8, 18-21]（见第 59 章，甲状旁腺术中甲状旁腺激素监测）。全段 PTH 半衰期为 3 ～ 5 min，切除单个腺瘤后，PTH 水平的显著下降可用于证实是否已切除了所有高功能腺体组织。快速检测技术的发展，让术中 PTH 检测被视为“生化”冰冻。现在，其检测周期变得非常短（少于 10 min），且可由检验人员在手术室用便携机完成。已有数个研究证实，术中 PTH 的充分下降与术后正常血钙水平的恢复呈正相关[7]。

因此，对于计划行精准手术的病例，术中 PTH 检测将成为定位检查的重要辅助手段。术中 PTH 检测可于术中提供即时反馈信息，从而使手术医生评估单侧颈部探查是否成功，以及是否需要进行所有 4 个腺体的探查术[6-8, 18-20]。术中 PTH 检测被证实使微创手术的治愈率从 95% 增长到 98%，但也使不必要的 BNE 增加了 13%[9, 22]。

多数学者认为，术中 PTH 检测是微创手术一个重要的甚至是必不可少的辅助手段[18-20, 23-24]。然而，也有一些学者质疑其在术中决策中的作用，特别是在各种术前定位检查一致且均提示单发腺瘤的情况下[25-27]。欧洲内分泌外科医师协会发布的定位声明建议，术中 PTH 检测尤其适用于以下情形：计划行精准甲状旁腺切除术，术前只进行了一项定位检查（即核素扫描[28]或超声[29]），或术前定位检查结果不一致，推测发生 MGD 风险较大时[17, 30]。

Barczyński 等一项回顾性非随机对照研究发现，与无术中 PTH 的放射影像引导下的开放单侧颈部探查术相比，常规使用术中 PTH 显著提高了无论开放还是腔镜辅助微创甲状旁腺切除术的治愈率[31]。该研究同时表明，术中 PTH 可辅助外科决策的制定，如是否进行进一步的颈部探查，特别是对于术前影像学仅有一项阳性结果的病例[31]。此外，一篇文章证实，至少在地方性甲状腺肿流行地区，术中 PTH 检测即便对于已定位的单发腺瘤也是必要的，不使用术中 PTH 检测时，疾病持续存在的发生率显著增加（0.9% ～ 5%）[32]。

关于该主题的更多讨论，请访问 http://pincode.yiaiwang.com。

微创甲状旁腺切除术

20 世纪 90 年代后期，腔镜技术在颈部手术中的运用带来了甲状旁腺微创技术的发展[53]。2000 年在国际内分泌外科医师协会（International Association of Endocrine Surgeons，IAES）成员中进行的一项调查结果，很好地阐释了甲状旁腺微创技术的发展趋势，调查显示有 55% 的医生正在开展微创旁腺切除术[54]。这个比例可能还会上升。

即使现在仍有少数人认为，由经验丰富的内分泌外科医生实施的标准的双侧颈部探查是 PHPT 最好的治疗方法[55-56]，但大多数人认为，双侧颈部探查术应已成为过去。显然微创技术在甲状旁腺切除术中占有越来越重要的地位，并最终可能成为 PHPT 治疗的金标准，至少是散发性 PHPT 治疗的金标准。

欧洲内分泌外科医师学会（the European Society of Endocrine Surgeons，ESES）发表共识指出，尽管双侧颈部探查术疗效满意，并一直是 PHPT 的外科治疗的一种选择，但微创甲状旁腺切除术是散发病例的安全且成本效益较高的治疗选择，特别是对于术前定位成功的病例[30]。同样，PHPT 第三次国际研讨会（2008 年，弗罗里达州奥兰多市）提出，目前很多中心的治疗模式是识别并切除肿大腺体，并通过快速术中 PTH 检测确认手术治疗效果，而不同于以往的教条——必须同时识别病理性肿大的腺体和正常腺体[52]。然而，来自斯堪的纳维亚的甲状旁腺手术质量监察报告显示，仍有 2/3 的甲状旁腺手术为双侧颈部探查术[57]。确实并非所有甲状旁腺功能亢进患者都适于高选择性的微创治疗。因而，我们觉得，BNE 在 PHPT 患者的治疗上仍占有一席之地（见第 56 章，标准双侧甲状旁腺探查术）。

微创（如精准、靶向或选择性）甲状旁腺切除术涵盖了一系列不同的手术技术，包括开放手术［开放微创甲状旁腺切除术（open minimally invasive parathyroidectomy，OMIP）］[58-59]、放射影像引导的微创甲状旁腺切除术（minimally invasive radio guided parathyroidectomy，MI-RP）[60-61]、腔镜辅助甲状旁腺切除术（video-assisted parathyroidectomy，VAP）[62, 64]和完全腔镜甲状旁腺切除术（endoscopic parathyroidectomy，EP）[53, 65-69]。因而，微创甲状旁腺切除术（MIP）并没有一个严格或明确的定义。微创这个词应该是指所有在达到传统手术的目的前提下，使手术暴露和切除范围最小化的技术。经验丰富的外科医生施行的双侧颈部探查术的并发症低（＜ 3%）、成功率高（＞ 95%）。微创技术至少要达到相同的效果，同时减少皮肤切口的长度，以期达到改进的美容效果，这也是其主要优势所在[70-71]。因而 MIP 用于指通过小切口——通常小于 2.5 ～ 3 cm 的切口——施行的甲状旁腺手术[71]。

这个定义至少是狭义的，因为小切口并不一定意味着微创。此外，靶向甲状旁腺手术还有一些其他潜在优势，如减少术后疼痛和并发症的发生率，这些可能与手术范围较小有关。

很多研究将 MIP 或精准甲状旁腺切除术与标准的 BNE 手术进行了比较，结果显示，精准技术是安全的，效果至少与 BNE 相同，且存在很多优势，特别是术后低钙血症的发生率减少，手术时间缩短，住院日减少，美容效果更佳，以及术后疼痛的发生率降低。5 个短期随机临床试验[71-75]以及一个长期临床随机试验[76]显示，与标准的 BNE 相比，MIP 在某些方面存在显著优势，这也强烈证实了前述结论（见循证建议部分）。

MIP 技术

从 20 世纪 90 年代后期起，多个文章描述了微创手术的几个变种，包括不借助内镜的微创技术（如 OMIP 和 MI-RP）[8, 60-61, 77-81]，以及借助于内镜的微创技术（如 VAP 和 EP）[53, 62-69]。

放射影像引导下的微创甲状旁腺切除术

在放射影像引导下的微创甲状旁腺切除术中（MI-RP），手持 γ 探测仪可于术中进行定位、识别和切除病变腺体，并确认所有高功能腺体都已切除[60-61, 81]。该方法于术前 2 ～ 4 h 经静脉注入 ^{99m}Tc- 甲氧基异丁基异腈（MIBI）。该方法需要手术室、核医学科、外科医生和核医学放射科医生之间进行良好的协调[27]。手术台上应用手持探针扫描患者颈前部，寻找放射计数最强部位，指导定位病变腺体。切除的腺瘤应包含切除后背景辐射剂量的 20% 以上[82]。该方法可以减少手术时间[83]，并可能不再需要术中 PTH 的运用[61]。尽管该技术已得到改进和验证，但它仍然只被少数内分泌外科医生所接受，主要是因为其对后勤与协作提出了较高要求。此外，人们普遍认为，MI-RP 并没有为术前甲氧基异丁基异腈扫描和术中 PTH 检测提供额外信息[27, 52, 77]，尽管针对该问题尚缺乏前瞻性的研究证实。一些数据显示，γ 探测仪在某些情况下可能存在潜在的误导风险[79, 84]。目前，在再次手术病例中，MI-RP 因存在潜在优势而被作为微创技术的一种替代方法[30]。

开放微创甲状旁腺切除术

开放微创甲状旁腺切除术（open minimally invasive parathyroidectomy，OMIP）是最普通的一种微创技术[52, 54, 85]。在国际内分泌外科医师协会（IAES）成员中的调查显示，开展 MIP 的外科医生 92% 采用 OMIP，而其中只有少数（35%）使用完全腔镜（13%）或腔镜辅助技术（22%）[54]。通过正中小切口（2.5 ～ 5 cm）[52] 或外侧切口（腺瘤位置或胸锁乳突肌前缘）[59]，在术前定位检查和术中 PTH 检测辅助下施行的精准甲状旁腺切除术，似乎是 PHPT 手术治疗中最受欢迎和广为接受的方法[7-8, 24, 52, 54, 58-59, 77, 79-80]。事实上，一方面，有经验的内分泌外科医生发现该方法简单易学，可减少手术时间并缩短住院日，且该手术可在不同手术环境下施行，还可在局部麻醉下完成[7, 24]；另一方面，OMIP 的主要限制在于：与传统的开放手术相比，其切口小而对颈部结构的暴露不足；与腔镜辅助或腔镜技术相比，皮肤切口又较大。合并甲状腺结节性疾病相对常见，该方法也可同时进行甲状腺切除术，此时通常需要由区域阻滞麻醉转为全身麻醉[24]。

腔镜辅助和完全腔镜技术

腔镜技术（完全腔镜和腔镜辅助技术）的优势不仅在于定位靶向，同时借助内镜的放大可更清楚地识别颈部结构（特别是喉返神经和甲状旁腺）。腔镜辅助和完全腔镜技术只有在需要此优势时才可优先选择。这些技术需要专用的手术器械以及充足的且相对较长的学习曲线，并且通常需要在全身麻醉下进行。然而，至少从理论上说，腔镜或腔镜辅助技术特别适合于甲状旁腺手术，因为对于良性疾病来说，不用担心局部侵犯的问题。

腔镜技术可分为腔镜[65-69] 或腔镜辅助（见第 32 章，甲状腺和甲状旁腺手术的机器人辅助和颈外入路模式）[62-64, 86-87]。

腔镜甲状旁腺切除术

1996 年 Gagner 首次描述了完全腔镜下甲状旁腺切除术[53, 88]，其他学者随后开展并进行了改良[65-66]。整个手术过程在稳定的气流下进行，将 5 mm 的内镜通过中间套管置入，另外 2 个或 3 个套管用于置入手术器械（图 58.1）。首先在颈阔肌下进行解剖分离，获得足够的工作空间，然后切开白线，牵拉带状肌以显露甲状腺，将甲状腺从筋膜解剖出来后开始寻找甲状旁腺。

该技术采用颈部入路，其他也有颈外入路腔镜技术的报道。这些技术主要在亚洲外科界取得了初步成功，在那里，避免任何颈部瘢痕似乎是最重要的。已有多种入路被报道，包括通过胸前[67]、乳房[89]、腋窝[68] 的颈外入路（图 58.1）。所有这些腔镜技术都需要持续充入 CO_2[53, 65-68] 或利用外部机械拉钩[69, 90-92] 以维持操作空间。

支持这些技术的学者认为，该治疗方法具有较好的美容效果，并可在充气压低于 4 mmHg 时将高碳酸血症和皮下气肿的风险降低到最小[67-68]。当然，因瘢痕较小且常远离颈部，这些技术可以获得理想的美容效果，但因为对技术的要求较高，这些手术很难在不同的手术环境下重复，特别是对于没有内镜技术的外科医生。此外，颈外入路的完全腔镜技术倾向于最大限度地增加美容效果，因而通常需要大范围的复杂的游离以到达手术部位。手术时间较长是其推广的另一个主要限制因素。更重要的是，CO_2 吸收的相关风险尚不能完全消除[88, 93-94]。可能因为以上这些原因，这些技术只在有限的范围内被接受。

腔镜辅助侧方入路甲状旁腺切除术（VAP-LA）

腔镜辅助侧方入路甲状旁腺切除术（video-assisted parathyroidectomy by the lateral approach，VAP-LA）由 Henry 等首次描述[63]。该入路是在患侧胸骨切迹上缘 3 ～ 4 cm、胸锁乳突肌前缘皮肤做一个 12 mm 切口，

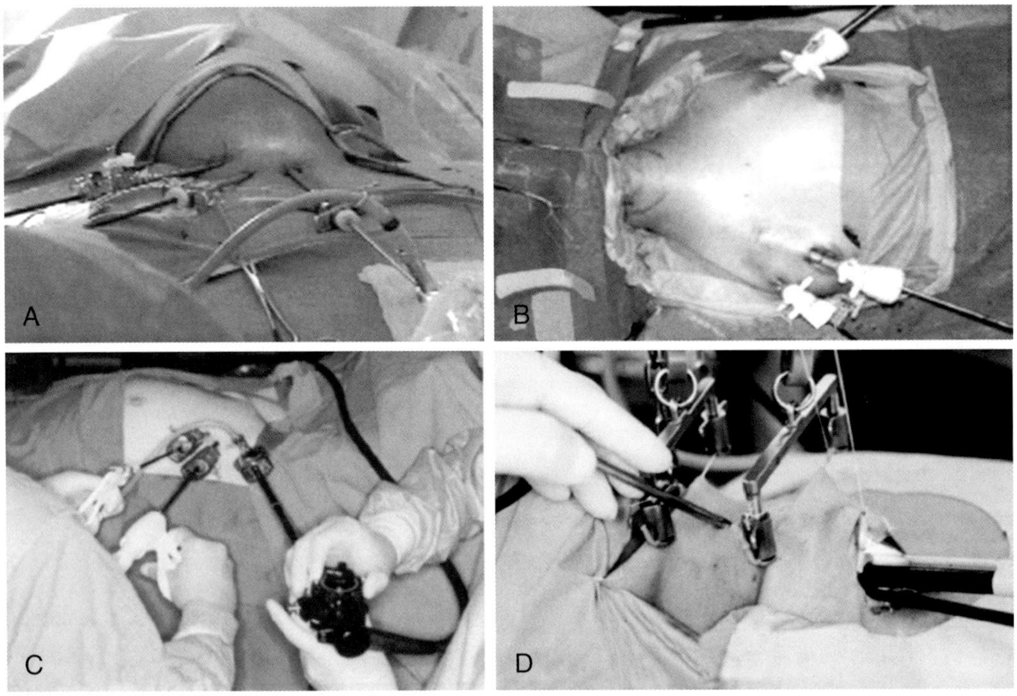

图 58.1 不同入路下的完全腔镜甲状旁腺切除术（EP）。A. 颈前入路；B. 乳晕入路；C. 腋窝入路；D. 胸前入路-皮肤悬吊［A，From Gagner M. Endoscopic subtotal parathyroidectomy in patients with primary hyperparathyroidism. Br J Surg. 1996；83（6）：875. B，From Ohgami M，Ishii S，Arisawa Y，et al. Scarless endoscopic thyroidectomy：breast approach for best cosmesis. Surg Laparosc Endosc Percutan Tech. 2000；10（1）：1-4. C，From Ikeda Y，Takami H，Sasaki Y，et al. Endoscopic neck surgery by the axillary approach. JAmColl Surg. 2000；191（3）：336-340，Fig. 1. D，From Shimizu K，Akira S，Tanaka S. Video-assisted neck surgery：endoscopic resection of benign thyroid tumor aiming at scarless surgery on the neck. J Surg Oncol. 1998；69（3）：178-180.］

同开放手术一样通过该切口进行解剖分离到达椎前筋膜；当建立足够空间后，于胸锁乳突肌前缘第一个切口上、下 3 ～ 4 cm 置入 2 个 2.5 mm 套管，并于第一个切口处置入一个 10 mm 套管用于放置内镜（10 mm，0°）（图 58.2）。整个手术过程中充入 8 mmHg CO_2。该技术应用之初，腔镜只是有限地辅助完成部分操作[63，95-96]。事实上，在腺瘤切除后即移除套管，直视下结扎血管蒂并切断，后续步骤也在直视下完成。最初的学习曲线之后，手术便完全在内镜下进行[97-98]。病变腺体切除后，标本直接通过 10 mm 套管取出。对于较大进不了套管的腺体，可在直视下通过套管部位取出。

在已报道的最大的回顾性病例研究中[96-97]，VAP-LA 提供了颈部结构的最佳可视化，特别是当腺瘤位于颈深部或上后纵隔时——此时受累腺体通常为上甲状旁腺。VAP-LA 似乎容易复制，且可达到 99% 的治愈率，是有效且安全的，并发症发生率也非常低。然而，对 VAP-LA 存在禁忌的概率显著高于腔镜辅助微创甲状旁腺切除术（43% 及 29%）（见下文讨论）。外侧入路成功的重要条件是：不存在结节性甲状腺肿，术前影像学检查提示单发的甲状旁腺病变。

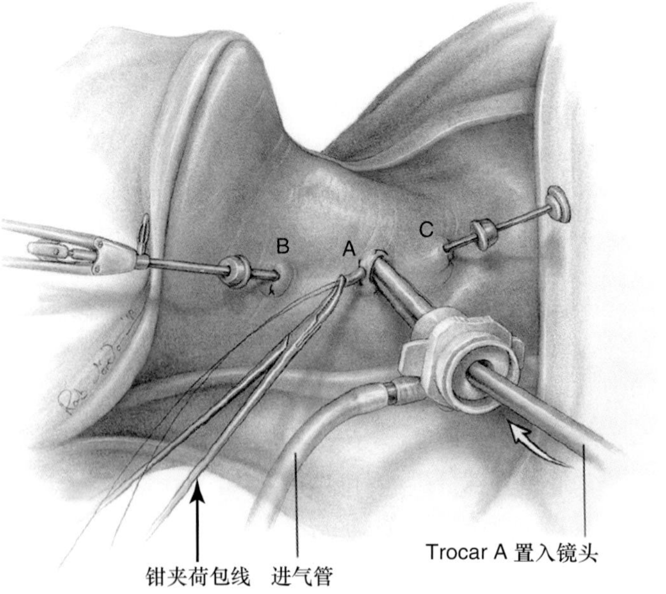

图 58.2 腔镜辅助侧方入路甲状旁腺切除术（VAP-LA）的整个体系（From Henry JF. Endoscopic exploration. Op Tech Gen Surg. 1999；1：49-61.）

Maweja 等进行的一项评估 VAP-LA 的中期病例研究报道，394 例手术中有 1 例复发，治愈率达 98.5%，中位随访时间为 20.5 个月[98]。

头可以有微小角度的改变。这一点恰巧体现了腔镜辅助与完全腔镜技术相比具有的主要优势。镜头通常朝向患者头部方向，但当需要寻找纵隔内腺体时，也可改变镜头方向以暴露和探查上纵隔。

该过程的第一步是将甲状腺从带状肌上完全游离出来，以暴露甲状旁腺所在位置。喉返神经通常横跨甲状腺下动脉（图 58.6），在识别患侧喉返神经后即可开始进行针对性的探查，以识别术前定位的病变腺体。如果推崇钝性分离和无血解剖的原则，那么用 2～3 倍的内镜放大恰可使神经和甲状旁腺均易于识别。当疑为多腺体病变时（术中 PTH 下降不足或一侧颈部探查后发现两个腺体肿大，或术前定位检查未明确诊断时），可经由单个、正中皮肤切口通过相同的腔镜辅助技术进行双侧甲状旁腺探查术。识别病变腺体后，腔镜视野下使用专用刮匙和刮匙形吸引器（KARL STORZ，Tuttlingen，Germany）进行钝性游离，对瘤蒂通常用钛夹进行夹闭或用传统方法结扎。断蒂后，通过皮肤切口将病变腺体取出（图 58.7）。测定术中 PTH 以确定已切除了所有病变组织。仔细检查并止血后，沿中线缝合带状肌及颈阔肌。用不可吸收线进行皮下缝合或用皮肤胶闭合切口，无须留置引流。

一些学者提出了 MIVAP 的改良术式。Lorenz 图文并茂地展示了一种 MIVAP 改良技术[99, 101]——在

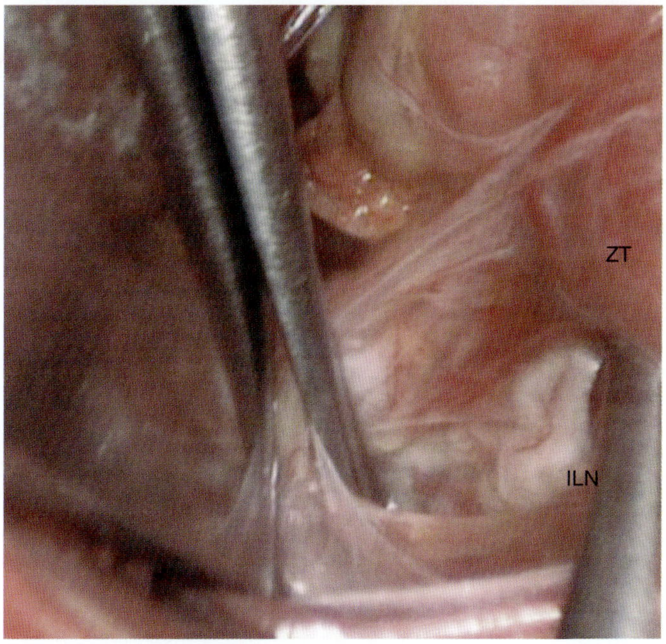

图 58.6　腔镜辅助微创甲状旁腺切除术（MIVAP）：借助内镜放大，可清晰显露喉返神经（RLN）。ZT，Zuckerkandl 结节

主切口下方 5 mm，采用全新设计的自我切割、钝性套管针建立一单独的充气口。置入一个 5 mm、30° 内镜，并在内镜置入前持续充入气体，防止视野模糊。还有一些学者建议采用放射影像引导下的腔镜辅助甲

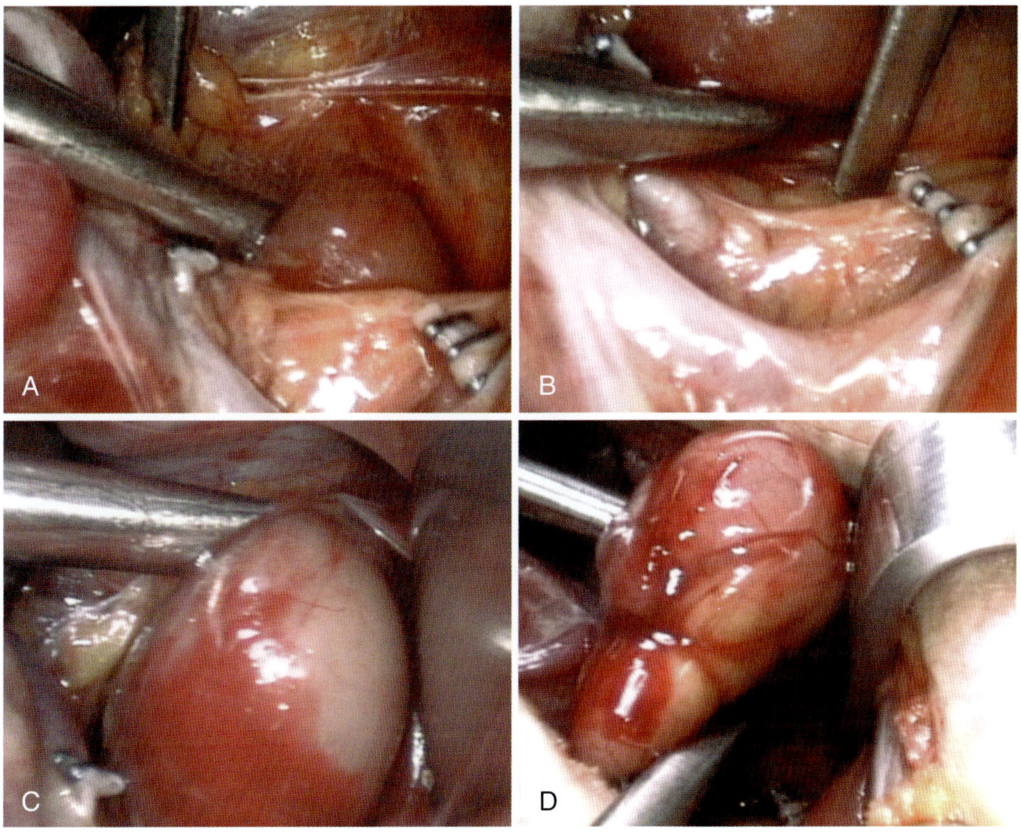

图 58.7　腔镜辅助微创甲状旁腺切除术（MIVAP）：左上巨大甲状旁腺腺瘤，将其游离至甲状腺下动脉后方，逐渐剥离（A～D）

状旁腺切除术，以同时利用放射影像引导和腔镜辅助的优势[110-111]。

MIVAP 的疗效

已报道的 MIVAP 的中转率差异很大，从 0.9%[64]到 43%[112]不等。中转原因通常有：病变腺体识别困难、解剖困难且怀疑恶变、可疑多个腺体受累、术中 PTH 结果以及异位腺体。然而，合理的患者选择和手术团队的经验在降低中转率上具有重要作用。倘若患者选择标准合适且手术团队经验丰富，那么即便在地方性甲状腺肿地区，中转为双侧颈部探查的发生率也很低[64]。

手术时间主要受外科团队的技能影响，因而与其他外科技术一样，在经验积累初始阶段应考虑学习曲线[113]。随着经验的增加，手术时间显著缩短，且可与传统手术时间相当，甚至更短[64, 104, 113]。

数个大型回顾性病例研究报道了 MIVAP 的治疗效果。Miccoli 等总结了他们 6 年 350 例 MIVAP 手术的经验，显示 98.3% 的治愈率。平均随访 35.1 个月，4 例疾病持续，且均因术中 PTH 假阳性导致未能发现多腺体病变[104]。在该研究中，14 例出现并发症。其中 2.7% 出现暂时性低钙血症，0.8%（3 例）发生神经麻痹，0.3% 发生术后出血。其他研究虽然病例数较少，也得出了类似结果[87, 99, 101]。我们之前发表的，107 例正中切口入路腔镜辅助甲状旁腺切除术的研究也报道了类似的成功率——98.1%，其中 2 例疾病持续（1.9%）[64]。然而，在我们的病例中，暂时性低钙血症的发生率较高，为 11.1%，但这些患者均无明确的甲状旁腺功能低下；除此之外未观察到其他并发症[64]。需要注意的是，尚无文献报道可用于评估疾病复发的远期指标。

MIVAP 的优缺点

MIVAP 自首次描述后不久即在数个转诊中心获得认可[64, 73, 87, 99, 101, 104]。与其他技术相比，它的成功似为多个因素的共同结果。首先，也是最重要的，即内镜可进行放大的优势；其次，该技术与传统手术过程类似。事实上，该技术再现了传统手术的标准步骤。内镜只是一个工具，通过它经由小切口可以进行传统手术的相同操作。从单纯技术角度来说，内镜的运用只是使手术操作更加便利。这种方法显然不同于其他内镜技术，后者与传统的手术方式完全不同。显而易见，为了获得最好疗效，外科医生应在内分泌手术和内镜手术上均有良好训练。此外，对于所有新的外科技术，均应考虑到学习周期的问题[103, 113]。另外，内镜 2 ～ 3 倍的放大作用可更清晰地辨识颈部结构，从而更易于手术中迅速地识别喉返神经和甲状旁腺，减少神经麻痹的风险或棘手的囊腺破裂的发生。在一个前瞻性随机临床试验中，接受 MIVAP 手术的患者，其腺瘤定位平均时间显著短于开放微创手术组[73]。

该技术的另一个优点是：当需要的时候，可以通过同一个正中切口入路进行双侧颈部探查。该特点部分解释了其中转率低的原因（0.9% ～ 8%）[64, 103]。进行双侧颈部探查的可能性对纳入标准产生了两个重要影响。首先，从理论上来说，不能进行术中 PTH 检测时或术前定位检查不充分时，因该方法可对所有腺体进行探查，此种情况下可选择 MIVAP[64, 86, 114]。一项前瞻性随机研究比较了切除肿大腺体后的腔镜辅助双侧颈部探查术和 MIVAP 联合术中 PTH，以评估两种技术治疗 PHPT 的有效性[114]。研究发现，腔镜辅助双侧颈部探查术与 MIVAP 联合术中 PTH 相比，两者的安全性和有效性相近，且前者不延长手术时间。

其微创效果以及与开放手术过程的相似性，使得 MIVAP 可在局麻（颈丛阻滞）下完成[109]，至少可以选择部分患者开展。此外，已证实，局部麻醉可以显著减少手术室内停留时间并显著减轻术后疼痛[109]。与其他靶向治疗相同，MIVAP 可在门诊完成或作为日间手术，至少可以选择部分患者开展。需要指出的是，在本文作者所在科室，我们不在门诊开展甲状旁腺手术。在意大利，许多患者通常不愿术后早期出院（如手术当天），离医院较远或来自其他地区的患者更是如此。更主要的原因是，意大利国家卫生系统并未为手术患者提供密切门诊随访的便利。

正中切口的另一个优点是：必要时还可行甲状腺切除，即使是双侧甲状腺手术。这个优点使该技术与其他内镜技术以及 OMIP 有重要区别，即当需要进行双侧甲状腺切除时，后两者通常需要中转为传统的开放手术[24]。在一些国家，多结节性甲状腺肿的发病率较高，因而这种腔镜辅助微创甲状腺切除术（minimally invasive video-assisted thyroidectomy，MIVAT）的相关优点可使经验丰富的外科医生为更多的患者进行腔镜辅助下的手术治疗[64, 86]。就我们的经验而言，由于甲状腺肿在意大利人口中的发病率高，我们对相当比例的患者（约 20%）通过 MIVAP 同时治疗两种疾病[64]。

与其他内镜以及非内镜的微创技术相比，MIVAP 的另一重要优势是：内镜的位置不受外部设备的限制，可全面探查位置较深的病变旁腺（如胸骨后、胸腺内）。由于是手持式，内镜可旋转并置于任何方位，从而通过很小的皮肤切口就可探查所有颈部和上纵隔位置。

这种小切口入路有较好的美容效果。此外，该手术不要求颈部过伸且不需要对术区进行广泛的游离解剖，因而术后疼痛显著减轻。几项对照研究清晰的显示，与传统和开放的非腔镜下微创甲状旁腺切除术相比，VAP 可减轻术后疼痛，具有更好的美容效果，患者的满意度较高[73，75]。

尽管在并发症和治愈率上有上述优势，但是正如我们前面讨论的，临床实践中 MIVAP 的应用以及应用过程中产生的问题也显露出来，特别是技术和费用方面的问题。

首先，与传统手术相比，VAP 的专用器械产生了额外费用。然而，目前几乎所有手术室都有内镜设备（入内镜、视频设备、光源、摄像系统等）。此外，MIVAP 专用的一些小器械可重复使用，成本可于使用中进行分摊。

手术时间曾被认为是该技术的另一局限之处，然而已证实随着经验的增加，手术时间可显著缩短，甚至可与传统手术相媲美[103，113]。此外，一项小样本的前瞻性随机对照研究显示，MIVAP 的手术时间显著短于传统的双侧颈部探查术[75]，而与开放的微创甲状旁腺切除术相当[73]。

另外一些争议可能是针对助手人数的。确实，两名助手是必需的，一人扶镜一人拉钩。这个需求在任何外科都很难达到。

局麻下进行、可同时行甲状腺切除及全颈部探查，使 MIVAP 的适应证进一步扩大。然而，MIVAP 依然是有限制的，特别是在地方性甲状腺肿地区，增大的甲状腺可能阻碍腔镜辅助技术的完成。我们的经验可以很好地说明这一点，在一个地方性甲状腺肿地区，只有 37% 的 PHPT 患者可以进行 MIVAP 治疗，禁忌证通常是巨大的多结节性甲状腺肿[64]。

早期该技术的另一个禁忌是既往颈部手术史。随着经验的增加，再次手术同样可行：MIVAP 已成功应用于有对侧甲状腺切除史的患者[64，103]。另一禁忌证是腺瘤体积较大（＞ 30 mm）。通过小切口进行切除和取出大的腺瘤可能导致包膜破裂，理论上可增加发生甲状旁腺增生的风险。尽管理论上存在较大风险，迄今为止尚未有类似情况发生的报道。

MIP：循证医学建议

循证医学文献正在被频繁地用于推荐具体的治疗方法[115-116]。严格进行的前瞻性随机试验被视为最高等级证据。遗憾的是，对于甲状旁腺手术只有很少的几项前瞻性随机研究（1b 类证据对应 A 级推荐等级）[117]。

4 个随机试验比较了开放微创甲状旁腺切除术和标准的双侧颈部探查术[71-72，74，76]。这些研究有力地证实了无论是全麻[71，74，76]还是局麻[72]进行单侧颈部探查手术时间均较短[71-72]，且短期[74]和长期[76]随访下与双侧颈部探查术治愈率相同。

一个前瞻性随机试验（证据等级 1b，推荐等级 A）比较了 MIVAP 与 BNE 在手术时间、术后疼痛、并发症、美容效果和费用上的差异[75]。结果显示，前者手术时间、术后疼痛时间以及制动时间均显著缩短。MIVAP 治疗组患者对美容效果的个人满意度显著优于 BNE 组。总费用上两组无显著差异[75]。

另一项由 Henry 等设计的大样本非随机病例对照研究（证据等级Ⅲ级，推荐等级 B）比较了 VAP-LA 和 BNE 的结局[96]，该研究采用回顾性病例作为对照，病例组与对照组间通过年龄和性别进行匹配。在镇痛需求和患者对美容效果的满意度上，VAP-LA 组具有统计学优势。

从这五项研究可以看出，MIP 应被视为一种安全、有效的外科治疗方法，应作为散发 PHPT 患者的初始治疗选择，至少适用于一部分特定患者。与 BNE 相比，通过局部的、选择性的探查进行单个腺体的切除并不增加持续性 / 复发性疾病的发生率。另外，MIP 术后低钙血症的发生率和严重程度似乎低于 BNE（推荐等级 A）[30]。

关于该主题的更多讨论，请访问 http://pincode.yiaiwang.com。

一个重要特点是：MIVAP 可进行双侧颈部探查而无须中转开放。此种情况可以不进行术中 PTH 检测。一个随机试验（证据等级 1b，推荐等级 A）[114]比较了双侧颈部 MIVAT 探查术和精准的甲状旁腺切除术联合术中 PTH，从治疗结局、手术时间和费用方面进行了分析。结果显示，腔镜双侧颈部探查术可以省去术中 PTH 所花费的时间和费用，而在治疗效果上与后者相同。该技术的主要缺点是存在误切非病理性增大腺体的潜在风险[114]。

最后，只有两个前瞻性随机试验比较了 MIP 的两种最广为接受的技术：OMIP 和 MIVAP。由 Barczynski 的文章得出的结论是[73]：两组微创技术在治愈率和并发症发生率、手术时间、术后住院日以及对美容效果的长期满意度上结果相近。在 MIVAP 组，喉返神经的识别显得更容易，手术后 24 h 内疼痛强度显著低于 OMIP 组，镇痛需求率和镇痛药的使用量也显著低于 OMIP 组；另外，在 MIVAP 组，切口长度也较短。另外，术后 1 个月时，MIVAP 组的生理功能改善更显著，早期美容效果满意度也更高。从另一个方面来说，因内镜器械的使用，MIVAP 组的费用显著较高。另一个多中心试验纳入了 143 名患者，他们被随机分配入开放组（OMIP，75 人）或腔镜辅助组（共 68 人），分别选择正中入路（MIVAP，26 人）或侧方入路（VAP-LA，42 人）[112]。结果发现，OMIP 组比腔镜辅助组用时少，而在术后结局评估指标上无显著差异。然而，该研究的主要局限性在于它的多中心研究设计上，参与试验的外科医生的腔镜技术水平不一致。这也许解释了为什么腔镜辅助组的中转率较高（腔镜辅助组总的中转率为 43%，其中 BNE 组 25%，OMIP 组 18%），以及两组间手术时间的巨大差异[112]。

综上所述，对于多样化的微创甲状旁腺切除术，有证据表明，MIVAP 因其更佳的美容效果、更清晰的视角以及更好的疼痛控制而优于 OMIP[117]。同时还有些证据等级不高的研究显示，MIVAP 在技术难度、双侧颈部探查可行性，以及可同时行甲状腺相关操作方面，比其他腔镜甲状旁腺切除术和 VAP-LA 更有优势[117]。尽管这些数据显示的初步结果令人欣慰，还需进行更长期的随访研究，以证实该技术与传统手术相比所具有的安全性。

MIVAP 被证实亦可用于治疗继发性和家族性甲状旁腺功能亢进症[88, 105-107]。然而，有必要开展进一步严格设计的研究，以显示其在治疗多腺体病变中相较于传统 BNE 所具有的真正优势。

参考文献

如需完整的参考文献列表，请访问 http://pincode.yiaiwang.com。

甲状旁腺术中甲状旁腺激素监测

Denise Carneiro-Pla，Phillip K. Pellitteri
李兴睿　译　樊友本　审校

引言

自 20 世纪 90 年代起，术中甲状旁腺激素（parathyroid hormone，PTH）监测即已被用于指导散发性原发性甲状旁腺功能亢进症（sporadic primary hyperparathyroidism，SPHPT）患者病变腺体的手术切除。当前，许多有经验的甲状旁腺外科医生会选择性或常规应用术中 PTH 监测，指导 SPHPT 患者甲状旁腺的切除[1]。

这一外科辅助技术使甲状旁腺切除从传统的双侧颈部探查术（bilateral neck exploration，BNE）（需要暴露所有腺体，凭借外科医生对腺体大小的主观判断来切除肿大的腺体）转变为仅切除高功能腺体的微创甲状旁腺切除术，这有助于保留所有正常组织。在术中 PTH 监测的辅助下，微创甲状旁腺切除术变得更安全，不仅可以和 BNE 一样有效，而且因其颈部解剖范围小、切除腺体少，手术时间短、术后并发症少而在门诊进行（见第 56 章，标准双侧甲状旁腺探查术）。

本章节的主旨在于：①讨论甲状旁腺切除术中 PTH 监测应用的实际问题；②根据已发表的数据和作者的个人经验为术中 PTH 水平的解读提出指导意见；③概述当前该辅助技术的相关争议。

术中 PTH 监测的历史

自 20 世纪 90 年代起，已有大量文献分析术中 PTH 监测的应用及其对不同甲状旁腺疾病外科治疗的影响。证明该检测应用价值的基本前提条件是，能否在手术室内快速检测异常旁腺组织的高功能状态。

随着 PTH 的发现及随后检测技术的进步，生理状态下或病理状态下的 PTH 水平均可准确检测出来，这些进步同时促进了术中 PTH 检测在当前甲状旁腺疾病手术治疗中的应用。1923 年，普通外科医生 A.M. Hanson 首次证实了 PTH 的存在。他从牛的甲状旁腺中提取出了 PTH，并成功将其应用于治疗实验性痉挛[2-3]。距首次发现 PTH 近 35 年后，两个研究团队又分别进一步描述了这一提取物的特征并将其命名为 PTH。来自纽约洛克菲勒研究所的 Rasmussen 和 Craig 以及来自波士顿的 G.D Aurbach 提取了一种稳定的甲状旁腺多肽，并证实了之前关于高钙血症源自单一激素调控的论断[3-5]。1963 年，Bronx VA 医院的 Berson 和 Yalow 与美国国立卫生研究院（National Institutes of Health，NIH）的 Aurbach 和 John Potts 合作，提出了 PTH 的放射免疫测定[6]。1965 年，芝加哥的 Michael Reese 医院的 Eric Reiss 和 Janet Canterbury 为了得到抗人 PTH 的特异性抗体，将牛甲状旁腺提取物注射入不同的实验动物体内。虽然，这些努力早期并未取得成功，但经过大量实验之后，他们从鸡体内得到了抗牛甲状旁腺抗体，这种抗体对人 PTH 也有高亲和力[7]。应用该抗体，这些研究者开发出了令人满意的人 PTH 浓度的检测方法[7]。

1988 年，Nussbaum 等通过提高孵化温度和应用动态增强剂，对最初的放射免疫测定（radioimmunoassay，RIA）进行了改进，将检测时间缩短至 15 min 左右[8]。在该研究的初始报道中，研究者首次描述了将 PTH 监测应用于甲状旁腺切除术，尽管这些患者都接受了双侧颈部探查且在术后才进行 PTH 的检测。虽然他们的报告似乎非常有临床意义，但并未被采纳作为传统 BNE 治疗的一种替代方法，其主要原因是：治疗 PHPT 的传统双侧颈部探查的成功率已达 95% 左右。1990 年，Flentje 等对 PTH 检测方法做了进一步改进，将实验室周转时间降至 1 h，并尝试在围手术期应用[9]，他们描述了 PTH 水平在甲状旁腺切除术中会发生变化，并且在切除病变腺体后 PTH 水平会骤降，尽管 PTH 检测是在术后进行的。1990 年，Chapuis 等报道，通过运用免疫放射分析（IRMA）进行术中

PTH 检测，发现 13 名患者在甲状旁腺切除后 20 min PTH 下降超过 70%[10]。

来自迈阿密大学的 George Irvin 医生在美国是提倡应用术中 PTH 监测的早期支持者。据 Irvin 本人所述，他第一次尝试了将术中 PTH 监测应用到自己的手术中，起因是 20 世纪 90 年代的一次失败手术。在初次甲状旁腺切除手术失败后，患者接受了再次探查，其间发现该患者有甲状腺内隐匿性甲状旁腺瘤而进行了对侧甲状腺叶切除。通过应用 Nussbaum 描述的改进检测方法，Irvin 证实了切除第二个甲状旁腺腺瘤后，术中 PTH 水平迅速下降[11]。1991 年，Irvin 等首次报道了 21 例患者仅依靠 IPM 指导进行甲状旁腺切除术的病例研究，其中 IPM 采用放射免疫法进行测定[12]。

在 George Irvin 的帮助下，1996 年，这一快速检测方法发展为免疫化学发光法，并且这种术中快速 PTH 检测方法开始商业化，直到现在这一方法仍在应用。Irvin 的最初报道为该方法的应用提供了令人印象深刻的临床证据，后来有越来越多的文献报道了甲状旁腺探查术中 PTH 检测的研究。这些探索者，特别是 Irvin 医生，开创的 IPM 指导下甲状旁腺切除手术极大地改变了 PHPT 的外科治疗模式，并成为众多甲状旁腺疾病专业外科医生的选择。

哪些患者可以从 IPM 指导下甲状旁腺切除手术获益？

IPM 技术在 SPHPT 患者中应用已有大量的描述报道和研究，然而其在继发性和三发性甲状旁腺功能亢进症以及多发性内分泌肿瘤（multiple endocrine neoplasia，MEN）患者中的应用研究有限，还需要进一步探索。需要对这些特殊类型甲状旁腺功能亢进症患者进行长期随访，以确定针对这些患者应用术中 PTH 监测时术中 PTH 的变化标准和监测规范[13-17]。术中 PTH 监测也可以用于指导单发型家族性甲状旁腺亢进的甲状旁腺切除术，其准确率在可接受范围[18]。然而，这一外科辅助方法在术中预测甲状旁腺癌是否成功切除时并不理想[19]。本章讨论的术中 PTH 监测方法学数据和推荐指南最适宜用于治疗 SPHPT。

术中 PTH 监测作为甲状旁腺切除术的补充技术

笔者利用术中 PTH 监测数据信息完成以下工作：

1. 在手术结束前确认已完整切除了所有高功能的甲状旁腺组织，而不必显露功能正常的腺体。

2. 若 PTH 下降不明显，提示存在其他高分泌组织，需要进一步行颈部探查以防止手术失败。

3. 通过细针穿刺抽吸（fine-needle aspiration，FNA）的生化检测，区别甲状旁腺和非甲状旁腺组织，本章后文详细描述。

4. 对于术前定位检查阴性或模棱两可的患者，可进行两侧颈静脉血标本的检测，以定位亢进腺体在左侧还是右侧。

为指导外科医生达到手术预期效果（完整切除高功能腺体，术后血钙水平达到正常），这一辅助技术的准确性与判定标准密切相关。术中 PTH 监测只能监测术中某个特定时间点的 PTH 水平，这些时间点取决于外科医生。因此，了解甲状旁腺切除术中激素的动态变化过程以合理采集标本是非常重要的。

用于术中 PTH 监测的采血规范

在手术室或等候区用 16 号导管或动脉通道从外周抽取血标本。应确保通道开放以便于获取血标本，尤其是在患者的手臂已经被束缚后；体位也可能影响采样的满意度。在整个手术过程中，通道应一直用生理盐水保持通畅，并在外科医生需要时由麻醉师通过静脉通道进行采血。需要强调的是，需提示麻醉医生丢弃前 10 ml 混有生理盐水的血液，以避免样本可能被稀释而导致测得的 PTH 值较低。在下列特定时间点收集 3 ～ 5 ml 全血置于 EDTA 管内用于 PTH 检测：

1. 手术室中皮肤切开前；
2. 结扎可疑腺体的所有血供后（切除前或切除 0 时）；
3. 切除可疑病变腺体后 5 min；
4. 切除可疑病变腺体后 10 min；
5. 有时同时检测切除可疑病变腺体后 20 min 的 PTH 水平。

如所有病变腺体切除后，若 10 min 时外周血 PTH 值相比最高 PTH 水平（无论是切皮前或切除前）下降 > 50%，可准确预测术后血钙正常或低血钙[20]。在等待实验室 PTH 结果时（8 ～ 20 min，取决于使用的检测方法），外科医生可以进行颈部切口缝合，注意避免干扰残余的甲状旁腺，以尽可能减少出现 PTH 水平假性增高、激素下降延迟情况。尽管 10 min 时 PTH 水平下降 > 50% 是术后成功的确切指标，但在很多手术治愈的患者中，也可见到间隔 5 min 后 PTH 下降 > 50%。有鉴于此，一些外科医生倾向于监测 5 min 时的 PTH 水平，如其下降 > 50%，则不需要进行进一步的颈部探查或显露剩余的分泌功能正常的甲状旁腺，这样可以更早地拔管将患者送至恢复室。此时，10 min 的 PTH 水平会出报告，进一步确认手术成功。反之，如果 10 min 的 PTH 水平未达到标准，则需再次探查颈部，且每切除一个腺体后都要重复前述规范步骤，直到达到标准以确认所有的高功能组织均已切除。

在一些病例中，10 min 的 PTH 水平下降不足，但仍有显著下降（～40%），此时可在再次颈部探查前检测 20 min 时的 PTH 水平。但是，如果 5 min 或 10 min 内 PTH 无显著下降，则需立即重新打开颈部切口，寻找并切除残余的高功能组织。

术中问题及解决方法

1. 切除可疑腺体后 PTH 水平下降充分。图 59.1 显示了切除了单个高功能甲状旁腺腺体后的 PTH 动态变化过程，PTH 下降充分，手术成功。当遇到这种情况后，外科医生可直接关闭颈部切口，不需显露其他功能正常的甲状旁腺或进行活检。因为异常甲状旁腺组织的切除已经被显著的 PTH 下降予以证实，切除腺体的冰冻切片快速检查也非必需了。

2. 切除可疑腺体后 PTH 水平下降不显著，提示有多腺体病变。图 59.2 显示了一位有多腺体病变患者的激素动态变化过程。切除第一个甲状旁腺腺体后，PTH 水平并没有显著下降，提示外科医生进一步探查颈部，寻找其他高功能组织。需要注意的是，每次切除可疑腺体后，重复规范检测步骤，直至达到术中 PTH 监测标准。当计算颈部扩大切除后 PTH 的下降比例时，应选择最后一次切除前 PTH 水平或皮肤切开前水平两者中的较大值作为基准。

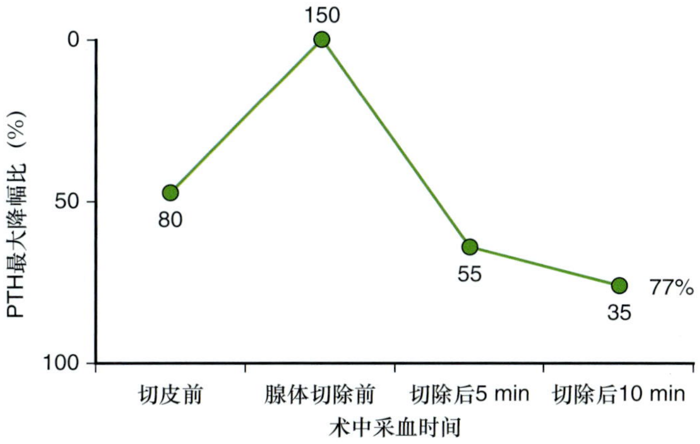

图 59.1 单个甲状旁腺腺体切除后术中 PTH 动态变化，PTH 充分下降可准确预测 6 个月内手术成功

3. 切除前 / 切除 0 min 时的 PTH 水平升高。图 59.3A 显示了一位患者的术中激素动态变化过程，切除过程中对异常腺体的操作导致切除 0 min 时的 PTH 水平显著上升。对于这样的患者（大约占 16%），同时收集切皮前和切除 0 min 时的样本以精确计算 PTH 的下降水平是非常重要的[20]。图 59.3B 显示了同一位患者的 PTH 水平，未收集切除 0 min 时的样本，导致了误认为 PTH 下降不显著。对于这类患者，如果在甲状旁腺手术过程中，未记录 PTH 峰值，可导致表面上看 PTH 下降不显著，从而有可能导致进行不必要的双侧颈部探查。如果切除 0 min 时的样本获取太早，则有可能出现同样的问题，因为会导致错过 PTH 高峰水平。

4. 切除前 / 切除 0 min 时的 PTH 水平显著下降。图 59.4A 显示了一名患者的 PTH 动态变化过程，该患者在切除 0 min 时即达到 PTH 水平下降标准。这一

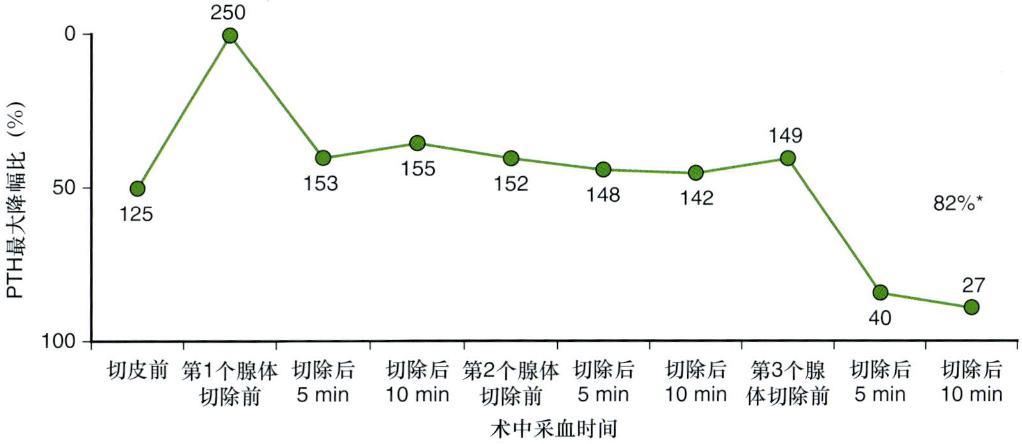

图 59.2 此图显示了有多腺体病变的患者术中 PTH 水平的动态变化，切除两个甲状旁腺腺体后 PTH 水平下降不足，切除第三个也即最后一个高功能腺体后，PTH 水平显著下降，确保了切除完整和手术成功。* 需注意的是，在这个较长时间且广泛的颈部探查过程中，PTH 下降的百分比以最后一次切除前或切皮前第一次的 PTH 水平进行计算单个甲状旁腺腺体切除后术中 PTH 动态变化，PTH 充分下降可准确预测 6 个月内手术成功

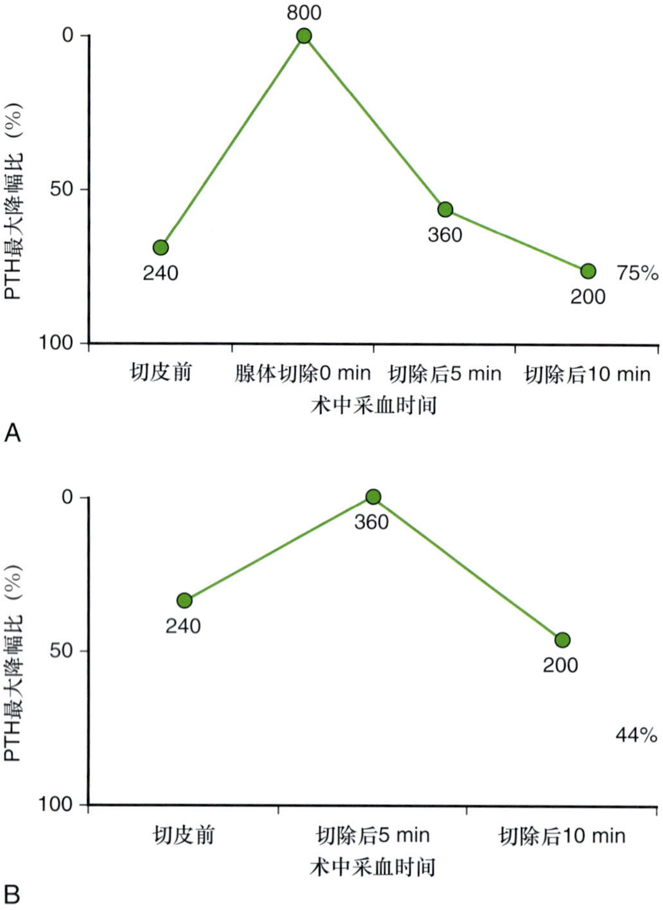

图 59.3 A. 甲状旁腺切除过程中对腺体的操作导致腺体切除 0 min 时的 PTH 水平升高。B. 同一患者若甲状旁腺切除过程中未采集 0 min 时的血标本，则可观察到 PTH 水平的下降明显不足

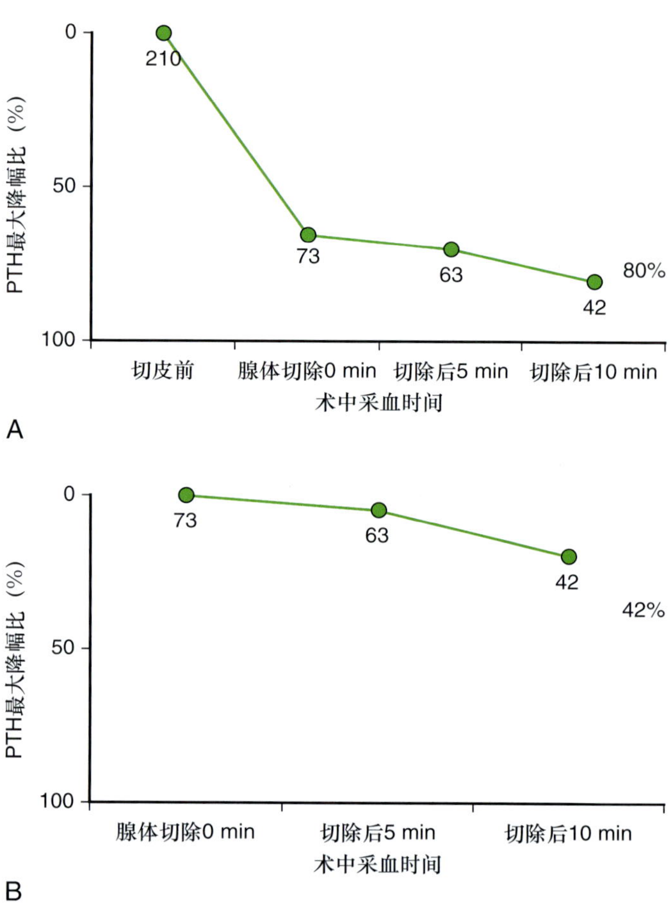

图 59.4 A. 显示了一位患者腺体切除 0 min 时 PTH 水平显著下降的激素动态变化。B. 若未测切皮前水平，则可观察到 PTH 水平的下降明显不足

发现提示，切除早期即结扎甲状旁腺主要血供，可引起 PTH 水平下降。在该病例中，显而易见，根据切除 0 min 时的结果，说明这个腺体是唯一的高功能甲状旁腺，因而切除它外科医生就可安全结束手术。图 59.4B 显示，对于那些在切除 0 min 时 PTH 水平已显著下降的病例（约 15%），如未检测切皮前水平则可能导致表面上看 PTH 下降不显著，从而有可能导致不必要的进一步颈部探查[20]。

5. 成功切除单个高功能甲状旁腺腺体后，术中 PTH 水平下降延迟。图 59.5 显示了一位已切除单个高功能腺体但 PTH 水平下降延迟的术中激素动态变化。在这种情况下，PTH 水平下降显著，但未达到 10 min 时样本的下降标准；此时 20 min 时的 PTH 检测可能有助于防止不必要的进一步的颈部探查。对于要求 PTH 下降水平＞ 50% 并回到正常水平以预测手术成功的外科医生，20 min 时的检测值可能也有帮助。若切除 0 min 时的 PTH 水平很高，则从生物化学上来说其不可能在 10 min 之内回到正常限值；然而，后者常常

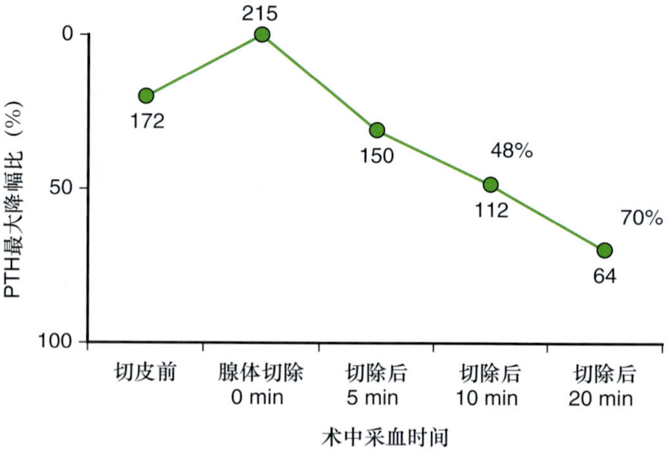

图 59.5 患者术中 PTH 水平的动态变化。该患者在切除可疑腺体后 10 min 时 PTH 水平下降不充分；然而 20 min 时的 PTH 水平达到了可准确预测手术成功的标准

发生在切除所有高功能腺体 20 min 时（框 59.1 和图 59.6）。这种情况也可以发生在术前患者有肾功能不全的患者，PTH 代谢的改变可以导致 PTH 水平下降延迟。

框 59.1 术中 PTH 监测推荐标准

基线水平

1. 切皮前基础水平
2. 切除前基础水平，在完整结扎腺瘤血管并切除腺瘤后立即采血

腺体切除后水平

1. 切除后 5 min——大多数治愈的 PTH 水平下降幅度＞ 50%（相对于 #1 或 #2 较高者）
2. 切除后 10 min——如果 PTH 水平下降幅度＞ 50%（相对于 #1 或 #2 较高者），则是最准确的预测治愈因子
3. 切除后 20 min——如果 10 min 时的 PTH 水平下降显著，但未完全达到＞ 50% 的标准，则可能需要此项标准

表 59.1 用于计算以“PTH 水平下降＞ 50%”为标准预测术后至少 6 个月血钙水平准确性的定义

“PTH 下降＞ 50%” 判断标准	手术成功 血钙正常超过 6 个月	手术失败 6 个月内高血钙和高 PTH
切除后 10 min PTH 水平下降＞ 50%	真阳性	假阳性
切除后 10 min PTH 水平下降＜ 50%	假阴性	真阴性

预测手术成功的术中标准

术中 PTH 监测的效果依赖于外科医生对术中激素动态变化的解读和预测结果的判定标准。一些外科医生用术中 PTH 监测预测残留腺体的大小、术后 PTH 水平及伴随的低血钙情况，以及甲状旁腺功能亢进症的复发情况。在笔者看来，术中 PTH 监测辅助下的甲状旁腺切除目标应与无监测时是一样的（即术后至少 6 个月时的血钙水平正常提示手术成功）。反之，手术失败定义为术后 6 个月内发生的与高 PTH 水平相关的高钙血症，往往是由于高分泌功能的甲状旁腺切除不足。甲状旁腺功能亢进复发患者是指短时间血钙水平恢复正常，但 6 个月后出现高血钙和 PTH 水平升高；因此，这种情况并不是甲状旁腺组织切除不足或手术失败的结果。

这些定义非常重要，不仅是为了理解外科结局，也是为了确认术中 PTH 监测用于指导 SPHPT 对 SPHPT 患者行甲状旁腺切除术的准确性。依据这些定义，术中 PTH 监测和“PTH 水平下降＞ 50%”用于预测术后血钙水平的准确性标准列在表 59.1。真阳性（true positive，TP）定义为正确预测了术后至少 6 个月血钙水平正常（腺体切除后 10 min PTH 水平下降＞ 50%）；真阴性（true negative，TN）定义为正确预测了切除不足（PTH 水平下降＜ 50%），需要切除残留的高功能腺体或出现手术失败；假阳性（false positive，FP）是指错误预测了血钙水平正常（PTH 水平下降＞ 50%），但术后 6 个月内出现持续性高血钙和高 PTH 水平；假阴性（false negative，FN）是指错误预测了切除不足（PTH 水平下降＜ 50%），但术后血钙正常而无未切除的残余高功能腺体。因术中 PTH

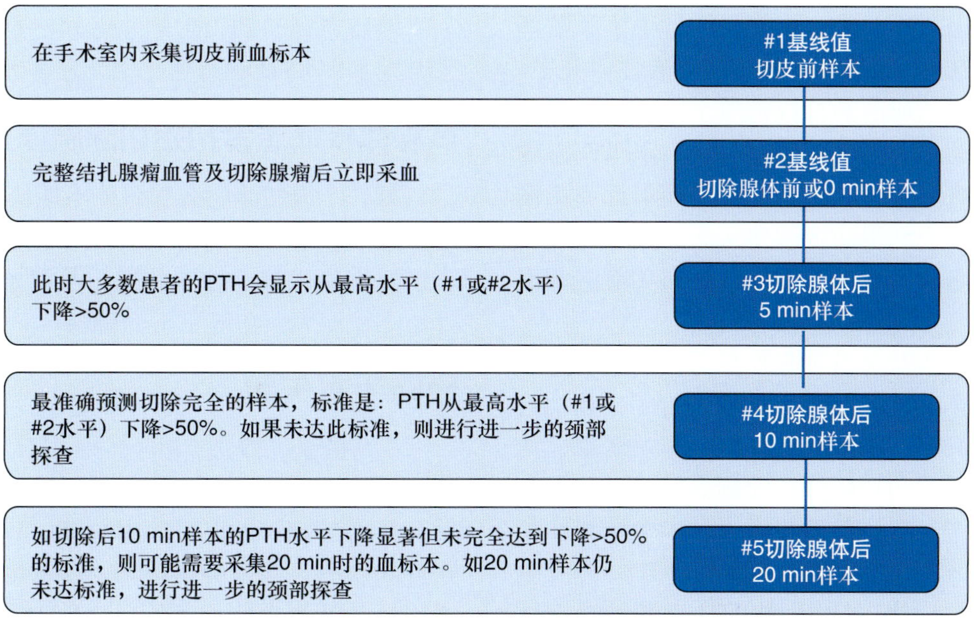

图 59.6 术中 PTH 监测的推荐标准

监测标准是基于切除后 10 min 样本建立的，腺体切除后 20 min 时的 PTH 水平延迟下降及术后血钙正常也被视为 FN。

以“PTH 水平下降＞ 50%”为标准监测术中 PTH 的局限性

预测剩余正常甲状旁腺的大小

以前述的“PTH 水平下降＞ 50%”为标准指导的甲状旁腺切除术或其他传统标准并不能预测剩余的正常分泌甲状旁腺腺体的大小。一些研究者在 BNE 中应用术中 PTH 监测证实，9% ～ 19% 的患者在切除第一个腺体并观察到 PTH 水平的足够下降后，仍能发现其他肿大的腺体[21-25]。这些发现并不令人惊奇，因为在微创甲状旁腺切除术后，一些增大的但功能正常的甲状旁腺常被原位保留下来。在 PTH 正常的患者接受甲状腺切除手术时也可以时常发现这些增大的甲状旁腺。以甲状旁腺功能而非甲状旁腺腺体大小指导甲状旁腺切除术时，多腺体疾病（multiglandular disease，MGD）的发生率显著降低（3% ～ 9% *vs.* 14% ～ 30%）[13，26-39]。

然而，已报道用腺体功能指导切除病变范围有着较好的治愈率，这似乎也表明，那些支持传统的双侧颈部探查和切除肿大腺体的研究并未证明：保留形态学上增大的腺体是导致手术失败的原因。而且，异常分泌不一定与腺体大小有关[40]。除了这些报道，那些应用术中评估 PTH 水平指导甲状旁腺切除范围的研究也没有描述因漏诊多腺体病变而导致手术失败率或复发率增加。在 Genc 等进行的一项前瞻性研究中，对甲氧基异丁基异腈或超声扫描有单个阳性病灶的患者给予了传统的双侧颈部探查或仅用术中 PTH 监测指导的微创探查术。两组的手术成功率相似；与双侧颈部探查组相比，微创组的多腺体疾病的发生率显著较低，这表明并非所有增大的腺体都是高功能的或都可导致高钙血症[41]。可能的解释是，在一些患者中，某个甲状旁腺肿瘤功能上占主导地位，其他增大的腺体可能处于相对静止状态。Miccoli 等进行了一项纳入了 40 例患者的前瞻性随机研究阐述了这一现象，他们分别用形态学标准和功能性标准指导甲状旁腺切除范围，研究发现，在双侧颈部探查中，术中用腺体大小指导甲状旁腺切除时，多腺体疾病（MGD）的发生率显著较高（10%），而应用术中 PTH 监测的功能性标准组较低（0）[42]。虽然后者切除的腺体更少，但两组的手术成功率相当，这表明，形态学标准异常的腺体可能不足以被诊断为高功能的腺体。

当应用更严格的标准时可得到同样的结果。例如，如果外科医生要求切除单个腺体后 PTH 水平下降＞ 50% 且在 10 min 内降至正常范围，24% 的患者将不必再次探查，事实上只有 0.5% 的患者有需要切除其他高分泌腺体以达到治愈目的[20]。当标准变得更严格时，BNE 的使用更频繁，很多增大但功能正常的甲状旁腺被发现并切除[43-45]。BNE 的缺点在于潜在的较高并发症发生率和颈部中央纤维组织增生，当因甲状腺或甲状旁腺疾病需要手术时，会增加再次颈部探查的难度。另外，当再次需要进行颈部手术时，减少的甲状旁腺腺体以及这些曾经探查过的腺体的功能不确定性将会成为关键问题。

术后血钙正常患者的 PTH 水平预测

已有应用术中 PTH 监测以预测血钙正常患者的术后 PTH 水平的研究[46]。已知无论使用何种特定手术方法（BNE 或 PTH 监测以指导下的精准甲状旁腺切除术），有 8% ～ 30% 的血钙正常患者在成功的甲状旁腺切除术后仍观察到 PTH 水平的升高[47-50]。大多数这类患者的 PTH 水平在数月后回到正常范围，这表明残余腺体无自主分泌功能。Bergenfelz 等认为，这类 PTH 增高是代偿性的，是甲状旁腺腺体对体内总钙缺乏以及部分病例伴有维生素 D 缺乏的反应[47,51]。有趣的是，血钙正常的患者无论其术后 PTH 水平正常或升高，其术中的激素动态变化过程并无差异。

远期复发

术后血钙长期正常的患者和出现高钙血症复发的患者在术中 PTH 动态变化上无显著差异

多腺体疾病患者初始切除腺体后的分泌功能

第一个被切除的旁腺腺体不能决定其后 PTH 水平是否升高，术中 PTH 水平取决于被原位保留的腺体而非初始切除腺体的分泌状态，而初始切除的腺体可能只是体积增大但功能正常的旁腺。

预防手术失败

不幸的是，即使应用了术中 PTH 监测，仍有 2% ～ 3% 的患者最终手术失败。在一些患者，即使经验丰富外科医生对其进行了仔细的 BNE，但仍找不到分泌亢进的腺体，在这种情况下，这种方法只能预测而并不能预防手术失败。此外，这种方法也不能预防由误诊导致的手术失败。应该指出的是，以“PTH 水平下降＞50%”为标准，术中 PTH 监测结果假阳性造成的手术失败的发生率仅为 0.9%[20]。

方法和标准的依赖性

术中 PTH 监测指导下甲状旁腺切除术的准确性不仅基于外科医生对术中 PTH 水平和应用方法的理解，也基于多腺体疾病不断变化的定义。如前所述，一些医生用腺体大小判断是否有异常，而其他人用分泌功能判断腺体异常。目前已有几个术中 PTH 监测应用方法和标准。一些研究将腺体切除后 10 min 或 15 min，PTH 水平下降 60% 或 70% 为预测手术成功的标准[8, 52-53]。其他研究则以 PTH 下降至正常范围预测是否治愈[31, 43-44, 54]。评估激素动态变化的不同标准在预测手术结局时的敏感性和特异性各不相同，有些较敏感，有些则更特异。最适合标准要靠外科医生根据他们的实际情况去选择。

目前，笔者使用了一套更严格的双重标准，以减少假阳性和假阴性。标准如下：①腺体切除后 10 min，PTH 水平从术前最高值下降＞50% 并恢复到正常范围，或者 PTH 水平下降＞65%，提示切除完全，手术成功；如果第一条标准未达到，则检测切除 20 min 后 PTH 水平，执行第二条标准。②相对最高基线水平，20 min 后 PTH 水平下降＞50% 并恢复到正常范围，提示手术成功[55-56]。

术中 PTH 监测的费用

这种方法仍然很昂贵。然而，应用术中 PTH 监测方法可缩短手术时间，避免进行术中冷冻切片（大多数情况下），并可在门诊进行，因而可抵消部分费用。为降低术中 PTH 监测的成本，某些医院将检测平台放在中心实验室，在那里该系统也可用于其他目的，技术人员不需要去手术室工作。当这种手术辅助方法在手术室旁作为辅助系统运用时，对于减少手术时间非常有用，可以很快报告 PTH 水平，从而根据 PTH 的动态变化实时决定手术步骤。

术中 PTH 监测指导下的甲状旁腺切除术的结局

术中甲状旁腺激素监测在 SPHPT 患者手术中用于判断腺体切除范围，已被证实是成功的辅助手段，短期和长期结局均较好[26, 31-32, 36, 57-60]。这种术中甲状旁腺激素的监测可以准确预测是否已完整切除了所有高功能腺体，不同研究者单用这种方法指导甲状旁腺的切除范围的手术结局无显著差异。在传统的 BNE 研究中，由经验丰富的外科医生进行的甲状旁腺切除术的成功率超过了 95%[61-62]。术中 PTH 监测指导下微创甲状旁腺切除术的治愈率与传统双侧颈部探查术的治愈率相似，且在某些诊疗中心，当应用术中 PTH 监测时手术成功率更高[26, 31, 36, 39, 57-60]。应用术中 PTH 监测进行的微创甲状旁腺探查术的手术成功率在 97%～99%，与传统的 BNE 相比，其多腺体疾病的发生率较低（3%～9% *vs.* 14%～30%）（见第 55 章，原发性甲状旁腺功能亢进症的手术治疗原则）[13, 26-39]。

在多于 80% 的患者中，通过单侧颈部探查就可以成功地切除甲状旁腺，通常切口更小，切除范围更小，而且是通过门诊手术完成的。

MGD 患者可能表现为术前基线血清 PTH 水平较低，研究发现，PTH 基线水平较低（＜100 pg/ml）的患者大约有 20% 的 MGD 发病率，而 PTH 基线水平较高（＞100 pg/ml）患者则仅有 8% 的 MGD 发病率。数据进一步表明，PTH 基线水平较低患者在切除最后异常腺体后 PTH 水平下降幅度显著较低，也提示在这类人群中，使用术中 PTH 变化水平或完全切除腺体来预测手术是否成功是不一致的。术前仔细评估生化指标对于 HPT 外科手术治疗非常重要。据目前文献所知，在大多数 SPHPT 患者术中甲状旁腺激素监测用于指导腺体切除范围可非常准确地预测颈部探查是否成功。

术中快速 PTH 检测的其他应用

细针穿刺抽吸的生化检查

该技术在甲状旁腺切除术中有助于区分甲状旁腺组织或其他组织[63-64]。检测细针穿刺的组织标本内 PTH 水平，可将甲状旁腺与其他组织区分开来，如甲状腺结节和淋巴结，其特异性为 100%。将 25 号针头连接于注射器用于获取组织标本。将抽取物用 1 ml 生理盐水稀释，离心 10 s，将上清液用于 PTH 检测。如果该技术应用的是床旁检测系统，则其比冰冻切片速度更快，在旁腺腺体识别困难时会非常有用，例如，识别甲状腺内甲状旁腺或区分是甲状腺结节还是包膜下甲状旁腺。

颈内静脉采样检测结果差异

该技术在 70%～81% 的病例中呈阳性，可用于指导外科医生判断术前定位检查阴性或不能确定患者分泌最亢进的腺体是位于左侧还是右侧[65-69]。切皮前，超声引导下在患者两侧颈内静脉各抽取 3 ml 全血，穿刺位置应尽可能在靠近尾端。随后连同最初采集的外周静脉血标本共同检测 PTH 水平。图 59.7 显示了一位右侧腺体高功能的患者，其两侧颈内静脉样本检测结果差异显著。这种联合术中 PTH 监测的术中定位方法可使大多数术前定位检查阴性的患者只进行单侧颈部探查。近日，这种定位方法已被应用到门

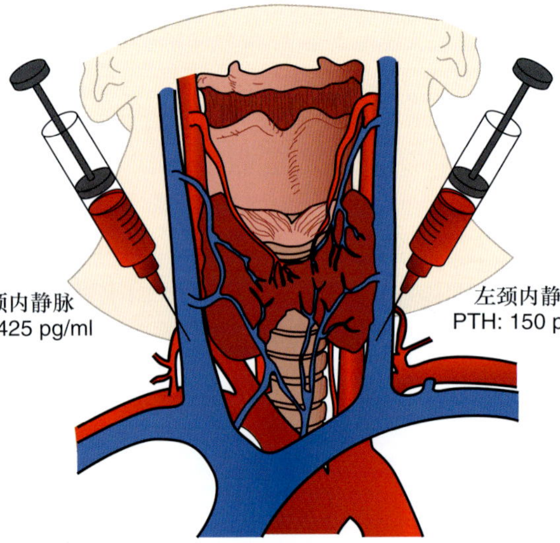

图 59.7 显示术中不同颈静脉的 PTH 检测结果，该患者为右侧单发高功能腺体，且术前定位检查呈阴性

诊手术中，可以帮助外科医生对术前定位检查阴性或不确定的患者明确分泌亢进腺体的位置，总准确率为 84%[70]。

总结

术中 PTH 监测对于应用甲状旁腺切除术治疗 SPHPT 是一个有用的辅助技术，且正在成为甲状旁腺专科中心的标准治疗模式。IPM 指导下的甲状旁腺切除术有很多优点：首先，与传统的 BNE 相比其手术成功率相似甚至更高；其次，手术范围较小，手术时间较短，手术风险及术后并发症发生率也均较低。然而，为了达到理想结局，外科医生在切除过程中需要注意激素的动态变化，并仔细选择适宜的术中 PTH 监测标准和规范。了解无可疑多腺体病变的 SPHPT 患者术中 PTH 监测过程中的细微差别可增加预测成功和预防失败的信心，同时可安全地减少颈部探查范围。术中 PTH 监测指导下的甲状旁腺切除术治疗 SPHPT 安全、成功率高、创伤小、风险低，因而是治疗此类疾病的理想选择。

参考文献

如需完整的参考文献列表，请访问 http://pincode.yiaiwang.com。

多腺体甲状旁腺疾病的手术治疗

Michael Stechman，Anders Bergenfeltz，David Scott-Coombes

沈美萍　蔡晶昇　译　樊友本　审校

1934 年，Albright 等[1]描述了甲状旁腺透明细胞增生涉及 4 枚甲状旁腺，并第一次提出了原发性甲状旁腺功能亢进（primary hyperparathyroidism，PHPT）是一种多腺体疾病（multiglandular disease，MGD）而非单腺体疾病的概念。1958 年，Cope 在里程碑式的文中描述了“甲状旁腺功能亢进外科中的新实体”——原发性主细胞增生，尽管这种现在不常见的疾病的发病率在下降[2]。两位学者都假设 MGD 引起的甲状旁腺功能亢进（hyperparathyroidism，HPT）可能是外部刺激作用于甲状旁腺的结果。Cope 还探讨了腺瘤和主细胞增生的组织学相似性以及由此引起的诊断不确定性。在他后续对 104 例因增生引起的 PHPT 的外科治疗的描述中，也证实了 3.5 枚腺体的次全切除术（即留下 30 ～ 50 mg 活体组织）是这种情况下的治疗选择[3]。

从那时起，术前甲状旁腺定位的出现导致了单腺疾病治疗方法的转变：从双侧颈部探查（bilateral cervical exploration，BCE）到区域探查。这种转变导致了四腺体探查的减少。相反的，定位阴性的患者更有可能是甲状旁腺肿瘤较小，或更多的是 MGD。当 PHPT 的患者血钙水平轻微的异常甚至正常水平时，约 1/5 的患者在影像学上会是阴性的发现。一项针对非定位诊断疾病的甲状旁腺切除术术后治疗效果的全国研究报告了存在 13% 的阴性探查率和 18% 的术后持续性 HPT（手术失败）[4]。

因此，甲状旁腺切除术治疗 MGD 是复杂的，与单腺体疾病相比手术失败率更高。手术在这种情况下面临不同的挑战；因为术前定位很少有帮助，所以通常直到颈部探查后才会明确诊断。此外，增生性的腺体通常比单发的甲状旁腺瘤小得多；因此，它们更难以识别。有时，也很难区分小的增生性腺体和正常的甲状旁腺。最后，与单发腺瘤切除术相比，伴或不伴胸腺切除术的甲状旁腺次全切除术需要更多的手术经验和判断。鉴于上述原因，应该考虑将预测有 MGD 的患者（包括术前定位阴性的患者）集中到大容量中心进行诊治。

在本章节中，我们将讨论散发性多腺体甲状旁腺疾病的病理和病因，以及不同手术方法运用的基本原理。

定义和发病率

虽然 80% ～ 90% 的 PHPT 是由单个腺瘤引起的，但其余的患者在手术中会遇到一个以上的病变腺体，称为 MGD。一项对 22 000 多例患者的系统综述显示，MGD PHPT 的发病率为 9.84%，其中多发腺增生发病率为 5.74%，2 个腺瘤发病率为 4.14%[5]。然而，尽管本研究纳入了大量的患者，但其强调了文献中 MGD 的发病率存在广泛的差异性（9% ～ 26%，表 60.1）[6-11]和 MGD 不同的定义。这种差异在某种程度上是由于甲状旁腺是否根据其宏观外观、病理标准、遗传差异或内分泌功能而被认为是异常的。在甲状旁腺探查受限的时代，异常腺体的搜寻程度进一步混淆了数据。

异常腺体的宏观和显微病理

视觉外观一直是 BCE 术中识别异常甲状旁腺的标准。虽然它是可靠的，但这项技术需要丰富的手术经验，良好的甲状旁腺组织胚胎学知识，以及对正常腺体位置和异位腺体的可能位置的了解。

正常的甲状旁腺长度为 6 mm，呈淡棕色，卵形，有明确的包膜，可以独立“漂浮”在周围的脂肪组织中。甲状旁腺的平均重量为 40 ～ 60 mg。相比之下，病理上，腺体肿大（重 80 ～ 100 mg），呈圆形、双叶状，甚至多叶状外观（图 60.1 和图 60.2）。通常甲状旁腺组织呈现棕黄色或棕红色，腺体柔软，质地均匀，有别于浅灰色的淋巴结和质地稍硬呈深红色的甲状腺组织（图 60.3）。一个腺体肿大，同时存在 3 枚

表 60.1 多腺体甲状旁腺疾病发病率报告差异

年份	中心	手术入路	术中是否测定 PTH	患者数量	双腺瘤（%）	增生腺体数（%）	MGD 占比（%）	参考文献
1956—1990	乌普萨拉，瑞典	BCE	否	659	77（11.7）	54（8.2）	19.9	12
1982—1992	圣弗朗西斯科，美国	BCE	否	416	49（11.8）	58（13.9）	25.7	9
2001—2013	威斯康星州，美国	Focused 和 BCE	是	1402	124（8.8）	181（12.9）	21.7	6
1999—2009	安阿伯，美国	Focused	是	1855	未描述		13	8
1990—2013	悉尼和墨尔本，澳大利亚	Focused 和 BCE	否	4569	519（11.3）	181（3.9）	15.2	10
1993—2010	鲁汶，比利时	BCE	否	698	46（6.6）	17（2.4）	9	7
2004—2014	加地夫，英国	Focused 和 BCE	是	552	未描述		10.8	11

注：BCE，双侧颈部探查；PTH，甲状旁腺激素；MGD，多腺体疾病；Focused，单甲状旁腺切除。

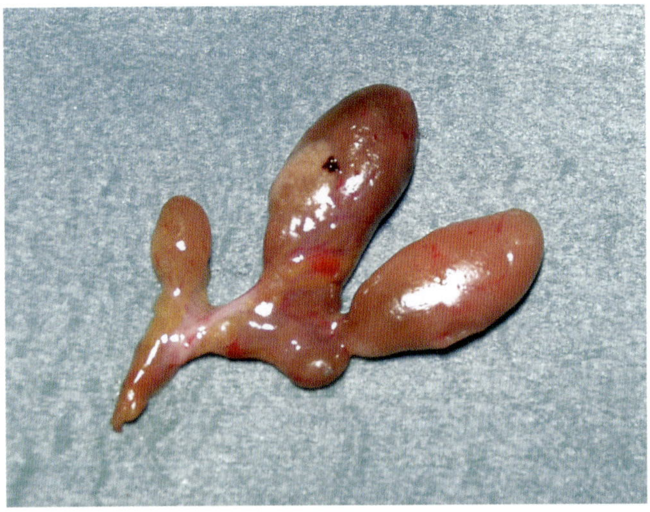

图 60.1 多叶状病变的甲状旁腺。在甲状旁腺术中人容易遗留部分腺体

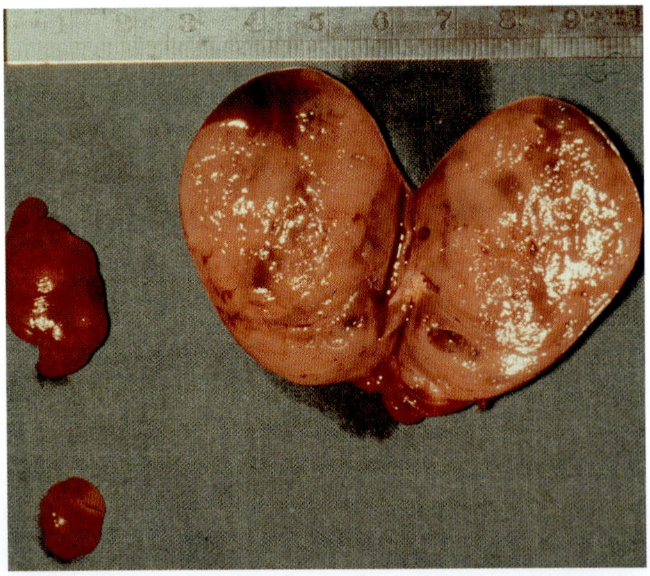

图 60.2 MEN 1 相关的 HPT 患者有不对称的增大的腺体（单位以厘米计）

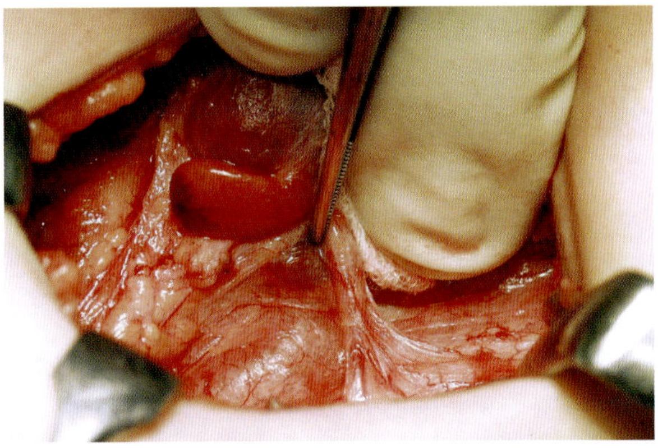

图 60.3 一位 13 岁继发性 HPT 患者的病理性腺体。最初下位甲状旁腺向下下降并隐藏于气管前筋膜，可以从中将其牵拉出来

正常腺体，可能提示为单发腺瘤或单腺体疾病。反之，存在 2 枚、3 枚或 4 枚肿大的腺体时可以推测是 MGD。

双腺瘤

在 3% ～ 12% 涉及 PHPT 的研究中[7，9，12-13]，双腺瘤是 2 个不同腺瘤同步或不同步发生，还是 4 个腺体增生不同步的一种形式存在争议[14]。有学者认为双腺瘤患者很可能包括真性腺瘤和 4 个腺体增生不同步的异质性患者，因为双腺瘤切除后的高钙血症发生率相似，尽管略高于单腺疾病患者（双腺瘤 2% ～ 4%，单腺瘤 1% ～ 2%）[6]。

四个腺体增生

PHPT 中 MGD 的患者中约 75% 是散发性的，其最常见的表现形式是 4 个腺体的主细胞增生；然而，它也可能是在长期锂盐治疗双相情感障碍的背景下发展而来的，也可能是作为多发性内分泌瘤（multiple endocrine neoplasia，MEN）综合征的一部分而遗传的（见第 62 章，多发性内分泌肿瘤综合征的甲状旁腺治疗）。继发性 4 枚甲状旁腺腺体增生也是慢性肾衰竭的必然结果（见第 61 章，继发性和三发性甲状旁腺功能亢进症的手术治疗）。主细胞增生时，各腺体之间的大小存在显著差异；较大的且明显异常的腺体与较小的且明显正常的腺体共存现象普遍存在（图 60.2 和图 60.4）。增生的腺体通常有明显的结节，具有多变的生长形式，表现为具有明显增长优势的一个或多个结节[15]。在中度高钙血症病例，腺体增大不显著，腺体间差异较小（图 65.4），但小腺体中仍会表现出典型的微结节状增生[16]。

腺瘤和增生的组织病理学标准

对切除的甲状旁腺组织进行病理检查可确定其是否存在异常。正常甲状旁腺由胞浆中富含脂肪滴的主细胞组成，通过油-红染色剂的特殊染色技术可以显示出来；这些液滴中还夹杂着基质脂肪，而基质脂肪的含量随着年龄增长而增加，在肥胖患者中也会增加[15]。与之相反，从 PHPT 患者切除的甲状旁腺腺瘤多表现为由主细胞组成的被包裹的结节，其胞浆中明显缺乏脂肪滴，也有可能表现为一个被压缩的、富含脂质的甲状旁腺组织的边缘，这在腺体的血管极最明显[17]。

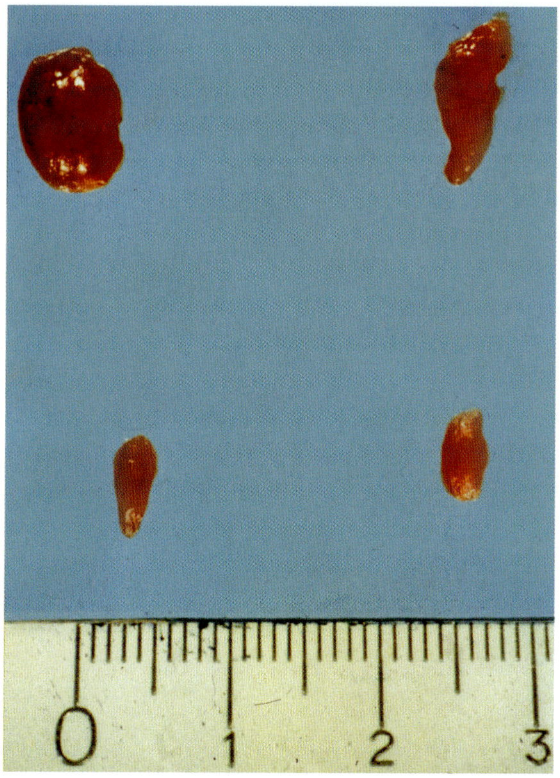

图 60.4　处于临界值的高钙血症患者的增生腺体较小，呈微结节状增生（尸检病例）（单位以厘米计）

这些是甲状旁腺瘤的特征性表现，尽管没有边缘也不排除腺瘤[18]。

甲状旁腺增生可累及多个腺体，通常 4 枚腺体都有。典型的病理改变是腺体弥漫性、结节状或混合性增大，以主细胞增生为主。其中嗜酸性细胞增生也较常见，而透明细胞增生较罕见。较大的结节可能表现为脂肪含量减少，或通过在其边界压扁组织来模拟腺瘤。因此，在组织学上区分腺瘤和增生可能比较困难或是不可能的。特别是在只对一个腺体进行评估，而其余腺体的状态对外科医生和病理学家来说都是未知的情况下就更加困难了[19]，而区域探查常常是这种情形（图 60.5）。

MGD 的甲状旁腺探查范围和诊断

通过 BCE 发现 1 枚以上的腺体增大可以可靠地诊断为 MGD。然而，尚不清楚是否所有肿大的腺体都是功能亢进。现代影像引导的甲状旁腺切除术的优势已经提出了这样的问题：是否可以根据外观来推测功能，以及它是否与临床特征相关[20]。文献中报道，与基于术前影像学定位采取区域探查术（例如微创甲状旁腺切除术或单侧颈部探查）的中心相比，采取 BCE 的中心报道的 MCG 发病率更高（$>20\%$）[12, 21-22]，后者报道的 MCG 发病率在 5% ～ 10%[11, 23]。对于这一差异，公认的解释是，在扫描引导的手术中，肿大但功能不全的腺体被留在原位。BCE 及区域探查术后血钙正常率相似[24]（分别为 2.3% 和 3.7%），且术后 10 年随访显示区域探查术联合术中 PTH 监测的术后复发率小于 3%，而经验性的双侧探查术术后预测的复发率在 10% ～ 15%[13, 20]，这也证实了这一点。这些数据表明，尽管在精准手术后增大的腺体很可能仍在原位，但在任何临床意义上，它们都不是疾病复发的原因。

因此，MGD 的定义可能取决于手术探查的范围（如微创、单侧或双侧），不管甲状旁腺切除术后术中甲状旁腺水平是否下降，以及尽管切除了病理性腺体，但术后仍无法获得正常的血钙水平。

单腺体和多腺体疾病中肿瘤的克隆性

肿瘤发生的体细胞突变理论预测，散发性 PHPT 中的甲状旁腺瘤是由一个转化的甲状旁腺细胞引起的单克隆扩增，而甲状旁腺增生则描述了由外源性刺激引起的反应性多克隆扩增[19, 25]。因此，克隆可以用来区分腺瘤和增生。然而，遗传学研究产生了相互矛盾的结果，部分学者认为甲状旁腺腺瘤是多克隆[26]，

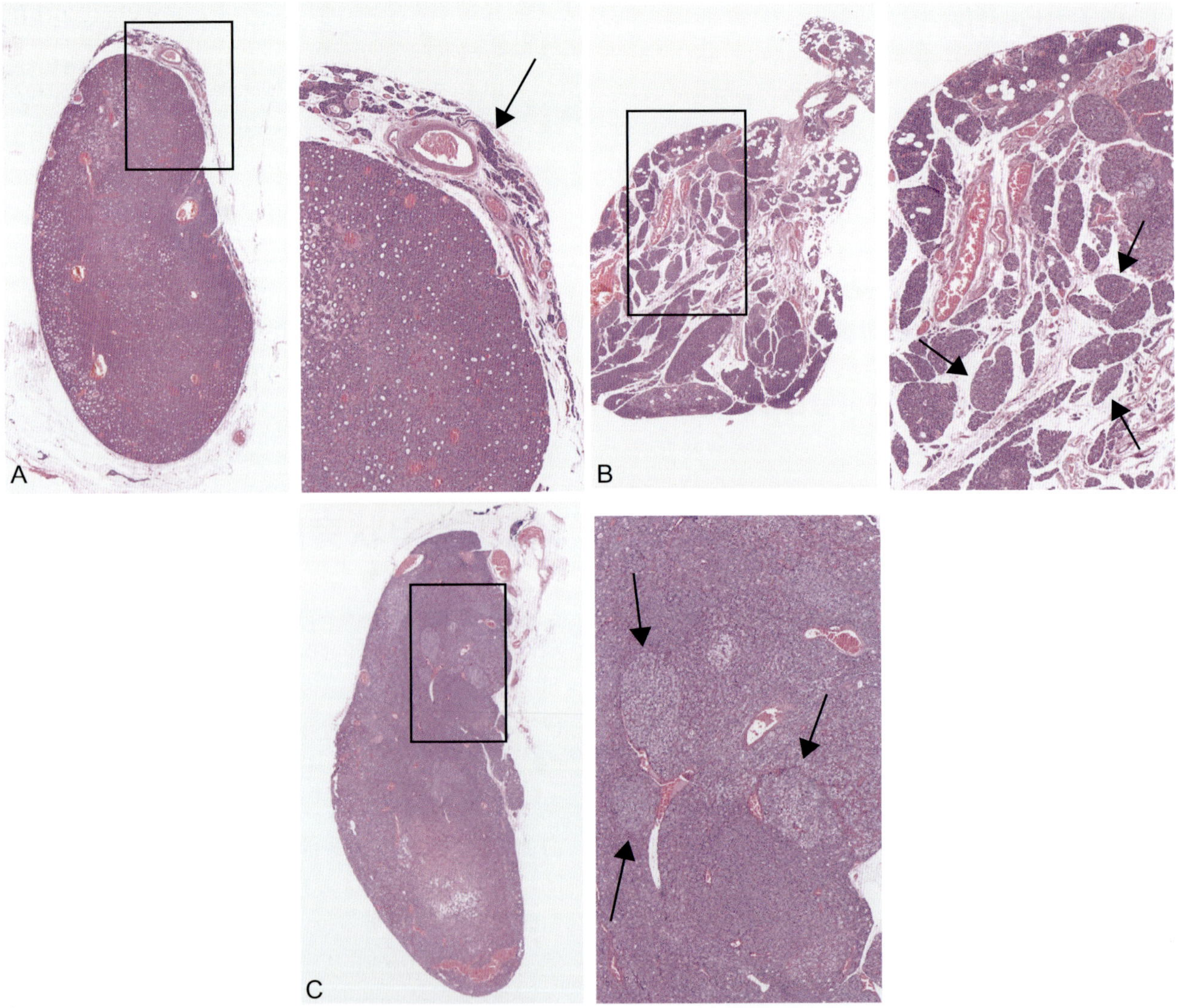

图 60.5 鉴别主细胞甲状旁腺腺瘤（A）和结节性增生性腺体（B）很直观，主细胞甲状旁腺腺瘤表现为有明显的正常旁腺组织被挤压的边界（A，右图，箭头所指），增生性腺体表现为多发性增生性结节（B，右图，箭头所指）。A. 肿瘤重 2110 mg，从一名 66 岁患有 PHPT 的男性患者身上切除。MIBI 和 USS 上可见单个增大的甲状旁腺。B. 是一名 63 岁女性 PHPT 患者手术中发现的 4 枚增大的甲状旁腺之一。她成功地接受了甲状旁腺全切除术。C. 从一名 30 岁女性患者身上切除了一个 780 mg 的肿瘤，该患者患有肾结石，MIBI 和 USS 上有一个增大的腺体。虽然主要由主细胞组成，但仍有一些结节（C，右图，箭头所指）有散在的嗜酸性细胞，正常甲状旁腺组织边缘无受压。如果其他 3 枚腺体正常，这种表现可能与腺瘤兼容。然而，由于进行了定向甲状旁腺切除术，因此手术中没有看到这些腺体。这说明了病理学家经常面临的困难，尤其是在手术信息有限的情况下。术后≥ 6 个月的随访中，3 名患者的血钙均正常（Images courtesy Dr. A.M. Boyde，Consultant Histopathologist，University Hospital of Wales，Cardiff.）

部分学者认为是单克隆和多克隆[27]，部分学者认为是单纯的单克隆[28]，部分学者认为是以多克隆为主，只有少数是单纯的单克隆[29]。这些研究结果的差异可能在一定程度上是由于所采用的研究方法，以及其涉及的病例数较少。最近的一项前瞻性研究检测了 100 多例明显甲状旁腺腺瘤患者的克隆状态，发现高达 46% 的患者为多克隆[25]。该研究还对比了单克隆和多克隆腺瘤患者的临床、手术和病理资料，结果娴熟单克隆和多克隆腺瘤患者在年龄、种族、体重指数（BMI）、骨密度、术前生物化学和定位结果等方面均无显著的统计学差异。然而，正如所料，多克隆组 MGD 的发病率显著高于单克隆组（23% *vs.* 7%，P = 0.039），且多克隆组腺瘤患者通过单侧颈部探查术而确定 MGD 较双侧颈部探查术的少（1/16 *vs.* 8/14，P = 0.025）。该学者认为，对多克隆腺瘤的患者进行区域探查术可能会导致异常腺体的原位保留，但是多克隆腺瘤的患者在术前各项参数方面与单克隆腺瘤患者没有明显差异。

MGD 的病因和危险因素

年龄和性别

由于 MGD 在遗传性 PHPT 中更常见，有一种推测认为在年轻患者中 4 个腺体增生更常见。确实，在一个包括 465 例患者的研究中发现，小于 40 岁的 MGD 患者是大于 40 岁患者的 2 倍（分别为 22.9% 和 11%）[30]。然而，一旦将患有遗传性疾病的患者从分析中剔除，这种差异就消失了（12.5% *vs.* 10%），而且也不存在性别的差异。在两项大型研究中发现，双腺瘤在老年患者多见，且是 PHPT 复发的一个因素[6, 9]。在增生性 MGD 中，年龄的增长作为影响因素的证据是混合的，在后两项双腺瘤的研究中，增生均发生在稍年轻的患者中（中位年龄小于 60 岁）。相反，最近的一项研究显示，65 岁以上患者的 MGD 发病率是 65 岁以下患者的 2 倍（24% *vs.* 12%，$P = 0.001$）[31]。在随访期间，年龄较大的患者正常血钙率也较低（93% *vs.* 95%，$P = 0.27$）。而且，两者之间没有性别的差异性。该学者建议，对于老年患者应该考虑术中行 BCE，特别是在术前影像扫描中只发现 1 枚小的腺体时。因此总体而言，相关证据提示年龄增长是 MGD 发病的危险因素，尤其是双腺瘤。

饮食、消化不良与糖尿病

众所周知，维生素 D 缺乏、长期低钙摄入[32]和 BMI 升高会[33]导致代偿性的继发性 HPT，通常伴有正常的血钙。在一项纳入近 60 000 名女性并持续近 22 年的前瞻性队列研究中发现，PHPT 的风险与钙摄入量呈负相关，而高钙摄入对 PHPT 的发病具有保护性作用（RR 0.56，95% CI 0.37 ～ 0.86）。一项对 1300 多例经手术治疗的 PHPT 患者的回顾性研究发现，BMI 升高与 MGD 的发病率相关（BMI 30 ～ 39.9：OR 1.5，95% CI 1.2 ～ 2.5，BMI 40：OR 1.8，95% CI 1.3 ～ 3.1）[34]。此外，腹腔疾病继发的胃肠道吸收不良[35]、减重手术、慢性胰腺炎和糖尿病也是 PHPT 发病的危险因素[36]。最近，Scandinavian 的一项研究证实了糖尿病是 MGD 的独立危险因素（OR 2.97，95% CI 1.4 ～ 6.3）[37]。然而，尽管基于人群的研究表明这些疾病与 HPT 之间存在因果关系，但对外源性刺激的正常生理反应导致甲状旁腺激素分泌失调和高钙血症的潜在机制仍不清楚。此外，尽管人们认为在这种代谢改变的背景下 MGD 增生在 PHPT 患者中更普遍，但除了在肥胖患者和糖尿病患者中存在这一规律，在其他情况下结果却是矛盾的。同样的，对于这些疾病如何导致 MGD PHPT 的发生，目前也没有明确的机制。

辐射

当 20 世纪 30 年代和 40 年代接受放射治疗的结核性腺炎患者在 20 世纪 70 年代接受随访时，人们首次提出了颈部辐射与 PHPT 发病之间的因果关系的假设，其中高达 15% 的患者有 HPT 的证据[38]；这似乎与接受的放射剂量有关，并可能可以解释为什么其他学者未能证明两者之间存在的关联[39]。随后也有报告证实了两者之间的关联，切尔诺贝利事故中有 25% 的所谓“清理者”（如清理工人）在其后的 10 ～ 20 年内发展成 PHPT[40]。更详细的临床研究检查了 1982—1993 年接受治疗的 PHPT 患者的临床表现、生化特征和人口特征，在不考虑既往的辐射暴露史的情况下，这些影响因素是相似的，MGD 的发病率也是相似的（26% *vs.* 28%）[41]。然而，放射组伴随甲状腺病理的发生率要高得多［结节性甲状腺肿 27% *vs.* 7%，甲状腺乳头状癌（papillary thyroid cancer，PTC）14% *vs.* 0.3%］。因此，辐射极有可能会诱导 PHPT 的发生，但 MGD 的发病率似乎没有增加，但仍有待阐明为什么辐射所带来的任何假定性的变化向对于单腺体疾病却并没有增加 4 枚腺体疾病的发病风险。

锂

锂化合物被用于调节和稳定情绪已经有几十年了，特别是在轻度躁狂和双相情感障碍的治疗上[42]。由于其狭窄的治疗窗口，在长期治疗中需要治疗监测。尽管如此，即使是在治疗浓度下，锂也可能引起一些与内分泌和代谢有关的副作用。这些疾病包括体重增加、甲状腺功能减退、肾源性糖尿病和 HPT[43]。高钙血症一般情况下会在治疗多年后发生，通常是轻微的，并伴有甲状旁腺激素的轻微升高。如果停止锂治疗，这种状态常常是可逆的，但不是所有都可逆。锂相关的 HPT 是通过锂与钙感知受体的相互作用而产生的钙敏感受体（calcium sensing receptor，CaSR）。有人提出，这一过程改变了 CaSR 的设定值，并提高了钙介导的负反馈发生的阈值[44-45]。如果治疗持续几年，将发展为 PHPT。虽然确切的途径尚不清楚，但在选定的患者中，用西那卡塞（一种拟钙剂）治疗显示该过程是可逆的，血清钙和甲状旁腺激素水平恢复正常[46-47]。据报道，锂相关性 HPT 的患病率在 2.7% ～ 23.2%[48]。如果停止锂治疗后高钙血症明显或持续存在，或者如果患者需要继续进行锂治疗，通常建议进行甲状旁腺切除术。一系列接受手术治疗的患者已经表明，锂相关性 HPT 患者中 MGD 的发生率有所增加，有 25% ～ 50% 的患者[49-52]。最近的综述分析了 200 多名接受手术治疗的患者，表明有 51% 的患者患有 MGD，OR 为 3.44（95% CI 2.59 to 4.56，$P < 0.0001$）[52]。

噻嗪类药物

用噻嗪类利尿剂治疗高血压通常会引起高钙血症；其可能的机制是肾小管对钙的重吸收增加，从而导致尿钙排泄减少。因此，建议在诊断 PHPT 前需停用噻嗪类药物 2 ～ 3 个月[53]。最近的一项流行病学研究显示，在使用噻嗪类药物后引发的高钙血症的中位年数为 5 年，只有不到 30% 的患者在停止噻嗪类药物治疗后可以逆转高钙血症[54]。队列中 24% 的患者在随访过程中被诊断为 PHPT；在这些患者中，43% 的患者至少切除了一个病理性腺体。其中 30% 的患者在术后出现间歇性高钙血症，这使得 MGD 的发生率远高于散发性疾病。基于这种与 MGD 的假定联系，作者得出结论，噻嗪类药物更有可能揭示 PHPT，而不是引起它[54]。

MGD 的术前诊断

MGD 的临床表现及生化结果

MGD 患者需术前诊断的原因如下：手术方式将是 BCE 的策略；由于手术需要更长的时间，需要更完善的治疗计划；患者可能会被告知会疾病复发风险和进一步手术的风险将会增加；由于疾病处理的复杂性，患者可能需要转诊到一个大手术量的甲状旁腺外科中心近一步诊治。因此术前精准诊断将有助于在术前指导治疗方案的选择。迄今为止，许多研究旨在术前预测 MGD，并取得了不同程度的成功[55-59]。

二分法，即 CaPTHUS 评分系统是基于在旧金山接受治疗的 238 名患者的数据，并在另外 492 名患者中进行了验证[56]。满足以下任何一条，得一分：血清钙＞ 12 mg/dl，血清 PTH ＞正常值上限的 2 倍，颈部超声检查定位到单腺体，司他比锝（sestamibi，MIBI）扫描定位到一个腺体和各种定位检查一致（最高评分，5 分）。评分≥ 3 分时，对单个腺体疾病的阳性预测值为 97% ～ 100%；这允许在没有术中 PTH 监测的情况下进行定向甲状旁腺切除术[60]。相反，评分≤ 2 分的患者，MGD 发病率超过 30%；在这些患者中更需要行 BCE。

单腺体疾病和 MGD 的术前临床资料存在差异。虽然小规模研究没有发现个腺瘤患者和 MGD 患者在钙和 PTH 浓度方面的任何差异[57]，但对较大的队列研究证实了两者之间存在一些显著差异。通过对约 2010 名接受手术治疗的 PHPT 患者（单个腺瘤占 76% 和 MGD 占 24%）的数据进行分析，开发出一种临床决策支持工具，可以预测 MGD 的总体准确率为 94%（敏感性 94%，特异性 83.8%，阳性预测值 94%）[58]。虽然在单腺体疾病组和 MGD 组中，年龄、性别和 BMI 没有显著差异，但 MGD 患者存在一组有统计学意义的特征，包括：术前钙水平较低（10.4±0.86 mg/dl *vs.* 10.9±0.83 mg/dl，$P < 0.001$），尿钙排泄量较低（243±157 mg/day *vs.* 300±209 mg/day，$P < 0.001$），维生素 D 水平较高（33±14.7 ng/ml *vs.* 30±12.9 ng/ml，$P < 0.001$），肾结石发生率显著升高（21% *vs* 16.5%，$P < 0.016$）。其优势在于帮助临床医生在手术前预测 MGD 的发生风险并在术前做好准备，甚至可以帮助减少术前评估计划，如不必要的影像学评估。

在另外两项涉及 1692 例患者的研究中发现 MGD 术前血清 PTH 浓度低水平[61-62]。对高钙血症和术前 PTH 正常（≤ 69 pg/ml）的这一亚组进行分析，发现 MGD 的发生率在 36% ～ 58.8%，预示着低水平的血清 PTH（单独）是 MGD 的一个有价值的特征。因此，可以进行个体化的 MGD 发生危险度分层，分为高风险组和低风险组，这可以获得更个体化的术前知情同意，选择适当的影像学检查和手术方式，以及引导高风险病例前往大手术量的中心就诊[63]。

MGD 的术前超声定位和 ^{99m}Tc-MIBI 定位

许多影像学检查方式可用于需要接受甲状旁腺切除术患者的术前检查。人们普遍认为，虽然这些检查可能有助于选择手术策略，但它们在 PHPT 的诊断中没有任何作用（见第 54 章，甲状旁腺术前定位检查）[64]。迄今为止，研究的重点是确定一种既可以筛选出患者，具有侵袭性较低、可以指导定向甲状旁腺切除（不管有或无术中 PTH 测量），且可以取得可接受的成功程度优势的术前影像学评估技术。这些技术在单腺体和 MGD 的应用和准确性已经被系统地回顾[5, 65-68]，结果汇总于表 60.2。

目前最广泛使用的方法是颈部高分辨率的超声扫描（ultrasound scanning，USS），其快速、无创，还可以同时评估甲状腺和颈部淋巴结的病理，并且没有电离辐射。Meta 分析显示，其检测单个病理甲状旁腺腺体的总体敏感性为 76% ～ 79%（95% CI：70% ～ 81%）[5, 66]，特异性为 91% ～ 96%[69-70]；然而，在肥胖患者中敏感性较低，在检测胸部异位腺体方面的应用有限。在诊断 MGD 时敏感性显著降低至 35%（95%CI：30% ～ 40%）；在双腺瘤中，诊断的敏感性

表 60.2 颈部超声、^{99m}Tc-MIBI、MIBI SPECT/CT 对单腺体和多腺体甲状旁腺疾病检测的敏感性

检查方式	单腺体疾病	多腺体疾病	整体
超声	76 ～ 79	35	70
MIBI	88 ～ 97	44 ～ 61	83
MIBI SPECT/CT	79 ～ 98	66	88

Data from Ruda JM, Hollenbeak CS, Stack BC. A systematic review of the diagnosis and treatment of primary hyperparathyroidism from 1995 to 2003. Otolaryngol Head Neck Surg. 2005; 132 (3): 359-372; Cheung K, Wang TS, Farrokhyar F, Roman SA, Sosa JA. A meta-analysis of preoperative localization techniques for patients with primary hyperparathyroidism. Ann Surg Oncol. 2012; 19 (2): 577-583; Nichols KJ, Tomas MB, Tronco GG, Palestro CJ. Sestamibi parathyroid scintigraphy in multigland disease. Nucl Med Commun. 2012; 33 (1): 43-50; Nichols KJ, Tronco GG, Palestro CJ. Influence of Multigland Parathyroid Disease on 99mTc-Sestamibi SPECT/CT. Clin Nucl Med. 2016; 41 (4): 282-288. 558 SECTION 8 Parathyroid Surgery

更低，仅为 16%（95% CI：4% ～ 25%）。

用 ^{99m}Tc 标记的 MIBI 行闪烁显像也很常用。MIBI 通过其正电荷和亲脂性来定位异常的腺体，这导致其从甲状旁腺细胞的线粒体中快速积累和长时间的洗脱[71]。虽然它存在一定的辐射的剂量，且不能够评估甲状腺病理，一些良性和恶性甲状腺结节都表现出 MIBI 的摄取，但是与 USS 相比，它的一个优势是能够检测异位腺体。根据系统回顾，其诊断单个腺体疾病的总体敏感性为 88%（95%CI：87% ～ 89%）。与 USS 相似，其诊断 MGD 和双腺瘤的敏感性更低（分别是 44%，95%CI：41% ～ 48%；30%，95%CI：2% ～ 62%）[5]。最近，MIBI 闪烁成像与三维单光子发射计算机体层成像（SPECT）和计算机断层扫描（CT）叠加相结合，可以对后位的肿瘤进行成像。增加 SPECT/CT 检查，对单个腺体疾病诊断的敏感性接近 80%，对 MGD 诊断的敏感性为 66%[68]。

在 USS 相比，该方法检测 MGD 的能力较单个腺瘤低的原因，可能是与 MGD 中单个增生性腺体的腺体体积比单个腺瘤小有关，同时与腺瘤相比，增生性腺体对 MIBI 的亲和力降低[67-68]。事实上，已经观察到，MIBI SPECT 的敏感性与涉及病变的腺体数量成负相关[68]。

鉴于 USS 和 MIBI 在检测 MGD 时的阳性预测值相对较差，当这些调查结果为阴性时，可以推断出什么呢？对这一结果的研究一致的得出了相同的结论：阴性定位研究本身与可能有超过 35% 的 MGD 发生率[4，11，2-75]。此外，几乎无一例外，这些系列研究报道了阴性扫描结果的患者肿瘤更小，术中阴性探查率更高，术后正常血钙水平发生率相较于至少一次阳性扫描的患者更低，其发生率为 82% ～ 91%，后者为 96% ～ 97.5%。在最大样本的研究中，基于斯堪的纳维亚甲状腺和甲状旁腺手术质量登记，持续性 PHPT 的发生率为 18%，阴性探查率为 13.3%。然而，如果使用术中 PTH 测定，这种结果的可能性要降低 2.5 倍[4]。

总之，USS 和 MIBI 在 MGD 中的预测价值远低于单腺体疾病，并且阴性扫描与更高的 MGD 发生率和较差的预后相关，特别是当两种模式都为阴性时。相反，对单个增大的腺体的一致性扫描可以高度预测单个腺体疾病，尽管关于术中 PTH 测定在这种情况下的效能存在争议。预测 MGD 的术前指标汇总见表 60.3。

其他成像方式

虽然成像方式如 CT、磁共振成像（magnetic resonance imaging，MRI）、^{18}F- 氟代脱氧葡萄糖（^{18}F-fluorodeoxyglucose，FDG）和 ^{18}F- 氟胆碱（^{18}F-fluorocholine，FCH）正电子发射体层成像（positron emission tomography，PET）已经在甲状旁腺的定位中被应用[76-79]，但它们的使用最常用于那些在探查失败后进行再手术评估的患者或那些怀疑有异位腺体的患者。此外，它们对单腺体疾病患者最有用，其中 CT 和 MRI 的敏感性为 40% ～ 70%，PET 的敏感性超过 80%。此外，

表 60.3 术前可能预测术中 MGD 风险增加因素的总结

预测因素	MGD 发生率（如果已知）	DA/HA	参考文献
辐射	20% ～ 25%	HA	38
锂治疗	50%	HA	50
诊断时高钙血症	未具体描述，但风险增加	HA	58
诊断时 PTH 正常	36% ～ 59%	HA	58，61，62
高钙尿症	未具体描述，但风险增加了	HA	37，58
MIBI 和 USS 阴性	24% ～ 37%	DA 和 HA	4，11，63，74
BMI ＞ 40	OR 1.8（95%CI 1.3 ～ 3.1）	HA	34
糖尿病	OR 2.97（95%CI 1.4 ～ 6.3）	HA 和 DA	37
高钙饮食	OR 0.5（95%CI 0.37 ～ 0.86）	无	32

注：DA，双腺瘤；HA，增生；PTH，甲状旁腺激素；MIBI，^{99m}Tc-Sestamibi；USS，超声扫描；BMI，体重指数；CI，可信区间。

^{11}C-Methionine-PET/CT 也已经被运用于旁腺定位，虽然它对单个腺体疾病的敏感性为 83%，但当它用于 MGD，其敏感性接近 70%[80]。尽管有这些结果，成本和资源的限制可能会继续限制目前 PET 在甲状旁腺定位中的更广泛使用。

最近，有了关于使用四维 CT（four-dimensional CT，4D-CT）的新数据，不论是在 PHPT 探查失败后的术前计划中，还是在 MGD 的诊断中。一个由威斯康辛指数（Wisconsin index，WIN）的得分组成的评分系统（术前血清钙和甲状旁腺激素值：＞ 1600 ＝ 0；800 ～ 1600 ＝ 1；＜ 800 ＝ 2），4DCT 上显示病变的数目（单个病变＝ 0；多个＝ 2，无＝ 2）和最大病变的大小（＞ 13 mm ＝ 0；7 ～ 13 mm ＝ 1，＜ 7 mm ＝ 2）对≥ 4、≥ 5 和≥ 6 评分检测 MGD 的敏感性分别为 81%、93% 和 98%[81]。在低基线 PTH 的患者中，4DCT 也展示了其良好的前景，在该高危组中检测 MGD 的敏感性为大于 80%[82]，这促使作者建议在这类患者和（或）未确定 USS 和 MIBI 结果的患者中建议使用 4DCT。虽然 4DCT 对颈部的辐射暴露仍然相对较高，因此限制了其作为评估 PHPT 的一线检查的使用，但限制所需的 CT 时相和提高扫描分辨率相结合可能会在未来的实践中发生改变，将提高其应用率[83]。

MGD 的术中辅助技术

术中 PTH

术中甲状旁腺组织切除前后检测血清 PTH 水平是一种成熟的技术，但其应用存在争议（见第 59 章，甲状旁腺术中甲状旁腺激素监测）。当 USS 和 MIBI 评估一致时强有力的提示是单个腺体疾病（MGD 的发病率为 1% ～ 3.5%）[84]，术中 PTH 测定的附加价值很低[85]。然而，它在具有挑战性的 MGD 患者亚组中的应用已被广泛研究[86-88]。在影像评估不一致的患者中，MGD 的发生率接近 20%，因此，术中 PTH 的测定对于排除其他功能腺体，计划行微创治疗的患者来说是非常宝贵的[89]。在术中诊断 MGD 方面，术中 PTH 的敏感性取决于所应用的具体标准。最广泛使用的是迈阿密标准，即术中病灶切除 10 min 后 PTH 值下降大于 50%，以基线或术前 PTH 值较大者为准[90]。这已被证明诊断 MGD 的阳性预测值（99.6%）和阴性预测值（70%）之间具有最佳的平衡。应用其他标准，如在 Halle 和 Rome 中描述的标准，虽然高度敏感，但较高的假阳性率降导致更多的 BCE[84]。

与此相反，当一个病变腺体切除后 PTH 水平无法下降时可以推断术中 PTH 的效用。在对 2000 多名“手术失败”的患者中进行检查时发现，MGD 发生率大于 30%，病变腺体较小，术后疾病持续存在与术中 PTH 显著下降较少有关[91]。有趣的是，在这项研究中描述的大约一半的“手术失败”患者在术后 6 个月时仍保持正常的钙血症。最后，学者还研究了术中 5 min 时 PTH 水平的预测价值。在 MGD 率为 17.8% 的＞ 1000 例的患者中，发现 MGD 患者在 5 min 时 PTH 下降，与单腺体疾病患者相比，下降幅度要小得多（24.9% *vs.* 85.3%，$P < 0.01$）。因此，学者认为当术中 PTH 水平在切除术后 5 min 内下降不超过 35% 时，外科医生应考虑进一步探查，而不是等待术中其他时间的 PTH 水平[88]。

威斯康辛指数（the Wisconsin Index，WIN）

WIN 和 WIN 列线图是一种可以通过预测 MGD 的风险来指导关键手术的术中决策的额外的工具[92]。WIN 是基于术前血清钙和 PTH 的产物，从 1200 多个连续的患者中提取，患者被细分为 3 种 WIN 类型（＜ 800、801 ～ 1600 和＞ 1600）。第一个腺体的重量用于确定 MGD 的风险。因此，如果 WIN 值＜ 800 的患者切除一个 500 mg 的腺体，MGD 的风险为 9%，而如果 WIN 值为 1600 的患者切除一个 500 mg 的腺体，风险为 61%。这使得外科医生可以决定是否继续进行 BCE 或等待术中 PTH 值的结果。

外科治疗

散发性 MGD

非局限性疾病的手术策略

非局限性疾病治疗的标准方法是 BCE[64]。这是推荐的，不仅是因为术前肿瘤的位置未知，而且 MGD 的发生率（当定位为阴性时）在 20% ～ 35%[4, 72, 74]。另一种替代策略是，当 BCE 行第一侧探查时发现肿瘤，可进行单侧探查联合使用术中 PTH 检测。若术中切除后术中 PTH 水平下降至少 50%，结束继续探查。使用“左侧优先”方法可以在 27% 的患者中实现，但 BCE 仍然是大多数患者（73%）的主流方法[11]。

术中，MGD 的诊断要么是简单地通过肉眼发现一个以上的甲状旁腺增生，要么是术中甲状旁腺肿瘤切除后 PTH 未能充分下降。在这两种情况下，都需要进行 BCE（见第 56 章，标准双侧甲状旁腺探查术）。手术中发现的较小肿瘤应怀疑 MGD，外科医生应具有行 BCE 的较低的阈值。

BCE 的原则是首先识别所有 4 枚腺体，并在必要时探查颈部异位部位。任何增大的腺体的切除或摘除都要推迟到至少 4 枚腺体可见时才能进行。通过这一点，外科医生将能够确定患者是否有 4 枚腺体增生或双腺瘤。

双腺瘤

当两枚腺体都被切除时，就可以治愈。大多数患者的肿瘤是双侧的。最近的一系列关于双腺瘤报告指出，大约一半患者腺瘤的大小相似，一半患者腺瘤的增大是不对称的[93]。不应依赖术中 PTH 检测，特别是当肿瘤不对称且先切除的为较大肿瘤时[93-94]。尽管长期随访显示切除 2 个肿瘤的治愈率很高[94]，但也有研究表明术后持续性 HPT 的发生率高于单个腺瘤和增生（4% *vs.* 1.3% 和 2.2%）。因此，双腺瘤提醒外科医生存在 4 枚腺体增生的可能性[95]。

4 枚腺体增生

推荐的手术是甲状旁腺次全切除术[64]。在确定了所有 4 枚腺体后，外科医生最好能够比较所有腺体的大小和大体特征，然后可以选择最小和最正常的腺体作为残余腺体。如果最小的腺体大小正常，它可以原位保留。如果腺体增大，应部分切除，留下约 50 mg 的血供良好的残余腺体（图 60.6）。用刀切除其余组织并仔细保留腺体的血供。在纱布上切开甲状旁腺组织时应小心组织溢出，落入手术野内造成种植。保留腺体上有少量出血时轻轻压迫可很快停止。如果残腺或未切除的腺体存活能力明确，则再切除其他腺体。如果残余组织的存活能力有问题，则切除该腺体而选择另一个增生最小的腺体作为保留腺体。在复发性 HPT 的情况下，外科医生应做好再次探查的准备。因此，残体部位应该用夹子和不可吸收线（聚丙烯）缝合（甲状腺）做标记。当外科医生面临选择哪个腺体作为保留腺体时，许多外科医生主张选择下位甲状旁腺，因为它通常离喉返神经（recurrent laryngeal nerve，RLN）更远，并且在再次手术中为了发现它，可以避免更深的解剖。手术的准确记录必须保存在病历中，术中拍照可能是有用的。

据报道，甲状旁腺次全切除术可使得 85% ～ 90% 的散发性 MGD 存在的 HPT 的患者达到长期治愈状态[96-97]。手术失败导致疾病持续性存在主要原因是与被忽视的多余腺体的存在有关，而残余腺体的复发通常较少见或在随访中较晚发生[96]。术后发生甲状旁腺功能减退的风险一般小于 1%[98]。

常规胸腺切除术的作用

高达 13% 的人有 4 枚以上的甲状旁腺[99]，而胸腺是多余旁腺的常见部位。由于增生型 HPT 的唯一治疗方法是甲状旁腺切除术，所以切除所有病变腺体是很重要的。留下甲状旁腺组织可能导致持续性或复发性 HPT。因此，常规胸腺切除术已经成为 BCE 和甲

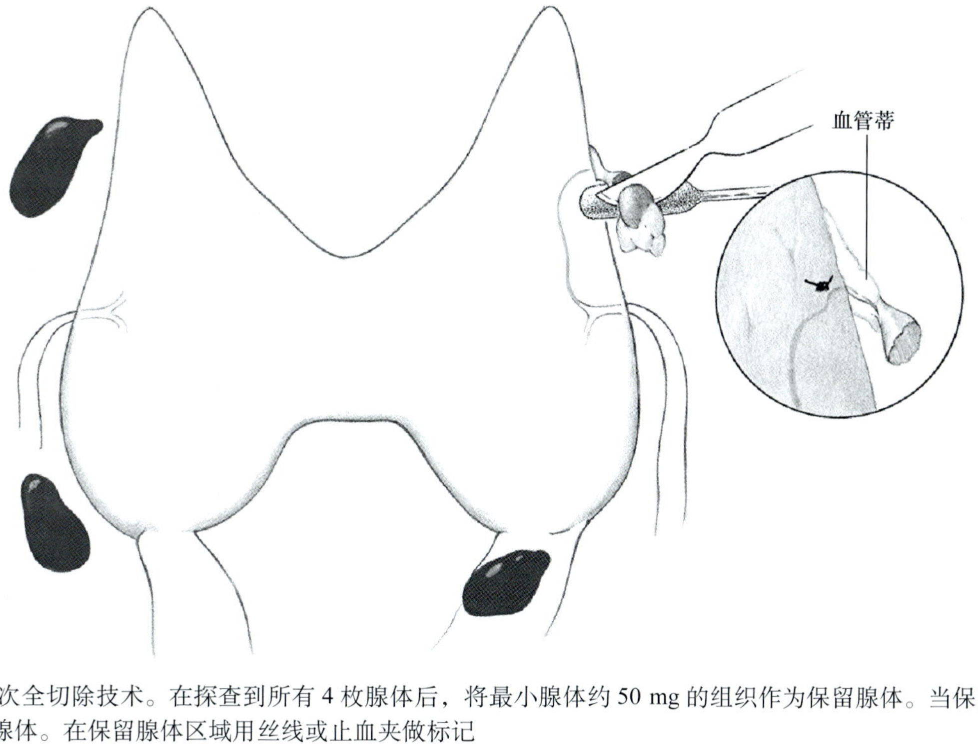

图 60.6 甲状旁腺次全切除技术。在探查到所有 4 枚腺体后，将最小腺体约 50 mg 的组织作为保留腺体。当保留腺体的活力确认后，切除其他病变腺体。在保留腺体区域用丝线或止血夹做标记

状旁腺次全切除术的标准组成部分。支持这一策略的证据是薄弱的，因为大多数研究包括散发性、家族性和继发性 PHPT 的混合人群，通常包括的人数很少。最近一项对 328 例 PHPT 患者进行的回顾性研究显示，行胸腺切除术（99%）比未行胸腺切除术（95%）有更好的治愈率，尽管这没有统计学差异[100]。对于那些接受胸腺切除术的患者，9% 的标本中有多余的腺体。目前，关于常规胸腺切除伴甲状旁腺次全切除术的作用还没有达成共识，但如果胸腺组织能够被识别，没有证据表明其切除是有害的。

行胸腺切除要紧靠胸腺包膜，首先探索胸腺颈段（图 60.7 A 和 B）。然后用两把血管钳夹持腺体，交替向上牵拉，逐渐向下分离，胸骨后部分主要在非直视下分离，仔细结扎汇入无名静脉的血管，尽量向上牵拉胸腺直到其趋于破裂，尽量多地切除胸腺组织。胸腺完全切除时可呈现“羽毛状边缘”。清楚中央区脂肪组织时应避免损伤正常的甲状旁腺周围的血液循环。

单纯甲状旁腺全切除术作用

由于继发性 HPT 复发率高，手术仅考虑行全甲状旁腺切除术。然而，这一策略很快就被放弃了，因为这种方法会导致骨生成不良，低周转性骨病和骨痛，并增加高钙血症的风险。后来的研究表明，在治疗甲状腺癌时，甲状旁腺无法原位保留时，可以被自体移植到胸锁乳突肌后仍能保留了其功能，因此，有人提出原发性甲状旁腺增生患者建议行甲状旁腺全切除术加自体移植[101]。因此，单纯甲状旁腺全切除术对治疗 MGD 没有任何作用。

甲状旁腺全切除术与自体移植的作用

在甲状旁腺全切除术中，4 枚甲状旁腺均需找到并予以切除。既往，每个腺体均需经冰冻切片予以证实，近期通过 FNA 确认和术中对腺体抽吸进行 PTH

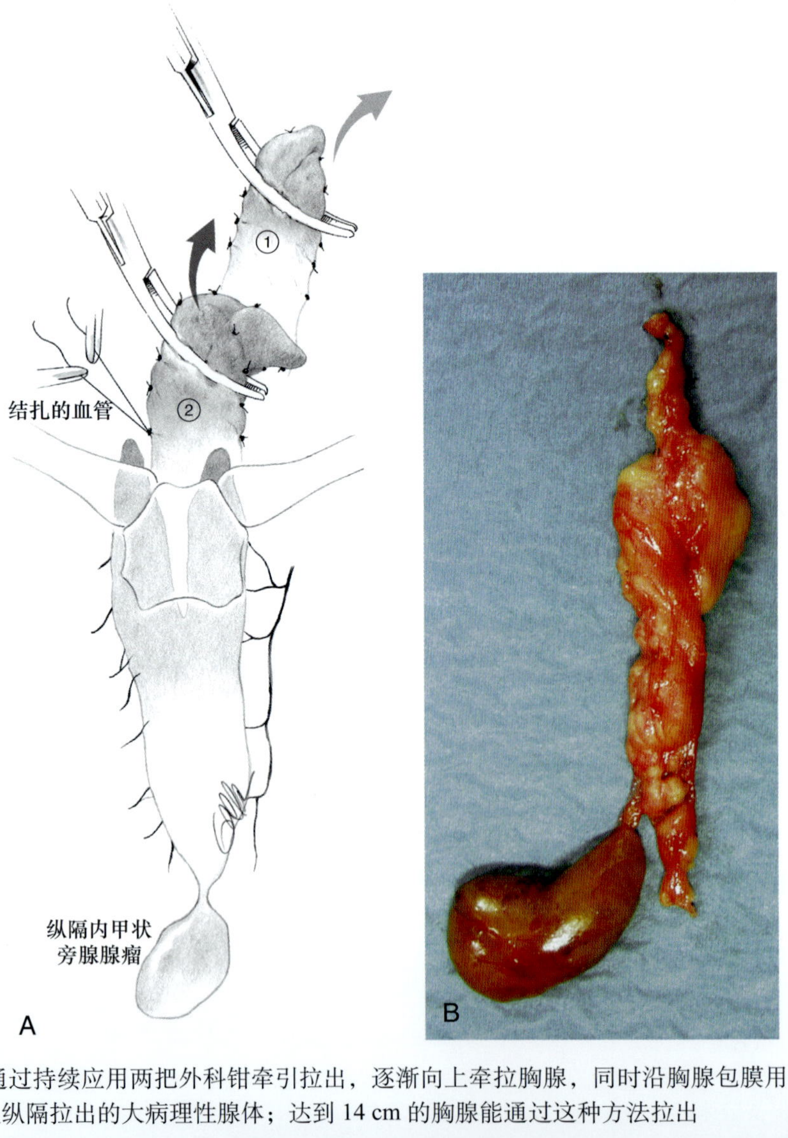

图 60.7 A. 部分纵隔胸腺通过持续应用两把外科钳牵引拉出，逐渐向上牵拉胸腺，同时沿胸腺包膜用手进行钝性分离，同时夹闭汇入无名静脉的静脉。B. 从纵隔拉出的大病理性腺体；达到 14 cm 的胸腺能通过这种方法拉出

评估是较新的方法[102]。同时，切除胸腺颈段（见前面）。从最小的腺体活外观最正常的腺体（即结节最少的腺体）切取 60 ～ 80 mg 的组织切片（即比最初建议的稍大）[103-104]。将组织切片放入冰生理盐水中冷置，然后用刀切成 0.5 ～ 1 mm 的碎片，然后将其自体移植到肱桡肌的 20 个独立的小袋内（图 60.8）。每个小切口用 5-0 不可吸收的缝合线缝合，移植区域用止血夹标记。

甲状旁腺全切除加自体移植术后患者会出现一段时间的低钙血症，因为移植物的功能恢复依赖于周围肌肉的血管形成。一般术后 2 ～ 3 个月或更长时间后移植后甲状旁腺才能发挥适当的功能。在此期间，患者需要补充维生素 D 和钙剂。如果术后血钙正常，很有可能是因为颈部或纵隔存在超量的甲状旁腺[105]。术中 PTH 对该人群早期 PTH 状态的预测是不可靠的[106]。移植失败和永久性甲状旁腺功能减退可能比甲状旁腺次全切除术后更常见，但如果移植组织处理得当，发生率应该较低。后期的移植失败也有报道。

甲状旁腺全切除术、低温保存和延迟自体移植的作用

自 20 世纪 70 年代低温保存技术发展以来，这是一项在拥有必要技术的单位中流行的技术。低温保存的目的是为甲状旁腺切除术后出现低钙血症的患者提供一种治疗选择。虽然在美国的保存率很高，但低温保存组织的实际使用率（1%）和延迟自体移植的成功率（10%）都很低[107]。因此，是否需要冻存是值得怀疑的。

局部疾病的手术策略（单侧探查 / 横向入路）

任何进行甲状旁腺切除术的外科医生都必须熟悉 HPT 的各种病理类型[108]。有时，外科医生会在术前定位的基础上选择有针对性的入路。当未发现肿瘤（假阳性扫描），术中切除肿大腺体后 PTH 未能充分下降，或在同侧发现第二个肿大腺体时，需要行 BCE。

锂相关 HPT

孤立性腺瘤与微结节性甲状旁腺增生的患者比例高达 50∶50[49, 109]。因此，一些外科医生提倡 BCE，而另一些则支持通过术中检测 PTH 的方法完成选择性手术入路（根据术前是否有阳性定位）。支持这两种策略的证据都很薄弱，因为研究报告的数量较少。欧洲内分泌外科医师协会共识声明[110]和 AAES 指南[64]支持这两种手术策略。

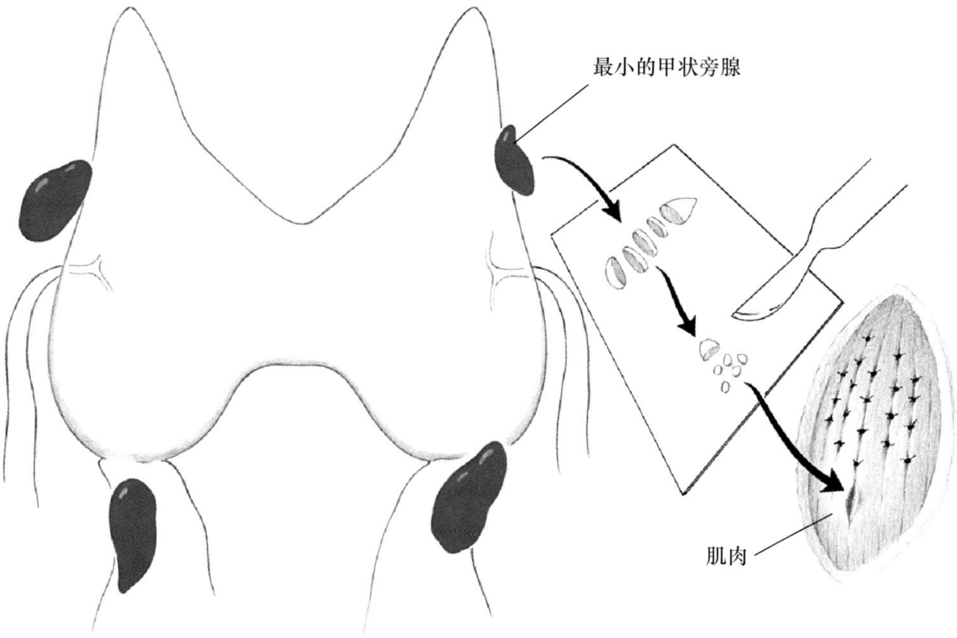

图 60.8 甲状旁腺全切除加自体移植技术。探查所有的甲状旁腺后，切除全部甲状旁腺和颈胸腺。取最小腺体的部分（60 ～ 80 mg）组织作为自体移植组织，进行冰冻切片活检以确认待移植组织是甲状旁腺组织。将切取的组织浸于冰生理盐溶液，再将其切成 0.5 ～ 1 mm 的组织碎片，它们将被分开一直到肱桡肌的不同位置的小袋中。每个小袋用 5-0 不吸收缝合线缝闭，并用止血夹标记各个移植位置

双侧颈部探查术

MGD 的腺体受累是典型的不对称的，有可能只表现为单腺体疾病。与散发性 HPT 一样，肿瘤通常更小[111]。在所有与锂相关的 HPT 患者中考虑 BCE 的一个原因是该疾病的定位研究的频繁的误导性或不一致性[112]。在探查过程中，如果发现第一个异常腺体重量＜ 200 mg，则应高度怀疑是 MGD，这也预示着手术失败率将增加 10 倍[113]。MGD 患者术后发生持续/复发性疾病的风险较高[110]。

定向甲状旁腺切除术

其他研究也报道了由术中 PTH 测量指导的选择性手术入路的良好结果（100% 治愈）[49，111，114]。另一种方法是切除腺瘤一侧的两个甲状旁腺肿瘤，在疾病复发时清除另一侧颈部的旁腺（类似于一些单位在治疗 MEN 1 型 HPT 患者时所采用的方法）。

一些患者在开始锂治疗后不久出现高钙血症，并可能有被治疗掩盖原发性 HPT。这些患者通常伴有甲状旁腺腺瘤和 3 个正常的腺体。

预期结果

大量的研究表明，MGD 治疗的总的趋势是治愈率与单枚腺瘤相似[115]。一项研究比较了 MGD 行甲状旁腺切除术时保留一整个腺体或部分腺体的预后，无论是治愈率还是复发率都没有差异[116]。虽然没有循证医学的依据，但对 MGD 患者进行较长时间的随访（与单枚腺瘤相比）似乎是合理的。

参考文献

如需完整的参考文献列表，请访问 http://pincode.yiaiwang.com。

61

继发性和三发性甲状旁腺功能亢进症的手术治疗

Yoshihiro Tominaga

代文杰　译　田文　审校

请访问 http://pincode.yiaiwang.com 查看相关视频：

视频 61.1　甲状旁腺全切除术联合前臂自体移植治疗晚期继发性甲状旁腺功能亢进症。

视频 61.2　甲状旁腺全切除术联合前臂自体移植治疗晚期继发性甲状旁腺功能亢进症：IONM 的有效性。

继发性甲状旁腺功能亢进症

定义

继发性甲状旁腺功能亢进症（secondary hyperparathyroidism，SHPT）是指钙离子平衡紊乱导致的代偿性甲状旁腺激素（parathyroid hormone，PTH）过度分泌[1-2]。需行甲状旁腺切除术（parathyroidectomy，PTx）的 SHPT 主要为进展性慢性肾疾病（chronic kidney disease，CKD）[3]和长期锂剂治疗者[4]，少数为胃肠道吸收障碍、维生素 D 缺乏症、肝疾病和假性甲状旁腺功能亢进症患者。**三发性甲状旁腺功能亢进症**（tertiary hyperparathyroidism，THPT）通常是指伴有自发性高血钙的 SHPT 和肾移植后持续存在 SHPT 的患者[4-6]。

SHPT 流行病学和 PTx 比例

多因素分析显示，低龄、女性、白种人、非糖尿病、长期透析、静注维生素 D、肾移植病史和一些其他合并症都是行 PTx 的指标。Mook 等发现在引入西那卡塞以来的 10 年中，SHPT 的 PTx 比例骤然下降，并于 2006—2011 年趋于稳定。这段时间内，医院内死亡率稳步下降，这表明手术和围手术期医疗保健有所改进，或者患者选择有所改善（图 61.1）[7-8]。日本甲状旁腺外科医生学会（the Parathyroid Surgeon's Society of Japan，PSSJ）研究了 SHPT 的 PTx 年度手术量。截至 2007 年，SHPT 的 PTx 手术量逐年增加，直到 2008 年西那卡塞在日本上市，这一比例显著下降（图 61.2）[9]。欧洲国家通过透析结果和实践模式研究（the Dialysis Outcome and Practice Pattern Study，DOPS）报告了相同的临床结果。药物治疗（包括西那卡塞）的总体费用以及成本效用可能在一定程度上限制了该种新型治疗的应用，并因此影响不同国家/地区未来的 PTx 发生率[9-10]。日本透析治疗学会（the Japanese Society for Dialysis Therapy，JSDT）报道，在日本，在血液透析超过 10 年的患者中，大约有 10% 的人接受了 PTx；在血液透析超过 20 年的患者中，大约有 30% 的人接受了 PTx[11]。

发病机制、组织病理学和病理生理学

图 66.3 总结了 CKD 患者发生 SHPT 的发病机制[12-13]。这些因素是低钙血症、高磷血症（磷酸盐潴留）和肾产生 1,25- 脱羟维生素 D 减少，已经明确肾功能不全导致的高磷血症和磷酸盐潴留会直接作用于甲状旁腺细胞并刺激 PTH 的合成、分泌以及甲状旁腺细胞的增生。目前已发现一种新的磷酸盐尿激素成纤维细胞生长因子 -23（fibroblast growth factor-23，FGF-23）。FGF-23 由骨细胞分泌，CKD 患者血清 FGF-23 水平逐渐升高。此外有研究显示，FGF-23 能够直接作用于甲状旁腺细胞，并可在辅助因子 Klotho 蛋白作用下，调控 PTH 的分泌[14]。

CKD 中的钙通路存在许多紊乱，这些紊乱复杂且机制尚未完全阐明。已经证实，CKD 患者甲状旁腺

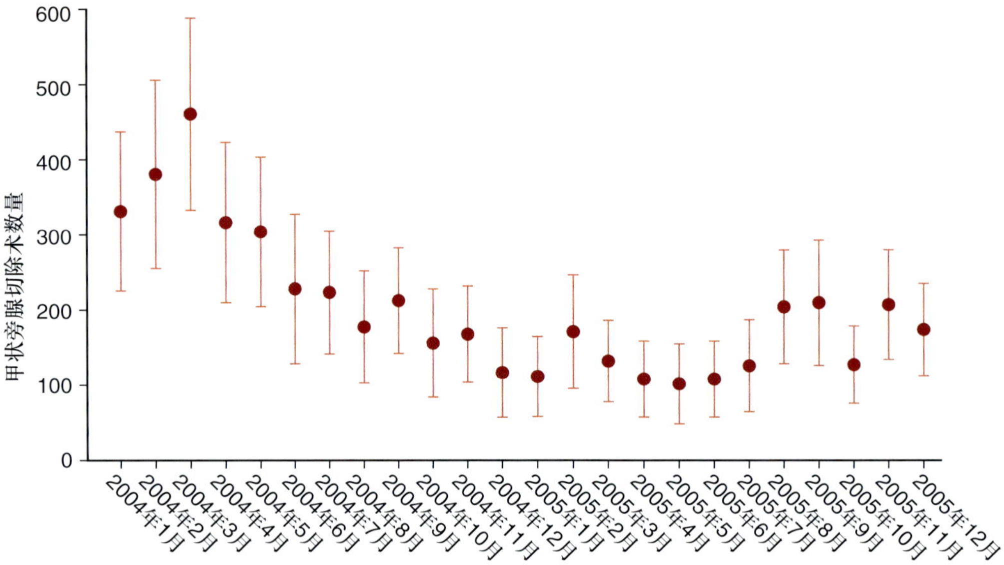

图 61.1 美国继发性甲状旁腺功能亢进症（SHPT）的甲状旁腺切除术（PTx）率［Redrawn from KimSM，Long J，Montez-Rath ME，Leonard MB，Norton JA，Chertow GM. Rates and outcomes of parathyroidectomy for secondary hyperparathyroidism in the United States. Clin J Am Soc Nephrol. 2016；11（7）：1260-1267.］

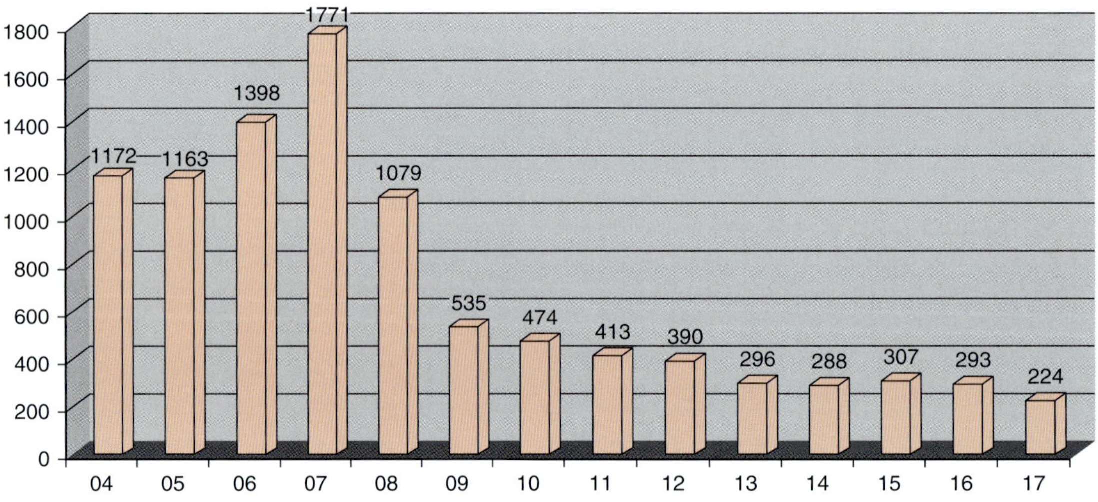

图 61.2 继发性甲状旁腺功能亢进症（SHPT）和三发性甲状旁腺功能亢进症（THP）的年度甲状旁腺切除术数量（Data from Parathyroid Surgeon's Society of Japan.）

细胞中钙敏感受体（calcium sensing receptor，CaSR）表达减少[15-16]。这些患者还由于成骨细胞中 PTH/PTHRP 受体表达减少而对 PTH 产生骨骼抵抗[17]。

SHPT 的组织病理学特征可以概括为：非对称性的腺体增大、结节以及嗜酸性细胞和移行嗜酸性细胞数量的减少。SHPT 患者的甲状旁腺增生模式可以分为 4 种类型：弥漫性增生、早期弥漫性结节性增生、结节性增生和单一的结节性腺体（图 61.4）。当腺体重量超过 500 mg 时，整个腺体都充满了增生结节[18-21]。目前多认为，在 CKD 患者中多克隆弥漫性增生转化为结节性增生，在一些结节中甲状旁腺细胞为具有高增长潜力的单克隆增生。有人推测，是不同的基因打击了最初增生的腺体，导致 SHPT 患者的腺体结节性增生，目前对其内在的机制仍不明确[22-24]。

此外，结节性增生的甲状旁腺细胞表面的维生素 D 受体（vitamin D receptor，VDR）和 CaSR 数量明确减少。据此可以推断，结节性增生的细胞将发生对骨化三醇和高钙血症抵抗。有理由认为，当至少一个甲状旁腺腺体进展为结节性增生的腺体时，SHPT 患者即可出现对药物治疗不敏感（图 61.5）。

药物治疗

目前已有许多控制 SHPT 的药物治疗可供选择

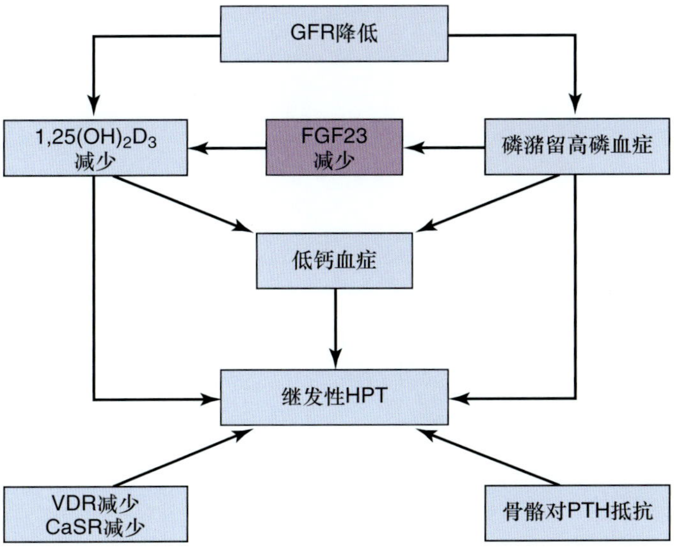

图 61.3 继发性甲状旁腺功能亢进症的发病机制。GFR，肾小球滤过率；FGF，成纤维细胞生长因子；HPT，甲状旁腺功能亢进症；VDR，维生素 D 受体；CaSR，钙敏感受体；PTH，甲状旁腺激素

（框 61.1）。

首先应该优化透析液中的钙浓度，可选浓度为高（3.0 mEq/L）、中（2.75 mEq/L）和低（2.5 mEq/L）钙透析液（框 61.1）。碳酸钙、醋酸钙和乳酸钙已被用于钙替代治疗。用于治疗的钙作用于甲状旁腺细胞 CaSR 以增加甲状旁腺细胞中的磷酸肌醇水平并增加细胞内钙水平；进而抑制 PTH 分泌以及甲状旁腺细胞增殖。碳酸钙和醋酸钙也是磷酸盐结合剂，可诱发异位钙化。

高磷血症是异位钙化、心血管并发症及死亡的原因之一。因此，控制高磷血症是 CKD 治疗的重要环节。限制磷的摄入、通过血液透析移除多余的磷并使用磷酸盐结合剂是治疗的基础。最近，新型磷酸盐结合剂（不含钙）已逐渐应用于临床，如高分子聚合物（盐酸塞维拉玛）、马缨丹碳酸盐或含铁磷酸盐结合剂。胃肠道（gastrointestinal，GI）症状是这些药物时有出现副作用[25-26]。

活性维生素 D 的缺乏是 SHPT 的重要致病因素之一。骨化三醇和 α 骨化醇是常见的活性维生素 D 产物，然而它们可引起高钙血症和高磷血症。人们希望活性维生素 D 的新型衍生物马沙骨化醇（maxacalcitol，OCT）和帕立骨化醇可以抑制 PTH，且不会出现高钙血症和高磷血症。然而，一定程度的血清钙和磷酸盐水平升高似乎无法避免[26]。

拟钙剂（盐酸西那卡塞）

拟钙剂分为两种类型：Ⅰ型为模拟细胞外钙离子并直接刺激 CaSR；Ⅱ型为正变构调节剂。

常见的拟钙剂包括盐酸西那卡塞（自 2004 年起上市的第二代Ⅱ型拟钙剂）、维拉卡肽（正向变构的第三代拟钙剂）和伊万卡赛（最新上市的拟钙剂），其胃肠道症状与西那卡塞相当。盐酸西那卡塞通过变构作用于 CaSR，增强对细胞外钙和细胞内钙信号传导的敏感性，进而抑制 PTH 分泌和甲状旁腺细胞增殖。一些患者会恶心和呕吐症状，这限制了西那卡塞的依从性[27-30]。

大多数 SHPT 患者可通过框 61.1 中列出的药物进行病情管理，一个改善肾疾病总体预后（Kidney Disease Improving Global Outcome，KDIGO）的国际组织最近发布了适用于 CKD 相关的矿物质和骨异常（CKD-mineral and bone disease，CKD-MBD）临床实践指南[31]。该指南推荐将血清磷的水平降低至正常实验室检测值范围之上并建议透析患者的 PTH 浓度应

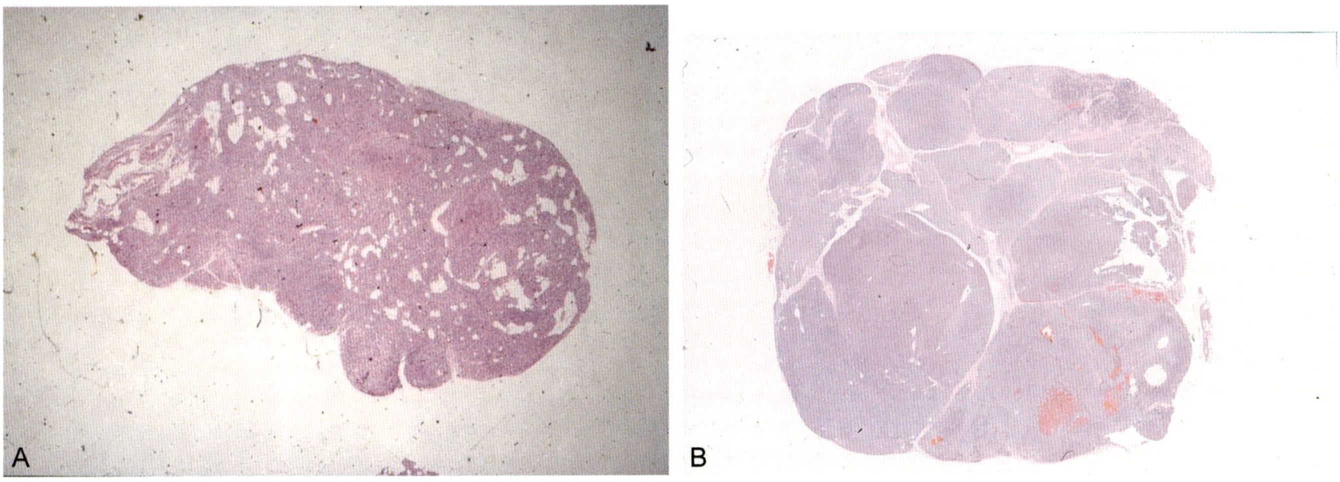

图 61.4 A. 弥漫性增生。甲状旁腺实质细胞，以主细胞为主，呈小叶状结构弥漫性增生。B. 结节性增生。在结节性增生腺体中，包含界限分明的包膜结节，每个结节通常由一种细胞类型组成

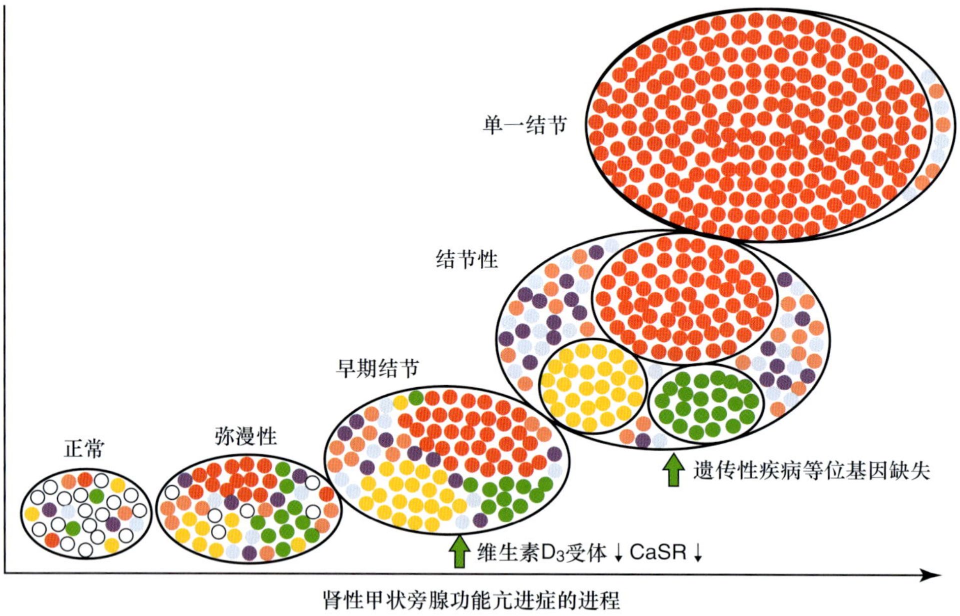

图 61.5　慢性肾疾病所致继发性甲状旁腺功能亢进症中的甲状旁腺增生的发展过程

框 61.1　可供选择的 SHPT 治疗药物

1. 磷酸盐结合剂
   碳酸钙，醋酸钙
   盐酸司维拉姆
   碳酸镧
   含铁结合剂
   （柠檬酸铁，羟基氧化超铁）
2. 活性维生素 D 固醇，维生素 D 受体激活剂
   骨化三醇（Calcitriol）
   22- 奥沙骨化三醇（22-Oxacalcitriol）
   氟骨化三醇（Falecalcitriol）
   阿法骨化醇（Alphacalcidol）
   帕立骨化醇（Paricalcitol）
   度骨化醇（Doxercalciferol）
3. 拟钙剂
   盐酸西那卡塞
   维拉卡肽
   伊万卡赛

框 61.2　SHPT 的临床症状

1. 高转化性骨病，纤维性骨炎
   骨痛，关节痛，骨质流失，骨骼畸形，骨折
2. 异位性钙化
   血管和瓣膜钙化，肿瘤钙化，钙过敏，肺、肠、胃的钙化
3. 神经肌肉精神症状
   肌无力、步态障碍、易怒、失眠、注意力不集中、焦虑等
4. 对 ESA 抵抗的贫血，营养不良，瘙痒，咳嗽
5. 心力衰竭（DCM 样心脏）

注：ESA，促红细胞生成素刺激剂；DCM，扩张型心肌病。

维持在正常值上限的 2 ～ 9 倍[32-35]。

为控制低钙血症，应使用含有高浓度钙和钙磷结合剂的透析液并口服含钙磷酸盐结合剂（即碳酸钙或醋酸钙）。为控制高磷血症，可通过血液透析移除多余的磷、限制磷的摄入并使用磷酸盐结合剂。其他用于降低 PTH 的治疗措施包括口服骨化三醇、维生素 D 类似物和西那卡塞。VDR 激活剂容易诱发高钙血症和高磷血症，且有时 SHPT 可能对这类药物产生抗药性。

美国肾基金会基于临床证据制定了针对骨代谢疾病的肾疾病结局质量控制行动（the Kidney Disease Outcomes Quality Initiative，K/DOQI）临床实践指南[32]。该指南推荐，血液透析患者为避免异位钙化和心血管并发症，应将血清钙离子水平应维持在 8.4 ～ 95 mg/dl，血清磷离子水平应维持在 35 ～ 55 mg/dl。钙磷乘积应 ＜ 55 mg/dl，全段 PTH 水平应维持在 150 ～ 300 pg/ml。

继发性甲状旁腺功能亢进症的临床表现

框 61.2 列出了 SHPT 的临床症状[36]。实验室检查通常表现为显著的高血清 PTH 水平、高磷血症和高骨代谢指标（总碱性磷酸酶、骨特异性碱性磷酸酶和高骨钙素）。血清钙离子水平在接受药物治疗前通常比较低，但容易受药物治疗的影响。

与原发性甲状腺功能亢进症（primary HPT，PHPT）相比，SHPT 的神经肌肉精神症状更加严重，患者通常主诉肌无力、易怒、失眠、瘙痒和咳嗽，血管和心脏瓣膜异位钙化通常导致心血管并发症进而增加死亡率。随着疾病进展，可出现由钙化性尿毒症动脉病变导致的钙化防御和皮肤坏死以及渐进性皮肤坏死，具有较高死亡率[27-29, 35]。

由 PTH 诱发的骨吸收导致的骨骼异常通常出现在 CKD 早期，可出现多种骨骼变化，包括典型的囊性纤维性骨炎。患者常出现骨骼畸形和频繁骨折。临床上，这些患者表现为咽、锁骨、颅骨骨膜下的骨吸收，腰椎骨硬化，骨囊肿形成，以及棕色瘤。

甲状旁腺干预治疗

经皮乙醇注射疗法（percutaneous ethanol injection therapy，PEIT）起源于日本并被广泛应用。选择性 PEIT 已特别用于 CKD 患者[37-40]。在 JSDT 指南中，PEIT 推荐用于只有一个结节性增大的甲状旁腺腺体的患者。增大的腺体被 PEIT 消融后，应继续积极的药物治疗。引入西那卡塞后，PEIT 手术量显著减少。如果患者患有晚期 SHPT 并伴有心血管疾病，应考虑 PEIT。应谨记 PEIT 手术后复发性神经麻痹和出血这两种并发症。

外科手术适应证

SHPT 的手术适应证存在争议，尤其是在拟钙剂出现之后。目前尚不清楚哪些特定的患者群体可能从基于西那卡塞的药物治疗中获益最大，哪些患者可以通过迅速进行 PTx 获得更好的疗效（框 61.3）。一些人认为 PTx 最好作为初始治疗，而手术治疗后 SHPT 仍难以管理的患者采取西那卡塞替代疗法[41-45]。

不同地区的实用指南对 SHPT 的手术适应证产生影响。所有指南均建议，当严重 SHPT 药物治疗无效时，应考虑手术。SHPT 进行 PTx 是一种非常有益的治疗方法；它可以阻止心血管并发症的进展并提高生活质量和生存率。

以往 SHPT 的外科手术适应证主要基于明确的严重症状或存在骨骼病变的证据。KDIGO 指南将骨病（bone disease，MBD）定义为一种病理实体，包括某些实验室检查结果、异位钙化、骨折。他们将这一系列发现称为 CKD-MBD。

目前，在许多新型药物治疗投入临床应用的背景下，外科手术治疗仍然存在。VDR 激动剂、拟钙剂和不含钙的磷酸盐结合剂已被证明可抑制 PTH 分泌和骨质转换。然而，必须记住，药物治疗可能会导致持续性高钙血症和（或）高磷血症；并且药物治疗可能与影响生存的心血管并发症有关。

尽管手术指南因地域而异，但都倾向于当 SHPT 严重且对药物治疗产生抵抗时应考虑手术。PTx 已被证实可以减少心血管并发症、改善患者生存。由专业外科医生进行的 PTx 通常可以使血清钙和磷酸盐水平显著持续下降。

美国肾基金会制定的 K/DOQI 指南推荐，对具有严重 SHPT（持续性血清 PTH > 800 pg/ml）伴高血钙和（或）高血磷且对药物治疗耐药的患者，应行 PTx。

欧洲的一个有关肾性骨营养障碍的临床算法指南推荐：当 PTH 水平增高（> 50 pmol/L）在药物治疗持续 2 个月后下降不超过 50% 时，或有持续性的高血钙或高血磷，或有持续的临床症状伴甲状旁腺显像示甲状旁腺直径超过 1 cm 时应行 PTx。

2006 年和 2012 年 JSDT 治疗指南（框 61.4）对 SHPT 的药物治疗和外科治疗做出了如下建议：推荐 PTx 用于药物治疗和 PEIT 难以治愈的重度 SHPT，且患者只有一个甲状旁腺肿大，并处于合适位置。指南建议将存在完整 PTH 水平> 500 pg/ml、高磷血症和（或）高钙血症难以通过药物治疗控制的 SHPT 定义为严重的 SHPT。这些指南将高血清 PTH 定义为严重的 SHPT，但必须提及的是血清 PTH 值还会受血清钙水平以及 VDR 拮抗剂和拟钙剂的影响。

肿大甲状旁腺的大小是预测药物治疗疗效的重

框 61.3 西那卡塞治疗期 SHPT 患者的手术适应证

1. 当 SHPT 患者对维生素 D 或维生素 D 类似物耐药仍认为患者能考虑长期生存时
2. 严重 SHPT 明显影响生活质量时
3. 有严重不良反应或依从性差无法继续西那卡塞治疗时
4. 西那卡塞治疗不能有效降低 PTH 水平时
5. 合并需行甲状腺切除手术的甲状腺疾病时，特别是合并甲状腺癌时

框 61.4 JSDT 指南推荐的 SHPT 的手术适应证

必须包含的条件

1. 持续性的血清全段 PTH 水平> 500 pg/ml
2. 高磷血症（血清 P > 6 mg/dl）或高钙血症（Ca > 10 mg/dl）且对药物治疗无效
3. 测得腺体的体积达到 300 ～ 500 mm^3 或者最大直径超过 1 cm

临床表现

如果患者满足以下任意一项，应推荐行甲状旁腺切除治疗：

1. 畸形、骨折或骨矿物质含量进行性减少
2. 异位血管钙化及瓣膜钙化、肿瘤性钙质沉着、钙化防御、肺、肠、胃钙化
3. 神经肌肉精神症状：肌肉无力、步态障碍、易怒、失眠、注意力不集中、抑郁等。
4. 抗 ESA 贫血、营养不良、瘙痒、咳嗽
5. 心力衰竭（DCM 样心脏）
6. 严重的纤维性骨炎，高骨转换，骨痛、关节痛、骨质流失、骨骼症状（骨和关节疼痛，肌无力，易怒，皮肤瘙痒，沮丧）

注：JSDT，日本透析治疗学会；PTH，甲状旁腺激素；ESA，促红细胞生成素；DCM，扩张型心肌病。

要因素。因此，我们建议临床中在积极的药物治疗之前，通过超声（ultrasound，US）确定甲状旁腺的大小。体积超过 500 mm^3 或直径超过 1 cm 的腺体很可能已发展为结节性增生，SHPT 可能对此类患者的药物治疗产生抗药性，因此，对于此类患者，PTx 可能优于药物治疗（框 61.3）。

术前影像诊断

从历史上看，PHPT 的术前定位研究通常被认为不如经验丰富的甲状旁腺外科医生的技能重要。大约 95% 的患者无须进行术前定位研究，由经验丰富的甲状旁腺外科医生为他们进行双侧颈椎探查后即治愈。最近，针对 PHPT 患者的重点探查已经普及，而术前定位又促进了这一点。对于包括 SHPT 在内的多腺体疾病（multiglandular disease，MGD）患者来说，一些专业的甲状旁腺外科医生不需要术前影像学检查；然而，在我中心，我们常规进行术前影像诊断以定位和检测结节性增生性甲状旁腺。

检测甲状旁腺肿大有以下几种方法，包括超声、计算机断层扫描（computed tomography，CT）、闪烁扫描、磁共振成像（magnetic resonance imaging，MRI）和正电子发射体层成像（positron emission tomography，PET）。（见第 54 章，甲状旁腺术前定位检查）。超声可以测量受累甲状旁腺的 3 个维度，并且可以使用公式来估计腺体的体积：高度 a× 宽度 b× 深度 c× π/6。超声有它的优点和缺点。优点包括：价格便宜，不涉及辐射或造影剂暴露，无创，可识别甲状腺病理，并且可以根据需要进行针刺活检。缺点包括：超声诊断依赖于操作者，可能会错过胸骨下甲状旁腺或位于气管后或食管后位置的腺体。超声允许进行细针穿刺抽吸（fine-needle aspiration，FNA）活检和 PTH 值的测量。

四维计算机断层扫描（four-dimensional computed tomography，4D-CT）、单光子发射计算机体层成像（single-photon emission computed tomography，SPECT）和 CT 最近已投入应用，它们可能有助于识别甲状旁腺的供血动脉，并且可能有助于检测较小的腺体。

SHPT 外科手术过程

如前所述，治疗方式因地理区域和地区理念而异。甲状旁腺次全切除（subtotal PTx）；甲状旁腺全切除（total PTx）加自体移植；甲状旁腺全切除不加自体移植均已被广泛接受。此外，一些机构在初始手术时进行常规胸腺切除术[40-43]。

Rothmund 等通过随机试验对比了甲状旁腺次全切除和甲状旁腺全切除加自体移植两种术式发现：两者之间 SHPT 的疗效和复发率无显著性差异。其他研究者也得到了相似的结论[46-54]。

因此，用于 SHPT 的手术治疗方法可能取决于外科医生的偏好。在作者看来，预计长期生存并将进行血液透析治疗而不期望 RTx 的患者，适合 total PTx 加自体移植。在这类患者中，HPT 复发风险是主要的问题，在 total PTx 加自体移植后 HPT 复发风险可以忽略不计[5, 55]。然而，在预期肾移植的患者中，subtotal PTx 是最佳的，因为它保留了部分甲状旁腺功能，以适应移植后的正常代谢环境[56-57]。

在确认所有甲状旁腺后，在诊断中应体现出残留腺体的大小。透析患者行甲状旁腺次全切除时，残留腺体的体积应与一个正常甲状旁腺腺体的体积相当。对于成功肾移植的患者，残留腺体的体积应等同于 4 个正常甲状旁腺腺体的大小。

SHPT 是一种典型的 MGD，是因为甲状旁腺细胞受到刺激，PTx 术后 SHPT 仍会有一定程度的持续存在。因此，为避免再次手术，应确认所有甲状旁腺腺体（包括额外腺体）。PTx 术后，需要进行充分的药物以避免 SHPT 复发[56-57]。

每种手术方式的优缺点见框 61.5。关于自体移植有多种选择，如移植时间，移植组织的量以及移植增生组织的类型。延迟移植是指确认存在甲状旁腺功能减退后，将冷冻保存的甲状旁腺组织进行自体移植。逻辑上讲，冷冻保存的自体甲状旁腺组织移植具有挑战性，且价格昂贵，并存在移植失败的可能，因此延迟自体移植尚未被广泛接受。

几处自体移植的部位已被提出，最初的移植位点由 Wells 等提出，即将甲状旁腺组织移植入前臂肌肉内[47]。该种移植方式可以通过双侧肘前静脉采样，

框 61.5 甲状旁腺次全切除术

甲状旁腺次全切除术的优点：
1. 初次手术后可保持甲状旁腺功能正常
2. 术式简单

甲状旁腺次全切除术的缺点：
1. 保留足够的甲状旁腺组织可能很困难
2. 存在甲状旁腺细胞种植的风险（甲状旁腺瘤病）

甲状旁腺全切除术加自体移植的优点：
1. 可以保留足量的甲状旁腺组织（移植）
2. 复发时，切除甲状旁腺组织较为容易

甲状旁腺全切除术加自体移植的缺点：
1. PTx 后立即出现甲状旁腺功能减退，需要大量的术后钙替代治疗
2. 可能存在甲状旁腺细胞扩散到肌肉组织的风险

注：PTx，甲状旁腺切除术；Ca，钙。

测量其 PTH 水平，进而评估自体移植甲状旁腺组织的功能。一些外科医生倾向于将移植物置于胸锁乳突肌内、前臂皮下、胸骨柄或腹部皮下脂肪层中。最近，有报道称将自体移植组织移植到胫骨前肌[57]。有人认为，在移植物依赖性复发时，相比肌肉而言，从脂肪组织中去除自体移植组织更容易。尚无前瞻性随机对照研究证明医生对哪种自体移植部位有明显的偏好。

自体移植甲状旁腺组织的选择是一个重要的问题，我们团队前期报道，当移植物为结节性增生组织时，移植依赖性复发的概率远高于移植物为弥漫性增生的腺体。

自体移植甲状旁腺组织的量是另一个问题。建议 MEN 1 型患者自体移植 10 ～ 15 块 1×1×3 mm 的甲状旁腺组织。因为 CKD 患者的最佳 PTH 水平可能较高，所以我们团队移植 30 块约共 90 mg 的甲状旁腺组织。

还有一个问题是，无自体移植的全 PTx 这种术式究竟扮演何种角色。该术式的优点在于疗法简单、复发风险很低。该术式的缺点是存在甲状旁腺功能减退的风险，需要大量的钙替代治疗，且可能诱发异位钙化和心血管并发症，同时手术导致的甲状旁腺功能减退可能使死亡率增加。由于肾移植术后存在甲状旁腺功能减退和无法控制的低钙血症的风险，KDQI 和 JSDT 指南建议预计肾移植的患者应避免无自体移植的全 PTx[21, 51, 58-65]。

目前，我们仍无法确定进展性 SHPT 的最适合的术式。术式的选择主要取决术者的个人倾向和患者的临床状况（即患者是否需要进行肾移植、患者年龄、PTx 后预期生存时间），以及患者对药物治疗的依从性[66]。

根据我们的经验，甲状旁腺次全切除术后常可因颈部甲状旁腺病变组织残留而出现 HPT 复发。与首次手术相比，再次颈部探查可增加喉返神经（recurrent laryngeal nerve，RLN）的损伤风险和甲状旁腺种植的风险。对于 PTx 术后需长期透析的患者，这种复发风险不可忽视。我们认为，甲状旁腺全切除加前臂自体移植更适合于 PTx 术后需长期透析的患者，因为当出现再次复发时，与颈部探查相比，将残余的甲状旁腺组织由前臂移除更安全且更简单。

术前检查与管理

通常对 SHPT 行全麻下 PTx。透析患者因为长期存在心血管疾病，而 PTx 能增加扩张性心肌病患者心功能不全的并发症，所以对具必须进行仔细全面的术前评估。术前应采取措施控制高钾血症，调节水平衡。鉴于全麻的高风险性，这些患者的手术最好在局麻下进行[67]。

手术方法

在 SHPT 中，潜在的代谢刺激作用于所有的甲状旁腺组织，基本上所有的腺体，包括额外腺体都是增生的。因此，为避免出现持续性或复发性 HPT，应确认所有甲状旁腺腺体，包括额外腺体。有报道显示，术前发现 SHPT 额外腺体的概率为 5% ～ 20%。处理原位甲状旁腺时将其周围的脂肪组织一并切除可有效避免额外腺体的残存。在我们的病例中，24.8% 的病例是残留的和分离的腺体。这些类型的腺体通常位于原始腺体周围，因此术中并不难发现。其中，最常见的额外腺体主要位于胸腺。这种位于胸腺的额外腺体往往可在术后镜下被发现并可通过组织病理学检查证实。在我们的病例中，有约 40% 的异位甲状旁腺位于胸腺。施行颈部手术时一并切除胸腺可以有效避免遗漏腺体。其次，气管和食管旁也常可出现异位腺体，仔细探查这些区域同样重要。

RLN 与甲状腺下动脉的交叉点是探查甲状旁腺的常用的标志点（图 61.6）（见第 36 章，喉返神经的外科解剖和监测；第 55 章，原发性甲状旁腺功能亢进的手术治疗原则）。上级腺体通常位于交叉点之上背邻 RLN（图 61.6，A 区）。如果在这个区域不能发现腺体，应继续探查 RLN 的腹侧（图 61.6，C 区）。当沿着甲状腺下动脉仔细探查时，有时在朝向后纵隔的食管旁可探及甲状旁腺（图 61.7）。如果在以上区域都未探及上极旁腺，那么同侧腺叶上极和腺叶后表面均应松解。应仔细探查甲状腺上动脉周围区域、RLN 的前内侧区域（毗邻 Berry 韧带）。探查的区域还应包括食管和颈动脉鞘的外侧和后部区域。如果无法识别腺体，可以进行同侧甲状腺部分切除术。

下极甲状旁腺通常位于标志点和 RLN 腹侧的下方。如果在这个区域未发现腺体，则应探查甲状胸腺韧带，同时经颈部切口切除同侧的胸腺组织，解剖气管旁的脂肪组织（气管旁的中央区淋巴结）及甲状腺上叶的上极部位可能探及未下降的甲状旁腺。下甲状旁腺有时可位于胸腺内，当发现胸腺未降时应将其切除（图 61.8）。颈动脉周围以及气管背侧也是常常需探查的区域。按照以上方法探查如果仍未发现腺体，应将同侧的甲状腺腺叶切除。切除甲状旁腺组织时应重点注意避免甲状旁腺被膜的损伤破裂——防止甲状旁腺细胞遗留在周围组织中[68-69]。

在治疗甲状旁腺手术后将继续长期血液透析治疗并有望延长生存期的患者时，我们更倾向于全 PTx 联合前臂自体移植和从颈部切口切除胸腺组织。

术中 PTH 监测有助于判断 SHPT 中病理性甲状

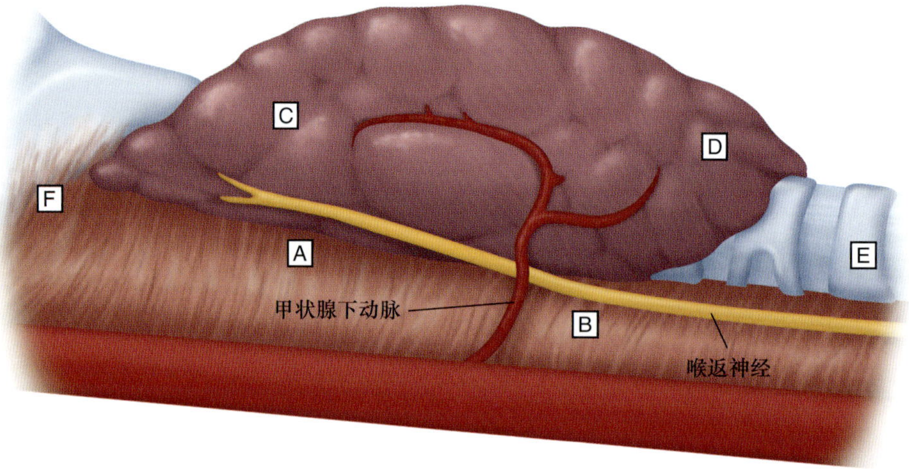

图 61.6 甲状旁腺的位置。A 区，喉返神经与甲状腺下动脉交界处（标志点）的上方喉返神经的背侧。B 区，标志点的下方和喉返神经的背侧。C 区，标志点的上方和腹侧神经。D 区，标志点的下方和腹侧神经。E 区，包括甲状腺韧带和胸腺舌在内的气管旁区域。F 区，上叶上方

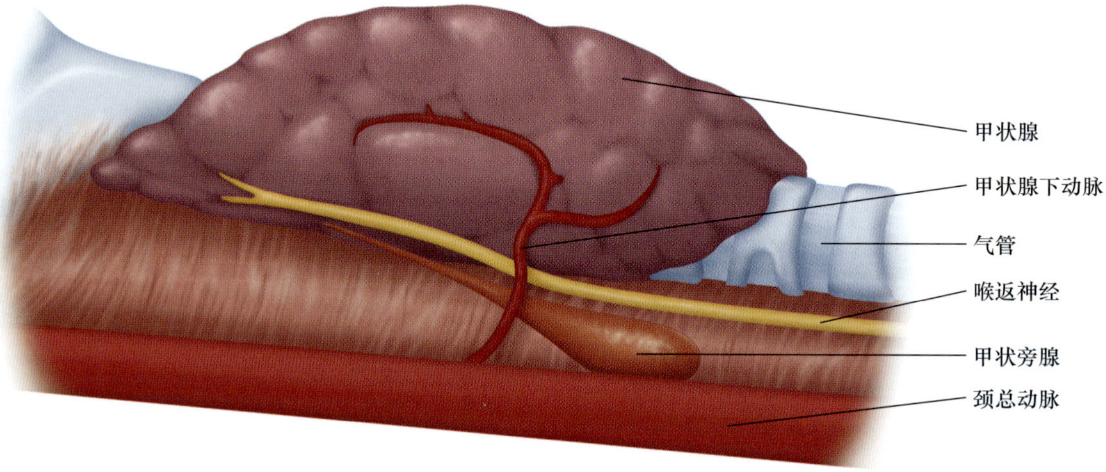

图 61.7 上甲状旁腺很少下降到纵隔

旁腺组织是否充分切除。但是，我们应该记住，部分 PTH 在肾中代谢，因此 1-84 PTH 的半衰期受尿毒症的影响。根据我们的经验，如果完整的 PTH 水平下降到手术开始时水平的 30% 以下，则应判断切除完全[70]。

识别所有的甲状旁腺腺体后，在诊断中应体现出残留腺体的大小。透析患者行甲状旁腺次全切除时，残留腺体的体积应与一个正常甲状旁腺腺体的体积相当。对于成功肾移植的患者，残留腺体的体积应等同于 4 个正常甲状旁腺腺体的大小。

选择何种增生的甲状旁腺组织进行自体移植，对于预防移植物导致的 HPT 复发来说很重要。我们发现，当移植物为结节性增生组织时，复发率远高于移植物为弥漫性增生的腺体。移植部位及手术方法是另一个需要关注的问题，目前广泛接受的移植方法是将甲状旁腺组织切成小片并移植到前臂肌肉内的方法。一些外科医生倾向于将移植物置于胸锁乳突肌内、前臂皮下、胸骨前或腹肌及胫骨前肌中。目前，尚缺乏前瞻性随机对照研究证实哪个部位更适合移植。

将切除的甲状旁腺组织置于冷盐水中保存（图 61.9），经组织病理学证实后将弥漫性增生的腺体切成 1 mm×1 mm×3 mm 的薄片进行移植[21, 51, 65]（图 61.10）。在无动静脉瘘的前臂肱桡肌上做多个小切口，在每个小切口放置一个薄片。最后使用不可吸收缝线封闭切口。大约有 90 mg 的甲状旁腺组织被种植到总

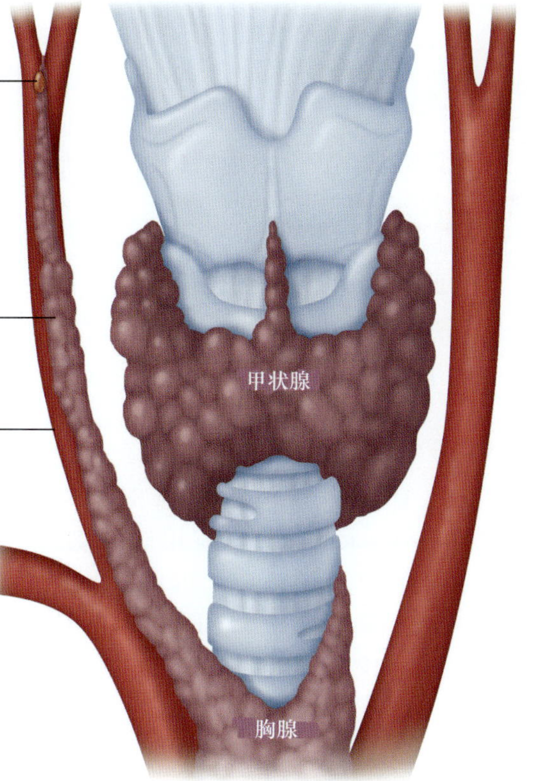

图 61.8　胸腺未降，甲状旁腺位于未降胸腺舌的顶部

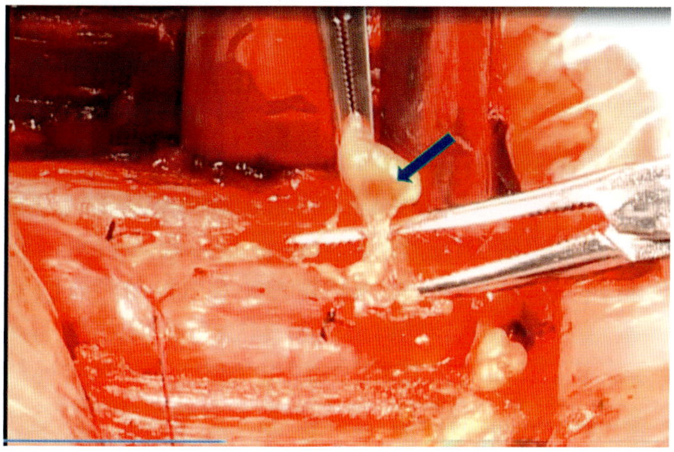

图 61.9　位于甲状腺下极周围脂肪组织中的小甲状旁腺与脂肪组织一起被切除

数为 30 的切口中（图 61.11）。

术后管理

SHPT PTx 术后可能需要解决几个问题，例如监测术后出血、评估声带功能以及监测水中毒、高钾血症及低钙血症。

透析患者的出血风险增加。为防止术后出血，术中止血应仔细。可以考虑放置引流管和止血材料。尽管采取以上措施，术后出血也无法完全避免。根据我

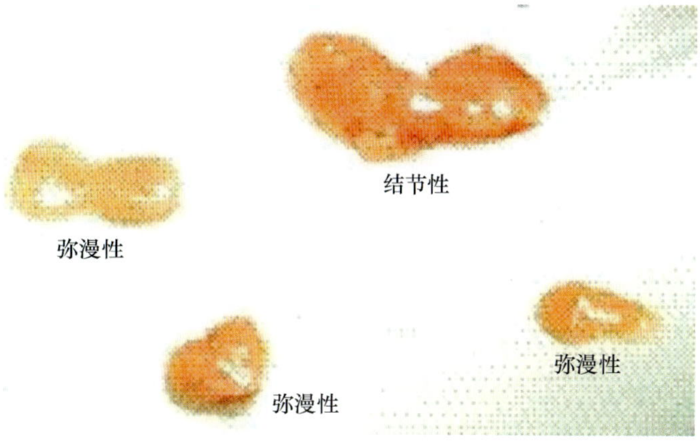

图 61.10　由弥漫性增生的甲状旁腺制成 1 mm×1 mm×3 mm 切片

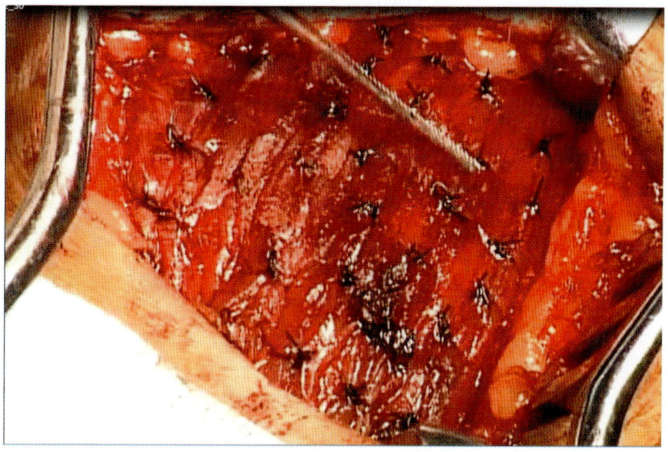

图 61.11　将 30 片甲状旁腺切片自体移植到肱桡肌中

们的经验，每 500 例患者中就有 1 例发生出血。手术后需要仔细随访。

RLN 的损伤是一个重要的问题。服用西那卡塞后，可能经常发生甲状旁腺纤维化和出血伴梗死。后者可能会引起甲状旁腺周围的粘连，导致 RLN 难以解剖和麻痹（图 61.12）。我们发现术中 RLN 神经监测有助于预防 RLN 损伤，尤其是在 PTx 前已经有 RLN 单侧瘫痪的患者（见第 36 章，喉返神经的外科解剖和监测）。

PTx 术后的早期血钙水平会快速下降。通常患者会出现严重的骨饥饿综合征。血钙、血磷大量在骨组织聚集，增强骨化作用。移植后甲状旁腺组织的功能通常在 2～3 周后恢复。因此，不同机构都有其补充血钙的方法。我们一般是在血钙水平下降至低于 9 mg/dl 时开始钙离子替代治疗。碱性磷酸酶（alkaline phosphatase，ALP）水平在 PTx 术前超过 500 IU/L 时患者可出现严重的骨饥饿综合征。对于这类患者，我们通过中心静脉导管每天给予 1200 mg 钙进行初始替代治疗，同时给予口服钙剂和维生素 D 补充（阿法骨化三醇 3 μg/d 和

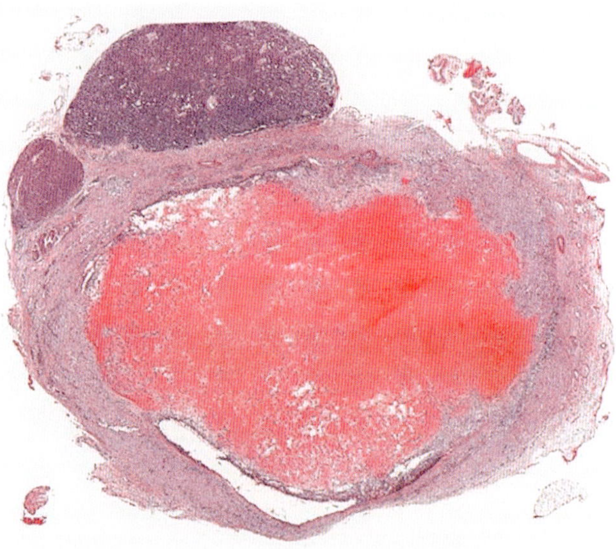

图 61.12 西那卡塞暴露后经常会出现出血性梗死和纤维化

碳酸钙 12 g/d），如果 ALP 水平低于 500 IU/L，可仅给予口服钙剂和维生素 D 补充治疗，停止静脉输入钙剂。通过调整钙剂和维生素 D 的剂量，最终使血清钙离子的水平维持在 8 ～ 9 mg/dl。最近，研究表明在服用 VDR 拮抗剂和（或）西那卡塞的患者中，严重饥饿骨的发生率有所降低。有时由于高钾血症和（或）水分过多，需要紧急血液透析。

PTx 术后需要仔细进行随访。应通过适当的药物治疗将血清钙、磷和 PTH 水平保持在理想范围内，以防止复发性 HPT、动力缺失性骨病和异位钙化[71-74]。PTx 术后的药物治疗对于预防复发性 HPT 和动力缺失性骨病有重要作用。当全段 PTH 水平少于 100 pg/ml 时，血钙水平应控制在 8 ～ 9 mg/dl。当全段 PTH 水平超过 100 pg/ml 时，血钙应维持在 9 ～ 10 mg/dl。医生必须了解导致动力缺失性骨病发展的两个原因，一是低 PTH 水平（尤其是在 PTx 手术创伤之后）；二是 CKD 中固有的 PTH 的骨抗性（这可能与异位钙化有关）。

移植甲状旁腺组织的功能

移植的甲状旁腺组织的功能的判定可通过测量肘前静脉采集血样的 PTH 水平获得。PTH 梯度是指种植侧前臂的 PTH 水平与对侧前臂的 PTH 水平的比值。当 PTH 梯度超过 1.5 时，表明移植物有功能。在我们的患者队列中，几乎所有移植的甲状旁腺组织功能均可恢复[75]。

PTx 的疗效显著。PTx 术后血钙和血磷水平可达到治疗 SHPT 所推荐的范围，并且至少可维持 3 年。SHPT 的症状（即骨痛、沮丧、瘙痒和疲劳）在 PTx 成功后均可缓解。PTx 术后骨代谢可明显改善，X 线吸光测定法证实，骨皮质中的骨矿物质容量增加。骨活检也显示 PTx 术后骨吸收即被抑制，骨化过程加速。透析患者 PTx 术后骨折的发生风险明显低于对照组[10, 76-78]。

众所周知，PTx 术后钙化防御和瘤样钙质沉着可显著改善。然而即使 PTx 成功，血管和血管钙化通常不受影响[75, 79-85]。因此，PTx 应在钙化进展前的早期进行。据报道，PTx 术后其他获益还包括对贫血[86-87]、肌力、营养状态[78, 88]、认知能力[89]、免疫系统[90-91]和血压[92]的有益影响。

死亡率和并发症

PTx 有望提高透析晚期 SHPT 患者的生存时间[93-97]。Kestenbaum 等应用美国数据库进行了大样本的回顾性观察研究，得出 PTx 组的生存时间约为 560 天，明显长于非 PTx 组[98]。Costa-Hong 等研究了晚期 SHPT 透析患者的心血管事件和死亡率，发现 PTx 与患者心血管事件和总死亡率的降低相关。最近，Komaba 等评估了接受 PTx 的日本血液透析患者的死亡率；临床医生将这些患者与没有行 PTx 的晚期 SHPT 患者进行了比较。临床医生报道，PTx 组患者的 10 年总生存率优于非 PTx 组患者。有人提出，PTx 降低了死亡率主要是由于其可预防心血管并发症的发生，因此，为提高远期生存率，对年轻透析患者应行 PTx[99-102]。

在我们的病例中，PTx 术后死亡率（被定义为 PTx 术后 1 个月内的死亡）约为 3/3500（0.09%）。死亡的 3 名患者 PTx 术前均有慢性心力衰竭病史。在专科医生实施的手术中，喉返神经麻痹导致声音改变的发生率不到 1%，切口出血和再次手术的发生率不到 0.3%。约 5.8% 的患者术中发现甲状腺癌。如果术前超声检查怀疑为甲状腺癌，应同时行甲状腺切除[103-104]。

持续性和复发性 HPT

对于 SHPT，很难定义复发性或持续性 HPT，因为 PTx 术后的血钙水平很容易受到药物治疗的影响。我们常规在 PTx 术后 1 天测量全段 PTH 水平，且当 PTH 最低值水平高于正常范围的上限（60 pg/ml）时即诊断为持续性 HPT（一个或多个腺体可能被遗留）。如果 PTH 最低值水平下降至低于 60 pg/ml 且随着时间的推移 PTH 水平逐渐升高至需要再手术时，则诊断为复发性 HPT[105]。

我们的病例中初次 PTx 时切除腺体的数量如下：约 3.9% 的患者初次手术摘除腺体的数量少于 4 个；17.3% 的患者在初次手术中即已探查到额外的腺体[106-108]。

根据前期的定义，持续性 HPT 的发生率约为 4%。纵隔内甲状旁腺是持续性 HPT 的显常见原因。纵隔内甲状旁腺最常见于主动脉肺动脉窗。

对于复发性 HPT，应考虑到甲状旁腺全切除加前臂自体移植术后可导致 PTH 过多分泌的因素，包括移植腺体功能亢进、颈部或纵隔腺体残留、甲状旁腺癌远处转移或甲状腺周围甲状旁腺组织种植等（框 61.6）。

再手术前通过影像学定位检测可靶向的病灶是十分必要的（见第 63 章，甲状旁腺再次手术）。首先，应明确复发原因是由于移植腺体还是由于具他因素，可通过 PTH 梯度检测或 Casanova 试验判定。当阻断移植侧前臂血流后，如果 PTH 水平不能显著下降，则表明复发原因并非由移植物所致，而可能由颈部或纵隔内残留腺体所致。复发如由移植物所致，则应行 MRI 或超声检查评估移植物大小。为避免再次手术，应将移植的高功能甲状旁腺组织连同周围肌肉整块切除（图 61.13 和 61.14）。即使整块切除，通常仍有微量甲状旁腺组织残留。不至于出现甲状旁腺功能低下。移植物所致复发频率一直在逐渐增加，在我们单位，初次 PTx 术后 10 年的复发率为 17.5%。

框 61.6 SHPT 初始 PTx 术后 PTH 过分泌的可能原因

1. 自体移植物功能过剩
2. 颈部或纵隔残留腺体（纵隔，甲状腺内，未下降腺体等）
3. 甲状旁腺种植
4. 甲状旁腺癌（远处转移）

PTH，甲状旁腺激素；PTx，甲状旁腺切除术；SHPT，继发性甲状旁腺功能亢进

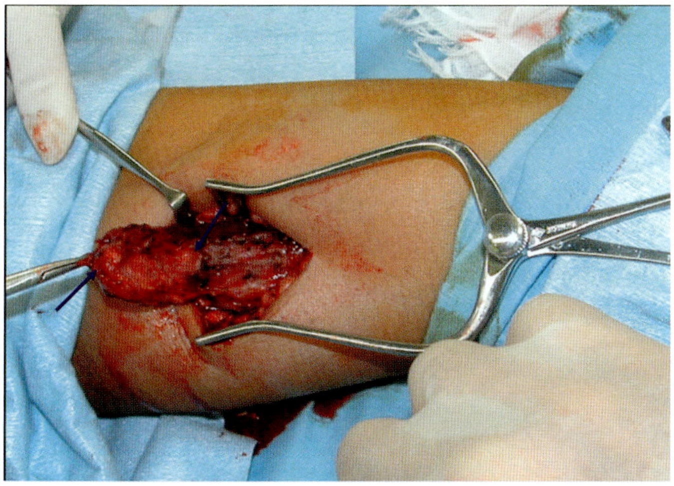

图 61.13 移植物依赖性复发性继发性甲状旁腺功能亢进症（SHPT）。扩大的自体移植物与周围肌肉一起切除，以避免再次手术

如复发原因不是移植物，则应首先对残留腺体进行超声评估和甲氧基异丁基异腈扫描。在我们单位，颈部或纵隔内残留腺体所致复发的发生率仅为 1.4%。复发性 HPT 患者的残留腺体通常位于气管旁 /Berry 韧带区、胸腺、纵隔、甲状腺内或未下降的腺体内。表 61.1 为我们单位的初次 PTx 和再次手术中所见异位腺体部位的发生频率[109]。

我们发现，对于在外院接受初次手术的患者，因难以探查 RLN，再次颈部探查往往比较困难。我们推荐术前查阅初次手术全部记录，并行术中神经监测以识别 RLN。异位腺体的常见残留部位包括胸腺舌部。未下降腺体和 Berry 韧带周围的腺体常被遗漏[110]。

甲状旁腺种植也是一个问题。这一术语是指颈部或纵隔内的多灶性良性高功能甲状旁腺组织。甲状旁腺种植通常是由外科探查或 PEIT 时甲状旁腺被膜破裂导致。甲状旁腺种植很难通过影像学证实。即使完整切除包括甲状腺在内的组织，高 PTH 水平仍可持续存在。

对于常规影像学方法无法明确 PTH 过分泌原因的患者，笔者建议行胸部 CT 扫描。对于甲状旁腺种植或远处甲状旁腺癌转移的患者，外科治疗不能控制

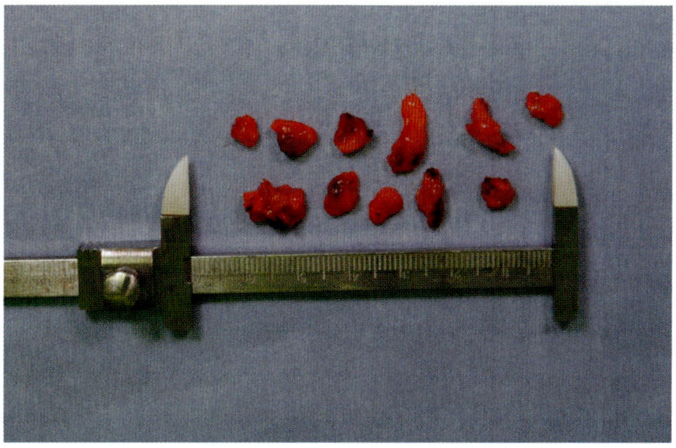

图 61.14 移除自体移植结节

表 61.1 我们单位的初次和再次手术中所见异位甲状旁腺部位的发生频率

未下降腺体	0.97%
甲状腺内	2.2%
毗邻 Berry 韧带	1.3%
纵隔 *	1.38%
甲状旁腺种植	0.3%
甲状旁腺癌 **	0.14%

* 纵隔内异位腺体经胸骨切开术或内镜手术摘除
** 有远处转移

HPT。对于此类患者，给予西那卡塞可有效控制高钙血症[111-114]。

三发性甲状旁腺功能亢进症

成功的肾移植术后持续性甲状旁腺功能亢进症

临床表现

肾移植成功后的甲状旁腺功能亢进症（hyperparathyroidism，HPT）称为 THPT。常见的骨代谢紊乱包括骨质流失、高骨折风险和心血管并发症，骨代谢紊乱可影响肾移植患者的致病率和死亡率。肾移植患者发生骨代谢紊乱的三大主因：肾移植时已经存在的肾性骨病、免疫抑制剂和肾移植术后肾功能减退[115-119]。众所周知，成功的肾移植术后可能存在持续的难治性 SHPT，对于这类患者，有时需考虑行 PTx[120]。

成功的肾移植术后有 1% ～ 5% 的 SHPT 患者需要外科干预。预测 THPT 患者需行 PTx 的因素包括：肾移植前长期透析、探查到增大的甲状旁腺及存在结节性增生的甲状旁腺组织。实验室检查显示高钙血症、低磷血症，中度上升的 PTH 水平以及通常升高的 ALP。多数 HPT 患者在肾移植术后的第一年里，高钙血症和低磷血症通常可以缓解[121-122]。

THPT 患者还可出现骨疼痛或关节疼痛、骨折、骨质流失、肾结石、软组织或血管的钙化，包括肾钙化，以上都可能影响移植肾的功能。通常通过超声或 MIBI 扫描可以发现增大的甲状旁腺[123]。

药物治疗和手术适应证

目前，西那卡塞已被用于 THPT 的治疗。有报道称，对于 THPT 患者，西那卡塞可控制 HPT 和高钙血症，而极少出现药物不良反应。然而，对于 CKD 3 期或 4 期的 THPT 患者，西那卡塞治疗尚未获得批准，仍具有较大争议[123-125]。

对于伴有难治性 HPT 的 THPT 患者，PTx 是最有效的治疗方法。然而，对 THPT 的外科适应证和手术时机仍存在争议，因为在肾移植术后 1 年内高钙血症可以自发缓解。通常当甲状旁腺增生发展到结节性增生时，成功的肾移植也不可逆转 SHPT。通过超声评估腺体的大小可使外科医生得知产生 PTx 术后 SHPT 反应的可能性。框 61.7 所示为 THPT 患者的 PTx 适应证[126-127]。

表 61.7 THPT 患者的 PTx 适应证
1. 肾移植术后持续性高钙血症超过 6 个月
2. 骨矿物质密度低
3. 肾结石或肾钙质沉着
4. THPT 所致的移植肾功能恶化
5. HPT 症状（骨关节病、骨折、瘙痒、疲劳、沮丧、易怒、失眠、消化性溃疡等）
6. 超声检查证实的甲状旁腺腺体增大

外科手术

甲状旁腺次全切除和甲状旁腺全切除加自体移植是被广泛接受的 THPT 术式。不伴自体移植的甲状旁腺全切除可能导致术后不可控制的低钙血症，不适于 THPT 患者。多数内分泌外科医生对成功肾移植术后 THPT 患者倾向于行甲状旁腺次全切除，残留腺体的体积相当于 4 个正常甲状旁腺腺体大小，以避免甲状旁腺功能低下和低钙血症[128-131]。

目前，THPT 患者 PTx 术后的肾功能恶化已引起关注。肾功能损害的原因之一是暂时性甲状旁腺功能低下假说：PTH 对入球小动脉具有扩张效应，对出球小动脉具有收缩效应，这些效应可能是由肾素释放介导的。肾功能恶化最早出现在 PTx 术后第一周。肾功能通常会出现短暂但平稳的提升，且多年后会超过基线水平。对于 THPT，甲状旁腺次全切除（替代甲状旁腺全切除加自体移植）可能有助于更好地保存肾功能。

参考文献

如需完整的参考文献列表，请访问 http://pincode.yiaiwang.com。

62

多发性内分泌肿瘤综合征的甲状旁腺治疗

Tracy S. Wang, Douglas B. Evans
葛明华　郑传铭　译　田文　审校

原发性甲状旁腺功能亢进症（primary hyperparathyroidism，PHPT）是指血清钙水平升高，并伴有甲状旁腺激素（parathyroid hormone，PTH）的异常抑制。其中以散发性疾病最常见；然而，在一小部分患者中，它可能是家族性综合征的一部分。这些遗传性疾病包括多发性内分泌肿瘤（multiple endocrine neoplasia，MEN）1、MEN 2A、甲状旁腺-颌骨肿瘤综合征、家族性孤立性甲状旁腺功能亢进症和良性家族性低钙尿性高钙血症。本章重点介绍了 MEN 1 和 MEN 2A 患者的甲状旁腺功能亢进症（hyperparathyroidism，HPT）的外科治疗。

MEN 1

MEN 1 是一种常染色体显性遗传病，每 100 000 人中有 2～3 人患病；在男性和女性中同样常见[1-2]。MEN 1 的临床定义是单个患者同时患有 3 种最常见的肿瘤中的任意两种：甲状旁腺肿瘤（表现为 PHPT）、垂体肿瘤，以及胰腺神经内分泌肿瘤（pancreatic neuroendocrine tumor，pNET），通常包括胃泌素瘤、胰岛素瘤和无功能 PNET（图 62.1）。其他与 MEN1 相关的肿瘤包括面部血管纤维瘤、脂肪瘤、类癌、甲状腺肿瘤、无功能性肾上腺皮质瘤，以及罕见的嗜铬细胞瘤[3-4]。家族性 MEN 1 的临床定义为：MEN 1 的确诊病例且至少有一个一级亲属在这些部位中的一个或多个部位存在肿瘤。

MEN 1 基因检测

MEN 1 是由 *MEN 1* 基因的胚系突变引起的，该基因位于染色体 11q13；它编码一种 610 个氨基酸名为薄荷素的蛋白质。薄荷素蛋白在 DNA 复制和修复中发挥作用，并参与转录调控。*MEN 1* 基因突变通常导致 menin 蛋白被截短，根据二次突变假说，这就形成了肿瘤发生的机制；第一次基因突变由亲本遗传，并存在于所有细胞中。当 *MEN 1* 的第二拷贝在任何一个细胞中发生突变时，肿瘤的克隆性扩张就会启动，从而导致 MEN 1 相关肿瘤的发生和发展。

在 *MEN 1* 基因确定后的第一个 10 年内，发现了超过 1300 个基因突变，包括 1133 个胚系突变和 201 个体细胞突变；在 70%～90% 的 MEN 1 家族中发现了这些突变[1, 5]。尽管 *menin* 基因突变存在多样性，但对 MEN 1 患者的研究证实了以下的理论，即 *MEN 1* 基因性状来自相同的染色体基因座，因为超过 90% 的肿瘤在 11q13 上表现出杂合性缺失（loss of heterozygosity，LOH）；因此，肿瘤是由薄荷素基因突变引起的[3]。突变的异质性使 MEN 1 患者的突变分析具有挑战性。此外，至少有 10% 的 *MEN 1* 胚系突变为初始存在的[3]。从临床角度来看，这种异质性导致缺乏群体水平的基因-表型相关性（与 MEN 2A 相反）[1, 4, 6]。文献的回顾表明，一般来说，具有相同临床表现的不同家族在突变上具有多样性，同样，具有不同临床表现的不同家族也可能具有相同的 *MEN 1* 突变[4, 7-9]。然而，具体的突变类型和位点可能与 MEN 1 患者亲属中相对恒定的表型的表达有关[4]。

基因检测允许对已知种系突变的受影响患者进行前瞻性随访，这有助于早期手术干预并可能降低发病率和死亡率。此外，基因检测阴性的患者可以免于每年进行临床检测，并确保不会将突变传给他们的后代[1, 4]。最新的 MEN 1 患者管理指南包括以下建议用于遗传咨询和 MEN 1 种系突变分析：①有≥2 个 *MEN 1* 相关内分泌病（甲状旁腺、胰腺或垂体）的指示病例；②已

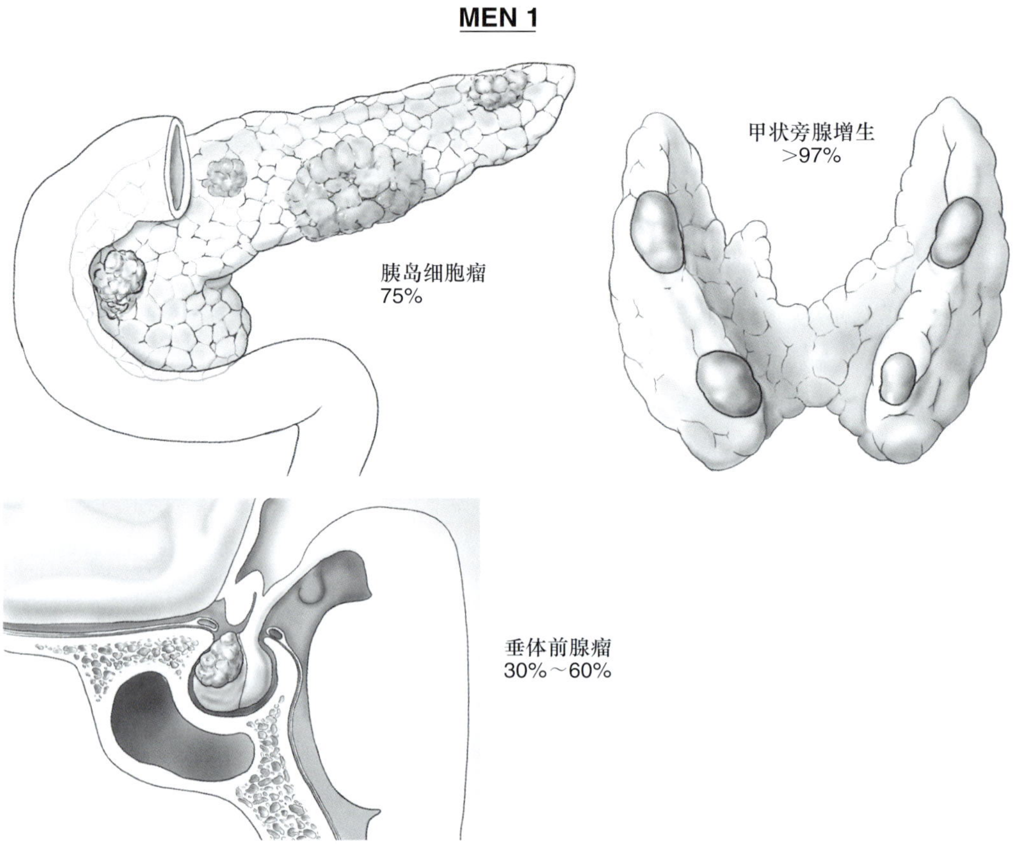

图 62.1 多发性内分泌肿瘤 1 型（MEN 1）最常见的临床特征（Printed with permission from © brysonbiomed.com.）

知 *MEN 1* 突变携带者的所有一级亲属；③具有可能与 MEN 1 一致的可疑或非典型特征的患者。后一类包括所有年龄小于 30 岁且已被诊断为 PHPT、多腺 PHPT、胃泌素瘤综合征、多发性 pNET（任何年龄）的患者，或患有≥ 2 个 MEN 1 相关肿瘤且不属于 MEN 1 相关肿瘤（例如 PHPT 和肾上腺肿瘤）的经典三联征的患者[3, 10]。一些专家建议对小于 40 岁的 PHPT 患者进行基因检测，但对 PHPT 患者进行基因检测的年龄阈值并不是绝对的。

对 *MEN 1* 携带者（已知种系突变）进行与 MEN 1 相关的内分泌肿瘤的定期筛查可能是有益的，因为早期诊断和任何必要治疗的适当时机可能有助于降低发病率和死亡率。所有特征的年龄相关外显率在 5 岁以下患者中接近于零，到 20 岁时大于 50%，到 40 岁时则超过 95%[3]。在大多数 MEN 1 患者中，PHPT 将是该疾病的首发表现；而在大约 15% 的患者中，首先出现高催乳素血症（有时无症状）。MEN 1 共识指南目前建议至少每年进行一次生化筛查，以获得从 8 岁开始的血清钙和完整 PTH 水平。其他生化评估包括催乳素、嗜铬粒蛋白 A、IGF-1 和胃肠激素（例如，胃泌素、空腹胰岛素、胰高血糖素、VIP 和胰多肽）。此外，建议每 1 ～ 3 年进行一次影像学检查，即胰腺、肾上腺和垂体的磁共振成像（magnetic resonance imaging, MRI）或计算机断层扫描（computed tomography，CT）[3]。

MEN 1 相关的甲状旁腺功能亢进症

MEN 1 相关 HPT 占所有 PHPT 病例的 2% ～ 4%。它的特征是多腺体疾病（multiglandular disease，MGD），所有甲状旁腺呈克隆性、不对称性增大[2-3, 12-13]。MEN 1 相关性 PHPT 的典型发病年龄在 30 岁或 40 岁，这通常是 MEN 1 的首发表现。应当注意的是，MEN 1 相关性 PHPT 在 50 岁时几乎完全外显（> 90%）[3, 14-15]，MEN 1 相关性 HPT 比散发性 PHPT 患者早约 30 年发病。

与 MEN 1 相关的 PHPT 患者的症状与散发性 PHPT 患者的症状相似，包括：肾结石、骨密度下降、肌无力、疼痛以及神经认知症状，如疲劳、抑郁、情绪变化、睡眠障碍以及记忆力和注意力障碍。与 MEN 1 相关的 PHPT 患者可能有较长的无症状期，但由于 HPT 复发，疾病进展通常更快。即使没有症状，携带者在 35 岁之前也会出现明显的骨密度下降[2, 14, 16]。MEN 1 可同时引起 PHPT 和 Zollinger-Ellison 综合征（胃泌素瘤），高钙血症会增加胰腺和十二指肠肿瘤的胃泌素分泌。

根据 MEN 1 相关 PHPT 的二次突变病因假说，甲状旁腺的受累通常是不同步和不对称的。据报道，在初次手术时，有 12% ～ 55% 的患者甲状旁腺大体正常，尤其是年轻患者[2, 5, 14]。据推测，在单个甲状旁腺同时发生**二次突变**的可能性极低，但甲状旁腺发生二次突变的可能性随着时间的推移而增加。因此，随着年龄的增长，出现表型正常的甲状旁腺的可能性逐渐降低[17]。在多达 20% 的受累患者中发现存在多发性（超过 4 个）和异位甲状旁腺，这些腺体可能位于胸腺内、甲状腺内或前纵隔中。这可能与受刺激的甲状旁腺残留物（胚胎甲状旁腺残留物）的存在有关[5, 14]。MEN 1 相关 PHPT（甲状旁腺癌）的恶性进展尚未见报道。

手术适应证

MEN 1 患者的甲状旁腺切除术指征与散发性 PHPT 患者并无区别[3, 5, 11-13, 18]。对于有症状的 PHPT（肾结石、消化性溃疡病、脆性骨折）的患者，尤其是 Zollinger-Ellison 综合征（即使无症状）引起的高胃泌素血症患者，建议进行甲状旁腺切除术，因为手术成功可能会显著减少胃泌素分泌[19-21]。近期无症状 PHPT 患者管理指南建议对符合以下条件之一的无症状 PHPT 患者进行手术：①血清钙水平高于参考范围 1 mg/dl（0.25 mmol/L）；②年龄＜ 50 岁；③肾脏受累，包括肌酐清除率＜ 60 ml/min、24 h 尿钙＞ 400 mg/d、通过生化结石风险分析增加结石风险、影像学检查中存在肾结石或肾钙质沉着症；④骨骼受累，包括双能 X 射线吸收测定法（dual energy x-ray absorptiometry，DXA）测得的骨密度与任一部位 T 值＞ 2.5 一致或影像学表明椎骨骨折[11, 18]。美国内分泌外科医生协会（The American Association of Endocrine Surgeons，AAES）PHPT 管理指南还建议（强烈推荐，低质量证据）对被认为由 PHPT 引起的神经认知和（或）神经精神症状的患者进行甲状旁腺切除术[11]。

对于 MEN 1 相关 PHPT 患者，特别是在那些无症状或症状轻微的患者中，尚不清楚早期手术治疗是否会降低发病率或死亡率。早期甲状旁腺切除术能降低 PHPT 的长期影响，尤其是在年轻患者中以及在骨骼影响方面。因此，应将骨矿物质密度评估充分应用于手术的计划和时间安排中[12, 14, 16, 22]。早期干预还可能改善其他伴随的内分泌疾病的症状，例如高胃泌素血症[14]。然而，推迟手术可能会有利于发现所有甲状旁腺，因为它们可能会更大且更容易定位，包括存在多余的 / 异位腺体，从而可能有助于初始手术。延迟干预也可能降低持续性 / 复发性疾病的可能性，以及未来再次手术甲状旁腺切除术的必要性[14]。

考虑到 MEN 1 甲状旁腺功能亢进症患者多腺体增生的高可能性，以及术中双侧探查和术中识别所有甲状旁腺的必要性，在首次甲状旁腺切除术前使用术前定位检查（例如，^{99m}Tc-MIBI-SPECT/CT，颈部超声检查，或 CT）对 MEN 1 相关性 PHPT 患者的异常甲状旁腺进行定位仍然存在争议。然而，影像检查可能有助于异位或多余腺体的识别 / 定位。因此，一些研究人员（包括作者）倾向于使用定位检测来防止遗漏的异位体从而避免手术治疗失败。此外，最近的研究主张对某些术前影像提示单侧腺体疾病的患者进行单侧清扫。颈部超声同样适用于所有患者；最近的指南建议对任何可能需要切除甲状腺的并发甲状腺病变进行评估[11, 23]。

MEN 1 相关 PHPT 的外科治疗

MEN 1 相关 PHPT 的手术治疗的早期和远期结果均不如散发性 PHPT，这是因为甲状旁腺的增生在最初的手术或增生性残留物中看起来是大体正常的（并留在原位），随着时间的推移而肥大[14]。初始手术的目标是：①成功纠正高钙血症，同时将持续性或复发的风险降至最低；②避免永久性甲状旁腺功能减退症；③促进预期的未来复发性 PHPT 的手术治疗。对于 MEN 1 相关 PHPT 患者，首次手术的合理方案是甲状旁腺次全切除术（考虑经颈胸腺切除术）或甲状旁腺全切除术加切除的甲状旁腺组织异位自体移植（表 62.1）。最近，对于手术前影像上有局限性疾病的年轻患者，报道了单侧清扫一侧的甲状旁腺和胸腺切除术。仅切除肉眼可见增大的腺体已被证明与持续 / 复发性疾病的发生率显著增加有关[21, 24-34]。

范围小于甲状旁腺次全切除术的术式

甲状旁腺次全切除术是指切除 3 ～ 3.5 个甲状旁腺。因此，与甲状旁腺次全切除术相比，切除 2.5 个甲状旁腺，留下至少 1.5 个大致正常的腺体在原位，并用钛夹或不可吸收缝线标记，以便于在随后的手术中识别。在 MEN 1 相关 PHPT 患者中，切除数量小于次全切除的术式与持续性或复发性 PHPT 高度相关，报告的发生率分别为 35% 和 61%[24-25, 27, 31, 33-35]。在 Arnalsteen 等对 79 名患者的回顾中，初次甲状旁腺切除术时仅切除增大的腺体的患者的再次手术率为 30%，而初次行甲状旁腺次全切除术的患者的再次手

表 62.1 MEN 1 和 MEN 2A 患者的 HPT 手术管理指南

临床情景	已执行手术	术前定位	甲状旁腺自体移植	自体移植物定位
MEN 1 初次手术	甲状旁腺次全切除术、经颈胸腺切除术	鼓励进行，寻找异位腺体	未行全甲状旁腺切除术或术中 PTH < 10 pg/ml 的情况下不进行	前臂
MEN 1 再次手术治疗复发性 HPT	切除局部腺体，术中 PTH 指导的手术范围（见正文）	是	是（除非术中甲状旁腺激素未能降至 < 10 pg/ml，这表明颈部仍有甲状旁腺激素残留）	前臂
MEN 2A 血钙正常	预防性甲状腺切除术	否	否	无
MEN 2A 血钙正常	侵袭性 MTC 的治疗性甲状腺切除术	否	是，强烈建议	取决于 RET 突变；如果突变与 HPT 相关，则使用前臂
MAN 2A 和 HPT	计划进行预防性或治疗性甲状腺切除术，并注意 HPT——切除异常的甲状旁腺，保留正常的甲状旁腺，假设术中 PTH 恢复正常；考虑经颈胸腺切除术	鼓励进行，寻找异位腺体	是，在所有侵袭性 MTC 患者和接受预防性甲状腺切除术且术中 PTH < 10 pg/ml 的患者中	前臂
MEN 2A，甲状腺全切 / 次全切除术，HPT	切除局部腺体	是	是，如果术中甲状旁腺素< 10 pg/ml	前臂
MEN 2A，甲状腺全切 / 次全切除术及复发性 HPT	切除局部腺体	是	是，如果术中甲状旁腺素< 10 pg/ml	前臂

术率为 7%（$P = 0.02$）[27]。

一项在荷兰进行的对 73 名接受甲状旁腺切除术的 MEN 1 相关 PHPT 患者的单中心回顾研究发现，切除数量少于甲状旁腺次全切除术式的患者持续 / 复发疾病的比例为 53%，甲状旁腺次全切除加自体移植的患者为 17%，甲状旁腺全切除加自体移植后的患者为 19%[28, 31]。在一项 12 项研究的 Meta 分析中，与接受甲状旁腺次全或全切除的患者相比，接受切除数量少于甲状旁腺次全切除术式的患者复发 PHPT 的优势比为 3.11（95%CI：2.00 ～ 4.84）[34]。在对 92 名初次接受甲状旁腺切除术的患者的回顾中，13 名（14%）接受切除数量少于甲状旁腺次全切除术式的患者与接受甲状旁腺次全切除或全切除的患者相比，中位无复发生存率更短（7 年 *vs.* 16.5 年；$P = 0.03$）。切除数量少于甲状旁腺次全切除术后 1 年、5 年和 10 年无复发生存率分别为 92%、69% 和 37%，甲状旁腺次全切除术后分别为 100%、80% 和 61%[25]。

鉴于术前成像准确性的提高和甲状旁腺切除术中甲状旁腺激素监测的常规使用，对术前影像检查提示单侧甲状旁腺疾病的患者，已有研究报道较少范围的初始甲状旁腺切除术的可能性[32]。在最初的报道中，8 名患者接受了“单侧清除”，定义为切除同侧颈部的两个甲状旁腺和颈部胸腺；16 名患者接受了甲状旁腺次全切除术。术后平均随访 47 个月，甲状旁腺次全切除组 68 个月，持续性病变发生率分别为 13%（$n = 1$）和 6.3%（$n = 1$），复发率分别为 13%（$n = 1$）和 31%（$n = 5$；$P = 0.62$）。虽然单侧清扫术的潜在优势是一侧“不受影响”，避免了重新切开瘢痕性的解剖术野，却促进了今后的再次手术，但应该指出的是，单侧组中有一名持续性疾病患者在同侧有持续性，这可能是由于腺体过多所致[32]。目前的数据仍然过于有限，无法常规支持这种方法。

甲状旁腺次全切除术

甲状旁腺次全切除术即切除 3 ～ 3.5 个甲状旁腺，在 MEN 1 相关 PHPT 患者初次手术时，它仍是首选手术方式，在最近的治疗指南中有“有中等质量证据的强烈建议”[11-13, 25, 27, 36-37]。甲状旁腺次全切除术的目标是实现长期血钙正常，同时将永久性甲状旁腺功能减退的风险降至最低。在一项规模最大的研究中，比较了 174 名 MEN 1 相关 PHPT 患者在 3 个时间段内的不同手术方法，随着甲状旁腺次全切除术的使用增加（25%、59%、51%；$P = 0.0004$），术后高钙血症的发生率下降（47%、15%、19%；$P < 0.0001$）。低钙血症的发生率（5%、15%、15%）无统计学意义[38]。

在一项包含 79 名在初次手术时切除了至少 3 个甲状旁腺的患者的队列中，甲状旁腺次全切除术后 PHPT 复发率为 33%，甲状旁腺全切除术后复发率为

23%。作者主张首选甲状旁腺次全切除术，而不是甲状旁腺全切除术。甲状旁腺全切除术与严重甲状旁腺功能减退症的发生率显显著升高有关；与甲状旁腺次全切除术相比，它需要钙和维生素 D 的长期治疗或延迟甲状旁腺自体移植（46% *vs.* 26%）[25]。对 32 名患者进行了一项关于甲状旁腺次全切除术与甲状旁腺全切除术和自体移植的随机、前瞻性单中心试验，平均随访时间为 7.5±5.7 年[30]。6 例（19%）患者发生 PHPT 复发，其中包括甲状旁腺次全切除术 17 例中的 4 例（24%），甲状旁腺全切除术 15 例中的 2 例（13%）（$P = 0.66$）。一过性甲状旁腺功能减退症的发生率并无差异（甲状旁腺全切除术中 47% 与次全切除术中 35%）。2 名（12%）接受甲状旁腺次全切除术的患者和 1 名（7%）接受甲状旁腺全切除术的患者出现永久性甲状旁腺功能低下。作者主张将甲状旁腺次全切除术作为首选手术。

一项对 37 名 MEN 1 相关 PHPT 患者的回顾性队列研究发现，20 名患者（65%）在初次手术后的中位 4 年内复发 PHPT；16 名患者（75%）在初次手术时切除了＜ 3 个甲状旁腺，其余 4 名患者进行了甲状旁腺次全切除术。在这 20 名患者中，16 名额外接受了 24 次甲状旁腺相关手术；在最后一次随访时，有 7 名患者（35%）发现了复发性 HPT。在对 22 名患者进行的 25 次自体甲状旁腺移植中，有 4 名患者仍然存在永久性甲状旁腺功能减退，这凸显了在 PHPT 复发风险和永久性甲状旁腺功能减退之间找到平衡的重要性，尤其是在 MEN 1 相关 PHPT 患者中，这种风险常出现在生命早期[12]。

在一项分析了 69 例复发性 MEN 1 相关 PHPT 患者的原因、时间和治疗的研究中，所有 69 例患者均进行了初始甲状旁腺次全切除术，60 例患者还接受了颈部胸腺切除术。初次手术后 15 例患者颈部有一个外观正常的腺体，54 例患者有 50 ～ 70 mg 的异常腺体残留。69 例患者中有 9 例（13%）在平均 85 个月（范围，12 ～ 144 个月）内发现了复发性 PHPT；5 例发生在残留甲状旁腺，3 例发生在以前“正常”的腺体中，1 例复发发生在腺体的残余中。2 名患者的第二次复发也是由多余的腺体引起的。复发与较长的随访时间相关（115 个月 *vs.* 66 个月，$P = 0.005$），这表明在某个时间点，MEN 1 相关的 PHPT 会在颈部（特别是如果未进行胸腺切除术）或自体移植部位复发，因为所有的甲状旁腺基因都是异常的[37]。

我们推荐的初始外科手术是甲状旁腺次全切除术和经颈胸腺切除术（表 62.1）。甲状旁腺次全切除术的完成有赖于识别所有 4 枚甲状旁腺和任何多余或异位腺体［通过在手术前使用 MIBI 和（或）CT 成像］。外观最正常（最小）的甲状旁腺应保持原位不受干扰，并且不应大于正常大小的 2 倍（约 40 mg）。对于大于该大小的腺体，应进行部分切除，注意不要在甲状腺床、胸锁乳突肌、胸骨甲状腺肌或食管壁内种植局部，以免造成病灶转移。如果要部分切除腺体，应在甲状旁腺上轻轻放置一个大金属夹，并在该水平处将腺体清晰分开；如果将来需要再次手术，该夹子还可便于识别腺体。如果腺体被部分切除，则应在切除剩余的甲状旁腺之前完成，以防腺体血供被断流。在继续切除其他剩余腺体之前，应仔细检查原位腺体的存活情况——如果无法存活，可以选择另一个甲状旁腺进行部分切除。

由于患者可能有异位或多生腺体，因此可进行经颈胸腺切除术。如果术中 PTH 水平仍可检测到（＞ 10 pg/ml），则不常规在非优势前臂进行自体甲状旁腺移植。这避免了未来发展自体移植物功能亢进的风险，也避免了需要确定复发性 PHPT 是否继发于自体移植物或残留的颈部甲状旁腺组织（因为甲状旁腺组织位于颈部和手臂）的风险。当 PHPT 复发时，在之前的甲状旁腺次全切除术后，应完成甲状旁腺全切除术加前臂自体移植。由于延迟自体移植物功能是 MEN 1 相关 PHPT 的一个众所周知的问题，一些研究人员倾向于在初始甲状旁腺次全切除术时进行前臂自体移植物；这是一个悬而未决的争议。

甲状旁腺全切除术加前臂自体移植

甲状旁腺全切除术包括切除所有 4 枚甲状旁腺以及任何异位 / 多余的腺体。这种激进的方法旨在避免颈部 HPT 复发，必须伴随自体甲状旁腺自体移植以避免永久性甲状旁腺功能减退。MEN 1 相关 PHPT 的甲状旁腺全切除术的主张基于其复发率很低；且当前臂自体移植物确实出现复发时，可以在局部麻醉下将其去除——这比颈部再次手术简单得多。Tonelli 等对 51 例患者进行研究，包括 45 例接受初始甲状旁腺全切除术的患者。在最后一次随访时，没有患者出现颈部复发，平均 7 年后，前臂有 5 例复发（10%）。然而，10% 的患者在初次手术后出现永久性甲状旁腺功能减退症[22]。同样，Lambert 等在接受甲状旁腺全切除术的 5 名患者中未发现颈部复发[12]。

自体甲状旁腺切除完成后，可以立即进行自体新鲜组织的甲状旁腺移植；如果无法检测到 PTH 水平，可以在几天后使用冷冻保存的组织进行移植[14, 39-40]。然而，由于与短期保存人体组织相关的机构复杂性，目前很少有中心允许冷冻保存甲状旁腺组织。自体移植的甲状旁腺组织应根据腺体的体积、颜色和质地从外观最正常的甲状旁腺获取。甲状旁腺组织应切成小块。自体移植的最佳部位是在非优势前臂的肱桡肌内，以防止移植物功能亢进时颈部需要再次手术。随访期间，从左右贵要静脉获得的血清 PTH 水平（肘前水平）可用于确认 / 监测自体移植物的功能。自体移植物通过切开肱桡肌筋膜进行；轻柔分开肌肉纤维，形成一个小口袋，将甲状旁腺组织的碎片置于其中。然后用不可吸收的缝线缝合口袋（我们使用蓝色 5-0 Prolene），并用金属夹子标记。报道的自体移植的最佳碎片数量在 5 ～ 25[39，41-42]。如果自体移植在延迟设置中进行，则应将装有冷冻保存的甲状旁腺碎片的小瓶置于 37℃水浴中，直到培养基解冻并随后清洗以消除保存液的毒性。自体移植前，应取一块组织进行冰冻切片为以确保为甲状旁腺组织。

甲状旁腺前臂自体移植的结果各不相同，可能是由于外科医生的经验和采用的不同自体移植技术所致。自体移植可能需要数年时间才能发挥功能。高达 40% 的自体移植可能失败并导致永久性甲状旁腺功能减退症[12，25，42]——因此有人担忧将甲状旁腺全切除作为 MEN1 相关甲状旁腺 PHPT 的初始治疗是否合适。Lambert 等描述了他们对 22 例患者进行 25 枚自体甲状旁腺移植的经验。10 例接受甲状旁腺次全切除术的患者进行 11 次自体移植，12 例接受 4 个或以上的甲状旁腺切除术的患者行 14 次自体移植。在最后一次随访时，15 个（60%）自体移植物有功能，1 个无功能，6 个（24%）无法评估。尽管进行了自体移植，仍有 4 名患者（18%）出现永久性甲状旁腺功能减退。2 名患者需要紧急治疗低钙血症并经常门诊就诊以评估血清钙水平。在用冷冻保存的甲状旁腺组织进行自体移植物修复后，一名患者在最后一次随访时仍存在甲状旁腺功能减退[12]。

患者在前臂自体移植物中也存在复发性 HPT 的风险。发生这种情况时，应进行前臂减瘤。根据我们的经验，术中超声引导有助于将自体甲状旁腺移植物减至最佳尺寸。超声引导结合术中 PTH 有助于肥大前臂自体移植物的管理。在一项研究中，234 名 MEN 1 相关 PHPT 或终末期肾病患者接受了甲状旁腺次全切除或甲状旁腺全切除联合自体移植，其中 8 名 MEN 1 患者接受了甲状旁腺次全切除联合自体移植。这包括 6 名在初次手术时接受甲状旁腺全切除术和自体移植的患者；患者还接受了初始甲状旁腺次全切除术，并需要进行甲状旁腺全切除术和自体移植治疗复发性 HPT。在这 8 名患者中，有 5 名在自体移植部位发生了复发性 HPT（均在初始全甲状旁腺切除术组），需要进行 6 次甲状旁腺增生（$n = 3$）或甲状旁腺瘤（$n = 3$）手术[43]。

经颈胸腺切除术的作用

我们常规进行经颈胸腺切除术，因为甲状旁腺在甲状腺韧带内可能存在异位甲状旁腺，其存在会增加复发性 HPT 的可能性。高达 30% 的家族性 PHPT 患者会出现增大的多余 / 异位腺体；此外，对于患有 MEN 1 的患者，胸腺切除术可预防胸腺类癌的发展[3，13]。Powell 等回顾性分析了 66 例接受初始甲状旁腺次全切除术和经颈胸腺切除术治疗 MEN 1 相关 PHPT 的患者。在 32 例患者中的 17 例（53%）在原位发现少于 4 枚甲状旁腺，在胸腺组织内发现了甲状旁腺组织[44]。初次甲状旁腺切除术时的胸腺切除术可降低 HPT 复发的可能性[37]。双侧胸腺切除术可以通过颈部切口安全地进行。在胸腺的颈端活动后，可以对胸腺组织施加温和的牵引力，以通过颈部切口尽可能多地去除胸腺。预防性胸腺切除术无须正中胸骨切开。

持续性或复发性 MEN 1 相关 PHPT 的治疗

高达 50% 的 MEN 1 相关 PHPT 患者将发展为持续性 PHPT（手术后 6 个月内出现高钙血症）或复发性 PHPT（在初次手术后超过 6 个月和正常钙血症一段时间后出现高钙血症）[24-26，36，38]。在生化上确认疾病复发后，必须确定复发部位。复发性疾病可能是由于甲状旁腺次全切除术后残余组织的生长，第一次手术时未切除颈部或纵隔的多余或异位组织，或自体移植物功能亢进。

再次手术指征与初次颈部探查指征相似。然而，潜在的患者并发症的风险必须与术后正常血钙的可能性相平衡。与第一次手术不同的是，甲状旁腺功能亢进组织的定位在再次手术前至关重要。我们常规进行 ^{99m}Tc-MIBI-SPECT/CT、颈部超声和四维计算机断层扫描（four-dimensional computed tomography，4DCT）成像。如果定位仍然不成功，可以考虑选择性静脉采样的血管造影[12，45-46]。所有患有持续性或复发性 MEN 1 相关 PHPT 的患者，如果颈部有甲状旁腺组织，则应接受完整的甲状旁腺切除术，并在非优势前臂进行甲状旁腺自体移植。一般来说，再次手术时不应刻意将甲状旁腺组织留在颈部。此外，应常规使用术中 PTH 监测[11，47]。在一项对 30 例 MEN 1 相关持续性 / 复发性 PHPT 患者的研究中，5 例（17%）患者在再次手术时发现有额外的增大的腺体在术前成像中未显示；直到切除这些腺体后，术中 PTH 水平才下降[47]。在再次手术时，如果术中 PTH 在摘除腺体后没有下降到正常范围，那么进一步的颈部探查 / 解剖的范围就成了一个两难的问题（其解决方案应该基于对患者的全面了解而个体化）。正确的方法需基于对所有先前手术的详细了解、对再手术区进一步解剖的难度以及神经损伤风险的认识。如果第一次手术时没有切除胸腺，下一步显然是经颈胸腺切除术。如果术中 PTH 仍然升高，则需要评估双侧颈内静脉 PTH 水平。如果一侧 PTH 水平明显升高（至少＞ 10%），则合理的术式是切除甲状腺和相关软组织（假设患者同意）。然而，在没有明确策略的情况下冒然地尝试重新打开两个中央隔间通常是不明智的。图 62.2 显示了一名 28 岁患者的 CT 扫描，该患者患有复发性 MEN 1 相关 HPT 和输尿管结石，此前两次颈部手术总共切除了两个增大的甲状旁腺。尽管超声检查和 ^{99m}Tc-MIBI 扫描未定位甲状旁腺组织，但在 CT 上发现左侧甲状韧带内有 1.4 cm 的甲状旁腺增生。患者手术成功，切除了 2 个额外的胸腺内甲状旁腺和前臂自体移植，但术后仍需低剂量补钙。

据报道，自体甲状旁腺移植物自主功能导致的复发疾病的发生率为 3% ～ 30%[39, 42, 48-50]。当甲状旁腺组织保留在颈部时，可以根据双侧肘部甲状旁腺素水平来检测前臂自体移植物的复发。也可以进行 Casanova 试验，但根据我们的经验，这很少需要[51]。

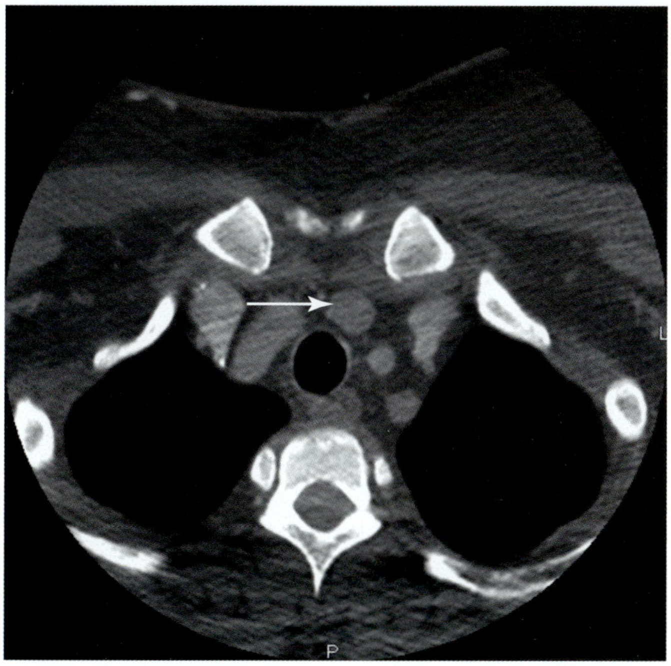

图 62.2 多发性内分泌肿瘤 1 型（MEN 1）患者复发性甲状旁腺功能亢进的 CT 扫描。在左侧甲状腺韧带内发现了一个 1.4 cm 增大的甲状旁腺（箭头）

前臂自体移植物功能亢进的患者应在局部麻醉下使用术中超声检查和术中 PTH 监测进行减瘤，以指导减瘤的程度。

MEN 2A

MEN 2A 是一种常染色体显性遗传疾病，已在 500 ～ 1000 个家族中发现（见第 27 章，甲状腺髓样癌综合征：MEN 2A 和 MEN 2B）[13, 52]。它的特征是甲状腺髓样癌（medullary thyroid cancer，MTC）、嗜铬细胞瘤和 PHPT；罕见的变异包括皮肤苔藓淀粉样变性和先天性巨结肠（图 62.3）[2, 52]。MEN 2A 的所有变异中 MTC 的外显率都很高（＞ 90% 外显率）；在约 50% 的基因携带者中观察到嗜铬细胞瘤，在 15% ～ 30% 的基因携带者中观察到 HPT[2, 14, 52]。

MEN 2A 基因检测

MEN 2A 是由染色体 10q11.2 上重排（*RET*）原癌基因的种系突变引起的；这种情况每 30 000 个人中的 1 人可受影响[2]。*RET* 基因包含 21 个外显子并编码单通道跨膜酪氨酸激酶受体。错义突变导致单个氨基酸的转化和具有致癌活性的显性转化蛋白（RET）的产生。根据特定的密码子突变，受体的不同区域以不同水平的转化活性被激活。例如，细胞内催化核心的改变（即密码子 918 的突变）具有最高的转化活性，而对 ATP 结合的干扰（即密码子 768、790、791、804 和 891 的突变）具有较低的转化活性[2, 52-53]。疾病进展和 MTC、嗜铬细胞瘤和 PHPT 的发展与 *RET* 突变的转化活性相关，但也需要额外的二次突变。

RET 突变的 DNA 测序非常准确且运用广泛；98% 的 MEN 2 确诊病例具有已确定的突变，并且已鉴定出数量有限的 MEN 2 相关突变。因此，目前美国甲状腺协会（American Thyroid Association，ATA）指南建议在初治时检测外显子 10（密码子 609、611、618 和 620）、11（密码子 620 和 634）、8、13、14、15 和 16。其余 15 个外显子仅在初始测序为阴性或 MEN 2 表型与预期基因型之间存在差异时进行测序[52]。目前建议对以下人群进行 RET 种系突变携带者的基因检测：所有诊断为 MTC 的患者，已证实为遗传性 MTC 患者的一级亲属、其婴儿或儿童具有 MEN 2B 典型表型的父母、皮肤苔藓淀粉样变性患者以及患有先天性巨结肠的婴儿或儿童[52]。

与 MEN 1 相比，特定的 *RET* 密码子突变与疾病的表型表达之间存在密切关系。PHPT 发生在 15% ～ 30%

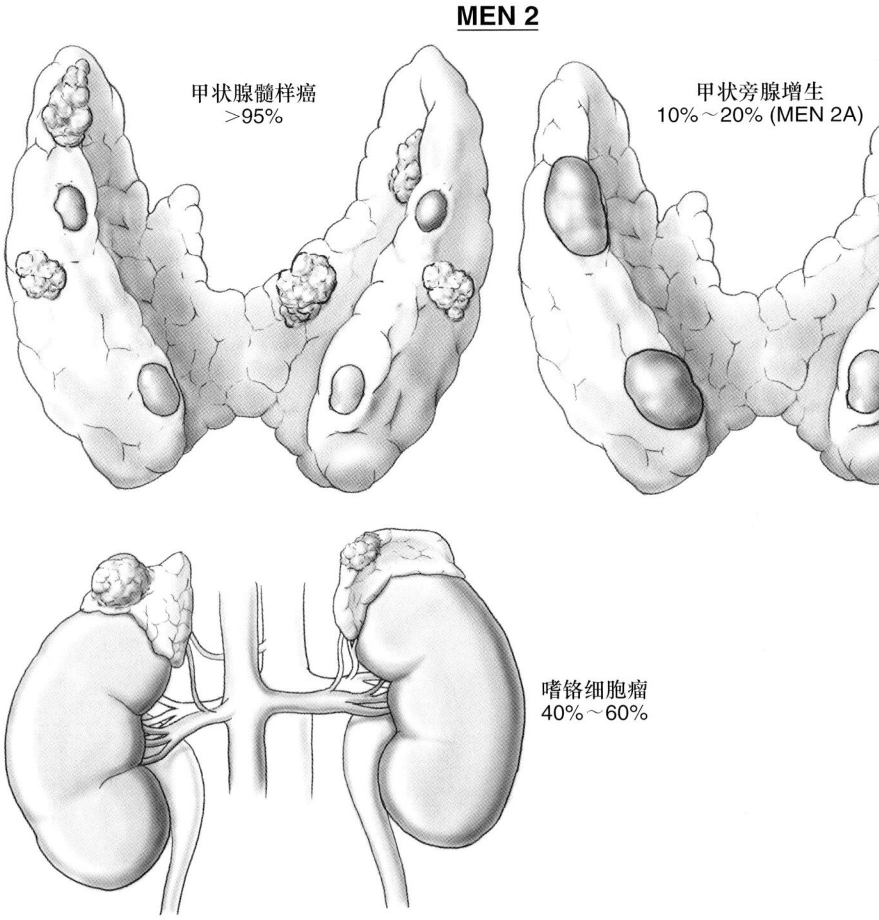

图 62.3 多发性内分泌肿瘤 2 型（MEN 2）最常见的临床特征（Printed with permission from © brysonbiomed.com.）

的 MEN 2A 患者中。它在密码子 634 突变（半胱氨酸被精氨酸氨基酸取代）的患者中最常见，而在密码子 609、611、618、620、790 和 791 突变的患者中较少见[53-55]。这种基因-表型相关性在 MEN 2A 患者的临床治疗中很重要，因为发现与甲状旁腺功能亢进相关的突变可能会改变预防 / 治疗性甲状腺切除术时甲状旁腺的最初管理方法。

MEN 2A 相关 PHPT

PHPT 是 MEN 2A 综合征中变异性最大的成分。与 MEN 2A 相关的 PHPT 通常比 MEN 1 患者的病情较轻，只有轻微的血钙升高[2, 56-57]。大多数患者（高达 85%）在诊断时已有无症状疾病，很少有患者有肾结石或神经认知症状[2, 57-58]。先前的研究表明，与 MEN 2A 相关 PHPT 的诊断年龄中值为 38 岁[57-59]。ATA 指南目前建议，对 PHPT 的监测从筛查嗜铬细胞瘤开始，在 *RET* 突变 634 和 883 的携带者中通常为 11 岁，在其他男性 MEN 2A 相关 *RET* 突变的携带者中则为 16 岁。监测并不复杂，包括每年白蛋白校正的钙或电离血清钙与完整的甲状旁腺素[52]。

与包括 MEN 1 在内的其他形式的家族性 HPT 一样，通常认为 MEN 2A 相关 PHPT 涉及多个腺体。然而，单腺瘤和不对称腺体肿大在 MEN 2A 中比 MEN 1 更常见[2, 54, 56, 58, 60]。在一项对 56 例 MEN 2A 和 PHPT 患者的多中心研究中，最终病理包括 24 例单腺瘤、4 例双腺瘤和 25 例多腺增生[58]。多发性和异位甲状旁腺的发生率远低于 MEN 1，但已有多发性和异位腺体的报道。

手术适应证

MEN 2A 患者的甲状旁腺切除术指征与散发性 PHPT 或 MEN 1 相关 PHPT 患者并无区别[3, 5, 13, 52]。然而，与 MEN 1 相比，大多数确诊为 MEN 2 相关 PHPT 的患者都曾接受过甲状腺切除术，并通常进行中央区滤镜清扫，作为 MTC 的预防性或治疗性手术。术前评估必须包括对之前的手术记录和病理报告的彻底审查（以确定在初始手术中发现了多少甲状旁腺），术中评估大小和形态，以及哪些（如果有）腺体进行了活检、切除或自体移植。与其他二次的颈部手术一样，所有患者都应在术前进行喉镜检查，以保证声带活动正常[11, 61]。此外，所有 MEN 2A 患者均应接受嗜铬细胞瘤的生化评估，并评估血浆游离变肾上腺素和去甲变肾上腺素。如果存在嗜铬细胞瘤，则应在甲状旁腺切除术之前进行肾上腺切除术。然而，根据我们的经验，这两种手术可以在麻醉诱导下同时进行，首先切除嗜铬细胞瘤（皮质对打），然后进行甲状旁腺切除术[52]。

MEN 2A 相关 PHPT 的外科治疗

MEN 2A 相关 PHPT 的手术治疗目标是避免甲状旁腺功能减退，特别是在既往接受过甲状腺切除术的患者中。然而，由于 MEN 2A 患者的生化治愈率很高，相比药物治疗，手术治疗仍作为首选；当手术风险过高或预期寿命有限时则例外。对于既往未接受过颈部手术的患者，且在计划对 MTC 进行预防性或治疗性甲状腺切除术时被诊断为 PHPT，初始手术应考虑到术中甲状旁腺的管理[52]。手术选择包括①仅切除明显增大的腺体；②甲状旁腺次全切除术，原位保留将一个或部分甲状旁腺；③甲状旁腺全切术和前臂自体移植（表 62.1）[2, 11, 14, 52, 57, 60, 62]。接受预防性或治疗性甲状腺切除术的患者，如果术前没有 PHPT 的生化证据，但手术时发现甲状旁腺明显增大，则应仅切除明显增大的甲状旁腺[11, 52]。如果所有腺体均异常，则首选甲状旁腺次全切除术。甲状旁腺前臂自体移植也需要常规考量，特别是对于侵袭性 MTC 患者，因为他们复发风险相对较高，可能会在中央区淋巴结复发并再次手术[11]。相反，对于在不太可能发生侵袭性 MTC 时接受预防性甲状腺切除术的患者（基于年龄、突变状态和血清降钙素水平），前臂自体移植并非必需。

在 MTC 的甲状腺切除术中，正常的甲状旁腺可能会被意外切除或断流。尽可能将正常的甲状旁腺组织留在患者体内，或血供充足的血管蒂上[52, 63]。在对侵袭性 MTC 患者进行甲状腺切除术时，如果对外观正常的甲状旁腺进行了血流切断，则应进行自体移植，因为此类患者存在 MTC 颈部中央区淋巴结复发的风险。颈部中央区的再次手术可能会导致所有剩余的甲状旁腺组织的断流 / 切除，从而造成患者永久性甲状旁腺功能减退。自体移植物的位置应取决于 *RET* 突变；对于有 PHPT 家族史或已知携带 PHPT 高危风险的 *RET* 突变（即密码子 634 突变）的 MEN 2A 患者，应将甲状旁腺组织置于前臂。低风险 PHP 的 *RET* 突变的患者，或具有与 MEN 2B、家族性 MTC 一致的 *RET* 突变的患者，可以在前臂或胸锁乳突肌中接受外观正常甲状旁腺的自体移植。

在进行预防性或治疗性甲状腺切除术时，预防性甲状旁腺切除术（切除外观正常腺体）并不会获益，因为只有 20% ～ 30% 的 MEN 2A 患者会发展成 PHPT，主要通过高危患者的 *RET* 突变状态来识别。经验丰富的外科医生进行甲状腺切除术后永久性甲状旁腺功能减退的发生率较低（即 1% ～ 2%），尽管接受中央颈部淋巴结切除术的患者发生率会略高[64-66]。这些低发生率不能证明预防性甲状旁腺全切除术和自体移植是合理的，因为进行预防性甲状腺切除术的患者大多都很年轻，这可能会导致其终生甲状旁腺功能减退[67]。Decker 等对 11 名患有 MEN 2A 突变且术前无 PHPT 生化证据的儿童（2 ～ 12 岁）进行了预防性甲状腺切除术，术中发现正常甲状旁腺并留在原位，术后 10 名（91%）儿童血钙正常[67]。

既往甲状腺切除术后发生 PHPT 的患者，未经术前定位不应接受颈部探查[11, 46, 68-70]。一般而言，再次手术应仅针对局部肥大的甲状旁腺[52]。手术原则与上述针对复发性 HPT 患者原则相同。

持续性或复发性 MEN 2A 相关 PHPT 的治疗

据报道，在 MEN 2A 相关 PHPT 患者中，有高达 40% 的患者存在持续性或复发性 HPT[35, 57-58, 60]。复发性 HPT 患者的管理与复发性 MEN 1 相关 HPT 患者类似；疾病的确认和随后的定位是至关重要的（表 62.1）。图 62.4 显示了一名 40 岁患者的 CT 扫描，该患者具有密码子 634 突变和复发性 MEN 2A 相关 HPT，该患者在切除单个增生性甲状旁腺后，将断流的正常腺体移植到颈部的胸锁乳突肌中。术前定位证实自体移植物内复发（箭头）以及左下甲状旁腺增大（箭头）。患者接受了增大的甲状旁腺和的自体移植物的切除术，术后血钙正常。

MEN 相关 PHPT 甲状旁腺切除术中辅助物的应用

鉴于需要对这些患者进行双侧探查，术中 PTH 监测在 MEN 1 相关 PHPT 初始手术治疗中的作用仍有争议。然而，虽然术中 PTH 监测可能不会改变手术方法

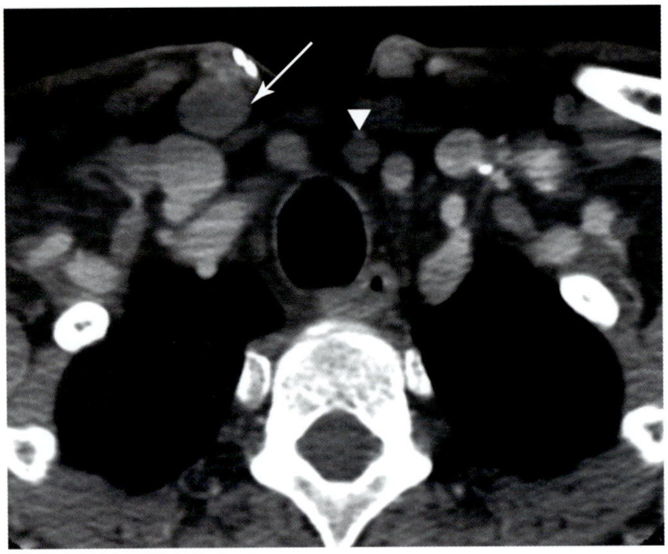

图 62.4 复发性甲状旁腺功能亢进症患者的 CT 扫描，患者为 MEN 2A 型。增生的甲状旁腺组织位于先前自体移植的残留物（箭头）和增大的左下甲状旁腺（箭头）内

（当计划进行甲状旁腺次全切除术时），但它可能有助于指导选择保留原位的甲状旁腺的次全切除范围[5，12，14]。可靠地预测这部分患者的长期高钙血症的最佳术中 PTH 标准仍有待确定。然而，人们一致认为，可能需要比散发性 PHPT 更严格的标准来降低 MEN 1 患者持续性 HPT 的风险[12，71-73]。所有因持续性或复发性 MEN 相关 HPT 而接受再次手术的患者均应使用术中 PTH 监测。

使用放射引导的甲状旁腺切除术治疗遗传综合征的研究有限。放射引导的甲状旁腺切除术尚未广泛应用于散发性或家族性 HPT 患者的治疗，因为研究表明，它的使用无法提供术前影像学研究和术中 PTH 监测所不能提供的额外重要信息[45，74-76]。

持续性或复发性 MEN 相关 PHPT 的非手术治疗

目前还没有批准治疗 PHPT 的药物，但非手术替代方案是可用于因合并症或多次颈部探查而具有高手术风险的持续性或复发性疾病患者。口服拟钙剂西那卡塞已被批准用于治疗由终末期肾病引起的继发性 HPT 患者以及治疗无法进行甲状旁腺切除术的严重高钙血症患者。西那卡塞已被证明可有效降低血清钙水平，但与持久效果或骨矿物质密度的任何改善无关[77-80]。

经皮超声引导下无水乙醇消融术已被报道为 PHPT 的替代治疗方法，用于因内科合并症或多次再手术导致的手术风险过高的患者，且患者中仅有残留的一个已被准确定位的甲状旁腺[81-82]。Harman 等在对 36 名 PHPT 患者的研究中，29 名患者尝试完全消融，7 名患者尝试部分消融。术后分别 10 名（34%）和 2 名（29%）患者血钙正常[82]。在同一机构的一项后续研究中，22 名 MEN 1 患者曾接受过甲状旁腺次全切除术，临床证据表明单个甲状旁腺肿大导致 HPT 复发，研究人员尝试乙醇消融。总共进行了 41 次治疗，包括前臂自体移植物的消融。总体而言，34 次消融（83%）导致血清钙水平正常或低于正常水平；11 名患者需要额外治疗。一名患者出现长期低钙血症，没有患者出现永久性喉返神经（recurrent laryngeal nerve，RLN）损伤。因此，乙醇消融可能为某些成功定位增生腺体的患者提供再手术的合理替代方案[81]。

结论

由 MEN 1 或 MEN 2A 引起的 PHPT 相对少见。然而，重要的是治疗遗传性 PHPT 患者的医生要精通这种疾病的管理。诊断为 MEN 1 的患者应符合在有 2 个 MEN 1 相关肿瘤或临床病史提示 MEN 1。PHPT 通常是 MEN 1 家族的先证者或已知 MEN 1 亲属的高危成员中疾病的第一个临床表现。MEN 2A 的确诊通常在 PHPT 发作之前，因为 MTC 的外显率接近 100%。基因检测（颈部手术前）对 MEN 2A 患者尤为重要，因为已发现的特定 RET 突变具有很强的基因型-表型相关性。我们倾向于在甲状腺 / 甲状旁腺手术前了解患者的 RET 状态，因为如果进行了自体甲状旁腺移植手术，它将指示自体甲状旁腺移植物的位置。MEN 相关 PHPT 的手术指征与散发性 PHPT 的指征并无不同。MEN 相关 PHPT 患者初始甲状旁腺切除术的目标是达到正常钙血症并使继发性甲状旁腺功能减退的风险降至最低。对于所有 MEN 2A 相关 PHPT、侵袭性 MTC 患者以及所有接受再次颈部手术的遗传性 PHPT 患者，应考虑残余甲状旁腺组织前臂自体移植。

参考文献

如需完整的参考文献列表，请访问 http://pincode.yiaiwang.com。

63

甲状旁腺再次手术

Michael C. Singer，Ayaka Iwata，Brendan C. Stack，Jr.
代文杰 译 田文 审校

引言

多达 10% 曾接受过原发性甲状旁腺功能亢进症（primary hyperparathyroidism，PHPT）手术治疗的患者，会于术后出现持续性或复发性甲状旁腺功能亢进症（hyperparathyroidism，HPT）（框 63.1）[1]。由于 PHPT 的术后并发症，其中一些患者将需要再次进行甲状旁腺手术。然而，与极其安全且成功率高的初次甲状旁腺手术相比，甲状旁腺再次手术的风险显著增加。甲状旁腺再次手术是一项复杂的操作，优化患者预后需要外科医生对手术的专业技能及理解。如果可能，再手术过程应该有成像技术的支持，可用的成像形式因地区和个体中心而异。进行甲状旁腺再次手术的外科医生需要熟练掌握一系列手术技能，以应对这些患者可能面临的挑战。

再次手术治疗的原因

初次甲状旁腺手术不成功的原因之一是未能对患者做出正确的诊断。尽管对许多 PHPT 患者而言，实验室评估很明确且具有结论性，但对另外一部分患者来说，诊断可能具有挑战性。

有几个因素可能会影响生化检验的结果并导致患者评估不明确。维生素 D 缺乏和钙缺乏，尤其是严重的缺乏，可能会掩盖 PHPT，因为这些患者的钙水平可能正常。此外，严重缺钙患者的 24 h 尿钙排泄量可能较低，PHPT 生化图甚至与继发性甲状旁腺功能亢进症极为相似。纠正所有检查已证实的缺乏，并在替代治疗后进行重复检验才可能会揭示 PHPT 的真实诊断。

噻嗪类利尿剂和锂的使用可能会使甲状旁腺激素（parathyroid hormone，PTH）升高并导致轻度高钙血症，可能与 PHPT 的诊断相似。应尽可能停用这些药物，并在药物清除后 6 周重复进行生化评估。非甲状旁腺介导的高钙血症（即淋巴瘤、肉芽肿病、甲状腺功能亢进、转移性骨病、多发性骨髓瘤、维生素 D 毒性和乳碱综合征）与 PHPT 的区别在于 PTH 抑制及钙水平升高并存。当高钙血症同时存在 PTH 抑制，且怀疑恶性肿瘤的情况下，可以进行 PTH 相关肽（PTH-related peptide，PTHrP）检测。

此外，还必须通过检测 24 h 尿钙和肌酐清除水平来排除家族性低尿钙性高钙血症（familial hypocalciuric hypercalcemia，FHH）。以 < 0.01 的低尿钙–肌酐排泄比例为基准，如果低于 0.01，则可能需要对钙敏感受体（calcium-sensing receptor，CaSR）以及可能的 G α 11 和 AP2S1 进行基因突变分析。相反，高尿钙症可导致 PTH 代偿性升高，即使在成功进行甲状旁腺功能亢进手术后也会导致持续性高甲状旁腺素血症[2]。

在确诊为 PHPT 的患者中，初次甲状旁腺切除术可能因多种原因而失败。术后持续性 HPT 通常是手术不成功或不充分所致，最常见的情况是遗漏单发腺瘤，腺瘤最常见于正常胚胎位置而非异位区域。异位腺瘤出现在常见的位置，如气管食管和甲状腺韧带，非专业的甲状旁腺外科医生通常不能很好地解剖这些地方。甲状腺内腺瘤是甲状旁腺手术失败的少见原因（< 1%）。在 4 枚腺体增生的情况下，切除不完全（< 3 个腺体）可能导致无法治愈。这通常发生在初次手术期间未能定位全部 4 枚甲状旁腺的情况下。

复发性 HPT 的原因通常是没认识到潜在的疾病进程，最常见的是非同时期出现的第二腺瘤或未被发现的 4 枚腺体增生[3-4]。尽管进行了成功且充分的初次手术，MEN 1 术后复发性 HPT 仍可出现。复发性 HPT 患者更有可能存在甲状旁腺功能亢进家族史和（或）在年轻时进行过初次甲状旁腺手术。

表 63.1 AHNS 再次手术指南总结

2018 年发布的一套指南是第一个通过国际多社会和多学科的努力，旨在汇总最佳实践和证据的指南，以指导外科医生和患者在先前失败的甲状旁腺手术的情况下进行再手术治疗。

1. a）对甲状旁腺再次手术的患者进行评估的第一步必须包括完整生化检查，以在再次手术前确认原发性甲状旁腺功能亢进症伴高钙血症、相对或绝对高甲状旁腺素血症以及高尿钙症。
   b）甲状旁腺功能亢进症的诊断必须确保排除非甲状旁腺原因导致的高钙血症和（或）高甲状旁腺素血症。
2. 详细回顾之前的手术和病理资料对于优化手术设计促进手术成功至关重要。
3. 在计划再次手术之前，必须评估患者当前的健康状况和先前手术的术后并发症。
4. 所有患者在甲状旁腺再次手术前均需进行术前喉部评估。
5. a）甲状旁腺再次手术患者必须进行术前影像学检查。
   b）在给定的医疗卫生系统中，建议使用易于获得、最为可靠且最经济的成像方式。具体影像学检查方式的选择因地域而异。
6. 甲状旁腺再次手术应在术前影像学检查确定目标腺体的情况下进行。
7. 甲状旁腺再次手术具有挑战性，应由经验丰富的外科医生进行。
8. 应通过未被解剖过的平面接近甲状旁腺；应尽可能避免瘢痕严重的区域。
9. 甲状旁腺再次手术中应使用术中辅助手段，如神经监测和 PTH 测定。根据外科医生的经验及医疗条件，可以使用放射引导、可视示踪剂或术中超声。
10. 甲状旁腺中手术中，考虑术后甲状旁腺功能减退，应在术中冰冻病理确认后考虑初次自体移植。如果条件允许，也可以考虑甲状旁腺冷冻保存。
11. 拒绝手术或不适合进行甲状旁腺再次手术的患者应进行营养和药物支持治疗。手术患者也应积极处理可治疗的代谢异常。

注：AHNS，美国头颈协会；PTH，甲状旁腺激素。

Data from Stack BC Jr，Tolley NS，Bartel TB，et al. AHNS Series：Do you know your guidelines? Optimizing outcomes in reoperative parathyroid surgery：definitive multidisciplinary joint consensus guidelines of the American Head and Neck Society and the British Association of Endocrine and Thyroid Surgeons. Head Neck. 2018；40（8）：1617-1629.

再次手术的适应证

任何在甲状旁腺切除术后出现钙水平持续升高的患者，或 PTH 水平升高但同时钙水平却正常的患者都可能需要再次进行甲状旁腺切除术。持续性和复发性 PHPT 的生化诊断与 PHPT 的初次诊断相同[1，5-7]。持续性 HPT 定义为初次甲状旁腺切除术后 6 个月内出现高钙血症；而复发性 HPT 定义为甲状旁腺切除术成功后 6 个月或更长时间复发的高钙血症。

国家数据库显示，甲状旁腺再次手术的治愈率较低，为 84%，而初次手术的治愈率可达 95%。甲状旁腺再次手术不仅治愈率更低，而且并发症发生率也更高，与初次手术相比，声带麻痹发生率增加了 6 倍，出血量增加了 1 倍[8]。有报告显示，甲状旁腺再次手术后永久性甲状旁腺功能减退症的发生率可达 10% ～ 20%[9]。

已有研究证明医疗机构的经验会影响手术成功率，手术量较多的机构中，患者会有更好的预后[10-11]。对于 PHPT，与手术量较少的外科医生相比，年手术量超过 50 例的外科医生的患者预后更佳，但尚无研究证实该结论在再次手术治疗中是否适用[12]。

因为在存在瘢痕的具有挑战性的手术区域进行操作的风险增加，再次手术的门槛应高于初次手术。接受过甲状旁腺手术的患者通常符合一项或多项公认的手术指南。在这些患者中，手术适应证没有改变，但必须考虑到因初次甲状旁腺手术不成功而增加的再次手术相关风险。对于接受了甲状旁腺手术但不符合任何具体指南的患者，应更加慎重地考虑是否再次进行甲状旁腺手术。PHPT 无症状患者已被随访长达 10 年，但没有显著的临床疾病进展的证据[1]。

如前所述，PHPT 的不正确诊断会导致初次甲状旁腺切除术不成功。因此，至关重要的是，考虑患者是否适合再次手术的第一步是再次确认 PHPT 的诊断。一旦确认，接下来需要确认疾病严重程度，以及持续性或复发性 HPT 可能导致的临床后果。评估高钙血症的程度［例如血清钙大于 3.0 mmol/l（12.0 mg/dl）］可以通过评估肾功能（尤其是肾小球滤过率）来补充；肾脏成像（用于检测肾结石或肾钙质沉着症的腹部超声或计算机断层扫描）；躯体症状（肌肉骨骼疼痛）；评估骨骼健康［使用双能 X 射线吸收法（dual energy X-ray absorptiometry，DEXA）］；和心血管风险评估［计算机断层扫描（computed tomography，CT）心脏钙化积分］。

是否进行甲状旁腺再手术的决定是微妙的，它需要对患者进行充分的问诊，并且参与患者治疗的医生之间需要进行密切的沟通和协调。

再次手术的时机

通常，甲状旁腺再次手术与初次甲状旁腺手术相同，均为择期手术。结合患者对于手术的需要和时机的选择来说，将甲状旁腺再次手术作为择期手术通常是正确的。极度高钙血症、晚期骨质疏松症（尤其是高骨折风险或近期发生过骨折），以及伴有严重肾绞痛的顽固性肾结石可能使甲状旁腺再次手术更为迫切。

再次手术的设计

甲状旁腺再次手术对精确度的需求必不可少，因此有一个明确的成像靶点十分重要。通常，比初次手术更彻底和更全面的甲状旁腺（颈椎和上胸椎）成像是成功进行甲状旁腺再手术的基础[14-15]。以术前影像为基础，进行重点探查和切除，再结合术中 PTH 测定，是甲状旁腺再次手术患者最有效的治疗方式。不建议对可能存在明显瘢痕的中央颈部进行无引导的双侧探查，因其极具挑战性，常会导致甲状旁腺功能亢进治疗的二次失败，且有并发症风险，例如甲状旁腺功能减退、双侧声带麻痹以及气管和颈部食管损伤。

如果初次甲状旁腺手术是由一个经验不足的甲状旁腺外科医生完成的，他错过了一个定位良好的腺瘤，那么再次手术可能会相当简单，因为第一个外科医生未能探入颈部足够深的位置来处理高位腺瘤，或未能探及胸腺内足够低的位置以处理低位腺瘤[16-18]。进行再次手术的甲状旁腺外科医生有较多可用入路以及可通过较少的解剖平面，这使得再次手术更易成功，同时将并发症的风险降至最低。

原始正中线入路

如果患者曾在一侧接受过微创或靶向甲状旁腺切除术，并且额外腺体位于对侧，特别是当手术侧带状肌肉的严重瘢痕尚未累及到下面的甲状腺时，采用原始中线入路是完全合理的[19-20]。如果在处理先前未手术侧的异常腺体后，术中 PTH 水平没有适当下降，那么最好通过横向解剖［在带状肌和胸锁乳突肌（sternocleidomastoid，SCM）之间］接近初次手术侧以避免从甲状腺上剥落瘢痕粘连的带状肌肉而出血[21]。

侧方入路

对于之前接受过标准中线入路、错过上极甲状旁腺的患者，侧方入路是理想的选择（图 63.1）[22]。最常被遗漏的甲状旁腺腺瘤之一是位于气管食管沟或食管后 / 椎前区域深处的喉返神经（recurrent laryngeal nerve，RLN）后方的高位腺瘤。通过这种方法，在手术侧的胸锁乳突肌和外侧带状肌之间形成一个平面。然后将颈动脉鞘的内容物横向回缩，从而暴露椎前筋膜和气管食管旁沟。通常，之前未受干扰的 RLN 可以通过这种方法在初次手术未解剖的平面上轻松识别，并且可以向内侧缩回。在之前的低位颈椎前路手术后，外侧入路可能会更困难，因为二者解剖平面相似；然而，仅此一点不应成为侧方入路的禁忌。

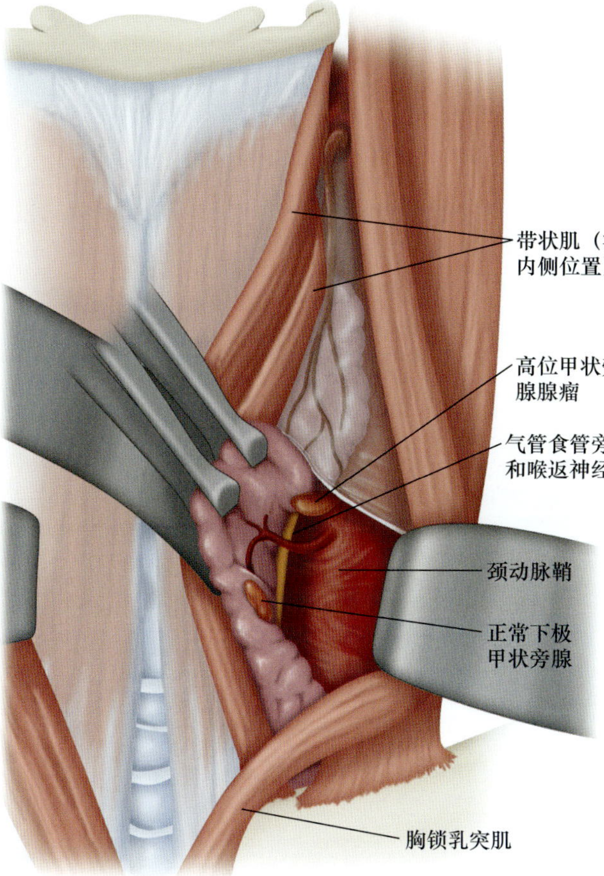

图 63.1 侧方入路［Redrawn from Thompson GB. "No frills" image-guided exploration. Oper Tech Gen Surg. 1999；1（1）：34-48.］

上方入路

如果术前定位在颈动脉分叉处发现未下降的甲状旁腺，超声可以确定通往该腺体的最直接路径[22]。可以在直接覆盖腺体的皮肤皱褶上做一个小切口，并通过以前未解剖的平面直接入路，可以轻松识别腺瘤并将其移除（图 63.2）。操作时必须时刻注意，避免损伤附近的迷走神经、喉上神经和舌下神经。术中神经监测是识别这些结构并保护它们免受解剖创伤的有效方法。

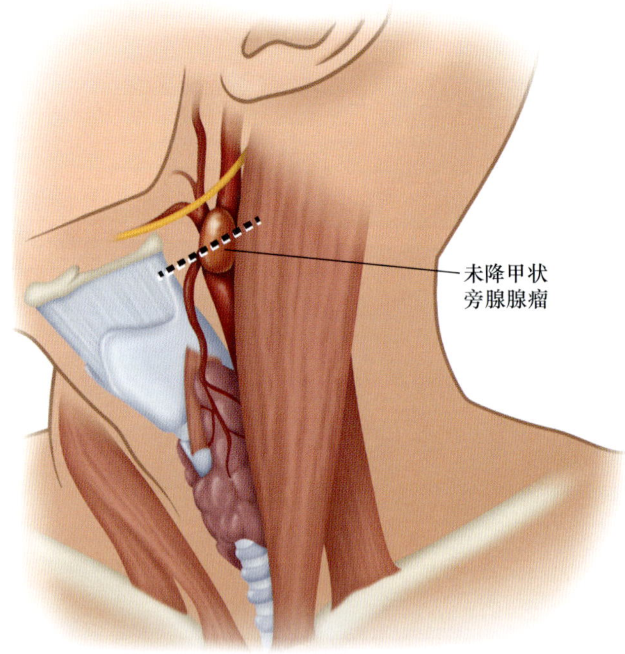

图 63.2 上方入路 [Redrawn and modified from Thompson GB. “No frills” image-guided exploration. Oper Tech Gen Surg. 1999; 1 (1): 34-48.]

下方入路

重新打开原始切口后，可以通过先前未解剖的平面接近胸腺上部和（或）上纵隔内的低位腺瘤（图 63.3）[22]。无须移动两侧的甲状腺。甲状腺下极可与甲状腺韧带一起暴露。然后可以将甲状腺韧带与下极分离并轻轻向上缩回，通常可暴露漏诊的低位甲状旁腺腺瘤。如图为手术时发现的甲状旁腺的典型位置图（图 63.4）[15]。

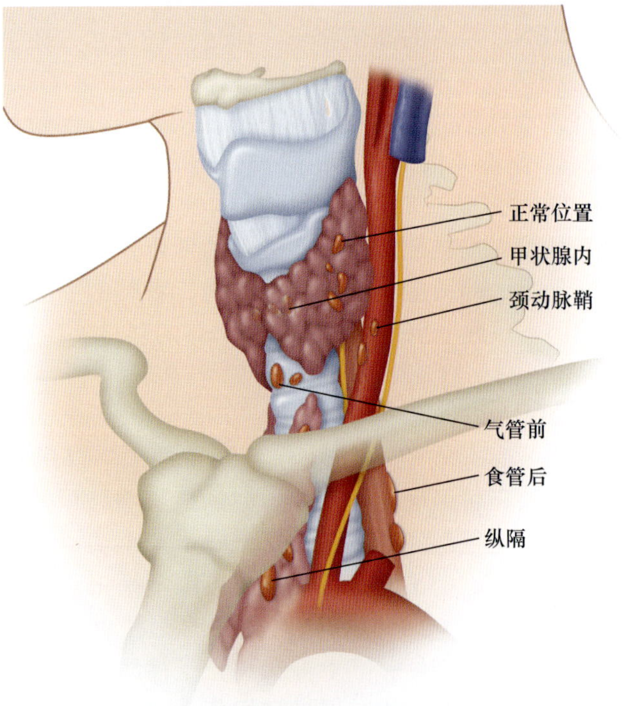

图 63.4 再次手术时发现异位甲状旁腺的位置

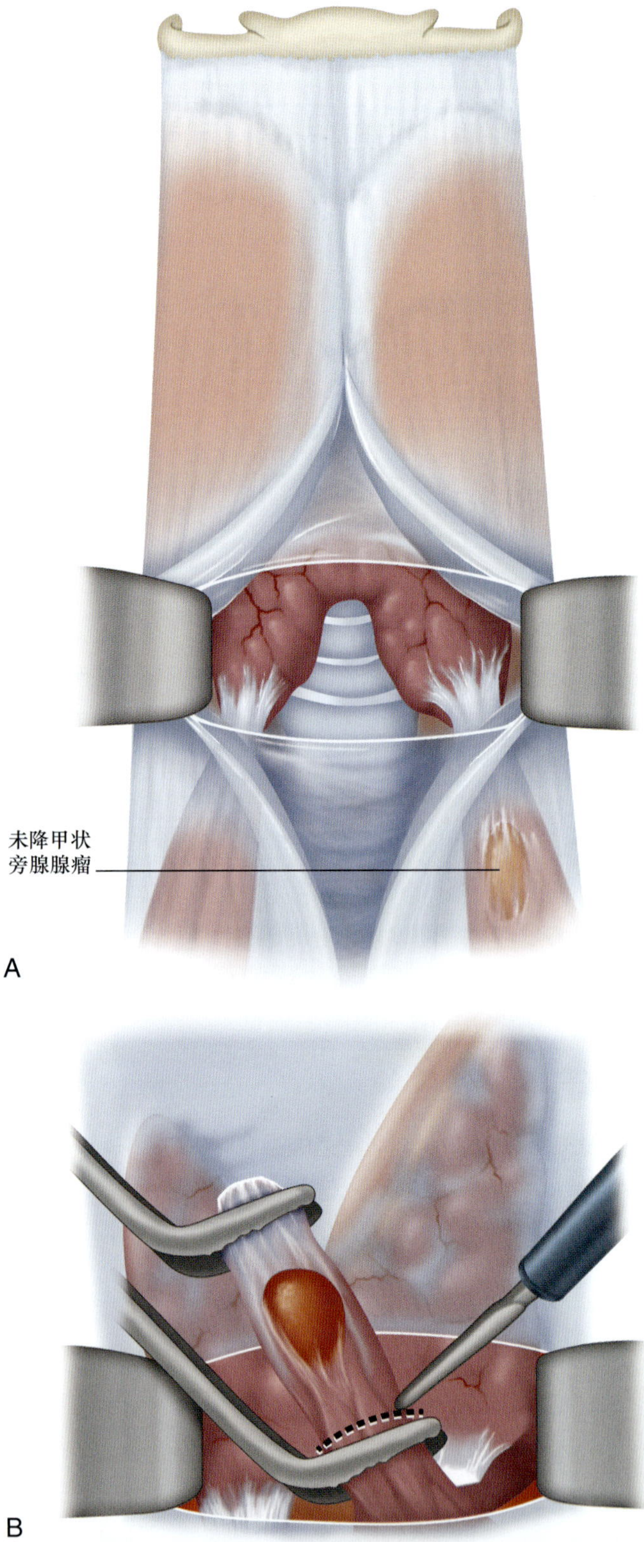

图 63.3 A. 下方入路，甲状腺下叶初始视图。B. 甲状腺韧带向上回缩以显露甲状旁腺腺瘤 [Redrawn from Thompson GB. “No frills” image-guided exploration. Oper Tech Gen Surg. 1999; 1 (1): 34-48.]

常见的再次手术或具有挑战性的初次手术情景

本章讨论了甲状旁腺再次手术的挑战性。即使是那些在术前看起来可能相对简单的再次手术病例，即使是最熟练和最有经验的外科医生，在手术时也可能会感到困惑。然而，即使在这些对专业技能要求很高的病例中，某些临床情况也存在需要解决的特殊困难。在这些情况下，成功的可能性和并发症的风险通常会增加。

案例 1

一名术前推测为 4 枚腺体增生的患者进行了双侧颈部探查手术，手术失败后出现持续 PHPT。切除的腺体进行了病理学评估，将其描述为“细胞数目增多”。

面临的挑战

这些患者可能已经切除了 1 个、2 个甚至 3 个腺体。尽管腺体已切除，但患者术后实验室检验结果并没有改善。通常在初次手术时，会进行广泛的探查以识别腺体，从而在整个颈部产生广泛的瘢痕组织。此外，由于未被识别的腺体通常处于正常位置，因此它常位于初次手术期间受到干扰的区域。许多增生的甲状旁腺定位不明，这使手术难度增加。如前所述，腺体增生病例的成功定位比例明显低于腺瘤性疾病。

手术成功的技巧

未治愈的 4 枚腺体增生是甲状旁腺再次手术最成问题的情况之一，尤其是当不止一个腺体留在**原位**时。与所有再手术病例一样，对所有可用数据，尤其是手术和病理报告，进行详细的回顾至关重要（图 63.5）。

尽管甲状旁腺增生患者的定位研究通常不成功，但定位研究仍应进行。所有成像方式都应被考虑到，包括计算机断层扫描和磁共振成像。不幸的是，其他定位方法，例如选择性静脉取样和术中放射引导，对 4 枚腺体增生作用有限。

鉴于此类病例的极端难度，应仅对有严重术后临床症状的患者进行再次手术治疗。如果确实需要手术，但没有可用的定位信息，那么可以尝试结扎甲状腺动脉近端，特别是甲状腺下动脉，以“盲目地”阻断腺体血供。但需注意，这种操作会使患者面临永久性甲状旁腺功能减退的风险。

	右侧	左侧
上极	腺瘤切除 2017年1月6日	腺体活检； 正常细胞
下极	腺体确认 未活检	未发现腺体

A

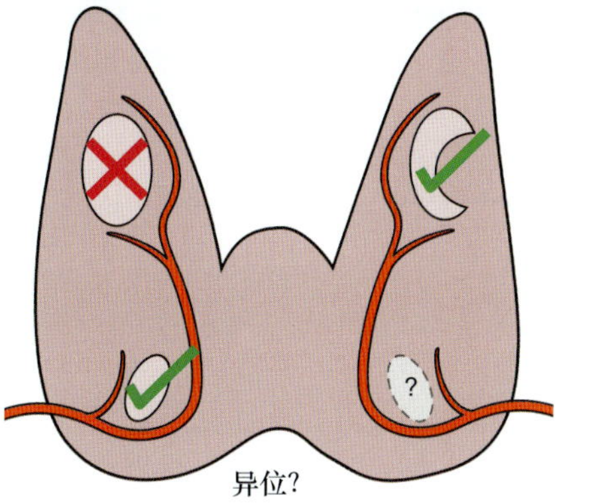

B

图 63.5 A 和 B，根据先前的病理学和手术报告对可能的腺瘤进行“法医”定位的技术。可以如图 B 所示记录信息，以将外科医生的注意力集中在再手术颈部的特定象限上。甲状腺活检应谨慎使用（Redrawn from an illustration by Andrew M. Hinson，MD.）

案例 2

一名患者在双侧颈部探查失败后出现持续性 PHPT。术中识别了 3 枚腺体，尽管其外观相对正常，仍进行了切除处理。术中未发现第四腺体。病理学提示正常细胞甲状旁腺。在随后的影像学研究中，很好地定位残留的腺瘤样腺体。

面临的挑战

某些情况下，如果在初次手术探查时未能发现所有腺体，外科医生将出于善意移除那些已确定的腺体以达到治愈的目的。如果切除的甲状旁腺未能包含病理性腺体，将对患者没有任何益处，只会牺牲正常的甲状旁腺组织。不幸的是，如果所有正常腺体都被切除（或在解剖过程中简单阻断血供），那么再次手术期间切除病理性腺体可能会导致永久性甲状旁腺功能减退和低钙血症。

手术成功的技巧

对于以上描述的这种情况的患者，根据明确的定位信息，再次手术可能会成功，但也会导致甲状旁腺功能减退。甲状旁腺功能减退症对患者生活质量的影响是显著的，不应被忽视。这一结果需要与患者进行充分讨论，并与持续性甲状旁腺功能亢进的风险进行权衡。

可以考虑以下几种方法来避免永久性甲状旁腺功能减退。可以尝试对剩余的腺体进行次全切除。这是一项具有挑战性的工作，因为通常难以切除精确数量的组织，以在不引起甲状旁腺功能减退症的情况下降低 PTH 水平。此外，尽管术后 PTH 水平可能会充分降低（至少在一段时间内），但如果计划进行次全切除，至关重要的是使患者了解剩余组织是病理性的并且可能再次增生，并在未来导致复发性甲状旁腺功能亢进症。若出现这种情况，则可能需要进行艰难的第二次再次手术，以从上次手术形成的瘢痕区域去除额外的组织。

另一种方法是完全去除剩余的病理性腺体。然后将该腺体的一部分重新植入胸锁乳突肌或紧邻切口的皮下囊袋中。这种植入的组织应该用缝合线或手术夹清楚地标记，以便在需要进一步切除时进行识别。这种方法可确保治愈患者的甲状旁腺功能亢进症。然而，移植甲状旁腺组织的成功率尚不清楚；患者可能会出现永久性甲状旁腺功能减退。可以采取的额外预防措施是冷冻保存一些切除的腺体。如果移植的组织没有功能，未来可以尝试重新移植冷冻保存的组织。冷冻保存的甲状旁腺组织的二次自体移植并非均能成功。

案例 3

患者患有 PHPT，需要治疗。该患者无甲状旁腺手术史，但在 1 年前接受过前路颈椎间盘切除融合术（anterior cervical discectomy and fusion，ACDF）。

面临的挑战

任何涉及颈部中央的手术都会导致明显的瘢痕组织的发展。接受过 ACDF 的患者通常会对手术期间的解剖和放置的硬件产生强烈的炎症反应。这种瘢痕组织会导致正常组织平面的丧失，并可能导致正常解剖结构的改变。

手术成功的技巧

即使可以获得出色的术前定位信息，对于先前接受过颈部手术的患者，进行甲状旁腺切除术可能有更高的失败率和并发症发生率。在这种情况下需要格外小心，以防伤到 RLN、食管和气管。

在这些患者中可以采用以下几种方法来降低并发症的风险并加速解剖。首先，许多外科医生在甲状旁腺切除术期间不常规使用术中神经监测。然而，在任何再手术病例中，神经监测都非常有益，因为识别 RLN 可能非常具有挑战性。其次，在这种情况下进行解剖应使用钝性而非尖锐的手术器械。钝性解剖不易导致气管食管意外撕裂或穿孔。最后，正如本章前面所讨论的，用于避免颈部中央部位瘢痕的侧方（或“后门”）入路通常是这类患者达到目标手术区域的最安全途径。

案例 4

一名患者患有 PHPT 需要治疗，但从未行甲状旁腺手术。然而，10 年前，该患者被诊断出患有 Graves 病，并接受了甲状腺放射性碘（radioactive iodine，RAI）消融治疗。影像学研究均提示存在右上甲状旁腺腺瘤。

面临的挑战

虽然该患者未接受任何中央颈部手术，但 RAI 消融可能会增加甲状旁腺切除术的风险。在一些接受 RAI 治疗后的患者中，甲状腺组织变得纤维化，但仍是可识别的标志。然而，在另一些患者中，消融会导致任何可识别的甲状腺组织均丢失。

甲状腺“缺失”这个问题很严重，原因如下：甲状腺在甲状旁腺手术过程中作为一个明确的标志，并将外科医生引导到甲状旁腺的常见位置，甲状腺这个解剖标志的缺失可能会导致手术过程中迷失方向。此外，当甲状腺不存在时，颈动脉鞘结构倾向于向内侧向气管的方向移动。甲状腺的存在对于定位及识别颈动脉鞘、避免意外损伤颈动脉或颈静脉至关重要。而最危险的可能是缺乏任何甲状腺组织保护的 RLN。如果没有甲状腺的覆盖，RLN 几乎在带状肌收缩后立即完全暴露。通常在甲状旁腺切除术中，外科医生会在甲状腺叶上放置一个牵开器，并将其向内侧牵开。如果对甲状腺缺失的患者进行类似的操作，牵开器很容易直接放在神经上，从而导致损伤。

手术成功的技巧

RAI 消融后的甲状旁腺手术可以安全的方式进行，成功的关键是熟悉消融后可能发生的解剖结构改变。未受保护的 RLN 损伤风险最大，因为该区域完全暴露之前可能放置牵开器。在这些患者中，外科医生需要在中线切开、带状肌横向牵开时即考虑神经的位置。

案例 5

一名患者在 1 年前进行的双侧颈部探查失败后出现 PHPT。术中识别了 3 个外观正常的腺体。第四个腺体未被发现。在解剖过程中，右侧 RLN 损伤。近期的影像学研究都表明患者存在左侧过度下降的高位甲状旁腺腺瘤。重要的是，纤维喉镜显示右侧声带麻痹。

面临的挑战

在这种情况下，因为有可用的精确定位信息，再手术很可能会成功。然而，该腺瘤位于仅剩的功能正常的 RLN 这一侧。至关重要的是，疑似腺瘤侧的神经损伤，即使是暂时的，也将是毁灭性的，因为患者可能会出现窒息并可能需要气管切开。尽管在甲状旁腺切除术中 RLN 损伤并不常见，但确实可能会发生。这种风险随着上极腺体的解剖而增加，因为神经位于上极腺体更表浅的位置，有时需要在此处进行重要的操作。

手术成功的技巧

对于该患者的治疗需要注意几个至关重要的点。最重要的是，在声带麻痹的对侧进行任何手术之前，必须识别声带麻痹。虽然 RLN 损伤及一侧声带麻痹有时可以通过症状（声音嘶哑、吞咽困难等）来识别，但声带麻痹也可能无明显症状。在相对无症状的患者中，只有喉镜才能发现问题。因此，在再次手术之前，对于之前有任何类型颈部手术史患者，术前必须进行喉镜检查。

一旦识别声带损伤，需要对患者进行详细的问诊，以了解这种损伤带来影响。考虑到第二根神经损伤带来的灾难性后果，必须仔细权衡患者是否适合进行手术。如果决定进行手术，则必须尽力避免神经损伤。当然，与许多甲状旁腺再次手术一样，术中神经监测可能会有所帮助。在这种特殊情况下，应进一步考虑使用持续的术中神经监测（见本书的其他章节讨论）。这种神经监测方法可能特别有利，因为它有助于进一步降低暂时性神经功能障碍的风险。

总结

甲状旁腺再次手术通常可以成功进行，特别是应用成像技术识别特定靶点，为外科医生提供指导。然而，外科医生仍需要谨慎处理这些病例，并仔细权衡风险收益比。尽管可以采用一系列技术来解决再手术中遇到的挑战，但即使对于最有经验的外科医生来说，不稳定的病例仍然存在。

参考文献

如需完整的参考文献列表，请访问 http://pincode.yiaiwang.com。

64

甲状旁腺癌

Rita Y.K. Chang，Brian H.H. Lang
葛明华　郑传铭　译　田文　审校

请访问 http://pincode.yiaiwang.com 查看相关视频：
视频 64.1　甲状旁腺癌：诊治原则示例。

背景

甲状旁腺癌（parathyroid carcinoma，PC）一种少见并且机制不明的原发性甲状旁腺功能亢进症（primary hyperparathyroidism，PHPT）。[1-2] 约占原发性 HPT 的不到 1%。一项回顾性研究比较了两个欧洲的原发性 HPT 队列，时间跨度为 2005—2014 年，PC 的发生率分别为 0.3% 和 2.1%。这种差异可能源自选择偏倚和转诊偏移[3]。在一项时间跨度为 1995—2003 年，包含 22 225 例 PHPT 的系统回顾研究中，PC 约占 0.74%[4]。有趣的是，有些国家，比如日本和意大利，报道的 PC 发生率会更高一些（可达 5%）[5]。在欧洲，PC 的发生率约为（1.25 ～ 2）/1000 万。[6-7] 美国国家癌症研究所监测、流行病学和最终结果数据库（Surveillance，Epidemiology，and End Results，SEER）登记的 2000—2012 年的肿瘤数据显示，PC 的发生率为 0.41[8]。由于 PC 的罕见性和缺乏大规模病例的已发表数据，我们仍然不了解该病的自然病程和影响预后的因素。此外，对该病的诊治和随访工作也没有形成共识（见第 65 章，甲状旁腺的外科病理学）。

尽管 PHPT 更常见于女性（女性：男性约为 4：1）[9]，但 PC 的发生却没有性别差异。男性 PC 患者的预后可能略差一些[10-11]。PC 通常发生在 30 岁以后，平均患病年龄为 50 岁，比良性甲状旁腺肿瘤小 10 岁[11-14]。

危险因素和病因

很大程度上，我们并不清楚 PC 的病因。流行病学研究虽然确定了一些危险因素，但我们对其中的作用机制及因果关系仍然知之甚少。近年来，分子生物学的一些进展揭示了 PC 的可能发生机制。本文对其临床危险因素进行综述。

颈部放射线暴露

像许多其他癌症一样，电离辐射暴露已被认为是 PC 的病因或危险因素[15-17]。然而，值得注意的是，大多数 PC 患者似乎没有任何头颈部辐射暴露的历史。

慢性肾衰竭

一些报道认为，慢性肾衰竭可能是 PC 的危险因素[18-19]。但机制尚不清楚。克隆分析显示，慢性肾衰竭时，甲状旁腺最初呈弥漫性增生，并且是多克隆性的，随后的结节性增生灶转变为单克隆性[19]，但确切的机制仍有待探究。目前，没有证据表明 PC 来自先前存在的良性甲状旁腺病变的恶变。但有一些已经发表的病案报道认为 PC 与肾性甲状旁腺功能亢进有相关性[20-22]。还有研究表明，源于肾性甲状旁腺功能亢进的 PC 没有 *HRPT2/CDC73* 突变，也没有纤维瘤蛋白缺失。[23]

基因突变

这种疾病可能是某种综合征的一种表现。这里列出了潜在的致病基因（表 64.1）：

HRPT2/CDC73：在散发型 PC 和遗传性甲状旁腺功能亢进–颌骨肿瘤综合征（hyperparathyroid jaw tumor syndrome，HPT-JT）中观察到 *HRPT2/CDC73* 基因突变，使得人们认为其可能为 PC 的分子机制之一。HPT-JT 是一种罕见的常染色体显性疾病，可导致单发或多发的甲状旁腺肿瘤。患者易患颌骨骨化纤维瘤，囊性和肿瘤性肾脏病变，子宫肿瘤，甲状旁腺肿瘤，并且患甲状旁腺癌的风险会增加。大约 15% 的 HPT-

表 64.1 甲状旁腺癌中异常的基因表达和相关的分子机制

基因名	染色体位置	基因功能	突变类型	发生频率	参考文献
HRPT2/CDC73	1q31.2	转录纤维瘤蛋白，该蛋白主要参与细胞核内基因转录调控。是一种抑癌基因	功能缺失	70%	Sharretts and Simonds [24]
MEN 1	11q12	参与抑癌因子 MENIN 的合成；与 MEN 1 综合征相关	功能缺失	13%	Haven et al. [31]
PRUNE2	9q21.2	是一种抑癌基因，参与抑制 RAS 同源家族 A 亚型的激活	功能缺失	18%	Yu et al. [29]

JT 患者会发展为 PC [24]。这与 *HRPT2* 基因的胚系突变失活有关 [25]，其编码纤维瘤蛋白。一些散发性 PC 也有该基因的缺陷，主要是体细胞或克隆突变 [26-28]。在散发性 PC 患者中可以发现未知的胚系突变，这意味着这些患者患有 HPT-JT 或者其中的某些表型 [26]。

PRUNE2：在 18% 的 PC 中发现了 *PRUNE2* 的失活突变。该基因位于染色体 9q21.2，其编码的蛋白质可以抑制致癌基因对细胞的转化作用。[29]

MEN 1：在 PC 中，虽然很少，但也能偶尔发现 *MEN 1* 基因的突变。梅奥诊所报道的 1977—2013 年 348 例 PC 患者中，只有一例 *MEN 1* 突变。其临床特征与未发生 *MEN 1* 突变者相似 [30]。但在散发性 PC 中，*MEN 1* 基因所在的染色体 11q13 发生体细胞突变的比例可达 30% [31-34]。

表观遗传学

最近在 PC 中发现了异常的 DNA 甲基化谱和 microRNA 表达谱 [35]。

临床表现

大多数 PC 是功能性的，可以高分泌甲状旁腺素（parathyroid hormone，PTH）。PC 患者通常表现为严重的高钙血症且伴明显的脱水表现。肾性疾病（32% ～ 70%）和骨性疾病（34% ～ 73%），包括溃疡和胰腺炎（15%）在内的胃肠道并发症，甚至甲状旁腺危象（12%）是相对常见的 [5, 13-14, 36-39]。约 50% 的 PC 患者在确诊时同时并发肾性和骨性并发症 [38]。血清钙水平通常在 14 mg/dl（3.5 mmol/L）以上，血清甲状旁腺激素浓度可高于正常上限 5 ～ 10 倍（表 64.2）[40-41]。

大约 50% 的 PC 表现为颈部肿块，而良性甲状旁腺瘤或甲状旁腺增生则很少见颈部肿块，除非同时伴有甲状腺结节 [5, 13]。对周围组织结构的侵犯也很常见（34% ～ 75%）。肿块最常累及带状肌和周围软组织。7% ～ 13% 的 PC 患者可见喉返神经（recurrent laryngeal nerve，RLN）侵犯，11% 可见气管受累，2% 可见食管或颈动脉鞘受累 [42]。远处转移在临床上不常见。最后，淋巴结（lymph node，LN）转移（＜ 5%）和远处转移（＜ 2%）也会发生，远处转移通常累及肝、肺和骨 [13]。下极旁腺比上极旁腺更容易受累 [5, 13, 43]。多灶性旁腺癌极为罕见，只有零星的病例报告 [44-45]。

PC 偶尔也会是无功能性的（2% ～ 7%）。到目前为止，文献中只报道了 32 例无功能性 PC [46-47]。这些患者都是高龄的，年龄在 60 ～ 70 岁，半数患者颈部可见 5 ～ 11 cm 的肿块 [47-48]。这也容易理解，他们确诊时已经处于进展期，肿瘤的局部侵犯比较明显，远处转移到肺、颈部淋巴结、肝和骨。这些患者的确诊完全是依靠组织病理学，因为他们的血钙和旁腺素水平都是正常的。与经典的功能性 PC 相比，这些患者通常死于肿瘤的直接影响，而不是高钙血症 [12, 48-49]。

诊断和检查

PC 的生化检查与原发性 HPT 相似。一般认为，PC 在是术前是无法确诊的，因此，对于那些有高血

表 64.2 甲状旁腺癌与良性原发甲状旁腺功能亢进临床特征对比

	甲状旁腺瘤	甲状旁腺癌
确诊年龄	50 ～ 60 岁	40 ～ 50 岁
性别（女：男）	（3 ～ 4）：1	1：1
明显的颈部肿块	很少	50%
合并肾性和骨性疾病	很少	很常见
血钙水平	升高	＞ 14 mg/dl（3.5 mmol/L）
甲状旁腺素	正常值的 1.5 ～ 2 倍	正常值的 5 ～ 10 倍
肿瘤大小（cm）	＜ 3	＞ 3
侵犯周围组织	很少	很常见

钙、高 PTH 等甲旁亢危象或者颈部肿块的患者，应该注意此病。PC 的诊断通常是在术中或者术后，通过组织病理学检查确诊的。

生化实验

血清钙浓度通常大于 14 mg/dl（3.5 mmol/L），血清甲状旁腺激素浓度可达正常值上限的 5 ～ 10 倍。碱性磷酸酶（alkaline phosphatase，ALP）水平也显著高于良性旁腺疾病，当低于 300 IU/L 时基本上可以排除恶性可能。[50] 有趣的是，尽管并不常规检测人绒毛膜促性腺激素（human chorionic gonadotropin，hCG）用于 PC 的诊断，但一些研究报道 PC 患者的血清和尿液中较高的 hCG 基线水平[51-52]。

影像学检查

与腺瘤不同，定位研究对 PC 的意义不大。然而，传统的影像学研究可以对 PC 的进行分期。虽然影像学手段很难区分良恶性 PC，但肿瘤体积较大，侵犯了周围组织，或者发生远处转移时，会考虑 PC。

颈部超声是检查 PC 的首选影像手段。超声是方便、安全、无创的，并且能够提供肿瘤大小、位置、边界等重要信息。恶性肿瘤典型的特征有不均质性、低回声、外形不规则[53]。

^{99m}Tc-MIBI 可用于识别以为甲状旁腺[54]。其他有用的影像检查包括高分辨率 CT 和 MRI，它们可以评估肿瘤与周围组织的关系[55]。使用钆化物做 MRI 对比剂或者脂肪抑制成像可以精确显示颈部软组织结构[54]。

在一项回顾性研究中，对 20 例 PC 进行了分析，术前选用单一影像手段如超声、CT 或者 MIBI 时，诊断率敏感率可达 80%。联合应用时，诊断的敏感性可达 95% 甚至更高，因此，术前多种影像学的检查对 PC 评估至关重要[56]。

对于复发性 PC 伴高血钙患者，术前必须要通过影像学检查确定复发的位置以及肿瘤与周围组织结构的关系。怀疑有远处转移时，系统的检查，包括 MIBI、CT、MRI 等，可以发现远处转移和区域性复发灶的位置[54]。

FDG-PET 也被用于 PC 的诊疗过程[57-60]。当可疑部位出现 FDG 摄取量增加时提示可能为 PC[57-60]。一些研究采用双同位素标记的 FDG 作为 PET/CT 的示踪剂，发现在检测异常甲状旁腺组织方面比标准的 FDG 要更精确[61-62]。

其他检查

如果轴向成像无法确定甲状旁腺病灶的话，可以考虑通过选择性静脉置管测定 PTH 来帮助确诊，但 PC 很少这样做[63]。如果考虑 PC 的话，应当在术前避免细针穿刺，因为这样会增加肿瘤转移和种植的风险[64-65]。同样地，也不推荐切检。冰冻病理检查对区分甲状旁腺良恶性肿瘤没有价值。

组织病理学

由于影像学方法无法很好地区分甲状旁腺肿瘤的良恶性，因此，诊断 PC 通常依赖于术中观察到的一些线索。肿瘤较大，颜色灰白，质地较硬，与周围组织结构粘连，诊断 PC 的可能性就会增大。如果还不能确定，就建议采取更激进的方法（如患侧甲状腺叶全切术）。

到目前为止，还没有诊断 PC 的金标准（见第 65 章，甲状旁腺的外科病理学）。尽管有组织病理学技术，但 PC 的组织病理学特征是多变的，这使得其诊断面临难题。表 64.3 总结了 PC 的诊断要点和分子特征，以辅助诊断。当肿瘤明显侵犯包膜、血管或淋巴结时几乎可以确定 PC 的诊断[10, 36]。PC 典型的病理特征包括小梁形态、核分裂象和较厚的纤维带。1973 年，Shantz 和 Castleman 在分析了 70 例 PC 的基础上，建立了一套诊断 PC 的组织学标准（表 64.4）。[66] 然

表 64.3 甲状旁腺癌的组织学特征

诊断特征	明显的血管、包膜或周围神经的侵犯 对周围结构的严重侵犯 远处转移
怀疑特征 （非典型腺瘤）	实性生长 宽大的纤维梁，伴或不伴含铁血黄素沉积 有丝分裂活跃 核仁较大 可见异型核型 坏死
标志物	纤维瘤蛋白缺失 RB 蛋白缺失 Ki 67 ＞ 5% Galactin-3 缺失 PGP9.5 缺失

表 64.4 甲状旁腺癌的病理特征

大体特征	镜下特征
肿瘤＞ 3 cm，2 ～ 10 g	细胞均匀排列成小叶状，叶间被致密的纤维小梁隔开
颜色灰白	实质细胞内可见有丝分裂像
与周围组织粘连紧密	血管和包膜侵犯
形状不规则、质硬	优势细胞为主细胞型
多见于下位旁腺偶尔也会出现异位	异型性细胞

后这些特征没有一个 PC 特有的，有些特征在良性旁腺肿瘤中也能见到。

其他的诊断方法可用于提高诊断的准确性。PC 组织的电子显微镜检查可见细胞核与线粒体改变，核的直径大于腺瘤的核[66]。流式细胞技术可用于测定核内 DNA 的含量，以预测肿瘤的侵犯潜能[37]。与腺瘤相比，在 PC 中，平均 DNA 含量增加，非整倍数 DNA 更常见；非整倍数 DNA 的出现也预示了不好的预后[69]。

由于 PC 即使依靠组织学也很难确定，2004 年 WHO 将“非典型甲状旁腺瘤”定义为一个新的分类，他们的特征是没有明确的血管或包膜侵犯，但有一些大体特征怀疑 PC，包括伴有或不伴有含铁血黄素沉积的宽纤维带，有丝分裂表现，以及增厚的纤维囊内包裹的肿瘤细胞群[70]。

在非典型甲状旁腺瘤这个亚群中，用免疫组化检测某些标志物可能有助于诊断，但这种方法还没有被广泛应用。比如，在一项研究中，PC 中检测到异常的 RB 蛋白表达（主要表现为核染色中该蛋白完全或者大部分缺失），而腺瘤肿瘤中则没有该蛋白的异常染色[71]。Ki-67，一种细胞增殖标志物，也被发现有助于将 PC 和腺瘤区分开；在 PC 中染色更深。然而，不同肿瘤组间 Ki-67 染色情况存在明显的交叉，因此不适合用于区分良恶性肿瘤。[72-73] 纤维瘤蛋白是 *HRPT2* 基因的产物，在 PC 中通常是表达缺失的；[74-75] 在 PC 中也经常能检测到 *HRPT2* 基因突变。一项包含 60 例甲状旁腺肿瘤的研究检测了 *HRPT2* 基因突变情况，在 4 例散发性 PC 中均检测到了体细胞突变，在 5 例 HPT-JT 中均检测到了胚系突变[28]。一项小的系列研究表明，免疫组化芯片检测纤维瘤蛋白、半乳糖苷 -3、PGP 9.5、Ki-67 是否存在缺失表达有助于诊断 PC，敏感率达到了 80%，特异性达到了 100%[76]。

分型和分期

在 AJCC（美国癌症联合委员会）和 UICC（国际癌症控制联盟）联合发布的第 8 版 TNM 分期手册之间，PC 缺乏系统的分期依据。Talat 和 Schulte 依据一项包含 330 例患者的回顾性文献综述提出了 PC 的分类系统[10]，该系统类似 TNM 系统，依据解剖特点对患者进行分类。将患者分为低危组和高危组，高危组的复发和死亡风险是低危组的 3.5 ～ 7.0 倍[10]。随后，Schulte 等验证了该分期系统预测预后的效能，进一步将高危组分为单纯血管侵犯型（Ⅱ型）、淋巴结转移或器官侵犯型（Ⅲ类）以及远处转移型（Ⅳ型）[77]。

最近，PC 已经被 AJCC 和 UICC 联合出版的第八版 TNM 分期手册纳入（表 64.5）。该版分期包含患病年龄、性别、种族、原发灶大小、肿瘤位置、是否侵犯周围组织结构、远处转移情况、淋巴结清扫情况及转移数量、术前高钙和高 PTH、有无脉管侵犯、组织学分级（高危还是低危）、原发灶的重量、有丝分裂率、复发时间等变量[78]。其目的是尽可能完善一套适合 PC 的分期系统。

表 64.5 甲状旁腺癌：TNM 划分依据

原发灶	
Tx	原发灶无法评估
Tis	非典型甲状旁腺瘤（恶性潜能无法确定的肿瘤）
T1	局限于甲状旁腺内，与周围软组织关系界限清楚
T2	侵犯了甲状腺
T3	侵犯了周围组织结构，如喉返神经、食管、气管
T4	侵犯了重要血管或脊柱
淋巴结	
Nx	区域淋巴结无法评估
N0	中央区淋巴结和侧颈部淋巴结未见转移
N1	中央区淋巴结和侧颈部淋巴结可见转移
N1a	转移至Ⅵ区淋巴结（气管前、气管旁、喉前 / 德尔菲淋巴结）或者上纵隔淋巴结（Ⅶ区）
N1b	转移至单侧或双侧颈部淋巴结或对侧颈部淋巴结（Ⅰ区、Ⅱ区、Ⅲ区、Ⅳ区或Ⅴ区）或咽后淋巴结
远处转移	
M0	没有转移到颈部以外的区域
M1	肿瘤出现在颈部以外的区域
预后分期	
没有足够的数据支撑提出甲状旁腺癌的解剖分期和预后分组（详见下文）	

注：TNM，肿瘤，淋巴结，转移；Tis，原位癌。

Used with the permission of the American College of Surgeons. Amin, M.B., Edge, S.B., Greene, F.L., et al.（Eds.）AJCC Cancer Staging Manual. 8th Ed. New York：Springer；2017.

术前管理

截至目前，PC 的唯一根治治疗就是通过手术完全切除原发灶及任何可能的远处转移灶。术前控制高血钙也是必要的，因为不受控制的高血钙会导致严重的脱水。通常需要大量补液、积极扩容和利尿来应对高血钙。如果这些措施还不够，可以采用双磷酸盐来降低高血钙。偶尔也可以选用血液透析。除了高血钙之外，其他原发性 HPT 的并发症也需要早发现早治疗，如骨性疾病、急性肾衰、肾结石等。

手术管理

手术是唯一可能实现治愈 PC 的手段。表 64.6 总结了 PC 的临床管理流程。首次手术的目的是实现肿瘤的完整切除，要做到切缘阴性。79 这意味着几乎总是会切掉患侧甲状腺叶[27, 80]。如果肿瘤明显侵犯了喉返神经（RLN），神经也应该随肿瘤一切被切除（即完整切除）[81]。当颈前带状肌、气管旁淋巴结、临近软组织被侵犯时，也应一并切除。

表 64.6　甲状旁腺癌患者的临床管理决策总结

临床表现	决策
首次手术	
肿瘤完整切除＋同侧甲状腺切除＋/－中央区淋巴结清扫＋/－侧颈部淋巴结清扫	• 只有发生淋巴结转移时才需要进行淋巴结清扫 • 如果 RLN 受侵犯，也应该切除 • 术中应该监测 PTH 以保证肿瘤切除完全
甲状旁腺切除术后意外确诊的甲状旁腺癌	
低危： 只有镜下可见 PC 的证据 PTH 和血钙水平均正常	严密监测血钙、PTH，复查颈部超声检查
高危： 明显的血管侵犯和包膜外侵 肿瘤没有完整切除 PTH 和血钙水平高	再次手术，完整切除肿瘤
完整切除后的随访	
PTH 升高或者有高钙血症	再次行影像学检查定位复发灶
复发 / 未完整切除	
颈部复发灶可以切除	再次手术，完整切除肿瘤
没有可切除的颈部复发灶	放射治疗
远处转移灶可切除	手术切除或消融治疗
远处转移灶无法切除	可以选择消融，或者用药物治疗高钙血症
为 PC 患者提供遗传咨询和基因检测	
HRPT2/CDC73 胚系突变	给家族成员提供基因检测，此外还要检查他们是否有 HPT-JT 的表现（颌骨放射检查、腹部超声检查）
MEN 1 突变	给家族成员提供基因检测，此外还要检查他们是否 MEN 1 相关的肿瘤
未检测到基因突变	持续随访

HPT-JT，甲状旁腺功能亢进-颌骨肿瘤综合征；MEN 1，多发性内分泌肿瘤 1 型；PTH，甲状旁腺激素；RLN，喉返神经。

根据 1988—2010 年 SEER 数据库的数据，只有 1/10 的患者在确诊时同时伴有淋巴结转移。肿瘤＞ 3 cm 时被认为发生淋巴结转移的可能性更大，但有趣的是，淋巴结转移与疾病特异性生存率之间没有相关性[82]。因此，加之区域淋巴结转移是罕见的，故而不建议进行预防性中央区和侧颈部淋巴结清扫，因为预防性清扫并不能改变预后。[83]然而，如果区域性淋巴结增大或者考虑转移时，应该清扫患侧淋巴结。

手术过程中应注意避免因损伤甲状旁腺包膜导致的种植转移[84]。

如果有条件的话，建议进行术中 PTH 测定，以确定实现了生化治愈。然而，有一点值得注意的是，与腺瘤相比，PC 在术前通常有较高的 PTH 基线值，当术中把肿瘤切下来之后，PTH 就会掉下去很多[85]。如果术中肿瘤被切下来以后，PTH 水平没有掉下来，这说明周围软组织被侵犯了（肿瘤没有被完全切除），或者发生了转移。很少是因为 PC 伴随有旁腺增生、旁腺瘤，或者多灶性旁腺癌，除非患者是 *HRPT2* 基因突变的家族性 HPT。当考虑 PC 时，是否要将 4 枚旁腺都切除，目前并没有共识。人们更关心肿瘤种植到对侧颈部的可能性，以及是否需要进行双颈部清扫。但需要注意的是，PC 累及两个或多个腺体已见报道[45]。当患者已知 *HRPT2* 基因突变或者诊断为 HPT-JT 时，他们患多灶性 PC 的风险性就大大增加，此时建议双侧旁腺都切除。由于 PC 的罕见性，并没有指南或者推荐来指导采用何种术式及如何实现完整切除。原则上，完整切除需要做到切缘阴性和清扫掉受累淋巴结[86]。

大约有 20% 的 PC 在术前或者术中的检查中并没有被考虑到[87-88]。如果只能在甲状旁腺切除后才能诊断 PC，那么就应该认真评估患者的生化特征和肿瘤的组织学特征。如果存在持续的高血钙或者高 PTH、明显的脉管或者包膜侵犯、或者切缘阳性，那么意味着需要二次手术了[89-90]。如果患者的血钙正常，并且组织学检查也仅在显微镜下可见 PC 的特征，那么术后应该随访血钙、PTH、颈部超声以及时发现肿瘤局部复发[87]。

术后护理与监测

术后早期，由于骨饥饿综合征导致的低钙血症可能相当严重，因此需要口服或静脉补钙。

所有被诊断为 PC 的患者都需要进行终身的血钙和 PTH 监测。在一些研究中，PC 的复发率可达 50%，尽管很多复发是多年以后才会被报道，但主要发生在术后 2 ～ 3 年[2, 13]。早期的复发是比较明显的，其特征是升高的血钙和 PTH 水平。当肿瘤负荷比较高时，患者还会表现出症状。最常见的复发部位是在甲状腺床和气管旁。其他形式的复发包括弥漫性的肿瘤种植（甲状旁腺瘤病），淋巴结转移、远处转移[91]。如果考虑 PC 复发，应该通过颈部超声、CT 或 MRI 进行再分期。

复发灶的切除

尽管颈部再次手术会带来更多的并发症（尤其是 RLN 损伤）并且很少能完全治愈，但通过手术降低肿瘤负荷却是控制高钙血症最有效的方法[2]。再次手术也没有共识；并且最好的治愈机会是在头两次手术[92]，因为越来越多的颈部手术能带来的获益会越来越小。一旦出现远处转移，对肺或肝转移灶的切除或消融可用以进行姑息治疗[2, 92]。

辅助治疗

PC 的辅助治疗效果有限。化疗药的临床实验，无论单用还是联用，比如单用氮芥，长春新碱、环磷酰胺、放线菌素 D 联用，阿霉素、环磷酰胺、5- 氟尿嘧啶联用，单用阿霉素，这些方案的效果都令人失望[38]。

一个孤立的个案报道说索拉菲尼可以使发生肺转移的 PC 患者降低肿瘤负荷[93]。

PC 患者通常可以很好地耐受术后局部外放疗（radiation，RT），且长期副作用比较小[94]。术后 RT 可以降低局部复发的风险，因此 RT 常被用于控制局部复发和提高疾病相关生存率[94-95]。然而，并没有明显证据显示 RT 可以提高总体生存率。RT 也通常被用于局部进展或者远处转移时的姑息治疗手段[11, 13, 96-97]。

文献报道了其他的消融或者栓塞治疗可用于远处转移灶的治疗，如射频栓塞或经动脉导管的栓塞等，但病例数有限[98-99]。同样，也有个别报道，乙醇消融可以通过降低 PC 肿瘤负荷短暂地降低血钙和 PTH 水平。然而，在颈部行乙醇消融治疗时应当尤其注意，因为乙醇能导致永久性的 RLN 损伤[100]。

高钙血症的药物治疗

无控制的高钙血症是复发和转移性 PC 患者死亡的最重要原因之一。激进的手术切除可以减轻高钙血症，但是必须与随之而来的手术并发症做好平衡[2]。高钙血症还是首选药物治疗。在急性期，治疗原则包括补液和使用排钙利尿剂。长期来看，可用双膦酸盐、降钙素、拟钙剂降低血钙。狄诺塞麦可用于双膦酸盐和拟钙剂治疗无效的难治性高钙血症；但是，它的治疗效果仅在少数病案报道中被证实。

双膦酸盐：是一种焦磷酸盐的类似物，可以结合到骨基质中的羟基磷灰石。它可以阻止破骨细胞吸附到骨基质上、抑制破骨细胞聚集、抑制破骨细胞活性。在目前可用的双磷酸盐中，静脉注射用唑来膦酸和帕米膦酸是首选药物[101]。帕米膦酸可以抑制正常和异常的骨吸收，而不会干扰骨质形成和矿化，有文献报道其可用于改善 PC 高钙血症[101]。唑来膦酸在治疗恶性肿瘤高钙血症方面比帕米膦酸效果更强[102]，但这种优势还没有被报道，尤其是在 PC 中。

降钙素：是一种人体降钙素类似物，可以促进肾脏排钙，抑制破骨细胞活性进而减少骨溶解[103]，这使得其在治疗多发性骨髓瘤、癌或原发性 HPT 引起的高钙血症方面有不错的效果。用药后约 2 小时开始起效，药效可以持续 2 ～ 5 天，但过敏反应可能是个麻烦。它通常被用于严重的高钙血症，可以迅速降低血钙水平，同时辅以双磷酸盐。

钙剂类似物：这种药主要用于调节甲状旁腺的钙感受器，增加其对细胞外钙的敏感性，从而减少甲状腺素的分泌[104]。其中，西那卡塞是一种被 FDA 批准用于 PC、肾衰竭继发性 HPT、原发性 HPT 又无法行手术切除甲状旁腺等引起的高钙血症[105]。在一项关于无手术指征 PC 的开放标签试验中，西那卡塞可以使至少 2/3 的患者血钙水平降低 1 mg/dl 以上[104]。最常见的副作用是恶心、呕吐、头痛和脱水。

狄诺塞麦：一种抗 NF-κB（receptor activator of NF-κB，RANKL）受体激活因子的单克隆抗体，可以抑制破骨细胞的发育，从而防止骨质破坏。在一些个案报道中，狄诺塞麦对于手术、双磷酸盐、钙剂类似物治疗无效的难治性高钙血症仍然有效[106-108]。严重的高钙血症需要按月进行高剂量的狄诺塞麦治疗[109-110]。稳定的血钙水平可维持数周到 2 年[110]。最常见的副作用是四肢的关节和肌肉疼痛。

抗甲状旁腺激素的免疫治疗：曾经有人设想通过 PTH 的单克隆抗体实现抑制 PTH 活性的作用。但目前这一理论已经在一例伴有远处转移的 PC 患者中被成功验证，该患者患有严重的骨性疾病和高钙血症，并且传统的治疗方案均无效。通过 PTH 的肽段可以诱导出抗 PTH 的抗体，该抗体可以使血钙水平恢复正常并且可以维持 6 个多月[111]。除了可以控制高钙血症外，一些个案报道还提示该免疫疗法可以导致进展期 PC 癌灶缩小[112]。在一个日本患者身上重复出了这一结果[113]。

基因检测

患者一旦被诊断为PC，无论是散发性还是家族性HPT或HPT-JT，均应行包括*MEN 1*和*HRPT2*在内的基因检测。基因突变信息对HPT-JT和家族性内分泌肿瘤综合征的诊断或排除以及有患病风险的家庭成员的管理有重要意义[26]。如果在散发性PC中检测到*HRPT2*基因突变，那么这些患者可能患有经典的HPT-JT，或者其他亚型。因此，需要对这些患者评估和筛查HPT-JT相关的肿瘤。携带突变基因的患者，应该做单个甲状旁腺切除还是4枚甲状旁腺全切除，目前是有争议的。对于携带突变的家庭成员应该推荐进行MEN或HPT-JT等特定疾病的检测，并应该关注PTH和血钙水平以监测PC。[74]然而，由于缺乏这样的条件，这种监测的效果也是未知的。

结果和预后

PC通常情况下是一种惰性肿瘤[12]。即使复发或者转移了，生存期也可以很长。高钙血症仍然是疾病相关发病率和死亡率的重要原因。

首次手术后的复发率很高，大约有50%，即使手术做得很好。大部分复发发生在首次术后2～3年，但是仍有相当数量的患者在复发后数年内死亡。在一项研究中，22例术后血钙水平正常的PC首次手术后1年、5年、10年的复发率分别为27%、82%、91%[14]。

文献里报道的PC生存率差别很大，5年生存率在20%～85%，10年生存率在15%～85%。美国国家癌症数据库的调查（1985—1995年）显示，一项包含286例PC患者的系列研究报告的5年和10年生存率分别为55.5%和49%[9]。一项随访时间为1985—2003年，包含733例PC患者的更新数据报告5年和10年生存率分别为82.3%和66%[96]。SEER肿瘤登记处（1988—2003年和2000—2012年）报告的PC 10年生存率分别为64.8%和65.4%[8,11]。年轻、女性、新近被诊断、肿瘤较小、没有远处转移这些因素与较高的生存率相关[9,96,114]。

总结

PC是一种极少见的内分泌恶性肿瘤，其典型的表现是严重的高血钙导致的相关后遗症。为了更好地对肿瘤进行分期，建议至少做一项影像学检查。因为担心引起肿瘤种植转移，通常不推荐穿刺或者手术活检。肿瘤的分子生物学信息有助于更好地管理这种罕见的肿瘤，尤其是了解PC中*HPRT2*基因及其他基因的突变信息。然后，尽管有这些较新的进展，为了及时修正患者管理方案，仍需要高度的临床敏感性。首次手术时，完整切除肿瘤仍是治愈肿瘤的最好时机。放疗可以作为一种有效的辅助或者姑息治疗的手段。术后的肿瘤复发是常见的，姑息性手术联合药物治疗，控制好高钙血症可以限制疾病进展、改善生活质量、延长生存期。

参考文献

如需完整的参考文献列表，请访问 http://pincode.yiaiwang.com。

65

甲状旁腺的外科病理学

Mahsa S. Ahadi，Anthony J. Gill
葛明华　郑传铭　译　田文　审校

本章包含额外的在线拓展内容，详情请访问 http://pincode.yiaiwang.com。

发育和解剖

关于该主题的更多讨论，请访问 http://pincode.yiaiwang.com。

甲状旁腺由实质和富含脂肪的基质构成，被覆一层包膜，这层包膜会延伸至实质中，并将甲状旁腺分割成多个小叶[6]。实质细胞以巢状或索状排列，由富血供的间质成分分隔（图 65.1）。甲状旁腺实质细胞主要有 4 种类型：主细胞、嗜酸性细胞、移行细胞和透明细胞。主细胞也被称为主要细胞，呈多边形，大小 8 ～ 10 μm，核位于中央，富含染色质，核仁不明显。主细胞胞质呈弱嗜酸性，由于静息状态下的主细胞含有大量脂滴，并储存大量糖原，所以主细胞在静息状态下可能会很清晰。成人主细胞的脂质含量高于儿童[10]。

嗜酸性细胞（也称为嗜瘤性细胞）比主细胞大，大小为 12 ～ 20 μm，胞浆丰富，内含密集的嗜酸性颗粒，具有丰富的线粒体和较主细胞更大的细胞核，并比主细胞含有更多的小泡。这些细胞在儿童时期没有发现，但它们的数量会随着年龄增长而增多[10]。嗜酸性细胞可能会在成年后逐渐合并融合，继而变成结节或肿块。由于嗜酸性细胞与甲状腺的 Hürthle 细胞都具有明显的细胞质线粒体，所以在两者形态上很难区分（图 65.2）。移行细胞，也称为移行性嗜瘤性细胞，其大小和形态处于主细胞和嗜酸性细胞之间。透明（或水透明）细胞直径 10 ～ 15 μm，细胞质清晰，通常具有相对固缩或偏心的细胞核[11]。

由于甲状旁腺的脂肪和实质细胞分布不均匀，所以来自正常腺体的活检标本可能主要由脂肪、实质细胞或两者等量的混合物组成。基质脂肪细胞倾向于向腺体两极集中[12-13]。

基质脂肪细胞的含量因年龄和营养状况不同而有所不同。尽管儿童甲状旁腺含有极少量的脂肪，但到成年早期，基质脂肪含量可达腺体体积的 20%[14]。

在某些情况下，甲状旁腺在组织学上可能类似于甲状腺，特别是当它排列成滤泡状结构时，甲状旁腺周围分泌的甲状旁腺激素（parathyroid hormone，PTH）与甲状腺胶质非常类似。甲状旁腺实质细胞具

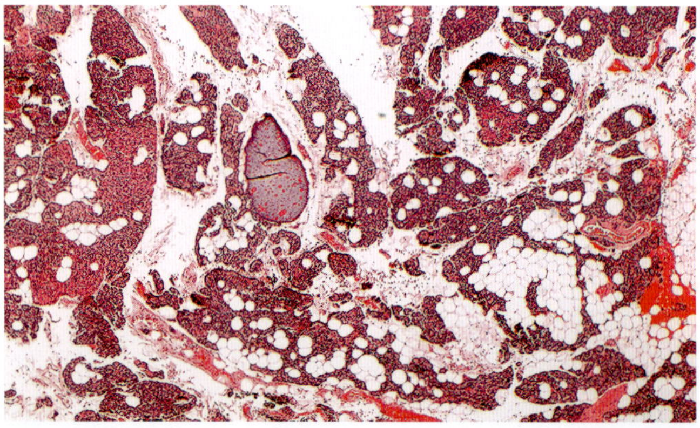

图 65.1　一位中年成人的正常甲状旁腺，由主细胞和基质脂肪细胞构成

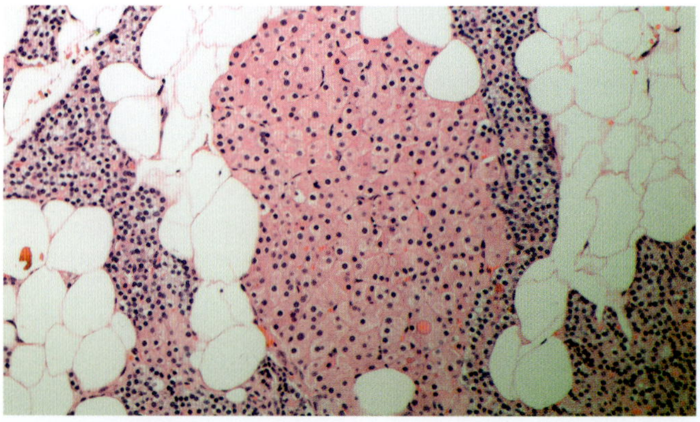

图 65.2　一位中年成人的正常甲状旁腺，含嗜酸性细胞小结节，嗜酸性细胞含有丰富的嗜酸性胞质

有明确的细胞膜，而甲状腺上皮细胞膜则不清晰，以及甲状旁腺中缺乏草酸盐晶体（这在甲状腺中很常见），这些不同点可能对两者的区分有用。

甲状旁腺功能亢进症

关于该主题的更多讨论，请访问 http://pincode.yiaiwang.com。

大多数原发性甲状旁腺功能亢进症（primary hyperparathyroidism，PHPT）是散发的，缺乏 PHPT 或其他内分泌疾病的家族史。女性高发，且在 60 岁以后单个腺体常会被累及。遗传性 PHPT 占据 10% ～ 15% 的 PHPT 患者，在临床和遗传上呈现异质性特征（见第 60 章，多腺体甲状旁腺疾病的手术治疗；第 62 章，多发性内分泌肿瘤综合征的甲状旁腺治疗）。常见的遗传性 PHPT 包括：家族性癌症易感综合征［多发性内分泌肿瘤（multiple endocrine neoplasia，MEN）1 型（MEN 1）、MEN 2A、MEN 4 和甲状旁腺功能亢进症–颌肿瘤（hyperparathyroidism-jaw tumor，HPT-JT）综合征］、遗传性“高钙血症”综合征［家族性低尿钙性高钙血症（FHH-1、FHH-2、FHH-3）和新生儿严重 HPT（neonatal severe HPT，NSHPT）］。家族性孤立性甲状旁腺亢进症（familial isolated hyperparathyroidism，FIHPT）是一种罕见且非综合征的遗传性 PHPT。

原发性甲状旁腺功能亢进症

甲状旁腺腺瘤

单发甲状旁腺腺瘤（parathyroid adenoma，PA）占 PHPT 的绝大部分，达到 80% ～ 85%。甲状旁腺腺瘤可发生于任何年龄，但 40 岁以后发生率显著增高。女性发病多于男性，其比值为 3 : 1 ～ 4 : 1[15，17，26-27]。

关于该主题的更多讨论，请访问 http://pincode.yiaiwang.com。

大多数腺瘤呈卵圆形或肾形，包膜光滑，但少数也可呈分叶状，后者复发风险更高，因为在初次手术中可能未被完全切除。在横断面上，腺瘤位于包膜内，质地较软，呈棕黄色至橙褐色。局灶囊性变较普遍，尤其是在大腺瘤患者中。甲状旁腺囊性肿瘤由于反复的破裂和修复，可能伴有明显的囊周纤维化。如果与邻近甲状腺或软组织粘连，手术探查时可能会被误认为癌性病变。

一些多发性内分泌肿瘤（multiple endocrine neoplasia，MEN）综合征患者中也可见纤维化，另外，在甲状旁腺有创操作后，如细针穿刺抽吸［fine-needle aspiration，FNA；用于 PTH 测量和（或）细胞学检查］或乙醇注射等，纤维化也可发生。

PA 由不同比例的主细胞、透明细胞、嗜酸性细胞或移行细胞组成；然而，主细胞腺瘤是最常见的类型（图 65.3 和图 65.4）[16，26-27]。肿瘤细胞围绕血管可排列成条索状、巢状、片状、乳头状、假乳头状和呈栅栏外观的滤泡样结构[26]。滤泡样结构常含有致密的嗜酸性胶状物质，形态上类似于甲状腺胶状组织，在冰冻切片中有时很难将两者区别开。然而，甲状腺胶状组织中的胶状物质中常含有双折射草酸盐晶体，后者在甲状旁腺胶状组织中不存在[34]。对甲状旁腺的胶状物质常用刚果红染色，其在绿偏振光下呈绿色双折射反应[35]。部分胶状物质可能伴有局部钙化，类似于甲状腺嗜酸性腺瘤。

腺瘤细胞一般比邻近正常腺体细胞体积更大，细胞核通常呈圆形，位于细胞中央，有密集的染色质和细小的核仁[26-27]；腺瘤主细胞的细胞质呈弱酸性，但也可能因为糖原聚集而变得清晰。分散多形的深染细胞核和多核细胞相对常见，偶尔也会呈结节状聚集[16，27]。

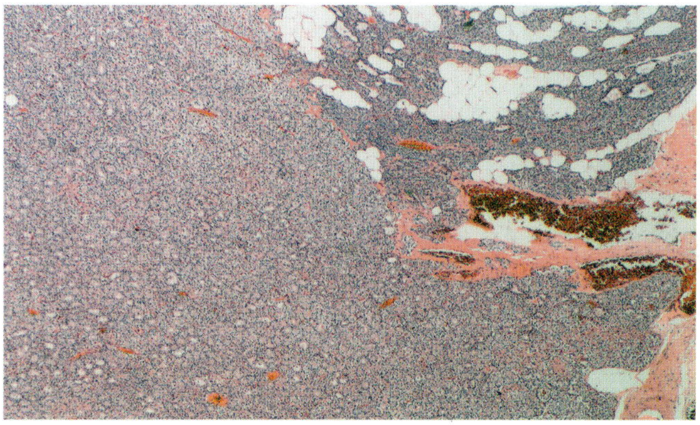

图 65.3 甲状旁腺主细胞性腺瘤（左）与邻近正常腺体（右）分界清楚

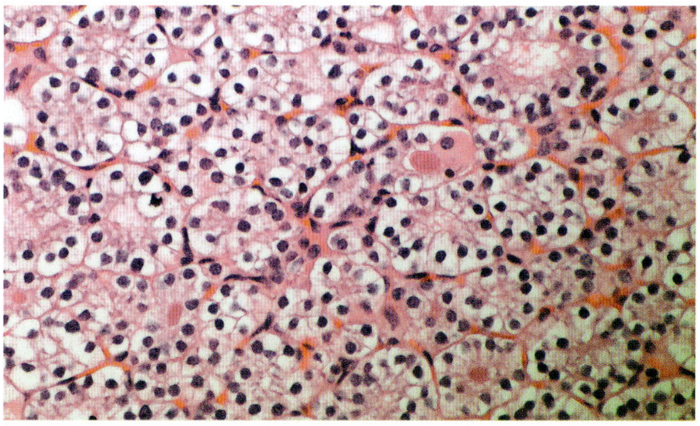

图 65.4 甲状旁腺腺瘤中包含一个区域，其中主细胞排列成巢状和具有局灶性胶体样物质的滤泡状结构

尽管大多数情况下可能存在分散的有丝分裂象，但大多数腺瘤的增殖指数 Ki-67（MIB-1）一般小于 5%[16，26，36-37]。

腺瘤也可能包含其他细胞类型，如嗜酸性细胞和移行细胞，甚至可以表现为多结节混合性生长，一些结节由主细胞构成，而另一些由嗜酸性细胞构成。相对于非结节部分，腺瘤结节通常呈现高增生状态[38]。

大约 50% 的腺瘤中可见环形残留的正常甚至萎缩的腺体组织（图 65.3），并常常由腺瘤的包膜隔开，但部分情况可见正常腺体细胞伸入腺瘤内部。相较于大腺瘤，小腺瘤环形残留的正常腺体更容易被发现。残留腺体细胞的体积比腺瘤细胞更小，并常含有较大脂滴；如果腺瘤细胞内存在脂滴，其倾向更细碎地分布在肿瘤细胞中。同时，相较于腺瘤细胞，环形残留正常腺体的主细胞含有丰富的具有免疫活性的 PTH 和 mRNA[39]。

缺乏环形正常腺体组织并不能排除腺瘤的诊断，因为先前存在的正常腺体边缘可能已经过度生长或在切片过程中可能已经丢失[13]。传统认为甲状旁腺腺瘤的基质中无脂肪成分，但部分腺瘤中可能含有广泛分布的基质脂肪细胞[27]。在某些情况下，由于脂肪的存在，如果腺瘤的活检取样组织较少，腺瘤可能会被误诊为正常腺体。对甲状旁腺腺体尺寸的精准了解可避免这种潜在误区。少数腺瘤可能含有丰富的纤维组织增生、慢性炎症细胞和铁血黄素沉积。

以下是数种腺瘤变体。

嗜酸性腺瘤（也称为**嗜酸性细胞腺瘤**）：约占所有甲状旁腺腺瘤的 5%[40]。这类肿瘤细胞的嗜酸分化临界值为 75%（图 65.5）。但有限的经验表示嗜酸性腺瘤的临床症状很常见，如术前升高的血钙和 PTH 水平。在超声下，这类腺瘤的术前定位也更难[41]。

水透明细胞腺瘤：很少见，其特征是细胞质内存在多个空泡，与透明细胞增生类似[42]。需要注意的是，在组织学检查中，它们可能与转移性肾透明细胞癌相似（图 65.6）。

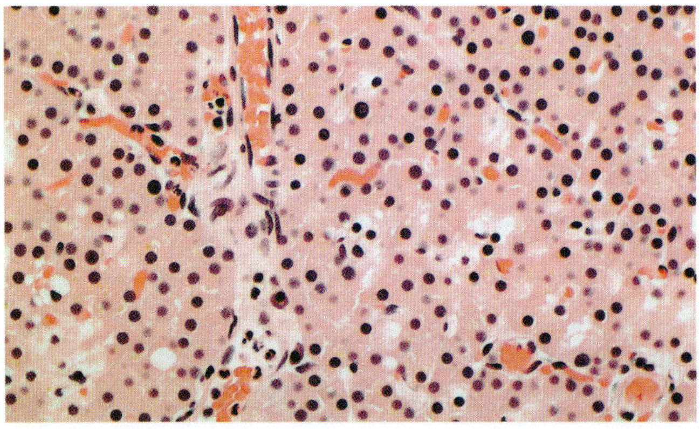

图 65.5 甲状旁腺嗜酸性细胞腺瘤中，细胞体积大且含有丰富的嗜酸性胞质

脂肪腺瘤（错构瘤）：是一种罕见肿瘤，其特征是实质与基质均呈增生状态[43]。基质成分包含丰富的具有不同程度黏液样改变的纤维脂肪组织以及数量不定的淋巴细胞（图 65.7）。实质成分则常由压缩的索状细胞团构成。由于存在增加的腺泡和脂肪组织，脂肪腺瘤应与**正常较大的或富含脂肪的**甲状旁腺相区别。

微腺瘤：被定义为直径＜ 0.6 cm 和（或）重量＜ 200 mg[44-46]，其在手术探查和冰冻切片中可能会被忽略。在一些报道的病例中，微腺瘤只有在石蜡组织连续切片后才变得明显。一些研究表明，当第一个被切除的异常甲状旁腺很小（＜ 200 mg）时，多发性腺病和手术失败的可能性会增高[46]。

双腺瘤：很少见，据报道占 PHPT 的比例小于 2%[32-33]。双腺瘤患者在手术后更容易复发，表现为第三个、第四个或多个腺体的增生。基于单独的形态学，腺瘤与非对称结节性增生之间的差异有时可能并不明确。此外，新出现的分子证据表明甲状旁腺结节的结节性增生通常表现为克隆性增殖，此特征与腺瘤更接近。因此，多发性腺瘤与结节性增生之间的区分是有争议的[26]。

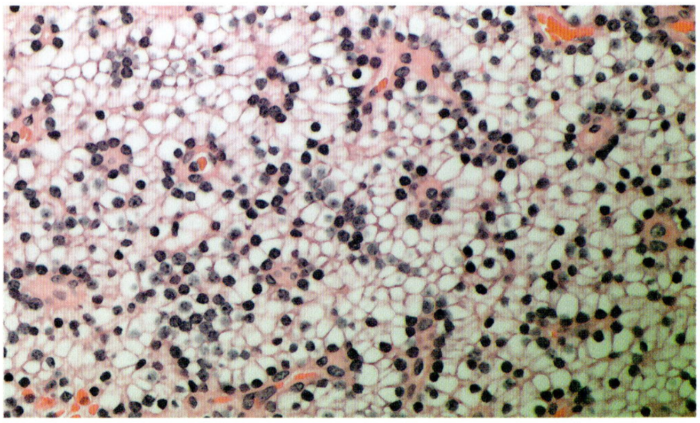

图 65.6 甲状旁腺水透明细胞腺瘤细胞存在多个胞浆空泡

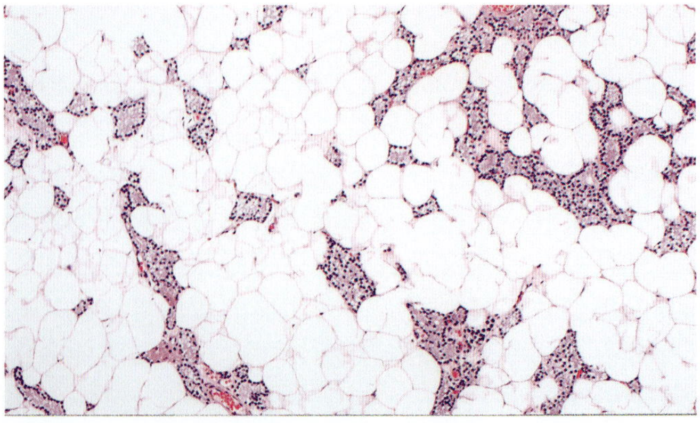

图 65.7 甲状旁腺脂肪腺瘤以实质与基质成分均呈增生状态为特征

非典型腺瘤：是一种具有争议的病理类型。此类肿瘤具有一些甲状旁腺癌的组织病理学特征，如带状纤维化、有丝分裂活性增加、细胞学异型性和具有增厚包膜的肿瘤细胞，但又缺乏恶性肿瘤明确的诊断特征[26，47-48]（图 65.8）。

需要注意的是，纤维化可以在许多情况下发生，包括既往的有创操作（FNA 活检后）、MEN 综合征、锂摄入、长期慢性肾衰竭相关的甲状旁腺增生、并发甲状旁腺炎，或处于破裂 / 梗死和修复中的大腺瘤。由于缺乏明确的解剖包膜，处于旁腺周围的纤维带与具有增厚包膜的肿瘤细胞类似，这可能会导致误诊[26]。

在多数情况下，鉴于观察者的显著差异和缺乏明确的临床病理支持，这些交界性肿瘤无法被明确分类。然而有充分的证据表明，大多数非典型腺瘤不会复发[49]。分子病理的进展和最新测试方法的应用可能有助于更好地鉴别这些肿瘤，并识别那些高复发风险的患者人群。据报道，与复发风险增加的特征包括 Ki-67 增殖指数升高、parafibromin 表达丧失、galectin-3 阳性、PGP9.5 阳性、视网膜母细胞瘤蛋白（Rb）缺失、bcl2 缺失、p27 减少、hTERT 表达阳性，以及 mdm2 减少和腺瘤性结肠息肉蛋白（adenomatous polyposis coli，APC）功能丧失[20，50-57]。

CDC73 突变和旁纤维蛋白缺陷甲状旁腺肿瘤

甲状旁腺功能亢进症-颌肿瘤（hyperparathyroidism-jaw tumor，HPT-JT）综合征是一种罕见的常染色体显性遗传疾病，以甲状旁腺肿瘤为特征，包括 PA、甲状旁腺癌和上颌骨或下颌骨的纤维骨病变。这些患者具有细胞分裂周期蛋白 73（*CDC73* 基因，以前称为 *HRPT2*）的致病性胚系突变，*CDC73* 基因位于 1q31.2 染色体，编码 parafibromin 蛋白。*CDC73* 是一个肿瘤抑制基因，参与 p53 的调控，并且是 PAF1 复合物的组成部分，后者控制 RNA 聚合酶 Ⅱ 所介导的转录过程[20，24，58-59]。

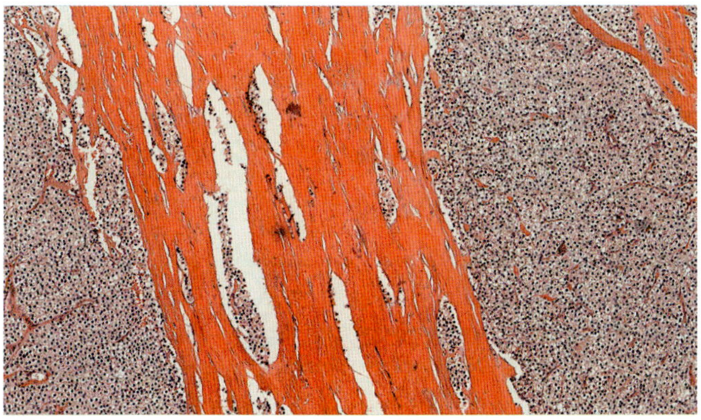

图 65.8　非典型腺瘤表现为广泛性纤维化，无邻近组织或血管侵犯

在 HPT-JT 综合征中，甲状旁腺功能亢进症（hyperparathyroidism，HPT）常发生在年轻患者中，首次发病的中位年龄介于 30 ～ 40 岁。这些患者甲状旁腺癌的发病风险也会增加，据报道，发病率为 15% ～ 37.5%[24，60-61]。

除了 HPT-JT 综合征，体细胞双等位基因 *CDC73* 的突变 / 失活也与甲状旁腺癌的发生有关[20]。

综合多项甲状旁腺癌相关研究，具有明确恶性肿瘤组织学特征和生物学恶性行为（如复发或转移）肿瘤的 *CDC73* 突变频率高达 77%。然而，当仅以组织学标准确定恶性肿瘤时，*CDC73* 突变和恶性肿瘤之间的关系并没有那么强烈，这可能反映在组织病理学上，前瞻性确诊恶性肿瘤是很难的。在任何情况下，未经选择的甲状旁腺肿瘤的 *CDC73* 突变发生率远低于 1%[20，62]。

在免疫组化中，甲状旁腺肿瘤的 parafibromin 表达缺失已被用作双等位基因 *CDC73* 突变失活的标志物。然而，应用免疫组化的难度较高，且具有争议。尽管有报道发现免疫组化 parafibromin 可用于对甲状旁腺非典型腺瘤的鉴别诊断，并且可作为 *CDC73* 突变的标志物，但是也有报道指出技术操作和结果解读的难度较高[20，24，53，59-60，63-65]。

最近建议将表现出独特形态的 parafibromin 缺陷甲状旁腺肿瘤单独归类为一种甲状旁腺肿瘤亚型。这些肿瘤的细胞呈片状生长，且常被树枝状脉管系统分隔。这些细胞的细胞质（至少局部）呈嗜酸性，与嗜酸性细胞典型的颗粒状细胞质显著不同。细胞核大，核周具有明显的透明细胞质，染色质有斑点，有时核仁明显（图 65.9 A 和 B）。临床上，这些患者通常更年轻，肿瘤更大，并且高钙血症更明显。这些肿瘤 parafibromin 的核染色完全缺失。据报道，这些肿瘤的大规模胚系缺失突变发生率高达 35%，并且通常同时使用测序和多重连接依赖性探针扩增测定（MLPA）技术才能识别这些突变。

尽管有大量文献将 *CDC73* 突变与甲状旁腺癌紧密联系，然而在甲状旁腺非典型肿瘤中，*CDC73* 突变对恶性的诊断标志作用仍存在争议。在一项研究中，40% 免疫组化 parafibromin 阴性的甲状旁腺肿瘤也符合甲状旁腺癌的组织学诊断标准，所以在 parafibromin 缺失的甲状旁腺肿瘤中，推荐较低的恶性肿瘤阈值标准可能更适合[62]。尽管有少数病例报告指出，伴有 parafibromin 缺失和 *CDC73* 突变的良性肿瘤也可转移，但是在缺乏侵袭性疾病的情况下，转移很罕见[20，62]。因此，诊断 parafibromin 缺失甲状旁腺肿瘤的首要关

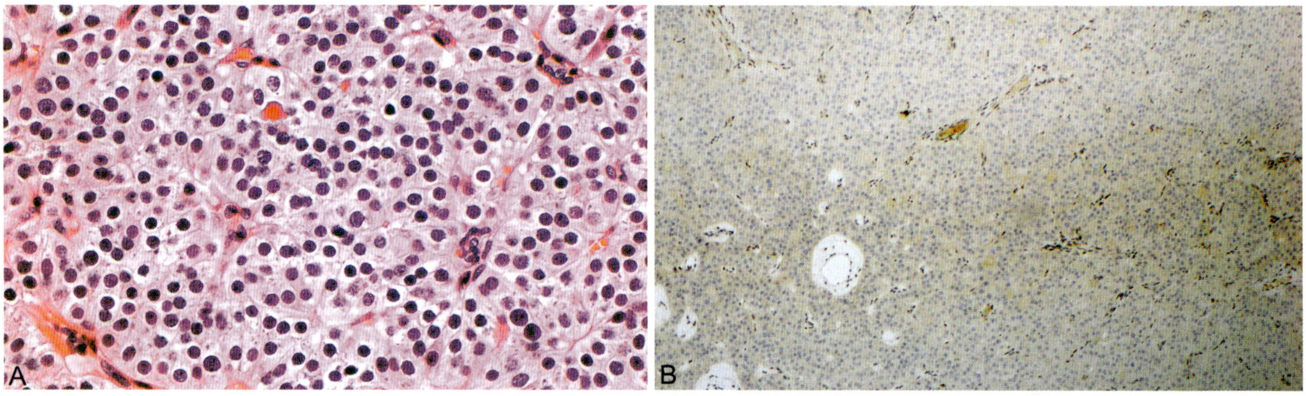

图 65.9 Parafibromin 缺陷甲状旁腺肿瘤（A）的细胞具有嗜酸性胞浆、核大、核周胞质透明；B. 免疫组化染色中，核内 parafibromin 表达缺失

键点是明确其与恶性特征的关系，识别潜在的遗传性疾病，并启动对异时性疾病风险的监测[49, 62]。

鉴别诊断

关于该主题的更多讨论，请访问 http://pincode.yiaiwang.com。

在术中，准确诊断甲状旁腺增生可能很困难，甚至是不可能的。在 HPT 患者中，术中病理检查的首要目的是确认切除标本中存在甲状旁腺组织，以及确认异常的腺体（增大的细胞腺体）。在过去，对下一个甲状旁腺的评估或在冷冻组织上进行脂肪染色是很常见的。然而，新技术和术中 PTH 快速检测的应用似乎是区分腺瘤和增生的更佳手段[26-27]（见第 59 章，甲状旁腺术中甲状旁腺激素监测）。

除了罕见的双腺瘤，PA 和甲状旁腺癌几乎都是孤立病灶；而甲状旁腺增生则常多发，并可呈非对称性或异时性发展。利用合适的临床和生化检查，毗邻细胞增生的低细胞非肿瘤性甲状旁腺萎缩边缘的存在通常有助于准确诊断 PA；但是，缺乏正常 / 萎缩边缘的增大甲状旁腺，由于无法排除甲状旁腺增生，应归类为“甲状旁腺增大细胞”。如果手术后达到生化治愈，并且癌症已被排除，则 PA 是可以被诊断的。

应该注意的是，腺体增生也可出现小片区域的正常细胞组织，与那些周围的 PA 无法区分[26]。

一项纳入 600 多个病例的研究指出[71]，一小部分腺体增大（双腺瘤或增生）的患者，由于缺乏 ^{99m}Tc-sestamibi 扫描、超声或术中 PTH 监测，只能在传统的 4 枚腺体手术探查中才能被发现。

这就提出了一个问题，即在初次手术中没有过度分泌的增大腺体，是否会在未来导致 HPT 复发。随访结果表明，局部手术的治愈率高达 98%。然而，一些研究却质疑这种治疗手段的有效性（见第 59 章，甲状旁腺术中甲状旁腺激素监测）[72]。

甲状旁腺癌

甲状旁腺癌是一种罕见肿瘤，在 PHPT 患者中所占比例不足 1%（见第 64 章，甲状旁腺癌）[75-76]。世界各地由于地区差异，并且对甲状旁腺癌的病理诊断标准不一，导致不同地区的甲状旁腺癌发病率不同。甲状旁腺癌的诊断依赖于明确的侵袭性生长模式，表现为侵犯邻近器官、神经周围生长或侵犯血管间隙。发病高峰年龄为 40 ～ 60 岁，与腺瘤在女性中高发不同，甲状旁腺癌的发病率没有明显性别差异。儿童患者极罕见，且通常与胚系 *CDC73* 突变（HPT-JT 综合征）相关[20, 62, 77]。

甲状旁腺癌的死亡率主要与 PTH 介导的高钙血症相关。无功能的旁腺癌极为罕见，且通常伴有局部生长和侵袭的表现。

如前所述，HPT-JT 综合征患者的甲状旁腺癌患病风险会增高，发病率估计高达 15%[20, 62]。

体细胞 *CDC73* 基因失活是散发性甲状旁腺癌的主要驱动因素，并在某些病例报告中超过 70%[20, 26, 54, 62, 73, 78-79]。值得注意的是，在没有遗传性疾病特征的情况下，约 30% 散发性甲状旁腺癌患者也有 *CDC73* 胚系突变。因此，有人建议所有甲状旁腺癌患者都应考虑进行的基因咨询 / 检测[20, 24]。

有人认为 β-catenin 是甲状旁腺肿瘤发展的“枢纽”。在甲状旁腺癌中，Wnt/β-catenin 信号通路的激活可能是由 *APC* 失活介导的，而 *APC* 失活是因为启动子受到甲基化修饰。其他几个基因的启动子甲基化和 EZH2 蛋白（由 *HIC1* 基因编码）所介导的组蛋白 H3 在 27 位赖氨酸的抑制性三甲基化修饰，也可能参与甲状旁腺肿瘤发生。一些常见信号通路可能是甲状旁腺肿瘤发展的共同途径（如在PA、甲状旁腺癌和继发性HPT肿瘤中）[23]。

据报道，单纯家族性HPT患者的甲状旁腺癌患病风险会增高，其中一部分患者可能更适合被归类为HPT-JT综合征[80]。在MEN 1和MEN 2情况下，甲状旁腺癌极少发生（如果有的话），特别是当应用严格的病理标准并且考虑到临床和病理学上难以区分良性复发性疾病和恶性肿瘤时[20, 81-83]。类似地，在肾衰竭引起的三级HPT的患者中，甲状旁腺癌也被报告过[78]；然而，许多这些病例报告可能只是代表局部复发的良性疾病。因此，在MEN 1、MEN 2或三级HPT的情况下，当疾病局限于颈部且无血管侵犯时，我们不做甲状旁腺癌的诊断。

甲状旁腺癌通常很大（平均直径为3 cm，平均重量6.7 g），质地坚硬不规则，呈灰白色（见第64章，甲状旁腺癌），并且常与邻近的软组织或甲状腺致密粘连，后者对于外科医生的诊断很有价值。然而，在某些情况下，只有大约50%的病例被认为是依附或侵犯周围结构[78, 84]。

在显微镜下，甲状旁腺癌灶通常由以实心片状或小梁状排列的主细胞构成（图65.10）。主要包含透明（空泡状）主细胞或嗜酸性细胞的肿瘤也可发生，同时，含有各种细胞类型混合物的癌也并不少见。

尽管甲状旁腺癌的诊断仅限于表现出明确侵袭性生长的病例，但据报道，一些特征与恶性肿瘤相关，包括粗纤维带的存在、有丝分裂活动、包膜侵犯和血管侵犯[85]。然而，这些发现并不像之前报道的那样常见，纤维化、有丝分裂活动或小梁生长并不意味着恶性肿瘤的诊断[48]。例如，局部区域的纤维化也可见于较大的腺瘤，尤其是在伴有囊性变或继发性HPT（secondary HPT，S-HPT）的患者中[27]。此外，有丝分裂活动也可发生在大部分腺瘤和增生腺体中。甲状旁腺肿瘤包膜（俘获）中存在肿瘤性主细胞不能作为恶性肿瘤的诊断标准，因为这种特征在腺瘤中也常发生。

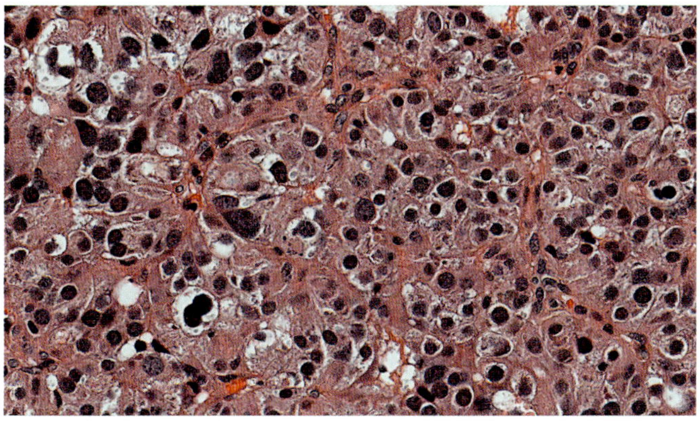

图 65.10　甲状旁腺癌，由核异型细胞构成，核仁明显

甲状旁腺癌的组织病理学诊断具有挑战性，明确侵入周围软组织和（或）转移是诊断癌症的必要条件，这也是最新世界卫生组织（World Health Organization，WHO）2017年内分泌肿瘤诊断标准中所强调的（图65.11和65.12）[76, 86]。

由于这些困难，开发其他辅助诊断方法是非常必要的，例如免疫组织化学和DNA分析[87]。

关于该主题的更多讨论，请访问 http://pincode.yiaiwang.com。

当出现增大的腺体，并粘连毗邻的甲状腺或软组织时，常常提示甲状旁腺癌的诊断。在此情况下，包括相邻甲状腺在内的整块切除是手术首选方式。依靠术中冰冻切片鉴别退行性腺瘤和甲状旁腺癌是不可靠的。

原发性主细胞增生

原发性主细胞增生（primary chief cell hyperplasia，P-CCH）大约占所有HPT病例的15%，在女性中更常见。P-CCH的特点是在多腺体中，由主细胞、嗜酸性细胞和移行细胞增生所形成的实质细胞团块绝对增多，且不依赖过度分泌的PTH刺激[92]。这种疾病可散发（75%的病例），也可作为遗传性HPT综合征的一种表现（表65.1）。随着愈发敏感的分子检测技术的发展，家族性病例占比可能会增加[16]。几乎所有MEN 1患

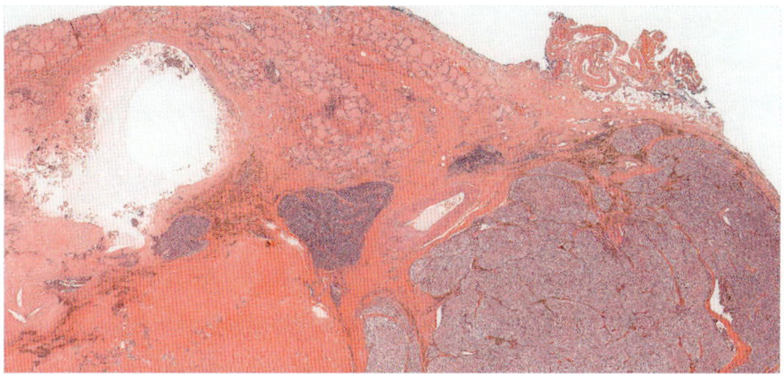

图 65.11　甲状旁腺癌侵犯邻近软组织

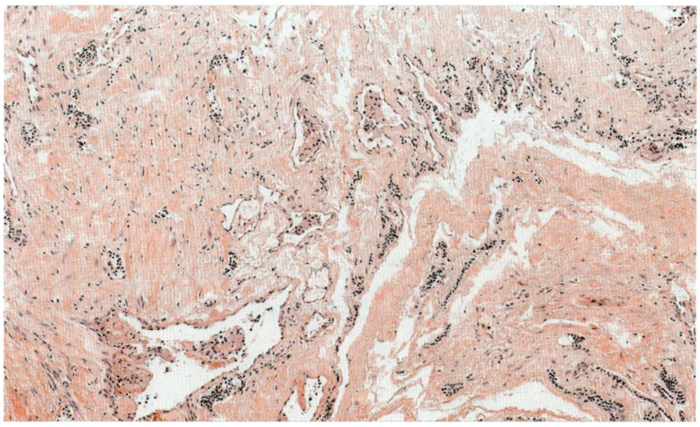

图 65.12　甲状旁腺癌侵犯血管

表 65.1 遗传性甲状旁腺功能亢进紊乱和综合征

紊乱 / 综合征	基因（位点）和分子病理	甲状旁腺病理	其他特征
多发性内分泌肿瘤（MEN）1	*MEN 1*（11q13）失活	增生（90%）	垂体腺瘤、胰腺内分泌肿瘤、类癌、肾上腺皮质肿瘤、面部纤维血管瘤、胶原瘤、脂肪瘤
MEN 2A	*RET*（10q11.2）激活	增生（30%）	甲状腺髓样癌、嗜铬细胞瘤
MEN 2B	*RET*（10q11.2）激活	正常	
MEN 4	*CDKN1B*（12p13.1）cyclin-D1 表达	多腺体性增生	
家族性甲状腺髓样癌（FMTC）	*RET*（10q11.2）激活	正常	甲状腺髓样癌
甲状旁腺功能亢进症-颌肿瘤（HPT-JT）综合征	*CDC73*（HRPT2）（1q25 ～ q32）失活	？囊腺瘤，癌（15%）	硬化性颌骨纤维瘤、肾囊肿、癌、Wilms 瘤、甲状旁腺癌
家族性低尿钙性高钙血症（FHH）	*CaSR*/ 杂合子（3q13.3q21）失活	轻度增生	
新生儿重症甲状旁腺功能亢进症	*CaSR*/ 纯合子（3q13.3 ～ q21）失活	重度增生	
家族性孤立性甲状旁腺增生（FIHPT）	*GCM2*（建议）（6p24.2）激活（*CDC73*，*MEN 1*，*CaSR* 突变检测阴性）	增生，癌（少数）	
家族性高血钙性高钙尿症（常染色体显性轻度 HPT）	*CaSR* 失活	增生，腺瘤	

者都有伴发 PHPT 的证据，而只有 20% ～ 30% 的 MEN 2A 患者会出现 PHPT [93-94]。MEN 2B 或家族性（孤立性）甲状腺髓样癌［familial（isolated）medullary thyroid carcinoma，FMTC］患者不会发生原发性甲状旁腺增生（见第 60 章，多腺体甲状旁腺疾病的手术治疗；第 62 章，多发性内分泌肿瘤综合征的甲状旁腺治疗）。

最近发现了一部分多发性甲状旁腺疾病的患者，同时具有 MEN 1 和 MEN 2 的重叠特征，这些患者随后被归类为 MEN 4 综合征（也称为“MEN X 综合征”），并发现具有 *CDKN1B*（12p13.1；编码细胞周期蛋白 D1 信号中的 CDKI，p27kip1）基因的胚系突变 [24]。

关于该主题的更多讨论，请访问 http://pincode.yiaiwang.com。

大约 50% 的 P-CCH 患者表现为所有腺体的对称性增大，而其他患者的增大腺体为不对称性 [101-102]。前者称为**典型性增生**，后者称为**假腺瘤样增生**。不对称性增生与腺瘤有时很难区分。**隐匿性增生**是指所有腺体体积均轻微增大。

尽管可能存在不同比例的嗜酸性细胞、移行细胞和空泡主细胞，P-CCH 主要的细胞类型是主细胞（图 65.13）[27]。总体上，基质脂肪细胞显著减少，但腺体中不同区域的脂肪细胞数目存在显著差异。因此，对于增大的腺体，较小样本的活检可能会出现主细胞和基质脂肪细胞的比例降低。偶尔的 P-CCH 病例可能会出现基质脂肪细胞的弥漫增多，此情况被称为**脂肪增生** [43, 103]。

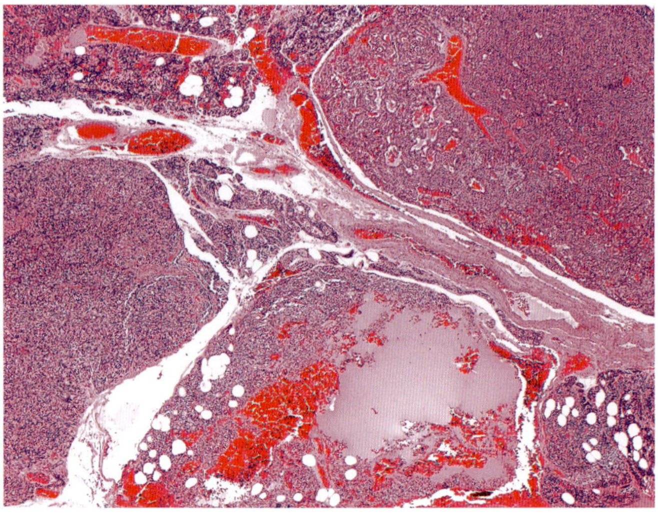

图 65.13 原发性甲状旁腺增生与 MEN 1 相关，腺体呈弥散性或结节性增生，具有局部囊性变

在 P-CCH 的情况下，主细胞可呈弥漫性、结节状或混合弥漫 / 结节状增生 [26]。结节状增生更常见，且可能在疾病早期阶段更明显。增生的主细胞通常呈实心片状、条索状或滤泡状排列。在 P-CCH 患者中，聚集成团的主细胞可能存在于颈部或纵隔软组织内，也可表现出增生性改变。这类病变称为甲状旁腺瘤病，

可能与P-CCH患者接受甲状旁腺切除术后疾病仍持续或复发有关[104]。一些P-CCH患者还可表现为慢性炎症和囊性变，一种罕见的囊性变异型P-CCH已经被报道过[105-107]。

如果检测到多个甲状旁腺，P-CCH和腺瘤通常并不难鉴别。当仅存在单个腺体时，一个重要的鉴别点是明显多结节生长模式的存在。一些结节性增生的腺体可有“假包膜”，与腺瘤非常相似。

关于该主题的更多讨论，请访问 http://pincode.yiaiwang.com。

其他家族性甲状旁腺功能亢进症综合征

关于该主题的更多讨论，请访问 http://pincode.yiaiwang.com。

原发性透明细胞增生

原发性透明细胞增生是甲状旁腺增生的一种罕见病变形，以多个腺体的透明细胞增生为特征[27, 31, 116]，与家族综合征无明显相关性。一般该病患者HPT更明显，高钙血症的程度也大于P-CCH患者。尽管上位旁腺往往比下位腺体更大，但4枚腺体通常均会受累。增大的腺体常呈红棕色，可能包含局部出血囊性变病灶。增生细胞的胞质中含有许多高尔基体来源的小空泡，形成透明状细胞质。细胞核呈圆形或卵圆形，染色深，常可见到多核细胞。值得注意的是，类似的水透明细胞腺瘤也有报道，在某些情况下，不对称增生的可能性是实际诊断。这种形态变异的分子基础仍不清楚[26, 117]。

继发性和三发性甲状旁腺功能亢进症

继发性甲状旁腺功能亢进（secondary HPT, S-HPT）是由不同病因的低钙血症刺激PTH合成和分泌，导致甲状旁腺适应性弥漫性增生，这些病因包括慢性肾衰竭、维生素D缺乏和肠道吸收不良（见第61章，继发性和三发性甲状旁腺功能亢进症的手术治疗）[17]。三发性甲状旁腺功能亢进症（tertiary HPT，T-HPT）是一种自主性甲状旁腺功能亢进状态，表现为S-HPT基础上的高血钙性甲状旁腺功能亢进。其临床表现包括骨痛、骨骼畸形（肾性骨营养不良）、肌萎缩、生长迟缓和骨外钙化。

一般来说，与P-CCH相比，S-HPT患者甲状旁腺增大的更均一，特别是在疾病的早期[118-119]。随着疾病进展，腺体增大程度逐渐不同。Roth和Marshall进行的一项大型病例研究显示，腺体的重量各不相同，变化范围从120 mg到6 g不等[119]。最早的微观变化是主细胞数量增加和基质脂肪细胞的同步减少。增生的主细胞呈分散片状排列，但局部可表现为突出的条索状、腺泡状和管状生长。部分病例可见异常活跃的有丝分裂。随着疾病发展，嗜酸性细胞和移行细胞常开始增生。主细胞和嗜酸性细胞均可有明显的结节状生长模式（图65.14），纤维囊可围绕结节病灶增殖，这点类似于多发性腺瘤。显著增生的大腺体通常还会有出血、钙化、慢性炎症和囊性改变。临床上，这种从弥漫性到结节性增生的组织病理学进展与难治性HPT和既往控制S-PHT的高钙血症复发有关[26]。虽然S-HPT的甲状旁腺改变被认为是单纯增生，但分子研究表明，由于高钙血症引起的CaSR信号传导减少，弥漫性多克隆增生导致克隆转化[26, 120]。

一般来说，单凭形态学很难鉴别原发性和继发性甲状旁腺增生，临床病史是鉴别诊断的关键。有时，仅基于病理学检查，长期存在的S-HPT可能无法与甲状旁腺癌区分开来，因为二者都可能表现出纤维化和有丝分裂活跃的特征。实际上，尽管经常发现似乎具有侵袭性的生长模式，但在肾衰竭三期的情况下，除非有明确的血管浸润或颈部外远处转移，否则实践上一般不作甲状旁腺癌的诊断。

甲状旁腺瘤病

在颈部和纵隔的软组织内通常可见到发育成巢团状的甲状旁腺组织，常接近正常甲状旁腺的位置。在原发性或继发性甲状旁腺增生患者中，这些巢团也可出现增生，这一现象被称为**甲状旁腺瘤**[104]。甲状旁腺瘤病是甲状旁腺切除术或增生腺瘤不完全切除后持续或复发性HPT的罕见原因[121]。尽管一些学者认为这个巢团是由术中甲状旁腺组织的溢出造成的，其他人则认为它反映了局部复发、异位甲状旁腺组织

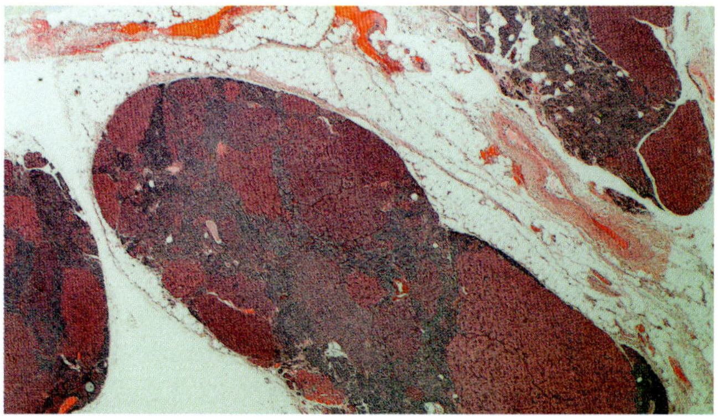

图65.14 继发性甲状旁腺增生合并慢性肾衰竭，腺体呈弥漫性和结节性增生

增生，和（或）甲状旁腺恶性肿瘤[26]。在某些情况下，甲状旁腺瘤病与甲状旁腺癌的鉴别具有挑战性。在未经治疗的原发性或继发性增生患者中，甲状旁腺瘤病的病灶与结缔组织无粘连。然而，在之前接受过手术的患者中，甲状旁腺瘤病可见显著纤维化、“侵犯”骨骼肌和软组织以及有丝分裂活跃，这些特征与甲状旁腺自体移植相似[122]。临床病史、是否存在侵入性生长（特别是血管侵犯）和辅助检查手段，如 parafibromin、Ki-67、Rb 和 galectin-3 可能有助于二者的鉴别[26, 53]。甲状旁腺瘤病无血管侵犯，这一特征有助于排除甲状旁腺癌。最近研究表明，甲状旁腺瘤病可呈 parafibromin、Ki-67、Rb 和 galectin-3 阳性表达，这点与甲状旁腺良性肿瘤类似[53]。

囊肿

关于该主题的更多讨论，请访问 http://pincode.yiaiwang.com。

继发性肿瘤

关于该主题的更多讨论，请访问 http://pincode.yiaiwang.com。

甲状旁腺功能减退症

关于该主题的更多讨论，请访问 http://pincode.yiaiwang.com。

参考文献

如需完整的参考文献列表，请访问 http://pincode.yiaiwang.com。

G

H

J

Z